长江医学文库

付小兵●主编

REGENERATIVE MEDICINE OF

FU XIAO BING

付 小 兵
再生医学

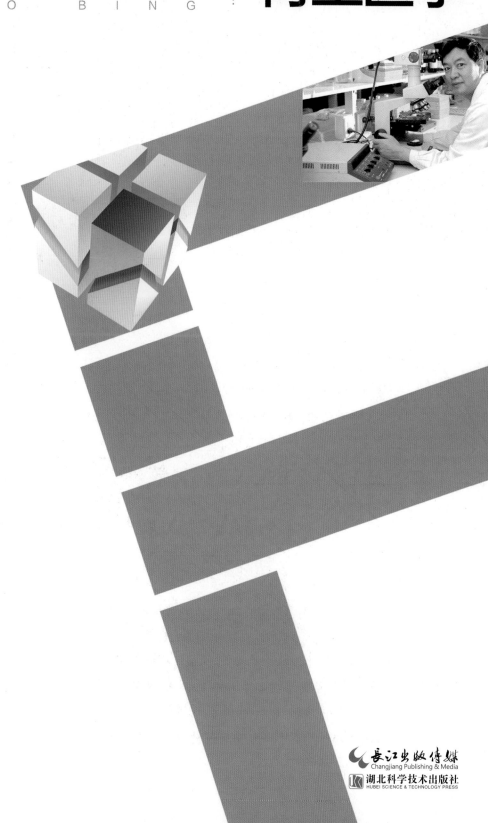

长江出版传媒
Changjiang Publishing & Media

湖北科学技术出版社
HUBEI SCIENCE & TECHNOLOGY PRESS

图书在版编目（CIP）数据

付小兵再生医学 / 付小兵主编 . —武汉：湖北科学技术出版社，2019.3
（长江医学文库）
ISBN 978-7-5706-0170-7

Ⅰ．①付… Ⅱ．①付… Ⅲ．①细胞－再生－生物医学工程－研究 Ⅳ．① R318

中国版本图书馆 CIP 数据核字（2018）第 052903 号

策　　划：黄国香		责任校对：傅　玲	
责任编辑：黄国香		封面设计：喻　杨	
出版发行：湖北科学技术出版社		电话：027-87679468	
地　　址：武汉市雄楚大街 268 号		邮编：430070	
（湖北出版文化城 B 座 13-14 层）			
网　　址：http://www.hbstp.com.cn			
印　　刷：湖北新华印务有限公司		邮编：430070	
督　　印：王冬生			
889×1194	1/16	65 印张	1500 千字
2019 年 3 月第 1 版		2019 年 3 月第 1 次印刷	
		定价：980.00 元	

主 编 简 介

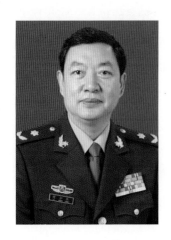

付小兵，中国工程院院士，创伤和组织修复与再生医学专家。现任解放军总医院生命科学院院长、基础医学研究所所长、全军创伤修复与组织再生重点实验室主任、教授、创伤外科研究员、博士生导师。1995年国家杰出青年基金获得者。2009年当选为中国工程院院士。2018年当选为法国医学科学院外籍院士。

担任国际创伤愈合联盟执委、亚洲创伤愈合联盟主席、国务院学位委员会学科评议组成员、中国工程院医药卫生学部副主任、国家技术发明奖和国家科技进步奖评委、中国生物材料学会理事长、中华医学会理事、中华医学会组织修复与再生分会主任委员、中华医学会创伤学分会名誉主任委员、全军医学科学技术委员会常委、全军战创伤专业委员会主任委员等。国家"973"——"创伤和组织修复与再生项目"首席科学家，国家重点研发计划"生物材料构建微环境与组织再生"项目负责人，国家自然科学基金创新群体（2012—2020）负责人，全军"十二五"和"十三五"战创伤重大项目首席科学家。担任《解放军医学杂志》总主编，*Military Medical Research* 主编和 *Wound Repair and Regeneration* 等20余家国内外学术杂志编委等。

长期从事创伤和创伤后的组织修复与再生研究工作。主要领域包括战创伤医学、组织修复和再生医学以及生物治疗学三大领域。具体涉及火器伤与创伤弹道学、生长因子与材料生物学、干细胞诱导分化与组织再生、严重创伤重要内脏缺血性损伤的主动修复与再生以及中国人体表慢性难愈合创面发生新特征与防控的创新理论与关键措施研究等。1986—1988年曾先后4次赴云南老山前线参加战伤救治与战伤调查，经受了战争考验并获宝贵的战伤救治经验。1991年出版了国际上第一部有关生长因子与组织修复和再生的学术专著《生长因子与创伤修复》，1998年在国际著名医学杂志《柳叶刀》（*Lancet*）首先报告了成纤维细胞生长因子对烧伤创面的多中心治疗结果，推动了我国基因工程生长因子类国家一类新药的研发与临床应用，被英国广播公司（BBC）以"把牛的激素变成了治疗烧伤药物"进行高度评价，成果获2003年度国家科技进步奖二等奖。2001年再次在 *Lancet* 首先报告了表皮细胞通过去分化途径转变为表皮干细胞的重要生物学现象，为组织修复和再生提供了原创性的理论根据，被国际同行以"相关研究对细胞去分化给予了精彩的总结"和"是组织修复与再生的第四种机制"等进行充分肯定，部分成果获2008年度国家科技进步奖二等奖。2007年所带领的团队在国际上首先利用自体干细胞再生汗腺获得成功，为解决严重创烧伤患者后期的出汗难题提供了基础，被国际同行评价为"里程碑式的研究"。2008 年发现并在国际上首先报告了中国人体表慢性难愈合创面流行病学变化的新特征，推动了中国慢性难愈合创面创新防控体系的建立并取得显著效果，被国际同行以"向东方看"进行高度评价，成果获 2015 年度国家科技进步奖一等奖。

作为学术带头人，牵头成立了以"中华医学会组织修复与再生分会"为代表的 7 个全国性涉及创伤、烧伤、修复与康复为特色的二级分会。牵头组织召开了 4 次以"再生医学"为主题的香山科学会议和 5 次有关创伤和组织修复与再生医学的"中国工程科技论坛"和"组织修复与再生"双清论坛等高层次学术会议。牵头或参与制订了中国工程院、中国科学院和全军有关战创伤、再生医学与转化医学的相关规划，牵头撰写了向国家高层领导人提出的有关进一步重视我国创伤防控和加强我国干细胞研究与转化应用的重大建议。相关工作对从整体上推动中国战创伤医学、重大灾难事故与严重战创伤急救体系建设、干细胞和组织工程与再生医学、生物材料与生物治疗学的发展起到了重要作用。

主编出版《中华战创伤学》《中华创伤医学》《再生医学：基础与临床》《再生医学：原理与实践》《再生医学：转化和应用》《现代创伤修复学》《创伤、烧伤与再生医学》（研究生教材）、《干细胞与再生医学》（全国高等学校教材）、《军队转化医学艺术》以及英文版 *Advanced Trauma and Surgery* 等大型学术专著 25 部，参编 30 余部。在 *Lancet*、*Science-Translational Medicine*、*Biomaterials* 等国内外杂志发表学术论文 600 余篇，其中 SCI 杂志 280 余篇。以第一完成人获国家科技进步一等奖 1 项，二等奖 3 项，省部级一等奖 3 项。获"中国医学科学家奖"、"何梁何利基金科学与技术进步奖"、"求实"杰出青年奖、中国工程院"光华"青年奖、中国人民解放军杰出专业技术人才奖、中华医学会创伤学分会"终身成就奖"、中华医学会烧伤外科分会"终身成就奖"和"国际创伤修复研究终身成就奖"等多项荣誉。当选为"全军优秀共产党员""全军优秀教师"和"全国优秀科技工作者"。2012 年和 2018 年分别被中共中央宣传部和中央军委政治工作部作为"时代先锋"和重大典型在全国宣传报道。荣立一等功 1 次，二等功 3 次，三等功 1 次。培养博士生、博士后人员等 70 余人。

《付小兵再生医学》

编写委员会

主　编　付小兵

副主编　程　飚　李校堃

编写委员会（以姓氏笔画为序）

王常勇	王韫芳	付小兵	刘宏伟	刘祖国
李校堃	李晓光	杨润功	陆树良	肖　健
姜玉峰	姜笃银	贾赤宇	顾晓松	郭全义
黄跃生	蒋建新	韩春茂	程　飚	解慧琪

编　者（以姓氏汉语拼音为序）

程　飚　解放军南部战区总医院

段红梅　首都医科大学基础医学院神经生物学系

付小兵　解放军总医院

高钰丹　首都医科大学基础医学院神经生物学系

宫红敏　山东大学第二医院

顾晓松　南通大学

郭全义　解放军总医院

郭维民　解放军总医院

韩春茂　浙江大学医学院附属第二医院

郝　鹏　首都医科大学基础医学院神经生物学系

黄　沙　解放军总医院

黄　翀　解放军南部战区总医院

黄跃生　陆军军医大学第一附属医院

贾赤宇　厦门大学附属翔安医院

姜笃银　山东大学第二医院

姜玉峰　战略支援部队特色医学中心

蒋建新　陆军军医大学第三附属医院

焦　亚　山东大学第二医院

李海胜　陆军军医大学第三附属医院

李　红　军事医学研究院军事认知与脑科学研究所

李建福　四川省广安市华泰国际医院

李晓光　首都医科大学基础医学院神经生物学系

李校堃　温州医科大学

刘宏伟　暨南大学附属第一医院

刘　靖　厦门大学医学院

刘　磊　山东大学第二医院

刘南波　南方医科大学

刘英开　上海交通大学医学院附属瑞金医院，上海市烧伤研究所，上海市创面修复研究中心

刘祖国　厦门大学医学院

陆树良　上海交通大学医学院附属瑞金医院，上海市烧伤研究所，上海市创面修复研究中心

路　遥　解放军总医院第四医学中心

牛轶雯　上海交通大学医学院附属瑞金医院，上海市烧伤研究所，上海市创面修复研究中心

祁永军　山东大学第二医院

钱胜林　解放军南部战区总医院

秦　华　解放军总医院

沈月宏　浙江大学医学院附属第二医院

史春梦　陆军军医大学

孙晓艳　解放军总医院

王常勇　军事医学研究院军事认知与脑科学研究所

王　齐　上海交通大学医学院附属第九人民医院

王术勇　解放军总医院第八医学中心

王　魏　山东大学第二医院

王　晓　山东大学第二医院

王晓川　山东大学第二医院

王韫芳　解放军军事科学院军事医学研究院

吴　疆　温州医科大学

肖　健　温州医科大学

解慧琪　四川大学华西医院

谢　挺　上海交通大学医学院附属第九人民医院

宣　敏　解放军南部战区总医院

杨　策　陆军军医大学第三附属医院

杨朝阳　首都医科大学基础医学院神经生物学系

杨润功　解放军总医院第四医学中心

杨思明　解放军总医院

杨晶宁　军事医学研究院军事认知与脑科学研究所

姚　斌　解放军总医院第四医学中心

易　晟　南通大学

张翠萍　解放军总医院第四医学中心

张宏宇　温州医科大学

张基勋　山东大学第二医院

张　雨　解放军总医院

赵安东　天津医科大学

赵　文　首都医科大学基础医学院神经生物学系

周　瑾　军事医学研究院军事认知与脑科学研究所

朱加亮　解放军总医院第四医学中心

序　一

　　严重创伤和组织修复与再生是最古老的医学问题之一，同时在现代社会又有重大的治疗需求。近年来，国内外在这一领域开展了许多工作，不仅基础研究有诸多新的发现，同时部分成果已经开始转化为临床应用。此外，国内外在这一领域涌现了一批具有重要影响的学术带头人、形成了多个具有发展潜力的创新团队、建成了许多具有较大影响的研究基地。因此，可以认为创伤和组织修复与再生不仅是生物医学领域持续关注的热点，而且有望在理论与技术方面获得重大突破，为临床最终解决组织修复与再生的难题提供理论与技术支撑。

　　付小兵院士率领的严重创伤和组织修复与再生医学创新群体是目前我国自然科学基金委在创伤、烧伤、危重病和急救医学领域唯一的创新群体。近年来他们在表皮细胞去分化现象的发现与相关机制阐明、干细胞诱导分化与汗腺再生的基础研究和临床治疗、含有附件的新型组织工程皮肤研发以及体表慢性难愈合创面发生新特征与防控的创新理论与关键措施研究等方面取得了突出成绩。不仅获得了以国家科技进步一等奖为代表的高等级成果，而且在国际上也得到同行的高度评价。其中汗腺再生被国际同行称之为"里程碑式的研究"，体表慢性难愈合创面防控的创新成果被国际重要同行以"向东方看"进行高度评价。这些成绩表明该团队的工作不仅部分解决了该领域国家的重大需求，同时又产生了广泛的国际影响，是我国创伤医学和组织修复与再生医学领域做出突出成绩的代表之一。

　　作为我国创伤和组织修复与再生医学领域优秀中青年的突出代表，付小兵院士牵头撰写并向中央高层领导人提交了《将创伤和意外伤害防控宣传日纳入国家法定宣传日以及对部分特殊行业人员进行强制性初级创伤急救知识培训》和《关于进一步加大力度促进干细胞与再生医学技术与产品的产业化及其转化应用》等重大建议并获得高度肯定。与此同时，在他的建议下，我们共同组织召开了3次以"再生医学"为主题的香山科学会议，出版了《再生医学：原理与实践》《再生医学：基础与临床》和《再生医学：转化与应用》3本大型学术专著，共同参与制订了中国工程院有关中国再生医学发展规划等。所有这些工作均表明付小兵院士及其团队除在科学研究领域取得重要创新成果以外，还在推动中国创伤医学、干细胞和组织修复与再生医学以及生物治疗学的发展方面发挥了重要作用。

　　这次湖北科学技术出版社出版《付小兵再生医学》，是学界对他和他领导的团队多年来在该领域取得突出成绩的充分肯定。这本专著反映了近年来他们在创伤和组织修复与再生医学领域取得的丰硕成果，既具有原创性的理论发现，又展示了部分临床治疗结果。与此同时，还有针对创伤和组织修复与再生领域学科建设和人才培养模式的探索，是一本具有鲜明特色和重要参考价值的学术专著。我对此表示热烈祝贺，同时非常高兴为这本重要专著的出版撰写序言。

中国工程院院士

国际交通医学学会主席

中华医学会创伤学分会名誉主任委员

2018-06-20 于重庆

序 二

我与付小兵教授认识比较早，还是在他当选为中国工程院院士以前，当时主要是一些学术上的交流。真正对他比较了解是从2001年我们一起作为受邀专家参加国家重点实验室评估时开始。当时他告诉我有关表皮细胞去分化的一些发现。在我仔细了解了他的基本试验过程与相关结果和证据后，我认为他的观察方法是正确的，他的发现是有重要价值的，并鼓励他尽快在国际杂志上发表。同时，又强调在基础科学研究中既要坚持实事求是，又要不失时机抢占学术前沿的制高点；尽管新的观点可能会引起一些非议，但是，一定要勇于突破传统的观念。后来的结果印证了当时国内外学术界对这一发现产生的各种反应和质疑。好在他并没有消沉，而是锲而不舍。最终，他有关表皮细胞通过去分化途径转变为表皮干细胞的原创性发现获得了国内外同行的高度认可。目前，去分化已被证明是组织修复与再生的重要细胞学基础。

从那以后，付小兵教授专注于创伤和创伤后的组织修复与再生基础、临床与转化研究，并且在表皮细胞去分化机制阐明、汗腺再生基础与临床，以及体表慢性难愈合创面发生新特征与防控的创新理论与关键措施等方面取得了突出成绩，不仅获得学术界的高度认可，而且部分成果已经实现转化并在临床推广应用，取得了较好的治疗效果。

近年来，在他的发起下，我们一起组织召开了三次以"再生医学"为主题的香山科学会议，主编出版了以《再生医学：原理与实践》《再生医学：基础与临床》和《再生医学：转化与应用》为代表的三本本领域大型学术专著。我们还一起参与制订了中国科学院与中国工程院和有关学会组织的中国再生医学发展规划等。这充分表明他不仅身体力行，带领团队在组织修复与再生医学前沿攻关前行，同时，作为优秀中青年的突出代表对中国创伤和组织修复与再生起到了很好的引领、示范与推动作用。我对付小兵院士取得的成绩表示热烈祝贺，并希望他在今后的工作中再创佳绩。

吴祖泽

中国科学院院士

原军事医学科学院院长

2018-06-20 于北京

自　序

2015 年，湖北科学技术出版社黄国香编辑告诉我，他们出版社已经规划并且正在出版一套院士系列学术丛书，作为科技创新的参考。他们邀约我出版一本《付小兵再生医学》专著。本来我已经推辞，认为作为相对年轻的院士，阅历和各种积累都不够，没有必要参与这一活动。后来，出版社反复邀请说明，并提出近年来我国的组织修复与再生医学取得了比较大的成绩，我们团队在这一领域发挥了重要作用，无论是基础研究还是临床治疗，无论是团队建设还是国内外学术交流，都得到了一定程度的认可。在这一思想指导下，我同意参与这一系列专著编写工作，主要目的是反映我国，特别是我们团队在这一领域的创新成果，为同行提供一个交流平台。与此同时，也为我国在这一领域研究提供一些有益的参考资料，为我国组织修复与再生医学的发展出一点力。

任务接下来以后，如何高质量完成这项工作是一个难点。首先，是写什么？科学发展有其阶段性，更有其连续性，再生医学也不例外，要做到既反映该领域国内外的主要发现和重要进展，同时又尽量避免与以往已经出版的再生医学专著在主要内容上的过多交叉。因此，这本专著应当以体现我们团队在该领域的研究成果为主，这就需要进一步明确和区分写什么的问题。其次，是什么人来写？以前我和我的老师王正国院士和吴祖泽院士一起主编出版了 3 本再生医学专著，参加这些专著撰写的大部分专家都是我国该领域的著名学者。而这本以个人命名的专著，理论上讲应该是以我们团队的成员为主，即需要明确我们团队是一个什么样的概念。最后，是怎么写？作为一部专业性的学术著作，它既不是一项具体项目研究的总结报告，也不是一本个人自传性的人生总结。我认为，这本专著应当定义为我和我的团队在创伤和组织修复与再生领域一个阶段性的学术总结，它既要反映出国内外该领域主要进展和发展方向，更应该写出我们自己的创新和学术贡献，同时也要反映出在创新过程中的酸甜苦辣和从中悟出的真谛，由此对青年一代产生借鉴作用。

基于这些思考，我确定了以下几条写作原则：写作内容不一定要求全，以体现我及我的团队主要从事的创伤和创伤修复与组织再生工作为主，包括科学研究、临床治疗、流行病学、政策建议、学科建设等。我的团队是一个相对广义的概念，既包括我在解放军总医院（301 医院）、解放军总医院第一附属医院（原 304 医院）直接领导的创新团队，同时也包括二十余年来在国家 973、863、自然科学基金等项目联系下，共同参与完成项目、开展学科建设和人才培养以及成果转化应用的其他单位以及具有紧密联系的团队和专家，如陆军军医大学、上海交通大学附属瑞金医院和附属第九人民医院、浙江大学第二医院、温州医科大学以及解放军 306 医院等。写作的重点应体现在反映我们团队从事组织修复与再生事业的学科特点，包括学术思想、创新认识、奋斗历程、创新成果、成果转化与服务临床、学科和团队建设等，不一定像教科书一样全面（前面已经写了3本《再生医学》，所以不要重复），但可以考虑全面一点。以国家"973""863"、新的国家重点研发计划项目以及国家自然科学基金创新群体项目等为牵引，体现团队从事再生医学的国家需求与意志，以及最终获得的相关成果，如理论发现与创新、产品（技术）研发和临床应用、服务患者产生的效益以及获得国家奖励和国际评价等。

经过近1年的努力，包含着大家辛勤劳动的这本专著完成了初稿。在它即将发排之际，我怀着十分激动的心情，感谢在我的成长和发展中，给予我直接指引和培养的黎鳌院士、盛志勇院士、程天民院士、卢世璧院士、吴祖泽院士、王正国院士和刘荫秋教授等前辈，没有他们的指引，我可能还继续在学术的海洋中没有目标地摸索，不可能有今天取得的一点成绩，特别是王正国院士的悉心指导尤为重要；感谢王正国院士和吴祖泽院士在百忙之中为这本专著的出版亲自撰写序言，对我及团队取得的阶段性成果给予充分肯定与鼓励；感谢给我留学机会，使我能够在20世纪90年代初期出国深造、了解世界、开阔眼界的西班牙马德里大学Ramon Y Cajal医学中心的Pedro Cuevas Sanchez教授和西班牙国家（皇家）科学院院士Gimenez-Gallego Guillermo教授，以及在我事业起步早期对我及我国创伤修复事业具有重要帮助的英国牛津大学Churchill医院的George. W. Cherry博士和Tan. Ryan教授等；感谢在我回国后不同阶段与我一起创业，同甘共苦的各位老同事、老朋友，特别是李校堃教授、王亚平副主任技师和孙同柱主管技师在我回国早期阶段提供的帮助；感谢我的学生，特别是以程飚博士后、李海红博士等为代表的一大批历届学生们，你们的辛勤劳动，既完成了学业，也促进了我的发展，亦师亦友，其乐融融；感谢在这本专著撰写过程中提供具体帮助，特别是贡献不同章节的相关专家和出版单位的工作人员，特别是《感染、炎症、修复》杂志编辑部的郭方副编审，正是由于你们的具体劳动，才使这本专著得以出版发行。

最后，我要特别感谢我的家人，特别是我的父母在我很小的时候就督促我们抓紧时间学习，树立远大目标；我的夫人王晓玲女士的辛勤付出和坚定支持，以及女儿珊珊和她的小宝宝夏洛特（Charlotte）给我带来的欢乐。这些都是一个人发展中的希望之基，成功之本，缺一不可。

和其他的专著编写一样，在这本专著的编写过程中，尽管经过了精心设计和周密部署，但现在看起来仍然在内容组织、写作风格以及文字表达等诸多方面存在较大缺陷，希望各位专家能够不吝赐教，提出批评和建议，以使我们在今后的工作中进一步改正和获得提高。

中国工程院院士

中华医学会组织修复与再生分会主任委员

解放军总医院生命科学院院长

2018-06-26 于北京

目 录

第一章 战创伤组织修复与再生概论

第一节 战创伤组织修复与再生医学的发展简史

创伤是最古老的医学问题。因为自从有了人类，就有了人与大自然做斗争的历史。人类为了生存需要，在打猎、采摘果实等活动中，会出现跌落和各种损伤等情况，创伤成为人类最早期的疾病形式之一，在不断地摸索中学会使用诸如泥土、炭末等敷在伤口上止血、舔舐伤口、咀嚼植物敷于创面加速愈合完成人类最原始的创伤治疗雏形。伴随人类的发展，由于阶级、宗教的产生，便开始出现战争，战地救护和医治战争中伤病员便成为战创伤医学的起源，战争成为推动创伤救治理论和技术发展的重要因素之一，战争的发展与升级进一步促进创伤后的组织修复与再生理论与临床的完善。因此，战伤和创伤实际上是一个大概念下的两个既相互联系，又有一定内涵差别的领域。创伤是损伤总的概念，而战伤则是创伤的一种特殊形式。公元 4 世纪前，战伤为冷兵器伤，对战伤的救治十分简单。14 世纪开始，火器逐步代替冷兵器，大量武装军队，彻底改变了战伤的性质。16 世纪，法国外科医生 Ambroise Paré（1510—1590 年）提出，由于火器伤存在大量周边组织破坏，故伤口严重时应进行切开（见图 1-1）。17 世纪出现"清创"一词。18 世纪，火器伤的初期处理就包括了切开、切除和引流等手段。公元 18 世纪，拿破仑战争时代，Dominique-Jean Larrey（1766—1842 年）开创了有规则和一定体系的战场救护的先例，将伤员运送至安全地带进行进一步救治，并建立了战地救护站，为现代创伤修复医学奠定了基础（见图 1-2）。第一次世界大战期间，在战场死亡的人数约 1000 万人，受伤人员达 2000 万人以上。第二次世界大战期间，各交战国因战争总共死亡约 5000 万人，伤亡的数量远远超过了第一次世界大战。这充分说明，武器越来越先进，杀伤威力越来越大，除了早期开展战地救护以挽救伤员生命外，数百万战创伤伤员在后期为了减少致残等，需要得到理想和精细的损伤组织的修复与重建治疗。外科医生要面对大量需要修复和重建的组织和器官，如裂开的颅骨、严重的面部灼伤、粉碎的颌骨以及鼻、唇部枪伤等，其创伤的类型和严重性前所未有。以往的战争统计显示，第二次世界大战期间（1939—1945 年）美军伤亡总数达 963403 人，其中战斗

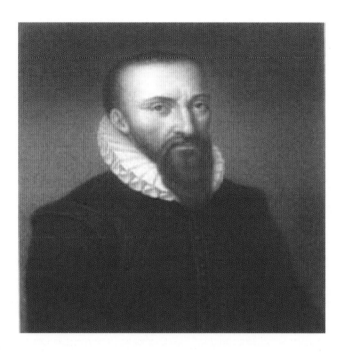

图 1-1　Ambroise Paré（1510—1590），
法国人，外科学领域最伟大的学者之一

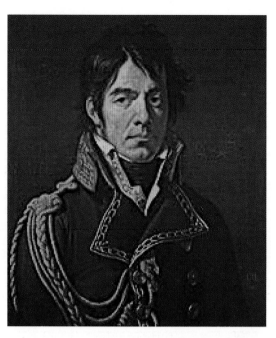

图 1-2　Dominique-Jean Larrey
（1766—1842），法国外科医生

中死亡 291557 人（30%）。越南战争（1955—1975 年）美军伤亡总数 200727 人，战斗中死亡 47424 人（24%）。随着交通运输工具、通信手段以及医疗卫生装备的进一步改善，以及救治人员素质和技术的提高，战创伤的致死率呈逐步下降趋势。据美国国防部 2004 年 11 月 17 日统计，美军在阿富汗和伊拉克战争中伤亡人数达 10726 人，其中在战斗中死亡的士兵 1004 人，仅占 10%。因此，大量的工作是进行损伤后的修复与功能重建。在和平年代，随着交通工具的飞速发展而导致的交通伤死亡人数大大增加，成为现代社会重要的致伤原因之一，加上其他因素导致的伤亡，创伤已成为现代社会人口的主要死因之一。1966 年，美国科学院发表了题为《意外伤害导致的伤亡，被现代社会忽视的疾病》的纲领性文件，从而改变了人们对创伤的观念和认识，即从"创伤为意外事件"转变成"创伤是可以防治的疾病"的理念，有效地推动现代创伤急救体系、基础研究、技术研发和临床治疗的发展。创伤急救中心和急救体系的建立，是创伤规范化治疗的基础，美国各州相继建立各自区域性创伤急救中心。此后英、法、德、日等发达国家也相继建立各自的创伤急救系统，经过三十多年的发展，发达国家已形成较完善的创伤急救网络，制定了各种相应的规范性文件，大大提高了创伤救治的成功率。以加拿大为例，不断完善的创伤急救系统使严重创伤致死率从 1992 年的 51.8% 逐步下降到 2002 年的 8.6%。目前，战伤救治的概念已经发生了很大改变，除了战争直接导致的伤员外，非战争军事行动（包括重大自然灾害、反恐与维稳等）伤员的治疗也纳入了战伤救治的范畴。同时，战伤治疗已经不再是外科军医的专利，许多非军队医院已经直接或间接地参与了战创伤的救治。随着现代冲突中的非战斗人员受伤数量的增加，和平时期的外伤救治设备和技术已不能满足救治要求。因此，建立完善的战创伤救治体系，把现场、转运、医院救治和后期的康复与再生连在一起，形成完整的救治链势在必行。此外，由于社会发展和疾病谱的改变，疾病导致的各种组织损伤，如糖尿病的重要并发症糖尿病足的治疗也已经纳入创伤治疗的范畴，值得大家关注。

一、世界战创伤修复医学发展的简要回顾

早在公元前 3500 年，四大文明发源地之一的美索不达米亚地区已经有医生参与战伤救治的记录。古埃及在公元前 1600 年时即有 48 个实例记录伤口如何处理的方法，且与今天的外科处置原则相似；还有用树胶、山羊奶、人奶的混合物治疗烧伤。公元前 600 年，中国人用酊剂或富含鞣酸的茶叶提取物收敛创面，而古罗马人则用蜂蜜并采用暴露疗法进行烧伤治疗。巴比伦王朝的法令中也有"若自由人因手术而死亡，则外科医生的右手必须砍掉"的记载。唯此时期仍对解剖学尚无系统性了解，外科医学到中世纪（6—15 世纪）仍进展有限。在罗马帝国极盛时代，公元前 30 年至公元 38 年，已经有受过高等教育的罗马贵族 Celsus 为罗马帝国的士兵再造阴茎龟头、面、唇、鼻、耳等部位的手术修复资料。在埃及，根据历史文稿中记载，古代埃及人并没有施行过以活体组织移植为手段的修复外科手术。古代印度有割鼻之风，战争胜利者可将其战俘的鼻子割去；政府可对罪犯施以割鼻之刑，以示惩罚。因此这个时期的缺鼻者不乏其人。由于鼻的位置在颜面上最为突出，它的畸形十分显著，所以缺鼻之人大多渴望再获一个新鼻。为了满足这种需要，当时印度社会就发明了额部正中皮瓣造鼻术。

约公元前 9 世纪古希腊的史诗《伊利亚特》和《奥德赛》即记录了创伤等一些骨科疾病治疗方法。公元前 6 世纪，印度人 Sushruta Samhita 在其有关的医学专著《妙闻集》里对此技术曾做详细的记述，这项技术就属于对器官缺损进行修复的再造手术。同时，这本书还对手术缝合和缝合用线进行了详细描述。公元前 5 世纪至公元前 4 世纪，西方尊为"医学之父"的古希腊著名医生希波克拉底（Hippocrates，公元前 460 年至公元前 370 年），对严重伤口愈合的止血、包扎及提供清洁器械的重要性进行了阐述（见图 1-3），并提出"战争是外科医生最好的训练地"的概念。该学派对创伤的处理原则是：让伤口保持安静，尽量减少外界的刺激，通过仔细的对接可使断离的组织和骨愈合。这是关于外科缝合和骨折修复理论的雏形。《希波克拉底文集》记载了四肢骨折、关节脱位用手法复位夹板外固定治疗，对肩关节脱位施行的手牵足蹬复位法（Hippocratic Reduction）至今还应用于临床。再后来，罗马最著名的外科医生盖伦（Galen，公元 130—200 年？）为角斗士缝合剑伤，并尝试了肌肉与神经的修复，奠定了西医骨创伤外科的解剖学基础。他的工作在几个世纪内影响了人们关于软组织修复的观念（见图 1-4）。

公元 1 世纪塞尔苏斯人提到了使用酒和没药（没药是一种热带树脂，可作药材）制作成的一种具有抗菌作用的洗涤剂来治疗烧伤。Galen 使用醋和伤口暴露技术治疗烧伤。

公元 7 世纪（695 年前后），拜占庭皇帝 Justinian Ⅱ 在一次平乱中被砍掉鼻子，由于当时利用前额皮肤修复再造鼻子形成明显的瘢痕，不符合当时皇帝不能有明显生理缺陷的规则，他就没能再回到皇帝的宝座上。13 世纪，Theodoric 对创面愈合，尤其是延迟愈合有了新的、较为深刻的认

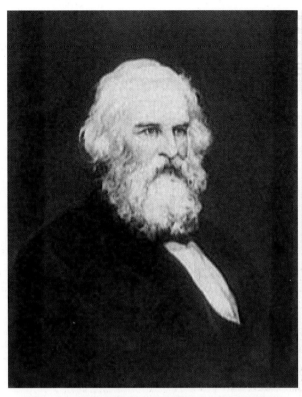 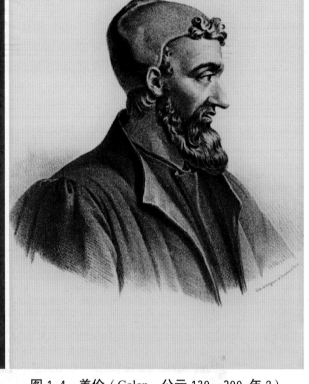

图 1-3　希波克拉底（公元前 460 年至公元前 370 年），为古希腊伯里克利时代之医生　　图 1-4　盖伦（Galen，公元 130—200 年？）古罗马最伟大的医生

识，他对军队外科创面愈合的现代概念形成做出了巨大贡献。1337—1453 年，英法之间的百年战争（Hundred Years' War）断断续续进行了长达 116 年。战争中，涌现出不少的新武器。特别是后期，法军大规模使用的火药及火炮，不仅改写了战争进程，同时也带来了大批严重损伤或者烧伤的伤员，加速了创伤修复外科的发展。在挽救战士生命的同时，尽量减少受伤士兵的残疾程度，使他们能够自食其力重返社会成为创伤修复外科重要的工作。14 世纪，巴伐利亚（Bavarian）军队的外科医生 Pfolspreundt 描述了鼻整形，而阿尔萨斯（Alsatian）军队的外科医生 Brunschwig 对枪伤处理做出了贡献。到 15 世纪，Brancas 使用意大利式的鼻再造，避免了面部瘢痕。16 世纪，哥白尼的《天体运行论》发表，从此，自然科学的发展给宗教神学以沉重的打击。这不仅是科学史上的一次革命，也是一场思想解放运动。随后，维萨留斯的《人体的构造》发表，使医学摆脱了唯心神学统治，奠定了近代解剖学的基础。Ambroise Pare（1510—1590 年）因对外科学所做出的巨大贡献，而被誉为现代外科奠基人之一，他最早提出用油膏治疗烧伤。文艺复兴时期，意大利巴罗纳（Bologna）大学著名解剖学家、外科教授塔利亚考奇（Gaspar Tagliacocci，1546—1599 年）用上臂单蒂皮瓣为缺鼻患者再造一个新鼻，并将这项技术很详细地描述在他的外科手术学专著内。17 世纪，物理学、机械学的迅猛发展，很快渗透到医学领域，给医学带来了空前的繁荣，也为创伤外科的兴起奠定了基础。1610 年，英国解剖学家哈佛（Havers）报告了"骨组织的血液循环及其构造"，开创了骨组织形态解剖生理学，使人类对骨的认识从宏观进入微观。1741 年，在解剖学和解剖生理学发展的基础上，安德雷（Nicholas

Andre）在巴黎大学首次提出了骨科学的学名，并被广泛接受，标志着近代骨科学的兴起。因为创伤骨科是初期骨科学的精髓（由于人类对骨科的感染、肿瘤等认识上都比较粗浅，创伤骨科还没有从骨科这个大家族中分化出来），所以，近代骨科学的兴起，也反映出创伤修复科学的兴起。1812年，Dominique-Jean Larrey 第一个报道了堑壕足（trench foot）。19世纪早期，Duouytren 总结了采用包扎疗法治疗的50例烧伤患者，且由此提出了烧伤深度的分类。英国人约瑟夫·李斯特（Joseph Lister，1827—1912年），外科消毒法的创始人，在创伤治疗中贡献巨大（见图1-5），首先提出缺乏消毒是手术后发生感染的主要原因。自1867年，他发表论文公布这一成果后，不到10年使手术后死亡率从45%降到15%，挽救了亿万人的生命。后来，德国外科学家爱思马赫（Friedrich von Esmarch，1823—1908年）于1876年发明急救包和止血带（见图1-6）。

美国国内战争时期，Jones 建议对面部受损的伤口进行一期修复，并主张尽可能地保留皮肤，对于不整齐的伤口边缘应进行必要的修整。整形外科医生开始再造眼睑、鼻子、面颊、唇、腭和下巴。Buck 完成第一例全面部严重毁损伤的再造，其中鼻再造用的也是前额皮瓣。1832年，法国军队的火炮手 Louis 在围攻安特卫普（Siege of Antwerp）的战役中，炮弹的碎片几乎将他致死。患者左侧面颊和大部分上唇缺失，右侧则涉及1.25 cm 耳垂，软腭广泛撕裂至食道上部，舌也被广泛撕脱，下

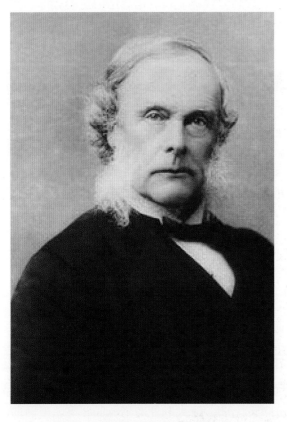

图1-5　英国人约瑟夫·李斯特
（Joseph Lister，1827—1912年），
外科消毒法的创始人

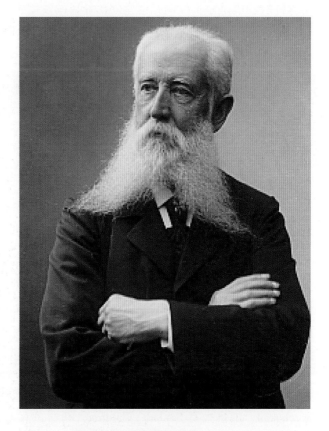

图1-6　德国外科学家爱思马赫（Esmarch，1823—
1908年），最早提出使用急救包和止血带

颌几乎完全缺损，四个磨牙断裂。下颌骨只有右侧小部分仍然完好。他的右前臂也被弹片造成复合性骨折伴广泛软组织损伤。M. Louis 被立即送往霍博肯战地医院，有人认为他的死亡是不可避免的。Forjet 医生作为北方军队的外科医生为他完成了初步的颌面部止血和清创手术，并进行了包扎。伤口愈合后，整个的下颌骨缺失导致的颅颌面畸形，使他几乎无法吃饭与说话。此时还没有相关的医生有这方面的知识来解决再造下巴的问题。一个银器匠用打制的面罩来掩盖其缺失的面下部。第一个描述这一事件的是爱丁堡（Edinburgh）军队外科教授 Ballingall。在几乎一个世纪里，英法的士兵如果有严重的面部损伤都是戴面具掩盖其面部的畸形。

1863 年，Gibson 在军队服役期间完成了一例复杂的整形外科手术，修复了因枪伤造成的下颌及下唇缺失。同年，Gouley 利用两个旋转皮瓣完成了一例下颌再造。1868 年，美国军队的外科医生Prince 指出，在军队外科中整形外科有大量用途。Hamilton 作为美国军队的医学巡视员，他在整形外科方面做出了杰出的贡献，那就是转移皮瓣的运用使局部血供增加，14d 时将交叉腿皮瓣成功断蒂，保证了皮瓣的成活率。

战争对近代创伤修复外科发展具有明显的促进作用。从战争中骨创伤的发生率即可看出这一点。1870—1871 年的普法战争中，四肢损伤的发生率为 72.5%。短时间内，大量伤员的出现，不仅对创伤骨科的发展是一个推动，也为创伤骨科的发展提供了大量的实践机会和值得总结的经验教训，使创伤骨科得以迅速推广和发展。石膏固定技术，就是比利时军医 Anfonins Hathigsen 在战争期间发明，并迅速推广使用的。

19 世纪中叶，俄国军医彼罗果夫对战伤救治做出重大贡献，他注重伤员的全身反应，还应用乙醚和石膏绷带固定。在创伤护理方面，出现了一位杰出的人物——南丁格尔，在克里米亚战争中把英军伤员死亡率从 50% 降到 2.2%，被公认是现代护理学和护理教育的创始人和先驱者。

进入 20 世纪，两次世界大战的爆发更是让创伤修复外科迅猛发展，并不断细分和完善。

第一次世界大战期间发明了很多新式的武器，如坦克、飞机等，这造成大量严重的创（烧）伤患者的出现。另一方面，壕沟、钢盔的使用虽然保住了许多战士的性命，但同时带来了大量的面颈部创伤，特别是颌面部的骨、软组织缺损，非致命性颌面部创伤占了全身创伤的 10% 左右，这些伤员迫切要求进行晚期修复性手术矫治。以德军为例，四肢损伤的百分率为 63.3%。因此，来自英国、法国、德国、俄国的医生面对着如此严重又众多的患者，纷纷建立了外科医生小组，使整形外科、创伤骨科（包括手外科）和再造外科获得迅猛发展，同时成就了一大批著名的创伤修复外科专家，美国有 Varaztad Kazan-jian、Blair、Maliniac、Gustave 等，法国有 Veau 和 Dufourmentel，西班牙有 Trueta，德国有 Lexer，英国有 Gillies 和 Reinsford Mowlem，土耳其有 Halit Ziya Konuralp 和 Cihat Borçbakan，加拿大有 Risdon、Waldron，新西兰有 Henry Pickerell，澳大利亚有 Newland 等。美国的Blair 与法国的口腔医生 Kazanjian 返回美国，创建了美国的整形和颅颌面外科。被尊称为"西线传奇人物"的 Kazanjian 日后成为哈佛大学首个整形外科教授。美国出版的 *The Medical Department of the United States Army in the World War* 一书 15 卷中，11 卷有 3 章讲到了颅颌面外科。1917 年，外科医生 Gorgas 组建了整形和口腔外科，并指派 Blair 负责管理。一名来自费城（Philadelphia）的牙科医生 Ivy 做他的助手。他们首要的任务就是训练普通外科和牙科的医生如何共同处理颅颌面伤口。1917 年 SGO 倡议修订 Blair 在 1913 年的教科书 *Surgery and Diseases of the Mouth and Jaws*，一些有关枪伤处理的新信息被编入，有关整形和口腔部分被分发到美国驻扎在海外的每一家医院，并且将颅颌面外科最新文章的摘要公开发表在 *Review of War Surgery and Medicine* 和 *Survey of Head Surgery* 两本杂志中。

在英国做外科医生的新西兰人 Gillies 上尉（后来成为少校）对战创伤修复外科的发展做出了突出贡献，其撰写的专著 *Plastic Surgery of the Face* 中描述了枪伤、炮弹碎片炸伤，还有一些是发生在汽车事故中的颅颌面损伤的修复情况。虽然早在 16 世纪 Tagliocozzi 就已经描述了采用带蒂移植的修复手段来完成鼻子的再造，但 Gillies 并不熟悉 Tagliocozzi 的经典手术。他借了一本德国外科医生 Lindeman 写的书，邀请当时欧洲最著名的法国整形外科医生 Morestin，劝说医学权威机构组建处理颅颌面损伤的特殊处理中心。仅仅不到一年的时间，坐落在 Aldershot 的剑桥医院就开始了工作，只要有面部损伤的患者都会被送往这个新的医疗机构。Gillies 带着价值 10 镑的标签，上写 Faciomaxillary injury-cambridge hospital，Aldershot，散发到法国的医院，并别到伤者的胸前。共有近 2000 名伤员被送到这里进行治疗。他用皮瓣技术再造鼻、口、眼睑和耳郭，用肋骨充填下颌缺损，很多复杂的手术都具有原创性。如 Gillies 和他的同事皇家牙科专家 Valadier 首先尝试进行解剖学腭再造，用骨骼等组织修复下颌缺损，称得上是颅颌面外科的启蒙者。整形外科的图像资料十分重要，Gillies 请 Tonks 用图画的方式描绘了所有这些损伤和手术的过程，今天看来仍然是十分难得的资料。由于他的贡献，战后 Gillies 被大英帝国封以爵位，返回国内后他继续从事整形外科工作。Gillies 在他后来出版的 *Principles and Art of Plastic Surgery* 一书中专门给 Millard 留下了较大篇幅，共同撰写了颅颌面外科部分。有很多颅颌面外科的紧急救治原则产生于第一次世界大战期间，但完善于第二次世界大战，如结合口腔感染、损伤和下颌骨骨折的牙科专业知识与普通外科医生的经验，对颅颌面患者的救治由指定的医院完成。他强调要启动早期治疗，并使后期修复具有系统性。当有口腔内部组织、下颌骨及皮肤部分缺损时，期望立刻进行良好的美学替代和尽快恢复正常的功能。肌皮瓣和游离皮瓣成为替换组织的基本手段，在这一时期的很多手术都开创了历史。Filatov 在 1917 年发表了有关管型皮瓣的设计情况，主要是解决慢性骨髓炎的问题。除了皮管，第一次世界大战另外一些重要贡献包括：游离软骨移植再造鼻和双蒂头皮瓣再造唇部，以及颈部皮瓣修复口内的缺损等。

第二次世界大战期间的欧洲战区，1942 年 12 月第 298 综合医院建立了第一个整形外科中心，到 1944 年 6 月 6 日诺曼底登陆，仅仅 18 个月，仅英国已拥有 10 所功能性的整形外科中心，分布在贝辛斯托克（Basingstoke）、格洛斯特郡（Gloucester）、伯明翰市（Birmingham）、爱丁堡（Edinburgh）等地区。非洲战区则设在阿尔及尔，意大利战区在那不勒斯。这使得所有的伤员在伤后几小时就能够得到有效的救治。美国对日德宣战后，于 1942 年 10 月从纽约派兵前往英格兰，在利物浦登陆后，于 11 月份成立了营房式的医院，整形外科有一个病区共 25 张床，到 1945 年 5 月欧洲战场结束时，已有 3 个病区。由于飞机坦克的使用，大量烧伤、面部损伤患者出现，为分享救治工作的体会，在英国出现了第一本整形外科杂志 *The brenthurst papers*，同时也是第一本英语的整形外科杂志。在战争后期，仅在英格兰 Kent 地区的 Queen's 医院就完成了近 11572 个颅面部手术。驻扎在北非和意大利第 4 颌面外科单位也处理了近 5000 名严重伤员，其中有 3000 名颌面损伤、1000 名烧伤患者。

20 世纪 30 年代，英国只有 2 名整形外科医生，第二次世界大战开始时英国有 4 名整形外科医生，但到了战争后期，大约已有 25 名整形外科医生。而美国此时已有超过 150 名整形外科医生。Davis 甚至称，美国的整形外科发展就是第二次世界大战送给美国的礼物。第二次世界大战开始时，加拿大有 4 名整形外科医生，其中 Tilley 处理了几百位因战争受到严重损伤需要器官再造的盟军飞行员。有人甚至开玩笑，认为这些伤员就像是实验室"豚鼠"，让 Tilley 等人返回加拿大时带回了大量的战创伤后组织修复的治疗经验。即使战争结束了，战创伤修复工作依然没有停止，这些"豚鼠"仍然继续扮演着他们的角色。

如果说第一次世界大战仅仅是初步建立了颅颌面外科，第二次世界大战后，法国整形外科医生 Tessier 才真正创建并发展了颅颌面外科，他在神经外科的同事 Guiot 帮助下，根据情况对一系列整形手术进行改革，并将它们用以纠正面部畸形，使之更接近正常的面部轮廓。德国人在第二次世界大战时使用醋酸磺胺米隆治疗开放性创面。另外，真正的皮肤移植技术（1823 年德国人 Bunger 首先报道）广泛应用并取得突破也是借助于第二次世界大战中的治疗经验，且相关组织移植如软骨、筋膜、脂肪、神经等都在这一阶段展现。Bunnel 成立的手外科的专业训练基地，使整形外科的救治手段有了极大的提升。同时，整形外科的心理工作也得到极大的重视。

第二次世界大战之前，手外科基本上是一个空白领域。20 世纪 30 年代，英、美、德、日相继建立了手外科，伴随人类对感染认识和控制技术的进步，手外科从截指 / 肢（趾）逐渐进步到保肢 / 指（趾）和强调功能恢复。1944 年，Sterling Bunnell 出版了第一部手外科专著 *Surgery of the Hand*。

20 世纪 70 年代，Andrew M.Munster 开始注重于严重烧伤后患者的生活质量，当时清创手术和其他方面的进展已经使死亡率显著性地降低。1979 年，首次出版的由他制定的烧伤特定健康量表成为现代烧伤研究的重要著作。

朝鲜、越南和两伊战争期间，借助显微外科的发展，血管外科获得巨大进步，截肢的比例降到非常低的水平。同时，血管外科的进步也为颅颌面外科技术提供了强有力的保障。由于高速子弹的打击，导致士兵的损伤往往是由外及里，伴有皮肤、骨骼和肌肉等多种组织伤，使损伤更加严重和复杂，由此对损伤和修复的要求更高。髂骨嵴和腓骨有可靠的血管蒂，而且继发畸形少，常常被作为供区修复复合性组织缺损。

总之，现代创伤修复外科专业发展到现在，在很大程度上是受 20 世纪上半叶两次世界大战的影响。现代化战争武器迅速更新，高速度、高杀伤力的武器致使骨、软组织创伤发生率高，而且伤情更加复杂，加之神经、血管的受损，多发伤、合并伤多。1982 年英阿马岛战争中，四肢损伤率为 67.5%，严重创伤占 90%。如何减少卫生减员，确保部队战斗力，使创伤骨科适应现代化战争中军事卫勤保障的需要，是创伤骨科面临的重要研究课题。

第二次世界大战以后，全球发生了 200 多次局部战争或武装冲突，对战创伤的组织修复外科不断提出新的研究课题。俄罗斯对局部战争或武装冲突中伤员的伤情、伤类以及损伤特点和外科救治的组织与管理等进行了深入研究，并引入了早期专科救治的概念。

局部战争或武装冲突伤员救治的特点是：战争在有限的地域进行，参战人力物力有限，每日到达救治阶梯的伤员数明显较少；由于采用有效的直升机空运，伤员到达阶梯救治单位的时间明显缩短；医疗条件改善，可行早期专科救治；作战人员不多，而医疗救护人员储备充足，可持续使用加强力量，可广泛使用高效的战场外科技术。据此，俄罗斯野战外科重点研究了局部战争条件下伤员救治组织的问题。在阿富汗战争和车臣战争中由于广泛采用直升机后送的方法，同时减少阶梯层次，缩短专科治疗的时间，使阿富汗战争的伤死率降为 4.7%，归队率达到 82%。结合战争的实际情况，对阿富汗战争时大量的地雷爆炸伤的研究，提出降低并发症和伤亡率的措施；在治疗火器性长骨骨折时，首次使用外固定器械，大动脉损伤时首次使用临时血管内连接方法；同时，在伤员救治方面，实行了两阶梯救治模式，即给予首次医疗救治后，直接后送到第一梯次的多专科医院行专科治疗，并将新的治疗技术，如外固定、内窥镜、损伤控制技术及感染并发症的综合治疗技术等用于实战。此外，随着科学技术的发展以及远程医疗技术的应用，对战创伤救治的组织、勤务、技术等的应用可能都将产生重要的影响。

除以上相关简要历史回顾以外，进入 20 世纪以来，国际学者围绕战创伤组织修复与再生的基础研究、产品研发、临床治疗和学科建设等都取得了突飞猛进的发展，在一定程度上显著促进了战创伤组织修复与再生学科的发展。主要表现在：对组织修复与再生过程的认识进一步加深，从传统的大体、组织、细胞水平跨入到分子和基因水平，代表性的事件是 20 世纪 90 年代对生长因子参与调控组织修复和再生过程的研究以及研发出了以碱性成纤维细胞生长因子（bFGF）为代表的基因工程药物用于创伤烧伤创面治疗；对修复与再生治疗过程内涵的描述由以往用 3 个"R"（Resection, Repair 和 Replacement）来概括的处置理念，到后来加上了第 4 个"R"，即再生（Regeneration）。后来，付小兵等专家认识到康复理论、技术和方法对组织修复和再生的重要作用，提出把康复（Rehabilitation）作为完美修复与再生的第 5 个"R"，由此，使损伤组织的修复与再生形成一个有机整体；在治疗技术上，损伤组织清创的方法由以往单纯地依靠手术刀清创发展到采用蛋白酶清创、超声清创等多种方法，使清创更加精准，有利于后期组织修复和再生；有关创面湿性愈合理论的突破，使得许多先进敷料（革命性敷料）得以研发、生产和应用于临床，从此开创了采用敷料促进创面愈合的理论与技术，对缩短创面愈合时间、减轻护理强度和提高患者的生活质量起到了较大作用；组织工程概念的提出，使得人们可以在体外构建相关的组织修复材料，从而改变过去取东墙补西墙、采用损伤方式修复损伤组织的方法；基因工程技术的突破，使得人们可以生产大量应用于组织修复与再生的蛋白质或多肽，从而实现在分子和基因水平上对修复细胞增殖与分化的调控；此外，负压引流技术的建立和发展，声、光、电、磁、氧等物理或化学方法和组织修复与再生关系的阐明，使得许多物理的技术和方法已经应用于组织修复和再生的治疗，成为现代创伤修复与组织再生的重要手段。在学科建设上，提出了把创面（特别是各种复杂难治性创面）看成是一大类由各种原因引起的复杂疾病的理念。针对创面特别是各种慢性难愈合创面发生率逐渐上升、发病机制越来越复杂、治疗难度越来越大等特点，提出了建立创面治疗专科（中心），对创面开展专科治疗的设想。与此同时，为了缩短慢性难愈合创面患者的住院时间，开展了大医院创面治疗专科与社区卫生机构创面治疗点双向联动的新模式，通过先进的"4G"与 Wi-Fi 等技术，把大医院创面治疗专科与社区联动起来，保证了在基层的创面患者的治疗。这些理论在后来的临床实践中都得到了验证，对提高创面愈合速度和提高愈合质量起到了重要作用。有关这些创新的理论、技术和方法将在以后相关章节中进行详细介绍。

二、中国古代创伤修复发展简要历史

在各科疾病中，时间最早、经验最丰富的莫过于外科。可以说它从原始石器时代，已有了一定的医治损伤的知识。中医外科手术初步形成于商周及秦汉时期，晋宋时代已经形成了比较系统的外科，特别是创伤学专科理论。当时的名家高伯济、刘涓子等人，对痈疽发背后的发病原理、诊断和治疗方法等，较《灵枢·痈疽篇》所说，有了更大的发展。这时的创伤整修吻合、缝补等治疗方法，虽各有不同，但大都具有较大的科学价值。如用桑皮作缝线，用来缝合伤口；用竹帘、夹板等矫正固定复位等，都达到了理想的治疗效果。总之，该门学科虽源于公元 2 世纪时的华佗，但大有青出于蓝而胜于蓝之势。

在金创方面，曾有两部专书都与痈疽同名，惜俱已亡佚。然甘氏世袭家业，医道精深，著述甚多，在我国创伤学史上，留下了光辉史迹。

至于外科方面的名著，则层出不穷。如《灵枢》《刘涓子鬼遗方》《痈疽部党杂病疾源》《葛氏方》《小品方》《外科正宗》《疗痈疽毒愣杂病方》等，均为后世外科学发展提供了丰富的实践和理论指导。其中南齐时龚庆宣所撰写的《刘涓子鬼遗方》，是我国现存最早，而且又有较大实用价值的外科名著。

在过去很长一段时间内，中国人始终认为"身体发肤受之父母，不敢损伤"。公元前 14 世纪商代的甲骨文中就有"疥""疮"等字的记载。在周代（公元前 1046—前 256 年），外科已独立成为一门，外科医生称为"疡医"。《周礼》中记载的"疡医"，就是负责"肿疡、溃疡、金疡、折疡"的治疗。这里所说的"金疡"，即"金创"，指由金属器刃损伤肢体所致创伤；"折疡"概括了击、堕、跌、扑所致的骨断筋伤等疾病。其治疗办法也比较丰富，除内服中药外，还有敷药（祝药）和手术（刮痧）等治疗措施。那时虽然无伤科的专著，但在同时期现存最古老的几本医学文献中都有记载这方面的内容。如《黄帝内经》中，就有对跌打损伤的症状、诊断和治疗的论述。《神农本草经》收集的"主金创续绝筋骨伤"药物达数十种之多。《金匮要略》载有治"金疮"的王不留行散及治马堕及一些筋骨损伤的方剂。可见当时创伤学已取得了一定的发展。《灵枢·经水篇》指出："若夫八尺之士，皮肉在此，外可度量，切循而得之，其死可解剖而视之。"《灵枢·骨度篇》通过体表测量人体骨骼的长短、大小、广狭，按头颅、躯干、四肢各部折量出一定的标准分寸。《灵枢·经筋篇》论述

了附属于一二经脉的筋肉系统。解剖学、生理学的发展，显著地促进了创伤学的发展。公元9世纪，第一部创伤骨科专著《仙授理伤续断秘方》问世，形成了以"整复、固定、活动和内外用药"为原则的治疗骨折大法，标志着人类对创伤骨科的认识逐步深入，形成了创伤骨科的雏形。

春秋战国时期，中医外科学开始有雏形。马王堆汉墓帛书《脉法》中早已采用砭石治痈脓，并且把脓深砭浅、脓浅砭深、脓大砭小、脓小砭大四种脓疾，轻重与砭石大小不符者谓之"四害"。《山海经》曰："高氏之山……其下多箴石。"郭璞注："砭针，治痈肿者。"当时砭针是切开排脓的工具，也是最早的外科手术器械。《五十二病方》是另一部较早的医学文献，其中记载了创伤、冻疮等多种外科疾病。当时系统的理论著作《内经》中的《灵枢·痈疽篇》记载了外科病名17种，对痈疽的病因病理已有相当的认识，指出"发于膝名曰疵痈……须其柔，乃石之者生。""石之"即砭石切开之意，也称砭术或砭疗。有的篇章提出用截趾手术治疗坏疽，说明当时外科从理论到实践都有了较大提高。

汉代（公元前206—公元220年），是祖国医学的隆盛时代。历史上著名的外伤科医学家华佗，既能用方药、针灸治病，更擅长外科手术。极高的外科技巧，促使他在创伤愈合、消除化脓感染和治疗脏腑疾病时使用外科手术。且他曾用"麻沸散"麻醉后对患者施行手术，是世界医学史上应用全身麻醉进行手术治疗的最早记载。

晋代，陈延之所撰《小品方》记载了最早使用"火针"用于外科疾病，如"附骨疽，若失时不消成脓者，用火针、膏、散"。成书于公元499年的《刘涓子鬼遗方》，为我国现存较早的外科学专著，主要内容有痈疽的鉴别诊断，它总结了许多治疗金疮、痈疽、皮肤病的经验，有外治法处方140个。其中，卷四《相痈疽知有脓可破法》篇的排脓所用铍针挑破"使脓泄出"，所破之法强调的"应由下逆上破之，令脓得易出"可谓今天"低位引流"的先驱者。而"凡里有脓毒，诸药贴不破者，宜用熟铜针于油火上燎透，先用墨笔点却当头，后以铜针浅浅针入，随针而出脓者，顺也。若不随针出脓，当用白纸作细纴，纴入针孔，引出其脓毒，当时肿褪几分便好"，此为后世纸捻药线引流法之始祖。葛洪习用羊踯躅（即闹洋花）、乌头等作为麻醉药物，是外科麻醉药物研发的早期阶段，意义重大。同时有治疗水、火烫伤的记载。

隋代（公元581—618年），巢元方的《诸病源候论》探求诸病之源，九候之要，列述了1700余症，为我国第一部病理专著。该书《金创伤筋断骨候》中指出，筋伤后可引起循环障碍（营卫不通），创虽愈合，但仍可遗留神经麻痹和运动障碍的症状，并提出伤口必须在受伤后立即缝合的正确观点。甚至详细介绍"8"字缝合法和连续缝合法，并指出如果缝合不当会引起感染，一旦发生感染就应拆除缝合，而对于污染重者，则主张免去缝合，以利引流，这些方法较以前的相关治疗理论更加完善。

唐代（公元618—907年），孙思邈著《千金方》中记载了颞颌关节脱位的复位手法。"一人以手指牵其颐以渐推之，则复入矣，推当疾出指，恐误啮伤人指也"（治失欠颊车蹉开张不合方）。并指出整复后可采用蜡疗和热敷，以助关节功能的恢复。这是世界上最早的治疗颞颌关节脱位的复位方法，直至现在仍被普遍沿用。孙思邈还用大麻作为麻醉药物，并对麻醉深度、用量，中毒解救都进行了研究。王焘著《外台秘要》，主张用毡做湿热敷，以减轻损伤肢体的疼痛。王焘的《外台秘要》以竹筒拔吸治疗，"煮此筒子数沸。及热出筒，笼墨点处按之良久。以刀弹破所角处。又煮筒子重角之，当出黄白赤水，次有脓出，亦有虫出者，数数如此角之，令恶物出尽，乃即除。当日明身轻也。"这是当时对竹筒拔吸法引流最详尽的表述。蔺道人著《仙授理伤续断秘方》，是我国第一部伤科专著，它阐述了骨折的治疗原则为正确复位，夹板固定，功能锻炼，药物治疗直至骨折愈合。

宋代（公元960—1279年），外科学发展得比较快，切开引流术得到了进一步发展。在病因病理上，重视整体与局部的关系，治疗上注重扶正与祛邪相结合，内治与外治相结合。《圣济总录》提出"五善七恶"，其中一百四十五卷详细地记载了烙法排脓引流的方法。《太平圣惠方》指出应鉴别"五善七恶"，总结了内消、托里等内治方法。关于脓治疗中应该切开引流的思想较前期更为积极。陈自明的《外科精要》记载有托里排脓的多个方药，至今仍在临床应用。

元代（公元1271—1368年），蒙古族善骑射，对于伤科颇有专长，在医制十三科中，就有正骨科。危亦林著《世医得效方》在伤科上有伟大的成就。他认为"颠扑损伤，骨肉疼痛，整顿不得，先用麻药服，待其不识痛处，方可下手"。麻醉药量按患者年龄、体质及出血情况而定，再按照患者麻醉程度逐渐增加或减少，"已倒便住药，切不可过多"。危亦林是世界上第一个采用悬吊复位法治疗脊柱骨折的人。

明代（公元1368—1644年）大医院十三科，其中就有接骨科。薛己著《正体类要》指出："肢体损于外，则气血伤于内，营卫有所不贯，脏腑由之不和。"阐明了伤科疾病局部与整体的辩证关系。这一时期也是中医外科学发展的重要阶段，清创缝合术有了进一步完善。精于手术治疗的明代大家陈实功在《外科正宗》明确提出："已坏死者，不能复活，只救将来未坏死者可也……但腐不痛者，逐一剪割"。对这一问题的认识和阐发更加透彻。申斗垣在他所著《外科启玄》亦云："内有死肉停蚀好肉，若痛难禁，不早去，愈加腐烂……当视其缓急，死骨大小或以针刀割法……如不去净，亦不能愈。"明代赵宜真在《秘传外科方》也指出："脓若出尽，用镊摘出腐肉，脓根方尽。"二者对清除坏死组织及其问题严重性的认识以及处理措施都有新的补充。

清代（公元1636—1911年），伤科又有了新的发展。吴谦集历代伤科之大成，著《医宗金鉴·正骨心法要旨》。该书系统地总结了清代以前的骨伤科经验，对人体各部位的骨度、手法、夹缚器具及内外治法方药，记述最详，既有理论，尤重实践，图文并茂，是一部较完整的正骨书籍。清末高文晋著《外科图说》（1856年），是一本以图释为主的中医外科学。

1840年鸦片战争以后，中国沦为半殖民地半封建的国家。随着帝国主义的文化侵略，西方医学传入中国，中医骨伤学受到极大摧残。在此期间骨伤学著作甚少，极其丰富的伤科经验散存在老一辈的中医生和民间中，缺乏整理和提高，甚至几乎濒于失传。

20世纪20—30年代，部分在欧美接受骨科训练的中国西医骨科先驱相继回国，在中国上海、北京、天津等大城市相继开展了骨科手术治疗，开设西医骨科病房、骨科医院。值得人们缅怀的前辈有孟继懋、胡兰生、牛惠生、方先之、朱履中、任廷桂、叶衍庆等，1937 年他们在上海创建了中华医学会骨科学组，为我国现代骨科的起步奠定了基础。

新中国成立后，中医创伤骨科又重新焕发了新的活力，与此同时西医骨科在中国同样也获得了迅猛发展。天津医院方先之、尚天裕教授等在 20 世纪 60 年代吸收了传统中医骨伤理论和西医骨科医学的优点，提出了动静结合、筋骨并重、内外兼治、医患配合为主要内容的新的骨折治疗原则，并于 1966 年编著出版了《中西医结合治疗骨折》，在全国推广治疗经验。20 世纪 50 年代，北京积水潭医院创建了手外科专业，开设了手外科病房。1960 年，上海华山医院也成立了手外科。1978 年，中国出版了第一部手外科专业经典专著《手外科学》。1980 年中华医学会骨科学会成立，1984 年后又相继成立了多个专业学组，如 1984 年中华医学会骨科分会成立了手外科学组，1994 年改名为中华医学会手外科学会。1985 年，《手外科杂志》正式创刊，1993 年更名为《中华手外科杂志》。在临床工作中，断肢（指）再植成活率不断提高，并且出现了前臂皮瓣（杨果凡）、手再造（于仲嘉）及健侧颈 7 神经移位（顾玉东）等著名手术。1999 年，南方医院裴国献教授成功地开展了异体肢体移植（世界第 3、4 例）。这些成绩使中国的手外科成就斐然。

我国显微外科从 20 世纪 60 年代初开始，大体经历了起步、发展和提高 / 逐步成熟三个阶段。20 世纪 60 年代初至 70 年代初，是我国显微外科的起步阶段。设计和改进显微外科器械，探讨小血管吻合技术，提高小血管吻合通畅率，开展断肢及断指再植术是这一阶段的主要进展。杨东岳教授大胆探索，开拓创新，在 1966、1973 年首创了第二足趾和游离皮瓣移植。1970 年，顾玉东首创膈神经移位治疗臂丛根性撕脱伤，使中国的手外科在起步阶段就跻身于世界手外科的先进行列。20 世纪 70 年代初至 80 年代中期是我国显微外科的发展阶段。进一步提高小血管吻合通畅率，广泛开展断指再植术，拓展显微外科技术的应用领域是这一阶段的主要进展。20 世纪 80 年代后期至今是我国显微外科的提高和逐步成熟阶段。显微外科技术走向成熟，并在基础及各应用领域取得丰硕成果，同时逐步完善了系统的理论体系，发展成为一门新兴的临床学科。我国学者为显微外科事业的发展做出了重要的里程碑式的贡献。

创伤修复中真正的烧伤外科治疗起步于 20 世纪 50 年代抗美援朝战争，大量凝固汽油和其他燃烧武器烧伤案例，为中国烧伤早期救治和后期整形迅速培养出专业救治人才。"大跃进"年代，全国各地更是掀起了治疗烧伤的热潮，各医科大学，省、市、地区医院，甚至基层医院都纷纷建立烧伤科或烧伤治疗小组。随着烧伤专业队伍的纷纷建立，我国烧伤外科事业蓬勃发展起来。以上海第二医科大学附属瑞金医院抢救烧伤面积达 80% 的邱财康成功病例，标志我国对大面积烧伤的救治取得了突破性进展。自 20 世纪 60 年代末到 70 年代末，是我国烧伤治疗经验普及，水平稳定和进一步提高阶段。由于在抗休克、抗感染取得的进步，特别是尽早切（削）除Ⅲ度焦痂、密集植皮消灭创面的成功经验的基础上，首创早期大面积分期分批切除Ⅲ度焦痂，大张异体皮开洞嵌入小片自体皮移植全覆盖切痂后的创面方法（德国烧伤医学家称中国方法），一举在全国乃至世界范围内突破了治愈Ⅲ度烧伤面积 70% 的大关，这一突破是我国烧伤治疗进程上一次飞跃，继而在全国范围内进一步治愈为数甚多的Ⅲ度90%以至95%以上的非常严重的烧伤患者，使我国烧伤治疗水平跃居世界领先地位。自20世纪70年代末持续至今，是烧伤的基础理论研究阶段。我国的烧伤临床治疗水平一直持续处于世界先进行列或领先地位，但从基础理论研究方面看，与世界先进国家相比还是有差距的，如何借助理论研究结果指导临床实践，提高治疗与康复水平成为当前的关键。

创伤修复中整形外科在中国的发展大约始于20世纪上半叶。倪葆春（1899—1997年）1925年获约翰霍普金斯大学医学博士学位后，1926年师从著名的整形外科专家约翰·戴维斯。1927年回国，先后任圣约翰大学代理校长、圣约翰大学医学院院长，1952年任上海第二医学院副院长。倪葆春于1929年在圣约翰大学医学院附属同仁医院（St.Luck's医院）开设整形外科门诊，任整形外科主任，兼任上海医学院解剖学和整形外科学的教学工作。在20世纪50年代初出版的《沈克非外科学》中，他撰写了"整形外科"章节。根据现在能查阅到的资料，倪葆春应被称为中国现代整形外科学科的最早开拓者，是在医学院校建立中国现代整形外科学科的第一人。在同一时期，在20世纪三四十年代，石光海在新中国成立前即与杨树荫等人在上海和北京开设美容诊所。继倪葆春在中国医学院校建立整形外科19年后，即1948年9—12月，美国著名整形外科教授J.Webster在上海中山医院举办了整形外科学习班，朱洪荫、张涤生、宋儒耀、汪良能、李温仁等参加了学习班，他们都是后来中国整形外科发展的种子与前辈。

新中国成立之初，特别是抗美援朝之后，创伤修复外科进入稳定发展阶段。以颌面外科为例，20世纪50年代以前，我国口腔颌面部创伤及修复外科学还未建立，1949年以后随着战伤的救治和工伤、交通事故及其他意外损伤不断增加，促使口腔颌面部损伤及修复外科不断发展。如朝鲜战争时，上海和天津的志愿医疗队、西南整形外科手术队以及后来的南京医疗队等参加了颌面创伤的抢救工作，开创了我国口腔颌面部战创伤及修复外科学。随后在高等医学院校建立了专科病房和举办了各种类型的专科班，培养了大量的专业人员。1955年，我国教育部聘请苏联莫洛托夫口腔医学院柯什赫教授在北京医科大学举办全国口腔颌面外科学高级师资班，系统地介绍了苏联在第二次世界大战中抢救口腔颌面部损伤患者的经验。20世纪70年代后期对越自卫反击战中，在救治颌面部伤员过程中，进一步促进我国口腔颌面部损伤与修复外科的发展。

整形修复外科在这一时期也得到了迅速发展：①在美国费城宾夕法尼亚大学医学院进修学习的宋儒耀，是美国整形外科创始人艾维教授的学生。1948年从美国回国后，成为华西大学颌面外科、整形外科教授。在随即发生的抗美援朝战争，美军使用了除原子弹以外的多种现代化武器，造成志愿军伤员的伤势和伤情都远远比抗日战争和解放战争时期复杂和严重。1951年，全国各大医学院校纷纷组织抗美援朝医疗队的时候，身为华西大学整形外科教授的宋儒耀也和医学院及牙医学院的讲师与助教们一起组织了抗美援朝整形外科手术队，到前线为伤员进行整形与颌面外科的治疗。这次为抗美援朝伤员进行的整形与颌面外科治疗意义重大。首先，它是我国第一次大规模正式开展战伤的整形外科工作；其次，它让新中国的广大人民群众充分认识到了战创伤中整形外科的重要性，没有整形外科，诸多颜面和手部烧伤或炸伤的伤员将无法得到最佳的救治，难以回归社会。在抗美援朝战争中，美国空军大量使用凝固汽油弹低飞轰炸，志愿军方面有大批被凝固汽油弹烧伤的伤员。这些伤员的伤情严重，数目众多。如果一成不变地采用常规治疗方法，将不能完成对大批伤员的治疗任务。因此，在救治工作中他们发明了连续取皮、一次手术完成全脸烧伤植皮和全手烧伤植皮等创新性治疗，成为新中国烧伤外科启蒙与发展的重要阶段。1952 年，宋儒耀成为协和医科大学整形外科教授。1954 年，"中国人民解放军整形外科医院"诞生，宋儒耀任院长。1957 年中国人民解放军总后勤部决定，将总后勤部和平医院与北京协和医院整形外科合并，朱德总司令为医院亲笔题名"中国人民解放军整形外科医院"。1958 年国务院决定将"中国人民解放军整形外科医院"等 7 个部队院所移交中央卫生部，归属地方领导，隶属中国医学科学院。②1939 年毕业于燕京大学生物系，1943 年毕业于协和医学院并获得医学博士学位的朱洪荫教授，于 1949 年 9 月在北京医学院建立成形外科，历任北京医学院教授、第四附属医院副院长、外科主任，北京医学院第三附属医院副院长、成形外科研究室主任以及北京医科大学教授和卫生部医学科学委员会委员等职务。他在新中国成立后曾率中国第一个整形外科代表团，去捷克参加国际整形外科学术交流会议。③张涤生和宋儒耀都先后师从美国整形外科医生 Ivy，并回国开展整形外科，参加过抗美援朝战伤整形外科医疗。④上海交通大学仁济医院的陈绍周，1948 年从美国回国后，被震旦大学（上海）聘为口腔及颌面整形外科教授，同时在上海广慈医院（现在上海交通大学瑞金医院）担任科主任，1951 年进仁济医院（现交通大学附属仁济医院）成立整形外科。⑤1942 年毕业于国立中央大学医学院的汪良能，于 1949 年赴美国留学，1951 年 9 月，满怀一腔爱国热情的汪良能教授踏上回归祖国的征程，却遭到美国政府的重重阻挠。途经檀香山时，美国海关以"战时科技人员不准离美"为由阻止其离境，致使他回归心愿未能实现。1954 年，他借赴香港接家属的机会只身离开美国，在中国驻香港旅行社地下党组织的帮助下，终于回到了祖国的怀抱，并在第四军医大学创建了西北第一个烧伤整形科。⑥张光炎先生早年先在齐鲁大学医学院读医预科，后转入华西医学院就读，1938 年医科毕业留校当校医。1941年他在华西医学院牙学院毕业，并于当年被推荐赴美留学，就读于芝加哥西北大学，主攻牙科和整形专业。1945 年抗战胜利后，张光炎教授学成回国。曾先后在北京医学院和河南医学院开展和创建整形外科。1963 年，在河南医学院第一附属医院建立了河南第一家整形外科专科。⑦董淑芬，1941年从哈尔滨医科大学毕业，在长春和天津做口腔医生，1950 年在抗美援朝的天津医疗队工作，1954年赴苏联莫斯科大学口腔医学研究所学习，回国后，于 1957 年在西安医学院成立颌面成形外科。

20 世纪 50 年代设有整形外科的医院主要分布在北京、上海、西安，随后郑州、南京、沈阳、太原、大连、南昌、甘肃、乌鲁木齐、福州、广州、湛江等城市纷纷建立。20 世纪 70 年代，北京整形外科医院编著的"整形外科进修讲义"共 7 本，对培养我国整形外科人才的发展起到了重要作用，在 1949—1978 年，多种整形外科专著出版，包括张涤生教授的《唇裂与腭裂的整复》（1957 年），朱洪荫、王大玫、孔繁祜等编著的《成形外科学概要》（1959 年），宋儒耀教授的《手部创伤的整形外科治疗》（1962 年），孔繁祜教授的《实用成形外科手术学》（1964 年）以及宋儒耀的《唇裂与腭裂的修复》（1965 年，1980 年第 3 版）等相继出版，对我国整形外科的普及和发展起着重要的推动作用。1966 年开始，因"文革"影响，我国的整形外科事业发展受到挫折。1978 年，据北京整形医院恢复重建前的统计，当时国内从事整形外科的医生仅 170 余人。

在中印边境、珍宝岛、西沙群岛自卫反击战和对越自卫反击战中，中国创伤修复中的重点学科整形外科有所进步，摸索到一些良好的经验。近年来，通过抗震救灾，部队卫生工作也得到进一步的锻炼，有利于野战整形外科救治水平的进一步提高。

20 世纪 80 年代中期以后，中华医学会创伤学分会（含组织修复学组）、中华医学会整形外科学会、中华医学美学美容外科学会、中国修复重建外科学会、中华手外科学会、中华显微外科学会、中国医生协会创伤学分会、中国医生协会整形美容医生分会和中华医学会组织修复与再生分会等与创面治疗、组织修复与再生相关的学术组织相继成立。与此同时，相应的专业学术杂志也先后诞生。军队也成立各专业委员会。1962 年解放军全军烧伤专业组正式成立，每两年召开一次全军学术会议，为我国新时期整形与创伤修复外科的大发展起着重要的推动作用。在这一时期，我国的整形再造外科、显微再造外科，已经进入世界先进行列。2007 年，全军整形外科专业委员会从烧伤专业委员会中独立出来，成为一个单独的学术组织。此外，全军战创伤专业委员会等军队战创伤学术组织也相继成立。

新时期中国的组织修复与再生大发展得益于现代科学技术的进步、相关治疗理念的转变、多学科的协同以及新理论和新技术的快速转化应用等。

系统和深入的战创伤组织修复与再生基础与临床研究开始于 20 世纪 80 年代以后，其中以生长因子（细胞因子）、干细胞和新型敷料的发展和应用的基础和转化应用研究为代表。

1986 年，随着以神经生长因子和表皮细胞生长因子为代表的生长因子研究获得诺贝尔生理学或医学奖，人们逐渐认识到各种生长因子（细胞因子）是参与调控组织修复与再生的重要因素，从而将传统的组织修复由病理学描述开始转向从细胞、分子和基因水平的研究。当时，由于基因工程重组蛋白质技术还不够成熟，许多应用于组织修复与再生的生长因子只能从牛和大鼠的器官中提取，既费时间又费精力和经费，而且获得的生长因子量还非常少，不能够满足基础研究的需要，更不用说临床应用了。与此同时，广大科技工作者对生长因子本身的了解也非常少，这方面的治疗非常有限。20 世纪 90 年代初期，国内人民军医出版社出版了由付小兵主编的比较全面介绍生长因子与组织修复和再生的学术专著《生长因子与创伤修复》（见图 1-7）。这是国际上第一本专门论述生长因子与组织修复与再生的学术专著。这本书的出版，使国内专家比较全面和系统了解生长因子生物学以及生长因子参与创面修复和组织再生调控的基本知识，对国内随之大规模开展相关领域的基础研究、新药开发和临床应用起到了积极的推动和促进作用。之后，由王正国院士等领衔的国际第一部《分子创伤学》的出版，进一步细化和完善了创伤和创面治疗的细胞、分子与基因学基础，使我国在创伤和创面治疗等领域的研究处在国际先进地位（见图 1-8）。

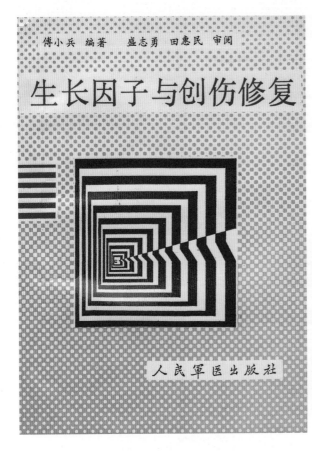

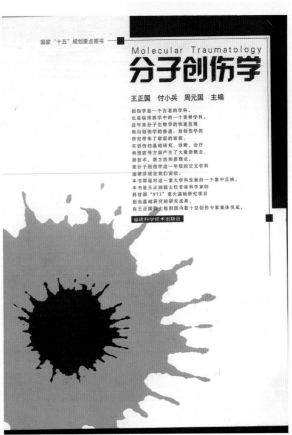

图 1-7　付小兵编著的国际第一本比较全面论述生长因子与组织修复和再生的学术专著《生长因子与创伤修复》于 1991 年由人民军医出版社正式出版发行

图 1-8　王正国、付小兵、周元国主编的《分子创伤学》于 2004 年由福建科学技术出版社出版

与此同时，国内暨南大学林剑教授等开始了采用基因工程技术重组牛碱性成纤维细胞生长因子的研究。当时在成立的珠海某生物工程有限公司很快开发出第一代的重组牛碱性成纤维细胞生长因子（bFGF）。通过与许多大医院的科研人员和临床专家的密切合作，于 1998 年获得国家药监局新药证书并开始在临床应用，成为我国第一个用于创伤烧伤创面治疗的基因工程国家一类新药。相关研究结果分别在国际著名医学杂志《柳叶刀》（*Lancet*）和《国际创伤修复与再生》（*Wound Rep Reg*）等发表，引起国际同行的高度关注和积极评价，如英国 BBC 的健康栏目评价到：牛的蛋白促进了创面治疗（见图 1-9）。《柳叶刀》杂志在亮点栏目中评价到：这是一个促进创面愈合的时间。之后，国内外相继开发出了重组人碱性成纤维细胞生长因子（rhbFGF）、重组人酸性成纤维细胞生长因子（rhaFGF）、重组人表皮细胞生长因子（rhEGF）以及血小板衍生生长因子（PDGF）等。这些产品已经作为治疗创伤烧伤创面的常规药物应用于临床，取得了显著的效果。

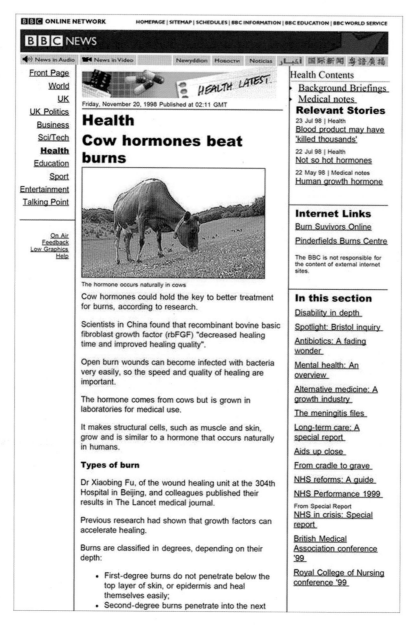

图 1-9　英国广播公司（BBC）科技栏目对付小兵等有关国际上
第一个碱性成纤维细胞生长因子治疗烧伤创面临床研究进行高度评价

　　传统的治疗思路认为在一个比较大的开放创面，为了防止细菌的感染，应当采用干燥的方法进行治疗。20 世纪 60 年代，英国科学家 Winter 通过动物实验证实，对创面保持一定的潮湿度，不仅细菌的感染率没有明显增加，而且创面愈合的速度比对照显著加快。这一发现改变了人们对创面愈合环境的基本认识。根据这一原理，人们在 20 世纪 80 年代开始生产了以保湿敷料为代表的各种先进敷料（革命性敷料）。这一大类敷料一个显著的特点是能够为创面提供一个相对保湿和微酸的愈合环境，在这个环境下有利于坏死组织的溶解和多种与创面愈合有关的生长因子的释放，同时又不明显增加细菌的感染率。此外，由于采用半透膜的形式，既有利于创面与外部环境进行气体交换，同时患者的创面采用这类敷料后，并不影响日常的工作和劳动，甚至不影响洗澡以及可以达到每周更换一次敷料的目的，节约了大量的人力和财力。临床应用证明，这些敷料的应用显著减轻了患者的痛苦，而且从总体上也节约了医疗成本和劳动力的消耗。到目前为止，各种以保湿、抗菌和促进创面坏死组织溶解和损伤组织修复与再生的先进敷料已经普遍应用于各种急性和慢性创面的治疗。创面治疗的敷料从单纯的以纱布覆盖创面，以"隔绝"创面与外界的联系，避免创面再次受到污染的传统理念，到以先进敷料促进创面"主动"修复和愈合，完全得益于创面治疗理论的发现和传统观念的突破，是一个转化医学的成功范例。中国在先进敷料领域虽然不是原创性的工作，但是，通过引进、消化和集成创新，显著推动了这一技术和产品在中国的应用。

干细胞和组织工程的基础研究与应用于临床的相关治疗是战创伤组织修复与再生研究领域的重要进展和发展方向。目前，通过成体干细胞诱导技术，已经观察到对慢性创面治疗、创面血管再生和汗腺再生的初步效果。特别是解放军总医院付小兵和盛志勇领导的团队开展的诱导自体骨髓间充质干细胞再生汗腺的创新理论与关键技术研究，突破了国际上汗腺再生的难题，在国际上首先在人体创面实现有功能的汗腺再生，且部分病例随访 10 年证明具有稳定的发汗功能，没有观察到不良反应发生。该项成果被国际同行评价为"里程碑式的研究"。目前，部分组织工程皮肤、神经、肌腱、软骨等已经开始初步临床应用，证明对战创伤组织修复和再生有较好的作用。

在 20 世纪 90 年代，国内相继出版涉及组织修复与再生的主要学术著作还有：《创伤修复基础》（付小兵、王德文主编，人民军医出版社，1997）、《创伤愈合与组织修复》（王正国主编，山东科学技术出版社，1998）以及《现代创伤修复学》（付小兵、王德文主编，人民军医出版社，1999）等，对进一步扩大组织修复与再生的学术影响和交流起到了积极的作用。

进入 21 世纪以来，国内外创伤和创面的流行病学发生了很大的变化。付小兵等的相关研究表明，1998 年，中国因慢性难愈合创面而住院患者的主要病因学是创伤烧伤和感染等，占 67% 左右，而糖尿病足导致的慢性难愈合创面仅占 4.9%。但是，10 年以后的 2008 年的新的研究表明，仅仅过了 10 年时间，中国慢性难愈合创面的主要病因学发生了根本的改变，糖尿病足等成为慢性难愈合创面发生的主要病因，占 36% 左右，而创伤烧伤等引起的慢性创面下降到 20% 左右。这一结果提示随着中国经济的快速发展和人民生活水平的不断提高，慢性难愈合创面已经成为影响中国人民身心健康和生活质量的重要慢性病之一，其发生的流行病学特征不仅与西方发达国家相一致，同时其导致的社会经济负担和医疗资源的消耗应当引起全社会的高度重视。这一时期，国内开始了系统研究慢性难愈合创面发生机制、治疗以及防控等方面的工作。在治疗方面，除了传统的手术治疗外，采用了新型敷料（也称之为革命性敷料）、生长因子、光学治疗和负压吸引等新的技术和药物，对加速慢性难愈合创面愈合速度和提高愈合质量起到了积极的作用。在学术出版方面，相继出版了《现代高新技术与创伤修复》（付小兵、王正国主编，人民军医出版社，2002）、《现代创伤敷料：理论与实践》（付小兵、吴志谷主编，化学工业出版社，2007）和《慢性难愈合创面防治理论与实践》（付小兵主编，人民卫生出版社，2008）等（见图 1-10）。特别是在医学本科、研究生教育方面，主编、参编了多本教材。如《干细胞与再生医学》（庞希宁、付小兵主编，人民卫生出版社，2014）和《干细胞与再生医学实验教程》（庞希宁、付小兵主编，人民卫生出版社，2016），教材介绍干细胞与再生医学概述，阐明干细胞与再生医学的概念与研究内容，干细胞与再生医学在生命科学中的地位及再生医学与正常生长发育关系，并在此基础上介绍干细胞与再生医学发展简史；在整篇教材贯穿干细胞作为再生的种子细胞与再生医学的关系，介绍再生发生的机理，组织水平的再生、新建再生和变形再生，生理再生与病理再生及其意义，再生医学的方法，包括细胞移植、生物化人工组织和原位再生诱导。重点分章阐述皮肤、眼及角膜、神经、心血管、消化、呼吸、骨、软骨、肌肉、肌腱与韧带、生殖系统、牙组织和附肢的再生与再生医学。2014年，付小兵院士又主编了国家卫生计生委"十二五"规划研究生教材——《创伤、烧伤与再生医学》一书（人民卫生出版社出版发行）。该书汇集国内创伤、烧伤和组织修复与再生医学领域的80余位专家学者参与编写。

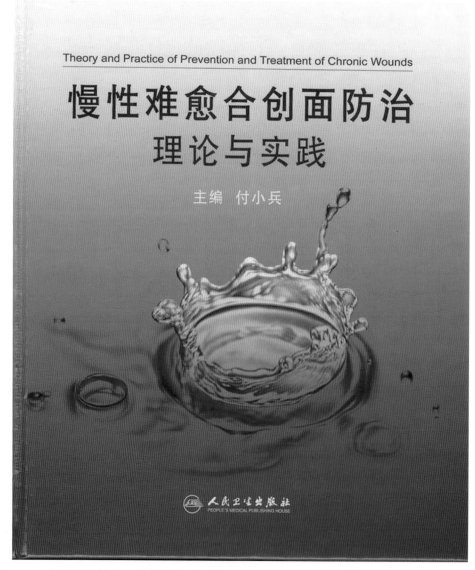

图 1-10　付小兵主编的《慢性难愈合创面防治理论与实践》2008 年由人民卫生出版社出版

在慢性难愈合创面防控的宣传教育与培训方面，国内相继在上海、杭州、西安、北京等建立了专门针对复杂的慢性难愈合创面的治疗专科（新建或在以往已经建成的烧伤和创伤外科基础上扩大功能），开创了将复杂慢性难愈合创面作为一个疾病进行专科治疗的新的模式，其代表性专家包括陆树良教授、韩春茂教授和谢挺教授等。同时，中华医学会创伤学分会组织修复专业委员会（CTRS）和世界糖尿病基金会（WDF）和康乐保健康之路基金会（Ath）密切合作，利用国际基金在中国开展为期 3 年多的慢性难愈合创面防控的宣传教育。通过组织高水平的专家队伍，编写不同层次的培训教材（见图 1-11）以及建立培训基地等，在项目完成时，在全国 20 余个省市自治区的近 60 家医院建立了培训基地，总计培训医生、护士和其他相关人员 10000 余人，取得了明显的效果。

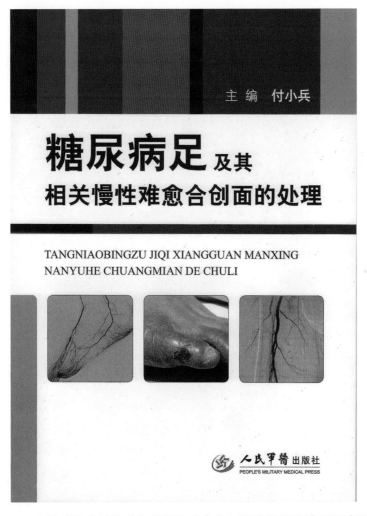

图 1-11　中国糖尿病足及其相关慢性难愈合创面的处理防控项目培训教材

2011 年，为了促进慢性创面的诊疗规范，在付小兵院士的指导下，根据国内外慢性伤口的相关文献，编辑出版了国内第一本关于慢性伤口的指南性书籍——2011 版《慢性伤口诊疗指导意见》，受到了大家的欢迎。2013 年底，为了进一步促进国内急性创面的诊疗规范，同时为了让指南更加符合中国人的特性，付小兵院士指导根据国内相关文献结合国外相关指南建立一个属于中国的创面诊疗指南。2014 年初，指南制定小组建立，指南制定计划正式启动，此次指南制定基于国内发表的临床研究论文内容，主旨在于制定符合中国本国情况的指南，更具有实际指导作用。通过查询国内文献和历经 8 次讨论会，基本完成了这项工作。这次文献检索是从中国知网（CNKI）、CNKI 学位论文数据库检索从 2004 年 1 月 1 日到 2014 年 5 月 1 日所有的有关伤口的论文。多方面专家的多次研究和会议讨论，历经 1 年多，属于中国的创面指南终于诞生！

完美的组织修复与再生是战创伤损伤组织治疗的最高目标，同时也一直是我国科技工作者研究的主要内容和攻关的目标。在国家层面，相关部门对这一领域的研究高度重视，除中国科学院和中国工程院在相关科技规划中把组织修复与再生作为主要研究方向进行规划外，1999 年以来，先后投入了 3 个国家重点基础研究规划项目（"973"项目）研究创伤和创伤后的组织修复与再生的关键科学问题与技术难题，首席科学家分别是王正国院士、蒋建新教授和付小兵院士。在学术层面，王正国院士、吴祖泽院士和付小兵院士先后发起组织并召开了 3 次以再生医学为主题的"再生医学"香山科学会议，所推出的重大建议案对进一步凝练关键科学问题、组织学术技术团队进行攻关和把组织修复与再生作为国家战略行动等起到了积极的推动和促进作用。在这一时期，相继出版了《再生医学：原理与实践》《再生医学：基础与临床》和《再生医学：转化与应用》3 本大型学术专著（见图 1-12），在学术界产生了良好的影响。第一部是《再生医学：原理与实践》，2008 年由上海科学技术出版社出版。第二部是《再生医学：基础和临床》，2013 年由人民卫生出版社出版。2016 年，由人民卫生出版社发行的第三部《再生医学：转化与应用》，称得上我国再生医学学术专著三部曲。2012 年，国际著名学术杂志 *Science* 又专门邀请付小兵院士组织中国科学家在该杂志以副刊形式出版一期《中国的再生医学》（*Regenerative Medicine in China*）（见图 1-13），文章发表后引起了较好的国际反响，除 *Science* 杂志主刊和副刊发表相关评论进行高度赞扬外，部分其他国际杂志也有进一步的评述，从而显著扩大了该领域的国际影响。

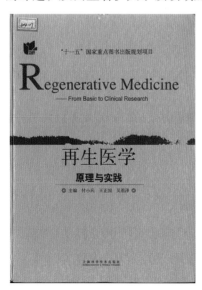
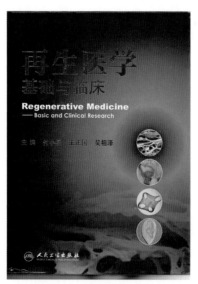
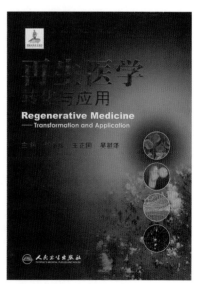

图 1-12　由付小兵院士、王正国院士和吴祖泽院士共同主编的 3 部再生医学专著于
2008 年、2013 年和 2016 年分别由上海科学技术出版社和人民卫生出版社出版

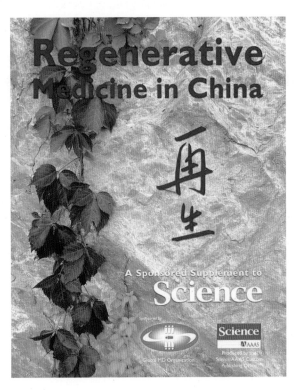

图 1-13　由 *Science* 杂志出版的《中国的再生医学》
（*Regenerative Medicine in China*）副刊出版后引起较好的反响

三、科学技术发展对创伤修复与组织再生学科发展的推动作用

（一）消毒、麻醉、止血、输血为现代创伤修复外科的建立打下良好基础

在旧时代，感染、出血和疼痛限制了外科的发展。19 世纪 40 年代以后，由于先后解决了伤口感染、手术疼痛和止血、输血等问题，外科手术的范围得以扩大，手术的安全性也大大增加。

1. 感染

伤口"化脓"是 100 多年前外科医生所面临的最大问题之一，战创伤外科学中最大成就是伤口感染的处理。当时，截肢后的死亡率竟高达 40% ~ 50%。第一次世界大战前，人们对土地年复一年的耕种和施肥（动物粪便），使得每一位在战壕交火中受伤的士兵都带有不同数量的致病菌。当时的战争前线，脓毒症十分普遍。虽然也采取了许多措施，但这些尝试都是徒劳的，而对感染伤口进行消毒治疗却被证明是行之有效的措施。外科医生尝试过无数种消毒溶液以及外科敷料，最终，修剪坏死组织和反复冲洗在伤口处理的原则中脱颖而出。Henry Dakin（1880—1952 年）是一位英国化学家，Alexis Carrel（1873—1944 年）是一位法裔美籍外科医生、诺贝尔奖获得者，这两位是这种伤口处理方法的主要倡导者。除了伤口的无菌处理外，外科学的成就还体现在将 X 线用于战伤的诊断以及对外科手术操作的精细设计方面，后者在战伤面部重建术以及战伤骨折处理中得到了证明。

无菌术（aseptic technique）就是针对感染来源和途径所采取的一种有效的预防方法，是决定诊疗效果及手术成败的关键。1864年匈牙利的 Semmelweis 首先提出在检查产妇前用漂白粉溶液洗手，这是抗菌技术的开端。1867年英国外科医生李斯德（Bavon Joseph Lister）奠定了抗菌技术的基本原则，被公认为抗菌外科的创始人。1877年德国 Bergmam 发明了高压蒸气灭菌法，建立了现代外科学中的无菌技术。

2. 疼痛

手术疼痛曾是妨碍外科发展的重要因素之一。1846年美国 Morton 首先采用了乙醚作为全身麻醉剂，并协助 Warren 用乙醚麻醉施行了很多大手术。自此，乙醚麻醉就被普遍地应用于外科。1892年德国 Schleich 首先提倡用可卡因作局部浸润麻醉，但由于其毒性高，不久即由普鲁卡因所代替，至今普鲁卡因仍为安全有效的局部麻醉药。麻醉发展的三个主要阶段包括：①古代麻醉发展阶段——麻醉的发现与萌芽。②近代麻醉发展阶段——临床麻醉学的形成。③现代麻醉学的发展阶段。自第一次世界大战开始，由于麻醉技术的改进，使得手术过程可以持续12个小时以上，而且安全性有很大提高，这使得组织移植修复的成功率获得极大提高。

3. 出血

最早的输血记载是在1667年，一个法国贵族将280mL的小牛血输给了一个精神失常的流浪汉，试图治疗他的精神问题。这位倒霉的患者在经历了严重的免疫反应，在鬼门关徘徊数次之后，居然奇迹般地活了下来，并且维持了一段时间的平静，因而输血疗法被一些有创新想法的医生所接受。在随后的300多年间，输血疗法仍然是在探索阶段。由于没有相关知识（比如血型）的支撑，使得输血造成了很多人的死亡，但医生们也发现输血有时也真的能够挽救生命。直到1912年法国人 Alexis Carrel 因创造血管吻合术进行输血而获得了诺贝尔奖，输血疗法才获得了较大范围的肯定。真正使输血成为科学有效的治疗方法的人是维也纳的病理学家 Karl Landsteiner，他从1901年开始发现了人类的 ABO 血型及凝集规律，为现代输血提供了坚实的病理生理学基础。在随后的20多年里，其他医生又逐步建立了血液抗凝和交叉配血技术，使输血成了一种常规而有效的治疗方法。而 Landsteiner 也于1930年获得了诺贝尔生理学或医学奖。

（二）免疫学的建立与发展为各类移植取得突破提供了依据

所谓"免疫"原由拉丁字"immunis"而来，其原意为"免除税收"（exception from charges），也包含着"免于疫患"之意。免疫学是研究生物体对抗原物质免疫应答性及其方法的生物-医学科学。免疫应答是机体对抗原刺激的反应，也是对抗原物质进行识别和排除的一种生物学过程。是机体识别"自身"与"非己"抗原，对自身抗原形成天然免疫耐受，对"非己"抗原产生排斥作用的一种生理功能。正常情况下，这种生理功能对机体有益，可产生抗感染、抗肿瘤等维持机体生理平衡和稳定的免疫保护作用。在某些情况下却可能成为组织移植的障碍。

免疫学这门既古老而又新兴的学科，是人们在实践中不断探索、不断总结和不断创新中发展起来的。在经历了免疫学的四个时期，即经验免疫学时期、经典免疫学时期、近代免疫学时期和现代免疫学时期后，组织移植技术得到极大提高，无论是异体、异种移植都有突破性进展。世界范围内有了多个"换脸"成功的病例，也有换手成功的报道。

（三）显微外科的出现为创伤修复外科提供了全新技术手段

从广义来说，显微外科不是某个专科所独有，而是手术学科各个专业都可以采用的一门外科技术，甚至可以是从该专业分出专门的分支学科，如泌尿显微外科、神经显微外科等。有些学科如手术外科、眼科和耳鼻喉科已将手术放大镜作为常规手术器械用于手术解剖、缝合操作上。但从狭义来说，显微外科本身的发展，有其自身的理论体系，例如小血管吻合与大、中血管吻合有许多原则性区别。早期由于缺乏专门的小血管吻合手术研究，只好借用中血管吻合的原则，故术后通畅率不高；以后发现小血管吻合的特殊规律后，术后通畅率大为提高。又如以往皮瓣仅限于腹股沟皮瓣、足背皮瓣、肌间隙皮瓣，甚至可利用肌皮瓣的较大肌皮血管分支作为皮瓣的主要供血血管，如股前外侧皮瓣；又利用肢体有血管供血的特点，发展逆行性皮瓣等。这些都有赖于理论研究的不断深入，以发展新的方法。故显微外科应该一方面在外科各专业中，大力发展采用显微外科技术的新手术方法，从这方面提高专业水平。另一方面有它本身的学科研究，从中发现其新理论和新规律，推动学科发展。至于显微手术器械设备的研究，也在不断提高，两者相辅相成发展。

显微外科的出现为创伤修复和组织再生提供了强有力手段，极大拓展了创伤修复的适应证。血管修复术是最佳的血管损伤救治方法。外科领域最令人惊异的技艺之一就是断肢再植，即成功地再植被机器切断或在战创伤中断离的手指、手、手臂或脚等。要重接离断的肢体并使其重新拥有功能，就需要把血管、神经以及皮肤和骨骼缝合在一起。早在1912年就已经有了断肢再植的方法，当时，亚历克西斯·卡雷尔发明了缝合大血管的方法。1952年，显微外科开始用于血管战伤的救治，将截肢率从51.4%降至13.0%。采用的手段有侧壁修补、血管吻合和间置移植物等。Nanobashvili等报道清创后直接吻合比例为38%，而约56%的血管损伤需要间置移植物。20世纪60年代，更好的显微镜、细针和细丝线的问世使小血管的缝合有了可能。但重建被破坏的周围神经，则在1967年才见报道。1968年，卡马楚和塔马伊利用当时所有的新技术，对断离的大拇指进行了再植。

野战环境下血管修复的移植物多采用自体大隐静脉或人工血管，两者孰优孰劣，尚未有一致意见。自体大隐静脉作为移植物的历史悠久，最早在越南战争中，Rich等即开始应用于血管战创伤救治。但自体静脉取材部位及长度有限，并增加新伤口和延长手术时间，且有与修补血管口径不匹配等缺陷。另外，虽然采用自体大隐静脉作为移植物的早期保肢率较人工血管高，但两者的累积通畅率和保肢率却没有明显差异。故提出人工血管可替代自体静脉用于急救或自体静脉不可用的情况。

（四）生物工程和各种材料的应用为创伤修复扩宽了领域

20世纪生命科学领域中细胞生物学和分子生物学的两大飞跃，使人类对生命本质的认识达到了一个前所未有的高度。随着科学技术的发展，人类为了自身的生存与发展，把对生命科学的研究作为一条主线，不断应用其他现代科学技术，逐渐形成了一门理工医相结合的交叉学科——生物工程。

1949 年，美国首先发表了医用高分子的展望性论文。在文章中，第一次介绍了利用聚甲基丙烯酸甲酯作为人的头盖骨和关节，利用聚酰胺纤维作为手术缝合线的临床应用情况。据不完全统计，截至 1990 年，美国、日本、西欧等发表的有关医用高分子的学术论文和专利已超过 30000 篇。有人预计，现在的 21 世纪，医用高分子将进入一个全新的时代。除了大脑之外，人体的所有部位和脏器都可用高分子材料来取代。

组织工程学是一门以细胞生物学和材料学相结合，进行体外或体内构建组织或器官的新兴学科。它是从机体获取少量的活体组织，用特殊的酶或其他方法将种子细胞从组织中分离出来并在体外进行培养扩增，然后与可吸收的生物材料混合，使细胞黏附在生物材料上形成细胞 – 材料复合物。将复合物植入机体病损部位，一方面生物材料在体内逐渐被降解和吸收；另一方面，植入的细胞在体内不断增殖并分泌细胞外基质，最终形成相应的组织、器官，从而达到修复创伤和重建功能的目的。由于组织工程有可能复制"组织"或"器官"，因而有的学者称组织工程是"再生医学的新时代"，甚至是"一场意义深远的医学革命"。目前，骨、软骨、肌肉、肌腱、韧带、皮肤、血管、牙周、周围神经等都有组织工程的研究，其中部分已开始临床试用或成为市售商品在临床广泛应用。

（五）信息网络为提高创伤修复水平搭建平台

远程医疗（telemedicine）即应用远程通信技术，交互式传递信息，开展远距离的医疗服务，是一种现代医学、计算机技术和通信技术紧密结合的新型医疗服务模式。远程医疗服务形式多样，综合运用了卫星传输、光纤通信、电视传播等一系列现代通信技术进行点对点远程会诊、多方会诊，医生和患者都可以通过远程视频系统进行面对面的交流；还可全面利用网络技术，通过网络传输和存储患者资料，容纳不同地区的多个专家同时对同一患者进行会诊。远程医疗中传递的医学信息包括数据、文字、视频、音频和图像等。按应用范围不同，远程医疗可分为全球、洲际区域、国家、地区、医院、社区以及家庭远程医疗。军事远程医学的建设与发展对军队卫勤保障工作的价值，随着美军在世界各地历次军事行动中的成功应用，越来越受到各国军队的高度关注。

美国制定了 USAMRMC（美军医学研究和物资战略计划）用以为美军国内外的前线战场解决关键性的医学难题。远程医疗战略项目作为其中的一部分，其内容包括相关关键技术的鉴定、开发、论证以及能解决医学和军事双重障碍的生物医学相关技术研究等。其主要目标是：①为发展军队重要医学领域的专业化及获得相关支持提供快速灵活的途径。②在战地中融入健康意识。③提高医疗服务人员的技能和效率。④在整个战场提高内外科医疗服务的质量和协作水平。

我国从 20 世纪 80 年代开始远程医疗的探索，近年来发展迅速。20 世纪 90 年代后期，我国的远程医疗从理论探索走向实际应用，国家卫生部、中国医学基金会和解放军总后卫生部先后启动了金卫网络工程、中国医学基金会互联网络和军卫Ⅱ号工程（远程医疗网），一些著名的医学院校、医院都成立了远程会诊中心，与全国上百家医院相继开展了各种形式的远程医疗工作，目前已可为各地疑难急重症患者实施可视实时专家会诊、传输共享诊疗数据、进行病理形态学诊断等。在军队，借助网络覆盖，我军的远程医疗信息系统已装备到边防一线连队和偏远的执勤哨卡。充分利用现有资源，发挥专家云集、学科门类综合齐全的优势；同时积极探索新的运营模式，由服务器进行权限管理，为战创伤患者提供免费的信息浏览服务和导医、咨询、初诊、检查、治疗和出院病情跟踪等的全程诊疗服务。远程医疗使战创伤的组织修复更加规范化、普及化。

网络技术是实现创面分级治疗、会诊、培训以及教育等最具有显示度的领域之一。由于创面治疗具有形态直观、对场地要求相对较低等特点，完全适合在基层和边远地区开展。2010年开始，我们利用"4G"和Wi-Fi系统，在上海开展了大医院创面治疗中心与社区卫生机构创面治疗点并与浙江金华婺城区医院创面治疗专科开展双向联动，取得了非常好的效果，被国际著名同行以"向东方看"进行高度评价。

（六）数字医学为精准的创伤修复提供保障

医学也已由古代医术历经传统医学再到今天的数字医学，许多新的技术已经或正在被用于医学领域的研究和应用，数字化人体技术及由其衍生出的数字医学技术，就是这样一项被日益关注和深入研究的新技术。中国工程院院士戴尅戎教授在第十一次中国工程前沿《数字医学的现状及未来》中定义："数字医学是应用数字化技术，解释医学现象、解决医学问题、探讨医学机制、提高生命质量的一门科学。"它涵盖了生命科学和信息科学、医学和工学等交叉研究的许多领域，其所涉及的研究方法和成果惠泽于精准外科手术的实施和普及。同时，数字医学技术作为现代医学的重要组成部分，也将推动现代医学技术向个性化、精确化、微创化和远程化的方向发展。

数字医学技术是数字化人体研究在医学应用领域的延伸，是集医学、生物力学、机械学、材料学、计算机图形学、计算机视觉、数学分析、机械力学、机器人等诸多学科为一体的新型交叉研究领域。通过现代计算机技术（主要是虚拟现实技术），建立用于解剖的人体结构模型、用于恢复评估的治疗效果模型、用于术式评估的入路模型、用于手术练习的现场模型等等。数字化人体的研究也从最初的单纯的人体数据集的构建，向数字解剖学及其实际应用方向发展，其研究方向和重点大致集中在特殊人体组织如神经、淋巴与微小器官信息的获取、图像分割和重建技术、网格计算存储与数据同步共享、在医学及其相关领域以及其他领域的应用等。

（七）以生长因子、干细胞和基因治疗技术为代表的再生医学新技术新方法为创伤修复与组织再生展现了美好的未来

近年来，基因工程技术和干细胞的研究突飞猛进，取得了许多重大的进展。如前面所述，基因工程技术的发展使得临床和基础研究可以获得大量的生长因子，而这些生长因子或细胞因子正是调控创伤修复与组织再生的重要因素。目前，已经有经过国家食品与药品监管总局（SFDA）批准的表皮细胞生长因子（EGF）、成纤维细胞生长因子（FGF）等应用于临床，对促进创面修复和损伤组织再生起到了非常好的作用。相关资料表明，应用生长因子治疗的急性创面（如供皮区、浅Ⅱ度烧

伤创面等）的愈合时间比对照提前 2 ~ 4 天，而慢性难愈合创面的治愈率由以前的 84% 左右上升至 94% 左右，产生了很好的社会效益与经济效益。干细胞是再生医学发展的灵魂，干细胞与基因治疗均是最具代表性的再生医学高新生物技术，应用于战（创、烧）伤治疗与修复潜力无限。大量的研究发现，将具有多向分化潜能的骨髓间充质干细胞（mesenchymal stem cells，MSCs）在体外和体内经诱导分化可以转变为表皮细胞、血管内皮细胞等，直接参与创面修复。与此同时，MSCs 还具有分化为汗腺细胞和皮脂腺细胞的潜能，对将来实现受创皮肤的功能性修复提供了重要的生物学基础。应用于创伤修复的基因治疗主要是将生长因子基因通过转染的方式注入组织修复细胞，使其在修复细胞内表达产生一定量的生长因子来促进创面愈合。目前，虽然科学家们已能成功从皮肤、骨、骨髓、脂肪等组织器官中分离培养出干细胞，并尝试将这些细胞用于组织修复。如意外损伤和放射损伤等患者的植皮；神经修复，肌肉、骨及软骨缺损的修补；血管疾病或损伤后的血管替代；切除组织或器官的替代等。该项技术已经在某些领域崭露头角，并取得一些成绩，但要应用于战（创、烧）伤的救治与修复还有很多棘手的技术难题。

在军事医学中，再生医学的地位同样举足轻重。这些年美国一直没有停止发动大大小小的战争，越来越多的美国士兵在战斗或事故中失去胳膊或腿，他们在余生不得不忍受巨大的残疾之痛。面对这一问题，美国军事科学家向人体四肢再生技术发出了挑战，加紧研究，希望加速治疗受伤的士兵，找到四肢再生之术，使残疾战士重新变成完人。2008 年 3 月美国国防部（the U.S. Department of Defense，DOD）宣布未来五年他们将在快速发展的再生医学领域，筹资 2.5 亿美元组成新的军队再生医学研究所（Armed Forces Institute of Regenerative Medicine，AFIRM），这一组织将研究方向主要集中在缺损手指的再生长、粉碎性骨折再生、面部残疾的重建以及与严重烧伤创面覆盖相匹配的皮肤。美国军队再生医学研究院（AFIRM）由大学和医院研究中心组成的两家研究联盟共 30 个研究机构组成。匹兹堡大学主持麦高恩再生医学研究院的生物化学家爱伦·罗塞尔将帮助领导 AFIRM，努力开发骨头、肌肉、肌腱、神经和血管的再生治疗。

在我国，由解放军总医院付小兵院士领衔的战创伤"生物医学治疗"工程已经启动。该工程的实施将对我军应用干细胞技术全面治疗战创伤，提升卫勤保障能力产生深远影响。建设中的"再生医学与干细胞技术"的平台将为国内全面展开干细胞技术临床应用和救治官兵战创伤奠定坚实基础。目前，阶段性的结果表明，采用干细胞诱导分化技术可以再生出有发汗功能的汗腺组织，且经过近 10 年的随访证明这些再生的汗腺组织具有稳定的发汗功能；3D 生物打印技术可以在体外构建出具有皮肤附件的新型组织工程皮肤，为新一代组织工程皮肤构建提供了重要思路和技术基础；采用阶梯或级联诱导方式，可以观察到在一个培养体系内，间充质干细胞可以同步向多种组织细胞分化，这为我们提出的实现多种组织在损伤部位的同步修复与再生提供了重要线索。这些初步结果提示，一个新的组织修复与再生目标，即实现损伤组织在损伤部位的完美修复与再生即将到来。因此可以预测，再生医学中的干细胞、组织工程、生物治疗等相关基础与应用研究将使人类修复和制造组织器官的梦想得以实现，是医学科学发展的必然方向。

第二节 战创伤后组织修复与再生医学在军事医学中的地位

一、概述

军队中早有卫生组织和医生为官兵医伤治病，但在很长时期内军队的医学处于经验医学阶段，19 世纪以后才上升为科学的军事医学。军事医学是运用一般医学原理和技术，研究军队平时和战时特有的卫生保障的科学。其成果通过卫生勤务的实施，达到维护部队健康，提高野战医疗、防疫水平，巩固与增强部队战斗力的目的。现代军队在作战和训练中常常遇到许多社会上少见的医学问题，需要专门研究解决，这就促进了军事医学的发展。

曾恒德《洗冤录表》载："枪子伤人着肉里者，以大吸铁石吸子，其子自出……"《军中医方备要》诸书，也有此说，但对铜子就没有办法，不得不采用外科手术。此法首见于《军中医方备要》，在"中枪炮伤"条中说："苦铜子难出，必用利刀割而取之，取尽方无患，再用童便洗伤处，洗净敷药，外用太乙膏护之……"该书还载有服用麻醉药以开取子弹的办法，所用有川乌、草乌、闹洋花等，至于用内服药以治子弹在内不出之方，不过是将金创常用药，以治疗枪炮伤而已。

清代在新军成立以前，军队中似无固定的军医名额。遇有将士患病，临时奏请派遣，据《东华录》的记载，从乾隆至光绪朝，一般高级将领负伤或疾病时，如军情紧急或病势较轻，则派御医或医官前往，令其在营调治，或至附近城市与省城就医，藉资坐镇；如病情严重，则给假返里，或回京调治。受伤患病兵丁，战时在营调养，战后则遣回治疗。这样，在军队中既无固定军医，又无经常卫生设施，只是临时应付，根本无法解决军队的医疗问题。

19 世纪以后，一般医学与科学技术的发展，为军事医学的迅速发展创造了条件。普法战争中，普鲁士军队基本上建立了从救护所经野战医院后送到后方医院的医疗后送体系。第一次世界大战期间，俄国军医 V.A. 奥佩利提出了阶梯治疗的设想。虽然在手术、麻醉、用药及治疗技术上，比前代有所进步，但仍远远落后于当时军事医学的需要。第二次世界大战后，抗生素品种增多，创伤弹道学的知识增加，显微外科的发展，加之用直升机后送伤员直达医院救治，使伤口感染率、截肢率和伤死率都进一步下降。苏联红军在十月革命胜利后逐步实施，在第二次世界大战中对伤病员实行指定性后送。其他国家军队也在第二次世界大战中先后实行分级救治。

俄罗斯是世界上第一个成立野战外科专门研究机构的国家，也涌现了较多对野战外科学产生和发展做出重要贡献的学者。同时，俄罗斯还经历了大大小小无数次战争，在野战外科方面积累了较为丰富的经验，形成了自身的优势和特色。我军野战外科在很多方面都是在借鉴俄罗斯的经验教训中发展起来的。野战外科学是研究野战条件下，对大批伤员进行分级救治，特别是早期救治的理论、技术和组织方法的一门学科，是外科学的一个分支，也是军事医学的重要组成部分。我军的野战外科学，是在历次革命战争的战伤救治实践中逐渐形成的，并随作战武器、战争形态、战术变化以及一般科学和医学的发展而发展。

以后的几十年里，医药学有极大发展，制成破伤风类毒素，合成了磺胺剂、多种抗疟药和DDT，生产了青霉素，研究成功新鲜血液保存技术，倡导了对创伤早期清创和延期吻合术，推广了对多发性骨折石膏封闭疗法等。第二次世界大战美军伤死率降低，与破伤风的控制密切相关。

常规武器的发展和新式武器的出现，产生了性质或程度不同于以往的创伤，需要研究治疗和防护的方法，提高救治率。例如，弹速增快，加重了伤情；集束弹导致多处伤；普遍使用燃烧弹造成大批严重烧伤；核武器扩大了杀伤范围，增加了辐射损伤和复合伤；出现了强毒性的神经毒剂伤和生物战剂传染病等。军事装备的改进，对操纵人员提出了特殊的体格和心理上的要求，需要从医学上研究选拔这类兵员的特殊条件，以便更好地掌握新式武器和装备。战争规模的扩大，有更多的重伤员需要快速后送，要求大力研究战伤病理和战伤外科学，实施最合理的分级治疗，使伤死率（伤员死亡率）降到最低限度。野战的特殊条件，要求研制轻便、适用、便于携带的医疗技术设备，以适应部队机动作战的需要。

目前发生全球性世界大战的可能性虽然很小，但区域性战争或冲突却接连不断。此外，平时创伤也是当今危害人类健康的重大疾患，所以战创伤与伤后的组织修复学始终是临床医学和军事医学的重要课题。

二、我军战创伤后的组织修复与再生医学的发展简况

中国古代战争，在冷兵器时代，战场上多以拳脚及刀、枪、箭、戟取胜，在治疗上以"金创折疡"为主。因此，古代军事医学很少专门著作，而附载于伤科之中，宋以后，随着火器的发展，枪炮用于战争，其杀伤力实百十倍于刀箭时代，但在1840年以前，枪炮的应用不多，因此，在中国古代军事医学上，其疗法仍与冷兵器伤的内容相似。

建军初期，在红军的卫生学校中设置了战伤外科和部队多发病防治的课程；土地革命战争时期是我军野战外科学的萌芽阶段，在多次反围剿战争中，积累了在艰苦环境下进行群众性防病工作的经验，提高了战伤救治能力，在不断总结多次战斗中战伤救治、卫勤组织经验和教训的基础上，我军的野战外科学逐渐从无序过渡到有序。1927年10月在井冈山建立了我军第一所红军医院，分轻伤、重伤、病员几个所；统一了各种卫生勤务工作制度，印发了创伤疗法，颁布了卫生法规、师以上卫生勤务纲要等，使卫生工作走向制度化；强调无菌观念，妥善止血、包扎、固定和创面处理；重视弹片摘除、截肢等技术操作；依靠军民共同努力利用中西医药，就地取材，对伤员进行救治；野战医院已经开始注意急救手术和伤口的早期处理。在组织方面，形成了连有卫生员、营有卫生所、团有卫生队、师以上有卫生部的组织体系；从前线到后方设立了一系列的伤员救治机构，建立了从连营火线抢救组、团绷带所、师军野战医院、兵站医院到后方医院比较完整的医疗后送体系。

抗日战争时期由于抗日民族统一战线的开展，国内外有更多的医务人员来到根据地，尤其是诺尔曼·白求恩率领的加（美）援华医疗队，加强了我军的卫生技术力量，由于技术基础薄弱，物资缺乏，野战外科的发展仍受到较大的限制。在理论技术方面，广泛开展了群众性的自救互救活动，加强了火线抢救，医疗队、手术队尽量接近阵地，推行 12 h 内的早期清创术，对骨折伤的治疗有了显著改进，野战外科手术范围有所扩大，改变了换药方法，积极防治创伤休克、创伤感染和并发症，有些单位采用了输血、输液等技术，对毒剂伤的预防和治疗有了初步的经验。在组织方面，规定了各级组织的任务，连队卫生员主要在火线抢救伤员，进行包扎、止血、固定和搬运，并教育战士学会使用急救包和裹伤知识，以便在紧急情况下自救和互救；营救护所前接后送火线下来的伤员，并进行补充包扎；团救护所对伤员进行初步救治后，除短期可愈者留队治疗外，其他送师或军区医院治疗。

解放战争时期吸取第二次世界大战各国军队卫生勤务的先进经验及战伤救治技术，建立了比较正规的阶梯治疗体系，不断总结战伤救治实践经验，野战外科得到了较快发展。在理论技术方面，普遍开展了战伤救治新技术的学习与应用，强调了尽早施行以清创为主的初期外科处理，推行了石膏绷带疗法，积极防治破伤风、气性坏疽等特殊感染，采用正确的换药方式，综合防治休克等。野战救护治疗工作暂行条例、战伤处理暂行简则、战伤医疗条例等相继制定，使我军的战伤救治基本技术向条例化、制度化发展，标志着我军的战伤救治工作提高到了一个新的阶段。在组织方面，制订了战时卫生勤务条例、暂行卫生法规等，进一步健全了连、营、团、师的各级卫勤机构，对各级救治机构的组织与任务、工作原则与要求都做了较明确的规定，使伤病员的救治从火线救护、团绑扎所、师（旅）救护所到纵队（军）医院，形成了统一的既有分工、又有连续性的阶梯治疗体系。

新中国成立以后，1952 年军事医学科学院组建了实验外科系，1962 年更名为野战外科研究所，1978 年与第三军医大学第三附属医院合并，划归第三军医大学建制领导。其中，沈克非、盛志勇等专家为我军实验外科的发展做出了杰出贡献。此外，早期由吴公良、赵连壁教授主编的《野战外科学》对我国战创伤外科和组织修复与再生医学的发展起到了积极的推动和促进作用。之后，王正国院士又主编了一本新的《野战外科学》，对继承和发展我军野战外科学起到了重要作用（见图 1-14）。野战外科学于 1984 年被批准为硕士学位授权学科，1986 年被批准为博士学位授权学科，1989 年被批准为国家重点学科，1994 年被批准为博士后科研流动站，2005 年被批准为军队 2110 重点建设学科。

进入新的历史时期，战创伤外科的理念、范围、救治技术等已经发生了显著变化，编写系列新的反映现代战创伤最新理论、技术、方法的大型学术专著势在必行。2014 年，以付小兵院士、王正国院士以及台湾阳明大学李建贤教授为主编，以大陆和台湾地区著名创伤医学工作者为编写主体的《中华创伤医学》正式出版发行。该大型学术专著充分体现了大陆和台湾地区近年来在创伤流行病学、创伤医学基础、临床治疗、创伤康复等领域的最新成果，特别是有 20 余位台湾地区创伤医学工作者参与专著的编著，成为两岸创伤医学学术交流的重要成果（见图 1-15）。

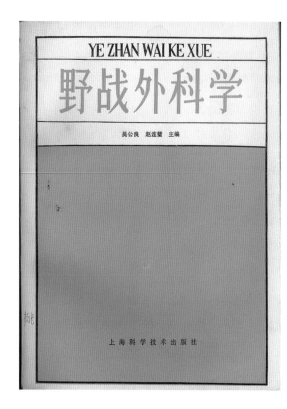
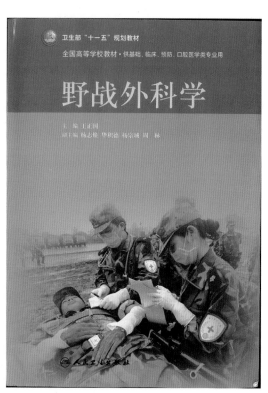

图 1-14　20 世纪我国先后出版的两部《野战外科学》学术专著

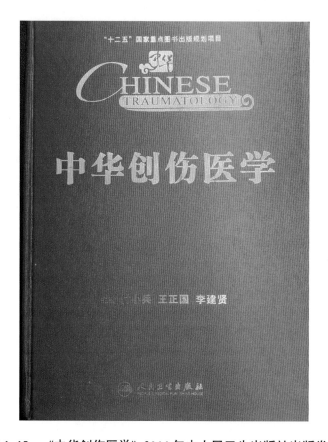

图 1-15　《中华创伤医学》2014 年由人民卫生出版社出版发行

为了更好地体现创伤医学和军事医学的完美结合，2016年，以王正国院士、卢世璧院士、程天民院士和盛志勇院士为顾问，付小兵院士为总主编的大型学术专著《中华战创伤学》正式出版发行。与2014年出版的《中华创伤医学》不同，该大型学术专著除了和平时期的创伤内容外，特别注重体现近年来战伤救治领域的最新进展和将来的发展方向，部分分册把近年来美军在阿富汗和伊拉克战争中的战伤救治经验进行了总结。全书共11卷，包括战创伤学总论，颅脑战创伤学，口腔颌面战创伤，眼部战创伤，耳鼻咽喉头颈战创伤，胸腹战创伤，四肢脊柱骨盆战创伤，特殊致伤原因战创伤，特殊环境战创伤学，修复再生与康复学，战创伤护理与心理等内容，共1650万字，由500余位我国战创伤医学专家参与编著而成。该系列专著是我国战创伤医学领域目前最新、最系统、最全面的学术专著，相信它的出版发行，将对我国我军战创伤医学的发展起到较大的推动和促进作用（见图1-16）。

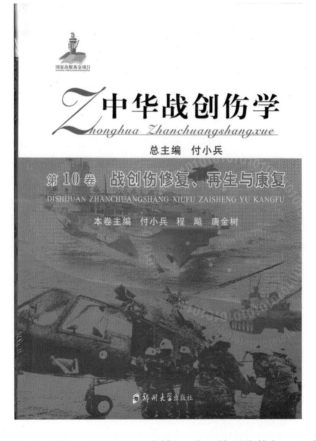

图1-16　《中华战创伤医学》大型系列丛书第10卷《战创伤修复、再生与康复》分册
2016年由郑州大学出版社出版

新中国成立以来，我军的战伤救治技术在医学科研的支撑下，特别是经过抗美援朝战争和中印边境、珍宝岛、西沙群岛及中越边境等自卫作战的考验，在完善和提高原来救治体制和处理原则的基础上又有了新发展。1982年，我军将通气与长期沿用的止血、包扎、固定、搬运技术统列为战伤急救五项基本技术。2006年在新版战伤救治规则中，增加了基础生命支持技术，从而将卫生员初级急救技术扩展为六大技术，并在原卫生员应当掌握的技术范围基础上，增加了环甲膜穿刺与切开技术和周围血管结扎止血技术。

针对武器发展、作战理念、作战样式等的变化，我军在核化生武器伤、新概念武器伤、冲击伤、烧伤、挤压伤、特殊环境伤等方面开展了深入的研究，提出了防治原则，极大地提高了我军的战伤救治水平，丰富了野战外科学的内涵。其中，烧伤、冲击伤和核武器损伤等的基础和临床研究处于国际先进水平。1999 年，第三军医大学将三个军队重点（开放）实验室组建成"创伤、烧伤与复合伤联合实验室"。2001 年，作为部门开放重点实验室进入国家重点实验室的评估行列，2003 年被国家科技部列入国家重点实验室建设计划，2005 年 11 月通过国家科技部验收，正式成为军队第一个国家重点实验室。2012 年 8 月，第三军医大学联合军事医学科学院、解放军总医院、中国工程物理研究院等7 家军地单位成立了我军首家"战创伤防治协同创新中心"。该中心由王正国院士领衔，以"百千万人才工程"国家级人选和国家杰出青年基金获得者为核心骨干的高水平学术团队，承担了军队历年来战创伤救治的一系列重大项目研究。依托已建成的国家重点学科——野战外科学、烧伤外科学、军事预防医学，和运行良好的创伤、烧伤与复合伤国家重点实验室，确定了战创伤防治的创新理论、战创伤防治的关键技术，野战卫生装备、战创伤救治器材和药物研发，以及战创伤理论、技术及装备、器材、药物的转化四大研究方向。

特别在烧创伤组织修复方面，我军科研工作取得丰硕成果。20 世纪 90 年代初，国家自然科学基金第一个重大项目就涉及烧伤和创伤后的创面修复，由上海第二医科大学瑞金医院的史济湘教授和第三军医大学西南医院的黎鳌教授等牵头，重点研究烧伤创面修复的病理生理机制。1999 年，创伤医学领域获得国家重大项目"973"计划的资助，首席科学家是王正国院士。之后，蒋建新教授和付小兵院士又先后作为首席科学家承担了国家"973"有关创伤和组织修复与再生项目。该系列研究在"严重创伤救治与损伤组织修复的基础研究"系列研究上取得了突破性进展。围绕提高严重创伤救治水平和损伤组织修复质量两个核心问题，协同攻关，针对与创伤休克缺血缺氧发生有关的血管反应性、通透性和"休克心"展开系列研究，发现了新的调控靶点；针对神经内分泌、免疫调节细胞、免疫抑制分子的相互调节器控制作用，提出了创伤后免疫功能紊乱的新机制，从遗传背景差异、免疫分子、免疫细胞表型改变等方面，提出了早期发现创伤并发症的系列生物指标，建立了拮抗病原菌感染、增强机体自身抗损伤能力、早期防治创伤并发症的系列综合措施；进一步确证了表皮细胞存在去分化这一重要生物学现象，并通过接种移植干细胞的方法，培养出类似汗腺的组织结构，解决深度烧伤患者的排汗问题；从临床角度证明长时程亚低温治疗严重脑损伤患者的疗效优于短时程亚低温治疗；建立 10 余种用于创伤相关研究的转基因、基因敲除（低）小鼠，发现了促进骨折愈合的新靶点，率先提出激活态施万细胞的概念，发现激活态施万细胞更有利于周围神经缺损的修复，为周围神经损伤的治疗提供了新的方法；揭示了创面微环境促进成体干细胞修复作用的调控机制，创建了多种成体干细胞修复损伤组织的关键技术。另外在慢性创面修复、皮肤软组织爆炸伤及海水浸泡伤的损伤机制和防治方法、战创伤面部畸形救治新技术等研究方面取得巨大进步。

在组织修复与再生领域的相关研究获得了国家的高度肯定，以获得国家科技进步奖一等奖为例，可以看出该领域的创新和转化应用对临床治疗的推动作用。在面部损伤的修复方面，随着高爆武器的广泛使用，颜面战伤比例由二战时的 3.4% 骤增至伊拉克战争时的 23%，其修复救治是国际公认的军事医学难题。第四军医大学赵依民教授的科研团队，经过 20 年左右的刻苦攻关，形成了自体移植修复——"造脸"、异体移植修复——"换脸"、假体仿真修复——"替脸"、组织再生修复——"长脸"为一体的严重颜面战创伤缺损与畸形的形态修复和功能重建技术体系，可以满足多种颜面伤情的修复需求。2011 年度国家共评出科学技术进步一等奖 20 项，其中《严重颜面战创伤缺损与畸形的形态修复和功能重建》作为军队专用项目，从 863 个申报项目中脱颖而出，最终获得国家一等奖励。

在体表慢性难愈合创面修复方面，解放军总医院付小兵院士团队有关"中国人体表难愈合创面发生新特征与防治的创新理论与关键措施研究"获得了 2015 年度国家科技进步奖一等奖，这是 2015 年我国临床医学领域唯一的国家科技进步奖一等奖（见图 1-17）。

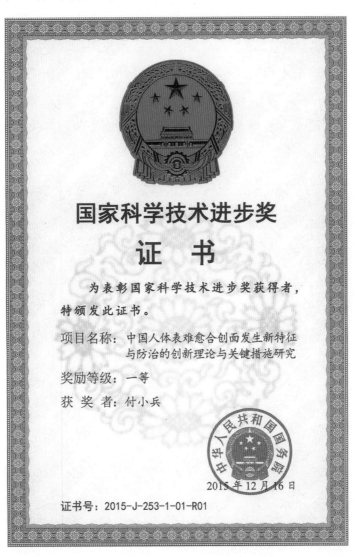

图 1-17　中国人体表难愈合创面发生新特征与防治的创新理论与关键措施研究
获 2015 年度国家科技进步奖一等奖

该项成果通过大协作方式，经十余年研究，获得了四个方面的创新成果：①发现了 2 个创面流行病学新特征。通过 148 万住院患者的大样本多中心流行病学研究，在国际上首次报告了造成中国人体表难愈合创面的主要病因已由 10 年前以创伤、感染为主转变为以糖尿病足与老年慢性疾病并发症为主的新特征；在此基础上，又通过 3000 例糖尿病足的专科调查，搞清了我国糖尿病足发生的高危因素与创面特征，为科学防治指明了方向。②首次提出了针对糖尿病足和放射性创面难愈的 3 个特殊机制。即糖尿病皮肤高糖和糖基化产物（AGEs）等毒性物质蓄积所致细胞或基质功能不良的"隐性损害"机制，生长因子糖基化进而造成巨噬细胞趋化和吞噬功能异常致创面难愈的免疫机制以及放射性创面"以细胞损害为关键环节的愈合诸因素网络失调"机制等，为建立关键防治措施提供了创新理论。③在以往治疗的基础上，创建了 4 种关键防治措施。即首创采用光子技术减轻创面糖基化产物造成的"隐性损害"、采用调控内环境减轻修复细胞"进行性损害"、补充细胞和提供支架材料促进创面愈合以及在国际上首次采用"4G"技术实现复杂创面在不同层次医疗机构在同一标准下治疗等，使难愈创面的治愈率明显提高。典型单位总体治愈率从 60% 上升至 94% 左右。该项成果中糖尿病足总截肢率为 7.2%，大截肢率 4.0%，而同期欧洲报告相应指标则分别为 22% 和 5%，差别非常显著（见图 1-18，图 1-19）。④针对难愈创面具有可防控与大门诊小病房的特征，创新治疗模式。倡导建立了 50 余个创面治疗专科（中心）；创建了创面治疗专科与社区医疗机构单病种双向联动与转诊的科学防治新模式；建立了与国际和国内基金合作开展难愈创面早期防控教育的新策略。

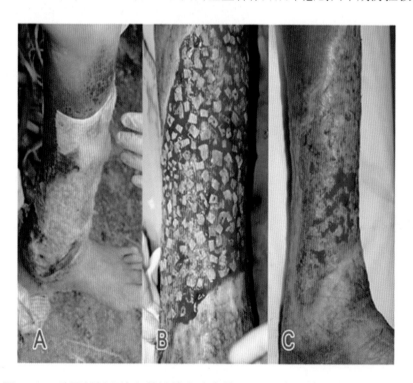

图 1-18　采用创新理论和关键技术治愈的长达 70 余年的慢性难愈合创面

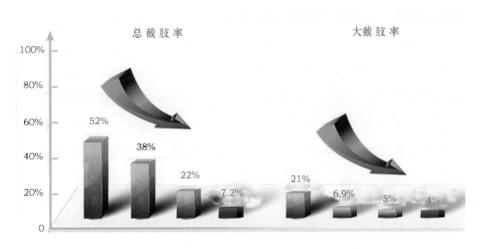

图 1-19 与发达国家相比，我国糖尿病足的总截肢率和大截肢率显著降低

我国创伤和创伤修复与组织再生领域的学科建设和人才培养也取得快速的发展。人才是学科发展的关键，我国创伤医学不仅人才辈出，而且后继有人。在这里面既有像黎鳌院士、盛志勇院士、程天民院士、王正国院士等为代表的老一代学科的创建者和开拓者，近年来又涌现出一大批创新性强，既立足于本职工作，又具有国际视野的优秀的中青年一代。初步统计表明，担任过中华医学会创伤学分会委员，后来成为两院院士的专家有 8 人（黎鳌、盛志勇、程天民、黎介寿、王正国、顾玉东、周良辅、付小兵）。担任过中华医学会创伤学分会委员或学组委员，或参加过国家 973 创伤和组织修复与再生项目，从事创（烧）伤医学基础研究和临床治疗的国家杰出青年基金获得者共有 9 位（付小兵、夏照帆、黄跃生、蒋建新、姚咏明、姜保国、刘良明、陈林、赵敏）。特别是第三军医大学创伤、烧伤与复合伤国家重点实验室的建立以及解放军总医院的"组织修复与再生医学"创新研究群体于 2011 年获得国家自然科学基金创新群体资助，标志着我国在该领域整体水平获得国家的认可。"十一五"期间，西京医院整形外科和长海医院整形外科先后成为全军整形外科研究所和整形外科中心，三所军医大学的整形外科均已进入国家重点学科行列。在国际创伤修复领域，2008 年，在加拿大的多伦多，付小兵教授因"在组织修复和再生领域的重要发现以及这些发现对临床治疗的推动作用"相关研究获得第三届国际创伤愈合大会颁发的"国际创伤愈合研究终身成就奖"。

在几十年的发展历程中，我军野战外科学从无到有、从弱到强，为我军战伤后组织修复的研究与临床救治提供了理论支撑和技术服务，维护了部队广大指战员的生命健康，提高了部队战斗力，为国防卫生事业做出了极大的贡献。但我国战创伤仍然与国外最先进的救治体系有较大的差距。今后应进一步健全医疗急救网络，急救组织、急救人员、医疗设备、交通工具和通信器材等要做到规范化，特别是强化现场急救和运输途中救治，努力做到院前急救和院内救治一条龙。

三、未来战创伤后的组织修复与再生医学的发展方向

在医学科学技术突飞猛进、新军事变革方兴未艾、军事斗争卫勤准备紧锣密鼓的新形势下，野战外科学中创伤救治与创伤后的组织修复面临严峻的挑战，同时也是重大机遇。使命崇高，任重道远，

期待着广大野战外科工作者书写新的篇章。

拓展武器创伤学的研究领域，未来战争，新型杀伤武器种类和杀伤因素的增多，会使非火器性战伤所占的比例增加，空袭和反空袭的非直接接触的战争形式也会增多。因此，首先，要对各种新的杀伤武器的致伤效应及致伤机制进行研究。其次，要加强爆炸性武器伤的研究。从近年发生的局部战争看，爆炸性武器正逐步成为现代战争中的主要杀伤武器。爆炸性武器不仅杀伤威力大，而且其致伤因素是多方面的，所造成的伤害，具有多发伤、多部位伤、复合伤、重伤多等特点。预测在未来的高科技局部战争条件下，针对战伤可能出现以下几个特点。①冲击伤增多：随着高爆炸武器和燃烧空气炸弹的应用，冲击波将在杀伤因素中扮演更重要的角色。如敌方使用战术核武器强冲击波弹，则冲击波的杀伤作用更为突出，由此造成的冲击伤将会更多、更严重。②机械伤和多发伤增多：在强冲击波作用下，可造成大批房屋倒塌、工事被摧毁，建筑物被破坏后的砖石、木块等又以继发投射物的形式击中人体，由此会出现许多挤压伤等机械伤和多发伤伤员。③烧伤增多：建筑物、树林等被炸弹等击中后常引起大火，如敌方使用燃烧性武器、反坦克武器或燃料空气炸弹，则更易招致火灾，在这种情况下，烧伤必然会增多。④复合伤增多：两种或两种以上的杀伤因素同时或相继作用于人体而造成的损伤叫复合伤。在未来战争中，不同致伤因素的武器可能会被同时使用，同一种武器有时也可能有多种杀伤因素，因而复合伤的数量增多，应加强爆炸性武器致伤特点的研究和救治，特别是冲、烧、破片与挤压伤复合效应的研究。如果使用了战术核武器，还可能发生放射性复合伤。⑤精神创伤增多：随着战争的突发性和残酷性，一些缺少战争经验的人员，特别是心理和精神稳定性较差的年轻军人，易发生因巨大精神压力而形成的战斗应激反应，如果同时有其他战伤，病情则会更重。⑥其他新武器伤：以往战场上从未见过的激光伤、微波损伤、次声损伤等，在某些特定的局部战争条件下可能发生。依据以上这些特点，应该在组织修复基础与临床研究重点上加以调整。加强对特殊环境条件下的战伤研究。在高寒、高热、高原、海上等条件下，各种战伤的伤情特点与救治明显不同。

尽管致伤因素多种多样，且可发生在身体各个部位，但任何一种战创伤后，机体全身反应和损伤组织的修复都有共同规律。加强战创伤基础研究，阐明这些共性问题，对于指导各种战创伤早期救治以及后期的组织修复具有重要意义。在死亡的战创伤患者中，除重要生命器官直接受到严重损伤而立即致死外，至少50%是死于伤后并发症。多数组织受损后在结构上能够修复，但功能修复都很差，如大面积烧伤创面虽然愈合，但有大量瘢痕形成，特别是缺乏皮肤附件，故仍遗留严重残疾。因此，只有进一步加强战创伤医学的基础研究，才能更好地提高战创伤的救治水平。

伤后早期全身损害、内脏并发症和损伤组织修复是各类战创伤的共性问题，探明其基本规律，可指导各类创伤的救治。①重视创伤感染发生机制与防治研究。创伤感染主要为寄生在体内的常驻菌及其毒素移位到体内所致的内源性感染。严重创伤时机体免疫功能下降、黏膜屏障机械受损、体内菌群失调，是导致创伤后内源性感染发生的重要机制。②关注严重创伤早期神经、内分泌、免疫反应与创伤后并发症发生发展的内在联系，探讨损伤性和抗损伤性反应间的相互作用关系。严重创伤时，不仅损伤性反应很重，机体抗损伤反应及内源性保护机制也明显减弱，两者的严重失衡是导致创伤后进一步损害的重要基础。③深刻认识组织修复与再生复杂的机制。内容包括修复细胞、胞外基质生物学行为变化及其对组织修复再生结局的影响，各种修复细胞、生长因子、基因、创面微环境改变等在创伤愈合与再生过程中的作用。结合发育学、比较生物学的相关研究，对组织的瘢痕愈合、延迟愈合有新的认识，提出实现损伤组织在损伤部位同步修复与再生的科学假设与研究目标，达到损伤组织的完美修复与再生。④重视骨骼、周围神经和中枢神经等组织的修复研究。一方面，是研究这些组织受损后自身再生修复的规律或细胞和分子基础，以及影响其再生修复的因素；另一方面，是探讨人为促进这些组织修复的措施，主要是各种生物因素（重组生长因子等）、物理因素（声、光、电、磁场刺激等）的促愈作用。⑤高新生物技术在创伤修复和组织再生中的应用研究，主要表现在新型智能生物材料、组织工程和干细胞研究等方面。组织工程是创伤修复领域的一项新技术，研制与开发生物相容性更好的新型生物材料和组织代用品与充填剂具有重要前景；利用组织工程原理与技术，构建组织工程化组织与器官；异体（种）复合组织移植的临床探索和基础研究，虽距临床应用有很大差距，但初步显示出其广阔的应用前景。

总之，重视战创伤后损伤组织修复与再生的研究对提高战创伤救治水平，增强部队士气具有重要意义，在军事医学中的地位无可替代。

第三节　战创伤组织修复与再生的概念

尽管创伤是一个古老的医学问题，但同时又是一个新近值得关注的社会问题。据国外资料，在爆炸和地震所造成的伤员中，有皮肤软组织损伤者占 50% 以上。随着社会生产力的发展、工业化水平的提高以及医疗保健水平的改善，创伤的发生率不仅没有减少，反而还持续增加，不论在发达国家还是发展中国家，创伤已成为导致死亡的主要杀手之一。

创伤不论大小，均存在着组织修复的问题。传统对创伤修复的认识主要停留在大体以及细胞水平，这主要是基于不同时代人们的认识水平，以及当时的研究手段所限。从 20 世纪 80 年代开始，科技的发展已使人们有能力和条件在分子与基因水平上重新认识创伤修复的基本过程，从而为进一步的基础理论研究和临床治疗打下了良好的基础。

一般来讲，创伤本身即启动修复过程。创伤后组织修复从凝血开始，由许多细胞、胞外基质以及调节因子相互协作共同参与完成。最初，血小板、中性粒细胞和巨噬细胞等大量进入创伤区，以清除受损组织和污染的微生物，其中血小板和巨噬细胞还分泌一些与成纤维细胞和内皮细胞有关的生长因子。接着成纤维细胞和内皮细胞逐渐取代受损基质。同时，上皮细胞也从创缘向内生长，直至覆盖伤口。因此，创伤修复的快慢取决于上述细胞进入伤口并在此增生的速度，而细胞的进入和增生又依赖于趋化因子和生长因子的调节作用。

趋化因子通常是肽类、蛋白质和蛋白质片断，它可引起细胞向一定方向移动，如从低浓度向高浓度方向移动。细胞对趋化因子的反应取决于其拥有的相应生长因子受体的数目。不同细胞对不同的趋化因子有不同的反应。趋化因子产生于凝血过程，聚集的血小板是其主要来源。因此，有些能减少循环血小板数量的细胞毒性药物，同时也会影响到创伤愈合过程，如抗巨噬细胞抗体。另外，巨噬细胞、成纤维细胞和内皮细胞本身也会产生一些趋化因子和分裂因子。

生长因子也是蛋白质或肽类，它们单独或几种生长因子协同作用，诱导 DNA 的合成和细胞分裂。目前已发现的生长因子有几十种乃至上百种，但真正研究较多，且能为基础和临床所用的不过 10 余种，其代表性的因子有血小板衍生生长因子（platelet-derived growth factor，PDGF）、酸性或碱性成纤维细胞生长因子（fibroblast growth factors，FGF）、表皮细胞生长因子（epidermal growth factor，EGF）、转化生长因子（transforming growth factor，TGF）以及胰岛素样生长因子（insulin growth factor，IGF）等。它们主要通过自分泌、旁分泌等机制参与创伤修复。在低浓度条件下，细胞对生长因子的反应性取决于细胞上是否存在相应生长因子受体，如 PDGF 只对成纤维细胞起作用，而 FGF 对成纤维细胞和内皮细胞均有作用。需要指出的是，某些生长因子也有趋化作用，这种双重作用对创伤愈合具有特别的意义。因此，有时也将它们称为分裂趋化因子。在创伤愈合早期的细胞间作用就需要这种双重作用的因子，而在后期，如 DNA 合成时，就不再需要趋化作用的存在。研究证实，这些生长因子在治疗中均能表现出明显的效果，且无明显的副作用。生长因子的基础研究和临床应用，目前正处于积极的发展阶段。尽管以生长因子为代表的基因工程药物应用于创面治疗已经显示出独特的效果，但仍然只是促进修复的方式之一，不能代替清创抗感染及植皮术等基本治疗手段。因此，生长因子的应用只有在外科治疗的基础上，才能更好地发挥作用。由于生长因子对创面的修复仍为瘢痕修复，缺乏汗腺、皮脂腺以及毛囊等结构，甚至神经末梢。这些在愈合组织功能的恢复和重建上的缺陷，以及局部创面应用生长因子可能带来的不良反应、生长因子之间及与创面之间的调控关系等问题，是目前关注和研究的重点。

在创伤部位加入某些组织内提取的物质来促进其愈合已有相当长的历史。近 20 年来，随着人们对生长因子研究的深入，特别是基因工程技术的发展，人们能在体外大量生产该类基因工程产品，因而已有许多利用生长因子促进急慢性创面愈合的报道。但也有一部分人认为，由于局部加入生长因子后受创面环境（包括酶类、盐类以及污染等）影响，其有效浓度难以维持，往往需要给予大剂量的生长因子。为了解决这一难题，目前可以采用转基因方法解决这一问题。这种方法是利用基因枪、微种植等技术，将目的基因通过体内法和体外法转入待愈合部位，使促修复的因子能在创伤部位持续产生。但由于安全性及方法学没有完全解决，故这种方法尚不具有实用性。局部应用生长因子的安全性及长期效应仍是人们关注的重点。富血小板血浆（platelet-rich plasma，PRP）是含有超过生理浓度数倍血小板的血浆，主要通过释放多种高浓度的生长因子（如 PDGF、FGF、TGF、IGF 等）

发挥修复作用，成为近年研究的重点，具有比较肯定的效果，成为促进创面愈合的新疗法之一。

瘢痕张力大小取决于胶原的合成和沉积。而后者与成纤维细胞数量有关，还与伤口氧张力、维生素水平和营养状况有关。而生长因子通过增强细胞分裂来促进胶原的合成。大多数生长因子同时还促进胶原酶的产生，从而使胶原降解加强。相反，TGF-β 虽然也促进胶原合成，但它同时又抑制胶原降解。因此，人们认为 TGF-β 可能与某些纤维化疾病的发生有关。

随着人民生活水平的日益提高，过去那种以最终达到创面解剖修复为目标的修复模式已难以适应人们的需要，特别是大面积烧创伤患者，瘢痕修复的创面由于没有汗腺与毛囊，患者不仅从生理上难以适应环境的变化，而且心理上也不能回归社会。因此，创面从解剖修复到功能修复的转变正日益受到人们的关注。

可以预言，严重创伤和疾病导致的重要内脏器官损伤与修复将成为人们下一步研究的重点。一方面，是缺血再灌注所致重要脏器损伤后的主动修复；另一方面，是一些疾病所致脏器损伤后的过度修复，即纤维化的防治等。随着研究的深入，这两方面的问题都有望获得解决。对于已衰竭器官采用人造的功能器官进行置换也是人们正在努力的方向。

干细胞技术、克隆技术以及组织工程技术等，有的本身就是创伤修复与组织再生的研究内容，而有的则是为创伤修复与组织再生研究提供基础和条件，是 21 世纪创伤修复研究的重要内容，应当加以重视。医学工作者应当与从事生物学、组织工程以及材料学方面的专家密切配合，共同攻关，这样多学科的协作才有可能获得突破。

高科技局部战争的最大特点就是突发和快速推进，官兵们若不能在短时间内迅速适应战场环境或受高科技武器装备的威慑，就可能出现一系列心理障碍甚至心理崩溃。加强战场应激和精神病症的防治研究是近年来关注的重点。我军在军事心理训练上还存在着部分盲区，对于战场应激和精神病症，以及它们对创伤修复能力的影响还缺少深入系统的研究，故须进一步加强。

一、战创伤修复基本概念

1. 创伤

既往创伤（trauma）只用于身体伤害，但如今创伤也指情感伤害。因此，创伤的含义可分为广义和狭义两种。从狭义的角度出发，即机体造成的损伤。广义的角度，创伤是指人体受到外界某些物理性（如机械力、热辐射、电击、爆炸等）、化学性（如酸、碱等腐蚀性物质）或生物性（如动植物的蛰咬等）致伤因素作用后所引起的组织结构的破坏。同时，除直接的机体组织结构损害，因严重损害造成较严重后果（诸如慢性疼痛等）导致的心理长期痛苦事件。创伤造成身体的直接伤害容易治愈，但可在长时间引起心理症状。情感创伤的心理反应称为创伤后应激障碍（post-traumatic stress disorder，PTSD），主要发生在极端紧张事件之后，如战争、自然灾害、性或身体虐待，其症状包括抑郁、焦虑、（痛苦往事）闪回和频繁噩梦。因此，创伤的定义一般指由外界因素造成的身体或心理的损害。既可指由某种直接的外部力量造成的身体损伤，也可指由某种强烈的情绪伤害所造成的心理损伤。心理创伤往往伴随着身体损伤，两者具有相似性。

创伤既是一个古老的医学问题，同时又是一个现代社会值得关注的治疗难题。随着社会生产力的发展，工业化水平的不断提高，创伤的发生率始终处在较高水平。一旦发生创伤，即伴随着损伤组织的修复与再生过程。

2.战伤

战伤（war injuries）指作战过程中，由杀伤性武器直接或间接造成的各种机体损伤。与平时、一般创伤相比，战伤的特点是伤类多、伤情复杂及伤口污染严重。不同时期的战伤定义有一定差别。如1997年出版的《军事医学辞典》，将战伤定义为敌对双方在战斗中由武器直接或间接造成的创伤。由于现代战争前后方界线已经比较模糊，以往的战伤概念不能科学涵盖现代战伤的范围。如上述定义中所指的战斗中太局限，在远离前线的后方人员可能受到导弹、飞机轰炸等袭击，此时所受武器创伤也应归于战伤；有的武器所致损伤也不能明确归为创伤，如毒剂伤等，定义为损伤更为准确；有的因素并不直接造成人员伤害，仅影响人员损伤的程度及伤势的发展变化。经过多年努力，我国军标《战伤分类及判断准则》已正式批准执行，新的战伤分类将战伤定义为：在战斗环境中，由武器直接或间接造成的损伤，以及战场环境因素直接造成的损伤。此定义包括了两个重要方面：一是指在战斗环境中，无论是前线还是后方，由武器直接或间接造成的损伤，既包括武器造成的创伤，也包括一些特殊武器导致的损伤；二是指在战斗环境中，由战场环境因素直接造成的损伤，如战斗环境下发生的冻伤等直接导致的损伤，但不包括高原环境及海水浸泡等环境因素影响造成的损伤。另外，一些与武器无关因素所致的损伤，如操作意外事故和自然塌方等所致损伤，也不应归于战伤范畴。

二、战创伤愈合中涉及的概念

组织修复或创伤愈合是指外伤或其他疾病过程造成组织缺损（如伤口、创面等）后，局部组织通过增生或再生方式来进行修补的一系列复杂的病理生理过程，本质上它是生物在长期进化过程中所获得的一种保护与更新方式的具体表现。目前在创伤领域，组织修复与愈合是一个混用的名字，并无人刻意将其区分。但从内容上来讲，愈合强调组织修复（愈合）发生时自身一系列的病理生理过程，而修复的含义则更广些，除这些基本的病理生理过程外，还包括许多在处理创面过程中的人工技巧等，如对缺损创面采用手术方式修补的方式方法等。尽管不同组织遭受创伤后都有各自的修复特征与规律，但软组织特别是体表软组织创伤后的修复过程与规律则最具代表性，是目前人们研究最多的一类组织修复形式。

1.创面愈合

创伤愈合（wound healing）概念主要强调机体自身参与组织修复的能动过程。它是指由于致伤因子的作用造成组织缺失后，局部组织通过再生（regeneration）、修复（repair）、重建（reconstruction），进行修补的一系列病理生理过程。创面愈合本质上是机体对各种有害因素作用所致的组织细胞损伤的一种固有的防御性适应性反应。这种再生修复表现在丧失组织结构的恢复上，也能不同程度地恢复其功能。丢失的组织细胞的修复可以是原来组织细胞的"完全复原"，也称为"再生"（regeneration）；也可以是由非特异性的结缔组织增生来替代原有的组织细胞，形成"不完全复原"，又称之为"修复"（repair），不过，这两种不同的结果，其过程却是相同的。

2. 炎性浸润（inflammatory infiltration）

一旦组织损伤，愈合的启动阶段即开始，创面愈合第一阶段就是局部炎症反应，由多种炎症介质介导。炎性细胞和炎症介质引起的炎症反应不仅为清除坏死组织和异物所必需，而且同时启动和调控创面修复。炎症反应表现为血管通透性增加，血液中中性粒细胞、单核巨噬细胞、淋巴细胞等炎性细胞在趋化因子作用下游走至创面。组织损伤激活 Hagemen 因子（Ⅻ因子）启动外源性凝血，血小板 α 颗粒释放血小板衍生生长因子（PDGF）吸引中性粒细胞和单核细胞向创面部位迁移，这一趋化过程是由 PDGF 通过前列腺素类物质 PGI2 和 PGE2 所致，这些前列腺素类物质也是一种强烈的血管舒张剂，造成局部充血。补体 C3 和 C5 被活化，C3a 和 C5a 增加血管通透性和刺激肥大细胞、嗜碱性粒细胞释放组胺，C3a 和 C5a 又是重要的中性粒细胞趋化因子。早期炎症反应启动创面愈合，但持续、过度的炎症反应有害，中性粒细胞释放损害组织的蛋白酶、活性氧和 OH 补体形成攻击复合物膜。中性粒细胞介导的损伤可引起组织进行性损害，导致创面加深。

3. 肉芽组织（granulation tissue）

"肉芽"一词由 Theodor Billroth（1829—1894 年）提出，依据是其外表呈鲜红色、玻璃样透明的颗粒状。肉芽组织也被称为"暂时的、原始的组织或器官"。指由毛细血管、成纤维细胞以及细胞外基质等构成的幼稚结缔组织。肉眼观察呈鲜红色、颗粒状、富于血管、质地柔软、触之易出血。它是严重创伤或溃疡创面组织修复的主要成分。镜下可见大量由内皮细胞增生形成的实性细胞索及扩张的毛细血管，向创面垂直生长，并以小动脉为轴心，在周围形成袢状弯曲的毛细血管网（见图 1-20）。在毛细血管周围有许多新生的成纤维细胞，此外常有大量渗出液及炎性细胞。炎性细胞中常以巨噬细胞为主，也有多少不等的中性粒细胞及淋巴细胞。巨噬细胞能分泌 PDGF、FGF、TGF-β、IL-1 及 TNF，加上创面凝血时血小板释放的 PDGF，进一步刺激成纤维细胞及毛细血管增生。巨噬细胞及中性粒细胞能吞噬细菌及组织碎片，这些细胞破坏后释放出各种蛋白水解酶，能分解坏死组织及纤维蛋白，肉芽组织中毛细血管内皮细胞亦有吞噬能力，并有强的纤维蛋白溶解作用。肉芽组织中一些成纤维细胞的胞质中含有肌细丝，有收缩功能，因此称为肌成纤维细胞（myofibroblast）。肌成纤维细胞产生基质及胶原。早期基质较多，以后则胶原越来越多。肉芽组织在组织损伤修复过程中有以下重要作用：①抗感染保护创面。②填补创口及其他组织缺损。③机化或包裹坏死、血栓、炎性渗出物及其他异物。机化（organization）是指由新生的肉芽组织吸收并取代各种失活组织或其他异物的过程。最后肉芽组织成熟，转变为纤维瘢痕组织。包裹（encapsulation）是一种不完全的机化。即在失活组织或异物不能完全被机化时，在其周围增生的肉芽组织成熟为纤维结缔组织形成包膜，将其与正常组织隔离开。

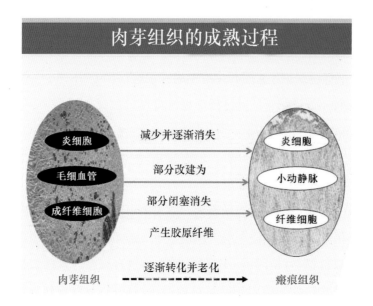

图 1-20 肉芽组织成熟过程

4. 伤口收缩（wound contraction）

在受创后 2 ~ 3 天，伤口边缘的皮肤和皮下组织向伤口的中心移动，使伤口不断缩小，这种伤口收缩一般持续 14 天左右，这种收缩的意义在于可不断缩小创面。伤口收缩是由于伤口边缘增生的肌成纤维细胞不断牵拉而引起，而与胶原纤维的合成无关，因为伤口收缩的时间正好是肌成纤维细胞的增生时间。但不同的伤口部位、伤口大小和形状可引起伤口收缩程度的不同，据试验研究，伤口收缩最大可使伤口缩小 80%。同时，机体分泌的 5- 羟色胺、血管紧张素和去甲肾上腺素能促进伤口的收缩，而糖皮质激素和平滑肌收缩拮抗剂则能抑制伤口的收缩，抑制胶原的合成对伤口收缩没有影响。此期植皮可使伤口收缩停止。

5. 瘢痕与挛缩

瘢痕组织（scar tissue）的形成是肉芽组织逐渐纤维化的过程。此时网状纤维及胶原纤维越来越多，网状纤维胶原化，胶原纤维变粗，与此同时成纤维细胞越来越少，少量剩下者转变为纤维细胞；间质中液体逐渐被吸收，中性粒细胞、巨噬细胞、淋巴细胞和浆细胞先后消失；毛细血管闭合、退化、消失，留下很少的小动脉及小静脉。这样，肉芽组织乃转变成主要由胶原纤维组成的血管稀少的瘢痕组织，肉眼呈白色，质地坚韧。瘢痕形成宣告修复完成，然而瘢痕本身仍在缓慢变化，如常发生玻璃样变，有的瘢痕则发生瘢痕挛缩，这种现象不同于创口的早期收缩，它是瘢痕后期因水分显著减少所引起的体积变小，有人认为也与肌成纤维细胞持续增生以至瘢痕中有过多的肌成纤维细胞有关。由于瘢痕坚韧又缺乏弹性，加上瘢痕收缩可引起器官变形及功能障碍，如在消化道、泌尿道等腔室器官则引起管腔狭窄，在关节附近则引起运动障碍。一般情况下，瘢痕中的胶原还会逐渐被分解、吸收，以至改建，因此瘢痕会缓慢地变小变软；但偶尔也会有瘢痕胶原形成过多，成为大而不规则的隆起硬块，称为瘢痕疙瘩（keloid）。

挛缩（contracture）是大的伤口内组织丢失的过程，而且正常组织内迁移减少。从成纤维细胞转变的肌纤维细胞，具有平滑肌细胞及成纤维细胞两种的特性。其表现为形成黏结（由于有肌动球蛋白）并挛缩，肌纤维中发现有收缩性的蛋白。挛缩开始于第 5 天。在肉芽发生与上皮形成的结合中，可以彻底封闭伤口。如果组织损失太大，收缩（挛缩）关闭缺损，伤口呈慢性开放或单独由上皮组织覆盖。这样修复后发生挛缩的伤口，需要外科手术处理，以减轻挛缩、缺损。

6. 再上皮化（re-epithelialization）

上皮的形成主要是经过伤口上皮细胞移行，保护脱水及防止感染。上皮细胞经有丝分裂增生并开始从伤口缘向伤口的中心移行。受损伤以后的 12 h 内，伤口损失的皮肤就开始上皮形成。24 h 后缝合的伤口具有牢固的防渗功能。深部伤口在上皮覆盖移行前要求有胶原蛋白形成及肉芽组织形成。上皮细胞以自身的分化向前移动，直至像一纸张似的覆盖着伤口。毛囊上皮同样，如果伤口中心有滤泡出现，上皮围绕滤泡再生长并形成粉红色上皮细胞岛，上皮组织岛又相互移行，与其他上皮组织相结合后停止有丝分裂。当伤口被上皮覆盖后可防止液体再丢失及细菌入侵，新生而完整的上皮有良好的保护功能。

7. 组织重塑

伤后约 21 天开始进入组织重塑（remodeling）。在这期间，成纤维细胞数减少，而胶原蛋白继续黏着，改变了模型，形成瘢痕，表现成熟体征明显，瘢痕变成猩红色约 4 个月，然后逐渐退去红色，最后变成银白色。再塑型期前，产生大量的胶原蛋白，并不断增加纤维强度直至充分稳固。在这点上，瘢痕继续通过增加胶原蛋白分子之间的交叉来再塑型而增大强度。成纤维细胞迁移并与绷紧的条纹平行重新组合。当伤口内液体丢失时，不断压缩胶原蛋白并黏着绷紧，因而使伤口更牢固。

三、修复与修复"失控"

修复（repair）：由于外伤或其他疾病过程造成组织缺损后，由机体局部组织通过增生或再生等方式主动修复创面或通过人工干预影响创面修复作用的一系列病理生理学过程，如通过手术技巧转移皮瓣来修复创面等。因此，该概念既包括了生物体自身的愈合过程，同时也包括了人为因素对创伤愈合的影响。修复分为两种：由周围同种细胞来修复的称再生；由纤维结缔组织来修复的称为纤维修复。

修复"失控"是一个有待进一步明确的学术概念。从理论上讲，生物体生长、发育以及修复是一有序的生物学过程，组织受损后受创局部创面均应达到解剖与功能的完全康复。但在人体出生后这一目标往往难以达到。目前我们把由于某种原因导致创面经久不愈（难以愈合）或修复过度形成增生性瘢痕或瘢痕疙瘩的修复结局称之为修复"失控"（见图 1-21）。

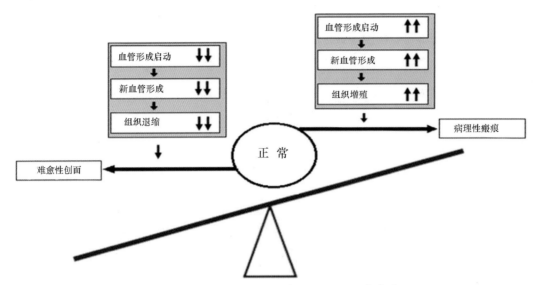

图 1-21　微血管形成与不同愈合结局可能存在关系

注：各种因素造成创基微血管形成障碍，导致组织修复所必需的物质和能量不足或创面代谢产物没有及时清除，将干扰创面修复的正常程序，出现异常的修复结局（过度与不足），包括瘢痕过度增生、瘢痕疙瘩形成、糖尿病微血管病变和静脉瘀滞性的溃疡。

瘢痕组织主要由胶原和成纤维细胞所构成。在创面缺损小、创缘整齐、无感染以及对合良好的创面，瘢痕组织如划线样，不明显，对功能无影响。而在缺损大、创缘对合不整齐或伴有感染的创面，往往瘢痕形成大，常高出于创面，不仅影响组织功能，而且还有碍观瞻。根据组织病理学可将瘢痕组织分成以下几类：正常瘢痕和病理性瘢痕。一般的皮肤伤痕在数周内逐渐愈合，可能出现红肿以及硬化的情况，但在半年到两年内会自动消退，留下颜色较暗的正常瘢痕。病理性瘢痕又可分为增生性瘢痕、瘢痕疙瘩和不稳定性瘢痕。这些病理性瘢痕在形态、病理学改变及生物学行为上存在差异且治疗方法迥然不同。

瘢痕组织的作用及影响：

（1）对机体有利的一面：瘢痕组织的形成，可将损伤的创口或缺损的组织长期牢固地连接起来，并能保持组织器官的完整性及坚固性。

（2）对机体的不利影响：①由于瘢痕组织弹性较差，抗拉力的强度弱，如局部承受过大的压力，可使愈合的瘢痕组织向外膨出，如腹壁瘢痕处因腹压增大可形成腹壁疝，心肌梗死形成的瘢痕向外凸出则形成室壁瘤。②瘢痕组织可发生收缩，可导致有腔器官管腔狭窄、关节活动障碍、器官粘连或硬化等。③少数患者瘢痕组织过度增生形成隆起的斑块，称瘢痕疙瘩。经过较长一段时间后，瘢痕组织内的胶原纤维在胶原酶的作用下，分解吸收，使瘢痕缩小、变软。胶原酶主要来自巨噬细胞、中性粒细胞和成纤维细胞等。

1. 增生性瘢痕

增生性瘢痕（hyperplastic scar）也称肥厚性瘢痕，多发于损伤深度仅及真皮的创伤。增生性瘢痕与正常瘢痕的病理组织差别仅在于瘢痕深部胶原纤维的增厚，表现为排列不规则，或呈波浪形，或缠绕成绳索状。增生性瘢痕多发生于深度烧伤的创面愈合后。在Ⅲ度烧伤创面植皮后在皮片四周缝合处也常见网状增生性瘢痕。另外，最常见的是任何切口经缝合后的切口瘢痕也属于这一种。增生瘢痕表现为突出表面，外形不规则，高低不平，潮红充血，质实韧，有灼痛及瘙痒感。增生过度的瘢痕高出创面，但仍仅限于创面局部。在瘢痕生成后的两年时间中会有较明显的萎缩和变淡现象。

2. 瘢痕疙瘩

瘢痕疙瘩（keloid）指增生过度的瘢痕超出创区本身而向周围皮肤浸润，多见于胸部和四肢，以有色人种（尤其黑色与黄色人种）发生率较高。皮肤伤痕在愈合过程中持续增生并且向周围扩散，似脚足或者蝴蝶形状，质硬，时伴有红痛感，这些伤疤通常便称为瘢痕疙瘩。瘢痕疙瘩常见于前胸、肩胛、耳垂以及上臂，且以女性发病率为高（见图1-22）。那些容易出现瘢痕疙瘩的人的体质称为瘢痕体质。瘢痕疙瘩中的血管周围常见一些肥大细胞，故有人认为，由于持续局部炎症及低氧，促进肥大细胞分泌多种生长因子，使肉芽组织过度生长，因而形成瘢痕疙瘩。目前研究发现，瘢痕疙瘩的病因及发病机制还与诸多因素相关。其中有细胞因子综合作用和细胞外基质胶原代谢障碍，核转录因子 NF-κB 信号传导通路在皮肤生理中的作用，家族遗传性因素的研究等。唯有对瘢痕疙瘩的发病机制有更明确的认识，才可能为临床瘢痕疙瘩的治疗提供依据，带来突破。

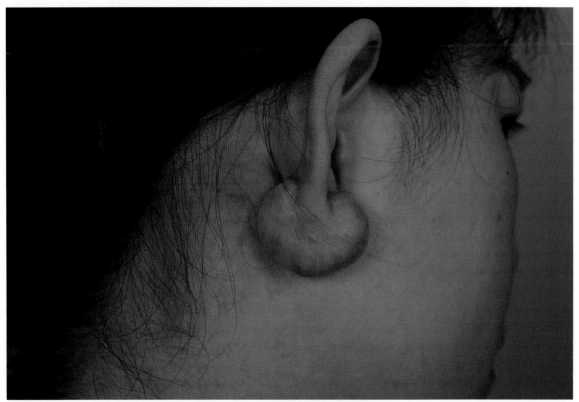

图 1-22　耳垂部的瘢痕疙瘩

3. 瘢痕溃疡或不稳定性瘢痕

瘢痕溃疡（scar ulcer）或不稳定性瘢痕（unstable scars）又称慢性创面（chronic wound），国际

伤口愈合学会对于慢性创面的定义为：无法通过正常有序而及时的修复达到解剖和功能上完整状态的创面。这些创面常延迟愈合甚至不愈合，存在特定病因，如糖尿病、缺血、压力等。临床上，慢性创面指各种原因形成的创面经1或3个月（时间并非完全绝对）以上治疗未能愈合，也无愈合倾向者。它涵盖创面大小、病因、个体一般健康状况等多种因素。其中有一类溃疡是由于不稳定性瘢痕产生。瘢痕形成早期，成纤维细胞增生和毛细血管扩张，外观上发红增厚，呈旺盛的增生现象；随后瘢痕组织不断收缩；经过一段时期，瘢痕组织进入稳定后阶段，此时瘢痕变软而薄，在一些区域（小腿下 1/3、关节等）易破溃，产生慢性溃疡。特别是其中一部分可发展成恶性溃疡，即马乔林溃疡。

4. 马乔林溃疡（scar cancer）

1828 年法国外科医生 Marjolin 首先描述了发生在瘢痕上的"疣状溃疡（warty ulcer）"，并将其称为"cancroidal ulcers"（也有说其称为"ulcer canchroides"），后由 Dupuytren 和 Robert Smith 明确表示瘢痕能够发生癌变并将这种溃疡称为"warty ulcers of Marjolin"，即马氏溃疡。自瘢痕发生到癌变发生，时间长短不一，最短 6 周，长者可达 30 余年。患者年龄越大，越易发生癌变。马乔林溃疡多发生在小腿下 1/3、足跟、四肢关节等易磨损的部位，头皮、躯干也是好发部位（见图 1-23）。目前的治疗手段还是以手术为主。

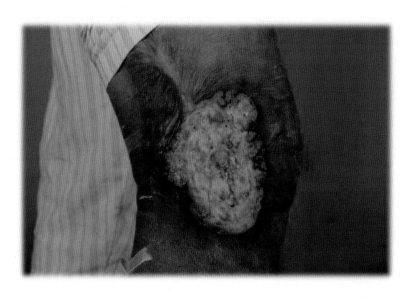

图 1-23　右下肢烧伤后 40 年迁延不愈，加重 1 年，病理检查显示为鳞状上皮细胞癌

四、代偿与改建

1. 代偿

代偿（compensation）是指某器官、组织的结构遭受破坏，代谢和功能发生障碍时，由该器官、组织正常部分或别的器官、组织来代替、补偿的过程。主要代偿有以下 3 种：代谢代偿、功能代偿、结构代偿。①代谢代偿：是指在疾病过程中体内出现以物质代谢改变为其主要表现形式，以适应机体新情况的一种代偿。即三大营养物质代谢加强或减慢。②功能代偿是指机体通过器官功能的增强

来补偿病器官的功能障碍和损伤的一种代偿形式。③结构代偿是指机体在功能加强的基础上，伴发形态结构的改变来实现代偿，主要表现为器官、组织的实质细胞体积增大（肥大）或数量增多，或两者同时发生。结构代偿分为生理性肥大、病理性肥大两种代偿。

2. 改建

改建（remodeling）指器官、组织的功能负担发生改变后，为适应新的功能需要，其形态结构发生相应变化。主要分为 3 种：血管的改建、骨组织改建、结缔组织的改建。

五、创伤修复涉及的新概念

1. 生长因子

生长因子（growth factor，GF）指广泛存在于生物体内的，对生物的生长、发育具有调节作用的多肽或蛋白质，如与创伤修复和组织再生密切相关的表皮细胞生长因子（epidermal growth factor，EGF）、成纤维细胞生长因子（fibroblast growth factors，FGF），以及血小板衍生生长因子（platelet-derived growth factor，PDGF）等。生长因子又称生长激素，是近 30 年来医学和分子生物学研究的一个重要领域，也是现代医学研究中具有里程碑性意义的重大收获之一，1986 年生物学家 Levi-Montalcini 和生物化学家 Cohen 就因研究神经生长因子（nerve growth factor，NGF）而获得诺贝尔生理学或医学奖。至今发现的能促进细胞生长分化的生长因子约有 50 种。在细胞表面有大量生长因子（GF）的受体。GF 受体的本质是糖蛋白或单纯的膜蛋白，分子量在 130 ~ 170 ku，其组成一般分 3 部分：①细胞外部的配体亲和部位。②细胞内部的酪氨酸激酶结合部位。③细胞膜的连接部位。各种生长因子与其相应受体结合后可能通过下述 3 种方式发生作用。① GF 细胞内移行：GF 与受体结合后，细胞将之内吞，形成受体粒（receptosome），对细胞核发生作用而引起效应。②酪氨酸磷酸化：GF 与受体结合后直接引起此过程而发生效应。③通过第二信使 cAMP 和 cGMP 的介导作用：GF 与受体结合后，使 cAMP 等的浓度提高而引起效应。

2. 细胞因子

细胞因子（cytokine）为一组激素样的调节分子，人体内含量极微，在皮克（pg）水平即可发挥作用，主要以自分泌和旁分泌的方式作用于局部，即作用于分泌细胞自身或邻近的组织细胞。过去按其来源分为淋巴因子和单核细胞因子，近年来研究发现：不少细胞因子可由不同类型的细胞（免疫细胞和非免疫细胞）产生。为避免混淆，现更多使用细胞因子这一名称。细胞因子是通过与靶细胞上相应的受体结合把信号传送到细胞内，进而产生生物学效应的。许多细胞因子可作用于同一靶细胞，介导出相同或相似的作用，而同一种细胞因子又可作用于不同的靶细胞，产生不同的效应。比如白细胞介素 -1（IL-1）除了可以调节免疫系统外，还可以作用于下丘脑 – 垂体 – 肾上腺轴（HPA）的不同位点，产生神经内分泌效应。不同的细胞因子之间形成网络，相互调节产生和发挥效应。细胞因子除了受免疫系统的调控外，同时还受神经内分泌系统的调节。细胞因子大体可分成干扰素（IFN）、白介素（IL）、集落刺激因子（CSF）、肿瘤坏死因子（TNF）和转化生长因子（TGF）5 组。

3. 基因治疗

基因治疗（gene therapy）是指应用基因技术将特定的外源基因导入细胞内并获得表达，从而获得或增强其特定的功能而达到治疗目的的方法。长久以来，皮肤是最适合进行基因治疗的器官之一。大量研究已证实，在创伤愈合过程中，选择具有一定调控作用的治疗性基因，通过基因转染技术将其导入细胞，可以促进创伤的修复。制约临床应用的问题主要包括安全性、转染效率及经济实用性等方面。同时，经体外分离、培养细胞，然后将目的基因导入，再回植到创面上的体外转染的方法需要较长的准备时间。因此，探索安全、有效的体内转染方法也是目前研究的一个重要方向。此外，由于创面愈合是一个多因素调控的过程，寄希望于单一基因转染实现改善创面愈合进程的愿望也是不符合实际的。探索多种生长因子综合治疗的基因治疗方式，应能更有效调节创面的微环境，从而最大限度地发挥它们的生物学效应。利用细胞因子基因疗法、细胞凋亡基因调控、自杀基因等治疗病理性瘢痕也是创伤修复中的重要方向。

4. 细胞治疗

细胞治疗（cell therapy）又称活细胞治疗（live cell therapy），包括活细胞修复损伤的组织。细胞治疗已有几百年历史，可追溯到15—16世纪，由菲律宾 Auredus Paracelsus（1493—1541年）提出，1912年德国医生将细胞治疗第一次用于治疗"小儿胸腺机能减退和甲状腺机能低下"，1930年瑞士的代保罗·尼汉斯（Daul Niehans, 1882—1971年）成为细胞治疗皮肤年轻化的著名医生，被称为"细胞治疗之父"。细胞治疗分类：①细胞代替治疗（成纤维细胞、软骨细胞、色素细胞、角质细胞、成骨细胞、骨骼肌细胞、巨噬细胞、肾上皮细胞、膀胱细胞）。②细胞刺激治疗（细胞再生和再生医学）。创伤修复过程中，这两类都被应用。

5. 干细胞（stem cell）

一般的概念是指机体存在的那些能自我更新和产生出一种乃至多种具有特殊功能的未分化和非特异性的细胞。根据其发育阶段可分为胚胎干细胞和成体干细胞，根据其分化潜能的大小又可以分为全能干细胞（tolipotent stem cell）、多能干细胞（pluripotent stem cell）和专能干细胞（special stem cells）。随着再生医学的不断发展和人类对干细胞的认识不断加深，干细胞在疾病治疗中的作用越来越受到人们的重视。理论上讲，当机体的任何组织、器官受到损伤后，干细胞都可以修复甚至替代丧失功能的组织和器官。应用自身干细胞替代丧失功能的组织、器官，最大的优势就是来源充足、取材比较方便，而且可以避免外来移植器官带来的免疫排斥问题以及一系列的慢性综合征。

6. 组织工程

组织工程（tissue engineering, TE）最初是用来描述体外构建组织或器官的有关理论和技术，现在它的内涵在不断扩大，凡是能引导组织再生的各种方法和技术均已被列入组织工程范畴。组织工程被认为是继细胞生物学和分子生物学之后，生命科学发展史上一个新的里程碑和一场意义深远的医学革命。它的科学意义不仅在于提出了一种新的治疗手段，更重要的是提出了复制组织、器官的新理念，使再生医学面临重大机遇与挑战。它是应用细胞生物学和工程学的原理，研究与开发用于组织修复、维护或增进人体组织、器官的形态和功能的新的医学领域。利用仿生学的原理，以可降解的高分子聚合物为载体，将有生物活性的细胞与该载体结合在一起，形成一个具有特定三维结构并且具有生物活性的复合体。之后，将该复合体在体外或体内进行培养，最终形成目的器官或组织。目前，国内外生产的组织工程化人工皮主要有三大类型：①只含细胞成分的替代物，代表产品有 Epicel 等。②只含细胞外基质的替代物，代表产品有 Integra、Pelnac。③由细胞与细胞外基质组成的合成物，代表产品有 Dermagraft 等。

7. 再生医学

再生医学（regenerative medicine, RM）是指利用生物学及工程学的理论方法，促进机体自我修复与再生，或构建新的组织与器官，以修复、再生和替代受损的组织和器官的医学技术。这一技术领域涵盖了干细胞技术、组织工程等多项现代生物工程技术，力图从各个层面寻求组织和器官再生修复和功能重建的可能性。而且它的内涵还在不断扩大，包括细胞和细胞因子治疗、基因治疗、微生态治疗等。其核心内容与最终目标是再生出一个与受创前一样的组织和器官。

8. 其他

（1）生物治疗（biotherapy）：泛指采用生物技术、生物技术产品或方法治疗损伤和疾病的方法，它主要包括免疫细胞治疗、组织工程技术和产品治疗、干细胞技术和产品治疗以及基因治疗技术和产品治疗等。在组织修复中生物治疗的应用与发展始终在较为领先的位置。

（2）皮肤替代物（skin substitutes）：已商品化应用于临床的皮肤创面覆盖物有表皮移植物、真皮移植物如异体真皮、去表皮的死真皮、合成网膜、无细胞胶原海绵等，以及复合皮肤移植物如胶原凝胶皮肤替代物等。

（3）新型敷料（new type dressings）：随着对创面愈合过程的病理生理的深入研究，人们对创面愈合过程的理解也越来越深刻，从而促进了创面敷料的不断改进与发展。今天，新型的创面护理用敷料相对于早期而言，已经发生了革命性的变化，而且多种不同性能的敷料可供临床护理人员选用。新型敷料伴随伤口湿性愈合理念而诞生，推动这类产品发展有两个因素，即医疗界对伤口愈合和管理过程的深入研究和材料技术的不断进展提高。到目前为止，国内新型敷料市场上种类丰富。几种主要的新型医用敷料包括泡沫敷料、水胶体敷料、藻酸盐类敷料、抗菌敷料、复合敷料、水凝胶等。

第四节　战创伤组织修复与再生的分类

战伤是机体受到的一种特殊伤害，由于战伤发生的环境、损伤种类和处理方法等与平时的创伤有所不同，我军对各种不同类型战伤做了划分，但未见提出"战伤分类"的概念。分类是根据事物的某些特征，按照一定的规则进行分门别类。分类法是根据事物的某种外部或内在特征将事物分组排列、组合的方法，是统计、分析的前期工作，是认识事物发展规律，研究事物本质的一种行之有效的手段。提出战伤分类的标准，能够使战伤分类得以科学化、标准化、规范化，意义重大。

一、战创伤分类

对于战伤的分类，国内外由于分类目的不同，其采用的标准也有所不同，所反映的战伤特点和意义也不同，相互之间存在着差异和交叉重叠。常用的分类依据主要包括受伤部位、致伤原因、致伤机制、伤口类型、体腔是否开放、伤势、后送需要、手术与否、愈后和结局等。如仅采用简单的几种标准进行分类，既不能全面反映战伤的性质、现况与特点，也不能适应现代战伤诊断、急救和治疗需要。但标准设定过于繁杂重复，在前线战伤分类与救治过程中亦难以采用。

所以战伤分类是根据战伤的某些特征，将战伤按一定的规则，把同类战伤分组排列，成为一个有序的组合。通过对战伤进行分类，才能有效地研究战伤本质。

我军 2000 年版的伤票是依照伤部、伤类、伤情、伤型和伤势对战伤进行分类的。其中伤类实质上主要就是致伤原因，而伤情和伤势在临床救治过程中常产生混淆，甚至导致错误。科学的战伤分类既应较全面地反映战伤的性质、状况与特点，又应满足战伤早期诊断、急救、后送和治疗需要。因此，新的战伤分类突出了科学、简明和实用原则，分别依据受伤部位（伤部）、致伤原因（伤因）、伤型和伤势等 4 个方面进行战伤分类。新分类法基本能实现对伤部、损伤性质、特点与程度等特点和状况进行较为全面的描述，医护人员在伤员伤势＋伤部＋伤因＋伤型的基本框架的基础上，稍加具体描述即可形成较为完整的战伤临床诊断，能够满足战伤早期快速诊断和救治的需要。

（一）伤部分类

目前，各部门和专业对伤部的分类有所不同。如现代战伤外科学和我军 2000 年版伤票，把伤部分为颅脑、颌面、颈、胸（背）、腹（腰）、骨盆（会阴）、脊柱、上肢、下肢和内脏等 10 个部分。而目前国内外临床创伤多是参照和采用美国简明创伤计分（AIS）的分类法，即将伤部分为头部、面部、颈部、胸部、腹部和骨盆、脊柱、上肢、下肢、皮肤及其他等 9 个部分。AIS 对创伤的解剖结构、损伤性质、伤情计分等均有详细描述和区分，已被国内外学者广泛认可并采用。考虑到机体功能及区域特点的区分、战伤的救治与研究和长期发展，以及与国际接轨和交流等因素，新的战伤分类已将伤部分为头部、面部、颈部、胸（背）部、腹（腰）部及骨盆（会阴）、脊柱脊髓、上肢、下肢、其他及多发伤等 9 个部分。其中头部伤包括颅脑损伤；面部伤包括颌部损伤；脊柱脊髓伤包括颈椎、胸椎、腰椎及相应的脊神经损伤；颈、胸（背）、腹（腰）部伤则不包括相应部位的脊柱和脊髓、神经的损伤；其他伤主要包括电击伤、体温过低、电离辐射伤、微波损伤等难以判定具体伤部的损伤；多发伤是指在同一致伤因素作用下，机体同时或相继发生两个或两个以上解剖部位的损伤。

（二）伤因分类

根据致伤因素的不同进行伤因分类，是战伤分类中具有特色的部分。以往伤因（原称伤类）分类主要是根据致伤物进行，但由于现代武器发展非常迅速，种类不断增加，要详尽列举其致伤物几乎是不可能的。因此，新的战伤分类方法是选用武器的致伤因素作为分类基础，将其分为炸伤、枪弹伤、刃器伤、挤压伤、冲击伤、撞击伤、烧伤、冻伤、毒剂伤、电离辐射损伤、生物武器伤、激光损伤、微波损伤、其他和复合伤等。对于尚未武器化、对人员致伤作用尚不明确的新概念武器损伤因素暂未列入战伤伤因之中，可将之列入其他。根据致伤因素及致伤武器又区分了不同战伤种类。以致伤因素种类划分：伤类按致伤因素的多少，将战伤分为单一伤和复合伤，单因素造成的损伤有烧伤、冲击伤、放射损伤、炸伤、枪伤、挤压伤、冻伤、毒剂伤等；两种以上致伤因素造成的谓复合伤，其中有烧冲、烧放、烧冲放复合伤等。以致伤武器类型划分：常规武器伤、核武器伤、化学武器伤、生物武器伤及新概念武器伤等5类。

1. 枪弹伤

在冲突中枪弹伤的发生率取决于战斗的类型和强度。在大规模的战争中枪弹伤亡比例要普遍低于低强度战争或非对称战争。枪弹致伤的原因有：伤道区重要结构的直接损伤，组织（空腔）的拉伸引起血管的破裂和组织失活，继发性污染。弹道损伤的性质和程度取决于子弹传递给机体组织的能量，同时与受累组织的特点也有关系。子弹通过把自身的能量传递给组织而导致机体发生损伤，而且能量传递与子弹类型有关，空心弹和达姆弹可最大地传递自身能量。军用步枪发射出来的高速子弹具有更大能量，比手枪有更大的损伤潜能。然而，如果子弹仅仅穿透四肢而不损伤骨骼，这可减少其传递给机体的能量，引起的损伤也相对较轻。

2. 冲击伤

爆炸物如火箭、航空炸弹、迫击炮、手榴弹等的爆炸可造成冲击伤。小体积的爆炸物在爆炸后可短时间产生大量的气体，这使爆炸点处产生高压，引起气体分子快速从爆炸点向四周传递，从而形成所谓的冲击波。其前沿被称为冲击波阵面。冲击伤特点如下。①原发冲击伤：它是接近爆炸点伤员最常见的一种损伤，由爆炸的冲击波阵面与体内含气的脏器（如中耳、肺、肠等）相互作用而引起。②继发冲击伤：爆炸激起物撞击机体产生的损伤，如现代武器含有的预制金属破片。由于缺乏空气动力学特征，弹片飞行速度下降迅速，因此主要是低能量传递所致的损伤。③第三类冲击伤：受害者受到冲击波的冲力后被抛掷到一个固定物体上如墙等所发生的损伤。④第四类冲击伤：由于冲击波的作用，各种建筑物倒塌导致的继发性损伤。冲击波受害者通常是多系统的损伤，损伤类型也很复杂，如钝器伤、穿透伤和烧伤等复合存在。

3. 热力伤和化学性损伤伤口

热力伤和化学性损伤由冷或热、组织损伤性射线、酸或碱引起。皮肤损伤情况取决于受伤持续的时间、作用强度和范围。烧伤、烫伤等热力伤，分Ⅰ度、浅Ⅱ度、深Ⅱ度和Ⅲ度。冻伤也可分为Ⅰ~Ⅳ级：Ⅰ级出现红斑；Ⅱ级有水疱形成；Ⅲ级坏死；Ⅳ级有血栓形成，血管闭塞。

4. 复合伤伤口

此类伤口可由穿透伤的钝力伤引起，也可由热力伤或机械伤所致，如大面积软组织损伤、开放性骨折伴脱套的严重挤压伤、撕脱伤等。在复合伤情况下，还有一个重要问题即二次损伤，主要为局部缺血、再灌注现象或骨筋膜室综合征引起的血管损伤所致。穿透伤与复合伤伤口常难以区分。

（三）伤型分类

根据伤部组织损伤特点进行分类，能较明确地反映组织局部损伤的性质与特点，有助于伤势的判断和救治措施的选择。由于单一组织损伤特点分类标准难以反映战伤各种组织损伤的特点与性质，而不同的分类方法之间的目的、依据不同，又导致了不同分类方法下的伤型间可能存在一定的重叠和交叉。如在按照组织损伤特点分类中通常有烧伤和挤压伤，就与伤因分类中的烧伤和挤压伤相重复。新的战伤分类方法通过对分类标准的归纳和综合，既能反映战伤组织损伤特点，同时又尽可能减少不同伤型之间的交叉重叠。新的战伤伤型分为贯通伤、穿透伤、非贯通伤、切线伤、皮肤及软组织伤（擦伤、挫伤、撕裂伤、撕脱伤）、骨折、断肢和断指（趾）及其他。由于绝大部分战伤属机械性损伤，以伤道类型划分。根据伤道有无出入口分为：贯通伤、非贯通伤、切线伤与反跳伤。在我军现行伤票中将上述 4 种伤道类型及闭合伤归为伤型。由于它们是依据投射物在机体产生伤道的特点进行分类的，基本上反映了局部组织学损伤特点。如穿透伤是指致伤物穿透体腔（颅膜腔、脊髓膜腔、胸膜腔、腹膜腔、关节腔等）而造成体腔与外界相通的损伤，在战伤急救治疗中有着鲜明特点和重要地位；皮肤及软组织伤（擦伤、挫伤、撕裂伤、撕脱伤）伤型基本反映了皮肤软组织损伤的类型与特点；骨折、断肢和断指（趾）则反映骨与肢体损伤的伤型特点；对于其他少见的非机械性损伤（电离辐射损伤等）及无法归类者，则归入其他伤型之中。

（四）伤势分类

以往将伤势分为轻伤、中等伤和重伤，其分类依据为伤后所需治疗时间长短和是否留有残疾。由于治疗时间长短及预后与转归不仅与受伤程度有关，还与损伤性质、是否得到及时合理救治、医疗救治水平高低等因素密切相关，其不确定性较大，故新的战伤分类方法立足于伤势分类应准确反映损伤对人体组织器官损伤程度、生命危险程度和预后影响的严重程度，以伤员组织器官损伤的病理解剖损害程度、损伤对生命的危险程度及愈后对人体健康影响程度为基础进行判断。新的伤势分类将伤势分成 4 类，即轻伤、中度伤、重伤和危重伤。对生命的危险程度可通过伤员的生命体征进行判断，有利于及时准确分类和急救措施的确定。

（五）其他

1. 以不同作战环境划分

在不同条件下，战伤有其特殊性。因此划分为高原地区战伤、沙漠地区战伤、高寒地区战伤、山岳丛林地带战伤和城市战伤 5 类。

2.按受伤解剖系统区分

人体各部位的组织器官各有其结构和功能的特点,受伤后病理改变各不相同,可划分为皮肤系统、运动系统、消化系统、呼吸系统、泌尿生殖系统、心血管系统、内分泌系统、神经系统、感觉器(视器、听器)、全身性10类战伤。

3.其他

另外,根据受伤时间,可分为急性伤口和慢性伤口;根据受伤累及皮肤的深度,可分为部分皮层受损伤伤口和全层伤口;根据受伤的原因,可分为机械性或创伤性伤口、热损伤伤口、化学性损伤伤口、溃疡性伤口、放射性损伤伤口;根据颜色可分为红色、黄色、黑色、混合伤口。

(1)急性伤口:指突然形成且愈合较快的伤口,此类伤口愈合方式通常为Ⅰ期愈合,如择期手术切口、Ⅱ度烧伤烫伤伤口、浅层皮外伤、皮肤急性放射性Ⅰ度损伤、Ⅱ度压疮等创面。

(2)慢性伤口:各种原因所致的皮肤组织受伤其愈合过程大于8周,如溃疡性伤口(Ⅲ度、Ⅳ度压疮,糖尿病足溃疡,静脉性下肢溃疡,动脉性下肢溃疡,慢性放射性Ⅱ度、Ⅲ度损伤)、深度烧伤或烫伤、外伤所形成的肉芽创面等。

(3)部分皮层损伤伤口:创伤累及表皮层和真皮层的伤口,如Ⅱ度烧伤或烫伤、Ⅱ度压疮。

(4)全层伤口:指创伤从表皮、真皮一直蔓延到皮下脂肪,有时深及筋膜和肌肉,甚至侵犯到肌腱和骨骼,测量其深度,大部分至少大于1 cm,如Ⅲ度、Ⅳ度压疮,Ⅲ度烧伤或烫伤,脱套式皮肤撕脱伤等。

二、创伤愈合与再生分类

(一)创伤愈合分类

创伤愈合是一个复杂的生物学过程,包括出血与凝血、炎症渗出、血管和肉芽组织的形成、再上皮化、纤维化以及组织重建等,在这一系列的生物学活动中各种生长因子均发挥着重要的作用。根据愈合情况可分为:

1.一期愈合

一期愈合(healing by first intention)一般指伤口由其两侧新生的表皮细胞、毛细血管内皮细胞和结缔组织在短时间内越过伤口,使伤口愈合的过程。是最简单的伤口愈合形式,也是组织的直接结合所致。这类愈合主要发生于组织缺损少、创缘整齐、无感染,经过缝合或黏合的手术切口。其基本过程是,在组织损伤后,血液在创面形成血凝块,使断端两侧连接,并有保护创面作用。具体的病理表现为:伤后早期(24 h以内),创面的变化主要是炎症反应、渗出以及血凝块的溶解等。之后,创面浸润的巨噬细胞能清除创面残留的纤维蛋白、红细胞和细胞碎片。从伤后第3天开始,可见毛细血管胚芽每天以2.0 mm的速度从伤口边缘和底部长入,形成新的血循环网。同时,邻近的成纤维细胞增生并移行进入伤口,产生基质和胶原。伤后1周,胶原纤维可跨过伤口,将伤口连接。之后伤口内的胶原继续增加并进行改造,使伤口张力增加。过去曾长期认为此类愈合是两侧新生的表皮细胞、毛细血管内皮细胞和结缔组织在短时间内越过（长过）伤口所致，无肉芽组织形成。近来的研究表明，这一过程同样也有肉芽组织参与，其过程与其他软组织损伤修复类似，只是由于创缘损伤轻，炎症反应弱，所产生的肉芽组织量少，在修复后仅留一条线状瘢痕而已（见图1-24）。

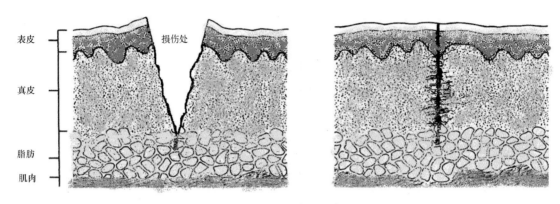

图1-24　创面的一期愈合

2. 二期愈合

二期愈合（healing by second intention）一般指创面先由肉芽组织填充，继之再由新生表皮细胞覆盖创面的愈合过程。当然也有研究认为此类愈合是先有表皮细胞再生，继之刺激肉芽组织形成与增生，或肉芽形成与表皮细胞再生同步进行。这一过程首先来自于多种生长因子（TGF、FGF等）刺激创面底部或创缘"休眠"的血管内皮细胞，使之激活，再通过"发芽"方式产生新的毛细血管胚芽，经相互沟通而形成新生肉芽组织中的毛细血管网。与一期愈合相比，二期愈合的特点是：由于创面缺损较大，且坏死组织较多，通常伴有感染，因而上皮开始再生的时间推迟；由于创面大，肉芽组织多，因而形成的瘢痕较大，常给外观带来一定影响；由于伤口大、感染等因素的影响，常导致愈合时间较长，通常需要4～5周以上。主要见于创面缺损大或伴有感染的创面（见图1-25）。

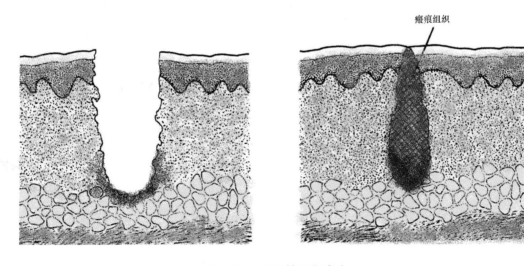

图1-25　创面的二期愈合

3. 痂下愈合

痂下愈合（healing under scab）是一类特殊条件下的创面愈合过程。主要指创面由渗出液、血液及坏死脱落的物质干燥后形成的一层黑褐色硬痂下所进行的二期愈合过程，如深Ⅱ度或Ⅲ度烧伤后皮革样硬痂下的愈合过程。其愈合过程首先也是创缘的表皮基底细胞增生，在痂下生长的同时向创面中心移行，同时创面肉芽组织也发生增生。痂下愈合的速度较无痂皮创面愈合慢，时间长。硬痂的形成一方面有保护创面的作用，同时也阻碍创面渗出液的流出，易诱发感染，延迟愈合。因而临床上常需采用"切痂"或"削痂"手术，以暴露创面，利于修复。

（二）再生分类

根据组织再生的情况可分生理性再生与病理性再生。生理性再生是指在生理过程中，有些细胞、组织不断老化、消耗，再由同种细胞不断分化予以补充，以维持原有的结构和功能的过程。如表皮的表层角化细胞经常脱落，由表皮的基底细胞不断增生来补充；子宫内膜周期性脱落，又由基底细胞增生修复；血细胞衰老崩解后，也需要从淋巴造血器官不断输出大量新生的细胞进行补充。病理性再生是指在病理状态下，组织、细胞缺损后发生的再生。又可分为完全性再生与不完全性再生。完全性再生是指细胞坏死后由同种细胞增生、补充，再生的组织完全恢复原有组织的结构和功能；不完全性再生（即纤维性修复）指缺损不能由原组织再生修复，而是通过肉芽组织替代，最后形成瘢痕，也称瘢痕修复。

生理性再生与病理性再生的基本过程相似，都是细胞重新进入细胞周期进行分裂和增殖。一个细胞周期是指从上次有丝分裂结束开始到下次有丝分裂结束的过程，它由 G1 期（DNA 合成前期）、S 期（DNA 合成期）、G2 期（分裂前期）和 M 期（分裂期）构成。其中可分为生理性再生（一次性生理性再生、周期性生理性再生、持续性生理性再生）以及病理性再生（完全性病理性再生与不完全性病理性再生）两大类。

1. 生理性再生

在正常生理过程中有些组织和细胞不断地消耗、老化和消失，同时又不断地由同种细胞分裂和增殖加以补充，这种再生过程称之为生理性再生（physiological regeneration）。其特点是再生后的细胞与组织能完全保持原有组织的结构和功能，如子宫内膜的周期性脱落与皮肤的不断更新均属此类，故又称之为完全性再生。

2. 病理性再生

在病理状态下，细胞或组织因损伤所致缺损后所发生的再生，称之为病理性再生（pathological regeneration）。如果损伤轻微，可由同种细胞分裂增殖，并保持原有的结构和功能，这类再生称之为完全性病理性再生。如果损伤严重，损伤仅能靠另一种组织来加以填补，而失去原有的结构与功能时，则称之为不完全性病理性再生。

按再生能力的强弱，可将人体组织细胞分为 3 类。①不稳定细胞（labile cells）：这类细胞总在不断地增殖，以代替衰亡或破坏的细胞，如表皮细胞、呼吸道和消化道黏膜被覆细胞、男性及女性生殖器官管腔的被覆细胞、淋巴及造血细胞、间皮细胞等。这些细胞的再生能力相当强。②稳定细胞(stable cells)：在生理情况下，这类细胞增殖现象不明显，似乎在细胞增殖周期中处于静止期(G0)，但受到组织损伤的刺激时，则进入DNA合成前期（G1），表现出较强的再生能力。这类细胞包括各种腺体或腺样器官的实质细胞，如肝、胰、涎腺、内分泌腺、汗腺、皮脂腺和肾小管的上皮细胞等；还包括原始的间叶细胞及其分化出来的各种细胞。它们不仅有强的再生能力，而且原始间叶细胞还有很强的分化能力，可向许多特异的间叶细胞分化。例如骨折愈合时，间叶细胞增生，并向软骨母细胞及骨母细胞分化；平滑肌细胞也属于稳定细胞，但一般情况下其再生能力弱。③永久性细胞（permanent cells）：属于这类的细胞有神经细胞、骨骼肌细胞及心肌细胞。不论中枢神经细胞及周围神经的神经节细胞，在出生后都不能分裂增生，一旦遭受破坏则成为永久性缺失。但这不包括神经纤维，在神经细胞存活的前提下，受损的神经纤维有着活跃的再生能力。心肌和横纹肌细胞虽然有微弱的再生能力，但对于损伤后的修复几乎没有意义，基本上通过瘢痕修复。

第五节　战创伤组织修复与再生的特点

　　火器伤是指火药燃烧、炸药爆炸等化学能迅速转变为机械能过程中，将弹丸、弹片、弹珠等物体向外高速抛射，击中人体所造成的损伤。一般来讲，枪弹等轻武器所针对的目标多为个体，而炮弹、导弹等重武器所针对的目标多为群体，因此常将前者称为点杀伤武器，后者则被称为面杀伤武器。但现代轻武器不仅威力大、精度高，且有枪炮合一、点面结合的特征，因而上述点、面杀伤的称谓只是一种对武器的相对区分而已。

　　通过研究海湾、巴尔干和阿富汗局部战争，可以看出由于高科技发展，武器性能及致伤因素发生巨大变化。战争形态已由常规的、全面的战争向大量使用高科技武器装备的中小规模地域性武装冲突，即高技术条件下的局部战争演变。战争呈多层次、全方位而无前后界线，突发性、隐蔽性、破坏性、残酷性增大。为此，其战伤类型和救治系统也初见雏形。

一、现代战创伤后组织修复主要特点

（一）现代战创伤特点

　　复合伤多由于现代武器改进和性能的提高，致伤因素叠加复合，尤其是核武器，生物、化学武器的同时或交替使用，致使烧冲、冲毒复合伤、爆震伤增多。冲击波可造成肺水肿、肺出血、肺破裂、听器和胃肠道损伤，外轻内重，发展迅速，伤情复杂。爆炸现场，无明显外伤而处休克状态，或大面积烧伤者大多为以冲击伤为主的复合伤。多发伤指同一致伤因素直接或序贯造成 2 个以上解剖部位的损伤。多处伤是指同一解剖部位或脏器有 2 处以上的创伤。海湾战争中，伤员平均有 9 处以上损伤，头、胸、心脏、肝、脾分别占 20%、73.3%、10%、43.3% 和 6.7%。伤口污染重，感染率高，重度、极重度伤多，休克率高。救治中相互影响大，涉及多专科理论与技术，现场急救时间性强。

大血管伤、联合伤多损伤广泛，全身反应强烈，挫伤症状显著，中枢神经紊乱，意识不清，脑局灶性软化。心脏挫伤占 45.6%、肺挫伤占 22.8% 。在师医院收治伤员 42%，地雷伤 74.5% 伴有休克；1/6 死于手术台。弹片伤突出，骨折多（33.3%）、非贯通伤多（92.7%）。现代局部战争中，各种爆炸性武器仍是主要的战略战术武器。爆炸威力大增，弹片增多，它可扇形或立体投射，杀伤面积扩大，攻击目标准确。越战中 40%、中东战争 56%、海湾战争 74% 为弹片伤或弹片复合伤。弹片以初速 1360 m/s、多数量、高能量、高密度进入体内，因组织形态、密度、弹性不同，阻力各异，弹片在组织内翻转散射，形成多方向次级盲管、多处骨折，可伴有大到 2000 mL、小到 50 mL 的残腔，并残留异物。残、死率高。战地死亡占整个死亡的 50%，大部分死于伤后 6 h 以内。伤死比例：二战 3.1∶1，朝鲜战争 4.1∶1，马岛海战 3.6∶1，越战 3.7∶1。二战中因战伤致残 6%，越战 12.4%，对越自卫还击作战 29.8%，阿富汗战争 30%。失能与精神障碍增多，随着现代局部战争形态、作战手段的变化，高科技的激光、次声、电磁非致命武器使用，可导致伤员无明显伤口，内脏功能基本正常，作战能力、技术效能发挥不佳，注意力不集中等失能症状。其心理障碍甚至精神异常发病率增高，这也是高技术条件下局部战争较突出特点之一。

总之，战伤的典型特点表现为：①伤口已被污染。②含有受伤的组织，涉及多个体腔。③同一患者常有多处受伤部位。④ 75% 伤及肢体。⑤症状常较重。高科技兵器不断发展，并在一些局部战争中使用使战伤的类型和特点发生了显著的变化：肢体伤急剧增多，达 96.0%，同时有 70%～87% 是各种炸伤，使伤情更加复杂；炸伤和烧伤的比例明显增加，导致体表软组织大片缺损的伤情增加，损伤范围更加广泛；由于破片等致伤时形成的负压，促使周围环境的细菌、异物等更深、更多地向伤腔内侵入，加之广泛而严重的组织损伤，使感染非常严重；伤残率和后遗畸形发生率增加，并且更加严重；高能爆炸伤可致远位器官的损伤。

未来战争中，可能使用电磁炮、核脉冲、激光、微波等新概念武器。这些被称为超级杀手的武器，使伤员的救治更为困难。必须从未来战场复杂电磁环境特点入手，研究复杂电磁环境下战伤种类的特点，探索新的诊断方式、分类标准、救治方案，以便做好复杂电磁环境下创伤救治与修复工作。

（二）现代战创伤组织修复特点

1. 伤势评估是组织得到准确合理修复的保证

伤员复苏后，必须进行从头到脚的全面检查。在检查有无躯干的穿透伤的同时，不能忽略背部、臀部、会阴和腋窝等处。必须对每处伤口都做出评估和记录。伤情的评估包括：位置和大小，有无空腔存在以及污染程度，可能损伤到的解剖学结构末梢血运情况，有无骨折，肢体的损伤是否严重到无法重新连接。

2. 清创术是后期组织修复的基础

清创术包括清除坏死或污染组织，如残留有这些组织将会成为感染的媒介。四肢有损伤，应使用充气止血带以减少失血量。清创术的第一步是沿纵轴线切开皮肤，从而达到伤口减压并使损伤后的组织不受肿胀的压迫。不过这种切口不得沿纵轴线越过关节。当减压完成后，污染组织和无活力组织就必须清除。因为皮肤组织具有弹性，所以切口可以尽量地小，通常典型的做法是围绕伤口边缘进行。虽然伤口中所有异物应被清除，但是对离伤道较远较小的金属异物，不能过分追求都取出，这样是不值得的，以免过多地损伤健康组织。同时，伤口中的坏死和污染组织要全部去除，但是，往往很难确定坏死或污染组织的范围。坏死的肌肉组织通常有颜色暗红，切开时不出血，钳夹肌纤维不收缩等特点。对于完全游离于软组织的骨片应去除，如果留下可引起感染或骨髓炎。损伤的神经和肌腱组织应该用缝线做标记以便延期修复。在清创过程完成后，用大量生理盐水反复冲洗伤道，然后敞开伤口不缝合，用大量干燥无菌纱布加以覆盖。有些低能量损伤伤口，例如手枪弹伤，不需要做广泛的清创和组织切除，在某些情况下，这些伤口可以不做外科处理。对于继发冲击伤所致的多发性小损伤的处理，还没有理想的治疗方案。由于小损伤伤口数量多，对每个伤口逐一进行清创是不可行的。而且造成这些损伤的无规律飞行的弹片能量较低，穿透能力差，因而损伤常常较轻，也不伴有空腔形成。因此，适当的处理方法是在全身麻醉下尽量彻底地冲洗伤口，手术清除那些带有大量污染或大块组织坏死的主要伤口。

3. 清创后延迟一期闭合是战创伤组织修复的原则

清创后将伤员送入病房继续进行监护和止痛处理，伤口应一直用敷料包扎直到进行延期闭合手术时。国际红十字会委员会建议的进行延迟一期闭合的伤口观察时间为间隔 5 天，但是目前发达国家在实际操作中倾向把观察时间缩短到 2 ~ 3 天。在观察期结束前，如有脓毒症或包扎伤口敷料发出难闻气味时是要重新进行手术的指征，而导致脓毒症的常见原因是清创不彻底。伤者去除敷料应该在适当的麻醉下在手术室中进行，如果伤处没有感染、坏死或污染物残留的征象就可以缝合伤口或植皮。不过，也有患者需要多次清创。据国际红十字会委员会的统计，在第一次清创后，只有45% 的伤口可闭合，33% 需要再次清创，22% 需要多次清创。如果伤口开始趋向闭合，这时必须保证伤口无张力以利伤口开始修复。

4. 准确的截肢平面是战创伤组织修复的特点

一些弹道伤，特别是地雷伤有时需要进行截肢。当然其他一些肢体严重损伤也可能需要截肢。在伤情评估时就要做出是否要截肢的决定，肢体损伤的评分系统与弹道伤严重程度的相关性较差，而远端肢体无感觉和无血供是截肢术的重要指征，同时征得其他外科医生的同意对决定是否要截肢是有帮助的。皮肤和骨骼对冲击或弹片传导具有相对大的阻挡作用，而肌肉组织的阻挡作用较弱，因此污染可能一直延着筋膜面扩散。污染或失活组织的范围通常要远远大于初期外观所见的区域。军队外科医生习惯采取传统的在同一水平面切断皮肤、肌肉和骨骼的截肢术，虽然这种方式简单、快速，但是伤口很难闭合，且截肢平面往往高于实际需要。多数人道主义外科组织建议在截肢术前进行皮瓣形成术，这样可保留更多的残肢并有利于伤口闭合，而且采用含带肌肉的皮瓣来覆盖截肢残端是得到大力提倡的。为了减少失血，截肢时应采用止血带来止血。战伤截肢外科策略与其他的战伤相似：清创去除污染和坏死的组织，决定肢体功能的最佳截肢水平，构造皮瓣。伤处应该保持开放，而伤口用大量干燥、无菌敷料覆盖直到延迟一期闭合手术。

二、外军现代战创伤后组织修复研究特点

自 2001 年开始，美国军队一直在进行军事行动，因此对战创伤救治研究非常重视。美陆军外科研究所为美军研究战创伤的主要机构，其研究覆盖军事行动中从战创伤自救互救、各级救治，到康复的全过程。现对该研究所在美军四肢外伤和再生医学、疼痛管理、临床试验与转化研究等领域的进展简要介绍如下。

（一）四肢外伤和再生医学

四肢和头颈部外伤为发生率最高的战伤，分别达 55% 和 30%。四肢外伤主要为软组织贯通伤和开放性骨折，感染、骨折延迟愈合和肌肉功能障碍或缺失是最常见的并发症。四肢外伤和再生医学研究小组对伤情、预后及并发症进行评估研究，建立了军事骨科创伤数据库，以明确骨折后导致临床预后不佳的原因，如合并软组织缺损、神经损伤、感染及不同的固定类型等。目前，已确定骨骼肌肉损伤是骨折后功能恢复不全的主要原因。此外，还开展了治疗方法评估的临床前研究。利用创伤动物模型评估感染、软组织及骨损伤的治疗方案和技术方法，已建立了处理污染伤口的临床操作指南，构建了筋膜间隔综合征、大面积污染性缺损和大块肌肉缺损的动物模型，研制出了用于促进再生并防止感染双重目的的植入骨材料。同时，该研究所还在进行干细胞与生物材料联合用于皮肤、肌肉和骨损伤治疗的再生医学项目研究。在此基础上，该研究所的相关战创伤救治领域临床试验研究，通过四肢创伤骨科研究计划（OETRP）合作协议，与其他军队医院骨科进行多中心临床试验合作，将促进军队医疗资源的利用和人才培养。此外，陆军外科研究所还通过管理 OETRP 计划，与陆军再生医学研究所等军内外机构建立了合作伙伴关系，并计划在未来 5 年内显著改善四肢伤的预后。

维克森林大学的器官工程师和 AFIRM 研究员安东尼・阿塔拉（他的人造膀胱技术屡获殊荣），正在建造能按需打印整体器官的"喷墨打印机"，以便能代替严重受损的肝脏、肾，甚至心脏。装置的"墨水盒"里装的是特殊的混合物，内有来自相应器官的细胞、生长素，以及特别营养物。打印机在电脑控制下一层复一层地打印需要的器官。现在，已能初步打印出像鼠心那样结构复杂的器官。阿塔拉打算在未来 5 年内，为战场研制便携式版本，以便直接将皮肤打印到深度创伤的创口。对于表面受伤，如烧伤，美国军队再生医学研究院正着手开发一种手持式喷筒，就像化妆用的喷发胶，能将一薄层称为角质的未成熟皮肤细胞喷到创口。这些细胞从患者本人的皮肤中提取，能刺激创口的愈合。最近的临床测试让人信心十足：16 位烧伤患者全部在 1 ～ 3 周显示"优良痊愈"。另一个主要焦点是"筋膜间隙综合征"：内部肌肉损伤或其他受伤，结果在上肢或下肢的组织迅速肿胀，

压迫神经和血管。如果不迅速处理，肌肉死亡，截肢通常是必要的，利用再生医学技术重新长出断手指和脚趾是人们追逐的梦想。

（二）疼痛管理

急性和慢性疼痛被视为美军伤员面临的首要问题，在 2 级和 3 级机构急诊入院的伤员中，有71% 经历了 5 级或以上重度疼痛（按照 0 ~ 10 分级）。疼痛通常合并多种疾病，包括创伤后应激障碍（PTSD）、焦虑和抑郁，且慢性疼痛和 PTSD 经常伴随发生并相互影响。该研究所的疼痛研究覆盖了从战场至康复过程中的所有疼痛诊治研究，如新的靶标和疼痛通路的分子机制，以及战地疼痛和镇痛对急性及慢性疼痛综合征、PTSD 发生率和精神病理中长期预后的影响等。目前的研究重点，包括镇痛药对短期预后的影响及与 PTSD 的病发机制、阿片类药物的成瘾性与耐受性、慢性疼痛等。美军还进行了对控制急性疼痛的"虚拟现实"技术评估，以降低阿片类药物的需求并改善镇痛效果，增加清醒度水平，并配合进行每天的康复训练。伤员通过进入虚拟寒冷世界，降低创伤和烧伤换药过程中的疼痛、焦虑和精神应激。其他正在进行的研究项目包括：①评估麻醉条件下快速阿片类脱毒剂在烧伤患者降低麻醉药摄入量和类阿片药物依赖中的作用。②针对麻醉药氯胺酮开发的一套标准化电子处方系统和指南，显著改善该药在烧伤中的应用。③研制可作为战场士兵镇痛装备的鼻腔内喷雾制剂。④在严重烧伤手术中利用血管内温度控制，降低低温性休克的发生率等。

（三）临床试验与转化研究

由美国陆军外科研究所临床试验部承担，主要针对当前战场伤亡的规律提出最佳救治方案，并将相关研究由临床前研究转化至临床治疗应用，如测试敷料的性能、评估烧伤创伤的救治复苏策略等。进入临床的研究包括本地及远程救护设备和康复方案、防护装备、持续性肾脏替代治疗、烧伤手术室中的失血控制、重症监护室及门诊康复住院期间的营养补给等。此外，美陆军外科研究所作为国防部经美国烧伤联合会认证的唯一一个烧伤中心，接收了从伊拉克和阿富汗战场撤回的所有严重烧伤的伤员，并对烧伤的原因进行了研究。同时，针对大量发生的手烧伤，制定了防火手套的装备研究计划；针对防弹衣覆盖躯干部分的热损伤，开发了改良的保护性服装；开展了烧伤康复的规范化临床路径，以确保预后良好的研究等。

三、创伤弹道学的现代战创伤特点与伤后组织修复的原则

（一）创伤弹道学的现代战创伤特点

创伤弹道学是研究弹头、破片等投射物在体内的运动规律、致伤效应及作用机制的一门分支科学。它既是终点弹道学的一个组成部分，又是野战外科学的重要内容，更是指导现代火器伤救治的理论基础。理论上讲，有火器就有火器伤，有火器伤就得救治。但第一次世界大战前的所谓火器伤救治，仅仅是某些医务人员对战伤类型、损伤部位、损伤情况以及致伤投射物的简单记录和非常原始而简单的外科处理。二战前后，由于创伤弹道学的建立发展，人们才对火器伤有了较为系统、深入的认识，

特别是自 1962 年美制 M16 自动步枪（发射 M193 式 5.56 mm 弹丸，初速 970 m/s）问世并继之投入越战以来，创伤弹道学研究从技术和理论都得到了很大发展，从而不仅加深了人们对现代火器伤的认识，也使现代火器伤的救治在理论指导下更加正确和规范。例如在掌握火器伤特点方面，人们认识到投射物的致伤效应不仅和其质量有关，更取决于其速度、形状和结构，同时也和受伤组织的结构特性密切相关；在火器伤局部伤口的处理方面，人们增强了清创意识，并制定了早期清创、延期缝合这一原则；在判断火器伤损伤范围方面，明显而反复脉动的瞬时空腔加深了人们对损伤范围之大的理解，同时也意识到火器伤伤口污染的必然性和严重性；广泛而严重的全身反应则使人们深刻体会到对伤员整体检查和处理的重要性与必要性。

　　爆炸伤的产生拓宽了创伤弹道学和火器伤的研究内容，由于精确制导技术的引进，爆炸性武器在现代战争中被大量应用，由此产生了数量众多的爆炸伤伤员。爆炸性武器致伤的主要物理因素为破片和冲击波，因而创伤弹道学和火器伤所针对的内容必须拓宽。就破片而言，破片形状不同，其阻力系数、速度衰减、能量释放、能量传递等也不相同，故损伤特点有异。三角形和方形破片速度衰减快，但能量传递率高，故常形成入口大、出口小的伤道，或没有出口的非贯通伤；球形破片的表面光滑，因此它一方面承受阻力小，速度衰减慢，侵彻组织深，但能量传递率比较低，另一方面在体内遇到不同密度的组织时，常改变弹道方向，形成迂回曲折的复杂伤道，从而伤及多个器官；圆柱形破片损伤特点则介于三角形和球形破片之间。破片的形状不同，形成的伤腔容积亦不相同。当速度和形状相同时，三角形破片的伤腔容积最大，然后依次是方形、圆柱形和球形。由于不同材料具有不同的比重和结构特性，因而击中组织时的能量传递和物理状态也不相同，如此造成的损伤必然不同，所以破片本身的构成材料也是影响破片致伤能力重要因素之一。就冲击波而言，以往的冲击伤研究主要集中于致伤物理参数和致伤效应的关系以及冲击伤的发生机制等方面。在量效关系方面，压力峰值、正压作用时间、压力上升时间以及负压的致伤作用得到了尤为深入的研究，并依此制定了很多防护标准；在冲击伤发生机制方面，揭示了在正压和负压的直接作用下，机体可因血流动力学变化、内爆效应、碎裂效应、惯性效应以及不同部位之间的压力差而致伤，从而总结出了冲击伤具有外轻内重、伤情复杂和发展迅速等特点。就破片和冲击波的共同作用而言，其特点是不仅局部损伤范围大，组织缺损多，伤道污染重，伤道弯曲复杂，而且复合伤多，多发伤多，合并伤多，并发症多，因而爆炸伤伤员阵亡率高，伤死率高，残废率高。破片和冲击波也具有相互加重损伤的作用。

　　环境因素增加了创伤弹道学和火器伤的研究方向。军事斗争并非按着人们的意愿总是在常规环境下展开，高原、寒区、热区、沙漠、海岛等特殊环境里也经常发生军事斗争，特别是当政治、经济形势和某些信仰发生突变而无法用和平方法解决时，某一特殊环境便成为发生战争的高度敏感地区。不同地理环境下的特殊气象条件以及所特有的大气物理特征必然会影响投射物的弹道学特征和火器伤后的局部伤情、整体反应与伤情转归。因此，特殊环境下的火器伤救治原则与常规环境必然有所不同。基于这些考虑和需要，国内自 20 世纪 90 年代后就高原、高寒、高温高湿以及海水条件下的火器伤进行较多的创伤弹道学和救治方面的研究。例如，在高原用与平原相同的弹丸和距离致伤时，动物局部的损伤程度要严重得多。另外，由于高原气候寒冷、干燥、紫外线强，火器伤伤口的感染率也比较低，但全身反应重，容易发生肺水肿、脑水肿等并发症。又如海水浸泡后的火器伤道，不能用平时的 4C（colour- 肌组织颜色，consistency- 肌组织致密度，contractility- 肌肉收缩性，capillary bleeding- 毛细血管出血）法作为判断火器伤肌组织失活的外科判定标准，而只能用 colour 以外的 3C 法。

现代武器的种类繁多，武器的作战目的也在不断增加。虽然武器致伤有非常多的通性，但武器不同和作战目的不同的武器必然有其自身的致伤特点和机理，因而救治原则和方法必然不同。像多头弹、箭形弹、空心弹、无壳弹等特殊弹种的致伤特点和机制应该予以研究；密闭作战兵器内人员的受伤特点和救治方法也需通过研究来证实，特别是随着钻地弹不断投入作战，掩体和地下工事内的人员也不再安全；尽管战救救治器材不属于创伤弹道学的专业内容，但其研制却离不开创伤弹道学的理论指导，例如外科力量尽量前伸的火器伤早期救治原则，更是直接来自于火器伤的研究结果；虽然激光、微波、次声、基因、动能、粒子束等新概念武器的致伤研究很大程度上未被列入火器伤范畴，但毫无疑问当属武器创伤学关心的对象。武器创伤学解决的不仅仅是损伤和救治问题，在军事指挥层面上它还能对部队的作战能力进行评估。

（二）弹道创伤的组织修复

与常规创伤的修复原则不同，常规组织修复的原则就是要缩小或覆盖创面，防止再损伤和促进组织再生，尽量从解剖和功能水平获得恢复。2002 年，在第 14 届国际创面愈合年会上致力于创面修复的 Sibbald 等学者根据目前对创面愈合机制的认识和创面治疗经验的总结提出了创床准备的 TIME 原则。TIME 为创面处理过程中创床准备四项原则方法的首个英文字母的缩写，即 T 指清除创面坏死组织（tissue）；I 指控制炎症、减轻感染（infection/inflammation）；M 指保持创面正常的湿度为肉芽组织生长和创面上皮化创造条件（moisture）；E 指去除创缘迁移受损的表皮（epidermis, non migrating）。这 4 项创面处理的原则最早于 2003 年初以表格的形式发表在 *Wound Repair Regeneration* 杂志，2003 年 9 月又进行了修订，将 "epidermis" 改成了 "edge of wound"。

而战创伤常因高能爆炸损伤，表现为严重而广泛的组织缺损、缺血，并发症发生及死亡率高，此类软组织缺损对创伤修复外科提出了新要求。传统观点认为，爆炸伤损伤广泛，一次清创难以彻底，创面易感染，早期吻合血管失败率高，应在创面洁净、肉芽良好后再行手术修复。Leininger 等认为高能投射物可以产生空洞化和冲击效应，造成与烧伤中"瘀滞区"相类似的组织缺血区域，在初次清创时无明显异常，但伤后早期 24 ~ 72 h 会出现进展性的栓塞和组织失活，所以以初次清创时即行创面封闭是危险的。现代观点认为，由于高效抗生素的运用，在清创彻底、创面改善的前提下，可以提前修复创面。有文献报道，普通创面的早期修复有利于患者后期的恢复。爆炸伤创面损伤广泛，损伤组织和坏死组织交替存在，单纯依赖清创无法防止继发感染。创面失去皮肤的屏障作用，导致水和蛋白质丢失，细菌感染率升高，引起代谢亢进及脓毒血症；创周组织受伤后血运和抗感染能力较差，因此重建创面的生理屏障非常重要。早期关闭创面可以挽救更多可逆损伤的组织，利用"生物性清除作用"去除坏死组织和细菌，减少病原微生物增殖的培养基，防治感染，促进愈合。近年来，越来越多的战伤专家强调早期修复的重要性，并对软组织爆炸伤修复进行了研究。通过比较伊拉克战争与越南战争的伤情特点后发现，作战人员的胸、腹及头颈部因保护装具得到了很好的保护，肢体伤则相对较重，且容易受伤。与口腔颌面部相比，四肢和躯干的血运较差，抗感染能力和修复能力较弱，国内外学者对此进行了相关研究。Lerner等对18例严重肢体战伤患者行保肢手术，5 ~ 7天后行组织瓣修复，术后患者功能恢复好。皮瓣、肌皮瓣等具有血供良好，抗感染能力强，适应证广等优点。爆炸伤组织损伤广泛，一般无法行局部皮瓣转移，需选择吻合血管的游离移植或者远位皮瓣转移。游离移植住院时间长，存在感染、栓塞及皮瓣坏死、供区继发畸形等风险，手术难度大、对医疗人员要求高，故游离移植不适合于战场环境下大批量伤员的创伤修复。远位皮瓣转移手术简单，但术后需长时间的肢体固定，容易造成关节的粘连和僵化，战伤患者常合并骨折，早期活动非常重要，所以远位皮瓣转移较少选择。皮片移植修复手术操作简单，供区畸形轻，对于患者活动的影响不明显。网状皮片富有弹性，可减轻术后的肿胀；渗透性好，便于组织液引出；并且早期封闭创面，可以减少感染发生。关于软组织爆炸伤后植皮修复，部分野战外科专家认为早期植皮成活率低，主张延期植皮。有报道，2例枪弹伤患者伤后即行清创、异物取出术，第2天出现筋膜间隙综合征，减张后进行网状皮片移植，取得良好效果。

创面准备方法的改进为软组织爆炸伤植皮修复提供了条件，近年来负压创面治疗技术（negative pressure wound therapy，NPWT）已逐渐应用于战伤创面的救治，取得良好效果，拓宽了植皮修复的适应证。战伤创面损伤严重，常伴有严重污染，伤员后送距离远、时间长，负压引流的特点决定其适合于此类创面的治疗，可使创面与周围战场、病室环境相隔离，有效保持创面清洁并减少创面感染，同时可进行创面的冲洗治疗。对于爆炸导致的合并肌腱、骨质外露的巨大软组织缺损患者，Helgeson等联合应用NPWT和Integra人工皮进行创面准备，待创面情况改善后行皮片移植修复，术后效果良好，避免了操作复杂的皮瓣移植，减少了供区畸形、皮瓣坏死等风险。Sharony等对第2次以色列黎巴嫩战争伤员救治经验进行总结，强调了NPWT及Ilizarov外固定系统的应用，认为NPWT几乎在创面治疗的各个阶段均可使用，可以关闭多发皮下窦道，强化组织瓣与创面周边和基底更好贴附，进行创面的准备或者覆盖皮片供区创面。软组织爆炸伤是战场中军事人员伤亡的最常见致伤因素。因为恐怖炸弹的威胁，这些伤害在平民中出现的概率也越来越高。高速高能软组织爆炸伤修复的关键在于早期、及时、彻底地清创，切除坏死组织，充分引流，注意包扎固定，合理使用抗生素，择期修复骨质及软组织缺损，延迟伤口覆盖或关闭，术后加强康复练习以及病患教育。爆炸伤致伤因素多样，伤情各异，必须对其进行深入的研究，全面认识软组织爆炸伤的损伤机制及伤情特点，这是对爆炸伤后软组织缺损进行有效救治的前提。在此基础上，临床医生积极运用外科手术，结合新的方法和技术，重建受损组织及器官，改善畸形并恢复功能。

付小兵院士的全军创伤救治重点实验室曾有研究者对爆炸伤后污染创面进行负压创面治疗情况进行相关探索，证实负压创面治疗组在治疗后第 1 天，创区出现较多的成纤维细胞和血管内皮细胞，细胞无明显的水肿，血管内皮细胞数量也明显增多。分析原因主要认为，负压引流有助于创周水肿的减轻；同时能减少爆炸伤感染创面中的细菌负荷量，进而减轻爆炸伤创面继发性坏死的范围，并快速启动爆炸伤感染创面的创伤修复过程，缩短了肉芽组织填平伤口的时间。

第六节　战创伤组织修复与再生的基本过程

一、战创伤愈合的基本病理生理过程

现代高新生物技术的发展已从细胞、分子乃至基因水平揭示了创伤修复的许多奥秘。但传统上人们在描述组织修复的病理生理过程时仍局限在病理学领域。尽管在创面愈合的分期上不同学者有不同的分期 / 删除方法，但一般来讲比较公认的分期法仍习惯将创伤愈合的基本病理生理过程大致分成创伤后早期出凝血、炎症反应、肉芽组织增生和瘢痕形成四个阶段，当然它们之间并无截然的分界线，既相互联系，又各具特征。

（一）出 / 凝血过程

从创面形成的一瞬间开始，机体首先出现的反应是自身的止血过程。这一过程包括一些非常复杂的生物学反应：先是创面周围的小血管、毛细血管等反应性收缩使局部血流量减少，继之而来的是暴露的胶原纤维吸引血小板聚集形成血凝块；随后血小板释放血管活性物质如 5- 羟色胺及前列腺素等，使血管进一步收缩，血流减慢，同时释放的磷脂和 ADP 将吸引更多的血小板聚集。最后，内源性及外源性凝血过程也将被启动。凝血过程结束后，机体即开始进行创面愈合的下一阶段。

（二）炎症反应期

创伤后的炎症反应期从时间上来讲，主要发生于伤后即刻至 48 h。在创伤发生最初几分钟内，损伤区域的血管经过短时间的收缩后，受损血管内开始有血栓形成。局部未闭合的小血管扩张。血小板与受损伤的血管内皮和暴露的胶原相互作用形成栓子堵塞破损血管。补体系统被激活并激发一系列炎症反应，其中包括：局部血凝系统、纤维蛋白溶解系统和血管舒缓素系统。创伤局部出现纤维蛋白的沉积和溶解，并且释放诸多炎症介质，尤其是缓激肽、自由基、过氧化氢和组织胺。在此期间，炎性反应产生的各种介质，增加了血管的渗透性，使正常的血管腔内的液体、蛋白及酶经血管壁漏入细胞外间隙引起局部水肿、发红。此时的炎细胞浸润以中性粒细胞为主，3 天后巨噬细胞成为创伤区域执行免疫功能的优势细胞。

在炎症过程中，一方面单核细胞、肥大细胞等炎症细胞在伤口附近吞噬、清除细菌等有害物质，同时释放炎症因子和生长因子相互协调作用以促进受损的组织修复和愈合；另一方面则是血管通透性的增加，由于血管内皮完整性的破坏和通透性改变，大量富含蛋白质的液体渗出到血管外，形成炎性水肿，局部组织水肿可稀释毒素，减轻毒素对局部的损伤作用，为局部浸润的白细胞带来营养物质并运走代谢产物，渗出物中所含的抗体和补体有利于消灭病原体，为伤口愈合创造有利条件。如果炎症反应过于强烈，如并发感染等，细胞或体液免疫反应引起细胞和组织变性坏死，血管通透性的增加，包括大量中性粒细胞和富含蛋白质的液体渗出到血管外，引起的组织水肿和化脓性溶解破坏，延迟伤口愈合。因此炎症反应对于伤口的愈合是一把双刃剑，适当的炎症反应有利于伤口愈合，而过于强烈的炎症反应及渗出则对伤口愈合不利。

最新的研究表明，炎症反应期的本质与核心是生长因子的调控及其结果。组织受伤后，出血与凝血等过程中释放出的 PDGF、FGF 以及 TGF-β 等多种生长因子，在炎症反应期可以发挥如下作用：①作为趋化剂，趋化中性粒细胞、巨噬细胞等向创面集聚，一方面释放多种蛋白水解酶，以溶解消化坏死组织，同时这些炎性细胞本身又释放出新的生长因子，进一步调控创面炎症反应过程。②趋化与直接刺激成纤维细胞、血管内皮细胞分裂、增殖，为后期修复打下基础。需要指出的是，在此阶段炎症细胞的聚集和大量的局部渗出可以发挥如下作用：①聚集的白细胞能吞噬和清除异物与细胞碎片。②局部渗出物能稀释存在于局部的毒素与刺激物。③血浆中的抗体能特异性中和毒素。④渗出的纤维蛋白凝固后形成局部屏障。⑤激活的巨噬细胞等不仅释放多种生长因子，能进一步调控炎症反应，同时也影响后期肉芽组织中胶原的形成。总之，这一阶段的变化是为后期的修复打下基础。

1. 免疫应答

机体出现伤口后的急性炎症反应期，一方面，伤口附近收缩的小动脉在组胺、5- 羟色胺、激肽等血管活性物质的作用下扩张，使伤口血液灌注增加，局部新陈代谢加强，以帮助有害物质的清除；同时伤口使神经末梢暴露，大量炎性介质如缓激肽等的释放刺激伤口，引起局部疼痛。另一方面，细胞吞噬和免疫反应贯穿整个过程，炎症期间血小板的裂解除了起凝血与止血作用外，还生成血小板活性因子（PAF）及血小板衍生生长因子（PDGF），这些细胞因子具有粒细胞和巨噬细胞趋化作用，促使这些免疫细胞向伤口聚集，吞噬细胞移入伤口后识别异物，然后向异物移动、黏附，最后伸出伪足将异物包裹、吞噬，吞噬体与溶酶体形成吞噬溶酶体，最后将异物消化，此过程称为伤口的首次清洁。白细胞的移行约持续 3 天，直到伤口"清洁"，适当的炎症反应是有利于伤口愈合的，但炎症期若有感染发生，炎症反应强烈，则白细胞持续移行，吞噬活动也随之加强，使炎症期延长，伤口延迟愈合。

末梢血白细胞计数增加是炎症反应的另一典型表现，特别在细菌感染所引起的炎症时更是如此。白细胞计数增加主要是由于白细胞介素 -1（IL-1）和肿瘤坏死因子 -α（TNF-α）引起白细胞从骨髓贮存库释放加速，而且相对不成熟的杆状核中性粒细胞比例增加，此现象称为"核左移"。因此目前国内外大部分研究均选择特定的细胞因子，如 IL-6、IL-8、TNF-α 等作为反映炎症程度的指标。

控制炎症反应程度对伤口愈合快慢起到至关重要的影响，因此预防感染和抗炎在促进伤口愈合的过程中显得尤为重要。

2. 血管通透性

在伤口促发的炎症反应中，炎症细胞释放大量炎性介质和氧化产物，这些物质的积聚可以导致血管内皮细胞功能异常，主要表现为：内皮细胞通透性增加、黏附分子表达异常、内皮细胞与炎症细胞黏附增加以及血管调节障碍，导致局部炎症水肿。局部炎症水肿有助于伤口愈合，但是过多的血液中水和蛋白渗出引起过度的组织水肿，将会导致伤口延迟愈合。因此在促进伤口愈合的研究中，对血管通透性的关注显得尤为重要。

血管通透性增加主要由 2 个途径介导：穿细胞途径和旁细胞途径。穿细胞途径是通过"囊泡 – 空泡细胞器"（VVOs）来实现物质的运转。VVOs 是一串葡萄糖状的未包裹囊泡，由内皮质膜内化形成多种小泡，再由囊泡 – 空泡融合构成，它由 3 层单位膜包围，彼此之间和内皮质膜之间由小孔连通，大分子示踪物质（如铁蛋白、辣根过氧化酶等）通过 VVOs 可以迅速地从微静脉渗出到血管外。用连续高度超薄切片、透射电镜、三维重构等技术，在高热、高压、血管内皮生长因子（VEGF）等作用下形成急性炎症状态，发现内皮细胞有穿细胞的开口，这些开口并非位于内皮间，而是位于内皮本身细胞的周边部位，可能就是细胞内囊泡融合成的穿细胞通道，从而使血管通透性增加。此外炎性介质（如 TNF-α）引起穿细胞通道形成过程中，同时还会使内皮细胞骨架收缩，胞质变薄，促进通道开口形成，这也是增加穿细胞途径通透性的一个因素。血管通透性增加的另一途径为旁细胞途径，它是血管通透性增高和大分子物质透出的重要途径。有研究表明，当内皮细胞受到各种内源性或外源性刺激时，内皮细胞受外源性信号途径影响，使细胞间连接打开，形成内皮细胞间的裂隙，导致通透性增加。神经肽中的 SP 可引起气管血管通透性增加，其机制是通过旁细胞途径完成。正常微静脉内皮间连接部有 1 ~ 2 μm 的重叠，没有裂隙，而炎症时（注射 P 物质后 1 min）48% 内皮细胞连接部位出现裂隙，表明炎症反应破坏了内皮细胞的紧密连接，通过旁细胞途径使得血管通透性增加。血管内皮细胞间连接的完整性和紧密程度直接影响着血管的通透性。维持其紧密程度的结构依靠血管内皮间连接及其相关蛋白，包括内皮细胞 – 细胞之间的紧密连接和黏附连接，以及内皮细胞 – 基底膜之间的黏附连接。其中黏附连接的血管内皮钙黏附蛋白（VE-cadherin）是血管内皮细胞黏附连接的主要结构蛋白，其本质是 1 个跨膜蛋白，其细胞外 N′ 端与相邻细胞 VE-cadherin 的 N′ 端相互连接，使 VE-cadherin 在细胞间的结合处聚集成簇，从而使内皮细胞紧密黏附在一起，构成一个选择性的半透膜，在血液与组织之间形成屏障，控制着血管壁两侧的物质交换。当发生炎症反应时，在炎症介质的作用下，其功能和结构发生改变时，可引起黏附连接解离，细胞间缝隙加大，从而导致血管通透性升高。在炎症反应中，炎性细胞及炎性介质通过不同途径最终均导致 VE-Cadherin 复合体的解体，造成内皮细胞间连接的分解而增加内皮通透性。

（三）肉芽组织增生期

约在伤后第 3 天，随着炎症反应的消退和组织修复细胞的逐渐增生，创面出现以肉芽组织增生和表皮细胞增生移行为主的病理生理过程。此时组织形态学的特征为毛细血管胚芽形成和成纤维细胞增生，并产生大量的细胞外基质，称为肉芽组织。

增生期肉芽组织的生长是伤口修复、愈合过程中的关键环节，新生肉芽组织质量直接影响着伤口的修复、愈合程度及其预后。肉芽组织由成纤维细胞、内皮细胞和新生毛细血管共同构成，它的形成可填充和修复伤口的组织缺损，有利于伤口的抗感染和吸收、清除坏死组织，同时还可使得肉芽组织的伤口发生收缩，有利于伤口愈合，并为上皮爬行创造必要条件。肉芽组织的生长速度、生长量与伤口的愈合速度成正比。而肉芽组织的生长又与伤口血管化程度密切相关，血管生成活性增强，则肉芽组织易生长，反之若血管生成活性降低，肉芽组织不易生长，伤口则不易愈合。因此肉芽组织的生长很大程度上由血管化决定。

新生的毛细血管主要以"发芽"方式形成。首先，多种生长因子作用于创面底部或邻近处于"休眠"状态的血管内皮细胞（特别是静脉的血管内皮细胞），使其"活化"并生成毛细血管胚芽，在形成毛细血管胚芽后呈袢状长入创区，最后相互联接形成毛细血管网。毛细血管以每日 0.1 ~ 0.6 mm 的速度增长，其方向大都垂直于创面，由于肉芽组织中没有神经，故无感觉。但是这些新生血管的基底膜不完整，且非常脆弱，容易渗漏。毛细血管内皮细胞分泌一种胶原酶，它可以降解成纤维细胞分泌的胶原，便于毛细血管内皮细胞移动。以这种方式形成的毛细血管将来可以参与大血管的形成或停止发挥功能进而蜕变消失（见图 1-26）。

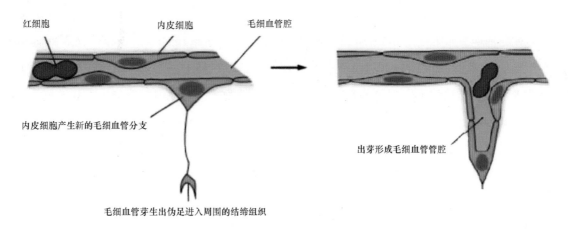

图 1-26 毛细血管形成的模式图

血管生成是指从周围已经存在的成熟血管芽生出新的微血管过程，它开始于伤口形成后 24 ~ 48 h，第 5 天达到高峰，在伤口修复过程中发挥了重要作用。微血管主要由内衬的内皮细胞和外围的周细胞组成，血管生成涉及这 2 种细胞的分化、增殖、迁移和共同作用等重要过程。已有的研究认为，血管生成是在缺氧等情况下促血管生成因子与抑制因子的平衡打破后启动，首先是内皮细胞激活形成血管生成表型；基质金属蛋白酶激活降解基底膜、细胞外基质，从而使内皮细胞迁移成为可能，进一步使内皮细胞发生增殖、迁移，形成新生血管芽；此后血管芽在血流的冲击下出现管腔，同时招募间质中的周细胞黏附于新生血管，完成新生血管塑形。血管生成是创伤修复的重要环节，多种细胞和调控因子等参与了此过程。小鼠皮肤切割伤模型研究显示，新生肉芽组织中的血管生成以 5 天时最为明显，对新生微血管密度的测定与该病理学观察结果一致。当损伤后伤口发生出血、坏死及炎症反应，导致局部促血管生成因子增加，如 VEGF、PDGF、转化生长因子－β（TGF-β）、碱性成纤维细胞生长因子（bFGF）等，刺激损伤周围组织的血管芽生长和血管构成细胞的前体细胞转化，启动血管生成过程，同时间质中的间充质干细胞被激活，转化为成纤维细胞、肌成纤维细胞等，共同在损伤伤口形成肉芽组织，达到修复伤口的目的。

在参与促进伤口血管化及伤口愈合的过程中，VEGF 起到极其重要的作用，它是目前发现的作用最强的促血管生成细胞生长因子。VEGF 能促进细胞的增殖和移行、血管内皮的生长和伤口血管化，增强血管通透性，提高葡萄糖转入内皮细胞的能力，从而使血管形成期细胞所需的高能量得到相应补充，从多个方面促进伤口的愈合。免疫组化方法证实在大鼠伤口形成后第 1 天，伤口附近的中性粒细胞开始表达 VEGF，伤后第 3 ~ 7 天在巨噬细胞、成纤维细胞和内皮细胞中均可检测到，并且其在伤口组织的表达要远远高于周围正常组织；同时通过 RT-PCR 检测出在伤后第 1 天，VEGF 的表达要远高于第 3 天和第 7 天，证实 VEGF 的表达主要是在伤口愈合早期由炎症细胞产生。因此，伤口形成早期促 VEGF 表达被认为是促进伤口愈合的一条重要途径。VEGF 被广泛认定为促血管生成的物质，在 10 年前又发现其除促血管生成作用外还具有促有丝分裂功能的活性氧的特性，最近 5 年的大量研究指出，VEGF 的表达与内源性 H_2O_2 和 VEGF 信号因子的生成关系密切，这些新发现为临床上开发促进血管生成的药物和治疗手段提供了大量新的理论依据。

另外一种促进作用较强、特异性较高的血管内皮生长因子是 bFGF，它也是一种多功能细胞因子，具有强烈的促进细胞分裂和血管生长的作用，在组织修复过程中其生物学功能包括：促进毛细血管新生及毛细血管结构的重建，促进内皮细胞、成纤维细胞、平滑肌细胞等的生长和增殖等。在炎症反应期，bFGF 刺激成纤维细胞和内皮细胞趋向性迁移，启动纤维组织的形成和血管化。在肉芽组织形成阶段，bFGF 激活成纤维细胞向伤口边缘迁移、增殖并合成新的细胞间质（如胶原等），还诱导毛细血管内皮细胞迁移和增殖，形成血管芽，并使新血管向创伤区域基质伸延，为局部细胞提供营养，改善局部代谢产物的排泄，从而为促进伤口愈合创造条件。实验证实，bFGF 能加速上皮细胞的增殖，促进伤口的愈合。bFGF 在体内及体外均能促进血管形成，并与 VEGF 有协同作用，通过调节 VEGF 的基因表达来上调 VEGF 的产生，进而影响血管生成。

细胞外基质主要由透明质酸、硫酸软骨素、胶原以及酸性黏多糖等组成，其主要成分来自成纤维细胞。成纤维细胞按一定模式产生以甘氨酸、羟脯氨酸、羟赖氨酸为基本成分的，以 3 条肽链互成螺旋状盘绕逐级聚合而形成的胶原纤维。胶原纤维有高度的韧性，使创口的抗张强度增加。胶原纤维的形成在第 14 ~ 21 天达到高峰。临床表现为瘢痕色淡红，稍隆起，常有痒痛，触之质硬韧。

肉芽组织形成的意义在于填充创面缺损，保护创面防止细菌感染，减少出血，机化血块坏死组织和其他异物，为新生上皮提供养料，为再上皮化创造进一步的条件。再上皮化过程一般来讲是与肉芽组织增生同步进行，主要由创缘或创面底部残存的表皮细胞（包括干细胞）增殖、分化和迁移来完成。在一系列调控因素的作用下，创面新出的表皮以"爬行"方式向创面中心爬行，最终覆盖创面。

（四）瘢痕形成期

瘢痕的形成是软组织创伤修复的最终结局之一。肉芽组织转化为瘢痕组织及胶原组织不断生成的阶段，可持续几个月，成纤维细胞转化为肌成纤维细胞以收缩创口，胶原组织大量生成，角质形成细胞通过上皮化覆盖创伤表面。

上皮细胞的增殖、分化和移行使伤口皮肤边缘新生上皮，直到覆盖整个伤口。而这一过程也是由多种细胞和调控因子的共同参与完成的，其中角质细胞生长因子（KGF）被广泛认为是作用较强、特异性较高的一种。KGF作为一种上皮细胞特异性的生长因子，能够促进表皮细胞增殖、迁移和分化，与皮肤伤口愈合密切相关，可提高伤口愈合质量。皮肤伤口基底部位的成纤维细胞能够合成和释放KGF，诱导伤口周围的表皮细胞增殖，并向伤口迁移。此外KGF、胰岛素样生长因子-1（IGF-1）和二者复合体cDNA还能够显著增加IGF-1、KGF、FGF、VEGF和Ⅳ型胶原的表达，加速新生血管形成，增强真皮和表皮再生，加速再上皮化，促进角质化细胞由伤口边缘向伤口基质移行。实验证实，成纤维细胞能够产生和释放KGF，并通过KGF促进表皮细胞增殖和迁移，从而促进伤口的愈合。

KGF-2则是另一种特异性较高的促上皮细胞增殖的生长因子，它的主要生理作用是承担间质细胞-上皮细胞之间的信号传递，促进角质细胞和上皮细胞的增殖，刺激伤口周围上皮细胞的再生、分化和迁移，从而促进伤口的愈合。同时它对成纤维细胞和内皮细胞则无直接作用，可以减轻伤口愈合过程中的瘢痕组织的形成。实验证实KGF-2的特异性靶细胞为上皮细胞，能促进角质形成细胞的增殖，刺激伤口周围上皮细胞的再生、分化和迁移，但对成纤维细胞和内皮细胞则无直接作用，可以减轻伤口愈合过程中的瘢痕组织形成。

影响瘢痕形成的因素众多，如果创面缺损小、对合整齐、没有发生感染（如清洁的手术切口），伤后2～3周即可完成修复（愈合），此时的瘢痕不明显，对功能无影响。而对缺损大、对合不整齐或伴有感染的创面，常需要4～5周时间才能形成愈合，此时瘢痕形成较广，影响容貌，甚至造成功能障碍。瘢痕的形态学特征为大量的成纤维细胞与胶原纤维的沉积，其生化与分子生物学特征为成纤维细胞产生胶原代谢异常所致。有研究表明，异常瘢痕成纤维细胞中的Ⅰ、Ⅲ型胶原前体mRNA之比高达22：1，而正常皮肤仅为6：1，表明Ⅰ型胶原前体mRNA转录选择性增强，而这种基因学的改变又与局部创面生长因子（TGF、TNF）、局部免疫（IgG、IgA、IgM）改变有关。瘢痕的形成与消退常取决于胶原纤维合成与分解代谢之间的平衡。在创面愈合初期或纤维增生期，由于合成作用占优势，局部的胶原纤维会不断增加。当合成与分解代谢平衡时，则瘢痕大小无变化。当胶原酶对胶原的分解与吸收占优势时，瘢痕会逐渐变软、缩小，其时间视瘢痕的大小而异，通常需数月之久。研究发现，在胚胎早期皮肤受损后为无瘢痕愈合，但胚胎发育后期以及出生后为瘢痕愈合。

二、枪弹伤特点与修复

子弹的致伤作用是其在极短时间内释放大量能量的过程，涉及的物理因素包括子弹的质量、速度、形状及飞行状态。同时还与靶组织的特性，如密度、弹性、黏滞性、韧性等有关。传统认为，子弹致伤机制有如下 3 种。①直接损伤作用：主要是指撕裂效应，与冷兵器相似。是投射物穿过组织时造成的组织断离、撕裂，速度不超过 340 m/s 的低速子弹主要为撕裂效应；而在高速子弹对组织的损伤作用中，撕裂效应居于次要地位；撕裂效应没有多少能量传递给周围组织。②瞬时空腔效应：子弹进入软组织后产生的压力波在数毫秒甚至数微秒内将伤道周围组织向前向外推，形成一个比原发伤道直径大数倍甚至数十倍的瞬时空腔，并反复收缩膨胀。空腔内压力的迅速变化使伤道周围的组织、器官在极短时间内受到压迫和牵拉。发生广泛的撕裂、挫伤。③压力波效应：子弹致伤机体时，一部分能量以压力波、冲击波的形式传递给周围组织器官，造成损伤。

我国学者较早注意到对伤道组织进行病理学观察和分区的重要性，认识到合理的病理分区可为确定清创范围和临床治疗提供科学依据。王正国等于 20 世纪 80 年代初提出枪伤伤道及其周围组织可分为原发伤道区、挫伤区和振荡区 3 区。其中原发伤道区为子弹穿过造成的空腔；挫伤区为紧靠原发伤道的组织坏死区；挫伤区之外为振荡区。

北大西洋公约组织（北约）1975 年版的战伤急救手册曾明确规定：对高速子弹造成的枪伤须予以大范围清创。因为此类子弹的瞬时空腔效应可致其 30 倍直径以内的所有组织失活。但 1988 年版的手册对此予以更正。在战争环境中，救治人员常倾向于采取类似切除恶性肿瘤的方法。将所有坏死、损伤和值得怀疑的组织全部予以切除，这虽然可能导致比枪伤本身更大的损伤，但从军事医学角度来看有其合理性和必要性。战场上伤口常严重污染，伤口得不到及时处理，伤员众多、医疗资源有限、医生经验不足等客观条件使人容易倾向于采取彻底清创的方法。以往战争的救治经验也提示，不彻底的清创常引起更高的感染率和病死率，从而导致不必要的医疗资源浪费。然而近二三十年来越来越多的人提倡采取保守疗法，有发现空腔效应只不过是机械牵拉造成的组织位移，如果及时解压并控制感染，损伤的骨骼肌有恢复的可能。

1. 枪弹伤的特点

①常常发生在多部位，在颅脑、颌面、胸腔、腹腔、四肢可以有独特的特点。②常伴有骨、关节、神经及软组织损伤，污染重，血管、神经及邻近软组织床破坏严重。③火器伤除直接造成组织和血管损伤外，冲击波和热力间接损伤范围比肉眼观察范围大，缺损边缘不整齐。④伤道局部的高能量损害造成受损血管严重栓塞及血管内膜损伤和缺损。⑤弹头或金属异物嵌在血管破损处，术前可无大出血，但应警惕。

2. 枪弹伤修复原则

由于各部位的不同特点，枪弹上的修复有很大的不同（可参考各专科的介绍）。通常枪弹伤包括原发性伤道区、挫伤区和振荡区，由于其特有的病理变化，术中应充分显露术野，常规探查神经、血管及肌腱等，以确定有无神经、血管损伤以及损伤部位、性质及程度。寻找损伤血管，彻底清创并去除异物，按骨骼、血管、神经、软组织顺序进行修复重建。同时寻找附近有活力的肌肉覆盖，必要时行邻近肌肉移位，为修复重建血管提供血供良好的组织床。缺损血管移植时应切至内膜正常处，否则易形成血栓导致手术失败。如患者全身情况极差，则应果断截肢挽救生命，如无截肢手术条件，则寻及血管断端并结扎，有效止血后立即终止手术。

三、软组织爆炸伤

爆炸伤是战场中军事人员伤亡的最常见致伤因素。

（一）现代软组织爆炸伤的分类

爆炸是一种能量瞬间释放的现象，爆炸效应分为以下 4 个类型：1 型爆炸伤，损伤来自于冲击波形成的超压和负压作用，作用靶器官为耳、肺、肠管等空腔脏器；2 型爆炸伤，损伤来自于投射物产生的穿透性损伤；3 型爆炸伤，爆炸产生的建筑物坍塌和交通工具破片，造成挤压伤、钝挫伤、骨折创伤性截肢、开放性或者闭合性颅脑损伤；4 型爆炸伤，包括烧伤、窒息以及有毒气体损伤。爆炸性武器在爆炸瞬间产生大量高压气体、热、冲击波以及飞散的破片，形成多种致伤因素如破片伤、冲击伤、烧伤等，共同对人体产生损害。

（二）爆炸伤的临床特点

1.多部位、多器官、多种组织的损伤

爆炸性武器种类繁多，致伤方式多样，部位及程度各不相同。Peleg 等对以色列国家创伤登记处 2000 年 10 月 1 日至 2002 年 9 月 30 日间 1155 例恐怖活动相关伤员进行分析，比较了枪弹伤与爆炸伤的不同，总结得出：爆炸患者损伤部位多，62% 合并多部位损伤，枪弹伤为 47%；并且爆炸伤患者病情严重，17.3% 的爆炸伤患者创伤严重度评分（ISS）>25 分，而枪弹伤患者则为 14.9%。

2.软组织缺损严重

压力波在不同密度介质中传播，产生散裂、爆聚加速减速和压力差等多种效应，造成组织的撕裂伤、爆震伤，软组织毁损严重，深面组织裸露。近年来，自杀式炸弹袭击给爆炸伤特点带来了新变化，爆炸物内加入多种异物，导致损伤部位增多，软组织损伤程度加重，异物存留多。美军对伊战伤员致伤原因进行统计，路边自制简易爆炸装置位列首位。这类爆炸常穿过无防护的腋下区域造成胸部以及肢体损伤，其造成的四肢压榨性损伤，表现为四肢的软组织、骨、血管严重损伤，潜在致死率高。据 Geiger 报道，下肢较上肢更容易受损，下肢伤占 61.76%，上肢占 29.4%；下肢损伤范围广，肌肉与神经血管的缺损程度不一致，前者损伤明显多于后者。

3.感染复杂，处理难度大

爆炸伤软组织缺损严重，伤道周围及深面存有泥沙、碎屑、毛发等异物，加重创面污染，感染率高，病情发展迅速、多种组织严重受损后免疫反应受到抑制，容易出现感染及其他并发症。现代战伤中，感染细菌谱发生了明显变化，伊战伤员中多重抗药的鲍曼不动杆菌感染呈现上升趋势，分析原因可能与药物使用以及士兵机体寄居菌群有关。据统计，50%的爆炸伤创面细菌培养阳性，其中57%合并鲍曼乙酸钙不动杆菌感染。

4. 肢体毁损率高，功能影响重，修复困难

爆炸伤毁损严重，软组织和骨质广泛缺损，深面以及伤区周围血管神经受损，关节、骨质、肌腱外露，严重影响功能，手术修复难度大，部分伤员最终截肢。部分伤员保肢失败的原因主要是存在其他器官损伤，并有危及生命的严重失血和败血症。

5. 后送不及时，延误最佳治疗时机

战争条件下伤员数量大，伤情复杂，医疗救治受限于医疗环境、仪器、人力资源等多种因素。Coupland 和 Samnegaard 统计国际红十字医院收治的 18877 位平民战伤伤员，伤后 6 h 内送达医院的仅有 2012 位伤员。转运后送的延迟导致伤员错过最佳治疗时机，伤员创面内的细菌大量繁殖，感染率增高；部分可逆损伤的组织发生缺血坏死或者炎症进展，导致损伤加重最终发生组织坏死；部分伤员未能得到及时的急救复苏治疗，最终死亡。

（三）爆炸伤的修复

高速高能软组织爆炸伤修复的关键在于早期、及时、彻底地清创，切除坏死组织，充分引流，注意包扎固定，合理使用抗生素，择期修复骨质及软组织缺损，延迟伤口覆盖或关闭，术后加强康复练习以及病患教育。

传统观点认为，爆炸伤损伤广泛，一次清创难以彻底，创面易感染，早期吻合血管失败率高，应在创面洁净、肉芽良好后再行手术修复。负压创面治疗技术（NPWT）已逐渐应用于战伤创面的救治，取得良好效果，拓宽了植皮修复的适应证。战伤创面损伤严重，常伴有严重污染，伤员后送距离远、时间长，NPWT 的特点决定其适合于此类创面的治疗，可使创面与周围战场、病室环境相隔离，有效保持创面清洁并减少创面感染，同时可进行创面的冲洗治疗。对于爆炸导致的合并肌腱、骨质外露的巨大软组织缺损患者，Helgeson 等联合应用 NPWT 和 Integra 人工皮进行创面准备，待创面情况改善后行皮片移植修复，术后效果良好，避免了操作复杂的皮瓣移植，减少了供区畸形、皮瓣坏死等风险。Sharony 等对第 2 次以色列黎巴嫩战争伤员救治经验进行总结，强调了 NPWT 及外固定系统的应用，认为 NPWT 可用于创面治疗的各个阶段，可关闭多发的皮下窦道，强化组织瓣与创面周边和基底更好贴附，进行创面的准备或者覆盖皮片供区创面。

爆炸伤致伤因素多样，伤情各异，必须对其进行深入的研究，全面认识软组织爆炸伤的损伤机制及伤情特点，这是对爆炸伤后软组织缺损进行有效救治的前提。在此基础上，临床医生积极运用外科手术，结合新的方法和技术，重建受损组织及器官，改善畸形并恢复功能。

第七节　战创伤组织修复与再生研究的进展与展望

近 20 年来，随着科学技术的不断发展，分子生物学、材料学、组织工程学等各方面研究的不断深入，创伤愈合的整体水平得到了极大的提高，创伤愈合（修复）与再生的目标也由过去的追求愈合速度逐渐转变为重视愈合质量，更加重视由单一组织成分的修复发展到多种组织成分的同步修复，更加关注由局部组织修复扩展到全身的组织修复，更加关注如何解决心理、功能修复的问题等。

一、创伤后组织修复研究由组织局部修复向整体（全身）修复发展

人体是由多层次结构组成的统一整体，人体的生命运动是自然界的一种高级运动形式，机体内部以及机体与外界环境之间始终处于动态的矛盾运动的过程中。科学的人体观，将能指导人们更好地揭示人体生命活动的运动规律。人是自然界长期分化的产物。人体包含 60 多种化学元素，这与地球表面的化学成分基本是一致的，并且多是处于元素周期表中前 20 号的轻元素和偶数元素。从微观到宏观，可以将人体依次归纳为：量子→分子→亚细胞→细胞→组织→器官→系统→机体。高级层次是由低级层次组成，但高级层次并不是低级层次的简单堆积，不同的层次有着各自不同的形态结构和功能活动。各个不同层次之间的有机联系，形成了人体系统的整体，并与赖以存在的外界环境组成生态系统。因此，人体的整体统一性，主要表现在形态结构与功能活动的统一、局部与整体的统一，以及机体与环境的统一等方面。第一，结构与功能的统一。在人体中，物质和运动的统一表现为形态结构与功能活动的统一。形态结构是功能活动的物质基础，而一定的功能活动是一定形态结构的运动表现。所以，形态结构和功能是相互制约的。不同的器官，以其不同的形态结构来完成不同的功能活动。各个器官一定的形态结构都表现为一定的功能活动。而由各个器官分别组成的不同系统，其功能作用亦各异。细胞的形态结构与其功能活动是相一致的。诸如肌细胞呈梭形和长圆柱形，富含肌原纤维，适于收缩和舒张；神经细胞则有轴突和树突，适于接受刺激，传导兴奋，如此等等。在分子水平上，核酸、蛋白质分子的线性一级结构的严格有序性，决定了它们的功能活动的专一性。如果器官、细胞或生物大分子的结构发生改变，那就会影响到相应的功能活动。反之，功能活动也影响形态结构。机体各种器官的形态结构，实际上也是机体在环境影响下，随着功能活动的适应，不断进化的结果。第二，局部与整体的统一。人体是由众多的细胞、组织、器官组成的。局部和整体、局部与局部之间存在着复杂的相互作用，从而纵横交错地构成了局部与整体的统一。整体的功能是由各个局部的活动互相配合、协作来完成的。在人体这个统一整体中，任何一个局部变化，都不是孤立的，或迟或早、或多或少都会影响到其他局部，最终导致整体变化。人体各个系统、器官的功能活动通过神经－体液的调节作用完成。第三，机体与环境的统一。人体是一个开放的系统，一种耗散结构，不断与外界环境发生联系。输入各类物质、能量和信息，经过身体内环境的变化再向外环境输出加工处理过的物质、能量和信息。外部环境包括气候、水、土壤、阳光、空气，以及

作业条件、精神生活因素，他们交互在一起，错综复杂，不断变化。

医学在现代科学技术的基础上，正在向微观和宏观两个方向迅速发展。向微观的深入，既是向亚细胞、分子，直到量子层次深入，也是向生命活动和疾病过程的内在机理深入。向宏观的扩展，既是向人体整体、人群、生态环境方向的扩展，又包括医学与社会学日益紧密的结合，医学的社会职能不断得到加强。现代医学向这两个方向的纵深发展，又相互结合，相互渗透，相互交叉，形成一种综合研究发展的趋向。向微观深入，是生命科学和医学科学自身发展的要求，也是医疗实践日益迫切提出的客观要求。随着分子生物学的发展和向医学的渗透，形成了分子生理学、分子病理学、分子药理学、分子遗传学、分子免疫学等，直接推动了医学研究从现象的描述进入对内在机理的分析。了解这种整体与局部的观念，将有助于战创伤与伤后的组织修复学的研究。

目前，现代医学的发展，日益具有微观与宏观相结合的特点。向微观的深入，使人们能够说明整体联系中各个部分的复杂变化和相互关系，形成对整体复杂系统的本质说明；而对生命活动中的宏观现象的研究，则揭示了局部变化的前提和现实过程中的相互关系，推动着对微观变化的探讨。所以，微观的深入和宏观的研究是相互推动的，两者的结合是客观的、必然的。复杂的生命活动，正是各个部分按照一定关系有规律地相互结合的结果，现代医学中微观与宏观的结合，必将导致对生命活动本质认识上的飞跃。

神经、内分泌以及激素变化对皮肤修复与再生的影响近来已受到人们的高度重视。从解剖层面上看，随着近年来对皮下组织及皮肤附件，特别是脂肪细胞、间质细胞认识的深入，已将脂肪组织不仅仅看成是能量贮存器官，而且将其作为性激素的代谢器官以及内分泌器官。脂肪组织能够产生大量的生物活性肽，包括脂肪因子（adipokines）和瘦素等，在局部与脂肪细胞表面特异性受体结合以自分泌和旁分泌的形式发挥作用。从功能上讲，哺乳类动物种群间皮肤的功能或多或少有些不同。其中人类皮肤的功能主要有维持内环境的稳定（endogenous homeostasis），如调节体温和体液平衡；参与物质代谢，如维生素 D 合成；进行感觉传入；阻挡外来损伤，如感染、机械性损伤、紫外线照射。另外，也是构成机体免疫系统最初始、最基础的部分。除了最初发现的皮肤所具有的这些功能之外，越来越多的证据显示，皮肤是一个具有极大活性的"生物工厂"，能够合成或参与许多生物活性物质（如结构蛋白、糖蛋白、脂质和信号分子）的代谢。人们对皮肤功能的认识变得更加明确和完整，免疫 - 神经 - 内分泌系统交互作用（cross-talk），为皮肤组织修复与再生方面的研究开辟了诸多新领域，引发了许多新思路。

二、创伤后组织修复研究由被动修复向主动修复发展

创伤、外科手术、器官移植以及其他一些严重疾病过程对脏器的损伤作用及其后果已愈来愈受到人们的重视，并竞相开展有关其发生机制与防治的研究。传统治疗方法主要以"保"为主，即通过受损脏器的自我修复为主，等待受损脏器自身的新陈代谢而产生自愈。这种被动的修复方式不仅延长治疗时间，易导致一系列不良并发症发生，同时也加重了患者的心理负担与经济负担，对治疗

极其不利。20世纪80年代有关生长因子对创伤修复作用的研究，使人们对现代创伤修复概念的认识发生了根本变化，一是修复的内涵已从单纯的体表创面修复扩展到了内脏以至全身；二是通过人工干预，创面愈合的自然过程可以得到某种程度的"促进"或"加速"。在这一现代认识的指导下，有关生长因子对创伤修复作用的研究已成了近10年来组织修复领域研究的热点。采用生长因子促进受损组织损伤主动修复的理论基础来源于在胚胎发生、组织生长等生物学过程中生长因子与系统器官的相互依存与相互作用。研究表明，在胚胎发育早期的肝脏、胰腺、胃肠道等组织，已发现表皮细胞生长因子（EGF）、胰岛素样生长因子（IGF）、肝细胞生长因子（HGF）以及转化生长因子（TGF）等细胞因子的基因表达增加以及随器官胚胎发育以上生长因子mRNA水平增高等现象。以上事实从一个方面说明生长因子是这些器官固有的成分之一，它们不仅参与了脏器的胚胎发生等过程，同时对成熟脏器生长的维持与修复也有重要作用。

三、创伤后组织修复研究由解剖性修复向功能性修复发展

理想的创面愈合与组织再生修复应当是使受创组织无论从解剖结构到生理功能均能达到完全彻底的修复。目前这一现象只能在胎儿皮肤修复中看到。临床工作中，大量的组织修复结果是受创组织的解剖结构基本得以恢复，而其生理功能只得到部分恢复，在受创部位还得留下部分瘢痕组织。除此之外，还有两种修复异常现象，我们称之为修复失控，这是我们所面对的和需要解决的主要问题。一种是大面积全层皮肤烧伤后的瘢痕愈合，虽然患者保全了生命，但由于大面积的瘢痕中没有汗腺、皮脂腺和毛囊等皮肤附属器，因此使得这些患者不能排汗调节体温而存在严重的生理功能障碍，降低了生活质量。另外，由于瘢痕增生和（或）出现瘢痕疙瘩，严重地影响患者的身心健康，有的甚至不能融入社会生活，使生活质量明显下降。另一种是创伤愈合不足或愈合困难，导致慢性溃疡形成。难以愈合的慢性溃疡、瘢痕增生是修复失控的两种不同表现形式。尽管修复失控不像癌症那样迅速致人死亡，但由于它们发生在体表，病程长，治疗困难，费用高，所以它们确实给患者带来极大的痛苦，严重影响患者的生活质量。为了使修复失控得以解决，我们提倡大力开展组织修复由解剖修复到功能性修复的基础研究。一方面是希望医学家重视在创伤早期救治中考虑到患者后期的功能康复问题，尽力避免功能丧失；另一方面希望通过深入细致的基础研究以获得突破，为临床治疗学带来一场革命打下基础。目前国内外对开展创伤组织的功能性修复的研究均给予了足够的重视，其研究的焦点主要集中在深入探索组织再生修复的发生机制以及如何将组织再生修复领域内的高新生物技术转化为临床治疗手段等方面。特别是我们提出的"实现多种损伤组织在损伤部位的同步修复与再生"目标，标志着该领域一个新的攻关方向已经形成，其目标更加具体，前途更加美好。

四、创伤后组织修复研究由重视基础研究向临床转化和精准治疗发展

转化医学于1993年首次见诸文献，也称为转化医学研究模式（clinical translational research，CTR）。2003年，美国国立卫生研究院（NIH）制定了发展生物医学的长期计划，2004年初步投入1.25亿美元，到2009年投入总额达到20亿美元，最重要的目标之一是培养拥有不同专业背景，在基础

科研和临床工作间互相协作研究的新研究团队，到 2012 年，全美将成立 60 个临床与转化科学中心（Clinical and Translational Science Centers，CTSCs）。在烧创伤研究领域，转化医学得到科研工作者的广泛关注。2010 年 9 月中国科协第 218 次青年科学家论坛在重庆召开，主题即为"转化医学引领烧伤研究的思考与对策"，会上青年科学家们就烧伤临床营养、脓毒症、创面修复与干细胞、糖尿病创面等研究领域的转化前景进行了深入讨论。在 2011 年 6 月召开的以"再生医学与转化医学"为主题的第八届全国烧伤救治专题研讨会上，盛志勇院士强调了转化医学的重要性，肯定了烧伤专业从临床到基础研究再到临床的转化意义，众多专家对即"从实验室到病床，再从病床到实验室"（bench to bedside and bedside to bench，简称 B2B) 的重要性进行了深度解读。中国科学院《中国至 2050 年人口健康科技发展路线图》和中国工程院《中国工程科技中长期发展战略研究》等科技规划中，都把再生医学列为重大研究方向。卫生部组织制定了《组织工程化组织移植治疗技术管理规范（试行）》，并将干细胞技术归入"第三类医疗技术"进行管理。最近，相关部门又进一步加强了对干细胞治疗的管理。与此同时，学术界先后于 2005 年、2010 年和 2015 年召开了 3 次"再生医学"香山科学会议，充分讨论了再生医学在中国发展的理念、范围、重点突破方向、技术路线以及需要解决的关键科学问题等，这些都为中国再生医学今后的发展打下了良好的基础并提供了相关保证。付小兵院士指出，中国的组织修复与再生不仅积极与国际主流方向接轨，同时也突出了自己的创新特点和独特的研究思路，这就是将基础研究的成果通过转化医学的理念，在某些关键领域实现理论与技术突破，尽快将相关成果应用到组织修复与再生的各个领域，并希望能够尽快造福于损伤患者。当然，存在的问题也是比较突出的，一方面原创性的东西还不多，特别是一些创新的理念和能够引领潮流的研究方向还不多；另一方面转化的效率还比较低，整体研究的优势还不是很突出，需要进一步关注和加强。总体来讲，通过进一步深入研究，今后一段时间中国的再生医学可能会在干细胞诱导分化与多种损伤组织同步修复与再生、组织工程大器官的构建、组织工程产品从基础研究走向规模化应用、涉及再生医学的制度和法规的进一步建立和完善以及再生医学转化基地的规模化建设等方面取得实质性进展和突破。

精准医学来源于 2015 年初美国总统奥巴马的国情咨文，其核心理念并不陌生，它旨在将个体差异纳入疾病预防和治疗的策略中考虑，其基础在于通过 DNA 测序和基因组学分析，对疾病做到更好地量体裁衣，进行更加有针对性的治疗。一般来讲，精准医学目前还在挖掘数据、寻找证据阶段，并且把目标定位在更加微观的基因上，试图采用大数据的方式寻找到过去不曾发现的证据，把它用于对疾病开展更加有针对性的治疗。

在创伤领域，如何科学、规范和更加理性地应用这些新的概念与理论指导战创伤治疗是大家应当考虑的问题。如前所述，转化医学在战创伤和组织修复与再生医学领域具有很好的实践，许多新的治疗技术、方法和产品就是来源于在实践中创新的理论转化为临床治疗的实践。同时，精确地清创、精准地缝合伤口等，实际上就是精准医学在战创伤救治领域的实践和应用。目前来看，战创伤发生尽管具有一定基因因素的影响，特别是并发症发生可能涉及部分基因的参与，但总体说来，精准医学在战创伤治疗和组织修复与再生领域是一个系统的过程，不必把救治成功率完全寄托在基因的改变上。应当注意，传统创伤救治往往着重于对具体部位、具体机制的救治研究。而往往对涉及多个器官、多种机制以及多个调控水平的多发伤，在其治疗、预后的研究及临床实践等都较为薄弱。转化医学对于创伤临床实践的重要推动作用，将在以下方面体现出来：①多发伤及危重伤预后预测。建立更为敏感和高效的高危患者预警诊断技术，早期发现具有不良预后倾向的患者。②对现有诊疗技术进行系统生物学导向的再评价，筛选更具针对性和特异性的诊疗或诊疗组合方案。③损伤修复及再生。结合新材料及新技术，发展针对中枢神经损伤、大面积组织缺损及复杂创面的修复技术。

　　我国创伤研究及实践必须积极主动地投身于这场由转化医学掀起的浪潮之中，唯有如此才能在未来国际同行的激烈竞争中获得一席之地。在未来的几十年，创伤领域内必将出现进一步把医学实践与实验室紧密结合，以产出临床可用成果为导向的研究和研究机构，从而极大提高创伤医疗的服务水平。作为世界上人口最多、创伤发生人数和危重创伤人数也居于前列的国家，我们应把握趋势，创立一批具有国际先进水平的创伤转化医学研究机构，为人类健康做出更大贡献。

（程飚　杨思明　付小兵）

参 考 文 献

[1] Cai S, Fu XB, Sheng ZY. Dedifferentiation: A new approach in stem cell research[J]. BioScience, 2007, 57(8): 655-662.

[2] Cai S, Pan Y, Fu XB, et al. Dedifferentiation of human epidermal keratinocytes induced by UV in vitro[J]. J Health Science, 2009, 55(5): 709-719.

[3] Chen W, Fu XB, Ge SL, et al. Differential expression of matrix metalloproteinases and tissue-derived inhibitors of metalloproteinase in fetal and adult skins[J]. IJBCB (Int J Biochem Cell Biol), 2007, 39: 997-1005.

[4] Cobb JP. Injury research in the genomicera[J]. Lancet, 2004, 363: 2076.

[5] Fu XB, Fang LJ, Li XK, et al. Enhanced wound healing quality with bone marrow mesenchymal stem cells autografting after skin injury[J]. Wound Rep Reg, 2006, 14(3): 325-335.

[6] Fu XB, Han B, Cai S, et al. Migration of bone marrow-derived mesenchymal stem cells induced by TNF-α and its possible role in wound healing[J]. Wound Rep Reg, 2009, 17(2): 185-191.

[7] Fu XB, Li HH. Mesenchymal stem cells and skin regeneration: possibility and questions[J]. Cell Tissue Res, 2009, 335: 317-321.

[8] Fu XB, Li JF, Sun XQ, et al. Epidermal stem cells are the source of sweat glands in human fetal skin: evidence of synergetic development of stem cells, sweat glands, growth factors, and matrix metalloproteinases[J]. Wound Rep Reg, 2005, 13(1): 102-108.

[9] Fu XB, Qu ZL, Sheng ZY. Potentiality of mesenchymal stem cells in regeneration of sweat glands[J]. J Surg Res, 2006, 136: 204-208.

[10] Fu XB, Shen ZY, Chen YL, et al. Randomized placebo controlled trial of use of topical recombinant bovine basic fibroblast growth factor for second degree burns[J]. Lancet, 1998, 352(21): 1661-1664.

[11] Fu XB, Sun TZ, Li XK, et al. Morphological and distribution characteristics of sweat glands in hypertrophic scar and their possible effects on sweat gland regeneration[J]. Chin Med J, 2005, 118(3): 186-191.

[12] Fu XB, Sun XQ, Li XK, et al. Dedifferentiation of epidermal cells to stem cells in vivo[J]. Lancet, 2001, 358: 1067-1068.

[13] Gause WC, Wynn TA, Allen JE. Type 2 immunity and wound healing: evolutionary refinement of adaptive immunity by helminths[J]. Nat Rev Immunol, 2013, 13(8): 607-614.

[14] Han WD, Chen MX, Li MR, et al. Acclimatized induction reveals the multipotency of adult human undifferentiated keratinocytes[J]. Cellular Reprogram, 2010, 12(3): 283-294.

[15] Han WD, Zhao YL, Fu XB. Induced pluripotent stem cells: the dragon awakens[J]. Bioscience, 2010, 60(4): 278-285.

[16] Huang S, Fu XB. Cell behavior on microparticles with different surface morphology[J]. J Alloys Comp, 2010, 493(1-2): 246-251.

[17] Huang S, Xu Y, Wu C, et al. In vitro constitution and in vivo implantation of engineered skin constructs with sweat glands[J]. Biomaterials, 2010, 31(21): 5520-5525.

[18] Huang S, Yao B, Xie J, et al. 3D bioprinted extracellular matrix mimics facilitate directed differentiation of epithelial progenitors for sweat gland regeneration[J]. Acta Biomater, 2016, 32: 170-177.

[19] Huang S, Zhang Y, Tang L, et al. Functional bilayered skin substitute constructed by tissue-engineered extracellular matrix and microsphere-incorporated gelatin hydrogel for wound repair[J]. Tissue Eng Part A, 2009, 15(9): 2617-2624.

[20] Li HH, Fu XB, Ouyang YS, et al. Adult bone marrow derived mesenchymal stem cells contribute to wound healing of skin appendages[J]. Cell Tissue Res, 2006, 326(3): 725-736.

[21] Li HH, Fu XB, Zhang L, et al. Comparison of proliferating cells between human adult and fetal eccrine sweat glands[J]. Arch Dermatol Res, 2008, 300: 173-176.

[22] Li HH, Zhou G, Fu XB, et al. Antigen expression of human eccrine sweat glands[J]. J Cutane Pathol, 2009, 36: 318-324.

[23] Li M, Chen M, Han W, et al. How far are induced pluripotent stem cells from the clinic[J]. Ageing Res Rev, 2010, 9(3): 257-264.

[24] Liu N, Huang S, Yao B, et al. 3D bioprinting matrices with controlled pore structure and release function guide in vitro self-organization of sweat gland[J]. Sci Rep, 2016, 6: 34410.

[25] Mani R, Teot L, Shukla V. Wound healing and global action on poverty and development[J]. Int J Low Extrem Wounds, 2007, 6(4): 241-242.

[26] Mulder G, Wallin K, Tenenhaus M. Regenerative materials that facilitate wound healing[J]. Clin Plast Surg, 2012, 39(3): 249-267.

[27] Sheng ZY, Fu XB, Cai S, et al. Regeneration of functional sweat gland-like structures by transplanted differentiated bone marrow mesenchymal stem cells[J]. Wound Rep Reg, 2009, 17(3): 427-435.

[28] Shieh SJ, Vacanti JP. State of the art tissue engineering: From tissue engineering to organ building[J]. Surgery, 2005, 137(1): 1-7.

[29] Si YL, Hao HJ, Zhao YL, et al. MSCs: biological characteristics, clinical applications and their outstanding concerns[J]. Ageing Res Rev, 2011, 10(1): 93-103.

[30] Sun X, Fu X, Han W, et al. Can controlled cellular reprogramming be achieved using microRNAs[J]. Ageing Res Rev, 2010, 9(4): 475-483.

[31] Sun XY, Fu XB, Sheng ZY. Cutaneous stem cells: Something new and something borrowed[J]. Wound Rep Reg, 2007, 15: 775-785.

[32] Xie J, Yao B, Han Y, et al. Skin appendage-derived stem cells: cell biology and potential for wound repair[J]. Burns Trauma, 2016, 4: 38.

[33] Yang J, Zhao YL, Wu ZQ, et al. The single-macro domain protein LRP16 is an essential cofactor of androgen receptor[J]. Endocr Relat Cancer, 2009, 16(1): 139-153.

[34] Yao B, Xie J, Liu N, et al. Identification of a new sweat gland progenitor population in mice and the role of their niche in tissue development[J]. Biochem Biophys Res Commun, 2016, 479(4): 670-675.

[35] 冯志凯, 刘华. 伤口愈合机制的研究进展 [J]. 中华外科杂志, 2012, 50(4): 368-372.

[36] 付小兵, 程飚, 盛志勇. 生长因子应用于临床创伤修复——十年的主要进展与展望 [J]. 中国修复重建外科杂志, 2004, 18(6): 508-512.

[37] 付小兵, 程飚, 盛志勇. 有关创伤修复与组织再生的现代认识 [J]. 中华危重病急救医学, 2002, 14(2): 67-68.

[38] 付小兵, 程飚. 病理性瘢痕治疗现状与展望 [J]. 中华整形外科杂志, 2006, 22(2): 146-149.

[39] 付小兵, 程飚. 进一步拓宽创伤修复与组织再生的研究思路 [J]. 中华烧伤杂志, 2006, 22(5): 327-330.

[40] 付小兵, 程飚. 进一步重视病理性瘢痕发生机制的研究 [J]. 中国修复重建外科杂志, 2005, 19(1): 1-5.

[41] 付小兵, 程飚. 重视神经、内分泌与免疫机制在皮肤修复与再生中作用的研究 [J]. 中国修复重建外科杂志, 2006, 20(4): 331-335.

[42] 付小兵, 李建福, 盛志勇. 表皮干细胞: 实现创面由解剖修复到功能修复飞跃的新策略 [J]. 中华烧伤杂志, 2003, 3(1): 5-7.

[43] 付小兵, 盛志勇. 现代高新技术与创伤以及创伤修复 [J]. 中华危重病急救医学, 2000, 12(8): 451-453.

[44] 付小兵, 盛志勇. 新型敷料与创面修复 [J]. 中华创伤杂志, 1998, 14(4): 247-249.

[45] 付小兵, 杨思明. 中国的再生医学与烧伤救治 [J]. 中华烧伤杂志, 2013, 29(2): 102-104.

[46] 付小兵，程飚 . 创伤修复和组织再生几个重要领域研究的进展与展望 [J]. 中华创伤杂志，2005, 21: 40-44.

[47] 付小兵，程飚 . 伤口愈合的新概念 [J]. 中国实用外科杂志，2005, 25: 29-32.

[48] 付小兵，王正国，吴祖泽 . 再生医学：基础与临床 [M]. 北京：人民卫生出版社，2013.

[49] 付小兵，王正国，吴祖泽 . 再生医学：原理与实践 [M]. 上海：上海科学技术出版社，2008.

[50] 付小兵，王正国，吴祖泽 . 再生医学：转化与应用 [M]. 北京：人民卫生出版社，2016.

[51] 付小兵，吴志谷 . 现代创伤敷料理论与实践 [M]. 北京：化学工业出版社，2007.

[52] 付小兵，程飚，唐金树 . 中华战创伤医学：战创伤修复、再生与康复 [M]. 郑州：郑州大学出版社，2016.

[53] 付小兵，王正国，李建贤 . 中华创伤医学 [M]. 北京：人民卫生出版社，2013.

[54] 付小兵 . 创面治疗中的转化医学：部分成果的研发和转化应用与思考 [J]. 中华烧伤杂志，2014, 30(1): 3-5.

[55] 付小兵 . 对组织再生和再生医学发展的再思考 [J]. 中华烧伤杂志，2011, 27(1): 1-2.

[56] 付小兵 . 进一步重视体表慢性难愈合创面发生机制与防治研究 [J]. 中华创伤杂志，2004, 20(8): 449-451.

[57] 付小兵 . 进一步重视新老技术对战（创、烧）伤创面修复的作用 [J]. 创伤外科杂志，2007, 9(4): 293-295.

[58] 付小兵 . 十年磨一剑：中国创伤医学十年的创新成果与转化应用 [J]. 中华创伤杂志，2014, 30(1): 2-5.

[59] 付小兵 . 细菌生物膜形成与慢性难愈合创面发生 [J]. 创伤外科杂志，2008, 10(5): 416-417.

[60] 付小兵 . 中国的再生医学研究：需求与转化应用 [J]. 解放军医学杂志，2012, 37(3):169-171.

[61] 付小兵 . 组织再生：梦想、希望和挑战 [J]. 中国工程科学，2009, 11(10): 122-128.

[62] 郭恩覃 . 我国整形外科的历史和展望 [J]. 第二军医大学学报，2005, 26(1): 2-3.

[63] 郝艳兵，张琦，张荣平 . 创伤修复的研究进展 [J]. 中国民族民间医药，2012, 9: 59-60.

[64] 侯春林 . 中国显微外科发展历程 [J]. 中华创伤骨科杂志，2005, 7(1): 16-18.

[65] 蒋建新，王正国，尹志勇 . 战创伤研究进展 [J]. 人民军医，2007, 50(1): 2-24.

[66] 李青峰 . 严重创伤畸形的修复与功能重建研究进展 [J]. 上海交通大学学报（医学版），2012, 32(9): 1251-1253.

[67] 穆广态 . 创伤骨科与显微外科修复 [J]. 宁夏医学杂志，2013, 35(8): 673.

[68] 钱玉鑫，芦立轩，侯强，等 . 爆炸性四肢软组织战伤特点及其早期修复的研究进展 [J]. 创伤外科杂志，2012, 14(1): 80-82.

[69] 盛志勇，付小兵 . 深入开展组织由解剖修复到功能性修复的应用基础研究 [J]. 中华外科杂志，2002, 18(1): 7-8.

[70] 谭颖徽 . 现代战伤特点和口腔颌面部火器伤处理原则 [J]. 中华口腔医学杂志 , 2006, 41(11): 690-693.

[71] 田玥 , 刘莺莺 , 汪爱媛 . 四肢战伤高发生率、高伤残率特点及致残原因分析 [J]. 武警医学 , 2012, 23(9): 747-749.

[72] 王玲 . 高技术战争条件下战伤救治原则探讨 [J]. 西南国防医药 , 2005, 15(2): 223-224.

[73] 王正国 . 分子创伤学 [M]. 福州 : 福建科学技术出版社 , 2004: 68-230.

[74] 王正国 . 外科学发展的回顾与展望 [J]. 中国医科大学学报 , 2013, 42(4): 289-292.

[75] 王正国 . 外科学与野战外科学 [M]. 北京 : 人民军医出版社 , 2007: 3.

[76] 岳茂兴 . 现代特种战伤特点及其对策 [J]. 人民军医 , 2003, 46(1): 3-4.

第二章　组织修复和再生的细胞学基础：细胞去分化与组织修复和再生

第一节　细胞去分化的普遍性与组织修复和再生的确定性意义

一、组织修复和再生：从低等动物到哺乳动物和细胞去分化

组织修复和再生是普遍存在的现象，是生物在自然环境下长期生存的必然条件。但不同生物之间组织修复和再生能力千差万别。一些低等非脊椎动物（如水螅和涡虫）当被水平截断后，身体两部分各自能完全再生一个新的个体；低等脊椎动物如两栖爬行类的蝾螈能再生四肢、视网膜、晶状体、脊髓和尾巴等；鱼类中的斑马鱼能再生心脏和鱼鳍等；高等的脊椎动物，例如哺乳动物，却不能完全再生组织和器官，只能进行简单愈合和纤维化修复。

不同生物之间修复和再生能力的差异与其采用的再生细胞学机制相关。再生主要分为两种类型：变形再生（morphallaxis）和新建再生（epimorphosis）。变形再生依赖组织中现已存在的干细胞分化为所需细胞，该过程并不需要细胞分裂增殖。新建再生依赖已存在的干细胞或者通过成熟细胞去分化而来的干/祖细胞，这些细胞在损伤附近分裂、增殖、再分化，最终替代损伤丢失的细胞。涡虫和水螅进行变形再生，主要是因为它们身体中含有大量的全能性或者多能性的干细胞。蝾螈和斑马鱼的再生是依赖成熟细胞去分化进行新建再生。哺乳动物成年个体中，身体各种组织和器官中残留的干细胞数量极少，尚不能维持损伤后修复和再生。

在哺乳动物中发现几种成熟细胞去分化参与组织修复再生。外周神经损伤后，神经膜细胞（schwann cell）发生去分化、增殖、迁移和再分化为新生的神经膜细胞，进而为外周神经轴突的再生提供营养和支架支持。当肾脏在急性损伤后，近端肾小管上皮细胞发生去分化，增殖和迁移到损伤部位，参与修复损伤的肾小管。不幸的是，哺乳动物大部分组织和器官中成熟细胞不能在损伤后自发性地去分化为有增殖能力的干细胞。因此，诱导成熟细胞去分化是促进哺乳动物组织修复和再生的重要途径。

本节主要概述了损伤后细胞去分化的普遍性以及在各种组织和器官修复和再生过程中的作用和意义。

二、细胞去分化的定义

生物的发育最早来源于全能干细胞，例如哺乳动物的受精卵。全能干细胞进一步分裂和增殖形成多能性干细胞（例如胚胎干细胞）。胚胎干细胞在发育的过程中，不断地分裂、增殖和分化，形成各种组织和器官中特定干细胞或者祖细胞，逐渐限定为单能干细胞或者前体细胞，最后分化为某种特定的成熟细胞（见图 2-1）。这些成熟细胞具有各自的形态、功能和生理特征，是构成各种组织的细胞基础。一般说来，成熟的细胞是非常稳定的，不能分裂和增殖。

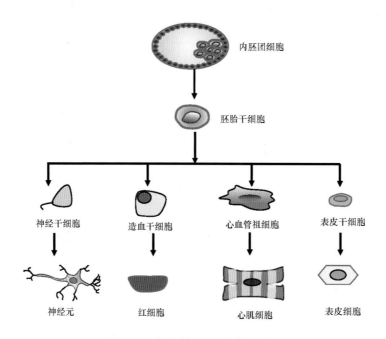

图 2-1　多能性干细胞分化过程

去分化现象是指已经分化成熟细胞再回到未分化或者不成熟的状态。在形态方面，细胞发生明显的改变，丧失了原有细胞的特定形态，细胞变得更小，细胞器更少，核浆的比例增大；在基因表达方面，成熟分化相关的基因表达下降，而胚胎发育和细胞增殖相关的基因表达上升；在细胞周期方面，细胞重新进入细胞周期，进行分裂和增殖。结果是通过去分化细胞重新获得了增殖和分化潜能。

个体发育过程中，胚胎干细胞通过分裂、增殖和分化，形成限制性多能性干细胞或者单能干细胞，最后分化成组织特异性的成熟细胞。

三、表皮细胞去分化与皮肤再生

皮肤是身体中最大的器官，同时也是更新速度最快的器官。表皮基底层存在表皮干细胞，正常生理状态下，表皮干细胞增殖和分化替代衰老脱落的角质层细胞，维持表皮的动态平衡。当皮肤遭受严重烧（创）伤时，大量表皮干细胞被破坏，数量上不足以重建新的皮肤。因此，获得表皮干细胞是皮肤严重损伤后修复和再生的关键。2001 年，付小兵等在杂志 *Lancet* 中率先报道已分化表皮细胞去分化为表皮干细胞现象。患者的腿部创伤溃疡经重组人表皮生长因子（recombinant human epidermal growth factor，rhEGF）处理后，取组织活检进行免疫组化检测，作者发现在新生表皮的棘层和颗粒层中检测出表皮干细胞标志物 β1-integrin 和 CK19；然而在正常皮肤中，棘层和颗粒层细胞是已经分化的表皮细胞，这两层并不表达 β1-integrin 和 CK19。该研究首次证实了在皮肤损伤条件下，已分化的表皮细胞去分化形成新的表皮干细胞。随后在各种皮肤损伤模型中也发现表皮细胞去分化现象。将患者包皮基底层干细胞去除后制成表皮薄片，用 DAPI 标记表皮薄片，然后将其移植到皮肤全层损伤的裸鼠模型身上；在存活的表皮薄片棘层和颗粒层中发现同时表达 DAPI 和表皮干细胞标志物 β1-integrin、CK19 和 CK14。从表皮薄片中分离出去分化的表皮细胞，去分化的表皮细胞呈现出表皮干细胞的特征。这说明将表皮薄片移植到皮肤创口上同样能诱导表皮细胞去分化。Mannik 等提供了更有力的证据证实表皮细胞去分化现象。他们采用 Cre/lox 遗传标记报告系统追踪体外培养的已分化表皮细胞在移植到小鼠的筋膜后的行踪。在移植初期，他们发现表皮细胞发生去分化。去分化的表皮细胞随后再分化形成表皮、毛囊和皮脂腺，这充分表明表皮细胞去分化形成表皮干细胞。直接用肝细胞生长因子（hepatocyte growth factor，HGF）处理糖尿病大鼠伤口后，能加速伤口的再上皮化，其作用机制可能是促进已分化表皮细胞的去分化。

在体外培养条件下，表皮细胞同样能发生去分化。利用碱性成纤维细胞生长因子（basic fibroblast growth factor，bFGF）处理表皮细胞能诱导其去分化为表皮干细胞。去分化的表皮细胞表达 β1-integrin、CK19 和 CK14，并能重建复层的表皮替代物。有研究报道紫外线照射可使表皮细胞发生去分化。但值得一提的是，紫外线照射有损害 DNA 作用，存在着致癌的风险。

上述研究共同说明分化的表皮细胞能够在生物、物理和化学的刺激下重新返回到未分化的状态，获得干细胞的特性。因而促进表皮细胞去分化是改善皮肤创面修复和再生的重要途径。

四、肾脏细胞去分化与肾脏损伤后修复和再生

急性肾损伤（acute kidney injury，AKI），是一种急性肾脏分泌功能损失的临床综合征。此疾病常常是由缺血性损伤或者毒性刺激引起，如常见的收缩血管药物、造影剂、脓毒症引起的低血压、手术或者创伤性大出血。在这些情况下，局部组织缺氧和大量代谢物堆积，导致肾小管上皮细胞损伤。尤其是近端肾小管遭受损伤最为严重，小管上皮细胞骨架完整性和极性迅速丧失，从基底膜脱落坏死，造成肾小球滤过液流入间质。

在正常情况下，人和鼠等哺乳动物的肾脏在经历了轻度缺血性或毒性损伤后能恢复到正常功能。

脱落坏死的肾小管上皮细胞可被新生的肾小管上皮细胞替代。细胞谱系示踪技术揭示存活的近端肾小管上皮细胞去分化是新生小管上皮细胞的主要来源。周围存活的肾小管上皮细胞在损伤的刺激下发生去分化，变成具有增殖能力和未分化的细胞（见图 2-2）。正常的肾小管上皮细胞是柱状或者椭圆形的，具有丰富的黏着连接。发生去分化后细胞丧失顶端－底端极性，变成扁平长形状，细胞间缺乏紧密连接。在基因表达层面，在缺血性损伤或者过氧化氢引起的氧化损伤或叶酸引起的损伤肾小管模型中，去分化的小管上皮细胞重新表达胚胎时期后肾间质细胞标志物波形蛋白（vimentin），而 vimentin 在正常肾小管上皮细胞中并不表达。后肾间质细胞表达的神经细胞粘连因子（neural cell adhesion molecule，NCAM）也在损伤后重新表达。在肾脏损伤后，胚胎时期的转录因子 Pax2 在肾小管上皮细胞中重新表达。之外，去分化的肾小管上皮细胞还表达 Kim1、Annexin A3、CD44、CD133 和 CD24 等未分化标志物。上述基因表达的改变说明肾小管上皮细胞的基因程序已经返回到未分化细胞的状态。发生去分化后，肾小管上皮细胞迁移能力增强。同时细胞增殖能力增强，在基底膜周围明显检测出同时表达肾小管上皮细胞标志物和细胞增殖相关标志物 PCNA、Ki67 和 BrdU 等。去分化肾小管上皮细胞迁移到肾小管上皮细胞发生坏死或凋亡区域，再分化为具有功能的肾小管上皮细胞，重新恢复肾小管上皮细胞的骨架结构和细胞极性，获得有功能的新的肾小管上皮细胞。

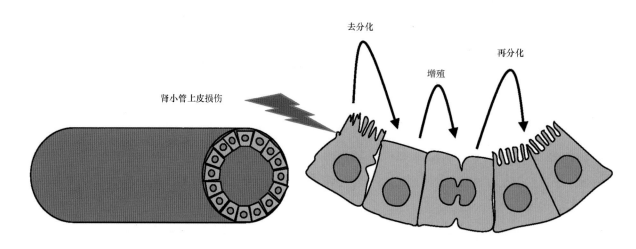

图 2-2　肾小管上皮细胞去分化参与肾脏再生

由此可知，肾小管上皮细胞去分化是急性肾损伤后肾脏内在修复和再生能力的细胞学基础。尽管肾小管有自我修复功能，但持续的肾损伤会超过肾小管自我修复能力，引起肾脏功能的恶化。因此增强肾小管上皮细胞自我修复能力是急性肾损伤后患者症状恢复的重要决定因素。弄清楚肾小管上皮细胞去分化的过程和分子机制，进而提高损伤后肾小管上皮细胞去分化的能力，有望改善肾脏在损伤后的自我修复能力。

急性肾损伤后，近端肾小管上皮细胞发生去分化，形成具有增殖能力的未分化细胞，增殖和再分化为新生的肾小管上皮细胞，参与肾单位的再生。

五、心肌细胞去分化与心脏损伤后修复和再生

哺乳动物心脏再生能力弱，梗死心肌基本上没再生的可能。然而斑马鱼却能完美再生被切除的心脏，完全恢复功能。当斑马鱼心脏的心室被切除20%后，损伤局部首先进行短暂的纤维化反应（形成血凝块和纤维蛋白沉积），以此闭合伤口和防止过度出血。在两周时间内，伤口附近的心肌细胞重新增殖，修复缺损的心肌。伤后60天，斑马鱼心脏完全再生（见图2-3）。在冷冻损伤斑马鱼心脏模型中，冷冻损伤可致25%左右的心室细胞坏死，更好地模拟了心肌梗死的病理过程。同样，斑马鱼在冷冻损伤后130天左右，残留的心肌细胞增殖并再生坏死的心脏组织。在基因缺陷引起的心肌细胞损伤模型（Z-CAT）中，通过在心肌细胞中特定敲除基因，引起60%的心肌细胞死亡，造成晚期心衰模型；在这种情况下，斑马鱼也能再生受损的心脏和完全恢复功能。3种模型共同说明斑马鱼的心脏具有强劲的再生能力。

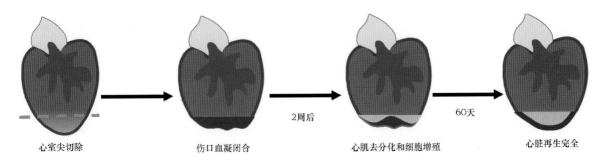

| 心室尖切除 | 伤口血凝闭合 | 心肌去分化和细胞增殖 | 心脏再生完全 |

图 2-3　斑马鱼心脏再生和心肌细胞去分化

研究发现斑马鱼心脏强大的再生能力归功于心肌细胞去分化。正常的斑马鱼心肌细胞具有排列有序的肌节和清晰的Z线。在心脏切除损伤后，损伤附近的心肌细胞互相之间发生分离，肌节解离，Z线缺失，形态上类似于胚胎时期的心肌细胞。与此一致，肌节相关基因表达下调。进一步发现这些去分化的细胞增殖能力变强，表达BrdU、磷酸化H3和PCNA等增殖标志物。同时，去分化的心肌细胞重新表达胚胎时期心肌发生相关基因Gata4等。胚胎时期心脏表达的Hand2基因也表达上调，有利于斑马鱼心肌细胞的增殖反应和心脏再生。Cre/lox谱系示踪技术显示具有增殖能力的心肌细胞来源于已经分化的心肌细胞。这些结果表明分化的心肌细胞发生去分化，重新获得增殖和分化潜能，这是斑马鱼心脏再生的细胞学基础。

成年哺乳动物丧失心脏再生能力，但新生小鼠却能再生心脏。然而，这种再生能力在生后1周丧失。研究发现心肌发育相关基因Gata4在生后1天高表达，而在生后7天急剧下降，与心脏再生能力丢失时期相对应。通过腺病毒导入Gata4能够明显改善生后7天小鼠心脏的再生能力。虽然哺乳动物成体心肌细胞在心脏损伤后不能自发启动去分化程序，但发现极少数心肌细胞在正常生理或者应急状态下重新进入细胞周期而增殖。有意思的是，在体外培养环境下纯化的成熟心肌细胞能够发生去分化形成心脏祖细胞，在表观遗传水平也发生了相应变化。将去分化的心肌细胞移植到梗死心肌小鼠模型上，能够改善小鼠心肌功能。最近发现心外膜细胞含有一种促进心肌再生的蛋白Follistatinlike 1（Fstl1）蛋白，将人源 Fstl1 蛋白通过心外膜贴片的方式贴在心肌梗死局部，能够刺激梗死周围存活的细胞重新进入细胞周期和分裂增殖，最终改善了心肌功能和存活情况。然而，这种蛋白在心肌梗死损伤后并不表达，也许是哺乳动物丢失心肌再生能力的一个重要原因。另一方面也提示哺乳动物心肌细胞存在去分化的潜能，诱导哺乳动物心肌细胞去分化将有望改善心肌再生能力。

六、视觉细胞去分化与视网膜修复和再生

视力是最重要感觉系统，视力丧失将对个人和社会造成巨大的身心和经济负担。视网膜是输入视觉信息最重要的器官，同时也最容易遭到创伤以及疾病（如青光眼、糖尿病视网膜病和黄斑变性）的破坏。视网膜神经元的死亡将严重降低视力，甚至导致全盲。

哺乳动物的视网膜在损伤后缺乏修复和再生能力，但低等动物如斑马鱼和两栖爬行类动物却能在视网膜损伤后完全再生视网膜神经元和恢复视觉。

蝾螈的视网膜在手术切除后或者血流供应破坏后能完全再生新的视网膜，这主要依靠的是视网膜色素上皮细胞去分化（retinal pigmented epithelial cells，RPEC）。当整个视网膜被切除后，视网膜色素上皮细胞互相分离，重新合成 DNA 和进入细胞周期。色素上皮细胞重新进入细胞周期与损伤后 MEK-ERK 通路激活相关，增强的 MEK-ERK 通路促使静止的视网膜色素上皮细胞进入细胞周期。紧接着视网膜色素上皮细胞丢掉色素，开始表达视网膜祖细胞标志物。去分化的视网膜色素上皮细胞获得增殖和分化的潜能，沿着 Bruch 膜分裂和分化形成新的上皮细胞，其中包含神经视网膜祖细胞和视网膜色素上皮细胞。外层细胞停止分裂，合成色素，重新构建视网膜色素上皮层，内层的细胞持续增殖和分化为各种视网膜神经元细胞，最后完整再生有功能的视网膜，详细过程（见图 2-4）。最近研究表示，视网膜色素上皮细胞首先去分化到一种特殊细胞状态，此时细胞既具有多能性，同时保留了成体的特征。去分化后的色素上皮细胞能进一步分化成神经视网膜层和视网膜色素上皮层。去分化后的视网膜色素上皮细胞向视网膜神经元定向分化是与视网膜损伤后转录因子 Pax6 表达增加密切相关的。因此，视网膜色素上皮细胞去分化是蝾螈视网膜再生的主要机制。

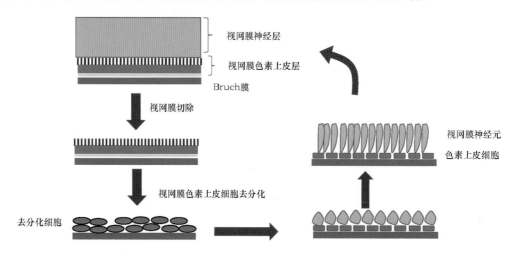

图 2-4　蝾螈视网膜再生和视网膜色素上皮细胞去分化

　　斑马鱼的视网膜也能在损伤后再生，主要依赖视网膜 Müller 细胞去分化。手术切除视网膜、神经元毒性损伤、遗传或光损伤后，Müller 细胞能发生去分化、增殖和再分化，再生出视网膜中各种神经元。去分化过程中，Müller 细胞首先降低表达胶质细胞标志物，开始表达视网膜祖细胞标志物。Müller 细胞特定基因 Rlbp1a 在急性光损伤后 4 h 内急剧表达下降，损伤 1 天后完全消失，胶质细胞标志物 GFAP 表达下调。与此相反，在热损伤或者光损伤 1 h 后，Müller 细胞开始表达神经干细胞标志物 Blbn 和多能性视网膜祖细胞标志物 Rx1，Müller 细胞还重新表达视网膜祖细胞标志物 Pax6 和 Vsx2。Six3 是负责脊椎动物眼睛发育的转录因子，在急性光损伤后，Müller 细胞表达 Six3b，并且发现 Six3b 的表达有利于 Müller 细胞来源的祖细胞增殖。在光损伤后 Müller 细胞来源的祖细胞中表达 Olig2。Olig2 的表达控制视网膜祖细胞向光感受器细胞和无长突神经细胞定向分化。去分化后的 Müller 细胞具有明显的多能性，能分化成各种视网膜神经细胞（见图 2-5）。研究报道，特定性损伤视网膜核层的各种神经元，去分化的 Müller 细胞都能迁移到相应的神经视网膜层，分化为特定的细胞类型。目前发现损伤神经元释放的 TNF-α 是诱导斑马鱼 Müller 细胞去分化的重要因子，更详细的去分化机制请参考其他综述。总之说明斑马鱼视网膜再生的细胞来源主要是视网膜 Müller 细胞去分化后获得的视网膜祖细胞。

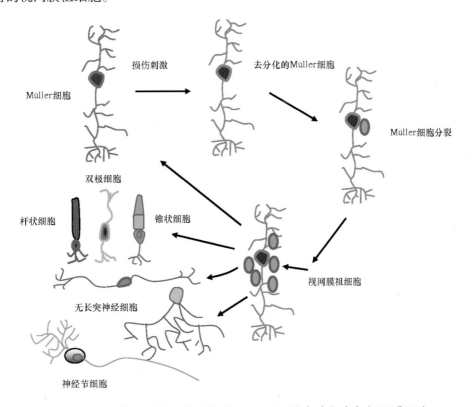

图 2-5　斑马鱼、刚出生的鸡和鼠 Müller 细胞去分化参与视网膜再生

　　同斑马鱼类似，刚出生的鸡和鼠的视网膜再生也依赖 Müller 细胞去分化。损伤刺激诱导 Müller 细胞去分化为视网膜祖细胞，视网膜祖细胞再分化为视网膜神经层中各种神经元。

　　刚出生的鸡视网膜再生同样依赖 Müller 细胞去分化。在 N- 甲基 -D- 天（门）冬氨酸（NMDA）

诱导的视网膜损伤模型中，鸡视网膜 Müller 细胞重新进入细胞周期后增殖，同时表达胚胎时期视网膜祖细胞标志物 Gash-1、Pax6 和 Vsx2。去分化来源的视网膜祖细胞迁移到视网膜内外核层，一些分化为视网膜神经元，但大多数保留为未分化状态。Müller 细胞去分化来源的视网膜祖细胞保持低水平的再分化潜能可以解释为什么刚出生鸡视网膜具有比较弱的再生能力。Müller 细胞去分化以及去分化来源的视网膜祖细胞增殖与鸡视网膜损伤后 Hedgehog 通路激活相关。除此之外，Wnt 信号通路和 mTor 信号通路损伤后激活也参与 Müller 细胞去分化为视网膜祖细胞的过程。

哺乳动物视网膜 Müller 细胞去分化能力就更弱。一般在视网膜损伤后，Müller 细胞只能被激活和过度增生，形成胶质瘢痕。小鼠丧失视网膜再生能力，最近发现可能与 Pax6 阳性的 Müller 细胞不能在光感受器细胞损伤后重新进入细胞周期和增殖有关。但发现大鼠 Müller 细胞在体外培养时，利用 bFGF 处理后，能够形成神经球并表达神经干细胞标志物 Sox2、Nestin 和 Musashi，也表达视网膜祖细胞标志物 Pax6 和 Rx1。在体内 NMDA 处理的小鼠或者大鼠模型中，再用 bFGF 或者视黄酸处理视网膜，Müller 细胞能重新增殖和表达祖细胞标志物 Pax6，并且少量去分化来源的祖细胞能再分化为双极细胞、棒状的视觉感受器细胞或者无长突神经细胞。这证明哺乳动物 Müller 细胞仍保留了低水平的去分化能力。在体外，谷氨酰胺或者 α-氨基乙二酸就能刺激 Müller 细胞去分化形成视网膜祖细胞。视网膜下注射谷氨酰胺或者 α-氨基乙二酸也能在体内诱导 Müller 细胞变成视网膜祖细胞。同样，人的 Müller 细胞在体外利用 bFGF 或者视黄酸处理后也能去分化为表达神经干细胞和视网膜祖细胞标志物的细胞。在体外，将转录因子 Ascl1 或者 Lin28b 转染入小鼠或者大鼠的 Müller 细胞，同样能诱导 Müller 细胞去分化为视网膜祖细胞。在体内，将 Ascl1 转染入小鼠 Müller 细胞后，当小鼠视网膜遭遇损伤时，小鼠能够像斑马鱼一样再生视网膜。通过人为方式可以诱导 Müller 细胞去分化，说明 Müller 细胞尚且具有去分化的潜能，只是在自然损伤状态下，不能启动去分化程序。因此，促进 Müller 细胞去分化，将可能改善哺乳动物视网膜修复和再生。

七、骨骼细胞和肌肉细胞去分化与骨骼肌肉系统再生

哺乳动物四肢在截断后不能再生，低等动物斑马鱼和蝾螈等却能完全再生新的肢体。肢体重要组成成分是骨骼和肌肉。小鼠骨骼的修复主要靠骨髓间充质干细胞分化为成骨细胞，而且只能在一定的损伤范围内才能达到骨骼愈合。然而，斑马鱼的鱼鳍骨性成分骨刺能完全再生，主要依赖成骨细胞去分化（见图 2-6）。当截断鱼鳍后，近端的成熟成骨细胞形态改变，表达细胞增殖标志物，提示成骨细胞发生去分化。Knof 等研究人员利用分子示踪技术标记成熟成骨细胞，发现当鱼鳍的远端被截断后，残端的成骨细胞下调成骨细胞分化相关的标志物如鲑鱼降钙素（osteocalcin）和成骨细胞特异性转录因子 Osterix，上调前体成骨细胞标志物如 Runx2b 和 Tenascin，证明鱼鳍截断后成骨细胞发生去分化进而变成了成骨细胞祖细胞。去分化的成骨细胞参与形成鱼鳍的再生芽基（blastema），并随后分化为成骨细胞，再生出新的骨刺，而成骨细胞去分化和再分化过程发现受到视黄酸的浓度动态变化调控。同样示踪标记表达 osteocalcin 的成骨细胞，发现在鱼鳍截断后，这些成骨细胞去分

化为成骨细胞的祖细胞，并产生新的成骨细胞。利用转基因技术发现再生的鱼鳍骨刺成分不包含来自其他类型的细胞，全是来自已经存在的成骨细胞去分化。除了鱼鳍再生，即使斑马鱼的头盖骨破坏后再生也是依靠成骨细胞的去分化。这些研究说明成骨细胞去分化是斑马鱼鱼鳍骨性成分再生的主要细胞学机制。

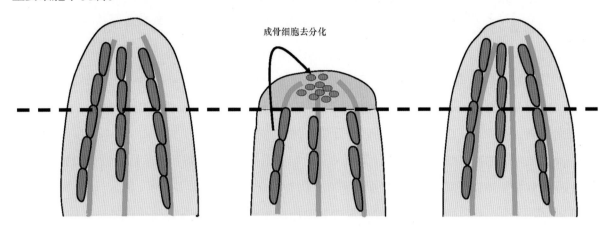

图 2-6　斑马鱼鱼鳍再生和成骨细胞去分化

　　成体蝾螈肢体再生过程中，肌肉成分的再生也依靠细胞去分化（见图 2-7）。在成体东方蝾螈（newt）肢体再生过程中，肌肉细胞去分化参与了肌肉的再生。使用若丹明 – 葡聚糖（rhodamine dextran）标记多核的肌管，Lo 等首次证明多核肌管去分化为单核肌细胞，并且去分化得来的细胞具有分裂和增殖的能力。BrdU 染色阳性显示这些肌管重新进入了细胞周期的 S 期。更有力的证据是通过体内用荧光标记单个肌纤维，发现肢体截断平面附近的多核肌纤维去分化形成了单核细胞。更具说服力的证据来源于 Sandoval-Guzman 等的实验。他们利用 Cre/lox 示踪技术，发现多核的肌纤维细胞会断裂成具有增殖能力的 Pax7（一种肌肉干细胞的标志物）阴性的单核细胞，并且这些细胞参与形成再生芽基。最近又发现程序性死亡的细胞诱导肌纤维去分化为肌肉祖细胞。这些去分化来源的肌细胞随后增殖和分化为新的肌纤维，再生出肢体的肌肉部分。有趣的是，东方蝾螈在不同发育时期，肢体肌肉的再生依靠不同的方式。在东方蝾螈幼虫阶段，依赖肌肉干细胞（卫星细胞）的增殖和分化进行再生肌肉；当蝾螈变形后，就转变成依赖肌肉细胞去分化而再生肌肉。这可能是由于幼虫时期，体内保留了充足的肌肉干细胞，能够在损伤后激活调动参与肌肉再生。随着发育，肌肉干细胞逐渐减少，成体蝾螈就不依赖肌肉干细胞，转而依赖肌肉细胞去分化。关于去分化参与蝾螈肢体肌肉再生的更多内容参考文献综述。

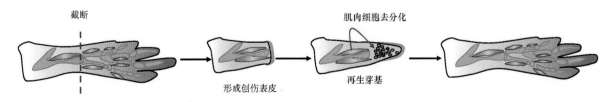

图 2-7　东方蝾螈肢体再生和肌肉去分化

八、神经膜细胞去分化和外周神经再生

外周神经损伤常导致部分或全部的运动、感觉和自主功能损失。尽管如此，哺乳动物的外周神经损伤后具有一定程度的再生能力。当外周神经损伤后，轴突可以缓慢地再生，一般每天可长 1～3 mm。然而外周神经的再生能力有限，随着外周神经损伤长度和损伤时间的延长，轴突的再生能力逐渐减弱。这与神经膜细胞支持轴突再生的能力逐渐减弱密切相关。在臂丛神经损伤的患者中，受损的神经元必须要长出 1 m 多长的轴突才能重新支配手上的肌肉和感觉器官，这需要花费几年的时间。在这段时间里，无神经支配的神经膜细胞逐渐萎缩，失去了支持轴突再生和生长的特性。因此，维持神经膜细胞支持再生的能力，是促进外周神经再生的关键，了解神经膜细胞支持再生的过程就尤为重要。

在外周神经损伤后，损伤远端的轴突与近端的神经元胞体解离，发生 Wallerian 变性。外周神经 Wallerian 变性时，神经膜细胞（又称施万细胞）和巨噬细胞被激活，溶解和清除远端轴突和髓鞘碎片，营造利于神经再生的微环境。激活神经膜细胞在外周神经再生中发挥重要作用。随着远端轴突解离，附近的神经膜细胞失去了与轴突的接触，神经膜细胞发生去分化，失去髓鞘化包裹轴突的功能，变成一种未分化的修复细胞（见图 2-8）。去分化的神经膜细胞能够吞噬髓磷脂和髓磷脂相关糖蛋白，分泌细胞因子吸引巨噬细胞到神经残端发挥功能。去分化的神经膜细胞围绕神经内膜管进而形成柱状结构 Bünger 带，为新生的轴突提供支架和营养支持。当神经轴突再生结束后，神经膜细胞再次与新生的轴突接触，包裹新生轴突形成髓鞘，使轴突恢复电生理传导功能。

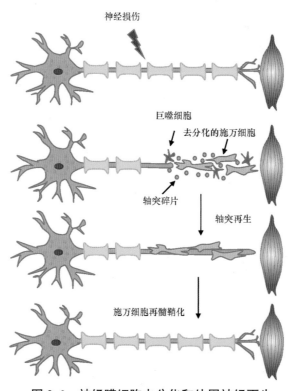

图 2-8 神经膜细胞去分化和外周神经再生

在神经膜细胞去分化过程中，形态、表型和功能方面发生了一系列的变化。首先失去了神经膜

细胞正常的分化的形态。与此同时，下调了髓鞘化神经膜细胞特征性标志物如髓鞘蛋白 P0、MBP 和 Periaxin。去分化的神经膜细胞能够针对多种分裂素而增殖，例如神经营养因子、轴突来源的降钙素相关肽和神经调节蛋白等。去分化的神经膜细胞除了获得增殖能力之外，还能分泌多种神经营养因子和亲神经因子。例如分泌的神经营养因子 NGF、BDNF、NT-4、GDNF 和 IGF-1 等促进轴突的再生；亲神经因子如 Fibronectin、Laminin 和 Tenascin 等为轴突延长提供基质支持。

研究发现神经膜细胞的去分化与多条信号通路的激活有关。其中，Notch、Neuregulin 1/ErbB、Ras/Raf/ERK、Rac-MKK7-JNK/c-Jun 和 p38 MAPK 等在外周神经损伤后激活与神经膜细胞去分化密切相关。总之，成熟神经膜细胞去分化为未成熟的表型，获得了增殖和支持轴突再生的能力。对保护损伤后神经膜细胞存活和促进其发生去分化参与再生具有重要意义。

九、星形胶质细胞去分化和中枢神经系统再生

星形胶质细胞（astrocyte）传统上认为是成熟、命运定向的细胞，为中枢神经元提供结构、代谢和营养支持。当大脑损伤后，星形胶质细胞发生去分化。最初发现，位于成体小鼠海马亚粒状区（SGV）的一些细胞表达 GFAP 并具有星形胶质细胞的特征，这些细胞能产生神经元。利用示踪技术标记小鼠大脑皮质星形胶质细胞，在大脑戳伤后，标记的星形胶质细胞去分化并获得了干细胞的特性。在损伤部位，去分化的星形胶质细胞能够快速增殖，表达未成熟的胶质细胞标志物如 GFAP、Vimentin 和 Nestin 等。在体内，去分化的星形胶质细胞并不能转变成神经母细胞或者少突胶质细胞，仍然只能分化成星形胶质细胞，参与胶质瘢痕的形成。然而，将损伤部位星形胶质细胞分离提取出来进行体外培养，能够增殖和形成多能性的神经球。形成的神经球能在体外诱导分化为神经元、星形胶质细胞和少突胶质细胞。这些结果表明大脑损伤能引起星形胶质细胞去分化。在体内，去分化的星形胶质细胞不能分化成神经元和少突胶质细胞，可能是由于成体大脑实质中损伤微环境抵抗神经元的产生。在体外，神经球培养基可能进一步推动去分化的星形胶质细胞获得多能性。

除了大脑戳伤，其他类型损伤也能引起星形胶质细胞去分化。在小鼠大脑皮质梗死周围的区域也检测到星形胶质细胞去分化的现象。例如，在大脑中动脉远端被堵塞后，梗死皮层周围区域的星形胶质细胞表达细胞增殖标志物 Ki67 和神经干细胞的标志物 Nestin、RC2 和 Sox2 等。细胞示踪技术证实表达这些标志物的细胞来源于星形胶质细胞。当培养在神经干细胞专用培养基（包含有 EGF 和 bFGF）中，去分化的星形胶质细胞能够形成神经球，并能诱导分化成神经元、星形胶质细胞和少突胶质细胞。将去分化来源的神经干细胞移植到胚胎、新生或者成体小鼠大脑中，这些细胞表达 Sox2 和 GFAP，并且 BrdU 染色显示这些细胞能够增殖。尽管在体外去分化来源的神经干细胞能分化成神经元，但是移植到体内，不能分化成神经元而只能分化成星形胶质细胞和少突胶质细胞。这与脑梗死周围区域去分化的星形胶质细胞只能分化为星形胶质细胞的现象类似。这提示梗死周围的信号只能诱导星形胶质细胞部分去分化，要进一步完全去分化为多能性的神经干细胞，还需要来自体外神经干细胞培养基的诱导信号。

与侵入性的损伤相比，非侵入性损伤引发星形胶质细胞去分化的作用更弱，例如慢性淀粉样变性。APPPS1 模型小鼠由于神经元中过表达淀粉样蛋白前体（amyloid precursor protein，APP）和早老素 1（presenilin 1，PS1），导致大脑皮质持续性淀粉样斑块沉积。虽然 APPPS1 小鼠大脑皮质星形胶质细胞表达神经干细胞标志物或者放射状胶质细胞标志物，然而这些细胞中只有极少数（1%）能够在体内增殖和在体外形成神经球。值得注意的是，当 APPPS1 小鼠遭受大脑挫伤后，分离提取的星形胶质细胞能形成神经球。因此，就增殖和形成神经球能力而言，慢性非侵入性损伤诱使星形胶质细胞去分化的能力较侵入性损伤（如缺血性损伤）弱。

创伤性脊髓损伤也能引起损伤部位的星形胶质细胞去分化。正常的脊髓星形胶质细胞不表达神经干细胞标志物 Nestin，而受损脊髓星形胶质细胞表达大量 Nestin。当脊髓发生横断损伤或者纵向断离损伤后，从中分离出 Nestin 阳性的星形胶质细胞进行体外培养，这些 Nestin 阳性星形胶质细胞能形成神经球，并且神经球能进一步诱导分化为神经元、星形胶质细胞和少突胶质细胞。当脊髓发生压缩性损伤后，脊髓的星形胶质细胞重新表达发育相关的基因如 Numb、Bmp4 和 Msx2 等。但同大脑损伤类似，损伤脊髓中的星形胶质细胞在体内表达 Nestin 和 GFAP 和增殖，却只能分化成星形胶质细胞，参与胶质瘢痕的形成，而不能分化成神经元。

在体外，在人星形胶质细胞中异位表达多能性转录因子 Oct4、Sox2 或者 Nanog，能够诱导星形胶质细胞表达神经干细胞的标志物。这些诱导神经干细胞能够产生神经元、星形胶质细胞和少突胶质细胞。在体内，将基因 Sox2 转染成体小鼠大脑星形胶质细胞或损伤脊髓中的星形胶质细胞，星形胶质细胞去分化为具有增殖活性的神经干细胞。在大脑中，星形胶质细胞来源的神经干细胞能维持数月而不分化，说明局部的微环境不利于神经干细胞分化。然而，同时转染神经源性营养因子（BDNF）和 Bmp 拮抗剂 Noggin，能够促进大脑星形胶质来源的神经干细胞在体内分化为成熟神经元。在受损小鼠脊髓中，Sox2 诱导星形胶质细胞来源的神经干细胞分化为伽马氨基丁酸能中间神经元。

中枢神经系统中的星形胶质细胞能在损伤环境下发生去分化，形成具有增殖能力的细胞，并表达神经干细胞的标志物。在体内，去分化的星形胶质细胞并不能分化成神经元。在体外神经干细胞培养环境下，分离的星形胶质细胞能够形成神经球而具有多向分化潜能。在损伤环境下，促进去分化的星形胶质细胞在体内分化为神经元也许是改善大脑损伤后自我修复能力的有用策略。

十、上皮细胞去分化

小肠组织中包含大量的小肠上皮细胞和分泌细胞，位于小肠隐窝底部的 Lgr5 阳性的干细胞能分化成小肠上皮细胞和分泌细胞。Lgr5 阳性干细胞会分化成表达 Notch 配体 Dll1 的前体细胞，这种前体细胞只能定向产生小的、短暂存活的分泌细胞。当放射性照射严重损伤小肠组织导致小肠隐窝的 Lgr5 阳性的干细胞损失后，表达 Dll1 的定向前体细胞去分化为 Lgr5 阳性的干细胞。另一个研究发现当把小肠隐窝的 Lgr5 阳性的干细胞损毁后，通过遗传示踪技术分析小肠上皮细胞祖细胞变化，结果发现小肠上皮细胞祖细胞发生去分化，并且去分化的小肠细胞能够产生 Paneth 样细胞和增殖的干细胞。这两个研究表明小肠上皮中定向的前体或者祖细胞能在小肠组织严重损伤后去分化为小肠干细胞。有趣的是，激活 Notch 信号通路能诱导谱系定向的胃上皮细胞去分化为胃的祖细胞，这些祖细胞能够产生各种胃黏膜细胞。跨膜糖蛋白 Trop2 在胃腺体发育时表达，而在胃腺体形成时丢失。然而当 Lgr5 阳性的干细胞损毁后，Trop2 在成体胃腺体中重新表达，此时获得的 Ttrop2 阳性细胞类似于胚胎时期 Trop2 阳性细胞。这提示在胃上皮再生过程中，成熟的胃细胞发生了去分化，重新表达了胎儿时期的基因程序。小肠和胃组织中上皮细胞和分泌细胞都是更新较快的细胞，在严重损伤环境下，细胞去分化也许能替代原有的干细胞参与修复和再生。

分化的气道分泌细胞也能在体内去分化为气道干细胞。在 CK5-rtTA/tet（O）DTA 小鼠中，气道基底层干细胞完全损毁。在该模型小鼠中，气道分泌细胞失去自身标志物 SEEA1，而开始表达气道干细胞标志物（包括 CK5、NGFR、p63 和 T1a）。在体内，这些去分化来源的干细胞能持续自我更新和稳定存在。在毒性引起气道损伤后，去分化来源的气道干细胞能够参与气道的再生，产生 3 种气道上皮细胞。因此，诱导气道细胞去分化可能促进气道在疾病和损伤环境下的修复和重建。Ⅰ 型肺泡细胞是终末分化的细胞，然而在部分肺切除后，Hopx 阳性的 Ⅰ 型肺泡细胞能够增殖和产生 Ⅱ 型肺泡细胞。在体外，分离的单个 Hopx 阳性的 Ⅰ 型肺泡细胞产生类器官，其中包含有 Ⅰ 型肺泡细胞和 Ⅱ 型肺泡细胞。这说明分化的 Ⅰ 型肺泡细胞能发生去分化，获得向 Ⅱ 型肺泡细胞分化的潜能。

十一、精原细胞去分化和生殖干细胞

线虫的雄性生殖干细胞在缺乏 JAK-STAT 信号时分化为没有增殖能力的精原细胞。相反，体内条件性地激活 JAK-STAT 信号能让开始分化的精原细胞返回到生殖干细胞状态。线虫生殖干细胞刚开始分化形成的包囊，也能在一定条件下去分化为生殖干细胞。同样，小鼠精原细胞祖细胞（已经定向分化）移植到另一只用射线照射去除生殖细胞的睾丸的输精管中，精原细胞祖细胞去分化为生殖干细胞，并参与精子产生。

十二、体细胞去分化或重编程为多能性干细胞

损伤环境诱导的体细胞去分化一般是返回到谱系定向的干细胞或者祖细胞，仍然只能分化成该谱系的细胞类型，而不能分化成其他类型的细胞。从细胞发育的角度看，机体中的各种体细胞均来自于原始的受精卵。受精卵不断分裂增殖形成胚胎干细胞，胚胎干细胞陆续分化成各种定向的干细胞，最终产生机体各种组织特异性的体细胞。胚胎干细胞具有多能性，能够分化成机体任何一种体细胞。2006 年，日本科学家将皮肤中的成纤维细胞诱导去分化为胚胎干细胞样细胞，即诱导多能性干细胞（induced pluripotent stem cells，iPSCs）。该研究将四个多能性相关的转录因子通过病毒导入成纤维细胞，激活了多能性干细胞的基因程序。与一般损伤诱导去分化相比，转录因子诱导的去分化程度更彻底更完全，直接将体细胞返回到胚胎干细胞状态。这种去分化到多能性干细胞状态的过程也称为体细胞重编程。基于该研究的启发，其他体细胞如表皮细胞、上皮细胞、间充质干细胞、肝脏细胞和胃细胞等都能完全去分化为 iPSCs。随着研究的进一步深入，可以将多能性转录因子的使用减少到三个、

两个甚至一个。此外，可以采用非基因整合的方法，如 microRNA、游离型载体、重组蛋白和小分子化合物等，诱导体细胞完全去分化（见图 2-9）。诱导的技术不断更新和发展，使体细胞完全去分化更加高效和安全。

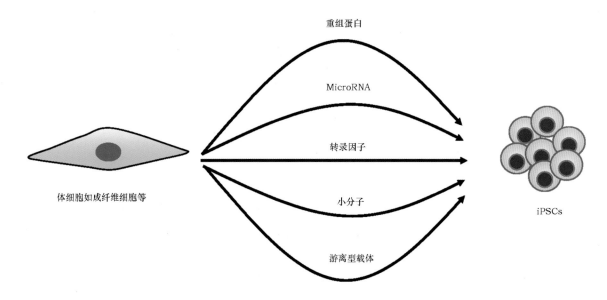

图 2-9　体细胞重编程为诱导多能性干细胞 iPSCs 的方法

iPSCs 避免了胚胎干细胞所面临的医学伦理问题，目前 iPSCs 已经大量用于医学研究和临床治疗，快速推动了再生医学的发展。将 iPSCs 诱导分化成组织所需的细胞广泛用于各种组织损伤修复和再生。例如 iPSCs 来源的心肌细胞用于心肌梗死的修复，iPSCs 来源的神经元治疗帕金森病，iPSCs 来源的表皮细胞用于皮肤损伤修复，iPSCs 来源的肝细胞治疗肝衰竭模型小鼠等。

十三、展望

个体的发育成熟主要依靠干细胞的增殖和分化。随着个体的成长，机体中干细胞数量逐渐减少。成年个体各种组织和器官中残留的干细胞极少，不足以弥补损伤导致的大量细胞丢失，造成组织和器官丧失了正常功能。重新补充干细胞是组织损伤后修复和再生关键所在。损伤局部存活的已分化细胞去分化为相应的干细胞是最佳的干细胞来源，一方面避免了从体外输入干细胞烦琐的过程；另一方面在损伤局部直接产生干细胞具有更好的靶向性，并且新生的细胞更容易与局部组织相容。低等动物由于细胞去分化潜能强大，具有显著再生能力。哺乳动物细胞去分化能力弱，不能代偿损伤带来的细胞损失。因此，如何在损伤环境下加强局部存活细胞去分化潜能对于实现组织原位修复和再生具有重要意义。目前一些组织细胞能够在体外通过生物、物理或者化学刺激等方法诱导其发生去分化，如何在体内原位诱导成熟的体细胞发生去分化是再生医学研究的热点和难点。已有研究探索通过体内转基因或者输入各种生长因子和小分子化合物诱导细胞发生去分化。其中通过输入小分子药物到损伤局部，改善损伤微环境，诱导细胞去分化是实现体内原位体细胞去分化的重要途径。

我们期待未来只需要简单地局部注射一些小分子药物，就能达到组织的修复和再生。此外，我们将成熟细胞分离并在体外培养，诱导其去分化为相应的干细胞，再回输入体内，进而促进组织修复和再生。

由于细胞去分化是逆着干细胞发育和分化的过程，因此未来的研究重点之一是弄清楚特定类型细胞发育和分化过程和分子信号机制。基于对细胞发育和分化的理解，找到调控细胞增殖和分化关键靶点，逆向调节这些关键节点，将有可能实现细胞去分化。再生动物模型中，多种组织细胞具有去分化潜能，研究其去分化机制，将对诱导哺乳动物细胞去分化具有重要启示作用。我们相信未来通过促进细胞去分化将有助于改善哺乳动物各种组织损伤后修复和再生。

（秦华 赵安东 付小兵）

第二节 表皮细胞去分化与汗腺再生

在人们的一般认识中，人从出生到死亡是一个不可逆转的过程，从受精卵开始到细胞的增殖与分化，从胚胎的孕育到出生后的不同生长发育阶段，都是一个由细胞有序增殖、分化和精细调控，由年轻到衰老，由生长到死亡的生物学过程。这的确是生物界的一般现象和规律。但是，在某些情况下我们机体的细胞能不能出现由衰老到年轻的逆转过程呢？ 2001 年，我们在有关组织修复与再生研究中曾偶然发现，皮肤细胞在创面愈合过程中，在一定的因子刺激下，可以逆转为它的干细胞这一重要生物学现象，在学术上称之为去分化（dedifferentiation），并最终通过艰苦的工作获得了确证。在此基础上，又进一步利用去分化这一基本生物学规律，在国际上首次将人的骨髓间充质干细胞经诱导转变为汗腺样细胞，在人体再生汗腺获得成功。对典型病例经过近 10 年的随访，证明其具有稳定和持续的发汗功能，而且没有观察到不良反应的发生，从而建立了有关汗腺再生的创新方法，为解决严重创伤烧伤患者后期治疗难题提供了重要的创新理论和关键技术。这个偶然的发现最初引发了国内外的巨大争议，后来经过艰苦的工作与科学求证，最终获得国际同行的高度认可。这一过程一方面说明了科学发现的艰难性、挑战性和复杂性，是科学发现求证的辩证过程，同时也是一个从基础研究初步发现、科学问题不断凝练以及到临床应用的转化过程。

一、一个偶然发现引出的巨大争议

2000 年我们在与相关基因制药公司合作研究生长因子促进皮肤创面愈合机制时，根据当时新药评审的规定，需要对部分愈合的创面采取组织学标本进行组织学评价，从组织学角度观察这些创面的愈合情况。2000年6月的一天下午，我们在解放军三〇四医院（现为解放军总医院第一附属医院）创伤外科研究室一间由厕所改成的病理实验间里，观察部分经生长因子治疗愈合的皮肤溃疡创面的组织切片，当用显微镜观察部分组织切片的表皮干细胞标志染色时，我们发现在不应该出现表皮干细胞的地方出现了表皮干细胞染色阳性的细胞。当时我们觉得这种现象难以用常规的知识来解释，因为经典的观点认为，表皮干细胞位于表皮基底层，为0～10%。而我们的发现却是在表皮基底层上面的棘细胞层出现了表皮干细胞染色阳性的细胞团，当时我们称之为"干细胞岛"（见图2-10）。

为什么在这种不应该出现干细胞染色阳性的地方出现了干细胞标志的阳性染色？当时我们提出了3种可能的解释：一是创面愈合过程中可能部分存在于表皮基底层的表皮干细胞向上迁移到棘细胞层，故在棘细胞层里面观察到有表皮干细胞染色阳性的细胞；二是由于皮肤标本包埋和切片的误差，造成切到了另一个表皮角的表皮干细胞；三是我们大胆地设想可能是由于在创面愈合过程中部分已经分化的表皮细胞在创面微环境，特别是在生长因子作用下发生去分化，由表皮细胞转变为表皮干细胞。由于我们在进一步的研究中基本上排除了前两种可能，为此我们初步认为这种在表皮棘细胞层出现的表皮干细胞染色阳性的细胞是来源于表皮细胞通过去分化转变来的表皮干细胞。

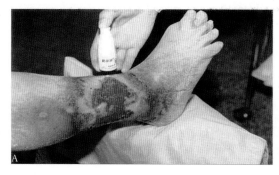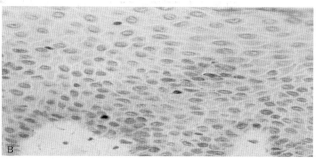

图2-10　生长因子治疗皮肤创面

皮肤创面经生长因子治疗（A），愈合后取组织标本，进行组织化学检查，可以在棘细胞层观察到表皮干细胞染色阳性的细胞团（B），而正常情况下这些部位没有干细胞的存在。

该项研究2001年以表皮细胞去分化为干细胞的在体研究"Dedifferentiation of epidermal cells to stem cells in vivo"发表在国际著名医学杂志《柳叶刀》（*Lancet*，2001，358: 1067-1068）。之后在国内外引起了比较大的反响，大约5%的专家认为是一个非常重要的发现，建议进一步深入研究。而大约85%的学者并不认同这一发现和这种现象的存在，当时人们普遍的疑问是"老的细胞怎么能够变年轻呢？"甚至大约10%的人认为是伪科学而加以反对。

二、艰难求证给学术界一个正确的交代

由于这种现象的发现确是偶然的，证据相对缺乏，所以难以说服大家。面对质疑，我们没有过多地去申辩或解释，当时只有一条道路可走，那就是通过自己的研究，拿出客观的证据去证明这一发现。为此，我们开展了长达3年的相关确证工作。首先需要做的工作是在体外细胞水平和动物水

平确证这一发现是客观存在的。早期由于方法学上没有完全解决，我们始终没有找到确证这一发现可靠性的细胞和动物模型。2002年初冬的一天，在一次学术会议之后，一位曾经对表皮细胞去分化持怀疑态度，甚至反对的老专家在闲聊中谈到，在烧伤治疗中有一种超薄植皮方法，这种植入创面的超薄皮片几乎不含有表皮基底层的表皮干细胞，但为什么这种超薄皮片能够在移植创面存活并且能够增殖和分化，进而对创面愈合产生作用呢？这一闲聊中提出的问题却给了我们以巨大的启发，马上使我们想到了解决问题的方法。这种方法促使我们建立了比较客观科学的再现表皮细胞去分化的动物模型（见图2-11）。具体来讲，这种方法就是应用去除了表皮基底层干细胞的包皮，将其移植于裸鼠创面，分别在移植前和移植后通过组织学和流式细胞术检查移植包皮中的表皮干细胞情况。

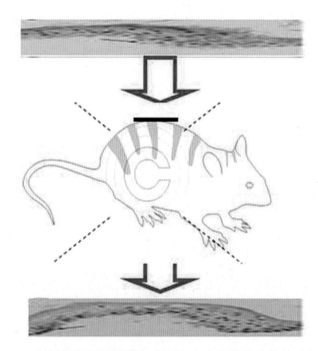

图 2-11　利用裸鼠创面移植包皮再现表皮细胞去分化的动物模型

结果我们惊奇地发现，将去除了表皮干细胞的包皮片移植于裸鼠创面，这些包皮片不但能够存活，而且在存活的包皮片中又出现了表皮干细胞染色阳性的细胞。这一简单的实验不仅在动物体内再现了表皮细胞在创面一定的条件下确实具有返祖为表皮干细胞的重要生物学现象，而且为我们进一步开展相关机制研究提供了基础。在裸鼠创面模型成功的基础上，我们又分别在动物皮肤、人体皮肤等证明了这一去分化现象存在的普遍性，还分别在体外细胞培养条件下通过生长因子和紫外线刺激等方法在细胞水平再现了这一过程。与此同时，我们还基本搞清楚了基础医学专家所关心的3个方面的问题，一是通过什么信号通路诱发这些细胞发生去分化转变为干细胞的？通过文献调研，我们发现Wnt和ERK通路在成熟细胞去分化和皮肤干细胞的维持等方面起着重要的调控作用。因此在后续研究中我们着重针对这两条通路在表皮细胞去分化过程中的作用进行研究。发现创伤微环境中的修复因子可促进Wnt分子Wnt-1和Wnt-7α的表达，后两者通过与特异性受体Frizzled结合，从而抑制β-catennin蛋白的磷酸化和降解，增加β-catennin的核内转移和沉积，进而促进其靶基因Cyclin

D1 和 c-myc 转录和表达。进一步研究还发现转录因子 Cyclin D1 在表皮细胞去分化过程中起到了关键的调控作用。我们利用转基因技术获得高表达 Cyclin D1 的表皮细胞株，体外培养 5 天后，大部分细胞的形态、表型和功能特性都发生了类似于表皮干细胞的改变。Cyclin D1 是调控细胞周期、促进细胞增殖的转录因子。Edel 等研究表明，iPSCs 中 Cyclin D1 的蛋白表达水平明显高于胚胎干细胞，而且在利用多能性转录因子（Oct4/sox2/Klf4）诱导 iPSCs 的过程中，高表达 Cyclin D1 可使细胞的重编程效率提高 3 倍以上。这一报道有力印证了我们关于表皮细胞去分化调控机制的研究结论。此外，在研究去分化机制的过程中，我们也检测到了 ERK 信号通路的活化，表现为 MEK1/2 磷酸化水平的增加，此通路协同 Wnt/β-catennin 共同调控表皮细胞的去分化过程。

二是这些通过去分化来源的表皮干细胞是否和正常表皮干细胞具有一致或相似的细胞生物学特性？我们通过对细胞的形态、结构和表型特征等的一系列分析，发现去分化来源的表皮干细胞其形态特点、超微结构和表型特征与正常表皮干细胞相一致，表现为细胞体积小，胞体圆鼓，核浆比例大，细胞内线粒体结构、染色体形态和端粒酶长度均类似于正常表皮干细胞，而且去分化来源的细胞还高表达 CK19、β1 整合素、Oct4 和 Nanog 等表皮干细胞的标志性蛋白。

三是这些通过去分化来源的表皮干细胞是否具有和正常表皮干细胞一样的生物学功能？在体外培养的条件下，这些去分化细胞呈克隆样生长并具有旺盛的增殖能力，在三维培养的条件下，这些细胞又能形成结构类似于正常表皮干细胞构建的三维皮肤。从而确证了这些去分化来源的表皮干细胞可以和正常表皮干细胞一样作为皮肤组织工程的种子细胞形成相关的皮肤结构（见图 2-12）。

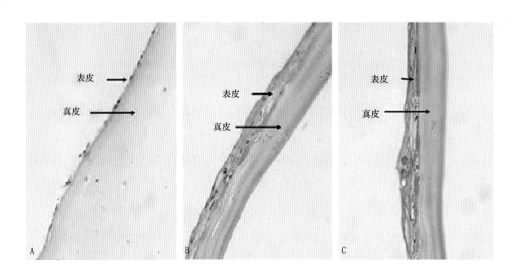

图 2-12　实验证明去分化来源的表皮干细胞具有与正常表皮干细胞类似的生物学功能，
形成皮肤相关结构

2006 年，随着国际著名杂志 *Cell*、*Nature* 和 *Science* 等报告了日本与美国科学家通过转染 Oct4、Sox2、Klf4 以及 c-Myc 4 个基因诱导皮肤细胞转变为诱导性多能干细胞（iPS）后，这一结果为我们通过生长因子将表皮细胞去分化为表皮干细胞提供了直接的证据。到这个阶段为止，有关我们表皮细胞通过去分化转变为表皮干细胞的争议就没有了，而更多的是获得国内外同行的高度肯定和赞扬，特别是 2007 年 *BioScience* 杂志主编 T. M. Beardsley 教授撰写专题评述，对我们有关表皮细胞去分化的相关研究进行高度评价（T. M. Beardsley 教授的原始评价为：利用"去分化"来制造干细胞正逐步成为研究的重点。几年前，哺乳动物细胞分化过程的逆转还被视为是不可能的，而如今，在机体的多个系统中，人们已经观察到已分化细胞可以通过去分化过程形成干细胞，之后又通过重新程序化产生其他功能细胞。虽然才刚刚起步，但可以断言，深入了解"去分化"过程的机制具有重要的科学意义，而"去分化"过程用于疾病的治疗也将成为可能）。此外，他特别提到过去人们认为有关细胞去分化是不可能的，最近 *Cell*、*Nature* 和 *Science* 发表的相关研究证明了这一现象存在的可能性，我们的团队对细胞去分化的研究给予了精彩的总结，细胞去分化用于疾病治疗将成为可能（见图 2-13）。

三、将细胞去分化原创性发现转化用于指导临床汗腺再生研究

有关是否存在表皮细胞去分化这一重要生物学现象以及这一生物学现象的发生机制等关键科学问题初步解决以后，基础科学家和临床医学专家又提出了新的问题，即学术界虽然已经认可这一研究的发现和创新，但是这一发现对临床有什么意义？特别是对我们所从事的创伤和烧伤能不能产生治疗作用呢？这又是我们面临和需要解决的新的科学问题和技术难题。

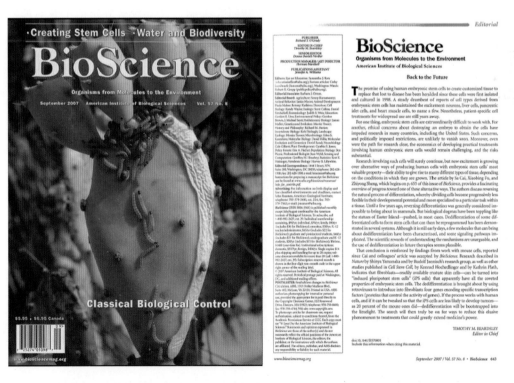

图 2-13　2007 年 *BioScience* 杂志主编 T.M.Beardsley 教授撰写专题评述，对我们有关表皮细胞去分化的相关研究进行高度评价

新问题的提出迫使我们进一步考虑如何将去分化的理论用于解决创伤和烧伤临床治疗的难题，其中目标之一就是汗腺再生。这就是目前大家所关心的基础理论如何转化为临床治疗的问题。我们知道，经过我国烧伤医学几代人的努力，我国目前烧伤救治成功率已高达98%以上，但令人遗憾的是许多救活患者的皮肤创面都是瘢痕修复，没有皮肤附件，特别是汗腺的再生。由于缺乏汗腺，许多救活患者的生活和工作受到严重影响，难以回归社会。由于发汗占人体体温调节的25%左右，因此解决汗腺再生的问题应该是创烧伤医学领域需要攻克的又一个难题。根据这一临床治疗中提出的重大需求，能不能通过细胞去分化的理论来指导汗腺再生的临床治疗呢？对此我们根据临床提出的问题，开展了新一轮的从基础理论发现到汗腺再生的转化性应用研究，并通过10个步骤实现了这一创新和转化的目标。

第一步，我们首先从发育学的角度搞清楚人出生前后皮肤汗腺的发育过程和规律并在临床实践中总结出严重烧伤后汗腺再生困难的原因。从胚胎发生机制来看，皮肤附属器中的汗腺是由外胚层衍生的表皮嵴的生发层细胞即表皮干细胞向间充质内长出圆柱状细胞索并逐渐发育而成。研究发现，人的汗腺发生出现在胚胎12周左右，24周左右达到高峰，36周左右汗腺发育结束。整个汗腺的发生是一个由表皮干细胞、生长因子与细胞外基质相互共同作用的过程，其中表皮基底层的干细胞是汗腺发生的源泉，而生长因子是诱导表皮干细胞转变为汗腺细胞表型的诱导剂，胞外基质则协助已经形成的汗腺胚芽由表皮穿过基底膜深入到真皮层，起一个"开道"的作用。在出生以后皮肤汗腺的发育则停止，并保持在一个相对恒定的数目。最新研究表明，汗腺发育成熟后仍含有能够修复受损腺体的干细胞或祖细胞，因此，在轻度烧伤时，汗腺导管细胞以其深在而未受创伤部分为模板，通过干细胞或祖细胞的增殖分化形成它特有的三维结构而完全修复。但令人遗憾的是在大多数深度烧伤创面，汗腺干细胞已不能实现汗腺再生，而且瘢痕愈合后，新生的表皮干细胞也没有向汗腺细胞分化，从而使瘢痕修复的创面没有排汗功能。因此，了解瘢痕修复对表皮干细胞再生汗腺的影响，将有助于指导我们进行汗腺再生研究。一般来讲，皮肤受损后的修复过程来源于表皮干细胞的分化与增殖作用。这种增殖分化受干细胞周围内外环境的精细调节，包括干细胞本身的生物学行为以及干细胞所处的微环境，又称干细胞壁龛。干细胞壁龛对表皮干细胞增殖分化的调控主要涉及细胞与细胞的相互作用，以及细胞与细胞外基质间的相互作用等。另外，细胞因子在传递细胞与胞外基质之间、细胞与细胞之间的信息中起重要作用。由于汗腺导管部细胞与表皮基底干细胞同源，并且从理论上讲二者可以相互转换，互为补充，因此汗腺细胞的再生同样受以上因素的调节。但在严重烧创伤后形成瘢痕的情况下，以上干细胞自我更新的内外环境均发生了改变。首先，细胞的种类与数量均与正常皮肤的真皮有所不同；其次，与汗腺发生有关的胞外基质代谢发生紊乱；最后，瘢痕组织的基底膜也失去其正常的结构和功能。以上因素均会对瘢痕表皮干细胞的汗腺再生行为产生影响。瘢痕愈合后，创面无排汗功能并不代表瘢痕中没有汗腺组织。研究表明，在瘢痕组织中，可见到CK19和CK14阳性表达信号，其中CK19的阳性染色主要位于瘢痕基底部的真皮深层与正常皮下组织交界处，CK14的阳性染色散见于瘢痕组织中，呈同心圆状。因此，研究者认为，严重烧伤后创面存在汗腺再生的生物学基础和潜力，在增生性瘢痕中之所以没有汗腺的重建，可能与瘢痕组织修复速度超过汗腺再生的速度或增生性瘢痕在创面形成一个屏障阻碍了汗腺的再生有关。我们需要切除瘢痕，种植汗腺细胞或移植含有汗腺细胞的组织工程皮肤，从而真正解决严重烧伤患者的出汗难题。但患者自身的汗腺细胞已被严重破坏，因此必须通过外源性的方法，特别是通过干细胞的诱导分化来促进汗腺再生。

　　第二步，我们确证了骨髓间充质干细胞作为汗腺再生种子细胞的可行性。一般来讲表皮干细胞、脂肪干细胞和毛囊干细胞都具有作为汗腺再生种子细胞再生汗腺的潜能。由于表皮干细胞与汗腺在发育学上有共同的起源，因此有可能利用表皮干细胞向汗腺细胞定向分化再生汗腺。有人将含表皮干细胞的人角质形成细胞，接种于成纤维细胞与胶原材料的复合物中，进行三维培养，发现在人工真皮内出现汗腺导管样结构。Huang 等将含有表皮干细胞的胎猪皮肤前体组织移植到裸鼠背部创面，发现移植物可继续生长发育成为具有表皮、真皮、毛囊、皮脂腺和汗腺等附件的完整的皮肤组织。因此，我们认为，表皮干细胞可作为汗腺再生的种子细胞来源。但在成年体内表皮干细胞数量很少，占基底干细胞的 1% ~ 10%。而成熟表皮细胞数量较多，因此，通过诱导成熟表皮细胞去分化的方式来产生大量的干细胞并由此获得汗腺再生的原材料可能是汗腺再生的另一条途径。但问题的关键是在大面积严重创烧伤时，患者皮肤表皮被损毁，自体成熟表皮细胞或表皮干细胞来源缺乏，因而从诱导残存的成熟表皮细胞或表皮干细胞来直接再生汗腺的技术和方法将来在临床应用方面会受到很大的限制。另外，脂肪组织中的脂肪干细胞和真皮组织中的毛囊干细胞在一定条件下经诱导也具有分化为表皮细胞，进而再经诱导分化形成汗腺细胞的潜能。特别是脂肪干细胞，具有来源丰富、易于获得、相容性好、对患者损伤小等特点。但由于这一条技术路线需要经过两次诱导，难度较大，影响因素众多，加之在大面积严重创烧伤时脂肪组织、真皮组织和皮肤表皮一样都会受到严重的破坏，因而利用脂肪干细胞或毛囊干细胞来重建汗腺也注定是一条艰难的途径。而骨髓间充质干细胞（BM-MSCs），在适当条件下，不仅可以分化为同源于中胚层的间质组织细胞，还可以突破胚层界限，分化为外胚层组织。因此，我们考虑采用骨髓间充质干细胞（或利用脐带间充质干细胞）作为汗腺再生的种子细胞。其优点主要包括：一是 BM-MSCs 本身具有低免疫原性，不易产生移植物抗宿主反应；二是 BM-MSCs 存在于骨髓基质，在大面积创伤、烧伤时受到外界的直接破坏作用比较小；三是储存量比较大，在严重创伤和烧伤条件下能够发生动员，容易获取；四是我们前期的研究也发现在严重创伤烧伤条件下，循环血中的间充质干细胞实质上已参与了创伤的修复过程。最近我们的进一步研究成果，已经可以把成纤维细胞经过诱导直接转变为汗腺样细胞，这为汗腺再生种子细胞提供了新的来源，具有很大的临床应用价值。

　　第三步，我们确证了通过新一代体外共培养体系诱导骨髓间充质干细胞转变为汗腺样细胞的可行性并建立了关键的诱导分化技术和方法。随着种子细胞的确定，接下来的关键是如何将这些种子细胞经过诱导转变成汗腺样细胞。之所以以汗腺样细胞而不是汗腺细胞来表述，主要是因为我们考虑从间充质干细胞转变成汗腺细胞有一个过程，目前尚不能完全确定间充质干细胞能够完全转变为汗腺细胞，所以提汗腺样细胞更加科学和符合实际。通过摸索，我们最初建立了热休克汗腺细胞与间充质干细胞直接共培养的诱导体系，该体系能成功将间充质干细胞诱导成为汗腺样细胞，但该体系诱导后获得的细胞群成分较复杂，可能会包含部分残存的汗腺细胞。为解决这一问题，我们在原有方法的基础上建立了热休克汗腺细胞与间充质干细胞间接共培养的诱导体系。此方法采用Transwell 培养模型，热休克汗腺细胞在下层小室，间充质干细胞在上层小室，而培养体系中的有效成分可以自由通过，这样就有效解决了细胞混杂的问题。随着研究的深入和诱导条件的不断改进，目前，我们又成功建立了汗腺再生的新一代诱导分化体系，即在间接共培养诱导体系的基础上加入一系列汗腺谱系发育特异性蛋白和因子（例如 EDA-A1 和 EGF 等），从而有效提高了间充质干细胞向汗腺样细胞的转分化效率。经鉴定表明，诱导出来的汗腺细胞具有原始汗腺细胞的形态和表型特征：①细胞体积变小，呈多边形且比较扁平，部分细胞可相互连接成片，呈"铺路石"样生长。②表型特征分析显示，被诱导细胞中有 40% ~ 60% 的细胞表达汗腺细胞的标志性蛋白 CEA、CK7、CK8和 CK19 等（见图 2-14，图 2-15）。

第四步，我们确证了在体外共培养和诱导条件下骨髓间充质干细胞转变为汗腺样细胞的安全性和有效性。共培养的安全性是大家所关心的问题以及再生汗腺的前提，也是必须回答的问题。我们通过细胞学实验，将汗腺样细胞与不同胚层来源的细胞进行共培养，观察相关细胞学行为和指标变化，重点观察细胞凋亡率以及核型等改变，证明在共培养条件下所形成的汗腺样细胞没有细胞学的异常改变。

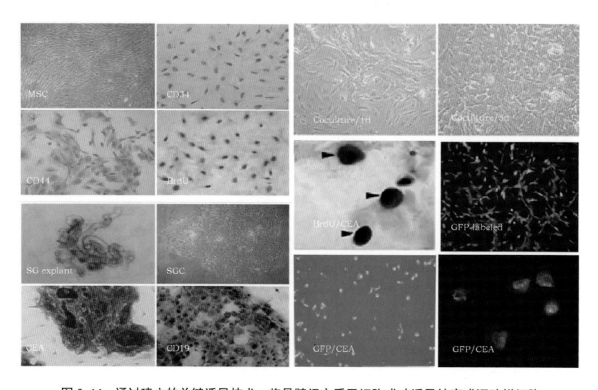

图 2-14　通过建立的关键诱导技术，将骨髓间充质干细胞成功诱导转变成汗腺样细胞

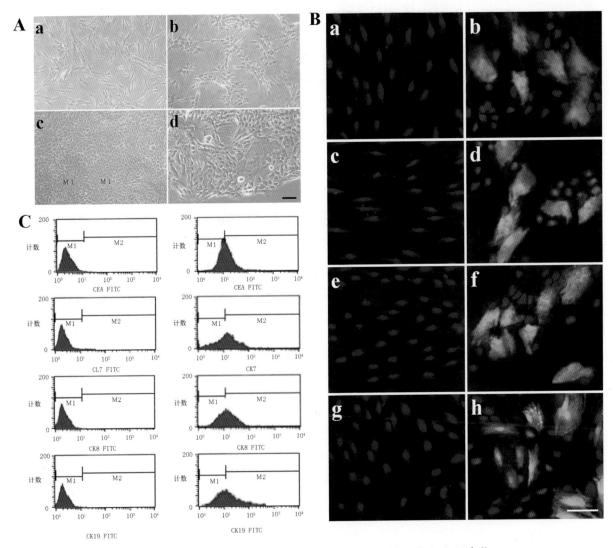

图 2-15　骨髓间充质干细胞经汗腺上清诱导后的形态和表型变化

第五步，我们从电生理学的角度进一步确证了骨髓间充质干细胞转变为汗腺样细胞后具有与汗腺细胞相似的电生理学特性。电生理学指标是另一个从生理学评价汗腺样细胞是否具有汗腺细胞特征的指标。我们通过膜片钳技术，证实了经过诱导的间充质干细胞具有汗腺细胞独特的离子通道（CFTR Cl$^-$ 通道和 Amiloride 敏感的 Na$^+$ 通道）与电位等，而没有经过诱导的间充质干细胞则没有这一特征电位，从而进一步从电生理角度确证了经过诱导的间充质干细胞转变成了汗腺样细胞。

第六步，我们初步搞清了骨髓间充质干细胞转变为汗腺样细胞可能涉及的信号通路。尽管目前干细胞转分化再生汗腺的调控机制尚未完全阐明，但有迹象表明许多参与汗腺再生和汗腺发育的细胞因子和信号通路在干细胞向汗腺细胞转分化过程中起着重要的调控作用。而且，不同的细胞因子可激活同一条信号通路，同一个细胞因子也可以激活不同的信号通路，不同信号通路之间还存在复杂的交互作用。在转分化研究中，我们最先发现的是 ERK 信号通路。文献调研发现，细胞因子

EGF、FGF-10 和 HGF 等能够激活 ERK 信号通路，其中 EGF 对该通路的活化已被证实为经典途径，EGF 作为刺激因子激活 Ras 蛋白，进而引起级联反应。EGF 及其受体 EGFR 作为汗腺发育中重要的作用分子的一部分，是一种强有力的角质形成细胞分裂剂，积极地参与了皮肤及汗腺的形态发生过程。在非病理条件下，汗腺中的 EGF 不影响表皮细胞的增殖和功能，但是在创伤情况下，汗腺中的 EGF 可通过结合到基底部角质细胞上 EGF 受体来影响创伤修复过程，促进创面愈合。研究也表明，在 EGF 和胎牛血清的作用下，三维培养的角质形成细胞可以分化为汗腺导管细胞。另外，在 MSCs 向汗腺样细胞转分化研究中，EGF 可明显提高细胞的转分化率，而 ERK 通路阻断剂 PD98059 能部分阻断 MSCs 向汗腺样细胞的转分化，即这一转分化过程除受 ERK 通路调控外还可能存在其他调控途径。我们后续研究又发现 EDA-A1/EDAR 信号通路也参与了汗腺再生的转分化过程。EDA 基因是目前发现的调控汗腺发育的功能基因之一，其突变可导致人类无汗性或少汗性外胚层发育不良综合征（HED），主要表现为汗腺、毛发和牙齿的发育缺陷。EDA-A1 和 EDA-A2 是 EDA 基因编码的两个功能性分子。EDA-A1 的受体是 EDAR，而 EDA-A2 的受体是 X 连锁性 EDAR（XEDAR）。EDA-A1 与 HED 的发生直接相关，EDA-A1 可以通过水解方式释放其功能结构域，后者与 EDAR 结合激活下游一系列信号分子如 receptor adaptor EDARADD 和 NF-κB，从而促进皮肤附件的发生和发育。Tabby 鼠是人 HED 的动物模型，用转基因技术将 EDA-A1 cDNA 导入 Tabby 鼠后，可观察到汗腺和毛囊的发育；而在正常小鼠中过表达 EDA-A1 基因时，则导致汗腺组织形态变大、功能变强。科学家将 EDA-A1 分子和 IgG Fc 片段融合后，经静脉注入怀孕的 Tabby 鼠体内，结果发现在胚胎期内几乎完全修复了 Tabby 鼠的表型缺陷，形成的正常汗腺一直持续至成年阶段。在干细胞转分化为汗腺样细胞的过程中，我们研究发现，BM-MSCs 内高表达 EDA-A1 基因可成功诱导其向汗腺样细胞的转分化，而且在诱导 UC-MSCs 转分化为汗腺样细胞的过程中也发现了 EDA-A1 和 EDAR 基因表达的增加。另外，NF-κB 通路主要是作为 EDA/EDAR 的下游通路把信号转移到细胞核内，促进调控汗腺修复和再生的一系列基因的表达，如 Shh 和 cyclin D1 等。

第七步，我们将经过诱导的骨髓间充质干细胞移植于裸鼠脚掌创面，可以观察到长出汗腺样结构并且具有一定的发汗功能。在体外细胞学实验成功的基础上，这一步是将经过诱导的骨髓间充质干细胞移植于裸鼠脚掌创面，观察在这些部位能否长出汗腺样结构。一般来讲裸鼠脚掌没有或仅有非常原始和发育不成熟的汗腺样结构。我们在裸鼠脚掌制造深 II 度烫伤创面，将经过诱导的骨髓间充质干细胞用 Brdu 标记后，多点注射于损伤部位，2 周以后观察创面愈合情况并进行碘 - 淀粉发汗实验。结果表明，在注射有经过诱导的间充质干细胞的创面，发汗实验呈阳性，而对照则表现为阴性。将发汗阳性的部位取组织进行组织学检查，发现组织切片中具有相对完整的汗腺样结构，而这些汗腺样结构均来自移植的经过诱导的间充质干细胞（通过采用 Brdu 标记与汗腺细胞标记双染证明）。动物实验由此证明了这些经过诱导的间充质干细胞在动物体内可以再生出汗腺样结构。在进一步的鉴别研究中，我们把这些经过诱导的间充质干细胞移植于裸鼠背部创面，发现在这些部位不能长出汗腺样结构。由此说明一个现象，即在发育学上只有那些在发育过程中具备长汗腺的部位才能够长出汗腺样结构，而在那些在发育学上本身就不具备汗腺的部位，即使移植汗腺样细胞也难以长出汗腺样结构，这是需求决定存在的证据之一（见图 2-16）。

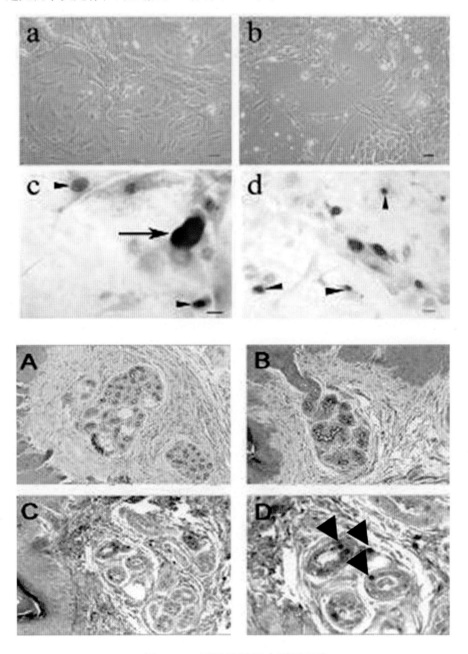

图 2-16　诱导骨髓间充质干细胞

　　将骨髓间充质干细胞（a, b）用 Brdu 标记后进行诱导（c, d），之后移植于裸鼠脚掌创面。2 周后取组织进行组织学检查，并进行双染，可以发现移植部位具有相对完整的汗腺样结构，而这些汗腺样结构均来自移植的经过诱导的间充质干细胞（A, B, C, D）。

　　第八步，在体外细胞学实验和动物实验取得成功的基础上，通过相关部门批准并经过伦理委员会批准和患者知情同意，开展了国际上第一例利用自体骨髓间充质干细胞再生汗腺的临床研究。这个病例是 2006 年因工作不慎导致烧伤的病例，其双上肢烧伤面积和深度基本一致。2007 年该患者来医院进行整形。由于双上肢需要切除瘢痕来达到缓解功能障碍等目的，我们将该患者的左上肢作为对照，右上肢作为试验。采用上述建立的方法，将经过诱导的自体骨髓间充质干细胞移植于右上肢创面，而左上肢创面除没有干细胞移植外，其余治疗方法与右上肢完全一致。移植后 2 个月进行发汗试验，证明在移植了经过诱导的骨髓间充质干细胞的创面具有一定程度的发汗功能，碘 – 淀粉试验呈阳性，而对照创面则表现为阴性。之后进行移植后 3 个月、6 个月以及 12 个月的发汗试验，均表明在移植了经过诱导的骨髓间充质干细胞的创面具有稳定的发汗功能。目前对典型的病例已进行长达 3 年的随访，均证明这些再生的汗腺具有稳定的发汗功能（见图 2-17）。

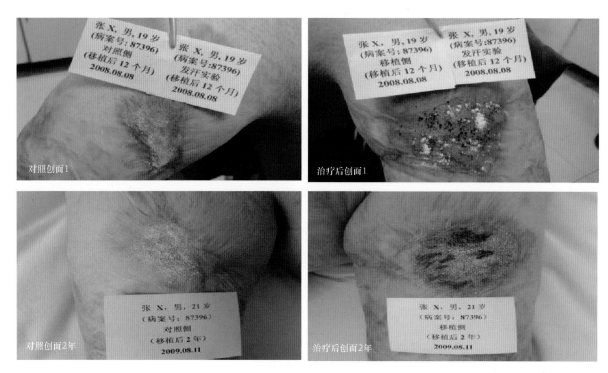

图 2-17 不同时间随访证明再生汗腺发汗试验阳性

第九步，汗腺移植再生成功后，另一个需要回答的问题是这些发汗试验阳性的部位是否具有汗腺样的结构以及所发的汗液是否在生化成分上与正常皮肤所发的汗液一致。为此，我们对这些问题又进行了深入的研究。首先通过知情同意等，取再生汗腺部位的组织进行组织学检查，发现再生汗腺的组织具有汗腺细胞标志的染色和类似于汗腺的细胞团（但并没有形成真正的具有分泌部和导管部的汗腺结构）。在这些汗腺样结构的周围有神经样结构的支配和毛细血管结构的存在，表明这些疑似汗腺样的结构是一些有活性和功能的结构。进一步的生化分析结果表明，从再生汗腺部位收集到的汗液与正常皮肤分泌的汗液，其 Na^+、K^+、Ca^{2+}、Cl^- 以及 pH 值和渗透压等指标均类似。这些研究表明再生的汗腺的确具有类似于正常汗腺的发汗功能，但相关的机制目前尚不完全清楚。2009 年临床研究结果以封面故事和研究论文在国际组织修复与再生领域的重要杂志《国际创伤修复与再生》（*Wound Rep Reg*）发表后，获得该杂志主编 Patricia A. Hebda 教授撰写专题评述进行高度评价，称汗腺再生是"里程碑式的研究"（Landmark study）。2009 年出版的《科学》（Science），在相关论文中引用了干细胞与汗腺再生的部分成果。

第十步，获得相关部门的批准后开展多中心的临床试验研究，在一定范围内证明这一创新治疗理论和技术的可行性。

基础研究的突破和初步临床试验的成功，极大地鼓舞了我们进一步探索汗腺再生的关键科学问题和解决技术难题，特别是回答人们所关心的再生汗腺的长期治疗效果是不是稳定、有没有不良反应等问题。2016 年 6 月，我们对 2007 年开展的第一例再生汗腺的典型临床试验患者进行随访，希望回答长期治疗效果和安全性等问题。通过再生汗腺创面发汗试验、再生创面组织病理学检查以及患者访谈，可以认定经过近 10 年的时间，患者再生汗腺的创面具有持续稳定的发汗功能，组织学检查没有发现有异常的细胞学改变。患者自述移植再生汗腺的创面有湿润感觉，与对照创面相比皮肤没有紧张的感觉（见图 2-18）。

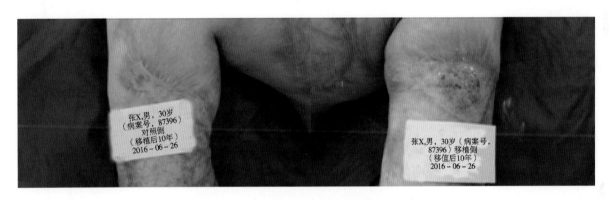

图 2-18　再生汗腺对照创面和治疗创面

再生汗腺对照创面（左）和治疗创面（右）10 年随访结果。证明再生汗腺创面具有稳定持续的发汗功能。

四、十年磨一剑获得的感悟和体会

从表皮细胞去分化现象的发现到汗腺再生初步的转化性临床应用，一共进行了大约 10 年的研究。常言道，十年磨一剑，这 10 年的经历是我们在科学研究的历程中如何确证发现、如何完善发现以及如何将这一发现转化为应用的探索过程。也是一个人生的历练，由对事物的感知，到感触，最后到感悟的一个过程，主要的体会可以概括如下方面。

（1）一些偶然的现象和不经意的发现可能是一个重大创新的基础，千万不要因随意而放弃。而能不能抓住这种瞬间即逝的机遇则在于你是否前期做好了准备，是否有丰富的知识积累以及正确的判定。同时还要做好应对各种责难的准备。一个具有创新精神和发现意识的人应该随时关注这些新的现象，从而抓住机遇，实现梦想。

（2）要证明这些偶然的现象和发现则是一个漫长和十分艰苦的过程，涉及科学及其以外的各个方面，并且受到许多因素的影响，特别是要做好受到质疑和回答各种问题的准备，并且这个过程是一个比较长期和往复的过程，唯有坚持到底的人才能获得成功的喜悦。

（3）基础理论发现的最终结局是应用于实践，就医学研究来讲是应用于创建重大临床治疗新技术，最终造福于患者，而这个过程是一个基础研究工作者与临床医生以及患者之间相互互动和转化的过程，每一个环节都不可缺少。

（4）从基础理论发现到转化为临床治疗重大新技术的建立，其成功的关键一方面是对理论发现和创新程度的把握，另一方面是对临床治疗需求和难点的理解。除此之外，各方利益的平衡是决定是否转化成功的重要因素，一个成功的领导者就在于把握这种平衡并迅速做出决断。

（5）从基础理论发现到转化为临床治疗成熟技术的应用是一个循环的过程，即通常所说的 B to B to B 的过程，在一个周期内，临床需求为基础理论研究提出了要求，基础理论的创新为解决这些需求提供了可能，双方的结合为这种成功的转化提供了途径，需要注意的是任何创新技术的建立应该根据临床需求不断升级，它是一个不断否定、不断提高与不断完善的往复式上升过程，需要深刻认识到成果的不足并不断加以改进和提高。

科学研究需要不断地创新，而创新的成果需要得到转化应用，实现其价值。因此，我们认为在科学研究中，特别是在从事创新的基础与应用基础研究中，没有创新的研究是瞎做，而没有转化应用的研究就应该是白做。一个优秀的科研人员既不能做瞎做的事，也不能干白做的活，这就是科学研究的真谛所在。

（张翠萍　付小兵）

第三节　细胞去分化与多种组织在损伤部位的同步修复与再生

一、多种组织损伤后修复和再生的难点和突破点：细胞去分化

随着生命和医疗基础理论和技术的发展，单一组织的修复和再生已经取得了明显的进步。皮肤创伤后通过各种生长因子、敷料、干细胞移植、皮瓣移植和组织工程人造皮肤等能够达到比较好的修复和再生。血液疾病可以通过造血干细胞的移植达到一定的治疗效果。外周神经损伤，可以利用

神经营养因子、移植神经膜细胞、植入生物合成支架材料和神经显微缝合技术等，促进神经的再生。血管破坏后，可以通过血管缝合技术或者体外构建三维的血管，达到血管的修复和再生。骨骼断裂后，也能通过生长因子、移植间充质干细胞和生物支架来达到断裂骨骼的修复。然而骨骼、血管、神经和肌肉并不能同时再生；当肢体遭遇创伤后，只能进行简单的瘢痕愈合，并不能将损坏的远端组织再生出来。最终结果是肢体残疾，造成严重的个人和社会负担。

　　相对于单一组织，多种组织同步修复和再生具有诸多难点。单一组织如皮肤，只要有足够的表皮干细胞，就能够再生出表皮。然而肢体这种复杂结构，包含有骨骼、血管、神经和结缔组织，就需要有各种组织定向的干细胞或者祖细胞。虽然体外独自培养扩增这些细胞能够实现，但将这些细胞简单地混合，既不能在体外诱导其长出复杂的组织，也不能移植到体内让其自动有序长出各种组织。但是终末分化的组织细胞能在损伤环境下发生去分化变成具有增殖活性的未成熟的祖细胞或者干细胞。成年低等动物如蝾螈和斑马鱼缺少干细胞，但是成熟细胞的去分化潜能强，能为肢体多种复杂组织再生提供充足的干细胞来源。在哺乳动物中，细胞去分化的潜能弱，组织损伤后不能通过成熟细胞去分化提供干细胞或者祖细胞来再生损坏的组织。因此，如何诱导多种组织成熟细胞去分化是实现多种组织原位同步再生的关键问题。

　　体内诱导成熟细胞去分化，有诸多好处：不需要体外的培养扩增，同局部组织细胞有更好的相容性，没有免疫排斥反应等。当前利用转基因的方法和小分子化合物能在体外将成体细胞诱导去分化为干细胞。如果这项技术能在体内实现，就有可能体内原位诱导成熟细胞变成定向干细胞或者祖细胞，为再生提供干细胞来源。随着发展，今后有望实现多种组织的同步修复和再生。

　　以下部分描述具有多种组织同步再生的动物模型，重点论述细胞去分化的重要作用，解析损伤环境诱导成熟细胞去分化和增殖的分子机理，以期促进哺乳动物多种组织的原位同步再生。

二、多种组织原位同步再生的研究模型

（一）斑马鱼的鱼鳍再生

　　斑马鱼（zebrafish）是研究多种组织、器官再生的动物模型。它能在损伤后重建复杂的组织和器官，例如心脏和鱼鳍。其中，鱼鳍（fin）是斑马鱼复杂的肢体附属器，犹如人的四肢，包含多种组织成分如骨性鱼刺、间质细胞、神经纤维和血管等。当鱼鳍被横行截断后，经历 10 ~ 14 天后，斑马鱼能原位完全再生新的鱼鳍。鱼鳍截断初期，截断面周围的表皮细胞迁移聚集到创面，形成创伤表皮（wound epidermis）（见图 2-19）。在创伤表皮下方会形成一团增殖活性强的细胞团。这团细胞是鱼鳍的再生芽（fin blastema），是由增殖旺盛的祖细胞组成。再生芽中的细胞能够在创伤表皮分泌的信号引导下，不断增殖、分化，向远端长出被截断的鱼鳍部分。又由于斑马鱼容易进行基因操作以及它的全基因谱清楚，是一个典型的研究肢体多种组织同步再生的模型。

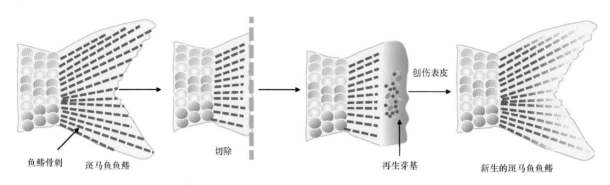

鱼鳍骨刺　斑马鱼鱼鳍　　　　切除　　　　　创伤表皮　再生芽基　　　新生的斑马鱼鱼鳍

图 2-19　斑马鱼鱼鳍截断后再生模式图

（二）蝾螈四肢再生

脊椎动物蝾螈（salamander），如美西蝾螈（axolotl）和东方蝾螈（newt）能够再生多种器官和组织。与哺乳动物不一样，它的四肢在损伤或者截断后完全再生。沿着肢体的长轴，任何位置横行截断，都能完美再生出远端的截去的部分（见图 2-20）。例如，在腕部截断，能够再生出一只完整的手；在上臂截断，能再生出上臂、前臂和手。 蝾螈的四肢来源于多种胚层的组织，表皮和外周神经组织来源于胚胎外胚层，内部的组织成分（如真皮、肌肉、骨骼和血管）源于胚胎中胚层。由于四肢含有多种复杂的组织成分，要完全再生肢体，就需要恢复各种组织细胞原有的有序结构。类似于斑马鱼的鱼鳍，蝾螈肢体截断后，在创伤表皮下面也会形成一团具有增殖能力的细胞，即肢体再生芽（limb blastema）。再生芽中的细胞能够不断增殖和分化，长出肢体所有组织成分。因此，蝾螈也是研究脊椎动物肢体再生的重要生物模型。

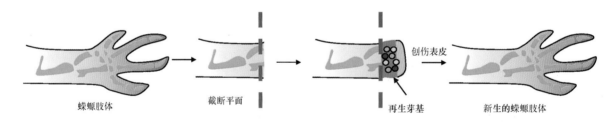

蝾螈肢体　　　　　截断平面　　　　　　　再生芽基　　　新生的蝾螈肢体

创伤表皮

图 2-20　蝾螈肢体截断后再生模式图

（三）小鼠趾尖再生

哺乳动物的四肢不能像斑马鱼和蝾螈的肢体一样具有完美再生的能力。一般创伤后，肢体只能进行创面的瘢痕修复，不能长出丢失的远端部分。虽然哺乳动物丧失了整个肢体再生的能力，但是肢体最远端的指（趾）尖端却能完全再生。临床上发现小孩或成人的手指尖端截去后，能够再生末端指节和指甲。新生小鼠和成体小鼠都能在末端第三趾节截断后，再生出末端趾节和趾甲（见图 2-21）。新生小鼠再生速度快，只需要 2 周就能完成再生趾尖，而成体小鼠需要 4 周才能完成。值得注意的是，末端第二趾节以及近端截断后均不能再生，说明哺乳动物肢体再生能力十分局限。但是，再生过程与斑马鱼和蝾螈肢体类似，会形成创伤表皮，在创伤表皮下会形成具有增殖能力的细胞团，其结构形态类似于再生芽基。小鼠趾尖再生模型是研究哺乳动物肢体复杂组织再生的重要模型，可用于研究哺乳动物肢体再生的细胞和分子机制，以及解析肢体其他部位不能再生的原因。

（四）斑马鱼和新生小鼠心脏再生

心血管疾病是发达国家和地区发病率和死亡率较高的疾病之一。冠状动脉堵塞和缺血引起的心肌梗死常常会导致猝死。对于发生心肌梗死的患者，即使存活下来，后续也常会发生心肌纤维化，最终导致心衰。如何让梗死的心肌再生是防止心衰的关键。哺乳动物心脏在损伤后缺乏自我修复和再生的能力。低等动物如斑马鱼却具有强大的心脏再生潜能。当斑马鱼心脏的心室部分手术切掉20%后，首先进行短暂的纤维化反应（形成血凝块和纤维蛋白沉积），闭合伤口和防止过度出血。在2周时间内，伤口附近的心肌细胞重新增殖，修复缺损的部分。大概伤后60天，斑马鱼心脏能完全再生（见图2-21）。但是手术切除心室并不能完全模拟患者心肌梗死的病理生理过程，因为手术切除后剩余的心室细胞生理功能正常，而心肌梗死患者存活的心室细胞也带有部分损伤。另一种损伤模型是，冷冻损伤斑马鱼心尖部分，导致25%左右的心室组织坏死，这种损伤方式更好地模拟了心肌梗死的病理过程。同样，斑马鱼在冷冻损伤后130天左右，通过残留心肌细胞增殖完全再生坏死那一部分心脏组织。除此之外，还建立起基因缺陷引起的心肌细胞损伤模型（Z-CAT）。通过在心肌细胞中特定敲除基因，引起60%的心肌细胞死亡，最终导致晚期的心衰。在这种情况下，斑马鱼能再生受损的心脏和完全恢复心脏功能。这充分说明，斑马鱼的心脏具有强劲的再生能力，是研究心脏损伤再生的经典生物模型。

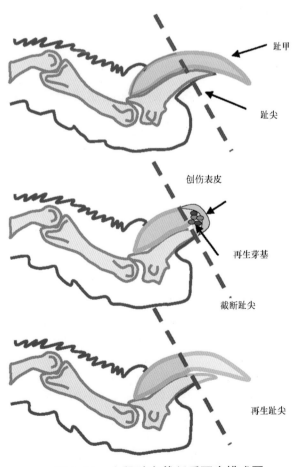

图 2-21　小鼠趾尖截断后再生模式图

成年哺乳动物普遍失去了心脏再生和修复的能力，但新生的小鼠在出生 1 周内，在切除心尖后能够完全再生（见图 2-22），与斑马鱼心脏再生过程类似。但 1 周后，小鼠心脏就逐渐失去了再生能力。这说明哺乳动物心脏在出生早期还保留有部分的再生能力。因此，以小鼠心脏作为再生研究模型，有助于揭示调控哺乳动物心脏再生的机制以及逐渐丧失心脏再生能力的原因。

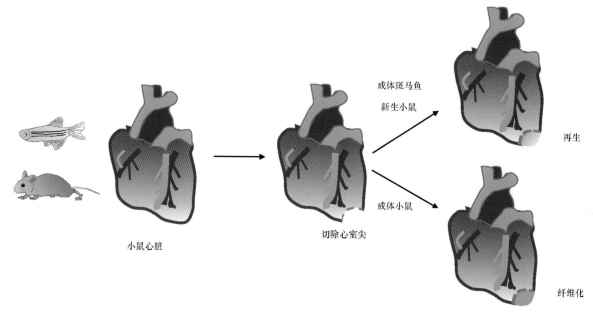

图 2-22 斑马鱼和小鼠心脏再生模式图

三、肢体多种组织再生细胞基础：再生芽基和细胞去分化关系

附属肢体的再生，从低等动物到哺乳动物，都共享类似的细胞学机制。肢体创伤后，创缘周围的表皮细胞覆盖伤口后，形成创伤上皮。在其下方，会形成具有增殖活性的细胞团，即再生芽基。这团细胞就是肢体再生的细胞基础，由此增殖和分化出肢体所有组织细胞，达到肢体的完美修复。再生芽基形成的机制主要是成熟的细胞去分化，形成具有增殖和分化潜能的干细胞或者祖细胞。因此，细胞去分化是肢体多种组织再生的细胞学基础。

（一）细胞去分化：再生芽基形成基础

细胞谱系示踪和分子标记技术的发展，为研究细胞发生、发展、转归提供了有力的工具。将这些技术应用到肢体再生的研究中，有力地揭示再生芽基形成的细胞学机制。

1.蝾螈肢体再生芽基形成

蝾螈的四肢具有强大的再生能力，以此为模型，Krag 等人通过示踪技术，揭示了肢体再生芽基的细胞学基础。他们设计了一个很巧妙的实验，将表达 GFP 的转基因蝾螈供体移植到 GFP 阴性的受体胚胎中，这样在受体胚胎发育成的个体肢体中各种组织就会表达 GFP。将表达 GFP 的成年蝾螈的肢体截断，发现标记的肌肉细胞再生新的肌肉，不会再生出软骨或者皮肤；真皮细胞能长出软骨和结缔组织，神经膜细胞只能再生出神经膜细胞。这个研究首次证实了肢体中已有的各组织在再生过程中提供各自组织特定的祖细胞，随后这些祖细胞只分化为自己的细胞，不会变成其他类型细胞。但是这个研究没有证明这些谱系特定的祖细胞到底是来自成熟细胞去分化还是损伤激活的组织中残留干细胞，或者两种机制共同参与。主流观点认为再生芽基中的祖细胞来源于成熟细胞去分化。但是针对肢体中的一些组织而言，不同动物，可能会有不同的方式。东方蝾螈（newt）的肢体再生时，用 Rhodamine 标记或病毒标记的多核肌管移植到再生的蝾螈肢体上时，发现多核肌管解体成单核细胞，参与蝾螈肢体再生，表明成熟的肌肉细胞发生去分化，参与东方蝾螈肢体中肌肉再生。更具说服力的证据来源于 Sandoval-Guzman 等的实验。他们利用 Cre/loxp 示踪技术，发现多核的肌纤维细胞会断裂成具有增殖能力的 Pax7（一种肌肉干细胞的标志物）阴性的单核细胞，并且这些细胞参与形成再生芽基。最近又发现程序性死亡的细胞诱导肌纤维去分化为肌肉祖细胞。虽然 Pax7 阳性的卫星细胞（肌肉干细胞）发现在东方蝾螈肢体截断后，进入了再生芽基，但是卫星细胞只是在再生芽基的早期发现，到了后期增殖分化的阶段，并没有发现卫星细胞的持续存在。最近研究发现在东方蝾螈幼虫阶段，肢体肌肉再生依赖卫星细胞，当东方蝾螈变形后，肌肉再生就转变成依赖肌肉细胞去分化的方式进行再生。因此，东方蝾螈肢体肌肉在幼虫时期依赖肌肉干细胞，而成体时期依靠肌肉细胞的去分化。与此相对的是，美西螈肢体的肌肉再生却是依靠肌肉干细胞参与形成再生芽基，并增殖分化形成肌肉。这可能是与美西螈在变形前就性成熟有关，类似于东方蝾螈的幼虫时期，肢体内可能存在大量的卫星细胞。蝾螈肢体中外周神经的再生是依靠神经膜细胞去分化为具有增殖活性的未成熟的神经膜细胞，参与外周神经的再生。外周神经的再生对于再生芽基的形成和生长十分重要，能够分泌因子如 FGF 和前向梯度蛋白（anterior gradient protein）等调控再生芽基细胞增殖。由此可知，神经膜细胞的同步去分化对蝾螈肢体再生所必需。但对于蝾螈的其他组织细胞而言，还没有充分的证据表明是通过成熟细胞去分化还是组织干细胞激活形成的。

2. 斑马鱼鱼鳍再生芽基形成

斑马鱼鱼鳍的再生芽基主要依靠细胞去分化机制，同时也有干细胞激活的参与。在鱼鳍胚胎发育时期，利用谱系示踪技术，Tu 等证明鱼鳍是由 9 种不同谱系的细胞发育而来。该小组同样证实在鱼鳍再生过程中，谱系限制性的祖细胞组成了再生芽基。这些谱系限制性祖细胞来源于细胞去分化还是干细胞激活？对于鱼鳍的骨性成分（即骨刺），Knopf 等证实已经分化的成骨细胞发生短暂的去分化，获得了增殖能力，迁移参与再生芽基的形成，然后增殖、再分化形成新的成骨细胞。类似鱼鳍的骨刺再生，斑马鱼的头盖骨再生，也是终末分化的成骨细胞去分化形成具有增殖活性的细胞，进而再生头盖骨。有趣的是，斑马鱼还能通过不依赖成骨细胞去分化的方式再生鱼鳍骨刺。当所有的鱼鳍成骨细胞通过基因损坏的方式破坏后，那些存活下来的斑马鱼仍然能够重新长出成骨细胞和骨刺。该作者认为，当成骨细胞存在的时候，斑马鱼鱼鳍骨性成分再生主要依靠成骨细胞的去分化，而当成骨细胞不存在时，新生的成骨细胞支持再生。对于肌肉成分来说，在斑马鱼的幼虫阶段，发现鱼鳍的肌肉再生主要是依赖肌肉干细胞（卫星细胞）的激活，并没有发现肌肉细胞的去分化的现象。可能是幼虫阶段的斑马鱼还处在发育时期，肌肉组织中的干细胞还保留有一部分，损伤激活这部分残留的干细胞参与修复。在成年的斑马鱼中，还没有研究进一步证实鱼鳍骨骼肌肉再生也是通过激活干细胞。但在斑马鱼身上其他部位的肌肉组织再生过程中发现了肌肉细胞去分化参与再生，例如肌肉细胞去分化促进成体斑马鱼眼外肌的再生。鱼鳍其他的成分再生还没有可靠的证据表明是通过细胞去分化还是干细胞激活实现的。

3. 小鼠趾尖再生芽基形成

新生和成体小鼠的趾尖远端在切断后能够完全再生。小鼠趾尖再生与蝾螈、斑马鱼一样也会形成一个与再生芽基相似的一团细胞。这团细胞的本质是不同组织细胞的祖细胞集合而成，具有增殖和分化的潜能。在趾尖再生过程中，示踪技术显示中胚层的骨、肌腱、真皮、甲床、血管来自中胚层的祖细胞或干细胞，而外胚层的表皮细胞和汗腺来自外胚层的细胞。这些不同谱系的祖细胞来源于组织中残留的干细胞/祖细胞激活，还是成熟细胞的去分化？在小鼠趾甲中存在趾甲干细胞，当趾尖截断后，趾甲干细胞依赖 Wnt 通路的激活而分化再生趾甲部分。如果把这些对 Wnt 信号反应性的趾甲干细胞敲除后，小鼠趾甲和趾尖就不能再生。这和最近的研究报道一致，趾甲上皮中分泌的 Wnt 信号不仅能够调控趾甲上皮的分化，还能够调控趾尖的成骨细胞以及成骨细胞的前体细胞的增殖。Lehoczky 等发现在小鼠趾甲上皮中表达 Lrg6 的趾甲干细胞，这些趾甲干细胞能够参与形成再生芽基。小鼠趾尖的再生不仅依赖趾甲干细胞的激活分化，而且与细胞的去分化相关。在小鼠远端趾尖切断后，神经膜细胞前体细胞（Schwann cell precursor）发生去分化，并且分泌生长因子，促进再生芽基细胞的不断扩增。当把神经膜细胞前体细胞破坏后，再生芽基细胞增殖下降，趾甲和趾骨成分再生破坏。神经膜细胞前体细胞发生去分化后，能够分泌制瘤素 M（oncostatin M）和血小板衍生生长因子 AA（platelet-derived growth factor AA，PDGF-AA），制瘤素 M 和血小板衍生生长因子 AA 能调控再生芽基祖细胞的增殖活性。说明神经膜细胞去分化调控了小鼠趾尖再生。神经膜细胞去分化参与神经的再生是一个普遍现象。当神经截断后，成熟的神经膜细胞发生去分化变成未成熟的神经膜细胞或者施万前体细胞，获得增殖能力，分泌一些促进轴突生长的因子，促进轴突再生和自己包绕轴突再髓鞘化。随着年龄的增大，神经膜细胞发生去分化的能力下降，外周神经的再生能力相应地减弱。因此，小鼠趾尖的再生同时依赖组织中的干细胞/祖细胞和细胞发生去分化（见图 2-23）。

斑马鱼、蝾螈、新生小鼠肢体再生过程中都会形成创伤表皮和再生芽基。再生芽基是肢体再生的细胞学基础。成体斑马鱼鱼鳍再生过程中成骨细胞去分化，形成再生芽基，再生鱼鳍骨刺成分；幼年东方蝾螈肢体肌肉再生依赖肌肉干细胞（卫星细胞激活），成体蝾螈肢体肌肉再生依赖肌肉细胞去分化组成再生芽基细胞，同时神经膜细胞去分化参与再生芽基的形成；新生小鼠趾尖再生时，也形成再生芽基，神经膜细胞去分化后调控再生芽基细胞的增殖。

（二）损伤后细胞去分化、增殖和再生芽基形成的分子调控机制

组织细胞损伤后，损伤微环境会释放出各种因子激活信号通路，诱导损伤附近细胞去分化、增殖和再分化，参与组织的再生修复。微环境中主要包含了生长因子、细胞因子、细胞外基质等。其中生长因子是微环境中最为关键的成分。生长因子常常在损伤局部释放后发挥作用，也可以通过血液循环从远处运输到损伤部位发挥作用。大量的证据表明生长因子参与了复杂组织的再生。在这里，主要围绕常见和重要的生长因子及相关信号通路在复杂组织原位再生中的作用，信号通路传导图谱（见图 2-24）。

EGF 信号、FGF 信号、BMP 信号、Notch 信号、Wnt 信号和 Shh 信号通路参与了斑马鱼鱼鳍、蝾螈肢体、小鼠趾尖等附属肢体的再生。这些信号通路通过细胞外配体与受体的结合，将信号传入细胞质和细胞核，调控相关基因的转录和表达，最终控制细胞的去分化、增殖和分化。

表皮生长因子家族（epidermal growth factor，EGF）结合到具有络氨酸激酶活性的表皮生长因子受体（EGFR）上，结合后激活下游的信号通路如 Akt、MAPK、STAT 等，引起靶基因的表达。EGF 家族和其信号通路对细胞的增殖和分化起着重要的调控作用。神经调节蛋白 1（neuregulin 1）是 EGF 家族中的成员，在斑马鱼鱼鳍截断后，其表达明显增加。neuregulin 1 能够激活 EGFR 和 PIK/Akt 信号通路，促进去分化而来的祖细胞增殖和迁移形成鱼鳍的再生芽基。同样在美西螈肢体再生芽基中发现大量表达 neuregulin 1 以及其受体 ErbB2。阻断 neuregulin 1 信号通路，导致肢体再生芽基中细胞增殖明显下降，阻碍再生芽基的形成和肢体的再生。这可能是由于 neuregulin 1 信号通路调控去分化细胞的进一步增殖反应。

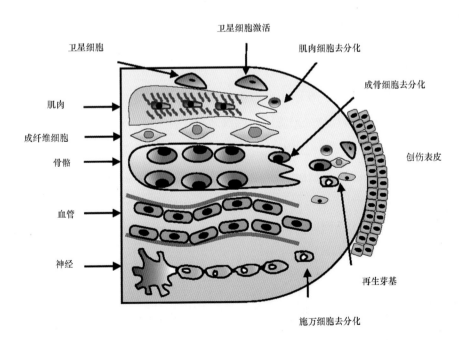

图 2-23　斑马鱼、蝾螈、小鼠等附属肢体再生芽基形成的细胞学机制

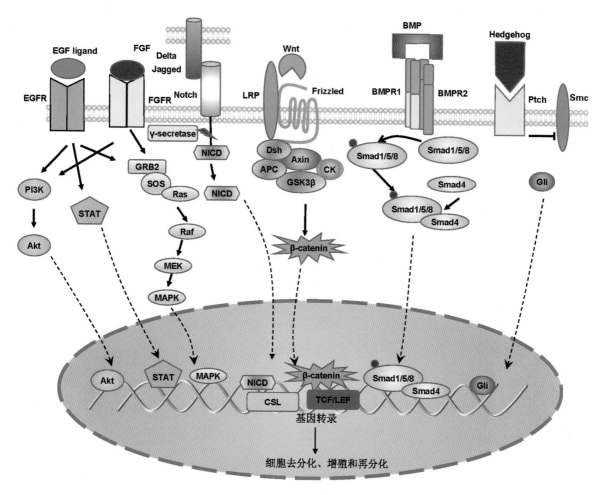

图 2-24 参与再生常见信号通路传导模式图

成纤维细胞生长因子（fibroblast growth factor，FGF）通过激活四次跨膜的 FGF 的络氨酸激酶受体（FGFR）发挥作用。在斑马鱼鱼鳍再生过程中，发现 FGF 家族中的 FGF20a 对于鱼鳍的再生十分关键。在鱼鳍截断后 6 ～ 12 天内，在创伤表皮和下面的间质附近表达 FGF20a，随后 FGF20a 逐渐局限在再生芽基中表达。如果把 FGF20a 敲除，鱼鳍截断后，就不能启动创伤表皮的形成和闭合伤口，也不能形成再生芽基。FGF20a 可能促进细胞去分化和增殖。进一步研究发现，早期创伤表皮细胞表达的 FGF20a 促进鱼鳍间质细胞去分化形成再生芽基，后期再生芽基中表达的 FGF3/10a 调控再生芽基祖细胞的增殖。即使在未损伤的斑马鱼中，突变 FGF 的受体，在两个月内就会引起鱼鳍的严重萎缩，说明 FGF 信号通路同时参与了鱼鳍正常的生理平衡和再生。在蝾螈肢体再生过程中，创伤表皮和外周神经产生 FGF1 和 FGF2，促进再生芽基的形成。在小鼠趾尖再生过程中，神经分泌的 FGF2 促进趾尖再生芽基祖细胞的增殖。

骨形成蛋白（bone marrow morphogenetic protein，BMP）是转化生长因子（transforming growth factor-β，TGF-β）的家族成员，能够结合到跨膜 1 型和 2 型 BMP 受体（BMPR），激活的 BMPR 能磷酸化下游的转录因子 Smad1/5/8。磷酸化的 Smad1/5/8 与 Smad4 聚集，然后一起转移入细胞核，

激活靶基因的转录表达。在斑马鱼鱼鳍截断后，BMP2 表达显著上调，BMP2 能够诱导去分化的成骨细胞再分化，形成鱼鳍的骨刺。这是由于 BMP2 能够促进 Wnt 信号抑制剂 Dkkf 表达，从而抑制 Wnt 信号通路。而 Wnt 信号有助于维持去分化而来的祖细胞增殖。因此，BMP 通路抑制依赖 Wnt 信号的祖细胞增殖，调控细胞的分化。由此可知，鱼鳍通过 BMP 信号和 Wnt 信号调控去分化而来祖细胞的增殖和分化过程，协调鱼鳍的再生。BMP 是小鼠趾尖再生所必需的生长因子。趾尖截断后，BMP2、BMP4 和 BMP7 在残端和再生芽基中表达上调。利用 BMP 信号抑制剂 Noggin 处理趾尖后，趾尖就丧失了再生的能力。而利用外源性 BMP4 处理 Msx-1 突变小鼠（趾尖丧失再生能力的基因缺陷小鼠）后，能够恢复趾尖再生的能力。在趾尖近端截断后是不能再生的，但是将含有外源性的 BMP2 和 BMP7 磁珠包埋入近端后，能够促使近端部分的再生，其中，BMP7 在诱导再生芽基形成过程中发挥着重要作用。

Notch 蛋白是单跨膜受体，该受体拥有胞内结构域（NICD）。当和临近细胞表达的配体如 Delta 或者 Serrate/Jagged 家族结合后，γ-secretase 裂解 Notch 蛋白，使 NICD 释放出来，NICD 转移入细胞核内，与 CSL 家族转录因子结合，调控靶基因的表达。在斑马鱼鱼鳍截断后，再生芽基形成过程中，Notch 信号持续激活，促进再生芽基中的祖细胞增殖，抑制其分化，对于鱼鳍向远端再生非常重要。

Wnt 蛋白结合到 Frizzled 受体，抑制 β-catenin 被 GSK-3β、APC 和 Axin 蛋白复合体降解。稳定的 β-catenin 转移到细胞核内，与 TCF/LEF 转录因子结合，调控靶基因的表达。Wnt/β-catenin 信号轴调控肢体多种组织的再生。抑制 Wnt 信号通路将导致蝾螈和斑马鱼的鱼鳍不能再生。研究发现 Wnt/β-catenin 信号轴调控 FGF 信号通路进而调节鱼鳍再生芽基祖细胞的增殖。但是不同的 Wnt 蛋白发挥截然相反的作用，例如 Wnt8 促进鱼鳍再生芽基祖细胞的增殖，而 Wnt5b 抑制其增殖。因此，不同的 Wnt 蛋白可以相互协调，形成负反馈环路，调控肢体的再生过程。有意思的是，在雄性斑马鱼鱼鳍表面，有一个雄性激素调控的表皮结节区（epidermal tubercles），该区域产生大量 Wnt 抑制剂 Dkk1b。当从该区域截断鱼鳍，就会形成包含大量 Dkk1b 的创伤表皮，在这种情况下，不能形成再生芽基，鱼鳍不能再生。研究还发现细胞自噬相关的 Rapamycin complex1（mTORC1）信号通路也通过 Wnt 通路调节鱼鳍再生芽基形成、生长和分化。这些研究说明 Wnt 通路激活对斑马鱼鱼鳍再生十分重要。小鼠趾尖截断后，趾甲上皮中 Wnt 表达增加，Wnt 通路激活指导趾甲干细胞分化，同时吸引周围神经到创缘附近，分泌 FGF2 促进再生芽基祖细胞的增殖和再生芽基向远端生长。趾尖中的 Wnt/β-catenin/FGF 通路同斑马鱼鱼鳍 Wnt 信号通路的作用类似，表明低等动物和高等动物 Wnt 信号通路促进再生的作用是保守的。同样，Wnt 通路还能够调控骨骼中成骨细胞祖细胞的增殖和进一步分化为成骨细胞。在趾尖发育过程中，趾甲上皮分泌的 Wnt 蛋白调控趾骨中成骨细胞前体细胞的增殖。抑制 Wnt 将导致趾尖发育缺陷。因此，Wnt 信号是趾尖再生过程中上皮和间质细胞沟通的桥梁。趾尖的近端截断不能再生，很可能是由于近端截断后，趾甲上皮中 Wnt 信号通路激活程度小，不能维持或者支持祖细胞的增殖。

Hedgehog 蛋白包括 Hedgehog（Shh）、Desert Hedgehog（Dhh）和 Indian Hedgehog（Ihh）。Hedgehog 蛋白结合到跨膜受体 Ptch（tumor suppressor patched）后，导致 Smoothened（Smo）的释放，激活转录因子 Gli 家族，调控下游靶基因的表达。Hedgehog 信号调控肢体发育的模式（patterning）。在蝾螈肢体再生过程中，Shh 和 Ihh 表达增加。如果阻断 Hedgehog 通路则严重阻碍蝾螈肢体再生。这是由于 Hedgehog 通路能调控肢体再生早期前后的极性，并且能促进再生芽基细胞的增殖和向外生长。其促进增殖的作用，可能是作用于 Wnt 通路的上游来达到的。蝾螈的尾巴包含有脊髓、软骨和肌肉，当截断后，其尾巴能够完全再生。研究发现在尾巴再生过程中，Shh 在成熟和再生的脊髓中表达，而其受体 Patched 1 在再生芽基中表达。抑制 Shh 信号，再生脊髓的背 – 腹（dorsoventral，DV）极性消失，再生芽基细胞不能增殖，整个尾部不能再生。在斑马鱼鱼鳍再生芽基中，Shh 和 Ihh 被激活，调控再生芽基细胞的增殖和生长。斑马鱼鱼鳍的骨刺是分节段和分叉的，这种结构模式受到 Shh 信号通路的调控。在骨刺分叉前，鱼鳍表皮中 Shh 表达分为两个区域，这种表达模式调控成骨细胞的增殖活性，调控再生骨刺分叉。破坏 Shh 的表达模式，鱼鳍再生时就不能分叉。此外，FGF 信号通路和 Wnt 信号通路与 Shh 信号通路相互作用，起到放大再生的反应。

四、心脏再生的基础：心肌细胞去分化

心脏是一个复杂的器官，斑马鱼能在心脏切除一部分后完美再生。新生的心肌细胞主要来源于成熟的心肌细胞去分化。切除部分心脏后，损伤附近的成熟心肌细胞就表现出去分化的特征，收缩的肌节减少，重新表达胚胎发育时心脏相关的转录因子 Gata4 以及其他胚胎心脏发生相关的基因。同样在小鼠心脏通过基因敲除的方式损伤后，也能够通过心肌细胞的去分化再生心脏。这些研究表明成熟心肌细胞从具有收缩功能的成熟状态变成了具有增殖能力的胚胎时期的状态。因此，心肌细胞去分化是斑马鱼心脏再生主要机制。

在心脏再生过程中，还包括血管和心外膜的再生。研究发现血小板衍生生长因子调控心外膜细胞的增殖和血管的形成。心外膜和心内膜损伤后分泌的因子在斑马鱼心脏再生过程中起着重要调控作用。例如，心外膜和心内膜损伤后释放的视黄酸（retinoic acid，RA）促进心肌细胞去分化和增殖；心外膜分泌的小窝蛋白 1（caveolin 1）能强有力调控斑马鱼心肌细胞增殖反应，敲除小窝蛋白 1 将导致心脏损伤后心肌细胞增殖反应明显受损和心脏再生能力缺失。心脏损伤后，心外膜和心内膜中 Notch 信号通路被激活，阻断 Notch 信号通路将导致心脏再生受损而瘢痕愈合加重。其原因是 Notch 信号激活有利于斑马鱼心肌细胞去分化和增殖反应。心肌细胞自身在损伤后会激活 NF-κB 信号通路，调控自身的去分化进程。外周神经分泌的营养因子如 neuregulin 1 等能调控心脏细胞的去分化和增殖，对斑马鱼或新生小鼠心脏再生也十分重要。

在小鼠心肌细胞中，neuregulin 1 的受体 ErBb2 在小鼠生后 1 周剧减，导致心肌细胞对 neuregulin 1 不产生增殖反应。在成体小鼠心肌梗死后，通过导入基因的方式使心肌细胞短暂表达 ErBb2，诱发心肌细胞去分化和增殖，紧接着去分化后的心肌细胞再分化参与小鼠心脏再生。小鼠心外膜细胞中分泌一种强有力的促进心肌发生的 follistatin-like 1（Fstl1）蛋白。然而 follistatin-like 1 蛋白在心

肌梗死后心外膜中表达严重下降，转而由心肌细胞表达，但心肌细胞表达的 follistatin-like 1 蛋白并不能诱导心脏的再生。将含有 follistatin-like 1 蛋白的贴片覆盖在心外膜上，能够刺激已分化成体小鼠心肌细胞重新进入细胞周期和分裂增殖，改善梗死心脏的功能和存活情况。将促进心肌细胞增殖的基因在体导入小鼠心肌细胞内，在心肌梗死后，这些基因能够诱导成熟心肌细胞发生去分化和增殖，改善心脏功能和减少纤维化形成。最近 *Nature* 报道低氧条件能够诱导已经存在的成熟心肌细胞发生去分化，促进小鼠梗死心肌的再生。将成体小鼠吸入的氧气按 1% 的速度逐渐下降，在 7% 氧气浓度维持 2 周，这样造成小鼠严重的系统性低氧血症，使其有氧代谢受到抑制，氧自由基减少，氧化 DNA 损伤减小，激活心肌细胞分裂。更为重要的是，当小鼠经历 1 周的低氧血症后，造成心肌梗死模型，发现此时的小鼠心脏再生反应明显增强，心肌纤维化显著减弱，心脏功能得到明显改善。研究发现新生的心肌细胞来源于之前存活的已分化心肌细胞，这与斑马鱼心肌再生过程一样，表明逐渐低氧血症环境能够诱导小鼠成熟心肌细胞发生去分化，参与心脏的再生，这与出生后氧化环境导致小鼠心肌细胞周期静止和停止分裂相吻合。这些研究证明哺乳动物心肌细胞能够在一定条件下发生去分化而重新获得增殖能力，参与心脏的再生。激活哺乳动物心肌细胞发生去分化将是实现心脏再生的关键途径。

五、细胞去分化潜能的差异性和再生差异性关系

蝾螈和斑马鱼具有强大的再生能力，主要是由于大量的成熟细胞能够在损伤情况下发生去分化。细胞去分化的现象其实在哺乳动物身上也有发生，但是去分化的潜能远远低于蝾螈和斑马鱼这样的低等动物。某种程度上讲，去分化的潜能大小反映了动物再生能力的强弱。

蝾螈和斑马鱼能再生四肢和鱼鳍，强大的再生能力与其具有高度的去分化能力密切相关。斑马鱼鱼鳍截断后，终末分化的成骨细胞发生去分化，重新获得增殖能力，迁移再分化为新生成骨细胞，再生出骨刺。然而哺乳动物的骨骼在截断后并不能再生出截断的部分，只是能当骨缺损在小范围时把骨缺损进行愈合，而不是再生。并且骨缺损愈合是通过间充质干细胞分化形成新生的成骨细胞完成的，该过程并没有成骨细胞去分化的发生。哺乳动物成骨细胞缺乏去分化的潜能也许是骨再生能力弱的基本原因。东方蝾螈肢体能够再生，其中，肌肉的再生与肌肉细胞强大的去分化潜能有关。它的成熟多核的肌管能去分化为单核细胞，形成再生芽基，参与再生。相比较而言，哺乳动物的肌肉再生能力较弱。哺乳动物肌肉再生主要依赖残存少量肌肉卫星细胞（肌肉干细胞），而不是肌纤维的去分化。但是哺乳动物的肌纤维能被诱导去分化，形成具有增殖能力的肌肉祖细胞。将蝾螈肢体再生芽基中表达的基因 msx1 导入小鼠的肌纤维中，能将小鼠肌纤维变成肌肉的祖细胞，获得了增殖和分化的能力。除此之外，将从蝾螈再生肢体中提取的物质处理小鼠的肌纤维，也能诱导其发生去分化。甚至，利用小分子化合物也能诱导小鼠肌纤维发生去分化。去分化而来的肌肉细胞在体内表现出显著的肌肉再生能力。这些研究证明了哺乳动物的肌肉细胞保留了内在的去分化潜能，但是这种潜能在损伤情况下自身无法启动，需要外部刺激才能够发生去分化。加强肌肉细胞的去分化，也许能促进哺乳动物肌肉再生和肢体多种组织再生。

斑马鱼的成熟心肌细胞损伤后迅速发生去分化，重新进入细胞周期，再生失去的心肌细胞。人在心肌梗死的时候，具有很小的再生修复的能力，发现极少量成熟心肌细胞重新进入细胞周期，产生新的心肌细胞。在人正常衰老过程中，只有 0.0006% ~ 1% 的心肌细胞能重新进入细胞周期。从此可知，人的心肌细胞去分化潜能比斑马鱼心肌细胞弱很多，这也许是斑马鱼有强大心脏再生能力的主要原因。新生一周内小鼠的心脏具有再生能力，切除心尖后，能够发生再生，主要原因是这时的心肌细胞重新进入细胞周期的能力比较强，也即是细胞去分化的潜能这时比较大。一周后小鼠心脏也失去了再生能力，很可能是由于一周后小鼠心脏的心肌细胞去分化能力减弱或丧失。增强哺乳动物心肌细胞去分化能力，重新获得增殖潜能，也许是促进心脏再生的有效措施。

虽然哺乳动物大部分组织细胞已经丧失了去分化的潜能。但是某些组织细胞仍然具有这种天然能力。经典的例子就是神经膜细胞能够通过去分化而再生。当外周神经损伤后，成熟的神经膜细胞与轴突失去接触，去分化为未成熟的神经膜细胞，获得增殖能力。未成熟的神经膜细胞迁移和再分化形成新的神经膜细胞，为轴突的再生提供结构和营养支持。另一个例子是急性肾损伤后，肾脏能修复和再生。缺陷或者毒性肾损伤常导致近端肾小管上皮细胞的坏死。周围存活下来的肾小管上皮细胞发生去分化，增殖再生出那部分坏死的上皮细胞，重建肾小球的完整性。这些表明再生能力的大小和细胞去分化能力密切关联。

六、细胞去分化与细胞周期

为什么低等动物细胞更容易发生去分化和重新进入细胞周期？虽然这个机制还没有完全弄清楚。但目前有证据显示细胞周期调控因子可以部分解释去分化的潜能差异性。在理论上，细胞周期需要严格的控制，否则就具有致癌的危险性。随着生物进化，细胞周期抑制机制发展越完善，成熟细胞再次进入细胞周期越困难。例如 pocket 蛋白（Rb、p107、p130）阻断 G1 向 S 期的过渡，p53 阻断 G2 向 M 期的过渡。多数癌症细胞的 Rb 或者 p53 发生突变，获得无限增殖能力。蝾螈的肌管通过自发性地抑制细胞周期抑制因子的表达，发生去分化和重新进入细胞周期。正常情况下，肌肉细胞的分化需要肿瘤抑制因子 Retinoblastoma（Rb）蛋白的表达，抑制细胞周期进入基因的表达。虽然蝾螈成熟肌管中也保留有 Rb 蛋白，但是 Rb 蛋白在蝾螈肢体截断后，损伤释放出的血清会诱导细胞周期依赖性激酶 4 和 6（CDK4/6）的表达，它们能够磷酸化 Rb，让其失去了活性，结果是允许细胞周期相关基因重新表达。形成鲜明对比的是，哺乳动物的肌管不能磷酸化 Rb 蛋白，则不能重新进入细胞周期。但是，当把哺乳动物成熟肌管中 Rb 基因敲除，利用血清可以诱导其发生去分化和重新进入细胞周期。或者同蝾螈的肌管共培养后，再用血清处理，也能诱导小鼠肌管进入细胞周期。由此可知，哺乳动物肌肉细胞不能发生去分化，是由于在损伤后，不能自动清除细胞周期抑制因子。与此结论一致的是，将细胞周期抑制因子 ARF 和 Rb 同时在小鼠肌管中敲除后，小鼠肌管立刻进入细胞周期和增殖，并且失去了分化的特征。然而，ARF 在低等脊椎动物中并不存在，说明 ARF 是在哺乳动物进化过程中出现的，抑制其去分化和再生能力。有趣的是，在成熟哺乳动物心肌细胞中，发现肿瘤抑制因子 Rb 和 p130 同样阻断细胞周期基因的表达，维持成熟心肌细胞的状态。把 Rb 和 p130 敲除，成熟心肌细胞再次进入细胞周期，获得增殖能力。

肿瘤抑制因子 p53 也是一种细胞周期抑制因子，阻碍细胞去分化。蝾螈肢体再生过程中，p53 的表达在损伤的早期下降，促进间质细胞的去分化和形成再生芽基。晚期 p53 表达又升高，促进再生芽基祖细胞的分化而再生肢体。同源结构域转录因子 Meis1 在小鼠成熟心肌细胞中表达，导致心肌细胞退出细胞周期。把 Meis1 在成熟心肌细胞中敲除，心肌细胞重新获得了增殖能力。在新生小鼠的心肌细胞中过度表达 Meis1，心肌细胞的增殖能力和心脏再生能力减弱。因此，清除细胞周期抑制因子，有助于提高哺乳动物成熟细胞去分化的潜能。细胞周期调控与细胞去分化的关系（见图 2-25）。

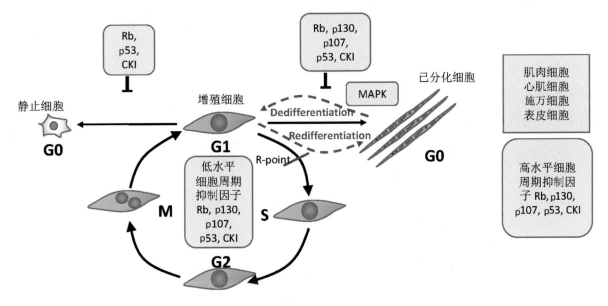

图 2-25　细胞周期调控与细胞去分化的关系

细胞周期调控因子控制着细胞周期的进入和进出，增殖活性的细胞一般具有低水平的细胞周期抑制因子如 Rb、p130、p107、p53 和 CKI 等，而成熟分化的细胞如肌肉细胞、心肌细胞、神经膜细胞和表皮细胞等，这些细胞已经不能进行增殖，具有高水平的细胞周期抑制因子。解除这些细胞周期抑制因子，将有助于细胞发生去分化，重新进入细胞周期。

七、诱导细胞去分化促进哺乳动物多种组织原位同步修复和再生展望

低等动物的多种组织同步原位再生很大程度上依赖于成熟细胞去分化。细胞去分化为再生提供了充足的细胞来源。但是哺乳动物却大部分丧失了细胞去分化的潜能，同时成熟的组织中又缺乏干细胞，致其再生能力弱。要实现多种组织的再生，理想的方式是模拟低等动物，诱导损伤周围的成熟细胞发生去分化，原位提供再生所需的细胞。要在损伤局部诱发细胞发生去分化比在体外培养环境下诱导难度大很多。目前基于细胞重编程技术，体内转染外源性的转录因子，发现能够在体内改变细胞的命运。例如将三个转录因子（Ngn3、Pdx1 和 Mafa）导入小鼠胰腺已经分化的外分泌细胞，能在体内将外分泌细胞重编程为产生胰岛素的 β 细胞。最近报道通过类似方法，能将外分泌细胞在

体内变成 3 种胰岛内分泌细胞。将三个转录因子 Gata4、Mef2c 和 Tbx5 导入缺血梗死的心肌中，能诱导心肌的成纤维细胞变成心肌样细胞，参与心肌的再生修复。将几个 miRNAs 导入缺血性梗死的心肌中，能将心肌成纤维细胞原位诱导成心肌细胞。在大脑中，利用转录因子或者 miRNAs 能将星型胶质细胞或者放射性胶质细胞重编程神经元，参与神经元损伤再生和修复。导入基因在体内将肝脏的肌成纤维细胞诱导成肝脏细胞，减轻了肝脏纤维化。虽然转染外源性基因能够体内诱导单一细胞去分化，但是存在着基因操作的风险。利用小分子化合物代替基因转染，将会更加安全。小分子化合物组合能在体外将成纤维细胞诱导去分化为胚胎样干细胞，即诱导多功能干细胞 iPSC，也能将其诱导成神经元、神经干细胞或者心肌细胞等。在体内加入小分子 SB431542 和 XAV939 能够提高转录因子诱导心脏成纤维细胞变成心肌细胞的效率。如果能有效在体内利用小分子代替转录因子原位诱导各种组织细胞发生去分化，变成定向的干细胞或者祖细胞，就有可能实现多种组织原位再生。此外，一些调控细胞信号通路和胚胎发育的信号的小分子可以用来后续调节再生微环境，诱导多种组织的有序增殖和分化的进行。因此，有望在体诱导哺乳动物多种组织细胞原位去分化，实现多种组织的修复和再生。

（赵安东　秦华　付小兵）

参 考 文 献

[1]　Gemberling M, Bailey TJ, Hyde DR, et al. The zebrafish as a model for complex tissue regeneration [J]. Trends Genet, 2013, 29(11): 611-620.

[2]　Sonnemann KJ, Bement WM. Wound repair: toward understanding and integration of single-cell and multicellular wound responses [J]. Annu Rev Cell Dev Biol, 2011, 27: 237-263.

[3]　Tanaka EM, Reddien PW. The cellular basis for animal regeneration [J]. Dev Cell, 2011, 21(1): 172-185.

[4]　Chen ZL, Yu WM, Strickland S. Peripheral regeneration [J]. Annu Rev Neurosci, 2007, 30: 209-233.

[5]　Kusaba T, Lalli M, Kramann R, et al. Differentiated kidney epithelial cells repair injured proximal tubule [J]. Proc Natl Acad Sci U S A, 2014, 111(4): 1527-1532.

[6]　Fu X, Sun X, Li X, et al. Dedifferentiation of epidermal cells to stem cells in vivo [J]. Lancet, 2001, 358(9287): 1067-1068.

[7]　Li H, Fu X, Zhang L, et al. In vivo dedifferentiation of human epidermal cells [J]. Cell Biol Int, 2007, 31(11): 1436-1441.

[8]　Zhang C, Fu X, Chen P, et al. Dedifferentiation derived cells exhibit phenotypic and functional characteristics of epidermal stem cells[J]. J Cell Mol Med, 2010, 14(5): 1135-1145.

[9]　Jayawardena TM, Egemnazarov B, Finch EA, et al. MicroRNA-mediated in vitro and in vivo direct reprogramming of cardiac fibroblasts to cardiomyocytes [J]. Circ Res, 2012, 110(11): 1465-1473.

[10]　Mannik J, Alzayady K, Ghazizadeh S. Regeneration of multilineage skin epithelia by differentiated keratinocytes [J]. J Invest Dermatol, 2010, 130(2): 388-397.

[11]　Li JF, Duan HF, Wu CT, et al. HGF accelerates wound healing by promoting the dedifferentiation of epidermal cells through beta1-integrin/ILK pathway [J]. Biomed Res Int, 2013, 2013: 407-418.

[12]　Sun X, Fu X, Han W, et al. Dedifferentiation of human terminally differentiating keratinocytes into their precursor cells induced by basic fibroblast growth factor[J]. Biol Pharm Bull, 2011, 34(7): 1037-1045.

[13]　Cai S, Pan Y, Fu XB, et al. Dedifferentiation of Human Epidermal Keratinocytes Induced by UV

In Vitro[J]. Journal of Health Science, 2009, 55(5): 709-719.

[14] Bellomo R, Kellum JA, Ronco C. Acute kidney injury[J]. Lancet, 2012, 380(9843): 756-766.

[15] Bonventre JV, Yang L. Cellular pathophysiology of ischemic acute kidney injury[J]. J Clin Invest, 2011, 121(11): 4210-4221.

[16] Humphreys BD, Czerniak S, DiRocco DP, et al. Repair of injured proximal tubule does not involve specialized progenitors[J]. Proc Natl Acad Sci U S A, 2011, 108(22): 9226-9231.

[17] Berger K, Bangen JM, Hammerich L, et al. Origin of regenerating tubular cells after acute kidney injury [J]. Proc Natl Acad Sci USA, 2014, 111(4): 1533-1538.

[18] Humphreys BD, Valerius MT, Kobayashi A, et al. Intrinsic epithelial cells repair the kidney after injury [J]. Cell Stem Cell, 2008, 2(3): 284-291.

[19] Lin F, Moran A, Igarashi P. Intrarenal cells, not bone marrow-derived cells, are the major source for regeneration in postischemic kidney[J]. J Clin Invest, 2005, 115(7): 1756-1764.

[20] Witzgall R, Brown D, Schwarz C, et al. Localization of proliferating cell nuclear antigen, vimentin, c-Fos, and clusterin in the postischemic kidney. Evidence for a heterogenous genetic response among nephron segments, and a large pool of mitotically active and dedifferentiated cells[J]. J Clin Invest, 1994, 93(5): 2175-2188.

[21] Zhuang S, Yan Y, Han J, et al. p38 kinase-mediated transactivation of the epidermal growth factor receptor is required for dedifferentiation of renal epithelial cells after oxidant injury[J]. J Biol Chem, 2005, 280(22): 21036-21042.

[22] He S, Liu N, Bayliss G, et al. EGFR activity is required for renal tubular cell dedifferentiation and proliferation in a murine model of folic acid-induced acute kidney injury[J]. Am J Physiol Renal Physiol, 2013, 304(4): F356-366.

[23] Abbate M, Brown D, Bonventre JV. Expression of NCAM recapitulates tubulogenic development in kidneys recovering from acute ischemia[J]. Am J Physiol, 1999, 277(3): 454-463.

[24] Villanueva S, Cespedes C, Vio CP. Ischemic acute renal failure induces the expression of a wide range of nephrogenic proteins[J]. Am J Physiol Regul Integr Comp Physiol, 2006, 290(4): 861-870.

[25] Imgrund M, Grone E, Grone HJ, et al. Re-expression of the developmental gene Pax-2□uring experimental acute tubular necrosis in mice 1[J]. Kidney Int, 1999, 56(4): 1423-1431.

[26] Nony PA, Schnellmann RG. Mechanisms of renal cell repair and regeneration after acute renal failure[J]. J Pharmacol Exp Ther, 2003, 304(3): 905-912.

[27] Hallman MA, Zhuang S, Schnellmann RG. Regulation of dedifferentiation and redifferentiation in renal proximal tubular cells by the epidermal growth factor receptor[J]. J Pharmacol Exp Ther,

2008, 325(2): 520-528.

[28]　Poss KD, Wilson LG, Keating MT. Heart regeneration in zebrafish[J]. Science, 2002, 298(5601): 2188-2190.

[29]　Chablais F, Veit J, Rainer G, et al. The zebrafish heart regenerates after cryoinjury-induced myocardial infarction[J]. BMC Dev Biol, 2011, 11: 21.

[30]　Wang J, Panakova D, Kikuchi K, et al. The regenerative capacity of zebrafish reverses cardiac failure caused by genetic cardiomyocyte depletion[J]. Development, 2011, 138(16): 3421-3430.

[31]　Jopling C, Sleep E, Raya M, et al. Zebrafish heart regeneration occurs by cardiomyocyte dedifferentiation and proliferation[J]. Nature, 2010, 464(7288): 606-609.

[32]　Kikuchi K, Holdway JE, Werdich AA, et al. Primary contribution to zebrafish heart regeneration by gata4(+) cardiomyocytes[J]. Nature, 2010, 464(7288): 601-605.

[33]　Schindler YL, Garske KM, Wang J, et al. Hand2 elevates cardiomyocyte production during zebrafish heart development and regeneration[J]. Development, 2014, 141(16): 3112-3122.

[34]　Porrello ER, Mahmoud AI, Simpson E, et al. Transient regenerative potential of the neonatal mouse heart[J]. Science, 2011, 331(6020): 1078-1080.

[35]　Porrello ER, Mahmoud AI, Simpson E, et al. Regulation of neonatal and adult mammalian heart regeneration by the miR-15 family[J]. Proc Natl Acad Sci U S A, 2013, 110(1): 187-192.

[36]　Malek Mohammadi M, Kattih B, Grund A, et al. The transcription factor GATA4 promotes myocardial regeneration in neonatal mice[J]. EMBO Mol Med, 2017, 9(2): 265-279.

[37]　Bergmann O, Bhardwaj RD, Bernard S, et al. Evidence for cardiomyocyte renewal in humans[J]. Science, 2009, 324(5923): 98-102.

[38]　Senyo SE, Steinhauser ML, Pizzimenti CL, et al. Mammalian heart renewal by pre-existing cardiomyocytes[J]. Nature, 2013, 493(7432): 433-436.

[39]　Zhang Y, Li TS, Lee ST, et al. Dedifferentiation and proliferation of mammalian cardio-myocytes[J]. PLoS One, 2010, 5(9): 12559.

[40]　Zhang Y, Zhong JF, Qiu H, et al. Epigenomic Reprogramming of Adult Cardiomyocyte-Derived Cardiac Progenitor Cells[J]. Sci Rep, 2015, 5: 17686.

[41]　Wei K, Serpooshan V, Hurtado C, et al. Epicardial FSTL1 reconstitution regenerates the adult mammalian heart[J]. Nature, 2015, 525(7570): 479-485.

[42]　Mitsuda S, Yoshii C, Ikegami Y, et al. Tissue interaction between the retinal pigment epithelium and the choroid triggers retinal regeneration of the newt Cynops pyrrhogaster[J]. Dev Biol, 2005, 280(1): 122-132.

[43]　Mizuno A, Yasumuro H, Yoshikawa T, et al. MEK-ERK signaling in adult newt retinal pigment

epithelium cells is strengthened immediately after surgical induction of retinal regeneration[J]. Neurosci Lett, 2012, 523(1): 39-44.

[44] Susaki K, Chiba C. MEK mediates in vitro neural transdifferentiation of the adult newt retinal pigment epithelium cells: Is FGF2 an induction factor[J]. Pigment Cell Res, 2007, 20(5): 364-379.

[45] Chiba C, Hoshino A, Nakamura K, et al. Visual cycle protein RPE65 persists in new retinal cells during retinal regeneration of adult newt[J]. J Comp Neurol, 2006, 495(4): 391-407.

[46] Islam MR, Nakamura K, Casco-Robles MM, et al. The newt reprograms mature RPE cells into a unique multipotent state for retinal regeneration[J]. Sci Rep, 2014, 4: 6043.

[47] Casco-Robles MM, Islam MR, Inami W, et al. Turning the fate of reprogramming cells from retinal disorder to regeneration by Pax6 in newts[J]. Sci Rep, 2016, 6: 33761.

[48] Nabeshima A, Nishibayashi C, Ueda Y, et al. Loss of cell-extracellular matrix interaction triggers retinal regeneration accompanied by Rax and Pax6 activation[J]. Genesis, 2013, 51(6): 410-419.

[49] Yurco P, Cameron DA. Responses of Muller glia to retinal injury in adult zebrafish[J]. Vision Res, 2005, 45(8): 991-1002.

[50] Fausett BV, Goldman D. A role for alpha1 tubulin-expressing Muller glia in regeneration of the injured zebrafish retina[J]. J Neurosci, 2006, 26(23): 6303-6313.

[51] Raymond PA, Barthel LK, Bernardos RL, et al. Molecular characterization of retinal stem cells and their niches in adult zebrafish[J]. Bmc Developmental Biology, 2006: 6.

[52] Bernardos RL, Barthel LK, Meyers JR, et al. Late-stage neuronal progenitors in the retina are radial Muller glia that function as retinal stem cells[J]. J Neurosci, 2007, 27(26): 7028-7040.

[53] Kassen SC, Ramanan V, Montgomery JE, et al. Time course analysis of gene expression during light-induced photoreceptor cell death and regeneration in albino zebrafish[J]. Dev Neurobiol, 2007, 67(8): 1009-1031.

[54] Morris AC, Scholz TL, Brockerhoff SE, et al. Genetic dissection reveals two separate pathways for rod and cone regeneration in the teleost retina[J]. Dev Neurobiol, 2008, 68(5): 605-619.

[55] Nagashima M, Barthel LK, Raymond PA. A self-renewing division of zebrafish Muller glial cells generates neuronal progenitors that require N-cadherin to regenerate retinal neurons[J]. Development, 2013, 140(22): 4510-4521.

[56] Fimbel SM, Montgomery JE, Burket CT, et al. Regeneration of inner retinal neurons after intravitreal injection of ouabain in zebrafish[J]. J Neurosci, 2007, 27(7): 1712-1724.

[57] Thummel R, Enright JM, Kassen SC, et al. Pax6a and Pax6b are required at different points in neuronal progenitor cell proliferation during zebrafish photoreceptor regeneration[J]. Exp Eye

Res, 2010, 90(5): 572-582.

[58] Qin Z, Barthel LK, Raymond PA. Genetic evidence for shared mechanisms of epimorphic regeneration in zebrafish[J]. Proc Natl Acad Sci USA, 2009, 106(23): 9310-9315.

[59] Lenkowski JR, Qin Z, Sifuentes CJ, et al. Retinal regeneration in adult zebrafish requires regulation of TGFbeta signaling[J]. Glia, 2013, 61(10): 1687-1697.

[60] Hafler BP, Surzenko N, Beier KT, et al. Transcription factor Olig2 efines subpopulations of retinal progenitor cells biased toward specific cell fates[J]. Proc Natl Acad Sci USA, 2012, 109(20): 7882-7887.

[61] Thummel R, Kassen SC, Montgomery JE, et al. Inhibition of Muller glial cell division blocks regeneration of the light-damaged zebrafish retina[J]. Dev Neurobiol, 2008, 68(3): 392-408.

[62] Powell C, Cornblath E, Elsaeidi F, et al. Zebrafish Muller glia-derived progenitors are multipotent, exhibit proliferative biases and regenerate excess neurons[J]. Sci Rep, 2016, 6: 248-251.

[63] Wan J, Goldman D. Retina regeneration in zebrafish[J]. Curr Opin Genet Dev, 2016, 40: 41-47.

[64] Gorsuch RA, Hyde DR. Regulation of Muller glial dependent neuronal regeneration in the damaged adult zebrafish retina[J]. Exp Eye Res, 2014, 123: 131-140.

[65] Fischer AJ, Reh TA. Muller glia are a potential source of neural regeneration in the postnatal chicken retina[J]. Nat Neurosci, 2001, 4(3): 247-252.

[66] Todd L, Fischer AJ. Hedgehog signaling stimulates the formation of proliferating Muller glia-derived progenitor cells in the chick retina[J]. Development, 2015, 142(15): 2610-2622.

[67] Zelinka CP, Volkov L, Goodman ZA, et al. mTor signaling is required for the formation of proliferating Muller glia-derived progenitor cells in the chick retina[J]. Development, 2016, 143(11): 1859-1873.

[68] Gallina D, Palazzo I, Steffenson L, et al. Wnt/beta-catenin-signaling and the formation of Muller glia-derived progenitors in the chick retina[J]. Dev Neurobiol, 2016, 76(9): 983-1002.

[69] Bringmann A, Iandiev I, Pannicke T, et al. Cellular signaling and factors involved in Muller cell gliosis: neuroprotective and detrimental effects[J]. Prog Retin Eye Res, 2009, 28(6): 423-451.

[70] Joly S, Pernet V, Samardzija M, et al. Pax6-positive Muller glia cells express cell cycle markers but do not proliferate after photoreceptor injury in the mouse retina[J]. Glia, 2011, 59(7): 1033-1046.

[71] Das AV, Mallya KB, Zhao X, et al. Neural stem cell properties of Muller glia in the mammalian retina: regulation by Notch and Wnt signaling[J]. Dev Biol, 2006, 299(1): 283-302.

[72] Ooto S, Akagi T, Kageyama R, et al. Potential for neural regeneration after neurotoxic injury in

the adult mammalian retina[J]. Proc Natl Acad Sci USA, 2004, 101(37): 13654-13659.

[73] Karl MO, Hayes S, Nelson BR, et al. Stimulation of neural regeneration in the mouse retina[J]. Proc Natl Acad Sci USA, 2008, 105(49): 19508-19513.

[74] Takeda M, Takamiya A, Jiao JW, et al. alpha-Aminoadipate induces progenitor cell properties of Muller glia in adult mice[J]. Invest Ophthalmol Vis Sci, 2008, 49(3): 1142-1150.

[75] Reyes-Aguirre LI, Ferraro S, Quintero H, et al. Glutamate-induced epigenetic and morphological changes allow rat Muller cell dedifferentiation but not further acquisition of a photoreceptor phenotype[J]. Neuroscience, 2013, 254: 347-360.

[76] Lawrence JM, Singhal S, Bhatia B, et al. MIO-M1 cells and similar muller glial cell lines derived from adult human retina exhibit neural stem cell characteristics[J]. Stem Cells, 2007, 25(8): 2033-2043.

[77] Pollak J, Wilken MS, Ueki Y, et al. ASCL1 reprograms mouse Muller glia into neurogenic retinal progenitors[J]. Development, 2013, 140(12): 2619-2631.

[78] Zhao C, Tao Z, Xue L, et al. Lin28b stimulates the reprogramming of rat Muller glia to retinal progenitors[J]. Exp Cell Res, 2017.

[79] Ueki Y, Wilken MS, Cox KE, et al. Transgenic expression of the proneural transcription factor Ascl1 in Muller glia stimulates retinal regeneration in young mice[J]. Proc Natl Acad Sci USA, 2015, 112(44): 13717-13722.

[80] Knopf F, Hammond C, Chekuru A, et al. Bone regenerates via dedifferentiation of osteoblasts in the zebrafish fin[J]. Dev Cell, 2011, 20(5): 713-724.

[81] Blum N, Begemann G. Osteoblast de- and redifferentiation are controlled by a dynamic response to retinoic acid during zebrafish fin regeneration[J]. Development, 2015, 142(17): 2894-2903.

[82] Blum N, Begemann G. Retinoic acid signaling spatially restricts osteoblasts and controls ray-interray organization during zebrafish fin regeneration[J]. Development, 2015, 142(17): 2888-2893.

[83] Sousa S, Afonso N, Bensimon-Brito A, et al. Differentiated skeletal cells contribute to blastema formation during zebrafish fin regeneration[J]. Development, 2011, 138(18): 3897-3905.

[84] Tu S, Johnson SL. Fate restriction in the growing and regenerating zebrafish fin[J]. Dev Cell, 2011, 20(5): 725-732.

[85] Geurtzen K, Knopf F, Wehner D, et al. Mature osteoblasts dedifferentiate in response to traumatic bone injury in the zebrafish fin and skull[J]. Development, 2014, 141(11): 2225-2234.

[86] Lo DC, Allen F, Brockes JP. Reversal of muscle differentiation during urodele limb regeneration [J]. Proc Natl Acad Sci USA, 1993, 90(15): 7230-7234.

[87] Kumar A, Velloso CP, Imokawa Y, et al. Plasticity of retrovirus-labelled myotubes in the newt limb regeneration blastema[J]. Dev Biol, 2000, 218(2): 125-136.

[88] Echeverri K, Clarke JD, Tanaka EM. In vivo imaging indicates muscle fiber dedifferentiation is a major contributor to the regenerating tail blastema[J]. Dev Biol, 2001, 236(1): 151-164.

[89] Sandoval-Guzman T, Wang H, Khattak S, et al. Fundamental differences in dedifferentiation and stem cell recruitment during skeletal muscle regeneration in two salamander species[J]. Cell Stem Cell, 2014, 14(2): 174-187.

[90] Wang H, Loof S, Borg P, et al. Turning terminally differentiated skeletal muscle cells into regenerative progenitors[J]. Nat Commun, 2015, 6: 7916.

[91] Tanaka HV, Ng NC, Yang Yu Z, et al. A developmentally regulated switch from stem cells to dedifferentiation for limb muscle regeneration in newts[J]. Nat Commun, 2016, 7: 11069.

[92] Wang H, Simon A. Skeletal muscle dedifferentiation during salamander limb regeneration[J]. Curr Opin Genet Dev, 2016, 40: 108-112.

[93] Sunderland S. Rate of regeneration in human peripheral nerves; analysis of the interval between injury and onset of recovery[J]. Arch Neurol Psychiatry, 1947, 58(3): 251-295.

[94] Chen YY, McDonald D, Cheng C, et al. Axon and Schwann cell partnership during nerve regrowth[J]. J Neuropathol Exp Neurol, 2005, 64(7): 613-622.

[95] Fawcett JW, Keynes RJ. Peripheral nerve regeneration[J]. Annu Rev Neurosci, 1990, 13: 43-60.

[96] Scheib J, Hoke A. Advances in peripheral nerve regeneration[J]. Nat Rev Neurol, 2013, 9(12): 668-676.

[97] Navarro X, Vivo M, Valero-Cabre A. Neural plasticity after peripheral nerve injury and regeneration[J]. Prog Neurobiol, 2007, 82(4): 163-201.

[98] Allodi I, Udina E, Navarro X. Specificity of peripheral nerve regeneration: interactions at the axon level[J]. Prog Neurobiol, 2012, 98(1): 16-37.

[99] Newbern J, Birchmeier C. Nrg1/ErbB signaling networks in Schwann cell development and myelination[J]. Semin Cell Dev Biol, 2010, 21(9): 922-928.

[100] Harrisingh MC, Perez-Nadales E, Parkinson DB, et al. The Ras/Raf/ERK signalling pathway drives Schwann cell dedifferentiation[J]. EMBO J, 2004, 23(15): 3061-3071.

[101] Napoli I, Noon LA, Ribeiro S, et al. A central role for the ERK-signaling pathway in controlling Schwann cell plasticity and peripheral nerve regeneration in vivo[J]. Neuron, 2012, 73(4): 729-742.

[102] Woodhoo A, Alonso MB, Droggiti A, et al. Notch controls embryonic Schwann cell differentiation, postnatal myelination and adult plasticity[J]. Nat Neurosci, 2009, 12(7): 839-847.

[103] Shin YK, Jang SY, Park JY, et al. The Neuregulin-Rac-MKK7 pathway regulates antagonistic c-jun/Krox20 expression in Schwann cell dedifferentiation[J]. Glia, 2013, 61(6): 892-904.

[104] Yang DP, Kim J, Syed N, et al. p38 MAPK activation promotes denervated Schwann cell phenotype and functions as a negative regulator of Schwann cell differentiation and myelination [J]. J Neurosci, 2012, 32(21): 7158-7168.

[105] Seri B, Garcia-Verdugo JM, McEwen BS, et al. Astrocytes give rise to new neurons in the adult mammalian hippocampus[J]. J Neurosci, 2001, 21(18): 7153-7160.

[106] Buffo A, Rite I, Tripathi P, et al. Origin and progeny of reactive gliosis: A source of multipotent cells in the injured brain[J]. Proc Natl Acad Sci U S A, 2008, 105(9): 3581-3586.

[107] Shimada IS, Peterson BM, Spees JL. Isolation of locally derived stem/progenitor cells from the peri-infarct area that do not migrate from the lateral ventricle after cortical stroke[J]. Stroke, 2010, 41(9): 552-560.

[108] Nakagomi T, Taguchi A, Fujimori Y, et al. Isolation and characterization of neural stem/progenitor cells from post-stroke cerebral cortex in mice[J]. Eur J Neurosci, 2009, 29(9): 1842-1852.

[109] Shimada IS, LeComte MD, Granger JC, et al. Self-renewal and differentiation of reactive astrocyte-derived neural stem/progenitor cells isolated from the cortical peri-infarct area after stroke[J]. J Neurosci, 2012, 32(23): 7926-7940.

[110] Arvidsson A, Collin T, Kirik D, et al. Neuronal replacement from endogenous precursors in the adult brain after stroke [J]. Nat Med, 2002,8(9): 963-970.

[111] Sirko S, Behrendt G, Johansson PA, et al. Reactive glia in the injured brain acquire stem cell properties in response to sonic hedgehog[J]. Cell Stem Cell, 2013, 12(4): 426-439.

[112] Frisen J, Johansson CB, Torok C, et al. Rapid, widespread, and longlasting induction of nestin contributes to the generation of glial scar tissue after CNS injury[J]. J Cell Biol, 1995, 131(2): 453-464.

[113] Lang B, Liu HL, Liu R, et al. Astrocytes in injured adult rat spinal cord may acquire the potential of neural stem cells[J]. Neuroscience, 2004, 128(4): 775-783.

[114] Chen J, Leong SY, Schachner M. Differential expression of cell fate determinants in neurons and glial cells of adult mouse spinal cord after compression injury[J]. Eur J Neurosci, 2005, 22(8): 1895-1906.

[115] Barnabe-Heider F, Goritz C, Sabelstrom H, et al. Origin of new glial cells in intact and injured adult spinal cord[J]. Cell Stem Cell, 2010, 7(4): 470-482.

[116] Corti S, Nizzardo M, Simone C, et al. Direct reprogramming of human astrocytes into neural stem cells and neurons[J]. Exp Cell Res, 2012, 318(13): 1528-1541.

[117] Niu W, Zang T, Zou Y, et al. In vivo reprogramming of astrocytes to neuroblasts in the adult brain [J]. Nat Cell Biol, 2013, 15(10): 1164-1175.

[118] Su Z, Niu W, Liu ML, et al. In vivo conversion of astrocytes to neurons in the injured adult spinal cord[J]. Nat Commun, 2014, 5: 3338.

[119] van Es JH, Sato T, van de Wetering M, et al. Dll1[+] secretory progenitor cells revert to stem cells upon crypt damage[J]. Nat Cell Biol, 2012, 14(10): 1099-1104.

[120] Tetteh PW, Basak O, Farin HF, et al. Replacement of Lost Lgr5-Positive Stem Cells through Plasticity of Their Enterocyte-Lineage Daughters[J]. Cell Stem Cell, 2016, 18(2): 203-213.

[121] Kim TH, Shivdasani RA. Notch signaling in stomach epithelial stem cell homeostasis[J]. J Exp Med, 2011, 208(4): 677-688.

[122] Fernandez Vallone V, Leprovots M, Strollo S, et al. Trop2 marks transient gastric fetal epithelium and adult regenerating cells after epithelial damage[J]. Development, 2016, 143(9): 1452-1463.

[123] Tata PR, Mou H, Pardo-Saganta A, et al. Dedifferentiation of committed epithelial cells into stem cells in vivo[J]. Nature, 2013, 503(7475): 218-223.

[124] Jain R, Barkauskas CE, Takeda N, et al. Plasticity of Hopx(+) type I alveolar cells to regenerate type II cells in the lung[J]. Nat Commun, 2015, 6: 6727.

[125] Brawley C, Matunis E. Regeneration of male germline stem cells by spermatogonial dedifferentiation in vivo[J]. Science, 2004, 304(5675): 1331-1334.

[126] Kai T, Spradling A. Differentiating germ cells can revert into functional stem cells in Drosophila melanogaster ovaries[J]. Nature, 2004, 428(6982): 564-569.

[127] Barroca V, Lassalle B, Coureuil M, et al. Mouse differentiating spermatogonia can generate germinal stem cells in vivo[J]. Nat Cell Biol, 2009, 11(2): 190-196.

[128] Takahashi K, Yamanaka S. Induction of pluripotent stem cells from mouse embryonic and adult fibroblast cultures by defined factors[J]. Cell, 2006, 126(4): 663-676.

[129] Streckfuss-Bomeke K, Wolf F, Azizian A, et al. Comparative study of human-induced pluripotent stem cells derived from bone marrow cells, hair keratinocytes, and skin fibroblasts[J]. Eur Heart J, 2013, 34(33): 2618-2629.

[130] Umegaki-Arao N, Pasmooij AM, Itoh M, et al. Induced pluripotent stem cells from human revertant keratinocytes for the treatment of epidermolysis bullosa[J]. Sci Transl Med, 2014, 6(264): 264.

[131] Aoi T, Yae K, Nakagawa M, et al. Generation of pluripotent stem cells from adult mouse liver and stomach cells[J]. Science, 2008, 321(5889): 699-702.

[132] Wernig M, Meissner A, Cassady JP, et al. c-Myc is dispensable for direct reprogramming of

mouse fibroblasts[J]. Cell Stem Cell, 2008, 2(1): 10-12.

[133] Nakagawa M, Koyanagi M, Tanabe K, et al. Generation of induced pluripotent stem cells without Myc from mouse and human fibroblasts[J]. Nat Biotechnol, 2008, 26(1): 101-106.

[134] Huangfu D, Osafune K, Maehr R, et al. Induction of pluripotent stem cells from primary human fibroblasts with only Oct4 and Sox2[J]. Nat Biotechnol, 2008, 26(11): 1269-1275.

[135] Li Y, Zhang Q, Yin X, et al. Generation of iPSCs from mouse fibroblasts with a single gene, Oct4, and small molecules[J]. Cell Res, 2011, 21(1): 196-204.

[136] Li M, Izpisua Belmonte JC. Looking to the future following 10 years of induced pluripotent stem cell technologies[J]. Nat Protoc, 2016, 11(9): 1579-1585.

[137] Hussein SM, Nagy AA. Progress made in the reprogramming field: new factors, new strategies and a new outlook[J]. Curr Opin Genet Dev, 2012, 22(5): 435-443.

[138] Hirschi KK, Li S, Roy K. Induced pluripotent stem cells for regenerative medicine[J]. Annu Rev Biomed Eng, 2014, 16: 277-294.

[139] Chen IY, Matsa E, Wu JC. Induced pluripotent stem cells: at the heart of cardiovascular precision medicine[J]. Nat Rev Cardiol, 2016.

[140] Tabar V, Studer L. Pluripotent stem cells in regenerative medicine: challenges and recent progress [J]. Nat Rev Genet, 2014, 15(2): 82-92.

[141] Fu XB, Sun XQ, Li XK, et al. Dedifferentiation of epidermal cells to stem cells in vivo[J]. Lancet, 2001, 358: 1067-1068.

[142] Fu XB, Li HH. Mesenchymal stem cells and skin regeneration: possibility and questions[J]. Cell Tissue Res, 2009, 335: 317-321.

[143] Fu XB, Han B, Cai S, et al. Migration of bone marrow-derived mesenchymal stem cells induced by TNF-α and its possible role in wound healing[J].Wound Rep Reg, 2009, 17(2): 185-191.

[144] Fu XB, Fang LJ, Li XK, et al. Enhanced wound healing quality with bone marrow mesenchymal stem cells autografting after skin injury[J]. Wound Rep Reg, 2006, 14(3): 325-335 .

[145] Fu XB, Qu ZL, Sheng ZY. Potentiality of mesenchymal stem cells in regeneration of sweat glands[J]. J Surg Res, 2006, 136: 204-208.

[146] Fu XB, Li JF, Sun XQ, et al. Epidermal stem cells are the source of sweat glands in human fetal skin: evidence of synergetic development of stem cells, sweat glands, growth factors, and matrix metalloproteinases[J]. Wound Rep Reg, 2005, 13(1): 102-108.

[147] Fu XB, Sun TZ, Li XK, et al. Morphological and distribution characteristics of sweat glands in hypertrophic scar and their possible effects on sweat gland regeneration[J]. Chin Med J, 2005, 118(3): 186-191.

[148] Si YL, Hao HJ, Zhao YL, et al. MSCs: biological characteristics, clinical applications and their outstanding concerns[J]. Ageing Res Rev, 2011, 10(1): 93-103.

[149] Huang S, Fu X. Cell behavior on microparticles with different surface morphology[J]. J Alloys Comp, 2010, 493(1): 246-251.

[150] Huang S, Xu Y, Wu C, et al. In vitro constitution and in vivo implantation of engineered skin constructs with sweat glands[J]. Biomaterials, 2010, 31(21): 5520-5525.

[151] Han WD, Chen MX, Li MR, et al. Acclimatized induction reveals the multipotency of adult human undifferentiated keratinocytes[J]. Cellular Reprogram, 2010, 12(3): 283-294.

[152] Han WD，Zhao YL, Fu XB. Induced pluripotent stem cells: the dragon awakens[J]. Bioscience, 2010, 60(4): 278-285.

[153] Li M, Chen M, Han W, et al. How far are induced pluripotent stem cells from the clinic[J]. Ageing Res Rev, 2010, 9(3): 257-264.

[154] Sun X, Fu X, Han W, et al. Can controlled cellular reprogramming be achieved using microRNAs[J]. Ageing Res Rev, 2010, 9(4): 475-483.

[155] Sheng ZY, Fu XB, Cai S, et al. Regeneration of functional sweat gland-like structures by transplanted differentiated bone marrow mesenchymal stem cells[J]. Wound Rep Reg, 2009, 17(3): 427-435.

[156] Yang J, Zhao YL, Wu ZQ, et al. The single-macro domain protein LRP16 is an essential cofactor of androgen receptor[J]. Endocr Relat Cancer, 2009, 16(1): 139-153.

[157] Cai S, Pan Y, Fu XB, et al. Dedifferentintion of human epidermal keratinocytes induced by UV in vitro[J]. J Health Science, 2009, 55(5): 709-719.

[158] Li HH, Zhou G, Fu XB, et al. Antigen expression of human eccrine sweat glands[J]. J Cutane Pathol, 2009, 36: 318-324.

[159] Huang S, Zhang Y, Tang L, et al. Functional bilayered skin substitute constructed by tissue-engineered extracellular matrix and microsphere-incorporated gelatin hydrogel for wound repair[J]. Tissue Eng Part A, 2009, 15(9): 2617-2624.

[160] Li HH, Fu XB, Zhang L, et al. Comparison of proliferating cells between human adult and fetal eccrine sweat glands[J]. Arch Dermatol Res, 2008, 300: 173-176.

[161] Cai S, Fu XB, Sheng ZY. Dedifferentiation: A new approach in stem cell research[J]. BioScience, 2007, 57(8): 655-662.

[162] Chen W, Fu XB, Ge SL, et al. Differential expression of matrix metalloproteinases and tissue-derived inhibitors of metalloproteinase in fetal and adult skins[J]. IJBCB (Int J Biochem Cell Biol), 2007, 39: 997-1005.

[163] Sun XY, Fu XB, Sheng ZY.Cutaneous stem cells: Something new and something borrowed[J]. Wound Rep Reg, 2007, 15:775-785.

[164] Li HH, Fu XB, Ouyang YS, et al. Adult bone marrow derived mesenchymal stem cells contribute to wound healing of skin appendages[J]. Cell Tissue Res, 2006, 326(3): 725-736.

[165] Zhao A, Yang L, Ma K, et al. Overexpression of cyclin D1 induces the reprogramming of differentiated epidermal cells into stem cell-like cells[J]. Cell Cycle, 2016, 15(5): 644-653.

[166] Zhao Z, Xu M, Wu M, et al. Direct reprogramming of human fibroblasts into sweat gland-like cells[J]. Cell Cycle, 2015, 14(21): 3498-3505.

[167] Ma K, Tan Z, Zhang C, et al. Mesenchymal stem cells for sweat gland regeneration after burns: From possibility to reality[J]. Burns, 2016, 42(3): 492-499.

[168] Zhang CP, Chen Y, Fu XB. Sweat gland regeneration after burn injury: is stem cell therapy a new hope[J]. Cytotherapy, 2015, 17(5): 526-535.

[169] Zhao Z, Zhang C, Fu XB, et al. Differentiated epidermal cells regain the ability to regenerate a skin equivalent by increasing the level of β-catenin in the cells[J]. Cells Tissues Organs, 2012, 196(4): 353-361.

[170] Zhang C, Chen P, Fei Y, et al. Wnt/β-catenin signaling is critical for dedifferentiation of aged epidermal cells in vivo and in vitro[J]. Aging Cell, 2012, 11(1): 14-23.

[171] Zhang C, Fu XB, Chen P, et al. Dedifferentiation derived cells exhibit phenotypic and functional characteristics of epidermal stem cells[J]. J Cell Mol Med, 2010, 14(5): 1135-1145.

[172] Huang S, Cai S, Sun SY, et al. Sweat gland regeneration: basic scientific problems and possible technical approaches. Xiaobing Fu, Liangming Liu, Editors, Advanced Trauma and Surgery[M]. New York: Springer Publishing Company, 2016: 437-450.

[173] Tu S, Johnson SL. Fate restriction in the growing and regenerating zebrafish fin[J]. Dev Cell, 2011, 20(5): 725-732.

[174] Poss KD, Nechiporuk A, Hillam AM, et al. Mps1□efines a proximal blastemal proliferative compartment essential for zebrafish fin regeneration[J]. Development, 2002, 129(22): 5141-5149.

[175] Makino S, Whitehead GG, Lien CL, et al. Heat-shock protein 60 is required for blastema formation and maintenance during regeneration[J]. Proc Natl Acad Sci USA, 2005, 102(41): 14599-14604.

[176] Nacu E, Tanaka EM. Limb regeneration: a new development[J]. Annu Rev Cell Dev Biol, 2011, 27: 409-440.

[177] King RS, Newmark PA. The cell biology of regeneration[J]. J Cell Biol, 2012, 196(5): 553-562.

[178] Simon HG. Salamanders and fish can regenerate lost structures: why can't we[J]. BMC Biol,

2012, 10: 15.

[179] Tanaka EM, Reddien PW. The cellular basis for animal regeneration[J]. Dev Cell, 2011, 21(1): 172-185.

[180] Fentress JC. Development of grooming in mice with amputated forelimbs[J]. Science, 1973, 179(4074): 704-705.

[181] Borgens RB. Mice regrow the tips of their foretoes[J]. Science, 1982, 217(4561): 747-750.

[182] Han M, Yang X, Lee J, et al. Development and regeneration of the neonatal digit tip in mice[J]. Dev Biol, 2008, 315(1): 125-135.

[183] Agrawal V, Johnson SA, Reing J, et al. Epimorphic regeneration approach to tissue replacement in adult mammals[J]. Proc Natl Acad Sci USA, 2010, 107(8): 3351-3355.

[184] Fernando WA, Leininger E, Simkin J, et al. Wound healing and blastema formation in regenerating digit tips of adult mice[J]. Dev Biol, 2011, 350(2): 301-310.

[185] Masaki H, Ide H. Regeneration potency of mouse limbs[J]. Dev Growth Differ, 2007, 49(2): 89-98.

[186] Ide H. Bone pattern formation in mouse limbs after amputation at the forearm level[J]. Dev Dyn, 2012, 241(3): 435-441.

[187] Poss KD, Wilson LG, Keating MT. Heart regeneration in zebrafish[J]. Science, 2002, 298(5601): 2188-2190.

[188] Chablais F, Veit J, Rainer G, et al. The zebrafish heart regenerates after cryoinjury-induced myocardial infarction[J]. BMC Dev Biol, 2011, 11: 21.

[189] Wang J, Panakova D, Kikuchi K, et al. The regenerative capacity of zebrafish reverses cardiac failure caused by genetic cardiomyocyte depletion[J]. Development, 2011, 138(16): 3421-3430.

[190] Porrello ER, Mahmoud AI, Simpson E, et al. Transient regenerative potential of the neonatal mouse heart[J]. Science, 2011, 331(6020): 1078-1080.

[191] Senyo SE, Steinhauser ML, Pizzimenti CL, et al. Mammalian heart renewal by pre-existing cardiomyocytes[J]. Nature, 2013, 493(7432): 433-436.

[192] Kragl M, Knapp D, Nacu E, et al. Cells keep a memory of their tissue origin during axolotl limb regeneration[J]. Nature, 2009, 460(7251): 60-65.

[193] Lo DC, Allen F, Brockes JP. Reversal of muscle differentiation during urodele limb regeneration [J]. Proc Natl Acad Sci U S A, 1993, 90(15): 7230-7234.

[194] Sandoval-Guzman T, Wang H, Khattak S, et al. Fundamental differences in dedifferentiation and stem cell recruitment during skeletal muscle regeneration in two salamander species[J]. Cell Stem Cell, 2014, 14(2): 174-187.

[195] Wang H, Loof S, Borg P, et al. Turning terminally differentiated skeletal muscle cells into regenerative progenitors[J]. Nat Commun, 2015, 6: 7916.

[196] Morrison JI, Loof S, He P, et al. Salamander limb regeneration involves the activation of a multipotent skeletal muscle satellite cell population[J]. J Cell Biol, 2006, 172(3): 433-440.

[197] Tanaka HV, Ng NC, Yang Yu Z, et al. A developmentally regulated switch from stem cells to dedifferentiation for limb muscle regeneration in newts[J]. Nat Commun, 2016, 7: 11069.

[198] Kumar A, Godwin JW, Gates PB, et al. Molecular basis for the nerve dependence of limb regeneration in an adult vertebrate[J]. Science, 2007, 318(5851): 772-777.

[199] Kumar A, Brockes JP. Nerve dependence in tissue, organ, and appendage regeneration[J]. Trends Neurosci, 2012, 35(11): 691-699.

[200] Knopf F, Hammond C, Chekuru A, et al. Bone regenerates via dedifferentiation of osteoblasts in the zebrafish fin[J]. Dev Cell, 2011, 20(5): 713-724.

[201] Geurtzen K, Knopf F, Wehner D, et al. Mature osteoblasts dedifferentiate in response to traumatic bone injury in the zebrafish fin and skull[J]. Development, 2014, 141(11): 2225-2234.

[202] Singh SP, Holdway JE, Poss KD. Regeneration of amputated zebrafish fin rays from de novo osteoblasts[J]. Dev Cell, 2012, 22(4): 879-886.

[203] Rodrigues AM, Christen B, Marti M, et al. Skeletal muscle regeneration in Xenopus tadpoles and zebrafish larvae[J]. BMC Dev Biol, 2012, 12: 9.

[204] Saera-Vila A, Kasprick DS, Junttila TL, et al. Myocyte Dedifferentiation Drives Extraocular Muscle Regeneration in Adult Zebrafish[J]. Invest Ophthalmol Vis Sci, 2015, 56(8): 4977-4993.

[205] Saera-Vila A, Kish PE, Louie KW, et al. Autophagy regulates cytoplasmic remodeling during cell reprogramming in a zebrafish model of muscle regeneration[J]. Autophagy, 2016, 12(10): 1864-1875.

[206] Rinkevich Y, Lindau P, Ueno H, et al. Germ-layer and lineage-restricted stem/progenitors regenerate the mouse digit tip[J]. Nature, 2011, 476(7361): 409-413.

[207] Takeo M, Chou WC, Sun Q, et al. Wnt activation in nail epithelium couples nail growth to digit regeneration[J]. Nature, 2013, 99(7457): 228-232.

[208] Takeo M, Hale CS, Ito M. Epithelium-derived Wnt ligands are essential for maintenance of underlying digit bone[J]. J Invest Dermatol, 2016, 136(7):1355-1363.

[209] Lehoczky JA, Tabin CJ. Lgr6 marks nail stem cells and is required for digit tip regeneration[J]. Proc Natl Acad Sci USA, 2015, 112(43): 13249-13254.

[210] Johnston AP, Yuzwa SA, Carr MJ, et al. Dedifferentiated schwann cell Precursors secreting paracrine Factors are Required for regeneration of the mammalian digit Tip[J]. Cell Stem Cell,

2016, 19(4): 433-448.

[211] Scheib J, Hoke A. Advances in peripheral nerve regeneration[J]. Nat Rev Neurol, 2013, 9(12): 668-676.

[212] Painter MW, Brosius Lutz A, Cheng YC, et al. Diminished Schwann cell repair responses underlie age-associated impaired axonal regeneration[J]. Neuron, 2014, 83(2): 331-343.

[213] Rojas-Munoz A, Rajadhyksha S, Gilmour D, et al. ErbB2 and ErbB3 regulate amputation-induced proliferation and migration during vertebrate regeneration[J]. Dev Biol, 2009, 327(1): 177-190.

[214] Farkas JE, Freitas PD, Bryant DM, et al. Neuregulin-1 signaling is essential for nerve-dependent axolotl limb regeneration[J]. Development, 2016, 143(15): 2724-2731.

[215] Whitehead GG, Makino S, Lien CL, et al. Fgf20 is essential for initiating zebrafish fin regeneration[J]. Science, 2005, 310(5756): 1957-1960.

[216] Shibata E, Yokota Y, Horita N, et al. Fgf signalling controls diverse aspects of fin regeneration[J]. Development, 2016, 143(16): 2920-2929.

[217] Wills AA, Kidd AR 3rd, Lepilina A, et al. Fgf control homeostatic regeneration in adult zebrafish fins[J]. Development, 2008, 135(18): 3063-3070.

[218] Mullen LM, Bryant SV, Torok MA, et al. Nerve dependency of regeneration: the role of Distal-less and FGF signaling in amphibian limb regeneration[J]. Development, 1996, 122(11): 3487-3497.

[219] Giampaoli S, Bucci S, Ragghianti M, et al. Expression of Fgf2 in the limb blastema of two Salamandridae correlates with their regenerative capability[J]. Proc Biol Sci, 2003, 270(1530): 2197-2205.

[220] Stewart S, Gomez AW, Armstrong BE, et al. Sequential and opposing activities of Wnt and BMP coordinate zebrafish bone regeneration[J]. Cell Rep, 2014, 6(3): 482-498.

[221] Han M, Yang X, Farrington JE, et al. Digit regeneration is regulated by Msx1 and BMP4 in fetal mice[J]. Development, 2003, 130(21): 5123-5132.

[222] Yu L, Han M, Yan M, et al. BMP signaling induces digit regeneration in neonatal mice[J]. Development, 2010, 137(4): 551-559.

[223] Grotek B, Wehner D, Weidinger G. Notch signaling coordinates cellular proliferation with differentiation during zebrafish fin regeneration[J]. Development, 2013, 140(7): 1412-1423.

[224] Munch J, Gonzalez-Rajal A, de la Pompa JL. Notch regulates blastema proliferation and prevents differentiation during adult zebrafish fin regeneration[J]. Development, 2013, 140(7): 1402-1411.

[225] Kawakami Y, Rodriguez Esteban C, Raya M, et al. Wnt/beta-catenin signaling regulates vertebrate limb regeneration[J]. Genes Dev, 2006, 20(23): 3232-3237.

[226] Stoick-Cooper CL, Weidinger G, Riehle KJ, et al. Distinct Wnt signaling pathways have opposing roles in appendage regeneration[J]. Development, 2007, 134(3): 479-489.

[227] Kang J, Nachtrab G, Poss KD. Local Dkk1 crosstalk from breeding ornaments impedes regeneration of injured male zebrafish fins[J]. Dev Cell, 2013, 27(1): 19-31.

[228] Varga M, Sass M, Papp D, et al. Autophagy is required for zebrafish caudal fin regeneration[J]. Cell Death Differ, 2014, 21(4): 547-556.

[229] Minear S, Leucht P, Jiang J, et al. Wnt proteins promote bone regeneration[J]. Sci Transl Med, 2010, 2(29): 29-30.

[230] Kim JB, Leucht P, Lam K, et al. Bone regeneration is regulated by wnt signaling[J]. J Bone Miner Res, 2007, 22(12): 1913-1923.

[231] Singh BN, Doyle MJ, Weaver CV, et al. Hedgehog and Wnt coordinate signaling in myogenic progenitors and regulate limb regeneration[J]. Dev Biol, 2012, 371(1): 23-34.

[232] Schnapp E, Kragl M, Rubin L, et al. Hedgehog signaling controls dorsoventral patterning, blastema cell proliferation and cartilage induction during axolotl tail regeneration[J]. Development, 2005, 132(14): 3243-3253.

[233] Iovine MK. Conserved mechanisms regulate outgrowth in zebrafish fins[J]. Nat Chem Biol, 2007, 3(10): 613-618.

[234] Zhang J, Jeradi S, Strahle U, et al. Laser ablation of the sonic hedgehog-a-expressing cells during fin regeneration affects ray branching morphogenesis[J]. Dev Biol, 2012, 365(2): 424-433.

[235] Lee Y, Grill S, Sanchez A, et al. Fgf signaling instructs position-dependent growth rate during zebrafish fin regeneration[J]. Development, 2005, 132(23): 5173-5183.

[236] Lee Y, Hami D, De Val S, et al. Maintenance of blastemal proliferation by functionally diverse epidermis in regenerating zebrafish fins[J]. Dev Biol, 2009, 331(2): 270-280.

[237] Kikuchi K, Holdway JE, Werdich AA, et al. Primary contribution to zebrafish heart regeneration by gata4(+) cardiomyocytes[J]. Nature, 2010, 464(7288): 601-605.

[238] Jopling C, Sleep E, Raya M, et al. Zebrafish heart regeneration occurs by cardiomyocyte dedifferentiation and proliferation[J]. Nature, 2010, 464(7288): 606-609.

[239] Kim J, Wu Q, Zhang Y, et al. PDGF signaling is required for epicardial function and blood vessel formation in regenerating zebrafish hearts[J]. Proc Natl Acad Sci USA, 2010, 107(40): 17206-17210.

[240] Kikuchi K, Holdway JE, Major RJ, et al. Retinoic acid production by endocardium and epicardium is an injury response essential for zebrafish heart regeneration[J]. Dev Cell, 2011, 20(3): 397-404.

[241] Cao J, Navis A, Cox BD, et al. Single epicardial cell transcriptome sequencing identifies Caveolin 1 as an essential factor in zebrafish heart regeneration[J]. Development, 2016, 143(2): 232-243.

[242] Zhao L, Borikova AL, Ben-Yair R, et al. Notch signaling regulates cardiomyocyte proliferation during zebrafish heart regeneration[J]. Proc Natl Acad Sci USA, 2014, 111(4): 1403-1408.

[243] Karra R, Knecht AK, Kikuchi K, et al. Myocardial NF-kappaB activation is essential for zebrafish heart regeneration[J]. Proc Natl Acad Sci U S A, 2015, 112(43): 13255-13260.

[244] Mahmoud AI, O'Meara CC, Gemberling M, et al. Nerves regulate cardiomyocyte proliferation and heart regeneration[J]. Dev Cell, 2015, 34(4): 387-399.

[245] D'Uva G, Aharonov A, Lauriola M, et al. ERBB2 triggers mammalian heart regeneration by promoting cardiomyocyte dedifferentiation and proliferation[J]. Nat Cell Biol, 2015, 17(5): 627-638.

[246] Wei K, Serpooshan V, Hurtado C, et al. Epicardial FSTL1 reconstitution regenerates the adult mammalian heart[J]. Nature, 2015, 525(7570): 479-485.

[247] Cheng YY, Yan YT, Lundy DJ, et al. Reprogramming-derived gene cocktail increases cardiomyocyte proliferation for heart regeneration[J]. EMBO Mol Med, 2017, 9(2): 251-264.

[248] Nakada Y, Canseco DC, Thet S, et al. Hypoxia induces heart regeneration in adult mice[J]. Nature, 2017, 541(7636): 222-227.

[249] Puente BN, Kimura W, Muralidhar SA, et al. The oxygen-rich postnatal environment induces cardiomyocyte cell-cycle arrest through DNA damage response[J]. Cell, 2014, 157(3): 565-579.

[250] Park D, Spencer JA, Koh BI, et al. Endogenous bone marrow MSCs are dynamic, fate-restricted participants in bone maintenance and regeneration[J]. Cell Stem Cell, 2012, 10(3): 259-272.

[251] Kumar A, Velloso CP, Imokawa Y, et al. Plasticity of retrovirus-labelled myotubes in the newt limb regeneration blastema[J]. Dev Biol, 2000, 218(2): 125-136.

[252] Odelberg SJ, Kollhoff A, Keating MT. Dedifferentiation of mammalian myotubes induced by msx1[J]. Cell, 2000, 103(7): 1099-1109.

[253] McGann CJ, Odelberg SJ, Keating MT. Mammalian myotube dedifferentiation induced by newt regeneration extract[J]. Proc Natl Acad Sci U S A, 2001, 98(24): 13699-13704.

[254] Rosania GR, Chang YT, Perez O, et al. Myoseverin, a microtubule-binding molecule with novel cellular effects[J]. Nat Biotechnol, 2000, 18(3): 304-308.

[255] Duckmanton A, Kumar A, Chang YT, et al. A single-cell analysis of myogenic dedifferentiation induced by small molecules[J]. Chem Biol, 2005, 12(10): 1117-1126.

[256] Yang Z, Liu Q, Mannix RJ, et al. Mononuclear cells from dedifferentiation of mouse myotubes display remarkable regenerative capability[J]. Stem Cells, 2014, 32(9): 2492-2501.

[257] Bergmann O, Bhardwaj RD, Bernard S, et al. Evidence for cardiomyocyte renewal in humans[J]. Science, 2009, 324(5923): 98-102.

[258] Soonpaa MH, Field LJ. Assessment of cardiomyocyte DNA synthesis in normal and injured adult mouse hearts[J]. Am J Physiol, 1997, 272(1): 220-226.

[259] Chen ZL, Yu WM, Strickland S. Peripheral regeneration[J]. Annu Rev Neurosci, 2007, 30: 209-233.

[260] Guo JK, Cantley LG. Cellular maintenance and repair of the kidney[J]. Annu Rev Physiol, 2010, 72: 357-376.

[261] Kusaba T, Lalli M, Kramann R, et al. Differentiated kidney epithelial cells repair injured proximal tubule[J]. Proc Natl Acad Sci USA, 2014, 111(4): 1527-1532.

[262] Berger K, Bangen JM, Hammerich L, et al. Origin of regenerating tubular cells after acute kidney injury[J]. Proc Natl Acad Sci USA, 2014, 111(4): 1533-1538.

[263] Bertoli C, Skotheim JM, de Bruin RA. Control of cell cycle transcription during G1 and S phases[J]. Nat Rev Mol Cell Biol, 2013, 14(8): 518-528.

[264] Sherr CJ, McCormick F. The RB and p53 pathways in cancer[J]. Cancer Cell, 2002, 2(2): 103-112.

[265] Tanaka EM, Gann AA, Gates PB, et al. Newt myotubes reenter the cell cycle by phosphorylation of the retinoblastoma protein[J]. J Cell Biol, 1997, 136(1): 155-165.

[266] Tanaka EM, Drechsel DN, Brockes JP. Thrombin regulates S-phase re-entry by cultured newt myotubes[J]. Curr Biol, 1999, 9(15): 792-799.

[267] Schneider JW, Gu W, Zhu L, et al. Reversal of terminal differentiation mediated by p107 in Rb$^{-/-}$ muscle cells[J]. Science, 1994, 264(5164): 1467-1471.

[268] Velloso CP, Simon A, Brockes JP. Mammalian postmitotic nuclei reenter the cell cycle after serum stimulation in newt/mouse hybrid myotubes[J]. Curr Biol, 2001, 11(11): 855-858.

[269] Pajcini KV, Corbel SY, Sage J, et al. Transient inactivation of Rb and ARF yields regenerative cells from postmitotic mammalian muscle[J]. Cell Stem Cell, 2010, 7(2): 198-213.

[270] Sdek P, Zhao P, Wang Y, et al. Rb and p130 control cell cycle gene silencing to maintain the postmitotic phenotype in cardiac myocytes[J]. J Cell Biol, 2011, 194(3): 407-423.

[271] Yun MH, Gates PB, Brockes JP. Regulation of p53 is critical for vertebrate limb regeneration[J]. Proc Natl Acad Sci USA, 2013, 110(43): 17392-17397.

[272] Mahmoud AI, Kocabas F, Muralidhar SA, et al. Meis1 regulates postnatal cardiomyocyte cell cycle arrest[J]. Nature, 2013, 497(7448): 249-253.

[273] Zhou Q, Brown J, Kanarek A, et al. In vivo reprogramming of adult pancreatic exocrine cells to

beta-cells[J]. Nature, 2008, 455(7213): 627-632.

[274] Li W, Nakanishi M, Zumsteg A, et al. In vivo reprogramming of pancreatic acinar cells to three islet endocrine subtypes[J]. Elife, 2014, 3: 1846.

[275] Qian L, Huang Y, Spencer CI, et al. In vivo reprogramming of murine cardiac fibroblasts into induced cardiomyocytes[J]. Nature, 2012, 485(7400): 593-598.

[276] Jayawardena TM, Egemnazarov B, Finch EA, et al. MicroRNA-mediated in vitro and in vivo direct reprogramming of cardiac fibroblasts to cardiomyocytes[J]. Circ Res, 2012, 110(11): 1465-1473.

[277] Guo Z, Zhang L, Wu Z, et al. In vivo direct reprogramming of reactive glial cells into functional neurons after brain injury and in an Alzheimer's disease model[J]. Cell Stem Cell, 2014, 14(2): 188-202.

[278] Torper O, Pfisterer U, Wolf DA, et al. Generation of induced neurons via direct conversion in vivo[J]. Proc Natl Acad Sci USA, 2013, 110(17): 7038-7043.

[279] Niu W, Zang T, Zou Y, et al. In vivo reprogramming of astrocytes to neuroblasts in the adult brain [J]. Nat Cell Biol, 2013, 15(10): 1164-1175.

[280] Ghasemi-Kasman M, Hajikaram M, Baharvand H, et al. MicroRNA-mediated in vitro and in vivo direct conversion of astrocytes to neuroblasts[J]. PLoS One, 2015, 10(6): 127878.

[281] Song G, Pacher M, Balakrishnan A, et al. Direct reprogramming of hepatic myofibroblasts into hepatocytes in vivo attenuates liver fibrosis[J]. Cell Stem Cell, 2016, 18(6): 797-808.

[282] Rezvani M, Espanol-Suner R, Malato Y, et al. In vivo hepatic reprogramming of myofibroblasts with AAV vectors as a therapeutic strategy for liver fibrosis[J]. Cell Stem Cell, 2016, 18(6): 809-816.

[283] Hou P, Li Y, Zhang X, et al. Pluripotent stem cells induced from mouse somatic cells by small-molecule compounds[J]. Science, 2013, 341(6146): 651-654.

[284] Li X, Zuo X, Jing J, et al. Small-molecule-driven direct reprogramming of mouse fibroblasts into functional neurons[J]. Cell Stem Cell, 2015, 17(2): 195-203.

[285] Hu W, Qiu B, Guan W, et al. Direct conversion of normal and Alzheimer's disease human fibroblasts into neuronal cells by small molecules[J]. Cell Stem Cell, 2015, 17(2): 204-212.

[286] Cheng L, Gao L, Guan W, et al. Direct conversion of astrocytes into neuronal cells by drug cocktail[J]. Cell Res, 2015, 25(11): 1269-1272.

[287] Zhang M, Lin YH, Sun YJ, et al. Pharmacological reprogramming of fibroblasts into neural stem cells by signaling-directed transcriptional activation[J]. Cell Stem Cell, 2016, 18(5): 653-667.

[288] Han YC, Lim Y, Duffieldl MD, et al. Direct reprogramming of mouse fibroblasts to neural stem

cells by small molecules[J]. Stem Cells Int, 2016, 2016: 4304-4316.

[289] Cheng L, Hu W, Qiu B, et al. Generation of neural progenitor cells by chemical cocktails and hypoxia[J]. Cell Res, 2014, 24(6): 665-679.

[290] Cao N, Huang Y, Zheng J, et al. Conversion of human fibroblasts into functional cardiomyocytes by small molecules[J]. Science, 2016, 352(6290): 1216-1220.

[291] Park G, Yoon BS, Kim YS, et al. Conversion of mouse fibroblasts into cardiomyocyte-like cells using small molecule treatments[J]. Biomaterials, 2015, 54: 201-212.

[292] Mohamed TM, Stone NR, Berry EC, et al. Chemical enhancement of in vitro and in vivo direct cardiac reprogramming[J]. Circulation, 2017, 135(10): 978-995.

第三章　组织修复和再生的
分子与基因学基础

第一节　参与组织修复与再生的基因

全世界科学家都在致力于寻找组织修复与再生的基因，希望通过调控若干基因达到再生修复的目的，目前在这个领域有多个实验室都取得了突破性的成果，包括诺贝尔奖级别的成果，包括付小兵院士团队在内的中国科学家也在该领域做出了重要的贡献。下面分别阐述参与组织修复与再生的重要基因。

一、iPS 细胞的四种基因

付小兵院士在 2001 年 9 月 29 日出版的国际著名医学杂志 *Lancet* 上首次报道了表皮细胞存在的逆分化现象。付院士团队在研究经表皮细胞生长因子治疗而愈合创面的组织学特征时，发现在再生表皮的棘细胞层与颗粒层中存在一些散在的对 β1 整合素和角蛋白 19 染色阳性的细胞团块，呈岛状结构， 细胞小，细胞器少，与基底层干细胞没有直接的组织学联系，因此初步认定这些位于棘细胞与颗粒细胞层中对 β1 整合素和角蛋白 19 双染阳性细胞为表皮干细胞或具有表皮干细胞特征的细胞。在此基础上，他们又分别从发育学、组织学以及方法学进行了系列鉴别研究，最终确认仅在由表皮细胞生长因子治疗而愈合的创面存在这种干细胞岛现象，初步证明这种存在于修复表皮棘细胞与颗粒细胞中的干细胞是在表皮细胞生长因子诱导下逆向分化而来，是已分化的表皮细胞向表皮干细胞逆分化的结果。该论文一经发表即引起学术界强烈反响，学术界很多研究人员在当时认为成熟体细胞逆分化为干细胞是不可思议的，直到诱导多能干细胞的发现，彻底证实了成熟体细胞逆分化为干细胞不仅是客观存在的事实，而且对于再生医学的发展具有里程碑式的影响。

诱导多能干细胞（induced pluripotent stem，iPS）是由一些多能性基因导入成熟体细胞或胚胎细胞，使细胞重编成为一类在细胞形态、细胞增殖能力等方面与胚胎干细胞类似的细胞。目前，iPS 已分化为神经细胞、心肌细胞、大脑皮质细胞等多种细胞。iPS 成功地回避了胚胎干细胞（embryonic stem cell，ESC）研究中涉及的伦理争议，解决了免疫排斥问题，是干细胞研究的里程碑式发现。

iPS 细胞的建立主要是通过病毒介导或者其他的方式将若干个多能性相关的外源基因导入已分化的细胞即宿主细胞中，在合适的培养条件下，这些已分化的细胞就会转化为 iPS 细胞。2003 年，Mitsui K 等人研究发现了 20 种基因在胚胎干细胞中表达量比丧失多能性细胞的表达量高。在此研究基础上，2006 年，日本东京大学 Shinya Yamanaka 等运用逆转录病毒将 24 个候选基因导入小鼠胚胎成纤维细胞和鼠尾成纤维细胞，通过试验从中筛选出 4 个基因 Oct4、Sox2、c-Myc 和 Klf4，并将这 4 种基因导入小鼠胚胎成纤维细胞中，成功地获得了诱导多能干细胞。该细胞在细胞形态、细胞增殖能力等方面均与小鼠胚胎干细胞高度相似。2007 年，Takahashit 和美国威斯康星大学 Werni 等人分别使用人成纤维细胞中引入的 4 种基因，获得人诱导多能干细胞，这几种因子为：Oct4、Sox2、Klf4、c-Myc 或 Oct4、Sox2、Nanog、LIN28。2012 年 10 月 8 日，John B. Gurdon 与 Shinya Yamanaka 因此发现获得诺贝尔生理学或医学奖。

（一）iPS 细胞基因功能介绍

1. Oct4 基因的功能

Oct4（Octamer-binding transciption factor4，八聚体转录因子 4）是 POU 转录因子家族成员之一，是参与调控胚胎干细胞自我更新、维持其全能性、细胞增殖的最重要的转录因子之一，是参与诱导多能干细胞重编码过程中最为重要的因子。其中人 Oct4 基因位于 6 号染色体上，共有 11 种亚型，编码 7 种蛋白质。

Oct4 是维持 ESC 全能性和自我更新的关键基因，在未受精的卵母细胞中表达。当敲除 Oct4 或 Oct4 发生突变时，胚胎不能形成内细胞团，拟胚体发生凋亡，胚胎于细胞时丧失全能性。当沉默 Oct4 基因时，鼠和人的 ESC 会向滋养层细胞分化。Oct4 与 Nanog、Sox2 形成网络调节通路，调控胚胎干细胞的全能性。这 3 种基因通过前馈系统、自身调节网络与其他信号转导通路调控来维持胚胎干细胞全能性及抑制分化。如：Matt Thomson 研究发现 Oct4、Sox2 基因能决定小鼠胚胎干细胞分化方向，Oct4 能抑制 ESC 向神经外胚层分化，促进 ESC 向胚胎中、内胚层分化。而 Sox2 能抑制 ESC 向胚胎中、内胚层分化，促进 ESC 向神经外胚层分化。在人胚胎干细胞中，Oct4 和 LIF-STAT3 协同调节 Klf 家族的表达，对细胞的自我更新、增殖分化起调控作用。

2. Sox2 的功能

Sox2 基因是 SRY（性别决定基因）超家族相关的转录因子 Sox 家族成员，在动物界广泛存在。Sox2 位于第 3 号染色体上，为单外显子结构，随机分散于整个基因组中，不形成基因簇。

Sox2 基因是细胞重编程的重要基因之一，参与细胞的形成，维持胚胎干细胞全能性和自我更新，决定动物性别与分化、神经系统发育、眼的发育等过程。在胚胎形成过程中，Oct4 和 Sox2 含量会逐渐降低，作为 Oct4 基因的协同基因，Sox2 突变可能引起 Oct4 基因突变进而引发干细胞丧失全能性。

而 Sox2 缺失会导致胚胎在着床后不久死亡，不能形成滋养层细胞和神经外胚层。

3. Nanog 的功能

Nanog 是 NK 家族的基因，位于 12 号染色体上，其 cDNA 由 2184 个核苷酸组成，有 4 个外显子。Nanog 参与维持胚胎干细胞全能性，与生殖细胞肿瘤生成的关系密切，参与人成纤维细胞重编程的过程。在小鼠胚胎形成过程中，Nanog 的表达稍晚于 Oct4 基因，在小鼠胚胎桑葚胚、内细胞团和早期生殖细胞中均有表达。Nanog 突变体会导致拟胚体形成缺陷，缺失不会影响干细胞自我更新能力和形成胚胎嵌合体的能力，但会促进 ES 细胞多向分化，使胚胎内胚层自发分化为内脏、体壁和腔室，而其他胚层细胞凋亡。因此，Nanog 在胚胎干细胞的作用相当于一个开关，调节 ES 细胞自我更新和多向分化。

Nanog 调节 ES 细胞自我更新和多向分化可能与抑制分化基因 GATA4 和 GATA6 的转录有关。GATA6 增强子区域中有一个 Nanog 的 DNA 识别序列，Nanog 可能直接调控 GATA6，而 GATA6 是 GATA4 的上游基因，故 Nanog 可能通过降低 GATA6 表达，使 GATA4 表达降低，进而影响干细胞自我更新和降低干细胞自我分化能力。

LIF 是 IL-6 家族的细胞因子，维持 ES 细胞保持全能性。其受体为 LIFRβ 和信号转导因子 gp130。LIFRβ 和 gp130 可形成信号复合物。LIF 抑制 ES 细胞多向分化，LIF 与信号复合物结合可激活胞内下游 Jak-STAT3 途径和 ERK-MAPK 途径。在小鼠 ES 细胞维持全能性的进程中，Nanog 与 Jak-STAT3 和 ERK-MAPK 途径协同作用，但 Nanog 可以绕过这两个途径而直接作用于 ES 细胞，这也表明 Nanog 在胚胎发育过程中起着重要作用。

4. Klf4 的功能

Klf4 位于人类第 4 号染色体上，具有 5 个外显子，是 Klf 蛋白家族的成员之一，具有多串联型锌指结构，参与调控细胞的增殖、分化。与 Oct4、Sox2 和 c-Myc 共同调控干细胞自我更新和维持全能性，参与人和小鼠体细胞重编程的过程。

Klf4 高表达会促进 Nanog 表达量增加，降低细胞的分化能力。敲除或低表达 Klf4 基因不会导致胚胎凋亡，也不会影响其自我更新和胚胎发育，但会导致遗传疾病。在 ES 细胞中，Klf4 和 Klf2 或 Klf4 与 Klf5 同时敲除时，会导致 ES 自我更新能力降低，但单独敲除一个基因并不会发生类似变化。而在形成胚胎后，敲除 Klf2 可能导致胚胎在 12 ~ 14 天发生致命性出血而死亡。当缺乏 Klf5 时胚胎会因缺乏滋养层而死亡。因此 Klf4、Klf2 和 Klf5 共同参与维持胚胎发育与维持胚胎干细胞自我更新过程，其维持 ES 细胞自我更新的作用机制可能与 Tcll-AKT 通路、ERK1 和 ERK2 酶有关：ERK1 和 ERK2 酶激活 Klf4 基因，并在 Ser123 蛋白上使 Klf4 磷酸化，磷酸化 Klf4 抑制 Klf4 的活性，从而导致胚胎干细胞分化。

5. c-Myc 的功能

c-Myc 基因是细胞癌基因的重要成员，参与细胞增殖、分化调节过程，在小鼠体细胞重编程中起重要作用，调节造血干细胞的自我更新和分化。c-Myc 基因的产物为 62 kD 的磷酸化蛋白 P62c-

Mgc，是由 c-Myc 基因的外显子 2 和 3 共同编码的由 439 个氨基酸组成的蛋白质，定位于细胞核内，为核蛋白，依 C-one 编码产物、功能分类，c-Myc 癌基因属核蛋白基因，具有转化细胞的能力，并具有与染色体、DNA 结合的特性，在调节细胞生长、分化及恶性转化中发挥作用。Klf4 上皮锌指是转录因子，是近来我们研究较多的 Klf 家族的成员，它能够通过与下游基因启动子区的 Klf4 结合元件相结合，从而直接调控下游基因的转录，是生物体内一个重要的转录因子，主要调节体外细胞的增殖与分化。

在胚胎干细胞培养过程中，当培养基中缺乏 LIF 时，c-Myc 表达量降低。当 c-Myc 高表达时，ES 细胞分化延迟。调节细胞分化机制与 LIF-STAT3 途径有关，c-Myc 高表达可抑制 GATA6 基因的表达，降低细胞多向分化能力。Tomoaki Hishida 等研究发现 c-Myc、N-Myc、L-Myc 可协同降低细胞死亡率、维持干细胞全能性，其维持胚胎干细胞全能性与 MAPK 和 GSK3β 途径有关，与 Myc/Max 复合物无关。Nakagawa 等研究发现，在小鼠体细胞重编程过程中，可敲除 c-Myc，并提高重编程率，降低肿瘤发生率。

6. Lin28 的功能

Lin28 是一种高度保守的 RNA 结合蛋白，可与 miRNA 家族中 let-7 的前体 RNA 终末环结合形成 RNA 结合蛋白。LIN28 与 Oct4、Sox2 和 Nanog 共同参与人体的体细胞重编码过程。c-Myc 是 let-7 的靶基因，Lin28 可能通过抑制 let-7 的表达而使 c-Myc 的表达量降低，ES 繁殖能力下降。沉默 Lin28 可使生殖细胞的形成能力降低。

miR-290 家族基因在 ES 细胞自我更新中起重要作用，在细胞重编程过程中可抑制 Myc 基因的表达。胚胎干细胞分化过程中，miR-290 家族基因表达量会逐渐降低。因此 miR-290 在胚胎发育早期起重要作用。

Oct4 和 Sox2 基因对于胚胎干细胞多能性的维持具有非常重要的作用，在诱导重构 iPS 细胞的过程中是必需的，正是这两个转录因子维持了人类 iPS 细胞的多潜能性，而 Klf4 和 c-Myc 的作用则是改变染色质的结构，从而有利于 Oct4 和 Sox2 的结合，提高诱导成功的效率。有研究表明，两个原癌基因 Klf4 和 c-Myc 可能在重编程宿主细胞增殖中起到一定的作用，加速其形成过程，提高了 iPS 细胞的诱导效率。一种推测是 Klf4 和 c-Myc 这两个因子共同作用，使宿主细胞发生了类似于癌化的转化。另一种猜测则认为 c-Myc 基因修饰了宿主细胞的染色体状态，活化了相关基因，从而使得重编程基因更接近于所必需的基因。第 3 种猜测则认为 c-Myc 基因的过表达可以促进 DNA 的复制，从而促进外源重编程因子调控、重建其表观遗传状态，而 Klf4 可以刺激宿主细胞中 Leftyl 基因的转录，与 Oct4 和 Sox2 共同作用，在宿主细胞中表达胚胎干细胞的关键基因。因此，Oct4 可能是重编程过程中唯一一个独立作用的因子，其他的因子可能只是起到了协同的作用。

二、与发育有关的基因

参与组织修复、再生的基因与发育有密切的联系，发育生物学家发现的很多与发育相关的基因都被用于再生医学的研究中，因此我们认为与发育有关的基因也是再生医学中重点关注的内容。付院士团队认为：发育生物学是再生医学的基础。事实上组织损伤后的修复与再生过程也是受损组织和器官的再发育过程，只不过由于种子细胞和环境因素的改变，修复与再生的组织并不能完全达到与损伤前一样的结构和功能。低等生物，如蝾螈、斑马鱼等，它们损伤后的组织和器官可以达到完全的再生，如蝾螈的断肢可以重新长出。这一过程一般涉及3种再生机制的参与，一是损伤部位休眠的细胞被激活，二是部分残留在损伤部位的干细胞参与修复过程，三是部分已经分化的细胞在创面环境作用下，通过去分化途径转变为干细胞或干细胞样细胞。而高等动物，特别是人类能不能像低等动物一样出现完全的再生过程，目前正在探索之中。2013年4月，中国医科大学的庞希宁教授与付小兵院士联合主译了《再生生物学与再生医学》书籍，从不同的器官组织介绍了发育生物学与再生医学的进展。

（一）同源异形盒基因

1984年同源异形盒（homeobox）被发现，使发育生物学与分子生物学两个学科的重要领域在机理上得以会合：调节基因转录可以控制发育。同源异形盒基因是一类与发育生物学密切相关的基因，它从时间和空间上对生物体的生长和发育进行调控，在胚胎发育过程中其将空间特异性赋予身体前后轴不同部位的细胞，进而影响细胞分化。

同源异形盒是所有同源异形框基因内的一个共同片段，大小183bp，最早在果蝇体内发现，在随后对该基因的进一步研究中发现同源异形框基因广泛存在于脊椎动物和无脊椎动物，并在胚胎发育中发挥着重要作用。这一类基因在进化过程中的极大保守性和它在各种不同机体包括脊椎动物的正常胚胎发育编码信息过程中起到极为重要的调节控制作用，使之成为当今世界最热门的生命科学研究领域之一。同源框的基因经过转录产生带有同源异形域的蛋白质，为DNA结合蛋白，在胚胎发育中起转录调节因子的作用，启动或抑制发育过程的其他基因，进而决定动物前后轴上不同部位细胞的命运，从而控制身体各部分形成的位置。

下面以一类重要的同源异形盒基因Pax家族为例，介绍同源异形盒基因与组织修复、再生的密切联系。

Pax1和Pax9同源性高达98%，在脊椎、胸腺、甲状旁腺和第三、第四咽囊及其衍生物和胚胎骨骼组织的生长发育中起重要调控作用。它们对骨骼发育的影响主要通过调节相关基因实现：在胚胎发育中，Bapx1广泛表达于生肌骨节及脊椎发育的组织细胞中，Pax1和Pax9是激活Bapx1转录起始的必需调控因子。敲除Pax1和Pax9基因的小鼠胚胎，其发育过程中完全观察不到脊柱形成，单个基因缺失的实验体表现为不同程度的脊柱畸形。

Pax2基因与肾脏的发育密切相关，是肾脏发育初期最早表达的基因之一，前期主要调节肾单位前体细胞增殖和中肾管形成。在输尿管芽诱导下，Pax2在后肾间质中持续表达，活跃于围绕输尿管的后肾浓缩物和上皮衍生物中。Pax2突变型小鼠最初也能够形成输尿管，但之后输尿管会被快速分解。然而，Pax2的过量表达会促使细胞增殖加速，从而导致肾组织癌变。Pax8对肾脏发育也有一定调控作用。

Pax3 在神经嵴细胞和黑色素细胞这两类细胞的发育过程中均扮演重要角色。神经嵴细胞（neural crest cells，NCCs）位于外胚层神经管的背外侧，是发育中具有多向分化潜能的干细胞，根据其迁移分化方向不同，大致可分为神经系统结构细胞和黑色素形成细胞两类，Pax3 在这两类细胞的发育过程中均扮演重要角色。Pax3 作为转录调控因子直接调控黑色素特异基因 MITF 的转录，Pax3 单个等位基因的突变形成 Splotch（Sp）鼠，其腹部由于黑色素缺失而形成白色的斑点，纯合突变型的 Sp 鼠除黑色素严重不足外，心脏、肌肉、神经管和肠神经中枢的发育均不正常。先天性遗传病 Waardenburg 综合征（WS）Ⅰ、Ⅲ型也是由 Pax3 基因突变引起的，患者症状包括头发色泽浅、听力不佳和四肢肌肉萎缩。

Pax3 和 Pax7 在体节发育早期普遍表达，之后只出现在肌节的骨骼肌细胞中，当肌细胞分化为肌浆蛋白时，Pax3 和 Pax7 表达量下调；稍晚时，Pax3 在侧面体节中又强烈表达。MyoD 和 MyfS 均属于肌源性分化因子（MDFs），大多只在骨骼肌前体细胞中有活性，运用 RNAi 方法降低小鼠胚胎中 Pax3 和 Pax7 的 RNA 含量，发现 Myf5 和 MyoD 的活性均受到抑制，导致肌肉发育畸形。以 Sp 鼠为对象的实验证明，Pax3 突变直接影响四肢肌肉的形成，上调 Pax7 的表达可在一定范围内弥补 Pax3 功能的缺失，但不能起到替代作用。

当 Pax7 被敲除时，小鼠在胚胎发育和出生时都有正常的肌肉组织，可见 Pax7 在肌肉形成中所起的作用不大。在骨骼肌卫星细胞中，Pax7 通过抑制 MyoD 和肌浆蛋白基因的表达，促使其停留在干细胞状态，以便于在肌肉损伤等突发状况时再分化，Pax3 则只起到辅助作用。由此推测，Pax3 对于肌肉细胞的形成是必不可少的，而 Pax7 则侧重于肌肉的自我修复和再生。

Pax5 蛋白，也叫 B 细胞特异活化蛋白（B-cell specific activator protein，BSAP），是 B 细胞特有的转录因子。通过与 B 细胞发育相关基因结合，影响 B 细胞的增殖、同型转换、免疫球蛋白基因转录及最终分化。

Pax4 和 Pax6 影响胰腺和肠胃道发育过程，还与胰腺中分泌胰岛素的细胞形成有关，参与内分泌细胞形成发育过程。对小鼠胚胎的研究表明，Pax4 和 Pax6 从胰芽发育的初始阶段就开始表达，直到胰腺分化成内、外分泌系统后，表达仅限于胰岛细胞前体。胰岛由 α、β、γ、δ 四个亚单位组成，$Pax6^{-/-}$ 小鼠不能形成可产生胰高血糖素的 α 亚单位细胞，导致胰岛和外分泌细胞混杂无序。小鼠不能形成 β、δ 亚单位，丧失产生胰岛素和生长激素抑制素的功能。当 Pax4 和 Pax6 同时缺失时，胰腺中胰岛细胞的分化趋向紊乱，甚至会转变为外分泌细胞。Pax4 和 Pax6 还参与内分泌细胞形成肠胃道表皮的发育过程，降低 Pax6 的表达量会直接减少胃分泌激素、胃生长激素抑制素以及肠内胰高血糖素的合成。

Pax6 基因是控制眼睛发育的关键基因，也与其他感觉（例如嗅觉）器官的发育有关。在眼中，视盘、视泡、视网膜、晶状体及角膜等组织的发育均受到 Pax6 基因表达的调控。Pax6 基因结合区的启动子对于晶状体特异基因的表达是必需的，参与动物眼发育的保守基因（如 Eya1、Six3 和 Dach1 等）

全都包含 Pax6 基因编码蛋白的结合位点。通过错义突变的实验证明，Pax6 配对域的氨基端和羧基端将分别调控眼发育的前期（角膜形成）和后期（视网膜形成）。先天性 Pax6 突变患者症状包括失明、先天性无虹膜症、眼睛缺损或白内障。

Pax8 蛋白与甲状腺的发育有关，对于甲状腺球蛋白基因（Tg）、甲状腺过氧化物酶基因（TPO）以及钠 / 碘同向转运体（NIS）（甲状腺激素合成所必需）均有调控作用。

从以上 Pax 基因功能可看出，Pax 具有调控各种组织和器官形成的功能，对组织修复和再生有重要的影响。

（二）MicroRNA 与发育

科学家研究发现，一些两栖类动物和鱼都拥有肢体再生的功能——譬如说蜥蜴断了的尾巴能够长出新的尾巴，斑马鱼能再生出它的鳍、鳞、脊髓和部分肝脏，蝾螈等能够再生尾巴、腿和脊髓。研究发现这 3 种生物共享一种基因机制，意味着这 3 种生物可能继承 4.2 亿年前一种相同祖先的再生能力，人类可能也继承了可以自愈创伤甚至再生组织的基因，只是这些基因因各种原因活跃性非常低。研究人员发现这 3 种生物中存在一种共同的基因组，它们都受到一种叫作"MicroRNA"的基因调节网络控制。miRNA 是一类内源性的非编码蛋白质的 RNA，长度为 20 ~ 25 个核苷酸的单链小分子，广泛表达于多细胞生物和病毒体内，与靶 mRNA 结合后，通过影响其翻译或将其降解，从而起到调控作用。1993 年，miRNA 被最早发现，Lee 等研究人员在秀丽新小杆线虫（C. elegans）中发现了控制着线虫时序性发育的 lin-4。2000 年，Reinhart 等发现了另一个具有转录后调节功能的小分子 RNA——let-7。2001 年，在线虫、果蝇和人体内发现了几十个类似于 lin-4 的小 RNA 基因，称之为 miRNA。到目前为止，在动植物以及病毒中已经发现有 28645 个 miRNA 分子。人体中的某些 miRNA 具有独立的启动子和增强子，可以自身进行转录，其他 miRNA 存在于已知的蛋白编码与非蛋白编码基因的内含子区域和外显子区域，这些 miRNA 通过与宿主基因使用相同的启动子和调控元件共同转录，转录完成后再从宿主基因上剪切下来，发挥其调控功能。研究发现，在动物、植物和真菌中 miRNA 的表达具有高度的保守性、显著的组织特异性和时序性。目前，人体内已发现的 miRNA 有 2000 多种，占人类基因组的 1%，调控着 30% 基因的表达，精细地调节着某特定细胞和组织类型的靶基因表达，不仅参与体内正常生理过程的调控，如细胞增殖、分化、发育、凋亡等，还与肿瘤的发生发展、心脏病、神经性疾病等密切相关。据预测 miRNA 调控人类 30% 的蛋白编码基因。

1. MicroRNA 调节重要的发育相关基因

Notch 信号途径在多细胞生物发育中极为重要，在果蝇中 Notch 基因编码螺旋 - 环 - 螺旋抑制子和羽毛蛋白，最近发现这些基因的 3' UTR K-box、GY-box、Brd-box 的模序也为 miRNA 所调节，K-box 被 miR-2、miR-11 调节，GY-box 被 miR-7 调节，Brd-box 被 miR-4、miR-79 调节，进而影响翅膀血管空间分布、薄厚等表型。另外，miRNA 也是与 Hox 基因的调节密切相关的。miR-10、miR-196 位于 Hox 基因簇中，miR-10a 与 Hoxb4 有重叠区，暗示 Hoxb4 可能被 miR-10a 调节。Hoxb8 的 3' UTR 包含与 miR-196 几乎完全互补的序列，使得 miRNA 能够直接指导 mRNA 的切割。

2. MicroRNA 参与各种细胞过程

miRNAs 也与各种细胞过程相关。例如，果蝇中的 bantam 通过负性调节 Hid 蛋白的表达，阻断 Hid 蛋白诱导的凋亡，参与抑制细胞凋亡和促进细胞生长，miR-14 通过调节凋亡效应因子半胱天冬酶 Drice 从而参与细胞凋亡和脂肪代谢，miR-181 参与增强哺乳动物 B 淋巴细胞分化：miR-181 在鼠骨髓、胸腺的 B 淋巴细胞中特异表达，miR-181 过表达引起 B 淋巴细胞减少，T 淋巴细胞增加。但目前 miR-181 作用的靶 mRNA 还未发现，这些与 miRNA 调控相关的突变体都已在个体水平上表现出明显的表型特征。同时，有人鉴定了干细胞和已分化细胞的 miRNA，发现有些 miRNA 是干细胞特有的，例如，小鼠干细胞特异表达 miR-290 ~ 295，人体干细胞特异表达 miR-371 ~ 373，推测 miRNA 是维持细胞全能性所必需的并参与细胞分化过程。一些 miRNA 呈组织特异性表达，似乎表明它们与维持细胞分化的功能有关。

3. MicroRNA 参与组织发育

MicroRNA 与肺发育的研究证实了其在正常肺发育过程的多个方面发挥着至关重要的作用。2005 年 Lu 等研究发现 Dicer 和 AGO 蛋白家族在小鼠胎肺分支发生区域选择性表达，间接说明 MicroRNA 可能参与了肺发育过程。2006 年 Harris 等选择性敲除小鼠初始肺芽内胚层中的 Dicer 酶基因，造成肺发育不良，首次提出 MicroRNA 在肺发育过程中扮演着重要角色。2010 年 Dong 等对小鼠肺发育不同阶段的 MicroRNA、mRNA 和蛋白水平的表达谱进行了系统性的分析，他们发现在肺发育过程中 MicroRNA 主要通过不依赖降解 mRNA 的方式抑制翻译从而调控基因的表达。

4. MicroRNA 与心脏发育

随着对 MicroRNA 的深入研究，人们发现 MicroRNA 对心脏发育起着调控作用。目前发现与心脏发育有关的 MicroRNA 主要有 MicroRNA-1 及 MicroRNA-133。Zhao 等应用小鼠模型采用 Cre 同源重组技术使小鼠心脏组织特异性缺乏 MicroRNA 加工过程中必需的 Dicer，小鼠心脏出现多种发育缺陷，胚胎早期即死亡，说明 MicroRNA 在心脏发育过程中是必需的。其中，肌肉特异的 MicroRNA 表达受到影响，miR-1 有 2 个亚型：miR-1-1 和 miR-1-2，miR-1-1 主要存在于心室中，为了进一步研究 miR-1-2 在心脏发育中的作用，该研究组又构建了敲除 miR-1-2 的小鼠模型，发现 miR-1-2$^{-/-}$ 小鼠易发生大面积室间隔缺损，出生后很快死亡。而 Lin 等的研究发现 miR-133 在调控心脏基因表达和功能上发挥重要的作用，实验显示小鼠模型 miR-133a-1 和 miR-133a-2 缺失会导致约一半的胚胎或乳鼠发生致死性室间隔缺损，存活的小鼠仍会产生扩张性心肌病并死于心衰或猝死。

5. MicroRNA 与神经系统发育

miR-124 是成熟神经元中表达最丰富的 miRNA 之一，在神经系统内广泛表达于脑、视网膜和脊髓的神经元中，而在未分化的神经祖细胞中表达水平极低。Krichevsky 等发现，miR-124a 开始表达的时相与神经元前体细胞转换为神经细胞和星型胶质细胞的时相一致，并证实 miR-124a 能改变培养的胚胎干细胞分化为神经元和胶质细胞的比例。成熟的 miR-124 序列从蠕虫到人类完全保守。在人和小鼠的基因组中的不同染色体上有 3 个 miR-124 基因。在 HeLa 细胞株中过表达 miR-124 可使 100

多个基因表达下降。Krichevsky 等还发现，同 miR-124a 相似，miR-9 在神经元中高表达，并且实验证实 miR-9 同样能改变培养的胚胎干细胞分化为神经元和胶质细胞的比例。Zhao 等发现电穿孔向胚脑内导入 miR-9 引发了神经元的提前分化。miR-9 促进神经元分化的机制至少部分是通过抑制核受体蛋白 TLX 来实现的。实验证实 miR-9 可以抑制 TLX 的表达因而负调节神经干细胞的增殖和加速神经元的分化。

（三）发育相关基因与组织修复研究进展

1. Wnt 基因

杭州师范大学浙江省器官发育与再生技术研究重点实验室张遵义教授课题组在 *PLOS Genetics* 报道了 BMP-FGF 信号轴对哺乳动物皮肤发育的重要调控机制。表皮是皮肤的最外层，由复层化的上皮组织所组成，在动物抵御外界刺激如病原菌和水缺失等过程中起重要作用。早在胚胎发育过程中，这层屏障的作用就已经建立，单层的上皮细胞分化成不同的角质层。很多人类遗传病都具有表皮破坏的特征，每 5 个患者里面至少有 1 例。皮肤的再生以及今后的治疗都需要对表皮复层化过程的分子机制了解透彻。Wnt 配体蛋白在皮肤毛囊的诱导产生过程以及成体皮肤毛囊间的表皮干细胞的自我更新过程中都起重要作用，然而在胚胎发育过程中，Wnt 信号对表皮复层化的作用我们还所知甚少。在张遵义教授课题组的研究中，通过使用小鼠遗传模型来阻断胚胎发育过程中皮肤表皮 Wnt 信号的分泌，发现表皮产生的 Wnt 信号能够激活真皮 BMP-FGF 信号轴，后者再反馈调节表皮的复层化。该研究结果的发现鉴定了一个对表皮 - 真皮的相互作用起必要作用的信号传递的遗传层次，并且促进了对哺乳动物皮肤发育的了解。

2. Lin28a 基因

哈佛大学医学院的 George 教授等在 *Cell* 上报道，通过再次激活一种名为 Lin28a 的潜伏基因，就可以使得模型小鼠的头发、软骨、皮肤以及其他软组织得到再生。Lin28a 可以通过增强线粒体的代谢来部分增强组织修复的能力，这为开发新型的再生疗法提供了新的思路。Lin28a 是在蠕虫中首次发现的，其在胚胎干细胞中比较丰富，在早期胚胎形成过程中表达尤为强烈，曾经被用于将皮肤细胞重编程为干细胞，而且也可以同 RNA 结合来调节基因的表达。为了更好地理解 Lin28a 促进组织修复的作用，研究者通过研究观察 Lin28a 可以同哪些特殊 RNAs 进行结合，随后发现了一种小 RNA——Let7，其可以促进细胞的成熟和老化。Lin28a 可以增强线粒体中代谢酶的产量，通过改变线粒体的代谢，产生更多的能量，从而刺激组织使其再生。由于 Lin28a 很难被引入细胞，因此通过直接激活线粒体的代谢就可以实现组织修复的目的。通过使用一种小分子化合物直接激活线粒体的代谢同样可以增强伤口的愈合速度，这也就说明可以通过一些组织修复药物来诱导组织再生。但 Lin28a 并不能诱导所有组织的再生，Lin28a 或许是一种组成愈合化合物中的关键因子。

3. Smed-prep 基因

蠕虫在被截去某一部分的时候，有超乎寻常的身体再生能力，这些部位甚至包括头部和脑。英国诺丁汉大学的 Aziz Aboobaker 教授在 *PLoS Gentics* 上报道，一种名为 Smed-prep 的同源异形框基因在蠕虫躯体再生方面起重要作用，这项研究可能会使老化或损坏的人体器官和组织的再生成为可能。Smed-prep 是组成蠕虫头部的细胞正确分化和定位的必要因素，也是确定头部位置的关键。尽管 Smed-prep 的出现是导致头部和大脑处于正确位置的决定因素，但是蠕虫干细胞会在其他不相干的基因影响下，形成脑细胞。如果没有 Smed-prep，相关细胞是无法自行组织起来形成正常大脑的。

4. β-keratin 基因

南通大学神经再生重点实验室的顾晓松院士团队在 *Nature Communication* 报道了对一只成年雄性壁虎进行了全基因组测序，获得了一个 25.5 亿对碱基的基因组序列，并确定了 22487 个基因的位置和功能。他们发现 β-角蛋白基因家族的规模增加了，认为和壁虎有黏性的脚底触毛的形成有关，而这种爬行足底的毛，让壁虎能够捕捉猎物并且黏附在光滑表面上。

三、与肿瘤有关的基因

付院士在《进一步重视从发育和比较生物学来研究创伤后的组织修复与再生》的论文中指出：从生物学过程来讲，创伤修复与肿瘤形成，均是细胞增殖与分化以及血管生成的结果，只不过前者可控而后者失控。过去有人认为，肿瘤之所以形成是一些基因突变，进而导致原癌基因，如 c-fos、c-jun 等过度表达及作用的结果。但许多研究结果又提示，在胚胎发育的不同阶段以及一些重要器官组织中的原癌基因或其蛋白也呈高表达或其活性上调，而这些组织没有肿瘤形成。反之，在这种细胞高速增殖期间，创伤的愈合却是无瘢痕。因此，这些原癌基因高度表达的胚胎组织无瘢痕、无癌症与肿瘤发生的现象也提示在控制细胞增殖与分化，细胞正常增殖、分化与细胞增殖分化失控（如癌细胞的无控性生长）以及胚胎发育与出生后的修复等方面可能存在着相似而又不同的调控机制。对这种调控机制的认识可能助我们找到调控创面愈合的开关。因此与肿瘤有关的基因，特别是原癌基因与抑癌基因，也与组织修复再生有密切的联系。

事实上前述的 iPS 细胞基因多是原癌基因或抑癌基因，而原癌基因或抑癌基因目前已有用于创面修复的研究。例如 c-Ski 是病毒原癌基因 v-Ski 细胞内的同源物，早在 1986 年发现于禽类动物。第三军医大学大坪医院李平和周元国教授在 *J Pathology* 报道，c-Ski 可能通过调节修复细胞生物学功能来影响组织修复的速度，晚期的表达可能与组织重塑有关。反之，当经 X 射线辐射后，c-Ski 表达下降，组织损伤修复显著延迟，这进一步证实 c-Ski 具有组织修复的功能。研究揭示，c-Ski 不但在创伤愈合中，而且在放、创复合伤中也具有重要作用。体外细胞实验表明，c-Ski 是一个新的成纤维细胞生物学行为的调节因子，具有促进细胞增殖和抗凋亡的作用，在创伤修复中可能具有促进愈合的作用。同时，研究人员在实验中还发现，c-Ski 可降低胶原分泌，这对创伤愈合后降低瘢痕形成有着重要的意义。动物实验结果也证明，c-Ski 具有促进伤口愈合和减少瘢痕形成的双重作用，并且对正常愈合后的瘢痕及增生性瘢痕都有效。

（一）原癌基因

原癌基因是细胞内控制细胞生长的基因，是在正常情况下与细胞增殖相关的正常基因，能刺激细胞生长，以满足细胞更新的要求，在进化上高度保守，其表达产物对细胞的生理功能极其重要。目前已识别的原癌基因有 100 多个。当原癌基因的结构或调控区发生变异，基因表达产物增多或活性增强，才会使细胞在没有接收到生长信号的情况下仍然不断地生长或使细胞免于死亡，最后导致细胞癌变。

目前已知的原癌基因编码的蛋白与细胞生长调控的许多因子有关，这些因子参与细胞生长、增殖、分化途径各个环节的调控。原癌基因表达产物按其在细胞信号传递系统中的作用分成以下 4 类：

1. 细胞外的生长因子

细胞外信号包括生长因子、激素、神经递质、药物等，它们作用于细胞膜上的受体系统或直接被传递至细胞内，再通过多种蛋白激酶活化，对转录因子进行磷酸化修饰，引发一系列基因的转录激活。Sis 基因正是通过这种途径起作用的，已知 v-Sis 基因和人 C-Sis 基因编码的 P28 蛋白和血小板衍生生长因子（PDGF）的 β 链同源，当 Sis 基因表达产物与 PDGF 一样形成二聚体后，作用于 PDGF 受体，使细胞膜内的磷脂酰肌醇在相应激酶催化下，生成磷脂酸肌醇 -4，5- 双磷酸（PIP2），后者在磷脂酶 C 作用下水解生成甘油二酯（DG）及三磷酸肌醇（IP3）并激活蛋白激酶 C，使受体细胞发生转化，同时还能刺激细胞内受体合成。说明 Sis 基因和 PDGF 相关，功能也十分相似。此外，C-Sis 表达蛋白 P28 和 PDGF 一样能促进血管的生长。

2. 跨膜的生长因子受体

另一类原癌基因的产物为跨膜受体，它能接受细胞外的生长信号并将其传入胞内。跨膜生长因子受体有胞质结构区域，并具有酪氨酸特异的蛋白激酶活性。许多原癌基因的产物同样具有该酶活性，例如 c-src、c-abl 等。另一些原癌基因（c-mos 和 raf）所编码的激酶不是在酪氨酸上磷酸化，而是使丝氨酸和苏氨酸残基磷酸化。通过这种磷酸化作用，使其结构发生改变，增加激酶对底物的活性，加速生长信号在胞内的传递。

3. 细胞内信号传导体

生长信号到达胞内后，借助一系列胞内信息传递体系，将接收到的生长信号由胞内传至核内，促进细胞生长。这些传递体系成员多数是原癌基因的产物，或者通过这些基因产物的作用影响第二信使（cAMP、甘油二酯、Ca^{2+} 等）。作为胞内信息传递体的癌基因产物包括非受体酪氨酸激酶（c-src、c-abl 等）、丝氨酸 / 苏氨酸激酶（c-ras、c-mas）、ras 蛋白（H-ras、K-ras 和 N-ras 等）及磷脂酶（crk 产物）。

4. 核内转录因子

已知某些原癌基因表达蛋白（如 myc/fos 等）定位于细胞核内，它们能与靶基因的调控元件结合直接调节转录活性起转录因子作用。这些蛋白通常在细胞受到生长因子刺激时迅速表达，促进细胞的生长与分裂过程。目前普遍认为，c-fos 是一种即刻早期反应（立早）基因（immediate-early gene，IEG）。在生长因子、佛波酯、神经递质等作用下，c-fos 作为传递信息的第三信使，能即刻、短暂表达。

（二）抑癌基因

抑癌基因或称抗癌基因，是指能够抑制细胞原癌基因活性的一类基因，正常情况被激活时具有抑制细胞增殖作用，对细胞的发育、生长和分化的调节起重要作用。这些基因由于突变等各种原因会导致基因失活，或者当其产物失活时，抑制作用消失，可导致肿瘤的发生和癌变。

由于抑癌基因的分离鉴定研究晚于原癌基因，目前仅对 Rb 和 p53 两种抑癌基因的作用机制了解比较充分。

1. 视网膜母细胞瘤基因（Rb 基因）

Rb 基因是最早发现的肿瘤抑制基因，最初发现于儿童的视网膜母细胞瘤，因此称为 Rb 基因。在正常情况下，视网膜细胞含活性 Rb 基因，控制着视网膜细胞的生长发育以及视觉细胞的分化，当 Rb 基因丧失功能或先天性缺失，视网膜细胞则出现异常增殖，形成视网膜细胞瘤。Rb 基因失活还常出现于骨肉瘤、小细胞肺癌、乳腺癌等许多肿瘤，说明 Rb 基因的抑癌作用具有一定的广泛性。

Rb 基因比较大，位于人 13 号染色体 q14，含有 27 个外显子，转录 4.7kb 的 mRNA，编码蛋白质为 P105，定位于核内，有磷酸化和非磷酸化两种形式，非磷酸化形式称活性型，能促进细胞分化，抑制细胞增殖。实验表明，将 Rb 基因导入视网膜母细胞瘤或骨肉瘤细胞，结果发现这些恶性细胞的生长受到抑制。有意义的是，Rb 蛋白的磷酸化程度与细胞周期密切相关。例如，处于静止状态的淋巴细胞仅表达非磷酸化的 Rb 蛋白，在促有丝分裂剂诱导下，淋巴细胞进入 S 期，Rb 蛋白磷酸化水平增高，而终末分化的单核细胞和粒细胞仅表达高水平的非磷酸化 Rb 蛋白，即使在生长因子诱导下，Rb 蛋白也不发生磷酸化，细胞也不出现分裂。提示细胞生长停止，Rb 蛋白处于低磷酸化水平，而处于分裂增殖的肿瘤细胞只含有磷酸化型的 Rb 蛋白。说明 Rb 蛋白的磷酸化修饰作用对细胞生长、分化起着重要的调节作用。

Rb 基因对肿瘤的抑制作用与转录因子（E-2F）有关。E-2F 是一类激活转录作用的活性蛋白，在 G0、G1 期，低磷酸化型的 Rb 蛋白与 E-2F 结合成复合物，使 E-2F 处于非活化状态；在 S 期，Rb 蛋白被磷酸化而与 E-2F 解离，结合状态的 E-2F 变成游离状态，细胞立即进入增殖阶段。当 Rb 基因发生缺失或突变，丧失结合、抑制 E-2F 的能力，于是细胞增殖活跃，导致肿瘤发生。

2. p53 基因

人类 p53 基因定位于 17P13，全长 16 ~ 20 kb，含有 11 个外显子，转录 2.8kb 的 mRNA，编码蛋白质为 p53，是一种核内磷酸化蛋白。p53 基因是迄今为止发现的与人类肿瘤相关性最高的基因。过去一直把它当成一种癌基因，直至 1989 年才知道起癌基因作用的是突变 p53，后来证实野生型 p53 是一种抑癌基因。p53 基因表达产物 p53 蛋白由 393 个氨基酸残基构成，在体内以四聚体形式存在，半衰期为 20 ~ 30 min。按照氨基酸序列将 p53 蛋白分为 3 个区：①核心区，位于 p53 蛋白分子中心，由 102 ~ 290 位氨基酸残基组成，在进化上高度保守，在功能上十分重要，包含结合 DNA 的特异性氨基酸序列。②酸性区，由 N 端 1 ~ 80 位氨基酸残基组成，易被蛋白酶水解，半衰期短与此有关。含有一些特殊的磷酸化位点。③碱性区，位于 C 端，由 319 ~ 393 位氨基酸残基组成。p53

蛋白通过这些片段可形成四聚体。C 端可以单独具备转化活性，起癌基因作用，且有多个磷酸化位点，为多种蛋白激酶识别。正常情况下，细胞中 p53 蛋白含量很低，因其半衰期短，所以很难检测出来，但在生长增殖的细胞中，可升高 5 ~ 100 倍。野生型 p53 蛋白在维持细胞正常生长、抑制恶性增殖中起着重要作用，因而被冠以"基因卫士"称号。p53 基因时刻监控着基因的完整性，一旦细胞 DNA 遭到损害，p53 蛋白与基因的 DNA 相应部位结合，起特殊转录因子作用，活化 p21 基因转录，使细胞停滞于 G1 期；抑制解链酶活性；并与复制因子 A（replication actor）相互作用，参与 DNA 的复制与修复；如果修复失败，p53 蛋白即启动程序性死亡过程诱导细胞自杀，阻止有癌变倾向突变细胞的生成，从而防止细胞恶变。

当 p53 发生突变后，由于空间构象改变影响到转录活化功能及 p53 蛋白的磷酸化过程，这不单使野生型 p53 失去抑制肿瘤增殖的作用，而且突变本身又使该基因具备癌基因功能。突变的 p53 蛋白与野生型 p53 蛋白相结合，形成的这种寡聚蛋白不能结合 DNA，使得一些癌变基因转录失控导致肿瘤发生。

（肖健　吴疆）

第二节　参与组织修复和再生调控的蛋白分子

一、生长因子类蛋白

早在 1991 年，付小兵院士及其团队就已经开始了对现代创伤修复的领先研究，并编辑出版了国际上第一部有关生长因子与创伤修复的专著《生长因子与创伤修复》。从 20 世纪 90 年代起，付小兵院士率领团队在国内率先系统地开展了生长因子调控创面愈合的研究，并在国际上首先报道了中国人体表慢性难愈合创面的流行病学特征。

付小兵院士曾指出："研究创面愈合的分子生物学机制，将生长因子应用于创面修复治疗是 20 世纪 80 年代以来创伤医学的一大进展，它不仅导致人们对创面治疗观念的深刻转变，而且为创面治疗带来了革命性的突破。"我国生长因子新药开发领军人物、长江学者特聘教授李校堃教授自 20 世纪 90 年代起和付院士课题组密切合作，带领着国内规模最大的成纤维细胞生长因子研究团队，摸索出生长因子类基因工程药物工程化道路，使我国成为世界上第一个把成纤维细胞生长因子开发为临床药物的国家，为加快开发我国具有自主国际知识产权的生物新药做出了突出的贡献。

2010 年 10 月，由付小兵担任顾问，李校堃教授担任理事长的全球华人生长因子学会成立。生长因子一直是生命科学研究的热点，有关新药开发已成为国际医药巨头争相竞逐的方向，因此，作为世界上首个专注于生长因子的学会，该学会的成立有着重要意义，为专注生长因子领域研究、开发的学者和单位提供了一个更广大的交流合作的平台，进一步扩大生长因子的社会影响力，促进研究的系统集成和成果放大。

（一）FGF——成纤维细胞生长因子

成纤维细胞生长因子作为在皮肤、毛囊和汗腺等组织修复中最为重要的调控因子之一，将其开发为缩短创面愈合时间、提高创面愈合质量的创新药物具有重要的临床意义和社会价值。

1940 年，哈弗特曼等人在研究脑和垂体的抽提物时，发现了一种新的物质，它可以促进成纤维细胞的生长。

1974 年，科学家成功地将这种物质分离出来并且纯化，根据它的作用起名为成纤维细胞生长因子（fibroblast growth factor，FGF）。在随后的研究中，人们又得到了一种与成纤维细胞生长因子具有高度同源性的物质，由于它含有较多的酸性氨基酸碱基，等电点为酸性，故命名为酸性 FGF（即 aFGF）；而先发现的 FGF 因对酸和热敏感，等电点呈碱性，则称为碱性 FGF（即 bFGF）。

bFGF 的生物学效应分体内和体外两大部分。体外作用十分强烈，对成纤维细胞、骨细胞、软骨细胞、血管内皮细胞、肾上腺皮质和髓质细胞、神经元和神经胶质细胞等具有很强的促细胞分裂增殖活性。bFGF 是重要的促有丝分裂因子，也是形态发生和分化的诱导因子。其主要生物学作用如下：①促进血管生长。②促进创伤愈合与组织修复。③促进组织再生。④参与神经再生等。

1986 年，为了奖励意大利神经学家瑞塔·里维蒙塔丝妮和美国生化学家斯坦尼·柯恩在细胞生长因子方面的杰出贡献，两人共同获得当年的诺贝尔生理学或医学奖。

1996 年，李校堃教授团队解决了长期制约 FGF 产业化的系列工程技术难题，在国际上率先研制出 FGF 系列创新药物，并广泛应用于烧、创伤和糖尿病并发症的治疗。该团队在 FGF 药物开发的主要贡献如下：

1. 建立 FGF 高效分泌表达体系

20 世纪 90 年代之前，基因工程药物长期面临蛋白表达量低、错误折叠、易形成包涵体、规模化制备及纯化难、稳定性差、半衰期短等一系列工程技术难题，严重制约了蛋白药物的研发和转化。该团队筛选并获得了大肠杆菌分泌因子 SecB 基因，以此作为 FGF 分泌表达载体的分子伴侣，构建出重组表达质粒 pT7-SecB-FGF，建立了 FGF 高效分泌表达体系，实现了蛋白的可溶性表达，表达量达到国际同期水平的 5 倍以上。

2. 首次对 FGF 进行结构改造，成功解决规模化生产工艺技术难题

FGF2 易形成分子间二硫键，表达过程中易于形成二聚体或多聚体导致沉淀。通过结构分析，将不在活性区域的 Cys78 与 Cys96 定点突变为 Ser，成功构建高效表达的人源突变型 rhFGF2，表达水平及稳定性均显著高于野生型 rhFGF2。利用生物信息学技术分析全长 FGF1 的 mRNA，发现其在核

糖体结合位点的区域易形成发夹环结构，影响翻译的起始，使全长 FGF1 的表达水平较低。基于蛋白与受体相互作用特征，在保留蛋白活性基础上敲除 N 末端 19 个氨基酸，成功构建高效可溶性表达 rhFGF1135 的基因工程菌株，表达量达到 10^8 mg/L，满足了工业化生产需求。

3. 创立了 FGF 大规模制备工艺和质量标准

发现了装载 FGF 质粒的 *E.coli* 工程表达菌的生长和表达规律，建立了分批流加补料高密度发酵生产工艺；根据 FGF 与肝素特异性结合的特征，建立了高效的二步分离纯化生产工艺，目的蛋白纯度达到 99%，蛋白回收率提高 50%；针对重组蛋白体内外稳定性差、半衰期短的缺陷，开发了特异性亲和定点固相修饰技术，形成了 FGF 工业化生产的标准化技术体系。建立了以 NIH3T3 细胞株 / MTT 法测定 FGF 促细胞增殖的标准活性测定方法，FGF 生产和质量控制技术标准被纳入 2005 年版《中国药典》第三部，该标准是首例针对生长因子类基因工程药物的生产和检定规程。

4. 开发了首个 FGF 与组织工程材料复合的载药Ⅲ类植入型医疗器械

对多种载药材料进行了筛选，在国际上首次成功研制适用于瘘管、褥疮、子宫糜烂等的 rhFGF2– 胶原复合活性材料。率先建立了该生物材料的生产工艺及活性标准，优化了海绵状冻干成型技术。该材料入选国家商务部对外国际援助目录和全军战储目录，用于国防及军事急救配备品，成为我国具有自主知识产权的重要战略军需产品。

该团队还成功研制了 FGF 冻干粉制剂、喷雾剂、滴眼液、凝胶剂等，在国内外率先将 FGF 外用药物推向临床。FGF 系列新药在国际上首次开展临床试验，先后在北京解放军 301 医院、上海长海医院、广州南方医院等 60 多家三甲医院进行了临床应用。临床应用表明，FGF 新药改变了在创伤修复过程中以抗感染为主的传统治疗方式，为创伤修复和组织再生提供了安全有效的主动修复和功能修复新治疗手段。rhbFGF 药物的临床应用已写入《外科学》等临床医学本科教材，SpringerLink 出版的 *Wound Healing and Ulcers of the Skin Diagnosis and Therapy - The Practical Approach* 和 Wiley 出版的 *The Foot in Diabetes*（*Fourth Edition*）将 bFGF 列为临床医生指导用药。bFGF 被国际创伤愈合学会（Wound Healing Society）写入《急性创伤愈合治疗指南》，并入选国家医保药物目录，截至 2016 年年末，FGF 系列药物已经在全国 2000 多家医院临床使用，临床使用达到 8000 万人次。

在进行 FGF 新药研究的同时，李校堃教授团队围绕新型内分泌 FGF 亚家族创新药物开发及作用机制开展了大量开拓性的工作，在国际上率先通过临床发现糖尿病患者中 FGF21 的上调，并进一步地揭示了 FGF21 通过激活 FGFR 和 PPAR– 脂联素发挥糖脂代谢的机制，系统阐明了 FGF21/FGFR 在脂肪肝和动脉粥样硬化方面的作用特征；在国际上率先解析了 FGFR 磷酸化底物 PLCγ 的复合物结构。围绕上述研究在 *Cell Metab*、*Circulation*、*Mol Cell*、*JACC*、*J Hepatol*、*Biomaterials*、*Diabetes* 等国际权威杂志以通讯作者身份发表一系列高水平学术论文，其中有关 FGF 在代谢中的作用研究入选 *Cell Metab* 十年十大突破之一。上述基础研究工作为筛选、设计和研制新的生长因子药物奠定了理论基础。

蛋白结构生物学的突破：在国际上率先解析了生长因子受体与下游重要信号蛋白 PLCγ 复合物

精确的晶体结构，该研究为阐明生长因子受体信号传递特征提供了清晰的结构蓝图，并对指导受体下游靶点创新药物的开发提供了重要的理论依据。目前，这一研究成果以论文形式在线发表在 *Cell* 子刊 *Molecular Cell* 上。期刊主编及评审专家对该研究给予了高度评价："这是受体激酶领域开拓性的重要发现""该研究颠覆了过去 20 年有关受体激活下游信号蛋白的模式认识，具有重要的科学意义"。

发现 FGF21 治疗新靶点：发现 FGF21 作为 FGF 家族的重要成员，能够对机体胰岛素产生增敏效应，且其增敏效应是通过胰岛素增敏激素——脂联素（adiponectin）来发挥作用的。该研究首次揭示了 FGF21 的胰岛素增敏作用的机制。FGF21 具有降低机体血糖血脂、改善胰岛素抵抗、保护胰岛 β 细胞等多种糖脂代谢调控的功能，在 II 型糖尿病、肥胖、动脉粥样硬化、脂肪肝等多种代谢综合征的临床应用方面极具潜力。该项研究不仅明确了 FGF21 对糖脂代谢的调控机制，而且对于开发肥胖、糖尿病的药物有重要的意义，加深了对肥胖、糖尿病病理进程的理解。该研究发表于国际顶尖学术期刊 *Cell Metabolism*。

FGF 治疗神经系统新机制：发现 bFGF 通过 PI3K/Akt/GSK-3β 信号通路，抑制脊髓损伤诱导的内质网应激（ER stress），减少继发性细胞凋亡；发现 bFGF 可降低脊髓损伤时的神经元自噬水平，清除神经元内大量堆积的泛素化蛋白保护神经元。证实 aFGF/bFGF 对脑缺血再灌注损伤、黑质－纹状体损伤、缺氧诱导的新生小鼠脑白质损伤的神经保护作用是通过调控内质网应激和自噬通路实现的。发现 bFGF 通过调控窝蛋白（Cav-1）增加紧密连接蛋白以及黏附连接蛋白表达，保护血脊屏障（BSCB）。bFGF 激活 PI3K/Akt/Rac1 通路抑制 RhoA 的活性，迅速恢复脑创伤后血脑屏障（BBB）的完整性，揭示了 bFGF 在 SCI/TBI 中未被人们注意的新机理，即促进生理性屏障的快速修复。

FGF21 治疗动脉粥样硬化新机制：首次发现 FGF21 可以明显减少粥样硬化斑块的形成，通过进一步的研究发现，FGF 可通过上调脂联素的表达和分泌来达到抑制动脉粥样硬化形成的作用，研究结果发表在 2015 年的心血管顶级期刊 *Circulation* 上。

FGF 系列蛋白对烧创伤、褥疮、糖尿病溃疡、皮瓣移植、瘘管等创面能够显著加快愈合速度，能显著抑制瘢痕形成，减少表皮水分丢失，减小皮肤角质层厚度，促进创面皮肤附属器官如汗腺、毛囊和神经的再生修复。对 FGF 新药临床应用长期的跟踪观察，未见过度增生和异常增生等不良反应。临床应用表明，FGF 新药改变了在创伤修复过程中以抗感染为主的传统治疗方式，为创伤修复和组织再生提供了安全有效的主动修复和功能修复新治疗手段。

通过上述系列技术创新，李校堃教授团队在国际上率先解决了 FGF 家族蛋白成药过程中的系列基因工程技术难题，研制出具有自主知识产权的 3 个国家生物制品一类新药即牛源碱性 FGF 融合蛋白、人源碱性 FGF、酸性 FGF 改构体，和一个 III 类含 FGF 植入型医疗器械一起，为治疗严重创伤、溃疡和糖尿病并发症提供了全新的治疗药物，累计产值超过 40 亿元，并创建了我国首个基因工程药物国家工程研究中心，带动了我国相关领域工程化技术的提升。

（二）EGF——表皮细胞生长因子

表皮细胞生长因子（epidermal growth factor，EGF）在1962年由美国的 Cohen 博士发现并命名，Cohen 博士等为此获得1986年度诺贝尔生理学或医学奖。20世纪90年代中期，通过基因重组技术获得的大量高纯度且活性和结构与天然 EGF 高度一致的重组人 EGF（rhEGF），在临床上广泛应用于各种创伤的治疗，尤其是皮肤创伤的治疗获得了良好的疗效。

付小兵院士等发现，EGF 激活干细胞促进表皮细胞增殖不仅发生在基底层，还可在表皮的多层面上发生，从而能迅速增加表皮细胞数量及表皮层厚度，增强其屏障功能，并认为 EGF 促进损伤皮肤再生的主要机制可能与它能诱导皮肤干细胞快速定向分化有关。体表创伤的愈合过程包括上皮重建、成纤维细胞增殖、新血管形成及胞间基质的合成和塑形等。外用 EGF 可与角质细胞和皮肤成纤维细胞上的 EGF 受体结合促进其分化，还可以通过增加其他的内源性生长因子如转化生长因子、血小板衍生生长因子的含量或活性而发挥作用，显著加速创面的修复，缩短愈合时间。

EGF 还被发现在促进造血干细胞修复方面有着重要作用。杜克大学医学院的研究人员发现，在受到辐射损伤之后表皮生长因子能够加速造血干细胞的再生。研究人员发现，一些特定的基因改造小鼠能够抵御辐射带来的损伤，而这些小鼠骨髓中的 EGFs 浓度很高。EGFs 能够促进造血干细胞的生长和受损后的再生，持续生产新血细胞和免疫细胞的造血干细胞，对辐射损伤非常敏感。保护造血干细胞或促进其再生，对于那些接受骨髓移植的患者非常有益，也能够帮助治疗那些意外受到环境辐射的人。位于血管内壁的内皮细胞控制着造血干细胞的命运，体外培养研究显示，EGF 可以直接刺激受辐射骨髓中的干细胞生长，使干细胞得以恢复。

美国儿童国家医学中心的一项研究表明，经鼻给 EGF 可以通过促进少突胶质祖细胞分化，从而治疗早产儿弥漫性白质脑损伤。早产儿弥漫性白质脑损伤的主要原因是少突胶质细胞祖细胞无法变成成熟的少突胶质细胞，而 EGF 是促进少突胶质细胞的关键细胞因子，因此他们提出这一假说。EGF 属于大分子物质，常规给药方法无法使 EGF 通过血脑屏障进入脑内发挥作用，本研究采用经鼻腔给药方法可以克服这一缺陷。表皮细胞生长因子受体 EGFR 在少突胶质细胞发育中十分关键。该研究验证是否通过增强 EGFR 信号可刺激脑损伤后少突胶质细胞，减少细胞损伤，促进损伤大脑的功能的恢复。利用新生儿脑损伤模型，通过少突胶质细胞 EGF 高表达和经鼻肝素结合 EGF 给药等实验，研究人员证明 EGF 能有效减少少突胶质细胞死亡，促进少突胶质细胞产生，促进脑功能恢复。用 EGFR 抑制剂能反转上述效应。该研究证明，EGFR 可以作为少突胶质祖细胞治疗靶点，在损伤时给相关药可以作为治疗白质性新生儿脑损伤的手段。

上海某集团股份有限公司制药公司于2002年研制了外用冻干重组人表皮生长因子，并申报国家一类新药。2003年由上海某药业有限公司研制出了重组人表皮生长因子喷雾剂的制备方法。2009年由河北某生物制药有限公司研制了外用冻干鼠皮生长因子。2009年由第四军医大学研制出了一种多肽、蛋白类药物口腔黏膜吸收剂型的组方及制备方法。此外重组人表皮生长因子滴眼液也有见报道。

（三）PDGF——血小板衍生生长因子

血小板衍生生长因子（platelet-derived growth factor，PDGF）是一种通常存贮于血小板 α 颗粒中的碱性蛋白质，由血小板趋化到受损部位的巨噬细胞、受损血管处的平滑肌细胞以及受损部位的血管内皮细胞等多种细胞分泌。PDGF 在胚胎发育、细胞分化和对组织损伤的反应等过程中具有许多极为重要的作用。它是创面愈合过程中较早出现的生长因子之一。特别是对一些慢性难愈性伤口，如糖尿病溃疡、慢性静脉性溃疡、褥疮、放射性溃疡等均有明显促进愈合作用。

Becaplermin（重组 PDGF-BB）是目前唯一一个被 FDA 批准治疗糖尿病足溃疡的生长因子药物。除此之外，某公司研制的 rhPDGF-BB 针对压迫性溃疡和静脉性溃疡已经进入临床 Ⅲ 期试验。rhPDGF-BB 经过 10 多年时间的市场应用，其安全性和有效性在临床上得到了充分证明；rhPDGF-BB 尤其对病理性深度溃疡的伤口增殖修复、促进皮肤血管的再生有明显疗效。

（四）VEGF——血管内皮细胞生长因子

血管内皮细胞生长因子（vascular endothelial growth factor，VEGF）又称血管通透因子（vascular permeability factor）或促血管因子（vasculotropin），是一种糖蛋白。它能特异性地作用于血管内皮细胞，具有维持血管正常状态和完整性、提高血管通透性、促血管生成的作用。

通常认为 VEGF 是通过影响与其相应的血管内皮上的受体来提高血管通透性和促进血管的生成，与伤口部位肉芽组织的形成有关，故在介导内皮细胞迁移及组织修复中起重要作用。VEGF 的作用机制包括：①通过与血管内皮细胞上的特殊受体作用，直接促进内皮细胞分化增殖和迁移，促进血管构建和生成；加快基底膜降解，诱导内皮细胞膜成窗，促进内皮细胞移动，有利于血管生成。②增强血管通透性，促进血浆纤维蛋白外渗形成血管外纤维蛋白基质，为血管生成过程中多种细胞迁移提供一个纤维网架。最终这些内皮细胞形成新的管腔结构，营养成分就可以随血液循环被送到新生血管区。微血管生成受多种因子调控，VEGF 是已知所有促血管生成因子中最强的因子，但是在正常组织中，微血管生成抑制因子占主导地位，所以微血管抑制表型转变为微血管生成活跃表型的分子开关机制倍受关注，极有可能成为又一个新的研究方向。

（五）NGF——神经生长因子

20 世纪 60 年代 Levi-Montalcini 及 Cohen 先后分离纯化出一种促进神经生长的可溶性蛋白质，并命名为神经生长因子（NGF）。NGF 的发现使人们认识到，在神经系统的发育过程中，需要一些能促进神经元发育、生长和维持其活性的因子，由此开辟了神经生物学的新领域，这两位学者因此获得了 1986 年度诺贝尔生理学或医学奖。目前临床使用的 NGF 取自小鼠颌下腺。大量基础及临床试验已经证实，NGF 在 TBI 和脑卒中治疗中发挥重要作用。

NGF 通过阻断神经细胞继发性损害级联效应，发挥神经保护作用。其神经保护作用机制如下。①拮抗兴奋性氨基酸的毒性：兴奋性氨基酸如谷氨酸含量升高，可导致钙超载，激活凋亡信号通路使神经元进入凋亡程序。NGF 可以抑制谷氨酸的升高，阻断钙超载，阻止神经元的凋亡。②减少氧自由基：NGF 可以增加过氧化氢酶、超氧化物歧化酶等氧自由基清除剂的活性，减轻神经元的过氧化损伤。③降低一氧化氮（NO）的细胞毒性：NO 能够抑制氧化磷酸化酶类的活性，从而抑制细胞的呼吸功能。NGF 通过降低 NO 合成酶的活性减轻 NO 的细胞毒性。④稳定细胞内 Ca^{2+} 浓度：NGF 可以调节与钙离子内流有关的蛋白质表达和功能，稳定 Ca^{2+} 浓度，抑制钙超载引起的神经元损伤。⑤抑制凋亡蛋白活性：NGF 可以促进抑凋亡蛋白的活性，抑制促凋亡蛋白和凋亡执行蛋白的活性，进而抑制神经元凋亡。

（六）其他近期报道的生长因子

神经调节蛋白 1（neuregulin1，NGR1）：马克斯·普朗克实验医学研究所的研究人员发现，神经损伤后，外周神经胶质细胞生成了一种生长因子，对受损神经再生具有重要贡献。科学家们证实 NGR1 支持了神经修复和髓鞘层再形成。NGR1 蛋白通常由神经元生成，是定位在轴突上作为施万细胞成熟和髓鞘形成的重要信号。由于损伤后轴突快速退化，其余的施万细胞丧失与轴突的联系，会缺乏神经纤维 NGR1 信号。神经损伤后，施万细胞可以合成 NGR1 蛋白，直至轴突再度生长。利用遗传改良小鼠研究证实，施万细胞生成的 NGR1 是神经受损后新的施万细胞成熟和髓鞘再生的必要条件。

髓源性生长因子（myeloid-derived growth factor，MYDGF）：骨髓来源的单核细胞和巨噬细胞能内源性产生 MYDGF，这种蛋白是由 C19orf10 基因（open reading frame on chromosome 19，位于第 19 位染色质的开放阅读框）编码的分泌蛋白，能够促进心肌细胞的存活和血管新生，保护和修复心肌梗死后的心脏。与野生型小鼠相比，MYDGF 基因被敲除的小鼠表现出更严重的心肌梗死瘢痕以及收缩功能紊乱，恢复 MYDFG 基因表达能显著缓解梗死瘢痕和恢复心肌的收缩功能。

人多效生长因子（pleiotrophin，PTN）：PTN 早期被发现是内皮细胞、上皮细胞、成纤维细胞的有丝分裂原，后来发现其具有营养神经作用，近年来更是发现对脊髓运动神经元有保护作用和促进轴突生长的作用。PTN 在神经轴突到达前和到达时的轴突生长路径的细胞外结构和靶器官区上强烈表达，在轴突延伸停止时不表达或低表达。这些发现说明 PTN 是细胞外基质相关的生长圆锥生长的趋向因子，能促进神经细胞突起生长的功能和能引导神经元的轴突再生。该作用需在 PTN 和神经元细胞表面的肝素分子结合后才能发挥，能被肝素或肝素酶抑制。

二、在低等生物上发现的参与组织再生调控的重要蛋白

地球上各类生物的组织都有着不同的再生能力，这种不同程度上的组织再生是生物在经过长期的进化过程后所形成的。一般说来，低等生物组织的再生能力比高等生物强，分化低的组织比分化高的组织再生能力强，平常容易遭受损伤的组织以及在生理条件下经常更新的组织，有较强的再生能力。反之，则再生能力较弱或缺乏。通常来说，低等生物（包括植物）都具有较强的再生能力。而高等生物如人类再生能力较弱，一般只能愈合伤口，无法再生出某一段肢体或某一器官来。人类

也具有一定的再生能力，但极为有限。而一些较为低等的生物则具有很强的再生能力：壁虎的尾、蝾螈的肢、螃蟹的足在失去后又可重新形成，海参还可以形成全部内脏。相比而言，人类的再生能力，则显得十分有限。

（一）Pax6 基因调控蛋白和晶状体中发现的晶状体蛋白

花背蟾蜍蝌蚪晶状体再生中相关蛋白表达顺序与有尾类蝾螈相似，蛋白表达顺序依次是 β–晶状体蛋白、γ–晶状体蛋白和 α–晶状体蛋白，并且后两种蛋白几乎同时表达。在花背蟾蜍蝌蚪晶状体再生前期，虹膜背缘和腹缘的色素细胞发生去分化以及细胞增殖，Pax6 基因在虹膜背缘和腹缘都有表达；再生晶状体细胞分化时期，Pax6 基因在晶状体上皮细胞中表达；在晶状体再生过程中，Pax6 基因在视网膜、睫状体区域、角膜以及晶状体上皮位置有表达，其中在视网膜中主要是在节细胞层、内核层内侧、外核层边缘区域表达。Pax6 基因的表达与晶状体再生的调节作用密切相关，βB1 晶状体蛋白是分布在动物晶状体内的重要的结构蛋白，Pax6 和 Prox1 都可以对 βB1 晶状体蛋白表达进行调节。花背蟾蜍蝌蚪晶状体在再生 21 天之后利用免疫荧光技术检测 βB1 晶状体蛋白的表达，同时实验研究结果进一步证明花背蟾蜍蝌蚪晶状体再生经历了虹膜背缘色素上皮细胞去分化、细胞增殖以及细胞再分化的过程，这一再生晶状体与正常的晶状体都表达 βB1 晶状体蛋白。这一研究现象说明在低等生物晶状体再生方面，晶状体相关蛋白起到至关重要的作用。

（二）尾鳍再生中 msxb/Wnt 通路调控蛋白与 FGF20a 蛋白

斑马鱼作为重要的脊椎动物模式系统之一，由于其多方面的优势，在生命科学研究领域发挥着越来越重要的作用。通过数十年的探索，科研工作者已经在斑马鱼中建立了一套成熟的研究方法，并对斑马鱼胚胎发育早期的细胞命运决定和分化、组织器官的形态建成以及受损后的再生过程有了初步的认识。目前为止，一系列造成组织或器官特异性损伤的方法和技术在斑马鱼中已经建立，这些方法主要包括：①通过手术对部分组织或器官进行切除。②通过强光或激光造成局部组织或特异性细胞的损伤。③通过化学试剂的处理造成损伤。④采用转基因技术建立在特定的组织或细胞表达致死蛋白或相关化合物的稳定遗传品系等。通过这些技术的应用，斑马鱼再生器官的细胞来源和分子机制等问题已开始被初步探明。虽然斑马鱼的多个器官和组织都可以再生，但斑马鱼的尾鳍再生模型因其操作容易、尾鳍结构简单和组织再生迅速而优先被科研工作者所选用。通过对尾鳍再生过程的研究，科研人员发现当尾鳍被切除后，切口将迅速被两侧迁移而来的上皮细胞所封闭从而形成顶端上皮帽（apical epithelial cap，AEC）。随后，这些覆盖在切口的上皮组织开始变厚，其下的间质细胞开始在一些生长因子的影响下去分化、增殖，并从较远处向伤口的 AEC 迁移，使得间质组织渐渐失去原来的结构形态完成去组织化。而靠近 AEC 部分的胚基会表达 msxb，并增殖得非常缓慢，被认为是真正的再生中心，控制着再生的进程。最后当再生的尾鳍达到原先的长度时，再生随即终止。对于再生终止的调控机制，目前知之甚少。在再生过程中 Wnt 及其下游的 RA 和 FGF 信号通路发挥着重要作用。研究表明在胚基形成过程中，受 Wnt 调节的 Lef1 也是不可或缺的。近来的研究进一步表明，

Shh 信号通路以及 Non-coding RNAs 也是调节尾鳍再生的重要因素。在再生过程中 bFGF 相应的表达增高来控制内环境稳定，而 FGF20a 基因敲除实验，更是提示了 FGF20a 蛋白是再生所必需的，可启动鳍再生和控制芽基的形成。

（三）神经与脊髓再生相关基因与蛋白

斑马鱼的神经组织具有极强的再生能力，研究表明在斑马鱼的整个生命过程中其视网膜等神经组织一直源源不断地进行着新老细胞的代谢，也就意味着具有神经发生能力的前体细胞在斑马鱼中一直存在。视网膜和视神经的再生最早被用来研究斑马鱼神经系统的再生。在视网膜的再生过程中，Muller glia 细胞发挥着巨大的作用，而对于激活该细胞的分子信号通路，科研人员发现众多基因如 hspd2、msp1、mdka、mdkb、stat3 以及 Wnt、Notch、FGF 等信号通路都在其中发挥重要功能。近几年来，针对斑马鱼脊髓再生的研究也逐步开展起来，在脊髓再生中，不同脑核的再生能力差距明显，而这种区别又依赖于脊髓损伤的位置，提示着控制其再生的分子机制复杂。研究发现细胞黏合蛋白 L1.1、GAP-43、cAMP 等因子在脊髓再生中作用重大。

（四）HP1-1 相关蛋白与 Mcm5 通路调控涡虫再生相关蛋白

淡水涡虫也具有强大的再生能力，其身体被切割至 1/279 份时，依然能再生出完整的个体。涡虫的再生潜能由其体内丰富的成体干细胞所介导，它们在涡虫损伤后启动增殖、迁移、定向分化等过程参与再生。已有科学家研究发现了 205 个表观遗传因子在涡虫再生中的作用及功能，发现了 12 个新的涡虫干细胞调节因子，并揭示了涡虫的成体干细胞的表观遗传学调控机制与高等生物高度近似。他们发现异染色质蛋白 HP1-1 特异地表达在涡虫成体干细胞中，并维持了干细胞的自我更新。而在损伤后，HP1-1 促进了干细胞的再生增殖。与以往报道的主要参与异染色质形成和基因沉默不同的是，涡虫 HP1-1 参与再生的分子机制主要是通过促进转录延伸，而 Mcm5 是其下游一个重要靶基因，这种基因高度富集表达在涡虫干细胞类群中，正常的涡虫在损伤后 HP1-1 能像活化 RNA 聚合酶一样，结合到 Mcm5 的近段启动子区域，从而激活 Mcm5，导致 Mcm5 的上调，利于涡虫的再生。

（五）丝氨酸蛋白酶与 Ajelp2 调控的 Ajelp2 蛋白促进刺参再生

刺参（apostichopus japonicas）本身具有很强的器官再生和修复能力，并且棘皮动物在生物进化上具有很重要的地位。因此刺参的再生机制有很高的科研价值，对于生物的细胞分化与增殖，组织修复的完整机制有重大意义。丝氨酸蛋白酶是一个蛋白酶家族，其作用是断裂大分子蛋白质中的肽键，使之成为小分子蛋白质，其激活是通过活性中心的一组氨基酸残基变化实现的。胰蛋白酶是丝氨酸蛋白酶家族中的一个重要成员。胰蛋白酶不但具有消化功能，还与生物中的血液凝固和炎症反应等有关的溶血酶、纤溶酶等有密切关系，在某些生物里还参与组织再生与修复。研究发现刺参胰蛋白酶样丝氨酸蛋白酶在刺参的肌肉、肠和呼吸树均有表达，并且在肠中的表达量最大，说明刺参胰蛋白酶样丝氨酸蛋白酶虽然在肠内合成，但是在其他部位均存在，并且刺参胰蛋白酶样丝氨酸蛋白酶跟刺参组织再生存在密切联系。除了胰蛋白酶对刺参再生的作用，研究人员还发现，Ajelp2 的基因本身具有高度保守性，Ajelp2 在刺参的各组织中均有表达，尤其是在体壁和肠中的表达较强。为了检测 Ajelp2 在组织再生过程中的表达情况，利用 Real-Time PCR 技术进行检测，实验结果显示 Ajelp2 在肠和呼吸树中的表达趋势相似，都是随着组织的再生，Ajelp2 的表达量也逐渐上调，随着组织恢复到正常大小，该基因的表达量也逐渐下调，最后恢复到正常水平。在体壁组织中，在再生的早期阶段 Ajelp2 表达量出现短暂且明显的上调趋势，随后表达量下调，大约 1 h 后又出现明显的上调。在体壁再生的后期阶段，随着组织的再生，Ajelp2 表达量逐渐上调，最后恢复到正常水平。研究表明 Ajelp2 在仿刺参再生过程中发挥了重要的作用，对 Ajelp2 在仿刺参再生过程中的调控作用的研究为今后研究仿刺参的再生分子机制及调控通路提供了参考资料，具有一定的理论意义。

三、肿瘤相关的组织再生调控蛋白

随着对组织再生调控蛋白的研究深入，发现了一些与肿瘤相关的组织再生调控蛋白，包括桩蛋白（paxillin）、黏附斑激酶（FAK）、中期因子（midkine，MK）、西罗莫司靶蛋白（mTOR）对组织修复调控也有重要的作用。

（一）桩蛋白

桩蛋白是一种涉及胞外基质细胞黏附（黏着斑）位点上肌动蛋白 - 膜附着的细胞骨架蛋白。桩蛋白在整合蛋白的信号传导中起着非常重要的作用，整合蛋白介导的细胞骨架的再组织需要桩蛋白酪氨酸残基的磷酸化。桩蛋白被黏着斑激酶（FAK）在其 118 位的酪氨酸残基处磷酸化。由于其特殊的结构和功能，桩蛋白逐渐受到研究者的关注，多项研究表明，桩蛋白作为细胞内的一种接头蛋白能够和一系列的结构蛋白和信号蛋白等结合，参与损伤修复、胚胎的发育和肿瘤转移等相关的细胞迁移活动。桩蛋白不仅参与了黏着斑的组装，而且在细胞形态改变、运动、黏附、细胞信号转导等发挥重要作用。

（二）黏附斑激酶

黏附斑激酶（FAK）是一类胞质非受体型蛋白酪氨酸激酶，属于蛋白酪氨酸激酶超家族，FAK 在细胞信号转导中处于十分重要的位置，是胞内外信号转导的中枢，介导多条信号通路。FAK 可以整合来自整合素、生长因子以及机械刺激等的信号。FAK 的磷酸化激活及由此产生的下游蛋白质的磷酸化，是细胞外基质和细胞相互激活相互作用并产生生物学效应的关键环节，参与细胞的增殖、迁移与凋亡的调节过程。研究发现，FAK 在胚胎干细胞以及整个胚胎发育期间有表达，在早期胚胎中可以检测到，并分布于神经胚形成阶段的所有细胞类型，在发育的血管中表达也增高。在整个发育过程中 FAK 呈高度磷酸化，处于一个将各种细胞活动会合的位点。FAK 基因剔除可导致中胚层的缺失，FAK 基因剔除小鼠有早期胚胎致死突变，不能形成完整的血管和心脏；另外，有研究表明，FAK 可能与胎盘植入和胎盘建成的关键环节有关，应用反义核酸和 FAK 抗体可以抑制外胎盘锥黏附、扩展及滋养细胞的迁移和铺展，从而证明 FAK 和胚胎发育密切相关。

　　FAK 对心血管的功能有着重要作用，在心肌、血管内皮细胞等部位都有 FAK 的表达并发挥功能。FAK 可以调节心肌细胞的生长，控制血管发生，FAK 在正常心肌细胞的表达较高，但活性较低。当心肌细胞受到拉伸刺激时，FAK 活性增加，使得新生的大鼠心室肌细胞过度生长。此外，FAK 可以通过整合纤连蛋白、生长因子、血管收缩素和细胞外基质等各种信号，从而促进或抑制血管平滑肌和血管内皮细胞的增殖和迁移。FAK 还在许多成体组织器官中有表达，如大脑、肺、骨髓、肝脏、肾等，它可以调控组织细胞的生长、迁移等，还可以调节软骨细胞的功能，控制 II 型胶原的合成，促进软骨细胞的增殖。

（三）中期因子

　　中期因子（midkine，MK）是一种肝素结合性生长因子，为低分子量的蛋白质。在胚胎期 MK 广泛分布于组织中，而在成人体内其仅局限于某些特定部位。由于 MK 受体种类繁多，信号通路复杂多样，决定了 MK 功能的多样性，它既能促进很多种类细胞的生长、存活、分化和迁移，又具有抗细胞凋亡的作用，不仅与肿瘤发生密切相关，而且在很多组织的发育形成及损伤后的修复再生过程均有参与。如脑梗死、末梢神经损伤、脊髓损伤、骨折、心肌梗死以及皮肤损伤等组织损伤及修复过程的早期阶段，都能检测到 MK 的大量表达。

　　在正常的成体骨组织中 MK 基本不表达，而当小鼠的胫骨发生骨折时，在其骨修复过程中可以检测到 MK 的表达。将 MK 的 cDNA 转染到 ATDC5 软骨细胞，使 MK 在细胞中过量表达，结果大部分转染后的细胞表现出更强的软骨形成能力，它们合成更多的硫酸化黏多糖、聚集蛋白聚糖以及 II 型胶原等。这些结果表明，MK 不仅参与了骨形成及损伤后的修复过程，它还在软骨形成中发挥着重要的作用。

（四）西罗莫司靶蛋白

　　西罗莫司靶蛋白（mTOR）属于磷脂酰肌醇酶激酶的相关激酶（PIKK）超家族，是一类进化上非常保守的蛋白激酶，广泛存在于各种生物细胞，信号蛋白 mTOR 是磷脂酰肌醇 -3 激酶（PI3K）-Akt 信号通路下游的一个效应蛋白，在细胞存活中处于核心地位，在多种因素的活化下参与基因转录、蛋白质翻译起始、细胞凋亡等多种生物学过程。PI3K-Akt-mTOR 信号通路的主要功能可归纳为调控多种蛋白质的合成以及调节细胞生长、增殖和凋亡，mTOR 蛋白发出的信号对涡虫特有组织再生至关重要，而这种蛋白常见于人类和大多数哺乳动物。扁虫有再生细胞的能力，mTOR 蛋白失活可阻止扁虫的再生，这也表明在变异细胞中使 mTOR 蛋白失活也可以抑制癌细胞的生长。

（李校堃　肖健）

第三节　干细胞壁龛

成体干细胞的功能除了自我更新外还要产生子代细胞，通过不断地产生并替代血液、皮肤、中肠、神经以及精子等那些寿命短暂而且又高度分化的细胞来维持内稳态。干细胞是自我更新还是分化，这个决定过程是被精细控制的。如果过多的子代细胞开始分化，那么干细胞会减少。另一种情况是，没有节制的自我更新会使具有增殖功能而部分分化的细胞增多，并且它们的二次突变增加，可能导致肿瘤发生。如果能够详细了解干细胞是如何在分化和更新之间选择的，那么将有助于干细胞数量的增加并维持其主要特征，这也是利用干细胞潜能进行移植和基因治疗的关键一步。

一、干细胞壁龛

干细胞具有自我复制的能力，在一定条件下，它可以分化成各种功能细胞。干细胞的定向分化需要一个比较固定的、有调控活性的微环境和组织，称之为干细胞壁龛（niche）。干细胞壁龛由容纳一个或多个干细胞，并控制干细胞自我更新和子代细胞产生的组织细胞以及细胞外基质组成，它使细胞间保持的距离适合于细胞间的相互作用和短距离调节因子的产生和传递。干细胞必须在壁龛内才能增殖，才能保持自我更新的特性。成体干细胞在组织中存在于一个特殊的微环境中，受到周围细胞和基质等结构的严格保护。

干细胞存在于壁龛中，一旦生理或病理需要，周围细胞或因子就会向干细胞发出动员信号，令其增殖和分化，迅速更新补充或修复受损组织。由于难以在体内操作干细胞及其周围环境，所以目前还不能明确地研究任何干细胞壁龛的结构和功能。近几年关于生殖腺、血液、皮肤、中肠、神经和肾等干细胞壁龛成为干细胞研究的热点。研究较清楚的是果蝇生殖干细胞生存的功能性的干细胞微环境。

二、果蝇生殖干细胞壁龛

果蝇的生殖腺已被作为研究干细胞壁龛的模式系统，因为果蝇生殖腺在对干细胞壁龛的研究中有许多优势。首先，果蝇的生殖腺相对简单，其结构已经被研究清楚；其次，果蝇生殖腺含有单个活化的生殖干细胞，而且它们的支持细胞也被准确地确定；最后，果蝇生殖腺干细胞（germline stem cells，GSCs）通过非对称分裂产生的两个子代细胞，一个保留干细胞的特性留在干细胞壁龛中，另一个子细胞离开壁龛开始分化。

（一）果蝇生殖干细胞壁龛的结构和特点

1. 果蝇卵巢干细胞壁龛的结构

果蝇的卵巢是管状结构，生殖干细胞和它们的壁龛位于管状结构顶点的盲端。果蝇卵巢管是卵巢功能单位，在卵巢管的顶点含有 2 ～ 3 个生殖干细胞。果蝇有 16 个卵巢管，因此卵巢具有惊人的生产能力。果蝇卵巢的前端包含3种不同类型的细胞：端丝细胞（terminal filament cell）、帽细胞（cap cell）、内生殖鞘细胞（inner germinal sheath cell，IGS）。果蝇卵巢干细胞壁龛就是由这些细胞组成的。另外壁龛中还有另一种干细胞——成体干细胞（somatic stem cells，SSCs）。有2～3个成体干细胞位于壁龛的后部区域的基底膜上，它们与内部鞘细胞在形态和基因表达模式上相似。谱系标记（lineage-marking）实验证实了SSCs是产生至少10个不同亚型的卵巢囊泡细胞的祖细胞，开始分化的包囊干细胞经过连续4次有丝分裂形成一个由16个细胞组成的团簇，团簇内包裹一个幼稚卵细胞，即在壁龛中卵细胞周围有15个滋养细胞包绕。研究人员发现，由4个或8个细胞组成的细胞簇中的细胞在适当条件下仍能返回到干细胞状态。而且，返回的干细胞与正常干细胞一样发挥功能。

2. 果蝇精巢 GSCs 的龛结构

果蝇的精巢也是管状结构，在成体果蝇的精巢中，中心细胞（hub cells）、生殖干细胞、原包囊细胞组成了精巢干细胞的壁龛。其中SSCs与中心细胞接触，也参与壁龛的形成。精巢干细胞的分裂方式与卵巢的相似，都以非对称方式分裂。壁龛中中心细胞起主要信号传导作用。果蝇的精巢与卵巢干细胞壁龛一样具有两种干细胞，即GSCs和SSCs。

3. 果蝇 GSCs 壁龛的特点

在卵巢干细胞外围环境中，周围细胞形成一种非对称性的结构，这种分布的不对称，使得干细胞分裂产生的两个子代细胞分别与不同类型的细胞接触，从而接受不同的信号调节，这构成了生殖干细胞的微环境。由于这种环境中存在的差异信号分子导致细胞具有了不同的分化命运。

GSCs沿着卵巢前后轴方向分裂产生的两个子代细胞，其中一个紧挨着帽细胞继续保持干细胞的状态，另一个子代细胞向外迁移进入分化状态。遗传学和细胞生物学研究显示，这些帽细胞是GSCs的巢。研究发现如果一个GSCs丢失，与它相邻的干细胞分裂平面会改变90°左右，它产生的通常进入分化状态的子细胞会占据丢失的干细胞的位置，两个子代细胞都成为干细胞。垂直分裂方式产生的两个子代细胞都获得了干细胞的特性，而水平分裂细胞产生的两个子代细胞其中一个是干细胞，而另一个进入分化状态。当一个干细胞丢失时，另一个干细胞会沿着帽细胞对称分裂产生两个相等的干细胞定位于壁龛中。

在幼虫果蝇精巢干细胞壁龛中无论是中心细胞的数量还是与它们相接触的干细胞的数量都是成体精巢壁龛中的两倍。在许多组织中，干细胞壁龛随着从幼态到成年期的生长而同步增多。果蝇干细胞的壁龛有以下几个特点：①壁龛中周围细胞调节干细胞的生存和自我更新。②干细胞和壁龛细胞间的黏附因子，可促使干细胞接近自我更新信号。③干细胞和壁龛的支持细胞的物理结构使干细胞极化，确保其非对称分裂的发生。果蝇卵巢和精巢壁龛的另一个特点是，它同时调节GSCs和SSCs。

（二）果蝇生殖腺干细胞的壁龛信号

1. 果蝇卵巢干细胞壁龛信号调节

卵巢GSCs的信号分子很多，其中Dpp（decapentaplegic）信号和Bam（bag of marbles）信号研究

较早也较清楚。BMP2 和 BMP4 的同源物 Dpp 在 GSCs 的分化中起重要作用。Dpp 在帽细胞和内生殖鞘细胞中表达，在壁龛内部的 GSCs 和其子代的包囊干细胞中都有表达，但二者的表达水平不同，前者有高水平的表达，而后者表达水平较低。在果蝇卵巢组织干细胞自我更新中 Dpp 起中心信号作用。Dpp 过表达可完全阻止 GSCs 分化，从而引起 GSCs 样肿瘤形成，而 Dpp 低表达会引起 GSCs 的分化。Wg（Wingless）和 Hh（hedgehog）常和 Dpp 起协同作用，共同调节胚胎发育过程中细胞的生长与分化。Wg 在帽细胞中高表达，Hh 在端丝细胞和帽细胞都有高表达。Hh 是在 Dpp 和 Wg 诱导作用下产生的，Hh 过表达可引起成体细胞增殖，而低表达导致成体细胞数量的减少。

Bam 被认为是内在信号因子，它在 GSCs 和其子代的包囊干细胞中表达与否与 Dpp 信号的存在直接相关。当 GSCs 子代的干细胞中有高水平的 Dpp 表达时，Bam 的转录受到抑制，则该干细胞仍保留干细胞的特性留在壁龛内；包囊干细胞中因为有低水平的 Dpp 表达，因而允许 Bam 转录，则包囊干细胞起始分化。因此 Dpp 信号和 Bam 信号在维持 GSCs 自我更新和包囊干细胞的起始分化中似乎起相反的作用，失去 Bam 信号功能，包囊干细胞不会分化，Dpp 基因过量表达，也会产生同样结果。而 Bam 在 GSCs 中表达，会引起 GSCs 数量的减少，同样 Dpp 信号减少也会产生类似的结果。Piwi 蛋白在端丝细胞和帽细胞均有表达，Piwi 蛋白过表达可引起 GSCs 的分化，促进自我更新的能力。同时 Yb 信号是 GSCs 和 SSCs 上游调控因子，Yb 在端丝细胞和帽细胞都高表达，Yb 过表达引起 GSCs 和成体细胞的增殖。

2. 果蝇精巢干细胞壁龛信号

在果蝇精巢中，JAK-STAT 信号转导和转录活化路径在 GSCs 的自我更新中是必需的，JAK 由 hopscotch 基因编码，STAT 由 Stat92E 基因编码，丢失两者中的任一个均会导致干细胞和早期分化细胞的快速丢失。在特定的干细胞中活化的 STAT 下游的靶定位点目前还不清楚。Upd 是果蝇 JAK/STAT 活化路径的配体，它在中心细胞中特异表达，Upd 在早期的生殖细胞中的异位表达会导致 GSCs 数量的急剧减少。包囊细胞（cyst cells）中活化表皮生长因子受体信号路径对抑制 GSCs 的无限增殖和（或）促进分化的细胞离开壁龛起作用。由中心细胞发出的自我更新信号似乎只能传递很短的距离，因此，只有离其很近的细胞才能收到 Upd 信号，进行干细胞的自我更新。与雌性的 Dpp 信号相似的 TGF-β 信号也控制 Bam 的表达。说明雄性和雌性系统，在分化的进化程序上存在相似之处。然而，应该指出的是，尽管存在这些相似之处，Bam 信号在雄性和雌性生殖系统所起的作用却有些不同。在雌性中，Bam 的表达是干细胞产生的两个子代细胞中的分化细胞起始所必需的，而在雄性生殖系统中，在精原细胞起始末端分化以前，会经历有限数量的转移扩大分裂，这时需要 Bam 的表达。

三、哺乳动物组织内的干细胞壁龛

干细胞是一类未分化的细胞或原始细胞，具有自我更新和高度增殖能力，并可以终末分化形成机体内至少一种成熟细胞，是维持机体组织器官形态、功能及内部平衡的关键因素之一。近年来随着干细胞研究的不断深入，人们愈来愈重视干细胞在机体组织中的居住环境——壁龛对干细胞的影响。干细胞周围微环境（亦称干细胞壁龛或干细胞巢）通过其成分（壁龛细胞、细胞外基质及相关的细胞因子和信号转导分子）与干细胞之间的直接和（或）间接作用，维持干细胞的特征、调控干细胞数量、影响干细胞的命运。本章节以生殖细胞系、造血细胞系、表皮和小肠上皮内的干细胞壁龛为例，简单介绍哺乳动物源性干细胞壁龛的结构，及其对干细胞的自我更新和生物学特性的影响。

（一）睾丸生殖干细胞壁龛

1. 睾丸生殖干细胞及其壁龛

睾丸是产生精子和分泌雄性激素的器官，睾丸表面覆以浆膜，深部为致密结缔组织构成的白膜，白膜在睾丸后缘增厚形成睾丸纵隔，并呈放射状深入睾丸实质，将睾丸分成约 250 个锥形小叶，每个小叶内含有 1 ~ 4 条生精小管（seminiferous tubule）。生精小管由生精上皮（spermatogenic epithelium）构成。生精上皮则由生精细胞（spermatogenic cell）和支持细胞（sertoli cell）组成，是睾丸内精子发生（spermatogenesis）的位点。胚胎发生第 4 周时，位于卵黄囊后壁近尿囊处有许多来源于内胚层的大圆形细胞，被称为原始生殖细胞（primordial germ cell）。原始生殖细胞于第 6 周陆续向生殖腺嵴迁移，进入初级性索内。因此，胚胎时期的生精小管为实心细胞索，内含两类细胞，即由初级性索分化而来的支持细胞和原始生殖细胞分化而来的精原细胞。在成人，生精小管内自底部基膜至腔面依次为精原细胞（spermatogenou）或精原干细胞（spermatogonial stem cell，SSC）、初级精母细胞（primary spermatocyte）、次级精母细胞（secondary spermatocyte）、精子细胞（spermatoblast）和精子（spermatozoon）。

精原细胞紧贴生精上皮的基膜，分为 A、B 两型。有的动物种类可再划分出 In 型。A 型精原细胞，核内主要为常染色质或仅有少量异染色质；B 型精原细胞，核内主要为异染色质；In 型精原细胞，核内异染色质介于 A 型与 B 型之间。因此推测，精原细胞是从 A 型分化到 In 型，再到 B 型。A 型精原细胞被认为是生精细胞中的干细胞，包含两大类：一类在整个生精上皮周期中都存在，另一类的存在则与生精上皮周期时相相关。在整个生精上皮周期中均存在的精原细胞，从形态上又可根据其合胞体组成细胞数目再细分为单个的 As 型（type A 2 single）、两个连在一起的 Apr 型（type A 2 paired）及 4 ~ 16 个，其至 32 个细胞连成串的 Aal 型（type A 2 aligned，包括 Aal 4、Aal 8 及 Aal 16 等）。从 As 型到 Aal 型，它们的细胞周期和增殖方式一致。由于 As 型、Apr 型和 Aal 型形态结构非常相似，也尚未发现它们之间有不同的分子标志，习惯上又合称为"未分化 A 型精原细胞"。另一类 A 型精原细胞，包括 A1 型、A2 型、A3 型及 A4 型等，它们的出现与生精上皮周期有关，分裂增殖行为与 B 型精原细胞相一致。因而，从功能上又可将精原细胞划分为三大类群：干细胞型精原细胞，即 As 型；增殖型（定向型、过渡型）精原细胞，包括 Apr 型和 Aal 型；分化型精原细胞，包括从 A1 型到 B 型之间的各种类型。A 型精原细胞不断分裂增殖，一部分 A 型精原细胞继续作为干细胞，另一部分分化为 B 型精原细胞。B 型精原细胞经过数次分裂后，分化为初级精母细胞。初级精母细胞位于生精上皮内精原细胞近腔侧，经过第一次减数分裂形成 2 个次级精母细胞。次级精母细胞不进行 DNA 复制，即进入第二次减数分裂，形成两个精子细胞。精子细胞位近管腔，它不再分裂，经过复杂的变化逐渐分化转变为蝌蚪形的精子。从精原细胞形成精子的过程又称为精子发生过程（spermatogenesis）。

支持细胞主要对生精细胞起支持和营养作用，同时促进精子的生成和生精细胞向生精小管腔面的移动。相邻的支持细胞侧面近基底部的胞膜形成紧密连接，将生精上皮分成基底室和近腔室两部分。基底室内有精原细胞，因此支持细胞的数量限定了精原细胞数量的扩张。与此同时，支持细胞及其侧面的紧密连接、生精上皮的基膜及其外周的肌样细胞（myoid cell）构成了睾丸内生殖干细胞孕育生长的微环境——睾丸生殖干细胞壁龛（见图3-1）。壁龛中精原干细胞的生物学行为受到其自身因素和壁龛微环境的双重影响，它们缓慢更新或加速更新，以保持自身群体数量恒定，同时产生大量分化精原细胞，以维持器官功能。

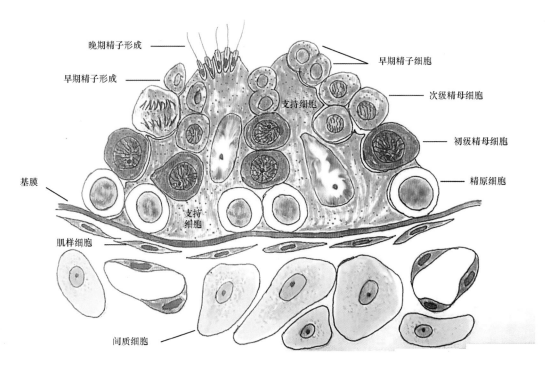

图 3-1　睾丸生殖干细胞壁龛示意图

2.睾丸生殖干细胞壁龛的作用

睾丸生殖干细胞壁龛为精原细胞的自我更新和存活提供特定的发育环境。壁龛（niche）内的干细胞具有强大的分裂增殖能力，并保持其未分化状态。当 As 型精原细胞分裂时，产生两个 As 型精原干细胞，其中一个子代细胞占据原有的干细胞龛位，保持其干细胞的特性；另一子代细胞若寻找不到新的 niche 境的支持，即发生定向分化，产生 Apr 型精原细胞。因此，niche 一定为干细胞提供了某些维持其状态的因子，同时屏蔽了其他一些能够诱导其分化的因子。研究表明，将精原干细胞移植至有免疫缺陷小鼠的生精小管上皮内，这些外源性的生殖干细胞能够跨越多层生精细胞和 Sertoli 细胞的紧密连接，寻找并迁徙至基底室的干细胞壁龛内，形成子代克隆，并行使生物学功能。1999 年，Ogawa 将地鼠 SSCs 移植到小鼠睾丸内发现：当支持细胞形成的 niches 被占用后，这些 niches 内一般很难再接受更多的干细胞；而消除内源性 SSCs 则有利于受体生精小管接受更多的外源性 SSCs。Shinohara 研究发现发育中的幼龄动物的生精上皮比成年动物的生精上皮能接受更多的外源性的 SSCs。上述结果不但证实了生精上皮中存在着精原干细胞定居的 niches；同时也说明了内源性干细胞确实影响着外源性干细胞在睾丸中形成精原细胞克隆的数量和模式。

3. 睾丸生殖干细胞壁龛内相关的细胞因子

干细胞的生物学特性一方面是自身预先程序化的结果；另一方面受其所处微环境即壁龛的影响。壁龛不但为干细胞的自我更新和存活提供特定的发育环境，同时屏蔽了其他一些能够诱导干细胞发生分化的因子，帮助干细胞维持其未分化的幼稚状态。目前研究表明与睾丸生殖干细胞的分化及表型维持密切相关的因子有 c-Kit 受体及其配体 SCF、白血病抑制因子（leukaemia inhibitory factor，LIF）、维生素 A（vitamin A，VA）、表皮生长因子（epidermal growth factor，EGF）、胶质细胞源神经营养因子（glial cell line-derived neurotrophic factor，GDNF）等。

（1）c-Kit 受体及其配体 SCF：c-Kit 是数种享有某些相同结构域蛋白质的总称，原癌基因 c-kit 位于小鼠第 5 号染色体上，与小鼠白斑位点（W 位点）相关，W 位点编码 c-Kit 受体。其配体（KL），也称青灰因子（steel factor，SF）、干细胞因子（SCF）等，由青灰位点（SL 位点）编码。c-Kit 是酪氨酸激酶的一个受体，该受体结构与集落刺激因子 -1 及血小板衍生生长因子（platelet-derived growth factor，PDGF）的受体结构相似。睾丸中 c-Kit mRNA 至少有两种形式，一种编码 c-Kit 受体，另一种编码截短的 c-Kit 产物 tr-Kit 受体。c-Kit 表达于性原细胞、精原细胞、前细线期精母细胞，随着减数分裂的开始，c-Kit 表达停止，但 tr-Kit 又特异性地表达于减数分裂期以后的生殖细胞中。主要表达于减数分裂后的生殖细胞。成年小鼠 c-Kit 的表达具有生精上皮时期特异性，这种特异性表达正好与 Aal 型向 A1 型转变相吻合。给小鼠体内注射 ACK-2 抗体（一种阻断 SCF 与 c-Kit 相结合的抗体），引起专一地阻断 A1 ~ A4 型精原细胞的分化性增殖。SCF mRNA 通常也有两种形式，分别编码可溶性 SCF 及膜结合 SCF，两种 SCF 均由支持细胞产生，具有生物活性，与精原细胞上的 c-Kit 受体相互作用。而可溶性 SCF 有可能到达较远的靶细胞（如睾丸间质细胞，其也表达 c-Kit 受体）。正常的精子发生与膜结合 SCF 表达相关，而可溶性 SCF 的表达则与睾丸萎缩相关。移植研究发现，正常生殖细胞移植到 SL 位点有缺陷的小鼠睾丸中，精原干细胞可以增殖产生 As 型精原干细胞及 Apr 型、Aal 型精原细胞克隆，但不能进一步分化。再将正常的 As 型及 Apr 型、Aal 型精原细胞移植到 W 位点突变小鼠的睾丸中，这些细胞又开始了既定的分化进程。这表明 SCF 与 c-Kit 结合对于维持 A 型精原细胞的分化是必需的，而对于 As 型及 Apr 型、Aal 型精原细胞的增殖却是非必需的。研究已证实，膜结合 SCF 是生殖细胞的一种重要促存活因子，它通过抑制细胞凋亡而促进其存活。体内 c-Kit 表达量下降伴随生殖细胞凋亡增加。由于雄性哺乳动物的前精原细胞和精原细胞都不是均一的细胞群体，其中的干细胞数量都非常少，目前也没有合适及方便的方法对其中的干细胞进行鉴别。因此，尽管前精原细胞和精原细胞在群体水平都表达 c-Kit 受体，但其中的个别干细胞是否表达 c-Kit 受体，SCF 对这些干细胞的确切作用如何，这两个关键问题仍存在许多疑点，还有待阐明。

（2）白血病抑制因子（LIF）：LIF 属于 gp130 超家族一员，由多种细胞合成，具有广泛生物学作用。LIF 通过与细胞膜上受体结合而发挥作用。LIF 最初是因其能维持小鼠胚胎干细胞处于未分化的全能状态，并促进它们的增殖而受到关注。LIF 具有两种形式，一种与细胞外基质相连，称基质 LIF，另一种为可溶性 LIF。它们来自对 LIF mRNA 的不同剪切。两种形式的 LIF 在体外时具有相同生物学功能。基质受体能够储存具有生物活性的 LIF，这种储备可能是调节 LIF 影响生精小管细胞组分的方式之一。睾丸中的 LIF 主要由管周细胞（peritubular cell）产生。LIF 及其 mRNA 在啮齿动物的支持细胞、管周细胞、间质细胞以及精原细胞、精母细胞和精子细胞等均有表达。而 LIF 受体 mRNA 的表达仅限于小鼠各类型生殖细胞。由此可见，LIF 在精子发生中可能有多方面的作用。在小鼠精原细胞与支持细胞共培养时，以 STO 细胞（分泌 LIF）作为饲养层，培养体系中有少量精原干细胞存活至 4 个月以上，但这些精原干细胞没有明显的增殖活动。在培养液中添加不同浓度的 LIF，都没有得到更多的精原干细胞。因此推测，LIF 对维持精原干细胞的未分化状态及其存活可能有重要作用，但对其更新性增殖和分化性增殖均没有明显作用。

（3）胶质细胞源神经营养因子（GDNF）：GDNF 是转化生长因子 –β 超家族的相关成员，它的信号转导受体复合物包括酪氨酸激酶 Ret 受体和 GDNF 家族受体 –α1（GFR-α1）。GDNF 被认为是一个调节多种细胞系发育和分化的多功能信号分子，而不仅仅是一个对特定神经元起作用的营养因子。睾丸中支持细胞表达 GDNF，作为精子发生的旁分泌调节因子。GDNF 受体主要表达于 As 型及 Apr 型、Aal 型精原细胞。老龄 GDNF$^{+/-}$ 小鼠，由于精原细胞的增殖下降，生殖细胞常出现耗尽，生精小管仅有支持细胞而缺乏精原细胞。GDNF 超量表达的转基因小鼠有精原细胞但不能形成精子。这类小鼠出生 2～3 周后，精原细胞在生精小管中积累，但不能进一步分化而是发生凋亡，形成团块阻塞生精小管，阻断精子发生。老龄 GDNF 超量表达小鼠常出现生殖细胞肿瘤。对 GDNF 超量表达小鼠注射 VA（细胞促分化剂），这些细胞不能对此正确地做出反应，它们并不分化，而是凋亡。这表明 GDNF 在高浓度时促进精原细胞增殖，抑制精原细胞分化。GDNF 超量表达转基因小鼠生精小管中的精原细胞虽然从形态上被证明是 A 型精原细胞，但它们究竟是精原干细胞，还是增殖性 A 型精原细胞，尚未能证实。采用精原干细胞移植检测法发现，在对精原细胞进行体外培养时，高浓度 GDNF 的培养体系中有较多的精原干细胞。碱性磷酸酶方法检测体外培养的精原细胞时发现，在小鼠精原细胞体外培养体系中添加 100 ng/mL GDNF 培养 25 天后，As 型、Apr 型精原细胞及一些形态异常的精原细胞合胞体数量比对照组增加数倍。上述实验表明，GDNF 很可能是精原干细胞更新分化的旁分泌调节物，高浓度时能促进精原干细胞的更新性增殖。

（4）维生素 A（VA）：VA 是一种强有力的细胞促分化剂。VA 对机体的调节功能主要来自于视黄酸（RA），RA 是 VA 中生物活性最强的形式，被认为是外胚层、中胚层及内胚层来源的组织细胞增殖和分化的调节物之一。目前，RA 被认为是一个重要的信号分子，作为其核受体的一个配体，能在转录水平调节基因的表达。VA 缺乏时，动物生精上皮退化，除有支持细胞外，生殖细胞中仅留有精原细胞和少量精母细胞。这些细胞虽然分裂增殖，但同时也不断凋亡。而且这些细胞中仅有少量能够进一步分化形成精母细胞，绝大多数则静止于 A1 型精原细胞的 S 期之前。重新给予 VA 后，能够重新进入细胞分裂周期。因此，VA 主要维持和促进精原干细胞的分化。

（5）表皮生长因子：小鼠生精小管内精原细胞及支持细胞均表达表皮生长因子（EGF）受体，因此，精原细胞和支持细胞是 EGF 的靶细胞。下颌腺是表皮生长因子的主要合成之处，切除下颌腺后，单位支持细胞及其所支持营养的精原细胞和精母细胞数量下降。对 VA 缺乏动物模型的研究发现，在重新给予 VA 后，生精上皮中的精原细胞几乎同时启动精子发生，同时伴随着 EGF 浓度的逐渐增加，正好与 A 型精原细胞分化性增殖相吻合。生精小管段体外培养结果显示，高浓度（100 ~ 200 ng/mL）的 EGF 能诱导 A 型精原细胞分化。而且，低浓度（1 ~ 100 ng/mL）的 EGF 能够显著抑制 FSH 对 A 型精原细胞的促分化作用及 A 型精原细胞的分化。因而 EGF 对 A 型精原细胞的分化既有促进作用，也有抑制作用，其抑制作用可能是通过阻断 FSH 对 A 型精原细胞的促分化作用而实现的。

（6）其他因素：其他与哺乳动物精子发生过程密切相关的因素有激素和温度等。精原细胞不表达 GnRH 受体，也不表达 FSH 受体及雄激素受体，因此激素是通过睾丸体细胞间接影响精子发生。近年来有关激素，特别是生殖激素对精子发生的作用已有较多文献报道。但是激素对精原细胞的作用及其作用机制是一个十分复杂的过程，还有待于进一步的研究和阐明。此外，不同品系小鼠睾丸对温度的耐受不一样。将睾丸人为地移入腹腔或盆腔，称为实验性隐睾。隐睾中生殖细胞发生退化，表现为细胞凋亡，这个过程主要通过 p53 依赖途径和 p53 非依赖途径两条信号转导途径的介导实现。隐睾中的精原干细胞仍保持其生物学特性，在适宜的环境条件下，仍能自我更新和分化，最终产生精子。

（二）骨髓造血干细胞壁龛

1. 骨髓造血干细胞的定位及概念

造血干细胞（hemopoietic stem cell，HSC）的发生很早，由受精卵经数次分裂产生的胚胎干细胞在分化为胚胎和胚外结构的同时就开始向造血干细胞方向分化。在胚外结构中，造血干细胞首先见于胚外的卵黄囊血岛，这是由胚外中胚层的原始生殖细胞（primordial germ cells，PGCs）在卵黄囊壁上形成的细胞丛，其外层细胞分化为血管内皮细胞，它们逐渐变长、相互连接成原始的血管网。血岛的内层细胞则保持为圆形，游离于发育中的原始血管网内，分化为最早的血液干细胞。妊娠 16 ~ 19 天的胚胎期，卵黄囊壁、体蒂和绒毛膜等胚外组织中均有血液干细胞，并有部分干细胞发育成红细胞，这个时期称为卵黄囊造血期。此期间，胚内外血液循环的建立为细胞迁移提供了条件。存在于胚外尿囊底部的原始生殖细胞开始迁移到胚胎的主动脉旁胚脏壁（para-aortic splanchnopleura，PAS）及其进一步发育形成的主动脉 - 性腺 - 中肾区（aorta-gonad-mesoneph site，AGM），它们的一部分在 PAS/AGM 区分化为血液干细胞。在胚内形成的血液干细胞迁移到肝脏原基，使肝脏成为胎儿期的主要造血器官，也迁移到脾、胸腺和骨髓，为胎儿发育过程中造血器官的形成提供了最原始的血液干细胞。卵黄囊造血终止于胚胎发育第 6 周，由胚肝造血所取代而进入肝造血期。在 3 ~ 5 个月的胎儿肝脏中含有约 50% 的幼稚红细胞，仅有少量粒系幼稚细胞和巨核细胞。此期间，淋巴细胞的发育主要在胸腺、脾脏和淋巴结等处。肝脏造血于胚胎发育第 6 个月开始减退，至出生时终止，由骨髓造血所取代。骨髓是终生造血器官。

造血干细胞具有高度的自我更新能力。其基本特性是：有很强的增殖潜能，在一定条件下能反复分裂，大量增殖，但在一般生理状态下，多数细胞处于 G_0 期静止状态；有多向分化潜能，在一些因素的作用下能分化形成不同的祖细胞；有自我复制能力，即细胞分裂后的子代细胞仍具有原有特性，因此造血干细胞可终身保持恒定的数量。在造血组织中，造血干细胞与其他单核细胞在形态学方面很难区分。近年来，由于单克隆抗体技术的进步，流式细胞分选（FACS）的应用，造血干细胞表面标志的研究取得了很大进展。目前认为，人造血干细胞的表面标志为 $CD34^+$、$CD38^-$、HLA^-、DR^-、Lin^-、Thy^{-1+}、$c-Kit^+$、Sca^{-1+}、LFA^{-1-}、$CD45RA^-$、$CD71^-$、Rhodull 等。Thy-1 分子是一种高度保守的糖蛋白。自骨髓 $Thy-1lowLin^-WGA^+$ 细胞群中，可分离造血干细胞，用于对造血细胞的功能分析。用一种抗原前 T 细胞杂交瘤的单克隆抗体检出的抗原分子被称为干细胞抗原 -1（stem cell antigen-1，Sca-1）。Sca-1 除表达在干细胞表面外，在淋巴细胞特别是激活的淋巴及其他组织如脾脏红髓、胸腺髓质及肾小管区也有表达。原癌基因（c-kit）最近证明与造血干细胞密切相关。c-kit 可高频率表达于多能干细胞表面，对造血干细胞的分化具有重要作用。CD34 作为人们普遍认同的造血干 / 祖细胞的代表性表面标志。在正常骨髓中，$CD34^+$ 细胞占 1% ~ 3%。但 $CD34^+$ 造血干细胞仍可进一步分为 $CD34^+CD38^-$ 和 $CD34^+CD38^+$ 两个亚群，其中造血干细胞仅占 $CD34^+CD38^-$ 细胞群中的很少一部分。应用 FACS 可分离纯化 $CD34^+$ 细胞群，如与造血因子共同体外培养可获得含有各种血细胞的混合集落。近年的研究也表明，存在一些尚未被认识的、缺乏 CD34 表面标志的造血干细胞群体。1996 年，Osawa 等发现输入单个小鼠 $CD34^{low/-}$ $c-kit^+$ $Sca-1^+$ 及系列标志阴性（Lin^-）的细胞可使 21% 的受者获得长期淋巴造血系统重建。而进一步研究表明，$CD34^+c-kit^+Sca-1^+Lin^-$ 细胞亚群能够促进早期但并不持久的多系造血重建，提示这些细胞虽然具有多系分化功能，但由于失去自我更新的能力，因而并不符合 HSC 的特点。近些年来，有人提出的另一种新的造血干 / 祖细胞的表面标志为 AC133，它可与一种新的杂交瘤细胞系所产生的抗干细胞糖蛋白抗原的单克隆 IgG 抗体（分子量为 120 u）发生特异性结合反应。AC133 抗原选择性地表达于人胎肝、骨髓和外周血中的 $CD34^+$ 造血干 / 祖细胞表面，因此，AC133 可替代 CD34 作为分选和移植造血干 / 祖细胞的表面标志。

2. 骨髓造血干细胞壁龛及其作用

在生理发育过程中血液干细胞主要分布在造血组织中，造血组织的微环境（hemopoietic inductive microenviroment）极为重要，是造血细胞赖以生长发育的内环境。造血组织的微环境由骨髓神经成分、微血管系统及纤维、基质以及基质细胞组成的结缔组织成分组成，是血液干细胞维持最佳功能状态的"壁龛"（见图 3-2）。基质细胞（stromal cell）是造血干细胞壁龛中的重要成分，包括网状细胞、成纤维细胞、血窦内皮细胞、巨噬细胞、脂肪细胞等。骨髓基质细胞不但对造血细胞起支持作用，并且分泌细胞因子，调节造血细胞的增殖与分化。发育过程中的各种血细胞在造血组织中的分布呈现一定的规律。幼稚红细胞常位于血窦附近，成群嵌附在巨噬细胞表面，构成幼红细胞岛（erythroblastic islet）（见图 3-3）；随着细胞的发育成熟而贴近并穿过血窦内皮，脱去胞核成为网织红细胞。幼稚粒细胞多远离血窦，当发育至晚幼粒细胞，具有运动能力时，则借其变形运动接近并穿入血窦。巨核细胞常紧贴血窦内皮间隙，将胞质突起伸入窦腔，脱落形成血小板。这种分布状况表明造血干细胞壁龛中的不同部位对造血细胞具有不同的诱导调控作用。

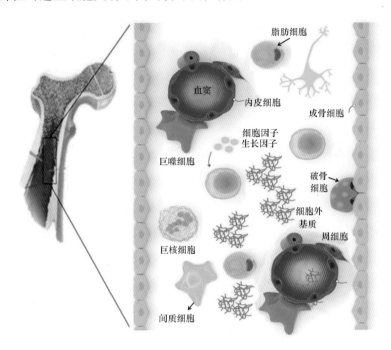

图 3-2　红骨髓造血组织微环境（niche）示意图

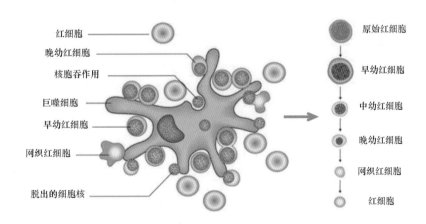

图 3-3　骨髓幼红细胞岛超微结构示意图

3. 骨髓造血干细胞壁龛内相关的调控因子

血液循环保证了胚胎和胎儿造血器官的形成和多阶段造血中心的演变。同样，造血干细胞移植后，外源性的造血干/祖细胞需经过复杂的分子间相互作用介导由外周循环血向骨髓迁移、识别和定位，这个多步骤过程称为归巢（homing）。造血干细胞在外周血循环或非造血器官中都不能正常发育，只有通过血液循环回到造血器官的一定位置，即所谓归巢后才能行使其生理功能。Wnt 信号途径、Notch 信号途径、同源盒（HOX）转录因子家族等都被证明与造血干细胞的发育和更新密切相关，从不同层面调控着造血干细胞的行为。

（1）Wnt 信号途径：Wnt 蛋白家族在动物多种组织中表达，与脊椎动物和无脊椎动物多种组织的发育相关，Wnt 途径的失调与直肠、乳腺、前列腺和皮肤肿瘤发生有关。Wnt 蛋白通过与细胞表面的受体分子家族 Frizzled 和低密度脂蛋白相关蛋白（LRP），尤其是 LRP-5/6 相结合而发挥作用。在 Wnt 信号缺失的情况下，其下游的 β-catenin 将被 Axin、丝氨酸 / 苏氨酸、糖原合成激酶 -3（GSK-3）蛋白复合物磷酸化而降解，Sxin 是复合物的关键分子，作为蛋白复合物的支架而增强 GSK-3 对 Wnt 途径的关键分子 β-catenin 的磷酸化作用。Wnt 蛋白与其受体的结合可以抑制蛋白复合物的形成，从而抑制 GSK-3 对 β-catenin 的降解，稳定 β-catenin 在细胞质内的水平。β-catenin 进入细胞核内，与转录因子淋巴细胞增强因子（LEF）/T 细胞因子（TCF）结合，从而发挥 LEF/TCF 对基因的转录抑制作用，诱导相关靶基因的表达。Wnt 蛋白具有维持多种祖细胞更新的作用。Wnt10b 可以维持前脂肪细胞处于未分化状态，而抑制 Wnt 信号途径可以诱导其分化为脂肪细胞，Wnt3a 依赖 LEF-1 可以诱导 B 系祖细胞的增殖。Reya 等应用鼠干细胞病毒载体（MSCV）将 β-catenin 导入 bcl-2 转基因小鼠造血干细胞中，研究 Wnt 信号途径对造血干细胞自我更新能力的调控作用，结果表明 β-catenin 表达阳性的细胞在体外的增殖能力明显增强，Wnt 信号途径的关键分子 β-catenin 可以阻止干细胞分化，促进增殖，增强干细胞的自我更新能力。反之，过量表达 β-catenin 拮抗基因 Axin 在体外和体内都减慢了 HSC 的生长。近年来进一步研究显示造血干细胞在体内正常生理环境下的自我更新和细胞周期的激活都可能与内源性 Wnt 信号传导通路有关。

（2）Notch 信号途径：Notch 是进化上十分保守的跨膜蛋白受体，是决定细胞命运的重要分子，对细胞和各种组织的正常发育至关重要。在哺乳动物细胞中有 4 种 Notch 同源蛋白（Notch1 ~ Notch4）和 5 种相关配体 Jagged1、Jagged2 和 Delta1、Delta2、Delta4，Notch 通过与其配体的结合而被激活，从而导致细胞命运的改变，例如未分化细胞的增殖、抑制细胞分化或诱导细胞向某特定的系列分化。Notch 受体和配体在造血系统广泛表达，表明 Notch 信号在造血系统的发育和调控中发挥重要作用。在胚胎发育过程中，造血系统发育和血管生成紧密相连，有证据表明存在一种可发育形成造血细胞和血管内皮的共同祖细胞——成血管细胞（hemangioblast），而 Notch1 在早期 HSC 的发育特别是与成血管细胞向血液生成性内皮细胞的转变密切相关。在骨髓造血干细胞生成过程中，Notch 是否发挥与干细胞在胚胎期形成相似的作用尚不清楚，但 Notch 信号参与造血干细胞壁龛的形成。成骨细胞能产生造血生长因子，并为甲状旁腺素（PTH）/ 甲状旁腺素相关蛋白（PTHrP）激活。Calvi 等以持续表达激活的 PTH/ PTHrP 受体（PPR）的转基因小鼠模型研究了成骨细胞在骨髓 HSC 壁龛的形成及 HSC 调控中的作用，发现转基因小鼠骨髓长期培养的起始细胞（LTC-IC）和 Lin$^-$Sca-1$^+$c-kit$^+$ 干细胞数量明显增加，成骨细胞表达 Jagged1 水平增加以及 HSC 内 Notch1 膜内活性部分表达量增加；而在 Notch 裂解抑制剂存在的情况下，干细胞数量增加的作用消失，结果表明表达 Jagged1 的成骨细胞调控 HSC 增生是通过激活干细胞 Notch 受体而实现的。

此外，Notch 信号在 HSC 自我更新的调控中发挥重要作用，Notch1 信号通路可能通过调控 HSC 的自我更新和分化来维持体内 HSC 的水平。Stier 等应用 MSCV 反转录病毒载体将持续激活型的 Notch1 导入 RAG-1$^{-/-}$ 小鼠骨髓 Lin$^-$Sca-1$^+$ 细胞，分选转基因细胞进行连续骨髓移植观察 Notch1 表达对 HSC 自我更新能力的影响，研究结果表明 Notch1 在体内可以增强 HSC 的自我更新能力。体外培养结果证明 Notch1 表达可以阻止造血干 / 祖细胞的分化，反转录病毒载体介导的 Notch1 在 HSC 表达可以使干细胞在 SCF、Flt-3 配体、IL-6、IL-11 存在的培养基中持续存活并形成多能干细胞，而且这些细胞在体内、体外可以分化形成淋系、髓系祖细胞。

外源性 Notch 配体 Delta1、Jagged1、Jagged2 等与早期造血细胞培养研究结果也证明了 Notch 信号对 HSC 的调控作用。Tsai 等将表达 Jagged2 的兔皮肤成纤维细胞用于小鼠早期造血细胞的培养，结果可以促进早期造血细胞的增殖以及在无外源性生长因子的情况下维持 HSC 的存活。近来有学者报道将 Delta1 与人免疫球蛋白 G1 Fc 部分融合的蛋白与细胞因子 SCF、Flt-3 配体、IL-6 和 IL-11 联合体外扩增小鼠 HSC，可使小鼠 Lin$^-$Sca-1$^+$c-kit$^+$ 干细胞扩增 4 ~ 5 个对数级，并保持造血干细胞重建造血系统的功能。而且 Delta1 蛋白联合 SCF、Flt-3 配体、IL-6 和 IL-11 在体外无血清培养的条件下，可以抑制脐血 CD34$^+$CD38$^-$ 细胞的髓系分化，并使 CD34$^+$CD38$^-$ 细胞扩增 100 倍以上。上述结果为体外有效扩增 HSC 及 HSC 的临床替代治疗的应用带来了希望。

（3）HOX 转录因子家族：HOX 转录因子家族是一类含有 HOX DNA 结合功能域的转录因子家族，由 39 个成员组成。其基因分布于不同的染色体，由 A、B、C、D 4 个基因簇的 12 个基因组成。造血细胞 HOX 家族基因分析显示多种 HOX 家族成员在早期造血干细胞中的表达，随着细胞分化基因的表达水平而持续下调，直至 HSC 终末分化才终止表达。其中与造血细胞功能亚单位相关的 HOXA 基因有 4 个：HOXA5 和 HOXA10 特异性地在长期重建 HSC（LT-HSC）中表达，HOXA2 在 LT-HSC 和短暂重建 HSC（ST-HSC）中表达，HOXA9 在 HSC 和系列定向祖细胞中均表达。HOXB4 同 HOXA9 一样在 HSC 和系列定向祖细胞中表达。

HOXA9 能够增强 HSC 的自我更新能力，将 HOXA9 基因导入小鼠 HSC 能够诱导小鼠竞争性造血重建单位（CRU）的大幅度增加。HOXB4 的表达同样可以增强 HSC 的自我更新能力，但与 HOXA9 不同的是，HOXB4 不会导致白血病的发生，而 HOXA9 却与急性髓系白血病的发生有关。Sauvageau 在研究 HOXB4 影响 HSC 功能的过程中发现，HOXB4 在造血细胞中的过表达不但可使小鼠 CRU 增加 14 倍，而且可导致移植受体内 HSC 快速重建。而且，HOXB4 的表达可使 CRU 的增加达到正常水平后即进入平台期，因此 HOXB4 过表达虽然能够促进 HSC 在体外迅速扩增，但不会导致白血病的发生。

（4）Polycomb group 基因家族：Bmi-1 是 B 细胞特性的 Moloney 小鼠白血病病毒整合位点 1 基因的简称，为 Polycomb group（PcG）转录抑制因子家族的一员，在控制胚胎发育、调控细胞周期以及在淋巴细胞发育中起重要作用。Bmi-1 基因缺失可使所有系列造血细胞逐渐减少，Bmi-1 基因敲除小鼠（Bmi-1$^{-/-}$）由于骨髓造血增生低下，出生后生存期不超过 2 个月。Park 等研究 Bmi-1 基因对 HSC 行为的调控中发现 Bmi-1$^{-/-}$ 小鼠 HSC 数量较野生型显著减少，长期造血重建能力也明显下降。此外，Park 等比较野生型小鼠和 Bmi-1$^{-/-}$ 小鼠 HSC 基因表达谱发现，Bmi-1$^{-/-}$HSC 细胞周期素依赖激酶抑制剂（CKI）p16INK4a 和 p19ARF 基因及 p53 诱导的 Wig 基因表达上调，凋亡抑制基因 AI-6 表达下调，这些基因的表达异常可能是导致 Bmi-1$^{-/-}$ 干细胞失去自我更新能力的关键。

（5）其他调控途径和机制：Hedgehog（Hh）家族蛋白与早期中胚层和胚胎非造血组织的分化有关。在人类 Hh 蛋白家族由 Sonic hedgehog（Shh）、Indian hedgehog（Ihh）和 Desert hedgehog（Dhh）3 种蛋白组成，Hh 分子作为跨膜蛋白在细胞表面表达，而且有两种不同的信号传导模式。Hh 信号通过邻近细胞之间的接触而传导。Bhardwaj 等研究了 Shh 对造血早期细胞增殖的影响，发现 Shh 与 Ptc 和 Smo 受体在纯化的脐血 CD34$^+$CD38$^-$Lin$^-$ 细胞和骨髓基质细胞中表达，细胞因子诱导的造血细胞增殖可以被抗 Hh 抗体所抑制；造血培养中加入可溶性 Hh 蛋白可以增加具有重建小鼠造血功能的脐血早期造血细胞数量；加入一种 BMP-4 抑制剂 Noggin 可抑制 Shh 对造血细胞的作用，但 BMP-4 的作用不受 Hh 抗体的影响。因此，Shh 诱导早期造血细胞的增殖主要是通过下游的 BMP-4 而发挥作用。

HSC 的自我更新能力是有限的，连续移植最终可导致 HSC 的耗竭。人成体细胞的衰老与细胞端粒酶不表达、端粒长度变短相关。HSC 表达低水平的端粒酶活性不足以抑制 HSC 端粒的变短，因此推测 HSC 过表达端粒酶或其成分可以增强 HSC 的自我更新能力。但是，Allsopp 等研究发现端粒酶反转录酶（TERT）过表达可抑制连续移植 HSC 的端粒长度变短，但转基因鼠 HSC 的造血重建能力与野生型无差别。抗凋亡基因 bcl-2 在 HSC 中的过表达可以提高 HSC 的数量，说明抗凋亡信号参与 HSC 自我更新的调控。细胞周期素依赖激酶抑制因子（CKI）p21 能控制干细胞进入细胞周期，是维持 HSC 处于静止期的重要因子。在其缺乏时，HSC 激活进入细胞周期和自我更新能力受损。P18 特异性地作用于细胞周期的 G$_1$ 早期，与细胞周期素依赖激酶（CDK）4/6 结合后，抑制视网膜母细胞瘤蛋白（Rb）磷酸化，阻滞细胞周期进程。目前 Wnt、Notch 信号途径及 HOX 转录因子家族等调控 HSC 的自我更新与 CKI 的关系尚不清楚，需要进一步的深入研究。

（三）皮肤干细胞壁龛

1. 皮肤干细胞的定位及概念

皮肤干细胞即角质干细胞（keratinocyte stem cells）主要位于表皮基底层、皮脂腺周边和毛囊外根鞘隆突部（bugle）。皮肤干细胞通过不对称分裂完成自我更新，同时形成一个新的子代细胞——短暂扩增细胞（transit amplifying cells，TA cells）。短暂扩增细胞继续分裂扩增、上移从而形成其他各细胞层如颗粒细胞层、棘细胞层等。随着时间的推移，颗粒层细胞、棘层细胞发育成熟行使组织功能，并逐渐老化失去细胞器，被细胞自身分泌的角质蛋白所替代，形成透明层或者角质层直至脱落。这个过程又可称为生长期（anagen）、衰退期（catagen）和静止期（telogen）。表皮就是遵循这个不断循环往复的生理过程，自我更新，自我修复。

角质干细胞和其他干细胞一样具有以下特点：细胞形态幼稚，保持相对未分化的状态；拥有强大的自我更新能力；通常状态下干细胞的细胞周期较为缓慢，但也可以对外界刺激产生反应，迅速进入细胞分裂周期，维持器官或组织的形态和功能完整。Potten 采用 ^{3}H- 胸腺嘧啶吸收法测定皮肤干细胞，发现这些 ^{3}H- 胸腺嘧啶代谢缓慢的细胞主要位于表皮基底层，代谢活跃的细胞则位于上基底层（suprabasal layer）。Jones 和 Watt 研究发现表皮干细胞可以表达 β1 整合蛋白（integrins β1）。后来，Kaur 研究发现角质干细胞还可以表达整合蛋白 α6（integrins α6）。这些整合蛋白 β1、α6 表达强阳性的细胞不但表现出强大的增殖能力，同时显示出对细胞外基质黏附能力的不同。1980 年，Fuchs 和 Green 首次报道皮肤干细胞能够表达角蛋白 19（keratin 19，K19）。角蛋白种类繁多，在皮肤组织中广泛表达。皮肤的发生、发育与角蛋白基因程序性表达密切相关：K5 和 K14 主要在胚鼠原始上皮的基底层和上基底层中表达，胚胎发育 9.5 天之后，K5 和 K14 仅在表皮基底层中表达，且表达下调；K1、K10 则主要集中在棘层和颗粒层细胞内丰富表达。李海红在研究细胞角蛋白在皮肤中表达的过程中发现：K7 主要于胎儿期毛囊外根鞘表达，而成人期无明显表达，K7 可以作为研究毛囊发育成熟度的指标；K10 主要在基底上层表达，可以作为表皮细胞终末分化的标志；K14 在基底层和皮肤附属器都呈强阳性表达。Bokis Risek 研究发现缝隙连接基因编码产物 α1 和 β2 连接蛋白的表达时间、表达量和表达位点与皮肤干细胞的定向分化有关。胚胎发育早期神经上皮细胞中丰富表达的中间丝蛋白 Nestin 也可以在毛囊前体细胞中强烈表达。1996 年，Thierry Magnaldo 报道 CD24 cDNA 在角质细胞克隆形成细胞（Keratinocyte colony-forming cells，K-CFCs）的胞质内丰富表达，这些细胞主要分布在膨突部（bulge）、外根鞘下 1/3 处及毛球末端。随着毛囊的成熟，CD24 cDNA 表达也相对出现位移变化。CD24 虽然不直接作用于角质细胞的自我更新，但为从分子水平上区别角质干细胞和已分化细胞提供了一条借鉴途径。2000 年，Hiroaki 通过联合使用体内细胞动态分析和荧光活细胞示踪技术，成功地从 TA 细胞中分离出干细胞，并证明小鼠表皮干细胞有高水平表达 α6 整合素和低水平表达转铁蛋白受体（CD71）的特性，故其又称为 α6bri/CD71dim 细胞；TA 细胞 α6 整合素及 CD71 均表达为阳性，为 α6bri/CD71bri 细胞。

另外，虽然人和小鼠存在很多同源性，许多人类表皮分化相关基因可以在小鼠 bugle 细胞中表达，但是二者之间仍然存在着明显的差异。如 CD34 被认为是小鼠角质干细胞首选的表面标记蛋白，但是 CD34 在人角质干细胞中并不表达，因此 CD34 不能用于人角质干细胞的分离。

2. 皮肤干细胞壁龛及其作用

皮肤干细胞在维持组织器官内环境的平衡、更新和修复中起着重要的作用。正常情况下皮肤干细胞按一定的概率与方式进行增殖分化，当机体受到损伤等情况下，皮肤干细胞的增殖分化方式会发生改变以适应机体的需要。因此，皮肤干细胞的增殖与分化行为一方面为细胞本身所预先程序化，另一方面又受到细胞周围环境即皮肤干细胞所处的微环境（亦称皮肤干细胞壁龛）的调控。现在，越来越多的研究表明毛囊 bugle 是皮肤干细胞的集中地之一，此处细胞不但具有强大的增殖能力，而且具有多向分化的潜能，因此 bulge 亦被称为毛囊干细胞壁龛（见图 3-4）。1990 年，Cotsarelis 首次提出"bulge 激活假说"（见图 3-5）。随后，Taylor 和 Oshima 通过实验证实了毛囊干细胞的定位，同时提出了"毛囊干细胞迁移假说"。该假说认为，在毛囊周期性生长过程中，bugle 部的细胞受到某些因素诱导后向下迁移至毛球部，转化形成增殖的毛母质细胞，再向上、向内增殖分化形成毛发。当 bugle 部细胞接收到某些未知信号而停止产生新的干细胞个体时，生长期随即结束。2000 年，Commo 等通过研究 K19 在毛囊外根鞘染色提出了"毛囊干细胞储存库假说"，他们推测毛囊外根鞘含有两个干细胞区域，一个跟随新生的毛囊一起向下迁移，另一个却固定在毛囊的隆突部。该假说虽然仍有很多争议，但解释了毛发上皮瘤的起源和毛囊球部被切除后还具有生长和再生能力的原因。

　　皮肤干细胞壁龛主要通过细胞与细胞、细胞与细胞外基质两种方式调控皮肤干细胞的增殖分化。细胞因子在传递细胞与细胞外基质之间、细胞与细胞之间的信息中起着重要的桥梁作用。细胞外基质成分如纤维结合蛋白、层黏连蛋白、不同类型的胶原等均参与了表皮干细胞特征的维持及其增殖与分化等生物学行为的调控。表皮干细胞之间的缝隙连接（gap junction），作为壁龛与外界相联系的信息通道之一，限定了表皮干细胞群落分化的方向。此外，近年来研究表明许多信号转导相关因子参与调控角质干细胞的自我更新与分裂增殖，如淋巴增强因子 / Tf 细胞因子（lymphoid enhancer factor /T cell factor，LEF / TCF）、肿瘤坏死因子（tumor necrosis factor，TNF）、转录因子 Myc 和 T 淋巴细胞分化调节因子 GATA-3 等。

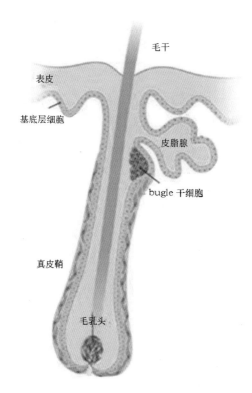

图 3-4　毛囊干细胞壁龛示意图

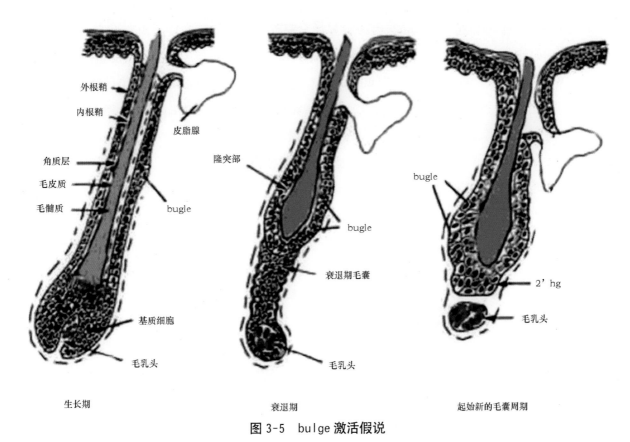

外根鞘
内根鞘
皮脂腺
角质层
毛皮质
毛髓质
bugle
基质细胞
毛乳头
生长期

隆突部
bugle
bugle
衰退期毛囊
毛乳头
衰退期

bugle
2' hg
毛乳头
起始新的毛囊周期

图 3-5　bulge 激活假说

衰退期包绕毛乳头的基质细胞停止分裂扩增，毛囊不再生长，底部退化；随后 DP 细胞上移至外根鞘膨突部进入静止期；毛乳头与 bulge 细胞相互作用，诱导基质细胞、外根鞘细胞分裂扩增下移，按照一定的空间结构形成同心圆样的 IRS 和毛根（生长期）。

3. 皮肤干细胞壁龛相关信号调控分子

目前研究发现维持和调节表皮干细胞状态的信号通路主要有 MAPK、Wnt、 Notch、BMP、Shh，另外还有许多的尚待发掘的信号通路。

（1）丝裂原激活蛋白激酶（MAPK）：MAPK 是一类细胞内广泛分布的丝氨酸 / 苏氨酸残基的蛋白激酶，是一组连接细胞膜表面受体与决定性基因表达之间的重要信号调节酶。MAPK 通路是重要的核内激活转录因子反应通路，参与调节机体细胞的生长、分化、分裂、死亡及细胞间功能同步化等多种生理及病理过程。目前发现人体细胞内 MAPK 有 3 种家族成员：JNK、P38-MAPK 及 ERK1/2、P38-MAPK 和 JNK 被激活后主要导致细胞凋亡。ERK1/2 信号传导通路的激活主要依靠 Ras 结合蛋白和膜表面的体系磷酸化作用。SOS（Ras 激活鸟苷酸转换因子）首先作用于 GDP 结合蛋白 Ras，使其发生磷酸化形成 Ras-GTP，然后通过酪氨酸激酶偶联受体和 G 蛋白偶联受体的介导将信号传递给 ERK1/2 信号传导通路的下游效应分子 Raf/MEK/ERK 复合体，从而发生作用。因此，Ras 蛋白和 Raf 蛋白是调控 ERK1/2 信号传导通路的重要因子。ERK1/2 信号传导通路主要与细胞的分化和增殖有关。诱导 Ras 和 Raf 突变能够诱发肿瘤的形成。30% 的癌症与 Ras 的突变有关，60% 的恶性黑色素瘤中检测出 B-Raf 基因突变。而且激活 5% 的 Ras 分子即可激活整条 ERK1/2 信号传导通路，使其与配体相结合产生不同的生物学效应。

（2）Wnt 信号传导通路：Wnt 基因编码多种分泌性信号分子，与许多组织和器官的发生、发育有关，如脑、神经、脊髓、骨骼、视网膜、肾脏等。皮肤中可以表达多种 Wnt 蛋白如 Wnt3、Wnt3a、Wnt4、Wnt5a、Wnt7a、Wnt7b、Wnt10a、Wnt10b、Wnt11 和 Wnt16。Wnt10a、Wnt10b 在毛囊初期原基中表达，Wnt3、Wnt3a、Wnt4、Wnt5a、Wnt10a、Wnt10b、Wnt11 于毛囊前皮质细胞中表达。1995 年 Zhou 等报道毛发特异性角蛋白基因的转录调控区域含有 LEF/TCF 家族结合的模序。LEF/TCF 是一种 DNA 结合蛋白，可以在毛囊基质细胞的胞质和胞核中表达。体内实验表明 LEF1 对毛囊的发育至关重要，LEF1 基因敲除小鼠毛囊发育不良，甚至完全缺陷。Wnt 信号转导途径被阻滞时，β-连环蛋白（β-catenin）和 E-钙黏蛋白（E-cadherin）结合，形成具有活性的转录因子复合物，参与黏附连接（adherens junctions，AJs）的形成，调节细胞与细胞之间的黏附，多余的 β-catenin 由 GSK-3 激酶磷酸化降解。而经典的 Wnt 信号转导途径激活时，GSK-3 激酶失活，细胞内聚集的 β-catenin 和 LEF/TCF 相互作用，间接影响 Wnt 信号转导途径下游通路。此外，Wnt 途径能够维持 DP 细胞诱导毛发生长的特性。当 Wnt 信号转导途径被激活后，体外培养的 DP 细胞能够诱导宿主小鼠的毛囊生长。因此 DP 细胞、角质干细胞和表皮 LEF1 的表达是毛囊生长的三大关键因素。

（3）Notch 信号传导通路：Notch 基因于 1919 年在果蝇体内被发现，该基因的部分功能缺失会在果蝇翅膀的边缘造成一些缺刻（notches），因此 Notch 就成为研究的重点之一。Notch 信号转导通路是通过局部细胞间的相互作用来调控胚胎和终末分化组织细胞的命运组成方式，主要与促进毛囊内根鞘角质细胞的分化有关。在体外培养的人表皮干细胞中加入高浓度的 Notch 配体蛋白 Delta1，能够促进邻近的表皮细胞发生分化。Notch 同样可以促进小鼠表皮细胞的分化，条件性阻断基底层角质细胞中的 Notch 信号传导通路能够导致表皮的增生。因此在小鼠的表皮中，Notch 可能作为一种肿瘤抑制因子，对表皮干细胞扩增的调节起负反馈作用。Notch1 的缺如同样可以引起 β-catenin 和 LEF1 转录水平的上调，诱发基底细胞癌样肿瘤。

（4）Bmp 信号转导通路：骨形成蛋白-4（bone morphogenetic protein-4，BMP-4），能够诱导毛囊原基形成早期间充质组织细胞中 LEF1 的表达。骨形成蛋白及骨形成蛋白抑制因子通过调控其二者之间的动态平衡，调控 LEF1 的表达，从而决定间充质组织细胞、上皮前体细胞以及毛囊祖细胞对 Wnt 信号转导途径的应答。

（5）Shh 信号转导通路：Shh 主要在生长期毛囊末端的基质细胞中表达，参与调控毛囊的生长及再生时毛囊干细胞的迁移和定向分化。Shh 功能被阻断时毛囊停止生长，而诱导 Shh 靶基因的异位表达又可以引起毛囊肿瘤的发生。此外，基底细胞癌——一种因 Shh 信号通路下游分子突变而引起的肿瘤含有与毛囊前体细胞相似的细胞群体。表皮中 Shh 的表达又可带动其靶基因（如 Patched 等）在扩增的基质细胞和其邻近的 DP 组织内的表达增加。一些 DP 组织内分泌的细胞因子（如 FCFs、BMPs 等）可能通过调控 Shh 信号传导通路作用于邻近的基质细胞，从而影响毛囊的生长。现在虽然 Shh 在皮肤中的分布表达的相关报道很多，但是 Shh 信号传导通路影响表皮细胞扩增的具体机制尚不清楚，需要进一步的阐述说明。

（四）肠道干细胞壁龛

1.肠道干细胞及其壁龛

哺乳动物的肠黏膜上皮是机体代谢最为活跃的场所，肠黏膜上皮细胞终生进行着不间断的自我更新，这种更新主要由位于小肠隐窝底部的多潜能干细胞所驱动。位于小肠隐窝底部的干细胞保持着旺盛的增殖、分化能力，凋亡脱落及受损坏死的细胞与干细胞增殖、分化之间保持着动态平衡。因此，肠道干细胞在维持肠道屏障的结构和功能完整以及损伤后的修复中具有重要的作用。小肠的上皮为单层柱状细胞，如吸收细胞、杯状细胞、M细胞、潘氏细胞和少量内分泌细胞组成。人类、小鼠和大鼠的肠上皮在功能上可分为两个不连续的单位——绒毛分化单位和隐窝增殖单位。小肠干细胞增殖分化后形成定向祖细胞，定向祖细胞迅速分化形成潘氏细胞、杯状细胞、M细胞、吸收细胞和内分泌细胞等。潘氏细胞向下迁移至隐窝底层，余下的4种细胞则向肠腔方向迁移，补充绒毛顶端脱落的黏膜上皮细胞。整个迁移过程需3～5天。小肠干细胞主要特点如下：①干细胞标志物比较明确，可以表达musashi-1、Sca-1、keratin-6、integrin β 1、Hes1等表面标志蛋白。②具有辐射超敏，小剂量照射即可诱导凋亡。③小肠干细胞选择性分离染色体从而保留了亲代干细胞的特性，维持了遗传物质的稳定性。④成体的一个小肠隐窝和相邻绒毛为单克隆来源。

此外，小肠干细胞的增殖与分化是通过隐窝的分裂来实现的，小肠干细胞定位于距小肠隐窝底部第4～5层细胞，潘氏细胞的上方。每个隐窝有4～6个确定性干细胞（actual stem cells），另有约30个潜能干细胞（potential stem cells）。小肠干细胞以对称分裂和不对称分裂两种方式来维持隐窝内稳定的干细胞数量。究竟以何种方式为主，决定于干细胞所处的内环境。正常生理状态下，成年小鼠的小肠干细胞一般通过不对称分裂方式完成增殖、分化进程。因此，小肠隐窝内支持细胞（supporting cells）、细胞外基质和来源于支持细胞的分泌性细胞因子构成了影响小肠干细胞增殖分化行为的干细胞壁龛（见图3-6）。

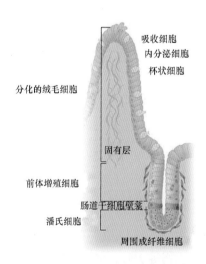

图 3-6　肠道干细胞壁龛示意图

如图所示，小肠干细胞定位于距小肠隐窝底部的第4～5层细胞，潘氏细胞的上方；小肠隐窝内支持细胞、细胞外基质和来源于支持细胞的分泌性细胞因子构成了小肠干细胞增殖分化行为的微环境。

2.肠道干细胞壁龛相关的调控分子

小肠干细胞壁龛为肠道干细胞的增殖和分化提供了物质基础，其中细胞因子在影响干细胞的增殖、分化行为过程中担任了重要的角色，如碱性成纤维细胞生长因子（bFGF）、转化生长因子 - β（TGF-β）、EGF、TNF、IGF-1等。另外，许多凋亡相关基因如p53、Bcl-2、p38、c-Fos和c-Jun等，在肠道干细胞的增殖和分化过程中也起到了重要的调控作用。

（1）细胞外基质（ECM）：ECM的成分以及它们之间的相互作用对维持肠上皮的功能是非常重要的。在肠道干细胞微环境中，由ECM构成的基板（basal lamina）能够吸引细胞因子、固定细胞和为干细胞提供适宜的空间环境。ECM主要参与调节干细胞的黏附，使小肠隐窝干细胞数目保持在最佳稳定状态。其次，在发育过程中，ECM通过正、负反馈参与肠上皮干细胞增殖和分化的调节，如HLx和Fkh6分别是肠上皮生长的正、负向调节因子。另外，整合素可能与介导干细胞和基板的黏附有关。ECM通过为肠道干细胞表面的整合素受体提供配体，进一步增强干细胞精确定居的能力。

（2）细胞因子：细胞因子在干细胞增殖、分化中扮演了重要的调控角色，成纤维细胞生长因子可以促进各种上皮细胞的有丝分裂，并调节细胞的分化。其中bFGF主要作用于小肠隐窝细胞外基质，通过与干细胞表面的酪氨酸蛋白激酶受体的结合而发挥生物学作用，增强受损的肠道上皮细胞及血管内皮细胞的抗凋亡能力。小肠上皮遭到放射性辐射损伤后，bFGF及其下游信号分子基因表达升高，可以促进隐窝干细胞的存活。EGF及其家族成员在胃肠道黏膜上皮细胞中有分布，并且表达量很高。给予足量的外源性EGF能够加快干细胞增殖分化速度，激活干细胞使之进入增殖周期，修复受损肠道上皮的效果较为肯定。在哺乳动物体内，TGF-β家族主要包括3种成员，即TGF-β1、TGF-β2和TGF-β3，它们都可以通过调控细胞周期，使干细胞停滞于G1期，抑制隐窝干细胞的增殖分化。肿瘤坏死因子（TNF）可以有效地促进受损后的小肠干细胞分裂，增加定向祖细胞的数量，而TGF-β作用相反，明显抑制隐窝干细胞的增殖。胰岛素样生长因子的作用与EGF相似，但需要与其他生长因子共同协作才能促进干细胞增殖和分化的功能。角化细胞生长因子（KGF）具有促进并诱导隐窝干细胞分裂，刺激干细胞DNA的合成，提高肠道干细胞的数量等功能。肝细胞生长因子（HGF）对肠道干细胞的促增殖作用非常肯定，作为一种促有丝分裂原，HGF可与酪氨酸蛋白激酶受体特异性地结合，而产生一系列相关生物学作用，促进干细胞的增殖。其他生长因子对肠道干细胞增殖分化的调控作用近年来也有一定研究，但相关机制还需进一步探讨。

（3）凋亡相关基因：近年来研究还发现，凋亡相关基因在干细胞增殖分化的调控中也起着十分重要的调控作用。p53抑癌基因已被证实是与人类肿瘤发生、细胞增殖与分化关系最为密切的基因之一。p53作为一种双面基因，具有双重生物学作用，它既明显影响干细胞的增殖与分化，又与干细胞受损后的自身凋亡密切相关。在正常生理状态下，p53的表达极其微弱，并且功能受到抑制，但在肠道受损（如放射性辐射、缺血再灌注损伤等）时，p53基因表达显著增强，并且其蛋白分布规律与凋亡细胞分布相一致。大量实验证明，p53蛋白的大量合成，并转移到核内，与DNA上顺式反应元件特异性结合后，诱导其下游信号分子p21基因转录，促进控制细胞周期蛋白（CDK）表达，使受损干细胞停滞于 G0 期或 G1 期，如修复不成即诱导凋亡，从而避免了干细胞在 DNA 受损情况下有可能出现的癌性增殖。

Bcl-2 家族成员是细胞凋亡过程中的调节因子。该基因家族包含两类功能相反的基因，一类是抑制细胞凋亡的基因如 Bcl-2 基因，另一类为包含 Bax 等基因在内的促进细胞凋亡的基因。Bcl-2 和 Bax 都能以同源二聚体形式存在，它们之间也可形成异二聚体。当外界信号引起细胞凋亡时，Bax 转移到线粒体并与线粒体膜相结合，两个 Bax 蛋白相互聚合形成同二聚体，作为细胞色素 C 通过线粒体膜进入胞质的通道，促进细胞凋亡。当 Bcl-2 基因表达增强，细胞内 Bcl-2 蛋白含量升高时，越来越多的 Bax 二聚体相互分开，与 Bcl-2 结合形成比 Bax 二聚体更稳定的 Bax-Bcl-2 异二聚体，从而引起 Bax 促细胞凋亡的作用受到抑制。Bcl-2 基因的表达产物在肠道干细胞正常生理状态下的存活及在抑制受损干细胞的自发凋亡的过程中起着十分重要的作用。Bcl-2 蛋白抑制受损干细胞凋亡的同时，可促进其增殖。在 Bcl-2 基因缺失的大鼠体内，肠道干细胞自发凋亡显著增多，干细胞受损后的凋亡更为严重，而 Bax 的功能相反，抑制细胞增殖，促进干细胞分化和凋亡。

c-Fos 和 c-Jun 基因属于早期即刻反应基因，参与有关基因表达的调控。c-Fos 蛋白不能直接与 DNA 相结合，而是同 c-Jun 蛋白相聚合形成具有生物活性的异二聚体 AP-1。AP-1 可以识别目的基因序列中的 TRE 位点。许多与生长相关基因的启动子上都含有 TRE 位点，AP-1 与 TRE 位点特异性结合后，启动这些基因转录，促进细胞增殖。另外，c-Fos 和 c-Jun 还可以作为转录因子，介导外界刺激引起的信号传递。c-Fos 和 c-Jun 基因表达不明显，但当出现外来损伤因素时，如缺血再灌注、辐射、应激等，两种基因表达迅速并明显增强。在肠道干细胞增殖分化时，c-Fos 和 c-Jun 表达增强，可能与 AP-1 识别并激活某些生长因子的基因有关。同时蛋白激酶 C 参与了 c-Jun 的磷酸化激活过程，而蛋白激酶 C 介导的信号转导与干细胞凋亡密切相关。因此，可以推断 c-Jun 蛋白还可能与受损的干细胞趋向凋亡密切相关。

p38 基因所表达的 p38 蛋白是丝裂原活化蛋白激酶 4 条信号通路中极为重要的一条。p38 蛋白参与肠道干细胞生长、发育、增殖、分化等多种生理过程。在正常生理状况下，p38 蛋白主要分布在胞质之内。当在一定条件下被激活后，进入核内，参与调节相关基因的转录，进而影响细胞的增殖与分化。Canman 等认为，磷酸化 p38 蛋白与细胞增殖和凋亡密切相关。研究发现，在大鼠小肠生长发育的各个阶段，p38 基因主要分布于肠腺和绒毛间隙，并以处于增殖分裂期的细胞为主。同时，Philipls 等在实验中还发现，p38 蛋白与细胞周期蛋白 A 关系密切，可介导白介素 -1 促进细胞增殖的过程。在缺血再灌注损伤条件下，p38 的表达明显增强，磷酸化 p38 的表达定位及数量与干细胞的分布非常接近，p38 与肠道干细胞的关系极为密切，由此可以推测缺血再灌注损伤后，p38 介导了肠道干细胞的增殖或凋亡。

3. 肠道干细胞壁龛相关的信号转导通路

小肠微环境信号转导对干细胞保持和分化的影响，目前的研究主要集中于 Notch 和 Wnt/β-catenin 信号途径，前者决定着干细胞的分化命运，后者决定着干细胞的状态维持。

（1）Notch 信号转导通路：小肠干细胞中 Notch 表达增多时，Hes-1 表达上调，而 Math-1 表达随之下降。Math$^{-/-}$ 细胞主要分化为吸收细胞，而 Math21$^+$ 细胞主要分化为杯状细胞、内分泌细胞和 Paneth 细胞。Suzuki 等利用 Hes-1 基因敲除小鼠发现了新生鼠并不存在的 Paneth 细胞，Hes-1 是小肠上皮的负性调节因子，对祖细胞在绒毛间区或者隐窝区定位起关键作用。Kayahara 等证实 Hes-1 与 Musashi-1 在小肠隐窝有共同的定位。Musashi-1 可能具有激活 Hes-1 基因启动子的活性。Suzuki 等研究发现 Hes-1 基因敲除小鼠中小肠 Musashi-1 表达降低，因此推断 Hes-1 对 Musashi-1 存在正反馈调节机制，抑制干细胞的定向分化。

（2）Wnt/β-catenin 信号转导通路：作为对 Wnt 信号的应答，APC/GSK/AXIN 复合物失活，从而避免 β-catenin 的降解，使胞质中积聚的 β-catenin 进入核内。转录因子 T 细胞因子 4（T cell factor-4，Tcf-4）是该通路的下游作用分子，与 β-catenin 结合形成复合物后启动众多靶基因的转录，包括：① EphB2 和 B3，决定肠道黏膜上皮细胞以小肠隐窝为起点的迁移方向。② c-Myc，刺激细胞增殖。③ Cdx-1，胚胎时期内胚层的发育及在成体中致癌潜能。Tcf-4 作为 DNA 结合蛋白，其功能受到 β-catenin 的调节。在 Tcf-4 缺失的小鼠肠上皮中没有发现干细胞，表明 Tcf-4 介导的信号对于肠隐窝形成及维持是必要的。Wnt 信号阻断条件下，上皮的 β-catenin 可与 E-cadherin 形成稳定复合物，通过构成黏附连接体参与细胞之间的连接。E-cadherin 是上皮细胞成熟分化的一项重要标志，在骨髓来源的造血干细胞和 MSCs 之中高表达。而在 HIEC 细胞（一种来源于小肠隐窝上皮的细胞）中无表达，同时在胎儿及成人小肠隐窝中的表达明显低于绒毛部分的表达。考虑到 Lef/Tcf 蛋白、E-cadherin 与 β-catenin 具有相同的结合位点，E-cadherin/β-catenin 信号可能作为 Wnt 信号的补充，诱导肠道干细胞在小肠内的定位、分化及调节肠道壁龛微环境新的稳定。

（五）神经干细胞壁龛

1. 神经干细胞及其壁龛

1992 年，Reynolds 等首次从鼠脑纹状体中分离出能够在体外持续增殖且具有向神经元及星形胶质细胞方向分化潜能的干细胞后，神经干细胞的分离、培养、鉴定及体外研究已经取得了可喜的进展。神经干细胞（neural stem cell，NSCs）是神经系统中能够增殖分化成神经元和胶质细胞的特定原始神经细胞，它具有高度的自我更新能力、多潜能分化、迁移功能及良好的组织融合性等特性。NSCs 广泛分布于哺乳动物胚胎的中枢神经系统之中，包括大脑皮质、纹状体、海马、嗅球、小脑、脊髓等区域，成年后则局限于海马齿状回和室管膜下区。目前，NSCs 特异性的表面标志蛋白尚不十分确定，通常采用神经中间丝蛋白 Nestin 作为检测标志来鉴定 NSCs。Nestin 属于第 VI 类中间丝蛋白，在胚胎发育早期的神经上皮中丰富表达。但近些年来研究发现 Nestin 不仅仅表达于神经干细胞，在许多组织中都有表达，如胰腺前体细胞、毛囊前体细胞、人脐血单个核细胞、骨髓间质细胞、胰腺血管内皮细胞等。其他神经干细胞标志物如波形蛋白 Vimentin、RNA 结合蛋白 Musashi-1、CD133、胶质纤维酸性蛋白 GFAP 等，由于相对缺乏特异性而应用较少。

神经干细胞的增殖分化受到其周围微环境的影响，干细胞本身状态和所处的微环境决定了干细胞是否处于静息、休眠状态，抑或进行分化、成熟，并向何种类型的细胞方向进行分化。例如在哺乳动物中，只有神经发生区域室下区（subventricular zone，SVZ）和海马齿状回的颗粒下层（subgranular zone，SGZ）的神经干细胞，可以在体内分化为神经元细胞，而其他区域的神经干细胞在体内只能分化为神经胶质细胞。如果将神经发生区域的干细胞移植到非神经发生区域，这些干细胞只能分化形成胶质细胞，同样源自于非神经发生区域的干细胞被移植到神经发生区域后，就能向神经元方向分化，形成神经元。神经干细胞周围的微环境又被称为神经干细胞壁龛（neural stem cell niche）或神经干细胞巢，主要包括附近的支持细胞、胞外基质、微血管网、细胞调控因子和神经递质介质等。这些组分相互作用形成一个复杂的调控网络影响着神经干细胞的生物学特性和行为转归。

2. 神经干细胞壁龛相关的调控分子

神经干细胞壁龛对 NSCs 分化的影响主要体现在以下 4 个方面。

（1）细胞因子对 NSCs 分化的作用：细胞因子对 NSCs 的生长和分化起着关键作用，目前可利用生长因子从脑组织中分离 NSCs，使干细胞在离体状态下进一步增殖分化，从而为研究干细胞的生物学特性和干细胞移植提供大量的种子细胞。其中研究广泛的是 FGF 和 EGF。神经元和星形胶质细胞均能表达 aFGF、bFGF 及其受体。FGF 家族在胚胎期和成年期的中枢神经系统（CNS）和周围神经系统（PNS）发育中都有表达，神经元表达的 FGF 受体主要为 FGFR1，FGFR2 主要在胶质细胞中表达。bFGF 主要与 FGFR1 相识别，传递有丝分裂信号。bFGF 除了可以促进 NSCs 的增殖外，还决定其分化方向。NSCs 的增殖与分化同 bFGF 浓度有着直接的关系，Kilpatrick 等发现高浓度的 bFGF 可以促进 NSCs 分化为神经元，但有血清存在时，高浓度 bFGF 刺激的干细胞克隆明显减少，说明血清能够抑制神经元的产生而 bFGF 的浓度决定克隆的细胞组成类型。

神经元和星形胶质细胞表达的 EGF 主要是 TGF-α。EGF 作为促进有丝分裂的因子中的一种，能刺激原代培养的星形胶质细胞的增殖和分化。在脑发育的各个时期，神经元和星形胶质细胞均可表达 EGF。EGF 受体（EGFR）是酪氨酸激酶受体，由 ErbB 基因编码，与 FGFR 表达相比，EGFR 的表达较晚，分布不如 FGFR 广泛。体内实验表明连续 6 天注射 EGF，能引起前脑区细胞数量的明显增加，分离得到 NSCs 克隆的数目也增加了 3.7 倍。将 EGFR 注射至成鼠齿状回，颗粒细胞前体神经元的数量增加一倍。侧脑室在 EGF 的长期刺激下虽不能明显诱导齿状回或嗅球颗粒神经元产生，却能够诱导室管膜下区星形胶质细胞的产生。因此，EGF 能促进 NSCs 的增殖及其分化。也有观点认为，EGF 的主要作用是维持 NSCs 的未分化状态，而 bFGF 对 NSCs 的分化起重要作用。

此外，体外试验还观察到脑源性生长因子（brain derived neurotrophic factor，BDNF）、胰岛素样生长因子 1（insulin like growth factor-1，IGF-1）和维 A 酸等可增加 NSCs 向神经元表型的分化。神经营养因子 NGF 具有诱导 NSCs 向胆碱能神经元分化的能力，促进分化神经元突起的增长、增粗。血小板衍生生长因子（plateleet derived growth factor，PDGF）和维 A 酸可诱导海马 NSCs 向神经元分化。

（2）细胞间相互作用 NSCs 分化的影响：神经干细胞巢的支持细胞主要包括星形胶质细胞、室管膜细胞、放射状胶质细胞。当 NSC 处于不同的细胞环境中其分化也不尽相同。细胞间的相互作用影响着 NSC 分化和成熟。星形胶质细胞与干细胞直接接触发生效应。另有人认为星形胶质细胞通过骨形态发生蛋白（bone morphogenetic protein，BMP）信号系统诱导干细胞向胶质细胞分化，而邻近的室管膜细胞则通过 Noggin 信号系统阻断星形胶质细胞的作用，并诱导神经元方向分化，这两种作用共同维持干细胞的多向分化。星形胶质细胞除了作为干细胞巢的支持细胞外，在成年动物 SVZ 区、SGZ 区的星形胶质细胞虽然在形态和分子特性（如表达胶质纤维酸性蛋白）上属于胶质细胞，但却具有向神经元分化的能力。这些发现对传统的干细胞是未分化原始细胞的概念是一个挑战，即干细胞也可以以"分化细胞"的形式出现。

室管膜细胞除了通过 Noggin 信号系统调节干细胞分化外，还可以通过接收脉络丛分泌的细胞因子，发挥对干细胞的影响。放射状胶质细胞具有引导神经元定向迁移的作用。以往认为随着胚胎发育的完成，放射状胶质细胞死亡或转变为星形胶质细胞。近年来研究发现，成年海马齿状回存在放射状胶质细胞。这些残存的放射状胶质细胞的突起与新生神经元突起相互缠绕，并且其数量变化趋势与新生神经元相同。在干细胞生存微环境中，信号的传导过程往往涉及不同类型的细胞，并经过多级整合后在机体内可作为一个完整的统一体影响着 NSC 不断分化发育成熟。

（3）细胞外基质对神经干细胞的影响：细胞外基质（ECM）是由各种糖蛋白、黏蛋白、神经黏附因子等组成，在空间上是神经干细胞巢的重要组成部分，可以通过调整黏附和信号分子的聚集，起到微环境信号放大器的作用。

（4）Notch 信号转导途径对 NSCs 分化的影响：虽然许多外来信号在干细胞发育分化中起着重要作用，但并不能否定干细胞自身基因表达状态在调节分化发育中的作用。有证据表明神经细胞发育的多样性可能与干细胞表达多种多样的转录因子有关，不同转录因子的表达导致不同谱系的分化。NSCs 的基因调控包括正负双重调节。负性调节使 NSCs 保持其未分化的状态，通过对称性分裂增加 NSCs 的数量，主要包括 Notch 信号等途径；正性调节则通过不对称性分裂促进 NSCs 分化，其中 bHLH（basic helix loop helix）转录因子包括 Mash1、NeuroD、Neurogenins（Ngn1 /Ngn2）和 Math 家族等。Notch 信号途径，在细胞间传导相互作用的信号，通过这种相邻细胞间的信号传递来精确调控各谱系细胞的行为，在细胞分化中起关键作用。Notch 信号通路在哺乳动物 CNS 发育中参与神经发生过程，决定着 CNS 祖细胞是选择继续增殖还是向神经元分化。当 Notch 信号通路被激活时，干细胞增殖。而 Notch 信号系统活性被阻断或抑制时，干细胞进入分化程序，发育形成具有功能的终末分化细胞。Notch 蛋白的作用为抑制神经干细胞向神经元方向分化，并促进其向胶质细胞方向分化。研究表明，Notch 的激活可抑制少突胶质前体细胞（OA）分化为少突胶质细胞，并抑制神经上皮细胞向神经元分化。在神经系统发生之前向小鼠前脑导入 Notch1（NTC），发现转导 NTC 的细胞转变形成放射状胶质细胞；出生后，许多转导 NTC 的细胞转变成脑室周围的一种星形干细胞。而正常表达于分化神经细胞的 Notch 配体可抑制 NSCs 产生神经元。且 Notch 信号的作用为指令性的，短暂的 Notch 激活即可促使 AHPs 不可逆地向星形胶质细胞方向分化。Notch 信号转导通路诱导星形胶质细胞形成机制主要通过形成 STAT3 Smad1 复合体所介导。

四、小结

干细胞是一类未分化的原始细胞，具有强大的增殖能力和多向分化潜能。干细胞的生物学特性一方面是自身预先程序化的结果，另一方面受其所处微环境的影响。干细胞壁龛可通过其组分（壁龛细胞、ECM 和壁龛细胞分泌的细胞因子）与干细胞之间的直接和（或）间接作用，发挥多重生物学效应。干细胞壁龛的功能概述如下。

（1）锚定干细胞并调控其处于 G0 期：干细胞壁龛的这种能力与其成分表达黏附分子有关。钙黏蛋白（cadherin）和整合素（integrin）介导的细胞黏附是普遍存在的，壁龛锚定干细胞的机制，为干细胞表面的整合素可以介导干细胞与 ECM 之间的相互黏附，从而使干细胞定居在壁龛中。此外，干细胞壁龛还可以招募新的干细胞，使其趋化迁移回到壁龛中，即干细胞的"归巢"现象。

（2）维持干细胞的自我更新和分化间的平衡：干细胞功能是双重的，既要维持其本身的自我更新，同时也存在细胞的分化。干细胞一般通过不对称分裂完成自我更新，同时产生子代细胞；或者通过对称性增殖分裂与分化分裂交替进行来维持自我更新与分化之间的平衡。壁龛结构是不对称的，这种不对称性可能与干细胞分裂的机制共同决定干细胞的分裂方式，影响子代细胞的命运。

（3）调控干细胞命运：干细胞壁龛为干细胞提供了一个保护性微环境，屏蔽外部诱导分化因素对干细胞的影响从而维持干细胞未分化状态。壁龛成分——壁龛细胞、细胞外基质和来源于壁龛细胞的可溶性因子可以通过与干细胞发生直接或间接的作用，调控干细胞，壁龛信号的变化可引起干细胞命运的改变。壁龛相关的多种生长因子如白细胞介素、Wnt 蛋白、EGF 及其家族成员、IGF、TGF-β、LIF 等，均与干细胞的增殖分化密切相关。此外，Wnt、BMP、MAPK、Notch、Shh、Tie2/Ang-1 等多条信号通路，相互交织成网，共同作用调控干细胞的行为。

目前，干细胞已成为生命科学研究的热点，使人们看到了征服糖尿病、帕金森病和肿瘤等多种临床上尚难以治愈疾病的希望。随着干细胞及其周围微环境研究的进一步深入，人们可以通过对干细胞壁龛的调控，实现对干细胞的自我更新与分化的调控，可以为肿瘤及其他退行性疾病的治疗和再生医学的发展提供新的研究策略。

（孙晓艳）

第四节　参与组织修复和再生的信号

创伤修复与组织再生是指由于致伤因子的作用导致组织缺失后，局部组织通过再生、替代，完成修复和重建的一系列既复杂又有序的病理、生理过程，涉及炎性细胞、细胞外基质、损伤部位细胞、血液来源细胞、生长因子/细胞因子，甚至神经、免疫和内分泌系统的等多种因素的级联反应。其进程主要包括炎症阶段、增殖阶段和重塑阶段。一系列的生物学活动涉及细胞信号的传递，完成一切生物学效应。

一、丝裂原活化蛋白激酶

丝裂原活化蛋白激酶（mitogen-activated protein kinase，MAPK）是广泛存在于动植物细胞内的一类丝氨酸/苏氨酸蛋白激酶，主要作用是将细胞外刺激信号转导至细胞及其核内，并引起细胞生物学反应（增殖、分化、应激、凋亡等）。目前已发现存在着多条并行的 MAPKs 信号通路，不同的细胞外刺激可激活不同的 MAPKs 信号通路，介导不同的细胞生物学反应。哺乳动物中已经发现了 4 种不同的 MAPKs 通路，它们分别是：细胞外信号调控激酶（ERK）通路，JNK/SAPK 通路，p38/MAPK 通路，ERK5 通路，4 条通路由独立的（有时交互 cross-talk）信号级联激活。

（一）细胞外信号调节激酶

细胞外信号调节激酶（extracellular signal regulated protein kinases，ERKs）是一类分布于细胞质内且具有丝氨酸和酪氨酸双重磷酸化能力的蛋白激酶，是 MAPK 家族的重要一员。ERK 包括 5 个家族：ERK1/ERK2、ERK5、ERK3/ERK4，其中 ERK1/ERK2 是 MAPK 家族中第一个被克隆的成员，几乎在所有哺乳类动物细胞中丝裂原都可以激活 ERK1 与 ERK2。ERK1 和 ERK2，又称 p44MAPK 和 p42MAPK，相对分子质量分别为 4400 和 4200，是多种生长因子（EGF、BFGF、NGF、PDGF、IGF 等）的下游信号蛋白，其基本的信号传递步骤遵循 MAPKs 的三级酶促级联反应，即上游激活蛋白 → MAPK 激酶的激酶（MAPKKK）→ MAPK 激酶（MAPKK）→ MAPK。其所介导的信号传递途径涉及调节细胞生长、发育及分裂的信号网络的核心。ERK 还可因离子射线和过氧化氢等激活而磷酸化（p-ERK），进入细胞核作用于 c-Myc、AP-1、NF-κB 等转录因子，促进某些基因的转录与表达，与细胞的死亡和转化等过程相关。

皮肤作为机体最大的器官，其中表皮层的结构和功能维持主要依赖于表皮基底层细胞完成。该部位的细胞由表皮干细胞和短暂扩增细胞组成。干细胞快速分裂增殖，形成短暂扩增细胞后进一步分化，产生大量具有不同结构和功能的细胞，这些细胞向表皮层和真皮层迁移的过程中，一方面补充已凋亡或坏死脱落细胞，另一方面形成新的结构和组织，引起表皮和真皮增厚。干细胞由增殖向分化的转变发生在细胞周期的 G1 期。而细胞从静息期向 G1 的转化需 ERK1/ERK2 信号传导途径的参与。对增生性瘢痕组织的观察显示，Ras 和磷酸化 ERK1/ERK2 的阳性细胞率较高。这可能与皮肤干细胞通过激活 ERK1/ERK2 途径快速分裂增殖、分化形成具有特殊结构和功能的终末分化细胞，特别是成纤维细胞发生组织纤维化相关联，是增生性瘢痕形成和成熟的机制之一。

（二）c-Jun N-terminal kinase（JNK）信号通路

JNK 信号转导通路 JNK 家族为 MAPK 超家族成员之一，最初因其可使 c-Jun（一种转录调节因子，属亮氨酸拉链家族成员），N-末端活性区 Ser63 和 Ser73 发生磷酸化而得名。JNK 信号转导通路可被肿瘤坏死因子（tumor necrosis factor，TNF）、表皮生长因子（epidermal growth factor，EGF）和白细胞介素（interleukin，IL）等生长/细胞因子，某些鸟苷酸结合蛋白（guanylate binding protein，GBP；简称 G-蛋白）偶联受体和应激等因素激活，参与细胞增殖与分化，细胞形态维持和骨架构建，程序性细胞死亡和细胞恶变等多种生物学反应。

典型的 JNK 信号转导通路通过 MAP3K、MAP2K 和 JNK 三级酶链反应激活。在此过程中，MAPKK4 和 MAPKK7 双磷酸化并激活 Thr-脯氨酸-酪氨酸（tyrosine，Tyr）这一特征性模块结构内的 Thr 和 Tyr，细胞质中的 JNK 移位到细胞核中，活化 JNK 的磷酸化底物。其被认定的底物不少于50 种，包括 c-Jun、Ets 样转录因子 1、活化转录因子（activa-ting transcription factor-2，ATF-2）、JunB、JunD、p53 和 c-Myc 等转录因子，B 细胞淋巴瘤（B cell lymphoma/leukmia-2，Bcl-2）、BH-3结构域死亡受体激动剂、Bcl-2 细胞死亡调节蛋白、Bcl-2 相关蛋白 X、骨髓细胞白血病 1 等线粒体蛋白、血清效应因子、胰岛素受体底物 1、支架蛋白等。其中，c-Jun 是代表性底物。激活的 c-Jun与 JunB、JunD 等以同二聚体或异二聚体复合物的形式与许多基因启动子上的激活蛋白（activator protein-1，AP-1）或 AP-1 样位点结合，提高 AP-1 的转录活性，促进目的基因的表达和蛋白质的合成，从而引起各种生物效应。JNK 信号转导通路的调节机制复杂，除了磷酸化调节外，还受信号成分模块化、遍在蛋白（旧称泛素）化以及信号串话等调节。

NK 蛋白激酶有 3 个基因编码，JNK-1 和 JNK-2 基因在机体各种组织中广泛表达，而 JNK-3 限制性表达（仅在脑、心脏等组织）。JNK 基因通过选择性剪接而产生 10 种 JNK 形式，JNK 基因编码的蛋白具有或无 COOH-末端，结果产生 46 ku 和 54 ku 两种蛋白。它也是通过 MAPKKK → MAPK激酶（MAPKK）→ MAPK 激活。当受 TNF、IL-1 和诸多环境刺激后，激活上游 MAPKKK 类。JNK不但能使 c-Jun 磷酸化还可以增加其转录活性，主要以 c-Jun 为底物并提高活化蛋白-1 的转录活性。JNK 是细胞内主要的信号转导分子，在损伤后应激反应中即可诱导凋亡，又与细胞增殖密切相关。有研究显示，在增生性瘢痕组织中，p-JNK 存在于细胞基底层和部分成纤维细胞中，而正常皮肤中，p-JNK 则定位于表皮基底层。甚至有研究发现，在小鼠皮肤切割伤愈合过程中，多核粒细胞、单核细胞和成纤维细胞表达 p-JNK，对这类细胞的凋亡具有调节作用，进而影响创面的愈合。

1. JNK 信号转导通路调节上皮细胞和成纤维细胞的迁移修复过程

在 EGF 诱导人角膜上皮细胞迁移过程中，JNK 信号转导通路被激活，桩蛋白（paxillin，Pax）Ser178 以及 Tyr31 和 Tyr118 位点发生磷酸化。Huang 等推测 JNK 和 Pax 依赖的细胞迁移信号转导为：EGF 与 EGF 受体结合并快速激活 JNK，导致 Pax 在 Ser178 处磷酸化；反之增加 Pax 与 FAK 的结合，继而促进 Pax 的 Tyr31 和 Tyr118 磷酸化，最终促进细胞迁移。该研究表明，JNK 信号转导通路激活后可调节多种 Pax 磷酸化位点的磷酸化，从而调控细胞迁移。研究结果证实，活化蛋白（activin，Act）B 可有效刺激上皮角质细胞和毛囊细胞的增殖迁移，从而促进上皮伤口愈合。抑制 RhoA 的活性或者 JNK 抑制剂皆会延迟 ActB 诱导的伤口愈合。进一步的活体试验证实，ActB 通过 RhoA-Rho 相关的卷曲蛋白激酶（rhoassociated coiled-coil protein kinase，ROCK）-JNK-c-Jun 信号转导通路促进上皮伤口愈合。研究显示，ActB 可通过激活 JNK 和 ERK 信号转导通路来诱导肌动张力纤维形成和骨髓间充质干细胞迁移，进而促进骨髓间充质干细胞介导的伤口愈合。

有研究显示，JNK 信号转导通路参与成纤维细胞迁移过程。在无翅型小鼠乳房肿瘤病毒整合位点家族（wingless-type mice mammary tumour virus integration site family，WNT）5a 诱导小鼠胚胎成纤维细胞迁移过程中，视黄酸相关孤儿受体（re-tinoic acid-related orphan receptor-2，ROR-2）与细丝蛋白 A（filamin A，FLNa）、蛋白激酶 C（protein kinase C，PKC）联合并在伤口边缘激活 JNK，从而促进细胞极性发生及迁移；而抑制 JNK 或 PKC 信号转导通路，会抑制 WNT5a 诱导的 JNK 活性和微管组织中心再定位。在 WNT5a 诱导细胞迁移过程中，ROR-2 是必需的，而 FLNa 和 PKC 调节 JNK 活性的机制以及激活的 JNK 如何反过来调节细胞极性及迁移有待进一步研究。谭震等发现，bFGF 可促进牙周膜成纤维细胞迁移。Kanazawa 等发现，bFGF 通过 PI3K-Rac1-JNK 信号转导通路促进伤口愈合中成纤维细胞的迁移。bFGF 激活 RhoA、Rac1、PI3K 和 JNK 后能诱导成纤维细胞迁移过程抑制 RhoA，不会阻断 bFGF 诱导的成纤维细胞迁移；而抑制 Rac1、PI3K 或 JNK，均可阻断 bFGF 诱导的成纤维细胞迁移；同时，在 PI3K 被抑制后，Rac1 和 JNK 活性下调，而 Rac1 被抑制后，JNK 活性下调。上述结果提示，在 bFGF 调节成纤维细胞迁移过程中，PI3K-Rac1-JNK 信号转导通路起着重要作用。Wang 等发现，JNK 参与 WNT5a 调控人牙乳头细胞黏附迁移过程，且 WNT5a 可依赖或不依赖 RhoA 信号转导通路激活 JNK 通路。该研究结果提示，JNK 信号转导通路被抑制后，人牙乳头细胞的迁移能力受到抑制，其机制可能与黏着斑形成受到抑制有关。以上研究表明，JNK 活化促进上皮和成纤维细胞迁移，增强伤口愈合、组织修复，其机制可能涉及激酶磷酸化，RhoA-ROCK-JNK-c-Jun 信号转导通路，PI3K-Rac1-JNK 信号转导通路，ROR-2-FLNa-PKC 联合作用，WNT5a 依赖或不依赖 RhoA 信号转导通路激活 JNK 信号转导通路等，通过肌动张力纤维形成、黏着斑形成以及细胞骨架、微管改变发挥功能。

2. JNK 信号转导通路调节炎症环境下的细胞迁移过程

巨噬细胞迁移抑制因子（migration inhibitory factor，MIF）是一种趋化因子样功能的多效促炎细胞因子。在 T 细胞和成纤维细胞，MIF 可触发半胱氨酸 -X- 半胱氨酸趋化因子受体 4-CD74-SRC-PI3K 轴引起 JNK 信号转导通路快速短暂的活化，上调炎性因子半胱氨酸 -X- 半胱氨酸趋化因子配体 8 的基因表达。抑蛋白（catestatin，一种神经内分泌抗菌肽）可诱导肥大细胞迁移脱颗粒和产生细胞因子及趋化因子。抑蛋白介导的肥大细胞活化作用受 GBP、磷脂酶 C 和 MAPK-ERK 信号转导通路调控。在 MAPK 信号转导通路中，ERK 和 JNK 均被磷酸化（p38 未被激活），ERK 特异性抑制剂 U0126 几乎完全抑制抑蛋白刺激细胞因子和趋化因子的产生，而 JNK 抑制剂 SP600125 却没有抑制作用。JNK 信号转导通路参与抑蛋白介导的肥大细胞的活化过程，但其作用并非必须，其调控机制有待进一步的研究。IL-1、IL-6以及TNF-α和脂多糖等多种促炎刺激可激活JNK信号转导通路并调控细胞迁移。有研究显示，TNF-α和IL-1诱导或者转化生长因子（transforming growth factor，TGF）β诱导的核因子-κB（nuclear factor-κB，NF-κB）抑制蛋白激酶和JNK-AP1信号转导通路激活过程需TGF-β活化激酶（TGF-β activated kinase，TAK）1和赖氨酸158遍在蛋白化。

付小兵团队利用因创伤等意外因素终止妊娠的胎儿背部全层皮肤，共18例，胎龄（embryo gestational age，EGA）为13～32周，其中EGA13、15、17、21、23、25、28、30、32周各2例。根据胎儿发生的不同时期，将胎儿皮肤标本分为3类：早期妊娠胎儿皮肤（EGA 13～17周），中期妊娠胎儿皮肤（EGA 21～25周）和晚期妊娠胎儿皮肤（EGA 28～32周）。对应的6例少儿皮肤为因整形手术而取的少儿背部或上肢正常皮肤，年龄4～12岁。提取不同胎龄的胎儿和少儿皮肤中的总RNA，用紫外分光分析和凝胶电泳检测所提取总RNA的质量和浓度。按照PolyATtract mRNA Isolation System系统分离纯化mRNA，紫外分光分析其纯度。JNK-1和JNK-2基因的RT-PCR产物大小分别为267 bp和308 bp。JNK-1基因的表达水平在中期妊娠的胎儿皮肤中升至最高，随后逐渐降低。在胎儿皮肤发育过程中，JNK-2基因表达逐渐增强，在少儿皮肤中，其表达产物的灰密度值为早期胎儿皮肤的2.1倍，基因表达明显增强（$P<0.01$）。在妊娠早期的皮肤组织中，jnk3基因表达水平较低，在晚期妊娠胎儿和少儿皮肤中，该基因表达明显升高（$P<0.05$）。

（三）p38丝裂原活化蛋白激酶

第一个被发现的p38 MAPK成员是p38α，它是一个分子量为38 ku的蛋白质，在受到LPS刺激后其酪氨酸位点被迅速磷酸化。该蛋白是吡啶咪唑类药物的作用靶点，在受到LPS刺激的单核细胞中该类药物可以抑制白介素1（interleukin-1，IL-1）和肿瘤坏死因子（tumor necrosis factor，TNF）等炎症因子的产生。另外，该蛋白能够在细胞受到热击、亚砷酸盐或IL-1作用时激活MAPK活化蛋白激酶2（MAPK-activated protein kinase 2，MK2）。另外3个p38α的同源物也陆续被发现，即p38β、p38γ（SAPK3、ERK6)和p38δ（SAPK4）。这4个p38家族的成员由不同的基因编码，在不同的组织中的表达也不同。p38α和p38β几乎在所有的组织表达，p38γ主要存在于肌肉组织，p38δ主要在睾丸、胰腺和小肠中表达。这些成员的作用底物有部分重叠，但各自也有其特异性的底物。所有的p38成员都具有苏氨酸－甘氨酸－酪氨酸（Thr-Gly-Tyr，TGY）双位点磷酸化模块。序列比对说明每个p38成员之间都有60%左右的相似性，而与其他MAPK家族的成员的相似性仅40%～45%。

p38丝裂原活化蛋白激酶的生物学作用包括细胞分化、迁移、细胞周期调控，以及炎症反应。p38MAPK信号途径示意图（见图3-7）。在皮肤组织中，实验结果显示，小鼠正常皮肤中皮肤的表皮层、肌皮层、毛囊、皮脂腺等均有p-p38MAPK的表达，这与p38MAPK的生理作用、分布、维持皮肤稳态有关。p38σ则能在角质形成细胞的分化过程中调节外皮蛋白的活性。有报道，正常状态下，酪氨酸 323 位点发生自我磷酸化，通过 T 淋巴细胞受体（T cell receptor，TCR）激活 T 淋巴细胞中的 p38MAPK 的表达，而在 B 淋巴细胞中却不存在这种改变。皮肤损伤修复的过程中，主要分炎症期、纤维增生期和组织重建期，这 3 个连续过程中主要是中性粒细胞、单核细胞、成纤维细胞起主要作用，该信号参与细胞的迁移、炎症反应，以及细胞周期调控。在皮肤损伤初期中性粒细胞大量浸润损伤区域，然后中性粒细胞发生凋亡，通过巨噬细胞对其吞噬作用清除。有报道表明，中性粒细胞静息时就有凋亡发生，并且在中性粒细胞自发性的凋亡发生 72 h 时凋亡率可达 94.3%，可见中性粒细胞在接受刺激 3 天后基本上全部凋亡。在中性粒细胞中 p38MAPK 可被 LPS、TNF-α、GM-CSF、血小板激活因子或白细胞介素 -8（IL-8）等物质刺激所激活，过去认为中性粒细胞凋亡和 Fas/FasL、ROS 有关。另有研究表明，在中性粒细胞凋亡的过程中一直有 p-p38MAPK 的表达，而没有 ERK 和 JNK 蛋白的激活。p38MAPK 对中性粒细胞的凋亡作用不一定通过激活 Fas/FasL、ROS 完成。至少有 2 条通路介导中性粒细胞的凋亡，一条是 p38MAPK，另一条是 Fas/FasL，并且最终可能通过 caspase 发生凋亡。研究显示，0 ~ 12 h 浸润的中性粒细胞数量逐渐增多，细胞数和阳性细胞率均达到高峰，提示皮肤损伤后，就开始启动了机体的防御系统，同时发生凋亡的中性粒细胞也逐渐增多。12 h 时，p38MAPK 介导的中性粒细胞凋亡最多，这可能与炎症因子刺激有关，导致了中性粒细胞的快速凋亡。1 ~ 3 天时可见中性粒细胞数量明显减少，同时产生的单核细胞数量逐渐增加，并可见大量成纤维细胞增生，这说明组织通过单核细胞 / 巨噬细胞的吞噬作用来清除过多的中性粒细胞，以免造成组织的损伤。1 ~ 5 天阳性细胞率都相对较高，3 天最高，说明此时可能是单核细胞凋亡的高峰。且有研究表明，caspase-3 的表达高峰也在皮肤损伤后的第 3 天。其他研究证实，皮肤损伤愈合过程中单核巨噬细胞及成纤维细胞均表达 Fas/FasL，部分共同表达 Fas/FasL 的细胞发生凋亡。在巨噬细胞的凋亡过程中发现有 p-p38MAPK 的表达，并且发现了转化生长因子（TGF-β）和诱导性 NO 合酶（iNOS）通过不同途径可以激活 p38MAPK，进而可启动外源性细胞死亡途径 Fas/FasL 和内源性细胞死亡途径 p53 和 Bax，并最终通过 caspase-3 使巨噬细胞发生凋亡。另外，还有研究表明在血清中单核细胞的分化和其趋化性也是由 p38MAPK 的激活来介导的。说明 p38MAPK 可以传递不同的信号来对单核细胞的功能起到调节的作用。一般情况下伤后 5 天正处于单核细胞减少、成纤维细胞逐渐增多的阶段，此阶段细胞数较少，组织进入了重建阶段。5 ~ 14 天，成纤维细胞阳性表达先增多后逐渐减少，最后阳性细胞的表达及 p38MAPK 的含量趋近于正常皮肤。此阶段 ERK 通路对加速伤口的愈合起到比较重要的作用，而 p38MAPK 可能是通过 Fas/FasL 来介导成纤维细胞凋亡的，并且可能是建立在对 ERK 通路去磷酸化基础上的。另外在增生性的瘢痕组织中，p38MAPK 的蛋白表达高于正常皮肤，这可能是炎性因子刺激细胞后，通过 p38MAPK 上调 c-Jun 基因表达后，诱导碱性成纤维细胞生长因子（bFGF）等因子的合成与分泌，促进肉芽组织过度增生和纤维化形成。

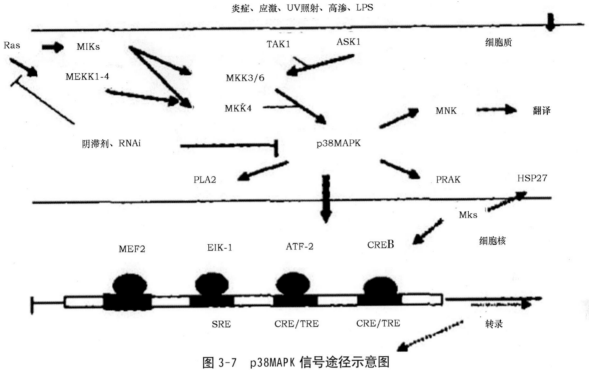

图 3-7　p38MAPK 信号途径示意图

(摘自张奇，白晓东，付小兵．p38MAPK 信号通路研究进展 [J]. 感染、炎症、修复，2005,6(2):121-123.)

付小兵所带领的团队首先探索离体细胞热损伤诱发凋亡时激活 MAPK 信号通路的情况。首先制作离体成纤维细胞离体烫伤模型。利用人原代的成纤维细胞，经传代培养（选择 6～8 代的细胞），待接种密度达 10^5～10^6/mL 时，将 10% 血清浓度的 DMEM 培养液换至 5% 血清浓度的 DMEM 培养液中，37 ℃，5%CO_2，饱和湿度条件下继续培养 24 h。将培养的成纤维细胞置于 43 ℃ 和 45 ℃ 两种温度下分别水浴 10 min、30 min 和 40 min，以 45 ℃恒温水浴锅中孵育 10 min 的凋亡特征最明显。倒置显微镜下，正常对照组的细胞成梭形，个体饱满，细胞膜光滑透亮；热损伤后部分细胞变圆，表面出现突起，即出泡现象。DNA 凝胶电泳显示，细胞在 37 ℃水中孵育 30 min（即正常对照组）未出现任何条带，热损伤组有 DNA 片断，呈现细胞凋亡典型的梯带样标记。Hoeschst33258 荧光显微镜下，活细胞核呈弥散均匀的荧光表现，而凋亡的细胞，细胞核与细胞质中可见浓染致密的颗粒荧光，特别是有 3～4 个以上的荧光碎片，被认为是典型的凋亡细胞。透射电镜下，凋亡细胞的细胞核染色体发生边集，其周边聚集形成新月体。部分细胞染色体发生固缩，电子密度增强，核形不规整，核膜表面凹凸不平。有的发生核碎裂，细胞质内出现多个电子密度增强的核碎片（见图 3-8）。有的细胞体积变小，细胞质浓缩，细胞器保存较好，或显轻度增生，线粒体数目略有增加并轻度肿胀，细胞质内空泡增多，细胞膜保存完整，表面微绒毛和伪足减少或消失，可见细胞膜出泡现象。细胞凋亡的晚期，可见膜包裹的内有完整细胞器和细胞核碎片的凋亡小体。

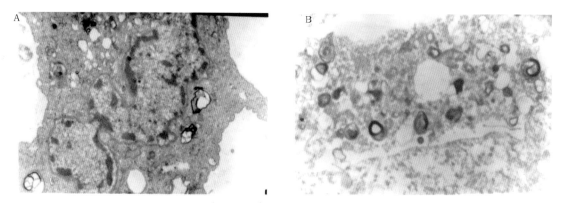

图 3-8　A：细胞核染色体边集，形成新月体（透射电镜）
B：热损伤后形成凋亡小体（透射电镜）

利用以上研究制作的离体细胞损伤，观察单纯损伤后，ERK1/2 均发生变化，发现以 ERK1 的变化更为显著。在 30 min 时，ERK1/2 表达达到高峰，180 min 后，表达基本完成。用 bFGF 刺激，各时相点的表达量均有所增强，明显高于对照组。在 30 min 时，ERK1/2 表达最强，达到高峰，随后开始减弱。预先对 ERK 通路特异性阻断，加入 PD98059 后，ERK 表达减弱。磷酸化的 ERK 表达情况：各时相点磷酸化的 ERK 低于总量的表达，当加入 bFGF 刺激剂后，30 min 时 ERK 的峰值明显高于单纯损伤组，尤以 ERK-2 的表达为显著。同样用阻断剂 PD98059 阻断后，磷酸化的 ERK1/2 蛋白 0 ~ 180 min 基本不表达。

离体培养的成纤维细胞经过单纯烫伤诱导后，原癌基因 c-Fos 的表达逐渐（0 ~ 30 min）增加，60 min 后开始降低，180 min 表达较弱。若加入外源性生长因子 bFGF 刺激后其表达增加，并能持续至 180 min。预先使用 ERK 特异性阻断剂 PD98059，c-Fos 表达较单纯烫伤诱导组无显著性减弱，可持续表达的时间延长。但同时运用 PD98059 和 SB203580 拮抗剂阻断 ERK 和 p38MAPK 两条通路后，c-Fos 表达明显减弱。

在体情况下，付小兵院士所带的团队做了如下研究，雄性 Wistar 大鼠 26 只，体重 160 ~ 190 g，购自中国医学科学院动物研究所（许可证号：SCXK11000006）。糖尿病大鼠模型由中国医学科学院药物所制备。实验前 1 周实验室喂养，实验当日禁食，在氯胺酮、速眠新复合麻醉条件下背部净毛，面积 9.0 cm×8.0 cm，待消毒后用特制致伤器（打孔器）在背部脊柱两侧共切割 4 个圆形创面，直径 1.8 cm，面积 2.54 cm²，深至皮下，止血后选其中 52 个创面（其余创面留作他用）。随机分为两组：①对照组（A 组），无菌纱布包扎，单笼喂养，每日更换纱布 1 次，直至伤口愈合。② rhPDGF治疗组（B 组）：rhPDGF 为美国某公司生产的 REGRANEX，创面的用量为 7.0 μg/cm²。用注射器将rhPDGF 按实验设计剂量均匀涂于相应创面，无菌纱布包扎，单笼喂养，每日换药 1 次，直至伤口愈合。伤后 3 天、7 天、14 天用便携型血糖仪测定鼠尾静脉血糖含量。观察伤后 3 天、7 天、14 天 创面肉芽形成、胶原沉积、再上皮化速率以及炎症细胞浸润情况，并采用免疫荧光技术观察创周和创基修复细胞内细胞外信号调节激酶 1/2（extracellular signal-regulated kinase 1/2，ERK1/2）的表达，用免疫组织化学方法检测原癌基因 c-Fos、增殖细胞核抗原（proliferation cell nuclear antigen，PCNA）、黏着斑激酶（focal adhesion kinase，FAK）的变化情况。组织学检查显示，rhPDGF 治疗的创面有大量的炎症细胞浸润，毛细血管胚芽与成纤维细胞数量显著多于对照组，胶原沉积明显，肉芽组织生长活跃，创面收缩显著（见图 3-9）。免疫学研究显示，伤后 3 天，rhPDGF 治疗组 ERK1/2 和 c-Fos 的表达明显增强，7 天时，ERK1/2 和 c-Fos 进一步增强，14 天后开始减弱。rhPDGF 治疗组各时相点修复细胞 PCNA 和 FAK 的表达明显强于对照组。可见创伤早期外用 rhPDGF 可诱导修复细胞（包括成纤维细胞、血管内皮细胞和角质形成细胞等）中 ERK1/2 表达增强，进而增加原癌基因 c-Fos 的转录和表达。根据实验创面愈合的规律和影响因素的作用，研究人员推测，ERKs 是通过调节 AP-1 的活性控制下游基因的表达，而 AP-1 作为 FAK、PCNA 表达的转录因子，影响包括成纤维细胞、微血管内皮细胞和角质形成细胞在内的多种修复细胞的生物学活动，特别是修复细胞的增殖、迁移和分化活动，并最终加速肉芽组织中胶原的沉积、血管的形成和再上皮化，促进创面愈合进程。PDGF 是强烈的促有丝分裂剂，诱导创面血管平滑肌细胞的迁移和内皮细胞增殖、迁移与血管腔的形成有关，有利于组织的供氧；促进成纤维细胞增殖，增加细胞外基质成分，以利于组织的收缩；促进角质形成细胞的增殖与迁移，有助于创面的再上皮化。总之，rhPDGF 诱导修复细胞的趋化、迁移是创伤愈合反应中的一个重要组成部分。而 ERK 信号转导通路是 PDGF 刺激肉芽组织血管形成的主要途径，Fos 蛋白是参与信号级联的关键产物。进一步阐明 PDGF 在 MAPKs 信号通路中的调节方式及网络特点，将对深刻理解创面愈合的机制有重要作用。

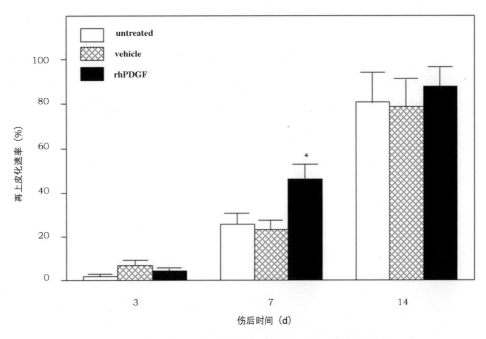

图 3-9　PDGF 对糖尿病大鼠创面再上皮化速率的影响

创面组织切片 HE 染色显示，伤后 3 天，糖尿病大鼠对照组创面炎症细胞浸润的数量远远少于

rhPDGF 治疗组，经过 rhPDGF 处理，创面炎症浸润带明显，大量的炎症细胞（巨噬细胞、单核细胞和中性粒细胞）出现在伤区，伤后 7 天各组创面呈现不同程度的肉芽组织增生状态，经 rhPDGF 治疗的创面胶原沉积较多，毛细血管胚芽与成纤维细胞的数量增加显著（见表 3-1）。伤后 14 天，rhPDGF 治疗后创面收缩显著，已基本完成再上皮化，而其他各组仍然未能完全愈合。进一步观察它们 ERK1/2 表达变化情况，发现伤后 3 天，磷酸化 ERK1/2 阳性标记出现在修复细胞（创基内的成纤维细胞、微血管内皮细胞和创缘上皮基底层的角质形成细胞）。7 天时表达增强，14 天维持较高水平。B 组动物外用 rhPDGF 治疗后，ERK1/2 表达增强，伤后 3 天，ERK1/2 阳性细胞的数量较糖尿病损伤对照组明显增多，7 ~ 14 天仍有大量的 ERK1/2 阳性标记细胞。而对原癌基因 c-Fos 表达变化的研究则发现，损伤后，大鼠各类修复细胞原癌基因 c-Fos 的表达逐渐增强，于伤后 7 天阳性标记细胞的数量达到高峰，14 天仍有大量的阳性标记细胞。创面外用 rhPDGF 后，各时间点阳性标记细胞的数量进一步增加，超过糖尿病损伤对照组。外用 rhPDGF 治疗糖尿病大鼠皮肤缺损创面后的大体情况和病理学观察（见图 3-10、图 3-11、图 3-12），其愈合机制的研究（见图 3-13、图 3-14）。

表 3-1　不同治疗方法处理后各时间点创面容积比较（mL，$\bar{x}\pm s$）

组别	3 天	7 天
糖尿病鼠对照组	0.21±0.06（n=29）	0.07±0.05（n=25）
PDGF 治疗组	0.18±0.04（n=12）*	0.03±0.03（n=11）*

注：与糖尿病鼠对照组比较：*P<0.05；n 为创面数量。

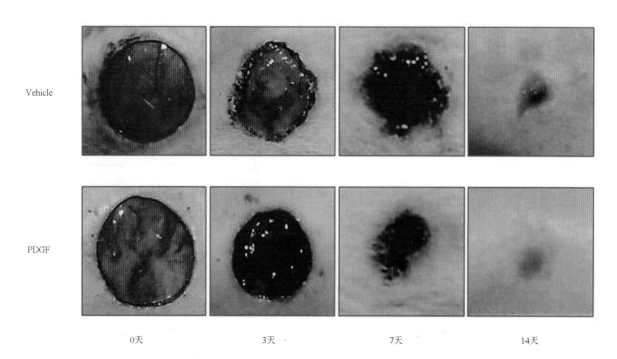

图 3-10　糖尿病大鼠全层皮肤缺损创面，外用 rhPDGF 后愈合情况的大体照片

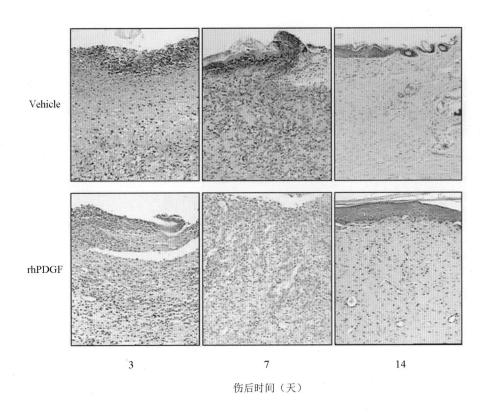

图 3-11　糖尿病大鼠全层皮肤缺损创面，外用 rhPDGF 后愈合情况的病理学观察

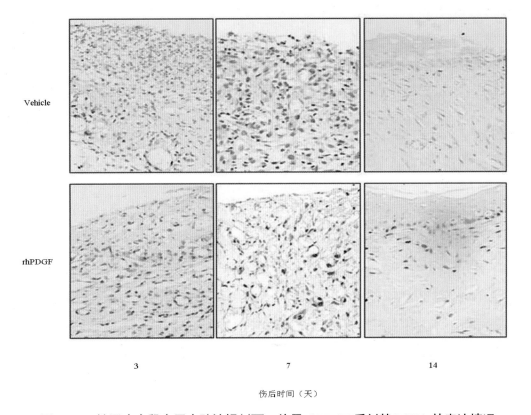

图 3-12　糖尿病大鼠全层皮肤缺损创面，外用 rhPDGF 后创基 PCNA 的表达情况

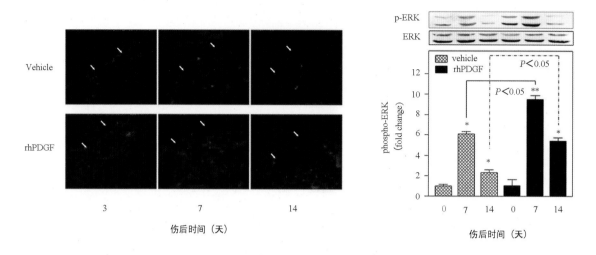

图 3-13　糖尿病大鼠全层皮肤缺损创面 p-ERK 的表达情况

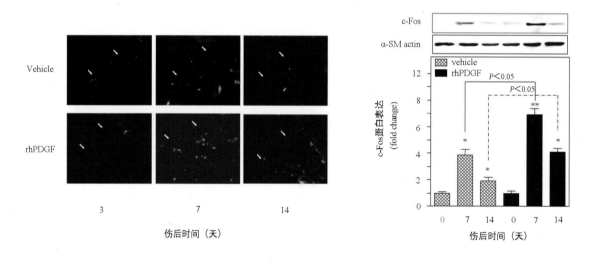

图 3-14　糖尿病大鼠全层皮肤缺损创面内 c-Fos 的表达情况

随后，付小兵所带领的团队又针对创面愈合后的增生性瘢痕发生和成熟过程中磷酸化细胞外信号调节激酶 1/2（ERK1/2）、磷酸化应激活化蛋白激酶（p-SAPK）和磷酸化 p38MAPK（p-p38MAPK）在蛋白表达情况做了进一步探索。收集住院患者增生性瘢痕 16 例，其中男 9 例，女 7 例，年龄 16～47 岁，取材部位包括背部 5 例、臀部 1 例、颌面部和上肢各 3 例、胸部和大腿内侧各 2 例。将增生性瘢痕标本分为两组，每组各 8 例：①形成时间为 1 年以内（包括 1 年）的处于生长活跃期的增生性瘢痕。②形成时间为 1 年以上的成熟的增生性瘢痕。正常皮肤 8 例，取自增生性瘢痕切除术患者的正常皮肤。结果发现，在正常皮肤中 p-ERK1/2、p-SAPK 和 p-p38MAPK3 种蛋白均有阳性表达，其中 p-ERK1/2 和 p-SAPK 表达较少，蛋白颗粒主要分布于表皮基底层的角质形成细胞的胞质和胞核内（见图 3-15a，图 3-15b）。p38MAPK 蛋白表达较强，阳性染色信号主要定位于角质形成细胞、血管内皮细胞、毛囊和汗腺上皮细胞以及部分成纤维细胞中（见图 3-15c）。在增生性瘢痕中，3 种蛋白表达都增强，其中 p-ERK1/2 和 p-SAPK 的蛋白颗粒主要定位于表皮角质形成细胞和少量成纤维细胞中；p-p38MAPK 呈强阳性表达，主要表达于表皮细胞和成纤维细胞中（见图 3-15c）。研究表明，增生性瘢痕内，p-ERK1/2 蛋白表达明显高于正常皮肤，并且阳性信号主要分布于表皮基底层细胞中，而该部位的细胞主要为表皮干细胞和短暂扩增细胞。这提示，在增生性瘢痕中，细胞外信号通过磷酸化 ERK1/2，激活其介导的信号传递通路，引起表皮干细胞和短暂扩增细胞快速增殖的同时，分化形成大量的终末分化细胞，随着这些细胞合成以及分泌胶原等胞外基质的增加，增生性瘢痕不断扩增并逐渐成熟。生长活跃的增生性瘢痕中，p-SAPK 蛋白含量与正常皮肤相比无明显差异，但在成熟的增生性瘢痕内，p-SAPK 阳性细胞率显著高于正常皮肤，并且主要定位于表皮基底层细胞和部分成纤维细胞中。这表明，随着增生性瘢痕不断成熟，细胞外应激信号（如缺氧和缺营养）增强，激活 SAPK 信号通路，从而使细胞分裂减缓，部分成纤维细胞凋亡，最终导致瘢痕组成细胞的增殖和凋亡趋向平衡，增生性瘢痕处于相对稳定的状态中。生长活跃的增生性瘢痕中，p-p38MAPK 蛋白表达明显高于正常皮肤，其机制可能与增生性瘢痕形成初期炎症反应强烈、致炎细胞因子含量较多有关。这些胞外信号与细胞膜上的受体特异性结合后，可活化 p38MAPK 信号通路，上调 c-Jun 基因表达，诱导 bFGF 等因子合成和分泌，促进肉芽组织过度增生和纤维化，形成增生性瘢痕。在成熟的增生性瘢痕中，p-p38MAPK 蛋白表达与生长活跃的瘢痕相比虽有所下降，但仍高于正常皮肤，这一变化的机制可能与成熟的增生性瘢痕中炎性细胞减少，炎症反应减弱有关。p38MAPK 信号传导通路可能在成熟的增生性瘢痕维持过程中起重要的调节作用（见图 3-15d）。

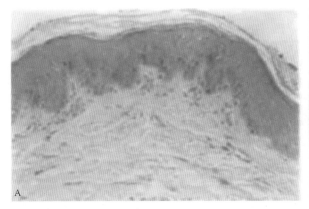
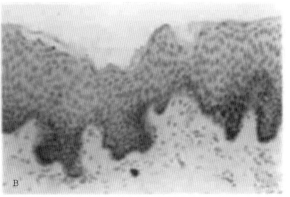

图 3-15a　p-ERK1/2 在正常皮肤（A）和增生性瘢痕（B）中的蛋白表达（免疫组化 SP 法，×200）

A—阳性蛋白颗粒主要分布于表皮基底层细胞的细胞质和胞核内；B—阳性蛋白颗粒主要定位于表皮基底层细胞中。

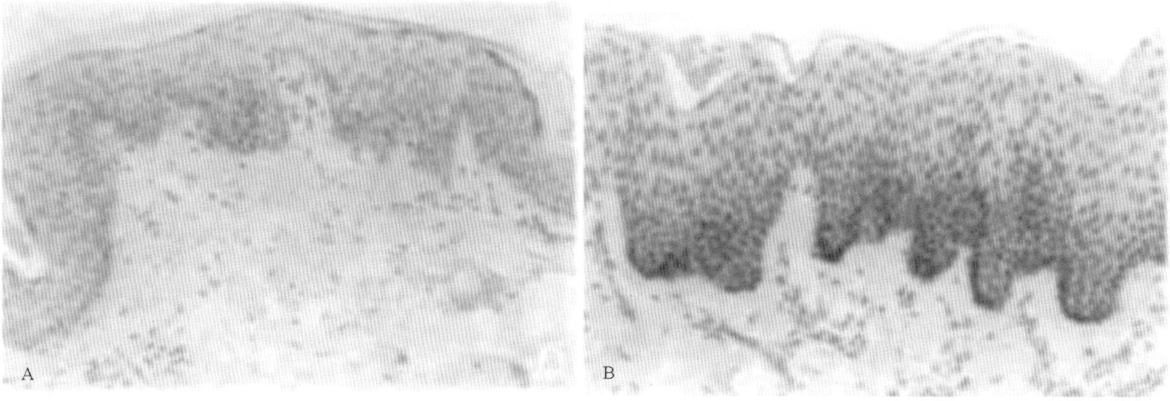

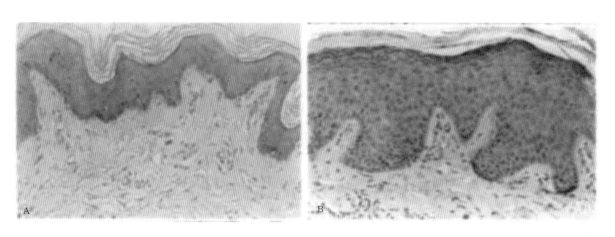

图 3-15b　p-SAPK 在正常皮肤（A）和增生性瘢痕（B）中的蛋白表达（免疫组化 SP 法，×200）

A—阳性蛋白颗粒主要位于表皮基底层细胞内，呈弱阳性表达；B—阳性蛋白颗粒主要分布于表皮基底层细胞中。

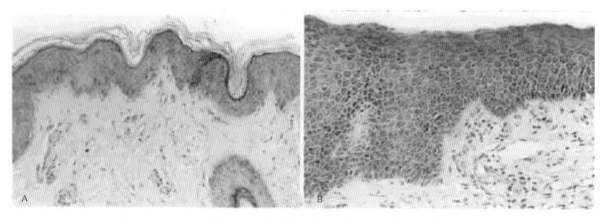

图 3-15c　p-p38MAPK 在正常皮肤（A）和增生性瘢痕（B）中的蛋白表达（免疫组化 SP 法，×200）

A—阳性蛋白颗粒主要分布于表皮基底层细胞中；B—阳性蛋白颗粒位于表皮细胞和部分成纤维细胞内，强阳性表达。

图 3-15d　c-Jun 蛋白在正常皮肤和增生性瘢痕中的表达 (SP×200)

A—正常皮肤蛋白颗粒定位于表皮细胞、毛囊、汗腺上皮细胞及部分成纤维细胞中；B—增生性瘢痕阳性信号分布于表皮细胞和部分成纤维细胞中，其表达强度为强阳性。

二、磷脂酰肌醇 –3– 羟基激酶信号通路

（一）PI3K 的结构特点及活化调节

磷脂酰肌醇 –3– 羟基激酶（phosphatidylinositol 3–kinase，PI3K）是磷脂激酶家族中的一个重要成员，它是由一个催化亚单位 p10 和一个调节亚单位 p85 组成的异源二聚体，具有脂类激酶活性和蛋白激酶活性，其中 p85 调节亚单位是许多受体酪氨酸激酶的磷脂蛋白底物。根据 PI3K 结构可分为 3 种类型（Ⅰ型、Ⅱ型和Ⅲ型）：Ⅰ型 PI3K 以 PI、磷脂酰肌醇 –4– 磷酸（PIP）及磷脂酰肌醇 –4，5–二磷酸（PIP2）为底物；Ⅱ型 PI3K 以 PI 和 PIP 为底物，包括 PIK3C–α、PIK3C–β 和肝特异性表达的同型 PIK3C–γ；Ⅲ型 PI3K 由催化亚基 Vps34 和调节亚基 p150 构成，以 PI 为底物，主要参与细胞生长与存活的调控。目前，研究最广泛的是能被细胞表面受体活化的 Ⅰ型 PI3K。Ⅰ型 PI3K 又分 IA 和 IB 两个亚型，分别从酪氨酸蛋白激酶偶联受体和 G 蛋白偶联受体传递信号。IA 型 PI3K 具有磷脂酰肌醇激酶和丝氨酸 – 苏氨酸蛋白激酶的双重活性，是由催化亚基 p110 和调节亚基 p85 所组成的异源二聚体，催化亚基包括 p110α、p110β 和 p110δ 3 个同工型，分别由 PIK3CA、PIK3CB 和 PIK3CD 3 个基因编码；调节亚基由 PIK3R1、PIK3R2 和 PIK3R3 共 3 个基因编码，但存在 p85α、p85β、p55γ、p55α 和 p50α 5 个同工型，其中 p85 调节亚基是许多受体酪氨酸激酶的磷脂蛋白底物。研究表明，PI3K/Akt 通路独立于 PKC、PKA 和 MAPK 等之外，参与血管新生在内的多种组织活动的调节，并在细胞增殖、分化和凋亡的过程中发挥至关重要的作用。

PI3K 通过对磷脂酰肌醇肌醇环上的 3 位羟基进行磷酸化产生磷酸化的磷脂酰肌醇：首先 PI3K 在细胞外生长因子的作用下激活并在细胞膜产生 3，4– 二磷酸磷脂酰肌醇和 3，4，5– 三磷酸磷脂酰肌醇，AKT 在二磷酸磷脂酰肌醇的作用下产生同二聚体并达到部分激活的状态，进而在 3，4，5– 三磷酸磷脂酰肌醇和 PH 结构域的协助下，AKT 与细胞膜的结合并锚着，而二聚体进一步增强了 AKT 的活性，最后活化的 AKT 由细胞膜上释放下来，使其得以到细胞质内继续传递生物学信号。

PI3K 的活化很大程度上参与到靠近其质膜内侧的底物。多种生长因子和信号传导复合物，包括成纤维细胞生长因子（fibroblast growth factor，FGF）、血管内皮细胞生长因子（vascular endothelial growth factor，VEGF）和胰岛素等都能启始 PI3K 的激活过程。这些因子激活受体酪氨酸激酶（RTK），从而引起自磷酸化。受体上磷酸化的残基为异源二聚化的 PI3Kp85 亚基提供了一个停泊位点（docking site）。在某些情况下，受体磷酸化则会介导募集一个接头蛋白（adaptor protein）。例如，胰岛素激活其受体后，须募集一个胰岛素受体底物蛋白（IRS），来促进 PI3K 的结合。类似的如整合素（integrin）被激活后，黏着斑激酶（FAK）则作为接头蛋白，将 PI3K 通过其 p85 停泊。但在以上各情形下，p85 亚基的 SH2 和 SH3 结构域均在一个磷酸化位点与接头蛋白结合。PI3K 募集到活化的受体后，起始多种 PI 中间体的磷酸化。

（二）PI3K/Akt 与各种创伤愈合有关的生长因子的关系

PDGF 主要来源于血小板的 α 颗粒，能引起成纤维细胞、平滑肌细胞和单核细胞等多种细胞的

增殖和迁移，是一类重要的生长因子，在创伤愈合尤其是血管生成过程中起着重要作用。PDGF 作为一种重要的促细胞分裂剂，当其与它特异的受体结合后，通过介导细胞内一系列信号转导，激活多种丝氨酸 – 苏氨酸蛋白激酶（包括 MAPK、Akt 等），调节一系列与细胞增殖和抑制相关的基因，如 c–Mbc/c–Myc mRNA 的表达，可刺激多种细胞分裂和增殖，在血管重构中起重要作用。而 PDGF 与其受体 PDGFR 结合后通过酪氨酸激酶磷酸化激活的 PI3K/Akt 信号通路可启动下游一系列信号通路，Akt 的磷酸化可进一步阻滞线粒体膜的弥散，减少细胞色素 C 从线粒体膜中释放，从而抑制天冬氨酸特异性半胱氨酸蛋白酶（caspase-3）的活化，而 caspase-3 活化可降解一系列底物而导致细胞解体，从而减缓细胞凋亡。AKT 的激活可磷酸化并调节参与细胞增殖和凋亡蛋白如促凋亡蛋白 Bad 和叉头转录因子 FoxO1/3a，调节平滑肌细胞的增殖、血管内膜新生。研究证实，PDGF 通过激活 Akt/FoxO1/3a 信号途径促进血管平滑肌细胞的增殖。

FGF-2 可以通过激活 PI3K/Akt 信号通路，拮抗氧化应激所诱导的细胞凋亡。近年研究表明，FoxO3a 是 PI3K/Akt 信号通路下游一个重要的转录因子，在抗氧化应激诱导的凋亡中发挥重要的作用。在小鼠 ES 细胞中，FGF 激活 ERK 信号通路促进 ES 细胞的分化，抑制 ERK 信号通路后，可以促进小鼠 ES 细胞的自我更新。酶联免疫吸附试验（ELISA）分析表明，bFGF 能够激活 Wnt 通路。用 Wnt 信号通路的诱导剂或抑制剂氯化锂或 IWR-1 处理成纤维细胞则可分别促进和抑制成纤维细胞迁移。同时，胞质内糖原合成酶激酶 3β 磷酸化水平和核内 β –catenin 增加。分子和生化分析表明，磷酸肌醇 –3– 激酶（PI3K）信号通过激活 c-Jun N 端激酶（物）而激活 GSK3β/β –catenin Wnt 信号通路。这表明 PI3K 和 JNK 在 β –catenin 上游。相反，即使有 bFGF 刺激，若敲低（knock-down）β –catenin，成纤维细胞细胞迁移也会被推迟。β –catenin 敲低的成纤维细胞 RNA 序列分析显示，β –catenin 被转录 bFGF 和 FGF21 阳性调控。此外，FGF21 可激活 AKT 和 JNK，加速成纤维细胞迁移的作用与 bFGF 类似。此外，ELISA 分析表明，bFGF 和 FGF21 自分泌受 Wnt 通路刺激调控。总之，皮肤的成纤维细胞中，β –catenin 参与皮肤成纤维细胞中 bFGF（FGF21）和 Wnt 信号之间的调控。

EGF 对上皮细胞、成纤维细胞、胶质细胞及平滑肌细胞都有促进增殖的作用。EGF 诱导细胞表面受体 EGFR 的磷酸化，激活下游信号通道中与细胞增殖密切相关的三磷酸肌醇激酶 PI3K/Akt 途径的 Akt 发挥作用。基质金属蛋白酶（MMPs）是一组蛋白水解酶，对细胞移行和伤口愈合中细胞介导的收缩是必需的。有报道指出可以通过抑制 MMPs 的活性来减少基质的收缩和细胞的移行。由结缔组织细胞分泌的明胶酶 A（MMP-2）活化后能降解一种或多种胶原和蛋白质，具有降解变性胶原明胶的特性，对纤维结合素、弹性蛋白也有一定作用。研究表明，EGF 通过时间依赖的方式诱导了培养的人晶状体上皮细胞（HLECs）中 MMP-2 的过表达，完成细胞的移行，这一作用可以被 EGFR 和 AKT 的抑制剂阻断，这些结果表明，PI3K/Akt 通道是 EGF 刺激 MMP-2 表达的必要条件。

转化生长因子（TGF）分 TGF-α 和 TGF-β，前者的氨基酸序列有 33% ~ 44% 与 EGF 同源，可与 EGF 受体结合，发挥相同或类似的作用。后者对成纤维细胞和平滑肌细胞增生的作用依其浓度而异：低浓度诱导 PDGF 合成、分泌，为间接分裂原；高浓度抑制 PDGF 受体表达，使其生长受到抑制。许多研究表明，TGF-β 和 PI3K/Akt 信号通路在多水平、多环节相互作用以实现特定环境下对细胞的精细调控。如 PI3K/Akt 途径参与 TGF-β$_1$ 介导的肺上皮 - 间质细胞转分化过程，PI3K 特异性抑制剂 Ly294002 可有效抑制 TGF-β$_1$ 介导的肺上皮 - 间质细胞转分化过程。TGF 对细胞增殖的影响是通过 PI3K/AKT 通路实现的。

血管内皮生长因子（VEGF）是一种对内皮细胞有高度选择性且强有力的促细胞分裂素，以往的研究认为它可特异地作用于血管内皮细胞，同时也诱导基质金属蛋白酶和胶原酶的表达，促进细胞外基质降解，利于内皮细胞移行，从而诱导内皮细胞的迁移，为新生血管的产生做准备。低氧诱导因子 -1（HIF-1）在缺氧时充当转录激活的介质。生长因子、细胞因子等经过 PI3K 或 MAPK 的活化刺激 HIF-1α 的合成。HIF-1 通过结合 VEGF 启动子缺氧效应元件 HRE 调节 VEGF 的表达及其受体的转录，促进新生血管的形成。PI3K 或 Akt 的过表达使 VEGF mRNA 表达水平增高，而 LY294002 可抑制 VEGF mRNA 的表达，但 PI3K 或 Akt 过表达可恢复抑制作用。表明 PI3K 可能通过调控 HIF-1 或 VEGF 的表达来诱导血管的生成。

胰岛素样生长因子 1（IGF-1）是一种主要由肝细胞生成和分泌的单链多肽，能诱导碱性成纤维细胞生长因子等生长因子表达，促进纤黏连蛋白、聚葡萄糖胺和胶原等胞外基质的合成和分泌，影响创面修复后组织的改建，它与特异性 IGF-1 受体结合后可刺激母细胞有丝分裂。有研究提示，糖尿病患者血浆 IGF-1 水平明显低于正常对照者，而糖尿病足溃疡高风险患者 IGF-1 水平低于无风险和低风险患者，即随着糖尿病足溃疡风险的升高，血浆 IGF-1 水平逐渐下降，说明血浆 IGF-1 水平的变化与糖尿病足溃疡的发生发展有密切关系。糖尿病患者溃疡愈合较正常人为慢，说明 IGF-1 在溃疡的愈合过程中扮演了重要角色。许多研究均证实，IGF-1 介导的多种细胞功能可能主要通过 PI3K/Akt 信号通路实施。IGF-1 与 IGF-1 受体结合后主要导致两条信号通路的活化，即丝裂原激活的蛋白激酶（MAPK）和磷酯酰肌醇 -3- 激酶 / 蛋白激酶 B（PI3K/Akt）途径，而激活 PI3K/Akt 信号通路可影响细胞的凋亡。PI3K/Akt 信号通路干扰细胞凋亡的机制主要包括以下几方面：①直接调节作用。活化的 Akt 可以使 Bad 的 Ser136 位点磷酸化，有效阻断 Bad 诱导的细胞凋亡，可使 caspase-9 Ser196 位点磷酸化而失活，抑制其促凋亡作用。②通过直接或间接影响转录因子家族（Forkhead、NF-κB、p53 等）发挥细胞存活调控作用。③通过调节细胞周期影响细胞增殖。④防止线粒体释放凋亡因子。IGF-1 对心肌细胞的保护作用，多通过激动 PI3K/Akt 通路发挥作用。PI3K/Akt 通路是介导存活的一条经典通路。

三、Wnt 信号通路与组织修复

1973 年，Sharma 等最早在对果蝇胚胎发育的研究中发现无翅基因（Wingless）。1982 年，Nusser 等对小鼠乳腺肿瘤研究时发现一种可以在细胞间传递增殖分化信号的蛋白质，当时称其为 Intl。后经研究发现果蝇的无翅基因（Wingless）即为 Wnt 样基因，后统一命名为 Wnt1 基因。

Wnt 基因家族是由最初无翅基因（Wg）产物和分泌性糖蛋白 Wnt1 基因组成的。Wnt 糖蛋白通

过结合到卷曲蛋白 – 低密度脂蛋白受体相关蛋白复合物来调节内稳态和发育。Wnt 信号通路在进化上相当保守，是一条高度复杂的信号通路，同时也是细胞发展、分化和维持稳态的关键，是控制胚胎发育及组织器官形态发生的重要信号通路，现在一共发现 19 种 Wnt 基因，在多种组织细胞中均有表达，它们通过自分泌或旁分泌的方式激活膜受体而发挥作用。Wnt 基因编码的 Wnt 蛋白及其受体、调节蛋白等共同组成复杂的信号通路，称为 Wnt 信号转导通路。Wnt 信号转导通路主要有如下 3 条途径。①经典 Wnt-β-catenin-LEF/TCF 通路：这条通路激活后将募集细胞内的 β-catenin，将后者活化后转移入细胞核，与转录因子 LEF/TCF 等共同作用激活特异基因的转录；β-catenin 最初由德国细胞生物学家 Walt Birchmeier 于 1980 年以其作为细胞黏附连接组分首次发现，是细胞骨架蛋白的家族成员。β-catenin 蛋白分子质量为 92 ~ 95 ku，其基因 CTNNB1 定位于染色体 3p2113-p22，由 16 个外显子组成，全长 2312kb，其 mRNA 长度为 3362 个核苷酸。β-catenin 蛋白包含 3 个重要的功能区：N 端结构域，中间连接臂重复区和 C 端结构域。氨基末端含有约 150 个氨基酸，是 β-catenin 受糖原合成酶激酶 3β（GSK3β）磷酸化位点，同时也是其与 α-catenin 的结合部位，其中，含有多个丝 / 苏氨酸残基可被 GSK3β 和 CK1α 磷酸化，磷酸化 β-catenin 可被 βTrCP（β-transducin repeat-containing proteins）识别并泛素化，最终在蛋白酶体中降解。是调节 β-catenin 稳定性的重要机制之一。中间重复区为结构相同的序列，是最保守的区域及与配体结合的主要部位，包括 β-catenin 与钙黏蛋白（cadherin）、支架蛋白（Axin）、淋巴增强因子（lymphoid enhancer factor，LEF）等，从而激活经典 Wnt 信号转导通路羧基末端含有 T 细胞因子（T cell factor，TCF）家族转录因子结合位点，与转录活化因子结合后，激活下游靶基因发挥转录的作用。②非经典的 Wnt 信号途径：随着对 Wnt 信号通路研究的深入，越来越多的 Wnt 非经典信号途径被发现：Wnt-PCP 信号通路、Wnt-cGMP 信号通路、Wnt/Ca²⁺ 信号通路、Wnt-PAP 信号通路、Wnt-ROR-2 信号通路、Wnt-PKA 信号通路、Wnt-JNK 信号通路、Wnt-mTOR 信号通路、Wnt/GSK-3 通路等。这些通路中以 PCP 通路和 Ca²⁺ 通路研究较为清晰。总之，Wnt 信号途径相互作用，与胚胎正常发育、细胞的增殖与分化相关，能促进创面愈合，Wnt 信号通路相关糖蛋白也与创面愈合有密切关系。

正常情况下，成年机体 Wnt 基因则多处于相对静止状态。皮肤损伤后，TGF-β 提高创面中 β-catenin 表达。TGF-β 通过 Smad3 和 p38 MAPK 通路激活 β-catenin 介导的人上皮成纤维细胞转录，且 TGF-β 在肥大瘢痕和瘢痕疙瘩中也诱导 Wnt/β-catenin 信号通路的上调。β-catenin 在真皮成纤维细胞核内持续增高，有利于成纤维细胞增殖与迁移，同时又反馈激活 TGF-β 信号通路。增强的 Wnt/β-catenin 信号通路在 TGF-β1 诱导的正常皮肤从成纤维细胞到肌成纤维细胞的转化中发挥了负反馈作用，而这种转化是创面愈合的关键。

内皮细胞之间的相互作用是影响创面血管增生与血管功能的重要因素。研究显示 VEGF 与胎盘生长因子通过受体 VEGFR-1 促进血管增生，且两者具有协同效应。运用 siRNA 或 Wnt5a 拮抗剂阻断 Wnt/Ca²⁺ 信号通路可抑制内皮细胞增殖与迁移，添加 VEGF 可逆转这一现象。表明 Wnt5a 介导的非经典 Wnt 通路（Wnt/Ca²⁺）在内皮细胞增殖与迁移中发挥正面作用。

皮肤损伤后可激活 Wnt 信号通路，并参与到从炎症控制到细胞凋亡的伤口愈合的每一个过程中。下面，从以下几个方面说明 Wnt 信号通路与创面愈合的关系。

（一）炎性细胞

创面愈合中炎症相关的研究发现，干扰素 – γ（interferon– γ，IFN– γ）和脂多糖（lipopolysaccharide，LPS）作为两个有效的炎症刺激因子，可以显著上调 Wnt5a。针对巨噬细胞与 Wnt 信号通路之间关系的研究表明，巨噬细胞刺激 Wnt 信号通路的直接证据包括：巨噬细胞可刺激玻璃体血管的重塑，巨噬细胞分泌的 Wnt7b 作为一种非常重要的蛋白涉及整个进程。Newman 认为巨噬细胞和 Wnt 信号通路之间有密切联系，并猜测 Wnt5a 可能是巨噬细胞表型的主要调节因子。另外，较多证据表明，巨噬细胞和 Wnt 信号通路在促进血管新生方面有协同作用，而血管新生也参与到创伤修复的过程中，比如 Newman 等认为，Wnt 信号对促血管再生的过程可以通过巨噬细胞进行调节。且 Wnt5a 可促进巨噬细胞产生具有促血管新生作用的细胞因子，如 IL–6、IL–8 等。

（二）成纤维细胞

郑芳等通过实验发现，成纤维细胞的增殖和分泌有利于伤口的修复，而在伤口愈合过程中 Wnt 信号参与了成纤维细胞的增殖，尤其是通过 Wnt/ β –catenin 信号途径。Carre 等应用 Wnt3a 腺病毒模拟激活经典 Wnt 信号通路观察 Wnt 信号通路在创面愈合与瘢痕形成中的角色，结果显示：经典 Wnt 信号通路在新生小鼠皮肤创面表达明显增高，激活 Wnt 信号通路后能促进出生后小鼠成纤维细胞增殖，并可使出生后小鼠成纤维细胞中 HAS1 和 Hyal2 基因表达增强，从而显著提高 I 型胶原表达。β –catenin 参与到大鼠及人类伤口修复的增殖阶段，认为其对成纤维细胞的运动起调节作用，而异常的 β –catenin 可导致过多的纤维组织及瘢痕形成。β –catenin 的磷酸化以及其在细胞质中的积累，向核内的转移，对靶基因转录的调节等可致成纤维细胞的增殖、迁移和胶原沉积。成纤维细胞内 β –catenin 水平变化有调节伤口收缩、抗张强度及 TGF– β 的作用。

（三）血管新生

新生血管为伤口愈合提供充分的血氧供应和营养，以利于肉芽生长和创面愈合。故血管新生受 Wnt 信号通路的影响值得关注。有研究表明，Wnt 信号通路参与血管内皮细胞增生调控，在保持内皮细胞和内皮祖细胞的功能方面发挥重要作用。有报道称，内皮细胞中激活 Wnt 信号通路有助于血管再生，而 Wnt 信号通路的改变可导致血管的损害。Wnt1、Wnt3a 和 Wnt5a 都可控制内皮细胞增殖、迁移、分化等活动。应用 Wnt 拮抗剂或 siRNA 阻断 Wnt 信号通路后，内皮细胞增殖与迁移将受到抑制，而添加血管内皮生长因子（vascular endothelial growth factor，VEGF）后可逆转这一阻断现象。Kurayoshi 等认为，Wnt5a 介导 Wnt/Ca^{2+} 信号通路，通过调节内皮细胞生长而有助于血管新生。Franco 推测，Wnt 处于 VEGF–VEGFR 和 Notch 信号通路的上游，在血管萌芽阶段通过控制内皮细胞对低氧信号的响应，以及 Notch 信号的输出，间接影响内皮细胞的分化。且有报道发现，Wnt 能够诱导基质金属蛋白酶的表达，促进细胞外基质降解，有利于尖端细胞识别并建立连接。而血管平滑肌细胞体外实验显示，能够促进黏着连接处 β–catenin/ 钙黏素复合体的降解，影响内皮细胞向新生血管的迁移。

（四）表皮新生与毛囊再生

表皮新生与毛囊再生对伤口的修复有非常重要的作用，而 Wnt 参与皮肤发展中从真皮发生到皮肤附属器形成的许多过程。Fathke 等研究指出，Wnt 以及 β–catenin 表达增强，表皮细胞的增殖、分化和迁移能力增强，创面愈合加快。研究认为，Wnt 经典信号通路可以促进毛囊干细胞的增殖，且促进毛囊干细胞进入细胞周期并根据不同的调控信号向相应的细胞分化，而毛囊干细胞具有多向分化潜能，可分化形成表皮、皮脂腺和毛囊等。Yamaguchi 等研究显示，皮肤角质形成细胞中 Wnt 信号途径的变化可以影响创伤后皮肤的厚度及色素沉着。Nguyen 研究显示，通过敲除 TCF3 与 TCF4 阻断 Wnt 信号后，小鼠表皮变薄，毛囊发育受阻，创面上皮化功能亦受到显著影响。Wnt/β–catenin 在胚胎发生中毛囊的发育中是必需的，而且有助于出生后的毛囊分化。Wnt 信号在损伤后毛囊再生中有重要作用，包括 Langton 等发现的缺乏毛囊的尾部皮肤受伤的大鼠，虽然仍有再上皮化，但这个过程被延迟。Ito 等研究认为，皮肤创伤可以诱导上皮细胞向毛囊干细胞表型转化，参与创伤后毛囊的再生，抑制 Wnt/β–catenin 信号通路可以明显减少创伤后再上皮化过程中的毛囊新生，而此信号通路的激活剂起相反的作用。在皮肤损伤中抑制 Wnt 信号会阻止皮肤附属物的形成，包括毛发、汗腺，会导致皮肤永久性的瘢痕形成。

（五）干细胞

Wnt 信号通路影响干细胞增殖与自我更新，这与创面愈合密切相关。Whyte 等认为在受损区域 Wnt 信号被激活，可动员干细胞进入损伤区域，这些干细胞对组织修复和再生都十分重要。Wnt 信号通路在伤口的修复过程中可以调节干细胞的招募和分化作用。间质祖细胞也有助于伤口的修复，间质祖细胞的不同分化阶段被 Wnt 信号通路调节，信号通路活性的改变可以通过影响这些细胞的分化影响修复的进程。真皮乳头是许多毛发生长相关基因的表达区域，许多实验证实 Wnt 蛋白和生长因子可以通过促进干细胞的迁移刺激真皮乳头。小剂量的 Wnt 可以诱导间充质干细胞的分化，而大剂量的 Wnt 则抑制间充质干细胞的分化。Brem 等认为，β–catenin 激活后的下游靶基因 c-Myc 可能与表皮干细胞分化存在某种内在关系，失衡的 c-Myc 可能使干细胞耗竭而抑制细胞生长并刺激其终末分化，还可导致细胞外骨架物质 K6/K16 蛋白降低，影响细胞迁移，不迁移的终末分化细胞堆积在创周阻碍上皮化形成。Wnt 信号通路的阻断会降低在受损区域中干 / 祖细胞的招募，而且影响愈合过程中的增殖部分，Whyte 猜测其中的原因，认为可能是因为氧浓度变化引起，并推测 HIF-1 有可能成为损伤及 Wnt 信号激活的靶点。

（六）Wnt/β-catenin 信号转导通路在病理性瘢痕形成中的作用

Wnt/β–catenin 信号转导通路在皮肤创面愈合过程中发挥重要作用，与人类纤维化疾病密切相关。Emily 等认为在人类纤维化组织中，细胞核内的 β–catenin 也许可以直接调控纤维化的细胞外基质产物并且通过上调特异性转录因子发挥更广泛的作用。研究发现，瘢痕疙瘩组织中 β-catenin 的表达增加，推测真皮的增生是表皮中高表达的 β-catenin 与真皮细胞相互作用所致，证实其在多层面参与创面愈合的各个阶段。Li 等发现，在皮肤急性伤口愈合过程中，Wnt 信号等转导通路起重要作用。研究发现，Wnt/β-catenin 信号通路与细胞癌变、肿瘤侵袭等过程密切相关。病理性瘢痕可以被认定为一种良性的皮肤纤维性肿瘤，且具有肿瘤生物学特性。Igota 等发现，瘢痕疙瘩成纤维细胞中 Wnt5a mRNA β-catenin 和蛋白水平高于正常皮肤成纤维细胞。国内学者证实，病理性瘢痕中高表达的 β-catenin 激活了 Wnt/β-catenin 信号转导通路，促进瘢痕的形成。Yasuniwa 等发现，Wnt10A 可以刺激肿瘤中的微血管内皮细胞和成纤维细胞生长，在瘢痕疙瘩真皮成纤维细胞高度表达，表明 Wnt10A 具有促肿瘤形成血管生长因子的作用。随后有学者发现，瘢痕疙瘩角质形成细胞可能诱导 R-spondin2 在成纤维细胞中高表达，R-spondin2 协同 Wnt3a 通过经典的 Wnt/β-catenin 信号转导通路来完成。O-gawa 等认为，皮肤张力是触发瘢痕形成的重要因素，减少伤口或瘢痕周围的皮肤张力是预防和治疗病理性瘢痕的有效措施。病理性瘢痕的形成和发展可能与局部皮肤张力学相关，受到拉伸的细胞相比较于未拉伸的细胞迁移得更快更远，增殖不变，凋亡减少，与此同时，胶原蛋白的合成不变，降解增加，这些生物效应是由整合素和 Wnt 信号机械传导途径所介导的。

付小兵所带领的团队探讨 Wnt/β-catenin 信号通路活化对人表皮细胞表型变化的影响。他们采用差速贴壁法分离人成熟表皮细胞，并将细胞分为对照组和诱导组，诱导组又分为氯化锂（LiCl，20 mmol/L）诱导组和 GSK-3β 抑制子（15 μmol/L）诱导组，诱导 6 天后观察细胞的形态变化，并采用 Westernblot 检测表皮细胞内 β-catenin 的表达水平，免疫组织化学法检测表皮细胞表面标志性蛋白 CK10、CK14、CK19 和 β1 整合素的表达变化。结果人表皮细胞内 β-catenin 的表达在被 LiCl（2.15±0.54）和 GSK-3β 抑制子（2.58±0.65）诱导后分别比对照组（0.71±0.23）增加 2 倍和 2.5 倍（$P<0.01$，见图 3-16）。而且经诱导后，细胞体积变小变圆，细胞核、细胞质比例变大。免疫组织化学检测结果表明，诱导前表皮细胞高表达 CK10，部分细胞 CK14、CK19 和 β1 整合素表达阴性。诱导后已无 CK10 阳性细胞存在，有部分 CK14 阳性细胞，且 CK19 和 β1 整合素的表达呈强阳性。说明 Wnt/β-catenin 通路活化可引起人成熟表皮细胞的去分化，Wnt/β-catenin 通路可能是调控人表皮细胞去分化的关键环节。

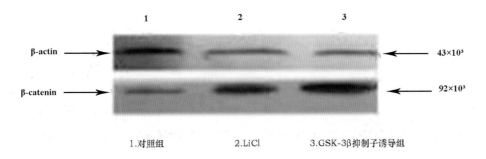

图 3-16 Weatern blot 检测 LiCl 和 GSK-3β 抑制子诱导 6 天后人表皮细胞内 β-catenin 的表达

注：1—对照组；2—LiCl 诱导组；3—GSK-3β 抑制子诱导组。

若进一步明确其调控表皮干细胞增殖与分化的分子机制，则可能通过改变 Wnt 通路里的不同基因信号来精确调控表皮干细胞的有限增殖及定向分化，从而为皮肤再生医学和组织工程学研究提供新的途径与手段。

四、TGF-β/Smads 信号转导通路

（一）TGF-β 结构、分泌和激活

迄今，TGF-βs 至少已发现其有 6 种亚型，即 TGF-β 1 ~ 6，在哺乳动物体内发现 3 种亚型，分别是 TGF-β 1、TGF-β 2、TGF-β 3。这 3 种因子有相似的生物学活性，抑制大多数类型细胞增殖，诱导上皮细胞凋亡，但刺激间质细胞增殖产生细胞外基质，诱导体内各种组织纤维化反应。TGF-β 分泌后必须经过激活才能发挥效应，即 TGF 前体分子 LTGF 必须激活为成熟的 TGF-β（TGF-β 1、TGF-β 2、TGF-β 3）形式才能与受体连接，然后激活信号转导通路。与大多数其他激素不同，成熟的 TGF-β 在分泌后仍然保持与它的前肽共价结合，成熟的 TGF-β 的这种复合物形式不能被信号受体识别，因此被称为 TGF-β 前肽。TGF-β 信号分子通过跨膜的受体复合物进行信号转导，这些受体（TGF-βR）广泛存在于多种细胞表面，其细胞效应包括细胞外基质沉积、细胞生长抑制和凋亡。细胞外基质沉积涉及刺激基质蛋白和抑制蛋白酶。

Smad 蛋白家族是把 TGF-β 与其受体结合后产生的信号从胞质传导到细胞核内的信号中介分子。哺乳类中发现了有诸多不同的 Smad 蛋白，这些蛋白可分为 3 个不同的亚族：途径限制型 Smads（R-Smad，receptor-regulated Smads）、共同中介型 Smad（C-Smad，common-partner Smads）和抑制型 Smads（I-Smad，inhibitory Smads）。所有的 Smads 蛋白由 3 部分组成：氨基端和羧基端高度保守的 MH1 和 MH2 结构域，和其间富含脯氨酸的间隔区 L（linker）。MH1 区是高度保守的氨基末端。在基态时，Smad2、Smad3、Smad4 的 MH1 区能自动抑制 MH2 区，使之维持在非活化状态。

在 Smad 介导的 TGF-β 信号转导的基本过程中，TGF-β 信号是以一种非放大的化学计量的方式向细胞核内传递的，需要两种单跨膜丝氨酸/苏氨酸受体及 Smad 蛋白的参与。TGF-β 超家族的二聚配体与细胞膜表面的 Ⅰ 型和 Ⅱ 型受体具有高度的亲和力，结合形成异四聚体。该复合物中，Ⅱ 型受体在自主磷酸化同时可将 Ⅰ 型受体 GS 结构域磷酸化而激活，活化的 TGF-β R Ⅰ 使 R-Smad SSxS 区域两个丝氨酸残基磷酸化并与 Smad 4 结合形成异三聚体或四聚体进入胞核，与许多辅助活化因子（coactivator）和辅助抑制因子（coinhibitor）协同作用调节靶基因的转录。

（二）TGF-β/Smads 信号转导在创面愈合中的作用

TGF-β 作为一类多功能的细胞因子，与创面愈合密切相关。付小兵院士带领的团队在研究中发现，机体内 TGF-β 的 3 种异构体的生物学功能不尽相同，与 TGF-β 2、β 3 相比，TGF-β 1 与伤口修复愈合的关系最为密切。同时，该研究小组发现，与正常皮肤和溃疡边缘相比，溃疡中心组织内的 TGF-β 1 蛋白含量有所下降，阳性信号仅见于表皮基底细胞和巨噬细胞内。TGF-β 2、β 3 蛋白

含量明显增加，TGF-β2 几乎在所有的细胞内都有表达，特别是在毛囊细胞中；而 TGF-β3 在毛囊细胞中表达很少，在表皮、汗腺和血管内皮细胞中表达明显。因此，创面修复延迟的原因可能是由于溃疡处的 TGF-β1 含量下降，而 TGF-β2 和 TGF-β3 蛋白表达增强，引起肉芽生长缓慢，血液供应不足，基质纤维蛋白代谢失调等，最终导致溃疡的发生，但具体机制仍需进一步研究。在溃疡创面处，受体 I 蛋白的含量和分布与正常组织相比未见异常，可见溃疡的发生可能与 TGF-βR 的蛋白表达和分布无关。

TGF-β 可以促进细胞外基质（ECM）的合成，而 ECM 构成中主要含有 1 ～ 4 型胶原。在 TGF-β 促进 ECM 合成的过程中，Smad 可与 COL1A1、3A1、5A2、6A1、6A3 和 TIMP-1 基因发生作用而调节这个过程。另外，也发现存在着非 Smad 依赖途径，如 JNK 途径等。同时实验发现，在人皮肤成纤维细胞中 Smad3 可以促进 I 型胶原合成。从以上研究得出结论，Smad3 及其家族参与胶原合成。但 Smad3 及其家族参与的胶原合成在伤口愈合方面是否发挥作用？如果通过抑制 Smad3 及其家族而抑制胶原合成，这种抑制对伤口愈合存在的影响有待实验去证明。总之，该信号通路在组织修复与再生调控中具有极为重要的作用。

五、Slit-Robo 信号通路

Slit 是 1984 年由 Nusslein-Volhard 等在果蝇体内发现的分泌型细胞外基质蛋白，由基因 4p15.2 编码，分子量约为 200 ku（2.0×10^5），Robo 蛋白家族是 Slit 的受体家族，是一种单通道的跨膜受体，该家族在哺乳动物中有 4 个成员即 Robo1/Dutt1、Robo2、Robo3/Rig-1 和 Robo4/Magic Roundabout。Slit 通过 N- 端的 D2 区（第二亮氨酸重复区）与 Robo 的 Ig1-2 区结合，硫酸酰肝素糖蛋白（HSPGs）是 Slit 和 Robo 的共同受体，能与 Slit2 天 2 及 Robo 的 Ig1 结合形成三元复合物（Slit-Robo-heparin）从而稳定 Slit 与 Robo 的结合。早期研究发现，Slit-Robo 信号通路是神经轴突导向因子、神经元迁移的排斥性因子和白细胞趋化的抑制因子，近年来发现其在细胞迁移、凋亡和血管生成中都有重要作用。

感染与损伤部位的中性粒细胞是炎症反应的重要组成部分，中性粒细胞趋化、游走和黏附是炎症反应的重要过程，而多种趋化因子和化学诱导物能对白细胞趋化进行调控。Robo1-Slit2 被证明是白细胞趋化的内源性抑制因子，在炎症反应中能抑制中性粒细胞、淋巴细胞及巨噬细胞的迁移。通过实验发现，Slit2 一方面能通过 PI3K（Slit-Robo 信号下游的效应器）促进嗜酸性粒细胞趋化因子介导的嗜酸性粒细胞的趋化，另一方面又通过 srGAP1（Slit-Robo Rho GTPase activating protein 1，srGAP1）抑制基质细胞衍生因子 -1（stromal cell-derived factor-1，SDF-1）介导的中性粒细胞趋化。

Slit2 可以抑制 VEGF 诱导的野生型血管内皮细胞迁移、管道形成和通透性增加，从而阻滞血管发生和血管渗漏。Slit-Robo 信号通路控制着血管内皮细胞的完整性，Slit2 可能成为一个新的治疗新生血管形成和血管通透性增加的药物。Slit 能介导 Robo4 活化，从而形成 paxillin-GIT1（ArfGAP）复合体，这种复合体能使 Arf6 失活，最终增强血管稳定性。Slit2 还可通过 mTORC2（mmalian target of rapamycin）依赖的 Akt 和 Rac 的活化诱导血管发生。

六、Sonic hedgehog

Sonic hedgehog是一种与生长、发育和损伤修复相关的重要信号通路，但在肿瘤中的研究较为深入。该通路还与神经系统的生物学功能密切相关，可促进神经的发育和再生轴突导向。近年在应激损伤方面，尤其是在氧化应激损伤方面的研究成为新热点。

（一）Hedgehog信号转导通路成员及其经典通路

Hedgehog（Hh）基因是在果蝇里发现的一种基因，哺乳动物体内有3种Hedgehog信号蛋白：Sonichedgehog（Shh）、Desert hedgehog（Dhh）和Indianhedgehog（Ihh），其中Shh是目前研究较全面的一个。Ptch是一种12跨膜受体，Hh信号转导从Ptch开始，当无Hh信号时，Ptch与Smo结合，阻止Smo移位到初级纤毛上而使Smo活性受到抑制，下游信号通路处于抑制状态。Ptch并不与Smo直接结合，而是通过改变某种小分子抑制剂的分布及浓度来间接影响Smo。Smo是Frizzle家族中一种7跨膜受体蛋白，是G蛋白偶联受体家族成员之一。其C-末端位于胞内，而位于胞外的N-末端有一个富含谷胱甘肽的结构域和一个跨膜结构片段，SAG（Smo激动剂）和环靶明（Smo抑制剂）就是结合于Smo胞外的N-末端结构上发挥作用的。Gli蛋白是Hh通路中的转录因子，有3种亚型：Gli1、Gli2和Gli3，Gli1在Hh通路中主要作用为转录激活，Gli3作用为转录抑制，而Gli2则具有转录激活和抑制的双重作用。当Hh被激活后，Hh信号肽与Ptch结合，解除对Smo的抑制，Smo以一种活性形式聚集于初级纤毛上，进入胞内并激活转录因子Gli使其进入核内，调控下游信号通路的开放，合成下游相关功能蛋白N-myc、cyclin等。

（二）Hh非经典通路途径

但是近些年，也有一些关于非经典Hh通路的研究报道，这些非经典通路大都分为两类：不依赖于受体Smo，或者不依赖于转录因子Gli。不需要受体Smo的非经典途径：通过Ptch1受体与周期蛋白cyclin B1之间的相互作用，促凋亡、抗肿瘤的非经典Hh通路。依赖于Smo受体但是不需要转录因子Gli的非经典通路：依赖于Smo激活Rho家族小分子GTP酶RhoA和Rac1的非经典途径，依赖于Smo激活src调节轴突导向的非经典通路，依赖于Smo调节钙离子信号通路及膜功能的非经典通路等。

除以上两大类之外，研究报道在脊髓神经生长过程中，Shh信号依赖于Smo受体通过调节钙离子（Ca^{2+}）依赖性电生理活性及环磷腺苷效应元件结合蛋白/激酶A（CREB/PKA）途径，由激活Gli1转录活性的经典Shh通路转变为抑制Gli1转录活性的非经典Shh通路。这些非经典通路是复杂的Hh信号通路的补充。

以往的研究认为，Shh信号通路只在该信号通路处于激活状态的恶性角质形成细胞中表达，而在正常角质形成细胞中不表达，即认为特异性调控Shh信号通路只对肿瘤细胞有影响，而对正常细胞没有作用。然而，最近几年人们发现Shh信号通路并不仅在恶性肿瘤细胞中表达，在正常的组织细胞中也并不关闭，而是处于开放的活性状态，参与机体的组织修复、组织再生、细胞生存、干细胞维系等诸多生理病理过程。有学者用 cyclopamine 处理体外培养的正常角质形成细胞系 HaCaT，能够明显抑制 Shh 信号通路靶基因的表达，并抑制 HaCaT 细胞增殖。研究发现，Shh 可以诱导 HaCaT 角质形成细胞产生 EGF。同时，EGF 还可以反过来调控角质形成细胞中 Shh 信号通路靶基因 Gli-1 的表达。表明 Shh 信号通路与 EGFR 信号通路之间关系密切，而 EGFR 信号通路是 MEK/ERK 通路的直接上游通路，更进一步提示 MEK/ERK 信号通路在 Shh 信号通路调控角质形成细胞的代谢过程中可能具有十分重要的作用。还有较多报道有关 Shh 信号通路在正常角质形成细胞的增殖、凋亡、基质渗透等过程中扮演着重要的调控角色。充分说明，Shh 信号通路在正常角质形成细胞的增殖和凋亡代谢中的重要作用，但其分子机制尚未阐明。

Sonic hedgehog 还具有诱导血管生成的作用，且所形成血管的管径较大。有研究显示，这主要与 Sonic hedgehog 可诱导内皮生长因子 I 和 II 的表达，且能够快速激活 C-Fes/PI3K 通路和基因转录，调节内皮细胞毛细血管形成有关，其中 NO 扮演重要角色。一些研究发现，糖尿病动物模型中，Hedgehog 信号通路激活后可部分改善糖尿病的并发症。国内学者的研究发现，糖尿病小鼠皮肤组织中 Shh 信号通路受损，伤口表面给予 Shh 蛋白治疗后，可显著促进糖尿病皮肤伤口的愈合。

七、其他

既往人们在研究细胞（包括干细胞）自我更新、生长和分化的分子信号机制时，更关注于化学物质或溶液介质产生的生物化学信号，往往忽视一些物理因素或生物机械信号的影响。近年来，一些研究开始对细胞内、外的力学微环境以及细胞机械力产生的机械信号对控制细胞形态结构和功能方面所发挥的作用有所重视。生物机械力和力学信号参与细胞的自我更新和分化过程。

（一）细胞外微环境及细胞的生物力学

1. 细胞外微环境

细胞聚集与细胞间的相互连接受到细胞外基质微环境影响，这些微环境主要是由水合蛋白和多糖构成的化学可溶性信号和物理信号网络。信号分子与细胞表面的受体特异性结合，引起一系列复杂的胞内信号响应，调控目的基因表达，促使细胞表型发生改变，进而造成细胞增殖、存活、迁移以及分化等一系列生物学反应。细胞表面黏附受体，如整合素和黏连蛋白是一类重要的细胞表面受体，其配体主要为细胞外基质蛋白（extracellular matrix，ECM），如胶原蛋白（collagen）、纤黏连蛋白（fibronectin）、层黏连蛋白（laminin）等。整合素通过识别这些胞外基质蛋白，介导细胞与细胞、细胞与 ECM 的黏附反应，并接受转导级联信号后引起胞内信号响应。一方面细胞在特定条件下启动维持自我更新程序；另一方面细胞将面临分化、老化和凋亡。

2. 细胞的生物力学效应

（1）细胞张力：细胞张力的完整性结构由承受压力构件和一系列连续的张力构件相互连接组成，这种结构的稳定性取决于细胞内部结构完整性的保持，因而也被称为张力完整性。研究表明，细胞的结构符合张力完整性原理，且细胞骨架（cellular framework，CF）的张力完整性影响细胞的形状和功能。此外，细胞骨架的张力完整性是细胞形变的主要决定因素。相关研究表明，扁平细胞比圆形细胞DNA合成更为旺盛，提示细胞的变形是信息传递的重要环节。在机械应力的作用下，细胞骨架的所有构件为了分散张力和压力而发生整体重排，这将导致细胞发生形变，细胞形状调节发出的调节信息以力的形式传递。故机械应力的变化可以通过改变细胞及其骨架内的力平衡而对细胞的生长和生化性质产生影响，即细胞直接受到来自外界的力学刺激时，其形态和功能都发生改变。组织细胞常受到动态牵拉应力作用，体内牵拉应力通过细胞外基质传递到细胞。牵张应力模型利用液体或气体对弹性基底膜施加可控位移或压力作用，使细胞基底膜产生弹性变化从而使黏附于膜上的细胞受到相应的牵张应力作用。

（2）流体静压力：处于相对静止状态下的流体，由于本身的重力或其他外力的作用，在流体内部及流体与容器壁面之间存在着垂直于接触面的作用力，这种作用力称为流体的静压力。目前研究表明，流体静压力对调控软骨代谢和维持其细胞胞外基质正常表型起重要作用，其中静压力刺激减少了Ⅱ型胶原和蛋白多糖的合成，而正常动压力刺激则促进Ⅱ型胶原和蛋白多糖的合成。Holmvall等发现，持续高流体静压力抑制蛋白多糖的合成和分泌，减少整合素mRNA的表达，改变高尔基复合体的形态和抑制微丝的组成。Stewart等人在研究细胞有丝分裂过程中发现了引起细胞形状发生变化的作用机制，即黏附细胞是怎么从扁平形变成圆形的。研究发现，有丝分裂中让细胞形状变成圆形的力既取决于肌动球蛋白的细胞骨架，还取决于细胞响应"摩尔渗透压浓度"（osmolality，即为了表示某溶液的渗透压，有时使用与该溶液具有等渗的非电解质溶液的克分子浓度，称为摩尔渗透压浓度）变化的能力。研究认为，让细胞形状变成圆形的力是由于渗透压改变产生的，而肌动球蛋白皮质（actomyosin cortex）抵抗外力来维持细胞变圆的力是必不可少的。肌动球蛋白皮质瞬间的分解将使细胞体积增加，肌动球蛋白收缩刺激引起细胞体积减小，这表明细胞可通过内在调控肌动球蛋白皮质的收缩来维持渗透压的平衡。因此，通过从局部调节肌动球蛋白依赖的表面张力以及从全局上调节渗透压，细胞可以控制它的体积、形态及机械性能。

（3）流体剪切力：一些细胞可能长期处于具有流体流动的环境中，例如，血管、淋巴管的内皮细胞和平滑肌细胞，食管、肠道的上皮细胞以及骨骼中的成骨和破骨细胞等。这些细胞始终暴露于血流、淋巴液、组织液或消化的食物残渣的冲刷，这种流体对细胞产生的机械力称为流体剪切力。研究表明，流体剪切力能够调控细胞的功能。目前认为流体流动主要分为2种形式：层流的流动（laminar）和湍流的流动（turbulent）。近年研究表明，流体剪切力是影响组织代谢，尤其是影响骨组织代谢和调节骨细胞的功能和形态的一个重要因素。

（二）生物机械力及力学信号转导调控干细胞的自我更新和分化的作用

在干细胞的研究中，如何维持多能干细胞的自我更新是研究的一个重要内容。此外，多能干细胞可定向诱导或自发分化，转变为组织特异类型细胞，如神经细胞、皮肤细胞或肌肉细胞。但长期以来，研究人员都是通过体外添加生长因子、小分子化合物来维持多能干细胞的多潜能状态，即便如此，在长期培养的过程中，干细胞还是会进入不同的分化阶段，呈现出不同的基因表达模式。因此，体外培养条件下如何长期、有效地维持多能干细胞的干性仍然是一项值得深入研究的课题。近年研究表明，生物机械力及力学信号转导在胚胎发育、干细胞分化谱系命运的调控过程中发挥着很重要的作用，一些未分化细胞能够感知周围的生物力及力学信号的刺激使其向特定方向分化。研究表明，通过细胞形态变化、基底硬度、基底几何结构变化以及对细胞施加各种生物机械外力刺激对干细胞的增殖和分化命运具有重要的影响。

1. 基底硬度影响干细胞的增殖、分化命运

细胞外基质传感弹性能力的重要性已在成纤维细胞、间充质干细胞、表皮干细胞等研究中被证实。Engler 等人首次探讨基底硬度在调控人间充质干细胞的命运中的作用。利用包被胶原的聚丙烯酰胺凝胶作为人工细胞基质用于细胞的体外贴壁培养，通过调整化学成分的比例来制备软硬弹性不同的细胞基质，然后将人间充质干细胞放入不同软硬程度的胶中培养来测试细胞生长。结果显示，不同基质硬度对细胞生长的命运的影响不同，当细胞放入类似大脑组织的较软的基质中培养时，细胞呈现出神经细胞的表型；当细胞生长于类似于肌肉组织的较适中硬度的基质中时，细胞表现出肌原性特性；而当细胞长在类似于骨胶原的较硬的基质中时，细胞更趋向于成骨样的表型。美国密西根大学的研究者通过新型的基质材料来培养成体和胚胎干细胞，发现了一种能够干预干细胞分化命运的方法。他们发现，干细胞会对细胞基质施加一定的力，而这种力可能与细胞分化相关。如干细胞在坚硬的基质中生长最后分化成骨细胞，而在较软的机制中生长则分化成脂肪细胞。此外，美国伊利诺伊大学华裔科学家汪宁教授领衔的研究组发现，小鼠胚胎干细胞（mouse embryonic stem cells, mESCs）更倾向于黏附在一起形成圆形克隆，但那些在克隆边缘与坚硬的培养皿接触的细胞的分化则要相对容易和迅速一些。基于该现象，研究人员将研究方向集中到 mESCs 的生物力学而非生物化学研究上，发现在软凝胶上培养的细胞表现出更强的同质性和多能性。甚至在缺乏 LIF 的条件下，细胞仍可连续培养 3 个月以上。该研究表明，降低基质与细胞的弹力作用有助于细胞维持多能状态。但细胞外基质弹力的变化在诱导干细胞特异分化作用方面的分子机制是一直困扰生物力学界的一个问题。清华大学的 Du 等人在这个方面的研究取得了重要进展。他们认为，细胞表面整合素的活化和内吞可能是软基质弹性诱导干细胞分化的机制之一。

2. 基底形状变化影响干细胞的增殖、分化命运

细胞培养基底形状的不同对细胞增殖、分化具有重要的影响。Nelson 和 Bissell 将相同的细胞分别培养在圆形和方形的培养皿中，研究发现，在牵引力较大的地方，即圆形培养皿的边缘和方形培养皿的 4 个角里的细胞增殖最快。McBeath 等人用微接触印刷法控制细胞的生长面积。结果表明，在面积较小的基底上培养的间充质干细胞分化为脂肪细胞，而在面积较大的基底上培养的则分化为成骨细胞。为研究基底几何微结构及生物力学效应对间充质干细胞分化的影响，李振涵等利用微模式化基底研究基底几何微结构对骨髓间充质干细胞增殖、分化及迁移的影响。结果表明，细胞铺展的几何形态和面积与骨髓间充质干细胞增殖、分化和迁移有重大联系，当细胞铺展宽度狭小时可抑制骨髓间充质干细胞的增殖，当细胞铺展面积受限时细胞迁移增强。研究认为，成骨细胞诱导因子地

塞米松可能在降低细胞增殖和迁移中起到重要作用。此外，该研究组进一步探讨了基质硬度、形状和维度 3 个生物物理参数对大鼠间充质干细胞的影响，表明基质硬度或维度对于生长在较硬、维度不均衡的基质的细胞主要起到增殖、调控作用。但基质几何形状在生长在柱状基质中形成球状而非槽状的细胞中主要起控制细胞的形态和伸展作用。研究认为，尽管基质的软硬度对大鼠间充质干细胞向骨细胞分化或神经细胞分化有调节作用，但基质几何形态和维度同样在干细胞的分化过程中有调控作用。Lü 等人采用聚丙烯酰胺水凝胶精密加工成 3 种拓扑地形的培养皿（凹槽、柱形和六边形）对小鼠胚胎干细胞进行培养并系统分析了细胞的形态、增殖和干性。研究表明，基底的拓扑地形对调控干细胞的干性具有重要作用，在凹槽状和柱状皿中所形成的克隆相对较为扁平，而在六边形的皿底形成的克隆较圆润。

3. 细胞形态的改变影响干细胞增殖及分化命运

细胞分化过程中会改变其形状和形态特征。研究表明，细胞形态与细胞的增殖、存活及分化等有着重要的联系。改变细胞形态是否能够改变人间充质干细胞的分化命运呢？McBeath 等人通过利用微 / 纳米图案化技术来调控细胞生长的面积从而约束细胞伸展行为。当细胞处于黏附、扁平和伸展状态时，细胞启动成骨形成的机制；而当细胞处于不伸展、圆形状态时，细胞则易变成脂肪细胞。早期研究表明，细胞形态的改变会影响 Rho 家族三磷酸鸟苷（guanosine triphosphate，GTP）酶的活性。研究发现，RhoA 参与细胞形变的过程，RhoA 活性的改变介导了这种依赖细胞形态来调控人间充质干细胞的不同分化。抑制 RhoA 的活性将诱导人间充质干细胞生成脂肪细胞。相反，持续地激活 RhoA 使细胞变成成骨细胞。此外，细胞形态改变会影响 RhoA 下游信号的多种调控机制。研究表明，Rho GTP 酶家族成员需要在膜脂筏中被激活，而这个位置会随着细胞形状改变而发生变化。影响干细胞命运的 RhoA-ROCK（RhoA-dependent kinase）-Tension 信号可能通过黏着斑转导。改变细胞的伸展将改变 RhoA 介导的细胞骨架的收缩、黏着斑的装配以及整合素的下游信号通路。总之，上面提到的细胞形态、生化信号和骨架收缩之间的相互作用表明了细胞结构和力学在细胞和组织发育中的重要性，它提供了一个细胞及组织完成自身稳定机制负反馈调控的分子基础。

4. 生物机械力对干细胞基因表达和分化命运的影响

流体剪切力对胚胎干细胞和间充质干细胞分化具有重要作用。在胚胎干细胞研究方面，Yamamoto 等人报道流体剪切力可促进小鼠胚胎干细胞分化，当将 FIK-1 阳性的小鼠胚胎干细胞置于流动的液体中培养时，结果显示，与静止培养相比显著增加了细胞处于 S 和 G2 ~ M 期细胞的数量和比例。此外，剪切力还显著提高血管内皮细胞标志分子 FLK-1、FLT-1、VE（vascular endothelial）-cadherin 以及 PECAM（platelet endothelial cell adhesion molecular）-1 蛋白水平和 RNA 水平的表达。Adamo 等研究表明，流体剪切应力可促进胚胎期造血发生。小鼠胚胎干细胞体外分化时，在流体剪切力刺激下，会提高 CD41 和 c-kit 双阳性造血前体细胞中 Runx1 的表达。此外，消除 NO 信号可能是剪切应力提高造血细胞克隆形成能力以及增加小鼠胚胎造血标志分子表达的原因之一。Toh 和 Voldman 采用一种多通道微流体芯片装置来研究剪切力对小鼠胚胎干细胞自我更新的影响。结果显示，流体剪切力特异地上调外胚层特异标志分子 FGF5（fibroblast growth factor 5）。小鼠胚胎干细胞对剪切力的力学感知可能是通过细胞外的硫酸类肝素蛋白多糖介导的，从而调节 FGF5 的表达。在间充质干细胞方面，Glossop 和 Cartmell 采用 DNA 芯片和反转录实时定量 PCR 分析发现，不同的流体剪切强度和作用时间影响人骨髓间充质干细胞（human bone mesenchymal stem cells，hBMSCs）丝裂原激活的蛋白激酶（mitogen-activated protein kinase，MAPK）信号通路中相关基因的表达。在不同的剪切力强度和作用时间刺激下，细胞出现不同的基因表达模式，但比较不同力学强度和作用时间的各组细胞时，发现无论力学强度的大小和作用时间的长短，剪切力总能持续和显著地上调 MAP3K8（MAP kinase kinase kinase 8）和 IL-1（interleukin-1 beta）的表达。该研究认为，MAP3K8 可能是 hBMSCs 重要的细胞内力转导的媒介分子。另有研究表明，剪切力可刺激 hMSC 在无化学因子的诱导下向成骨性细胞分化的表型。水平拉伸应力对间充质干细胞分化具有重要的影响。若采用微型图像束来检测间充质干细胞在受到单轴水平应力拉伸后的变化情况。结果显示，水平应力引起平滑肌细胞的标志分子 calponin1 的表达升高，而软骨基质标志分子的表达却发生下降。倘若将细胞处于应力拉伸的垂直方向时，前面这种基因表达的变化则消失。这些结果表明，机械应力对间充质干细胞的基因表达和细胞命运具有重要作用。最近，Kurpinski 等人报道，若将 TGF-β 和周期性的机械应力同时作用于细胞，将导致 calponin1 基因表达的上调。这说明溶液介质和机械应力可以通过协同作用来调控间充质干细胞的基因表达。何学令等人应用双轴力学应变加载系统对大鼠 BMSCs 施加周期性机械牵张应力刺激。结果表明，成骨化学诱导剂和应力刺激均能促进大鼠 BMSCs 成骨向分化，二者具有协同作用。Lü 等利用拉伸装置和改良的侵袭小室方法进行了人表皮细胞或人成纤维细胞的侧向迁移及跨膜迁移的动力学研究。观察发现，当表皮细胞与成纤维细胞非接触共培养时，表皮细胞具有不对称迁移现象。例如，那些远离人纤维细胞或者说能够从下往上跨膜迁移的人表皮细胞数量要显著高于那些靠近人成纤维细胞或者是从上往下迁移的表皮细胞。这种不对称迁移主要受来自成纤维细胞分泌的表皮生长因子（epidermal growth factor，EGF）的调控。此外，机械拉伸可通过增加成纤维细胞 EGF 的分泌进一步影响人表皮细胞的不对称迁移。高频的磁珠振荡影响干细胞的增殖、分化命运。Chowdhury 等人将微米级的磁珠置于胚胎干细胞表面，然后施加一个微小的震荡磁场，使磁珠在磁场中来回震荡。研究发现，这种持续的振荡能够刺激细胞内部力的产生，如肌球蛋白周期性运动。他们还发现，小鼠的胚胎干细胞相比其分化为其他类型的细胞要更柔软，对局部周期性的力更敏感，一个很小的局部力就能够改变单个胚胎干细胞 Oct3/4 基因的表达，其他基因的表达也可以被改变。

5. 旋转培养产生的力学效应对干细胞增殖和分化命运的影响

近年来，国内外不时有报道称旋转培养产生的力学效应可影响干细胞的增殖和分化。Yuge 等人用三维回转器（3D-clinostat）培养人间充质干细胞，结果显示，培养 1 周后细胞扩增 14 倍，而正常重力培养只扩增 4 倍。此外，三维回转器中扩增的细胞在体内移植具有分化成透明软骨的能力。相反，正常重力下培养的细胞则失去这种性能。该研究认为，三维的旋转培养环境也许可成为扩增干细胞的重要工具，且扩增培养后的细胞可以避免在细胞移植后发生的一些不利影响。Kawahara 等人采用三维回转器来模拟微重力环境培养小鼠胚胎干细胞，发现在无饲养层、无血清和 LIF 的情况下，小鼠的胚胎干细胞仍可以保持干性生长，扩增后的胚胎干细胞具有向 3 个胚层分化的潜能。有人采用美国国家航空航天局（National Aeronautics and Space Administration，NASA）研制的旋转式生物反应器培养人包皮来源表皮干细胞，结果显示，在该三维旋转培养条件下人表皮干细胞增殖能力增强，其人表皮干细胞终末分化标志分子 involucrin 的表达降低。扩增后的细胞可形成紧密的三维结构。此外，在小鼠胚胎干细胞分化研究中发现，旋转式悬浮培养促进细胞向中内胚层分化，其作用机制主要是通过上调 Wnt/β-catenin 信号通路。尽管旋转培养产生的力学效应能影响细胞增殖和分化命运，但确切的作用机制仍不清楚，有待于进一步研究。

（三）生物机械力调控干细胞命运可能的机制

细胞感受 ECM 的弹性的过程是细胞将感受到的力学刺激转化为生物化学信息的过程，该过程称为细胞力学信号转导。细胞通过黏着斑与 ECM 黏附，黏着斑由一系列信号分子组成，并与胞质中微丝骨架相连。这些信号分子在力学刺激作用下可产生构象变化，从而触发激酶活化、磷酸化位点暴露、信号分子胞内运输和受体配体结合强度改变等一系列分子事件。

1. 整合素活性及信号的力学调控

越来越多的研究表明，细胞应力感受的一个关键分子机制为整合素、黏着斑蛋白以及其他相关结构蛋白的形变。整合素具有机械应力转导的功能，它主要集中于整合素聚焦黏附区域，起到将机械力学信号变为化学信号的作用。Friedland 等报道，$\alpha_5\beta_1$- 整合素是由 Myosin II 引起细胞骨架应力纤维处于松弛状态和紧张状态的开关。另有一些证据表明，肌动蛋白肌丝与整合素的细胞质区部分之间起介导作用的 α- 肌动蛋白是一个关键分子结构，可干扰肌动蛋白应力纤维的形成，阻止信号向细胞核传递。G 蛋白作为较常见的信号转导关键分子，大 G 蛋白通过对其亚基上氨基酸残基的脂化修饰作用而锚定在细胞膜上，从而为其接受细胞膜结构信号提供了结构基础；小 G 蛋白则通过细胞外基质 - 整合素 - 细胞骨架接受细胞外机械信号。最近，Grashoff 等人利用黏着斑张力生物感受器证明，在活细胞中黏着斑的恢复以及黏着斑之间力的传递对受力状态下黏着斑的稳定十分必要。因此，整合素活性和信号的机械调控方式可能决定干细胞的命运。

2. RhoA/Rho- 激酶（ROCK）信号通路的作用

RhoA 是位于细胞内的一种 GTP 酶，ROCK 是位于 RhoA 下游的效应分子，它被活化的 RhoA 激活。ROCK 可将肌球蛋白轻链激酶（myosin light chain kinase，MLCK）和肌球蛋白磷酸酶磷酸化，抑制其活性。这对于保持细胞骨架张力纤维的完整性，提高肌动蛋白张力纤维的伸缩性，调控细胞的形态、黏附和运动等起着非常重要的作用。尽管 RhoA 在细胞的力学响应上发挥重要作用，但其分子机制一直没有被揭示。Guilluy 等人通过分子印记的生物化学和生物物理学方法鉴定出 2 个鸟嘌呤核酸交换因子 GEF-H1（guanine nucleotide exchange factors，GEFs）和 LARG（leukaemia-associated Rho GEF）是调控细胞对力适应的关键分子。结果显示，张力通过整合素介导刺激了这 2 个分子的活化以及招募它们到黏附复合物上。此外，结果揭示 LARG 受 Src 家族酪氨酸激酶（Src family kinases，SFKs）Fyn 的激活。而 GEF-H1 活性的增强是受细胞外调节蛋白激酶（extracellular regulated protein kinases，ERK）下游级联信号，包括 FAK（focal adhesion kinase）和 Ras（rat sarcoma）的催化。Dupont 等发现，Yorkie- 同源物 Yes 相关蛋白（Yes-associated protein，YAP）和与 PDZ 结合的转录辅激活子 TAZ（transcriptional coactivator with PDZ-binding motif，TAZ）是外露于核的两个力学信号传感分子。YAP/TAZ 的活性可受到 ECM 硬度变化、细胞形状及几何形变的调控。其调控方式主要依赖于 Rho GTP 酶的活化和肌动球蛋白细胞骨架拉伸，但它不依赖于 Hippo/LATS(large tumor suppresso)级联效应。此外，在由细胞外基质软硬诱导的间充质干细胞分化以及通过细胞几何形态改变调控内皮细胞的存活方面，YAP/TAZ 发挥至关重要的功能。相反，激活 YAP 的表达对细胞行为上的变化超过了物理约束。因此，YAP/TAZ 可能是细胞微环境中调控力学信号的传感器和介质之一。

3. 力学信号超长距离转导的作用

在活细胞中短距离的力学转导及作用机制已研究得比较清楚了。力及能量可以跨膜通过整合素、黏连蛋白、结合黏着斑以及细胞骨架网络来连接细胞核、核内部支架以及环联的染色质达到信号转导。这种细胞内机械信号反应的速度和精度是可以通过改变细胞骨架的预应力来调节的。预应力的改变可以控制处于紧张时细胞骨架微丝的劲度，比如在细胞质中跨度较大的肌动蛋白应力纤维和中间纤维。作用于细胞核的力可能造成核内特异承重分子形态变化、折叠以及动力学改变，也可能改变染色质的高级结构，进而影响核蛋白的自组装、基因转录、DNA 复制以及 RNA 加工等。这种机械信号在活细胞的长距离转导比由扩散方式产生的生化信号转导更加快速和有效。力学信号的长距离转导同样有助于理解机械力是如何同时改变细胞质和细胞核中不同位置的多个分子的活性。这种胞内、胞外的细胞响应对调控细胞的行为、组织的发生以及干细胞的命运至关重要。

4. Myosin Ⅱ 调控干细胞命运的作用

非肌肉肌球蛋白Ⅱ（non-muscle myosin Ⅱ，NMM Ⅱ）是一类肌动蛋白结合蛋白，具有调节细胞收缩的作用。在已鉴定的 3 个不同 NMM Ⅱ 亚型里面，NMM Ⅱ A 和 NMM Ⅱ B 几乎存在于所有的高等生物中。基因敲除 NMM Ⅱ A 或者 NMM Ⅱ B 导致小鼠胚胎期致死。NMM Ⅱ 对胚胎早期发育至关重要。NMM Ⅱ 在机械力调控干细胞命运中发挥的重要作用已有研究报道，基质弹性和细胞形态决定的间充质干细胞谱系依赖于 NMM Ⅱ，其具体的分子机制还不清楚。研究表明，人胚胎干细胞消化成单细胞后培养表现出超低的活性和克隆形成效率，而 NMM Ⅱ 依赖的收缩力是降低细胞成活的主要原因。若将单细胞接种于培养皿前短暂抑制 NMM Ⅱ 或者 Rho-ROCK-NMM Ⅱ 级联，其他元件组分会改善人胚胎干细胞的活性，增强细胞在细胞外基质底物中黏附和扩展的能力。美国伊利诺伊大学王霏研究组与本实验室的合作研究发现，NMM Ⅱ 的活化事实上对维持人胚胎干细胞的长期自我更新是必需的。NMMIIA 的缺失会破坏 OCT-4（octamer-binding transcription factor 4）/SOX2（sex determining region Y）-box 2/NANOG（pronnanog）转录过程，阻碍细胞克隆的形成，降低细胞长时间的生存能力。

钙黏素（E-cadherin）是 NMM Ⅱ A 作用于人胚胎干细胞的关键靶分子，体外利用 Myosin Ⅱ A

特异地干扰 RNA，敲低 Myosin ⅡA 基因，导致人胚胎干细胞间连接紊乱，细胞与细胞外基质的机械力降低，E-cadherin 蛋白的表达也下降。若通过外源性过表达 E-cadherin，可以恢复 Myosin ⅡA 特异地干扰 RNA 敲低 Myosin ⅡA 基因后的胚胎干细胞特性。总之，NMM Ⅱ引起的收缩不只作为阅读细胞外信号的功能，而在决定干细胞命运信号的产生和转导方面也具有相当重要的作用。

随着近年来有关机械应力对细胞结构和功能调控研究的不断深入，细胞对应力产生适应性应变的响应和力学转导机制已逐渐为人们所认识，但在这个领域中仍有许多未知细节问题等待探索，如应力大小、频率与干细胞增殖、分化、凋亡的量效关系如何，应力对组织修复的干细胞的生物学行为的影响以及应力作用下细胞内力学信号转导和基因表达调控的确切机制等。因此，进一步深入研究机械应力和力学转导通路与细胞的关系，探索出一条力学影响细胞生命活动的力学生物学耦合规律，将有助于了解力在某些疾病的发病机制和创伤修复过程中的作用，有助于针对这些机制、过程采取新的更有效的应对策略，同样对组织工程、基因治疗、干细胞再生医学以及空间生命与航天医学的研究具有重要意义。

5. AGEs-RAGE 信号通路

糖尿病创面愈合是炎性细胞、修复细胞、细胞因子等多因素调控的复杂过程，任一环节的异常均可导致创面难愈合，其中晚期糖基化终末产物（AGES）及其相关细胞信号通路是糖尿病创面难愈合机制研究热点。

AGEs 及其受体 RAGEAGEs 是多种不同的中间产物经过缩合、重排、裂解、氧化修饰等多步骤复杂的非酶促糖基化反应产生的一组稳定的终末产物。正常人体亦有 AGEs 生成，但其形成需要经过几周乃至数月的时间，且生成含量很低。但当蛋白质半衰期较长或者蛋白质更新延迟，以及持续高血糖状态（如糖尿病）及活性的羰基化合物水平增高时，AGEs 将明显加速合成，导致 AGEs 的产生多于清除，在体内蓄积，损伤细胞和组织。持久的高血糖会导致人体内许多结构蛋白、功能蛋白和核酸蛋白的非酶糖基化，最终形成不可逆的 AGEs。受体途径是 AGEs 作用的主要途径。目前已知的 AGEs 受体包括 RAGE、巨噬细胞清道夫受体Ⅰ和Ⅱ、寡糖转移酶 48、半乳糖结合蛋白 -3 等，其中 RAGE 是研究最多，也较深入的。RAGE 是一种具有独特氨基酸末端序列、分子量约 35 ku 的多肽，是细胞表面分子中免疫球蛋白超家族中的一个多配体成员。很多细胞如内皮细胞、单核 - 巨噬细胞、血管平滑肌细胞的表面都有 RAGE 的表达。故这些细胞也成为 AGEs 和 RAGE 相互作用产生生理作用和病理损害的效应场所。在成熟个体正常生理状态下，细胞中 RAGE 表达水平低下，而当糖尿病、炎症等导致细胞处于应激状态时，RAGE 可出现高表达。

经典的病理生理学研究显示，糖尿病患者自发性溃疡或创面难愈与糖代谢紊乱所致的血管神经病变有着密切的联系。但从机制研究的角度考虑，血管神经病变是糖尿病疾病本身的病理结局，并非创面难愈的始动环节。研究表明糖尿病患者皮肤组织在未损伤的情况下，已存在着组织学和细胞生物学行为改变，是一种未造成皮肤组织完整性和连续性破坏的"隐性损害"，这种损害是内源性的，虽不造成皮肤缺损或断裂的可见性损害，但因组织学和细胞功能学的改变可使皮肤组织对外源性损害的易损性增加。而"隐性损害"是局部皮肤组织的高糖环境及 AGEs 蓄积所致的皮肤组织自身的细胞或基质功能不良。因此，AGEs 的产生和蓄积是导致神经、血管等多组织器官损伤的重要病理基础。血管内皮细胞和成纤维细胞是创面愈合过程中参与修复的主要细胞，其结构和功能的完整是糖尿病创面愈合的主要影响因素。正常情况下，内皮细胞仅少量表达 RAGE；糖尿病状态下，伴随循环中及内皮下基质 AGEs 的增多，内皮细胞 RAGE 表达增强，AGEs 与 RAGE 相互作用使内皮细胞一系列功能发生改变。AGEs 可显著影响成纤维细胞的形态及增殖功能，抑制成纤维细胞合成胶原的能力，影响创面愈合。研究证实 AGEs 主要通过两个途径发挥生物学效应：非受体途径（直接损伤）和受体途径。非受体途径：AGEs 通过对蛋白质、脂质、核酸等的直接修饰改变其结构功能。受体途径：AGEs 通过与内皮细胞等细胞膜上特异受体 RAGE 结合，启动一系列受体信号转导途径，激发多种细胞因子的形成与释放，导致机体神经、血管的病理改变。其中，受体途径是 AGEs 作用的主要途径，在其所致的损伤中发挥更重要的作用。

（1）AGEs 与 RAGE 结合后促使 ROS 生成增加，诱导氧化应激反应，异常的氧化应激水平导致糖尿病皮肤具有异常创伤修复启动，创面愈合过程中，AGEs–RAGE 效应是影响糖尿病创面氧化应激水平的重要因素。AGEs 与其细胞表面受体 RAGE 结合后相互作用经还原辅酶Ⅱ（NADPH）氧化酶介导，可使 ROS 生成增加，产生氧自由基，细胞膜发生超氧化，使维持离子稳态的膜蛋白功能受损，从而引起钙离子内流，细胞内钙离子浓度增高，最终导致细胞的结构、功能、代谢异常，诱发氧化应激反应。此外，ROS 过量，超过细胞抗氧化能力时，可直接激活或损害细胞内的某些蛋白质、核酸、脂质等，影响细胞的功能和整体性。由于 ROS 是在线粒体内生成的，所以线粒体最易受到损害。氧化应激在促进线粒体氧化磷酸化的同时，还导致大量过氧化物的生成，从而抑制甘油醛 -3- 磷酸脱氢酶，引起糖酵解中间产物的积蓄。这些中间产物进一步增强醛糖还原酶、蛋白激酶 C 的活性，还可反过来促进 AGEs 生成，从而导致神经纤维功能障碍及损害。

（2）激活核转录因子 NF-κB，引发级联反应，影响糖尿病创面组织的愈合。NF-κB 存在于多种细胞，参与免疫调控和炎症细胞增殖等多种生理、病理过程。NF-κB 结合在免疫球蛋白 κ 轻链基因增强子上的 B 细胞特异核蛋白，存在于多种类型细胞中，且控制多种基因的表达，这些基因的增强子中均含有 NF-κB 的结合位点，是 NF-κB 调控的靶基因，包括血管细胞黏附分子 -1（VCAM-1）、细胞间黏附分子 -1（ICAM-1）、内皮细胞黏附分子（ECAM-I）、组织因子（TF）、单核细胞驱化蛋白 -1（MCP-1）、一氧化氮合酶（NOS）和血管紧张素原基因等。激活的 NF-κB 能启动这些靶基因的转录，启动异常的炎症反应和自身免疫反应。在体内，NF-κB 的激活诱导反应是短暂的，数小时内系统又恢复到基线状态。糖尿病患者存在异常的持续 NF-κB 激活，而配体刺激性 RAGE 激活能够作为将 NF-κB 短期激活变为长期激活的一个开关。AGEs 与 RAGE 相互作用后能引起氧化应激，并通过激活原癌基因 ras 编码的 p38ms 蛋白及丝裂原活化蛋白（MAP）激酶途径，从而激活 NF-κB。NF-κB 的活化可以刺激众多靶基因表达，如 TF、P21、Has，细胞外信号调节激酶 1/2（ERK1/2），以及 RAGE 本身的表达。这些促氧化基因的激活可以使一氧化氮（NO）、白细胞介素 -1（IL-1）、

白细胞介素 -6（IL-6）、肿瘤坏死因子 -α（TNF-α）、单核细胞克隆刺激因子等炎症因子以及 VCAM-1、ICAM-1 等分泌增加。大量促炎细胞因子（IL-6、TNF-α）、生长因子（转化生长因子 -β、IGF）和黏附分子（VCAM-1、ICAM-1）的表达释放能触发瀑布式炎症反应，形成恶性循环，引起持续的细胞损伤和功能紊乱，最终导致组织损伤的发展。

AGEs-RAGE 信号通路与糖尿病难愈合创面修复关系密切，涉及多种细胞因子、氧化应激及神经、血管等诸多方面。AGEs-RAGE 信号通路属于糖尿病创面隐形损害的起始环节，若能对难愈合创面机制相关的上游部分进行干预，以终止其后续效应的发生或发展，即可为有效、可行的预防治疗提供手段，对提高难愈合创面治愈率具有重要意义，也为药物靶点干预治疗提供坚实的理论基础。

总之，创面修复是个复杂的过程，有许多生长 / 细胞因子及其信号转导通路参与，这些通路和生长 / 细胞因子之间又相互调控，以促进创面愈合。这是一个复杂的过程，尚有诸多机制需要我们去探索。

（程 飚　付小兵）

参 考 文 献

[1] Sheng Z, SunX, Li X, et al. Dedifferentiation of epidermal cells to stem cells in vivo[J]. Lancet, 2001, 358: 1067-1068.

[2] 付小兵, 孙晓庆. 表皮细胞生长因子治疗创面出现的干细胞岛现象 [J]. 中华医学杂志, 2001,81: 733-736.

[3] Yamanaka ST. Induction of pluripotent stem cells from mouse embryonic and adult fibroblast cultures by defined factors[J]. Cell, 2006, 126: 663-676.

[4] Mitsui K. The homeoprotein Nanog is required for maintenance of pluripotency in mouse epiblast and ES cells[J]. Cell, 2003, 113: 631-642.

[5] Takahashi K. Induction of pluripotent stem cells from adult Human fibroblasts by defined factors[J]. Cell, 2007, 131: 861-872.

[6] Wernig M. In vitro reprogramming of fibroblasts into a pluripotent ES-cell-like state[J]. Nature, 2007, 448: 318-324.

[7] Hough SR. Differentiation of mouse embryonic stem cells after RNA interference –mediated silencing of Oct4 and Nanog[J]. Stem Cells, 2006, 24:1467-1475.

[8] 郑鹏生, 曹浩哲. Oct4 基因的研究进展 [J]. 西安交通大学学报（医学版）, 2010, 31: 521-526.

[9] Scholer HR. A family of octamer specific proteins present during mouse embryogenesis-evidence for germline-specific expression of an oct factor[J]. Embojou-Rnal, 1989, 8: 2543-2550.

[10] Loh YH. The Oct4 and Nanog transcription network regulates pluripotency in mouse embryonic stem cells[J]. Nature Genetics, 2006, 38: 431-440.

[11] Boyer LA. Core transcription alregulatory circuitry in human embryonic stem cells[J]. Cell, 2005, 122: 947-956.

[12] Thomson M. Pluripotency factors in embryonic stem cells regulate differentiation into germ layers[J]. Cell, 2011, 145: 875-889.

[13] Hall J. Oct4 and LIF/Stat3 additively induce krüppel factors to sustain embryonic stem cell self-renewal[J]. Cell Stem Cell, 2009, 5: 597-609.

[14] Gubbay J. A gene-mapping to the sex-determing region of the mouse Y-chermosome is a member of a novel family of embryonically expressed genes[J]. Nature, 1990, 346: 245-250.

[15] Avilion AA. Multipotent cell lineages in early mouse development depend on SOX2 function[J]. Genes Devel, 2003, 17: 126-140.

[16] Masui S. Pluripotency governed by Sox2 via regulation of Oct3/4 expression in mouse embryonic stem cells[J]. Nature Cell Biol, 2007, 9: 625-635.

[17] Hart AH. Identification, cloningand expression analysis of the pluripotency promoting Nanog genes in mouse and human[J]. Devel Aldyn, 2004, 230: 187-198.

[18] Friel R. Embryonic stem cells: understanding their history, cell biology and signalling[J]. Adv Dryg Delivery Rev, 2005, 57: 1894-1903.

[19] Li Y. Murine embryonic stem cell differentiation is promoted by SOCS-3 and inhibited by the zinc finger transcription factor Klf4[J]. Blood, 2005, 105: 635-637.

[20] Segre JA, Bauer C, Fuchs E. Klf4 is a transcription factor required for establishing the barrier function of the skin[J]. Nature Genetics, 1999, 22: 356-360.

[21] Jiang JM. A core Klf circuitry regulates self-renewal of embryonic stem cells[J]. Nature Cell Biol, 2008, 10: 353-360.

[22] Myoung OK, Kim SKYC. ERK1 and ERK2 regulate embryonic stem cell self-renewal through phosphorylation of Klf4[J]. Nature Structural Mol Biol, 2012, 283-290.

[23] Hishida T. Indefinite Self-Renewal of ESCs through Myc/Max Transcriptional Complex-Independent Mechanisms[J]. Cell Stem Cell, 2011, 9: 37-49.

[24] Viswanathan SR. Selective blockade of microRNA processing by Lin28[J]. Science, 2008, 320: 97-100.

[25] Wang Y. Embryonic stem cell-specific microRNAs regulate the G1-S transition and promote rapid proliferation[J]. Nature Genetics, 2008, 40: 1478-1883.

[26] Esteban MA. Vitamin C enhances the generation of mouse and human induced pluripotent stem cells[J]. Cell Stem Cell, 2010, 6: 71-79.

[27] Rodrigo I, Hill RE, Balling R, et al. Pax1 and Pax9 activate Bapx1 to induce chondrogenic differentiation in the sclerotome[J]. Development, 2003, 130: 473-482.

[28] Peters H, Wilm B, Sakai N, et al. Pax1 and Pax9 synergistically regulate vertebral column development[J]. Development, 1999, 126: 5399-5408.

[29] Narlis M, Grote D, Gaitan Y, et al. Pax2 and pax8 regulate branching morphogenesis and nephron differentiation in the developing kidney[J]. J Am Soc Nephrol: JASN, 2007, 18: 1121-1129.

[30] Discenza MT, He S, Lee TH, et al. WT1 is a modifier of the Pax2 mutant phenotype: cooperation and interaction between WT1 and Pax2[J]. Oncogene, 2003, 22: 8145-8155.

[31] Hornyak TJ, Hayes DJ, Chiu LY, et al. Transcription factors in melanocyte development: distinct

roles for Pax-3 and Mitf[J]. Mechan Devel, 2001, 101: 47-59.

[32] Relaix F, Montarras D, Zaffran S, et al. Pax3 and Pax7 have distinct and overlapping functions in adult muscle progenitor cells[J]. J Cell Biol, 2006, 172: 91-102.

[33] Sosa-Pineda B. The gene Pax4 is an essential regulator of pancreatic beta-cell development[J]. Mol Cells, 2004, 18: 289-294.

[34] Trinh DK, Zhang K, Hossain M, et al. Pax-6 activates endogenous proglucagon gene expression in the rodent gastrointestinal epithelium[J]. Diabetes, 2003, 52: 425-433.

[35] Purcell P, Oliver G, Mardon G, et al. Pax6-dependence of Six3, Eya1 and Dach1 expression during lens and nasal placode induction[J]. Gene Expr Patterns: GEP, 2005, 6: 110-118.

[36] Dansault A, David G, Schwartz C, et al. Three new PAX6 mutations including one causing an unusual ophthalmic phenotype associated with neurodevelopmental abnormalities[J]. Mol Vision, 2007, 13: 511-523.

[37] Lai EC, Tam B, Rubin GM. Pervasive regulation of Drosophila Notch target genes by GY-box-, Brd-box-, and K-box-class microRNAs[J]. Genes Dev, 2005, 19: 1067-1080.

[38] Mansfield JH, Harfe BD, Nissen R, et al. MicroRNA-responsive 'sensor' transgenes uncover Hox-like and other developmentally regulated patterns of vertebrate microRNA expression[J]. Nature Genetics, 2004, 36: 1079-1083.

[39] Iorio MV, Ferracin M, Liu CG, et al. MicroRNA gene expression deregulation in human breast cancer[J]. Cancer Res, 2005, 65: 7065-7070.

[40] Suh MR, Lee Y, Kim JY, et al. Human embryonic stem cells express a unique set of Micro-RNAs[J]. Dev Biol, 2004, 270: 488-498.

[41] Harris KS, Zhang Z, McManus MT, et al. Dicer function is essential for lung epithelium morphogenesis[J]. Proc National Acad Sci USA, 2006, 103: 2208-2213.

[42] Zhao Y, Ransom JF, Li A, et al. Dysregulation of cardiogenesis, cardiac conduction, and cell cycle in mice lacking miRNA-1-2[J]. Cell, 2007, 129: 303-317.

[43] Zhu XJ, Liu Y, Dai ZM, et al. BMP-FGF signaling axis mediates Wnt-induced epidermal stratification in developing mammalian skin[J]. PLoS Genetics, 2014, 10: e1004687.

[44] Shyh-Chang N, Zhu H, Yvanka de Soysa T, et al. Lin28 enhances tissue repair by reprogramming cellular metabolism[J]. Cell, 2013, 155: 778-792.

[45] Felix DA, Aboobaker AA. The TALE class homeobox gene Smed-prep defines the anterior compartment for head regeneration[J]. PLoS Genetics, 2010, 6: e1000915.

[46] Liu Y, Zhou Q, Wang Y, et al. Gekko japonicus genome reveals evolution of adhesive toe pads and tail regeneration[J]. Nature Commun, 2015, 6: 10033.

[47] Marmol I, Sanchez-de-Diego C, Pradilla Dieste A, et al. Colorectal carcinoma: ageneral overview and future perspectives in colorectal cancer[J]. Intern J Mol Sci, 2017: 18.

[48] Wong CC, Qian Y, Yu J. Interplay between epigenetics and metabolism in oncogenesis: mechanisms and therapeutic approaches[J]. Oncogene, 2017, 36(24): 3359-3374.

[49] Yamamoto T, Toyoshima K. Neoplasma induced by retrovirus and cellular oncogene[J]. Nihon Rinsho Japan J Clini Med, 1982, 40: 1880-1887.

[50] Connolly NP, Stokum JA, Schneider CS, et al. Genetically engineered rat gliomas: PDGF-driven tumor initiation and progression in tv-a transgenic rats recreate key features of human brain cancer[J]. PloS One, 2017, 12: e0174557.

[51] Eun K, Jeon HM, Kim SO, et al. A cell-autonomous positive-signaling circuit associated with the PDGF-NO-ID4-regulatory axis in glioblastoma cells[J]. Biochem Biophys Res Commun, 2017, 486(2): 564-570.

[52] Li H, Shi B, Li Y, et al. Polydatin inhibits cell proliferation and induces apoptosis in laryngeal cancer and HeLa cells via suppression of the PDGF/AKT signaling pathway[J]. J Biochem Mol Toxicol, 2017, 31(7): 18-27.

[53] Bai Z, Hou S, Zhang S, et al. Targeting self-binding peptides as a novel strategy to regulate protein activity and function: acase study on the proto-oncogene tyrosine protein kinase c-Src[J]. J Chem Inform Modeling, 2017, 57(4): 835-845.

[54] Parseghian C, Parikh NU, Wu JY, et al. Dual inhibition of EGFR and c-Src by cetuximab and dasatinib combined with FOLFOX chemotherapy in patients with metastatic colorectal cancer[J]. Clin Cancer Res, 2017, 7(6): 83-95.

[55] Bradbury PM, Turner K, Mitchell C, et al. The focal adhesion targeting (FAT) domain of p130 Crk associated substrate (p130Cas) confers mechanosensing function[J]. J Cell Sci, 2017, 130(7): 1263-1273.

[56] Ji H, Li B, Zhang S, et al. Crk-like adapter protein is overexpressed in cervical carcinoma, facilitates proliferation, invasion and chemoresistance, and regulates Src and Akt signaling[J]. Oncol Lett, 2016, 12: 3811-3817.

[57] Bakiri L, Hamacher R, Grana O, et al. Liver carcinogenesis by FOS-dependent inflammation and cholesterol dysregulation[J]. J Exper Med, 2017, 214(5): 1387-1409.

[58] de Hoz L, Gierej D, Lioudyno V, et al. Blocking c-Fos expression reveals the role of auditory cortex plasticity in sound frequency discrimination learning[J]. Cereb Cortex, 2017, 286(7): 1-11.

[59] Ji W, Sun B, Su C. Targeting microRNAs in cancer gene therapy[J]. Genes, 2017, 8(1): 13-26.

[60] Marquez-Vilendrer SB, Rai SK, Gramling SJ, et al. BRG1 and BRM loss selectively impacts RB

and p53, respectively: BRG1 and BRM have differential functions in vivo[J]. Oncoscience, 2016, 3: 337-350.

[61] Hernandez-Monge J, Rousset-Roman AB, Medina-Medina I, et al. Dual function of MDM2 and MDMX toward the tumor suppressors p53 and RB[J]. Genes Cancer, 2016, 7: 278-287.

[62] Hiyama T, Tanaka S, Kitadai Y, et al. p53 Codon 72 polymorphism in gastric cancer susceptibility in patients with Helicobacter pylori-associated chronic gastritis[J]. Intern J Cancer J Intern Cancer, 2002, 100: 304-308.

[63] McNeish IA, Bell SJ, Lemoine NR. Gene therapy progress and prospects: cancer gene therapy using tumour suppressor genes[J]. Gene Ther, 2004, 11: 497-503.

[64] Shen H, Liu L, Yang Y, et al. Betulinic acid inhibits cell proliferation in human oral squamous cell carcinoma via modulating ROS-regulated p53 signaling[J]. Oncol Res, 2017, 7(2): 27-39.

[65] Quiroz-Casian N, Lozano-Giral D, Miranda-Duarte A, et al. Association study between polymorphisms of the p53 and lymphotoxin alpha (lta) genes and the risk of proliferative vitreoretinopathy/retinal detachment in a mexican population[J]. Retina, 2017, 12(3): 279-293.

[66] Huang Z, Marsiglia WM, Basu Roy U, et al. Two FGF receptor kinase molecules act in concert to recruit and transphosphorylate phospholipase Cgamma[J]. Molecular Cell, 2016, 61: 98-110.

[67] Lin Z, Tian H, Lam KS, et al. Adiponectin mediates the metabolic effects of FGF21 on glucose homeostasis and insulin sensitivity in mice[J]. Cell Metabolism, 2013, 17: 779-789.

[68] Wang Z, Wang Y, Ye J, et al. bFGF attenuates endoplasmic reticulum stress and mitochondrial injury on myocardial ischaemia/reperfusion via activation of PI3K/Akt/ERK1/2 pathway[J]. J Cell MolMed, 2015, 19: 595-607.

[69] Zhang HY, Wang ZG, Wu FZ, et al. Regulation of autophagy and ubiquitinated protein accumulation by bFGF promotes functional recovery and neural protection in a rat model of spinal cord injury[J]. Mol Neurobiol, 2013, 48: 452-464.

[70] Ye LB, Yu XC, Xia QH, et al. Regulation of caveolin-1 and junction proteins by bFGF contributes to the integrity of blood-spinal cord barrier and functional recovery[J]. Neurotherapeutics, 2016, 13: 844-858.

[71] Wang ZG, Cheng Y, Yu XC, et al. bFGF protects against blood-brain barrier damage through junction protein regulation via PI3K-Akt-Rac1 pathway following traumatic brain injury[J]. Mol Neurobiol, 2016, 53: 7298-7311.

[72] Lin Z, Pan X, Wu F, et al. Fibroblast growth factor 21 prevents atherosclerosis by suppression of hepatic sterol regulatory element-binding protein-2 and induction of adiponectin in mice[J]. Circulation, 2015, 131: 1861-1871.

[73] Doan PL, Himburg HA, Helms K, et al. Epidermal growth factor regulates hematopoietic regeneration after radiation injury[J]. Nature Med, 2013, 19: 295-304.

[74] Scafidi J, Hammond TR, Scafidi S, et al. Intranasal epidermal growth factor treatment rescues neonatal brain injury[J]. Nature, 2014, 506: 230-234.

[75] Stassart RM, Fledrich R, Velanac V, et al. A role for Schwann cell-derived neuregulin-1 in remyelination[J]. Nature Neurosci, 2013, 16: 48-54.

[76] Korf-Klingebiel M, Reboll MR, Klede S, et al. Myeloid-derived growth factor (C19 or f10) mediates cardiac repair following myocardial infarction[J]. Nature Med, 2015, 21: 140-149.

[77] Ju F, Zhao Y, Zhao Y, et al. Interaction between Pax6 and its novel mutant in Bufo raddei Strauch[J]. Molecular Vision, 2011, 17: 2698-2705.

[78] Fleisch VC, Fraser B, Allison WT. Investigating regeneration and functional integration of CNS neurons: lessons from zebrafish genetics and other fish species[J]. Bioch Biophys Acta, 2011, 1812: 364-380.

[79] Tal TL, Franzosa JA, Tanguay RL. Molecular signaling networks that choreograph epimorphic fin regeneration in zebrafish- a mini-review[J]. Gerontology, 2010, 56: 231-240.

[80] Becker CG, Lieberoth BC, Morellini F, et al. L1.1 is involved in spinal cord regeneration in adult zebrafish[J]. J Neurosci , 2004, 24: 7837-7842.

[81] Bhatt DH, Otto SJ, Depoister B, et al. Cyclic AMP-induced repair of zebrafish spinal circuits[J]. Science (New York, NY) , 2004, 305: 254-258.

[82] Newmark PA, Alvarado SA. Not your father's planarian: a classic model enters the era of functional genomics[J]. Nature Rev Genetics, 2002, 3: 210-219.

[83] Mei Y, Yao F, Wu Y, et al. Identification and expression of the elongator protein 2 (Ajelp2) gene, a novel regeneration-related gene from the sea cucumber Apostichopus japonicus[J]. Mol Biol Reports, 2014, 41: 4985-4996.

[84] 江忠清 , 刘兆董 , 戴丽玉 . 桩蛋白与肿瘤关系研究进展 [J]. 中国医药 , 2008, 3(12): 812-813.

[85] 韩进 . 桩蛋白与肾脏 [J]. 生命科学研究 , 2006, 10(2): 103-107.

[86] 罗文才 , 徐辉 . 黏附斑在细胞迁移中的常见传导通路 [J]. 西南军医 , 2012, 14(1): 80-82.

[87] 李树裕 , 王志钢 . 黏附斑 (FAK) 及其信号通路研究进展 [J]. 生物技术通报 , 2009, 12: 6-10.

[88] Sakakima H, Kamizono T, Matsuda F, et al. Midkine and itsreceptor in regenerating rat skeletal muscle after bupivacaine injection[J]. Acta Histochem, 2006, 108(5): 357-364.

[89] Ohta S, Muramatsu H , Senda T, et al. Midkine is expressed duringrepair of bone fracture and promotes chondrogenesis[J]. J BoneMiner Res, 1999, 14(7): 1132-1144.

[90] 林辰初 , 袁胜涛 . 西罗莫司靶蛋白信号通路与西罗莫司靶蛋白抗肿瘤药物研究进展 [J]. 中国

新药杂志, 2013, 22(14): 1656-1663.

[91] Peiris TH, Weckerle F, Ozamoto E, et al. TOR signaling regulates planarian stem cells and organismal growth[J]. J Cell Sci, 2012, 3(16): 1-35.

[92] Fu XB, Shen ZY, Chen YL, et al. Randomised placebo-controlled trial of use of topical recombinant bovine basic fibroblast growth factor for second-degree burns[J].Lancet, 1998, 352: 1661-1664.

[93] Fu XB, Shen ZY, Chen YL, et al. Recombinant bovine basic fibroblast growth factor accelerates wound healing in patients with burns,donor sites and chronic dermal ulcers[J].Chin Med J, 2000,113(4): 367-371.

[94] Fu XB, Wang ZG, Sheng ZY. Historical perspective article Advances in wound healing research in China: Fromantiquity to the present[J].Wound Rep Reg, 2001, 9: 2-10.

[95] Fu XB, Sun XQ, Li XK, et al. Dedifferentiation of epidermal cells to stem cells in vivo[J]. Lancet, 2001, 358: 1067-1068.

[96] Fu XB, Shen ZY, Guo ZR, et al. Healing of chronic cutaneous wounds by topical treatment with basic fibroblast growth factor[J]. Chin Med J, 2002, 115(3): 331-335.

[97] Fu XB, Li XK, Cheng B, et al.Perspective article engineered growth factors and cutaneous woundhealing: success and possible questions in the past10 years[J]. Wound Rep Reg, 2005, 13: 122-130.

[98] Li HH, Fu XB, Sun TZ, et al. Non-mitogenic acidic fibroblast growth factor reduce sintestinal dysfunction induced by ischemia and reperfusioninjury in rats[J]. J Gastroentero Hepatol, 2007, 22: 363-370.

[99] Cheng B, Liu HW, Fu XB, et al. Recombinant human platelet-derived growthfactor enhanced dermal wound healing by apathway involving ERK and c-Fos in diabetic rats[J]. J Dermatol Sci, 2007, 45: 193-201.

[100] Mahoney MJ, Saltzman WM. Transplantation of brain cells assembled around a programmable synthetic microenvironment[J]. Nat Biotechnol, 2001, 19(10): 934-939.

[101] Spradling A, Drummond-Barbosa D, Kai T. Stem cells fined their niche[J]. Nature, 2001, 414(6859): 98-104.

[102] Lemischka IR, Moore KA. Stem cells: interactive niches[J]. Nature, 2003, 425(6960): 778-779.

[103] Fuchs E, Tumbar T, Guasch G. Socializing with the neighbors: stem cells and their niche[J]. Cell, 2004, 116(6): 769-778.

[104] Watt FM, Hogan BL. Out of Eden: Stem Cells and Their Niches [J]. Science, 2000, 287(5457): 1427-1430.

[105] Zhang J, Niu C, Ye L, et al. Identification of the haematopoietic stem cell niche and control of the niche size [J]. Nature, 2003, 425: 836-841.

[106] Yamashita YM, Fuller MT, Jones DL. Signaling in stem cell niches: lessons from the Drosophila germ line[J]. J Cell Sci, 2005, 118: 665-670.

[107] Donovan PJ, Gearhart J.The end of the beginning for pluripotent stem cells[J]. Nature, 2001, 414: 92-97.

[108] Kai T, Spradling A. Differentiating germ cells can revert into functional stem cells in Drosophila melanogaster ovaries[J]. Nature, 2004, 428(6982): 564-569.

[109] Lovell-Badge R. The future for stem cell research[J]. Nature, 2001, 414(6859): 88-91.

[110] 冯振, 潘敏慧, 鲁成. 果蝇生殖腺干细胞和它们的微环境 [J]. 细胞生物学杂志, 2006, 28: 169-172.

[111] Van Beek ME, Meistrich ML. A method for quantifying synchrony in testes of rats treated with vitamin A deprivation and readministration[J]. Biol Report, 1990, 42(3): 424-431.

[112] Vincent S, Segretain D, Nishikawa S, et al. Stage-specific expression of the Kit receptor and its ligand (KL) during male gametogenesis in the mouse : a Kit – KL interaction critical for meiosis[J]. Development, 1998, 125(22): 4585 - 4593.

[113] Rossi P, Sette C, Dolci S, et al. Role of c-kit in mammalian spermatogenesis[J].J Endocrinol Invest , 2000, 23(9): 609-715.

[114] Derooij DG, Okabe M, Nishimune Y. Arrest of spermatogonial differentiation in jsd/ jsd, Sl17H/ Sl17H , and cryptorchid mice[J]. Biol Reprod, 1999, 61(3): 842-847.

[115] Blanchard KT, Lee J, Boekelheide K. Leuprolide, a gonadotropin-releasing hormone agonist, reestablishes spermatogenesis after 2,5 - hexanedione-induced irreversible testicular injury in the rat, resulting in normalized stem cell factor expression[J]. Endocrinology, 1998, 139(1): 236-244.

[116] Schoenfeld HA, Hall SJ, Boekelheide K. Continuously proliferative stem germ cells partially repopulate the aged, atrophic rat testis after gonadotropin-releasing hormone agonist therapy[J]. Biol Reprod, 2001, 64(4): 1273-1282.

[117] Feng HL, Sandlow JI, Sparks AE, et al. Decreased expression of the c-kit receptor is associated with increased apoptosis in subfertile human testes[J]. Fertil Steril, 1999, 71(1): 85-89.

[118] Yan W, Suominen J, Toppari J. Stem cell factor protects germ cells from apoptosis in vitro[J]. J Cell Sci, 2000, 113: 161-168.

[119] Piquet-Pellorce C, Dorval I, Jegou B. Paracrine control of spermatogonic stem cells: example of the leukemia inhibitory factor[J]. Contracept Fertil Sex, 1997, 25(7-8): 565-568.

[120] Nagano M, Avarbockmr, Leonida EB, et al. Culture of mouse spermatogonial stem cells[J].

Tissue Cell, 1998, 30: 389-397.

[121] Meng X, de Rooij DG, Westerdahl K, et al. Promotion of seminomatous tumors by targeted overexpression of glial cell line-derived neurotrophic factor in mouse testis[J]. Cancer Res, 2001, 61(8): 3267-3271.

[122] Meng X, Lindahl M, Hyvonen ME, et al. Regulation of cell fate decision of undifferentiated spermatogoniaby GDNF[J]. Science, 2000, 287(5457): 1489-1493.

[123] Nagano M, Ryu BY, Brinster CJ, et al. Maintenance of mouse male germ line stem cells in vitro[J]. Biol Reprod, 2003, 68(4): 2207-2214.

[124] Wang Z, Kim KH. Vitamin A-deficient testis germ cells are arrested at the end of S phase of the cell cycle: a molecular study of the origin of synchronous spermatogenesis in regenerated seminiferous tubules[J]. Biol Reprod, 1993, 48(5): 1157-1165.

[125] Bartlett JM, Spiteri-grech J, Nieschlag E. Regulation of insulin-like growth factor I and stage-specific levels of epidermal growth factor instage synchronized rat testes[J]. Endocrinology, 1990, 127(2): 747-758.

[126] Haneji T, Koide SS, Tajima Y, et al. Differential effects of epidermal growth factor on the differentiation of type A spermatogonia in adult mouse cryptorchid testes in vitro[J]. J Endocrinol, 1991, 128(3): 383-388.

[127] Staub C. A century of research on mammalian male germ cell meiotic differentiation in vitro[J]. J Androl, 2001, 22(6): 911-926.

[128] Meachem SJ, Wreford NG, Stanton PG, et al. Follicle-stimulating hormone is required for the initial phase of spermatogenic restoration in adult rats following gonadotropin suppression[J]. J Androl, 1998, 19(6): 725-735.

[129] Zhang FP, Pakarainen T, Poutanen M, et al. The low gonadotropin-independent constitutive production of testicular testosterone is sufficient to maintain spermato-genesis[J]. PNAS, 2003, 100(23): 13692-13697.

[130] Johnston DS, Russell LD, Friel PJ, et al. Murine Germ Cells Do Not Require Functional Androgen Receptors to Complete Spermatogenesis Following Spermatogonial Stem Cell Transplantation[J]. Endocrinology, 2001, 142(6): 2405-2408.

[131] Kangasniemi M, Wilson G, Parchuri N, et al. Rapid protection of rat spermatogenic stem cells against procarbazine by treatment with a gonadotropin-releasing hormone antagonist (Nal-Glu) and an antiandrogen (flutamide)[J]. Endocrinology, 1995, 136: 2881-2888.

[132] Kangasniemi M, Wilson G, Huhtaniemi I, et al. Protection against procarbazine-induced testicular damage by GnRH-agonist and antiandrogen treatment in the rat[J]. Endocrinology, 1995, 136(8):

3677-3680.

[133] Meistrich ML. Hormonal stimulation of the recovery of spermatogenesis following chemo- or radio-therapy[J]. APMIS, 1998, 106: 37-45.

[134] Meistrich ML, Shetty G. Suppression of testosterone stimulates recovery of spermatogenesis after cancer treatment[J]. Int J Androl, 2003, 26(3): 141-146.

[135] Ogawa T, Dobrinski I, Avarbock MR, et al. Leuprolide, a gonadotropin-releasing hormone agonist, enhances colonization after spermatogonial transplantation into mouse testes[J]. Tissue Cell, 1998, 30(5): 583-588.

[136] Dobrinski I, Ogawa T, Avarbock MR, et al. Effect of the GnRH-agonist leuprolide on colonization of recipient testes by donor spermatogonial stem cells after transplantation in mice[J]. Tissue Cell, 2001, 33(2): 200-207.

[137] Yin Y, Hawkins KL, de Wolf WC. Heat stress causes testicular germ cell apoptosis in adult mice [J]. J Androl, 1997, 18(2): 159-165.

[138] Shinohara T, Avarbock MR, Brinster RL. Functional analysis of spermatogonial stem cells in Steeland cryptorchid infertile mouse models[J]. Dev Bio, 2000, 220(2): 401-411.

[139] Reya T. Regulation of Hematopoietic Stem Cell Self-Renewal[J]. Recent Prog, 2003, 58: 283-295.

[140] Ross SE, Hemati N, Longo KA, et al. Inhibition of adipogenesis by Wnt signaling[J]. Science, 2000, 289: 950-953.

[141] Reya T, Duncan AW, Ailles L, et al. A role for Wnt signalling in self-renewal of haematopoietic stem cells[J]. Nature, 2003, 423(6938): 409-414.

[142] Calvi LM, Adams GB, Weibrecht KW, et al.Osteoblastic cells regulate the haematopoietic stem cell niche [J].Nature, 2003, 425(6960): 841-846.

[143] Tsai S, Fero J, Bartelmez S. Mouse Jagged is differentially expressed in hematopoietic progenitors and endothelial cells and promotes the survival and proliferation of hematopoietic progenitors by direct cell-to-cell contact[J]. Blood, 2000, 96: 950-957.

[144] Ohishi K, Varnum-Finney B, Bernstein ID. Delta-1 enhances marrow and thymus repopulating ability of human CD34+ CD38– cord blood cells[J].J Clin. Invest, 2002, 110: 1165.

[145] Ivanova NB, Dimos JT, Schaniel C, et al. A Stem Cell Molecular Signature Schanie[J]. Science, 2002, 298: 601-604.

[146] Thorsteinsdottir U, Mamo A, Kroon E, et al. Overexpression of the myeloid leukemia-associated Hoxa9 gene in bone marrow cells induces stem cell expansion[J]. Blood, 2002, 99(1): 121-129.

[147] Antonchuk J, Sauvageau G, Humphries RK. HOXB4-induced expansion of adult hematopoietic

stem cells ex vivo[J]. Cell, 2002, 109(1): 39-45.

[148] Krosl J, Austin P, Beslu N, et al. In vitro expansion of hematopoietic stem cells by recombinant TAT-HOXB4 protein[J]. Nat Med, 2003, 9(11): 1428-1432.

[149] Raaphorst FM. Self-renewal of hematopoietic and leukemic stem cells: a central role for the Polycomb-group gene Bmi-1[J].Trends Immunol, 2003, 24(10): 522-524.

[150] Park IK, Qian D, Kiel M, et al. Bmi-1 is required for maintenance of adult self-renewing haematopoietic stem cells[J]. Nature, 2003, 423(6937): 302-305.

[151] Bhardwaj G, Murdoch B, Wu D, et al. Sonic hedgehog induces the proliferation of primitive human hematopoietic cells via BMP regulation[J]. Nat Immunol, 2001, 2(2): 172-180.

[152] Alonso L, Fuchs E. Stem cells of the skin epithelium[J]. PNAS, 2003, 100(1): 11830-11835.

[153] Brouard M, Barrandon Y. Controlling skin morphogenesis: hope and despair[J].Curr Opin Biotechnol, 2003, 14(5): 520-525.

[154] Watt FM. Epidermal stem cells as targets for gene transfer[J]. Hum Gene Ther, 2000, 11(16): 2261-2266.

[155] Cotsarelis G, Kaur P, Dhouailly D, et al. Epithelial stem cells in the skin: definition, markers, localization and function[J]. Exp Dermatol, 1999, 8: 80-88.

[156] Jahoda C, Reynolds A. Skin stem cells a hairy issue[J]. Nat Med, 2000, 6(10): 1095-1097.

[157] Taylor G, Lehrer MS, Jensen PJ, et al. Involvement of follicular stem cells in forming not only the follicle but also the epidermis[J]. Cell, 2000, 102(4): 451-461.

[158] Alonso L, Fuchs E. Stem cells in the skin: waste not, Wnt not[J].Genes Dev, 2003, 17（10）: 1189-1200.

[159] Alonso L, Fuchs E. The hair cycle[J]. Cell Sci, 2006, 119 (Pt3): 391-393.

[160] Jensen UB, Lowell S, Watt FM. The spatial relationship between stem cells and their progeny in the basal layer of human epidermis: a new view based on whole mount labelling and lineage analysis[J]. Development, 1999, 126(11): 2409-2418.

[161] Tani H, Morris RJ, Kaur P. Enrichment for murine keratinocyte stem cells based on cell surface phenotype[J]. PNAS, 2000, 97(20): 10960-10965.

[162] Janes SM, Lowell S, Hutter C, et al. Epidermal stem cells[J]. Pathol, 2002, 197(4): 479-491.

[163] Zhu AJ, Haase I, Watt FM. Signaling via 1 integrins and mitogen-activated protein kinase determines human epidermal stem cell fate in vitro[J]. PNAS, 1999, 96(12): 6728-6733.

[164] Akiyama M, Smith LT, Shimizu H. Changing patterns of localization of putative stem cells in developing human hair follicles[J]. Invest Dermatol, 2000, 114(2): 321-327.

[165] Michel M, Torok N, Godbout MJ, et al. Keratin 19 as a biochemical marker of skin stem cells in

vivo and in vitro: keratin 19 expressing cells are differentially localized in function of anatomic sites, and their number varies with donor age and culture stage[J]. Cell Sci, 1996, 109(5): 1017-1028.

[166] Porter RM, Lunny DP, Ogden PH, et al. K15 expression implies lateral differentiation within stratified epithelial basal cells[J]. Lab Invest, 2000, 80(11): 1701-1710.

[167] Lyle S, Christofidou-Solomidou M, Liu Y, et al. The C8/144B monoclonal antibody recognizes cytokeratin 15 and defines the location of human hair follicle stem cells[J]. Cell Sci, 1998, 111: 3179.

[168] Fuchs E, Raghavan S. Getting under the skin of epidermal morphogenesis[J]. Nat Rev Genet, 2002, 3(3): 199-209.

[169] Fuchs E, Tumbar T, Guasch G. Socializing with the neighbors: stem cells and their niche[J]. Cell, 2004, 116(6): 769-778.

[170] Shen Q, Goderie SK, Jin L, et al. Endothelial cells stimulate self-renewal and expand neurogenesis of neural stem cells[J]. Science, 2004, 304(5675): 1338-1340.

[171] Schofield R. The relationship between the spleen colony-forming cell and the haemopoietic stem cell[J]. Blood Cells, 1978, 4(1-2): 7-25.

[172] Spradling A, Drummond-Barbosa D, Kai T. Stem cells find their niche[J]. Nature, 2001, 414(6859): 98-104.

[173] Fu X, Sun X, Li X, et al. Dedifferentiation of epidermal cells to stem cells in vivo[J]. Lancet, 2001, 358(9287): 1067-1068.

[174] 付小兵, 孙同柱, 孙晓庆, 等. 表皮细胞生长因子治疗创面出现干细胞岛现象的方法学鉴别研究 [J]. 解放军医学杂志, 2002, 5: 390-391.

[175] Chong H, Vikis HG, Guan KL. Mechanisms of regulating the Raf kinase family[J]. Cell Signal, 2003, 15(5): 463-469.

[176] Iesalnieks I, Rentsch M, Lengyel E, et al. JNK and p38MAPK are activated during graft reperfusion and not during cold storage in rat liver transplantation[J]. Transplant Proc, 2001, 33(1-2): 931-932.

[177] Yoshinari D, Takeyoshi I, Kobayashi M, et al. Effects of a p38 mitogen-activated protein kinase inhibitor as an additive to university of wisconsin solution on reperfusion injury in liver transplantation[J]. Transplantation, 2001, 72(1): 22-27.

[178] Xia Z, Dickens M, Raingeaud J, et al. Opposing effects of ERK and JNK-p38 MAP kinases on apoptosis[J]. Science, 1995, 270(5240): 1326-1331.

[179] Gary L, Johnson, Razvan L. Mitogen-activated protein kinase pathways mediated by ERK, JNK,

and p38 protein kinases[J]. Science, 2002, 298(5600): 1911-1912.

[180] Nusse R, Varmus HE. Many tumors induced by the mouse mammary tumor virus contain a provirus integrated in the same region of the host genome[J]. Cell, 1982, 31(1): 99-109.

[181] Huelsken J, Vogel R, Erdmann B, et al. Beta-Catenin controls hair follicle morphogenesis and stem cell differentiation in the skin[J]. Cell, 2001, 105(4): 533-545.

[182] Artavanis-Tsakonas S, Rand MD, Lake RJ. Notch signaling: cell fate control and signal integration in development[J]. Science, 1999, 284(5415): 770-776.

[183] Jones PH, Harper S, Watt FM. Stem cell patterning and fate in human epidermis[J]. Cell, 1995, 80(1): 83-93.

[184] Kratochwil K, Dull M, Farinas I, et al. Lef1 expression is activated by BMP-4 and regulates inductive tissue interactions in tooth and hair development[J]. Genes Dev, 1996, 10(11): 1382-1394.

[185] Brittan M, Wright NA. Gastrointestinal stem cells[J]. Pathol, 2002, 197(4): 492-509.

[186] Blanpain C, Lowry WE, Geoghegan A, et al. Self-renewal, multipotency, and the existence of two cell populations within an epithelial stem cell niche[J]. Cell, 2004, 118(5): 635-648.

[187] Deichmann M, Kurzen H, Egner U, et al. Adhesion molecules CD171 (L1CAM) and CD24 are expressed by primary neuroendocrine carcinomas of the skin (Merkel cell carcinomas)[J]. Cutan Pathol, 2003, 30(6): 363-368.

[188] Brittan M, Wright NA. Gastrointestinal stem cells[J]. J Pathol, 2002, 197(4): 492-509.

[189] Li YC, Bolt MJ, Cao LP, et al. Effects of vitamin D receptor inactivation on the expression of calbindins and calcium metabolism[J]. Am J Physiol Endocrinol Metab, 2001, 281(3): E558-564.

[190] Houchen CW, George RJ, Sturmoski MA, et al. FGF-2 enhances intestinal stem cell survival and its expression is induced after radiation injury[J]. Am J Physiol, 1999, 276(1 Pt 1): G249-258.

[191] Pillai SB, Hinman CE, Luquette MH, et al. Heparin-binding epidermal growth factor-like growth factor protects rat intestine from ischemia/reperfusion injury[J]. J Surg Res, 1999, 87(2): 225-231.

[192] Potten CS, Owen G, Hewitt D, et al. Stimulation and inhibition of proliferation in the small intestinal crypts of the mouse after in vivo administration of growth factors[J]. Gut, 1995, 36(6): 864-873.

[193] Zamzami N, Brenner C, Marzo I, et al. Subcellular and submitochondrial mode of action of Bcl-2-like oncoproteins[J]. Oncogene, 1998, 16(17): 2265-2282.

[194] Kubbutat MH, Jones SN, Vousden KH. Regulation of p53 stability by Mdm2[J]. Nature, 1997, 387(6630): 299-303.

[195] Kim J, Jing LJ, He XR, et al. Mesoderm Induction by Heterodimeric AP-1 (c-Jun and c-Fos) and Its Involvement in Mesoderm Formation through the Embryonic Fibroblast Growth Factor/Xbra Autocatalytic Loop during the Early Development of Xenopus Embryos[J]. J Biol Chem, 1998, 273: 1542.

[196] Canman CE, Kastan MB. Signal transduction: three paths to stress relief[J]. Nature, 1996, 384(6606): 213-214.

[197] Philips A, Roux P, Coulon V, et al. Differential effect of Rac and Cdc42 on p38 kinase activity and cell cycle progression of nonadherent primary mouse fibroblasts[J]. J Biol Chem, 2000, 275(8): 5911-5917.

[198] Kayahara T, Sawada M, Takaishi S, et al. Candidate markers for stem and earlyp rogenitor cells, Musashi21 and Hes1, are expressed in crypt base columnarcells of mouse small intestine[J]. FEBS Lett, 2003, 535(1-3): 131-135.

[199] Suzuki K, Fukui H, Kayahara T, et al. Hes1-deficient mice show precocious differentiation of Paneth cells in the small intestine[J]. Biochem Biophys Res Commun. 2005, 328(1): 348-352.

[200] Batlle E, Henderson JT, Beghtel H, et al. Beta-catenin and TCF mediate cell positioning in the intestinal epithelium by controlling the expression of EphB/ephrinB[J]. Cell, 2002, 111(2): 251-263.

[201] van de Wetering M, Sancho E, Verweij C, et al. The beta-catenin/TCF-4 complex imposes a crypt progenitor phenotype on colorectal cancer cells[J]. Cell, 2002, 111(2): 241-250.

[202] Reynolds BA, Weiss S. Generation of neurons and astrocytes from isolated cells of the adult mammalian central nervous system[J]. Science, 1992, 255(5052): 1707-1710.

[203] Rakic P. Adult neurogenesis in mammals: an identity crisis[J]. J Neurosci. 2002, 22(3): 614-618.

[204] Tropepe V, Craig CG, Morshead CM, et al. Distinct neural stem cells proliferate in response to EGF and FGF in the developing mouse telencephalon[J]. Dev Biol, 1999, 208: l66-188.

[205] Kuhn HG, Winkler J, Kempermann G, et al. Epidermal growth factor and fibroblast growth factor have different effects on neural progenitors in the adult rat brain[J]. J Neurosci, 1997, 17(15): 5820-5829.

[206] Craig CG, Tropepe V, Morshead CM, et al. In vivo growth factor expansion of endogenous subependymal neural precursor cell populations in the adult mouse brain[J]. J Neurosci, 1996, 16(8): 2649-2658.

[207] Gritti A, Vescovi AL, Galli R.Adult neural stem cells: plasticity and developmental potential[J]. J Physiol Paris, 2002, 96(1-2): 81-90.

[208] Song H, Stevens CF, Gage FH. Astroglia induce neurogenesis from adult neural stem cells[J].

Nature, 2002, 417(6884): 39-44.

[209] Lim DA, Alvarez-Buylla A. Interaction between astrocytes and adult subventricular zone precursors stimulates neurogenesis[J]. PNAS, 1999, 96(13): 7526-7531.

[210] Lim DA, Tramontin AD, Trevejo JM, et al. Noggin antagonizes BMP signaling to create a niche for adult neurogenesis[J]. Neuron, 2000, 28(3): 713-726.

[211] Gage FH. Mammalian Neural Stem Cells[J]. Science, 2000, 287: 1433-1438.

[212] Tanigaki K, Nogaki F, Takahashi J, et al. Notch1 and Notch3 instructively restrict bFGF-responsive multipotent neural progenitor cells to an astroglial fate[J]. Neuron, 2001, 29(1): 45-55.

[213] Gaiano N, Nye JS, Fishell G. Radial glial identity is promoted by Notch1 signaling in the murine forebrain[J]. Neuron, 2000, 26(2): 395-404.

[214] Moore KA, Lemischka IR. Stem Cells and Their Niches[J]. Science, 2006, 311: 1880-1885.

[215] Kiger AA, Jones DL, Schulz C, et al. Stem Cell Self-Renewal Specified by JAK-STAT Activation in Response to a Support Cell Cue[J]. Science, 2001, 294: 2542-2545.

[216] Alonso L, Fuchs E. Stem cells in the skin: waste not, Wnt not[J]. Genes Dev, 2003, 17(10): 1189-1200.

[217] Anne H, Brian K, Kavita S, et al. Wnt signaling induces epithelial differentiation during cutaneous wound healing[J]. BMC Cell Biology, 2006, 11(1): 95-104.

[218] Chen W, Fu X, Sheng Z. Review of current progress in the structure and function of Smad proteins[J]. Chinese Medical Journal, 2002, 115(3): 446.

[219] Cheng B, Liu HW, Fu XB, et al. Recombinant human platelet-derived growth factor enhanced dermal wound healing by a pathway involving ERK and c-Fos in diabetic rats[J]. J Dermatol Sci, 2007, 45(3): 193-201.

[220] Fathke C, Wilson L, Shah K, et al. Wnt signaling induces epithelial differentiation during cutaneous wound healing[J]. BMC Cell Biology, 2006, 11(1): 95-104.

[221] Li Q, Zhang C, Fu X. Will stem cells bring hope to pathological skin scar treatment[J]. Cytotherapy, 2016, 18(8): 943-956.

[222] Lim X, Nusse R. Wnt signaling in skin development, homeostasis, and disease[J]. Cold Spring Harbor Perspect Biol, 2013, 5(2): 152-158.

[223] Sun Z, Wang C, Shi C, et al. Activated Wnt signaling induces myofibroblast differentiation of mesenchymal stem cells, contributing to pulmonary fibrosis[J]. Int J Mol Med May, 2014, 33(5): 1097-1099.

[224] Wang X, Zhu Y, Sun C, et al. Feedback Activation of Basic Fibroblast Growth Factor Signaling via the Wnt/β-Catenin Pathway in Skin Fibroblasts[J]. Frontiers Pharmacol, 2017, 8: 32.

[225] Whyte JL, Smith AA, Liu B, et al. Augmenting endogenous Wnt signaling improves skin wound healing[J]. PLoS One, 2013, 8 (10): e76883.

[226] Zhang C, Chen Y, Fu X. Sweat gland regeneration after burn injury: is stem cell therapy a new hope[J]. Cytotherapy, 2015, 17(5): 526-535.

[227] 陈伟, 付小兵, 孙同柱, 等. 细胞外信号调节激酶 1/2 传导通路在不同发育阶段皮肤组织内的变化 [J]. 解放军医学杂志, 2002, 27(10): 871-873.

[228] 陈伟, 付小兵, 孙同柱, 等. 增生瘢痕皮肤中转化生长因子基因表达 [J]. 中华外科杂志, 2002, 40(1): 17-19.

[229] 陈伟, 付小兵, 盛志勇. Smads 蛋白结构与功能的研究进展 [J]. 中华医学杂志（英文版）, 2002, 115(3): 446-450.

[230] 陈伟, 付小兵, 孙同柱, 等. 增生性瘢痕中磷酸化 P38 丝裂原活化蛋白激酶和 c-Jun 蛋白的表达特征及其与瘢痕形成的关系 [J]. 中国修复重建外科杂志, 2003, 17(5): 379-381.

[231] 陈伟, 付小兵, 孙同柱, 等. 增生性瘢痕中磷酸化丝裂素活化蛋白激酶蛋白表达的变化 [J]. 解放军医学杂志, 2004, 29(2): 147-149.

[232] 程飚, 付小兵, 盛志勇, 等. 创伤修复中细胞信号传递对瘢痕形成的影响 : SH2 功能领域蛋白酪氨酸磷酸酶的表达及意义 [J]. 中国组织工程研究, 2001, 5(22): 50-51.

[233] 程飚, 付小兵, 盛志勇, 等. 离体热损伤成纤维细胞所涉及的细胞信号通路 [J]. 解放军医学杂志, 2003, 28(7): 590-591.

[234] 程飚, 付小兵, 盛志勇, 等. 热损伤诱导的丝裂原活化蛋白激酶对活化蛋白 -1 的影响及其意义 [J]. 中华实验外科杂志, 2003, 20(11): 973-975.

[235] 程飚, 付小兵, 盛志勇, 等. 细胞外信号调节激酶信号通路在血小板源生长因子促进糖尿病大鼠创面愈合中的作用 [J]. 中华创伤杂志, 2004, 20(8): 452-457.

[236] 程飚, 付小兵, 盛志勇. 神经肽与生长因子在创伤修复过程中细胞信号传导系统中的角色 : 该领域研究正成为关注的重点 [J]. 中国组织工程研究, 2001, 5(14): 64-65.

[237] 程飚, 付小兵, 盛志勇. 细胞间信号转导与创面愈合 [J]. 中华危重病急救医学, 2002, 14(7): 440-442.

[238] 程飚, 付小兵, 盛志勇. 有关创面愈合中信号调控机制的新认识 [J]. 中国组织工程研究, 2001, 5(24): 72-73.

[239] 程飚, 刘宏伟, 付小兵, 等. 重组人血小板源性生长因子增加细胞外信号调节激酶磷酸化促进糖尿病大鼠全层皮肤缺损创面愈合 [J]. 中国修复重建外科杂志, 2006, 20(11): 1093-1098.

[240] 程飚. 创面愈合过程涉及的细胞信号转导及 bFGF 对信号通路的影响 [D]. 中国人民解放军军医进修学院, 2002.

[241] 付小兵, 程飚, 盛志勇. 创面愈合与瘢痕形成的分子学研究 [J]. 中国组织工程研究, 2002,

6(4): 464-466.

[242] 付小兵，盛志勇．对创伤修复中信号转导机制的认识 [J]．中华危重病急救医学，2002, 14(7): 387-388.

[243] 付小兵，盛志勇．软组织创伤修复基础研究的现状与展望 [J]．解放军医学杂志，1997, 1(1): 12-13.

[244] 付小兵，田惠民．生长因子调控受创组织修复的机理 [J]．国际骨科学杂志，1992(3): 150-153.

[245] 付小兵，王德文．创伤修复基础 [M]．北京：人民军医出版社，1997.

[246] 付小兵，王正国，盛志勇．正常创伤修复与"失控"创伤修复的研究现状与展望 [J]．中国修复重建外科杂志，2001, 15(6): 385-388.

[247] 付小兵．现代创伤修复学 [M]．北京：人民军医出版社，1999.

[248] 顾小曼，付小兵．癌基因与修复 [J]．中华创伤杂志，1999, 15(4): 303-305.

[249] 姜笃银，付小兵．成纤维细胞生长因子及其受体信号调节器官发生（二）[J]．感染、炎症、修复，2003, 3(1): 239-243.

[250] 李承新，刘瑛，高天文，等．Hedgehog 信号转导通路在角质形成细胞增殖性皮肤病中的激活状态及其对角质形成细胞增殖与凋亡的影响 [C]．中华医学会第十二次全国皮肤性病学术会议论文集，2006.

[251] 李淑云，张翠萍，付小兵，等．Wnt 信号通路在表皮干细胞增殖分化过程中的调控作用 [J]．解放军医学杂志，2007, 32(7): 771-772.

[252] 刘宏伟，程飚，付小兵，等．血管紧张素 Ⅱ 对增生性瘢痕成纤维细胞细胞外信号调节激酶活性的影响 [J]．中国美容医学杂志，2007, 16(7): 874-877.

[253] 刘洋，付小兵，李建福．细胞机械应力响应的生物学基础及机制研究进展 [C]．2005 中国修复重建外科论坛论文汇编，2005: 421-423.

[254] 秦云龙，李喆昱，李玉红．表皮修复过程中 Wnt 信号途径的研究进展 [J]．生物医学工程学杂志，2012, 29(3): 579-582.

[255] 王洪涛，陈璧，胡大海．毛囊干细胞参与创面修复及相关的信号转导通路 [J]．中国修复重建外科杂志，2007, 21(1): 90-93.

[256] 肖秀丽，王振宜，唐汉钧．TGF-β/Smads 信号转导通路与创面愈合研究进展 [J]．中国中西医结合皮肤性病学杂志，2008, 7(3): 196-199.

[257] 许永安，付小兵．毛囊干细胞增殖与分化相关信号通路研究进展 [J]．中国修复重建外科杂志，2010(2): 161-164.

[258] 杨少伟，孙晓艳，付小兵．整合素在皮肤创伤修复中的作用 [J]．解放军医学院学报，2015, 36(6): 628-630.

[259] 杨振华，常柏，张庚扬．PI3K/Akt 信号通路调节创伤愈合的机制 [J]．现代中西医结合杂志，

2013, 22(16): 1813-1815.

[260] 张翠萍, 陈鹏, 付小兵, 等. Wnt/β–catenin 信号通路活化对人表皮细胞表型变化的影响 [J]. 第三军医大学学报, 2010, 32(16): 1716-1719.

[261] 张翠萍, 付小兵, 孙同柱. Wnt 信号通路在创伤微环境诱导的表皮细胞去分化过程中的作用 [J]. 中华创伤杂志, 2009, 25(9): 774-778.

[262] 张翠萍, 付小兵, 孙同柱. 表皮细胞去分化及 Wnt 信号通路的作用机制研究 [C]. 中国科协年会, 2009.

[263] 张奇, 白晓东, 付小兵. p38MAPK 信号通路研究进展 [J]. 感染、炎症、修复, 2005, 6(2): 121-123.

[264] 周岗, 陈伟, 付小兵, 等. 皮肤发育与再生修复过程中 Wnt 信号途径的生物学特性研究 [J]. 中国组织工程研究, 2004, 8(29): 6472-6473.

[265] 朱金明, 赖西南. 感觉神经肽在生长因子网络调控中的信号介导作用 [J]. 中华创伤杂志, 2001, 17(9): 574-576.

[266] 朱宇婷. Wnt/β–catenin 信号通路调控皮肤成纤维细胞中 FGF 信号反馈激活的机制研究 [D]. 温州医科大学, 2016.

第四章　皮肤发育和组织修复与再生

第一节　皮肤组织的发育学

皮肤包括表皮、真皮和皮下组织三部分，在胚胎发生学上，皮肤组织来源于胚胎的外胚层（ectoderm）和中胚层（mesoderm）。当卵子受精形成合子以后，即开始反复的卵裂，形成一实心细胞团，称桑葚胚，位于其中心的细胞称为细胞群或胚细胞，当桑葚胚抵达子宫时，其内部形成一空腔，此时称为胚泡或囊胚，内细胞群在胚泡一侧的内面。在胚龄第15天时，内细胞群分化为由内、中、外三个胚层构成的胚盘，人体各器官和组织分别由胚盘的三胚层发育分化而成。表皮（包括口腔黏膜在内）、皮肤附属器的绝大部分和神经，都是由外胚层发育分化而来。真皮、皮下组织、血管、淋巴管和肌肉等组织来自中胚层。

表皮和真皮及皮肤内神经血管的发育都是相互协调的，能看到的皮肤发育开始于胚胎第2个月。直至出生后数月才发育完善。在皮肤发育的所有阶段，皮肤分化都受到许多内部（遗传、新陈代谢）和外部（微环境）因素的控制。

一、表皮的发生

在胚胎发育的第3周，表皮仅为单层立方上皮。第4周，上皮增生变成2层。内层细胞立方形，称为生发层；外层较扁，称为周皮（periderm）。至8～10周时，生发层细胞不断分裂，向表面产生出1层不连续的细胞，位于周皮和生发层之间，称中间层（stratum intermedium）。随着胚胎的发育，生发层细胞不断地分裂，增生，形成2～3层中间细胞，并向上推移。12周后，中间层细胞出现棘突。细胞镶嵌排列形成棘层（stratum spinosum）。第16周后颗粒层出现，中间层近表面的细胞失去了细胞核，成为角化细胞。外层周皮细胞角化脱落进入羊水中。胎儿近5个月时，表皮基底部呈现波纹状，与真皮乳头相间形成表皮突。6个月后的表皮近似新生儿，基本结构接近成人（见图4-1至图4-3）。

正常成人的皮肤由表皮和真皮组成，表皮为角化的复层扁平上皮，真皮由致密结缔组织构成（见图4-4）。

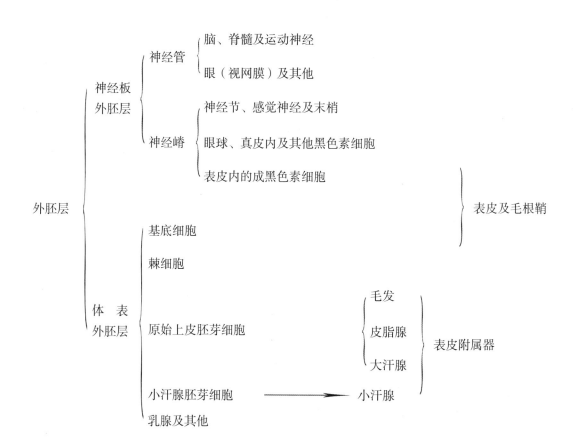

图 4-1　外胚层的发育与皮肤的关系

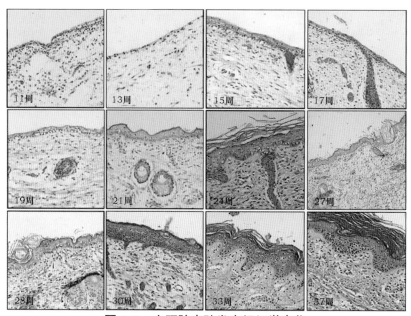

图 4-2　人胚胎皮肤发育组织学变化

　　在胚胎发育期间，胎儿的皮肤有其典型的组织结构。在胚胎早期（11～13周），胎儿的皮肤仅由2～3层表皮细胞组成，没有皮肤附件。第15周开始，胎儿的皮肤从基底层开始出芽，伸向下方的间质。17周，表皮细胞团开始分化形成毛囊，伸向皮肤深层。21周以后，胎儿的皮肤开始增厚，并可见汗腺、毛囊和皮脂腺等皮肤附件。28周以后皮肤继续增厚，汗腺、皮脂腺和毛囊数目增加，且这些附属器的结构逐渐成熟。

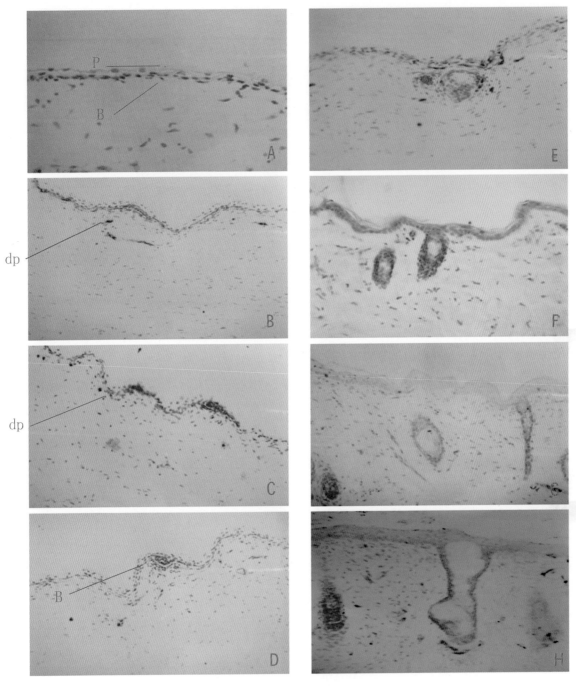

图4-3 表皮、皮肤附件的发育

A—大约8、9周胚胎表皮切片见周皮（periderm, P）；

B—大约10、11周，复层细胞开始出现；

C—间充质细胞（dp）出现，并在附件部位聚集；

D—基底细胞向下生长；

E—基底细胞进一步向下生长；

F—形成初级皮肤附件结构；

G—基本形成附件结构；

H—周围神经支配趋于正常。

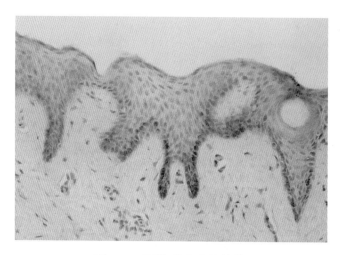

图 4-4　正常成人皮肤结构

表皮（epidermis）是皮肤的最表层，表皮细胞包括角质形成细胞和非角质形成细胞两类。

角质形成细胞（keratinocyte）又称角蛋白形成细胞，数量多，分层排列。厚的表皮从基底到表面可分为基底层、棘层、颗粒层、透明层和角质层。

（1）基底层（stratum basale）：在表皮的最深部，附着基膜上。基底层由一层矮柱状或立方形细胞组成，细胞核呈卵圆形，胞质弱嗜碱性。电镜显示胞质含丰富的游离核糖体和角蛋白丝。此部细胞分裂能力很强，增生的细胞不断地向表皮推移，以补充修复表面脱落的细胞，故又称生发层。

（2）棘层（stratum spinosum）：由 4 ~ 10 层多边形细胞构成，胞体较大，核圆，位于细胞中央。胞质丰富，呈弱嗜碱性。细胞表面伸出许多短小的棘状突起。电镜显示胞质含丰富的游离核糖体、成束的角蛋白丝和卵圆形的板层颗粒，颗粒内含脂类。

（3）颗粒层（stratum granulosum）：由 3 ~ 5 层梭形细胞构成，细胞核和细胞器逐渐退化，细胞质内有许多粗大的嗜碱性透明角质颗粒。电镜下透明角质颗粒形态不规则，呈致密均质状，板层颗粒明显增多。

（4）透明层（stratum lucidum）：由数层扁平的细胞构成，细胞界限不清，无细胞核与细胞器。在 HE 染色切片上，细胞呈均质透明状，折光性强，呈浅红色。

（5）角质层（stratum corneum）：位于最表层，由数层角化的扁平上皮细胞重叠而成，细胞轮廓不清，无核，无细胞器，细胞质充满均质状酸性角蛋白，此时细胞已完全角化，是干硬的死细胞。角化的细胞经常脱落形成皮屑。角质层耐摩擦，对酸、碱等刺激有较强的抵抗力，具有较强的保护功能。

表皮无血管，营养有赖于真皮的毛细血管供给。

表皮内的非角质形成细胞有 3 种，即黑色素细胞，郎格罕氏（Langerhan）细胞及 Merkel 细胞。黑色素细胞源于神经嵴（neural crest）。胚胎第 8 周时，神经嵴细胞进入表皮，到 4 ~ 6 个月时，才成为树枝状，胞质内出现黑色素小体。Langerhan 细胞来源于骨髓，与黑色素细胞同时出现于表皮中。Merkel 细胞可能来源于神经嵴，胚胎约第 4 个月时才出现于指尖、甲床及毛囊漏斗部的上皮中。

二、真皮及皮下组织的发生

胚胎早期由疏松排列的间充质细胞和无纤维的基质组成。胚胎第 3 个月时，间充质细胞开始合成胶原蛋白，表现为嗜银性的网状纤维出现并日益增多。随着网状纤维聚集成束，失去嗜银性而形成胶原纤维，间充质细胞也分化为成纤维细胞。第 6 ~ 7 个月时，弹力纤维出现。到第 8 个月时，真皮网状层与乳头层内的弹力纤维网已经很发达，与足月婴儿基本相同。真皮乳头层出现后不久，间充质中形成毛细血管袢。有些乳头中出现袢状的感觉神经末梢，即触觉小体。与此同时，真皮深层与脂肪组织交界处出现环层小体。

在胚胎发育中期（第 4 ~ 6 个月），真皮下部的疏松结缔组织内的间充质细胞胞浆内出现脂肪小滴，逐渐分化成脂肪细胞，并形成皮下脂肪层。

正常成人真皮（dermis）厚为 1 ~ 2 mm，由致密结缔组织构成，可分为乳头层和网状层。真皮内有丰富的血管、淋巴管、游离神经末梢、感觉小体（触觉小体、环层小体、Merkel 细胞轴突复合体）等多种感受器，以及汗腺、毛囊和皮脂腺等（见图 4-5）。

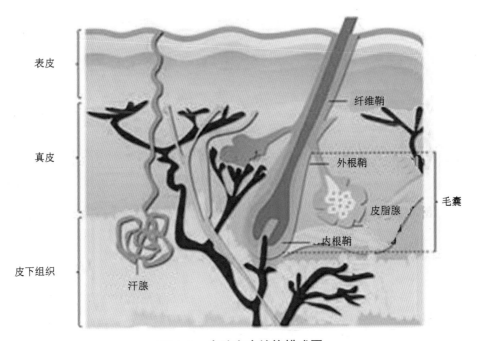

图 4-5　皮肤表皮结构模式图

（1）乳头层（papillary layer）位于真皮浅层，与表皮基底层相邻。结缔组织向表面凸出形成乳头状隆起，故称真皮乳头。含有丰富的毛细血管的乳头称血管乳头，含触觉小体的乳头称神经乳头。

（2）网状层（reticular layer）位于乳头层的深面，较厚，为致密结缔组织。胶原纤维粗大并交织成网，此外还含有许多弹性纤维，使皮肤具有较大的韧性和弹性。网状层还有较多的血管、淋巴管、神经纤维和环层小体。

真皮的深层为皮下组织（hypodermis），又称浅筋膜，由疏松结缔组织构成。皮下组织将皮肤与深部组织连接为一体。

三、皮肤附属器的发生

（一）毛发

胚胎在第 3 个月时，表皮生发层灶性增生，向真皮内突出形成花蕾状，称毛胚芽（hairgerm）。毛胚芽中的细胞分裂增生，斜向下生长成为实性的上皮柱，末端膨大成为毛球（hair bulb）。第 4～5 个月时，毛球下方的间充质突入毛球形成毛乳头，围绕毛乳头四周的毛球上皮成为毛母基，它是毛囊的生发细胞，毛母基细胞分化、增生，形成数层同心圆排列的细胞柱。从内向外依次是毛皮质、毛小皮、内根鞘小皮、Huxley 层、Henle 层及外根鞘。毛囊周围的间充质分化成为结缔组织鞘。随着毛发的形成和生长，由神经嵴迁来的黑色素细胞侵入毛球，逐渐使毛色变深。第 17 周时，毛先见于眉和头部。第 4～5 个月后逐渐由头面部向骶尾部发展。6 个月末或 7 个月初，毛遍布胎儿体表。立毛肌在胚胎第 4～6 个月出现。

（二）皮脂腺

皮脂腺的大部分是毛囊原基一侧的上皮外根鞘增生并长入间充质所形成，此原基在第 4 个月时首先出现于头皮及面部。然后向尾端方向发展。这些实体性的上皮突出物出现后不久便成分叶状，形成若干囊状腺泡。胎儿期皮脂腺的发育受母体雌激素的影响，腺体较大，分泌较多。在出生时体表可见一层胎脂。

（三）甲

指（趾）甲是表皮的特殊增厚区，胎儿在第 3 个月时，每一指（趾）末端掌面的表皮出现一增厚的斑区，称原始甲床。其两侧与近端的表皮相对隆起，形成侧甲襞与近端甲襞。近端甲襞的生发层增生，角化与变硬形成甲板，近端甲襞增厚的生发层称甲母基。它是甲板不断生长的源泉。胎儿晚期甲板生长加快，在第 8 个月时，指甲长到手指末端，而趾甲在第 9 个月时才到达脚趾末端。

（四）汗腺

小汗腺发生与胚胎表皮生发层的小汗腺胚芽。最初为表皮基底层生发细胞的灶性聚集，然后垂直以细长的上皮细胞柱向下进入真皮，向上通向表皮。当细胞柱接近皮下组织时，其远端盘曲成球状。将来发育成为汗腺的分泌部，小汗腺首先出现在掌跖部，5 个月后开始见于身体其他部位，逐渐出现由两层细胞构成的管腔。分泌部分化为分泌细胞及肌上皮细胞，到出生时接近于成人汗腺。

大汗腺源于毛囊最上方的芽状突起。最初为实性条索，以后中间出现腔隙样结构，开口到皮脂腺上方毛囊中。除腋部、阴部、肛周等特定部位，胚胎时期伴毛发发生的大汗腺胚芽再生后皆退化消失。

四、皮肤神经的发生

皮肤含有丰富的感觉神经和运动神经。前者来自脑脊神经，后者来自交感神经的节后纤维。皮肤的神经支配呈阶段性，但相邻节段部分有重叠。

皮肤神经起源于外胚层的神经嵴，自神经元的轴突伸长而成。在胎儿 4 个月以后，神经末梢可达到表皮下并逐渐发育分化，趾部产生 Merkel 触觉感受器。在第 5 个月末，指部形成 Krause 小体。到第 6 个月时，真皮乳头发育，末梢神经在乳头内分枝，呈网状、丝状或蹄形，真皮乳头层及真皮深层、皮下组织内分别形成 Meissner（触觉）小体及 Vater-Paccini 小体（环层小体）等神经末梢器官。

五、皮肤血管和淋巴管的发生

电脑重建技术与透射电子显微镜的结果显示：胚胎 35～45 天时发现的血管结构。胚胎期皮肤血管是由一或两个与表皮平行的血管丛组成。在孕龄 35～40 天的样本中内皮细胞形成初步的单一血管平面，血管内皮细胞已经具有与成人基本相同的形态大小与功能结构，但欠缺连续性。在孕龄 50～75 天，胚胎发育形成两个血管平面，相互交织形成初步的血管网，血管内皮细胞不断增殖和游走使较短的血管相互连接，血管壁不断加厚，到孕龄 60～80 天基本形成 4 层相互平行且与表皮平行的微血管网，血管的连续性得到改善。

1. 皮下血管丛

位于皮下组织深层，水平走向，分支营养周围各种组织。这是皮肤内最大的血管丛，动脉多静脉少。

2. 真皮下部血管丛

位于皮下组织的上部，分支营养汗腺、汗管、毛乳头和皮脂腺。

3. 乳头下血管丛

位于乳头下部，水平走向，分支营养真皮内附属器。此丛血管较多，具有储血功能，小动脉在真皮乳头中分支成血管，营养表皮，血管的降支流入乳头下静脉丛汇合成小静脉，再与深层静脉汇合。

皮肤的淋巴管起源于真皮乳头层的毛细淋巴管，其起端为盲端，由内皮细胞和少量的网状纤维构成。乳头下层和真皮深部分别汇成浅淋巴管和深淋巴管，管腔较大的有瓣膜。毛细淋巴管的压力低于毛细血管和周围组织间隙的渗透压，可回收多余的组织液，是血循环的辅助系统。

六、皮肤肌肉的发生

皮肤的肌肉除面颈部有横纹肌外，大都为平滑肌。除汗腺的肌上皮细胞来源于外胚层外，所有的平滑肌，如立毛肌（arrector pili muscle）和阴囊肉膜、乳头、眼睑及血管壁的平滑肌，皆由中胚层的间充质细胞分化而来。在开始发生肌组织的部位，星形间充质细胞增大伸长，彼此聚集，并向一个方向伸长，逐渐变为梭形，称为成肌细胞（myoblast），以后肌质中出现肌原纤维（myofibril），细胞核随细胞形态改变而成为杆状，位于细胞中央，即形成平滑肌细胞。胎儿第 5 个月前后可见幼稚的平滑肌。

（程飚　刘宏伟　付小兵）

第二节　从皮肤发育学认识皮肤的修复与再生

一、表皮的发育与再生

哺乳动物皮肤的表皮是一个连续的、多层次的上皮，其再生能力很强，在生理状态下，表皮不断有衰老和脱落，同时不断有基底细胞分裂、增生进行替补。另外，其间掺杂了几种附属物，如毛囊、皮脂腺和汗腺。毛囊间区域的表皮和此间相关的皮脂腺及汗腺被称为毛囊间表皮（interfollicular epidermis，IFE）。

IFE 排列成柱状，形成所谓的增生单位，柱状结构的底部是单层排列的基底细胞（基底层），中间是正分化的角质细胞、棘层和颗粒层，柱状结构顶层是扁平的已经角化的细胞层，即角质层。表皮的架构构成机械和生理的屏障，防止水分流失和有害化学物质的摄入，并避免受机械、化学和热的损伤。

表皮的再生由表皮干细胞（epidermal stem cell，EpSC）维持，EpSC 在胎儿期主要集中于初级表皮嵴处，至成人则在表皮的基底层呈片状分布。在正常成人表皮基底层主要含有 3 种细胞亚群维持着其新陈代谢：①表皮干细胞。②表皮干细胞的子代细胞——短暂扩充细胞（类似定向祖细胞）。③有丝分裂后分化细胞。在活体，正常表皮基底层约 40% 的细胞为表皮干细胞与短暂扩充细胞（见图 4-6）。

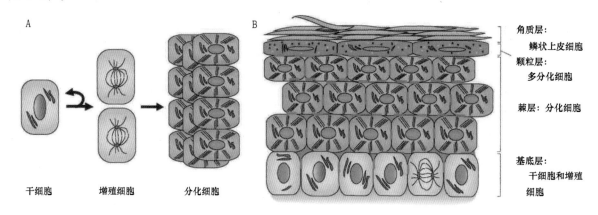

图 4-6　皮肤表皮干细胞模式图

EpSC 除具有所有干细胞的两个典型特点（慢周期性和自我更新能力）之外，还具有对皮肤基底膜的黏附特性。慢周期性（slow cell cycling）主要表现为活体细胞标记滞留；自我更新能力表现为体外培养时呈克隆状生长，如连续传代，细胞可进行 140 次分裂，即能产生 1×10^{40} 个子代细胞。干细胞主要通过表达整合素（integrins）实现对基底膜的黏附，这也是干细胞维持其特性的基本条件。正常表皮基底层的 EpSC 与短暂扩充细胞，均高水平地表达 β1 整合素（α2β1、α3β1 及 α6β4）。虽然 EpSC 的表达强度为短暂扩充细胞的 2 倍，但仅靠普通光镜尚难鉴别，需以共聚焦显微镜来判断表达强度。此外，以整合素家族成员之一 α6 黏附分子和与增殖相关联的表面标志 mAb 10G7 可以有效地加以区别 EpSC 与短暂扩充细胞。实验发现，α6（+）而 10G7（−）细胞为干细胞；α6（+）、10G7（+）细胞为短暂扩充细胞；α6（−）细胞其角蛋白 K10 呈（+）表达为有丝分裂后分化细胞。端粒酶活性与细胞的增殖相关联，曾有学者认为在正常组织内的干细胞表达端粒酶。可是毛囊中，端粒酶高活性区位于增殖细胞所在处的毛根，而不是干细胞所在的毛囊隆突部；毛囊内表皮中，有增殖活力的短暂扩充细胞高表达端粒酶，因此，端粒酶不能作为表皮干细胞的标志。

角蛋白（keratin）作为表皮或上皮细胞特有的一类蛋白，在机体内至少有 30 种不同类型。角蛋白可用作表皮干细胞、短暂扩充细胞、有丝分裂后分化细胞的鉴别手段：表皮干细胞（+）K8、K18、K19；短暂扩充细胞（+）K5、K14；有丝分裂后分化细胞（+）K1、K10。有实验发现，毛囊隆突部的表皮干细胞表达 K15，而在干细胞的分化过程中，K15 表达的减少较 K19 表达的减少更早，K15（−）而 K19（+）的细胞可能是"早期"短暂扩充细胞，K15 可能较 K19 在鉴别毛囊隆突部的表皮干细胞更有意义。

虽然目前尚无表皮干细胞的特异性标志物问世，但学术界普遍认可的是 β1 整合素、K19 与 Bcl-2 同时表达，可认为为 EpSC。

血管紧张素转化酶（angiotensin-converting enzyme，ACE）是合成血管紧张素 II 关键的酶，已被发现存在于表皮的角质形成细胞的胞膜。最近，付小兵院士所带领的团队在有关 ACE 与皮肤组织损伤修复与再生关系的初步研究中发现：在人体皮肤组织中 ACE 的表达主要集中在角质形成细胞的基底层、毛囊隆突、汗腺，似乎与表皮干细胞定位有一致性。随后又对人胚胎发育过程中皮肤 ACE 表达特点也进行了研究，发现表皮全层结构基本形成以后，ACE 表达也定位于表皮基底层细胞膜上，且与表皮干细胞的分子标记物 β-整合素、K19、p63 几乎定位在相同的细胞（见图 4-7）。上述研究结果提示：ACE 可能与表皮干细胞有着密切的关系，有可能作为表皮干细胞新的标记物用于识别表皮干细胞。加之 ACE 位于细胞膜上有利于活细胞的筛选，可为表皮干细胞的鉴定与深入研究提供新的技术手段。

在表皮干细胞壁龛中，众多的细胞因子以自分泌或（和）旁分泌调控着干细胞的分裂、增殖、分化与迁移，经筛选且较详尽地进行了研究的是 FGF 与 EGF 家族。FGF1、FGF2、FGF3（包括 KGF）及它们的受体在皮肤的层状结构发生上起重要作用。EGF 受体在表皮成层期方能检出，并随胚龄延展而表达增多。因此，在表皮干细胞的体外培养模型建立上，EGF 是必不可少的培养基添加物。在活体，外源性的 EGF 也可对表皮干细胞产生一定的影响，如付小兵等以 rhEGF 治疗人慢性皮肤溃疡时发现，在已上皮化创面中的颗粒层与棘层出现了 EpSC 岛现象，认为是由成熟的表皮细胞逆分化而来的。这一发现深化了细胞因子调控 EpSC 的理论。

信号网络系统也是调控 EpSC 分化的重要因素。Moles 认为：EpSC 相对于其他基层细胞表达高水平的 γ-连环蛋白，而表达低水平的 E-钙黏连蛋白与 β-连环蛋白，钙黏连蛋白与 β-整合素表达下调是细胞间脱黏附而向终末分化的特征。β-连环蛋白在细胞的黏附上起着信号转导作用，β-连环蛋白信号通路的激活,可在皮肤中出现新的表皮,在表皮中超表达 β-连环蛋白能增加细胞的增殖,对体外培养的表皮形成细胞而言,增加 β-连环蛋白的表达,在不影响细胞间黏附的前提下,尚可激发细胞的增殖能力。在表皮干细胞内,β-连环蛋白作为激活 Tcf/Lef 的转录因子,较短暂扩充细胞更丰富,它的超表达可增加干细胞在体外的比例,在体内可致角化细胞转分化进入多潜能状态,β-连环蛋白与 Tcf/Lef 间的相互作用,可引起 c-Myc 的表达,c-Myc 的功能是促进细胞的增殖,即细胞向终末分化的启动的先决条件就是下调 c-Myc 表达。EpSC 脱离干细胞群落进入分化阶段的一个重要表现就是通过 c-Myc 诱导并伴随着表面整合素水平的下降,细胞对基底膜脱黏附。当干细胞微环境发生改变,胞外的信息可通过整合素 α5β1、αvβ5、αvβ6 传递给干细胞,以触发跨膜信号转导,调控细胞的基因表达。这一过程不仅可以改变干细胞的分裂方式,尚可激活干细胞的多潜能性,使干细胞产生一种或多种定向祖细胞,以适应机体的需要。因此,整合素 α5β1、αvβ5、αvβ6 也被称为创伤愈合过程中的应急受体(emergecy receptor)。整合素高水平的表达所致干细胞的黏附特性可能是维持干细胞群落所必需的条件。为更加明确这一现象,Watt 将 β1 整合素显性失活突变体 CD8β1 转染到体外培养的人表皮形成细胞,以干扰其 β1 整合素的功能,降低 β1 整合素的黏附特性,结果发现转染成功的干细胞的表面 β1 整合素水平及细胞与Ⅳ型胶原的黏附性明显降低,MAPK活性减弱,细胞的克隆能力下降,增殖潜能丧失,表现出短暂扩充细胞的特征;而通过超表达野生型 β1 整合素或激活 MAPK 则可上调整合素的表达,恢复其黏附性及增殖潜能,故 MAPK 在 β1 整合素调控 EpSC 增潜分化的信号转导通路中起着重要作用。

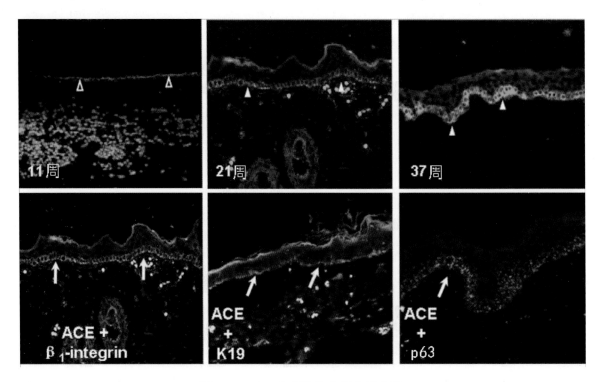

图 4-7　ACE 在人胎儿皮肤中的表达

ACE 表达定位于表皮基底层细胞膜上,且与表皮干细胞的分子标记物 β-整合素、K19、p63 几乎定位在相同的细胞。

干细胞是近年来生物学上最有趣、最复杂、也最有吸引力的领域之一。还有许多实际问题有待解决，如：①EpSC的复制。②隐匿于正常环境下尚未被发现的干细胞增殖与分化方向的开发。③通过缩短细胞周期以获得更多的短暂扩充细胞增殖。作为成熟的干细胞来源用于临床还有一段很长的路要走，然而，这些初步的成就已为应用EpSC进行皮肤大面积深度创、烧伤创面从解剖修复到功能性修复开辟了新途径，并奠定了一定的基础。随着研究技术手段的进步，相信调控EpSC直接分化为毛囊、汗腺等皮肤附属物组织，并实现皮肤烧伤创面从解剖修复到功能修复的飞跃已为时不远。

二、毛囊的发育与再生

毛囊是深入真皮的上皮导管，相对于其他自我更新组织来说，具有独特的性质，毛囊增殖具有周期性，要经过生长期（anagen）、退化期（catagen）、休止期（telogen）。因而推论毛囊与其他能自我更新组织一样亦含有干细胞，并与毛发生长周期紧密相关。目前有关毛囊干细胞的定位尚不十分清楚。传统认为它在毛球部。根据对鼠的标记滞留细胞（label restaining cells，LRCs）的研究，1990年，Cotsarelis领导的实验室提出了人的毛囊干细胞可能存在于毛囊隆突处的"隆突激活假说"，此假说能较好地解释以下几点：①毛囊的生长周期。②整个毛球部切除后毛囊为什么能再生。③毛囊生长早期对化学致癌物易感性高于休止期。④为什么毛母质细胞培养难以成活。虽然目前还没有特异的证据证明毛囊干细胞就在隆突部。但Cotsarelis等于1998年在成人毛囊观察到，毛囊隆突部（皮脂腺开口处与立毛肌毛囊附着处之间的毛囊外根鞘）含有丰富的干细胞样细胞，且提出了K15为该类细胞的标志物。Masashi在人胚胎的不同时期，对β1整合素表达阳性、E-钙黏连蛋白及α、γ连环蛋白表达阴性的所谓干细胞进行了观察后发现，随胎龄的增加，这些干细胞逐渐从毛胚芽的边缘迁移至毛桩的外层，进而进入分化的胎毛囊内，最后集中在毛囊外根鞘的外层及隆突部，这种程序性的局限化，恰恰也是EGF受体与K19表达阳性细胞所在地，并经电镜观察证实此类细胞具有不分化的形态学特征，因而支持上述观点，就当前研究现状，学术界基本认可隆突部即为毛囊干细胞的存在部位。Taylor以细胞双重标记滞留法，并基于Michael对角膜表皮干细胞与短暂扩充细胞的研究，通过对鼠皮肤毛囊隆突部干细胞的观察后认为，毛囊隆突部的干细胞是皮肤干细胞的主要栖息地，它不仅对毛囊的生长、改建与新陈代谢起关键性作用，而且对表皮损伤后的修复同样重要，因为这里的干细胞形成了缺乏增殖能力的短暂扩充细胞连续谱系集团（TA1、TA2、TA3……Tan），当皮肤受创，较早期的短暂扩充细胞（TA3或TA4）迁移到达表皮参与修复，即表皮干细胞实质是主要来源于毛囊的短暂扩充细胞与皮肤基底层本身存在的少量干细胞（占基底层细胞的1%～10%）。

哺乳类动物的毛囊是一个高度动态化的皮肤附属器，周而复始地进行着生长、退行与休止的周期性循环。毛囊干细胞对毛发的形态发生和更新有着极重要的作用。当毛发生长停止或毛囊下部主要结构有改变，毛囊下部较多形成克隆的角质发生细胞对形态发生或毛发更新信号产生反应，毛囊干细胞则迁移至毛囊根部参与毛发的形成。Bull研究了转录因子Myc超家族N-Myc、Max、Mad1和Mad3在毛囊生长周期的表达情况，发现在毛囊生长的初、终期，c-Myc于毛囊漏斗部的基层和终末分化的上基层表达（与表皮相似），而在毛球部，c-Myc 既于增殖的芽上皮细胞又在形成毛发的终末分化的基质细胞内表达，但更强地表达于外根鞘隆突处。他认为 Myc 超家族成员在毛囊的不同上皮成分中各完成不同的使命，对毛囊干细胞的命运决定起着重要作用，c-Myc 的表达与隆突处的干细胞相关联，而与毛囊生长周期无关。同样，β-连环蛋白在毛发发生的过程中也起着关键作用，如果 β-连环蛋白在毛囊形成后缺乏，则毛发将在第一个毛发周期后完全脱落，β-连环蛋白对皮肤干细胞的命运决定至关重要，β-连环蛋白缺如，干细胞将不能分化为毛囊形成细胞，而改变表皮命运。对机体毛囊发育周期的研究表明，处于静止状态的隆突部干细胞持续表达 Tcf3，而当转化为表达 Lef1 时干细胞则进入分化状态，于表皮形成毛胚芽样内陷，并部分 Tcf3 阳性细胞分化为毛囊外根鞘，而另一部分细胞分化发育为毛囊的内根鞘和毛干；若此时 Lef1/Tcf3 表达失控，则毛囊发育会停滞于一个中间状态，故在毛囊发育过程中 Lef1/Tcf3 通过不同时期不同部位的不同浓度表达控制形成完整毛囊。此外，人工毛囊类似结构体外培养物中，在毛胚芽样内陷结构中已有部分外根鞘细胞及毛球细胞出现，但无内根鞘细胞及毛干结构等形成，正是由于 Lef1/Tcf3 表达阻滞，无法由 Tcf3 转化为 Lef1，致使人工毛囊无法继续发育下去。

感觉神经肽在诱导干细胞分化、调控毛囊周期中具有重要作用。在毛囊隆突部神经纤维分布及感觉神经肽浓度出现周期性变化，即静止期毛囊周围感觉神经肽（SP、CGRP 等）浓度低，当进入增殖期，则浓度明显上调。在此情况下，感觉神经肽可以诱导毛囊进入下一个增殖周期。外源性 SP 可刺激鼠的毛囊毛发由静止期进入增殖期。因此感觉神经肽可能在诱导毛囊干细胞分化发育为具有完整功能和正常结构的毛囊方面具有重要作用。

2001 年发现了鼠角蛋白 6（K6a、K6b）配对基因的第三条基因，并命名为毛囊角蛋白 6 基因（K6hf），该基因与人的 K6hf 有着极高的同源性，认为该基因与毛囊的形成密切相关。

毛发组织主要是由外胚层起源的上皮性毛囊和中胚层起源的结缔组织性毛囊构成，两者相互作用诱导毛囊发生和重建，但关于毛囊上皮（干）细胞生物学特征及其调控机制至今所知甚少。

（一）毛囊发生的调控机制

位于毛囊根部的毛乳头细胞是一群特异的间质细胞。在毛囊的胚胎发育过程中，这些具有聚集特性的间质细胞起源于真皮成纤维细胞。通过细胞外基质的变化，毛乳头细胞在毛囊的形态学发生和成年毛囊的周期性生长过程中具有重要的作用。毛乳头细胞与真皮成纤维细胞有不同的生物学特性。体外毛乳头细胞达到一定浓度时呈现凝集性生长的特性，而真皮成纤维细胞则不表现出这种特性。此外，毛乳头细胞活性受毛囊上皮细胞调节，缺乏调节的毛乳头细胞将失去凝集性生长特性而向成纤维细胞转化。毛乳头的细胞凝集性生长特性可能与其诱导毛发生长的生物学特性有关。因此，凝集性生长的毛乳头细胞与毛囊上皮细胞分化和功能状态密切相关。

多重信号通路的调控作用：复杂的分子信号通路是表皮-间质相互作用或毛囊器官发生的基础，其中，成纤维细胞生长因子、tabby/downless、骨形成蛋白（BMPs）、表皮细胞生长因子（EGF）家族、Wnt、β-连环蛋白（β-catenin）、Shh Patched 和 Notch 等信号传导通路均参与了毛囊形态学发生、毛周期和（或）毛囊分化的调节。FGF10 又被称为角质细胞生长因子 –2（KGF–2），由皮肤基板下的间质细胞释放，通过 BMPs、β–连环蛋白和其他信号通路刺激表皮和毛囊发育，敲除 FGF10 基因可造成新生小鼠毛囊发育不良。人类 tabby/downless 基因异常将导致少汗性外胚层发育不良，即不能形成牙齿、毛囊和汗腺等器官。Shh Patched 信号如果发生传导障碍，毛囊发育将中途停止；相反，该信号过分传导可引发基底细胞癌。后者已在 K14 启动子诱导的 Shh 基因缺失小鼠中得到证实。使用 K5 和 K14 启动子 Cre/lox P 系统制作角质细胞特异性基因改变小鼠，对分析该类基因在皮肤中的功能具有重要意义。由于 K5 和 K14 启动子的先期诱导和活化致使表皮和毛囊上皮细胞发生特异性基因缺失，该技术制成的 β–连环蛋白缺失（–/–）小鼠会出现毛周期缺乏，但仍能形成皮肤表皮，提示表皮干细胞形成毛囊结构时必须有 β–连环蛋白参与。通过 β–连环蛋白（–/–）小鼠还证实，存在于细胞间黏连接合处（adherence junction，AJ）的 β–连环蛋白位于 tabby/downless 的下游和 BMP、Shh 的上游，经由 Wnt 信号移行到胞核，再与 Lef 1 结合以提高转录活性。随着原始毛芽向真皮内不断生长，其远端上皮细胞基底部膨大并包裹间质细胞形成毛乳头。此毛乳头细胞即使在成体也能诱导上皮性毛囊发生。如果将大鼠颊须分离的毛乳头移植到足底真皮组织内，能观察到由表皮形成的毛囊结构。同样，移植培养的毛乳头细胞也能诱导毛囊再生并长出毛发，但要维持培养的毛乳头细胞的这种诱导潜能还必须有表皮细胞提供的 Wnt 信号。

（二）毛囊干细胞生物学特性

毛囊干细胞是表皮和皮肤附属器再生或修复的主要资源。那么毛囊干细胞在皮肤组织中起着怎样的作用呢？曾经认为毛囊细胞分化出来的毛母细胞是毛囊的干细胞。毛囊干细胞的隆突假说得到广泛的重视和支持。在皮肤损伤时，除表皮细胞外，毛囊干细胞也被活化，参与表皮再生。c-Myc 是 β–catenin 的下游基因，其过表达将过度动员干细胞向 TA 细胞转变，最终导致干细胞枯竭和皮肤溃疡发生。干细胞也可引起多种上皮性肿瘤和皮肤病，推测皮肤上皮干细胞可能是物理或化学性因子（包括致癌物）作用的重要目标，以致损伤表皮和毛囊附属器等。鉴于此，未来可将皮肤干细胞作为皮肤基因治疗的先取目标。毛囊干细胞在皮肤生物学、病理学和未来皮肤病学的治疗中具有潜在的重要意义。不仅毛囊干细胞能参与表皮损伤的修复，离体和在体研究还显示，成体多种上皮（干）细胞（如角质形成细胞、角膜细胞）以及骨髓基质干细胞等均有向毛囊皮脂腺等附属器方向分化的潜能，如同造血干细胞与肌干细胞之间转化的可塑性依赖于环境刺激一样，成体上皮细胞在合适的真皮间质诱导下可以形成毛囊等皮肤附属器。这些实验结果还有待进一步的基础与临床研究证实。

（三）毛囊的发育调控

随着高通量测序技术的完善，结合生物信息学的发展，后基因组时代为 miRNA 的研究提供了更好的途径。miRNA 是近年来发现的一类由 19～25 个核苷酸组成的非编码单链小 RNA 分子，它们通过与靶基因 3' UTR 结合负调控靶基因的表达。近年来研究表明，miRNA 的表达谱在毛囊组织和周期性发育中存在特异性，通过与信号通路和调控因子相互作用在转录后水平上调控毛囊的生长发育。

毛囊周期性发育是多基因参与、紧密联系且相互制约的复杂生理生化过程，miRNA 可以通过靶向作用于不同的信号通路和转录因子，从而对毛囊周期中不同发育阶段的调控和转化发挥作用。在毛囊的形成过程中，FGF、Wnt 和 BMP 信号通路起着重要的调控作用，而 miR-31 能够通过调控角蛋白14、16 和 17（角化细胞骨架的必需成分）的表达干扰这些信号通路的活性。miR-31 对细胞周期性发育具有调控作用，高表达的 miR-31 可能通过下调 CEBPA 基因表达来促进细胞的增殖从而促进细胞从 G2 期向 M 期转变。研究表明，miRNA 还可通过间接调控毛囊相关组织的发育来调控毛囊周期性生长。在毛囊周期发育中提高毛囊的血管化水平可以增加毛囊大小，促进绒毛的生长。而 miR-31 被认为是血管特异的 miRNA，其作为一种负调控因子调控淋巴和血管的生长和成熟。培养的绒山羊毛囊兴盛期初级毛囊和次级毛囊毛乳头细胞中，同样显示出许多差异表达基因参与血管化、信号通路，与毛囊形态发生密切相关。由此可见，miRNA 在调控毛囊生长发育和周期性调控上的重要作用。

不同种属，甚至不同哺乳动物毛囊生长中涉及的 miRNA 及 miRNA 家族不尽相同。let-7b 和 miR-24 的靶基因中有一些与毛囊生长发育和毛发品质相关。有报道，miR-25 与被毛的颜色相关，在皮肤及毛发生长发育过程中也起着调控作用。有研究显示，miR-184 能够干扰 miR-205，可能具有抑制毛囊生长，促进衰退的作用。miR-18b 则通过调控靶基因 SMAD2 抑制 TGF-β1 介导的人毛囊间充质干细胞向平滑肌细胞分化。

转录组是生物体细胞或组织在特定状态下转录出来的所有 RNA（包括编码和非编码蛋白质的 RNA）的总和。目前，转录组研究技术主要包括两种：基于杂交技术的 DNA 微阵列技术（DNA microarray）和基于测序技术的转录组测序技术（RNA-seq）。该技术不仅能专注于基因中的功能位点，而且能够代表基因组中大多数适应性位点，可以将特定组织或细胞在某一发育阶段或功能状态下转录出来的所有 RNA 的集合全部测出，从整体水平研究基因功能以及基因结构，揭示特定生物学过程以及疾病发生过程中的分子机理。

近年来，在转录组水平上对毛囊相关发生机理的研究表明，诸多生长因子及其受体是体内分泌协调基因和环境的重要环节，对绒毛的生长调控起着极其重要的作用。这些分子穿梭于真皮细胞和上皮细胞之间，介导这两个细胞群体间的相互作用，使得两个细胞群体有序增殖和分化，并最终形成完整的毛囊。此外，还发现部分毛囊的毛乳头细胞来自于神经嵴，毛囊的发育过程非常复杂。

目前已知与毛囊发育相关的分子共有 161 个。运用差异微阵列分析，Schellenberger 等发现软骨寡聚基质蛋白（Comp）基因在细胞外基质及正常人的毛囊生物学特性上具有重要作用。Comp 基因在毛囊发育的休止期和生长期表达，在退行期退化。正常人的结缔组织鞘成纤维细胞通过 Comp 基因选择性的自转录，与 TGF-β2 基因在结缔组织鞘成纤维细胞表达直接相关，受转化生长因子 TGF-β信号的调节。研究发现，IGF-1 基因在生长的初级阶段在维持头发线性生长上起着关键的作用。在毛囊生长中，IGF-1 基因的表达与 PDGF-A 和 PDGF-B 基因上调有关，且存在反凋亡调节。进一步验证发现，IGF-1 基因可增加血小板衍生生长因子 PDGF-A 和 PDGF-B 的表达，从而证实 IGF-1 基因在控制毛发生长方面与 PDGF-A 和 PDGF-B 基因上调有关。Foxp1 转录因子控制着毛囊干细胞的启动，皮肤上皮细胞中缺少 Foxp1 基因将导致毛囊干细胞过早地活跃，从而导致毛囊静息期周期缩短；相反，Foxp1 在角质形成细胞中过表达将促进细胞周期停滞，阻止细胞增殖。研究表明，在毛囊干细胞中 Foxp1 转录因子通过调控 Fgf18 基因的表达调节静息期毛囊干细胞的状态（静息或增殖）。Br RNA 在皮肤上通过编码一个公认的转录因子来抑制毛发的表达。转录组测序发现，在正常小鼠的毛囊生长期，Br 基因表达呈降低趋势，而在毛发发生期显著增加，在连接毛乳头的上皮细胞中表现为上调。研究发现，在毛囊生长期，Br 基因作为一个关键因子调节基本的细胞过程（包括毛发的形成，维持真皮毛乳头细胞的完整性及角化细胞凋亡）。在毛囊退化的调控作用研究中，研究人员发现 p53 基因在小鼠毛囊退行期控制着细胞凋亡，在毛发生长过程中，p53 可能是一个拮抗剂，促使毛囊提早进入退行期。目前，虽然已经发现了不少控制毛囊生长发育的基因，但其调控机理还尚不清楚，有待进一步研究。褪黑激素能促进绒山羊绒毛生长，改变绒毛细度，被广泛应用于绒毛生产中。以褪黑激素处理后的毛囊为样本进行转录组测序，检测培养后毛囊中基因的变化，挖掘毛囊生长发育中的基因。在初级和次级毛囊中的差异基因富集的通路中找到 Wnt、Shh、MAPK、NF-κB、TGF-β、JAK-STAT 和 Notch 毛囊生长发育相关信号通路，通路中大多数基因在毛囊生长发育中的作用未被报道，它们作为褪黑激素促毛囊生长的候选基因有待进一步研究。

在调节毛囊形态学发生中究竟有多少这样的信号通路或细胞因子起作用尚不清楚。对多个转录因子进行鉴定的结果显示，除 Lef1/β-catenin 之外，还有多个转录因子参与了毛囊分化和基因表达的调节，其中最重要的成员是 winged helix 转录因子 Whn。该基因在裸鼠表型缺陷以及在小鼠和人类锌指转录因子中承担无毛表型的调控作用。关于 Lef1/β-catenin 和 Whn 靶目标的上游和（或）下游基因对毛表型的调控作用仍需进行深入的研究。

三、汗腺的发育与再生

大汗腺（apocrine glands）主要分布在腋窝、乳晕、肛门、脐窝及外生殖器等身体特定部位。大汗腺的形成开始于胎儿第 4 个月的晚期。最初自毛囊上部突起发育，长出一个实性上皮索，与毛囊的长轴成垂直方向突入毛囊周围间充质内，然后越过发育中的皮脂腺和立毛肌突起而向下生长，在到达皮脂腺隆起水平面时，上皮索开始形成真皮内导管的管腔。同时，毛囊内的腔也开始形成。在胎儿 6 个月时，大汗腺上皮索前端渐盘曲呈蟠管（coil）状。第 9 个月时，内层分化成分泌部细胞。在出生时，尚不能认出大汗腺分泌部周围的肌上皮层细胞。

小汗腺（eccrine glands）仅存在于一般哺乳动物的足底，从种系发生的观点看，在人类除掌跖部外，其他部位皮肤内存在的小汗腺是以后进化发生的。人类小汗腺在胎儿 4 个月时，最早见于手掌和足跖部。第 5 个月时始见于腋窝和身体其他部位。小汗腺胚芽开始为在表皮基底层内深嗜碱性细胞聚集，发育成胚芽，但它不同于毛胚芽，较狭小，且其基底部间充质细胞较少。它渐突入真皮内，并垂直向下生长，形成细索状，末端成圆形，到达皮下组织时，末端部分盘绕成球状。它的上端，从表皮基底部向上生长，呈螺旋状穿过表皮，形成表皮内细胞索。像毛囊一样，在这一时期可见小汗腺的不同发育阶段。在胎儿第 16 周时，掌跖部的一些小汗腺已开始形成蟠管，而表皮内仍有一些新的小汗腺胚芽正在形成。小汗腺管腔形成时，真皮内导管和分泌部出现由两层细胞构成的管腔，内层为管腔细胞，外层为基底细胞。但分泌部的这两层细胞发生分化，管腔细胞分化成高柱状分泌细胞，并从基底膜伸展到管腔游离缘，而基底细胞或分化为分泌细胞，或分化为肌上皮细胞。在胎儿第 7 ~ 8 个月时，腺腔形成。整个汗腺由表皮内螺旋状汗管或称末端汗管（acrosyringium）、真皮内直形汗管、蟠形汗管和分泌部分组成。到出生时，小汗腺的形状已与成人相似。

汗腺的发生是一个非常复杂的过程，目前对其形态发生、生长调控及分化的相关基因表达等机制尚未完全阐明。

付小兵院士所带领的团队对不同胚龄人胎儿背部全层皮肤进行表皮干细胞与汗腺发生进行相关性研究。发现自胚龄第 16 周，初级表皮嵴基底层细胞呈灶性聚集，形成小丘状的汗腺发生之时，至胚龄第 24 周，细胞索末端部分形成蟠状成为成熟汗腺结构（见图 4-8，图 4-9），均可检测到一定数量的表皮干细胞持续存在于其中（见图 4-10 至图 4-13）。从而证实表皮干细胞在汗腺发生中的能动作用。近来研究表明，作为细胞外基质（extracellular matrix，ECM）的改建酶 – 基质金属蛋白酶（matrix metalloproteinase，MMPs）的作用与细胞的运动是胚胎发生的两个最根本的过程，该过程又受到一系列生长因子的调控，即 ECM、MMPs 与生长因子间的相互作用直接控制着胚胎细胞分化，或影响其行为。我们对胚胎汗腺发生过程中的局部 ECM 改建、MMPs 与 EGF 三者间做了动态观察，实验发现，MMP-2 与 MMP-7 的 mRNA 信号与蛋白质表达均存在于汗腺原基，并且随着汗腺胚芽细胞穿过基底膜向真皮层切入，汗腺细胞发生成熟，MMP-2 与 MMP-7 的 mRNA 信号与蛋白质表达强度亦明显加强，并定位于汗腺芽细胞或汗腺细胞内及其周围局部基质。尤其在汗腺发生的中、后期（胚龄 20 ~ 22 周），MMP-2 与 MMP-7 的 mRNA 信号与蛋白质表达强度呈峰值态，此后，至胚龄 24 周左右，汗腺发生基本完成并成熟，MMP-2 与 MMP-7 的 mRNA 信号与蛋白质表达强度渐下降，但未消失。故推测，汗腺的发生与 MMPs 间（包括 MMP-2 与 MMP-7）有着极其紧密的联系。汗腺胚芽细胞或汗腺细胞均可合成与分泌 MMP-2、MMP-7，并随着汗腺发生的趋向成熟，合成与分泌 MMP-2、MMP-7 的能力提高（见图 4-14 至图 4-17）。正是这种程序化的变化，决定了汗腺原基细胞的出现，并由于局部 ECM 的降解，在提供空间的同时，引导分化方向已确定的原基细胞向汗腺芽细胞发生，又向表皮深层长入，尤其是裂解了基底膜区的主要成分 FN 及维系真表皮连接的锚状纤维的主要构成Ⅶ型胶原，汗腺芽细胞突破了基底膜区向真皮层切入；而在汗腺发生的全过程，EGF 均高表达，从而为局部 ECM 改建、MMPs 与 EGF 三者间的相互作用诱导汗腺发生提供了一定证据（见图 4-18 至图 4-20）。外泌腺体的上皮可合成、分泌诸如 EGF、NGF、白细胞介素家族等细胞因子，并有着同源受体，以维持自身的发生、生长与稳定。外泌腺体的上皮亦集中着 EGF 受体 – 酪氨酸激酶受体，与相应的配基结合，则激活胞内多个信号通路，而影响腺体的发生与功能。从汗腺原基细胞出现到汗腺细胞的成熟，EGF 的蛋白质表达定位于其胞质与细胞周围局部基质，表达强度随着汗腺发生的成熟逐渐增强，且汗腺发生成熟后，表达强度无明显降低。EGF 作为促有丝分裂因子，可促进汗腺的发生与成熟。

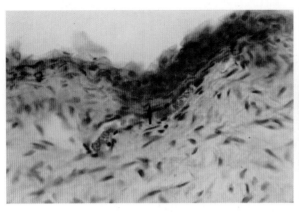

图 4-8 胚龄 16 周皮肤，初级表皮嵴基底层细胞
呈灶性聚集，形成小丘状。HE×200

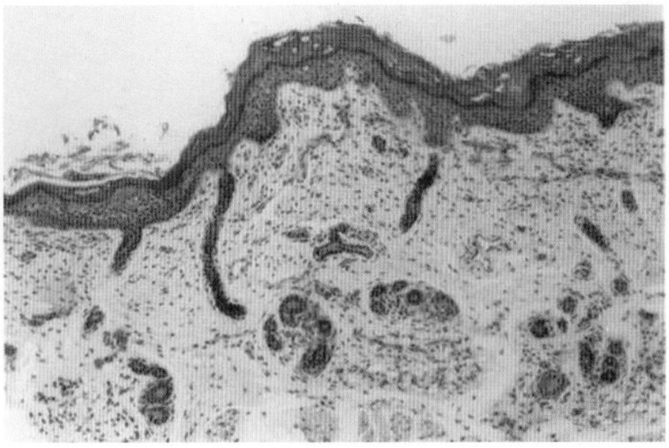

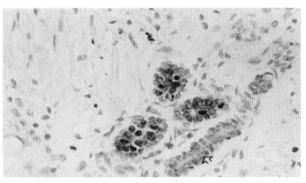

图 4-9 胚龄 24 周皮肤，可见汗腺导管、分泌
部及细胞周围的肌上皮细胞存在。HE×200

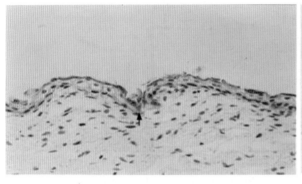

图 4-10 胚龄 16 周皮肤，汗腺原基细胞
β1 整合素表达阳性。SP×200

图 4-11 胚龄 22 周皮肤，汗腺细胞 K19
表达阳性。SP×200

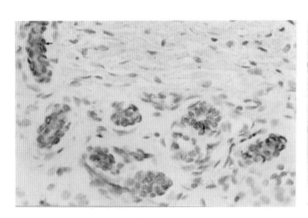

图 4-12 胚龄 24 周皮肤，汗腺细胞 K8
表达阳性。SP×200

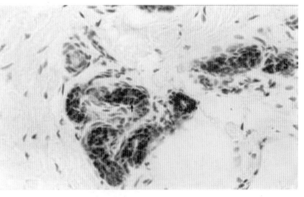

图 4-13 胚龄 24 周皮肤汗腺细胞
β1 整合素表达阳性。SP×200

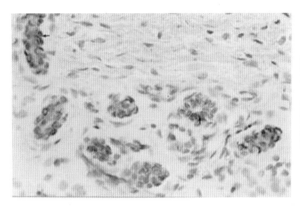

图 4-14　MMP-2 在胚龄 18 周于
汗腺细胞及其周围

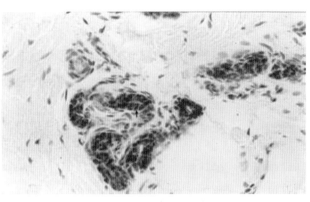

图 4-15　MMP-7 在胚龄 22 周
于汗腺细胞及其周围

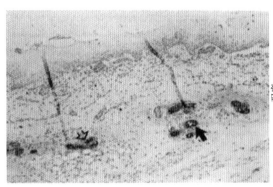

图 4-16　胚龄 22 周，MMP-7 在汗腺细胞及
其周围局部基质呈强阳性表达。SP×200

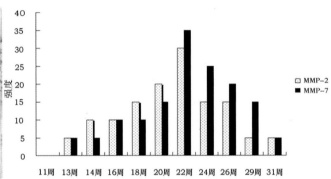

图 4-17　各时相 MMP-2、
MMP-7 mRNA 阳性信号强度

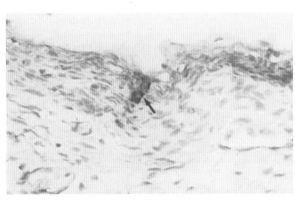

图 4-18　胚龄 13 周，LN 在汗腺芽细胞
呈阳性表达。ISH×200

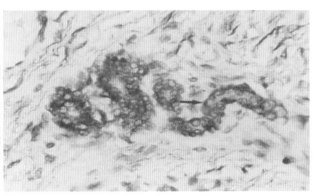

图 4-19　胚龄 24 周，FN 在汗腺
细胞呈阳性表达。ISH×200

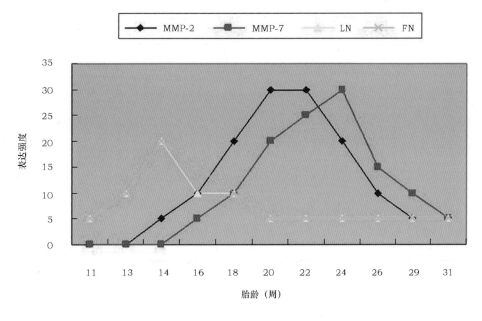

图 4-20　各时相 EGF、MMP-2、MMP-7 蛋白表达强度示意图

Merkel 细胞虽作为 APDU 的一员，且与神经末梢形成复合体，但和皮肤附属物的发生亦相关联。它的外泌功能已在学术界达成共识，如表皮层的 Merkel 细胞可分泌 NGF——感觉神经的靶细胞，而真皮层的 Merkel 细胞则表达 NGF 受体——在真皮上层皮肤神经丛发生上起作用；此外尚分泌血管活性肠肽（VIP）、P 物质、嗜铬粒蛋白 A、降钙素基因相关肽（CGRP）、特殊神经元烯醇化酶、铃蟾肽等。虽然汗腺的导管细胞及分泌细胞均无 Merkel 细胞，亦无直接证据证明 Merkel 细胞对汗腺发生的作用，但它所分泌的上述物质与汗腺的发生有着千丝万缕的联系。为了印证它的关系，Kim 比较观察了人胎皮肤 Merkel 细胞的出现、分布与密度。手、脚掌（无毛发）处 Merkel 细胞出现于第 56 天胎龄，密度最高在 80 ~ 90 天；有毛区皮肤 Merkel 细胞首现于第 75 天，达高密度为 20 ~ 24 周；Merkel 细胞的高度集中与两处汗腺始发时间基本一致，可能以旁分泌的作用启动汗腺原基的分化；Merkel 细胞在漏斗腺的出现先于毛囊隆突部，在此处，Merkel 细胞刺激细胞分化并向接近各皮肤附属物的结构方向发展，如围绕滤泡的神经与立毛肌等。另外，在成人皮肤毛囊隆突部存有较多的 Merkel 细胞，可刺激干细胞的活力，可能还对干细胞的定向至汗腺的分化起作用。此外，汗腺的交感神经支配在其发生上是由去甲肾上腺素至胆碱能的过程，为了解汗腺的分化行为与神经生成的细胞因子如 LIF、CNTF、CT-1 等作用是否有关，Beth 利用交感神经元与汗腺联合培养，通过阻断 LIF 及 CNTF 受体对比观察了汗腺的分化行为后认为，汗腺的分化行为与神经生成的细胞因子作用的信号通路一致，为同家族，即与受体磷酸化和 STAT-3 的激活相关。因此，有理由相信，汗腺发生与神经系统相关联，但更为详尽的关系，尤其是神经系统与表皮干细胞的调控情况有待进一步明确。

四、皮脂腺的发育与再生

（1）皮脂腺的组织发生：皮脂腺分布于除掌和足背以外的皮肤，由数个上皮小叶组成，这些细胞呈向心性分化。每个皮脂腺小叶的外面是未分化的扁平的增殖细胞，类似于表皮基底层 KC 细胞，其核大，内含均质、苍白的嗜碱性胞质。皮脂腺导管连接毛囊外根鞘（ORS）与皮脂腺，开口于毛囊外根鞘或直接开口于皮肤表面，导管上皮很薄，角质层排列紧密，导管近毛囊一侧的颗粒层易见，但近皮脂腺一侧很少看到，组织学上以此为界将毛囊分成漏斗部和峡部。皮脂腺为顶浆分泌腺，腺泡周围是一层较小的幼稚细胞，可生成新的腺细胞，随着细胞的逐渐增大，胞质内形成越来越多的脂滴，最后细胞解体，将含有大量皮脂的内容物排出体外。皮脂腺的分泌物为皮脂（sebum），其中50% 以上是游离脂肪酸、甘油二酯和甘油三酯，小部分为蜡酯（waxester）、鲨烯（squalene）、胆固醇和胆固醇酯。人体只有皮脂腺才能产生蜡酯和鲨烯，它们是皮脂腺特征性物质。这些分泌物功能是在毛发表面形成一层保护膜，润滑毛发，防止表皮脱水、干燥；皮肤表面的游离脂肪酸对真菌与细菌的生长有适度的抑制作用，可以防止某些寄生虫穿入皮肤；分泌物也赋予身体一种特殊的气味，据研究，新生儿识别母亲可能与此有关。皮脂腺的组织发生开始于胚胎第 4 个月。毛囊发育稍早，表现为胚胎的毛胚芽，即表皮的基底层细胞紧密排列形成原始芽状毛胚，原始毛胚芽迅速进入毛胚芽阶段（hairgerms），此时基底细胞拉长变高，并从表皮向真皮生长，同时毛胚芽下方的间充质细胞和成纤维细胞数目增多，聚集形成早期的真皮乳头，此时的结构又称为毛索（hairpeg）。毛索外层细胞沿长轴呈栅栏状排列，随后向下斜行生长，末端膨大呈球形，形成球形毛索，末端的毛球内含大量毛母质细胞，逐渐包绕真皮乳头。在人胚胎第 16 周，球形毛索阶段毛囊的后壁出现两个上皮样膨大，下方的为立毛肌附着处，即 bulge 区，随着毛囊的进一步发育，bulge 逐渐减小，上方则是皮脂腺原基，细胞内充满类脂，通过一根导管开口于毛囊上端外根鞘处，最终发育为皮脂腺。

皮脂腺更新维持和毛囊干细胞毛囊 bulge 区与外根鞘相连续，位于皮脂腺导管开口的下方，立毛肌的附着处。早在 1876 年 Unna 等人就开始了对 bulge 区的形态学研究。1976 年 Al Barwari 和 Potten 应用 3H 标记法发现随表皮损伤 ³H 标记物出现在毛囊上段和毛囊管周围的细胞中，故推测毛囊中隐藏着潜在的干细胞。1990 年 Cotsarelis 等证明在小鼠皮肤、睫毛、触须的毛囊球部均未发现干细胞指征，但在 bulge 区可见；相反应用脉冲 ³H 标记则发现标记物布满毛母质，而 bulge 区未见，据此首次提出毛囊干细胞位于毛囊上段 bulge 区。Taylor 采用 ³H 与 BrdU 双标法连续观察皮肤及其附属器，发现阳性核开始仅见于 bulge 区，而真皮、毛囊上段、皮脂腺为阴性；再追踪观察，毛囊下段 ORS、MC、髓质等区也发现标记分子，在毛囊的上段及表皮也发现阳性细胞。电子显微镜观察发现 bulge 细胞表现出核浆比例大、胞质成分原始等特性，同时 bulge 细胞在体外培养中显示出极大的增殖潜能，而且，含 bulge 的毛囊上段与 DP 混合培养可重新形成有活性的毛囊。在出生后皮脂腺的更新与维持中，有若干问题尚不清楚：其干细胞的来源如何？是来自具有多向分化能力的单一干细胞，还是来自能严格分化为各自结构的多种干细胞之一？对小鼠皮肤细胞系的实验结果提示胚胎期毛囊起源于多个细胞克隆，即在胚胎期就已经决定了表皮、毛囊和皮脂腺的定向形成，但不同克隆之间在分化过程中的关系不明。较早的放射性同位素实验发现皮脂腺的基底细胞很容易结合 ³H，当时猜测皮脂腺或许可能具有自身的干细胞；切除毛囊下段仍能再生完整的毛囊的实验现象通常被解释为系毛囊上段永久区 bulge 干细胞分化的结果，Inaba 等认为这种再生来源于皮脂腺；在毛囊不同区域不同的染色结果提示可能有多个祖细胞对毛囊的形成发挥作用，而用 β-半乳糖酸苷酶标记 37 周后，毛囊与皮脂腺不同表现也提示他们可能分别有自身的干细胞。但是，更多的实验并不支持皮脂腺含有多能干细胞的假说，主要依据是：①皮脂腺的器官培养可维持 2 周以上，期间 DNA 和蛋白质合成保持不变，而脂质形成却进行性降低，这说明虽然体外培养能维持正常的细胞分裂，但是新形成的细胞并不能分化为皮脂腺。②皮脂腺细胞体外增殖能力比毛囊上段低得多。③皮脂腺被破坏后可以从毛囊上段 ORS 重新生成。④皮脂腺中并没有检测到慢周期细胞。因此，大多数研究者的结论是皮脂腺的干细胞可能来源位于腺体外的其他区域，皮脂腺中具有增殖分化能力的细胞可能并不是真正意义上的干细胞，而是干细胞分裂产生的 TA 细胞。Chase 曾推测毛囊上段外根鞘有一群多能干细胞，不仅能形成毛囊而且能形成表皮、皮脂腺；有人观察到 ^{3}H 放射标记实验中 bulge 区无标记物，而在紧靠 bulge 区的上方与下方的细胞则有明显标记，表现出 TA 细胞特性，特别是在生长早期和即将进入生长期的毛囊中可在 bulge 区下部与峡部、漏斗部见到有丝分裂相，这说明干细胞的子代细胞——TA 细胞不仅可向下生长形成毛母质细胞，而且可向上生长，在维持正常表皮和皮脂腺方面发挥作用。在现有研究成果的基础上，Sun 等提出表皮、毛囊和皮脂腺起源于一个共同的干细胞群。因此，将三者统一为表皮-毛囊-皮脂腺单位（epidermo pilosebaceous unit）。在这个假说中认为所有的细胞群均来自于 bulge 区，bulge 区干细胞为多能干细胞，其分裂产生一系列增殖能力逐渐下降的 TA 细胞。在损伤或化学物质刺激的作用下可见 ^{3}H 标记细胞首先出现在峡部，其后依次出现在皮脂腺和表皮，这提示峡部可能储存 TA1 细胞；而在漏斗部，皮脂腺基底层和表皮基底层细胞可能代表进一步发育的 TA2、TA3 细胞。Taylor 认为毛囊干细胞可能经过两个独立的迁移分化途径，即 bulge 区-表皮途径和 bulge 区-毛发途径。用 BrdU 代替 ^{3}H 标记皮肤，所有正在增殖的细胞均被染成红斑核，8 周后发现红斑核仅仅见于 bulge 区，而真皮、毛囊上段、皮脂腺未见，说明这些部位不含有干细胞。再追踪观察 2 周，可见许多毛囊下段细胞含有红斑核，这不仅为 bulge 区能再生毛囊提供一个直接的证据，同时在毛囊的上段也可见到红斑核，并观察到毛囊上段细胞迁移入表皮。由于毛囊干细胞与皮脂腺位置邻近，而且皮脂腺基底细胞非标记保留细胞（LRC），即无慢周期特性，因此可以推测 bulge 细胞在皮脂腺再生中发挥重要作用。Oshima 等人采用毛囊微嵌合体实验亦得到相同结果，将 Rosa26 小鼠 bulge 区（β-半乳糖酸苷酶阳性）植入野生型小鼠构成嵌合体小鼠，观察发现毛囊上段皮脂腺可见 β-半乳糖酸苷酶阳性细胞，说明皮脂腺中细胞来源于 Rosa 小鼠的 bulge 区。Panteleyev 等的 HRS/J 无毛小鼠（Hr）实验更直接地说明了毛囊 bulge 与皮脂腺再生的关系。Hr 小鼠出生时毛囊发育正常，出生后第 1 个退化期开始时毛囊发生降解，毛囊生长停止，毛发消失，但此模型能保留 bulge 细胞及发育良好的皮脂腺。用仅仅阻断皮脂腺生长而不影响 bulge 细胞的 dioxin 处理，9 天后可见皮脂腺完全消失，且由于毛囊降解，bulge 与表皮失去联系游离于皮下。停用 dioxin 2 天后在 bulge 区可见皮脂腺再生。观察未经 dioxin 处理的小鼠可发现，出生 30 天后 bulge 周围被皮脂腺细胞包绕，而且低分化的皮脂腺细胞靠近 bulge，高分化的皮脂腺细胞远离 bulge。这些细胞动力学实验表明，在正常情况下 bulge 来源的细胞具有分化为皮脂腺细胞的能力。

（2）皮脂腺生长的若干调控途径：皮脂腺在毛囊的调控下进行自我更新和维持，同时也发现某些分子经由毛囊细胞分化诱导作用之外的其他途径促进皮脂腺分化，如 Wnt 信号途径中的相关基因与蛋白。实际上，由于这些分子在脂肪代谢和毛囊生物学中有明显作用，因而也可能有助于 bulge 的毛囊干细胞向皮脂腺分化。Wnt 信号途径是细胞发育和调节生长中的一个关键途径，在正常情况下对胚胎发育和成体的形态发生及功能起重要作用。β–连环蛋白（β–catenin）是 Wnt 途径的重要组成部分，常与 E–钙黏素结合形成复合体，即使在细胞质中只有少量的 β–catenin，也能与 APC 复合蛋白结合，后者能激活酶的活性使 β–catenin 在细胞质内降解。Wnt 信号传递到细胞膜表面与相应受体结合，抑制 GSK-3β 激酶活性，阻止 β–catenin 降解。在细胞内堆积后能进入细胞核内，从而激活转录因子，刺激细胞增殖。Wnt 信号途径在胚胎发育时期至关重要。最近有人报道在转基因小鼠皮肤中表达稳定的 β–catenin，这些小鼠在出生后继续形成新的毛囊和皮脂腺，这说明 β–catenin 能引起成熟上皮细胞分裂成活性毛囊与皮脂腺，而这一过程一般只发生在胚胎皮肤中。原癌基因 c-Myc 作为转录因子影响细胞的周期、细胞的分化及肿瘤的形成，有实验表明 c-Myc 在皮脂腺的形成和再生中发挥重要作用。将 c-Myc 基因融合到突变小鼠雌激素受体的激素结合域（ERTM），由于 ERTM 缺乏激活活性，只对合成类固醇的 OHT 起反应，而对雌激素无效，因此缺乏 OHT-Myc-ERTM 即失活。将转基因小鼠和野生型小鼠用 OHT 处理 4 周，发现转基因小鼠皮脂腺细胞数目明显增多，分化的皮脂腺持续增殖，脂质形成增多，表皮增厚，毛囊结构发生异常改变，继而脱毛，而野生型小鼠不受 OHT 的影响，其组织表型正常。用红油 O 染色进一步研究 c-Myc 基因对皮脂腺分化的影响发现，转基因小鼠中皮脂腺细胞明显增加，几乎充满了异常毛囊组织。c-Myc 基因促进皮脂腺的另一个证据来自于对眼睑板腺的研究，转基因小鼠的睑板腺明显增大，一些分化的皮脂腺细胞持续增殖，同时可见皮脂腺细胞从毛囊处迁移至表皮，这是皮脂腺癌发生的表征。c-Myc 基因活性在于激活静止期干细胞的增殖活性，使其产生 TA 细胞，继而导致某一方向的终末分化，当然此过程并非 c-Myc 基因特异，还要受到其他因素的调节。另一个重要的皮脂腺细胞分化调节因子是转录因子过氧化物酶体增殖体激活受体（PPARγ）。PPARγ 主要存在于脂肪组织和免疫系统，能被脂肪酸及外源性过氧化物酶体增殖剂激活，而调控某些参与脂质代谢的酶的表达。PPARγ 结合配体后和视黄酸类受体（RXR）形成异二聚体，然后与 DNA 上特异位点结合激活转录。PPARγ 具有脂肪组织特异性，在许多脂肪细胞基因转录激活前被诱导，对细胞分化有重要作用。在体外研究中，胚胎干细胞诱导分化为脂肪细胞依赖于 PPARγ 的参与，通过对 PPARγ 阳性嵌合体小鼠和野生型小鼠研究证明，PPARγ 为皮脂腺细胞的分化所必需。在体外用雄激素诱导皮脂腺分化很难达到预期效果，其原因可能在于缺乏促分化因子。

目前临床对严重创伤后皮肤一期愈合和愈后功能也提出了更高的要求，并不满足于单纯的 KC 的覆盖愈合，而是希望有"完整皮肤"的再生和重建，即皮肤及其所有附属器官，尤其是汗腺、皮脂腺和神经支配的重新修复。因此，毛囊干细胞和皮脂腺关系值得深入研究。

五、皮肤血管的发育与再生

胚胎第 3 周时，真皮的一部分间充质细胞聚集形成血岛，以后在血岛细胞之间出现间隙，周围的细胞逐渐分化成内皮细胞，中央的造血干细胞形成原始血细胞游离于腔内。内皮细胞彼此连接排列成管状，产生血管和淋巴管。胎儿 5 个月时，皮肤可见较大的血管，管壁出现幼稚的平滑肌。

新生儿的真皮下缺乏乳头状血管丛，由无序相互交通的毛细血管网代偿性增加以完成其生理功能。出生后 1 周，相互交通的毛细血管丛开始退化并逐渐形成更有序的血管网。出生后 2 周，乳头状血管丛开始出现，直到第 4～5 周可见清晰明显的结构，到第 14～17 周几乎所有的新生儿都具有完整的乳头状血管丛结构。新生儿皮肤褶皱处血管的形成与改变非常明显。总之，皮肤的血管发育主要发生在胚胎的前 3 个月，发育后的血管与成人相比，明显缺乏或没有基膜。

血管形成包括：血管发生（vasculogenesis，VG）和血管新生（angiogenesis，AG）。血管发生是指在胚胎发育过程中由原始间质细胞定向分化成内皮祖细胞（EPCs）或成血管细胞（angioblasts）分化成为内皮细胞，最终形成血管网的过程。其中血管内皮生成因子受体 2（VEGFR-2）对于 VG 的调节起关键作用。血管新生是指新的血管从已有的血管产生，血管外基质发生降解，血管内皮细胞增殖、迁移形成新的子代血管网络。这两种血管新生的形式在胚胎发育过程中都存在，但是在成人体内，血管形成主要是通过血管新生的方式来实现的，血管新生是一个重要的生物学现象，参与伤口愈合、组织修复和再生。

血管新生是一个复杂的过程，受许多信号分子调控，如血管内皮生长因子（VEGF）、血管生成素、成纤维细胞生长因子、转化生长因子、血小板衍生生长因子（PDGF）等通过直接或者间接作用促进血管生长，并参与血管稳定及形成。血管新生主要在血管生长因子的诱导下，细胞间连接重塑，基底膜退化，部分血管内皮细胞极性发生改变形成顶端细胞。顶端细胞具有形成延伸性伪足的能力，且介导血管芽的发生及其后相邻的茎细胞的增殖能力，促使血管芽延伸形成管腔，同时募集周细胞。顶端细胞与茎细胞的选择是一个动态的竞争过程，内皮细胞动态地竞争形成顶端细胞。功能性血管的最后形成是顶端细胞生成的血管芽相互融合，进而吻合成血管腔的过程。新生成的血管进一步进行基底膜沉积和募集壁细胞，形成成熟的血管，其中血小板衍生生长因子 B（PDGF-B）及转化生长因子 -1（TGF-1）的上调起重要作用。

皮肤血管的发育及血管形成是一个受多种因素影响，涉及多种信号通路的复杂过程。深入了解其发育发生机制对皮肤相关疾病研究及治疗有重要意义。

（程飚 李建福 付小兵）

第三节　微小RNA在皮肤组织修复与再生中的作用

微小RNA（microRNA，miRNA）作为内源性单链非编码RNA，在机体发育、细胞增殖分化与凋亡，及疾病发生发展等许多生物过程中发挥重要作用。越来越多研究表明，miRNA参与调控皮肤及其附属器的形成和稳态，且与皮肤再生修复显著相关。

一、miRNA 的生物合成及功能概述

miRNA是一类由19～24个核苷酸组成的单链、非编码RNA分子，其基因位于内含子或非编码区的外显子或间隔区。大多数miRNA基因是孤立的，并在自身启动子的控制下表达，少数miRNA基因是成簇的，可以共表达。在哺乳动物的基因组中，miRNA基因占基因总数的1%～3%。

虽然miRNA通过RISC调节基因表达的精确机制仍不清楚，但一般认为miRNA和靶基因之间的互补程度是调节基因表达的主要机制，即两者如果高度互补，近乎完美，靶基因则被降解；如果互补程度低，则对靶基因进行翻译抑制。据估计，超过1/3编码蛋白的基因受miRNA调控，miRNA通过转录后调控基因表达影响细胞蛋白质的合成。因此，miRNA是动物发育及许多生物过程的重要调控者，如信号转导、细胞增殖与分化、细胞凋亡、衰老与死亡、免疫调节、炎性反应、脂肪代谢、器官发育、肿瘤形成及疾病的发生发展等。皮肤的形态发生是一个复杂过程，受一系列信号通路调节，已有许多研究证实稳定的miRNA调控网络在这一过程发挥极其重要的作用，miRNA异常必将导致皮肤形态发生障碍。

二、miRNA 在皮肤发育中的作用

初次探讨miRNA在皮肤中的作用是通过缺失miRNA生物合成所需的关键酶和蛋白来进行的。小鼠胚胎发育早期组成性缺失Dicer或DGCR8可导致胚胎在皮肤发育之前死亡，而在小鼠胚胎发育晚期条件性缺失Dicer可以更好地研究miRNA功能。Yi等在表皮特异性启动子角蛋白14的介导下将胚胎皮肤祖细胞的Dicer条件性敲除，即胚胎发育17.5天时皮肤相关的miRNA缺失，晚于表皮分化时间（胚胎发育13.5天）及毛发初步发育时间（胚胎发育15.5天）。Dicer敲除后新生小鼠的表型基本正常，但出生后1～2天体重开始下降，4～6天出现明显脱水，在毛被发育前死亡。组织学检查显示，小鼠皮肤毛囊发育不全及错位，凋亡增加，毛囊形成过程中不向内陷，而是向表皮外翻、退化，表皮层形成囊状结构，表皮屏障功能丧失，导致Dicer缺失小鼠脱水和早期死亡。且毛囊外根鞘膨凸部的干细胞标志物，如角蛋白15和CD34缺失，提示毛囊发育缺陷是由于毛囊干细胞的早期缺失所致。与之对比，滤泡间表皮未受到明显影响，保持其正常分化程序，表明一部分miRNAs（或它们的靶基因）作用于毛囊干细胞，而不是滤泡间表皮。除Dicer，DGCR8也是miRNA生物合成过程中必不可少的辅酶。使用类似敲除Dicer的方法使表皮特异性缺失DGCR8，结果发现，DGCR8缺

失的小鼠表型和 Dicer 缺失小鼠无太大差异，如毛囊外翻、毛球细胞凋亡增多、皮肤粗糙、脱水及新生小鼠致死现象等。通过研究 Dicer 和 DGCR8 敲除的小鼠皮肤，揭示了 miRNAs 在皮肤形态发生、毛囊干细胞的维持、表皮细胞增殖和凋亡中具有重要作用。

Andl 等对正常新生小鼠和转基因新生小鼠（即通过表达 Wnt 抑制剂 DKK1 干扰毛发发育的小鼠）全层皮肤 miRNA 进行芯片扫描以辨别 miRNA 表达有无差异，结果发现，miR-200 家族（miR-200a、miR-200b、miR-200c、miR-141 及 miR-149）、miR-19/20 家族（miR-19b、miR-20、miR-17-5p 及 miR-93）在表皮中优先表达，而 miR-199a、miR-214、miR-126、miR-143、miR-152 在毛囊中优先表达。许多 miRNAs 对皮肤有特定功能。miR-203 是第一个被发现在表皮及毛囊丰富表达的 miRNA。Sonkoly 等系统分析 miR-203 在健康人皮肤及各器官中的表达，结果显示 miR-203 在皮肤中的表达比在其他器官中高出 100 倍，被称为"皮肤特异性的 miRNA"。另一项研究发现，miR-203 在小鼠胚胎 13.5 天时的皮肤（为单层上皮）中几乎检测不到，但胚胎 15.5 天（表皮开始分层时）后成为皮肤中表达最丰富的 miRNA，提示其表达与皮肤分化和分层密切相关。成熟皮肤原位杂交实验发现，miR-203 高表达于分化后的细胞，如表皮基底上层或毛囊的内根鞘，但不表达于干/祖细胞，如表皮基底层、毛囊外根鞘隆突部。且 miR-203 这种在皮肤最外层高表达的方式在人皮肤组织中也得到了证实，表示一种跨物种的保守功能。当角质形成细胞在体外被钙、12-氧-十四烷酰佛波醇-13-乙酸酯或维生素 D 诱导分化时，miR-203 表达迅速增加。在表皮基底层过表达 miR-203 的转基因小鼠出生后不久死亡，组织学检查显示表皮菲薄、基底层角蛋白 5 阳性细胞耗竭，提示 miR-203 过表达能诱导角质形成细胞分化，减少干细胞集落形成能力，并诱导基底层细胞退出细胞周期。但 miR-203 诱导角质形成细胞分化是有限的，其主要任务是限制干细胞从基底层过渡至基底上层时的增殖潜能。转录因子 p63 是表皮角质形成细胞中 miR-203 的重要靶基因，它是不同物种复层上皮组织中一个重要的干性维持者，若小鼠缺失 p63 会导致所有复层上皮灾难性损失。p63 和 miR-203 的表达是一种相互排斥的模式，生物信息学和实验表明，miR-203 通过直接抑制 p63 表达，促进基底层细胞退出细胞周期且向基底上层过渡。另外，p63 受 miR-720、miR-574-3p 靶向调控，与 miR-203 的表达模式及功能类似，miR-720、miR-574-3p 也主要在人表皮基底上层表达，参与表皮分化。研究表明，p63 调节角质形成细胞周期进程的机制之一是通过抑制 miR-34 家族成员（miR-34a、miR-34c）实现的，继而增加细胞周期蛋白 D1、CDK4 的表达，促进干细胞由 G1 期向 S 期转变，即促进小鼠干细胞增殖。p63 还能通过转录调控 Dicer 和 miR-130b 从而达到抑制肿瘤及其转移的作用。

由于 miRNA 在调节胚胎和成体干细胞的关键作用，可以预见其也能调节表皮干细胞。研究显示，miR-125b 在小鼠的表皮干细胞高表达，而在早期子代细胞表达大幅下降，其通过转录后抑制靶基因 Blimp1 及 VDR 维持角质形成细胞"干性"；若在转基因小鼠的皮肤干细胞及其子代细胞中持续过表达，miR-125b 可导致表皮增厚、皮脂腺增大，且未能产生毛被，说明 miR-125b 能调节干细胞的自我更新，抑制干细胞分化。同样，在人表皮干细胞中高表达的 miR-24 通过转录后抑制细胞周期蛋白依赖激酶抑制蛋白 P27、P16，促进干细胞由 G1 期向 S 期转变，细胞增殖；相反，拮抗 miR-24 可抑制表皮干细胞增殖。毛囊周期分为生长期、退行期和静止期，同时伴有表皮和毛囊显微解剖、血管、神经的显著变化。miR-31 为控制毛发生长周期的一个关键因子，其在小鼠毛发生长期表达显著增加，在退行期和静止期下降，通过抑制靶基因 Krt16、Dlx3、Fgf10 来抑制毛发生长；相反，抑制 miR-31 的表达后，毛囊数量增加，毛球增多，毛囊外根鞘增生肥厚。Peng 等研究还发现，在人或小鼠中 miR-31 通过负向调控缺氧诱导因子 1（hypoxia inducible factor 1，HIF-1），继而激活 Notch 通路，促进表皮干细胞分化。复制性细胞衰老是细胞分裂过程中不可避免地发生细胞损伤积累的结果，随着年龄增加，突变和损害概率也增加，细胞开始衰老，衰老时细胞周期停滞，细胞衰老可防止癌变，保护机体远离癌症。研究发现 miR-137、miR-668、miR-191 等与人角质形成细胞的复制性衰老有关，其通过转录后下调细胞周期调节基因 SATB1、CDK6，阻止细胞从 G1 期进入 S 期，导致细胞周期停滞，增殖停止，诱导角质形成细胞进入衰老程序。

三、miRNA 与组织修复、再生

创面愈合涉及 3 个相互重叠的阶段：炎性阶段、增殖阶段和重塑阶段。皮肤创面愈合的不同阶段中 miRNA 的表达各不相同，其异常表达在创面畸形愈合中起着关键作用。

（一）炎性阶段 miRNA 的作用

创面炎性反应始于中性粒细胞及其他炎症细胞通过受损血管被动渗漏入创面，随后创面中炎症细胞释放趋化因子、细胞因子及生长因子，如巨噬细胞趋化蛋白、PDGF、血小板因子Ⅳ、IL-1β、TGF-β、TNF-α、Toll 样受体（toll-like receptors，TLRs），继而吸引中性粒细胞和单核细胞聚集，聚集的中性粒细胞具有清洁作用，并杀死入侵的微生物；渗出的单核细胞成熟为巨噬细胞，发挥吞噬、促炎或抗炎和促血管生成等作用。研究发现创面释放的炎性介质能诱导特异的 miRNA 表达，继而 miRNA 又能沉默大量促炎因子，即体内存在一个调节环。miR-146、miR-155、miR-124、miR-125 及 miR-21 参与创面炎症及免疫应答，这些 miRNAs 能被促炎因子，如 IL-1β、TNF-α 和 TLRs 等诱导表达。miR-146 家族包括两个成员：miR-146a 和 miR-146b，启动子分析研究提示 miR-146a 为 NF-κB 依赖的基因，暴露于炎症环境下，促炎因子如 TNF-α 或 IL-1β，或 TLR-2、4、5 能显著诱导其表达。IRAK1 和 TRAF6 为其靶基因，miR-146a 与靶基因结合通过负反馈循环机制调控 TLR 信号，抑制 IL-8 及正常 T 细胞表达和分泌的活性调节蛋白 RANTES 的释放。除 TRAF6 和 IRAK1，IRAK2 为 miR-146a 的另一个靶基因，能调节干扰素的产生。miR-155 同样能被许多炎性介质诱导表达，如 TNF-α、聚肌苷酸 - 聚胞苷酸和 IFN-β，通过作用于 c/ebp 靶基因促进 IL-10 发挥抗炎作用。miR-21 亦是一种常见的受炎症诱导的 miRNA，能转录后抑制多个靶基因。与炎症有关的靶基因是促炎因子程序性细胞死亡因子 4（programmed cell death 4，PDCD4），miR-21 通过抑制 PDCD4 使 IL-10 产生增加，从而抑制了脂多糖的促炎作用。炎症期间 TLR-4 能诱导 miR-125b 的表达，同时 miR-125b 能直接结合至 TNF-α 的 3'非翻译区继而靶向沉默 TNF-α 的表达。CCL2 是创面愈合过程中重要的趋化因子，能够诱导大量中性粒细胞及巨噬细胞迁移至创面，miR-124a 可降解 CCL2

蛋白表达并减少创面局部中性粒细胞及巨噬细胞浸润数量。miR-146 能通过抑制 TLRs 的关键分子 IRAK-1 及 TRAF-6 而降低其活性，发挥负调控炎症反应的作用。miR-4661 则可通过调控 IL-10 上游抑制基因而增加 IL-10 的蛋白表达，发挥抑制炎症反应的作用。

（二）增殖阶段 miRNA 的作用

增殖阶段重要特征之一是血管形成。内皮细胞增殖迁移和毛细血管形成是血管形成的早期表现，毛细血管进入创基是支持组织再生的关键，若抑制创面血管生成，会严重影响创面愈合。研究发现敲除 Dicer、Drosha 后抑制了内皮细胞毛细血管发芽、迁移和血管生成，提示 miRNA 参与血管生成。Dicer 对鼠胚胎血管生成也是必需的，耗竭内皮细胞的 miRNA 将抑制出生后各种刺激诱导血管生成的反应如外源性 VEGF、肢体缺血和创面。已发现的促血管生成的 miRNA 有 miR-17-92、miR-126、miR-130a、miR-210、miR-296、miR-378 等。研究发现，miR-17-92 在创面增殖阶段往往表达增加，其靶基因血小板反应蛋白 1（thrombospondin 1，TSP-1）及结缔组织生长因子（connective tissue growth factor，CTGF）为抗血管生成因子，miR-17-92 通过抑制 TSP-1 及 CTGF，发挥促血管生成作用。有报道 miR-126 能促进血管内皮细胞对 VEGF 的反应性，在斑马鱼的研究中发现，敲除 miR-126 后导致胚胎发育过程中血管完整性丧失，出血增加。其靶基因 Spred1 及 PIK3R2 能抑制 VEGF 的表达，miR-126 通过抑制 Spred1 及 PIK3R2 实现调节血管完整性和血管生成的作用。已发现 GAX、HOXA5 基因有抑制血管内皮细胞的血管生成作用，而 miR-130a 通过抑制 GAX、HOXA5 基因表达，从而促进血管内皮细胞发挥血管生成作用。另有研究发现，当血管内皮细胞暴露于缺氧环境下，miR-210 的表达逐渐增加，其通过抑制靶基因 EFNA3 促进基底膜毛细管样结构的形成及内皮细胞迁移。相反，拮抗 miR-210 则抑制血管内皮细胞生长及诱导细胞凋亡。炎症环境下生长因子能诱导 miR-296 显著升高，其通过抑制靶基因 HGS 降低了生长因子受体 VEGFR-2 和 PDGFR-β 的降解，最终血管生成增加。另 miR-378 通过抑制靶基因 Fus-1、Sufu 的表达促进血管生成。抑制血管生成的 miRNA 有 miR-92a、miR-17、miR-15b、miR-16、miR-20a、miR-221、miR-222、miR-320 等。miR-92a 主要表达于人内皮细胞，在心肌梗死小鼠模型中，内皮细胞过表达 miR-92a，通过抑制整合素 α5 的表达能阻断血管发生；相反，抑制 miR-92a 能促进血管生长和损伤组织的功能恢复。有报道创面局部缺血能上调 miR-17，通过抑制靶基因 Janus Kinase1，从而抑制血管内皮细胞芽的形成，最终减少血管数量。同样，缺氧条件下，miR-15b、miR-16、miR-20a 表达上调，能直接抑制 VEGF 的表达，从而减少血管生成。有研究报道 miR-320 表达于微血管内皮细胞，通过抑制促血管生成作用的 IGF-1 表达，影响血管内皮细胞的增殖与迁移，血管生成减少。miR-221、miR-222 亦表达于血管内皮细胞，能通过降低 VEGF 的上游 c-Kit 对 VEGF 发挥负向调控作用，抑制创面新生血管的形成。

增殖阶段另一个重要特征是表皮细胞再生，表现为创面边缘角质形成细胞的迁移和增殖。沉默 SHIP2 和增强 AKT 信号能加速角质形成细胞迁移，miR-205 通过抑制 SHIP2 的转录促进角质形成细胞迁移，并拮抗角质形成细胞凋亡，有利于上皮的稳定及创面愈合；拮抗 miR-205 可使创面的丝状肌动蛋白减少，细胞黏附力增加，焦点接触增强，从而创面愈合延迟。而 miR-205 在体内受 miR-

184 的制约，miR-184 能拮抗 miR-205 的抗 SHIP2 能力，从而使角质形成细胞凋亡、死亡增加。miR-203 能够通过调控 p63 而在角质形成细胞增殖及分化平衡中发挥重要作用，miR-203 可以通过降低 p63 活性而降低角质形成细胞增殖活性，促进其分化成熟，miR-203 活性受 PKC/AP-1 通路调控。miR-200 及 miR-205 能够抑制 ZEB1 及 ZEB2 的表达而维持角质形成细胞中 E-cadherin 的高表达状态，保持其上皮特性，限制角质形成细胞迁移，因此在创面愈合过程中 miR-200 及 miR-205 往往处于低表达状态。miR-205 还与 F-actin 聚合息息相关，能够通过干扰其聚合而限制角质形成细胞迁移。miR-196 则可通过减弱角质形成细胞间连接而促进角质形成细胞迁移，促进创面上皮化。miR-210 也通过调控角质形成细胞的增殖影响创面闭合，Biswas 等研究发现 miR-210 在体内缺血性创面中表达上调，miR-210 属缺氧敏感 miRNA，而大多数慢性创面属缺血缺氧性创面，在 HIF-1α 的刺激下 miR-210 表达增加，抑制靶基因细胞周期调节蛋白 E2F3 的转录，阻碍细胞从 G1 期进入 S 期，DNA 合成率及细胞增殖率明显下降，创面愈合延迟。miR-21 也参与了创面愈合，创面愈合过程中 TGF-β1 上调 miR-21 的表达，其通过抑制靶基因 TIMP3、TIAM1 从而促进角质形成细胞的迁移及创面的再上皮化。

（三）重塑阶段 miRNA 的作用

胶原沉积与降解是重塑阶段的主要特征。在哺乳动物妊娠早期阶段胎儿皮肤无痕愈合，而在后期转成瘢痕愈合表型，一些 miRNA 在两阶段之间的表达存在明显差异，尤其是 miR-29b、miR-29c 和 miR-192 在妊娠后期显著升高，miR-34a-3p、miR-34b-5p、miR-34c-3p、miR-940 和 miR-1384 在妊娠晚期显著降低，提示这些 miRNA 可能通过调节表皮 KCs 功能进而参与调控皮肤无瘢痕愈合。miR-29b 和 miR-29c 抑制多种参与无痕愈合信号通路有关的蛋白质，包括细胞外基质蛋白、抗肝纤维化 TGF-β、Smad 蛋白及 β-catenin 蛋白。miR-192 通过靶向抑制 Smad 相互作用蛋白 1 以增强胶原蛋白 12 的表达。miR-29a 能在转录后直接抑制胶原蛋白的表达，而在正常皮肤成纤维细胞，miR-29a 受控于 TGF-β、PDGF-B 和 IL-4。Kashiyama 等比较了瘢痕疙瘩成纤维细胞与正常成纤维细胞的 miRNA 表达谱，发现 20 个下调和 7 个上调的 miRNA，特别是 miR-196a 下调最明显，miR-196a 的表达量与 I、III 型胶原水平成负相关。体内外的研究结果显示，miRNA-29 在调控 ECM 合成上发挥负性调控因子的作用。也有研究证实，真皮 FBs 中 miRNA-29b 可直接调控 I 型胶原合成，其结果为临床应用该基因抑制皮肤瘢痕形成奠定了理论基础。此外，多项研究证明 miRNA-29 能通过调节 NK-κB 和 MAPK 等通路进而调控 ECM 其他成分（纤维蛋白、层黏连蛋白等）的合成。除 miRNA-29 外，还有多种 miRNAs 参与调控 ECM 合成，包括 let-7a、miR-10、miR-26a、miR-133、miR-181c、miR-196a 等。

另有研究发现，miR-483-3p 在创面愈合的终末阶段表达上调，通过抑制靶基因 MK2、MK167、YAP1 的表达，抑制角质形成细胞的增殖与迁移，最终使创面再上皮化过程终止。

总之，miRNA 通过多种机制调控皮肤瘢痕的发生，包括调控 TGF-β/Smads 信号通路、ECM 合成与降解、FBs 增殖与分化、上皮间质转化（EMT）等。Let-7a、miRNA-7、miRNA-196a 已经被证实参与皮肤瘢痕形成的调控。

miRNA 在维持皮肤正常结构功能及创面再生修复过程中发挥重要作用。进一步探讨其在创面再生修复不同阶段与正常皮肤之间的差异表达，将有助于识别和发现特异性 miRNAs，明确它们在皮肤创面愈合中的作用及其调控机制，并为治疗提供靶点。同一个 miRNA 在不同细胞类型中，常常表现出不同甚至截然相反的作用。如何将 miRNA 在创面修复和组织再生各阶段中的表达与调控作用精准化和可控化是今后研究的重点。

（程飚　付小兵）

第四节　衰老皮肤的修复和再生

随着社会的发展、人民生活水平和医疗条件的显著提高，人们的生活方式发生了较大的变化，随之而来的是人口老龄化以及疾病谱的改变。专家预测，到 2020 年，65 岁以上的老年人口将是现在的 2 倍，而到 2050 年，65 岁以上的人口构成比将达到 20%，而目前这个数字大约在 12%。创伤在 65 岁以上老年人的致死因素中排第 5 位。创伤患者的病死率约为 12%，而 65 岁以上创伤患者的病死率大约为 28%。目前，老年创伤性损伤患者不断增多，愈合情况更为复杂，深入认识老年人群皮肤修复能力的变化有重要意义。

衰老是人生必然的过程，从古至今，人们对衰老与抗衰老的研究未曾间断。一般认为皮肤出现皱纹是衰老的开始，但这并不全面。其实皮肤老化现象还包括暗淡无光、发灰、干燥、色素沉着、毛细血管扩张、弹性降低、松弛、下垂、出现皱纹等。且在出现这些变化之前，机体往往已有功能性的衰退。在现代老年医学研究中，对衰老机制的探索包括了对衰老机制的综合性探讨以及将衰老机制与老年性疾病研究有机地结合等方面。机体老化后出现的一系列病理生理变化对皮肤创伤后的修复与再生有重要的影响，这是衰老与抗衰老研究的重要问题之一。

（程飚　付小兵）

参 考 文 献

[1] Fu X, Fang L, Li X, et al. Enhanced wound-healing quality with bone marrow mesenchymal stem cells autografting after skin injury[J]. Wound Repair Regen, 2006, 14: 325-335.

[2] Fu X, Qu Z, Sheng Z. Potentiality of mesenchymal stem cells in regeneration of sweat glands[J]. J Surg Res, 2006, 136: 204-208.

[3] Fu XB, Sun TZ, Li XK, et al. Morphological and distribution characteristics of sweat glands in hypertrophic scar and their possible effects on sweat gland regeneration[J]. Chin Med J (Engl), 2005, 118: 186-191.

[4] Fuchs E. Skin stem cells: rising to the surface[J]. J Cell Biol, 2008, 180: 273-284.

[5] Huang S, Yao B, Xie J, et al. 3D bioprinted extracellular matrix mimics facilitate directed differentiation of epithelial progenitors for sweat gland regeneration[J]. Acta Biomater, 2016, 32: 170-177.

[6] Li H, Fu X, Ouyang Y, et al. Adult bone-marrow-derived mesenchymal stem cells contribute to wound healing of skin appendages[J]. Cell Tissue Res, 2006, 326: 725-736.

[7] Liu HW, Cheng B, Li JF, et al. Characterization of angiotensin-converting enzyme expression during epidermis morphogenesis in humans: a potential marker for epidermal stem cells[J]. Br J Dermatol, 2009, 160: 250-258.

[8] Xie J, Yao B, Han Y, et al. Skin appendage-derived stem cells: cell biology and potential for wound repair[J]. Burns & Trauma, 2016, 4(1): 38.

[9] Xie J, Yao B, Han Y, et al. Cytokeratin expression at different stages in sweat gland development of C57BL/6J mice[J]. Int J Low Extrem Wounds, 2015, 14: 365-371.

[10] 陈伟, 付小兵, 葛世丽, 等. bFGF、EGF、TGF-β 异构体与其受体在胎儿和成人皮肤中的表达特征 [J]. 解放军医学杂志, 2003, 28(11): 1001-1004.

[11] 陈伟, 付小兵, 葛世丽, 等. 不同胎龄的胎儿和少儿皮肤中血管形成相关因子基因表达变化的研究 [J]. 中华危重病急救医学, 2004, 16(2): 85-89.

[12] 陈伟, 付小兵, 葛世丽, 等. 不同胎龄胎儿皮肤和增生性瘢痕中细胞外信号调节激酶 5 及其 mapkk 基因表达的变化 [J]. 感染、炎症、修复, 2003, 4(3): 149-152.

[13] 陈伟, 付小兵, 葛世丽, 等. 胎儿和出生后机体皮肤内转化生长因子-β 1 基因表达的变化 [J].

中华危重病急救医学, 2004, 16(4): 206-209.

[14] 陈伟, 付小兵, 葛世丽, 等. 胎儿和少儿皮肤内碱性成纤维细胞生长因子及其受体的基因表达 [J]. 中华实验外科杂志, 2003, 20(11): 967-969.

[15] 陈伟, 付小兵, 孙同柱, 等. TGF-β 异构体及其受体在胎儿和成人皮肤中的表达 [J]. 临床与实验病理学杂志, 2003, 19(4): 393-395.

[16] 陈伟, 付小兵, 孙同柱, 等. 表皮细胞生长因子及其受体在胎儿皮肤组织内的表达特征及其意义 [J]. 中国组织工程研究, 2002, 6(8): 1128-1129.

[17] 陈伟, 付小兵, 孙同柱, 等. 血小板源性生长因子及其受体在胎儿皮肤中的表达 [J]. 西北国防医学杂志, 2002, 23(4): 247-250.

[18] 陈伟, 付小兵, 孙同柱, 等. 胰岛素样生长因子受体在胎儿和成人皮肤中的表达特征及其意义 [J]. 解放军医学杂志, 2002, 27(11): 976-978.

[19] 陈小波, 程飚, 付小兵. 性激素促进创面愈合的相关研究和进展 [J]. 中国美容医学杂志, 2010, 19(1): 130-133.

[20] 程飚, 方丽君, 付小兵, 等. Leptin 受体在人胚胎皮肤附件发育过程中的发表特征 [J]. 感染、炎症、修复, 2006, 7(1): 6-8.

[21] 程飚, 付小兵, 盛志勇. 胎儿无瘢痕愈合与受体酪氨酸激酶 [J]. 中华整形外科杂志, 2002, 19(4): 300-302.

[22] 程飚, 付小兵, 盛志勇, 等. 胎儿、成人正常皮肤 EGFR 与 FGFR-2 表达的研究 [J]. 中华整形外科杂志, 2003, 19(2): 91-94.

[23] 程飚, 付小兵, 盛志勇. 胎儿无瘢痕愈合与神经发育 [J]. 中华实验外科杂志, 2002, 19(2): 191-192.

[24] 崔凯, 任立坤. 毛囊发育相关调控基因研究进展 [J]. 中国草食动物科学, 2012(s1): 63-66.

[25] 付小兵, 程飚, 盛志勇. 组织结构特征对创面愈合研究的启示 [J]. 中华创伤杂志, 2003, 19(4): 197-198.

[26] 付小兵, 程飚. 重视神经、内分泌与免疫机制在皮肤修复与再生中作用的研究 [J]. 中国修复重建外科杂志, 2006, 20(4): 331-335.

[27] 付小兵, 盛志勇. 深入开展基因表达与皮肤及其附件发育关系的研究 [J]. 创伤外科杂志, 2005, 7(2): 151-153.

[28] 韩兵. 汗腺发育相关基因及其联用骨髓间充质干细胞促进汗腺再生修复的研究 [D]. 中国人民解放军军医进修学院, 2007.

[29] 姜笃银, 付小兵, 孙同柱, 等. 成纤维细胞生长因子 -10 及其受体对胎儿皮肤附件形成的诱导作用 [J]. 感染、炎症、修复, 2003, 4(1): 28-31.

[30] 姜笃银，付小兵. FGF10: 胚胎器官发育中重要的多功能信号分子 [J]. 中国生物工程杂志，2003, 23(3): 25-29.

[31] 李建福，付小兵，盛志勇，等. 创面愈合过程中创缘表皮干细胞的再分布 [J]. 中华医学杂志，2003, 83(3): 228-231.

[32] 刘虎仙，贾赤宇，付小兵，等. 表皮干细胞来源、分布及其在创面愈合中的作用 [J]. 中华创伤杂志，2006, 22(3): 238-240.

[33] 宋志芳，刘德伍. 微小 RNA 在皮肤发育再生及创面愈合中的作用 [J]. 中国修复重建外科杂志，2014(7).

[34] 孙晓庆，付小兵，孙同柱，等. 不同发育阶段人皮肤 β1 整合素及细胞角蛋白 K19 表达特征及其与创面修复结局关系的研究 [J]. 感染、炎症、修复，2000, 1(2): 89-89.

[35] 汪琳. 胎儿皮肤发育组织学、组织化学及超微结构的研究 [D]. 湖北医科大学，武汉大学，1999.

[36] 王聪颖，殷荣，李朝阳，等. 皮肤血管的发育及形成 [J]. 中国麻风皮肤病杂志，2016, 32(6): 382-384.

[37] 邬彩虹，孙晓艳，付小兵，等. 皮肤干细胞在胎皮中分布的免疫组织化学研究 [J]. 中华实验外科杂志，2007, 24(9): 1090-1092.

[38] 许永安，付小兵. 毛囊干细胞增殖与分化相关信号通路研究进展 [J]. 中国修复重建外科杂志，2010(2): 161-164.

[39] 伊海英，孙晓艳，付小兵，等. 胎儿皮肤发育中成纤维细胞生长因子受体 -2 表达的免疫组织化学研究 [J]. 第三军医大学学报，2008, 30(21): 2008-2010.

[40] 张璐，张燕军，苏蕊，等. MicroRNA 对皮肤毛囊发育的调控机制 [J]. 遗传，2014, 36(7): 655-660.

[41] 赵志力，付小兵. 不同发育阶段人皮肤表皮干细胞增殖分化特征及其与创面修复结局关系的研究 [J]. 感染、炎症、修复，2002, 3(2): 388-389.

[42] 周岗，陈伟，付小兵，等. 皮肤发育与再生修复过程中 Wnt 信号途径的生物学特性研究 [J]. 中国组织工程研究，2004, 8(29): 6472-6473.

[43] 周岗，付小兵，陈伟，等. 不同发育阶段胎儿皮肤的基因差异表达及意义 [J]. 解放军医学杂志，2004, 29(7): 580-583.

[44] 周岗，付小兵，陈伟，等. 胎儿皮肤 EGF、EGFR 基因表达特征及与汗腺形成的关系研究 [J]. 创伤外科杂志，2006, 8(1): 65-68.

[45] 周岗，付小兵，陈伟，等. 胎儿皮肤附件形成与成纤维细胞生长因子 -10 和 Bek 基因表达的关系 [J]. 中华实验外科杂志，2005, 22(2): 241-242.

[46]　周岗 , 付小兵 , 谢晓华 , 等 . 采用基因芯片筛选与汗腺发育相关基因的初步研究 [J]. 感染、
　　　炎症、修复 , 2008, 9(3): 146-149.

[47]　周岗 , 付小兵 . 汗腺中 EGF、EGFR、IL 和 CKs 等基因的表达特征及意义 [J]. 创伤外科杂志 ,
　　　2005, 7(5): 394-396.

[48]　周岗 , 温博 , 付小兵 . 汗腺发育及其调控研究进展 [J]. 感染、炎症、修复 , 2005, 6(3): 170-
　　　172.

第五章　组织修复和再生障碍：慢性难愈合创面的修复与再生

第一节　中国人体表慢性难愈合创面流行病学变化特征

体表慢性难愈合创面（俗称溃疡），可以由很多原因形成。国际创伤愈合学会定义为：无法通过正常、有序、及时的修复过程，达到解剖和功能上完整状态、二期愈合的创面。临床上多指经一个月以上治疗未能愈合，也无愈合倾向者，它有赖于创面大小、病因、个体一般健康状况等多种因素，多发生于糖尿病、创伤、静脉曲张、血管硬化、截瘫长期卧床等严重慢性和急性损伤患者，具有发病机制复杂、病程长、涉及学科多、治疗难度大以及治疗费用高等特点。全球用于创面护理的费用高达 130 亿 ~ 150 亿美元 / 年，随着人口老龄化进程加快，这个数字也将有所增加。

一、体表慢性难愈合创面发病特点

1998 年付小兵院士等首次完成了中国关于体表慢性难愈合创面流行病学的研究，通过对不同地区 15 家医院的 3 万余例住院外科患者调查发现：体表慢性难愈合创面患者占 1.5% ~ 3%，主要原因为创伤感染（67.5%）、压迫性溃疡（9.2%）、静脉性溃疡（6.5%）、糖尿病溃疡（4.9%）和其他因素（11.9%）；发生人群方面，由创伤所致的体表慢性难愈合创面以 20 ~ 50 岁的中青年为主，糖尿病、压迫性和静脉性溃疡以 60 岁以上的老年人为主。该研究不仅对中国人体表慢性难愈合创面的预防和治疗意义重大，而且对其他发展中国家的同类研究也有很好的指导作用。

随着经济发展、社会结构以及人口构成出现的一系列巨大变化，疾病谱也随着人们生活水平提高和模式的改变发生了相应的改变，也影响到与人口老龄化高度相关的体表慢性难愈合创面的发病。我们在 2009 年完成的横断性、回顾性流行病学研究发现：体表慢性难愈合创面患者占全部住院患者的 1.7‰，糖尿病、压疮等老年相关性疾病并发症已经成为造成体表慢性难愈合创面的最主要病因（见

图 5-1），表明中国人体表慢性难愈合创面的发病特点已经与西方发达国家的状况是一致的。在此项研究中发现，超过 1/3 的慢性难愈合创面患者是因糖尿病造成的，特别是在 40 ～ 60 岁和 60 ～ 80 岁两个年龄段，分别占 29.4% 和 49.0%。这与我们国家糖尿病患者呈快速增长是高度相关的。自 1980 年以来，我国分别在 1980 年、1994 年、2002 年、2007 年、2008 年以及 2010 年进行了 5 次糖尿病患病率的调查研究，发现糖尿病患病率经历了从 0.67% → 2.28% → 2.60% → 9.70%，上升到 2010 年 11.6% 的灾难性发展过程。在 2013 年，20 ～ 79 岁人群中糖尿病患者全球排名前 3 位的国家是中国、印度和美国，分别为 9840 万、6510 万及 2440 万，预计在 2035 年，这 3 个国家的排名不变，但患者数分别增加至 14270 万、10900 万与 2970 万。来自英国和美国的研究表明糖尿病性溃疡已成为一个巨大的健康问题，糖尿病患者出现下肢并发症如糖尿病足溃疡的风险高达 95%。根据近 5 年《中国卫生统计年鉴》，由于各种原因所致的创伤的发病率 10 年间没有明显的变化。我们由此可以理解糖尿病已经代替创伤成为造成体表慢性难愈合创面的首要原因，也提示我们加快对糖尿病足防治研究的紧迫性。应对存在足溃疡风险的糖尿病患者加强早期发现，并给予早期教育和预防，积极给予干预措施以避免出现截肢甚至死亡。

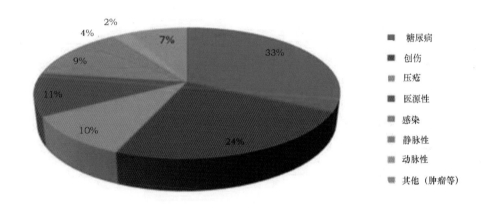

图 5-1　创面形成原因（2009 年）

我们研究还发现体表慢性难愈合创面患者年龄的分布有了明显的改变。10 年前患者平均年龄为 36 岁，与现在 58 岁的平均年龄相比，整整老龄 22 岁。现在高龄患者占据了明显较大的比例，最高发病年龄段位于 40 ～ 60 岁和 60 ～ 80 岁（见图 5-2），离退休人员成为主要的患者群，一项全美关于压迫性溃疡的调查研究发现 73% 的此类患者发生在 65 岁以上老人，我国发病特点同发达国家的报道一致。体表慢性难愈合创面的发病呈现老龄化趋势，这些变化与近来中国人口老龄化有关。来自国家统计局的第 5 次全国人口普查资料显示，中国已经成为世界上老年人口最多的国家。到 2005 年，中国人口总数达到 13.07 亿，其中近 1.0 亿为 65 岁以上老人。到 2020 年，预计超过 23% 的城市人口年龄会超过 65 岁，这将对中国医疗和社会保障体系造成巨大的挑战。这提示我们，健康生活方式及糖尿病等老年相关疾病的防治有利于降低慢性伤口的发病率。

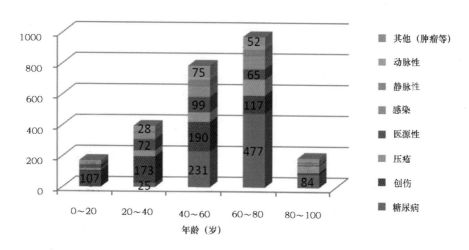

图 5-2 体表慢性难愈合创面发病年龄分布（2009 年）

关于糖尿病足，2003 年的多中心前瞻性研究显示我国足病患者多为高龄、文化程度低、收入低者，多已合并大血管及微血管病并发症。足溃疡患者中神经性溃疡较常见，神经性损害预后优于缺血性糖尿病足，混合性糖尿病足预后较差，医疗花费大，以药品花费最多。北方地区的足病患者年龄轻，糖尿病病程长，足病病程短。影响南北方糖尿病足严重程度的共同因素为 ABI。最近的研究发现：我国糖尿病患者年新发溃疡发生率为 8.1%，糖尿病足溃疡患者年新发溃疡发生率为 31.6%，糖尿病足溃疡患者的年死亡率为 14.4%，而导致足溃疡发生的独立风险因素包括肾病、胰岛素水平以及 HDL 水平的降低。

糖尿病足病带来的最严重后果，以及对患者造成最大心理和生活影响的是截肢（趾）问题。对 2009 年全国 39 家三甲医院截肢率调查发现：糖尿病截肢（趾）占全部截肢（趾）的 28.2%，占非创伤性截肢的 39.5%；2010 年，我们研究发现我国糖尿病足溃疡患者截肢（趾）的总截肢（趾）率为 19.03%，其中大截肢 2.14%，小截肢 16.88%；截肢（趾）年发病率为 5.1%，糖尿病足溃疡患者大截肢独立危险因素包括 WBC 的升高和既往足溃疡史，小截肢独立危险因素包括糖尿病病程的延长、WBC 的升高、足溃疡感染、足畸形、血管重建手术史以及餐后血糖水平的降低。为了降低糖尿病足溃疡患者的截肢（趾）率，应该对糖尿病患者进行良好的代谢控制；对于诊断了足溃疡的患者，严密的监督以及积极的足病治疗可能会改善其预后。

压疮，作为另一类与老年高度相关的体表慢性难愈合创面，其发生给家庭和社会带来了沉重的负担。压疮的发生将延长住院时间，增加疾病的病死率，因此护理人员必须强化压疮的预防知识。美国平均治愈 1 例压疮的费用为 2000 至 7 万美元。荷兰每年治疗压疮的成本在 362 万至 28 亿美元，占总卫生保健预算的 1.3%，而英国每年治疗压疮的成本为 14 亿～21 亿英镑，占英国国民医疗服务制度（National Health Service，NHS）总支出的 4%，其中 90% 为护理时间。通过压疮现患率可以对压疮预防工作进行科学的评价。2012 年完成的全国 12 所医院对 39951 例患者的调查发现：压疮的现患率为 1.577%，医院获得性压疮的现患率为 0.628%。排除可逆的 I 期压疮，现患率为 1.121%。压疮现患率在部队医院（1.72%）略高于地方医院（1.498%），三级医院（1.694%）高于二级医院（1.114%），中医院（1.684%）高于西医院（1.55%）。不同医院压疮现患率为1.114%～1.72%。其中，Braden评分≤16的住院患者中仅46.517%使用了减压床垫，75.149%能定时翻身，仍有近1/3的患者未使用任何的减压器具。而76例Braden＞16分患者仍然发生了压疮，占压疮患者的12.063%，这些患者中仅有35.526%使用了减压床垫，56.579%能定时翻身，认为发生压疮的原因仍可能与未使用减压床垫和未定时翻身有关。

在体表慢性难愈合创面流行病学研究中，一个重要的现象需要引起各级医务人员的高度重视。在我们2008—2009年的研究中，医源性创面已经继糖尿病、创伤和压力性溃疡成为第4位致病因素，并且随着医学技术发展、新技术的应用以及人类寿命的延长，医源性创面可能会继续增多。医源性损伤（iatrogenic injury）特指在医疗过程中，由于医务人员操作引起的与原发疾病无关的损伤。随着生产力的发展和技术手段的提高，以及各种治疗仪（包括激光、电刀等）在手术中的广泛应用，加之生物材料的迅猛发展（各种体内植入物的出现），手术适应证的扩大，放射性治疗的应用由二维放疗发展到三维、四维放疗，放疗剂量分配也由点剂量发展到体积剂量分配，化疗药物品种的增多和用量的变化造成血管外渗出机会增加。这些高新技术或材料一方面为疾病的治疗提供了可行的方法与手段；另一方面，他们也带来更多的各类医源性损伤。医源性创面分布涉及医院所有科室，包括外科、内科和其他专科。由于涉及皮下及深面人工植入物均可造成创面的出现，所以外科出现的更多（包括脑外科运用钛网替代颅骨植入后外露、脑起搏器外露；心血管科心脏起搏器、人工血管感染外露；口腔颌面/头颈外科植入物的外露），特别是骨科与整形外科由于大量使用生物材料（四肢骨折后内固定设备、关节置换后假体；整形外科各种材料等），导致医源性创面发生率较高。这主要与各种生物材料不断涌现，手术适应证不断扩大，以及随着人们寿命的增长，高龄患者手术的数量不断增加有关。需要正确认识防治医源性创面的必要性和重要性，正确认识新技术条件下的创面诊治的新手段，掌握各种有利愈合的新措施，更要避免因盲目无知而罹患医源性创面。

二、体表慢性难愈合创面病原微生物学特征

体表慢性难愈合创面存在时间较长，并有较大面积的暴露，常合并高龄、免疫功能低下或抑制等因素，且有大量的渗出、坏死组织、焦痂，有的还有深部感染间隙和窦道，封闭及半封闭状态形成适合多种微生物（包括需氧菌、厌氧菌、真菌）生长的创面微环境。延期愈合甚至不愈合的诸多因素中，一个重要因素就是创面的微生物负荷。

我们通过对1488201个病例进行研究，筛选出符合标准的2513例体表慢性难愈合创面患者，对其病历中关于细菌培养的内容进行整理，发现：1853例未进行细菌培养，660个记录可进行分析，144个记录显示培养结果为阴性，4个记录无法进行分类，记录中高达77.8%的患者使用静脉抗生素治疗。这提示在临床中应重视并加强创面的细菌培养率以及规范抗生素的使用。对660例阳性结果分析发现：革兰阴性杆菌36种（347株）；革兰阳性球菌17种（265株）；革兰阳性杆菌5种（7株）；

革兰阴性球菌1种（4株）；真菌7种（42株）；共计可分类阳性记录66种（665株）。金黄色葡萄球菌（不含耐甲氧西林金黄色葡萄球菌）是最常见致病菌，其次为铜绿假单胞菌、大肠埃希菌、凝固酶阴性葡萄球菌。革兰阳性杆菌、革兰阴性球菌少见。白色念珠菌为最常见真菌（见图5-3和图5-4）。本研究序贯性检测到1种细菌为473例，2种55例，3种12例，4种5例，5种2例。单种致病菌感染是最常见的。上述研究结果提示我们要加强对创面进行细菌培养的理念，特别强调对厌氧菌培养的重视，这样才能更好地提高抗生素的使用效果，避免滥用。

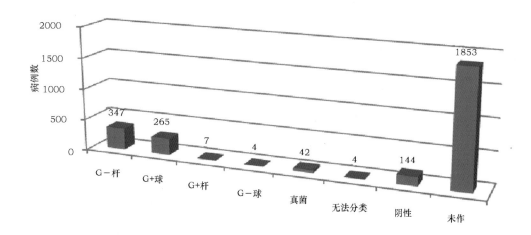

图 5-3 体表慢性难愈合创面病原微生物学检测结果分类

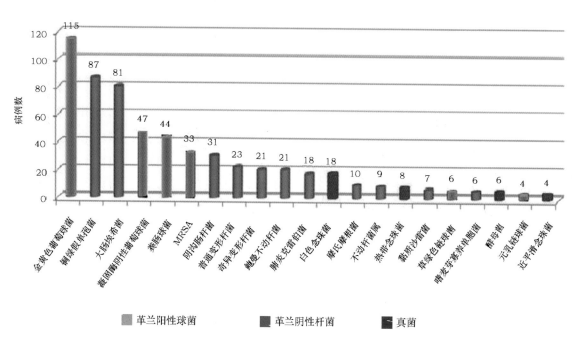

图 5-4 体表慢性难愈合创面阳性检测结果前 20 位的病原微生物

三、体表慢性难愈合创面卫生经济学特点

医疗花费在一个国家的卫生经济领域是一个重要的影响因素。在一定程度上对于慢性难愈合创面患者的治疗预后起着决定性作用。通过对比研究发现，虽然10年间自费比例明显下降（58.9%，42.3%），患者个人治疗负担有所减轻，但相对于全国卫生事业发展统计公报中公布的8.9天（2007年）和8.6天（2008年），研究中体表慢性难愈合创面平均住院日为21天（P50；P25，P75：12，40），增加了长达13天的住院日。男性因糖尿病造成的慢性难愈合创面的住院日最长（P50=31天；P25，P75：19，52.3）（$P < 0.01$）。每名患者的平均花费为12227.0元人民币（1798.1美元）（P50；P25，P75：6801.7，26794.4）（见表5-1），相对于城乡居民次均住院医疗费用4123元（P50=1600元），其中，城市7606元（P50=3375元）、农村2649元（P50=1100元），每次住院的间接费用（主要包括交通、陪护等费用）平均为360元（其中：城市514元，农村294元），以及全国人均卫生费用854.4元/人（2007年）和984元/人（2008年）的水平相比，可以看到体表慢性难愈合创面造成沉重的卫生经济负担。令人遗憾的是截至出院日，却只有53.5%的患者创面达到完全愈合，这充分说明了此类疾病处理的复杂性、困难性。另外对医疗费用的分布进行分析发现：换药、敷料等与创面治疗相关的花费极少的情况表明现代先进技术在创面治疗方面的应用相当有限，与我国此前对该大类疾病重视程度严重不足有相当重要的关系。护理费用只有4%，药物费用占到总体费用的38%。医疗费用分布不均衡性、不合理性可能与国家相关政策有关，需要及时进行合理的、适合此类疾病临床特点的调整，才能有效地提高治愈率。

通过上述研究可以发现，随着中国社会和经济的快速发展、人口老龄化程度的加重、生活模式的改变及与之伴随的疾病谱的改变，糖尿病在中国已成为造成体表慢性难愈合创面的首要原因。体表慢性难愈合创面治疗困难、花费巨大、严重占用医疗资源，已经成为社会和家庭的重要负担。老年人群中慢性创面的发病率呈现上升趋势，这些特征变化已趋向于同发达国家的状况一致。由于高龄、感染性因素的存在及糖尿病基础疾病的存在，使得对于这些创面的处理显得尤为困难。相对于其他的发达国家，中国巨大的老龄人口意味着其对于医疗服务和社会经济都是一个更为严峻的挑战。国家需要制定慢性创面的早期预防、早期发现和早期治疗的整体计划来应对，并进一步改进全民医疗保障系统，通过防治老年相关性疾病，以有效降低体表慢性难愈合创面的发病。在治疗过程中，有必要加强新技术的应用来促进愈合率的提高，这需要医疗政策的调整来支持。

（姜玉峰 付小兵）

表 5-1 体表慢性难愈合创面不同病因卫生经济学特点

病因 观察指标	糖尿病	创伤	压迫	医源性	感染性	静脉性	动脉性	其他	合计
男				中位数（P25,P75）					
平均住院日（d）	31 (19,52.3)	30 (17,52)	29.5 (19,55.5)	21 (12,35)	24 (15.5,41.5)	15 (9,26)	23 (11,33.5)	19 (10.3,29.5)	23 (13,42)
平均住院费（元）	17181.67 (9064.8,34219.1)	13689.1 (7671.4,33067.3)	17755.1 (8892.7,41064.8)	10444 (5234.4,18962.4)	10139.2 (5517.2,16087.4)	8694.1 (5391.3,11901.5)	18052.1 (9830,41138.3)	11837.9 (6374.3,22863.3)	13308.2 (7136.4,29870.1)
平均愈合时间（d）	76 (45,163)	80 (45,176)	106 (53,383)	113 (60,259)	88.5 (47,234.8)	112 (53,601.5)	96 (62.5,156)	80 (53.5,389)	81 (46,208.8)
女				中位数（P25,P75）					
平均住院日（d）	27.5 (17.8,50)	27.5 (16,48.3)	18 (9.8,30)	19 (12,29)	23 (12,44)	18 (12,24)	23 (11,37)	17 (9,23)	20 (12,35)
平均住院费（元）	14068.6 (8391,26699)	13870.6 (6757.3,25191.6)	9839.7 (4975,20804.2)	8575 (4931.3,17223.9)	8411.1 (5330.9,13633.6)	9938.9 (6912.8,13875.1)	11602.9 (9168,20286.3)	10987.2 (5395.2,23139.3)	10942.6 (6052.4,22078.1)
平均愈合时间（d）	117 (69,195)	71 (43,160)	76 (40,186.5)	132.5 (61.8,329.8)	70 (44,111)	205 (67,493.5)	67 (52.5,79.3)	220.5 (87.5,464.5)	89 (46,208)

第二节　糖尿病难愈合创面局部皮肤损害机制

皮肤组织创伤愈合是指外伤或其他疾病过程造成皮肤组织缺损形成创面后，局部组织通过增生或再生方式来进行修复的一系列病理生理过程，本质上它是生物在长期进化过程中所获得的一种保护与更新方式的具体表现。与大多数的生命活动一样，创面愈合受到机体的基因调控，使得创伤愈合事件的发生具有其自身的规律。机体的调控能力通过相关的机制能够耐受一定程度的全身或局部因素的不利影响，可一旦全身性疾病或局部病理改变超越了机体的调控能力，将可能导致创面愈合延迟或不愈，从而构成了创面修复"失控"的一极。

在所有导致创面修复"失控"难愈的相关因素中，糖尿病合并难愈创面是最值得重视的领域之一。不仅由于其日渐升高的发生率，还由于其治疗手段的局限，使得相关预后较差，并导致大量卫生保健资源的耗费。糖尿病下肢溃疡，特别是糖尿病足在糖尿病合并难愈创面中占有重要的地位，因此，国内外对其相关机制进行了大量的研究，并取得了一定的成果。

迄今认为，糖尿病足的发生是基于糖尿病血管神经病理改变，大体表现为伴有血供不足和感染的创面愈合延迟与溃疡形成。相关的分子生物学研究显示：①尽管在溃疡局部可观察到急性炎性细胞较伤前增多，但巨噬细胞迁移受到抑制，直接或间接使得中性粒细胞及其他组织细胞趋化发生障碍。②包括胰岛素样生长因子（IGF）、转化生长因子-β（TGF-β）、血小板衍生生长因子（PDGF）、神经生长因子（NGF）、角质细胞生长因子（KGF）、血管内皮生长因子（VEGF）等多种生长因子表达异常，这些生长因子涉及细胞增殖、趋化、合成、分泌等各个方面的活动。③神经肽类物质的表达降低或缺失导致神经肽调节通路障碍，使与创面愈合相关的细胞增殖、趋化及生长因子合成等生命活动受抑。④基质金属蛋白酶（MMPs）与其抑制酶（TIMPs）平衡失调，导致新生细胞外基质（ECM）沉积及新生血管重建障碍，这种失衡可能源于生长因子表达异常。⑤多种细胞生物学行为异常：炎性细胞的数量及杀菌能力同时下降，单核细胞趋化能力减退；成纤维细胞增殖能力、对生长因子的应答及胶原合成均显著下降。⑥糖基化终末产物（AGEs）的形成导致氧自由基增多，引发氧化应激失衡。⑦局部高糖、一氧化氮（NO）过多或不足、生长因子的异常表达，均参与了抑制残留毛细血管在创面中的再生。

上述研究在一定程度上展现了糖尿病自发性溃疡的病理生理及分子生物学异常的概貌，极大地推动了相关机制的研究进展。但值得注意的是，在如此众多的研究基础上衍生出来的治疗策略仍然差强人意。由此有必要对以往的研究策略进行反思，并引发更深层次的思考：

（1）糖尿病难愈创面包括自发性溃疡及外源性创伤，两者发生难愈的机制是否有所不同？

（2）糖尿病血管神经病变是造成糖尿病创面难愈的病理基础，但这一公认的病理基础并不能完全解释众多的糖尿病皮肤细胞学及分子生物学异常，其原因何在？

（3）目前的研究采用的是针对创面愈合过程中的某一特定环节的策略，采用不同的动物模型或人体实验往往得到矛盾的结果，并且在一定程度上缺乏相互关联，那么，糖尿病创伤愈合过程中众多的生物学行为异常是否具有共同的"开关"？

近来的研究注意到，糖尿病下肢溃疡的血管病变是以血管基底膜增厚引发的管腔狭窄为主要特征，溃疡形成后血管修复由残留的病变毛细血管渗透至溃疡局部，主要因其供血不足导致残留毛细血管在创面中的再生障碍；而外源性创伤后的血管再生除了上述机制外，还包括创伤刺激后的新生血管重建。其他的一些研究也显示，自发性溃疡和外源性创伤在生长因子表达等若干生物学行为中呈现有差别的异常。造成这样差异的可能的原因是，糖尿病下肢溃疡的发生是由于糖尿病皮肤中已经存在的众多生物学行为异常，引发以周围神经病变和血管病变为主要临床特征的病理过程并逐渐发展至自发性溃疡的形成，溃疡发生后的修复过程虽然包含了创伤愈合的各个要素，但本质上是同一病理进程的延续，这与糖尿病皮肤在完整性未遭到破坏的情况下受到外源性创伤后，机体启动创面愈合过程存在着若干的特征差异有关。正是基于这样的差异，它们在愈合相关的诸多环节上均有所不同。因此，糖尿病创面愈合"失控"机制的研究，不仅包括下肢溃疡的发生，外源性创伤引起的创面难愈也应是其中重要的内容。

无论是糖尿病自发性溃疡，还是外源性创伤引起的创面，都具有相同的临床特征——难愈。尽管糖尿病血管神经病变被认为是糖尿病难愈的机制，但这一认识并不能解释糖尿病皮肤及创面愈合中的诸多生物学行为异常，并且，依据这一认识所制订的治疗手段在大量的人类实验及临床实践中仅取得了差强人意的效果。究其原因，糖尿病血管神经病变可能只是糖尿病并发症的病理结局。因此，有必要在研究中通过了解糖尿病皮肤及其创伤后的愈合特征，探讨糖尿病创面难愈过程中众多的生物学行为异常是否具有共同的"开关"，从而在机制上阐明难愈发生的始动因素，并为临床治疗提供更为有效的切入点。

一、糖尿病皮肤的特征

糖尿病创面愈合是一个无创—有创—修复的生物学过程，因此，糖尿病皮肤在未创伤前是否存在组织学、细胞学和分子生物学行为异常对于整个创伤修复过程的"失控"显然具有重要的意义。

糖尿病是以持续病理性高血糖为基本生化特征的代谢性疾病，动物实验发现，糖尿病大鼠皮肤组织糖含量是正常大鼠的 2 ~ 3 倍［（2.64 ± 1.03）mg/g 皮肤比（0.74 ± 0.33）mg/g 皮肤］，且与血糖水平呈正相关（$r=0.58$，$P<0.01$）。随着糖尿病病程的延长，糖尿病创面愈合障碍越明显，创面愈合时间延迟的烫伤大鼠皮肤组织糖平均含量较正常愈合烫伤大鼠明显升高［（14.24 ± 2.96）mmol/g 比（4.50 ± 0.47）mmol/g，$P<0.01$］，这些现象表明，糖尿病大鼠创面难愈与血糖升高和局部组织高浓度的糖含量有不可分割的联系。同时，糖尿病大鼠皮肤组织中糖基化终末产物 AGEs 大量沉积于血管基底膜周围、真皮基质和细胞中，且蓄积程度随糖尿病病程延长而明显加剧（见图 5-5）。这种现象提示，糖尿病创面难愈与糖尿病代谢变化存在关联，而局部高糖和 AGEs 蓄积是糖尿病皮肤环境生化改变的重要特征。

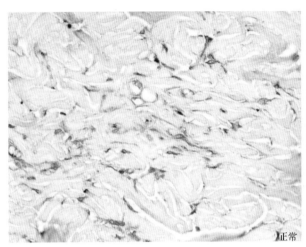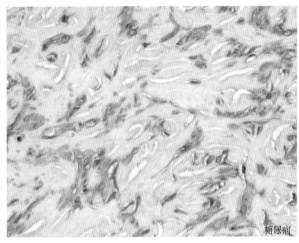

图 5-5　AGEs 的免疫组化（×400）

由于人体皮肤组织中某些 AGEs 具有内在荧光的特性，近年来研发的 AGE Reader（DiagnOptics，格罗宁根，荷兰）可简单无创检测前臂皮肤而自动获得皮肤自体荧光（skin autofluorescence，SAF）值，临床实践中以 SAF 值来反映人体组织中 AGEs 蓄积程度。在对从 2014 年 1 月到 2014 年 7 月期间在上海市中西医结合医院住院治疗的 118 例糖尿病足溃疡患者进行了数据分析后，结果显示糖尿病足溃疡患者皮肤 I 型胶原蛋白 AGEs 蓄积水平明显升高，而且 AGEs 蓄积程度与 SAF 具有相关性，反映组织 AGEs 蓄积水平的 SAF 值是糖尿病微血管并发症和大血管并发症出现的独立相关因素，影响 SAF 的主要因素是年龄、糖化血红蛋白、糖尿病病程和血尿素氮。提示 SAF 检测可作为筛查糖尿病慢性血管并发症的简单、快速、无创手段。临床上通常以糖化血红蛋白作为评估 3 个月内血糖代谢控制水平的衡量标准，而 SAF 能更真实反映糖尿病患者处于糖代谢紊乱和氧化应激状态的实际时间，因此，SAF 检测或许可作为评估局部皮肤组织和整体代谢控制的简单方法。

糖尿病皮肤通常具有菲薄的外观，组织学水平上可观察到表皮、真皮厚度均明显变薄，此外在动物实验中还发现，糖尿病皮肤角质形成细胞层次欠清晰，部分表皮缺乏复层排列，棘细胞数量明显减少。糖尿病真皮层胶原纤细，排列紊乱，部分胶原可见变性、断裂，胶原变性区域可见慢性炎性细胞局灶性浸润（见图 5-6）。在年龄和取材部位相仿、糖尿病病程长短相近的人皮肤组织 HE 染色切片上观察到类似结果。

糖尿病皮肤组织中胶原除了组织学变化外，其含量及性状也呈现异常改变，皮肤组织羟脯氨酸含量及胶原溶解度均显著下降。

组织修复细胞，主要包括表皮角质形成细胞、成纤维细胞和血管内皮细胞，通过发挥其增殖、凋亡、分泌等功能，在维持皮肤组织代谢及创伤修复过程中起着极为重要的作用。免疫组织化学检测结果显示，糖尿病患者皮肤中凋亡细胞的数量显著增加。相关的增殖凋亡调控蛋白检测结果显示：与正常皮肤相比，糖尿病患者皮肤组织中 Bcl-2 表达降低[（2.140±0.545）pg/g 蛋白 vs.（3.067±0.711）pg/g 蛋白，$P<0.05$]，Bax 表达水平无差异，p53 表达显著增高[（6.153±1.004）pg/g 蛋白 vs.（4.496±1.271） pg/g 蛋白，$P<0.05$]。动物实验也观察到表皮角质形成细胞的细胞活力（1.03±0.126 vs. 1.42±0.055，$P<0.01$）和黏附能力（0.66±0.017 vs. 0.85±0.008，$P<0.05$）下降，凋亡细胞比例增加（7.57%±0.55% vs. 4.57%±0.37%，$P<0.05$）；细胞增殖受抑并呈现细胞周期进入延迟现象，伴相关的细胞周期调控因子 cdk4 蛋白和 Ki67 表达减少（13.29±1.76 vs. 47.51±7.27，0.04 vs. 5.56%，$P<0.01$）和 MPF 活性（34.317±2.295 vs. 43.203±2.669，$P<0.01$）降低；真皮细胞则呈现细胞周期进入障碍。

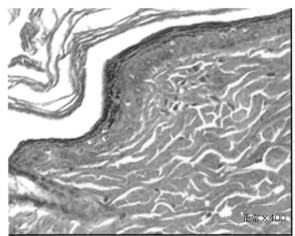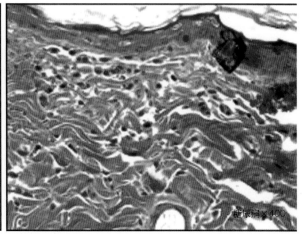

图 5-6　皮肤组织学观察（HE）

　　生长因子是由多种细胞分泌的重要介质。生长因子通过与相应受体结合，促进细胞增殖、趋化、合成，参与维持皮肤组织代谢及调控创面修复的各个阶段。大量的文献报道在糖尿病皮肤中生长因子呈现异常表达。一般认为，糖尿病皮肤中具有促愈作用的生长因子往往表达下调，但许多的实验研究也提供了相左的证据。在糖尿病大鼠模型上，单位面积表皮层中 EGF 的含量明显高于正常 [（39.26±0.44）pg/cm^2 vs.（37.57±0.71）pg/cm^2，$P<0.05$]，FGF-2 的表达也未降低，其受体 FGFR 的表达多于正常皮肤，但应用免疫荧光双标记技术显示，FGF-2 与 AGEs 在同一部位共表达（见图 5-7），从而有理由推测在糖尿病皮肤中存在着具有正常功能活性的生长因子的缺乏。在人体皮肤标本中，通过免疫共沉淀方法检测证实糖尿病皮肤中 AGEs-bFGF 含量高于非糖尿病皮肤，且两组均与年龄呈正相关。

　　炎性细胞通常在创面形成后进入创缘周边发挥作用，但在无创伤糖尿病皮肤中，可观察到胶原变性区域的炎性细胞局灶性浸润，过氧化物酶（MPO）含量的增高提示糖尿病皮肤组织中中性粒细胞数量明显增多，间接反映细胞膜氧化受损程度的丙二醛（MDA）含量明显较正常增高，aMMP-2 水平以及 aMMP-2/TIMP-2 比值明显高于正常，结合 Vimentin 抗原的阳性表达，反映了在糖尿病病理状态下，皮肤组织呈现过量的炎症细胞浸润和一定程度的组织受损。

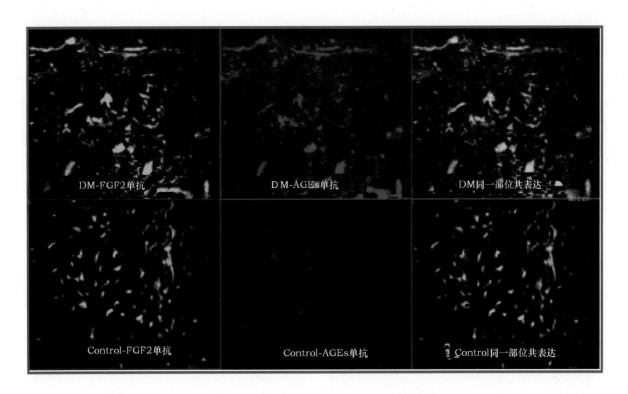

图 5-7　大鼠烫伤前 AGEs-FGF-2 免疫双标记

　　糖尿病皮肤组织的上述特征显示糖尿病皮肤组织在未受到外源性创伤的情况下已经存在着组织学和细胞生物学改变。这一系列的糖尿病皮肤组织行为表现涉及了与创面愈合相关的各个环节，意味着糖尿病皮肤具有不同于正常的创伤起点，从而必将对创伤后的愈合进程产生影响。值得注意的是，这一系列病理生理现象和分子生物学改变包含了细胞、细胞外基质、生长因子等多个要素，这些要素具有各自的行为特征，同时彼此之间相互关联，因此，有理由推测，这一系列的生物学行为异常可能具有共同的始动机制。

二、糖尿病合并创面愈合特征

　　糖尿病创面呈慢性迁延的炎症反应和组织修复迟滞的病理特征，在糖尿病合并深Ⅱ度烫伤的大鼠创面愈合模型中可见坏死组织脱落延迟，创面感染加重，肉芽形成不良，伤后各时相点上皮化明显延迟，呈现典型的难愈创面特征。

　　成纤维细胞是主要的修复细胞之一。成纤维细胞活化成熟后分泌胶原、纤维连接蛋白等细胞外基质，以填充组织缺损，并为角质形成细胞的迁移提供支架。活化的成纤维细胞还通过分泌TGF-β、FGF 等生长因子，参与创面愈合的调控作用。糖尿病皮肤烧伤创面局部成纤维细胞的数量明显减少，胶原沉积亦显著减少。电镜观察发现，伤后 14 天，源自创面的大鼠成纤维细胞线粒体肿胀或空泡变性，粗面内质网扩张，部分可见散在核糖体，染色质边集，出现许多称为气穴现象（cavitations）的空泡结构，呈现典型的凋亡征象，周围可见大量老化的纤维细胞。

血管内皮细胞参与炎症反应的启动和发生，其趋化、活化、迁移、增殖和分化等功能对新生血管的形成具有重要作用，同时血管内皮细胞通过分泌生长因子、细胞外基质和蛋白酶参与创面愈合的调控。通过对糖尿病大鼠的观察发现，和正常相比，创伤后新生基质中血管内皮细胞的数量并未明显减少，单个血管内皮细胞的功能是活跃的，表现出明显的增殖倾向；但也有研究报道糖尿病创面中血管内皮细胞受抑，亚细胞水平检测显示血管内皮细胞退化，胞质空泡变性，细胞器减少、肿胀，核染色质浓缩，基底膜增厚明显。但无论细胞增殖受抑与否，皮肤组织内具有有效血运的新生血管密度却显著降低（见图5-8）。进一步的实验显示，在正常创伤愈合中，伤口信号刺激创面局部组织分泌Ang-2和VEGF，刺激创面中残余血管的内皮细胞以芽生方式迁移、增生，随后Ang-2开始消退，在Ang-1作用下，管腔形成、血管成熟，保持稳定，而糖尿病大鼠烫伤后Ang-2呈持续高水平表达。这些现象提示：糖尿病创面愈合过程中存在着新生血管化障碍，表现为具有功能性的新生血管数量的减少，其发生机制不仅依赖于血管内皮细胞的增殖，同时，新生血管的装配障碍是导致血管重构受抑的重要环节。

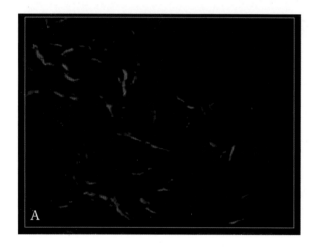 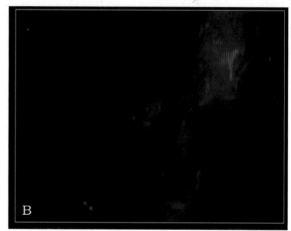

图 5-8　正常大鼠与糖尿病大鼠创面血管化

大鼠左心室注射 0.2 μm 荧光微球，创面组织冰冻切片。A—正常大鼠深Ⅱ度烫伤后 7 天创面血管化。B—糖尿病大鼠深Ⅱ度烫伤后 7 天创面血管化（荧光显微镜，×400）

创面愈合的一个重要标志是创面的再上皮化。再上皮化过程中表皮角质形成细胞的增殖活动是创面愈合最重要的修复行为之一。正常有序的增殖调控是创面顺利愈合的必要保证。糖尿病大鼠伤后各时相点再上皮化均显著延迟，皮肤组织中表皮角质形成细胞伤后早期亦呈现组织学上的增殖趋势，但其时相及表达强度不同于正常组织。在伤后 14 天，伴随创面明显上皮化延迟，表皮角质形成细胞出现 S 期滞留，细胞周期正性调控因子 cyclinD1 和 cdk4 的表达及 MPF 活性显著降低，表现为细胞有丝分裂障碍的增殖异常。表明糖尿病病理条件下，表皮角质形成细胞的细胞周期调控因子的表达和活性降低是导致创伤后再上皮化延迟、创面难愈的机制之一。

糖尿病创面愈合过程中生长因子的表达呈现不同程度的改变。其中，VEGF、FGF-2 是参与血管化调控的主要生长因子，通过刺激血管内皮细胞的增殖、迁移、细胞间相互黏附等活动，形成新生血管；同时，通过刺激胶原酶的分泌，对细胞外基质进行部分降解，有利于毛细血管向创面延伸。对糖尿病大鼠Ⅱ度烫伤创面 FGF-2 和 VEGF 水平的检测发现，VEGF 水平显著高于正常烫伤大鼠，FGF-2 水平亦不低于正常组；随着糖尿病病程的进展，FGF-2 和 VEGF 的表达水平亦发生变动。同时，创面原位检测证实 FGF-2 与糖基化蛋白存在同一部位的共表达现象，并发现在 50～59 岁年龄段的糖尿病患者肉芽组织中 AGEs-bFGF 含量高于非糖尿病，但低于糖尿病皮肤。由此可见，生长因子的表达水平在糖尿病创面愈合过程中并非呈现恒定的上调或下调。在糖尿病创面难愈机制中，生长因子不仅存在量的变化，同时，可能存在的生长因子糖基化导致的有正常功能活性的生长因子不足是生长因子环节的重要条件。外源性生长因子 FGF-2 的局部应用可促进糖尿病创面组织胶原新生，修复细胞功能改善以及 FGF-2 mRNA 表达回升，佐证了这一推论。

炎症反应是创面愈合中的重要阶段。正常皮肤创伤后早期急性炎症细胞在炎症介质的趋化下聚集到创缘行使其使命，在组织学形成一条相对清晰的炎症反应带，而糖尿病皮肤创伤后大量炎症细胞呈弥散性浸润，并在创面愈合过程中持续存在，同时，创面中 MDA、MPO 含量持续升高，伴有动态变化的 MMP2/TIMP2 比例失衡，提示炎症反应活跃，创面氧自由基损害程度较高。再者，糖尿病创面往往停滞于异常的炎症状态，提示糖尿病创面不仅存在着异常的炎症反应，同时从炎症期向后续时相过渡出现障碍。

体内通过观察糖尿病鼠全层皮损模型发现，正常大鼠创面第 1 天和第 3 天创面中炎症细胞大量浸润，而第 7 天炎症细胞逐渐消退，出现大量新生肉芽组织和胶原沉积，第 13 天创面基本封闭，表皮层及沉积的胶原开始重塑。而糖尿病大鼠创面第 1 天和第 3 天炎症细胞浸润较少而弥散，至第 7 天仍有大量炎症细胞浸润而胶原沉积新生肉芽形成较少，至第 13 天才见炎症细胞基本消退且胶原开始大量沉积（见图 5-9）。证实糖尿病全层缺损伤其修复过程呈现炎症期迁延不济，炎症期 - 修复期过渡不顺畅和修复期延后，即创面呈现炎症 / 修复失衡的状况。那么与其密切相关的巨噬细胞在此过程中有何表现特征呢？

在糖尿病鼠全层皮肤缺损修复模型中观察巨噬细胞浸润和极化转化，发现糖尿病创面中巨噬细胞浸润存在"慢进慢出"现象，在创伤后的第 1 天、第 3 天即炎症期两组创面中巨噬细胞浸润数目均迅速增加并同时在第 3 天到峰值，但是可见这 2 个时相点上糖尿病组巨噬细胞浸润数目少于正常组（见图 5-10，图 5-11）。在伤后第 3 天，电镜下观察创缘组织，正常组小鼠已可见典型的巨噬细胞吞噬中性粒细胞现象，而在糖尿病组，巨噬细胞不仅数量不足，且尚未见典型吞噬现象（见图 5-12）。在伤后第 7 天，通过免疫荧光技术观察发现，正常组创缘 M1 型巨噬细胞（CD68$^+$、iNOS$^+$）比例明显下降，M2 型巨噬细胞（CD68$^+$、CD206$^+$）比例明显上调，相较之下，糖尿病创面仍有较多 M1 型巨噬细胞浸润，而 M2 型巨噬细胞的数量也远不及正常组。提示糖尿病鼠创面呈现炎症 / 修复失衡的同时伴随着巨噬细胞浸润和极化异常。

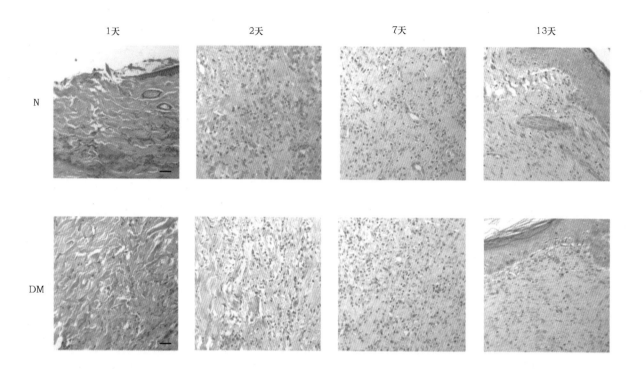

图 5-9　HE 染色显示两组各时相点创面组织学形态（标尺为 20 μm）

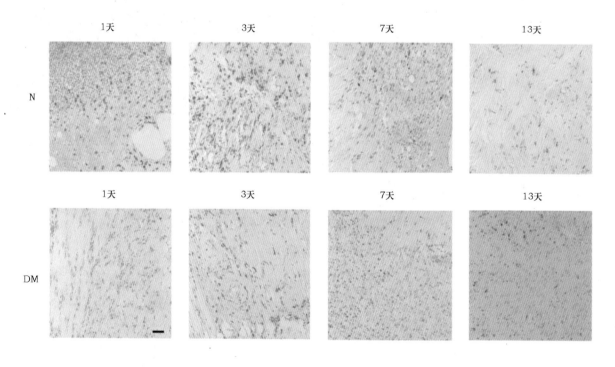

图 5-10　免疫组化显示在两组巨噬细胞浸润和消退趋势有所不同（标尺为 20 μm）

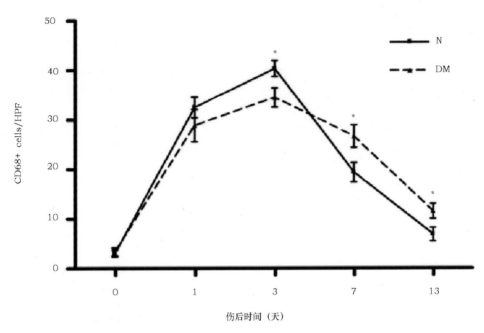

图 5-11　糖尿病大鼠背部创面中的巨噬细胞浸润呈"慢进慢出"现象

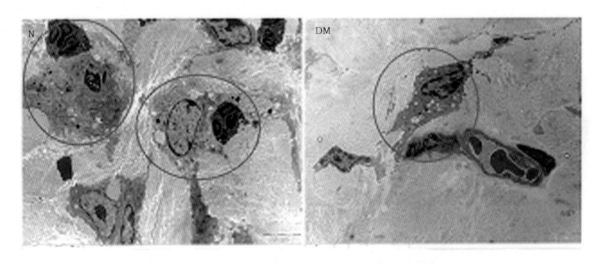

图 5-12　伤后 3 天电镜下观察巨噬细胞吞噬中性粒细胞现象（×3400）

全层皮肤缺损修复小鼠模型，伤后 3 天，对照组可见典型的巨噬细胞（含囊泡细胞）吞噬中性粒细胞（分叶核细胞）的现象，而糖尿病组仅见少量巨噬细胞浸润，未发现典型的巨噬细胞吞噬中性粒细胞现象。

　　糖尿病皮肤组织特征及其愈合特征的探索，初步揭示了糖尿病创面难愈的规律，即组织细胞、细胞外基质、生长因子等愈合要素通过各自的行为异常，在愈合的各个阶段相互作用、相互影响，构成糖尿病创面愈合"失控"的网络。有一个值得注意的现象是，无论是在无创伤皮肤组织中，或是在创面修复过程中，糖尿病皮肤中始终伴随着高糖环境的存在、AGEs 的蓄积，或是相关的糖基化效应。由此提出了这样一个研究课题，即糖代谢紊乱的产物在糖尿病创面愈合"失控"的网络中占据着怎样的地位？

三、糖尿病代谢紊乱与愈合要素的关系

糖尿病是由多种原因造成的胰岛素绝对或相对不足以及不同程度的胰岛素抵抗使体内糖、脂和蛋白代谢紊乱，以持续高血糖为基本生化特征的一组代谢性疾病。持久的病理性高血糖，引发多元醇代谢通路、二酯酰甘油 – 蛋白激酶 C 途径（DAG–PKC 途径）和非酶促糖基化反应等异常代谢途径的激活，导致细胞赖以生存的内环境紊乱，引起细胞、组织和器官的功能与结构发生病理性改变，是引起糖尿病并发症发生、发展的重要因素。其中，长期高血糖引发的非酶促糖基化反应是主要的代谢重构活动之一，其生化结局是局部高糖及 AGEs 蓄积。国内外的众多研究已证实，糖尿病皮肤组织中糖含量增高、AGEs 蓄积，AGEs 含量随糖尿病病程延长而升高，即短病程糖尿病以皮肤组织糖含量升高为主，而长病程糖尿病则同时伴有皮肤组织糖含量增高和 AGEs 大量蓄积。AGEs 具有广泛的生物学活性，通过直接作用和受体途径引起组织、细胞功能的紊乱，已被证实参与了糖尿病并发症的发生、发展的诸多环节。糖尿病皮肤组织中由于存在大量长半衰期的组织成分，因而成为糖基化的好发部位；同时，长期的高糖环境使得参与创面愈合的组织细胞易于表达糖基化产物受体（RAGE），从而为糖基化产物发挥病理效应构建了结构途径，采用糖尿病小鼠全层皮肤缺损创伤模型，创面外源性局部运用 RAGE 抗体后阻断 AGE–RAGE 效应可促进糖尿病创面修复（见图 5-13），佐证了 AGEs 蓄积与糖尿病创面难愈的效应关系。在此基础上，进一步通过体外实验探究 AGEs 与糖尿病创面愈合各要素之间的关系。

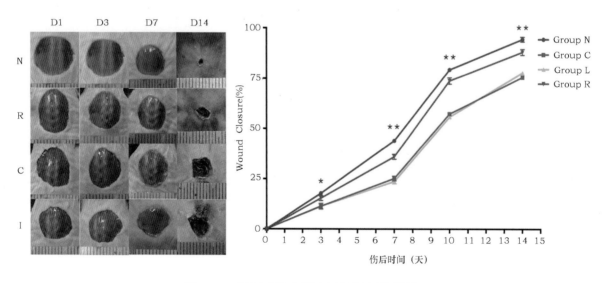

图 5-13　糖尿病鼠全层皮肤缺损创伤模型

RAGE 抗体干预组（R 组）与糖尿病对照组相比，愈合速度加快，但不及正常小鼠（N 组）。伤后第 3 天起 R 组创面愈合百分率显著高于糖尿病生理盐水对照组（C 组），两组间均有显著性差异（$P<0.05$），其中以伤后第 7、10 天更明显，IgG 对照组（I 组）和 C 组间无显著性区别。各组创面愈合率比较：*$P<0.05$。

体外实验显示，在 AGE-BSA 干预下角质形成细胞呈典型多角形，胞质中可见较多褐色斑点沉积，细胞核分裂与正常组相比有所减少；细胞活力下降；AGEs 通过在转录和翻译水平下调 cyclinD1，同时上调 p21 的表达，延迟细胞进入 G1/S 期过渡；通过下调 MPF 活性，导致细胞进入 G2/M 期障碍；

在 AGEs 干预下角质形成细胞凋亡比例增加，细胞对 EGF 的利用率减低。常规培养的内皮细胞和成纤维细胞贴壁能力强，细胞活力较好，高糖干预后，细胞生长速度加快，细胞体积变大，代谢旺盛。AGE-BSA 干预 48 h 后，内皮细胞数目减少，部分细胞膜完整，胞质出现发泡现象。在 AGE-BSA 干预下内皮细胞和成纤维细胞体积变小，细胞膜皱缩，分裂相减少，细胞贴壁能力减弱，成纤维细胞和内皮细胞增殖受到抑制，细胞凋亡增加。

　　血管内皮细胞在 matrigel 三维培养体系下易形成血管样结构，但 AGEs 干预后血管内皮细胞的这种能力被抑制，同时伴有血管化调控因子 Ang-2 的高表达和 VEGF 的下调；而经过 Ang-2siRNA 作用后，AGEs 干预的血管内皮细胞 Ang-2 的表达显著降低，在 matrigel 诱导下可恢复形成血管样结构的能力，表明 AGEs 可能通过 Ang-2 介导新生血管装配。而生长因子 bFGF 的糖基化明显抑制了人真皮微血管内皮细胞血管形成能力（见图 5-14）。

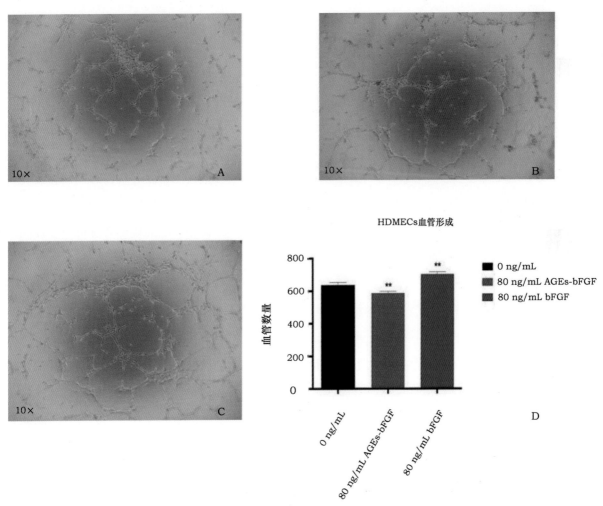

图 5-14　不同干预条件下人真皮微血管内皮细胞血管形成能力（倒置显微镜 ×10）

　　血管形成实验结果显示，80 ng/mL bFGF 明显促进 HDMEC 血管形成（637.25±15.97 vs. 701.00±14.73，$P<0.01$，图 A、C、D），而 80 ng/mL AGEs-bFGF 则显著抑制皮肤内皮细胞成血管能力（637.25±15.97 vs. 586.00±10.82，$P<0.01$，图 A、B、D）。与 0 ng/mL 组比较：**$P<0.01$；A—普通内皮细胞培养基；B—80 ng/mL AGEs-bFGF；C—80 ng/mL bFGF；D—不同干预条件下人真皮微血管内皮细胞血管形成能力比较。

通过建立糖基化细胞外基质模型，以更好地模拟糖尿病体内环境的方式，进一步证实了成纤维细胞分泌的细胞外基质糖基化后可抑制成纤维细胞的黏附和增殖，并导致凋亡细胞增多。糖尿病皮肤组织中 AGEs 的受体 RAGE 表达增高，糖基化细胞外基质经 RAGE 介导上调人成纤维细胞 p53 和 p21 基因表达，影响细胞周期的有序运行，并通过调控 Bcl-2 家族蛋白的表达促进细胞凋亡。

高糖和 AGEs 影响修复细胞行为的差异性研究显示，单纯高糖 48 h 培养对角质形成细胞、内皮细胞和成纤维细胞等组织修复细胞有促进增殖的作用，只有经 5 天培养后才出现对细胞增殖的抑制作用；而 AGEs 则在 48 h 就可出现对修复细胞增殖的抑制作用。高糖、AGEs 对修复细胞的生物学行为的不利影响均呈时效和量效关系，且 AGEs 的损害作用大于高糖。此外，研究还发现成纤维细胞对高糖和 AGEs 损害的耐受性大于内皮细胞，内皮细胞的耐受性大于角质形成细胞，表明糖尿病病理损害对不同的组织修复细胞具有不同程度的病理效应。

体外实验还证实，随着高糖、AGEs 浓度的升高，中性粒细胞的凋亡率随之下降，中性粒细胞弹性蛋白酶和活性氧释放增加。而巨噬细胞在高糖的刺激下，iNOS 蛋白表达增强而 Arg-1 蛋白表达受到了抑制，且高糖环境削弱了活化巨噬细胞的促血管化能力。同时，AGEs 干预抑制了巨噬细胞的吞噬及抑炎促愈能力，并增强其促炎能力，均为 RAGE 途径依赖性。

糖尿病患者体内长期存在病理性高血糖，终末产物 AGEs 的形成过程伴随了多种活性中间代谢物的蓄积。高糖在开放的有氧环境中可自发氧化形成 AGEs，此过程中可产生乙二醛（GO）和 H_2O_2，AGEs 可使中性粒细胞活性氧（ROS）释放增加，呈现剂量依赖关系；GO 促进蛋白的糖基化改变，又对修复细胞产生毒性影响；活性氧的产生既加速 AGEs 的形成，影响修复细胞的活力，又促进细胞 ROS、MDA 的产生，从而在氧化应激和 AGEs 之间形成一个不依赖高糖环境的恶性循环，彼此之间相互影响，互为因果，产生一系列的连锁反应和放大效应。

这一系列的实验研究提示，局部高糖和 AGEs 蓄积作为皮肤组织细胞、细胞外基质和生长因子改变的重要环境介质，存在着对修复细胞生物学行为的损害作用和差异性效应。局部高糖和 AGEs 蓄积作为糖尿病代谢重构的直接产物，通过改变皮肤微环境，始动性地介导了糖尿病皮肤的生物学异常。这些表象上不同的生物学异常由于本质上具有代谢异常的共同始动因素，因而是整体的、相互关联的一组综合征，即糖尿病皮肤"隐性损害"。同时，局部代谢产物蓄积作为重要的环境刺激源之一，在创伤修复的全过程中，充当着糖尿病创面愈合"失控"网络的"开关"。这一系列概念的提出和证实，为最终了解糖尿病创面愈合"失控"的本质提供了有力的依据。

四、针对糖尿病合并难愈创面的干预手段的探索

（一）国内外针对糖尿病难愈创面的机制研究及干预手段的概况

尽管我国的烧伤治疗水平处于国际领先的地位，但对于糖尿病合并烧伤导致的难愈创面，迄今仍然缺乏有效的临床干预手段。传统的方法是在控制血糖的基础上，根据创面处理的外科原则给予细致的清创，和（或）在全身及局部条件许可的情况下手术修复创面。尽管由于手术方式的改进使

得创面成功修复的概率增高，但这一方法仍摆脱不了被动干预的特征，并且难以控制糖尿病溃疡的再发生。

有鉴于此，国内外对糖尿病难愈创面的相关机制，特别是糖尿病足的发生发展，进行了大量的研究，并取得了一定的成果。

迄今认为，糖尿病血管神经病理改变是糖尿病创面难愈的重要原因。随着研究的深入，人们也注意到了糖尿病生化改变与糖尿病并发症的关系，认为在高糖介导的糖尿病并发症损害形成的机制中，四种代谢重构构成了代谢异常的主要途径：多元醇通路、AGEs 的形成、蛋白激酶 C（PKC）通路、氨基己糖通路。这些代谢重构均可通过过氧化物的过度生成影响糖尿病并发症的发生发展。

在此基础上，人们对相关的干预手段进行了探索。这些干预措施大致可分为两类。一类是针对以血管神经病变等主要成因的手段，包括抗感染治疗、改善血供和神经营养、生长因子应用、减轻局部力学负荷以及糖尿病足部护理。第二类手段是通过某些药物对糖尿病生化异常及后续途径进行干预，以达到促愈的目的。氨基胍是近年来研究的一个热点。研究表明，氨基胍可通过阻断 AGEs 和脂氧化终末产物（ALE），选择性地抑制一氧化氮合成酶（iNOS）活性，促进糖尿病难愈创面愈合。目前，国外已经开展氨基胍 Ⅱ / Ⅲ 期临床试验。

综上所述，迄今的研究通过对糖尿病创面的病理生理及分子生物学异常概貌的描述，极大地推动了相关机制的研究进展。但值得注意的是，在此基础上进行的干预手段的探索仍然难尽人意。

（二）干预手段的确立

鉴于以往糖尿病难愈创面机制研究中的经验和不足之处，我们认为，干预手段的确立，必须考虑以下几个因素：

1. 干预手段的确立必须建立在系统的机制研究的基础上

以往的机制研究涉及创伤修复过程中包括细胞、细胞外基质、生长因子等各个要素，也观察到了糖尿病皮肤中的诸多病理生理改变，同时探索了糖代谢异常所导致的代谢重构对糖尿病并发症发生的可能作用途径。但是，上述研究的一个明显的缺陷是：各个要素之间缺乏系统有机的关联。

在国内外研究的基础上，我们对糖尿病合并创面难愈机制进行了较为深入的研究。结果显示，糖尿病皮肤组织在未受到外源性创伤的情况下已经存在着组织学和细胞生物学改变。这一系列的糖尿病皮肤组织行为表现涉及了与创面愈合相关的各个要素，这些要素具有各自的行为特征，同时彼此之间相互关联。同时，局部高糖和 AGEs 蓄积作为糖尿病代谢重构的直接产物，通过改变皮肤微环境，始动性地介导了糖尿病皮肤的生物学异常。这些表象上不同的生物学异常由于本质上具有代谢异常的共同始动因素，因而是整体的、相互关联的一组综合征，即糖尿病皮肤"隐性损害"。基于这样的认识，我们所选择的干预手段能够逆转或减轻糖尿病皮肤"隐性损害"，从而达到改善创面难愈的目的。

2. 干预手段应当优先着眼于发病机制中的较上游事件

尽管糖尿病血管神经病变被认为是糖尿病难愈的机制，但这一认识并不能完全解释糖尿病皮肤及创面愈合中的诸多生物学行为异常。究其原因，糖尿病血管神经病变可能只是糖尿病并发症的病理结局。我们通过对糖尿病皮肤"隐性损害"以及创伤后愈合特征的分析，总结了糖尿病创面难愈的本质，即糖尿病合并创面难愈是以糖尿病代谢障碍为基础的、由代谢异常后续事件所介导的病理演变过程。相对于糖尿病皮肤血管、神经病变而言，局部组织中代谢产物的蓄积，是此病程发生发展的上游事件。糖尿病代谢紊乱所致皮肤组织中糖含量增高和代谢产物蓄积引起的皮肤微环境改变，即"微环境污染"，是导致糖尿病创面难愈的始动因素之一。"微环境污染"使得无创伤糖尿病皮肤发生一系列以组织学、细胞功能学改变为特征的隐性损害，并在创伤后持续地影响着创面愈合的各个环节，最终导致创面愈合延迟或不愈。因此，对于糖尿病合并创面难愈的防治，无疑应将着眼点放在"微环境污染"的起始环节，即通过对创面愈合相关的上游环节的干预，以终止其后续效应的发生或发展，从而为有效、可行的预防和治疗策略提供手段，取得对糖尿病合并难愈创面的较理想的预防和治疗效果。

3. 干预手段应当尽量避免仅仅针对创面愈合过程中的某一特定环节的策略

糖尿病皮肤组织特征及其愈合特征的探索，初步揭示了糖尿病创面难愈的规律，即组织细胞、细胞外基质、生长因子等愈合要素通过各自的行为异常，在愈合的各个阶段相互作用，相互影响，构成糖尿病创面愈合"失控"的网络。因此，单一的干预手段，或者针对单一过程的干预策略往往难以达到较好的促愈效果。

基于以上的原则，我们在大量实验研究的基础上，选择了精氨酸、氨基胍作为改善和防治糖尿病皮肤组织"隐性损害"和难愈创面的干预手段，目前，"精氨酸对糖尿病皮肤组织隐性损害的改善作用" 及 "氨基胍对难愈创面的防治作用"均已获得发明专利授权（03141583.0，200310109312.8）。

（三）精氨酸、氨基胍在糖尿病合并创面难愈机制的主要作用节点

1. 精氨酸对糖尿病皮肤组织"隐性损害"的改善作用

精氨酸是一种条件必需氨基酸，在正常情况下机体可通过自身合成来满足代谢的需要，但在某些病理条件下，机体对精氨酸的需要量增加，而精氨酸的合成不能相应增加，表现为精氨酸相对不足，此时需补充外源性精氨酸才能满足修复的需要。精氨酸不仅具有降血糖和促进胰岛素分泌的作用，而且还能通过加速胶原合成、重建一氧化氮通路恢复细胞正常的增殖状态等机制促进糖尿病难愈创面的修复。

应用精氨酸后皮肤组织局部的糖含量显著降低，表明精氨酸可有效纠正糖代谢紊乱引起的局部组织糖含量升高，可能因此减轻局部组织的病理生理改变。精氨酸可通过多胺形成途径降低糖尿病大鼠的高血糖，同时，精氨酸还可通过刺激胰岛素释放或增加组织对胰岛素的敏感性来降低血糖。

精氨酸喂养的糖尿病大鼠表皮及真皮层次、结构与正常大鼠接近，少见炎性细胞浸润。皮肤厚度亦显著增加。精氨酸是合成胶原物质脯氨酸和羟脯氨酸的代谢前体，补充精氨酸可增加局部羟脯氨酸含量和胶原沉积。

目前研究证实，精氨酸主要通过以下途径影响细胞生理，即精氨酸转变为多胺和一氧化氮（NO），而多胺和 NO 可调节和刺激细胞增殖。精氨酸是合成 NO 的前体物质，NO 可激活细胞内鸟苷酸环化酶，

参与多种细胞内的代谢过程。精氨酸经过鸟氨酸转变成腐胺、多胺，多胺与细胞生长密切相关，可刺激 DNA 和 RNA 的生物合成，腐胺也具有促进细胞增殖的作用。在糖尿病皮肤组织中，由于 iNOS 的活性降低，NO 含量不足。这种 NO 的缺乏可能是导致组织修复细胞增殖障碍的重要原因。而外源性精氨酸的补充可以显著提高 iNOS 的活性，增加局部 NO 的水平，从而达到重建细胞增殖行为的目的。

鉴于上述精氨酸的药效学作用，将精氨酸预防性应用于糖尿病患者，可改善糖尿病皮肤的"隐性损害"现象，从而减少糖尿病皮肤组织并发症的发生。

2. 氨基胍对难愈创面的防治作用

氨基胍是一种具有亲核作用的肼化合物。由于早期糖基化产物与氨基胍的结合力大于其与蛋白质分子中赖氨酸和羟基赖氨酸的 ε 氨基基团结合力，因此氨基胍可竞争性结合早期糖基化产物，生成不能引起蛋白质交联的无活性的替代物，从而抑制 AGEs 形成，缓解由 AGEs 介导的组织修复细胞、细胞外基质、生长因子等愈合要素的生物学行为异常。

我们的研究表明，预防性应用氨基胍后，糖尿病皮肤组织中的 AGEs 含量显著降低，皮肤胶原溶解度显著上升，创面愈合率显著增加。此外，氨基胍显著抑制 AGEs 和氧化应激之间的恶性循环，并改善 H_2O_2 对成纤维细胞的毒性作用。

（四）针对糖尿病合并创面难愈的干预手段的应用前景

糖尿病是日常生活中最常见的疾病之一。随着经济发展和生活水平的提高，其发生率正逐年上升。根据世界卫生组织的估计：全世界大约有 1.77 亿人患糖尿病，预计到 2025 年将达到 3 亿，其中 75% 在中国、印度等发展中国家。我国糖尿病患者也不断增多，1980 年其发病率为 0.67%，1996 年为 3.12%，预计到 2025 年将达 3800 万。

糖尿病合并创面难愈是糖尿病重要并发症之一。据报道约 15% 的糖尿病患者会并发经久不愈的下肢溃疡等各类并发症，在遭遇各类烧、创伤、外科手术后，亦常发生创面愈合延迟或经久不愈，治疗非常棘手。据统计，英国糖尿病合并足部溃疡的床位使用情况为 125 万张 / 年，耗费医疗费用 32500 万英镑；而在美国合并足部溃疡的糖尿病患者占全部糖尿病住院患者的 20%，由于糖尿病足部溃疡所致的截肢占全部非创伤截肢患者的 50%。

在我国，与日益增多的糖尿病合并创面难愈的发生形成鲜明对照的是目前防治意识和手段匮乏的现状。糖尿病合并难愈创面的患者及高危人群既无专科的治疗，也缺乏有效的健康宣教。与此同时，一些西方发达国家十分重视糖尿病难愈创面的预防和治疗，并已开始形成诊疗常规、预防和护理原则，并针对相关的干预手段进行了大量的研究。在这一领域，我国已明显处于落后状态。

因此，依托糖尿病合并创面难愈机制的系统性研究积累和拥有自主知识产权的干预手段，深入研究精氨酸、氨基胍对于糖尿病合并创面难愈的预防和治疗机制与最佳应用方案，最终完成精氨酸、氨基胍的临床前实验，从而为规范化、系统化的糖尿病难愈创面常规诊疗的建立奠定基础，不仅具有学术上的价值，同时孕育着广泛的市场前景。

（陆树良　牛轶雯　王齐　谢挺）

第三节　难愈合创面创新治疗方法的建立

创面愈合是一个复杂的过程，有其自身的规律与特征，具有时相性、有序性、网络化等特征，过程会受到各种因素的影响。生长过度形成增生性瘢痕；生长不足，则使愈合过程发生困难，修复过程延迟，从而形成难愈合创面，如：烧伤残余创面、糖尿病溃疡、放疗所致溃疡以及褥疮等。长久以来，人们一直在寻找方法或药物来缩短创面愈合时间，同时提高创面愈合质量，使创面完美愈合（perfect healing）。影响创面愈合的因素很多，来自个体和环境的因素都可以发生作用，因此在治疗过程中要针对病因，将治疗方法进行合理的整合和组合，才能形成最好的治疗效果。针对代表性的糖尿病足、放射性溃疡，我们在常规使用手术、创面负压治疗、现代保湿功能性敷料等基础上，还创建了4种创新性的关键治疗技术，显著提高了治愈率：①手术加光子治疗。②改性的细胞因子治疗。③以提供支架材料与细胞治疗为主的新综合治疗技术体系。④在国际上首次利用"4G"系统，实现了在不同层次医疗机构，采用同一标准对复杂创面的治疗，对整体提高难愈创面的治愈率起到了重要作用。

一、手术加光子治疗

传统低能量的激光治疗能够直接作用于细胞，提高中性粒细胞的吞噬能力，增加胶原的合成，刺激创面的愈合。He-Ne激光可使局部血流速度加快，毛细血管通透性增加，从而改善炎症局部微循环，影响酶的活性，加强细胞内核糖核酸、蛋白质及糖原合成，加强吞噬细胞的活性，增强其吞噬能力，提高组织细胞免疫功能，提高机体免疫力及代谢水平，改善机体营养状况。He-Ne激光影响G1期进程，为细胞进入S、G2、M期准备了物质基础，为表皮颗粒层、棘层、角质层的增生提供条件。此外，还促进成纤维细胞和新生血管增生，促进胶原合成及肉芽组织生长，并有助于控制感染。半导体镓、铝、砷激光能扩张微血管，促进血液循环，提高红细胞携氧能力，提高组织对氧气的利用，活化红细胞表面酶系统，提高ATP的产生和DNA、RNA合成，促进物质代谢和能量代谢，提高个体免疫力，从而有利于受损组织的修复和再生。

另外，电刺激能够促进血管形成，增强表皮细胞的迁移活动，其机制主要是磁场非热生物效应。外加磁场所产生的电磁效应通过丰富的神经网络传导于靶组织，该处离子在电磁效应的影响下，活动度增加，导致细胞内外离子交换的速度加快，其结果是细胞的代谢活动加强。包括巨噬细胞、粒细胞、淋巴细胞的生物活性提高，在抗感染过程中发挥更积极作用。红细胞代谢活动增强使血红蛋白携氧能力提高，氧供增加，内呼吸功能改善。病灶组织细胞活动增强，一方面可促进炎性渗出物的吸收，另一方面可加速损伤组织的修复、抑制瘢痕粘连。微电流的产生可对体内生物电活动产生一系列影响，如加强Na^+、K^+、Cl^-等离子的活动能力，改变膜电位，增强细胞膜的通透性，促进细胞膜内外物质的交换等。金属离子是机体内酶活性中心的组成部分，有些酶的分子中虽不含有金属，但需要金属离子激活，金属离子活动能力影响酶的催化活性。因此，磁场具有镇静、止痛、减轻炎症反应的作用，可能与胆碱酯酶、单胺氧化酶、组胺酶和激肽酶的活性增强有关。电刺激激活成纤维细胞 DNA 与胶原合成增加，生长因子作用的位点增加，并可刺激多种细胞的迁移活动。

短波具有促进血液循环、促进炎症物质吸收的作用，同时能增加吞噬细胞的功能，作用部位较深，对创面炎症的控制有较好的疗效。恒定的体温同样有助于血流增加，同时增加创基氧的含量。目前国外市场上出现一种热治疗仪（warm-up therapy，TM），该装置运用高级的医疗泡沫敷料将到达创面的热温度保留为温室效应，创面温度升高至 38℃，由于它不直接接触创面，所以没有不良反应的发生，对于静脉溃疡和压疮的治疗都取得了较好的效果。

针对放射性溃疡，我们根据该类溃疡组织坏死范围超出肉眼观察域的特点，创新性扩大清创域，切除创缘外更多的组织，减少并优化了无效的坏死－清除－修复的过程。另外还创新性采用新型光子治疗技术加速以糖尿病足为代表的慢性难愈合创面的愈合速度，提高愈合质量，取得显著效果。高能窄谱红光治疗仪是利用光子的光化学效应、光电磁效应、光压强效应、光刺激效应、光热效应等一系列综合效应所带来细胞的酶促反应，同时极大地提高组织细胞的有氧呼吸作用，从而迅速、显著地提高受创组织（包括骨骼、肌肉、神经、上皮等各种组织）的康复和创面的愈合。相关研究表明，高功率红光光子可穿透人体表皮进入皮下组织 3～5 cm，被细胞线粒体大量吸收形成光化学反应——酶促反应，这些反应可以增强线粒体细胞色素 C 氧化酶（cytochrome C oxidase）活性，促进三磷酸腺苷（ATP）的合成；增加过氧化氢酶（CAT）、超氧化物歧化酶（SOD）等多种酶的活性，增强机体抗氧化能力；促进 DNA、RNA 及蛋白质的合成；促进细胞的物质交换与新陈代谢；增加糖原的利用；增加细胞的呼吸作用；改善血液循环；减少创面渗液与促进渗液回收；促进细胞因子的产生，加速细胞的分裂；刺激损伤的末梢神经轴突生长，使神经髓鞘形成加快，加速受损神经再生；促使肉芽组织与皮肤的生长，创面与溃疡的愈合；加速骨细胞分裂，促进骨痂愈合；增加白细胞的吞噬作用，增强机体抵抗力；降低炎症部位的 5-羟色胺（5-HT）含量，起到镇痛作用等。目前国内已经有相关的产品在临床应用并取得比较好的治疗效果。

二、改性的细胞因子治疗

创面愈合的全过程有许多细胞因子参与和调控。生长因子不仅直接参与了创面的炎症反应，而且还影响着组织修复细胞周期的转变等一系列生物学过程。有研究表明，一些慢性难愈合创面之所以经久不愈，其主要原因在于一方面这些创面缺乏炎症反应，缺乏内源性生长因子的释放与生长刺激作用；另一方面其组织修复细胞（上皮细胞、成纤维细胞等）又处于一种"休眠"状态，其细胞膜上相应生长因子受体处于"下调"状态。当外源性应用血小板衍生生长因子（PDGF）、成纤维细胞生长因子（FGF）以及表皮细胞生长因子（EGF）等生长因子后，创面"失活"的巨噬细胞得到激活，并释放 TGF、TNF 以及 FGF 等生长因子，这样外源性应用的生长因子加上内源性释放的生长因子相互作用，可直接作用于组织修复细胞，从而启动修复过程。有研究表明，在修复创面或培养条件下应用 EGF 与 FGF 后，成纤维细胞生长周期中的 G0 期细胞减少，S 期速度加快，其结果是修复得到了"促进"。20 世纪 90 年代初，国外已有学者将患者自体的血小板衍生生长因子应用于治疗包括糖尿病溃疡、褥疮、下肢动静脉疾病所致溃疡等慢性创面，均取得了预想不到的效果，其治愈率高达 97%，平均愈合时间仅为 10.6 周，而对照治愈率仅为 25%，时间也显著延长。

转基因生长因子疗法对创面愈合的治疗作用近年来越来越受到人们的重视，其应用目的主要有 2 个，一是基于生长因子半衰期短，应用于创面后由于创面微环境改变，特别是蛋白酶的作用，很易使之灭活，不易形成局部高浓度和相对长时间的作用；二是基于对局部组织修复成分的改造，人们希望把那些与修复密切相关的目的基因导入局部，从而营造一个良好的局部修复环境，已采用过的方法包括基因枪技术、脂质体技术等将 EGF 基因等转导入烧伤创面，使之在局部"制造" EGF，从而达到促进修复的目的。此外，也有将 FGF 基因用于下肢缺血性溃疡以及心肌梗死后的"生物搭桥"术中，据称已取得一定疗效。但是，目的基因导入人体后能否受人们所希望的那样调控。即万一生长因子的基因表达失控，将会给机体带来灾难性的后果。20 世纪初，国内完成的一项多中心，大样本的临床研究表明，重组牛的碱性成纤维细胞生长因子（bFGF）对浅Ⅱ度、深Ⅱ度烧伤、肉芽创面和供皮区的促愈合效果分别比同期对照提前 2.5 天、4 天、5 天和 3.5 天，且无不良反应发生。到目前为止，国内药政部门已正式批准重组牛碱性成纤维细胞生长因子，重组人表皮细胞生长因子（EGF）等在临床中广泛应用于各种急、慢性创面的临床治疗。改性细胞因子目前因其良好的修复效果，除了在创面修复领域得到广泛应用外，还被广泛应用于眼科、耳鼻喉科、妇科等，还被用来修复受损的心肌和胰岛细胞等。

三、以提供支架材料与细胞治疗为主的新综合治疗技术体系

创面愈合过程中需要合适的材料去覆盖或填充创面，使创面与外界隔离，避免创面受到外界进一步污染，并提供创面合适的环境以有利于创面的快速生长，包括生物材料和非生物材料等多种。在临床实践过程中，我们针对糖尿病足创面、放射性难愈创面和其他以修复细胞损伤为主或真皮支架缺失导致创面不愈或难愈等病因，建立了以补充修复细胞和提供支架材料相结合的"一站式"促进组织修复的新方法，对促进修复和降低截肢率发挥了重要作用。

传统敷料在创面治疗中其设计理念主要在于覆盖创面，仅起一个保护和隔绝创面的作用。近半个世纪以来，随着人们对创伤修复与组织再生机制认识的加深，特别是 20 世纪 60 年代 Winter 博士有关湿性环境与创面愈合作用及其相关机制的研究，使人们逐渐认识到敷料还应当被赋予促进或加速创面愈合的速度与提高修复质量等功能，包括使创面保持一个微湿的环境，以利于坏死组织溶解，但又不增加感染的危险；有利于促进和加速多种与组织修复和再生有关的生长因子蛋白或多肽的释放；能够显著加速肉芽组织的形成；有助于减轻伤口疼痛；在交换敷料时不会对新生的肉芽组织或上皮组织产生破坏作用；减轻医生与护士的劳动并方便患者生活，如减少更换敷料的频次，以及最低限度影响日常生活等。

随着细胞生物学、分子生物学、生物工程和材料科学的发展，在20世纪80年代末至90年代初诞生了一门新的学科——组织工程学（tissue engineering），是再生医学的重要组成部分。组织工程学是综合应用细胞生物学和工程学原理，在实验室将人体某部分的组织细胞进行体外培养扩增，然后把这些培养细胞种植和吸附在一种生物材料的支架上，再一并移植到人体所需要的部位，以修复组织缺损，替代组织器官的一部分或全部功能，或作为一种体外装置，暂时替代器官部分功能，达到提高生存质量和延长生命的目的。组织工程学研究的意义不仅在于挽救生命、减少伤残、延长生命，它同时标志着"生物科技人体时代"的到来，是一场意义深远的医学革命和再生医学的新时代。目前，战创伤局部治疗中可以应用的组织工程产品主要有组织工程人工皮肤、组织工程化软骨（骨）、组织工程化肌腱、组织工程化周围神经等。现在研究最多也是最有可能应用到临床的是各种类型的干细胞。干细胞应用与创面修复和组织再生主要发挥两方面的作用，一方面，多能干细胞在损伤部位局部微环境的作用下，转变为相关的组织修复细胞从而发挥促进修复和再生的作用；另一方面，干细胞在创面发挥自分泌和旁分泌作用，分泌大量与组织修复和再生相关的生长因子，参与修复与再生过程。目前，已经有相关报告表明，局部应用间充质干细胞对糖尿病足的血管再生以及严重烧伤后皮肤汗腺再生等产生了积极的作用。

在这一思想指导下，我们通过将具有修复作用的多种源性干细胞（脐带、骨髓等）和与组织细胞有良好亲和作用的支架材料（壳聚糖、水胶体、水凝胶等）相结合，通过3D打印等技术，形成具有多种生物活性因子的三维立体结构，进而对促进修复和降低截肢率发挥了重要作用。随着材料科学和生物技术的长足发展，各种功能性敷料也在我们的构想中，类似于科幻电影中"再生人"水箱式孵育系统，相信在不久的未来，也会出现在创面治疗的系统方法中。

四、利用"4G"系统提高难愈创面的治愈率

在国际上首次利用"4G"系统，实现了在不同层级医疗机构，采用同一标准对复杂创面的治疗，对整体提高难愈创面的治愈率起到了重要作用。

社区是我国城市居民分布的基本单位。社区卫生管理部门、卫生服务中心、医疗站的三级机构为社区居民提供医疗保障和服务。社区医疗网络是现今条件下与创面类疾病患者空间距离最近的医疗资源，社区医疗机构基本具备创面保守处理的门诊条件。如何解决创面患者就医"最后1 km"问题，将三级医院优势技术和社区医院创面患者诊疗刚性需求，通过先进、科学的方式予以嫁接加以解决，一直是困扰各级卫生医疗机构和政府的难题。我们通过与社区卫生机构合作，把创面修复的医疗服务延伸到社区，有利于提供便利的医疗环境，且具有较好的操作性，能够满足绝大多数创面疾病患者的就医要求。以创面修复科为核心，以社区医疗为网络，构建的创面修复医疗服务布局，显然与创面疾病的发生规律相适应，表现为"小病房、大门诊"的整体格局。为实现这一格局，我们通过利用"4G"系统，在国际上首次实现了在不同层级医疗机构，采用同一标准对复杂创面的治疗。这一系统使大医院的创面治疗专家，在远离基层或社区卫生机构的情况下，能真实观察创面，从而

直接参与创面治疗过程，既方便了患者就医，又保证了医疗质量，对整体提高难愈性创面治愈率起到了重要作用。创面修复科与社区医疗联动机制的具体操作，涉及创面修复科、卫生行政管理部门、社区卫生机构三方的协调互动。因此，联动机制能否顺畅运行，取决于这一机制是否有利于创面修复学科发展，是否有利于卫生行政管理部门的体制创新，是否有利于社区卫生机构服务水准的提升，是否有利于社区医护人员的个人发展，并最终使患者受益。为此，我们在联动机制初步运行阶段所积累的经验基础上，通过与卫生行政管理部门、社区卫生机构反复沟通，确定了制度保障、机制激励的政策方向，为调动各方的主观能动性打下了良好基础。实施方案中包括转换社区医疗机构薪酬分配制度、调整社区在职教育及评价体系、接纳优秀社区医护人员参与专业学会等具体措施。我们通过在创面修复科与社区医疗联动层面建立良好的制度保障和激励机制，有效地解决了上述问题，并被国际同行撰写专题评述，以"向东方看"为题进行了高度评价。

（姜玉峰　付小兵）

第四节　创面治疗中心建设的理论与实践

创面治疗已经成为国家的重大需求。调查表明，我国每年各种慢性难愈合创面的治疗需求在3000万人次以上，而整个创面治疗（包括切口等）的治疗需求大约在1亿人次。创面带来的危害不仅仅增加患者本身的痛苦，而且也给家庭和社会带来沉重的负担，其防控是国家发展面临的突出问题。

建立创面治疗中心（专科）提出的设想是基于疾病流行病学变化规律、创面治疗的巨大需求以及学科发展的变化而提出的。尽管早在20世纪90年代末，我们就开始注意到开展对创面进行专科治疗的重要性，但限于当时条件，基础工作等未能真正开展起来。真正提出建立创面治疗中心（专科）的设想还是在了解到创面流行病学变化和巨大的治疗需求之后才开始的。随着社会经济的快速发展，人类疾病谱已发生显著变化。既往一些严重危害人民身心健康的重大传染性疾病已经被消灭，但创伤和各种疾病产生的创面已经变成现今社会发病率最高的疾病之一。创面形成涉及创伤、全身（局部）性疾病、人口老龄化等多种因素，累及人群广泛。创面治疗不仅是一切创伤治疗的基础，而且也是防止后期并发症，以及促进创伤患者早日康复的关键。无论是欧美国家还是我国，创面流行病学研究均表明，由于社会经济的发展，导致创面形成的主要因素已经由传统的创伤－感染性因素转变为由各种慢性疾病和老年性疾病产生的并发症，如糖尿病足、下肢静脉曲张导致的溃疡和褥疮等。近20年来，各种创面在数量上的不断增多和各种导致创面形成原因的复杂性，使人们对创面治疗的需求也日益增高。多中心慢性难愈合创面流行病学调查显示，我国慢性创面高发年龄段为 40 ~ 59 岁（31%）和 60 ~ 80 岁（38%），既包括青壮年人群，也涵盖了需要大量医疗保健服务的老龄化人群，这些疾病谱的变化与经济建设、社会和谐发展密切相关。高新技术的发展给创面治疗提供了许多新的治疗手段和方法，也使得创面治疗变得更加复杂和多样化。目前，欧美等发达国家对创面预防和治疗十分重视，有些国家通过建立专门的创面治疗中心和病房，科学地解决了这一问题。无论欧洲还是美国，很多地区都已经有将创面治疗学作为一门独立学科发展的趋势。建立科学合理的诊疗模式是促进创面治疗新技术发展和惠及创伤患者的保障，无论对于学科发展本身还是对于患者治疗都具有十分重要的意义。导致创面发生原因、种类和人群的变化，使得创面治疗的归属和手段也发生了相应的改变。在传统的治疗体系中，继续由单一外科（如骨科、烧伤科或普通外科等）或内科中的某一学科（如糖尿病和内分泌科等）来单独处理复杂创面将会变得非常困难，如糖尿病足就涉及糖尿病内分泌代谢、血管、骨和创面处理以及感染防控等，其治疗远比单一的创伤造成的创面治疗要复杂。以前我国糖尿病足的治疗分散在骨科、烧伤科、糖尿病科或门诊等，没有实现真正的专科治疗，从而使得治愈率难以提高。建立综合性的创面治疗中心（专科），其组成人员包含外科、麻醉、内科和护理等方面的人员，使多因素导致的复杂创面能得到系统治疗非常必要，是提高治愈率的关键。这一模式如以往对重症的治疗一样，就是根据危重病治疗需求，在集成多学科的基础上发展起来的。过去重症加强护理病房（ICU）是随着医疗护理专业的发展、新型医疗设备的诞生和医院管理体制的改进而出现的一种集现代化医疗、护理技术为一体的医疗组织管理形式。ICU 把危重患者集中起来，在人力、物力和技术上给予最佳保障，最终取得良好的救治效果。创面治疗中心和重症加强护理病房都是顺应医学技术发展而形成的创新性治疗模式。20 世纪 90 年代，付小兵、王正国和陆树良教授等中华医学会创伤学分会组织修复专业委员会的几位主要成员就曾呼吁在中国建立创面治疗中心，对复杂难愈合创面开展专科治疗。同期，欧洲组织修复学会前主席，丹麦哥本哈根大学 Finn Gottrup 教授也撰文提出建立单独创面治疗中心的设想，并开展了相应的工作。限于我们国家卫生体制创新改革严重滞后于科学技术发展的因素，我们创面治疗中心建设的构想提出虽不晚，但发展起步阶段迟于国际先进国家，不能不说是个遗憾。

如何将设想变为现实，推动我国创面治疗中心（专科）建设的发展则是突破原有治疗体系的重大实践。在我国推动创面治疗中心建设，既是顺应我国疾病谱变化的需要，也是社会发展和治疗的迫切需求。2005 年付小兵教授等专家系统提出建设规范化和具有示范意义的创面治疗中心的设想后，紧接着我国开始了相关领域的实践。早期浙江大学第二附属医院韩春茂教授在烧伤科的基础上，利用烧伤科治疗创面的学术技术优势，开始了一个医疗单位建立创面治疗专科的实践。之后，部分医疗单位开展了单一病种的创面治疗专科建设，如解放军 306 医院许樟荣教授，利用糖尿病专科治疗糖尿病的技术优势，通过引进外科人才，建立了解放军 306 医院糖尿病足治疗专科，在治疗糖尿病足方面取得了显著效果。此外，部分医院的门诊部通过换药室技术和设备的加强，形成创面治疗的专科换药室。到目前为止，国内创面治疗中心的建设已经有了长足发展。根据调查，目前有明确命名的创面治疗中心（专科）、病房和门诊有 200 多家，并且在学科建设、人才培养、患者治疗以及社会经济效益等多个方面取得了比较好的成绩。2014 年，我们对全国 69 家三级甲等医院中以创面治疗中心（Wound Healing Centers or Wound Care Units）命名的创面治疗中心或专科的构成进行了调查，发现自 2010 年以后，在付小兵院士牵头"中国糖尿病足及其相关慢性创面处理培训教育项目"的推动下，这种新型的以医生为主导，护士参与，医护共建模式建立的创面治疗中心呈现快速增长的趋势。这 69 家创面治疗中心中，46% 是原烧伤外科拓展功能而产生，32% 由原来的门诊换药室加强而成，12% 设立在内分泌科或糖尿病中心，主要处理糖尿病足创面，也兼顾其他慢性难愈合创面，其他 10% 是由血管外科、骨科、手足外科、整形外科等科室设立的分支科室。这些创面治疗中心的特点是：治疗团队是在医生指导（领导）下，由护士参与的创面治疗团队，改变了过去只有护士而缺乏医生的状况；大部分参与创面治疗的医生和护士在前期都进行了创面治疗专科培训或参加了相关学习班学习，比较系统地了解了创面治疗基本理论和基本技能；由于医生护士共同参与创面治疗，使得创面治疗专科治疗的范围和病种明显扩展；由于形成了专科，许多新的治疗技术和方法可以集中使用，提高了治疗设备和治疗技术的使用率；对慢性难愈合创面的治愈率、平均住院日、床位使用率、药占比均有大幅度改善，无论从卫生经济还是社会效益，均取得了巨大的成果。

有鉴于此，我们进一步在如何有效运行创面治疗专科方面进行了实践。创面治疗科的学科运行，应当与创面疾病的一般规律相适应，探索一条有别于以往临床专科的、有利于患者就医的新模式和有助于医疗资源合理配置的新方法。针对慢性难愈合创面具有"小病房、大门诊"的特点，我们结合中国医疗现状特点和运行模式，改变传统治疗方法，创新性建立了复杂难愈合创面治疗专科和社区医疗机构双向联动与转诊的新模式，初步解决了慢性难愈合创面患者看病难、看病贵以及住院时间长的难题，受到国际同行的高度肯定。据不完全统计，至 2014 年 10 月底，我们在全国倡导建立了 50 余个创面治疗中心，这些中心对难愈合创面的治愈率由建中心前的 54% 上升至 93%，平均住院日由 47 天下降至 26 天，药占比由 17% 下降至 14%。

对创面治疗医生和护士的专科培训和创新治疗技术的研发与快速转化应用是保证创面专科中心建设内涵发展和提高救治成功率的关键。由于创面发生机制的复杂性和各种复杂创面的难治性，对从事创面治疗的医生和护士进行专科培训显得尤为重要。2010 年 3 月，由中国工程院付小兵院士牵头，中国组织修复学会向世界糖尿病基金会（World Diabetes Foundation，WDF）和康乐保"健康之路"基金会（Access to Healthcare，AtH）联合申请项目——"中国糖尿病足及其相关慢性创面处理培训教育项目"（National Chronic Wound Care Training Program for Doctors and Nurses Dealing with Patients with Diabetic Mellitus），并获得两个基金会的共计 55 万美元支持。该项目致力于为中国广大的医护人员提供完整而系统的创面预防、治疗和康复的理论与实践培训，提高医护人员处理各种难愈性（尤其是糖尿病相关慢性创面）创面的技能，传播最新的创面处理资讯。同时，经过培训的医护人员将为糖尿病相关创面的患者提供更规范的诊治，降低截肢率，提高患者的生活质量。该项目由国内知名教授与学者组成专家组，负责教育课程的筹备、开展、执行与管理，编写教材，并作为主要讲师在培训课程中授课。2011 年由人民军医出版社正式出版发行了《糖尿病足及其相关慢性难愈合创面的处理》一书，作为项目培训教材及了解该领域基本知识的参考书，受到了培训学员的广泛欢迎及关注。2013 年，随着专业的发展及读者的反馈，本着完善培训教材的内容，进一步拓展该领域新知识、新技术的需要，在第一版的基础上对该书进行了进一步的修订，更新再版了《糖尿病足及其相关慢性难愈合创面的处理（第 2 版）》，使得整个教材内容得到进一步充实和完善（见图 5-15）。并在原有 6 人项目专家团的基础上扩充到 10 人。截至到 2015 年项目结束，已在全国 20 余个城市开办 60 余个学习班，参加人数 8600 余人，受到国际同行的高度肯定。从项目发展来看，该项目具有如下特点：①项目针对性强，项目内容针对提高医护人员对糖尿病足及相关慢性创面处理修复的理论水平和技能。②培训内容与时俱进，项目内容涉及糖尿病足及相关慢性创面处理修复的新进展、新理论、新技术。③项目授课教学标准统一，由于项目建立专家讲师团，均由国内知名创面修复专家组成；设置标准的课程安排，使用出版的教材和统一课件，保证各地的教学内容和水平的一致性和规范性。④项目师资力量强，授课专家来自全国各地区的研究单位或三甲医院，均为该领域的研究者和实践者，有非常丰富的实践经验、教学经验、管理经验。⑤项目实用性好，项目内容与临床实践结合紧密，对临床的指导性强。⑥培训形式务实，每期培训班除理论授课以外，在有条件的地方开展相关科室参观、实地见习、病例讨论及动物实验，使参加培训的人员能够把理论知识和临床实践结合起来，有利于回到临床开展进一步的工作。最近，我们对部分培训学员的学习效果，特别是理论知识了解和实际操作技能进行了随访，证明效果良好。

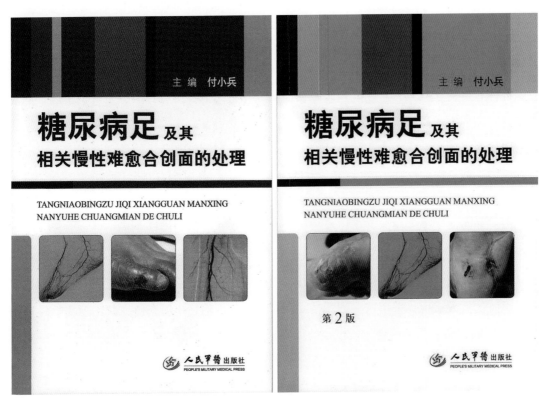

图 5-15　世界糖尿病基金会（WDF）和康乐保健康之路基金会（AtH）
有关中国 "糖尿病足及其相关慢性难愈合创面的处理" 教育项目培训教材（第 1、2 版）

近 20 年来，由于对创面愈合机制的研究日渐深入并已取得部分突破性进展，使很多用于创面治疗和组织修复与再生的高新技术层出不穷。上述创面治疗中心的建立使得多学科有机融合成为可能，许多现代先进技术和产品可以在创面治疗专科得到良好转化应用，使创面治疗的技术需求得到了最大的满足。现代先进敷料的出现，将传统敷料单纯隔绝创面防止再污染的单一作用，发展到主动促进创面修复的新功能；国家一类新药基因工程类生长因子的研发和应用，使人们向主动干预和调控创面愈合的梦想迈出坚实步伐；美国航空航天技术中的红光应用，已经显示出对慢性创面的显著疗效；负压治疗技术、高压氧治疗技术、传统医药等也在创面治疗中发挥了重要作用，创面治疗中心对创面修复的速度和质量产生重要影响，为新技术应用和研发提供了高效快捷的平台。

创新创面管理模式是实现创面治疗中心（专科）有序发展的根本。创面治疗中心对于推广应用创面治疗先进的管理经验和特色技术，带动社会提高治疗创面的整体水平显得尤为重要，应当是国内创面治疗机构的样板。一方面，大型医院的创面治疗中心（专科）应成为当地的示范中心、培训中心以及信息交流中心；另一方面，基层社区卫生中心的创面治疗点则应当承担起创面防控的宣传教育、创面早期治疗以及承接从大医院创面治疗中心转来的创面患者后续的康复治疗等等。如何能够达到这一目标，使创面治疗患者的整个治疗过程得到合理流动，方便治疗和降低治疗费用是创面治疗创新模式的重要内容。2011 年，我们在上海第九人民医院建立了专门的创面治疗中心（专科），对各种难治性创面开展专科治疗。与此同时，这一创面治疗中心又与附近 6 个大型社区卫生中心的创面治疗点开展双向联动。其结果是：如果创面治疗患者需要深度治疗（如进行大型清创术、皮肤移植术和血管成形术等），就安排在创面治疗中心病房进行治疗。之后，这些患者的后续康复治疗就可以不再住院，而安排在患者家庭附近的社区卫生中心。我们的相关研究表明，慢性难愈合创面患者大部分经过医院专科深度治疗后，其创面换药与创面护理完全可以在门诊、社区卫生中心，甚至部分条件比较好的家庭进行。建立大医院创面治疗专科（中心）与社区卫生机构单病种双向联动机制，是解决创面治疗患者看病难与降低医疗费用的重要手段。这种单病种双向联动机制是社区卫生机构的医生经过创面治疗医生或治疗师的专科培训后，在治疗复杂难治性创面方面与大医院的创面治疗专科医生和创面治疗师等进行对接。社区卫生机构平时的技术指导可通过建立的"Wi-Fi- 网络化 +"技术进行保障。2011 年我们在上海第九人民医院建立了第一个专业性的创面治疗专科，开业头 1 年内，共收治了 125 例患者，均有使用传统常规方法未能愈合的创面，治愈其中 121 例，治愈率高达 96.8%。特别是在 2015 年，上海第九人民医院新建的创面治疗专科成功治愈 68 年前由侵华日军炮弹片致伤形成的慢性创面和 52 年前由电击伤形成的创面，在学术界引起了很大的反响。上海第九人民医院的实践表明，采用这一创新模式，对需要创面治疗患者来讲，其治愈率从过去的 60% 上升至 94% 左右，每次的治疗费用从以往的 150 元左右下降至 30 ～ 40 元，特别是患者在家门口的社区医疗机构治疗，节约了大量时间和精力。对医院来讲，固定了大量患者，患者平均住院日由过去的 20 多天下降至 14 天，药占比仅为 16%，取得了显著的社会效益和经济效益。这种创新模式的采用，极大地促进了患者有序流动，减少了平均住院日，医疗费用也明显降低。创面治疗中心的建立和双向联动模式的采用，除了显著促进该治疗中心自身学术、技术和学科发展外，更重要的是广泛惠及患者，满足社会需求。

基于慢性创面患者数量急剧增加以及创面治疗专门机构和相应专科人才短缺的现状以及我们团队前期的初步经验，中国医生协会创伤外科医生分会已经着手并正在推进我国创面治疗中心（创面修复专科）建设的"1239"三年行动计划，以形成我国创面修复学科发展的基本框架，规范和提升我国创面修复的专业水平。根据计划，未来将在以下方面可以取得相应成绩：①建立一个代表国家水平的专家平台，履行创面修复的培训宣教、新技术推广、疑难病例讨论、会诊、学科建设和人才培养的指导、评估以及考核等职能。②建成两个具有良好教学和临床实践条件的创面修复培训机构，纳入中国医生协会的培训体系，成为中国医生协会创伤外科医生分会的创面治疗师（专科护士）和创面修复专科医生的培训基地。③在全国范围内打造三个具有特色的、能够代表国家水平的创面治疗专科，形成我国创面修复专科建设的示范单位。④根据区域分布，三年内在全国范围内建立九个区域性的创面修复专科，通过技术帮带，以点带面，形成辐射效应，带动区域内不同等级医院的创面修复科或创面治疗点的建设。

创面修复中心（专科）距离成为一个成熟的学科还任重道远，创面治疗中心建设中还存在诸多困难，涉及卫生管理体制、传统观念更新、学科分类、科室间利益等，有些问题的解决需要政府主管部门与医院通力协作共同完成。目前在学术和技术层面已经取得了巨大成绩，在 2016 年出版了首部《中国创面诊疗指南（2015 版）》（见图 5-16）。

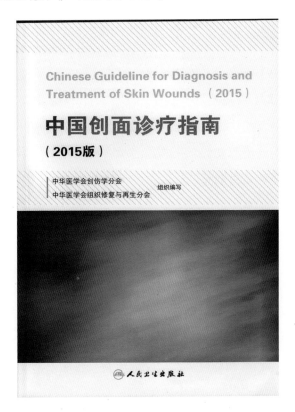

图 5-16　《中国创面诊疗指南（2015 版）》

相信在全国各级致力于创面防治事业医务工作者的共同努力下，创面治疗中心必将迎来飞跃的发展。

（姜玉峰　付小兵　陆树良）

第五节　慢　性　溃　疡

一、引言

慢性溃疡是指与创伤部位和宿主有关的创面在期望的时间内不能正常愈合，或是长期不愈合伤口的统称。其定义目前尚未得到统一的界定，临床多习惯将创面经一个月正规治疗未能愈合，也无明显愈合倾向的创面称为慢性溃疡。体表慢性溃疡是外科临床常遇到的一种疑难疾患。由于其形成的原因、迁延的时间、存在的形态、溃疡的程度及发生部位不同，其处理方法与预后也不尽相同。

二、溃疡的分类

对溃疡目前尚无统一的分类标准，主要分类标准如下：

1. 根据传统伤口的概念分类

可以分为手术、烧伤、日常损伤、褥疮、感染性等溃疡。

2. 根据溃疡迁延的时间与污染程度

可分为清洁、污染、感染和溃疡创面。

3. 把皮肤连续性作为衡量标准，依解剖深度

分为浅层、半层、全层及皮肤以下深层组织溃疡。

4. 欧洲 RYB 分类法

将 2 期或延期愈合的开放创面，按组织形态区分为红、黄、黑和混合型创面，不仅形象，而且反映了创面组织成分的现有状态。如红色创面代表溃疡面内有炎症，处于增殖期或成熟期；黄色创面代表感染创面或含有纤维蛋白腐痂，预示该创面无愈合准备；黑色创面代表创面内含有坏死组织，没有愈合准备；混合创面则是以上两种或多种情况的组合。临床上这种分类有利于对慢性溃疡的基本评价，便于有针对性地处理创面，有助于个体化治疗。

5. 系统性伤区评分法

根据创面具体的肉芽组织、纤维粘连组织和焦痂变化情况、伤口渗出液等指标量化分类。分类方法比较细致但十分繁琐，缺乏操作性。

6. 根据溃疡形成的原因分类

（1）创伤性溃疡：有明确的外伤史，如车祸、枪伤、挤压或热力所致的烧（烫）伤；晚期可形成残余溃疡创面，深及皮肤层，或达深层的肌肉、肌腱、关节与骨组织；烧伤后形成的广泛性不稳定性瘢痕，可因局部张力或感染导致创面时愈时破，反复不愈，若病程过久还可引发癌变，形成马氏溃疡（Marjolin's ulcer）（见图 5-17）。

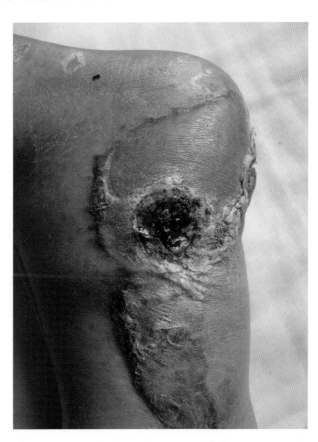

图 5-17　Marjolin's 溃疡

（2）自身免疫性溃疡（药物性溃疡）：因患者自身处于高免疫状态，对自身正常组织或伤口分泌物过敏，产生细胞或体液免疫，溃疡逐渐扩大、加深，迁延数年乃至数十年。

（3）结核性溃疡：属特殊性感染。所发于淋巴组织聚集丰富的部位，如颈部、腹股沟及骨关节处。其特点是增殖与坏死同时存在，迁延数年，常合并窦道。

（4）压迫性溃疡：褥疮是其中之一，临床较为常见。因局部受压，造成皮肤或皮下组织缺血坏死而形成的溃疡。所发生在卧床老年患者的骨性突出部位，如骶尾部、枕部、跟部。这些地方软组织少，耐压能力弱，固定体位、较长时间压迫就可产生溃疡（见图 5-18）。机体某一部位因长期过度压迫，由压、剪力或摩擦力而引起的皮肤和深部组织溃疡，也称褥疮。不仅给患者带来肉体上的痛苦，同时也给社会和家庭带来巨大的经济负担。在美国，褥疮发生率虽然只占住院患者的 4.3%，但每年的医疗费用则高达 10 亿美元。在英国，每年花费近 2 亿英镑用于褥疮患者，我国虽然还缺乏具体的统计数字，但医疗费用也不会很少。临床表现一般分为如下 3 期。第一期：红斑期。第二期：水疱期。第三期：溃疡期。褥疮的预防一般有以下几方面。①避免局部长时间受压。②皮肤护理：皮肤清洁和干燥。③加强功能锻炼：不停地缓解局部组织的压力。④预防性坐垫和装置。⑤行为、心理教育。

（5）癌性溃疡（恶性溃疡）：指原发或继发的体表癌性溃疡，久治不愈，创面组织细胞处于无序和不可控制的增殖与分化过程（见图 5-19）。

（6）放射性溃疡：多在乳腺癌、鼻咽癌和口腔癌放射线治疗过程中并发，在头、颈及躯干部位多发。放射性溃疡是溃疡的一种严重类型，是辐射引起的皮肤损伤，并伴有溃疡深层和周围组织的慢性炎症及纤维性变，还常伴随着顽固性疼痛及其他后遗性病变。随着放射治疗的普及，慢性放射性溃疡的发生率亦随之增加，Masters 和 Robinson 曾统计 169 例放射损伤，总并发症为 39%，其中非溃疡性占 19%，溃疡性占 54%（有 3% ~ 5% 的癌变率）。因此，放射性溃疡的预防和修复是一个重要课题（见图 5-20）。

放射性溃疡皮肤病理改变具有潜在性、迁延性及渐进性特点。临床表现为：溃疡大小不定、深浅不一；局部受损组织细胞生理功能障碍，血管变性，血供不良；溃疡周围广泛纤维增生变性；溃疡常伴有严重感染，且多为绿脓杆菌、大肠杆菌、金黄色葡萄球菌以及变形杆菌等特殊细菌感染，难以自愈。

（7）血管性溃疡：由于下肢静脉曲张、脉管炎引起的下肢溃疡，以小腿远端及踝部多见（见图 5-21）。是下肢慢性功能不全晚期并发症。发病机制是静脉回流严重受阻，局部静脉压增高、水肿，导致氧弥散障碍，皮肤营养缺乏。有长期的静脉原发病史，创面一般为单个，较为表浅，创基晦暗，创周皮肤粗糙且有明显的色素沉着。局部皮温很低。常规创面换药疗效很差，即使行断层皮片移植，疗效也极不可靠。

（8）糖尿病性溃疡：是糖尿病患者的严重并发症之一（见图 5-22）。发病机制为：血管改变，中小血管功能及结构改变。神经组织变性，引起组织神经营养性不良，导致皮肤感觉迟钝，容易受伤。白细胞防卫功能减弱，组织抗感染能力下降，轻微损伤易导致组织坏死。由于足部末梢血管更易受累产生溃疡，因此发生率更高，称之为糖尿病足。表现为间歇性跛行、疼痛、足趾坏死。糖尿病足不仅发生率高，治疗费用也十分昂贵。英国每年糖尿病足的医院床位使用达到 125 万张，治疗费用超过 3 亿 2500 万英镑，欧洲社会中的糖尿病性足部溃疡患者是医院中同类患者的 7 倍。美国的糖尿病性足部溃疡患者占全部住院糖尿病患者的 20%，占全部非创伤截肢患者的 50%。大多数有足部溃疡的糖尿病患者都伴发有神经系统疾病，既有神经病又伴有血管病的占糖尿病足患者的 15% ~ 20%。

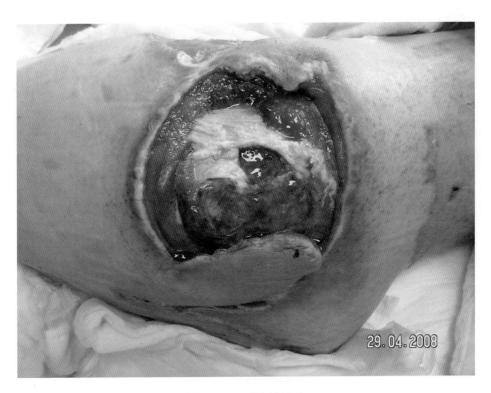

图 5-18　压迫性溃疡

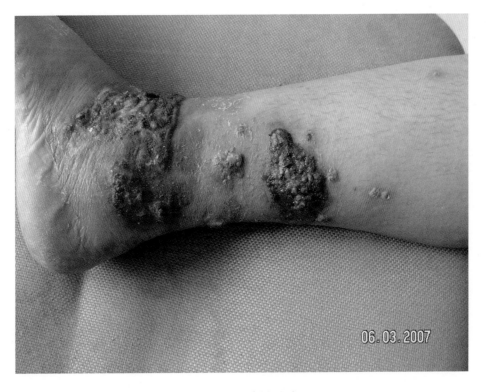

图 5-19　癌性溃疡

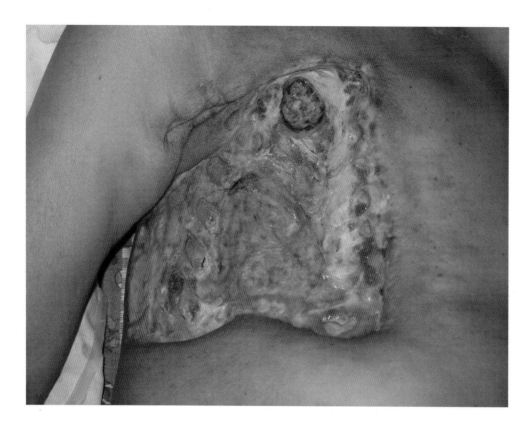

图 5-20　放射性溃疡

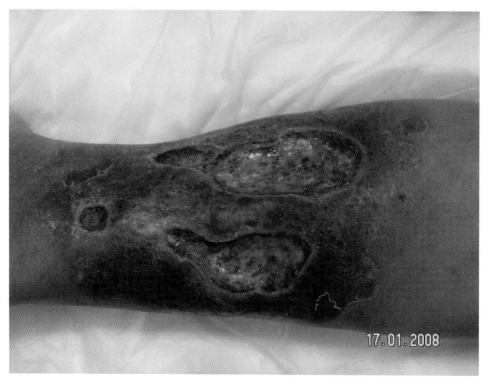

图 5-21　血管性溃疡

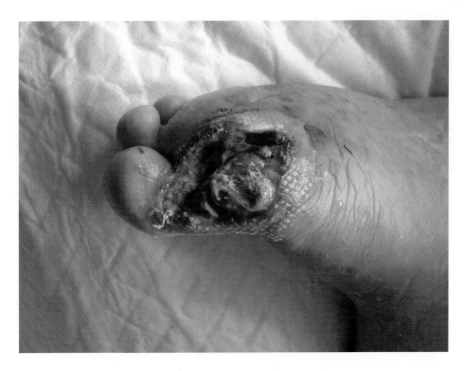

图 5-22　糖尿病足

（9）感染性溃疡：因创面反复感染导致无法愈合，一般为细菌感染，尤以金黄色葡萄球菌感染最为常见（见图 5-23）。

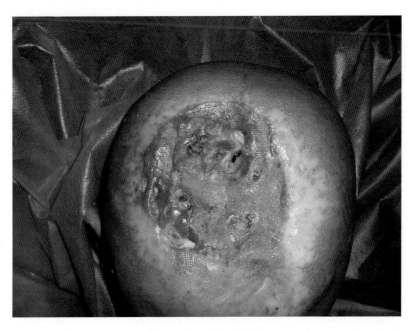

图 5-23　感染性溃疡

病因分类可指导从病因入手而治本，突出不同溃疡的个性特征。但综观各类溃疡，原因虽不同，一旦形成溃疡，其局部病理生理及愈合机制则大致相同。

三、慢性溃疡的愈合

慢性溃疡愈合的实质是机体对损伤刺激动态的交互反应，组织细胞有序和可控地增殖与分化的共同结果。由于慢性溃疡所处于的病理生理状态，决定其微观上必定涉及多种细胞、细胞外基质、可溶性介质、细胞因子间复杂的相互作用和应答，宏观上经历了3个不同的却又相互重叠的阶段：①炎症阶段。②增殖阶段。③成熟和重建阶段。

1. 炎症阶段

包括了血管通透性增加，细胞（如多形核白细胞）从血循环中向伤处的趋化，细胞因子和生长因子在局部的释出，以及迁移细胞的激活。伤处局部形成的纤维蛋白凝块，为诸如中性粒细胞、单核细胞、成纤维细胞以及内皮细胞等的长入起到了支架作用。中性粒细胞大约于受伤后24 h后出现，成为第一个进入伤处的免疫细胞。中性粒细胞的迁移是血管通透性的增加和趋化物质的浓度梯度共同作用的结果。中性粒细胞在创伤处的主要作用是吞噬和清理创面。同时，中性粒细胞也是促炎因子的来源，而促炎因子很可能是激活成纤维细胞和角质形成细胞的早期信号。虽然中性粒细胞减少了创面感染的可能性，但并不是必需的，因为它在吞噬以及抗感染方面的作用可以被巨噬细胞所代替。

血循环中的单核细胞受到趋化因子的影响在伤处聚集，并分化为巨噬细胞。巨噬细胞在创伤后48～96 h迁入伤处，先于成纤维细胞的迁移和复制，成为伤处的主要细胞群落。巨噬细胞参与并最终终止了炎症过程。巨噬细胞的抗感染作用包括了吞噬和活性自由基的产生，如氧化亚氮、氧，以及超氧化物等。细胞受到趋化作用的影响迁入创面后随即发生了功能的激活，也就是说，细胞因局部介质的作用在生化及功能特性方面发生了转化。巨噬细胞在初始受到血小板短暂释放的生长因子而活化。巨噬细胞活化后所具有的补体受体的功能，使它发挥了类似中性粒细胞的作用。然后，与干扰素及随后的细菌或病毒产物的相互作用引发了巨噬细胞进一步的分化从而完全被活化。干扰素增强了巨噬细胞的胞吞作用，调整了新迁入创面巨噬细胞表面受体的功能。一旦巨噬细胞的浸润被阻断，创伤愈合过程将会严重受损。

2. 增殖阶段

在愈合早期，创面并没有血管长入。在原有血管基础上新生血管的发生是和创伤愈合的增殖阶段同时进行的。新生的组织基质是创周未受损真皮血管长入的新生血管分支所必需的物理支撑。血管的发生为胶原及其他连接组织合成提供了所必需的氧和营养物质。所以，胶原合成和毛细血管的新生是相互依赖的。

成纤维细胞和内皮细胞是这一阶段在数量上增长的主要细胞。成纤维细胞产生的富含胶原的新的基质替代了原来的纤维蛋白凝块，对肉芽组织的形成有重要作用。此外，成纤维细胞产生并释放黏蛋白和黏多糖，黏多糖和黏蛋白同样是肉芽组织细胞外基质的重要组成成分。一旦有足够的胶原在创面沉积，成纤维细胞将不再产生胶原。

愈合与修复过程中所激活的血管发生是一个基本的生物学机制。这一过程以内皮细胞的侵入、迁移和增殖为特点。在血管发生刺激因素的作用下，最接近创面一侧的血管内皮细胞开始迁入创面。内皮细胞的胞质首先向创面方向产生伪突；接着，整个细胞迁入血管周围间隙；最终，这些末梢相连形成了肉芽组织中新的毛细血管丛。留在原先血管中的内皮细胞也有增殖，以补充迁移细胞的数量。生长中的内皮细胞能产生一种降解酶：纤溶酶原活化因子，并由此为它们穿过基质开辟了一条道路。

迄今，已发现多种血管发生的刺激因素。由血小板、巨噬细胞、淋巴细胞以及角质形成细胞产生的成纤维细胞生长因子 a 和 b、转化生长因子 α 和 β、表皮生长因子、肝细胞生长因子和白介素 –1 等已显示出对新生血管的形成有着潜在的刺激作用。

创面的缺氧使得在创面周边的血管化区域和创面中央之间形成了氧的梯度，促进了增殖；同时，刺激巨噬细胞释放血管生成因子。乳酸和细胞外基质蛋白即层黏连蛋白和纤维蛋白原也介入了内皮细胞的生长和趋化。

在创伤愈合的迁移过程中，血管基底膜区表达数种黏性蛋白，如 von Willebrand 因子、纤维连接蛋白和纤维蛋白等。内皮细胞上调了 αvβ3 整联蛋白黏附受体的表达，这一受体接受 von Willebrand 因子、纤维连接蛋白和人纤维蛋白原等的调控，从而激活钙依赖的信号转导途径，导致内皮细胞的迁移。

T 淋巴细胞于增殖期在伤后 5 天随炎细胞和巨噬细胞之后迁入创面，于第 7 天达到高峰。T 淋巴细胞在迁入后的功能还不十分清楚，有研究认为，T 淋巴细胞可能与创伤愈合增殖期的控制有关。一旦创面充满了肉芽组织，血管的新生就停止了，许多血管开始蜕变，最终凋亡。

3. 成熟与改建阶段

成熟阶段主要的特点就是胶原蛋白在创面的沉积，基质沉积的速率、质量，以及总量决定了瘢痕的强度。在创伤愈合过程中，创面基质的成分是变化的。起初，主要由来源于凝血过程及巨噬细胞产生的纤维蛋白和纤维连接蛋白组成；接着，氨基葡聚糖和蛋白聚糖合成，为基质沉淀与改建作基础；随后，胶原蛋白成为构成瘢痕的主要蛋白质。基质金属蛋白酶和组织中的金属蛋白酶抑制因子控制着基质成分的变化。

健康的皮肤主要由 I 型胶原组成，而 III 型胶原更多见于肉芽组织，并随着伤口的愈合含量逐渐减少。正常的真皮中，胶原蛋白呈现网状的波浪形的排列，而在瘢痕组织中，原本与皮肤平行排列的较薄的胶原纤维逐渐变厚而且按照伤口的应力方向重排，这一变化的发生伴随着瘢痕张力的增强，提示胶原纤维的厚度及排列方向与伤口的张力强度及方向成正相关。尽管这种重排与改建过程持续超过 1 年，瘢痕组织中的胶原纤维改建仍难以达到与正常真皮相同的程度。在愈合过程中，胶原的分解在早期就已出现而且在炎症过程中非常活跃，这一阶段的胶原酶来自炎细胞、内皮细胞、成纤维细胞和角质形成细胞。

胶原纤维在细胞外几乎只被特定的胶原酶分解。这些酶能在特异位点分解原本十分稳定的三重螺旋结构，使分解后的分子更易被其他蛋白酶分解。而胶原酶的激活与细胞因子紧密相关。

四、慢性溃疡的治疗

针对慢性溃疡，准确的病因性诊断很关键。即使诊断明确，由于潜在的病理生理及复杂的合并症特点，临床疗效的好坏仍受制于多种因素，这一情况使得在临床中各种治疗手段并存。除病因治疗外，新型敷料、创面用药、湿润疗法、清创技术改进等代表着当前基础外科理论和技术水平，也决定着溃疡创面最终的预后。由于慢性溃疡因其本身及其背景情况的复杂性，在治疗中，往往需要整形外科学、营养学、传染病学、护理学、物理疗法、介入放射学、麻醉学、药理学、手足外科学、血管外科学和普通外科学的共同参与。在实施治疗过程中，把各种诊断综合起来，同时，考虑患者的个体需求，从众多可接受的治疗方案中制订出治疗计划，使每项治疗计划都是在对患者是否有利或有害以及治疗成本方面反复权衡后产生。

1. 病因治疗

对糖尿病引起的慢性溃疡首先要控制好血糖水平。一般要求空腹血糖稳定在 10 mmol/L 以下。对血管因素造成的应改善局部血循环和氧供应，包括卧床休息、抬高患肢及应用改善微循环药物。对压力性溃疡要缓解局部压力、注意变化体位。对放射性溃疡应停止局部射线照射等。

2. 保守疗法

是手术治疗的基础和前提。重点是对症治疗，如全身营养代谢支持、局部伤口床的准备。采取理疗如超短波、红外线照射等以改善局部血液循环，清洁伤口局部换药，及时清除坏死组织和分泌物，进行分泌物细菌培养和药物敏感试验。1962 年 Winter 首先提出"伤口湿性学说"，直到 20 世纪 80 年代诞生第一代保湿敷料才逐渐应用并被公认。可创造适宜组织细胞再生的生理性湿性环境，减少治疗中的继发损伤，调动人体再生本能，达到生理性修复溃疡的目的。临床观察，相对传统纱布、棉垫包扎疗法，经保湿疗法的创面愈合快、疼痛轻、瘢痕少，明显提高患者的满意度并降低费用。创面保湿可采用制式保湿敷料、封闭式持续灌洗以及全身性适度抗凝治疗等。

3. 清创

是用外科手段干预溃疡创面，实现由污染（黄色、黑色或二者混合型）创面向相对清洁创面（红色创面）、由无准备愈合向准备愈合创面转化。慢性溃疡创面不同于其他创面，同一创面内并存不同形态的组织，局部血运差，肉芽老化，感染菌种繁杂。这就决定清创要分步、多次实施。遵循"先易后难、先边缘后中心、先血运好的部位后差的部位"；清除坏死组织应先深层（骨、肌肉肌腱）后浅层（脂肪、皮下组织）；坚持"清除坏死组织"与"保护肉芽（皮岛）"同步。判定失活组织应坚持新的 3C 标准："切之不出血、触之软如泥、夹之不收缩"。除外科清创外，生物清创疗法也被推崇。利用蛆清创（蛆能分泌蛋白水解酶，使坏死组织崩解、溶化并吞噬，而不破坏正常组织，还可促进结缔组织生成，加快溃疡创面的愈合）。

4. 各种皮瓣、肌皮瓣手术的应用

原则为彻底切除坏死组织，连同四周及基底的瘢痕组织，若伤及骨质时应将坏死骨组织一并去除。遗留的空腔最好选用邻近的皮瓣或肌皮瓣覆盖。皮片移植后因皮片抗摩擦力弱，极易复发，故用于修复褥疮一般不作为首选，除非病情严重，为防止蛋白质大量丧失，暂时性缓解疼痛，可以考虑在转移皮瓣之前用于暂时性封闭创面。

目前，利用各种皮瓣、肌皮瓣修复创面仍然是一个十分有效的手段。皮瓣、肌皮瓣丰富的血运和良好的抗感染能力以及在耐压、耐摩擦方面的优势得以发挥。创面的修复一般选用血运丰富、组织量丰厚的岛状肌皮瓣、轴型皮瓣、任意型皮瓣或其他组织瓣。这些组织瓣血供丰富，抗感染力强，且可改善局部血运，提高生长因子的生物效应，有利于清除残余坏死组织，促进创面愈合。

具体要根据创面的原因、部位、创周条件、患者职业和年龄等综合情况而选择：①对于头部创面，由于头皮较厚，血供丰富，在无骨外露情况下，只要能够保留颅骨骨膜以上组织即可行全厚皮片治疗；若颅骨外露，则可应用局部皮瓣或斜方肌肌皮瓣等修复创面。②对于面颈部创面，可选择的皮瓣有局部皮瓣、胸三角皮瓣、斜方肌肌皮瓣、胸大肌肌皮瓣、胸锁乳突肌肌皮瓣等。③对于前胸部创面，可选择的皮瓣有同侧背阔肌肌皮瓣、对侧胸大肌肌皮瓣、腹直肌肌皮瓣等。④对于腹部、胸背部创面，一般选用局部皮瓣修复，若缺损较大，可选择两个皮瓣并联一起进行修复（见图 5-24）。

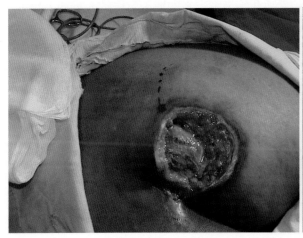
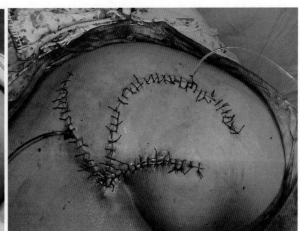

图 5-24　局部皮瓣修复骶尾部创面

5. 创面用药

科学、恰当地创面用药可大大加速溃疡的愈合。细胞老化、组织缺血和细菌定植是溃疡形成、迁延不愈的主要因素。局部用药的配伍选择应围绕控制感染、促进组织再生和改善局部缺血的品种，并要遵循溃疡修复的阶段规律，做到全身与创面、有效性与不良反应、配伍与剂型等诸多因素的统筹兼顾。创面愈合过程的每一阶段应配制个性化的创面用药。炎症期为防止霉菌、厌氧菌、TB 菌、绿脓菌感染，局部选用两性霉素、利福平、磺胺嘧啶银及药敏的抗生素，不仅可改善创面局部炎症，还可减少因全身用药对重要脏器的毒性反应。增殖期可用各种细胞、神经生长因子、血管活性药物如胰岛素、山莨菪碱、前列腺素 -E1 等，促进细胞增殖和分化，改善局部缺血缺氧状态，提高溃疡组织内的氧分压，加速愈合过程。此外，锌元素补充、脂肪移植、明胶微粒、巨噬细胞悬浊液、胶原基质等对创面愈合都有不同程度的促进作用。

6. 创面负压封闭治疗技术

创面负压封闭治疗技术（vacuum sealing technique，VS）起始于20世纪90年代，但直到近几年才开始在我国的慢性创面领域普及开来。它是通过使用聚乙烯醇－吸收性明胶海绵组成的医用高分子复合材料，作为修复和覆盖软组织创面的一种新治疗技术。其原理是以此材料作为引流管与引流面的中介，使引流由点到面，变开放创面为相对闭合创面，防止污染和继发感染；在负压作用下，创面血流量增加，刺激肉芽组织生长，同时有压迫止血作用。已有临床证明，负压封闭技术有较明显的优点：①持续高负压吸引彻底清除创面及腔隙内的渗液，保证了创面洁净，彻底引流，避免局部渗液积聚，加速组织消肿，改善局部循环，刺激肉芽组织健康、快速生长，促进罹患组织的修复，有利于感染创面早期修复。②与早期采用常规换药和引流治疗的同类患者相比，需要二期处理的时间、总住院时间明显缩短，换药次数及材料消耗大为降低，患者住院的总费用降低，效率/费用比高。③在引出渗液的同时使引流腔壁内陷，材料逐渐退出后，腔壁紧密闭合，防止了残余脓肿及无效腔的形成。④生物透性薄膜具有良好的透氧透湿性，防水隔菌，能有效地避免交叉感染。⑤负压封闭引流可保持5～10天，不需要更换敷料，减轻了频繁换药给患者带来的痛苦及医护人员的工作量。⑥接受VS治疗的患者中，无全身和局部的毒副作用，无创面的继续出血，其使用的安全性是肯定的。⑦在局部创面或创腔冲洗和清创后使用VS治疗，能缩小缺损面积，缩短修复时间，消除已有的感染，为皮瓣转移、植皮等后期处理创造了条件。

7. 高压氧治疗

高压氧对抗生素有协同和增效作用，通过增加氧弥散，使创面血氧含量增加，氧分压提高，纠正病灶组织的氧供，增强白细胞杀菌能力；高压氧能降低全血黏度、血浆黏度和血小板聚集率，可增加红细胞变形能力，改善微循环；促进侧支循环的建立，改善毛细血管通透性，有效阻止血浆水分的外渗，减轻创面水肿，从而改善创面愈合的微环境。

8. 生物工程皮产品

随着材料学和生命科学的快速发展，越来越多的生物工程皮或皮肤替代物已用来治疗包括烧伤的急、慢性创伤。

从角质形成细胞皮片创用以来，许多构造更加复杂的产品开始在人的创面中试用。皮肤替代物可以包括活细胞，像成纤维细胞或角质形成细胞或二者兼有，也可以是无细胞或含有活细胞提取物的。生物工程皮可能是通过传递适合环境的活细胞来发挥作用的。已有证据证实一些有活力的"皮肤"能释出生长因子和细胞因子，但并未能完全解释它们发挥作用的机制。这些同种异体"皮肤"的活力成分在慢性创面上往往活不过几个星期。这类同种异体"皮肤"上的活细胞得自新生儿的包皮，在随机对照实验中已表明它们能加快神经病变型糖尿病足溃疡的愈合并已可以在临床使用。这类同种异体"皮肤"的使用，较常规治疗方法缩短了15%～20%的愈合时间。因此，有理由相信随着科技的不断发展和进步，真正意义上的组织工程皮肤一定会给广大慢性创面患者带来福音。

9. 基因治疗

这项技术目前已可以利用各种物理或生物媒介，包括病毒等方法将特定基因导入创面。细胞在重新导入创面前先经过体外处理。这一方法通过简单的注射或者基因枪即可实现，更加方便快捷。在对系统性疾病进行治疗时，基因产物的不稳定性和不能持续表达这一缺点对难愈性创伤来说实际上是个优点。因为在慢性溃疡的愈合过程中，仅仅需要短暂的基因产物表达。迄今，大部分创伤愈合基因治疗的研究工作还仅限于实验室和动物模型，但发现某种促进人类创伤愈合的基因疗法仍然让我们充满期待。据报道，将编码血管内皮生长因子基因的未修饰质粒 DNA 引入患有动脉供血不足溃疡患者的创面，能够促进患者的伤口愈合和血管发生。

10. 干细胞疗法

据推测，多能造血干细胞较特定基因的引入会更为有效，因为它能分化为各种细胞表型，包括成纤维细胞、内皮细胞、角质形成细胞等，而这些细胞是愈合过程中的关键细胞。目前已有不少临床应用较为成功的报道。然而，干细胞研究本身仍充满争议，主要的问题是虽然在实验室里的结果非常令人鼓舞，但是在临床实际应用方面的结果却不尽人意。

11. 富含血小板血浆疗法

PRP 是富血小板血浆，通常定义为血小板浓度高于健康全血的血浆，也可以指含有丰富血小板的血浆、高血小板浓聚物、自体血小板凝胶。早在 20 世纪 70 年代，科学家就将 PRP 应用于软组织的修复当中，1977 年 Harke 等首次分离并制备出 PRP，并将其用于心脏外科手术后患者，取得了良好的疗效。1993 年，Hood 等在 PRP 中加入凝血酶和钙离子，并将其所形成的凝胶状物质代替纤维素凝胶，首次提出了血小板凝胶（platelet gel，PG）的概念：通过自体全血离心而得到的含高浓度血小板的血浆，加入凝结剂后，在自体血液的 pH 值 6.5 ~ 6.7 并且其他血液成分活性不变时，能使一定浓度的血小板快速产生大量的生长因子。将其注入组织缺损处后，可以弥补伤口处生长因子过少的缺陷，并较快启动修复机制，诱导组织再生，从而修复皮肤的各种急、慢性创面，并表现出了良好的修复作用，这就是 PRP 技术。随着人们对血小板在伤口愈合的生理过程中的进一步认识，PRP 作为一种新兴疗法而备受关注。近年来，自体 PRP 在外科手术后的软硬组织修复的应用正迅速增加，尤其是在慢性伤口的治疗中的作用尤为显著。

12. 抗氧化治疗

一种旨在纠正糖尿病患者创伤愈合中异常情况的方法是减少自由基产物的量。Raxofelast（雷索司特，一种抗变态反应药），一种保护性的膜抗氧化剂，通过刺激血管发生，改善了糖尿病鼠的伤口愈合。在影响糖尿病患者伤口愈合方面，抗氧化剂大有潜力。

因此，治疗的原则是手术切除全部受放射线损害的组织，应用带血运的皮肤组织进行修复。但临床上很难彻底切除全部受损组织，只能应对受照射的病变范围尽可能扩大切除，即切除溃疡病灶及周围受累而形成的瘢痕组织，以免术后病损皮肤再次溃破；而在深度方面以不暴露主要大血管、不损伤重要组织或脏器为前提，可遗留少许瘢痕组织于血管周围，以防止遭受放射线损伤的血管在术后发生破裂出血，导致严重后果。必要时采取姑息性清创，切除到基底露出正常质地或血液供应的组织为止。

五、结核性创面

(一) 概述

结核病（tuberculosis, TB）由结核分枝杆菌复合群（mycobacterium tuberculosis, MT）感染，近年来，结核病已被世界卫生组织列为主要感染性疾病，每年感染结核分枝杆菌的人数达到 800 万人。在我国，结核病疫情同样严重，全国第五次结核病流行病学抽样调查报告显示，我国结核病年发病患者约为 130 万人，占全球结核病发病总数的 14% 左右，排名全球第 2 位，其中肺外结核（extra-pulmonary tuberculosis, EPTB）占 10% 以上。而在肺外结核中，周围淋巴结结核，骨、关节结核，皮肤结核，胸壁结核等可因结核分枝杆菌感染，引起皮肤、皮下及软组织、骨、关节等组织损害，最终导致伤口及创面形成——"结核性创面"。有关研究称，我国每年约 10 万患者因结核杆菌引起机体皮下及皮肤软组织损害，部分形成结核性创面。我国近年来糖尿病（dabetes mellitus, DM）患者合并 TB 发病率居世界首位。可以预见，结核性创面的发病率将进一步增加。

由于结核性创面发病隐匿、进展缓慢、误诊及漏诊率高，患者就诊时多已形成窦道型创面。窦道型结核性创面大多散发且就诊科室分散，导致学术界对其关注度低，国内外均鲜见报道。目前，国内对于此类疾病多以内科诊治为主，对结核性创面的研究较少。

因此，对结核性创面进行标准的流行病学调查，对结核性创面进行更加深入性的研究，如诊断标准的建立、治疗的规范化流程以及治疗方法及方案的优化等，目标是提高结核性创面的诊治水平、进一步丰富创面愈合领域知识以及为政府制定防控方针政策提供可行性报告。

(二) 结核性创面的流行病学特点

至今为止，我国结核性创面流行病学资料鲜见正式报道。而流行病学资料对政府制定防控方针和针对性提高临床结核性创面诊治水平具有积极的指导性意义。近期我们回顾收集 2010 年 1 月至 2012 年 12 月某院肺外结核性创面住院患者的临床资料，系统性分析其临床流行病学特点和规律，以期填补我国此方面的空白，同时拓宽创面愈合领域的理论及实践范畴，为提高结核性创面愈合质量以及强化结核的整体防控措施提供可靠的流行病学数据。在 5863 例肺外结核患者中，235 例为结核性创面，发生率为 4.01%。患者年龄分布 1~87 岁（中位数 35 岁），平均年龄 6.9±17.9 岁。其中，农村患者 163 例（69.4%），城市患者 72 例（30.6%）（见图 5-25）。在原因的构成中，以周围淋巴结结核占首位（112 例，47.7%），其次为骨、关节结核（95 例，40.4%）。发病部位以颈部为主，99 例（88.4%）。无全身症状者为 173 例（73.6%）。血沉大于 20 mm/h 的患者占 76.1%，结核杆菌培养阳性率为 43.8%。病理检查中，提示结核病 129 例（74.6%），而阴性标本为 44 例（25.4%）。患者出现临床症状至确诊结核的平均时间为 4.4 月，远高于肺结核患者 9~54 天的文献报道。确诊时间在 6 个月以上的患者中，农村居民占 85.4%。采用换药治疗的患者为 54.9%，但治愈率仅 4.7%；手术治疗治愈率 89.8%。这在一定程度上反映了我国局部地区在特定期间的流行病学数据和流行现状。

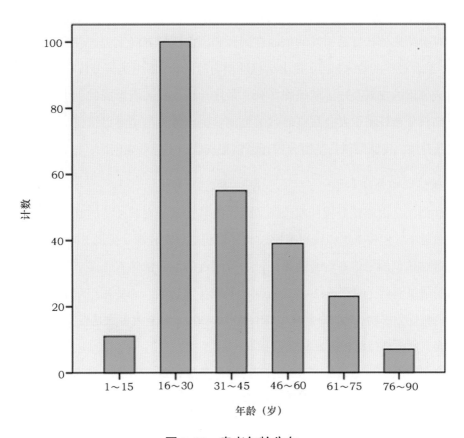

图 5-25　患者年龄分布

　　患者出现临床症状至确诊结核的平均时间为 4.4 个月（中位数 3 个月），时间分布在 1 ~ 32 个月。其中，确诊时间在前 3 个月内的患者占多数（见图 5-26）。确诊时间在 6 个月以上的患者中，农村居民构成比较高。

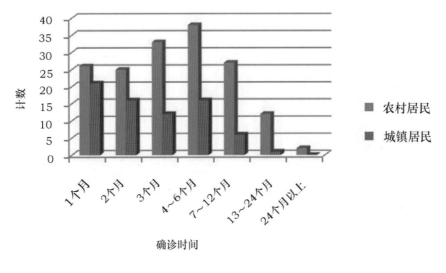

图 5-26　结核性创面确诊时间分布

（三）结核性创面的概念

目前，针对由结核分枝杆菌引发的创面在国际和国内医学界尚无标准性概念。我们根据创面形成的最初原因，结合最终的临床特点，提出结核性创面的概念，即由结核分枝杆菌侵犯机体局部组织，导致受侵部位或邻近的皮肤及皮下软组织坏死，最终导致皮肤破溃形成的创面。结核性创面属于大概念，泛指因结核分枝杆菌引发且最终导致的创面。临床常见的是淋巴结核、骨结核因病灶扩散至周围组织及皮肤导致。皮肤结核是结核分枝杆菌侵犯皮肤，一旦形成创面，也属于结核性创面范畴。

（四）结核性创面临床表现

因为结核性创面是由结核分枝杆菌感染所致，故其创面具有其独特的临床表现：①口小底大，皮肤破溃口一般较小，但皮下组织侵犯范围较大、累积的层次较深（见图5-27、图5-28）。②易侵犯骨质。如胸壁结核创面常伴有胸骨的累积，关节附近的创面常伴有骨关节结核。③常为多条窦道形成，轨迹曲折成鼠洞状（见图5-29），可深达肌肉甚至骨面。④受累组织成干奶酪样组织坏死，可伴有淡黄绿色脓性分泌物，无明显恶臭气味（见图5-30）。⑤绝大多数是有深部的明确的原发病灶，由于体位的因素，创面部位常较原发病灶位置低。

患者多无全身症状，且临床症状表现不一，容易造成误诊、漏诊。多为单发创面，多发创面相对较少，部分疮口周围皮肤红肿、有压痛。

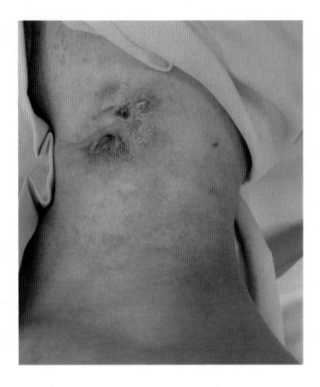

图 5-27　颈部结核创面

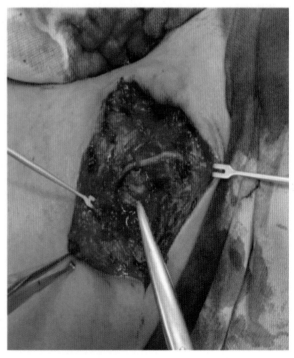

图 5-28　术中所见

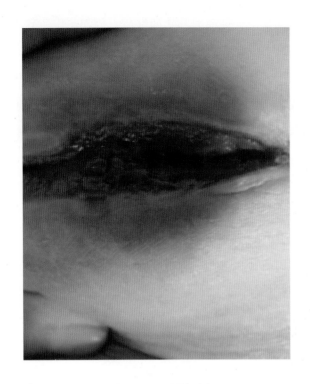

图 5-29　腰部创面

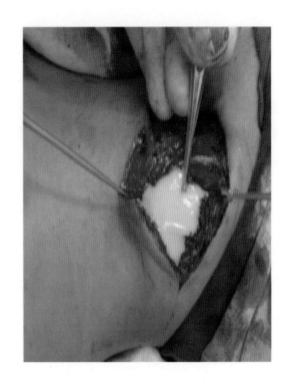

图 5-30　黄绿色坏死脓液

（五）结核性创面的诊断

结核性创面的诊断需要结合创面临床特点（干奶酪样组织坏死、淡黄绿色脓性分泌物和鼠洞样窦道）、影像特点、超声及实验室检查等资料综合判断。但由于结核性创面初期的临床症状不典型，容易同炎性肉芽肿病、肿瘤、慢性炎症等疾病混淆，且影像学亦难特异性排除其他疾病，这对结核性创面的诊断带来一定的困难，因此早期误诊率极高。

结核性创面是由于结核分枝杆菌感染所致，因其具有独特的菌种及免疫应答反应，故实验室检查有较高的诊断价值。我们进行的小范围流行病学调查发现，在实验室检查中，PPD 试验阳性率最高，对于判断结核分枝杆菌感染具有重大参考意义，但既往感染结核分枝杆菌或卡介苗接种后，PPD 试验亦可呈阳性反应，目前尚无可靠标准区别出自然结核菌感染与卡介苗接种后的结素反应，故不能作为确诊标准。确诊结核性创面需在创面分泌物中找到结核分枝杆菌，但存在培养时间长、价格昂贵、对检验室及检验人员要求高和阳性率较低的缺陷。活体组织病理检查的阳性率虽然高于结核菌培养，可为结核性创面确诊的"金标准"，但仍有不少患者表现为阴性，因此即使病理检查为阴性，也不能排除结核的可能。

（六）结核性创面的治疗

1. 术前评估

创面无论治疗与否，其形态在一段时间内均有改变。只有对创面情况进行客观准确的评估，才能了解疾病的严重程度及制定合适的治疗方案。理想的术前分析评价创面情况的指标应该包括：精确的定位，创面面积的评估，深度，皮下窦道的存在和走形，创面内容物的性质，创面组织所累积的解剖层次，与毗邻骨骼和软组织的解剖关系等信息。

结核性创面形成窦道后，由于具有口小底大和鼠洞状窦道的显著特点，外观和深部实际情况相差甚远，有较大的"欺骗性"。患者大多认为是表浅的小伤口，手术应该很简单。经验不足的医生也往往认为病灶不大而忽视术前的评估从而导致手术失败。常规方法容易受到创缘不平整，患者体位、创面部位及组织肿胀情况等影响，对于有囊腔分割、肌肉骨骼受累的深部创面无法准确评估。

近年来，笔者研究团队尝试利用磁共振成像技术与三维重建软件，对伴窦道的结核性创面进行三维重建，试图实现对其深部形态及毗邻解剖关系的全景式精确展示，初步取得满意的结果（见图5-31、图5-32、图5-33），大大方便了个性化手术方案的制定和病情告知。该技术主要分为图像采集、图像分割重建和可视化三部分：将采集的磁共振图像导入医学三维重建软件中，应用信号识别阈值选取工具依次对炎症组织、窦道、正常肌肉进行图像分割。然后进行三维重建，组织以不同颜色区别显示。重建后的三维图像能清晰显示结核性创面的深部立体形态，包括炎症组织与正常组织的解剖毗邻关系，窦道的走行及深度，且可进行旋转、平移、缩放等操作，从不同角度观察创面的内部形态。获得的图像详细直观，利于手术团队成员间沟通及制定手术方案，以便术中减少对周围正常组织的损伤，降低手术风险。同时，三维重建图像直观易懂，也使得医患沟通更加简洁和顺畅。

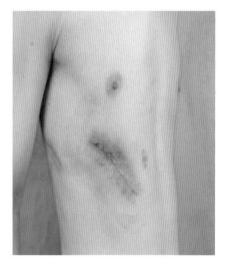

图 5-31　胸壁结核创面

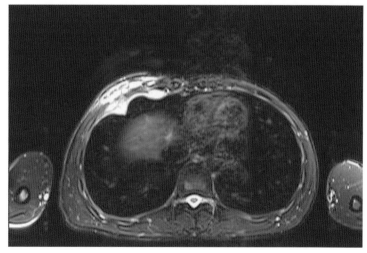

图 5-32　核磁扫描

2. 治疗方案及疗效

由于传统上结核的诊治属于内科体系，患者即使出现了创面也习惯性求救于结核科医生。因此结核性创面的传统治疗原则是在抗结核化疗的基础上加上内科局部换药处理。这在疾病早期，局部组织坏死范围较小时，经过较长时间的处置有一定的疗效。但若病史较长、原发病灶较大、局部坏死组织范围较广、累积层次较深时，单纯依靠传统的治疗手段就很难奏效。不仅病程迁延，而且往往病情会逐渐加重，外科干预（病灶清除＋创面覆盖）就显得必不可少（见图5-34至图5-37）。

　　手术是治疗难愈性创面的重要手段之一。在外科清创时，只有彻底清除坏死组织，才能达到溃疡最后的完全愈合，否则遗留的病灶会成为溃疡反复发作的诱因。值得注意的是，病灶彻底清除后，局部缺陷较大、较深，加之局部血运很差，创面覆盖一般需要肌瓣、肌皮瓣或者游离皮瓣才能取得成功。当然要想取得创面的彻底治愈，术前和术后的规范性抗结核化疗也是必需的。只有这样，才能加快创面愈合速度，显著缩短疗程，提高愈合质量，使结核性创面的诊疗更加科学化、有效化。近来，我们采用"病灶清除 +VSD+ 皮瓣"的新的治疗策略，取得了较好的临床疗效。

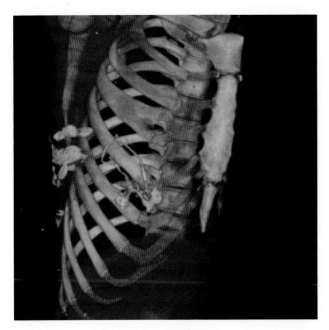

图 5-33　三维重建

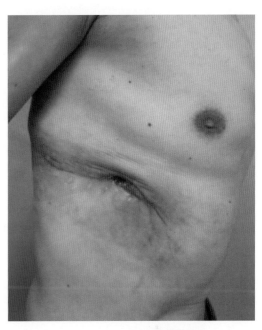

图 5-34　胸壁结核创面

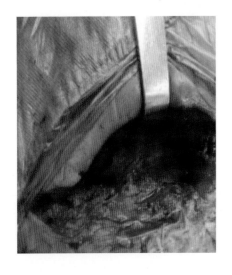

图 5-35　术后清创

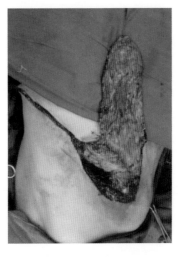

图 5-36　皮瓣转移

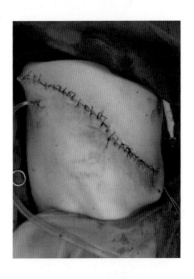

图 5-37　创面愈合

（七）结核性创面的研究动态和展望

结核性创面大多属于散发，加上误诊、漏诊及就诊科室分散和不确定等因素，导致学术界对"结核性创面"的关注度一直较低，针对结核性创面的研究如流行病学资料、诊断标准、换药流程和方法以及外科干预性研究（如手术适应证、手术时机、手术方法）等，国内外均鲜见报道。国内对于此类疾病多以内科诊治为主，尚未见到有关结核性创面的系统性研究报道。分析其缘由，一是相比其他常见的创面类型而言，结核性创面发病率较低，人们对其重视程度偏低；二是对人类造成的危害较轻，发展也较为缓慢，且很多情况下不能及时确诊，往往被误认为是普通性质的创面；三是动物模型的复制非常困难，相应的基础研究不易进行；四是结核分枝杆菌具有一定的传染性，人们对其有一定的畏惧心理，研究环境的防护条件要求很高。因此多年来，结核性创面的研究几乎是空白。

结核性创面的动物模型的建立是研究结核性创面形成原因、规律及发生、发展机制的必要基础。实验动物首先要对分枝杆菌易感，具备与人类相似的免疫系统，可以形成与人类结核性创面相似的病理改变；其次结核性创面动物模型的选择也要考虑实验室生物安全问题，基于以上要求，能满足条件的动物非常有限。

1. 分枝杆菌致新西兰兔皮肤液化病理模型

王明珠等对新西兰兔分别行皮内注射高剂量组（5×10^6 CFU）、中剂量组（5×10^4 CFU）、低剂量组（5×10^2 CFU）的牛分枝杆菌减毒株（Bacillus Calmette-Guerin，BCG）、结核分枝杆菌无毒株（H37Ra）和耻垢分枝杆菌（M.smegmatis）菌液。结果初次注射后，高剂量组第 1 天皮肤肿块即形成，后发生局部炎症反应并形成液化，液化坏死组织突破表皮形成溃疡，35 天左右皮肤结核性肉芽肿恢复。病理学显示有典型结核液化坏死病灶，外周可见大量淋巴细胞、单核细胞。细菌学检查显示 H37Ra、BCG、耻垢分枝杆菌高剂量组组织脓液细菌抗酸染色阳性；分枝杆菌致新西兰兔皮肤液化病理模型在大体和病理上都很好地模拟了人类结核性创面的病理变化，特别是兔皮内接种高剂量分枝杆菌后形成肿块，进而液化、破溃，形成创面，且创面愈合时间明显延长，与人结核性创面病程相似，但该模型只是发现有结核病干酪样坏死和液化以及空洞的形成，但对创面的演变过程未做深入探究。在分子生物学研究方面，免疫和基因工具不够充足，遗传背景不清晰，无法从基因、分子水平上进行更深入、透彻的研究，这些都限制了分枝杆菌致家兔皮肤液化病理模型作为结核性创面动物模型的进一步发展。

2. 海分枝杆菌感染斑马鱼模型

斑马鱼是一种新型模式生物，成年斑马鱼免疫途径与人相似，有与人类非常相似的固有免疫途径和适应性免疫途径。海分枝杆菌可以引起斑马鱼系统性结核病样感染，形成与人类结核病类似的肉芽肿结构。1994 年，Danio Rerio 在其经典著作——*A guide for the laboratory use of Zebrafish* 中提到斑马鱼感染海分枝杆菌后可出现皮肤溃疡。Laura E. Swaim 等，于成年斑马鱼腹腔注射 8970CFU 海分枝杆菌，感染后 8 天，在大多数部位，包括皮肤出现了病变。近几年，随着转基因斑马鱼种系的发展，成像技术的改进，基因工具的日益增长和大量突变分析，海分枝杆菌感染斑马鱼模型在结核病研究领域成了一个研究的热点。目前主要集中应用于结核病理机制的基础研究中，有关海分枝杆菌感染斑马鱼所形成的创面，却未有学者进行研究。最近我们利用梯度菌量的海分枝杆菌 Mycobacterium marinum CPCC 100246，通过腹腔注射和背部肌肉浅层注射分别感染斑马鱼，结果我们发现将高剂量的海分枝杆菌于斑马鱼背部肌肉浅层注射感染，可以更快地形成结核性创面（见图 5-38），将病变组织送病理检查，符合结核性肉芽肿病理改变（见图 5-39）。

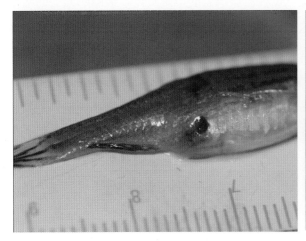
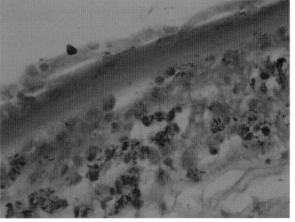

图 5-38　斑马鱼结核创面　　　　　　　图 5-39　创面组织病理抗酸染色阳性

目前，结核性创面的研究仍然处于刚刚起步阶段，结核性创面的动物模型目前仍不够成熟和稳定，与临床实际可能还是有一定差距。虽然结核性创面动物模型还存在一些问题，但就目前实际来看，海分枝杆菌感染斑马鱼模型在结核性创面相关分子机制的研究潜力不可小觑。可以找到与结核性创面发病相关的基因及转录表达途径，进而发现结核性创面治疗相关的靶基因、靶蛋白，使得结核性创面的生物靶向治疗成为可能。

今后的发展趋势应该是应用高频超声、CT 扫描及和磁共振成像无损伤的实时成像（三维重建精确显示创面的位置、大小、形态、内部结构以及与周围结构的关系），同时在基础研究方面，对结核性创面的发生及发展机制进行系统的深入研究。

六、结束语

慢性溃疡是一类高患病率、高治疗成本、临床情况多变、预后不良的疾病，而且往往由互不相干的治疗体系实施治疗。因此，不考虑患者的治疗结果而去单纯评价伤口治疗质量的好坏是不可取的，同样，评价临床医生的治疗质量也是极端困难的。

因此，在制订治疗策略时，应遵循这样一种思考模式：①诊断及风险评估。②积极治疗，包括使溃疡稳定、早期促进愈合、治疗已知能增加慢性溃疡风险的并发症。③在溃疡已无条件愈合时改善生活质量，减少痛苦。④制定长期的针对性的治疗护理计划，减缓溃疡发展速度，防止复发及再发。

总之，在慢性溃疡的治疗决策中，要考虑的不仅仅是创面本身，更需要全面、系统地分析患者的并发症和潜在的病理生理情况。尽管对于许多慢性难愈性溃疡的治疗还处在探索阶段，但相信随着基础研究、临床研究和生物工程技术的进一步开展，将会有更多更好的方法提供给临床医生，也使患者早日摆脱病痛，恢复正常的生活、工作能力。

当然我国在慢性溃疡领域的研究，无论从研究的整体规模上，研究的深度和广度上，还是投入的精力和财力上，与国外相比，均有较大的差距。主要表现在以下几个方面。①观念上的落后：认为慢性溃疡一来不涉及生命危险，二来属于自然生理过程；认识上的不足必然影响到研究上的热情和工作上的热情与积极进取心，尤为严重的是持这一观念的还不乏其人。②资金投入不足：科研经费短缺，必然导致人力上的不足和课题难以形成规模，不大可能在某一点上形成突破。③资金利用不良：由于没有一个整体规划，有限的资金又很分散，结果造成低水平上的重复。④学术机构不健全：虽然经过一些人的努力，目前我国有一些相关学术团体，有关慢性溃疡方面的论文有明显增多趋势。但整体机构尚不健全，组织分工也不明确，全国处于"自由发挥、自发组合"的"无序状态"。因此，应努力做好以下几项工作。

（1）开展创伤愈合方面的普及教育工作，使其重要性被大多数人认识，这是其他各种工作的基础。

（2）健全组织机构，理顺关系。一个强有力的组织机构是学科发展的核心，它能把握该学科的发展方向及总体规划，实现全国"一盘棋"。

（3）打破传统观念，走"医商联合，共同发展"的新路子。在目前我国经济还不发达，科技经费不充足的情况下，单纯依靠国家的各种科研基金远远不够，我们必须自己想办法，"医商联合，共同发展"就是一条切实可行的路子，这在国外已实行多年，实践证明对双方均有利。

（4）加强学术交流，应定期召开创伤愈合方面的学术会议，互通有无、相互学习，同时还应选派拔尖人才参加相应的国际会议，及时了解国际方面的基础研究动态和临床治疗水平，追踪国际先进水平。

（5）要把握好基础研究和临床科研的关系。基础研究在很大程度上反映了一个国家的科技水平，一旦落后，很难在短时期内赶上。因此，我们一定要重视基础研究工作，但仅仅有基础研究是不够的，因为我们最终目的还是要解决临床实际问题，因此正确把握两者的关系至关重要。基础和临床严重脱节，许多科研成果束之高阁，不能转化为临床服务，是我国现阶段的"通病"，只有把两者紧密结合，加速新产品的开发和应用，创伤愈合研究才能真正走上健康发展的轨道。

（贾赤宇）

第六节　伴骨髓炎的慢性难愈合创面治疗

一、概述

（一）骨髓炎的概念与机制

骨髓炎是由微生物引起的骨的感染性炎症反应，可以仅限于骨的某一部分，也可以累及骨的各个区域，如骨髓、骨皮质、骨膜以及周围软组织。在临床实践中常根据病程分为急性骨髓炎（病程几天至几周）和慢性骨髓炎（病程几周至几个月甚至更长），后者一般由前者发展到死骨形成从而进入慢性化。对于慢性骨髓炎的定义目前尚未统一，如今被广泛接纳的定义要求慢性骨髓炎的临床症状需持续至少 6 周。

骨髓炎的发病机制主要分为外源性和血源性两类：外源性骨髓炎是由开放骨折（创伤污染严重或清创不彻底，常发病于骨折部位）、手术（无菌操作不严格，常发病于手术部位）或临近组织感染蔓延所引起（常发病于感染灶临近的骨质）；血源性骨髓炎主要为细菌从体内其他感染病灶通过血液循环到达某一骨组织引起感染，原发感染灶常为扁桃体炎、中耳炎、疖肿及脓肿等，常发生于四肢长骨干骺端，多见于胫骨、股骨的干骺端。

慢性骨髓炎属于生物膜感染，在膜内部仅有极小部分的微生物可自由游动（浮游生物），有活性（可以培养），且对全身用药敏感。然而，占绝大多数的致病菌是定植的，弹性黏附（于死骨、自体或外界移植物），并且深植于微生物黏附膜（生物膜）。一旦微生物进入定植状态，便无法被宿主的免疫所清除，血液中高浓度的抗生素也无法将其杀灭。随着时间的推移，微生物所产生的毒素以及宿主细胞相关免疫副作用产生的生物碱逐渐堆积，引起严重的局部和全身的损害（败血症、软组织缺失，以及慢性水肿）。在机体水平，当炎症堵塞血管后即会继发部分缺血性骨坏死。缺乏血供的骨组织会逐渐与正常骨组织分离，逐渐成为所谓的"死骨"。而在感染区的周边，会出现反应性的充血并伴随局部破骨细胞活性的增加，后者会进一步加重骨质的丢失。慢性骨髓炎的标志就是病变软组织内包裹着感染性死骨。骨的感染灶周围由硬化和相对缺血的骨质包绕，外面覆盖着增厚的骨膜和瘢痕化的肌肉以及皮下组织。由于病变周围包裹着这些缺血的瘢痕组织，全身应用抗生素很难奏效。

（二）骨髓炎的分型与诊断

1. 分型

1985 年，Cierny 和 Mader 针对成年患者骨髓炎提出了 Cierny-Mader 分型，成为第一个将病程、分型同治疗方案相结合的骨髓炎分型系统。在此之前，各地发布的许多分型系统虽更为详细，但是它们在指导治疗具体患者时带来的帮助并不大。Cierny-Mader 分型系统确切地阐述了骨髓炎的各临床进展阶段，从而可以帮助指导临床治疗方案，识别病情的进展阶段，评估预后，以及协助选择手术方式。并且该系统是可复制的，可以被用来参考比较治疗方案和（或）治疗机构，而且也同样适用于有多种备选治疗方案选择的手部、头部和（或）脊柱的感染。Cierny-Mader 分型将影响治疗的主要因素进行分类，即骨坏死的范围，患者的整体健康情况以及疾病对功能的影响，由患者分型和解剖分型两部分构成。

根据患者反应的生理性指标可将骨髓炎患者分为 3 型。A 型：患者对感染和手术治疗有正常的反应，患者免疫功能正常，局部血供良好。B 型：患者身体受到损害，伤口愈合能力下降，包括局部（B-Local，BL）和全身（B-Systematic，BS）因素损害患者的免疫功能和愈合能力。C 型：患者有轻度残疾、有其他疾病和（或）治疗后的情况可能比未治时更差。

依据解剖学指标可将骨髓炎分为 4 型。Ⅰ型：髓内型骨髓炎，其特征为骨内膜病变。Ⅱ型：浅表型骨髓炎，病变局限于骨质表面，继发于表面覆盖的缺损。Ⅲ型：局限型骨髓炎，病变为稳定和界限清晰的全厚骨皮质死骨和空腔，彻底清除病灶不会引起不稳定。Ⅳ型：弥漫型骨髓炎，在治疗前或治疗后出现机械性不稳定，需要复杂重建。

解剖和生理指标结合在一起可将骨髓炎分为 12 个临床阶段，例如，有全身型损害因素的 B 型患者有Ⅲ型骨髓炎将其定义为骨髓炎Ⅲ BS 阶段。这种分类方法对治疗方案的选择很有帮助，决定是采用简单方法还是复杂方法，根治性手术还是姑息性治疗，保肢还是截肢等。

2. 诊断

骨髓炎的诊断应综合临床表现、实验室检查和影像学检查进行诊断，但是并没有任何无创性的检查手段可以完全地确诊或排除骨髓炎。诊断的金标准是通过活检取死骨进行组织学和微生物学检查。查体时应注意皮肤和软组织是否完整，确定压痛点的定位，检查骨的稳定性，判断肢体神经和血管情况。实验室检查一般没有特异性，不能确定感染的严重程度。绝大多数患者的 ESR 和 CRP 升高，但白细胞计数升高的患者只占 35%。

可以用多种影像手段检查，但没有一种方法能够明确地肯定或排除骨髓炎，影像学检查的目的是帮助确诊和术前准备。

传统 X 线可以显示相应部位骨与软组织解剖及病理学的大体概况。然而，对于诊断来说普通 X 线的特异性要远高于其敏感性，X 线片上可获得确诊慢性骨髓炎的有用信息，如果骨皮质破坏和骨膜反应则提示有骨髓炎。如果有窦道形成，则应行窦道造影，即在局部皮肤的窦道逆行打入造影剂，然后摄片，以示踪窦道的起源与形成，对术中确定切除病变骨干的范围很有参考意义。

CT 的敏感性高，能发现常规 X 线片不能显示的小感染灶和小片死骨，能显示感染骨不连内部的细微病变，所以，对感染造成的骨质破坏、液体或血肿以及窦道的分辨都很有用。磁共振成像是发现骨感染最敏感最特异的成像方式（敏感性/特异性，82%～100%/75%～95%），可以极好地显示解剖学方面的细节，能准确地确定骨与软组织的感染进展范围。但在 MRI 中感染表现与骨和软组织的外伤、水肿或肿瘤表现相似。此外，创伤性骨髓炎和骨不连多数都有金属内植物存在，很大程度上限制了 MRI 的应用。

放射性核素显像在骨不连相关的感染检测中很有用，现在使用的放射性药品包括：^{99}Tc（锝）亚甲基二磷酸盐、^{67}Ga（镓）柠檬酸盐、^{99}Tc（锝）或 ^{111}In（铟）标记的白细胞以及 ^{99}Tc（锝）标记的单克隆抗粒细胞抗体免疫显像。免疫显像常用 ^{99}Tc（锝）标记抗体，优点是简单易行。放射性核素扫描的局限性在于经常高估疾病程度，因为血流增加和临近骨组织的代谢都会影响检查结果。

如前所述，诊断骨髓炎的金标准是活检之后做细菌培养和药敏试验。活检不但能确诊，还有助于选择敏感的抗生素。葡萄球菌是最典型的致病菌，尤其常见于外伤后的感染。厌氧菌和革兰阴性菌一般少见，软组织和骨标本应送微生物学研究。

（三）骨髓炎的治疗概述

伴慢性难愈合创面的慢性骨髓炎必须手术治疗，手术的目的是治疗感染、重建软组织及骨性结构。手术的原则如下。①彻底清创：移除各种内植物，根据术前评估范围彻底清除死骨、瘘孔、脓肿、坏死及不良肉芽组织。②处理无效腔：应用皮瓣转移或抗生素骨水泥链珠填充。③维持稳定：外固定架等。④闭合创面：为了防止感染复发，必须用血运良好的组织覆盖。此外，骨髓炎的治疗需要多层面的手段，除了抗生素应用、外科手术清创和重建外，还应考虑到患者的伴随疾病并进行恰当的处理，如戒烟、控制血糖等。

1. 针对不同患者分型

B 型患者即为有基础疾病且原发疾病影响了患者，对压力、创伤或感染产生反应的患者。针对 B 型患者的治疗有一定失败的风险，因为有较高概率可能出现新陈代谢障碍、免疫功能受损、细菌感染、伤口腐烂以及出血过多。如果治疗的风险和（或）并发症超过了治疗本身的收益，该患者即被定义为 C 型患者。C 型患者不进行手术治疗，而仅给予简单的姑息对症治疗。在整个治疗过程中，始终尽可能改善患者自身健康情况（逆转或改善基础疾病），可使 B 型患者治疗的效果更加接近 A 型患者。选择安全的手术方式以及避免应用外科移植物也可以降低治疗的风险。然而，如果治疗确实需要应用到内植物，那么整个治疗过程最好能分阶段进行，应用抗生素治疗后再进行手术重建，目的是为了减少患者局部炎症反应产生的组织张力，清除残存的致病菌株，保护软组织覆盖，以增加治疗成功率。

2. 不同解剖分型

针对不同解剖分型（见图 5-40）。

Ⅰ型（髓内型）骨髓炎因不伴皮肤软组织创面，这里不做阐述。

（1）Ⅱ型（浅表型）骨髓炎：此型骨髓炎伴有皮肤软组织的缺损，所以制定术前计划时必须专注于恢复正常的软组织覆盖。常运用临床查体、血管超声及造影以评估缺损的情况和修复手术潜在可能的手术路径。切除病变软组织至有活力、柔软的边缘，咬除病变骨直至出现"红辣椒征"。此后，需要综合血管灌注和局部组织情况，制定出长久可行的软组织覆盖手术方式。常采用封闭负压吸引后植皮、局部转移皮瓣或游离组织皮瓣移植术来恢复重建Ⅱ型骨髓炎。

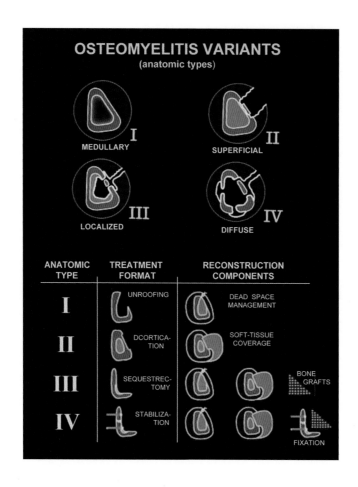

图 5-40 Cierny-Mader 分型

（2）Ⅲ型（局限型）骨髓炎：Ⅲ型骨髓炎中同时出现Ⅰ型和Ⅱ型骨髓炎的病损表现，清创手术后常常存在综合的严重的软组织缺损。若清创去除骨组织范围大到可能影响剩余骨的机械稳定性时，需要预防性给予患肢制定稳定措施，包括采用骨转移、外固定器或在清创手术后将抗生素负载物（涂有抗生素的内植物或填充物，抗生素棒等）植入原位以达到稳定效果。软组织缺损方面与已讨论的Ⅱ型骨髓炎相同。若清创后需要处理无效腔或进行机械结构重建，常常需要在重建手术之前局部应用抗生素治疗一段时间。

（3）Ⅳ型（弥漫型）骨髓炎：针对Ⅳ型骨髓炎病损的清创手术均会引起骨的不稳。机械性不稳、损伤的潜在腔隙、骨缺损以及并发有其他严重基础病（B型患者），使得Ⅳ型骨髓炎损害的治疗最为困难。一方面，几乎所有的治疗方案都需要分期分阶段进行重建，以使得后期进行的重建尽可能的清洁无菌；另一方面，也能以带血管蒂皮瓣的游离骨瓣移植的形式，或开放性骨转移形式，或骨的短缩与延长的不同组合的形式，来同时完成软组织的恢复和骨的重建，以代替上述分期手术方案。

（四）伴骨髓炎难愈合创面与普通常规难愈合创面的主要区别与难点

（1）伴骨髓炎难愈合创面较常规难愈合创面更难以准确评估和诊断，易被漏诊、误诊或轻视。

伴有骨髓炎的难愈合创面，主要病灶往往比较深而且可能为多腔隙，外表能被肉眼观察到的创面常仅为冰山露出水面的一角，不仅患者在初期常不以为意，经验不足的临床医生也可能出现漏诊误诊，使得疾病在初期无法得到有效的治疗和控制。

（2）伴骨髓炎难愈合创面区别于常规难愈合创面的根本之处在于死骨病灶的存在。此外，病灶多累及骨髓腔内，且常伴有骨科内置物的存在。细菌会在死骨及内置物表面形成无法被常规冲洗及抗生素所清除的生物膜，即使是进行了大范围的清创，只要死骨或髓腔内清创不彻底，有细菌生物膜残留，很快就会再次回到未清创之前的水平。然而在临床实践中确认死骨和骨被感染的范围往往比较困难，很难进行骨髓腔内病灶清除，为了彻底清除而进行扩大清创不仅会增加更大的无效腔，还会进一步破坏机械稳定性，对于清创的"有效彻底"和"微创精准"的兼顾以及清创后对创面床进一步持续保持清洁稳定非常困难。

（3）伴骨髓炎难愈合创面的病灶常累及骨和关节的稳定性，使得创面周围皮肤软组织出现异常活动而导致创面难以愈合，治疗过程中必须加强对局部稳定性的维持。

二、骨髓炎的评分系统（ODS）与诊治流程

（一）骨髓炎的评分系统

2011 年，德国 Schmidt 教授等建立了骨髓炎诊断评分系统（osteomyelitis-diagonse-score，简称 ODS），分别对"临床病史和危险因素""临床表现和实验室检验结果""影像学检查结果""微生物培养"与"组织学病理"五项指标赋予分值，每项指标评分为 0 ~ 6 分，最后将五项得分相加得出总分。当总分 ≥ 18 分时，诊断为 A 级，即骨髓炎诊断"可靠"；当总分在 8 ~ 17 分范围时，诊断为 B 级，即骨髓炎诊断"可能"；总分 < 8 分时，诊断为 C 级，即骨髓炎诊断"可能性小"。五项指标中，每项诊断要素最多只能评为 6 分，这样做的意义是，即使某项指标诊断评分大于 6 分，其在总分中所占权重也不会大于另 4 项诊断指标。各项指标的详细评分见表 5-2。

表 5-2　骨髓炎诊断评分系统（ODS）的评分标准

【临床病史和危险因素】
描述"骨髓炎"诊断的数据或检验结果：
骨损伤、骨固定术或手术后的分泌物　6 分
之前的开放性骨损伤，骨折，打开关节，手术，穿刺，局部放疗，烧烫伤　6 分
在同一解剖区域再次检查感染　5 分
一年内在同一区域骨感染　4 分
之前同一解剖区域有阳性检查结果（临床，化验，细菌学，组织学）　3 分

之前在其他解剖区域有骨感染　2分
导致感染的因素：
主要的继发病：
糖尿病　3分
免疫缺陷症：HIV，败血症，肝炎　3分
外围血管疾病：外周动脉疾病，血栓后综合征　3分
削减免疫功能的药物：细胞抑制剂，肾上腺皮质素　3分
带有明显表皮／皮下组织损伤的皮肤病　3分
类风湿疾病，结缔组织系统疾病　2分
恶性肿瘤　2分
肥胖，营养不良　2分
成瘾嗜好：酒精，吸烟　2分
鼻窦炎，牙齿不良情况　2分
局部因素：
2或3度开放性骨折　3分
术中过度显露骨质　2分
机械性的骨／软组织损伤　2分
局部血肿，空洞，异物，骨固定术　2分
扩大的软组织损伤　2分
伴发症状：
伤口处理　2分
错误的内固定操作，错误的手术时机　2分
糟糕的卫生状况　2分
【临床表现和实验室检验结果】
描述"骨髓炎"诊断的数据或检验结果：
所有典型炎症指标阳性　6分
3项典型炎症指标阳性且发热高于38℃　6分
化脓性瘘管与（或）接骨与假体处持续／反复的分泌物　6分

续表

骨脓肿　6分

关节穿刺液的白细胞指标（无假体高于 $2.5 \times 10^4/\mu L$，有假体或接骨高于 $1.7 \times 10^3/\mu L$）　6分

3项典型炎症指标阳性　5分

2项典型炎症指标呈阳性且发热高于 $38^\circ C$　4分

植入物或假体松动　4分

不稳定，偏离轴线或肢体变短　4分

骨损伤/手术后严重的不适，疲劳，体重下降　3分

盗汗　3分

反复性疼痛或功能恶化　3分

2项典型炎症指标呈阳性　2分

步态恶化（步态不稳，跌倒）　2分

持续功能障碍　2分

描述"骨髓炎"诊断的化验结果（只评估血细胞计数和C-反应蛋白）：

C-反应蛋白高于 $100\ mg/L$（标准值低于 $5\ mg/L$）且白细胞高于 $2 \times 10^4/nL$　4分

伴随骨髓炎，C-反应蛋白有新的升高　4分

C-反应蛋白高于 $30\ mg/L$（标准值低于 $5\ mg/L$）　2分

白细胞高于 $1.5 \times 10^4/nL$　2分

血细胞分类计数左移　2分

【影像学检查结果】

X线：

兼有骨溶解和硬化的骨生成　6分

骨皮质和（或）松质骨有溶解　6分

伴或不伴骨髓腔内硬化　5分

死骨片（死骨腔）　5分

明显的骨膜骨生成　5分

病理性骨折　3分

螺钉脱落和（或）假体处的溶解　3分

骨骼附近软组织肿胀　3分

疑似假体或内固定松动　2分

超声：	
伴骨膜增生的无回声骨膜下液态边缘	6分
骨骼附近的脓肿／血肿	5分
骨骼附近的软组织水肿	2分
CT：	
骨小梁，骨皮质的损伤	6分
死骨片	6分
骨骼内／外部的瘘管	6分
伴或不伴骨髓腔硬化	6分
在病变区域的骨膜新骨生成	6分
骨脓肿	5分
内固定物或假体松动	3分
骨骼不稳	3分
骨髓腔内有液体镜面（注意：术后）	2分
夹杂气体（注意：术后）	2分
骨骼附近软组织肿胀	2分
MRI：	
在骨髓腔、松质骨及软组织的脓肿	6分
在软组织或骨内的瘘管形成	6分
骨内部与周边的水肿	4分
骨骼附近软组织肿胀	3分
骨损坏，间接检测到的硬化（缺少骨髓信号），伴随骨髓腔移位	2分
滑膜增生	2分
潜在的，在3D合成中可预见的骨骼不稳定	2分
核医学诊疗：	
【骨、白细胞（粒细胞）的闪烁扫描影像】	
在骨和炎症闪烁扫描影像中的多点显示	6分
在骨闪烁扫描影像中动脉前期示踪剂积累	4分

续表

在骨闪烁扫描影像末期加倍积累　1分
【微生物培养】
骨组织活检和培养呈阳性　6分
骨脓肿穿刺液的培养呈阳性　6分
假体周围感染的滑液细胞学检验结果阳性　6分
骨的耐甲氧西林金黄色葡萄球菌聚合酶链反应（MRSA-PCR）阳性　5分
骨周边的培养阳性　4分
取自骨骼或骨骼周边的微生物核酸检测　3分
取自骨骼或骨骼周边的微生物抗原检测　3分
骨周边的耐甲氧西林金黄色葡萄球菌聚合酶链反应（MRSA-PCR）阳性　3分
【组织学病理】
骨髓腔水肿且聚集大量粒细胞　6分
骨坏死（层状剥离，骨陷窝）　6分
骨内细菌菌落　6分
骨内具体变化的检测结果：骨结核，伤寒杆菌　6分
松质骨组织结构剥离　5分
骨内的血浆、淋巴、组织和粒细胞松散聚合　5分
骨髓结缔组织松散且通过毛细血管渗透　3分
骨髓腔内聚集瘢痕组织　2分

（二）骨髓炎的诊治流程

骨髓炎的诊治流程见表5-3。

表5-3　骨髓炎的诊治流程表

Ⅰ　评估患者
Ⅱ　术前检查
1.实验室检查：生化、血常规、凝血、尿常规、血沉、C反应蛋白、降钙素原
2.诊断性检查：血管指数、超声、经皮氧分压
3.影像学检查：X线、磁共振、CT、核素扫描

4. 组织活检：培养、组织学切片、PCR
Ⅲ 临床分型
1. 解剖分型：髓腔型、浅表型、局限型、弥漫型
2. 生理分型：A 型患者、B 型患者（BL/BS）、C 型患者
Ⅳ 治疗方式
1. 保肢；2. 截肢；3. 姑息：C 型患者，无法治愈的患者
Ⅴ 改善患者全身情况：处理伴随疾病
Ⅵ 第一次手术
A. 一次性手术重建：
1. 清创、组织活检、局部及全身应用抗生素
2. 处理无效腔：保肢或截肢
（1）创面：自行二期愈合；直接闭合或延期闭合创面
（2）骨：带血管骨瓣；一期短缩
（3）固定：矫形手术、外固定器
（4）药物缓释：抗生素念珠
B. 多阶段手术的第一步：
1. 清创、组织活检、全身应用抗生素
2. 更换：更换器械、重新冲洗铺单并更换手套
3. 临时固定：外固定器，抗生素涂层内植物
4. 处理无效腔
（1）创面：自行二期愈合；直接闭合或延期闭合创面
（2）骨：骨搬移；带血管蒂骨皮瓣
（3）固定：矫形手术、外固定器、抗生素涂层内植物
（4）药物缓释：抗生素念珠、抗生素填充物
Ⅶ 出院、门诊随访：监控创面、复查指标（血沉 /C 反应蛋白）；康复锻炼
Ⅷ 第二次手术
A. 一次性手术重建
1. 预防性应用抗生素、去除内植物、清创、组织活检（冰冻切片阴性——无炎症）

续表

2. 更换：更换器械、重新冲洗铺单并更换手套
3. 重建
（1）创面：直接闭合
（2）骨：骨移植；带血管骨瓣；关节假体
（3）固定：矫形手术；外固定或内固定；关节假体
（4）药物缓释：抗生素念珠；永久性填充物；抗生素涂层内植物
B. 多阶段手术的第二步
1. 预防性应用抗生素、去除内植物、清创、组织活检（冰冻切片阳性——急性炎症）
2. 同Ⅵ B 方案（上述）或截肢
Ⅸ 出院、门诊随访：监控创面、复查指标（血沉 /C 反应蛋白）；康复锻炼
Ⅹ 第三次手术（第三期手术）
A. 一次性手术重建：（冰冻切片阴性——无炎症）同Ⅷ A 方案（上述）
B. 多阶段手术的第三步：（冰冻切片阳性——急性炎症）同Ⅵ B 方案（上述）或截肢
Ⅺ 第四次手术：生物性重建：骨痂愈合、手术短缩、骨搬运、关节切除等
Ⅻ 出院、门诊随访：监控创面、复查指标（血沉 /C 反应蛋白）；康复锻炼

骨髓炎的诊治流程图（见图 5-41）。

三、伴骨髓炎的慢性难愈合创面治疗的"6R 技术"

在长期治疗各类骨髓炎的过程中，我们积累了许多宝贵的临床治疗经验并将它们总结为骨髓炎治疗"6R 技术"，即低温等离子射频清创（radiofrequency）、扩髓扩孔（reaming）、冲洗灌洗（rinsing）、监控稳定创面（reliable）、血运重建（revascularization）、结构重建与再生（reconstruction/regeneration）。

（一）低温等离子射频清创

对于影响创面愈合的细菌、生物膜和坏死病灶，要求清创必须有效彻底，而与此同时病变区域局部血运和代谢障碍，又要求清创必须微创精准，尽可能不损伤或少损伤正常组织结构。因此，慢性难愈合创面治疗的关键是清创，而清创的难点在于对"有效彻底"和"微创精准"两大原则的兼顾。临床应用的清创技术众多，包括自清创、酶清创、生物清创、锐性手术清创、超声清创及水刀清创等，但这些方法在治疗慢性创面时均有各自明显的不足之处。即使被认为是创面清创金标准的锐性手术清创也因为其创伤较大，术中出血多，使得年老、体弱、病情危重患者常无法耐受，对于凝血障碍或处于抗凝治疗过程中的患者更是禁忌。

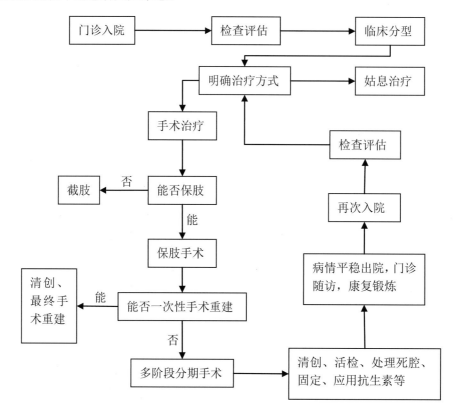

图 5-41 骨髓炎临床诊治流程图

低温等离子射频技术产生于 20 世纪 90 年代，被 ArthroCare 公司发展成熟。其是利用等离子高频运动所产生的能量，将双极和组织之间的电解液激发为等离子体的离子蒸汽层，利用高速运动的等离子体打开细胞间分子结合键，使细胞逐渐分解为碳水化合物等，实现软组织的消融。温度达到 40 ~ 70℃，利用电极间的等离子体对靶组织进行准确和有限的消融，让水分蒸发，蛋白变性坏死，使组织周围的血管及组织收缩封闭、凝固。等离子消融技术具有工作时低温、消融时精确等优点，使其在工作时对周围的组织损伤小，从而减少术后疼痛和愈合时间。而且等离子消融系统提供多种刀头选择，即可用于开放性的手术，也可用于关节镜等闭合性的手术。如今已广泛应用于耳鼻喉科、整形外科、关节和脊柱外科等科室的手术治疗。

21 世纪初 Axel Kramer 等学者首次提出将低温等离子射频消融技术用于创面治疗，此后国内外研究团队分别先后通过体外及活体动物实验验证了低温等离子射频的清创作用。笔者的团队于 2012 年通过动物实验验证了低温等离子射频技术的在体灭菌效应，并且将等离子清创与传统手术刀清创和电刀清创进行了对比，证实低温等离子射频清创的效果明显优于手术刀及电刀清创。在动物实验成功后，笔者的团队将低温等离子射频技术用于临床慢性骨髓炎创面的清创治疗，获得了非常满意的治疗效果，充分验证了低温等离子射频技术在治疗合并骨髓炎的慢性难愈合创面时，能够兼顾清创的"有效彻底"和"微创精准"，是一项值得大力推广的新技术。

（二）扩髓

由于 I 型（髓内型）、III 型（局限型）和 IV 型（弥漫型）骨髓炎中髓腔内存在感染病灶，且骨髓炎患者病灶部位的髓腔往往会被感染病灶或异常增生骨组织闭塞，因此在手术时需要进行髓腔内清创冲洗并打通封闭的髓腔。常用的分级逐步扩髓存在着各类潜在风险，包括：损伤髓内血运、脂肪栓塞及皮质骨热效应产生的骨坏死。为了减少扩髓过程中可能产生的各种并发症，2003 年美国 Synthes 公司生产了全新"铰刀 – 冲洗 – 吸引"（reamer–irrigator–aspirator，RIA）扩髓系统（见图 5-42 和图 5-43），可以在扩髓的过程中保持持续的生理盐水灌注并能持续吸引以减少髓腔内压力，髓腔内物质在扩髓刀头部即被吸走，持续稳定重力驱动的生理盐水灌注可以保证吸引道通畅。与传统扩髓方式相比，RIA 扩髓系统具有以下优势：①能有效降低髓腔内压力，避免脂肪颗粒感染细菌进入全身循环系统。②能有效减少扩髓高温引起的皮质骨坏死。③一次性扩髓能显著缩短手术时间，减少创伤。④可以收集扩髓产生的碎片进行微生物学细菌培养、药敏试验及组织病理学检查。

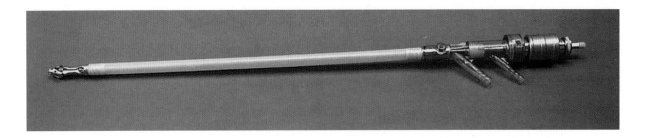

图 5-42　RIA 系统

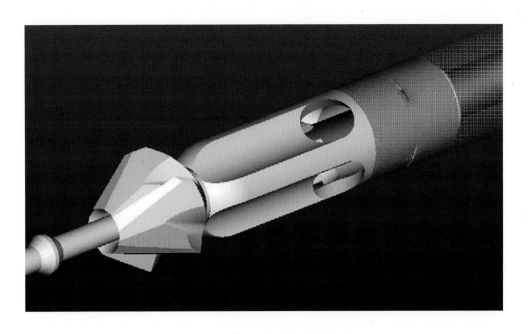

图 5-43　RIA 系统头部的示意图

一般选择在病灶部位的皮质骨表面直接开窗。骨开窗须以最小限度为原则，需根据术前 MRI 评估的病变范围，开窗大小不仅需要满足扩髓工具进出，还要充分评估骨髓炎病变与开槽大小对骨的稳定性的影响。骨皮质开窗一般宽 1 ~ 2 cm，长 4 ~ 6 cm，必要时可开两个窗。如果要增加开窗的宽度则需相应地减小其长度，以减少骨折的发生，必要时给予外固定架稳定。骨皮质开窗后，应用 RIA 系统对感染累及髓腔范围进行扩髓清创。

（三）冲洗、灌洗

1. 冲洗

脉冲冲洗能按设定的压力和频率喷出冲洗液，便于将创面附着物冲刷脱离组织，是一种安全且比普通冲洗更为有效的创面清洗方式，故选用创面清洁系统进行脉冲冲洗。根据中华医学会创伤学分会创伤急救与多发伤学组、创伤感染学组、组织修复学组于 2013 年发布的《创面局部用药防治感染规范》，选择清创术中冲洗液体为无菌等渗盐水，至少 9000 mL。冲洗液中一般不添加任何其他药物，当确定或怀疑有厌氧菌污染或感染时可选用体积分数为 3% 的过氧化氢溶液。

2. 灌洗

第一次世界大战中 Carrel 和 Dakin 对受伤战士进行了持续灌洗治疗，得到了惊人的治疗效果。之后经过不断的实践和改良，如今闭合灌洗引流具有促进坏死组织和感染物的迅速排出、抗生素局部浓度高有利于局部杀菌、负压吸引无效腔缩小促进愈合、灌洗过程患者无痛、多个病灶可同时冲洗等优点，已经成为骨髓炎治疗的重要手段之一。

一般在彻底清创后，在骨病灶部位的 4 ~ 8 cm 处用 6 mm 直径钻头钻两个倾斜 45° 的骨孔，分别放置侧方剪孔的进水管和排水管，两管通过皮下组织远离感染创面 6 ~ 10 cm 处从正常皮肤穿出固定。在软组织有脓肿或腔隙时，不仅在骨髓腔内放置灌洗，骨皮质与软组织间也要放置持续灌洗和流出管，直接或间接闭合创面，缝合固定进水管和出水管，术后一并冲洗，这样做的优点是骨皮质外的软组织感染迅速消退，软组织丰富的血供能够促使新生毛细血管生入缺血的骨皮质，加速缺血骨的修复。灌洗液一般选用 3000 mL 生理盐水中加入 48 万单位庆大霉素。灌洗期间观察灌洗引流液的颜色、性质和引流量，定期监测患者 ESR、CRP 等实验室指标。当患者临床表现消失、引流液清凉、各项炎性指标稳定在正常范围后考虑拔管，必要时在拔管前通过灌洗管造影，明确髓腔内是否充填满肉芽组织。

（四）监控稳定创面

经过外科手术初次处理的慢性骨髓炎创面，在进行一期修复重建过程中，存在感染控制不良致近期复发从而导致手术失败的现象。这往往和创面的细菌水平不能控制在一定范围内有关。有必要监控骨髓炎创面的稳定水平。对于清创有疑问或者清创水平欠佳或者病情复杂不能一次清创满意的情况，需要术后及时严密监控创面和全身炎症反应，确保深层创面近期稳定，无严重炎症反应后再进行下一步的覆盖创面和重建骨骼连续性。负压引流技术（vacuum sealing drainage，VSD），可作为这一过程骨髓炎创面的临时覆盖。

1992 年德国 Fleischman 博士首创 VSD，1994 年裘华德教授将 VSD 技术引进中国，随后逐渐被广泛应用于外科临床。封闭负压引流的作用机制是显著提高创面血流量，促进坏死组织和细菌清除，加速肉芽组织生长和细胞增殖修复，促进毛细血管新生，促进增生期胶原合成和修复期收缩性纤维合成，迅速增强白细胞活性及其吞噬功能，减少细菌数量，因此能促进包括骨髓炎在内的各类伤口创面的加速愈合。

1960 年加拿大医生 L. J. Papineau 首次提出了 Papineau 法治疗骨髓炎，即开放性松质骨移植术，主要包括：①彻底病灶清除。②松质骨开放移植。③持续反复洗净。此后 Cierny 对其进行了更为详细的论述，即进行彻底清创后的骨缺损无效腔内进行一期颗粒样松质骨植骨，术后持续换药至移植骨质表面覆盖肉芽组织，再行游离植皮覆盖创面。随着 VSD 技术在骨科的广泛成功应用，在病灶彻底清除后，若难以一起封闭创面，可以在 Papineau 法的基础上联合应用 VSD 技术，促进新鲜肉芽的长出，加速创面愈合。联合应用 VSD 技术的 Papineau 法较普通 Papineau 法具有以下优点：①方法简单，不必换药。②可以进行有效抗生素冲洗。③肉芽生长更为迅速且均匀。但同时也必须注意：在更换 VSD 时如果发现有象牙样硬化骨或死骨外露而没有生长出肉芽，必须再次清除硬化骨或死骨。

合并骨髓炎的慢性难愈合创面往往感染坏死组织及渗出物非常黏稠，使得 VSD 的效果会大打折扣，管道容易堵塞。因此，必须在彻底清创的基础上应用 VSD，并在术中就要设计好每块海绵及每个管道的放置，术后持续或间断应用生理盐水对 VSD 多个管道分别进行灌洗。这样不仅保证了 VSD 装置的通畅，还能进一步冲洗稀释局部组织坏死渗出物和代谢产物，加速创面愈合。

（五）血运重建

在对病灶进行广泛彻底的清创后，应用软组织转移技术来充填无效腔并重建局部血运。软组织皮瓣转移的方法有多种，包括从局部带血管蒂肌皮瓣转移到显微外科吻合血管的游离组织瓣移植。对于较大的皮肤与软组织的缺损，皮瓣的选择是一件非常有挑战性的工作，需要临床医生具有非常丰富的临床经验，应遵循"先近后远、宁简勿繁"的原则。首先，要根据患肢的具体情况对病情做出一个综合评价。这包括皮肤缺损的面积、周围的组织状况、肢体的血液供应状况（必要时行血管造影），以及是否合并有骨骼的缺损。根据这些评价结果去选择合适的供区，常用的皮瓣包括局部皮瓣、腓肠神经皮瓣、腓肠肌内外侧头皮瓣、小腿内外侧皮瓣、足背皮瓣、交腿皮瓣、胸脐皮瓣、背阔肌皮瓣。其次，较大的缺损如在小腿上段供区多首选腓肠肌内外侧头皮瓣；在小腿下段可选择腓肠神经皮瓣、足背皮瓣、小腿内外侧皮瓣；在中段选择余地较大，上述皮瓣均可能形成供区。皮肤缺损非常大或合并胫骨缺损，小腿软组织条件非常差，局部无可供选择的皮瓣时，才考虑选择交腿皮瓣、游离的胸脐皮瓣、背阔肌皮瓣或复合对侧腓骨的组织瓣。此外，皮瓣设计时应考虑包括皮肤缺损所需修复的面积和无效腔填充所需软组织量，首选肌皮瓣或携带部分筋膜组织的皮瓣。最后，对没有皮肤缺损的无效腔的填充，首选肌瓣，因局部肌瓣有完整的血液供应且具有很好的抗炎效果。也可将部分皮瓣去除上皮，用保留真皮、皮下脂肪及深筋膜的皮瓣组织填充。必须牢记的是，在软组织移植之前，感染灶要彻底清创，这样才能使组织瓣有一个健康的受区，有助于确保手术的成功。

（六）结构重建与组织再生

骨科术后感染常需牺牲稳定性彻底取出内置物方能控制感染，而对于骨髓炎进行的广泛彻底清创往往也会影响肢体的稳定性，因此外固定支架成了最为常用的稳定并重建结构的固定工具。外固定支架具有微创、易于操作、适应证广泛等优点，是治疗严重骨缺损和软组织缺损的慢性骨髓炎最为常用的固定技术。

20 世纪 50 年代，苏联的 Ilizarov 医生设计并应用环型外固定器和微创技术（Ilizarov 技术）用于慢性骨髓炎并发骨缺损、骨不连、骨关节畸形等治疗，获得很好的临床治疗效果。并且经过多年动物实验和临床实验发现了牵张应力对组织生长和再生的刺激效应，即牵张再生规律，亦称张力 – 应力法则（law of tension-stress，LTS）。LTS 认为，对活体组织缓慢持续牵伸所产生的一定张力能够继发和维持某些组织结构的再生及活跃生长，其生长方式同胎儿组织一致，均为相同的细胞分裂。在 LTS 生物学理论的基础上，Ilizarov 不断发展总结出牵引性骨再生技术，亦称牵张成骨技术、DO（distraction osteogenesis）技术，即持续的牵张力作用会刺激骨生长，引起肌肉、筋膜、神经和皮肤的增生性代偿适应，牵张结束后新生骨组织经原始的膜内成骨过程矿化，可以在生理应力刺激下改建成正常的骨结构。骨搬移（bone transport）技术、骨重建技术均起源于牵引性骨发生的基本原理。

DO 技术治疗慢性骨髓炎的机制为：彻底清除感染病灶，牵拉成骨修复组织缺损，重建患肢血运及功能。大量的基础研究和临床观察证实持续地在生理限度内的牵张应力刺激能激活和保持组织的再生能力。根据 DO 技术理论，给骨骼一个合适的牵伸应力，骨骼及其附着的肌肉、筋膜、血管和神经就会同步生长，这在一定程度上增大了肢体延长的幅度。缓慢持续地牵伸会使细胞的增殖和生物合成功能受到激发，组织新陈代谢变得活跃。对 Ilizarov 方法的大量组织学研究已经证实，骨形成是在均匀区域内的膜内骨化。组织学证明，在骨柱之间有薄型毛细血管生长，直径一致的血管从原来骨端的表面扩展。微血管造影证实新生血管与新骨纵轴方向相同。Ilizarov 外固定架牢固固定后截骨部位仍呈弹性连接，缓慢牵伸使组织代谢异常活跃，并刺激细胞增殖及生物合成功能，延长区域中部可出现一生长带，内有类成纤维细胞形成胶原纤维（排列方向与牵开方向一致），胶原纤维上成骨细胞产生骨样组织，逐渐形成骨小梁，固定后逐渐骨化；血管壁中层出现活跃的平滑肌细胞，新生毛细血管有许多交通支与牵开区周围软组织内的血管吻合，构成延长区及其周围的血液循环。

应用 Ilizarov 外固定技术可以为骨髓炎的治疗提供一种牢固的、可调整的固定体系，能最大限度保护骨周围软组织，促使骨组织发挥本身的潜能。Ilizarov 外固定架通过多平面细克氏针贯穿肢体和骨组织，并连接环型固定器，再用 3 ~ 4 枚螺杆组装成三维立体结构，这种设计固定牢固，既能消除剪力和旋转应力，又能发挥其单纯牵伸应力或加压作用，同时还能发挥其在负重行走时的周期性轴向微动，促进骨骼愈合。可行多方位调节，具有去成角、去旋转、去侧方移位及符合生物力学要求的轴向加压作用，较单臂外固定器更具优势。

手术操作的基本原则是：稳定地固定。在骨缺损的上、下残端低能量截骨后安装外固定器，术后逐渐牵引，膜内骨化成骨。牵引性骨发生目前多采用在干骺端截骨（干骺端侧支循环好，骨小梁表面区域大，牵引性骨发生的速度较骨干截骨快），应用外固定装置将断端逐渐牵引分离，最终在骨表面之间产生新骨。根据 DO 技术原则，应用外固定架行骨组织搬运，采用渐进性方式，每天延长 4 次，每次 0.25 mm。在这种应力刺激下，肢体组织可恢复生长能力。DO 技术与 Ilizarov 外固定架的出现使慢性骨髓炎治疗原则产生了革命性的改变。采用这一技术可以将感染的骨彻底切除，在感染区近端或远端的正常骨质上进行皮质骨截骨术。在被矫形肢体的上下部穿 1～2 组细钢针，安装 Ilizarov 外固定架金属环，将正常的骨质转移到缺损处，根据治疗的需要可在金属环上配加不同附件，借助器械进行不同方向牵拉，达到牵张成骨和软组织修复愈合的效果，直至骨愈合。全环、多平面交叉穿针加压外固定，固定牢固可靠，应力分布均匀，克氏针的弯曲刚度远低于骨的压缩刚度，应力遮挡率低，固定刚度可调节，属生物弹性外固定，不存在内固定常见的病损区应力遮挡效应。手术操作可不切口或仅切小口，远离病损区穿针，可最大限度减小创伤。患者在治疗过程中可以行走活动，进行早期功能锻炼，骨愈合与关节功能恢复同步进行，治疗结束后基本不留切口瘢痕，功能恢复较理想，同时严重并发症发生率较低，治愈率较高。另外，外科医生在整个固定期间可调控骨折块的活动方向。骨延长及骨段滑移技术可以使骨缺损和肢体短缩同时得到矫正，更适合于大段骨缺损的治疗。Ilizarov 外固定架治疗慢性骨髓炎具有手术创伤小、病灶清除彻底、固定可靠、能早期活动等优点，同时外固定便于创伤和感染的观察和处理。

四、抗生素的应用

（一）全身应用抗生素

有效的抗生素使用是治疗慢性骨髓炎的基础。全身应用抗生素控制感染必须满足两个条件：有效的杀菌浓度和维持足够长的时间。尽管在儿童血源性骨髓炎或内植物相关骨髓炎治疗方面，专家意见和科学证据已非常多，但在成人无移植物的骨髓炎治疗方面，最佳的抗生素用药的规范仍不明确，缺乏被全世界统一接纳的治疗指南。

在过去，专家组常推荐先静脉应用 4～6 周的抗生素，再继续口服抗生素 2 周～2 月。而根据专家意见，延长静脉用药疗程的目的是增加血药浓度。但如今，新的意见建议仅在最初的 2 周采用静脉途径给药。虽然静脉应用抗生素有利于药物渗透入骨，但 2009 年一项纳入了 8 项对比口服与静脉给药在成人慢性骨髓炎疗效的实验，Cochrane Meta 分析发现，在 12 个月的随访中，口服与静脉给药在疾病缓解率上无统计学意义上的显著差异，但是同时静脉应用抗生素的不良反应发生率却明显高于口服。在多变量逻辑回归分析中，静脉用药 1 周的有效性与 2～3 周甚至 3 周以上无差异。

外科手术治疗后，抗生素药物可以有助于治疗残存的感染病灶，并能预防慢性感染的进一步播散。抗生素的选择应基于感染部位细菌培养的结果。由于不同致病菌对于抗生素治疗的敏感性不同，所以必须进行细针骨组织活检或骨活检。此外，在长时间的治疗过程中需要考虑到治疗相关性药物抵抗，因此应联合应用多种抗生素。抗菌谱应覆盖每一种致病菌。另外，静脉应用抗生素的时间应尽可能缩短，并改为口服抗生素治疗直至症状消失。应综合考虑花费和疗效，做出调整和决策。

总体上，辅助于外科手术的骨髓炎抗生素治疗时限一般被限制在6周。长期（6个月或以上的）静脉注射或口服抗生素与6周的治疗相比对病情并没有任何显著的改善。

（二）局部应用抗生素

由于损伤局部常有瘢痕形成或血管损伤，导致血液循环障碍，抗生素的全身应用很难在损伤局部达到有效的药物浓度。因此，局部抗生素应用就显得十分必要。局部应用的抗菌药物应具有如下特点：①抗菌谱较广。②抗菌药的局部药物浓度要高，且易溶于水，还需有足够的稳定性。③药物的不良反应小。④对热稳定，适合制造工艺的要求。除了前文中应用抗生素进行冲洗灌洗外，临床上常用抗生素缓释系统，即富含抗生素的聚甲基异丁烯酸（poly methyl meth acrylate，PMMA）串珠来进行局部治疗。在清创后将抗生素串珠填塞于无效腔内，能够明显地提高局部药物浓度，在临床上得到广泛的应用。但是PMMA本身也具有一定的缺陷，主要有：①无法吸收，需要二次手术取出。②无成骨作用。③聚合反应产生的热量导致抗生素失活。为了弥补PMMA的不足之处，硫酸钙的高剂量抗生素混合物如今也被广泛用于骨髓炎的治疗，尽管较作为潜在异物的传统抗生素串珠，硫酸钙串珠的应用已可以避免二次手术移除，但是这些可被生物降解的产品同样也具有许多缺点。如：①不够坚强，不能承担负重填充物的作用。②可以携带的抗生素的数量和种类很有限。③降解过程中的副作用可释放产生炎性刺激，使得自发性的伤口内瘘管形成的概率增高。

（杨润功　路遥　朱加亮）

参 考 文 献

[1] Lazarus GS, Cooper DM, Knighton DR, et al. Definitions and guidelines for assessment of wounds and evaluation of healing[J]. Arch Dermatol, 1994, (130): 489-493.

[2] 杨宗城. 中华烧伤医学 [M]. 北京 : 人民卫生出版社 , 2008, 9: 256-277.

[3] Eliot N, Mostow. Diagnosis and classification of chronic wounds[J]. Clin Dermatol, 1994, 12(1): 3-9.

[4] Walmsley S. Advances in wound management: executive summary[M]. Walmsley S. Clinical reports. London: PJB Publications Ltd, 2002.

[5] Rees RS, Hirshberg JA. Wound care centers: costs, care and strategies[J]. Adv Wound Care, 1999, 12 (Suppl 2): S4-7.

[6] Callam M. Prevalence of chronic leg ulceration and severe chronic venous disease in western countries[J]. Phlebology, 1992, 7 (Suppl 1): S6-12.

[7] Nelztn O, Bergqvist D, Lindhagen A. The prevalence of chronic lower-limb ulceration has been underestimated: results of a validated population questionnaire[J]. Br J Surg, 1996, 83(2): 255-258.

[8] Fu X, Sheng Z, Cherry GW, et al. Epidemiological study of chronic dermal ulcers in China[J]. Wound Repair Reg, 1998, 6: 21-28.

[9] Ndip A, Lavery LA, Lafontaine J, et al. High levels of foot ulceration and amputation risk in a multiracial cohort of diabetic patients on dialysis therapy[J]. Diabetes Care, 2010, 33: 878-880.

[10] Baker SR, Stacey MC. Epidemiology of chronic leg ulcers in Australia[J]. Aust N Z J Surg, 1994, 64: 258-261.

[11] Ribu L, Wahl A. Living with diabetic foot ulcers: a life of fear, restrictions and pain[J]. Ostomy/ Wound Manage, 2004, 50: 57-67.

[12] Fabian W, Majkowska L, Stefanski A, et al. Prevalence of diabetes, antidiabetic treatment and chronic diabetic complications reported by general practitioners[J]. Przegl Lek, 2005, 62: 201-205.

[13] Yang W, Lu J, Weng J, et al. Prevalence of diabetes among men and women in China[J]. N Engl J Med, 2010, 362: 1090-1101.

[14] Gu D, Reynolds K, Duan X, et al. Prevalence of diabetes and impaired fasting glucose in the Chinese adult population: international collaborative study of cardiovascular disease in Asia (InterASIA) [J]. Diabetologia, 2003, 46: 1190-1198.

[15] Pan XR, Yang WY, Li GW, et al. Prevalence of diabetes and its risk factors in China, 1994[J]. Diabetes Care, 1997, 20: 1664-1669.

[16] Wang Y, Mi J, Shan XY, et al. Is China facing an obesity epidemic and the consequences? The trends in obesity and chronic disease in China[J]. Int J Obes (Lond), 2007, 31: 177-188.

[17] Palumbo PJ, Mellon LJ. Peripheral vascular disease and diabetes[M].//Harris MI, Hamman RF. Diabetes in America. Bethesda: National Institutes of Health, 1985: 1-21.

[18] Reiber GE. Epidemiology of foot ulcers and amputations in the diabetic foot[M].//Bowker JH, MA Pfeifer. The Diabetic foot. St.Louis: Mosby, 2001: 13-32.

[19] Reiber GE, Boyko EJ, Smith DG. Lower extremity foot ulcers and amputatjons in diabetes[M].// Haris MI, Cowie C, Stern MP. Diabetes in America. 2nd ed. Bethesda: National Institutes of Health, 1995: 409-427.

[20] Frykberg RG, Habershaw GM, Chrzan JS. Epidemiology of the diabetic foot: ulcerations and amputations[M].//Veves A. Contemporary endocrinology: clinical management of diabetic neuropathy. Totowa NJ: Humana Press, 1998: 273.

[21] National Bureau of Statistics of China. 2008 China health statistical yearbook 2008[R]. Beijing: China Statistics Press. http://www.moh.gov.cn/publicfiles/business/htmlfiles/mohbgt/s8274/200809/37759.htm.

[22] Whittington K, Patrick M, Roberts JL. A national study of pressure ulcer prevalence and incidence in acute care hospitals[J]. J Wound Ostomy Continence Nurs, 2000, 27: 209-215.

[23] Lu HF, Fang NY, Fan GR. Prospect of geriatric medicine in the time of old age[J]. J Shanghai Jiaotong University, Chinese, 2008, 28: 485-487.

[24] Peromet M, Labbe M, Yourassowsky Y, et al. Anaerobic bacteria isolated from decubitus ulcers[J]. Infection, 1973, l(4): 205-207.

[25] Chow AW, Galpin JE, Guze LR. Clindamycin for treatment of sepsis by decubitus ulcers[J]. J Infect Dis, 1977, 135(suppl): S65-68.

[26] Vaziri ND, Ceearior T, Mootoo K, et al. Bacterial infection in patients with chronic renal failure: occurrence with spinaI cord injury[J]. Arch Intern Med, 1982, 142(7): 1273-1278.

[27] 姜玉峰, 付小兵, 陆树良, 等. 中国人群体表慢性难愈合创面病原微生物学特征分析 [J]. 感染、炎症、修复, 2011, 12(3): 134-138.

[28] 国家卫生部. 2008 年我国卫生事业发展统计公报 [R]. 北京. 国家卫生部. http://www.moh.

gov.cn/publicfiles/business/htmlfiles/mohwsbwstjxxzx/s8208/200904/40250.htm.

[29] 卫生部统计信息中心 . 第三次国家卫生服务调查分析报告 [J]. 中国医院 , 2005, 9(1): 5-11.

[30] Guariguata L, Whiting DR, Hambleton I, et al. Global estimates of diabetes prevalence for 2013 and projections for 2035[J]. Diabetes Res Clin Pract, 2014, 103(2): 137-149.

[31] 林少达 , 林楚佳 , 王爱红 , 等 . 中国部分省市糖尿病足调查及神经病变分析 [J]. 中华医学杂志 , 2007, 87(18): 1241-1244.

[32] 王玉珍 , 王爱红 , 赵湜 , 等 . 中国南方与北方地区糖尿病足病危险因素分析 [J]. 中华医学杂志 , 2007, 87(26): 1817-1820.

[33] 姜玉峰 , 贾黎静 . 实用糖尿病足诊疗学 [M]. 北京 : 科学技术文献出版社 , 2015: 150-300.

[34] 李秋 , 姜玉峰 , 邹利军 . 糖尿病足的预防和治疗 [M]. 北京 : 科学技术文献出版社 , 2016: 100-200.

[35] Jiang Y, Huang S, Fu X, et al. Epidemiology of chronic cutaneous wounds in China[J]. Wound Repair Regen, 2011, 19(2): 181-188.

[36] Fu X, Sheng Z, Cherry GW, et al. Epidemiological study of chronic dermal ulcers in China[J]. Wound Repair Regen, 1998, 6(1): 21-27.

[37] Jiang Y, Wang X, Xia L, et al. A cohort study of diabetic patients and diabetic foot ulceration patients in China[J]. Wound Repair Regen, 2015, 23(2): 222-230.

[38] Li X, Xiao T, Wang Y, et al. Incidence, risk factors for amputation among patients with diabetic foot ulcer in a Chinese tertiary hospital[J]. Diabetes Res Clin Pract, 2011, 93(1): 26-30.

[39] 王爱红 , 许樟荣 , 纪立农 . 中国城市医院糖尿病截肢的临床特点及医疗费用分析 [J]. 中华医学杂志 , 2012, 92(4): 224-227.

[40] Jiang Y, Ran X, Jia L, et al. Epidemiology of Type 2□iabetic Foot Problems and Predictive Factors for Amputation in China[J]. Int J Low Extrem Wounds, 2015, 14(1): 19-27.

[41] 徐玲 , 蒋琪霞 . 我国 12 所医院压疮现患率和医院内获得性压疮发生率调研 [J]. 护理学报 , 2012, 19(5): 9-13.

[42] Amlung SR, Miller WL, Bosley LM. The 1999 national pressure alcer prevalence survey: a benchmarking approach[J]. Adv Skin Wound Care, 2001, 14(6): 297-301.

[43] Severens JL, Habraken JM, Duivenvoorden S, et al. The cost of illness of pressure ulcers in the Netherlands[J]. Adv Skin Wound Care, 2002, 15(2): 72-77.

[44] Bennett G, Dealey C, Posnett J. The cost of pressure ulcers in the UK[J]. Age Ageing, 2004, 33(3): 230-235.

[45] 王德昌 , 傅洪滨 , 王一兵 . 人体皮肤组织学彩色图谱 [M]. 济南 : 山东科学技术出版社 , 1999.

[46] 林言箴 . 现代外科基本问题 [M]. 上海 : 上海科学技术出版社 , 2000.

[47] 许伟石，乐嘉芬. 烧伤创面修复 [M]. 武汉：湖北科学技术出版社，2000.

[48] 王正国. 创伤愈合与组织修复 [M]. 济南：山东科学技术出版社，1998.

[49] Williams WG, Phillips LG. Pathophysiology of the burn wound. In:Herndon DN ed. Total burn care[M]. Saunders, 2000: 63-70.

[50] Muller MJ, Gilpin DA, Herndon DN. Modulation of wound healing and the postburn response. In:Herndon DN, ed. Total burn care[M]. Saunders, 2000: 223-236.

[51] Robert P, Lanza, Robert Langer. 组织工程原理 [M]. 杨志明，译. 北京：化学工业出版社，2006.

[52] Singer AJ, Clark RAF. Cutaneous wound healing[J]. N Engl J Med, 1999, 341: 738-746.

[53] Brunner G, Blakytny R. Extracellular regulation of TGF-β activity in wound repair: growth factor latency as a sensor mechanism for injury[J]. Thromb Haemost, 2004, 92: 253-261.

[54] Jeffcoate WJ, Harding KG. Diabetic foot ulcers[J]. Lancet, 2003, 361: 1545-1551.

[55] Adler AI, Boyko EJ, Ahroni JH, et al. Lower-extremity amputation in diabetes. The independent effects of peripheral vascular disease, sensory neuropathy, and foot ulcers[J]. Diabetes Care, 1999, 22: 1029-1035.

[56] Brown DL, Kane CD, Chernausek SD, et al. Differential expression and localization of insulin-like growth factors I and II in cutaneous wounds of diabetic and non-diabetic mice[J]. Am J Pathol, 1997, 151: 715-724.

[57] Bitar MS. Insulin and glucocorticoid-dependent suppression of the IGF-I system in diabetic wounds[J]. Surgery, 2000, 127: 687-695.

[58] Blakytny R, Jude EB, Gibson JM, et al. Lack of insulin-like growth factor I (IGF-I) in the basal keratinocyte layer of diabetic skin and diabetic foot ulcers[J]. J Pathol, 2000, 190: 589-594.

[59] Jude EB, Blakytny R, Bulmer J, et al. Transforming growth factor-1, -2, -3 and receptor type I and II in diabetic foot ulcers[J]. Diabet Med, 2002, 19: 440-447.

[60] Goldman R. Growth factors and chronic wound healing: past, present, and future[J]. Adv Skin Wound Care, 2004, 17: 24-35.

[61] Castronuovo JJ Jr, Ghobrial I, Giusti AM, et al. Effects of chronic wound fluid on the structure and biological activity of becaplermin (rhPDGF-BB) and becaplermin gel[J]. Am J Surg, 1998, 176: S61-67.

[62] Doxey DL, Ng MC, Dill RE, et al. Platelet-derived growth factor levels in wounds of diabetic rats[J]. Life Sci, 1995, 57: 1111-1123.

[63] Graiani G, Emanueli C, Desortes E, et al. Nerve growth factor promotes reparative angiogenesis and inhibits endothelial apoptosis in cutaneous wounds of type 1 diabetic mice[J]. Diabetologia,

2004, 47: 1047-1054.

[64] Bonini S, Rasi G, Bracci-Laudiero ML, et al. Nerve growth factor: neurotrophin or cytokine[J]? Int Arch Allergy Immunol, 2003, 131: 80-84.

[65] Di Marco E, Mathor M, Bondanza S, et al. Nerve growth factor binds to normal human keratinocytes through high- and low-affinity receptors and stimulates their growth by a novel autocrine loop[J]. J Biol Chem, 1993, 268: 22838-22846.

[66] Riaz S, Malcangio M, Miller M, et al. A vitamin D3 derivative (CB1093) induces nerve growth factor and prevents neurotrophic deficits in streptozotocin-diabetic rats[J]. Diabetologia, 1999, 42: 1308-1313.

[67] Yiangou Y, Facer P, Sinicropi DV, et al. Molecular forms of NGF in human and rat neuropathic tissues: decreased NGF precursor-like immunoreactivity in human diabetic skin[J]. J Peripher Nerv Syst, 2002, 7: 190-197.

[68] Werner S, Breeden M, Hubner G, et al. Induction of keratinocyte growth factor expression is reduced and delayed during wound healing in the genetically diabetic mouse[J]. J Invest Dermatol, 1994, 103: 469-473.

[69] Gibran NS, Jang YC, Isik FF, et al. Diminished neuropeptide levels contribute to impaired cutaneous healing response associated with diabetes mellitus[J]. J Surg Res, 2002, 108: 122-128.

[70] Antezana MA, Sullivan SR, Usui ML, et al. Neutral endopeptidase activity is increased in the skin of subjects with diabetic ulcers[J]. J Invest Dermatol, 2002, 119: 1400-1404.

[71] Spenny ML, Muangman P, Sullivan SR, et al. Neutral endopeptidase inhibition in diabetic wound repair[J]. Wound Rep Regen, 2002, 10: 295-301.

[72] Reichner JS, Meszaros AJ, Louis CA, et al. Molecular and metabolic evidence for the restricted expression of inducible nitric oxide synthase in healing wounds[J]. Am J Pathol, 1999, 154: 1097-1104.

[73] Lee RH, Efron D, Tantry U, et al. Nitric oxide in the healing wound: a time-course study[J]. J Surg Res, 2001, 101: 104-108.

[74] Shi HP, Efron DT, Most D, et al. The role of iNOS in wound healing[J]. Surgery, 2001, 130: 225-229.

[75] Witte MB, Thornton FJ, Tantry U, et al. L-Arginine supplementation enhances diabetic wound healing: involvement of nitric oxide synthase and arginase pathways[J]. Metabolism, 2002, 51: 1269-1273.

[76] Armstrong DG, Jude EB. The role of matrix metalloproteinases in wound healing[J]. J Am Podiatr Med Assoc, 2002, 92: 12-18.

[77] Lobmann R, Ambrosch A, Schultz G, et al. Expression of matrix-metalloproteinases and their inhibitors in the wounds of diabetic and non-diabetic patients[J]. Diabetologia, 2002, 45: 1011-1016.

[78] Rechardt O, Elomaa O, Vaalamo M, et al. Stromelysin-2 is upregulated during normal wound repair and is induced by cytokines[J]. J Invest Dermatol, 2000, 115: 778-787.

[79] Wall SJ, Sampson MJ, Levell N, et al. Elevated matrix metalloproteinase-2 and -3 production from human dermal fibroblasts[J]. Br J Dermatol, 2003, 149: 13-16.

[80] Terasaki K, Kanzaki T, Aoki T, et al. Effects of recombinant human tissue inhibitor of metalloproteinases-2 (rh-TIMP-2) on the migration of epidermal keratinocytes in vitro and wound healing in vivo[J]. J Dermatol, 2003, 30: 165-172.

[81] Fischer C, Gilbertson-Beadling S, Powers EA, et al. Interstitial collagenase is required for angiogenesis in vitro[J]. Dev Biol, 1994, 162: 499-510.

[82] Canturk NZ, Vural B, Esen N, et al. Effects of granulocyte-macrophage colony-stimulating factor on incisional wound healing in an experimental diabetic rat model[J]. Endocr Res, 1999, 25: 105-116.

[83] Rayfield EJ, Ault MJ, Keusch GT, et al. Infection and diabetes: the case for glucose control[J]. Am J Med, 1982, 72: 439-450.

[84] Lerman OZ, Galiano RD, Armour M, et al. Cellular dysfunction in the diabetic fibroblast[J]. Am J Pathol, 2003, 162: 303-312.

[85] Kilanczyk E, Bryszewska M. The effect of melatonin on antioxidant enzymes in human diabetic skin fibroblasts[J]. Cell Mol Biol Lett, 2003, 8: 333-336.

[86] Thorpe SR, Baynes JW. Maillard reaction products in tissue proteins: new products and new perspectives[J]. Amino Acids, 2003, 25: 275-281.

[87] Bonnefont-Rousselot D. Glucose and reactive oxygen species[J]. Curr Opin Clin Nutr Metab Care, 2002, 5: 561-568.

[88] Mudge BP, Harris C, Gilmont RR, et al. Role of glutathione redox dysfunction in diabetic wounds[J]. Wound Repair Regen, 2002, 10: 52-58.

[89] Rasik AM, Shukla A. Antioxidant status in delayed healing type of wounds[J]. Int J Exp Pathol, 2000, 81: 257-263.

[90] Martin A, Komada MR, Sane DC. Abnormal angiogenesis in diabetes mellitus[J]. Med Res Rev, 2003, 23: 117-145.

[91] Brem H, Jacobs T, Vileikyte L, et al. Wound-healing protocols for diabetic foot and pressure ulcers[J]. Surg Technol Int, 2003, 11: 85-92.

[92] Teixeira AS, Andrade SP. Glucose-induced inhibition of angiogenesis in the rat sponge granuloma is prevented by aminoguanidine[J]. Life Sci, 1999, 64: 655-662.

[93] Griffioen AW, Molema G. Angiogenesis: potentials for pharmacologic intervention in the treatment of cancer, cardiovascular disease and chronic inflammation[J]. Pharmacol Rev, 2000, 52: 237-268.

[94] R. Blakytny R, Jude E. The molecular biology of chronic wounds and delayed healing in diabetes[J]. Diabetic Medicine, 2006, 23: 594-608.

[95] Medina A, Scott PG, Ghahary A, et al. Pathophysiology of chronic nonhealing wounds[J]. J Burn Care Rehabil, 2005, 26(4): 306-319.

[96] Kim KE, Cho CH, Kim HZ, et al. In vivo actions of angiopoietins on quiescent and remodeling blood and lymphatic vessels in mouse airways and skin[J]. Arterioscler Thromb Vasc Biol, 2007, 27(3): 564-570.

[97] Vincent Falanga. Wound healing and its impairment in the diabetic foot[J]. Lancet, 2005, 366: 1736-1743.

[98] Martin A, Komada MR, Sane DC. Abnormal angiogenesis in diabetes mellitus[J]. Med Res Rev, 2003, 23(2): 117-145.

[99] 乔亮, 陆树良, 高见佳宏, 等. 高糖环境对浅Ⅱ度烫伤创面 VEGF 表达及创面血管化的影响 [J]. 上海交通大学学报（医学版）, 2006, 26(8): 860-864.

[100] 陆树良, 乔亮, 谢挺, 等. 血糖及皮肤组织糖含量对大鼠浅Ⅱ度烫伤创面愈合影响的实验研究 [J]. 中华医学杂志, 2005, 85(27): 1899-1902.

[101] 陆树良, 青春, 谢挺, 等. 糖尿病皮肤"隐性损害"的机制研究 [J]. 中华创伤杂志, 2004, 20(8): 468-473.

[102] Twigg SM, Chen MM, Joly AH, et al. Advanced glycosylation end products up-regulate connective tissue growth factor (insulin-like growth factor-binding protein-related protein 2) in human fibroblasts: a potential mechanism for expansion of extracellular matrix in diabetes mellitus[J]. Endocrinology, 2001, 142(5): 1760-1769.

[103] Varani J, Perone P, Merfert MG, et al. All-trans retinoic acid improves structure and function of diabetic rat skin in organ culture[J]. Diabetes, 2002, 51(12): 3510-3506.

[104] Michael Brownlee. Biochemistry and molecular cell biology of diabetic complications[J]. Nature, 2001, 414: 813-820.

[105] 牛轶雯, 谢挺, 葛奎, 等. 糖尿病真皮组织中细胞的增殖和凋亡状态 [J]. 上海交通大学学报（医学版）, 2007, 27(4): 376-379.

[106] 谢挺, 陆树良. 糖尿病大鼠皮肤组织表皮细胞增殖相关事件的研究 [J]. 上海第二医科大学学

报，2005, 25(6): 541-544.

[107] 田鸣, 青春, 牛轶雯, 等. 晚期糖基化终末产物对表皮角质形成细胞功能的影响及其机制 [J]. 中华创伤杂志, 2006, 22(10): 779-782.

[108] 牛轶雯, 陆树良, 青春, 等. 糖尿病鼠烫伤皮肤组织 aMMP-2 和 TIMP-2 变化 [J]. 上海第二医科大学学报, 2004, 24(3): 181-184.

[109] 陆树良, 谢挺. 糖尿病合并创面难愈机制研究——表皮组织的病理生理改变 [J]. 感染、炎症、修复, 2004, 5(1): 16-18.

[110] 牛轶雯, 陆树良, 谢挺, 等. 糖尿病大鼠深 II 度烫伤创面成纤维细胞生物学行为的改变 [J]. 上海交通大学学报（医学版）, 2006, 26(1): 63-65.

[111] 王敏骏, 青春, 廖镇江, 等. 糖尿病大鼠深 II 度烫伤后真皮成纤维细胞的生物学特征 [J]. 中华烧伤杂志, 2006, 22(1): 42-45.

[112] 王敏骏, 陆树良, 青春, 等. 糖尿病病程对真皮成纤维细胞生物学行为的影响 [J]. 上海第二医科大学学报, 2005, 25(5): 459-462, 466.

[113] Dong J, Takami Y, Tanaka H, et al. Protective effects of a free radical scavenger, MCI-186, on high-glucose-induced dysfunction of human dermal microvascular endothelial cells[J]. Wound Repair Regen, 2004, 12(6): 607-612.

[114] 葛奎, 陆树良, 青春. 糖尿病难愈创面中血管生成迟滞的研究进展 [J]. 中华创伤杂志, 2003, 19(10): 637-639.

[115] 葛奎, 陆树良, 青春, 等. 左旋精氨酸对糖尿病大鼠烧伤创面血管形成的影响 [J]. 中华烧伤杂志, 2004, 20: 210-213.

[116] 林炜栋, 陆树良, 青春, 等. 晚期糖基化终产物修饰人血清白蛋白对人血管内皮细胞的生长抑制作用 [J]. 中华医学杂志, 2003, 83(7): 572-576.

[117] 林炜栋, 陆树良, 青春, 等. 糖尿病大鼠深 II 度烫伤创面 VEGF 和 bFGF 的表达规律及其与创面微血管密度的关系 [J]. 中华医学杂志, 2003, 83(19): 1702-1704.

[118] 杨奕敏, 陆树良, 董叫云, 等. 大鼠浅 II 度烫伤创面表皮生长因子受体的表达 [J]. 中华烧伤杂志, 2003, 19(4): 243.

[119] 董叫云, 高见佳宏, 青春, 等. 自由基清除剂 MCI-186 对高糖环境中内皮细胞凋亡的干预作用 [J]. 中华糖尿病杂志, 2005, 13(3): 234-235.

[120] Maisonpierre PC, Suri C, Jones PF, et al. Angiopoietin-2, a natural antagonist for Tie-2 that disrupt in vivo angiogenesis[J]. Science, 1997, 277: 55-60.

[121] 谢挺, 陆树良, 牛轶雯, 等. 深 II 度烫伤大鼠创缘皮肤组织中表皮细胞增殖的研究 [J]. 中华烧伤杂志, 2005, 21(2): 128-131.

[122] 王润秀, 林源, 张立明, 等. 局部应用外源性生长因子对糖尿病创面愈合影响的临床研究 [J].

广西医科大学学报 , 2004, 21(1): 5-7.

[123] 牛轶雯 , 陆树良 , 青春 , 等 . 糖基化细胞外基质对成纤维细胞生物学行为的影响 [J]. 上海第二医科大学学报 , 2004, 24(9): 697-699, 741.

[124] 王敏骏 , 陆树良 , 盛昭园 , 等 . 高糖环境中真皮成纤维细胞生物学行为的变化 [J]. 中国糖尿病杂志 , 2006, 14(2): 137-141.

[125] 葛奎 , 陆树良 , 青春 , 等 . 氨基胍对糖尿病烧伤创面促愈作用的研究 [J]. 中华创伤杂志 , 2004, 20(8): 463-467.

[126] 牛轶雯 , 陆树良 . 晚期糖基化终末产物受体与创伤修复 [J]. 感染、炎症、修复 , 2005, 6(4): 230-233.

[127] 裴国献 , 王运斗 . 南方战区高温高湿环境火器伤救治与卫勤保障 [M]. 北京 : 军事医学科学出版社 , 2004: 56-144.

[128] 吴公良 , 赵连壁 . 野战外科学 [M]. 上海 : 上海科学技术出版社 , 1981.

[129] 黎鳌 , 盛志勇 , 王正国 . 现代战伤外科学 [M]. 北京 : 人民军医出版社 , 1998.

[130] 刘荫秋 , 王正国 , 马玉媛 . 创伤弹道学 [M]. 北京 : 人民军医出版社 , 1991.

[131] 付小兵 , 王德文 . 现代创伤修复学 [M]. 北京 : 人民军医出版社 , 1999.

[132] 付小兵 . 生长因子与创伤修复 [M]. 北京 : 人民军医出版社 , 1991.

[133] 付小兵 , 王德文 . 创伤修复基础 [M]. 北京 : 人民军医出版社 , 1997.

[134] 付小兵 , 王正国 . 现代高新技术与创伤修复 [M]. 北京 : 人民军医出版社 , 2002.

[135] 付小兵 , 吴志谷 . 现代创伤敷料 : 理论与实践 [M]. 北京 : 化学工业出版社 , 2007.

[136] 付小兵 , 王正国 . 再生医学 : 原理与实践 [M]. 上海 : 上海科学技术出版社 , 2008.

[137] 付小兵 , 陆树良 , 蒋建新 , 等 . 创面治疗中心的建设势在必行 [J]. 中华创伤杂志 , 2009, 25(9): 769-770.

[138] 刘毅 . 伤口治疗中心建立与烧伤整形学科发展 [J]. 中华烧伤杂志 , 2011, 27(1): 40-42.

[139] 谢挺 , 葛敏 , 陆树良 . 创面修复科与社区医疗联动机制的探索 [J]. 中华烧伤杂志 , 2011, 27(1): 43-44.

[140] 沈月宏 , 韩春茂 , 陈国贤 , 等 . 伤口诊疗中心建设模式探讨 [J]. 中华烧伤杂志 , 2011, 27(1): 45-48.

[141] 付小兵 . 进一步重视新老技术对战（创、烧）伤创面修复的作用 [J]. 创伤外科杂志 , 2007, 9(4): 293-295.

[142] Gottrup F, Holstein P, Jorgensen B, et al. A new concept of a multidisciplinary wound healing center and a national expert function of wound healing[J]. Arch Surg, 2001, 136: 765-772.

[143] Yu Y, Fu XB. Establishing an Education Program for Chronic Wound Care in China[J]. Intern J Lower Extrem Wounds, 2012, 11(4): 320-324.

[144] Gottrup F. Interdisciplinary wound treatment and care. In: Clark RAF, ed. Textbook of Wound Care[M]. New York: WB Saunders.

[145] Fu XB. Wound care in China: from repair to regeneration[J]. Intern J Lower Extrem Wounds, 2011, (3): 143-145.

[146] National Bureau of Statistics of China. Communiqué of the National Bureau of Statistics of People's Republic of China on major figures of the 2010 Population Census (No.1)[R]. http://www.stats.gov.cn/english/newsandcomingevents/t20110428_402722244.htm. Accessed July 19, 2012.

[147] Jiang Y, Huang S, Fu X, et al. Epidemiology of chronic cutaneous wounds in China[J]. Wound Rep and Reg, 2011, 19(2): 181-188.

[148] Xu Y, Wang L, He J, et al. Prevalence and control of diabetes in Chinese adults[J]. JAMA, 2013, 310(9): 948-959.

[149] Fu X, Sheng Z, Cherry GW, et al. Epidemiological study of chronic dermal ulcers in China[J]. Wound Rep Reg, 1998, 6: 21-27.

[150] Doan-Johnson S. The growing influence of wound care teams[J]. Adv Wound Care, 1998, 11: 54.

[151] Steed DL, Edington H, Moosa HH, et al. Organization and development of a university multidisciplinary wound care clinic[J]. Surgery, 1993, 114: 775-778; discussion 778-779.

[152] Fu XB. The practice of wound healing center construction in China[J]. Chin J Burns, 2011, 27(1): 8-9.

[153] Li QY, Wang XG, Hu XL, et al. A survey of diabetic foot patients with hospitalized amputations performed in a medical center over 5 years in china: limitations and lessons learnt[J]. Intern J Lower Extrem Wounds, 2012, 11(3): 194-200.

[154] Zhou Q, HU DH, Hu XH, et al. Function of the dressing change center in the wound care consultation for inpatients[J]. J Nursing Administration, 2014, 14(3): 224-226.

[155] Jiang YF, Xu ZR, Fu XB. Healing diabetic foot ulcers step by step[J]. Intern J Lower Extrem Wounds, 2012, 11(4) : 307-310.

[156] Kim PJ, Evans KK, S teinberg JS, et al. Critical elements to building an effective wound care center[J]. J Vasc Surg, 2013, 57(1): 1703-1709.

[157] Sholar AD, Wong LK, Culpepper JW, et al. The specialized wound care center: A 7-year experience at a tertiary Care hospital[J]. Ann Plast Surg, 2007, 58: 279-284.

[158] Zeleznik J, Agard-Henriques B, Schnebel B, et al. Terminology used by different health care providers to document skin ulcers: the blind men and the elephant[J]. J Wound Ostomy Continence Nurs, 2003, 30: 324-333.

[159] Bryant JL, Brooks TL, Schmidt B, et al. Reliability of wound measuring techniques in an outpatient wound center[J]. Ostomy Wound Manage, 2001, 47: 44-51.

[160] Van Rijswijk L. Wound assessment and documentation[J]. Clin Wound Care Previews, 1996, 8: 57-69.

[161] Russell L. Using information technology in wound management: the use of a hospital information system to improve wound documentation and assessment[J]. J Wound Care, 1999, 8: 261-263.

[162] Smith DM, Winsemius DK, Besdine RW. Pressure sores in the elderly: can this outcome be improved[J]? J Gen Intern Med, 1991, 45: 184-187.

[163] Jiang Y, Xia L, Jia L, et al. Survey of wound-healing centers and wound care units in China[J]. Int J Low Extrem Wounds, 2015.

[164] Xu Y, Wang L, He J, et al. 2010 China Noncommunicable Disease Surveillance Group. Prevalence and control of diabetes in Chinese adults[J]. JAMA, 2013, 310(9): 948-959.

[165] Ji L, Hu D, Pan C, et al. CCMR Advisory Board and CCMR-3B STUDY Investigators. Primacy of the 3B Approach to Control Risk Factors for Cardiovascular Disease in Type 2 iabetes Patients[J]. Am J Med, 2013, 126(10): 925.

[166] 付小兵. 创面治疗中的转化医学：部分成果的研发和转化应用与思考 [J]. 中华烧伤杂志, 2014, 30(1): 3-5.

[167] Heyer K, Augustin M, Protz K, et al. Effectiveness of advanced versus conventional wound dressings on healing of chronic wounds: systematic review and meta-analysis[J]. Dermatology, 2013, 226(2): 172-184.

[168] 付小兵. 糖尿病足及其相关慢性难愈合创面的处理 [M]. 2 版. 北京：人民军医出版社, 2013.

[169] Chen C, Hou WH, Chan ES, et al. Phototherapy for treating pressure ulcers[J]. Cochrane Database Syst Rev, 2014, 7: CD009224.

[170] Taradaj J, Franek A, Blaszczak E, et al. Using physical modalities in the treatment of venous leg ulcers: a 14-year comparative clinical study[J]. Wounds, 2012, 24(8): 215-226.

[171] David OP, Sierra-Sosa D, Zapirain BG. Pressure ulcer image segmentation technique through synthetic frequencies generation and contrast variation using toroidal geometry[J]. Biomed Eng Online, 2017,16(1): 4.

[172] Tanywe A, Fernandez RS. Effectiveness of rifampicin-streptomycin for treatment of Buruli ulcer: a systematic review[J]. JBI Database System Rev Implement Rep, 2017, 15(1): 119-139.

[173] Alhysoni KA, Bukhari SM, Hajjaj MF. Acute Marjolin's ulcer in a postauricular scar after mastoidectomy[J]. Case Rep Otolaryngol, 2016.

[174] David OP, Sierra-Sosa D, Zapirain BG. Pressure ulcer image segmentation technique through

synthetic frequencies generation and contrast variation using toroidal geometry[J]. Biomed Eng Online, 2017, 16(1): 4.

[175] Hinojosa CA, Olivares-Cruz S, Laparra-Escareno H, et al. Impact of optimal anticoagulation therapy on chronic venous ulcer healing in thrombophilic patients with post-thrombotic syndrome[J]. J Wound Care, 2016, 25(12): 756-759.

[176] Piaggesi A, Sambataro M, Nicoletti C, et al. Safety and effectiveness of therapeutic magnetic resonance in diabetic foot ulcers: a prospective randomised controlled trial[J]. J Wound Care, 2016, 25(12): 704-711.

[177] Zhao R, Liang H, Clarke E, et al. Inflammation in Chronic Wounds[J]. Int J Mol Sci, 2016, 17(12).

[178] Hinojosa CA, Olivares-Cruz S, Laparra-Escareno H, et al. Impact of optimal anticoagulation therapy on chronic venous ulcer healing in thrombophilic patients with post-thrombotic syndrome[J]. J Wound Care, 2016, 25(12): 756-759.

[179] Molnar JA, Vlad LG, Gumus T. Nutrition and chronic wounds: improving clinical outcomes[J]. Plast Reconstr Surg, 2016, 138(3 Suppl): S71-81.

[180] Dawson C, Naranjo C, Sanchez-Maldonado B, et al. Immediate effects of diamond burr debridement in patients with spontaneous chronic corneal epithelial defects, light and electron microscopic evaluation[J]. Vet Ophthalmol, 2017, 20(1):11-15.

[181] Foster JA, Shukla P, Azar O, et al. Marjolin's ulcer of the pleural surface within a long-standing eloesser flap[J]. Ann Thorac Surg, 2016, 102(5): 383-385.

[182] Fourgeaud C, Mouloise G, Michon-Pasturel U, et al. Interest of punch skin grafting for the treatment of painful ulcers[J]. J Mal Vasc, 2016, 41(5):329-334.

[183] Hulsey A, Linneman P, Litt J. Clinical usage and economic effectiveness of a recently developed epidermal autograft harvesting system in 13 chronic wound patients in a university-based wound center[J]. Cureus, 2016, 8(11): 878.

[184] Al Maksoud AM, Barsoum AK, Moneer M. Squamous cell carcinoma of the heel with free latissimus dorsi myocutaneous flap reconstruction: case report and technical note[J]. J Surg Case Rep, 2016: 2016(5).

[185] Johnston BR, Ha AY, Kwan D. Surgical management of chronic wounds[J]. R I Med J, 2016, 99(2): 30-33.

[186] Grandjean A, Romana C, Fitoussi F. Distally based sural flap for ankle and foot coverage in children[J]. Orthop Traumatol Surg Res, 2016, 102(1): 111-116.

[187] Lee BL, Ma H, Perng CK, et al. Clinical manifestation, diagnosis, and surgical treatment of

chronic radiation ulcers related to percutaneous coronary intervention[J]. Ann Plast Surg, 2016, 76 (Suppl 1): S68-73.

[188] Raposio E, Libondi G, Bertozzi N, et al. Effects of topic simvastatin for the treatment of chronic vascular cutaneous ulcers: a pilot study[J]. J Am Coll Clin Wound Spec, 2016, 7(1-3): 13-18.

[189] Avijgan M, Kamran A, Abedini A. Effectiveness of Aloe Vera gel in chronic ulcers in comparison with conventional treatments[J]. Iran J Med Sci, 2016, 41(3 Suppl): S30.

[190] Driver VR, Eckert KA, Carter MJ, et al. Cost-effectiveness of negative pressure wound therapy in patients with many comorbidities and severe wounds of various etiology[J]. Wound Repair Regen, 2016, 24(6): 1041-1058.

[191] Broder KW, Nguyen B, Bodor RM. Negative pressure wound therapy with instillation in a chronic non-healing right hip trochanteric pressure ulcer[J]. Cureus, 2016, 8(11): e877.

[192] Leclercq A, Labeille B, Perrot JL, et al. Skin graft secured by VAC (vacuum-assisted closure) therapy in chronic leg ulcers: a controlled randomized study[J]. Ann Dermatol Venereol, 2016, 143(1): 3-8.

[193] Enomoto M, Yagishita K, Okuma K, et al. Hyperbaric oxygen therapy for a refractory skin ulcer after radical mastectomy and radiation therapy: a case report[J]. J Med Case Rep, 2017, 11(1): 5.

[194] Yu J, Lu S, McLaren AM, et al. Topical oxygen therapy results in complete wound healing in diabetic foot ulcers[J]. Wound Repair Regen, 2016, 24(6): 1066-1072.

[195] Kushnir I, Kushnir A, Serena TE, et al. Efficacy and safety of a novel autologous wound matrix in the management of complicated,chronic wounds: a pilot study[J]. Wounds, 2016, 28(9): 317-327.

[196] Stone RC, Stojadinovic O, Rosa AM, et al. A bioengineered living cell construct activates an acute wound healing response in venous leg ulcers[J]. Sci Transl Med, 2017, 9(371).

[197] Liu YC, Chhabra N, Houser SM. Novel treatment of a septal ulceration using an extracellular matrix scaffold (septal ulceration treatment using ECM)[J]. Am J Otolaryngol, 2016, 37(3): 195-198.

[198] Capobianco CM, Zgonis T. Soft tissue reconstruction pyramid for the diabetic charcot foot[J]. Clin Podiatr Med Surg, 2017, 34(1): 69-76.

[199] Julianto I, Rindastuti Y. Topical delivery of mesenchymal stem cells "secretomes" in wound repair[J]. Acta Med Indones, 2016, 48(3): 217-220.

[200] Hu J, Zhao G, Zhang L, et al. Safety and therapeutic effect of mesenchymal stem cell infusion on moderate to severe ulcerative colitis[J]. Exp Ther Med, 2016, 12(5): 2983-2989.

[201] Meneses JV, Fortuna V, de Souza ES, et al. Autologous stem cell-based therapy for sickle cell leg

ulcer: a pilot study[J]. Br J Haematol, 2016, 175(5): 949-955.

[202] Gerami-Naini B, Smith A, Maione AG, et al. Generation of induced pluripotent stem cells from diabetic foot ulcer fibroblasts using a nonintegrative Sendai virus[J]. Cell Reprogram, 2016, 18(4): 214-223.

[203] Raposio E, Bertozzi N, Bonomini S, et al. Adipose-derived stem cells added to platelet-rich plasma for chronic skin ulcer therapy[J]. Wounds, 2016, 28(4): 126-131.

[204] Kenneth S, Lee JJ, Wilson DP, et al. Musculoskeletal applications of platelet-rich plasma: fad or future [J]? Am J Rev, 2011, 196: 628-636.

[205] Harke H, Tanger D, Fürst-Denzer S, et al. Effect of a preoperative separation of platelets on the postoperative blood loss subsequent to extracorporeal circulation in open heart surgery[J]. Anaesthesist, 1977, 26(2): 64-71.

[206] Hood AG, Hill AG, Reeder GD, et al. Perioperative autologous sequestration III: a new physilolgic glue with wound healing properties[J]. Procam Acad Cardiovasc Perfusion, 1993, 14(1): 126-129.

[207] Afradi H, Saghaei Y, Kachoei ZA. Treatment of 100 chronic thalassemic leg wounds by plasma-rich platelets[J]. Int J Dermatol, 2017, 56(2): 171-175.

[208] Iervolino V, Di Costanzo G, Azzaro R, et al. Platelet gel in cutaneous radiation dermatitis[J]. Support Care Cancer, 2013, 21(1): 287-293.

[209] Powers JG, Higham C, Broussard K. Wound healing and treating wounds: chronic wound care and management[J]. J Am Acad Dermatol, 2016, 74(4): 607-625.

[210] Gould LJ, Dosi G, Couch K, et al. Modalities to treat venous ulcers: compression, surgery, and bioengineered tissue[J]. Plast Reconstr Surg, 2016, 138(3 Suppl): S199-208.

[211] Joret MO, Dean A, Cao C, et al. The financial burden of surgical and endovascular treatment of diabetic foot wounds[J]. J Vasc Surg, 2016, 64(3): 648-655.

[212] 贾赤宇. 进一步重视特殊原因创面的精确评估 [J]. 中华烧伤杂志, 2016, 32(6): 321-322.

[213] Zumla A, George A, Sharma v, et al. The WHO 2014 global tuberculosis report—further to go[J]. Lancet Glob Health, 2015, 3(1): 10-12.

[214] 王黎霞, 成诗明, 陈明亭, 等. 2012 年全国第五次结核病流行病学抽样调查报告 [J]. 中国防痨杂志, 2012, 34(8): 485-508.

[215] Unnetcioglu A, Sunnetcioglu M, Binici L, et al. Comparative analysis of pulmonary and extrapulmonary tuberculosis of 411 cases[J]. Ann Clin Microbiol Antimicrob, 2015, 14: 34.

[216] 贾赤宇. 结核性创面: 一个被忽视且值得重视的临床问题 [J]. 中华损伤与修复杂志(电子版), 2014, 9(4): 9-11.

[217] Wang HT, Zhang J, Ji LC, et al. Frequency of tuberculosis among diabetic patients in the People's Republic of China[J]. Ther Clin Risk Manag, 2014, 10: 45-49.

[218] Akhter SN, Khondker NS, Tasneem S. Atypical post operative discharging sinus-a case report[J]. Mymensingh Med J, 2015, 24(2): 424-426.

[219] 李鹏程, 郑梦利, 邱亚斌, 等. 皮瓣联合真皮瓣填充修复胸壁结核性溃疡创面八例 [J]. 中华烧伤杂志, 2012, 28(1): 55-56.

[220] Moon MS, Kim SS, Moon YW, et al. Surgery-related complications and sequelae in management of tuberculosis of spine[J]. Asian Spine J, 2014, 8(4): 435-445.

[221] 常娜, 贾赤宇, 刘真, 等. 235 例肺外结核性创面患者流行病学调查 [J]. 中华烧伤杂志, 2015, 31(2): 122-125.

[222] 程琳, 王瑞晨, 贾赤宇. 结核性创面三维重建方法的临床探索 [J]. 中华烧伤杂志, 2015, 31(6): 434-435.

[223] Slaninka I, Klein L, Čáp R, et al. Optimizing the treatment procedure in crural ulcers-a pilot study of the surgical method[J]. Rozhl Chir, 2015, 94 (2): 69-73.

[224] 贾赤宇, 李鹏程, 程琳, 等. 外科干预治疗模式在窦道型结核性创面中的临床应用 [J]. 中华烧伤杂志, 2016, 32(6): 326-330.

[225] Cierny G III, Mader JT, Penninck JJ. A clinical staging system for adult Osteomyelitis[J]. Contemp Orthop, 1985, 10: 17-37.

[226] Cierný G III. Surgical treatment of osteomyelitis[J]. Plastic & Reconstructive Surgery, 2011, 127 (Suppl): S190-204.

[227] Schmidt HG, Tiemann AH, Braunschweig R, et al. Definition of the diagnosis osteomyelitis diagnosis score (ODS)[J]. Z Orthop Unfall, 2011, 149(4): 449-460.

[228] Stadler KR, Woloszko J, Brown IG, et al. Repetitive plasma discharges in saline solutions[J]. Appl Phys Lett, 2001, 79: 4503-4505.

[229] Sergeev VN, Belov SV. A new method of high-frequency electrosurgery (coblation technology)[J]. Med Tekh, 2003, 37(1): 21-23.

[230] Kramer A, Hübner NO, Weltmann KD, et al. Polypragmasia in the therapy of infected wounds conclusions drawn from the perspectives of low temperature plasma technology for plasma wound therapy[J]. GMS Krankenhhyg Interdiszip, 2008, 3(1): 13.

[231] Sönnergren HH, Strömbeck L, Faergemann J. The antimicrobial effects of plasma mediated bipolar radiofrequency ablation on bacteria and fungi relevant for wound infections[J]. Acta Derm Venereol, 2012, 92: 29-33.

[232] Yang RG, Zuo TT, Zhu JL, et al. Effect of Radiofrequency Ablation on Healing of Infected Full-

Thickness Wounds in Minipigs[J]. The International Journal of Lower Extremity Wounds, 2013, 12(4): 265-270.

[233] Mueller CA, Rahn BA. Intramedullary pressure increase and increase in cortical temperature during reaming of the femoral medullary cavity: the effect of draining the medullary canal[J]. J Trauma, 2003, 55: 495-503.

[234] Husebye EE, Lyberg T, Madsen JE, et al. The influence of a one-step reamer-irrigator-aspirator technique on the intramedullary pressure in the pig femur[J]. Injury, 2006, 37: 935-940.

[235] Muller CA, Baumgart F, Wahl D, et al. Technical innovations in medullary reaming: reamer design and intramedullary pressure increase[J]. J Trauma, 2000, 49: 440-445.

[236] 中华医学会创伤学分会创伤急救与多发伤学组. 创面局部用药防治感染规范 [J]. 中华创伤杂志, 2013, 29(10): 905-907.

[237] Cierny GD.Chronic osteomyelitis: results of treatment. In Greene WB(ed). Instructional course lectures[M] Park Ridge: IL, AAOS, 1990: 495-508.

[238] Restrepo SC, Gimenez CR, McCarthy K. Imaging of osteomyelitis and musculoskeletal soft tissue infections[J]. Rheum Dis Clin North Am, 2003, 29: 89-109.

[239] Serkan Y, Kaan G, Tayfun A. The simple and effective choice for treatment of chronic calcaneal osteomyelitis[J]. Plast Reconstr Surg, 2003, 111: 753-760.

[240] Ilizarov GA. The tension-stress effect on the genesis and growth of tissues. Part I. The influence of stability of fixation and soft-tissue preservation[J]. Clin Orthop Relat Res, 1989(238): 249-281.

[241] Prevot J, Poncelet T, Lemelle JL, et al. Study of distraction osteogenesis in an animal body submitted to anticancer chemotherapy[J]. Chir Pediatr, 1988, 29(4): 226-230.

[242] Tajana GF, Morandi M, Zembo MM. The structure and development of osteogenetic repair tissue according to llizarov technique in man: characterization of extracellular matrix[J]. Orthopedics, 1989, 12(4): 515-523.

[243] Aronson J. Limb-lengthening, skeletal reconstruction, and bone transport with the Ilizarov method[J]. J Bone Joint Surg Am, 1997, 79(8): 1243-1258.

[244] Barker KL, Lamb SE, Simpson AH. Functional recovery in patients with nonunion treated with the Ilizarov technique[J]. J Bone Joint Surg Br, 2004, 86(1): 81-85.

[245] Yang L, Nayagam S, Saleh M. Stiffness characteristics and inter-fragmentary displacements with different hybrid exteffnal fixators[J]. Clin Biomech(Bristol, Avon), 2003, 18(2): 166-172.

[246] Madhusudhan TR, Ramesh B, Manjunath K, et al. Outcomes of Ilizarov ring fixation in recalcitrant infected tibial non-unions-a prospective study[J]. J Trauma Manag Outcomes, 2008,

2(1): 6.

[247] Ilizarov GA. The transosseous osteosynthesis: theoretical mid clinical aspects of the regeneration and growth of tissue[M]. Berlin: Springer-Verlag, 1992: 800.

[248] Beals RK, Bryant RE. The treatment of ehronie open osteomyelitis of the tibia in adults[J]. Clin Orthop Relat Res, 2005(433): 212-217.

[249] Abde-Aal AM. Ilizarov bone transport for massive tibial bone defects[J]. Orthopedics, 2006, 29(1): 70-74.

[250] Saridis A, Panagiotopoulos E, Tyllianakis M, et al. The use of the Ilizarov method as a salvage procedure in infected nonunion of the distal femur with bone loss[J]. J Bone Joint Surg Br, 2006, 88(2): 232-237.

[251] Stange LD, Bauwens K, Sehouli J, et al. Systematic review and metaanalysis of antibiotic for bone and joint infection[J]. Lancet Infect Dis, 2001, 1(3): 175-181.

[252] Lazzarini L, Lipsky BA, Mader JT. Antibiotic treatment of osteomyelitis: what have we learned from 30 years of clinical trials[J]? Int J Infect Dis, 2005, 9: 127-138.

[253] Lew DP, Waldvogel FA. Osteomyelitis[J]. Lancet, 2004, 364: 369-379.

[254] Haidar R, Der Boghossian A, Atiyeh B. Duration of post-surgical antibiotics in chronic osteomyelitis[J]. Int J Infect Dis, 2010, 14: 752-758.

[255] Parsons B, Strauss E. Surgical management of chronic osteomyelitis[J]. Am J Surg, 2004, 188: 57-66.

[256] Mader JT, Shirtliff ME, Bergquist SC, et al. Antimicrobial treatment of chronic osteomyelitis[J]. Clin Orthop Relat Res, 1999, 360: 47-65.

[257] Uçkay I, Lew DP. Infections in skeletal prostheses. In: Lippincott JW, editor. Bennet & Brachman's hospital infections[M]. Philadelphia: Williams & Wilkins, 2007, 665-672.

[258] Conterno LO, da Silva Filho CR. Antibiotics for treating chronic osteomyelitis in adults[J]. Cochrane Database Syst Rev, 2009, 3.

[259] Spellberg B, Lipsky BA. Systemic antibiotic therapy for chronic osteomyelitis in adults[J]. Clin Infect Dis, 2012, 54: 393-407.

[260] Calhoun JH, Manring MM. Adult osteomyelitis[J]. Infect Dis Clin North Am, 2005, 19: 765-786.

[261] Rushton N. Applications of local antibiotic therapy[J]. Eur J Surg, 1997, 163(578): 27-30.

第六章 组织修复和再生过度：组织修复与再生过程中瘢痕的防治

第一节 瘢痕形成的基因学与遗传学

创伤愈合是一个极为复杂的过程，包括实质细胞与周围细胞基质的重塑、血管和神经新生、免疫系统重建等过程，局部与全身的效应相互协调而完成。如果愈合过程发生异常，伤口周围组织持续增生，造成组织过度修复和再生，最终导致异常瘢痕的形成。

近年来，随着研究的深入，科学家们对瘢痕的研究不仅仅局限于组织学、生物化学、细胞生物学等范畴，应用更加先进的技术，从分子基因水平对瘢痕的基因学与遗传学做出更为深入的探索。然而，迄今并未发现瘢痕形成的具体原因。瘢痕的产生并非由单基因或单个因素导致，而是由于多个基因通路的相互作用以及环境因素的共同影响导致的。对瘢痕形成进行基因学与遗传学的研究，对瘢痕的预防与治疗具有十分重要的意义。

病理性瘢痕主要指增生性瘢痕和瘢痕疙瘩，两种疾病的发病机制不同，处理方法也各异。

一、增生性瘢痕

增生性瘢痕通常继发于烧伤、外伤以及外科手术，是一种真皮纤维增生性疾病，主要特点为细胞外基质（ECM）的异常聚集。愈合过程中的增生期延长导致的胶原蛋白、弹性蛋白、α - 平滑肌肌动蛋白（α -SMA）、纤连蛋白持续表达，形成突出于创烧伤表面的无功能组织，对患者局部的外观和功能产生极大的负面影响。

增生性瘢痕形成的高危因素包括严重烧伤、女性、年纪轻、深色皮肤、位置（颈部或上肢）、多次手术、延迟愈合等，尤其在烧伤后，其发病率高达 30% ~ 72%。

遗传因素在增生性瘢痕发病中的研究现处于起步阶段，现阶段的研究并未发现导致增生性瘢痕发病的特异性基因位点。DNA 基因型分析说明基因变异可能与增生性瘢痕的严重程度有关。在男性白种人中发现的 CUB and Sushi multiple domains 1（CSMD1）基因的特殊变异使这一人群在烧伤后增生性瘢痕的严重程度减轻，而这一现象产生的机制并不明确。

microRNA 在增生性瘢痕发病中作用的研究近年来也有一定的进展。异常的 miRNA 表达会导致增生性瘢痕的发生。miRNA 通过与目的 mRNA 的 3'端非转录区（3'-untranslated region，3'-UTR）特定位点结合，通过 RNA 沉默和转录后修饰调控目的基因的表达。异常的 miRNA 表达促进增生性瘢痕中纤维化、炎症、细胞增殖和 ECM 代谢等病理过程。Mu 等应用 miRNA 基因芯片技术对增生性瘢痕的 miRNA 分析得出，同正常皮肤相比，有 21 个 miRNA 出现显著差异性表达，MiR-143-3p 则对增生性瘢痕的形成有抑制作用。Renpeng Zhou 等的数据显示，24 个 miRNAs 出现显著的差异性表达，其中包括与 TGF-β 通路和纤维化过程密切相关的 miR-21 和 miR-200b。另外，miR-181c、miR-10a 和 miR-199a-5p 均已证实在增生性瘢痕中出现表达量的改变。

mRNA 表达谱的异常也同增生性瘢痕发病有一定的相关性。胡扬红等应用 mRNA 芯片分析比较人增生性瘢痕与正常皮肤组织中 mRNA 表达谱的差异。差异基因主要与细胞周期、细胞增殖、免疫反应，以及细胞黏附等有关，主要参与黏着斑形成、β 转化因子（TGF-β）信号通路、细胞周期信号通路、p53 信号通路、肿瘤相关信号通路，进一步说明增生性瘢痕是受多个通路共同调控的。这些差异表达 mRNA 及其参与调控的信号通路可能成为增生性瘢痕基因干预治疗的新靶点，具有潜在的临床意义。

二、瘢痕疙瘩

瘢痕疙瘩是一种良性的真皮增生性肿瘤，一般是继发于皮肤损伤异常修复的病理反应，表现为过多的 ECM 沉积，主要为成纤维细胞的过分增殖和胶原蛋白的聚积，呈现出类肿瘤生长方式，异常的瘢痕组织越过原伤口的边缘，无法自发消退，对患者造成身体和精神上的压力，影响患者的日常生活。瘢痕疙瘩发病的高危因素包括：种族因素、受伤部位、伤口周围组织张力、感染、激素水平影响及是否有异物等。由于瘢痕增生在各人种间的遗传异质性、易感变异效应不同以及不同的环境因素影响，因此针对瘢痕增生在中国人群中的易感基因的深入研究就显得尤其必要。

瘢痕疙瘩的产生具有明显的遗传易感性，主要表现在家族遗传性、双胞胎的同发性、特定种族的高发病率。已有数据显示，深色皮肤人群更易罹患瘢痕疙瘩。非洲裔、西班牙裔、亚裔血统的人群的发病率高达 15%～20%，远远高出高加索人；而白化病患者并无发病。

瘢痕疙瘩的病因并不清楚，一般继发于遗传基因易感人群的真皮损伤。对瘢痕疙瘩发病机制的研究有助于确定有效的治疗靶点，精确评估造成个体瘢痕形成的潜在遗传易感性将对今后指导临床、设计个体化临床方案具有指导意义。

瘢痕疙瘩是一个由多基因参与、多种基因突变导致的疾病，其遗传方式与致病基因并不明确。

已有多个独立研究发现多种遗传模式。在家族遗传性的瘢痕疙瘩病例中，均有单个或多个基因位点发生变异，但这些易感基因位点具有异质性和种族特异性，缺乏普遍性。有科学家研究发现，15q21.2-22.3、2q23、7p11 等基因位点分别在不同家族中与瘢痕疙瘩的发生有关。Marneros 等对两个瘢痕疙瘩家系的研究中，发现非裔美国黑人家系的遗传易感位点位于 7p11 区域，日本人家系易感位点位于 2q23 区域；而刘晓军等针对中国汉族人群家族遗传患者的研究却排除了染色体 7p11 和 2q23 区域对发病的影响，证明了易感基因位点存在异质性和种族特异性。近来在川崎病（Kawasaki disease，KD）患者中发现了多种相关基因突变，而这可解释 KD 发病基因多态性的原因之一。目前已经证实与 KD 相关的基因突变有 p53 抑癌基因的突变，Runx3，人类白细胞抗原（human leukocyte antigen，HLA）等。携带特异性主要组织相容性复合体（major histocompatibility complex，MHC）等位基因，尤其是 HLA-DRB1*15，HLA-DQA1*0104，DQB1*0501 和 DQB1*0503 的人群更易罹患瘢痕疙瘩。

单核苷酸多态性（single nucleotide polymorphism，SNPs）在瘢痕疙瘩发病机制中的作用也受到广泛关注。Nakashima 等应用全基因组关联分析（genome-wide association studies，GWAS）技术在研究中发现与日本人群瘢痕疙瘩发病显著相关联的 4 个 SNP 位点：rs873549、rs940187、rs1511412 和 rs8032158，分别位于 3 个不同的染色体区域：1q41，3q22.3-23 和 15q21.3. 我国科学家 Zhu F 等针对我国汉族人群瘢痕疙瘩的研究发现 3 个关键 SNP 位点，rs873549、rs1442440 和 rs2271289，分别位于 1q41 和 15q21.3 染色体上，同 Nakashima 等的研究结果均发现 1q41 和 15q21.3 染色体上 SNP 的异常，推测瘢痕疙瘩在中国汉族人群和日本人中可能存在共同的发病机制。另外，有研究推测 rs181924090（11p15.5，SIRT3）、rs151091483（17p13.1，MYH8）、rs183178644（6p25.3，HUS1B）和 rs1511412（3q22.3，FOXL2）等多个 SNP 均与瘢痕疙瘩的形成有关。

边曦等对比瘢痕疙瘩与正常皮肤的差异表达基因，进行瘢痕疙瘩相关基因生物信息学分析，筛选瘢痕疙瘩相关基因 94 个（71 个上调，23 个下调），其中包括 TGF-β1、FN1、COL1A1、MMP9、VEGFA、TP53、IL-6 和 MMP2 等关键基因，在 TGF-β1 信号转导、细胞增殖和凋亡、肿瘤形成等相关通路中可能起重要作用，从而导致瘢痕疙瘩的发生发展。

（王晓　刘磊　姜笃银）

第二节　瘢痕形成机制——真皮"模板缺损"学说

创面愈合过程是由细胞、细胞因子、细胞外基质等共同参与完成的。因此，以往瘢痕形成机制的研究多从细胞、细胞因子、细胞外基质等环节入手。随着研究的不断深入和研究范围的进一步拓展，人们逐渐意识到，在创面愈合过程中，细胞、细胞因子及细胞外基质等扮演的是"参与者"或"执行者"的角色，其变化及相互作用等环节对瘢痕形成而言是后续的"连锁"或"瀑布"效应，是一种修复的"中间过程"，而不是导致瘢痕过度增生的始动因素。那么什么是影响瘢痕形成的始动因素呢？一些临床及实验现象给了我们很大的启示。

临床实践发现：①不同程度的烧伤创面自然愈合后的结局存在很大差异——浅度烧伤创面愈合后不遗留或仅遗留轻微的瘢痕，而深度烧伤创面愈合后往往形成明显的瘢痕。②不同厚度的自体皮肤移植愈合后的结果亦明显不同——深度创面植皮后瘢痕增生的程度与植皮的厚度成反比；移植全层厚度的皮肤则不遗留任何瘢痕。③冻伤创面虽然皮肤组织内的血管、细胞成分均已失去活性，但是，如果仍保留除血管、细胞以外的真皮组织，则愈后几乎不形成增生性瘢痕。这些现象提示：瘢痕的过度增生可能与真皮组织的缺失程度有关。而皮肤替代物（如 Integra、DermagraftTC、AlloDerm 等）的应用可在一定程度上减轻瘢痕的过度形成，进一步研究发现这类模拟真皮组织结构的真皮类似物可支持宿主 FB 的浸润、新生血管的形成和上皮化。有研究者将真皮类似物的这种作用形象地称为"模板样作用"，进一步提示：重建损伤部位皮肤组织的结构和功能必需真皮组织中某些层次和/或某些成分的参与才能顺利完成，这种皮肤层次或成分可能模拟了真皮组织的某些特性，而这些特性对创面愈合中细胞功能的转归是必需的，是引导细胞功能趋向的"模板"，真皮组织缺损导致"模板"缺失从而导致瘢痕的过度形成。那么真皮组织是如何发挥"模板"作用的？通过何种机制来影响细胞、细胞因子及细胞外基质的变化而产生系列效应呢？是通过真皮组织的结构还是其成分？因此，对于其机制的研究有助于进一步了解瘢痕形成的生物学机制，为此我们开展了系列研究。

一、皮肤真皮组织缺损及其缺损程度对瘢痕形成的影响

为了解皮肤真皮组织的缺损程度与瘢痕形成的关系，我们观察了不同程度皮肤真皮组织缺损情况下的瘢痕增生程度以及同一程度的组织缺损予以不同厚度的自体皮肤回植后瘢痕的形成情况。

本研究选择 24 例烧伤患者四肢供皮区共 45 处作为研究创面，分为刃厚皮供皮区（A 组）及中厚皮供皮区（B 组），并按是否移植一定厚度的自体皮片，将 A 组分为刃厚皮不植皮组（A1）、刃厚皮植皮组（A2）；将 B 组分为中厚皮不植皮组（B1）、中厚皮植刃厚皮组（B2）、中厚皮植中厚皮组（B3）。留取所取皮片及移植皮片标本，组织切片后经显微摄像系统、图像分析系统测量真皮厚度；术后 6 个月对上述供皮区瘢痕形成及增生程度进行温哥华评分。结果发现：A 组缺损真皮组织厚度在 0.146 ~ 0.163 mm，B 组缺损真皮组织厚度在 0.456 ~ 0.656 mm 之间（见表 6-1）。愈合后瘢痕温哥华评分随着真皮组织缺损程度的增加而增加，两者成正相关（$r=0.597$，$P<0.01$）；缺失真皮的创面回植自体皮片后，瘢痕评分值会相应减少，并与移植皮片厚度成负相关（$r=-0.569$，$P<0.01$）（见表 6-2）。可见，瘢痕增生程度随真皮组织缺损程度的增加而增加，皮片回植减轻瘢痕增生的程度与回植真皮组织的厚度成正比，首次从理论上论证了创面愈合过程中真皮组织缺损程度与瘢痕增生程度密切相关。

表 6-1　各组创面缺损真皮组织厚度、回植真皮组织厚度的测定（mm，$\bar{x}\pm s$）

组别	创面数（个）	缺损真皮厚度	回植真皮厚度
A1	9	0.146 ± 0.022	0
A2	9	0.163 ± 0.035	0.138 ± 0.084
B1	9	0.456 ± 0.150*	0
B2	9	0.656 ± 0.277*	0.152 ± 0.071
B3	9	0.603 ± 0.122*	0.558 ± 0.095#

注：与 A 组比较，*$P < 0.05$；B3 组回植真皮厚度与 A2、B2 组比较，#$P < 0.05$。

表 6-2　不同厚度皮肤回植 6 个月后创面温哥华评分的比较（$\bar{x}\pm s$）

组别	创面数（个）	瘢痕温哥华评分（分）
A1	9	0.182 ±0.050
A2	9	0.111 ± 0.033
B1	9	3.714 ± 0.498*
B2	9	1.050 ± 0.057#
B3	9	0.636 ± 0.055△

注：与各组比较，*$P< 0.01$；与 A2 比较，#$P<0.05$；与 B2、A2 比较，△$P <0.05$。

上述实验结果提示：瘢痕增生程度随着真皮组织缺损程度的增加而增加，真皮组织的回植可减轻瘢痕增生，且其减轻瘢痕增生的程度与回植真皮组织的厚度有关。由此，引发了另一层面的思考，即为何真皮组织缺损程度会影响瘢痕的形成呢？不同程度真皮组织缺损对创面愈合过程会产生什么影响呢？

二、皮肤真皮组织缺损程度对创面愈合过程的影响

为研究不同程度的皮肤组织缺损对创面愈合过程的影响，我们在伦理允许的范围内开展了临床实验，并通过动物实验进一步验证、完善临床实验的结果。

临床实验选择深度烧伤患者切痂后创面共 94 例次，实验组为无细胞真皮基质 + 自体刃厚皮复合移植，对照组为单纯自体刃厚皮片移植，从组织形态学及细胞生物学方面对创面愈合过程进行动态观察。动物实验取雄性 SD 大鼠 120 只，在其背部正中造成 2.5 cm × 2.5 cm 的全层皮肤组织缺损创面，分为四组：自然愈合组（对照组）、刃厚皮回植组、全厚皮回植组以及复合移植组（无细胞真皮基质 + 自体刃厚皮移植），连续 20 周动态观察创面组织形态学、组织生物力学顺应性及修复细胞功能等的变化。

临床实验证实：复合移植组创面肉芽组织少，成纤维细胞（fibroblast，FB）和血管可循无细

胞真皮基质的胶原间隙长入，组织修复后（术后 12 个月）结构比单纯刃厚皮移植更接近正常真皮组织的结构。与复合移植组相比，刃厚皮移植组创面有大量新生的胶原沉积，FB 向肌成纤维细胞（myofibroblast，MFB）分化的比例高且持续时间长，表现为 FB 中 α 平滑肌肌动蛋白（α–smooth muscle actin，α–SMA）的持续高表达；内皮细胞标记物 CD34 高表达，提示血管内皮细胞功能活跃，增殖旺盛，毛细血管增生明显；促瘢痕形成因子 TGF-β1 和其受体 TGF – βRI、Ⅱ 及其下游信号转导蛋白 Smad3 高表达，而细胞凋亡水平则显著低于复合移植组（见表 6-3 至表 6-7）。由此可见，通过复合移植减少了组织缺损后，不仅使修复细胞的增殖、分泌合成功能下降，而且促进了细胞凋亡水平的上调。其对修复细胞功能的影响有利于减轻瘢痕形成。

鉴于临床实验的伦理限制，我们通过动物实验进一步完善相关研究。

动物实验组织学观察发现，创面愈合早期，对照组及各实验组的创面新生组织中 FB 形态呈长梭形，极性明显，细胞长轴及新生胶原均平行于皮肤表面排列，胶原纤维纤细、排列致密；而移植物的真皮组织部分（包括自体真皮及无细胞真皮基质）的胶原粗大、疏松、呈编织状排列，增生的 FB 循胶原的间隙排列，细胞呈多角的星形，极性不明显；创面愈合后期，与对照组相比，各实验组创面的新生胶原逐渐变得粗大、疏松、趋于编织状排列，接近正常皮肤组织的胶原排列结构，FB 数量显著下降，细胞形态则由创面愈合早期的双极形趋于多角的星形。胶原排列及细胞形态的变化与正常皮肤组织接近的程度以全厚皮移植组最明显，而单纯自体薄皮移植的效果则较差，复合移植组接近全厚皮移植的效果（见图 6-1）。上述结果说明给予真皮组织的回植加快了自然愈合状态下的组织重塑过程。

组织力学顺应性及 FB 功能的比较发现：自然愈合的全层皮肤组织缺损创面，创面皮肤组织的力学顺应性差，FB 向 MFB 分化的比例高且持续时间长，TGF-β1、FN、整合素 α2β1 等促瘢痕形成的细胞因子及细胞外基质成分高表达；如通过真皮组织的回植弥补组织缺损，则创面皮肤组织的力学顺应性明显改善，FB 的功能状态包括细胞的分化、多种细胞外基质的表达、促瘢痕形成的细胞因子表达水平明显下调，并且，这种影响与回植真皮组织的厚度密切相关，全厚皮片回植的效果最好，优于刃厚皮片回植，如果在移植刃厚皮片的同时应用无细胞真皮基质（即复合移植）则可明显改善单纯刃厚皮片回植的效果（见图 6-2，表 6-8 至表 6-12）。该结果提示，创面愈合过程中组织顺应性及 FB 的功能状态与皮肤真皮组织的缺损程度密切相关，缺损程度越小越有利于组织顺应性的改善及 FB 功能的调节，从而促进组织修复过程向减少瘢痕形成的方向发展。

动物实验结果与临床实验的趋势基本一致，说明皮肤真皮组织缺损程度可调节创面愈合过程的多个环节，是影响瘢痕形成的关键因素。

那么，为何真皮组织的缺损与否会影响皮肤组织力学顺应性及 FB 的功能呢？真皮组织在创面愈合过程中是通过何种机制发挥其调节作用的呢？是通过真皮组织的结构还是成分？为此我们开展了进一步的研究。

表 6-3 各组Ⅲ型胶原、Ⅲ型前胶原 mRNA 阳性表达图像分析数据 （$\bar{\chi} \pm s$, n=9）

检测指标组别	术后时间（周）			
	1	2	3	4
Ⅲ 型胶原复合移植组	65.89±5.25	58.27±8.36	52.02±4.85	51.83±5.49
刃厚皮组	66.35±3.24	68.23±5.60[*]	68.28±4.49[*]	65.64±6.92[*]
复合移植组	13.63±3.40	17.34±4.89	14.16±3.32	5.29±1.07
刃厚皮组	24.40±3.02	24.74±1.87[*]	22.54±1.65[*]	19.71±4.16[*]

注：与复合移植组比较，[*]P<0.05。

表 6-4 各组创面组织中 CD34 表达的比较

组别	术后时间（周）			
	1	2	3	4
复合移植组	4.0±0.7	4.3±0.9[*]	3.5±0.5[*]	3.1±1.13[*]
刃厚皮移植组	5.3±2.0	5.4±0.8	4.9±1.72	5.6±2.3

注：与刃厚皮移植组相比，[*]P<0.05。

表 6-5 各组 TGF-β1、TβRI 和 II、Smad3 蛋白阳性表达率的比较（$\bar{\chi} \pm s$, n=10 ）

检测指标组别	组别	移植术后时间（周）			
		1	2	3	4
TGF-β1	复合移植组	13.08±4.65	12.36±1.51	11.18±1.88	9.03±1.89
	刃厚皮组	19.24±4.59[*]	14.91±4.17[*]	13.66±1.58[*]	11.46±2.37[*]
TβRI	复合移植组	6.87±2.60	4.30±2.19	2.92±1.21	2.22±0.68
	刃厚皮组	10.62±3.95[*]	6.21±2.09[*]	4.22±0.86[*]	3.51±0.74[*]
TβRII	复合移植组	4.34±1.95	3.51±0.88	2.76±1.04	2.32±0.49
	刃厚皮组	6.81±1.20[*]	5.23±0.86[*]	3.99±0.58[*]	2.93±0.64[*]
Smad3	复合移植组	14.59±4.22	11.36±4.06	10.12±2.02	6.32±1.56
	刃厚皮组	23.38±4.00[*]	16.54±1.99[*]	13.39±2.03[*]	9.60±3.07[*]

注：与复合移植组比较，[*]P<0.05。

表 6-6　各组创面组织中的 p53 表达的比较（$\bar{\chi}\pm s$，n=9）

组别	术后时间（周）			
	1	2	3	4
复合移植组	19.87±3.67	30.57±10.90[*]	27.08±7.12[*]	22.85±5.19[*]
刃厚皮移植组	16.04±3.67	18.60±2.74	19.30±3.02	18.16±1.51

注：与刃厚皮移植组比较，[*]$P<0.05$。

表 6-7　各组创面组织中细胞凋亡率的比较（$\bar{\chi}\pm s$，n=9）

组别	术后时间（周）			
	1	2	3	4
复合移植组	15.90±6.88	15.40±2.61	23.54±2.48[*]	34.02±7.20[*]
刃厚皮移植组	10.98±2.34	13.36±2.52	19.12±3.44	4.61±2.29

注：与刃厚皮移植组比较，[*]$P<0.05$。

表 6-8　各组创面组织中 α-SMA 阳性表达率的比较（$\bar{\chi}\pm s$，n=6）

组别	术后时间				
	1	2	4	6	12
自然愈合组	28.02±2.73	33.53±1.62	26.99±2.90	8.60±0.74	4.85±0.58
全厚皮移植组	8.32±1.44[#△]	15.71±1.82[#△▲]	6.29±0.77[#△]	5.39±0.44[#△]	1.71±0.32[#△▲]
刃厚皮移植组	20.42±2.20[#]	22.91±2.22[#]	12.18±2.79[#]	6.87±0.41[#]	2.50±0.26[#]
复合移植组	10.28±3.99[#△]	21.78±1.66[#]	7.53±0.98[#△]	5.70±0.46[#△]	2.20±0.28[#]

注：其余组与对照组比较，[#]$P<0.01$；FTSG、ADMT 与 STSG 比较，[△]$P<0.01$；FTSG 与 ADMT 比较，[▲]$P<0.01$。

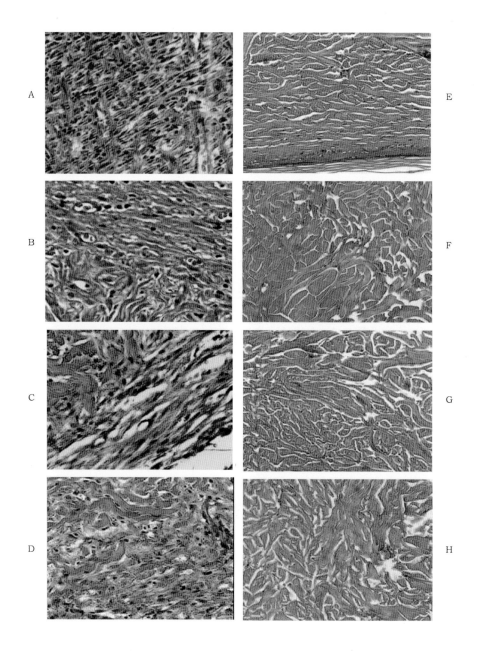

图 6-1　各组创面愈合过程中胶原排列变化的比较（×40）

注：HE 染色示术后 1 周和术后 20 周各组创面愈合过程中胶原排列的变化。

A～D 为术后 1 周时各组胶原排列的比较，E～H 为术后 20 周时的各组胶原排列的比较。

A、E 为自然愈合创面。

B、F 为自体刃厚皮移植组。

C、G 为复合移植组。

D、H 为全厚皮移植组。

术后 1 周，创面新生肉芽组织中的胶原纤细，平行于皮肤表面排列，至术后 20 周，原新生胶原逐渐变得粗大，呈编织状排列，趋于正常皮肤组织的胶原排列特征，以全厚皮移植组最明显，而单纯自体刃厚皮移植的效果则较差。复合移植组接近全厚皮移植的效果。

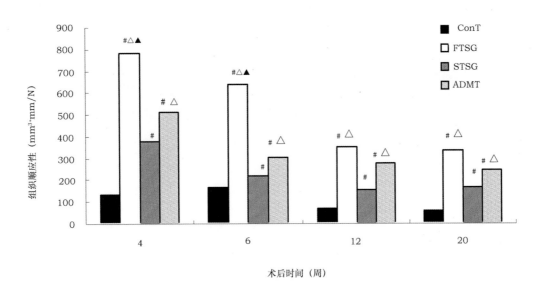

图 6-2 各组创面组织生物力学顺应性的比较

注：创面愈合过程中各组创面皮肤组织生物力学顺应性的比较。

ConT 为自然愈合组；FTSG 为全厚皮移植组；STSG 为自体刃厚皮移植组；ADMT 为复合移植组。

$^{\#}$ 与对照组比较 $P<0.05$；$^{\triangle}$FTSG、ADMT 与 STSG 比较 $P<0.05$；$^{\blacktriangle}$FTSG 与 ADMT 比较 $P<0.05$。

自然愈合创面组织顺应性差，皮肤移植可改善创面皮肤组织的力学顺应性，全厚皮移植的效果最好，单纯刃厚皮移植较差，复合移植的效果介于全厚皮移植和单纯刃厚皮移植之间。

表 6-9 各组创面组织中 FN 阳性表达率的比较（$\bar{x}\pm s$，$n=6$）

组别	术后时间（周）				
	1	2	4	6	12
自然愈合组	$33.23\pm0.88^{\#}$	$33.00\pm2.38^{\#}$	$36.76\pm2.88^{\#}$	$31.43\pm2.06^{\#}$	$17.93\pm1.66^{\#}$
全厚皮移植组	$19.48\pm2.00^{\triangle\blacktriangle}$	$20.86\pm1.34^{\triangle\blacktriangle}$	$18.65\pm2.24^{\triangle\blacktriangle}$	$18.03\pm0.77^{\triangle\blacktriangle}$	$5.86\pm0.66^{\triangle\blacktriangle}$
刃厚皮移植组	25.66 ± 1.71	29.18 ± 1.28	26.59 ± 2.61	24.55 ± 1.72	8.59 ± 1.09
复合移植组	22.06 ± 1.43	$23.70\pm1.41^{\blacktriangle}$	$21.94\pm2.24^{\blacktriangle}$	$19.27\pm1.28^{\blacktriangle}$	6.10 ± 0.41

注：其余组与对照组比较，$^{\#}P<0.01$；FTSG、ADMT 与 STSG 比较，$^{\triangle}P<0.01$；FTSG 与 ADMT 比较，$^{\blacktriangle}P<0.01$。

表 6-10　各组创面组织中整合素 α2 阳性表达率的比较（$\bar{x} \pm s$，$n=6$）

组别	术后时间（周）				
	1	2	4	6	12
自然愈合组	22.15 ± 2.04	26.96 ± 3.18	16.69 ± 3.26	7.94 ± 1.26	4.89 ± 0.69
全厚皮移植组	14.40 ± 1.62 [#△▲]	16.78 ± 3.08 [#△▲]	7.76 ± 1.06 [#△]	5.11 ± 0.43 [#△]	3.49 ± 0.99
刃厚皮移植组	19.45 ± 1.22 [#]	23.12 ± 1.51 [#]	11.72 ± 1.56 [#]	6.48 ± 0.56 [#]	4.35 ± 0.63
复合移植组	17.26 ± 1.38 [#△]	19.97 ± 2.04 [#△]	8.18 ± 1.07 [#△]	5.69 ± 0.66 [#]	3.95 ± 0.68

注：其余组与对照组比较，[#] $P<0.01$；FTSG、ADMT 与 STSG 比较，[△] $P<0.01$；FTSG 与 ADMT 比较，[▲] $P<0.01$。

表 6-11　各组创面组织中整合素 β1 阳性表达率的比较（$\bar{x} \pm s$，$n=6$）

组别	术后时间（周）				
	1	2	4	6	12
自然愈合组	25.25 ± 1.13 [#]	34.35 ± 2.96 [#]	40.68 ± 3.23 [#]	10.56 ± 1.08 [#]	8.12 ± 1.35 [#]
全厚皮移植组	17.61 ± 1.59 [△▲]	18.71 ± 1.07 [△▲]	13.16 ± 1.44 [△▲]	5.89 ± 0.44 [△▲]	4.31 ± 0.36 [△▲]
刃厚皮移植组	20.57 ± 2.17	26.51 ± 2.61	20.28 ± 1.94	9.04 ± 0.98	6.46 ± 0.36
复合移植组	21.72 ± 1.17	21.64 ± 1.46 [△]	17.96 ± 1.15 [△]	7.05 ± 0.79 [△]	5.20 ± 0.98

注：其余组与对照组比较，[#] $P<0.01$；FTSG、ADMT 与 STSG 比较，[△] $P<0.01$；FTSG 与 ADMT 比较，[▲] $P<0.01$。

表 6-12　各组创面组织中 TGF-β1 阳性表达率的比较（$\bar{x} \pm s$，$n=6$）

组别	术后时间（周）				
	1	2	4	6	12
自然愈合组	24.09 ± 0.96 [#]	36.83 ± 2.63 [#]	28.24 ± 1.62 [#]	24.23 ± 2.43 [#]	23.29 ± 2.11 [#]
全厚皮移植组	18.27 ± 1.18	15.79 ± 0.80 [△]	16.74 ± 1.13 [△▲]	13.22 ± 1.89 [△▲]	10.67 ± 0.93 [△▲]
刃厚皮移植组	18.88 ± 2.13	19.12 ± 1.93	22.66 ± 1.33	19.72 ± 1.44	16.79 ± 0.85
复合移植组	18.31 ± 1.62	16.41 ± 1.88 [△]	18.66 ± 0.79 [△]	14.94 ± 1.11 [△]	14.39 ± 0.99 [△]

注：与对照组比较：[#] $P<0.01$；FTSG、ADMT 与 STSG 比较：[△] $P<0.01$；FTSG 与 ADMT 比较：[▲] $P<0.01$。

三、真皮组织的三维结构与成分在调控 FB 生物学行为中的作用

真皮组织包括了组织结构和成分两部分。体外研究已证实，各种细胞外基质成分都会对细胞功能产生不同的影响，或抑制或促进，但相关结果往往是在不涉及其三维结构的条件下得出的；组织结构亦可对细胞功能产生重要影响。那么真皮组织对创面愈合过程的影响是通过其结构还是其成分来实现的呢？组织的结构和成分之间是何种关系呢？为此我们开展了进一步的研究。

（一）真皮组织结构对成分的"允许作用"

我们研究了有无三维结构及不同材料的三维结构对 FB 的影响。即将脱钙松质骨胶原及生物海绵（多孔材料）分别植入 SD 大鼠皮下，分别于 1 周、2 周时取材，组织学观察发现：在脱钙松质骨胶原及生物海绵外的纤维包裹部分（即无三维支架部分）其胶原的排列方向单一，一致平行排列，FB 形态呈长梭形，极性明显（见图 6-3 中 A、C），这与创面肉芽组织中的 FB 形态及胶原排列相似；而迁入脱钙松质骨胶原及生物海绵孔隙内（即有三维支架的部分）的 FB 形态呈多样性，胶原沿支架走行排列，排列方向表现出多向性（见图 6-3 中 B、D），这与创面移植的自体真皮部分或无细胞真皮基质部分的细胞形态及胶原排列相似。值得注意的是：①同一创面的 FB 在同一创面的不同部分（有三维结构部分和无三维结构部分）表现出截然不同的细胞形态。②松质骨胶原及生物海绵两种不同材料在对细胞形态及胶原排列的影响方面无明显差别。这是否提示组织的三维结构可能对修复细胞功能的影响起主导作用，真皮组织对创面愈合过程的影响主要是通过其生理结构发挥作用的呢？为了进一步明确结构及成分间的关系，我们开展了深入的研究。

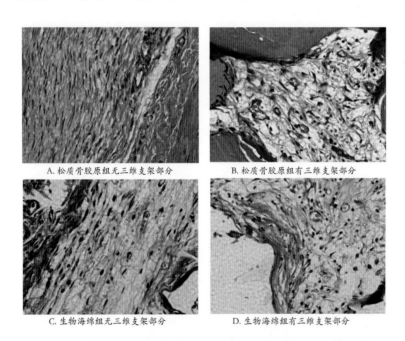

A. 松质骨胶原组无三维支架部分　　　B. 松质骨胶原组有三维支架部分

C. 生物海绵组无三维支架部分　　　D. 生物海绵组有三维支架部分

图 6-3　有无三维结构及不同材料的三维结构对 FB 的影响

注：图中 A、C 分别示在脱钙松质骨胶原及生物海绵外的纤维包裹部分（即无三维支架的部分），胶原平行排列，FB 形态呈梭形，极性明显；B、D 分别示迁入脱钙松质骨胶原及生物海绵内（即有三维支架的部分）的 FB 形态呈多样性，胶原沿支架走行排列，排列方向表现出多向性。

我们采用了体外培养模型来研究结构及成分的关系。黏附细胞的体外培养体系基本分为两维培养和三维培养。直接在培养皿上接种细胞或以某种细胞外基质成分包被培养皿然后在其上接种细胞均属于两维培养。三维培养模式中，传统的三维培养将胶原和细胞的混悬液包被于培养皿上，如胶原凝胶黏附于培养皿基底则形成锚着基质，如将胶原凝胶游离于培养皿基底则称为漂浮基质。锚着基质因黏附于培养皿基底而处于高张力状态，与两维培养类似，情形类似于增生期瘢痕；漂浮基质张力低，类似于正常皮肤，比较接近生理状态。目前建立的一种新三维培养模型，该三维基质模型利用细胞原位反复传代，由细胞在生长过程中分泌的细胞外基质累积而成。该三维培养模型被证明在成分、结构和机械性能方面都更符合生理情况，更能模仿生理状态，我们称其为新三维基质。在此基础上，通过外部加压的方法将新三维基质压缩，称为新三维培养压缩基质；或通过酶消化法将三维基质溶解后包被于培养皿上，称为新三维培养溶解基质。后两种方法旨在破坏其三维结构，本质上属于两维培养体系。

实验分组如下：分别以 FN、LN、胶原包被的培养基质、新三维培养基质、新三维培养压缩基质及新三维培养溶解基质，观察不同基质对 MFB 诱导的影响。结果显示：FN、LN、胶原以及三维基质溶解基质均可诱导出 MFB，尤以 FN 的诱导作用最明显；与新三维基质溶解基质相比，结构遭到破坏的新三维培养压缩基质同样可以诱导 MFB 的产生，但新三维基质却难以诱导出 MFB（见图 6-4）。

为何在两维培养条件下不同的基质成分均可诱导出 MFB 呢？为何在具有同样成分的前提下，溶解基质或是三维结构遭到破坏的压缩基质均可诱导出 MFB，而更贴近生理性结构的三维基质不能诱导出 MFB 呢？研究表明，两维培养体系的力学性质类似于创面愈合早期的组织，可使培养体系中的细胞功能更活跃。而新三维基质被证实其在成分、结构和机械性能方面都更符合生理情况。可见，虽然细胞外基质的成分可对 FB 的功能产生一定的影响，但这种影响是有条件的，即与细胞外基质的结构及其相应的机械性质密切相关，在非生理条件下，细胞外基质成分可促使 FB 功能向着过度增殖的方向发展，而当细胞外基质的结构和机械性质恢复到生理状态，则细胞外基质成分对细胞功能的异常影响将消失。因此，细胞外基质的三维结构在调节细胞功能、影响组织修复的转归中起了"允许作用"。

（二）组织结构是引导细胞功能趋向的"模板"

我们观察到：在脱钙松质骨胶原较大孔径中的 FB 形态及胶原排列更接近于肉芽组织创面，而长入小孔径的 FB 形态则更接近于自体真皮部分，该现象提示：组织空间结构的大小可能会对细胞的功能产生影响，我们对这一现象进行了研究。

实验中将具有三维空间结构，孔径分别为 200 μm、500 μm 和 1000 μm 的胶原膜植入 SD 大鼠皮下，连续 3 周取材观察对 FB 功能的影响。结果发现，500 μm 的胶原膜细胞增殖水平在第 2 周达到高峰，高于 200 μm 和 1000 μm 的材料，第 3 周开始迅速下降，低于后两种材料；细胞凋亡水平则相反——前 2 周 500 μm 胶原膜的细胞凋亡水平均低于 200 μm 和 1000 μm 的胶原膜，第 3 周则高于后两种材料（见表6-13和表6-14）。

该结果提示：组织空间结构对细胞功能的调节有一个度的问题，合适的三维结构可促进细胞周期的尽快完成，不合适的组织结构则不利于细胞功能的恢复。

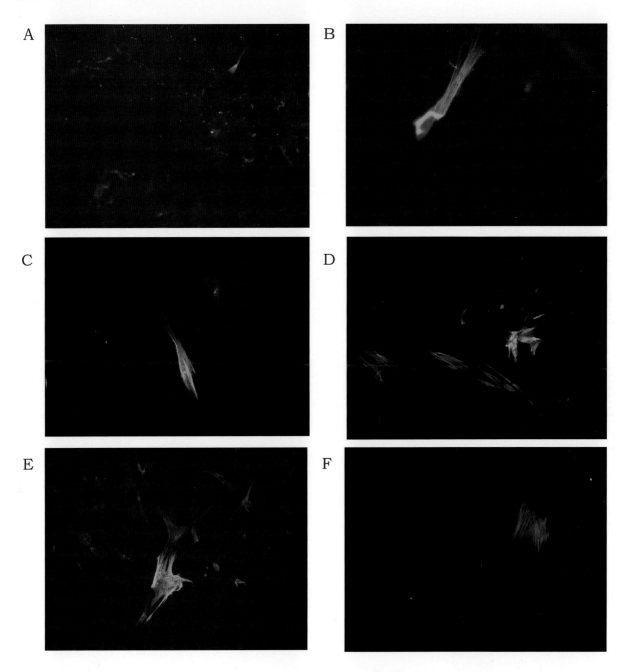

图6-4 免疫荧光示 MFB 的诱导

注：A 为新三维基质，B 为新三维培养压缩基质，C 为新三维培养溶解基质，D 为 FN 基质，E 为 LN 基质，F 为胶原基质。FN、LN、胶原，以及三维基质溶解基质、新三维培养压缩基质均可诱导出 MFB，尤以 FN 的诱导作用最明显，新三维基质上却难以诱导出 MFB。

表 6-13　胶原膜不同结构中 PCNA 阳性表达率的比较（$\bar{\chi} \pm s$，$n=4$）

组别	术后时间（周）		
	1	2	3
200 μm	35.866±13.74	26.287±7.58	21.377±6.68
500 μm	48.227±9.61	58.186±3.49**	15.676±15.47
1000 μm	32.623±7.07	31.653±7.56	19.703±16.03

注：500 μm 与 200 μm、1000 μm 的比较：**$P<0.01$。

表 6-14　胶原膜不同结构中细胞凋亡阳性表达率的比较（$\bar{\chi} \pm s$，$n=4$）

组别	术后时间（周）		
	1	2	3
200 μm	38.962±10.16	37.011±5.00	39.964±3.32
500 μm	11.185±3.48**	17.556±3.80#	53.576±3.39#
1000 μm	26.767±6.69*	29.783±11.36	38.654±8.41

注: 1000 μm 分别与 200 μm 和 500 μm 比较，*$P<0.05$; 500 μm 与 200 μm 比较，**$P<0.01$; 500 μm 与 200 μm 比较，#$P<0.05$。

该结果在体外实验中得到了进一步印证：在新三维基质上细胞贴壁率是两维培养的 6 倍左右（见图 6-5），不同的两维培养基质细胞贴壁率间无明显差异；新三维基质上不但不能诱导出 MFB，且细胞形态恢复较快，细胞接种后 5 h FB 形态为短梭形，铺展，基本为正常 FB 形态（见图 6-6），表明细胞在生理性基质上生理周期缩短。

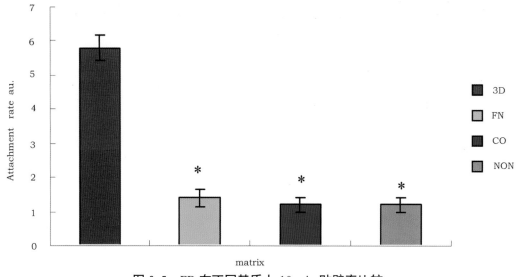

图 6-5　FB 在不同基质上 10 min 贴壁率比较

注：与 3D 组比较 *$P<0.01$。

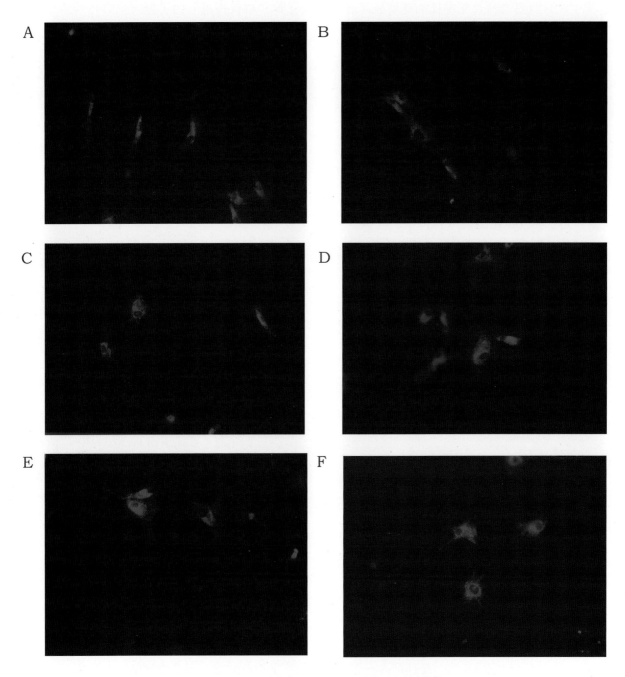

图 6-6　DiL 染色后 5 h 不同培养基质上细胞形态的变化（×20）

注：A 为新三维培养基质，B 为新三维培养压缩基质，C 为新三维培养溶解基质，D 为 LN 基质，E 为胶原基质，F 为 FN 基质。新三维培养基质 FB 形态为短梭形，铺展，胞体小，基本为正常 FB 形态。而新三维培养压缩基质、新三维培养溶解基质、LN 基质、胶原基质上细胞形态均未恢复正常，胞体大，但突触较少；FN 基质上细胞形态为圆形有较多的突起。

上述结果说明：细胞外基质的结构是引导细胞功能趋向的"模板"，其结构越接近生理状态，越有利于细胞生物学行为的恢复。

（三）组织结构的完整性和连续性是真皮组织发挥"模板作用"的关键

在体内实验中我们观察到：复合移植时无细胞真皮基质被轧皮机轧出的空隙部分均有较多的肉芽组织填充，而此部分 FB 的功能亦是比较活跃的，这是否提示组织的完整性或连续性对组织修复有很大影响呢？为验证这一推测，我们设计了相关实验，即将剪成碎片的胶原膜及结构完整的胶原膜（具有三维结构）分别植入 SD 大鼠背部皮下，术后 1 ~ 3 周取材，经切片组织学观察发现：胶原膜结构不完整的一组肉芽组织增生明显，而结构完整的一组肉芽组织较少（见图 6-7）。可见组织结构的完整性或连续性对于其"模板作用"的充分发挥亦是至关重要的。

术后 1 周　　　　　　　　术后 2 周　　　　　　　　术后 3 周

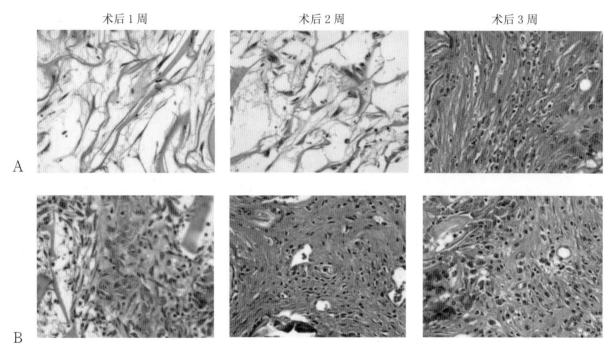

图 6-7　组织结构连续性完整性对组织修复的影响

注：A 为组织结构连续完整组；B 为组织结构不连续不完整组。与 A 组相比，B 组可见大量的细胞及新生胶原。

综上所述，真皮组织的缺损及其程度是导致瘢痕过度增生的根本原因。其机制在于真皮组织缺损程度影响创面愈合过程。真皮组织的三维结构对修复细胞的功能趋向具有"模板样"的引导作用，不仅可诱导修复细胞的长入，而且可改善创面皮肤组织的力学状态、调节修复细胞的生物学行为、促进组织重塑；真皮组织的结构对成分具有"允许作用"，在非生理结构下，细胞外基质成分可对修复细胞功能产生异常的影响，一旦细胞外基质的结构和机械性质恢复到生理状态，则细胞外基质成分对细胞功能的异常影响将消失；合适的三维结构可促进细胞生理周期的完成，其结构越接近生理状态越有利于细胞生物学行为的恢复。而真皮组织的完整性、连续性是组织结构充分发挥"模板作用"的必要前提。创伤引起的真皮组织完整性、连续性的破坏以致真皮"模板作用"的缺失可能是影响修复细胞功能、导致瘢痕形成的重要机制之一。由此提出了瘢痕形成的"模板缺损学说"。

四、"模板缺损学说"的微观化探讨

（一）真皮模板单元"桥墩"样结构对 FB 的影响

什么是合适的三维结构？合适的三维结构应该具有哪些特性？为深入了解真皮模板的作用，需要在微观化的组织生物学层面进行探讨。

我们推断：真皮的模板样作用作为真皮组织结构的功能体现，必然有其基本的构成，它拥有真皮模板的必要信息，包括真皮模板的基本结构和成分，我们把这种基本构成称之为"真皮模板单元"。真皮组织可在微观尺度上通过真皮模板单元调控细胞的正常生物学行为和表型。

那么，如何才能在微观层面了解真皮模板单元对细胞的调控行为呢？首先，真皮组织中成纤维细胞具有黏附特性。其次，黏附性成分在真皮组织细胞外基质中广泛分布，细胞只有和黏附性成分结合形成黏附点（黏着斑），才能行使功能。因此，这些将与黏附细胞形成黏着斑的黏附成分就类似"桥墩"一样事先排布在细胞外基质中，指导细胞的增殖、迁移和扩展。在创面局部，合适的"桥墩"排布，可有效指导细胞发挥正常功能，参与创面修复过程，维持创面局部原有力学性质。

本研究选择 I 型胶原作为细胞黏附点材料，采用微印刷技术，在平面基质上制备以 I 型胶原为成分的"桥墩"样结构阵列，同时应用分子自组装技术，在"桥墩"周围覆盖细胞非黏附材料多聚赖氨酸接枝的聚乙二醇（PLL-g-PEG）分子，确保细胞仅与"桥墩"黏附（见图 6-8），使得我们可以在细胞尺度—微米级范围内，通过调控桥墩的大小、间距，探索"桥墩"样结构阵列细胞培养基质（micropier grid used for cell culture，MPGCC）对细胞功能的调控作用。经不同参数 MPGCC 培养后，FB 形态呈现多样性，α-SMA 表达增高，细胞活力下降，分泌羟脯氨酸水平上升，提示具有细胞黏附特性的 MPGCC 可以调控细胞生物学行为。但目前"桥墩"样阵列的设计对细胞生物学行为的影响还远未达到预期的效果。因此，如何才能了解真皮基质中细胞黏附点的合理布局，即如何设定"桥墩"样阵列中"桥墩"与"桥墩"之间的排列规律和有效间距，才能通过调控细胞功能达到有利于组织修复的预期目的，值得我们深入探索。

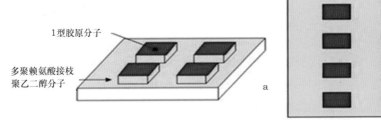

左侧标注：1 型胶原分子；多聚赖氨酸接枝聚乙二醇分子；a；b

图 6-8　供细胞黏附用的桥墩样结构阵列示意图

（注：a—立体观；b—平面观。红色为微凸，涂细胞黏附材料；蓝色为基底，涂非黏附材料）

（二）真皮模板单元"桥墩"结构阵列在三维结构中空间关系的数学推导

为明确"桥墩"样结构与真皮模板和模板单元之间存在的关系，并深入探索"桥墩"样结构的合理布局，我们综合前期研究成果，采用三角函数、平面几何等数学方法进行分析验证。

前期研究提示，组织三维结构中的几何形态可改变细胞的生物学功能。三维结构中几何形态的变化可归纳为各种不同曲率的组合。那么，如何在如此复杂多变的曲率组合中去寻找与细胞调控有关的内在关系？我们选择具有单一曲率的圆进行分析，圆的直径设为 100 μm 和 1000 μm，同时假设黏附细胞的长径一致（40 μm），进行数学推导，以说明曲率对细胞的影响。结果发现（见图 6-9），不同的曲率具有不同的偏离角度（∠γ），曲率越大，孔径越小，偏离角度越大。由于真皮成纤维细胞具有与材料表面接触性黏附的特性，细胞的增殖、迁移和伸展离不开材料表面的黏附点的存在。因此，材料表面的黏附点在曲率对细胞形态弯曲的影响中起着关键的纽带作用。当细胞在曲面上黏附后，从横断面观察，细胞长径的两端具有不同的高低落差（h）。孔径越小，偏离角度越大，细胞长径两端的高低落差越大，细胞在曲面上黏附产生的弯曲程度越大。Ingber 研究也认为，细胞胞体的弯曲将引起细胞骨架的弯曲，进而引起细胞功能发生变化。表明具有不同偏离角度的曲面可造成细胞胞体不同程度的弯曲，可能是导致细胞功能差异的原因之一。

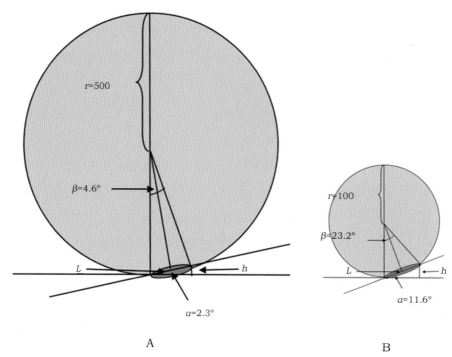

图 6-9　细胞在不同孔径中黏附的数学模拟示意图

注：h 代表细胞在孔上黏附后细胞长轴两端点的高低落差，L 代表细胞长轴，r 代表孔半径，α 细胞在孔上的黏附角，β 代表细胞在孔上黏附后在孔上占据的圆弧角。$\angle \beta = 360°/(2\pi r/L)$，$\sin\alpha = h/L$，$\sin(\beta/2) = (L/2)/r$，$\sin\alpha = \sin(\beta/2)$，因此，$h/L = (L/2)/r$，$h = L^2/2r$。

（三）真皮模板单元"桥墩"样结构空间角度排布对成纤维细胞作用的研究

研究表明，黏附细胞在细胞外基质中运动呈现扇形，这种特殊形状与细胞的黏着斑分布有关。根据我们提出的细胞受到黏附点形成的角度调控的观点，这种扇形形状似乎可用不同的三角形进行模拟。为验证该假设，本研究采用 CAD 设计带有不同角度的"桥墩"样结构阵列，观察其对细胞生物学行为的影响。

即在 2 cm×2 cm 平面上进行水平线和垂线的排布，水平、垂直间隔均为 40 μm，形成边长 40 μm 正方形方格。在每个正方形方格中作直径 40 μm 的圆，从圆心作垂线与圆相交作为第一条线，第二条线经过圆心与圆相交，并与第一条线形成 θ 夹角。这样形成一个扇形面积，选择该扇形面积的三个顶点，分别以三个顶点为中心，作边长 5 μm 的圆形作为桥墩。通过改变 θ 夹角的角度（20°、40°、60° 和 80°）制备出不同角度的"桥墩"样结构阵列，该阵列为顶角不同的等腰三角形，将等腰三角形的腰（桥墩间距）定义为 L，顶角定义为 θ。

则三角形面积（S）=（底 × 高）$/2=[L×(L×\sin\theta)]/2=(L^2 ×\sin\theta)/2$

即三角形"桥墩"样阵列形成的面积与角度变化有关，角度越大，面积越大。进而对成纤维细胞功能检测显示：随着调控角度的加大，细胞增殖增加，α-SMA 表达下调，细胞分泌羟脯氨酸水平下降，呈现细胞良性生长的趋势。可见，由三个细胞黏附点所构成的不同角度三角形结构可对细胞功能进行不同的调控。

Donald 的研究曾经发现，随着细胞黏附面积的扩大，细胞骨架伸展程度提高，细胞能够有效伸展，有利于细胞的生存。本研究通过改变角度，使阵列中三角形面积随着角度增加而增大，而三角形三个顶点之间的连线决定了三角形的面积，因此，通过三个具有黏附作用顶点空间位置的变动，对细胞的伸展程度施加影响。数学分析发现，这种影响与黏附面积的增大引起的细胞效应具有相关性。

本研究通过调整细胞黏附点形成的不同三角形结构及其与细胞伸展程度之间的关系，进一步证明了细胞生物学行为受所处环境结构调控的观点。并由此推测，由三个细胞黏附点所构成的准三角形可能是细胞在基质环境中体现自身功能的基本框架或是真皮模板的基本单位——真皮模板单元。

本研究不仅进一步丰富和支撑了瘢痕形成机制的"真皮模板缺损"学说，而且通过建立"桥墩"阵列的细胞培养系统，对进一步在微观化水平上研究细胞外基质材料及其三维结构与细胞生物学行为的关系提供了研究平台。

（陆树良　刘英开）

第三节　瘢痕的预防

瘢痕的形成不仅影响美观，而且严重的瘢痕畸形会影响机体的功能，随着时代的不断发展，患者对瘢痕的祛除要求也越来越高。而不同原因造成的瘢痕其预防及治疗措施也有所差别，对于手术造成的瘢痕要首先要从手术过程中加以注意，其次要注意术后的预防。而对于其他原因造成的创面愈合后瘢痕，对创面愈合过程的干预又显得尤为重要。

一、治疗因素性瘢痕的预防

治疗因素性瘢痕的预防，主要是指对医源性损伤如手术、注射和激光治疗等引起的瘢痕预防。该类原因造成的瘢痕在一定程度上是可以避免的。

（1）操作中预防：精湛的缝合技术是瘢痕预防的关键，体现了临床医生的工作治疗技术水平，以及瘢痕防治的经验和意识。手术时机和手术方式的恰当选择，术中无菌操作，消灭无效腔，无异物残留，对伤口进行充分减张，各个层次准确对合，分层缝合，使皮缘对合整齐是至关重要的。同时，皮下缝合应将线结埋入皮下，皮肤缝合保证皮缘轻度外翻，避免内翻，缝合针线应用细针细线或者应用无损伤缝合针线，边距不易过大，打结力度适中，以防日后形成"蜈蚣瘢痕"。

（2）操作后预防：首先，预防伤口的感染，伤口感染必然会影响其愈合质量，甚至导致术后瘢痕增生，因此术后对于污染或易感染伤口预防性应用抗生素治疗；其次，伤口愈合后，及早应用抑制瘢痕增生的药物并进行适当加压等疗法，至少应用 3 ~ 6 个月，可有效抑制瘢痕的增生。此外，近年来研究证实对某些部位的伤口周围进行 A 型肉毒素定期定量注射，可有效抑制术后瘢痕的形成。

二、非治疗因素性瘢痕的预防

非治疗因素性瘢痕主要是指创伤、烧伤引起的瘢痕，这类损伤往往较重，且伴有不同程度的污染，所以对这类损伤瘢痕预防的重点是预防和控制感染、减少创面愈合中的炎症反应、促进创面早日愈合、尽早封闭创面。

（1）自体难以愈合的较大创面，可以考虑临近皮瓣的转移，或者自体植皮后加以负压吸引，促进创面的愈合，减少愈合后创面瘢痕的增生。

（2）对创面愈合过程进行干预，在愈合过程中可应用物理疗法进行干预，如损伤后进行高压氧疗法、蜡疗、红外线治疗及氦氖激光治疗等，促进创面的早期愈合。大量研究证实，早期应用激光、超声波及放射治疗，可抑制成纤维细胞的增殖，预防瘢痕的增生，将瘢痕增生抑制在萌芽中，总体有效率 90% 以上。但是，有些干预方式也存在一定的弊端，如激光、放射治疗可能会导致后期的色素沉着等，应权衡利弊。

（3）创面愈合后进行干预，创面一旦愈合即对创面持续加压治疗，至少维持半年。对创面早期应用硅胶制品及抑制瘢痕增生药物进行预防瘢痕增生，已证实有可靠的临床效果。

瘢痕的预防十分复杂，单一的方法有时难以奏效，适时的多种方法进行综合干预会达到更好的效果，瘢痕的预防和治疗目前仍是整形美容外科的研究热点。

（祁永军　张基勋　姜笃银）

第四节　瘢痕疙瘩治疗

一、手术切除

手术治疗是治疗成熟瘢痕或瘢痕疙瘩的主要手段，操作直接、近期缩小瘢痕面积效果最显著。常用的手术方法有瘢痕切除缝合、皮片移植、皮瓣移植、磨削术、皮肤软组织扩张术、显微外科手术等。以瘢痕切除缝合、皮片移植和皮瓣移植最为常用。手术对瘢痕的治疗效果是肯定的，原则上尽可能全部切除瘢痕，瘢痕切除后能通过Z字成形或其他成形术直接缝合最好，不能直接缝合修复创面者，采用皮瓣的办法优于植皮，全厚植皮的办法优于刃厚皮片植皮。但鉴于瘢痕疙瘩手术后复发率极高，单纯手术切除复发率高达45% ~ 100%，一般不采用单一手术治疗，而主张放疗、药物注射治疗与手术联合应用。需强调的是，任何手术方式均不可能把瘢痕完全去除，只是最大限度地改善或矫正瘢痕造成的危害；而且手术刀口愈合后又面临着新的瘢痕发生，其治疗效果的评价需要观察一年以上的时间。

二、物理疗法

常用的有加压疗法、冷冻疗法、激光疗法、放射疗法、硅胶膜疗法及其黏性纸带疗法。

1. 加压疗法

常用的加压方法有捆绑弹力绷带、穿戴弹力织物、佩带压力耳环（用于耳垂瘢痕疙瘩）、穿加压衣等。加压疗法使瘢痕疙瘩部分消退的成功率可达60% ~ 85%，外科切除术后联合加压疗法有效率为90% ~ 100%。加压疗法治疗瘢痕疙瘩效果显效慢，治疗时间长，且有些身体部位不便操作，儿童使用胸带治疗瘢痕疙瘩时可影响脊柱生长发育，造成脊柱侧凸而限制使用。

2. 冷冻疗法

冷冻疗法是利用冷冻剂如液氮的低温破坏瘢痕内细胞和微血管，造成组织缺氧坏死，脱落变平，以达到消除瘢痕的目的。治疗后大致经过冷冻凝结、炎症反应、组织坏死、创面修复几个过程，一般只适用于病程短且面积较小者。其主要不良反应为水疱形成、伤口愈合延迟、色素脱失或色素沉着等。

3. 激光疗法

激光疗法是目前治疗瘢痕疙瘩最有前景且在不断更新的治疗模式，常用的有CO_2激光、脉冲染料激光、钕-钇-铝石榴石激光、铒-钇-铝石榴石激光、高能CO_2激光、Nd：YAG激光等。激光疗法副反应较轻，除红斑、色素沉着、瘙痒、刺痛外，尚未见有其他严重并发症的报道。但主要问题是穿透性不足、治疗深度不够、疗效不尽如人意、复发仍不可避免等，有待进一步改进。

4. 放射疗法

放射疗法既可作为单一治疗手段，也可以作为外科手术后的辅助治疗方法，单一使用放射疗法治疗瘢痕疙瘩的有效率为 10% ~ 94%，平均为 56%。手术联合早期放射疗法是一种行之有效的治疗方法。其作用机制是通过射线诱导瘢痕组织中增殖的细胞凋亡，抑制血管再生。现在已出现原理相同的核素敷贴疗法或者核素线瘢痕内埋植法，具有方便、经济、可携带的优点。放射疗法的副作用有红斑、皮肤萎缩、溃疡、毛细血管扩张、色素沉着、切口愈合延迟等，对于年幼者或对可能促进潜在致癌的部位（乳腺和甲状腺）以及大面积、多部位病变者应禁用。

5. 硅胶膜疗法

硅胶膜敷贴使用方便、无疼痛、副作用较少，应用已日渐推广，可避免儿童使用胸带压迫治疗时引起的脊柱生长发育畸形和不能耐受其他方法治疗的患者。但机制目前尚不明确，大部分学者认为硅胶膜起到了对瘢痕组织机械压迫、增加湿度、增加瘢痕组织内温度和降低氧分压的作用，也可能与表面静电有关。

6. 黏性纸带疗法

黏性纸带贴敷用于预防和治疗瘢痕疙瘩，其特点是低致敏性、合适的黏性、多微孔，有的还具有一定的弹性。用于外科手术后瘢痕增生的预防以及特殊部位瘢痕疙瘩的治疗有一定价值，作用机制部分类似于压力治疗，部分类似于硅凝胶膜或水凝胶膜，但疗效还没有得到广泛认同。

三、药物治疗

该类药物主要有类固醇激素、维 A 酸、抗肿瘤药物、细胞因子相关治疗、调节胶原代谢的药物、抗组胺药物及中医药疗法，此外还有钙离子拮抗剂、他克莫司（FK506）、博莱霉素及新近出现的 A 型肉毒素（BTX-A）等药物。

1. 细胞凋亡有关的药物治疗

（1）类固醇激素：皮质类固醇治疗瘢痕疙瘩多为局部应用，可以单独使用或联合其他方法，手术后联合应用类固醇激素治疗已成为目前瘢痕疙瘩最流行的治疗方法之一，在临床上以曲安奈德最为常用，且疗效较稳定。局部注射激素可以抑制成纤维细胞增殖及其合成胶原与其他细胞外基质的能力；也可增加胶原酶活性，加速胶原降解，通过对瘢痕结构的调整而实现对瘢痕疙瘩的抑制作用。皮质类固醇疗法的常见不良反应有皮肤萎缩、色素沉着或色素脱失、坏死、溃疡、库欣综合征及生理功能紊乱等，停药后少部分可以逆转。

（2）维 A 酸：维 A 酸是维生素 A 相关药物，可干扰成纤维细胞的 DNA 合成，抑制其增殖，阻止其合成胶原，从而抑制瘢痕疙瘩的生长。

（3）氟尿嘧啶：5- 氟尿嘧啶为肿瘤化疗药，可以抑制成纤维细胞的增殖及其合成胶原的能力，同时能降解胶原总量，从而达到治疗瘢痕疙瘩的目的。

2. 细胞因子相关治疗

应用抗正性生长因子、负性生长因子如干扰素 – γ，均可抑制成纤维细胞分泌重组碱性成纤维细胞生长因子进而抑制胶原合成，减轻创面炎症反应，抑制瘢痕增生。还有很多药物的应用正在研究中，如秋水仙碱、β – 氨基丙腈（β –BAPN）和 D– 青霉胺、他莫昔芬、人白细胞蛋白酶抑制剂、胶原酶、蔗糖、NO 抑制剂、抗组胺药物、钙离子拮抗剂、A 型肉毒毒素、FK506。

3. 中医药治疗

中医认为瘢痕疙瘩是气血壅滞于经络，属疽症，是经络痹疽，邪毒与体内浊气、瘀血引发的疾症。实验研究发现丹参、川芎嗪、积雪草苷、雷公藤等中药提取物可抑制瘢痕疙瘩成纤维细胞的增殖和胶原合成。目前研究证实积雪草苷抑制成纤维细胞增殖和胶原合成，能负调控 TGF–β1 和 TGF–β2 的表达，从而抑制成纤维细胞增殖和胶原蛋白的产生。中医中药以其辨证论治、天然无毒、种类繁多的优势，对瘢痕疙瘩治疗提供了新的思路。

虽然目前瘢痕的治疗手段众多，但缺乏公认的、普遍有效的标准方法，目前国内外一般都主张多种方法联合应用，将手术、药物、放疗、冷冻、激光等疗法采用二联或三联，甚至四联进行综合治疗，才能取得较好的疗效。一般来讲，手术疗法是各种成熟期瘢痕的主要治疗方法，而加压治疗、放射治疗和药物注射治疗等对成熟期瘢痕效果较差，多作为手术治疗的辅助措施。瘢痕疙瘩应采用手术和药物注射疗法或手术和放射疗法等方法综合应用，也可单纯选用药物注射疗法或放射疗法，但不宜单纯采用手术治疗。瘢痕疙瘩的治疗研究进展很快，现已经深入到基因和细胞分子生物学水平，新近出现的基因疗法、干细胞疗法及生物工程技术的发展，其治疗理论和技术的不断成熟无疑将为瘢痕疙瘩的治疗带来新的希望。

（焦亚　宫红敏　王魏　王晓川　姜笃银）

参 考 文 献

[1] Wells A, Nuschke A, Yates CC. Skin tissue repair: Matrix microenvironmental influences[J]. Matrix Biol, 2016, 49: 25-36.

[2] Thompson CM, Hocking AM, Honari S, et al. Genetic Risk Factors for Hypertrophic Scar Development[J]. J Burn Care Res, 2013, 34(5): 477-482.

[3] Finnerty CC, Jeschke MG, Branski LK, et al. Hypertrophic scarring: the greatest unmet challenge after burn injury[J]. Lancet, 2016, 388(10052): 1427-1436.

[4] Sand M, Gambichler T, Sand D, et al. MicroRNAs and the skin: Tiny players in the body's largest organ[J]. J Derm Sci, 2009,53:169-175.

[5] Mu S, Kang B, Zeng W, et al. MicroRNA-143-3p inhibits hyperplastic scar formation by targeting connective tissue growth factor CTGF/CCN2 via the Akt/mTOR pathway[J]. Mol Cell Biochem, 2016, 416(1-2): 99-108.

[6] Li C, Zhu HY, Bai WD, et al. Aberrant miR-21 and miR-200b expression and its pro-fibrotic potential in hypertrophic scars MiR-10a and miR-181c regulate collagen type I generation in hypertrophic scars by targeting PAI-1 and uPA[J]. FEBS Lett, 2015, 589(3): 380-389.

[7] 胡洋红, 胡杨柳, 刘德伍, 等. 增生性瘢痕与正常皮肤组织差异表达基因的筛选与生物信息学分析 [J]. 南方医科大学学报,2014, 34(7): 939–944.

[8] Andrews JP, Marttala J, Macarak E, et al. Keloids: The paradigm of skin fibrosis-patho-mechanisms and treatment[J]. Matrix Biol, 2016, 51: 37-46.

[9] Marneros AG, Norris JE, Olsen BR, et al. Clinical genetics of familial keloids[J]. Arch Dermatol, 2001, 137: 1429-1434.

[10] 刘晓军, 高建华, 宋玫, 等. 中国汉族瘢痕疙瘩家系易感基因位点的定位分析研究 [J]. 中国美容整形外科杂志, 2008, 19: 179-182.

[11] Heitzer E, Seidl H, Bambach I, et al. Infrequent p53 gene mutation but UV gradient-like p53 protein positivity in keloids[J]. Exp Dermatol, 2012, 21: 277-280.

[12] Brown JJ, Bayat A. Genetic susceptibility to raised dermal scarring[J]. Br J Dermatol, 2009, 161(1): 8-18.

[13] Teng GD, Liu C, Chen ML, et al. Differential susceptible Loci expression in keloid and

hypertrophic scars in Chinese Han population. Annals of Plastic Surgery[J]. Ann Plastic Surg, 2015, 74(1): 26-29.

[14] 边曦, 黄琛, 李博仑, 等. 瘢痕疙瘩相关基因的生物信息学分析 [J]. 中国微创外科杂志, 2012, 12: 444-449.

[15] Wainwright D, Nag A, Call T, et al. Normal histological features persist in an acellular dermal transplant grafted in full thickness burns[J]. Repair Reg, 1994, 9-14.

[16] 贾生贤, 廖镇江, 黄伯高, 等. 无细胞真皮基质与自体皮片复合移植的临床应用 [J]. 中华整形外科杂志, 2001, 17: 227-229.

[17] Livesey SA, Herndon DN, Hollyoak MA, et al. Transplanted acellular allograft dermal matrix: potential as a template for the reconstruction of viable dermis[J]. Transplantation, 1995, 60(1): 1-9.

[18] Yannas IV. Studies on the biological activity of the dermal regeneration template[J]. Wound Repair Regen, 1998, 6 (6): 518-523.

[19] 苏海涛, 李宗瑜, 陆树良, 等. 不同厚度真皮组织缺损与增生性瘢痕形成关系的临床研究 [J]. 中华创伤杂志, 2005, 21(7): 517-519.

[20] 向军, 胡庆沈, 青春, 等. 真皮 "生物模板" 与自体薄片复合移植组织学观察 [J]. 上海第二医科大学学报, 2003, 23(6): 492-494.

[21] 张剑, 向军, 王志勇, 等. 真皮 "生物模板" 对创面愈合中胶原影响的研究 [J]. 上海第二医科大学学报, 2003, 23(5): 393-395.

[22] 向军, 青春, 廖镇江, 等. 真皮 "生物模板" 对创面愈合中肌成纤维细胞形成和凋亡的影响 [J]. 中华创伤杂志, 2004, 20(2): 85-88.

[23] 王西樵, 向军, 胡庆沈, 等. 应用真皮模板改善创面愈合质量的研究 [J]. 中国临床康复, 2003, 7(23): 3194-3195.

[24] 向军, 王西樵, 青春, 等. 真皮模板对深度烧伤患者创面愈合过程中转化生长因子 β1 及其受体和信号转导蛋白 Smad3 表达的影响 [J]. 中华烧伤杂志, 2005, 21(1): 52-54.

[25] 王西樵, 苏海涛, 向军, 等. 真皮模板应用对创面修复过程中细胞凋亡和 p53 基因表达的影响 [J]. 中华烧伤杂志, 2004, 20(6): 351-353.

[26] 刘英开, 陆树良, 青春, 等. 创面组织力学顺应性对成纤维细胞生物学行为的影响 [D]. 上海交通大学, 2003.

[27] 刘英开, 陆树良, 青春, 等. 真皮模板对大鼠创面组织生物力学顺应性的影响 [J]. 中华烧伤杂志, 2005, 21(2): 122-124.

[28] 刘英开, 陆树良, 青春, 等. 真皮生物模板对成纤维细胞生物学行为的影响 [J]. 中国修复重建外科杂志, 2005, 19(1): 10-14.

[29] 毛志刚, 陆树良. 空间形态结构对成纤维细胞生物学行为的影响 [D]. 上海交通大学, 2005.

[30] 刘英开，陆树良 . 力学刺激对肌成纤维细胞转归的影响 [J]. 中华创伤杂志 , 2002, 18(11): 703-704.

[31] Cukierman E, Pankov R, Stevens DR，et al. Taking Cell-Matrix Adhesions to the Third Dimension[J]. Science, 2001, 23(294): 1710.

[32] 章伏生 , 陆树良 . 瘢痕形成机理的研究——肌成纤维细胞的诱导及其信号转导 [D]. 上海交通大学， 2006.

[33] 姜育智 , 丁桂甫 , 陆树良 . 真皮组织微观化重建的探索性研究 [J]. 中华烧伤杂志 , 2009, 25(5): 343-351.

[34] 张涛 , 王新波 . 烧伤后瘢痕的预防及整形治疗 [J]. 医学信息 , 2015, 28: 82-83.

[35] 李学拥 , 李跃军 , 李望舟 , 等 . 从手术后瘢痕预防谈整形外科教学改革 [J]. 西北医学教育 , 2007, 15: 150-151.

[36] 胡丽 . 增生性瘢痕的发病机理和预防进展 [J]. 中国美容医学 , 2013, 22: 607-610.

[37] 骆惠英 . 玻尿酸预防颈面部术后瘢痕的临床观察 [J]. 中国现代药物应用 , 2013, 7: 18.

[38] 刘媛媛 , 李养群 . 物理治疗促进伤口愈合及预防瘢痕形成在整形外科的应用 [J]. 医学综述 , 2013, (5): 877-881.

[39] Berman B, Bieley HC. Keloids[J]. J Am Acad Dermatol, 1995, 33(1): 117-123.

[40] Costa AM, Peyrol S, Porto LC, et al. Mechanical forces induce scar remodeling study in non-pressure-treated versus pressure-treated hypertrophic scars[J]. Am J Pathol, 1999, 155(5): 1671-1679.

[41] Kuo YR, Jeng SF, Wang FS, et al. Flashlamp pulsed dye laser (pdl) suppression of keloid proliferation through down-regulation of tgf-beta1 expression and extracellular matrix expression[J]. Lasers Surg Med, 2004, 34(2): 104-108.

[42] Caccialanza M, Piccinno R, Schiera A. Postoperative radiotherapy of keloids: a twenty-year experience[J]. Eur J Dermatol, 2002, 12(1): 58-62.

[43] Eishi K, Bae SJ, Ogawa F, et al. Silicone gel sheets relieve pain and pruritus with clinical improvement of keloid: possible target of mast cells[J]. J Dermatolog Treat, 2003, 14(4): 248-252.

[44] Niessen FB, Spauwen PH, Robinson PH, et al. The use of silicone occlusive sheeting (sil-k) and silicone occlusive gel (epiderm) in the prevention of hypertrophic scar formation[J]. Plast Reconstr Surg, 1998, 102(6): 1962-1972.

[45] Akoz T, Gideroglu K, Akan M. Combination of different techniques for the treatment of earlobe keloids[J]. Aesthetic Plast Surg, 2002, 26(3): 184-188.

[46] 鲍卫汉 , 徐少骏 . 激素治疗瘢痕的机理研究 [J]. 中华外科杂志 , 2000, 38: 378-381.

[47] 祁少海 , 利天增 , 单越新 , 等 . I 型前胶原基因反义核酸对增生瘢痕动物模型的抑制作用 [J]. 中华整形外科杂志 , 2000, 16: 295-297.

[48] Shah M, Foreman DM, Ferguson MW. Control of scarring in adult wounds by neutralising antibody to transforming growth factor beta[J]. Lancet, 1992, 339(8787): 213-214.

[49] Granstein RD, Flotte TJ, Amento EP. Interferons and collagen production[J]. J Invest Dermatol, 1990, 95(6 Suppl): S75-80.

[50] Kossi J, Vaha-Kreula M, Peltonen J, et al. Effect of sucrose on collagen metabolism in keloid, hypertrophic scar, and granulation tissue fibroblast cultures[J]. World J Surg, 2001, 25(2): 142-146.

[51] Tang B, Zhu B, Liang Y, et al. Asiaticoside suppresses collagen expression and tgf-beta/smad signaling through inducing smad 7 and inhibiting TGF-β I and TGF-β II in keloid fibroblasts[J]. Arch Dermatol Res, 2011, 303(8): 563-572.

[52] Uyesugi B, Lippincott B, Dave S. Treatment of a painful keloid with botulinum toxin type A[J]. Am J Phys Med Rehabil, 2010, 89(2): 153-155.

[53] Gisquet H, Liu H, Blondel WC, et al. Intradermal tacrolimus prevent scar hypertrophy in a rabbit ear model: a clinical, histological and spectroscopical analysis[J]. Skin Res Technol, 2011, 17(2): 160-166.

[54] Semenov MV, Habas R, Macdonald BT, et al. Snapshot: noncanonical wnt signaling pathways[J]. Cell, 2007, 131(7): 1378.

[55] Kim SY, Lee JH, Kim HJ, et al. Mesenchymal stem cell-conditioned media recovers lung fibroblasts from cigarette smoke-induced damage[J]. Am J Physiol Lung Cell Mol Physiol, 2012, 302(9): 891-908.

[56] 武艳 , 张春雷 , 刘阳 , 等 . 骨髓间充质干细胞条件培养液对瘢痕成纤维细胞生物活性的影响 [J]. 中国组织工程研究 , 2014, 18(7): 1004-1014.

[57] 蔡景龙 . 现代瘢痕学 [M]. 2 版 . 北京 : 人民卫生出版社 , 2008.

第七章　重要内脏损伤后的修复与再生

第一节　内脏损伤修复与再生的概述

一、对内脏损伤和修复的认识

内脏器官是机体各项生命活动的参与者和维持者，各种损伤如创伤、外科手术、器官移植、炎性肠病以及其他一些严重疾病过程等均会对内脏器官造成伤害，其损伤的主要原因在于缺血与再灌注的双重打击作用，继而引起机体补体－吞噬细胞－淋巴细胞激活，造成局部与全身炎症反应、凝血系统功能紊乱、高代谢状态等，最终，将会导致多脏器功能障碍（multiple organ dysfunction syndrome，MODS），甚至多系统器官功能衰竭（multiple systemic organ failure，MSOF）也称多脏器衰竭（multiple organ failure，MOF）。内脏器官受损，特别是多脏器功能损伤是创伤伤情加重与并发症发生的重要特征，针对开放性创伤，受损脏器可通过手术方式而获得修复与重建，然而，对于闭合性损伤如缺血－再灌注对肠道、肝、肾以及肺的损伤，脏器移植时供体的缺血性损伤以及创（烧）伤后导致的多脏器损伤，特别是肠道的隐匿性休克等，由于脏器本身存在肉眼难辨的缺血性损害，加之这类损伤发病机制复杂，范围广而多隐蔽，且缺乏有效的促修复措施，因而其损伤后的修复常不易引起人们的重视，进而导致患者的死亡。有专家统计，严重烧伤后因发生内脏并发症而死亡者占死亡总数的一半以上；严重交通事故伤伤员中有2/3伴发内脏损伤，是致残致死的首要因素；在重症监护病房，MODS亦是排在死亡原因的第1位。一般来讲，严重创伤后内脏损伤导致机体死亡主要分两个阶段，一是早期死亡，与休克发生或严重的颅脑损伤密切相关；二是晚期死亡，主要由MODS或多系统脏器衰竭（MSOF）造成，其发生与全身炎症反应综合征（systemic inflammatory response syndrome，SIRS）、缺血－再灌注损伤以及内毒素血症有关联。其中，脏器缺血－再灌注损害与微循环功能障碍（第2次打击）是严重创伤后内脏并发症发生的中心环节之一。针对脏器损伤，以往人们的研究重点主要集中在内脏损伤的发病机制等方面，并初步阐明了感染、炎症反应的失控以及氧自由基激活等在严重内脏损伤发生中的作用，但值得注意的是，既往的研究过于偏重脏器损伤的发病机制，而对已经受损脏器的转归缺乏深入的探讨。因此，加强内脏损伤的防治和促进受损脏器早日修复与重建，对生命安全的保障是十分必要的，如何加速与促进受损内脏修复已成为决定严重创伤救治成败，特别是防止 MODS 与 MSOF 发生的关键。

　　既往认为高等动物体内包含的细胞类型很多，主要有有丝分裂后细胞（postmitotic cells）和有丝分裂细胞（mitotic cells）等，前者包括成熟的神经、肌肉和脂肪等细胞，后者包括上皮等细胞类型。由于它们在增殖能力上的差别，造成机体自身的修复有生理性与非生理性两种形式。即使是由具有分裂能力的细胞所构成的组织或器官，其创伤后的修复也存在"修复不足"与"修复过度"两种超出生理范围的极端病理性修复结局。传统理论上将所有组织损伤后的修复过程分为炎症与渗出、肉芽组织的增生以及瘢痕形成与重塑 3 个主要阶段。再生修复是组织修复的最理想结局，它由生物发育学和修复学信号有机构成。严重创伤后内脏缺血性损伤的修复，以及创伤后并发的其他基本问题，如休克防治、感染治疗等均是该领域重要而又未决的课题，它不仅关系到在严重创伤和危重病条件下受损内脏解剖结构与功能恢复的好坏，而且对后期并发症，如多器官功能障碍综合征（MODS）的防治亦十分重要。过去该项研究一直未能受到人们的高度重视，主要基于两个方面的原因：一是在人们传统的观念中，修复常局限于体表，不涉及内脏；二是由于内脏解剖位置的特殊性（位于体腔），加速与促进内脏缺血性损伤后修复的方法学尚未真正建立，缺乏有效的促修复手段。随着创伤对现代社会危害的增加以及人们对组织修复概念与内涵认识的日益加深，特别是分子生物学领域的技术和方法成功应用于体表创面修复，使严重创伤后内脏缺血性损伤的修复，特别是主动修复问题成为可能，它不仅引起学者们的重视，而且已逐渐成为该领域研究的热点。

二、内脏损伤的修复与再生

（一）心脏损伤与修复

　　心肌细胞缺乏增殖分化能力，心肌梗死后心肌细胞不能再生，最终为瘢痕组织替代，正是造成心肌梗死患者顽固性心力衰竭和死亡的主要原因。目前治疗手段很难从根本上恢复心肌细胞数量，改善心脏舒缩功能。1999 年，Makino 等通过实验首次发现，小鼠骨髓间充质干细胞（mesenchymal stem cells，MSCs）在体外经过 5- 氮胞苷处理后，能诱导出自发跳动、具有心肌细胞的形态和电机械特征的细胞。Wang 等进一步研究证明了 MSCs 可在体内心脏局部微环境中诱导、分化成心肌样细胞，这为 MSCs 移植治疗心肌缺血 - 再灌注损伤提供了理论依据。Silva 等把 MSCs 注入急性心肌梗死动物模型中发现，MSCs 能分化为血管内皮细胞，加强血管生成的能力，增强缺血部位血流恢复。Yoon 等在研究中亦发现，移植的 MSCs 既有促进新血管的形成，又有分化为心肌细胞的能力。随后，MSCs 移植治疗缺血性心脏病的临床应用也全面展开。最近动物实验和初期的临床研究表明，干细胞移植可以取代坏死心肌细胞、增加有功能的心肌细胞数量，改善心功能。2004 年，Planat-Bénard 等研究小组在鼠 SVF 中识别了一个非常小的心肌样细胞亚群（0.02% ~ 0.07%），在 24 天的原代培养中表现出收缩行为。这些细胞有几个心肌特异性基因是阳性，包括 GATA-4 和 Nkx2.5。2007 年，Song 等展示了相似的能自发跳动的人类 SVF（基质血管成分）细胞小亚群（0.005% ~ 0.07%）。在小鼠后肢缺血模型中联合应用 ADSCs 与 bFGF-β，并控制 bFGF 的释放，能导致血管再生和成熟。这部分原因是分泌肝细胞生长因子、血管内皮生长因子和转化生长因子 β1。2011 年，Friis 等发表了关于给稳定性冠心病（CAD）患者心肌内注射培养的骨髓间充质干细胞的安全性和可行性研究。他们共治疗了 31 例患者，得出结论为治疗是安全的，能显著改善左心室功能，提高运动耐受力。Young 等指出，ADSCs 能通过细胞分化和旁分泌途径改善心脏功能，期望不久的将来会进行临床实验，为心脏损伤的治疗开辟一条崭新的途径，成为近年来各国心血管病研究者关注的焦点。

胚胎干细胞（ESCs）是多能干细胞，可分化为功能心肌细胞，并提高左心室功能。ESCs 使用的问题主要是免疫排斥反应和致瘤性。同时，伦理问题是制约其广泛应用的根本问题。Takahashi 等发现诱导多能干细胞，即 iPSCs，这是一种与 ESCs 具有相似的免疫表型的细胞，解决了异体 ESCs 移植的排异问题，但无法避免致瘤性，诱导体细胞重新编程转化成 iPSCs 效率低，方法复杂，步骤烦琐，不适合临床大规模推广应用。

由于干细胞移植的临床试验还处于探索阶段，所采用的干细胞移植技术包括开胸直接注射、导管介入及经静脉途径移植等方法，但还有争议。干细胞移植治疗疗效的评价包括回输干细胞的存活量、干细胞增殖为正常心肌细胞的比例、新生心肌细胞能否具有正常心肌细胞的生理特性等，但临床上合适的效果评价指标尚缺乏权威性结论。总之，干细胞移植是一种治疗心脏损伤的新方法，它以其独特的优势展现了极大的应用前景。

（二）胰腺损伤与修复

胰腺干细胞研究进展：胰岛移植是治疗糖尿病的一个热点，但供体的缺乏和存在免疫排斥反应限制了其应用。胰腺干细胞能定向分化成胰岛细胞，这为胰岛移植提供新的材料来源。胰腺干细胞能向外分泌腺组织定向诱导，对于急、慢性胰腺炎的发生、发展及治疗的研究具有重要作用并能修复胰腺外伤导致的胰腺功能不全。研究表明，胰腺干细胞对胰腺癌的发生、发展、调控和治疗具有重要的研究价值。骨髓间充质干细胞治疗慢性胰腺炎的机制，推测可能与以下几点有关：①骨髓间充质干细胞作为"种子"细胞可定植于慢性胰腺炎受损的胰腺并可转化成为胰腺"靶组织细胞"胰腺干细胞、导管细胞、腺泡细胞、胰岛（样）细胞而发挥组织修复作用。②骨髓间充质干细胞除直接转化为"靶组织细胞"起到组织修复作用外，还可通过旁/自分泌方式分泌多种生物活性分子（如干细胞特异性生长因子等），拮抗炎症因子的释放和病理作用，抑制诸如胰腺星状细胞的活化而起到促进组织修复、改善组织器官功能。③骨髓间充质干细胞可通过发挥其免疫调节作用（可通过旁/自分泌方式），抑制 T 淋巴细胞、抑制细胞毒性 T 淋巴细胞和自然杀伤细胞等而起到减轻病变胰腺组织内免疫炎性反应的治疗作用。

（三）肝脏的损伤与修复

近年来，有关肝脏干细胞的研究逐渐深入，越来越多的研究表明，肝脏干细胞移植具有极其诱人的临床应用价值。首先，体外培养肝脏干细胞为生物型人工肝提供一种新的细胞来源，其强大的增殖能力为解决用于移植肝细胞的增殖困难及供体缺乏提供了新思路；其次，肝脏干细胞移植不但可以替代坏死的组织，还可以刺激受体组织再生，以治疗各种原因所致的肝脏损伤。此外，通过体外基因修饰肝脏干细胞，再移植给相应基因缺陷的受体肝脏以分化为具有正常功能的肝细胞，作为体外基因治疗用以改善肝脏代谢疾病的良好载体。

1999 年，Petersen 等首先将大鼠骨髓移植到肝损伤的同系大鼠体内，结果显示：骨髓来源的干细胞分化为肝干细胞和成熟肝样细胞，证实肝细胞有骨髓源性。Theise 等的实验也发现，受鼠肝内有移植的骨髓源性干细胞。2000 年，国外学者等在体外培养的大鼠骨髓细胞中加入肝细胞生长因子进行诱导，结果观察到肝细胞样细胞形态，检测到 ALB 和细胞角蛋白等肝系细胞特异性的标记物。在此基础上，国内学者孙晓艳等将培养的 MSCs 移植入肝缺血 – 再灌注损伤的大鼠体内，结果大鼠丙氨酸氨基转移酶（ALT）、天门冬氨酸氨基转移酶（AST）和丙二醛（MDA）明显降低，说明 MSCs 移植后可促进肝缺血 – 再灌注损伤的修复。随后有人采用全骨髓直接贴壁法分离培养 BMSCs，取第 4 代细胞进行移植。将 30 只健康雄性 Wistar 大鼠建立肝缺血再灌注损伤模型后，随机分成空白对照组、5×10^5 个组、1×10^6 个组、2×10^6 个组及 3×10^6 个组 5 组，每组 6 只。后 4 组大鼠均在建立肝缺血 – 再灌注损伤模型后，立即抽取 200μL 细胞悬液（数量分别为 5×10^5、1×10^6、2×10^6 及 3×10^6 个），通过门静脉注射；空白对照组大鼠注射等体积的 PBS 溶液。于移植术后 24 h 采血检测血清 AST 和 ALT 水平；取肝脏组织检测 MDA 含量、超氧化物歧化酶（SOD）、活性及核因子 –κB（NF–κB）、p65 蛋白的表达，并行 HE 染色。结果 1×10^6 个组和 2×10^6 个组与空白对照组、5×10^5 个组及 3×10^6 个组比较，其 AST、ALT 及 MDA 水平均降低（$P < 0.05$），而 SOD 活性均增高（$P < 0.05$）；NF–κB、p65 蛋白的表达均明显下调；肝组织的病理学损伤均改善。但该 2 组的 AST、ALT、MDA 及 SOD 水平比较差异均无统计学意义（$P > 0.05$），且肝组织的病理学改变也无明显差别。初步证实大鼠 BMSCs 移植治疗肝缺血再灌注损伤的最佳剂量为 1×10^6 个细胞。2015 年，Tang 等的研究表明，用碱性成纤维细胞生长因子处理能提高 ADSCs 的治疗效果，ADSCs 分泌的肝细胞生长因子对减轻肝损伤和肝纤维化发挥着重要的作用。

尽管肝脏干细胞的研究取得了很大的进步，但尚处于初级阶段，还有很多问题需要解决。如何体外获得大量高纯度的肝脏干细胞，如何建立体外稳定的肝干细胞培养系统，肝脏干细胞修复肝脏损伤的具体机制是什么，如何将动物肝脏干细胞移植应用到临床，其安全性如何等问题，有待于进一步的研究。

（四）肠道损伤与修复

近年来研究结果提示，MSCs 可能会迁移至小肠组织中，发挥保护肠上皮屏障功能的作用。研究表明，MSCs 能促进放射性肠损伤小鼠肠上皮的修复、促进克罗恩病患者瘘管的闭合、能定植至溃疡性结肠炎大鼠的肠道上皮，还能降低缺血 – 再灌注（I/R）肠损伤大鼠小肠的通透性，减轻小肠绒毛的损伤。MSCs 对肠 I/R 损伤的保护可能通过以下几个方面发挥作用：将炎性反应控制在较低水平，既降低了组织的炎性损伤，又不对机体的免疫保护作用产生影响。MSCs 可能通过分泌抑炎细胞因子，降低 TNF-α、IL-1 的作用，或直接抑制免疫细胞分泌 TNF-α、IL-1 的途径，减轻肠道炎性反应，降低机体的氧化应激反应，维持细胞质膜的稳定性。有研究发现，将 MSCs 移植入肝 I/R 损伤的大鼠体内，大鼠血清 MDA 水平明显降低。有研究观察到，MSCs 治疗后 72 h，血 IL-6 水平继续升高，超过对照组。这可能与 MSC 自身分泌 IL-6 有关，而后者能抑制 T 淋巴细胞的增殖。IL-6 作为一种对免疫反应有多效调节功能的细胞因子，其作用机制还未完全阐明。另外，比较两组间细胞因子水平的差异可以发现，MSCs 治疗后 24 h 之内对细胞因子的影响更显著，提示 MSCs 可能在早期发挥着更重要的治疗作用，但具体的机制还需进一步研究。结肠黏膜上皮细胞是维持肠道功能的结构基础，溃疡性结肠炎（UC）常常伴结肠黏膜上皮细胞凋亡加速，且由于肠道内产生大量炎性细胞因子及介质，加剧损伤肠黏膜屏障功能。因此，抑制肠道炎性反应修复上皮细胞从而改善肠上皮屏障功能是治疗 UC 的新思路。根据在炎症反应中的作用可将细胞因子分为促炎因子肿瘤坏死因子 -α（tumor necrosis factor-alpha，TNF-α）、IL-6 等和抗炎因子 IL-10、IL-4 等，这两类细胞因子的失衡与 UC 的发病密切相关。IL-6 在 UC 的发病过程中起重要作用，其增高是 UC 发病的主要特征之一，其血浆中的浓度与溃疡性结肠炎病变范围和病变严重程度成正相关。IL-10 是维持正常肠道黏膜免疫调节与稳定肠道黏膜内环境的重要因子，在结肠炎的发展和愈合中起重要作用。MSCs 有很强的免疫调节能力，可以抑制 T 细胞增殖、影响树突细胞的成熟及功能、抑制 B 细胞增殖和分化，对其他的免疫细胞如 NK 细胞、巨噬细胞也有免疫调制的作用。MSCs 移植后结肠组织 IL-6 表达降低，IL-10 表达增高，说明 MSCs 能通过调节促炎细胞因子和抑炎细胞因子失衡从而对 UC 大鼠起治疗作用。另外，MSCs 组炎症水平的降低可能与 MSCs 治疗后血流动力学恢复从而促进炎症吸收有关。

（五）肺脏损伤的修复与再生

有研究表明，骨髓间充质干细胞（MSC）对矽尘所致大鼠肺损伤具有修复作用。矽尘经呼吸道进入肺部，肺泡巨噬细胞吞噬矽尘颗粒，细胞活化并产生大量炎性因子和致纤维化因子，引起肺部炎症及纤维化；同时巨噬细胞功能改变后，启动免疫反应，形成抗原抗体复合物，沉淀在网状纤维上，形成矽结节。外源性 MSC 对大鼠肺纤维化的拮抗作用存在剂量 - 效应关系。因此，MSC 治疗矽肺的输注数量、次数及输注时间等亦有待进一步研究。

（六）其他

包括有肾脏、卵巢，甚至脑神经等一系列的内脏损伤修复，目前都将主动修复作为研究热点与重点。MSCs 能在体外培养条件下被诱导分化成神经元样细胞和神经胶质样细胞。2000 年，Woodbury 和 Sanchez 等证实，大鼠和人的 MSCs 在表皮生长因子（EGF）或脑源性神经营养因子（BDNF）的培养液中，能表达神经细胞前体标记物——nestin mRNA 和蛋白质，并具有神经细胞的形态。这些细胞也能表达神经胶质酸性蛋白（GFAP）和神经元特异性核抗原（NeuN）。2002 年，Zhao 等将 MSCs 移植到缺血 - 再灌注的大鼠脑内后，受伤大鼠的感觉功能显著改善，部分移植的细胞表达星形胶质细胞、少突胶质细胞和神经元的标记物，表明 MSCs 在缺血脑组织中可存活、迁移，并向实质细胞表型分化，减少由脑缺血所引起的神经功能障碍。

消化道是一条起自口腔延续为咽、食管、胃、小肠、大肠，终于肛门的肌性管道，包括口腔、咽、食道、胃、小肠（十二指肠、空肠、回肠）和大肠（盲肠、结肠、直肠）等部。因其涵盖了多种脏器的损伤与修复，在人体内脏损伤与修复中扮演着至关重要的角色。因此，消化道的损伤与再生是临床和相关研究的重点内容。由于其与体外相通，具有直接给药即可发挥作用的特点，付小兵院士团队曾对这部分进行过相关探索，所以将这部分作为本章节的主要内容，而其他相关脏器不做过多介绍。

三、生长因子和内脏修复与再生

近年来，随着再生理论的不断完善，尤其是分子生物学的飞速发展，有关组织创伤后的愈合、再生过程的概念也逐渐规范，目前认为是机体整体在神经 – 内分泌 – 免疫调控下，各种修复细胞增殖、分化、迁移、自噬、凋亡等活动协调作用的结果，其中涉及一系列不同类型细胞、结构蛋白、生长因子和蛋白激酶等的交互影响。

细胞进入细胞周期后，在周期的不同时相内运行，发生着一系列与增殖有关的形态学变化和分子事件。G1 期是细胞生长发育阶段，细胞在 G1 期大量合成 RNA 和蛋白质，为 DNA 的合成准备所需要的调节蛋白酶等。根据时间顺序以及发生分子事件的特点，可将 G1 期分为 G1 早期和 G1 晚期。在这两期之间存在一个限制点（R 点），该限制点对很多因素包括物理、化学、生物、射线等因子敏感，影响细胞在 G1 期内运行。动物细胞在细胞周期内的运转主要靠细胞外生长因子。在适当生长因子的刺激下，细胞可通过 G1 期限制点，一旦通过该限制点，即使去掉生长因子的刺激，细胞也能顺势通过 S 期完成一个细胞周期。如果没有适当的生长因子刺激，细胞则停止在 G1 期限制点，长期停止在 G1 早期的细胞，称为 G0 期细胞。如果不通过限制点，不进入 G1 晚期，也就无法进入 S 期。G1 晚期可谓细胞能否进入 S 期的关键点。细胞在 G1 晚期的主要活动是为 DNA 合成做准备，如合成 DNA 复制所需要的各种脱氧核糖核酸、胸腺嘧啶核苷激酶、DNA 聚合酶、DNA 解旋酶等物质。另外，还有一些与细胞周期运行密切相关的蛋白，如细胞周期蛋白、钙调蛋白、触发蛋白等亦大量合成。由此可以看出，生长因子在上皮细胞的增殖中具有重要的作用。且哺乳动物细胞周期的基因调控中生长因子亦起着重要的作用。细胞从 G0 期进入细胞周期，必须有信号因子的刺激，这些信号包括各种生长因子，它们可与细胞的特异性受体结合，通过细胞内信号传递系统作用于细胞周期基因调控系统中的某些基因。当 G0 期细胞受生长因子等刺激后，细胞周期素 D 与细胞周期素 E 首先开始转录，产生相应的蛋白并分别与 DCK2、CDK4 和 CDKs 结合，到 G1 期与 S 期交界处，即 G1 期限制点处，先后达到高峰，至 S 期很快降解。生长因子直接与靶细胞上的相应受体结合，在细胞内产生第二信使物质，沿细胞内信号传递系统的各级信号传递物质，引起一系列的级联反应，直到引起细胞核内细胞周期调控蛋白的表达改变。总之，生长因子在上皮细胞的增殖中起着重要的作用。

20 世纪 80 年代中后期，随着对生长因子影响创伤修复研究的深入，人们发现创伤修复的自然过程实际上是由多种生长因子参与调控的，人们设想在分子与基因水平上通过应用生长因子实现对组织修复与再生的调控。既往有研究发现，采用表皮细胞生长因子（epidermal growth factor，EGF）气管滴注，可以有效改善吸入性肺损伤的肺水交换，其主要是通过作用于肺 II 型细胞（肺干细胞）来实现的；同时，有报道指出，静脉给予 EGF 或成纤维细胞生长因子（fibroblast growth factor，FGF），能有效减轻肠系膜上动脉夹闭所致的肠道与肝脏缺血性损伤，加速受损脏器功能的恢复；另外，采用基因治疗的方法，将肝细胞生长因子（hepatocyte growth factor，HGF）以基因裸露 DNA 的形式注射到缺血肢体局部，能明显地促进侧支循环的建立。最近世界著名杂志 Science 也发表文章和评述，强调采用生长因子制剂促进内脏损伤修复的重要性。

针对严重创伤后内脏缺血性损伤的特征与发病机制，目前，促进与加速内脏损伤修复的主要措施包括现代与传统两方面。于 20 世纪 90 年代由国内外学者提出，内脏损伤的主动修复与再生，其主要是以生长因子和转基因为基础的内脏损伤主动修复的新概念，这一点正在突破以往传统观念的束缚与限制。现代修复即主动修复，它是根据分子生物学原理，利用生长因子及其受体与内脏器官在胚胎发育和生长维持之间存在的密切关系，通过体外调控内源性生长因子活性或基因表达，或外源性给予生长因子，或采用基因转导等方式从细胞与分子水平来主动促进和加速已受损脏器的修复。在基础领域已有研究表明，大脑、心脏、肝、肾以及胃肠道等重要内脏的胚胎发育均是由包括神经生长因子（nerve growth factor，NGF）、转化生长因子（transforming growth factor，TGF）以及成纤维细胞生长因子（fibroblast growth factor，FGF）等在内的生长因子参与和调控的，与此同时，它们成熟后的修复过程同样也受到以上生长因子的精细调控。在创伤实验研究中，在从分子与基因水平证明创伤导致内源性生长因子蛋白或基因表达改变与伤情变化存在密切关系的同时，采用外源性给予胰岛素样生长因子（insulin-like growth factor，IGF）、生长激素（growth hormone，GH）、FGF 以及表皮细胞生长因子（epidermal growth factor，EGF）等生长因子，利用其促分裂效应（mitogenic effects）和非促分裂激素样活性（non-mitogenic effects）促进与加速缺血性大脑、心脏、肝、肾以及胃肠道的修复已获巨大成功。在生长因子的非促分裂激素样活性方面，已经发现 FGF 的低血压效应有助于开放闭塞的毛细血管，使无再流（no-reflow）的血液循环恢复功能；FGF 与 IGF 等生长因子调节细胞内、外钙离子浓度平衡有助于减少缺血 - 再灌注条件下细胞内钙超载所致的细胞死亡和凋亡。在生长因子的促分裂效应中已经证明，FGF、EGF、IGF 以及血小板衍生生长因子（platelet-derived growth factor，PDGF）可影响细胞周期而加速受创细胞的更新或促进和诱导毛细血管生成而使组织获得修复或再生。在国内，付小兵院士率领的团队已经完成动物试验研究，希望将来能应用于临床，造福人类。它突破了传统方法的对症疗法，即主要是针对严重创伤后内脏损伤的发病机制而采取的相应治疗措施。不仅阻断脏器受损发生机制中的某一环节，使其免于继续损害，同时，为脏器修复提供适宜的内外环境，使受损脏器本身的主动修复获得启动和恢复，直接促进组织的再生。

付小兵院士所带领的团队完成的"严重创伤致重要内脏缺血性损伤主动修复的基础与应用研究"，

获 2005 年度国家科技进步二等奖。该研究历时 18 年，率先提出利用生长因子促进重要内脏损伤主动修复的概念，系统阐明了生长因子调控重要内脏损伤主动修复的相关机制，提出并确证机体氨基酸系统代谢紊乱是导致严重创伤后重要内脏延迟修复内环境因素的重要学术观点，系统建立了系列判定器官损伤和修复的指标和方法，并积极研发促进内脏损伤主动修复的新药。

除此之外，为了深入研究影响重要内脏损伤主动修复的因素，付小兵院士所带领的团队又通过动态观察 28 例创伤、170 例烧伤患者体液及器官组织细胞内游离氨基酸含量变化，发现在创、烧伤发展成脓毒症、多消化道脏器功能不全综合征或多脏器功能衰竭的病程中，氨基酸的代谢紊乱呈进行性加重。上述结果在不同创伤动物模型实验中也得到证实，据此，他们明确提出，氨基酸代谢紊乱破坏了重要内脏主动修复内环境的重要观点，并成功研制出一种以改善脏器修复环境和促进内脏器官主动修复为主的新药，治疗各种创烧伤患者近万例。

四、展望

既往对已发生器官功能障碍的治疗多是被动等待自身的修复，由于各自修复能力的差距导致结果不尽人意。近年来，随着再生医学突飞猛进的发展，组织工程、干细胞、基因治疗、生长因子应用于受损内脏的主动修复具备了一定手段与途径。利用干细胞和生长因子的再生医学已可以让干细胞分化多种有功能的组织，EGF 不仅在缺血再灌注损伤的肠上皮细胞中得到可喜的研究成果，在急性肺损伤（如吸入性损伤等）的受损肺泡 II 型上皮的增殖、肺水转运、减轻肺水肿、加速肺脏修复方面都有极大进步。

国内外研究者在应用干细胞治疗心脏、脑、肾脏等重要器官的缺血 – 再灌注损伤时，减少了器官的损伤和细胞的凋亡率，缩短了器官的修复时间，控制了器官的再损伤，同时也增加了器官的存活率。干细胞的应用对临床疾病治疗方法的选择，显示出了广阔的应用前景。

缺血 – 再灌注损伤中的细胞保护十分重要，它的作用可能涉及细胞保护后对减轻 SIRS，防止 MODS 具有重要意义。这种保护作用有物理性的（低温），也有化学性的药物。寻找和开发具有保护血管内皮细胞，抗炎、抗氧化自由基及降低实质细胞代谢综合作用的药物。

肝移植是目前终末期肝病患者及肝功能不全的肝肿瘤患者的治疗金标准，缺血 – 再灌注损伤在肝移植过程中是不可避免的，是影响术后移植肝功能及急、慢性排斥反应发生的重要因素，其相关细胞治疗的研究近年来十分热门，骨髓间充质干细胞（BMSCs）具有抗炎及免疫抑制的作用，可以表达多种细胞因子，促进肝细胞再生，或分化为具有肝细胞样表型的细胞，发挥肝细胞的功能，促进损伤的肝脏修复。

韩国脑神经系疾病基因组研究中心、筋骨系生命科学内脏中心和全北大学等机构的科技人员组成联合研究小组，参与对干细胞治疗技术进行临床应用治疗的全过程。患者中，5 人是脑血栓患者，23 人是毛细血管堵塞的血栓闭塞性脉管炎患者，11 人是股骨头缺血性坏死患者，35 人是因交通事故等导致骨折后骨骼无法愈合者。研究人员采取的基本治疗方式是从患者骨髓中抽取干细胞，再将干细胞注入患者体内。经治疗证实，干细胞治疗技术用于临床，不会发生诱发癌症等副作用；接受治疗的患者没有发生排异反应；将干细胞注入患者体内后，内脏器官功能显著改善。接受干细胞治疗技术治疗的大多为老年患者，其中 64 人经治疗后病症得到改善。研究小组认为，干细胞治疗技术用于临床获得成功，扫除了人们对这项技术的疗效存有的疑虑，将加速干细胞治疗的商业化进程。

虽然现有研究结果呈现多样性，但总体趋势显示，成体干细胞（adult stem cells，ASCs）对受损的内脏器官均有不同程度的修复作用。无论何种 ASCs，其修复作用主要表现如下。①细胞机制：结构修复作用，即移植的 ASCs 进入相应靶器官后在局部微环境作用下增殖、分化为相应的组织细胞（如心肌细胞、气管、肺泡上皮细胞、血管内皮细胞等），替代受损的组织细胞，使受损器官从结构上得到修复。这种干细胞分化为各种成熟组织细胞的作用为干细胞植入作用（engraftment）。虽然也有学者认为，细胞植入可能为细胞融合，而并非细胞分化。另外较受学术界推崇的是干细胞横向分化（transdifferentiation）机制。移植的 MSCs 可在局部微环境中重新编程（reprogramming），分化成与其周围细胞生物学特性相似的细胞。②旁分泌机制：干细胞通过分泌一些细胞因子、生长因子（VEGF、bFGF、HGF、IGF-1）等，改善局部微循环、抗细胞凋亡或促进局部组织细胞修复。利用其特性，将一些重要基因转染到干细胞内，使其成为药物释放载体。③免疫调节作用：如间充质干细胞（MSCs）能抑制多种免疫细胞增殖和功能，包括 T、B、NK、树突状细胞，其机制可能与细胞-细胞直接接触和分泌可溶性因子有关。此外，MSC 不表达 HLA-n 分子，以及共刺激分子 CD40、CD80、CD86，故 MSC 不具有免疫原性。有研究将同种异体 MSC 治疗克罗恩病，未发现明显副作用。④启动内源性修复：在 MSCs 移植促进受损组织的修复过程中，内源性的细胞修复仍占有主导性的原有组织具有干细胞龛（niches），而移植的 MSCs 可作为一种强烈的信号，促使其他内源性干细胞向受损部位归巢。因此，组织的再生主要归功于内源性干细胞的增殖、分化，移植的 MSCs 仅起到刺激宿主细胞再生的作用。此外，MSCs 可能具有增大局部受损信号的潜能，吸引更多的内源性干细胞及其他前体细胞至损伤区，促进组织的修复。

MSCs 移植能减轻器官缺血-再灌注引起的组织损伤，尤其是对心、脑、肾、胃肠等器官的缺血-再灌注损伤具有明显的修复作用。但其确切机制仍未阐明。细胞转分化、旁分泌机制和启动内源性修复是其主要作用。但规范化的临床观察与研究依然较少，今后应着眼于怎么应用于临床，多开展（干）细胞治疗、中医药关于生长因子等活性分子与内脏器官损伤修复与再生关系的临床研究，以期进一步评价其临床应用价值。随着研究的深入，借助各类新型手段促进内脏损伤的主动修复和完美再生，有望在临床治疗上取得重大突破。

（程飚　付小兵）

第二节　肺脏损伤后的修复与再生

一、肺发育与分子调节机制

（一）肺的发育

肺的发育，一般分为 3 个阶段：胚胎期、胎儿期和出生后期（见图 7-1）。胚胎期（第 3 ~ 7 周）是肺发育的最初阶段，主要标志是主呼吸道和肺芽（lung bud）的形成。除鼻腔上皮来自外胚层外，呼吸系统其他部分的上皮均由原始消化管内胚层分化而来。胚胎第 4 周时，原始咽的尾端底壁正中出现一纵行浅沟（喉气管沟）。此沟逐渐加深，并从其尾端开始愈合，愈合过程向头端推移，最后形成一长形盲囊，即气管憩室，是喉、气管、支气管和肺的原基。憩室的末端膨大，并分成左右两支，即肺芽，是支气管和肺的原基。肺芽与食管间的沟加深，肺芽在间叶组织间延伸，并分支形成未来的主支气管。叶支气管、段支气管及次段支气管约分别于胎龄 37 天、42 天及 48 天形成。

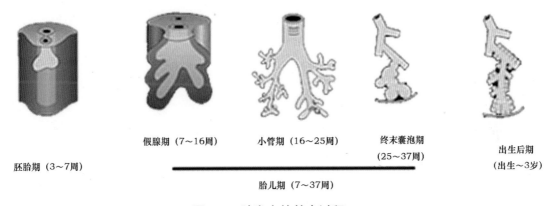

假腺期（7~16 周）　　小管期（16~25 周）　　终末囊泡期　　　　　出生后期
　　　　　　　　　　　　　　　　　　　　　　（25~37 周）　　　　（出生~3 岁）

胚胎期（3~7 周）

胎儿期（7~37 周）

图 7-1　肺发育的基本过程

胎儿期又分为假腺期、小管期和终末囊泡期 3 个阶段。假腺期（胚胎第 7 ~ 16 周）主要是主呼吸道的发育到末端支气管的形成。其特点是形成胎肺（包括 15 ~ 20 级呼吸道分支），再分支形成未来的肺泡管。发育中的呼吸道内布满了含大量糖原的单层立方细胞。第 13 周时随着纤毛细胞、杯状细胞和基底细胞的出现，近端呼吸道出现上皮分化。上皮分化呈离心性，未分化的细胞分布于末端小管，而分化中的细胞分布于近端小管。上叶支气管发育早于下叶。早期呼吸道周围是疏松的间叶组织，疏松的毛细血管在这些间叶组织中自由延伸。肺动脉与呼吸道相伴生长，主要的动脉管道出现于第 14 周。肺静脉也同时发育，只是模式不同，肺静脉将肺分成肺段和次段。在假腺期末期，呼吸道、动脉和静脉的发育模式与成人相对应。小管期（胚胎第 16 ~ 25 周）主要为腺泡发育和血管形成。此期是肺组织从不具有气体交换功能到具有潜在交换功能，包括腺泡出现、潜在气血屏障的形成，以及Ⅰ型和Ⅱ型上皮细胞的分化，且 20 周后逐渐开始分泌表面活性物质。腺泡由一簇呼吸道和肺泡组成，源于终末细支气管，包括 2 ~ 4 个呼吸性细支气管，末端带有 6、7 级支芽。其初步发生对未来肺组织气体交换界面发育是至关重要的第一步。最初围绕在呼吸道周围较少血管化的间叶组织进一步血管化，并更接近呼吸道上皮细胞。毛细血管最初形成一种介于未来呼吸道间的双毛细血管网，随后融合成单一毛细血管。随着毛细血管和上皮基底膜的融合，气血屏障结构逐渐形成。在小管期，气血屏障面积呈指数增长，从而使壁的平均厚度减少，气体交换潜力增加。上皮分化的特点是从近端到远端的上皮变薄，从立方细胞转变成薄层细胞，后者分布在较宽的管道中。因此，随着间质变薄，小管长度和宽度都在增加，同时逐步有了血供。小管期的许多细胞被称为中间细胞，因为它们既不是成熟的Ⅰ型上皮细胞，也不是Ⅱ型上皮细胞。在人类胚胎约 20 周后，富含糖原的立方细胞胞质中开始出现更多的板层小体，通常伴有更小的多泡出现，后者是板层小体的初期形式。Ⅱ型上皮细胞中糖原水平随着板层小体内糖原水平增加而减少，糖原为表面活性物质合成提供基质。终末囊泡期（胚胎第 25 周至足月）主要为第二嵴引起的囊管再分化。此期对最终呼吸道分支形成很重要。终末囊泡在肺泡化完成前一直在延长、分支及加宽。随着肺泡隔以及毛细血管、弹力纤维和胶原纤维的出现，终末囊泡进一步发育成原始肺泡。原始肺泡内表面被覆着内胚层来源的上皮细胞，被认为是肺泡上皮的干细胞。起初，细胞为立方形，即称为Ⅱ型肺泡上皮细胞，以后部分Ⅱ型细胞变成薄的单层扁平上皮，发育为Ⅰ型肺泡上皮细胞。到出生时，肺泡与毛细血管已相当发达。因此，胎儿一出生即具备可独立生存的呼吸功能。

出生后期又称为肺泡期，是肺泡发育和成熟的时期，也是肺发育的最后一个环节，绝大多数气体交换表面是在该阶段形成的。胎儿出生时肺的发育已基本成熟，但进一步发育完善要到 3 岁。肺泡表面上皮细胞分化，形成很薄的气血屏障是肺发育成熟的形态学标志，从胎儿晚期到新生儿早期肺泡化进展迅速。伴随着肺组织结构的发育成熟，其功能发育亦趋成熟。

（二）肺发育的调控机制

肺脏来源于内胚层和中胚层两种不同的组织。肺脏从一个肺芽发育成为一个具有呼吸功能的完整器官，经历了肺原基的出现、气管形成及其与食管的分离、气管分支的形态发生、特定上皮细胞沿近 - 远端轴分化形成肺脏基础结构、肺泡发生以及远端上皮细胞的分化等极为复杂的发育生物学过程。这些变化既相互交错又有序发生。因此，肺的发育应存在着精细而严格的调控机制。现已研究表明，肺的形态发生与局部微环境内生长因子和形态发生素的作用息息相关（见图 7-2）。在肺内，促进肺形态发生的生长因子有成纤维细胞生长因子（fibroblast growth factor，FGF）、上皮生长因子（epidermal growth factor，EGF）、转化生长因子（transforming growth factor，TGF）、骨形态发生蛋白 4（bone morphogenetic protein 4，BMP-4）、血小板衍生生长因子（platelet-derived growth factor，PDGF）。与肺发育有关的形态发生素有 Sonic hedgehog（SHH）和视黄酸。转录因子对系列效应基因表达的时空调节作用是胚胎发育精细调节机制的重要部分。微环境内的形态发生信号通过转录因子对靶基因的调控作用，从而实现胚胎的有序发育。与肺发育相关的转录因子有肝细胞核因子 3（hepatocyte nuclear factor-3，HNF-3）、甲状腺转录因子 1（thyroid transcription factor-1，TTF-1）或 NKX2.1、

GATA6、神经胶质核蛋白（glial nuclear protein，Gli）、Hox 簇转录因子、Myc 等。在肺的不同发育阶段，存在着不同的生物活性物质，形成了严格和有条不紊的时空变化规律，共同调控支气管树的形态发生、肺泡上皮细胞的分化演变和气血屏障的建立。

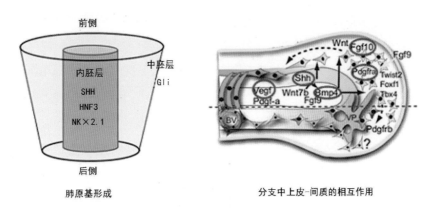

图 7-2　肺发育的调控机制

肺原基是肺脏形成的基础，它起源于前肠腹侧壁。虽然关于肺原基形成机制的直接资料不多，但愈来愈多的研究表明，系列转录因子参与肺原基模式构成的时空调节作用。HNF-3 是报道较早、作用较为明确的转录因子，它们具有与果蝇内叉头（forkhead，fkh）基因家族成员高度的相似性。肺原基的形成限于 HNF-3β 和 HNF-3α 表达的边界内。早在食管和喉气管沟开始分化时，HNF-3α 和 HNF-3β 就开始表达。在完全分化的成体支气管上皮内还保留有 HNF-3α 和 HNF-3β 的表达。研究显示，它们调节肺特异性基因的表达，如表面活性蛋白 B。HNF-3 家族的另一成员 HNF-3γ 出现在后肠的分化中，与肝、胃的形态发生有关。因此，区域性特异表达的 HNF-3 基因家族可能形成分子轴向信号，特定指导肠内胚层来源的组织结构内的细胞变化。敲除 HNF-3β，胚胎在肺形态发生前死亡。因此，关于 HNF-3 基因家族激活是否是肺原基形成所必需的，尚无直接证据。最近有研究显示，神经胶质核蛋白（Gli）在肺原基的发生中也可能发挥重要作用。Gli 转录因子以不同的时间和空间模式表达在肺间质内。Gli2 和 Gli3 联合敲除能明显阻断肺的发育。形态发生素 SHH 在种系发生上与果蝇内的 hedgehog 相关，果蝇内的 hedgehog 参与果蝇身体多个部位的形成。SHH 在肺上皮内表达，与间质细胞上的细胞受体作用。SHH 信号通过 Gli 家族转录因子激活发挥促进肺形态发生的作用。有研究显示，SHH 敲除小鼠的肺间质虽有异常，但有肺间质结构的形成，提示 SHH 信号在肺间质的形成中仅发挥部分作用。

同源结构域转录因子 Nkx2.1/TTF-1 在肺芽形成的过程中表达在前肠背腹侧边缘，清晰地区分出肺原基和食管原基。目前对于肺原基发育成气管的机制尚了解不多。有研究显示，将 Nkx2.1 基因敲除，出生小鼠的气管明显变短，并与食管融合。同样的气管 - 食管表型也发生在 SHH⁻/⁻、Gli2⁻/⁻、Gli3⁺/⁻、视黄酸受体 RAR-α1⁻/⁻ 和 RAR-β2⁻/⁻ 小鼠。Nkx2.1⁻/⁻ 小鼠肺内有 SHH 表达，同样，Shh⁻/⁻ 小鼠肺内也有 Nkx2.1 表达，提示两者在肺形态发生中的作用可能是相互独立的，但可能存在功能上的平行关系。在脊椎动物，气管包括了系列表型不同的细胞，如纤毛和非纤毛柱状上皮细胞、分泌细胞（浆液细胞）。这些细胞沿气管分化和空间构成所需要的特定信号和转录因子，尚未完全明确。

HNF-3/forkhead homolog-4（HFH-4）表达在支气管上皮内，似乎是肺内纤毛上皮细胞分化所需要的。HFH-4 不是肺特异性的，还表达在胎肾、输卵管和其他胚胎器官内。HFH-4$^{-/-}$ 的胚胎缺乏整个纤毛发生过程。HFH-4 的异位表达可导致远端肺，即富含肺泡上皮细胞的区域，出现柱状细胞。说明 HFH-4 似乎是柱状纤毛上皮细胞分化所必需的。

分支是肺形态发生的重要部分。分支的形态发生是依赖于上皮 - 间质的相互作用，这种相互作用是通过一个复杂的分子网络介导的，包括生长因子、转录因子、细胞外基质蛋白和它们的受体。上皮 - 间质间相互作用的特性取决于发育信号，后者在单个细胞水平建立了位置信息，基于发育信号，细胞发生行为改变，根据形态发生的位置信息，细胞进行增殖、迁移或分化。形态发生和细胞分化所需要的发育信号通过细胞 - 细胞相互作用的位置信息，细胞 - 细胞间作用通过激活转录因子而启动特定效应基因表达。上皮 - 间质相互作用的关键成分包括信号分子和转录因子。在肺上皮中，作用明确的关键信号分子包括 BMP-4、SHH 和 PDGF。在肺间质内，对分支形态发生最重要的介质是 FGF 途径，尤其是 FGF-10。除 Gli 家族外，Hox 簇转录因子也在肺间质内表达。转录因子 HNF-3、HFH-4、GATA6、N-Myc 和 Nkx2.1 在肺上皮内表达。有研究表明，HNF-3 和 GATA6 是上皮 - 间质相互作用的关键调控分子。

组织重组实验显示，两种功能不同的间质可能指导气管（非分支）和实质（分支）肺上皮的形态发生。认为这两种间质内产生的信号和表达的转录因子可能是不同的。Hox 家族编码的转录因子在肺间质内表达。Hoxa-5 基因靶向实验显示了这一家族在指导肺上皮形态发生中的关键作用。Hoxa-5$^{-/-}$ 小鼠出生后因气管形态发生异常和肺内表面活性物质产生减少而很快死亡。肺发育的另一个关键的间质介质是 FGF 信号转导通路。破坏此通路可导致肺形态发生明显障碍。FGF 由间质产生，但通过上皮细胞上的同源受体发挥作用。靶向敲除 FGF-10 可导致主支气管远端的肺结构缺失。FGF 在指导上皮形态发生中的作用可能与它直接诱导上皮细胞增殖和细胞分化有关。FGF 诱导细胞增殖时，细胞内转录因子 c-Fos、c-Myc 激活。它们可能在肺上皮和间质细胞的增殖中发挥相似的作用。肢体形态发生中，异位应用 FGF 导致锌指转录因子 SnR 和 Tbx 家族转录因子的激活。肺上皮内也表达 Tbx 家族转录因子。但这些转录因子与 FGF 信号诱导肺形态发生的关系尚不清楚。

整个肺发育过程中，上皮 - 间质之间的细胞 - 细胞相互作用是正常形态发生的关键。转录因子介导由细胞 - 细胞相互作用产生的指导性信号。在肺分支形态发生中，上皮细胞接受间质信号依赖于 N-Myc 的正常活性。N-Myc 在肺上皮内表达。靶向敲除 N-Myc，小鼠肺发育则发生明显异常。FGF-10$^{-/-}$ 胚胎中，沿近 - 远轴的肺生长与分化出现明显障碍。阻断 Nkx2.1 也导致近 - 远端形态发生严重缺陷。Nkx2.1$^{-/-}$ 胚胎中，在二级或三级支气管以后即无肺结构的形成。阻断 SHH 信号转导也影响近 - 远端的肺形态发生，但可观察到有限的肺发育和细胞分化。因此，近端肺形态发生是不依赖 Nkx2.1、FGF-10 和 SHH 的调控作用的，远端肺形态发生则明显依赖于 Nkx2.1 和 FGF-10 的调控作用，以及一定程度上还依赖于 SHH 的作用。

肺泡形成是指肺囊隔室分割成不同肺泡的过程,从生理角度讲,肺泡形成是呼吸系统成熟和建立有效气体交换的关键步骤。FGF 和 PDGF 信号转导通路参与肺泡形成,但是这些通路下游的转录因子尚不清楚。关于参与肺泡形成的信号机制和转录因子,报道不多。参与早期肺形态发生,并存在于成熟肺的一些因子可能也参与了肺泡的形成。这些因子包括 HNF-3、GATA6 和 Nkx2.1。但尚缺乏直接的证据。视黄酸和糖皮质激素影响肺泡形成。有研究显示,视黄酸可改变发育肺间质内 Hox 基因簇的转录因子表达模式。这种变化具有改变间质诱导作用或始动作用的可能性,从而影响上皮的形态发生。然而,除 Hoxa-5 外,Hox 基因的异位表达或功能缺失突变都不引起肺表型的明显异常。糖皮质激素受体是属于与视黄酸受体相同超家族的转录因子。糖皮质激素受体的功能性缺失导致出生后因呼吸功能障碍死亡。肺表面活性蛋白基因上存在糖皮质激素结合功能性位点。然而,糖皮质激素受体 DNA 结合域上突变(阻断其二聚化,进而阻断其基因激活能力)的胚胎,其肺发育是正常的,提示糖皮质激素对肺发育的影响可能是不依赖于 DNA 结合和下游靶基因的反式激活的。

二、肺组织干 / 祖细胞

肺是体内一个重要而复杂的器官。不同的解剖部位含有不同的细胞类型,成人肺内一共含有 40 ~ 60 种细胞。生理情况下,成年肺脏的更新非常缓慢,如正常成年大鼠肺脏细胞更新一次需要 4 个月。由于肺与外界相通的特性,需要经常暴露于有害颗粒和微生物之中,因此肺组织自身的修复能力是维持稳态的基础。近年来,在肺脏的不同部位发现了不同类型的干细胞(见图 7-3,表 7-1),他们在肺组织修复中可能发挥着关键作用。由于其位于肺组织内,并具有干细胞的特性,因此也将他们称为内源性肺干 / 祖细胞(endogenous lung stem/progenitor cells)。

(一)常见的肺组织干细胞

1. 基底细胞

基底细胞(basal cells,BCs)主要位于气管、支气管等近端气道上皮层的基底膜部。BCs 呈三角形,主要表达 K5、K14 和 p63。体外培养的 BCs 具有较强的克隆形成能力,在一定条件下可以分化为纤毛细胞、杯状细胞等各种气管上皮细胞。将体外培养的 BCs 移植到受损的气管基底膜上,并种植到免疫缺陷小鼠皮下,一段时间后 BCs 分化为杯状细胞和纤毛细胞,并再生出类似于正常气管的上皮组织。因此,BCs 具有自我更新和分化为各种气管上皮细胞的潜能。Hong 等观察了萘损伤后各种类型气管上皮细胞的变化,结果发现,损伤后 3 天克拉拉细胞(Clara cells)基本全部脱落,而 BCs 迅速增加至正常的 4.5 倍,并且是最主要的增殖细胞;损伤后 6 天克拉拉细胞数目开始增加,而 BCs 数目开始下降;损伤后 9 天克拉拉细胞和 BCs 数目均恢复至正常水平。BCs 和克拉拉细胞的动态变化提示基底细胞是萘损伤后气管上皮的主要修复细胞,并可能分化为克拉拉细胞。之后进行的谱系追踪实验则证实了这一推断。研究人员利用基因条件敲除技术选择性标记 K14+BCs 及其子代细胞,结果发现,萘伤后 4 天遗传标记的细胞较少但均为 BCs,伤后 12 天和 20 天标记细胞数目明显增加,并且大多数细胞具有纤毛细胞的形态或表达 CCSP,证明了 BCs 可以分化为纤毛细胞和克拉拉细胞。

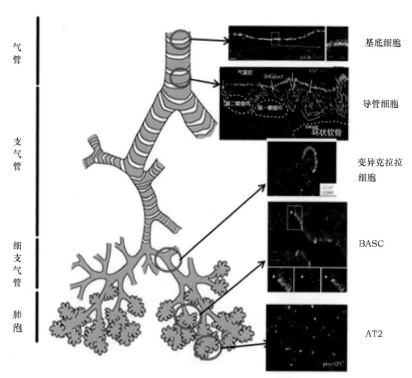

图 7-3 常见的肺组织干 / 祖细胞

表 7-1 常见的肺组织干 / 祖细胞

细胞类型	细胞标志	分布	干细胞层次	子细胞
基底细胞	K5、K14、p63	气管、支气管	专能干细胞	杯状细胞、纤毛细胞、黏液细胞、浆液细胞
导管细胞	K5、K14	气管黏膜下腺体	专能干细胞	杯状细胞、纤毛细胞、黏液细胞、浆液细胞、肌上皮细胞
克拉拉细胞	$CCSP^+CYP450^-2F2^+$	细支气管上皮	短暂扩增细胞	纤毛细胞
变异克拉拉细胞	$CCSP^+CYP450^-2F2^-$	NEB、BADJ	专能干细胞	克拉拉细胞、纤毛细胞、PNEC
BASC	$CCSP^+pro\text{-}SPC^+$	BADJ	专能干细胞	克拉拉、AT2、AT1
AT2	$Pro\text{-}SPC^+$	肺泡上皮	祖细胞	AT2、AT1
人肺脏干细胞	C-kit、OCT4、Nanog、Klf4、SOX2	细支气管各层、肺泡上皮	多能干细胞	克拉拉细胞、AT2、AT1、血管内皮细胞和平滑肌细胞
SP 细胞	Sca1、CD31、Hoechst33342	尚未定位	未明确	未明确
平滑肌祖细胞	FGF10	各级气道肌层	祖细胞	平滑肌细胞
成血管细胞	Flk1	各级血管	祖细胞	毛细血管内皮细胞

2. 导管细胞

导管细胞（duct cells）位于气管黏膜下腺体的导管部。导管细胞呈立方形，表达 K5 和 K14。气管黏膜下腺体（submucosal glands，SMGs）位于软骨环和气管上皮层之间，人类 SMGs 分布于从喉至主支气管的气道内，而小鼠 SMGs 局限于环状软骨和第 1 个气管软骨环之间。SMGs 由浆液 / 黏液小管、集合管和纤毛导管构成，最后开口于气管上皮层。浆液 / 黏液小管被覆多角形的黏液细胞和浆液细胞，周围包裹扁平的肌上皮细胞。黏液细胞分泌黏液，黏液可被 AB/PAS 染色和 DMBT1 标记；浆液细胞分泌浆液，主要表达溶霉菌、乳铁蛋白和 pIgR；肌上皮细胞表达 K5、K14 和 α 14。黏液小管和浆液小管相互连接，并逐渐汇合形成集合管，开口于上皮前又转变成纤毛导管。由于其隐蔽的解剖部位，SMGs 细胞与上皮细胞相比不易受到损害，适合干细胞的生存。

BrdU 或 H3-TdR 标记后，间隔一段时间仍带有标记的细胞称为标记滞留细胞（label retaining cells，LRCs），LRCs 可能包含干细胞。Liu 等利用 BrdU 标记发现 LRCs 主要位于气管和近端支气管的 SMGs 导管处。将导管细胞种植到去除上皮的气管基底膜上，再一起移植到免疫缺陷小鼠皮下，可以再生出气管上皮组织。Hegab 等利用差速消化法和流式分选得到 TROP-2 阳性导管细胞，TROP-2 法和流式分选得到双阳性 BCs，并在体内和体外比较了两种干细胞的干性。TROP-2 是前列腺基底细胞的标志，表达于所有的上皮细胞和导管细胞，但不表达于肌上皮细胞和黏液 / 浆液细胞。体外培养发现，BCs 的克隆形成能力要高于导管细胞，并且两种细胞均可分化为黏液细胞、浆液细胞、纤毛细胞和肌上皮细胞。研究人员把体外培养的 RFP+ 导管细胞接种至不带任何标记的小鼠肩胛骨部位的脂肪垫内，发现约 50% 的小鼠可以形成黏膜下腺小管样结构，20% 小管样结构周围存在导管样结构，甚至还包裹有肌上皮细胞。形成的黏膜下腺具有黏液和浆液分泌功能，所有细胞均表达 RFP。结果表明移植的 RFP+ 导管细胞可以形成一个功能和结构完整的黏膜下腺，进一步验证导管细胞的多分化潜能。体内研究发现，小鼠缺血缺氧损伤后气管内仅有 K5+K14+ 导管细胞和少量的 K5+K14-BCs 残留。利用谱系追踪 K14+ 导管细胞发现，缺血缺氧损伤后导管细胞参与修复黏膜下腺、黏膜下腺导管及开口附近的上皮层细胞，但 BCs 仅能分化为上皮层细胞。需要特别说明的是，仅有 1% 人 BCs 和 10% 小鼠 BCs 表达 K14，而大部分 K14+ 细胞为导管细胞，故 Hong 等追踪的 K14+ 细胞可能是导管细胞，而不是 BCs。总之，导管细胞的干性要强于 BCs，应归属于多能干细胞。

3. 克拉拉细胞

克拉拉细胞主要分布于细支气管上皮内，但其分布和数量在不同物种间略有差异：分布上，人类克拉拉细胞仅分布于细支气管，气管和支气管均无，而小鼠克拉拉细胞则分布于气管以下的所有气管分支中，包括支气管和细支气管；数量上，人类克拉拉细胞在终末细支气管和呼吸性细支气管中分别占 11% 和 22%，小鼠的远端气道几乎全为克拉拉细胞。克拉拉细胞呈立方状或柱状，特异表达克拉拉细胞分泌蛋白（Clara cell secretory protein，CCSP）和细胞色素 P450 的 2F2 单体（CYP450-2F2）。CYP450-2F2 可以将香烟中的萘转换成细胞毒物质，使细胞死亡，因此，萘可以造成克拉拉细胞的特异性损伤。

目前认为，克拉拉细胞是细支气管处的主要短暂扩增细胞（transit-amplifying cell，TAC），即静止状态时具有终末细胞的功能，但损伤后可快速大量增殖，并向纤毛细胞分化。生理情况下，大小鼠细支气管中仅有 0.2% ~ 0.5% 的克拉拉细胞发生增殖，细胞周期为 30 h，但在人类终末细支气管和呼吸性细支气管中分别有 15% 和 44% 的增殖细胞为克拉拉细胞。克拉拉细胞分泌的蛋白 CCSP又称为 CC10、CC16、Clara 细胞抗原、分泌球蛋白、子宫珠蛋白，是气道表面液体的主要成分。CCSP 是一个对蛋白酶有抗性并在高热和强酸环境中稳定存在的 10 ~ 16 ku 大小的蛋白质。人类中编码此蛋白的基因大小约 4.1 kb，含有 3 个外显子和 2 个内含子，可以被亮氨酸拉链因子基本区域CCAAT、增强子结合蛋白 α、Nkx2.1 和甲状腺转录因子 1 调节。CCSP 的主要功能有以下几个方面：①构成气道表面液体物质的主要成分。②免疫调节，可以增强抗炎介质的释放。③抑制肿瘤形成。④调节气道中干细胞的壁龛。⑤增强肺应对氧化应激的能力。⑥血清含量的升高可以作为肺损伤的早期标志。

4. 变异克拉拉细胞

又称为变异表达 CCSP 细胞（variant CCSP-expressing cells，vCE），主要位于细支气管分叉处和细支气管肺泡连接处（bronchioalveolar duct junction，BADJ）。如前所述，克拉拉细胞由于 CYP450-2F2 的作用而被萘特异性损伤。但萘损伤后，在细支气管分叉处的神经内分泌小体（neuroepithelial body，NEB）和 BADJ 处仍残留一群表达 CCSP 的细胞，此群细胞缺乏 CYP450-2F2 从而对萘耐受，故将之称为变异克拉拉细胞。

Hong 等利用 H3-TdR 标记残留法发现，萘损伤后 NEB 及其邻近组织存在着 LRCs，提示该部位可能存在干细胞。进一步研究发现 LRCs 包括 3 群：表达 CCSP 的 vCE、表达降钙素相关基因肽（calcitonin gene-related peptide，CGRP）的神经内分泌细胞（PNECs）、表达 CCSP 和 CGRP 的 vCE。利用条件敲除小鼠特异性表达 CCSP 的细胞后，发现 PNECs 并不能完整修复气道上皮，提示 NEB 处的变异克拉拉细胞可能是细支气管修复的主要细胞。可能的干细胞层次如下：vCE 自我更新并分化为克拉拉细胞，克拉拉细胞自我更新并分化为纤毛细胞，而 PNECs 仅能自我更新，此外 vCE 还可能分化为PNECs，而 PNECs 可以调节 vCE 的增殖和分化并维持其干性状态。因此，NEB 处的 vCE 是细支气管上皮中的干细胞。

Giangreco 等发现，萘损伤后 BADJ 处的 vCE 是伤后终末细支气管最早、最主要的增殖细胞，约占该处所有增殖细胞的 90%。但 BADJ 处和 NEB 处的 vCE 是否为同一群细胞呢？形态定量分析发现，BADJ 处的 vCE 约 57% 位于距 BADJ 40 μm 的范围内，增殖 vCE 约 75% 位于距 BADJ 80 μm 的范围内，因此从解剖部位上看二者不是一群细胞。CGRP 免疫学染色发现，BADJ 处的 vCE 不表达 CGRP，且分布与 NEB 完全无关，而 NEB 处的 vCE 有一部分表达 CGRP，且分布于 NEB 及其周围组织。因此，BADJ 处的 vCE 与 NEB 处的 vCE 不是同一群细胞。萘损伤早期终末细支气管处大部分克拉拉细胞发生坏死脱落，而 BADJ 处 vCE 快速增殖并逐渐向近端迁移，萘损伤晚期克拉拉细胞密度恢复正常，一部分 vCE 则进入静止期。因此，BADJ 处的 vCE 主要参与终末细支气管上皮的稳态维持和修复。

5. 细支气管肺泡干细胞

细支气管肺泡干细胞（bronchioalveolar stem cells，BASC）是 BADJ 处一种表达克拉细胞标志 CCSP 和 Ⅱ 型肺泡上皮细胞标志 pro-SPC 的干细胞，由 Kim 等于 2005 年首次发现并命名。BADJ 是传导气道和肺泡的分界处，由于食道、角膜等组织内不同细胞的移行区域已经发现组织特异的干/祖细胞，因此 BADJ 也是一个潜在的干细胞巢，并且寻找不同组织移行区域内共有的调控机制有助于发现干细胞调控因子。实际上，CCSP$^+$SPC$^+$BASC 只存在于 BADJ 处，同时 Giangreco 等在 BADJ 处也发现了变异克拉拉细胞。生理情况下，BASC 数目极少，约占肺总细胞的 0.34%，正常小鼠中仅有 35 只小鼠的 BADJ 含有 BASC。由于细胞质标志不能用于活细胞的分离和功能分析，因此，选用了表面标志 Sca-1、CD34、CD45、CD31 作为分选标记，流式分选出的 CD45$^-$CD31$^-$Sca1$^+$CD34$^+$ 肺上皮细胞几乎全为 CCSP$^+$pro-SPC$^+$BASC。将其接种至射线照射后的小鼠胚胎成纤维细胞滋养层培养，发现单个 BASC 就可以形成克隆，克隆形成率明显高于 AT2。传至第 9 代时仍全部表达 CCSP 和 pro-SPC，并保持较强的克隆形成能力。表明 BASC 具有较强的自我更新和克隆形成能力。基质胶是从小鼠肉瘤细胞提取的细胞外基质蛋白和生长因子等基底膜成分，常用作干细胞诱导分化培养基。BASC 在基质胶培养基中培养后可分化为 CCSP$^+$ 克拉拉细胞、pro-SPC$^+$ Ⅱ 型肺泡上皮细胞和 AQP5$^+$ Ⅰ 型肺泡上皮细胞，但不能分化为纤毛细胞。表明 BASC 具有多向分化潜能。小鼠萘损伤、博来霉素损伤和左肺切除术后，BASC 数目明显增多，增殖能力显著增强，并开始向肺泡迁移，最终气管上皮、肺泡上皮得到有效修复。但是 Rawlins 等通过谱系追踪 CCSP$^+$ 细胞发现，BASC 并未参与细支气管和肺泡上皮的修复。虽然此研究存在样本量偏少、形态定量分析不严格等问题，但结果仍提示我们：肺修复的完成需要多种干细胞的参与，并且数目较多的干细胞发挥主要作用。由于 BASC 也对萘耐受，且表达 CCSP，因此 BASC 与 BADJ 处的 vCE 非常类似，那么，二者间有何联系？Kim 等发现萘损伤后 BADJ 残留的 CCSP$^+$ 细胞中只有一部分同时表达 pro-SPC，其他则只表达 CCSP，因此 BASC 可能为 BADJ 处 vCE 的一个亚群，但尚未有研究证实。研究发现小鼠胎肺内有一种同时表达 CCSP、CGRP 和 SPC 的上皮细胞，提示克拉拉细胞、神经内分泌细胞和 AT2 都可能发育自一个共同的前体细胞，而 BASC 可能就是这个前体细胞。

BASC 的分离和培养是研究其生物学特性及重要调控分子的前提和基础。目前 BASC 的分离主要参照 Kim 实验室的方法，即通过肺内灌注分散酶、胶原酶等消化酶将远端气道的上皮细胞消化成单细胞悬液，然后利用流式分选出 CD45$^-$CD31$^-$Sca1$^+$CD34$^+$ 细胞即为 BASC，然后接种于小鼠胚胎成纤维细胞滋养层和 DMEM 培养基中培养。对 BASC 的流式分选标记进一步分析发现，CD34$^+$ 细胞并不存在于气道上皮。免疫荧光染色发现，Sca1 主要表达于气道上皮层之外的细胞，特别高表达于血管的内皮细胞（95% 的 CD31$^+$ 细胞表达 Sca1）。气道上皮内，Sca1 只表达于肺内近端气道上皮细胞基底及侧边的胞膜上，而远端气道上皮细胞并不表达 Sca1。因此，Sca1 是肺组织中一个广泛表达的标志物，并且不同细胞表达水平不同：内皮细胞最高、近端气道上皮细胞次之、远端气道上皮细胞最弱。结果表明 Sca1 并不能区分细支气管内的干细胞（BASC）和短暂扩增细胞（克拉拉细胞）。但同时发现克拉拉细胞具有较高的自发荧光（auto Fluorescence，AF），而BASC的自发荧光较低，由此提出新的分选标记 CD45⁻CD31⁻CD34 Sca1lowAFlow。产生不同结果的原因可能为细胞分离方法的不同：Kim使用分散酶、胶原酶消化和分离AT2的方法，而后者使用弹性蛋白酶分离从传导气道至肺泡的所有上皮细胞，这其中就包含BADJ和NEB处的克拉拉细胞。BASC纯化方法除流式分选外，还出现全细胞贴壁筛选的方法，主要利用AT2细胞培养1周后即已完全分化，之后进入凋亡阶段，而BASC培养1周后才形成克隆集落，因此全细胞悬液培养2周后即可去除大部分的AT2；培养体系中加入FIBROOUT可以去除成纤维细胞。但无论哪种分选和纯化方法，最终都需要利用CCSP和pro-SPC共染分析其纯度。

6. Ⅱ型肺泡上皮细胞

肺泡上皮主要由Ⅰ型肺泡上皮细胞（alveolar type 1 cells，AT1）和Ⅱ型肺泡上皮细胞（alveolar type 2 cells，AT2）组成。AT2呈立方状，约占肺总细胞的16%，却仅覆盖肺泡表面积的5%，主要分布在相邻肺泡壁的连接处。AT2细胞质内富含板层小体，板层小体内存在大量的表面活性蛋白（surfactant proteins，SP），包括SP-A、SP-B、SP-C和SP-D，这些蛋白可以维持肺泡表面张力和清除进入肺泡腔的微尘或病原体。AT1为扁平上皮，占肺脏总细胞的8%，却覆盖了95%的肺泡表面，AT1主要构成气血屏障完成气体交换，清除肺泡内液体维持肺的干燥状态。干细胞理论认为，在持续更新的组织中，干细胞群可增殖、分化产生过多的子细胞，一部分子细胞替代衰老或损失的细胞，剩余的子细胞最终凋亡。因此，为了维持组织稳态和正常修复，干细胞的增殖、分化和凋亡必须处于平衡状态。

对成年小鼠H3-TDR标记发现，AT2的一个完整细胞周期约为22 h，与NO₂损伤后大鼠AT2的细胞周期相同。AT2的整个细胞周期以及各期时间与机体所处的发育阶段、有无毒物损伤相关，并且体外培养与体内条件下也有所不同。总体而言，不同物种、不同发育阶段、毒性气体损伤、细胞培养等情况下AT2的S期均为7～9 h，而G2期和M期持续1～12 h不等。原代培养时只有一部分AT2可连续增殖并形成克隆，提示AT2可能由不同的亚群组成。近年来的研究也证实了这一观点。Reddy等发现高氧损伤后AT2对钙黏着蛋白（E-cadherin）的反应不一致，并据此将AT2分为两个亚型：一种亚型不表达钙黏着蛋白，此群细胞端粒酶活性高，增殖活性较高，对损伤比较耐受；一种亚型表达钙黏着蛋白，此群细胞端粒酶活性较低，无增殖活性，且容易受到损伤。Liu等发现金葡菌肺炎后表达干细胞抗原（stem cell antigen，Sca-1）的AT2比例明显升高，体外培养时Sca-1⁺AT2比Sca-1⁻AT2具有更强的分化为AT1的潜能，提示Sca-1⁺AT2可能是AT2发挥祖细胞功能的主要亚群。

Evans等利用H3-TdR标记NO₂肺损伤大鼠发现，标记后1 h肺泡上皮中88%标记细胞为AT2，仅有1%为AT1；标记24 h后肺泡上皮中出现AT1和AT2之间的细胞，并占标记细胞的40%，而AT2下降至60%；标记后3天AT1明显增多，中间状态细胞明显减少。结果提示肺泡上皮损伤后，AT2可以增殖并分化为AT1，最终修复肺泡上皮。Adamson等同样利用H3-TdR标记技术证实肺发育过程中AT2也可以分化为AT1。从此，AT2被认为是AT1的祖细胞。但在含有10%FBS的DMEM中培养 AT2 时，第 4 天即开始向 AT1 分化，第 7 天则由铺路石样细胞完全分化为扁平 AT1，并且 AT2 传代后立即分化。因此，AT2 也被认为是一种短暂扩增细胞。目前 AT2 向 AT1 的分化研究主要依赖于各种细胞的判断。目前，鉴别 AT2 的金标准仍然是电镜下其超微结构满足以下条件：胞质内有板层小体（lamellar bodies）、顶端微绒毛（apical microvilli）、细胞间连接（cell-cell junction）和立方细胞形态（cuboid shape），通过这几点可明确分辨 AT2 和 AT1。此外，AT2 还有其他鉴别方法，如改良 Papanikolaou 染色、细胞特异凝集素和免疫组化标志。但免疫组化标志的表达依赖于机体所处的发育阶段，并受到病理变化的影响，如肺损伤后会出现 AT2 向 AT1 分化的中间细胞，即同时表达 AT2 和 AT1 标志。

机体清除细胞的一个重要机制就是凋亡。虽然对凋亡诱导物、凋亡途径和效应物的基础研究非常多，但关于肺组织细胞的凋亡研究较少。AT2 细胞膜表达 Fas 受体，而 Fas 受体与 Fas 配体或 Fas 抗体的结合可启动细胞凋亡。AT2 的凋亡是肺形态发生时肺间隔重塑和肺损伤后上皮修复中不可或缺的部分。成人急性肺损伤缓解期，大鼠气管内注射 KGF 导致 AT2 增生后的上皮恢复期均出现了大量的凋亡细胞，最终被肺内巨噬细胞或邻近细胞清除。

目前认为，AT2 可能是肺泡上皮修复的关键干细胞。Mollar 等将体外培养的雄性大鼠肺泡Ⅱ型上皮细胞经气管移植到博来霉素诱导的肺损伤的雌性鼠肺内，发现移植的肺泡Ⅱ型上皮细胞不仅直接参与肺泡组织的修复，而且可能通过内分泌等效应防止 / 减轻肺纤维化，改善肺功能。Nolen-Walston 等发现，左肺切除的小鼠残肺中 AT2 在术后第 7 天数目开始增加，增殖活性最高，第 14 天达到高峰，细胞动力学模型发现 AT2 贡献了 75% 以上的肺泡上皮再生。

7. 平滑肌祖细胞

平滑肌祖细胞分布于各级气道管壁的肌层，表达成纤维生长因子 10（fibroblast growth factor-10，FGF-10），属于一种外周间充质细胞。通过 FGF-10 带有遗传标记 lacz 小鼠的谱系追踪发现，气道平滑肌细胞来源于 FGF-10 阳性细胞。随着气道的不断出芽、伸长，FGF-10$^+$ 细胞沿着气道长轴逐渐包裹气道外周，好像一个人在一边伸腿一边穿袜子。研究发现，Shh 和 BMP4 可以调控 FGF-10$^+$ 平滑肌祖细胞向 α-SMA$^+$ 平滑肌细胞的分化，同时 Shh 和 BMP4 分布在从近端到远端的整个气道内。

8. 成血管细胞

成血管细胞（hemangioblasts）分布于肺内的各级血管内，表达 Flk1。小鼠第 9～10 天和人第 4～5 周时，原始咽的尾端底壁正中出现一纵形浅沟，称为喉气管沟（laryngotracheal groove）。喉气管沟内同时出现了毛细血管丛，并且带有 Flk1 标记的小鼠此时可特异地将所有毛细血管丛显像，故 Flk1 是成血管细胞的最早标志。在原始上皮层分泌的 VEGF 刺激下，成血管细胞增殖、分化，最终形成肺内复杂的毛细血管网。毛细血管网的正确形成对于气道分支和组织灌注非常重要，并且毛细血管内皮和肺泡上皮的正确匹配决定肺最终的最大气体弥散能力。其中，间皮 - 间质 - 上皮 - 内皮间的相互作用（mesothelial-mesenchymal-epithelial-endothelial cross-talk）在肺发育的整个过程中是必不可少的：间皮内表达的 FGF-9 可通过上皮内 FGFR2b、SHP2、Grb2、Sos 和 Ras 等分子激活和调控外周间质内的 FGF-10，而 Sprouty2 是一个重要的诱导调控因子。

9. 其他类型的肺干 / 祖细胞

美国哈佛医学院的科学家 Kajstura 于 2011 年在人类肺脏中首次发现了一种真正意义上的干细胞，即完全具备自我更新、克隆形成和多向分化等干细胞的三大特性，并将其命名为人肺干细胞（human lung stem cells，HLSC）（见图 7-4）。HLSC 细胞膜特异表达 c-Kit，细胞核表达 NANOG、OCT3/4、SOX2、KLF4 四种干性转录因子。c-Kit 即 CD133，是一种干细胞抗原，c-Kit⁺ 细胞胚胎时期定居于卵黄囊、肝脏和其他器官中，成年后主要表达于造血干细胞，定居的器官表达 c-Kit 的配体干细胞因子。成纤维细胞转入 NANOG、OCT3/4、SOX2、KLF4 四种干性转录因子后可以去分化形成多能干细胞，即诱导多能干细胞（iPS）。故单从干细胞表型可以推测 HLSC 的干性相当高。利用 c-Kit 表面标记，研究者从成人和胎儿肺组织中分选出 HLSC，然后单细胞接种到 Terasaki 培养板中培养，发现 8 天后培养孔内出现细胞集落，培养 20 天时集落明显增大，并全为 c-Kit 阳性细胞，总克隆形成率大约为 1%，表明 HLSC 具有较强的克隆形成能力。实验中还观察到，HLSC 有对称性和非对称性两种分裂方式，可以产生与自身完全相同的子细胞，因此 HLSC 具有自我更新能力。培养基中加入地塞米松后，HLSC 可以分化为 AT2、BCs 等肺上皮细胞、血管内皮细胞和平滑肌细胞，因此 HLSC 具有多向分化潜能。体外实验表明，HLSC 具备干细胞 3 大特性，属于一种多能干细胞。

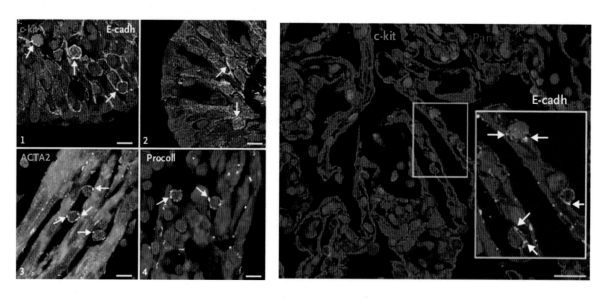

图 7-4　存在于不同部位的 HLSC

为了进一步检验 HLSC 的干细胞特性，研究者制备了局部肺冷冻损伤小鼠模型，将体外扩增培养的带有 EFP 标记的 HLSC 直接注射到损伤区周围肺组织内。结果发现，无论注射的细胞为单克隆还是多克隆，移植后 12 ~ 48 h HLSC 就开始进行对称和非对称分裂，10 ~ 14 天后 HLSC 完全定居于损伤区及周围肺组织，并分化为克拉拉细胞（CC10）、Ⅰ/Ⅱ型肺泡上皮（AQP5/SPC）、血管内皮细胞（VWF）和平滑肌细胞（ACTA2），印证了 HLSC 的多向分化潜能。利用双光子显像技术，分别进行罗丹明气管和肺动脉灌注，检验肺泡上皮和血管内皮的完整性。结果发现新生的肺泡上皮和血管内皮连接紧密，未发生罗丹明渗漏，表明新生肺组织具备了正常肺泡换气的结构基础。研究者通过造血干细胞常用的连续移植实验验证了 HLSC 的自我更新和克隆形成能力。他们从接受 EGFP⁺HLSC 移植 14 天的小鼠肺组织中分离得到 EGFP⁺ c-Kit⁺ 细胞，不经培养，直接按照相同的方法注射到另外一只肺冷冻伤小鼠体内，10 天后发现第二只小鼠仍可得到与首次移植相同的效果。

人肺中 HLSC 含量极为稀少，形态定量分析发现 HLSC 主要分布于直径 25 ~ 1200 μm 的无软骨支撑的气管（终末细支气管以下）和肺泡等远端气道中，79% 分布于细支气管，21% 分布于肺泡，在成人全肺、气管、肺泡中的比例分别为 1/24000、1/6000、1/30000。虽然 HLSC 的发现受到了各方质疑，但仍为肺疾病的干细胞治疗带来了曙光。

SP（side population）细胞，又称为边缘群细胞、旁路细胞。该细胞表达一种 ATP 结合依赖的运输体蛋白 Bcrp1，可对抗染料浓度梯度将已进入细胞内的 Hoescht 33342 和 PI 主动流出，从而在流式分选时与 Hoechst 33342 或 PI 阳性的主体细胞分开。SP 细胞最早从骨髓中分离提取，因此曾被认为具有造血干细胞的活性。近年研究发现 SP 细胞属非造血干细胞，相继在心脏、肝脏、胰腺、乳腺等组织提取出特异性 SP 细胞，并具有干细胞分化潜能。肺内的 SP 细胞占细胞总数的 0.03% ~ 0.07%，非骨髓来源的 CD45-SP 细胞表达 Sca1、间充质细胞标志波形蛋白和克拉拉上皮细胞标志 CCSP，但不表达 CYP450-2F2。但 SP 细胞的组织定位、参与肺损伤的具体作用和分子机制尚未明确。

（二）肺组织干细胞在肺疾病中的作用

由于肺脏与外界环境相通的特性，呼吸道上皮细胞的增殖和分化能力持续受到病原体、粉尘和毒物等因素的影响。呼吸道上皮细胞尤其是干细胞的功能改变直接影响了急性和慢性肺损伤的发生发展，如：气道上皮修复能力不足是慢性肺损伤的最早事件，而肺组织干细胞向终末细胞分化缺陷可以导致上皮细胞比例变化，最终使病情恶化。此外，兼职祖细胞向专能祖细胞的转换可能使气道上皮细胞更容易损伤，从而促进慢性肺疾病的发生和永久存在。以气道损伤后发生急性应答的克拉拉细胞为例：克拉拉细胞一旦开始增殖就会失去细胞功能，如分泌 CCSP；如果克拉拉细胞连续增殖，其分化功能就会受限，但发生分化也会使其丧失增殖潜能；克拉拉细胞发生凋亡和衰老会使上皮功能缺陷。

1. 急性肺损伤

急性肺损伤（acute lung injury，ALI）/急性呼吸窘迫综合征（acute respiratory distress syndrome，ARDS）后肺水肿的清除和肺泡上皮的修复是肺损伤修复的关键环节。无论是直接因素还是间接因素导致的 ALI/ARDS，弥漫性肺泡损伤是一个主要标志。死于 ALI/ARDS 的患者病理活检发现：最早的损伤是间质水肿（interstitial oedema），之后是严重的肺泡上皮损伤，表现为 AT1 广泛坏死，残留裸露、完整、覆盖有透明膜（hyaline membranes）的基底膜，同时上皮完整性缺失导致富含蛋白质的水肿液渗入肺泡腔。雄性 Wistar 大鼠气管内注射 5 mg/kg O111:B4 脂多糖（lipopolysaccharide，LPS）后，24 h 出现中性粒细胞和单核细胞的局灶性浸润，并逐渐加重，48 h 肺泡腔内出现嗜酸性粒细胞和无定形物质，AT1 无明显变化，AT2 数目较多并含有板层小体，部分 AT2 出现核糖体和粗面内质网等不成熟的表现。AT2 比 AT1 能抵抗损伤，ALI 后残留的 AT2 是肺泡上皮的修复细胞。正常的肺泡上皮修复过程为：ALI 后 AT2 首先发生快速的黏附和迁移，整个过程需要 8 ~ 16 h，是最早发生的修复事件；之后 AT2 开始沿着肺间隔迅速增殖，从而覆盖裸露的基底膜，重建上皮的连续性，以 ALI 后 1 ~ 2 天最为明显，是 ALI/ARDS 增殖期的主要表现，也是目前最明显、最易观察的修复反应；最后 AT2 分化为 AT1，于伤后 10 ~ 14 天完成修复。如果黏附、迁移和增殖不足而凋亡过强，则会造成肺泡上皮的脱落，最终导致肺纤维化修复。研究发现细胞黏附位点的丢失可以减缓细胞迁移，诱导细胞凋亡，因此，整合素相关的细胞黏附在 ALI 后的肺泡上皮修复中发挥关键作用。但由于缺乏特异、有效、实时的体内监测技术，目前为止还没有任何关于迁移和黏附的体内证据。此外，创缘处残留上皮细胞还可释放多种促炎因子和生长因子，吸引恢复细胞外基质所需的蛋白和细胞，促进再上皮化的进行。

2. 慢性阻塞性肺疾病

慢性阻塞性肺疾病（chronic obstructive pulmonary disease，COPD）是一种慢性炎症引起的以进行性不可逆气流受限为主要特征的慢性肺疾病。因肺功能进行性减退，严重影响患者的劳动力和生活质量，造成巨大的社会和经济负担，WHO 预计 2030 年 COPD 将成为世界第三大疾病。COPD 主要病理变化是上皮增生和化生。研究发现，基底细胞和 AT2 可能参与了 COPD 的发生发展。黏液细胞增生区及伴发的扁平化生区有明确的分界，在增生区和化生区的基底面均有一层连续的 P63+ 基底细胞。上皮扁平化生区还出现复层的 P63+K14+ 或 K5+K14+ 基底细胞。肺气肿患者的 AT2 表达较高的细胞周期蛋白依赖激酶（cyclin-dependent kinase，CDK）抑制子 p16INK4a 和 p21Waf1/CIP1，导致凋亡的 AT2 增多；此外 AT2 的端粒较短，提示肺气肿患者 AT2 发生衰老。

3. 肺囊性纤维化

肺囊性纤维化（cystic fibrosis，CF）是一种由反复感染和炎症诱发的以上皮重塑为特征的肺疾病。目前认为，CF 的发病机制是柱状上皮细胞内囊性纤维化跨膜通道调节因子（cystic fibrosis transmembrane conductance regulator，CFTR）基因突变引起离子转运紊乱，最终引起黏液清除受限、慢性细菌感染、促炎因子释放、严重持续的白细胞渗出、上皮损伤和修复。CF 主要病理变化是杯状细胞和基底细胞增生、管壁组织破坏等导致的支气管扩张。CF 患者气道上皮中 K5+K14+ 基底细胞过度增殖，并表达表皮生长因子受体（epidermal growth factor receptor，EGFR）。Hajj 等分离出了 CF 患者和健康人的上皮细胞，分别接种于去除上皮的气管移植物中，种植到裸鼠皮下，发现来自 CF 患者的上皮细胞再生能力减弱，仅形成了组织结构异常的上皮层。

4. 哮喘

哮喘（asthma）是由气道高反应性引起的以可逆性气流受限为特征的气道慢性炎症性疾病。我国五大城市的资料显示 13 ~ 14 岁儿童的哮喘患病率为 3% ~ 5%，是引起学生缺课的主要疾病。哮喘的主要病理变化是杯状细胞增生和黏液分泌过多，其他还包括反复的纤毛细胞脱落、基底膜增厚、上皮下纤维化、平滑肌细胞肥大、血管生成和黏膜下腺增生。杯状细胞增生区域出现基底细胞，提示上皮细胞的脱落和杯状细胞增生可能由于基底细胞分化时的命运选择错误引起。Kicic 等分离了哮喘患者的上皮细胞，体外培养发现传代数次后仍可维持内在的"哮喘上皮细胞表型"，提示哮喘患者的上皮细胞类型可能已发生转化。

5.闭塞性细支气管炎

闭塞性细支气管炎（bronchiolitis obliterans）是肺移植后一个主要的慢性排斥现象，导致其 5 年生存率（小于 50%）远低于其他器官移植。其主要发病机制是上皮细胞脱落引起黏膜固有层细胞如纤维细胞侵入上皮层，最终导致细支气管堵塞。其中，小气道内上皮脱落早于化生和增生，提示闭塞性细支气管炎中上皮细胞的缺失可能由于干细胞功能缺陷引起。基底细胞的自我更新与产生合适比例的杯状细胞和纤毛细胞之间的平衡是维持正常气道上皮功能的重要基础。这个平衡需要干细胞和潜在的中间祖细胞的调节。基底细胞及其子细胞的变化可以导致气道重塑：过度自我更新而无分化可以导致基底细胞的增生，细胞分化命运的选择错误导致杯状细胞的增生和纤毛细胞的化生，苯巴比妥细胞产生复层的上基底细胞可能导致扁平化生，基底细胞增殖障碍而凋亡增加或不正确的分化导致低常增生。基底细胞增殖和分化的异常改变都是由于其内在的转录和调控机制引起的。

（三）调控肺组织干细胞生物学特性的重要分子

1. CARM1

共激活剂相关的精氨酸甲基转移酶 1（coactivator-associated arginine methyltransferase 1， CARM1），又称为精氨酸蛋白甲基转移酶 4（protein arginine methyltransferase 4，PRMT4），是精氨酸蛋白甲基转移酶家族中 9 个成员之一。CARM1 属于一种调控因子，可以调控基因转录、mRNA 加工稳定和翻译。CARM1 也是一个转录共活化剂，通过甲基化类固醇受体共活化剂 SRC3（NCOA3）和 CBP/p300（CREBBP）来增加类固醇受体的转录和翻译。此外，CARM1 可以增加其他因子的转录活性，如 cFOS、 p53（TRP53）、 NF-κB 和 LEF1/TCF4。正常情况下，CARM1 表达于 AT2、克拉拉细胞、BASC 和血管内皮细胞中，以 AT2 表达量最高。小鼠敲除 CARM1 后肺泡数目减少，肺间隔增厚，肺不能充盈，因此不能进行有效气体交换，导致出生后很快死于呼吸窘迫。进一步研究发现 CARM1 敲除小鼠的 AT2 增殖能力增强，但不能分化为 AT1，从而不能形成有效的气血屏障。小鼠敲除 CARM1 后细胞周期抑制子 Gadd45g 和促凋亡基因 Scn3b 表达下调。体外研究发现，CARM1 能与糖皮质激素受体、p53 形成复合物，共同结合到 Scn3b 基因启动子区，启动 Scn3b 的转录。因此，CARM1 可以提高细胞对糖皮质激素的反应性，而糖皮质激素可以促进 AT2 等肺组织干细胞的分化。综上，CARM1 可以抑制肺组织干细胞的增殖，促进凋亡和分化。

2. HNF-3α（Foxa1）

为肝细胞核因子 3（hepatocyte nuclear factor-3）家族的一个亚型。HNF-3 家族有 HNF-3α、HNF-3β 和 HNF-3γ 3 种类型，其结构特点如下：HNF-3 家族共有一个 N 末端保守转录激活区，主要调节 HNF-3 蛋白与其他蛋白的相互作用；C 末端的 100 个氨基酸残基是 HNF-3 必需的转录激活区域，包括 2 个重要的保守区域 Ⅱ 和 Ⅲ；N 端和 C 端间有一个同源的翼环状 DNA 结合区域。HNF-3α 和 HNF-3β 蛋白在翼环状 DNA 结合区域有 93% 的同源性，可结合到相同的 DNA 序列上，均是较强的转录激活因子。正常情况下，多个特异转录因子协同作用才能激活肺相关基因的启动子。HNF-3α 和 HNF-3β 蛋白可以共同调控克拉拉细胞特异蛋白 CCSP 和 AT2 特异蛋白 SP 的表达。HNF-3α 和 HNF-3β 在肺发育中呈现相互交错的表达模式，但 HNF-3γ 却不参与肺的发育。成人肺中 HNF-3 主要表达于 AT2，ALI 后 24 h 肺组织中 HNF-3α 的表达增加，可以通过与抗凋亡基因 BCL2 和 UCP2 启动子区域结合抑制抗凋亡基因的表达，从而促进 ALI 后的 AT2 凋亡，减缓修复。

3. HNF-3β（Foxa2）

HNF-3β 从近端至远端气道呈现递减的表达模式：高表达于细支气管上皮细胞中，低表达于 AT2 中。HNF-3β 可以单独或与其他因子协同调控克拉拉细胞标志物 CCSP 和肺表面活性物质 SP 的表达，参与维持正常的肺发育和修复。Xu 等利用基因芯片、启动子分析和蛋白交互研究发现 HNF-3β/SREBP/CEBPA 共同维持 SP 的稳态；Porter 等利用免疫组化技术发现 GATA-6 和 HNF-3β 共同调节 AT1、AT2、克拉拉细胞和纤毛细胞烟碱乙酰胆碱受体（nAChR）α 亚单位的表达。ALI 后释放的 IFNγ 促使 IFNγ 调节因子 1 与 HNF-3β 启动子结合，刺激 HNF-3β 的表达；IFNγ 还可以促进 HNF-3β 和 STAT 共同结合到 CCSP 启动子，诱导 CCSP 的表达。ALI 后的急性期 SP 缺乏、CCSP 分泌增多，提示 ALI 后 HNF-3β 的活性恢复可能提高 ALI 的修复效率。HNF-3β$^{-/-}$ 基因敲除小鼠在 E9.5 时死亡，发现其不能形成肺节、肺脊、前肠内胚层、内脏内胚层和神经管等，提示 HNF-3β 在肺发育中不可或缺的作用。SPC 启动子后插入 HNF-3β 序列的转基因小鼠，其肺泡上皮细胞中高表达 HNF-3β，同时打乱了 HNF-3β 从近端气道向远端气道递减的表达规律。此种转基因小鼠的胎肺主要包含大量的原始管（primitive tubules），管腔覆盖高表达 HNF-3β 的立方上皮细胞，但分支和血管形成受到抑制，E-cadherin 和 VEGF 表达消失，提示 HNF-3β 正常的浓度梯度可促进肺泡的形成。

4. TTF-1（Nkx2.1）

即甲状腺特异增强子结合蛋白（thyroid-specific enhancer-binding protein，T/EBP），表达于肺、甲状腺和间脑等器官内胚层来源的上皮细胞中。肺发育早期，TTF-1 表达于所有气道上皮细胞，晚期主要表达于肺泡上皮和细支气管上皮，参与调控 SP、T1α 和 CCSP 的表达，而 TTF-1 的表达受到 HNF-3β 和 GATA6 的共同调节。TTF-1 在肺发育中发挥关键作用。TTF-1$^{-/-}$ 基因敲除小鼠存在肺、甲状腺和脑垂体的发育缺陷，肺只有支气管干，而没有肺泡结构，提示 TTF-1 可能在假腺管期促进肺分支的形成；TTF-1$^{-/-}$ 小鼠肺泡上皮细胞不表达 SPB、SPC 和 CCSP，低表达 BMP4，提示 TTF-1 促进肺干细胞向肺泡上皮细胞和克拉拉细胞的分化。支气管肺发育不良的早产儿肺中含有丰富的 TGF-β，激活下游的转录因子 SMAD3，SMAD3 和 TTF-1 结合抑制 SPB 的表达。因此，TTF-1 促进肺组织干细胞的成熟和分化。

5. HFH-4（FOXJ1）

是 FOX 家族中一个有力的转录激活子。胚胎时期 FOXJ1 主要表达于气管、支气管和细支气管的纤毛上皮细胞中，也表达于食管纤毛上皮、鼻旁窦、卵巢、睾丸、肾脏和室管膜细胞中，成年鼠主要表达于肺的纤毛上皮细胞、脉络丛和特定阶段的精子细胞中。$FOXJ1^{-/-}$ 基因敲除小鼠细支气管和脑室中纤毛细胞缺失，造成肺功能障碍和脑积水，导致死胎。此外，$FOXJ1^{-/-}$ 小鼠存在内脏器官的随机转位，因此 FOXJ1 可以调控纤毛细胞的分化和内脏器官的左右不对称分布。利用转基因技术使小鼠远端气道异位表达 FOXJ1，发现胎鼠的远端气道含有非典型的立方或柱形上皮细胞，并且高表达 FOXJ1 和 β 微管蛋白Ⅳ，虽然这些细胞仍可以表达 TTF-1 和 HNF-3β，但不再表达 SPB/SPC/CCSP，因此异位表达 FOXJ1 可以促进向纤毛细胞的分化，抑制非纤毛细胞基因的表达。

6. GATA6

GATA 家族最初被发现可以调控造血干细胞的基因表达，主要包括 GATA4、GATA5、GATA6 三种。GATA4 主要表达于心脏、肠内胚层、间质上皮、肝脏、睾丸和卵巢中，$GATA4^{-/-}$ 小鼠因前肠内胚层和内脏内胚层发育障碍而早期死亡。GATA5 和 GATA6 在肺发育过程中呈现不交叉的表达模式（nonoverlapping expression patterns），GATA5 主要表达于气管支气管的平滑肌细胞，GATA6 仅表达于支气管上皮细胞中。$GATA5^{-/-}$ 小鼠肺发育正常，而 $GATA6^{-/-}$ 小鼠因胚外组织缺陷造成死胎。Zhang 等发现敲除小鼠 SPC^+ 细胞的 GATA6 后小鼠不能存活，肺内 BASC 数目升高和增殖能力增强，但不能分化为 AT2、AT1 和克拉拉细胞，进一步研究发现敲除小鼠体内非经典 Wnt 通路受体 FZD2 下调，人为升高 FZD2 或下调经典受体 β-catenin 均可逆转敲除 GATA6 后的效应；特异敲除 $CCSP^+$ 细胞的 GATA6 后小鼠可以存活，并且萘损伤后 14 天，BASC 的增殖能力明显强于野生型小鼠。因此，GATA6 可以抑制 BASC 的增殖能力，促进其向 AT2、AT1 和克拉拉细胞的分化。

7. Bmi1

Bmi1 是 Polycomb group 家族中一个表观遗传的染色质修饰子，可以抑制基因转录，属于 PRC1 复合体的重要成分。最早发现 Bmi1 与 c-Myc 协同促使 B 细胞淋巴瘤的发生，因此被认为是一个癌基因。Bmi1 主要抑制 p16INK4a 和 p19ARF 两种蛋白质的表达，从而促进细胞增殖抑制凋亡。Bim1 对于维持造血干细胞和神经干细胞的自我更新非常重要。敲除 Bmi1 的小鼠肺发育正常，但 BASC 的增殖能力丧失。K-ras 敲除的肺腺癌小鼠模型敲除 Bmi1 后，可以减缓肺癌细胞的数目和进展，可能与 BASC 增殖能力缺陷有关。并且两种敲除小鼠中 p19ARF 的表达下降。表明 Bmi1 促进 BASC 的增殖。

8. c-Myc

Myc 是一个作用广泛的转录因子家族，和配体 Max 一起结合到 10% ~ 15% 基因组 DNA 的 e-box 元件来调节上千种基因的转录。c-Myc 高表达于许多增殖细胞和肿瘤中，调控细胞生长、增殖、去分化和凋亡。c-Myc 通过两种途径调控基因表达：一种通过 c-Myc/Max 复合体结合到靶基因启动子区的 e-Box 元件，在转录水平调控基因表达；一种是通过 Myc 诱导的 miRNA 在转录后水平调控基因表达。胚胎干细胞和成体组织干细胞可以自我更新和多向分化的能力称为"干性"（stemness）。目前认为，各类干细胞维持干性所需的转录因子和基因都是一致的。在维持胚胎干细胞干性的 34 个基因和 IPS 细胞干性的 19 个基因中，c-Myc 是 BASC 中上调最显著的转录因子。肺发育早期 c-Myc 在 BASC 中的表达升高，随着肺发育成熟表达逐渐下降。敲除 c-Myc 后 BASC 增殖能力下降。进一步分析发现 c-Myc 可能通过 miRNA 和 E-Box 元件共同调节 BASC 的生物特性。

（四）调控肺组织干细胞生物学特性的重要信号通路

1. Wnt/β-catenin 通路

Wnt 通路共有 3 种途径：经典 Wnt/β-catenin 细胞生物学途径、Wnt-Ca^{2+} 途径和 PCP 信号途径。其中 Wnt/β-catenin 细胞生物学信号途径对各种组织干细胞调控作用的研究最为广泛。遗传性破坏 β-catenin 降解复合物后细胞内 β-catenin 水平升高，导致小肠干 / 移行细胞的失控性增生，并丧失分化和迁移能力。β-catenin 细胞的失控性信号的增强或抑制分别导致小肠隐窝细胞的增殖能力增强或抑制，并失去向小肠上皮细胞的分化能力。β-catenin 的增强或抑制分信号的增强还可以引起其他类型干细胞如造血干细胞和表皮干细胞的增殖能力增强和分化能力降低。E16.5 的小鼠处于肺内胚层发育和 β-catenin 小鼠处于肺内胚层表达的高峰期，增强 β-catenin 达到高峰期，增强后气道上皮发育缺陷，成年后 BASC 数目增多。萘损伤后，增多的 BASC 增殖能力与正常 BASC 大致相等，上皮修复结束后增殖的 BASC 又回到静止状态。因此，β-catenin 到静止状态。对于维持 BASC 的活性是必需的，增强其表达可以增强其增殖能力，降低分化能力。

2. Rho GTPase 通路

Rho GTPase 家族包括 Rho、Rac、Cdc42、Rnd 等类型，主要通过调节肌动蛋白的重塑、黏附位点的形成和更新、肌动球蛋白的收缩参与细胞骨架的重塑和细胞的收缩。RhoA 作为 Rho 家族中的一员，参与肌动蛋白聚集成肌束和应力纤维、局部黏附大分子的形成和肌动球蛋白的拉伸。Rac1 刺激片状伪足中局部复合体的形成和肌动蛋白的聚集，而 Cdc42 在丝状伪足中发挥相似的功能。利用细菌毒素 ExoT 使 RhoA 失活后，可以抑制 AT2 细胞系 A549 的伤口愈合，而蛋白激酶 A（protein Kinase A，PKA）可以增强 RhoA 活性，从而促进支气管上皮的迁移。大鼠高通量通气损伤后，AT2 内 RhoA 活性增高从而黏附能力增强，而 KGF 可以抑制活性增高的 RhoA 从而降低 AT2 的黏附能力。研究表明，RhoA 和 Rac1 的组成性激活形式（constitutively active，CA）和显性失活形式（dominant negative，DN）的过表达均可抑制人支气管上皮细胞系 16HBE14 细胞的伤口愈合，表明 CA 和 DN 的活性平衡对正常上皮修复是必需的。此外，细胞的不同部位 Rho GTP 酶活性也不同。正在迁移细胞的创缘侧 Rac1 活性增高，而细胞的中心有较高活性的 RhoA，来产生细胞收缩的黏附位点和张力。因此，Rho GTP 酶主要调控肺组织干细胞的迁移和黏附能力。

（五）MAPK 通路

丝裂原活化蛋白激酶（mitogen-activated protein kinases，MAPKs）是哺乳动物细胞内广泛存在的一类丝氨酸 / 苏氨酸蛋白激酶，主要参与细胞的增殖、分化和迁移。MAPK 通路以高度保守的激酶级联反应传递信号，按激活顺序依次为丝裂原活化激酶激酶激酶、丝裂原活化激酶激酶及丝裂原活化激酶。MAPK 家族包括：p38 MAPK、细胞外信号调节蛋白激酶（ERK）、c-Jun N 末端激酶（JNK）、大丝裂原活化蛋白激酶 -1（ERKS /BMK1）、ERK3、ERK7、NLK 和 ERK8 等 8 个亚家族，这些亚家族可组成多条通路，其中 ERK1/2 途径、JNK/SAPK 途径和 p38 途径最为主要。p38 和 JNK 在创缘处细胞中被快速激活，并且抑制 p38 MAPK、JNK、ERK1/2 的活性可以减缓原代培养的人气道上皮细胞的迁移；炎性因子氮氧化物水平升高可以降低 ERK1/2 的活性，进而抑制支气管上皮细胞的迁移。Ventura 等发现小鼠敲除 p38α（又称为 MAPK14）后 BASC 数目增多、增殖能力增强，但丧失分化能力。体外培养 p38α 敲除小鼠的 BASC 发现，BASC 不能分化为 AT2 和克拉拉细胞，野生型小鼠的 BASC 中加入 p38α 抑制剂 SB203580 后也不能分化为 AT2 和克拉拉细胞。因此，虽然 MAPK 通路的主要作用是促进细胞增殖、迁移，但是不同的组织和不同的刺激因子对 MAPK 通路的生物学效应也有所不同。

（六）PI3K/PTEN 通路

PI3K 和 PTEN 是一对可以相互抑制的信号通路。PI3K 激活后诱导 PIP3 的合成，进而激活 AKT 和 PKB，发挥抗凋亡、增殖和促癌作用，而 PTEN 是一种磷酸酶，可以降解 PI3K 从而抑制 PI3K 的作用。PTEN 活性的抑制、失活形式 PTEN 的过表达，或 PTEN 特异 SiRNA 的导入都可加速原代培养的人气道上皮细胞伤口愈合，而 PI3K 活性的抑制和失活形式 PI3K 的表达均可减缓肺损伤后的细胞迁移。Yang 等发现 K-ras 敲除的小鼠肺腺癌模型中，增多的 BASC 内表达 PI3K 的一个亚单位 P110 和下游靶点 AKT。给予 PI3K 抑制剂 PX-866 处理后 BASC 数目减少，敲除 CCSP+ 细胞内 PTEN 后 K-ras$^{-/-}$ 小鼠的 BASC 数目增多。PX-866 可以抑制 BASC 的克隆形成率。以上结果表明激活 PI3K 或抑制 PTEN 可以促进 BASC 的增殖。Shigehisa 等特异性敲除 SPC+ 细胞的 PTEN 基因，发现 PTEN 敲除新生鼠的肺泡腔不能膨胀、肺间隔增厚、存活率明显下降。流式分析发现 BASC 和 SP 细胞比例明显增高，但向 AT2 和 AT1 分化缺陷。表明 PTEN 的失活会促进 BASC 和 SP 细胞的增殖，抑制其分化。

（七）TGF 通路

TGF-β 是哺乳动物体内最主要的形态发生素。根据其生物学功能，TGF-β 家族可分为以下几类：激活素类、抑制素类、骨形态发生蛋白（bone morphogenetic proteins，BMP）和缪勒管抑制物质（Mullerian-inhibiting substance，MIS）。各类 TGF 类与Ⅰ类和Ⅱ类受体结合后，通过各种 Smad 分子发挥作用。TGF-β 是一个免疫抑制因子和促炎因子，可以诱导许多基因的表达，包括：结缔组织生长因子（connective tissue growth factor，CTGF）、平滑肌动蛋白（α-smooth muscle actin，α-SMA）、Ⅱ型胶原和 2 型纤溶酶激活物抑制物。TGF 酶可以通过 Smad3 和 transgelin 依赖途径促进 A549 细胞和大、小鼠原代 AT2 细胞的迁移，但可抑制胎牛支气管上皮细胞的成片迁移。Manoj 等发现大鼠 SPC+AT2 表达 TGF-β 和 Smad4。体外培养 AT2 过程中发现，增殖期 TGF-β、Smad2、Samd3、细胞周期抑制因子 p15Ink4b 和 p21Cip1 表达下降，AT2 向 AT1 分化高峰期时以上分子表达升高，且培养基中含有较多的 TGF-β。分化期时培养基内加入 TGF-β 抗体或 Smad4 siRNA 后可以抑制 AT2 向 AT1 的分化。因此，TGF-β 通路可以促进肺组织干细胞的迁移和分化。

三、肺组织修复与再生

（一）肺外干 / 祖细胞参与修复肺组织损伤

1. 骨髓干 / 祖细胞动员参与修复损伤肺组织

骨髓是机体最大的干细胞库，肺外干 / 祖细胞的主要来源是骨髓池。潜在参与肺损伤修复的细胞主要包括骨髓间充质干细胞（bone marrow derived mesenchymal cells，BDMCs）、内皮祖细胞（epithelial progenitor cell，EPC）和造血干 / 祖细胞（hematopoietic progenitor/stem cell）。在肺部感染或急性肺损伤或骨髓动员剂（如 G-CSF、HGF 或肾上腺髓质蛋白）作用下，以上细胞从骨髓池外流并发生定向迁移，以特定的分化形式参与损伤肺组织的修复过程。既往研究证实，在小鼠肺气肿模型肺泡再生过程中，骨髓动员剂 G-CSF、HGF 或肾上腺髓质蛋白可诱导肺毛细血管腔骨髓源性内皮祖细胞的增加。然而，骨髓源性细胞究竟是分化为肺泡细胞还是与定居细胞融合有待进一步证实。在细菌性肺炎和急性肺损伤患者中，循环内皮祖细胞数量显著增加，而且增加的数量与疾病预后相关，提示骨髓源性祖细胞在炎性刺激作用下释放到循环中，并且这些细胞促进炎症过程的消退和损伤肺组织的修复。骨髓源性间充质细胞对肺泡再生促进作用在弹性蛋白酶诱导的肺气肿模型上得到了很好的验证。

2. 骨髓干 / 祖细胞移植对肺组织损伤修复作用

在当前临床干细胞治疗中，间充质干细胞（mesenchymal stem cells，MSCs）是细胞治疗的重要候选细胞。MSCs 易于从骨髓和组织中分离。同种异体 MSCs 由于其低表达主要组织相容性复合物（major histocompatibility complex，MHC）Ⅰ 和 Ⅱ 型蛋白且缺乏 T 细胞的共刺激分子而易于为受体耐受。因此，同种异体 MSCs 应用在理论上可行，MSCs 可以储存到治疗时使用，且无伦理学争议。近年在美国，已有超过 100 例临床 MSCs 实验注册并开展。如上所述，MSCs 能够减轻肺组织损伤并促进修复过程。这些有益的效应是基于 MSCs 调节免疫系统以及产生生长因子和细胞因子（如表皮细胞生长因子、HGF 和前列腺素 E2）的能力。鉴于以上抗炎效应，MSCs 治疗严重肺疾病（急性肺损伤、COPD、肺动脉高压、哮喘和肺纤维化）的潜力已有广泛研究。同时，在实验模型中，MSCs 通过静脉或气管注射到损伤的肺脏。静脉或气管注射骨髓细胞或骨髓源性 MSCs 可减轻 LPS 诱导的小鼠肺损伤，博莱霉素诱导的炎症、胶原沉积和纤维化也在气管或静脉输注 MSCs 后减轻。其作用机制主要涉及以增加抗炎介质、减少促炎介质分泌为导向的免疫调节效应，以分泌生长因子为导向的气血屏障修复效应、肺泡水肿液清除效应和肺泡上皮细胞凋亡抑制效应，因此，MSCs 在急性肺损伤修复与再生中具有重要临床价值。

在内毒素所致急性肺损伤模型中，肺组织损伤包括细胞凋亡和坏死。这就需要正常的修复细胞替代并维持器官内环境稳定。因此，既往有研究证实骨髓 MSCs 在肺损伤微环境可塑性很强，能够分化为肺泡Ⅰ型和Ⅱ型上皮细胞、成纤维细胞、内皮细胞、支气管上皮细胞等多种类型的肺组织细胞。而且，对于骨髓重建的绿色荧光蛋白（GFP）嵌合小鼠在 LPS 注射后 7 天，扁平的 GFP 阳性 BDMCs 出现在肺泡壁。这些细胞分子标志角蛋白（上皮细胞标记）或 CD34（内皮细胞标记）呈阳性染色。这就提示骨髓 BDMCs 可分化或与肺泡上皮、血管内皮细胞融合，显示移植的 BDMCs 可能参与了肺损伤的修复过程。然而，随着观察时间的延长，BMDCs 逐渐并且显著减少。此外，骨髓源性单个核细胞（bone marrow-derived mononuclear cell，BMDMC）治疗能够改善急性肺损伤的炎症损伤和纤维化进程。尽管目前对肺内定植的骨髓源性细胞数目、停留时间以及旁分泌调节尚有诸多争议，但根据以上结果提示，可以认为 BMDCs 最初迁移到损伤的器官并分化或与器官实质细胞融合，随着 BMDCs 定植于损伤器官，便难以或不能分化或发育成新的细胞，此时主要作用应该是对损伤局部微环境的调节，刺激内源性修复反应。

新近研究认为，静脉输注的骨髓间充质干细胞（mesenchymal stem cells，MSCs）能够显著改善新生小鼠高氧所致的肺损伤，逆转肺泡表面积病理性减少和呼吸功能减弱。进一步研究发现，用 MSCs 条件培养基同样具有类似的治疗效果。其作用机制研究进一步证实，在此过程中，支气管肺泡结合部的支气管肺泡干细胞（bronchioalveolar stem cells，BASCs）——一群具有分泌功能的 Clara 细胞显著增加，而且，体外克隆形成实验发现，BASCs 的增殖可能并非由生长因子类成分所致，谱系追踪技术发现 BASCs 有助于肺损伤后上皮结构重建。因此，MSCs 对急性肺损伤的修复效应可能是通过刺激 BASCs 的增殖所致。

（二）肺内干/祖细胞参与修复肺组织损伤

近年干细胞治疗各种肺脏疾病研究显示，肺组织自身的干细胞和肺外组织来源的干细胞均可参与肺损伤组织修复。然而，基于呼吸道上皮本身极低的生长更新率和有限的再生能力的认识，既往应用外源性干细胞并取得一定的治疗效果，但外源性干细胞在肺组织内的修复与再生作用有限，难以产生足量气管上皮或肺泡上皮细胞，因而目前尚难以通过其促进损伤肺组织的修复与再生作用达到治疗肺脏疾病的目的。事实上，哺乳动物体内许多器官组织内都存留少量的内源性成体干细胞/祖细胞，他们分布于特定的微环境——壁龛内。后者可能是维持正常器官组织稳定和修复损伤组织的重要细胞来源。关于肺脏内源性干细胞，研究结果表明，成年小鼠的气管、支气管、细支气管和肺泡内都分布有具有一定分化能力的干/祖细胞。人、大鼠、家兔等哺乳动物肺组织也证实存在类似的干/祖细胞的分布。尽管目前尚缺乏严格的内源性肺干/祖细胞标记，且分离培养尚较为困难，且这种干/祖细胞的分类方法尚有一定争论，但其在维持肺结构稳定和肺组织修复方面的作用已获得较广泛认可。

1.肺泡干/祖细胞参与损伤肺组织再生

在肺损伤修复过程中，肺内干/祖细胞（如气管和支气管干细胞、细支气管干细胞、细支气管肺泡干细胞和肺泡干细胞、肺泡Ⅱ型上皮细胞等）对于恢复肺内环境稳定、参与损伤区组织修复扮演了重要角色。在执行气体交换的主体区域——肺泡壁的组成细胞中，肺泡Ⅰ型和Ⅱ型上皮细胞覆盖肺泡腔的大部分区域。在肺损伤发生时，表面积较大的Ⅰ型肺泡上皮细胞损伤、坏死，数目占有绝对优势的Ⅱ型肺泡上皮细胞能够分化并替代Ⅰ型肺泡上皮。研究证实，在肺内炎性刺激（LPS和博莱霉素）条件下，可导致Ⅰ型肺泡上皮损伤，Ⅱ型肺泡上皮可能分化并替代受损的Ⅰ型肺泡上皮。一部分Ⅱ型肺泡上皮群形态可变得肥大。这些现象经常见于各种受损伤的肺脏。目前有研究进一步认为，在Ⅱ型肺泡上皮中存在形态结构不一的干细胞亚群，在终末细支气管、肺泡管连接处、肺泡壁均有分布。因此，在肺损伤结构重塑过程中，如何有效调动Ⅱ型上皮细胞的修复潜能，从数量、分布和细胞转化路径分析无疑具有绝对的权重优势。

应用GFP嵌合小鼠实验发现，肺损伤后再生的肺泡由骨髓源性（GFP阳性）和非骨髓源性（GFP阴性）细胞组成。这就表明，定居的肺细胞，包括内源性干细胞，有助于肺泡发生。业已明确，Ⅱ型肺泡上皮细胞能够修复损伤的肺泡上皮。然而，肺内源性干细胞替代损伤的Ⅱ型肺泡上皮的潜能尚不清楚。最近认为，小鼠干细胞抗原（Sca）-1阳性细胞可能是肺内源性干细胞。Hegab等报道弹性蛋白酶诱导的肺损伤可增加具有干细胞标记（如Sca-1，CD34和c-Kit）的细胞数目，在HGF或弹性蛋白酶作用下，Sca-1$^+$/SPC$^+$细胞数量显著增加，两者合用效果最强。多数Sca-1$^+$细胞是肺内源性干细胞，然而，多数c-Kit$^+$细胞是骨髓源性。因此，如何有效增加肺内源性干细胞的数目可能是有效修复损伤肺组织的关键环节之一。可喜的是，近年美国学者Edward Morrisey等发现，激活Wnt信号通路可显著增加BASCs的数量，而锂等药理学调控物可使肺组织中的关键干细胞群进行强制性扩增和分化，毫无疑问，这将为以肺干细胞为切入点修复损伤肺脏的设想提供了新的可能。

与此同时，Nolen-Walston等观察在肺切除小鼠代偿性肺生长过程中肺内源性干细胞（Sca-1$^+$/SP-C$^+$/CCSP$^+$/CD45$^-$）和Ⅱ型肺泡上皮细胞的反应。结果发现，Sca-1$^+$细胞和Ⅱ型肺泡上皮细胞数量在代偿性肺生长中增加并分别到达基础值的220%和124%。Sca-1$^-$细胞在代偿性肺生长的作用占到0~25%，然而，依照细胞动力学模型，在数目上占有绝对优势的Ⅱ型肺泡上皮细胞对肺组织再生仍是必需的。

目前，与小鼠肺内源性干细胞增加的报告相比，虽然2011年《新英格兰医学杂志》报告了人肺干细胞的证据，但我们对人肺干细胞的认识仍非常有限。主要原因有两个方面：①缺乏人肺内源性干细胞的特异性标记。②人肺标本获得有限。尽管如此，这个关于肺干细胞的研究还是证明了c-Kit阳性细胞的体外干细胞特性，并在体内试验模型中证明了这种细胞的干细胞特性，同时为肺干细胞今后的临床应用前景提供了一些实验准备。但从肺干细胞的发现到最终真正应用到临床的干细胞移植还需要很多后续实验的补充。首先，肺干细胞移植的有效性如何？即由肺干细胞分化而成的新生肺组织是否具有正常肺组织的生理功能？其次，肺干细胞移植的可行性又有多少？而对于有肺部疾患的患者，他们的肺干细胞是否会因为肺部不良的微环境而失去自我增殖和多潜能分化的能力？再次，异体肺干细胞的移植又能否有自体移植相似的疗效？最后，从肺干细胞分离、培养到最终移植一系列过程的技术问题如何解决？

有鉴于此，近年研究开发出组织干细胞的StemSurvive储存液。应用这种溶液，人肺组织可以储存 7 天，并且组织干细胞和壁龛细胞不会受到任何影响。随后，研究从 StemSurvive 溶液储存的人肺内分离了肺泡祖细胞（alveolar progenitor cells，AEPCs）。AEPCs 是具有间充质干细胞特点的内皮细胞表型。通过芯片分析，AEPCs 与间充质干细胞和 Ⅱ 型肺泡上皮细胞共享许多基因，提示肺泡上皮及其间质细胞在表型上的交叠。事实上，已有研究发现 AEPCs 在纤维化肺和一些类型腺癌中数量增加。AEPCs 存在间质和上皮表型的转化提示这些细胞在组织修复和癌症发生中扮演了肺组织干细胞的角色。对于肺泡修复，间充质特性如抗凋亡活性和活动性可能对于功能性上皮祖细胞有益。需要进一步的实验探究以阐明 AEPCs 在肺疾病中的病理生理作用。

2. 肺内间充质干细胞参与损伤肺组织再生

肺内 MSCs 这一内源性干细胞亚群，具有自我更新能力和分化为间充质细胞系的能力。鉴于来自不同器官的 MSCs 特性不尽一致，并无特定的细胞表面标记。目前基本的 MSCs 判别标准为：能够黏附于塑料培养皿，体外具有成骨、成脂和成间充质细胞分化潜能，且阳性分子标记通常选择 CD73/CD90/CD105，阴性分子标记通常选择 CD34/CD45/CD14 或 CD11b/CD79a 或 CD19/HLA-DR。

肺脏 MSCs 可从新生的肺脏和支气管肺泡灌洗液分离获得。Karoubi 等从外科手术人肺组织分离出 MSCs 并将其成功分化为表达水通道蛋白 5 和 CCSP 的 Ⅱ 型肺泡上皮细胞。尽管肺再生中 MSCs 的作用不明，但 MSCs 对肺损伤的有益的作用已有广泛研究。MSCs 能够产生多种细胞因子和生长因子。此外，LPS 刺激的肺细胞与 MSCs 共培养可产生促炎细胞因子分泌减少，提示 MSCs 分泌的可溶性因子可抑制炎症反应，并且 / 或者肺细胞与 MSCs 的直接作用产生抗炎效应。MSCs 对免疫细胞（T 细胞、B 细胞和 NK 细胞）有免疫调节效应。此外，新近研究发现，小鼠肺脏在弹性蛋白酶损伤后，应用具有 MSCs 表型的肺内源性干细胞，气管内给予干细胞可减轻弹性蛋白酶诱导的肺损伤并改善存活率。移植的干细胞能够到达肺泡腔，仅有一些细胞保留在肺泡壁。以上结果并不支持细胞的分化，而是提示干细胞在肺损伤中的免疫调节效应。此外，Spees 等报告线粒体 DNA 能够从 MSCs 传递到其他细胞，其能够调节受体细胞的线粒体功能。因此，我们推测 MSCs 对肺损伤的抑制效应可能是由于 MSC 的抗炎效应而非分化为肺细胞的作用。

（三）药物对损伤肺组织修复与再生的影响

1. 视黄酸 A

视黄酸 A（retinoic acid，RA）属于维生素 A 的活性代谢产物，而气道上皮是维生素 A 作用的特定靶细胞。RA 参与肺脏发育，特别是肺泡的发生及损伤后肺脏修复过程。RA 调节胚胎肺脏的形态分支以及参与肺发育的基因并促进肺泡分隔。敲除小鼠 RA 受体导致肺泡发生障碍，即正常肺泡和肺泡弹性纤维形成异常。肺脏成纤维细胞在 RA 处理后弹性蛋白合成增加［与脂成纤维细胞（lipofibroblasts）即类视色素储备细胞有关］。以上结果提示，RA 在肺脏发育形态上扮演了重要角色。自从 Massaro 等发现全反式视黄酸（all-trans retinoicacid，ATRA）可逆转大鼠肺气肿模型解剖和功能病变以来，在该领域内开展了一系列研究。特别是 RA 可诱导 Ⅱ 型肺泡上皮细胞增殖，其作用机制在于干扰 G1 晚期细胞周期蛋白依赖性复合物的活性，抑制细胞有丝分裂中调节细胞周期的 Cdk 抑制蛋白 CKI p21Cip1 表达，导致细胞分裂周期抑制因素减弱，促进细胞进入增殖循环，因而促进肺切除后的残余肺脏的增长，发挥促进肺组织修复的作用；Massaro 曾经发现，大鼠出生后应用 RA 能够增加肺泡数目，此外，RA 能够抑制地塞米松对肺泡形成的抑制效应。目前认为，RA 促进肺泡再生可能是治疗气体交换表面积减少类肺脏疾患的重要成分。迄今共有 14 项研究使用 RA 防治肺气肿模型。有趣的是，其中有 8 项显示 RA 促进肺组织再生，而另外 6 项显示阴性结果，这种前后不一的可能原因包括：①动物模型种属差异。② RA 剂量域值差异。在代偿性肺生长过程中，如啮齿类的小动物显示良好的再生过程，这是因为其体细胞在整个生命过程都具有增殖潜能，这一特性可以影响 RA 的治疗结果。另外的因素就是促进肺再生的 RA 剂量。Stinchcombe 和 Maden 曾经评价过 RA 对 3 种品系小鼠（TO、ICR、NIHS）的肺再生效应，发现 RA 剂量域值对于不同品系小鼠各不相同。相比较，RA 对大鼠损伤肺功能改善作用较小鼠为弱。

除外源性 RA，肺组织内脂类间质细胞储存有内源性视黄酸的底物——视黄醇，而脂类间质细胞聚集在肺泡生发部位，视黄醇在肺泡组织形成过程中起着关键作用，提示这些细胞中的视黄醇是形成肺泡组织的内源性视黄醇。研究发现，大鼠脂类间质细胞能合成和分泌 ATRA，后者能够增加 I 型上皮细胞视黄醇结合蛋白 CRBP-1 mRNA 的表达。视黄醇结合蛋白 – 视黄醇复合物是体内合成视黄酸的底物。全反式视黄酸通过核受体 RARs 和 RXRs 介导相关基因的表达。外源性全反式视黄酸能够增加视黄醇存储颗粒的数量，并进而增加内源性视黄酸的分泌，从而诱导或增加了肺泡组织的形成。因此，在外源性 RA 促进损伤肺组织过程中，内源性视黄酸也参与其中。

腹腔注射外源性 RA 的药代动力学结果显示，小鼠在注射 RA（2.0 mg/kg）后，迅速进入外周血，肺脏 5 min 时已有 RA。在 15 min 达到峰值 4178 pg/mg 组织，随后减少，在 4 h 血浆内已经检测不出。但肺内视黄酸在观察时间内始终存在，并以全反式视黄酸形式存在。既往研究证实 RA 能够引起肺内相关基因迅速表达：RA 反应元件如 RA 受体和 RA 结合蛋白以及再生信号通路基因（tropoelastin）表达。因此，外源性 RA 应用在肺脏组织局部具有很好的靶向性，是修复损伤肺组织的有效成分之一。

2. 肝细胞生长因子

最初肝细胞生长因子（hepatocyte growth factor，HGF）作为一种肝细胞原代培养的有丝分裂剂使用，HGF 是一种由间质细胞分泌的多能性生长因子，具有促细胞分裂、增殖、迁移、分化等作用，在肺损伤后或肺发育过程中，通过其受体 c-Met 的酪氨酸磷酸化发挥促有丝分裂作用，对于发育肺脏的形态发生也有一定作用。特别是，HGF 是肺泡 II 型上皮的促分裂剂。在小鼠肺切除术后的肺代偿性生长中，HGF 刺激呼吸道上皮细胞增殖。此外，HGF 还可以激活内皮细胞的迁移和增殖，诱导血管发生。在肺泡隔形成中，HGF 以 3 种常见分泌方式，主要通过 4 种细胞（成纤维细胞、巨噬细胞、平滑肌细胞、活化上皮细胞）对肺脏上皮和内皮细胞发挥促进增殖、迁移、微管形成作用。鉴于以上效应，HGF 在肺再生中的作用已有广泛研究。腹腔内注射 HGF 能够显著增加小鼠外周血单个核细胞 Sca-1$^+$/ Flk-1$^+$ 比例。HGF 还能够诱导骨髓源性和肺泡壁内定居内皮细胞的增殖，逆转弹性蛋白酶诱导的小鼠肺气肿，减少肺纤维化小鼠胶原沉积并诱导肺代偿性生长。对大鼠肺气肿模型而言，转染编码人 HGF 的 cDNA 能够促进肺泡内皮和上皮有效表达人 HGF，引起更为广泛的肺血管化，并抑制肺泡壁细胞的凋亡。静脉注射分泌 HGF 的脂肪源性间质细胞，能够改善大鼠肺气肿。Hegab 等报道每周两次吸入 HGF，连续两周能够显著减轻弹性蛋白酶诱导的肺泡腔的扩张和肺泡壁的破坏，而且静态肺顺应性增加并恢复到正常水平。HGF 促进上皮细胞株 A549 的趋化反应，HGF 受体阻断后，抑制 A549 趋化，相同浓度的 KGF 却没有此效应。在特定培养条件下，HGF 诱导非贴壁肺干细胞向肺泡样细胞分化。

3. 粒细胞集落刺激因子

粒细胞集落刺激因子（granulocyte colony-stimulating factor，G-CSF）通过动员骨髓干细胞进入外周血，缓解急性肺损伤病理过程。在小鼠肺气肿模型，G-CSF 能够减轻肺气肿病变。对于 G-CSF 治疗小鼠，肺泡平均线性间距（mean linear intercept，Lm）与损伤组比较明显缩短。这一现象与 RA 诱导的小鼠肺气肿病变减轻程度一致。G-CSF 能够增加血循环中骨髓源性内皮祖细胞的数量。G-CSF 复合 RA 治疗具有显著的叠加效应，表现为 Lm 进一步缩短。骨髓源性细胞在 G-CSF 诱导的肺再生中发挥了重要作用。以上结果提示，老年 COPD 患者缺少循环干细胞可能是影响疗效的限制因素。

4. 表皮细胞生长因子

表皮细胞生长因子（keratinocyte growth factor，KGF）即成纤维细胞生长因子 -7，属于 FGF 家族，主要由间充质细胞产生，作用于表达 KGF 受体的肺泡 II 型上皮细胞，在肺脏发育过程中具有重要作用。KGF 受体在肺泡 II 型上皮细胞表达。KGF 能够促进肺泡 II 型上皮细胞存活、增殖和迁移及细胞与细胞外基质的黏附。气管内注射 KGF 诱导肺泡 II 型上皮细胞增殖。对于经肺切除术的大鼠，KGF 诱导发育成熟的肺脏代偿性形成新的肺泡。此外，体外实验证实，KGF 在 AT2 向 AT1 表型转化过程具有显著的逆转效应，可能是保持 AT2 表型或 AT1 去分化的重要调节分子。尽管 KGF 预处理可以预防弹性蛋白酶诱导的肺气肿，KGF 治疗后（弹性蛋白酶作用后 3 周）并不能逆转肺泡病理性扩张。但 rhKGF 预处理可能并不能减轻肺泡炎性渗出，不能减轻上皮细胞损伤，研究认为 KGF 可能并未直接参与肺泡上皮修复和恢复其完整性。血气和肺顺应性检测结果提示，KGF 对气体交换功能改善可能主要是 AT2 增殖所分泌的表面活性蛋白增加所致。KGF 基因治疗（鼠伤寒沙门菌减毒疫苗 + 重组人 KGF 基因治疗）能减轻放射性损伤大鼠肺炎性损伤。这些结果提示，KGF 可能主要发挥抗炎效应，并不能有效促进肺泡修复。

5. 肾上腺髓质蛋白

肾上腺髓质蛋白（adrenomedullin）是从人肾上腺嗜铬细胞瘤内分离的多功能性调节多肽。肾上腺髓质蛋白能够诱导 cAMP 产生、支气管扩张、细胞生长调节、抑制凋亡、血管发生并拮抗微生物活性。肾上腺髓质蛋白受体在气道上皮基细胞和肺泡 II 型上皮高表达，而两种细胞均参与肺上皮再生。对小鼠肺气肿模型而言，经皮下渗透泵持续性输注肾上腺髓质蛋白可增加外周血 Sca-1$^+$ 细胞数量并促进肺泡再生和肺血管化。

6. 辛伐他汀

除降低胆固醇的作用外，羟甲基戊二酸单酰辅酶 A 还原酶抑制剂即 HMG–CoA 还原酶抑制剂（他汀类药物）之一的辛伐他汀（simvastatin）还有其他药理学效应，如抗炎效应（调节核因子、抗炎、减轻白细胞浸润），改善内皮细胞功能，并可通过上调磷酸化 Akt 表达水平，从而抑制肺泡 II 型细胞凋亡，促进肺泡 II 型细胞的增殖。他汀类药物对组织再生效应研究证实，腹腔内注射辛伐他汀能缩短弹性蛋白酶诱导的肺气肿 Lm 并增加肺泡 PCNA+ 细胞数量。以健康成人吸入 50μg 内毒素模型发现，辛伐他汀拮抗过度炎症反应包括：①通过减少局部细胞因子和趋化因子（如 TNF–α、MMP–7）产生，减少中性粒细胞聚集。②直接增加中性粒细胞凋亡，减少募集等机制，减少中性粒细胞数量和活化。③抑制巨噬细胞释放 MMP–7、MMP–9，减少巨噬细胞活化。④降低血浆中 CRP 浓度。此外，对于放射性肺损伤（RILI）小鼠，辛伐他汀能够作为抗炎分子和肺屏障保护成分，减轻血管渗漏、白细胞浸润、氧化应激，逆转 RILI 相关性基因表达失调控：包括 p53、核因子 – 红细胞 2 – 相关因子（nuclear factor）和肺屏障保护成分，逆转鞘脂代谢通路基因。为确认辛伐他汀保护效应关键调控分子，通过辛伐他汀治疗的损伤小鼠蛋白 – 蛋白相互作用网络（single–network analysis of proteins）分析获取全肺基因表达数据，经基因产物相互作用的拓扑学分析证实 8 个优先基因（Ccna2a、Cdc2、fcer1 g、Syk、Vav3、Mmp9、Itgam、Cd44）是影响 RILI 网络的关键节点。这就从信号通路角度进一步证实了他汀类药物对急性肺损伤的保护作用机制。目前有研究提出，在临床实践中，术前 3 ~ 7 天开始予 5 mg/（kg·d）辛伐他汀可能利于缓解肺缺血 – 再灌注损伤，从而利于术后肺功能恢复。

（四）影响干 / 祖细胞修复损伤肺组织的因素

1. 急性肺损伤的病因学

既往对肺损伤细胞治疗研究发现，致伤因素（内毒素、活细菌、油酸、博莱霉素）不同，干 / 祖细胞对损伤肺组织结构重塑和功能恢复效果不同，提示临床干 / 祖细胞治疗急性肺损伤效果可能与致伤的病因学密切相关，需要在原发性、继发性肺损伤，病原体（细菌、病毒、真菌）种类等与细胞治疗的效果关联上做出明智选择和审慎判断。

2. 神经 – 内分泌 – 免疫网络协调性

肺损伤存在严重的损伤应激反应，机体释放的大量神经内分泌激素，对于各种来源的干 / 祖细胞修复反应有重要影响。下丘脑 – 垂体 – 肾上腺轴、交感肾上腺髓质系统、胆碱能系统以及肺脏局部神经内分泌细胞等释放的糖皮质激素和肾上腺素、去甲肾上腺素以及乙酰胆碱等均能够影响干 / 祖细胞的动员反应和趋化活性，近年发现，松果体分泌的褪黑素对间充质干细胞修复肺损伤也有重要贡献，与此同时，研究发现人 MSC 减轻免疫耐受而非免疫竞争小鼠肺损伤，提示机体免疫状态决定 MSC 治疗效果。以上提示神经 – 内分泌 – 免疫网络的协调性直接参与对肺损伤修复的调节，影响干 / 祖细胞治疗效果。

3. 内源性和外源性干 / 祖细胞差异性

目前，对肺损伤有积极作用的干 / 祖细胞中，外源性干 / 祖细胞最大的优势在于数量可控，但需要通过分离、纯化、扩增等体外操作步骤获得，尚无法排除潜在的体外污染、分化等安全性风险。在完成移植后，细胞在体内的转归，仍需进一步降低，杜绝潜在的移植排斥、致畸和成瘤风险。相比较，内源性干/祖细胞最大的优势在于安全性好，仅需要采用动员剂或调节物充分调动体内干/祖细胞针对肺损伤的再分布，不需要体外细胞操作步骤。但数量局限性（如机体对动员剂的反应性）会影响治疗效果。

4.干/祖细胞种属、年龄和移植路径

首先，在肺损伤治疗中，同种属的干/祖细胞较不同种属的干/祖细胞治疗效果为好。其次，研究发现，衰老的干细胞由于其迁移能力、抗炎活性和免疫调节能力的衰退，在肺损伤治疗中处于劣势。因此，选择年轻个体来源的干细胞较老年个体来源的干细胞治疗效果好，最后，选择静脉、气管和肺内、腹腔内途径注射目的细胞，效果存在一定差异。研究证实，静脉注射较腹腔内注射效果较好。因此，在肺损伤治疗中选择同种属、小年龄和直接通路注射方法会有更好的治疗效果。

（五）生物人工肺替代治疗修复肺功能

迄今为止，由于肺脏供体有限，肺脏移植仍有诸多瓶颈问题。因此，移植干/祖细胞或胎肺细胞以修复受损肺脏，或者构建人工肺脏替代的失代偿肺脏的设想一直为科学界关注。由于肺脏是40多种细胞组成的具有三维结构的复杂脏器，人工构建肺脏目前很困难。最近，几种人工肺模型已有报道。主流研究应用生物兼容性较好的脱细胞肺脏支架材料，辅以新的内皮和上皮细胞移植到支架的研究策略，另外，人工肺细胞来源还涉及胎肺细胞、人脐带内皮细胞等。

美国哈佛医学院研究人员曾将老鼠肺脏实质细胞以SDS溶液灌洗法洗脱，仅留下细胞外间质作为新肺生长的"支架"。该"支架"仍保留有血管、气道和肺泡等基本形态结构。随后，研究在"支架"中植入血管内皮细胞和肺泡上皮细胞，并将其放入模拟生物体内环境的培养器中进行培养。结果发现，干细胞在残肺支架上迅速生长、分化，并在7天后开始执行氧气交换，模拟正常肺脏呼吸功能，大约两周就可以完成肺的再生。再将其植入老鼠体内后，人工肺仍能继续工作，并使老鼠存活了6 h。相信随着研究的进展和技术的改进，肺水肿等并发症状会逐渐得到克服，再生肺的生存时间会逐渐延长。随着干细胞研究的不断深入，研究有可能在获得足量成体干细胞（如骨髓间充质干细胞）、胚胎干细胞甚至诱导性多能干细胞即iPS细胞，在特定分化阶段调控相关因子的作用下，产生能够促进肺脏再生的细胞类型（肺泡上皮细胞、血管内皮细胞等），从而实现基于肺基本支架结构的肺脏再生和功能恢复。此外，令人意外的是，人工肺研究者又将人类肺泡细胞与真空芯片结合，制造出能够自由呼吸的芯片肺脏。该微型装置模拟肺脏最活跃的肺泡部分，将肺脏气血屏障的两层组织——内层为肺泡层，外层为血液循环层结合起来，利用真空原理让空气在整个系统中能够以高度还原的方式运作，能够有效实现空气中的氧气混合至血液中的过程。尽管这些细胞尚不适于临床应用，且肺间质在结构重塑中尚未实现科学配置与整合，但生物人工肺的概念以其很低的排异反应和可控的肺脏器官来源，将来可能是肺脏疾患治疗的潜在候选方法，可能会为全球约5000万的晚期肺脏疾病患者带来新的希望。

（六）肺组织修复中干/祖细胞的定位与思考

目前，肺脏结构修复、重塑和再生作为难治性肺脏疾患治疗中心环节，尚有以下方面值得关注：第一，多数急性肺损伤治疗研究是基于啮齿类动物模型的实验结果，其肺脏在整个生命周期中都能够保持旺盛的增殖潜能，而人类肺脏自我再生潜能非常有限，因此，对许多有效的干/祖细胞治疗还应进一步考虑种属差异性，而且由于人肺脏干/祖细胞数量有限，且对其了解尚不够深入，将其移植到发育成熟肺脏尚有诸多不确定性。相比较而言，采用继发内源性肺干/祖细胞修复策略，能够有效改善肺内干/祖细胞的自我更新、增殖、迁移和分化潜能，对于克服细胞移植治疗瓶颈，提升损伤治疗的生物安全性具有积极意义。第二，鉴于内源性干/祖细胞的生物安全性以及外源性干/祖细胞的数量可控性，采用两种来源细胞联合修复肺损伤的方法，有望扬长避短，增强治疗的合理性。第三，鉴于肺损伤修复的复杂性，既要考虑干/祖细胞数量和修复效能，更要对肺脏局部修复微环境有充分认识，需要从神经-内分泌-免疫网络角度，对肺损伤修复微环境因势利导，为干/祖细胞修复提供合适的"土壤"和"温床"。第四，肺损伤修复中涉及多种细胞反应，对炎症相关因子和促修复因子簇进行调理、整合（如他汀类药物和视黄酸、他汀类药物和生长因子协同作用等），将有助于把握修复时机，趋利避害，促进受损肺脏实现功能性修复。第五，对于通过骨髓动员获取干/祖细胞促进肺脏修复的方法，采用不同干/祖细胞群协同治疗，较单以一种细胞群将具有更多优势，这在前期骨髓单个核细胞混合治疗研究中已有证据支持。第六，鉴于干/祖细胞强大的内分泌、旁分泌效应，其释放的递质和微泡等组分，将会是肺损伤修复的有效成分，开发基于此类组分的干/祖胞修复液对肺损伤修复也会产生有益的作用。第七，鉴于既往生物人工肺研发的失败经验，在充分考虑干/祖细胞数量、构成和相关生物学特性基础上，须重视肺细胞外基质成分在肺损伤修复中的作用，突出结构重塑中肺细胞外基质对恢复肺泡结构完整性的重要贡献。同时，进一步重视肺内干/祖细胞的谱系迁延规律、肺外干/祖细胞在肺组织修复前后的变迁和转归以及肺外和肺内干/祖细胞在肺组织修复中的功能整合与对接。

四、小结

肺脏是由胚胎的中胚层和内胚层发育而成的。肺原基是肺脏形成的基础，肺脏发育经历胚胎期、胎儿期和出生后期3个阶段。成熟的肺组织由40多种细胞组成。生理情况下，成年肺脏的更新非常缓慢。由于肺与外界相通，并且其结构十分脆弱，极易受到损伤。因此，肺组织自身的修复能力对于维持其结构完整性，发挥其正常功能具有重要意义。近年来，在肺组织内发现多种具有一定自我更新和分化潜能的组织细胞，统称为内源性肺干/祖细胞（endogenous lung stem/progenitor cells），如位于气管内的基底细胞（basal cells，BCs）和导管细胞，支气管和细支气管上皮内的克拉拉细胞、变异克拉拉细胞，以及位于细支气管肺泡连接部的细支气管肺泡干细胞和Ⅱ型肺泡上皮细胞，此外，肺组织内的平滑肌祖细胞、成血管细胞、边缘群细胞等也具有一定的干性。业已研究表明，这些内源性干细胞在慢性阻塞性肺疾病、肺囊性纤维化、急性肺损伤等疾病中可能发挥一定的修复与再生作用。

（蒋建新　杨策　李海胜）

第三节　肝脏损伤后的修复与再生

古希腊神话中为人类盗取天火的普罗米修斯被宙斯惩罚，囚禁于高加索山，巨鹰每天啄食他的肝脏，神奇的是每当被啄食之后普罗米修斯的肝脏又会奇迹般地长出。古老的神话已经昭示了肝脏强大的自我恢复能力，现代科学更是确切地证实了哺乳动物的肝脏具有强大的再生能力，正常肝脏在切除或者损伤后会快速启动一系列连续和协同的变化以恢复其初始的体积和结构。1931 年 Higgins 和 Anderson 在大鼠上构建了经典的肝脏再生模型——部分肝切除模型，极大地推动了肝再生的研究，在肝脏切除 70%（2/3 肝脏）的情况下，经历 20 天可以恢复至初始大小，需要指出的是切除的肝叶并没有长出，而是剩余肝叶的代偿性增生，当其恢复至原始体积后就停止生长。使用这一经典模型已经明确揭示了肝再生过程中的一些重要机制，包括不同的细胞类型如肝星状细胞、巨噬细胞、肝窦内皮细胞，以及细胞因子 HGF、IL-6、EGF、TNF、5-HT、去甲肾上腺素和胆汁等在肝再生中的重要作用。然而，由于肝脏结构的复杂性、肝脏细胞类型的异质性以及肝病模型的多样性，关于肝脏体内再生的确切机制及承担再生的主要细胞种类，近年来多项研究从不同的侧面呈现了不同的结果，给肝脏再生的机制注入了新鲜理论，带来了众多有意义的提示，当然也带来不少争议，呈现出"百家争鸣"的局面。其中，干细胞与组织工程技术作为生命科学基础研究与临床应用发展最为迅速的领域之一，在细胞治疗、组织器官修复、发育生物学、药物学等领域都展示了巨大的发展潜力。因此，利用干细胞及其来源细胞或者结合组织工程技术构建组织工程肝脏在体外用于肝脏再生也成为研究的热点领域，并涌现了大量的研究成果，给肝病的治疗带来了新的希望。

一、肝脏中的干细胞

长久以来的观点认为肝内存在干细胞群体，它们可分化为肝细胞和胆管上皮，是参与肝损伤后修复的主要细胞类型，而且普遍认为肝胆小管的末端即赫令管（Hering canal）也是肝脏干 / 祖细胞的储备池。在多种类型的肝脏疾病和毒素诱导的损伤中，啮齿类和人类的肝实质会出现小胆管增生，即胆管反应，在胆管终末端与肝实质细胞相接的地方即赫令管中会出现一些非典型的胆管上皮，这群细胞具有圆形的核及高核质比的特征，因此将其命名为肝卵圆细胞（oval cells），卵圆细胞通常被认为是肝脏的干 / 祖细胞，具有向肝脏和胆管进行分化的潜能，并且可能参与肝脏的再生。最经典的诱导卵圆细胞反应的模型是 2-AAF/PHx 大鼠模型，提前使用 2-AAF（2-acetylaminofluorene）处理大鼠抑制肝细胞的增殖能力，然后再对大鼠进行肝大部切除术（partial hepatectomy），在再生的过程中发现有大量的卵圆形细胞产生。由于种属的差异，这类模型在小鼠体内并不能诱导卵圆细胞的产生，目前人们使用含 3，5-diethoxycarbonyl-1，4-dihidro-collidine（DDC）和 choline-deficient ethionine-supplemented（CDE）的饮食处理小鼠可获得类似于大鼠卵圆细胞产生的反应，然而由于模型的差异，两种细胞并不完全相同。使用一些通用的标记如 EPCAM、CK19、CD133、SOX9 等并结合特定的培养条件可从人或鼠的胎肝或成体肝脏中分离到一些具有胆管属性的细胞能够在体外呈克隆性增殖，并且使用相应的诱导分化体系能够使其向肝细胞和胆管细胞进行分化，同样移植入肝损伤模型中也具有再殖肝脏的能力，具备肝脏干细胞的属性，间接地显示了肝脏中存在干 / 祖细胞群体。因此历来认为肝脏内特定区域如 Hering 管中的卵圆细胞在肝脏内承担着干细胞的功能，然而这些观点多是基于体外研究，一直缺乏直接的体内遗传学示踪的证据，难以反映细胞在体内的真实情况，因此也面临不少争议。最近几年基于遗传标记的谱系特异性的示踪技术取得长足发展，其能够相对忠实地显示体内细胞的命运，为研究特定类群细胞的命运转归提供了强大的工具，因此科学家利用这项技术再次对肝脏的再生机制进行了深入研究。

二、肝脏的体内再生规律

Krt19（CK19）是胆管上皮的标志，而胆管上皮通常被认为是卵圆细胞或非典型胆管上皮细胞的来源，因此 Yanger 等使用 Krt19 来标记这类传统的肝干 / 祖细胞，利用谱系示踪的方法来观察其子代命运：首先，在多种经典的肝损伤模型中（包括诱导卵圆细胞反应的模型）和肝脏稳态环境下都未发现 Krt19 阳性的胆管来源的细胞能够生成肝细胞的证据，相反其子代只能形成胆管细胞；其次，通过高效特异性地标记肝实质细胞并示踪其在多种损伤修复环境中的命运，也未发现新生的肝细胞来源于非肝细胞群体，而是几乎都来源于之前存在肝细胞的分裂复制；最后，使用核苷类似物标记快速增殖的细胞群体并示踪它们的命运，发现快速分裂的非肝实质细胞也并不能分化成肝细胞。Tarlow 等使用另外一个普遍认可的肝脏干 / 祖细胞的标志 Sox9 来标记并示踪这群细胞，与 Yanger 等的发现相类似，Sox9 阳性的细胞在正常稳态中不能更新肝细胞，在多种诱导卵圆细胞产生的慢性肝损伤模型中同样几乎不能再生肝细胞而是形成胆管上皮。但是当通过在肝脏中提前过表达细胞周期抑制基因 p21 或者敲除整合素 β1 来完全抑制内源性肝细胞的增殖，然后在多种慢性肝损伤的模型中观测到了胆管来源的肝细胞再生。而且这一现象也在使用毒性药物 TAA 或 DDC 长期处理肝脏引发的严重肝损伤模型中得到了证实。

　　Lgr5 是 Wnt 信号通路的靶基因，同时也是体内许多组织如毛囊、小肠、胃等的通用性干细胞标志，Huch 等使用 Lgr5 来尝试标记肝脏内是否存在这样的干细胞群体，发现在正常肝脏中 Lgr5 阳性的细胞群体并不出现，而在使用 CCl₄ 诱导肝脏急性损伤的环境下，汇管区胆管周围开始出现 Lgr5 阳性的细胞群体，这群细胞同样也表达胆管细胞的标志 Sox9，但是并不表达肝细胞基因 HNF4a 等，而且这群细胞在全基因表达谱上与胆管细胞更为接近，对这群细胞进行命运示踪显示在 CCl₄ 诱导的急性肝实质损伤模型中，其能够逐渐地分化为成熟的肝脏细胞，而在 CDE 和 DDC 诱导的损伤模型中能够分化成肝脏细胞和胆管细胞。然而无论是在哪种损伤环境中，Lgr5 阳性细胞群体对于整个肝脏实质的再生效果非常微弱。这群细胞在体外能以类器官（Organoid）的形式进行扩增并且同样能够分化成肝脏细胞和胆管细胞，也能在再殖 Fah⁻/⁻（延胡索酰乙酰乙酸水解酶 Fah 基因缺陷将导致高酪氨酸血症，进而发生严重肝损伤，可通过使用 NTBC 药物阻断酪氨酸代谢使下游途径被终止，是一类较好的研究肝脏再殖的模型）小鼠肝脏中，具有干细胞的属性。先前也有研究显示 Wnt 信号通路的另一个靶基因 Axin2 表达在中央静脉周围的肝细胞群体上，Wang 等使用 Axin2 来标记肝脏中的这群细胞，研究显示其多为二倍体细胞（成熟的肝细胞为四倍体或八倍体），表达谷氨酰胺合成酶 GS、肝祖细胞标记 Tbx3，而不表达更为成熟的氨甲酰磷酸合酶 CPS-1，且增殖的速度比其他肝细胞要快，在正常稳态的环境中，对这群细胞进行命运示踪表明其可自我更新产生中央静脉周围 Axin2 阳性细胞，同时随着时间变化，其子代还能逐渐向汇管区进行迁移分化产生新的肝脏细胞，新产生的肝脏细胞则不再表达 Axin2 和 GS，而开始表达 CPS-1，经过一年的观察，大致可替代整个肝脏 30% 的细胞。但是 Axin2 阳性细胞的子代并不能生成胆管细胞，符合单能性干细胞的特性，而对于这群细胞在肝损伤环境中的命运本研究则没有进行探讨。研究还发现，中央静脉血管内皮细胞分泌的 Wnt 信号通路的配体 Wnt2 和 Wnt9b 组成静脉周围 Axin2 阳性肝细胞的微环境，而特异性地敲除中央静脉血管内皮细胞的 Wnt 信号通路，中央静脉周围肝细胞的 Axin2 和 GS 的表达明显下调，而且这群细胞增殖能力也受到很大抑制，证实了 Wnt 信号通路对于 Axin2 阳性细胞的特性维持和功能执行是不可或缺的。经过一年的观察，Axin2 阳性细胞后代只能替代 30% 左右的肝细胞群体而不是全部，因此也不排除还有其他的细胞群体来参与肝脏的稳态维持。此外，近期 Font-Burgada 等使用 Sox9-GFP 转基因小鼠模型发现汇管区胆管周围有部分细胞低表达 Sox9（胆管细胞高表达 Sox9），更令人惊奇的是这群细胞同时也表达肝细胞基因，因此被命名为混合型肝细胞（HybHP），这是一群新发现的全新肝细胞群体，在全基因表达谱上与传统肝细胞表达类似，与胆管细胞相去甚远。使用适合示踪低表达 Sox9 的这群细胞命运的模型体系，发现这群细胞在肝脏稳态的环境中即存在，既表达 Sox9 也表达肝细胞基因如 HNF4a 等，并且邻近门静脉和胆管的终末分支。在 CCl₄ 诱导的慢性肝实质损伤和过表达 MUP-uPA 造成的肝实质损伤模型鼠中，其展现了强大的再殖肝脏的能力，后代再生了大部分的肝实质细胞，同时也发现 Sox9 阳性或 CK19 阳性的胆管上皮细胞并不参与生成肝脏细胞。在胆管损伤的模型中 HybHP 既可以生成肝脏细胞也可以生成胆管细胞，尽管这群细胞具有高度的再生能力，然而在致癌小鼠模型中这群细胞并不会发展成癌细胞，是一类较为安全的细胞。HybHP 再生的作用具有损伤依赖性的特点，在稳态或急性损伤环境下几乎不参与再生肝细胞，在轻微慢性的损伤环境中发挥主要的肝脏再生作用，而在严重慢性损伤中则不能再生肝细胞。尽管 HybHP 具有令人惊奇的肝再生作用，但 Tarlow 等在之前的研究中同样以 Sox9 为标记进行谱系示踪，在正常和损伤肝脏中却未能发现 HybHP 或与其类似的细胞，表明谱系示踪技术也有环境局限性，而他们在最近的研究显示，在嵌合体鼠诱导卵圆细胞反应的严重损伤模型中发现部分成熟的肝细胞可转分化为 Sox9 阳性的肝干 / 祖细胞，这群细胞以胆管的形式进行扩增，具有再分化为肝细胞和胆管细胞的潜能。Pu 等近期的研究发现一类通常表达于血脑屏障的分子 Mfsd2a 也特异性地表达在成体鼠门静脉周围肝细胞中，而不表达于中央静脉周围的肝细胞中，对其进行命运示踪显示 Mfsd2a 阳性的肝细胞在正常稳态的环境中逐渐减少，在肝大部切除术后和 CCl_4 诱导的急性肝损伤中有一定程度的扩增，但是不能生成中央静脉周围肝细胞。在慢性胆管损伤模型中，Mfsd2a 阳性的细胞则减少，而在 CCl_4 诱导的慢性肝损伤中则几乎能完全再生完整的肝叶同时再生中央静脉周围肝细胞，这与 Font-Burgada 等的发现相类似，可能与 Mfsd2a 标记的门静脉周围肝细胞范围更广有关，其中，包括了低表达 Sox9 的肝细胞群体。最新的研究发现肝脏中也存在非常少量的端粒酶高表达（TERT^{high}）的肝细胞群体，对这群细胞进行示踪显示，这群细胞在肝脏稳态的环境下能自我更新并参与形成大量的肝细胞，在损伤的情况下这群细胞也能明显参与肝脏的再生。

对这些使用不同的谱系示踪策略和使用不同模型进行肝脏再生的研究进行总结可以发现，肝细胞有明显的异质性，其中既有 Axin2 阳性的中央静脉周围肝细胞，也有门静脉周围 Sox9 低表达的混合型肝细胞群体和 Mfsd2a 阳性的肝细胞群体，和 TERT^{high} 的肝细胞群体当然还有大部分目前尚未发现特异性标记的普通肝细胞群体。根据已有的研究我们可以大致总结出这样的肝再生规律：肝脏在正常的稳态下，中央静脉周围 Axin2 阳性的肝细胞以及散在于整个肝小叶中的 TERT^{high} 的肝细胞可以提供肝细胞的更新，当然也不排除其他类型的肝细胞参与肝脏的稳态；在急性肝损伤环境下或是肝部分切除下，肝脏的再生主要依赖于先前存在肝细胞的复制，汇管区 Lgr5 阳性干细胞只能提供非常有限的少量再生肝细胞；在轻微慢性肝实质损伤的环境下，低表达 Sox9 的混合型肝细胞或是 Mfsd2a 阳性的肝细胞主要承担着肝脏细胞的产生，而在内源性肝细胞增殖能力没有完全抑制的慢性肝损伤环境中（包括胆管损伤），此时主要是大量的小胆管增生，这些小胆管中有部分可能来源于肝细胞的分化产生，而这群细胞参与肝细胞再生的作用非常微弱，再生的肝细胞也主要来源于已经存在的肝细胞的复制，而非传统认为的卵圆细胞或非典型胆管上皮细胞等干 / 祖细胞的分化，而在内源性肝细胞的增殖能力完全抑制的肝损伤情况下，胆管细胞才能参与肝细胞的再生。

由于肝细胞的高度异质性，多种研究所采用的示踪策略不同，使用的损伤模型也不同，因此各项研究发现的肝脏再生规律不同。各种谱系示踪策略都有其局限性，加之目前的肝脏损伤模型并不能完全模拟人体肝脏疾病的发生发展规律，因此现有的发现还不能完全再现人体正常肝脏再生和损伤修复的规律，而且离临床应用也有很远的距离，但是研究肝细胞再生的机制和因素以及确定承担肝脏再生的主要细胞，将有助于我们使用一些干预手段如基因或者化合物来直接靶向目的细胞，增强或者激活内源性细胞的修复再生功能。在急性肝损伤中，促进肝脏本身快速的再生将减少对肝移植的需求或者降低病死率。而对于临床上进行活体肝移植的供受体常规采取促内源性肝细胞快速再生的措施将有助于降低小肝综合征的发病率，甚至扩大活体肝移植的人群范围，都具有非常重要的意义。除了在肝脏再生的体内研究取得重要进展，近期利用干细胞及其相关技术体外获取肝细胞用于肝脏再生的研究也已取得众多突破。

三、体外获取肝细胞的策略

原位肝移植是终末期肝病公认的唯一有效治疗措施，但是供体肝脏严重匮乏，限制了肝移植的发展，肝细胞移植作为原位肝移植的辅助或替代性治疗方案已经取得令人鼓舞的进展。当然，原代肝细胞的来源同样受限，而且体外难以进行培养和扩增，限制了其大规模的临床应用。而多能性干细胞（PSCs）包括胚胎干细胞（ESCs）和诱导多能性干细胞（iPSCs）的建立，为肝细胞的获取提供了全新的途径。PSCs具有无限的自我更新能力和向体内所有细胞进行分化的潜能，理论上能够提供足量的功能性肝细胞。通过模拟肝脏体内发育的过程和影响因素，目前已经建立了PSCs向肝细胞多步骤的分化策略，已经能够获得功能性的肝细胞。但是ESCs的伦理争议、免疫排斥及致瘤的风险等问题极大限制了其在临床疾病治疗中的应用；而iPSCs的应用虽然规避了伦理学和免疫排斥问题，但其致畸胎及致瘤的风险仍然存在，长期培养也可产生基因突变，此外多能性干细胞来源的肝细胞在功能上与原代肝细胞还存在一定差距，最终获得的产量也还不足够，大大阻碍了其临床应用。为了解决这些问题，2011年中国科学家惠利建和日本科学家Suzuki等利用谱系重编程技术，分别使用不同的肝脏发育特异性的转录因子组合GATA4+HNF1a+FOXA3，或者HNF4a+FOXA1+FOXA2/FOXA3成功地将小鼠成纤维细胞直接转化为肝脏细胞，大大地扩展了肝脏细胞的来源。两种方式获得的肝细胞都表达肝细胞特异性的基因如Alb、HNF4a、Afp等，而且可以行使肝细胞的多项功能，包括糖原合成、白蛋白分泌、尿素合成、低密度脂蛋白摄取、P450酶代谢功能等，而且将其移植到Fah$^{-/-}$小鼠的肝脏中能重建受损的肝脏。尽管如此，这些重编程获得肝细胞并不完全成熟，还表达一些早期发育的基因，而且重建小鼠肝脏的能力也不如原代肝细胞，并且损伤小鼠的肝功能也未完全恢复正常，但其毕竟给体外获得大量肝细胞带来了希望。2014年惠利建等又使用转录因子FOXA3、HNF-1A和HNF-4A的组合和邓宏魁等使用HNF-1A、HNF-4A、HN6、ATF5、PROX1、CEBPA、c-Myc和p53 shRNA等转录因子的组合，分别将人的成纤维细胞转换为功能成熟的肝脏细胞，这些重编程细胞都具有可与原代肝细胞相比的P450酶代谢功能，也能挽救多种肝损伤模型小鼠的生命，因而使得重编程技术来源的肝细胞向临床应用又迈进了一大步。然而目前这些转录因子过表达的策略都依赖于病毒介导，因此存在病毒基因整合到宿主基因组的风险，而且转录因子过表达的方法操作起来较为复杂，为了解决这些问题，科学家又在考虑使用更为安全的小分子化合物介导的重编程策略来获取人的肝脏细胞。而撰写者王韫芳团队前期经过大量筛选，使用4个小分子化合物组合A8301、BIX01294、BayK8644和RG108成功地将人原代胃上皮细胞重编程为内胚层祖细胞（hiEndoPCs），进行数量上的扩增后，进而使用特定的诱导条件将其向肝脏进行诱导分化，最终获得了功能成熟的肝细胞。这些肝细胞表达多种肝脏成熟相关的功能基因，也执行多种肝脏成熟功能如白蛋白合成、尿素分泌、糖原合成、HCV 易感性、P450 酶系代谢功能等，将这些细胞移植入 Fah$^{-/-}$ 小鼠模型中同样能够重建受损的肝脏，我们的这项研究具有开创性意义，除了可以为将来安全的细胞移植治疗多种肝病带来巨大的希望，也给制药工业相关的药物代谢、毒理研究和抗 HCV 药物研发提供了广阔前景。当然，上述通过人工的方法（重编程技术）产生的肝细胞尽管具有个体特异性的优势，也避免了伦理争议，但毕竟是非肝谱系细胞通过跨系或者跨胚层转化而来的，这些肝细胞会保存少部分起始细胞类型的表观记忆，因此不是天然的肝细胞，与真正的肝细胞在特性上或多或少会存在差异。Huch 等利用之前建立的胃、肠、胰等干细胞的类器官培养体系，经过筛选，于近期建立了人肝脏手术或活检标本中胆管来源的肝干 / 祖细胞体外扩增培养体系，其使用类器官的三维培养方式可将这类细胞在体外扩增超过一年，这些扩增的细胞在分化培养条件中能够再分化为功能性肝细胞，也能整合入肝损伤模型鼠的肝脏中，更重要的是在长期扩增中细胞的染色体结构能够保持稳定，仅有低概率的单个碱基突变，大大保证了干细胞应用的安全性，给个体化的疾病模型、药物研发、细胞治疗带来巨大前景，但是这些人原代胆管来源的肝干细胞在获取上受到一定限制，尽管干细胞可以扩增，但是初始来源有限且干细胞倍增时间较长（60 h 左右）导致在短期内难以获得大量功能性肝细胞，在应用上还是受到很大限制。Levy 等通过在人原代肝细胞中低表达人乳头瘤病毒 HPV 基因 E6 和 E7，利用其可逃避细胞周期抑制的特性并结合使用抑瘤素 OSM 来调控其增殖可将肝细胞扩增超过 40 代，从一个肝细胞经过扩增可以获得 10^{13} 到 10^{16} 量级的细胞，而且在去除 OSM 后，扩增的肝细胞又可快速形成功能性成熟的肝细胞，具有可与原代培养肝细胞相媲美的 P450 酶系药物代谢能力，形成功能性毛细胆管和 HCV 易感的能力。通过这种策略可以获取大量的功能性肝细胞，但是 HPV 原癌基因的表达，使得利用这种方法获得的肝细胞最大的应用前景在制药工业，而临床应用则要面临诸多致癌风险。最近 Katsuda 等使用小分子组合 Y27632、A8301 和 CHIR99021 将啮齿类动物原代肝细胞（主要是 2 倍体肝细胞）体外重编程为具有双向分化的肝干 / 祖细胞，其在体外可以分别向肝细胞和胆管细胞进行诱导分化，几乎可以无限自我更新，移植入肝损伤模型鼠体内可以高效率（75% ~ 90%）地再殖损伤的肝脏。小分子应用的高效和安全性使得这种方式获取肝细胞具有巨大前景，最近国内惠利建团队和鄢和新团队在这一领域取得了重要进展，分别使用不同的小分子组合成功地实现了人原代肝细胞向可扩增的肝干 / 祖细胞的重编程，并且重编程后的细胞能向功能性肝细胞进行分化。但是这些研究走向临床同样还面临一些问题。首先，尽管重编程肝干细胞具有快速而长期的扩增能力，能够在短期内获得大量的细胞，但长期培养的细胞中染色体和基因组的变异风险需要全面评估；其次，小分子重编程的机制还需要进一步阐明。在诸多体外肝细胞重编程研究的基础上，近期科学家也发展了肝细胞的体内重编程。

众所周知肝星状细胞在多种损伤因素的作用下会被激活成肌成纤维细胞，肌成纤维细胞是肝纤维化和肝硬化的重要发生发展因素，也是大量瘢痕组织形成的主要原因，因此体内原位重编程则针对这群细胞，目的是将其直接转换为肝细胞，从而实现变害为利。Song 等使用 p75 神经营养因子受体肽段（p75NTRp）标记的腺病毒将肝特异性的 4 个转录因子 FOXA3、GATA4、HNF1a 和HNF4a 靶向到肝肌成纤维细胞。Rezvani 等使用特异性嗜肝病毒 – 腺病毒载体（AAV6）携带转录因子 FOXA1、FOXA2、FOXA3、GATA4 和 HNF1a/ HNF4a 特异性地靶向肝肌成纤维细胞。两种方式都能够相对有效地将转录因子转运到靶细胞，并且可将部分肝肌成纤维细胞转换为肝细胞（效率<1%）。这些转换的细胞表达肝细胞的多种特异性基因，并且较为明显减轻模型小鼠的肝纤维化程度并且改善了肝功能。尽管效率还很低，过表达转录因子的方式还很复杂，但是这种策略给利用体内原位重编程治疗慢性肝纤维化和肝硬化疾病带来了可能性，未来还需要使用更为安全高效的能够特异性靶向肝成纤维细胞，并且相对高效地将其转化为成熟肝细胞的策略来提高其临床应用的前景。总的来说这些获取大量功能性肝细胞用于体内再生肝脏的方法为肝脏疾病的治疗带来了新的策略，尽管获得细胞功能还不够成熟，安全性、有效性还需进一步严格评价，但是这些技术使得肝脏疾病的细胞治疗向前迈进了一大步。

四、组织工程肝脏的构建

直接对受损肝脏进行细胞移植将会给多种肝病的治疗带来益处，但更适合肝细胞功能遭到破坏而肝脏结构保持完整、内环境没有明显紊乱的情形，如遗传代谢性肝病或急性肝衰竭。对于终末期肝病或者肝脏肿瘤来说，直接提供完整器官水平的移植将会是更为理想的解决方案，而组织工程技术的发展为体外构建完整肝脏带来了新的契机。

多年来，国内外都在致力于寻求合适的细胞外基质构建器官的三维形态并和具体的功能细胞相结合，期望体外构建的组织器官移植入体内后能够执行特定器官的功能。目前，通过人工合成或者是使用天然材料构建器官已在血管、气管、膀胱、骨、皮肤等领域实现了重大突破，有些组织工程产品已经在进行临床试验或是已在临床使用。而在组织工程肝脏的研究方面，由于肝脏结构的极其复杂性和肝脏功能的重要性，目前尚无产品应用，但是在基础研究领域也已经取得可喜进展。MIT的 Bhatia 等使用精细加工技术（microfabrication）在模拟肝脏天然结构方面已经做出了尝试，此项技术被用来在固体基质上制造类似肝血窦、毛细胆管这样微脉管结构的微米尺度的网络通道。然后将肝细胞、肝窦内皮细胞、胆管细胞植入这种网络，从而建立人工灌注的、功能性的肝细胞单元，可以延长原代肝细胞在体外的存活时间。但是这种构建的组织工程肝脏，尺度较小，结构较为简单，更适合一些体外研究包括药物代谢、毒性检测以及病毒感染等。最近几年，3D 类器官培养（organoid culture）技术为解决体外模拟器官结构和功能提供了新的思路。类器官培养是将细胞置于合适的细胞外基质微环境中进行三维培养，培养中的细胞自身可以通过自我驱动形态发生，自我特化组装成具有一定结构和功能的迷你化器官。类器官培养再现器官发生，形成细胞间相互作用并执行器官的初步功能，也可模拟部分疾病的发生发展规律，在复杂组织的损伤替代和体外疾病模型构建具有良好的应用前景，被 Science 评为 2013 年度十大科技进展。类器官培养技术首先由荷兰科学家 Hans Clevers 在肠道组织中建立，很好地模拟了肠道的原有结构如绒毛和隐窝结构，其后多家实验室在体外培育了多种类器官，如胃、大脑、肾脏、视网膜、前列腺、乳腺等，都具有原始器官的初步结构。2013 年，Takabe 等在体外尝试建立肝脏的类器官。使用诱导多能干细胞（iPSC）来源的肝内胚层细胞（iPSC-HEs）作为肝细胞的来源，利用脐静脉内皮细胞（HUVECs）模拟肝窦内皮细胞，使用人脐带间充质干细胞模拟肝星状细胞并将三者种植到 ECM 包被的二维平面，4 ~ 8 天后逐渐形成了肉眼可见的、机械性稳定的三维细胞聚集体，被称为肝芽结构（Liver bud）。iPS 来源的肝芽中肝细胞的功能明显高于传统 iPS 诱导而来的肝细胞。将肝芽异位移植到免疫缺陷小鼠头颅部位，2 个月后，肝芽形成了复杂的结构，包括形成肝血窦和肝索结构并且和宿主的血管形成了连接。肝芽中绝大部分肝细胞变成了完全成熟的肝细胞，白蛋白的产生水平高于移植到同部位的人原代肝细胞，也展现了药物的代谢功能。将肝芽移植到小鼠肠系膜，在急性肝损伤模型小鼠中明显提高了生存率。肝芽类器官的产生是肝脏组织工程的一项重要突破，首次仅利用几种有限的细胞类型在培养皿水平产生了三维的、血管化的初级肝脏并且能够对急性肝衰竭模型的治疗有效，显示了巨大的临床治疗肝衰竭的潜能。尽管如此，依然存在一些尚待解决的问题，比如移植入体内的肝芽中并未形成正常肝脏的小叶结构，也未能形成肝外胆道系统，胆汁的蓄积将会损伤肝芽功能的长期发挥。另外，肝芽不能原位移植，其适应证可能是遗传代谢性肝病患者的肠系膜异位移植，在不切除原位肝脏的情况下纠正代谢紊乱，抑或是提高肝移植等待名单上患者的生存周期，使其能够有足够的等待时间来接受肝移植。

近些年，脱细胞 – 再细胞化技术发展也给组织工程肝脏的构建带来了新的希望。该技术是使用物理或化学（去垢剂或酶）的方法将器官的实质和间质细胞去除，而完整保留三维结构支架、原始细胞外基质成分及可灌注脉管系统，然后在生物反应器的培养下利用实质及间质细胞通过循环灌注将脱细胞器官再细胞化，从而形成完整的再细胞化器官。因其最大限度地保持了器官原有结构及组成成分，所以可为细胞的生长及功能的发挥提供最有利的再生环境。脱细胞器官还具有无免疫原性、良好的组织相容性等优势，所以可使用异种器官来进行脱细胞，因此也就解决了来源不足的情况，可以说是组织工程在技术上的又一大创新，在未来的器官替代治疗中将有广阔的应用前景。

在脱细胞阶段最关键的是最大限度保持细胞外基质成分和三维结构并且去除原始器官含有的细胞成分如 DNA 等，以最大限度地避免免疫排斥反应。目前完整器官的脱细胞技术已经在心脏、肝、肺等器官实现，在肾脏和胰腺也有初步的报道。尤其需要指出的是撰写者王韫芳团队前期也独自建立了快速而温和的肝脏脱细胞技术，数小时即可完全脱去细胞并且良好地保留了肝脏的多种细胞外基质并且肝脏的构架保持完整，这项技术已得国际专利，目前正在进行再细胞化相关的研究。在再细胞化阶段同样也需要解决几个关键的问题，首先，再细胞化一个完整的器官诸如肝脏等需要巨大量的细胞，因此需要找到合适的种子细胞来源，具有一定增殖能力的肝干 / 祖细胞可能是良好的选择。其次，器官内部脉管系统的完整再细胞化，才能足以维持再细胞器官内部细胞对于营养和氧气的需求，尤其是对于进行移植的再细胞化器官，血管的完整性和功能性显得更为重要，采用合理的策略将血管系统完全再细胞化，形成结构和功能完整的内皮系统将决定再细胞化器官在体内的功能执行。大鼠肝脱细胞后再细胞化经同种异体移植后在受体鼠中仅能存活 8 h，大鼠肺脱细胞后再细胞化后移植入体内则只能参与 45 ~ 120 min 的气体交换，最长存活 3 天。以上皆是因为血管系统的不完整再细胞化导致内皮下胶原暴露，激活凝血系统导致凝血发生，器官堵塞缺氧和失功能。因此使用合适的血管内皮来源，并对其进行相应的理化修饰结合合理的血管内皮灌注策略以增加对血管壁的覆盖和血管内皮之间形成完整的连接是亟待解决的关键问题。

　　未来临床应用可能还有更多的问题需要审视与解决，诸如脱细胞器官来源的选择，究竟哪些物种的器官更适合脱细胞后的再构建及体内移植；胆道系统如何完全重建才能避免胆汁溢漏，如何避免污染等问题。尽管如此，这些尝试还是为体外重建完整器官带来了新的希望，也在组织工程肝脏治疗肝病的道路上取得了重要进步。

　　除了上述提及的肝脏组织工程相关技术，3D 打印技术的蓬勃发展也为组织工程化肝脏的构建提供了新的选择。3D 打印血管和骨已经有临床应用的先例，尽管打印复杂实体器官目前尚存困难，但也随着技术的发展有望取得突破。3D 打印有别于传统的制作工艺，其可以逐层累积材料形成一个三维立体的类似于原始物体的结构。对于肝脏的打印而言，通过逐层地打印肝脏构架和各种类型的细胞，有望构建结构和功能接近真实肝脏的打印肝脏。3D 打印肝脏大体可分为 3 个关键步骤，首先，使用 CT 或 MRI 扫描肝脏原始结构，建立三维图像和文件；其次，按照建立的三维图像文件使用相应的材料和打印方法，如喷墨式打印、选择性激光熔化、熔融沉积成型等技术逐层打印肝脏；最后，进行打印后的处理。当然 3D 打印肝脏同样也面临一些问题，包括打印材料的选择，使用生物相容性好的天然或人工材料且能具有肝脏的机械力学属性将有利于移植应用。在扫描肝脏构建立体图像信息时，可能会出现图像的错误或精细度不够最终导致打印出的器官不符合原始器官的结构，随着扫描技术及计算机成像技术的发展将会产生更加接近原始器官真正结构的图像，也就更有利于打印复杂的实体器官。当然由于肝脏的结构高度复杂，打印将会是一个耗时费力的过程，这就要求打印工艺不断地发展和完善。

　　除了使用不同的组织工程技术在体外构建完整的肝脏外，生物人工肝支持系统（BAL）也为肝病的治疗提供了新的方式。BAL 设计的目的是清除肝衰竭患者血液中毒性废物如氨、各种炎症因子等，合成白蛋白和凝血因子，纠正患者的代谢紊乱，促进内源性肝脏再生或者架起患者通往肝移植的桥梁。构建生物人工肝最关键的是需要大量功能性的肝细胞，通常数量以亿计，然而人原代肝细胞的来源和量毕竟都十分有限，目前常用的细胞来源是肝癌肿瘤细胞系 HepG2/C3A、HepaRG 或者猪的肝细胞等，它们都存在相应的问题。肝癌细胞系在功能上与原代肝细胞比较还存在较大差距，不能完全发挥解毒和合成功能，而且存在肿瘤细胞进入患者微循环的风险。猪肝细胞的使用存在异源性基因或病毒的传播风险且细胞的功能和存活率都会随着时间而快速下调。近些年干细胞的出现给生物人工肝的细胞来源提供了新的路径。2016 年我国科学家惠利建尝试使用重编程来源的肝脏细胞（hiHeps）来装载生物人工肝。其使用转录因子过表达的方式将人成纤维细胞重编程为类肝细胞（hiHeps），然后在类肝细胞中导入 SV40 大 T 抗原使肝细胞能够大量地扩增，后以 30 亿的数量装载到多层径向流生物反应器，在 D- 半乳糖胺（D-gal）诱导的猪急性肝衰竭模型的治疗中提高了肝功能，减低了氨和胆红素的水平，改善了凝血酶原时间，同时显著地提高了生存率，但还未进行临床实验。生物人工肝能够走向临床下一步仍然需要建立大规模生产功能完全成熟的人肝细胞的方法，目前已有两种策略显示出了广阔的前景：①大力提高多能性干细胞包括 ESCs 和 iPSCs 肝向分化的效率和功能以及提高重编程来源的肝细胞的代谢功能。②利用 FAH 基因缺陷动物肝脏中移植物的生长优势高于宿主肝细胞的特征，使动物在体肝脏充当生物反应器，通过移植人的肝细胞在动物体内扩增和成熟，进而获得大量高质量的肝细胞，实现这一目的需要解决移植产生的免疫排斥问题，因此，建立免疫缺陷的 FAH 缺失的基因工程大动物模型如猪等来作为生物反应器在体内扩增肝细胞，以期获得大量成熟的肝细胞将是重要的努力方向。

五、总结与展望

肝脏再生是基础研究和临床应用面临的基本科学问题，涉及多方面的因素，包括肝脏再生的机制，多种细胞类型如肝细胞、肝干细胞、肝星状细胞、血管内皮细胞、肝巨噬细胞等，多种体液因子如 HGF、EGF、IL-6、VEGF 等，还有肠肝循环的副产物如胆汁酸、维生素，此外还有免疫细胞、炎症因素等方方面面，本章则重点介绍了最近 5 年来肝脏再生机制和策略研究最新的进展，试图厘清多种机制、多种学说，最终的目的是梳理本领域所面临的问题及未来的发展方向，给读者从事肝脏再生领域的研究提供一些基本理念和基本知识。另外就是介绍了体外采用的再生肝脏的策略如干细胞或组织工程技术来获取肝细胞或者构建肝脏用以治疗肝脏相关疾病。无论是肝脏的体内研究还是体外研究最终的目的都是促进肝脏再生，更好地治疗多种类型的肝病，为人类的健康谋福利。编者认为未来在肝脏再生领域仍有如下的问题需要解决：①使用更为可信的谱系示踪体系，进一步阐明肝脏的体内再生规律，确定不同疾病类型中承担肝脏再生的主要细胞类型，在此基础上发展能够直接调控主要细胞类型功能的药物或者方法，进而促进内源性肝细胞的再生。②在体外大量获得功能性肝脏细胞用于直接移植，比如发展安全高效的重编程技术将成纤维细胞大量转化为成熟肝细胞，或者发展长期大量培养原代肝细胞或肝脏干细胞技术来获得大量肝细胞。③利用干细胞结合组织工程技术构建更加接近体内肝脏的组织工程肝脏进行肝移植的替代。总之，体内体外两种方式目的都是肝脏再生和肝脏疾病的治疗，都显示了巨大的应用可能。

（王术勇　王韫芳）

第四节　消化道损伤的修复与再生

胃肠道的损伤常表现为溃疡和胃肠的缺血/再灌注等形式。胃肠道上皮细胞更换速率很快，细胞凋亡对于维持细胞的数量、形态和功能十分重要，各种致病因素对胃肠道细胞的损害，都可以使其发生凋亡。小肠黏膜的吸收细胞来源于陷窝，陷窝干细胞增生产生的子代细胞，不断向上迁移，在迁移的同时发生分裂，在到达绒毛时已分化成熟。在这个动态系统中，正常情况下对称性分裂产生的多余干细胞也通过凋亡或快速分化的方式得以清除，细胞的增生与死亡达到平衡。如果凋亡被阻断，被损伤的细胞不能反应性地死亡，有可能促进疾病的发展，使其他传统治疗的药物反应不敏感，这进一步表明了凋亡对于消化道的重要意义。

一、消化道损伤分类

（一）消化道溃疡

消化性溃疡（peptic ulcer，PU）是指在各种致病因子的作用下，黏膜发生的炎症与坏死性病变，病变深达黏膜肌层，常发生于胃酸相关的消化道黏膜，其中以胃及十二指肠最为常见。还有一类较为难治的溃疡性结肠炎（ulcerative colitis，UC），1875 年首先由 Willks 和 Moxon 描述，1903 年 Willks 和 Boas 将其命名为溃疡性结肠炎，1973 年世界卫生组织（WHO）医学科学国际组织委员会正式命名为慢性非特异性溃疡性结肠炎。流行病学资料显示溃疡性结肠炎发病率无论在国内还是国外都有逐年增高趋势。溃疡性结肠炎是一种主要累及直肠、结肠黏膜的慢性非特异性炎症。UC 的发病机制还不明确，可能与遗传、感染、精神及免疫等多因素相互作用有关。目前认为，环境因素作用于遗传易感者，在肠道菌群（或者目前尚未明确的微生物）的参与下，启动肠道免疫反应和炎症过程，可能由于抗原的持续刺激或免疫调节紊乱，使炎症免疫难以自限。

消化性溃疡的愈合极为复杂，包括坏死物质的消除、基底部的肉芽组织长出纤维组织和瘢痕组织的形成、血管和上皮细胞的长入与重构等过程，在此过程中，有一系列细胞的参与。外国学者 Tarnawski 通过对实验性溃疡愈合进行组织学和超微结构分析后发现，初愈的溃疡虽然上皮完整，但有明显的组织学和超微结构异常，主要包括黏膜厚度变薄、腺体分化不良、结缔组织增生和血管网排列紊乱等。于是首次提出溃疡愈合质量（quality of ulcer healing，QOUH）的概念，认为溃疡的愈合不仅是黏膜缺损的修复，更包括黏膜下组织结构的修复重建和黏膜防御功能的完善。此外，Tarnawski 在实验中还观察到，硫糖铝通过胃黏膜的营养作用和诱导生长因子及其受体的表达而使 QOUH 比奥美拉唑治疗的效果更好。因此，对 QOUH 的评价不应该只是内镜或直视下对再生黏膜的观察，还应该包括再生黏膜的结构成熟度和功能成熟度，并以此判定其对溃疡复发的影响和药物对 PU 的疗效。

（二）缺血 / 再灌注

缺血 / 再灌注（ischemia-reperfusion injury，I/R）引起的组织损伤尤其显著。小肠对缺血 / 再灌注高度敏感，短时间缺血引起的线粒体损伤是可逆的，而长时间缺血或缺血后再灌注可导致细胞的线粒体发生不可逆损伤。生长因子 EGF 和 bFGF 参与肠道损伤修复的作用已得到较多实验证实。肠

I/R 引起机体补体 – 吞噬细胞 – 淋巴细胞激活，不仅引起肠道的局部炎症，且可能通过粒细胞的活化造成远位器官的损伤，其中末端补体成分 C5 的激活在大鼠肠 I/R 后对局部和远隔器官的损伤过程中是关键的一步。C5 被激活后，产生的 C5a 和 C5b-9 能够介导多型核中性粒细胞（poly-morphonuclear leukocytes，PMNs）的活化，后者在肠组织和远隔器官的聚集诱发了组织损伤。用 C5 的单克隆抗体治疗肠系膜上动脉 I/R，不但显著减轻了微血管紧张性的丧失和肠细胞释放乳酸脱氢酶，而且抑制了肺和肠髓过氧化物酶活性的显著增加及分子间黏附分子（inter cellular adhesion molecule，ICAM）的表达，从而阻断了补体系统的激活和粒细胞的活化。因此，抗 C5 单克隆抗体显著地改善了肠 I/R 的组织损伤及肺损伤，有望为研究防治 MSOF 的措施提供新的思路和手段。

肠缺血／再灌注不仅可导致自身结构与功能的破坏，而且还可引起多种远隔器官如肾、肺等的损伤，是烧伤和创伤后多种并发症发生的原因之一。因此，促进和加速损伤后内脏的修复在临床上有重要意义。以碱性成纤维细胞生长因子和转化生长因子为代表的创伤修复过程中较重要的两种调控因子，可通过促进毛细血管的生成和重建，对多种修复细胞有效的趋化，以及增加胞外基质的沉积等途径促进体表创面愈合。付小兵团队的研究初步证实，肠缺血／再灌注损伤诱导内源性 bFGF 和 TGF-β 的表达，可能是严重创伤后机体自身的一种保护机制。同时发现，给予外源性生长因子后对受损内脏器官有明显的促修复作用，但对其分子作用机制尚缺乏深入的了解。我们将在后面章节做详细介绍。

二、消化道损伤的判定

1990 年，夏威夷国际会议上 Tarnawski 等首先提出溃疡愈合质量（QOUH）的概念。指出溃疡愈合不仅需要黏膜的修复，更需要黏膜下组织结构的修复及重建，QOUH 在评价溃疡局部再生黏膜结构成熟度的同时，更重视其功能成熟度，并把 QOUH 的好坏与未来溃疡复发联系起来。QOUH 理论逐渐受到重视并被采用。溃疡愈合的质量好坏是影响其复发的重要原因之一。

（一）QOUH 的评价方法

1. 内镜下评价

Takemoto 等对十二指肠溃疡进行新的内镜分期，以白苔存在为再生期（R 期），白苔消失后为瘢痕期（S 期）。R0 期：溃疡边缘无再生绒毛。R1 期：溃疡边缘可见少量再生绒毛。R2 期：溃疡边缘可见粗大颗粒状再生绒毛。Sa 期：溃疡瘢痕中央部凹陷。Sb 期：溃疡瘢痕中央部凹陷消失，再生黏膜呈粗大颗粒状。Sc 期：溃疡瘢痕中央部凹陷消失，再生绒毛呈细颗粒状，瘢痕部黏膜平坦，接近正常黏膜形态。

2. 再生黏膜组织学成熟度的评价方法

（1）上皮组织：用再生黏膜的厚度、上皮细胞群、上皮细胞数与结缔组织细胞数的比值、上皮细胞与腺腔数的比值、腺体高度和数量及排列情况、腺体囊状扩张程度及腺细胞的形态、分化程度等衡量。

（2）肉芽组织：用成纤维细胞及新生血管数量、分化构象、神经支配状况、胶原纤维及黏膜肌层的再生状况、炎性细胞浸润程度来衡量。

3. 再生黏膜功能成熟度的评价方法

通过活检组织对再生黏膜功能进行评价。①微循环状况：胃黏膜血流（gastric mucosal blood flow，GMBF）测定。②糖蛋白含量测定及糖蛋白构成分析。③前列腺素（PGs）、表皮生长因子（EGF）水平测定，三磷酸腺苷（ATP）、二磷酸腺苷（ADP）、一磷酸腺苷（AMP）定量分析。④再生黏膜、上皮细胞产生黏液的机能检测。⑤受体表达状况（EGF、多巴胺受体）等。

（二）影响 QOUH 的因素

1. 幽门螺杆菌（helicobacterpylori，Hp）

大多数胃溃疡和十二指肠溃疡患者均存在 Hp 的感染，根除 Hp 不但能加速溃疡愈合而且大大降低了复发率，如能永久清除 Hp，消化性溃疡可以痊愈。Furata 研究了兰索拉唑加用阿莫西林或不加用阿莫西林对 QOUH 的作用，用内镜下愈合溃疡红色瘢痕与白色瘢痕的比值来评价 QOUH。结果提示，大剂量阿莫西林对 Hp 的根除作用对改善 QOUH 有帮助，间接说明 Hp 对 QOUH 的不良影响。

2. 血循环

研究表明，非甾体类抗炎药抑制肉芽组织中微血管形成，造成溃疡愈合延迟。在人类溃疡愈合过程中观察到溃疡边缘先有血流增加，之后溃疡愈合，完全愈合的溃疡边缘血流量增加较未愈合的溃疡边缘血流量增加更显著。以上均提示，溃疡愈合再生黏膜微循环与 QOUH 密切相关。

3. 生长因子

目前已知胃黏膜内含有 EGF、bFGF 等，这些因子的作用表现为胃黏膜保护、促有丝分裂及血管生成活性，对正常黏膜的增殖及损伤或溃疡上皮的修复及愈合过程起着重要作用。Tarnawski 等的研究结果显示，溃疡瘢痕的再生上皮化和腺结构重建是在表皮生长因子及其受体的调控下完成的。故 EGF 是一个有效的胃黏膜保护因素。

4. 花生四烯酸（AA）代谢产物

AA 的主要代谢产物前列腺素（PGs）和白三烯（LTs）在胃黏膜细胞的损伤和修复中起重要作用。PGs 可逆转非甾体类抗炎药对溃疡边缘上皮细胞 DNA 合成的抑制，可以通过细胞保护作用和刺激细胞增殖、血管生成、细胞外基质重建及抗炎作用而加速溃疡愈合和提高 QOUH，减少溃疡复发。

5. 氧自由基

当胃黏膜发生炎症或溃疡时，自由基的生成超过自由基的清除能力，使之在黏膜局部蓄积，对慢性胃、十二指肠溃疡有致病作用。Naito 等通过黏膜下注射乙酸制造大鼠胃溃疡模型，然后给予氧自由基清除剂治疗 6 周，结果显示清除氧自由基或抑制黄嘌呤氧化酶作用能提高 QOUH，但不能加快溃疡愈合速度。

6. 热休克蛋白

热休克蛋白（heat shock proteins，HSPs）是一种古老的、进化上高度保守的蛋白，具有保护细胞、抵御外来损伤的能力，参与细胞信息的传递和基因的调控，被认为对促进溃疡组织修复、提高QOUH 有积极意义。有研究认为促进 HSPs 的表达可减轻胃黏膜的损伤，从而促进溃疡愈合。

7. 老龄化

Tsukimi 等给青年和老年大鼠腔内注射乙酸诱导慢性胃溃疡发生。结果发现老年鼠溃疡黏膜的再生情况明显差于青年鼠，并且还发生组织收缩反应。说明老龄化可能会由于多种影响溃疡愈合的胃功能异常而导致 QOUH 下降。

8. 其他

各种内源性或外源性损伤因素如应用 NSAID 类药物，吸烟、饮酒等不良嗜好，生活无规律，饥饱失常，以及不良精神刺激，忧郁或焦虑等皆可通过破坏黏膜屏障功能，扰乱细胞保护因子的代谢，影响神经体液调节，从而导致 QOUH 不高，溃疡易于复发。

（三）抗溃疡药物与 QOUH

1. 降低黏膜侵袭力的药物

①高胃酸可以延缓溃疡愈合。Ito 等研究了兰索拉唑治疗溃疡病时的 QOUH 影响因素，发现胃酸低和胃蛋白酶原 I 与 II 的比值低可导致 PU 愈合质量差，相反则愈合质量高。② Hp 的清除可以加快溃疡的愈合，同时提高 QOUH。动物实验和临床观察均证实阿莫西林不但可以杀灭 Hp，还能防止盐酸巯乙胺和乙酸所诱发的大鼠十二指肠溃疡和胃溃疡的形成。

2. 胃黏膜保护剂

（1）硫糖铝：硫糖铝通过对胃黏膜的营养作用和激活 EGF、bFGF 及它们的受体基因，并使EGF 及其受体在溃疡的胃黏膜中表达明显增加，部分直接与溃疡边缘细胞结合，也可能间接地通过PGs 和生长抑素的作用而增加对再生黏膜及腺体的保护效应，并刺激肉芽组织内微血管的形成，从而提高 QOUH。

（2）铋剂：铋剂通过以下三个环节来提高 QOUH。①在酸性环境中与蛋白质螯合，构成一层防止酸和蛋白酶侵袭的保护屏障，并可和黏膜形成一种复合物，从而构成一个有效防止氢离子弥散的屏障，它还可以减少胃蛋白酶的排出及其活性。②促进前列腺素的合成。③具有抗 Hp 的作用。

（3）前列腺素：前列腺素通过抑制胃酸分泌、增加黏膜血流量、促进黏膜上皮再生及刺激黏液和碳酸氢盐分泌来达到此目的。Arakawa 等用一种新的前列腺素诱导剂 Rebamipide 治疗大鼠醋酸溃疡，发现经其治疗愈合的溃疡累积复发率明显低于西咪替丁治疗者，提示它有益于改善愈合质量。

（4）生长因子：用重组人碱性成纤维细胞生长因子（rh2bFGF）治疗实验性溃疡，发现溃疡边缘再生腺上皮宽度、肉芽组织内毛细血管密度及瘢痕组织内胶原含量提高，并促进再生腺体成熟与溃疡边缘组织 RNA 合成。

3. 中医药对 QOUH 的影响

中药通过整体调节来实现对局部病理改变的修复，最大程度地调动机体抗病祛邪、化腐生肌的能力，能有效调节消化性溃疡的攻击因子与保护因子之间的失衡，还能对紊乱的消化功能进行调整，从而提高 QOUH。用健脾理气颗粒治疗大鼠实验性胃溃疡发现该颗粒能提高 QOUH，预防溃疡复发。此作用可能与该颗粒能健脾益气、提高自身免疫、很好地保护胃黏膜免受损伤、增强防御因子、恢复整体功能有关。

4. QOUH 与溃疡复发的关系

近年大量研究表明，完全治愈的溃疡复发率很低，QOUH 的高低是影响复发的重要因素之一。Tamawski 认为，在溃疡病愈合过程中再生黏膜存在某些组织结构上的缺陷，如黏膜下血管和腺体结构紊乱、结缔组织过度增生、再生黏膜厚度低于正常、炎性细胞浸润等，将成为溃疡病复发的病理基础。愈合后存在的异常结构越多，复发的可能性越大。Arakawa 也证实，在平坦的细颗粒状的再生黏膜中组织学成熟度、PAS 阳性物和 PGE 的活性均好于粗大颗粒状的再生黏膜，溃疡的复发前者也明显少于后者，提示 QOUH 与溃疡复发密切相关。因此，对溃疡愈合后瘢痕组织进行更细致、更精确的评价，将对选择药物、联合用药及寻找控制溃疡病复发的方法具有重要意义。

三、生长因子在消化道损伤后修复与再生中的作用

消化性溃疡愈合整个过程中受生长因子及其受体的调控。其中转化生长因子 $-\alpha$（TGF$-\alpha$）和表皮生长因子（EGF）在受体刺激下活化，调控细胞增殖，重建上皮组织。成纤维生长因子、血小板衍生生长因子（PDGF）、转化生长因子 $-\beta$（TGF$-\beta$）和血管内皮生长因子（vascular endothelial growth factor，VEGF）等促进结缔组织和微血管再生。慢性溃疡愈合时新生上皮分泌 EGF 和其他生长肽，促进局部 EGF 受体过度表达。其他如胰岛素样生长因子 -1（IGF-1）、角质细胞生长因子（keratinocyte growth factor，KGF）、肝细胞生长因子（hepatocyte growth factor，HGF）、三叶肽（trefoilpeptide）等对损伤后黏膜均起再生作用。因此，生长因子在肠道中的作用是不容小觑的，研究其与肠道的关系和作用机制将为消化道疾病的治疗提供新的靶点。

（一）生长因子与肠道发育

在肠道的发育过程中，多种生长因子同步表达，通过外源性调节肠道生长因子的水平，可以促进或抑制肠道的发育，其中 EGF 更加典型。当给幼鼠皮下输注 EGF，能够促进陷窝细胞的增殖和陷窝分裂，在输注 EGF 6 天后作用最强，作用最显著的部位是小肠陷窝干细胞。而 EGF 影响陷窝分裂的作用在结肠最明显，可以在短期内有力地刺激陷窝分裂，但在静息状态时又减少陷窝的分裂。表明胃肠道细胞的增生和陷窝分裂是相互独立又相互补充的两个过程。以往的研究认为，干细胞的数量增加是引起陷窝分裂的因素，但肠黏膜完整时，EGF 不被吸收，黏膜损伤后可被吸收，在局部发挥促分裂作用。经胃肠道给予生长因子可能成为临床治疗的手段之一。胰高血糖肽 -2（glucagon-like peptide-2，GLP-2）是肠内分泌细胞 L- 细胞中由胰高血糖素原基因表达后，经转录、加工而形成的

氨基酸肽，具有组织特异性。研究表明，GLP-2 通过促进细胞的增生、抑制凋亡及蛋白的分解，并抑制胃的活动和胃酸分泌，增加己糖转运，对大肠和小肠有特异的营养作用。基于其防止新生肠道萎缩和刺激生长的作用，GLP-2 有希望在婴儿肠功能受损时发挥作用。

1. 表皮生长因子

EGF 是一种含有 53 个氨基酸的单链多肽，富含于颌下腺，在正常胃黏膜中几乎不能表达。EGF 刺激上皮细胞及周边细胞的增殖。故 EGF 与胃层和胃黏膜细胞膜上的受体相结合而发生增殖效应。表皮生长因子受体（epithelial growth factor receptor，EGFR）存在于胃黏膜上皮细胞及壁细胞中，是一种分子量为 170 ku 的糖蛋白。对 EGF 有高度亲和力。EGFR 酪氨酸激酶受体家族在胃黏膜损伤修复过程中起非常重要的作用，EGF-EGFR 通路的活化可上调胃黏膜细胞增生，增加胃黏膜血流，促进急慢性损伤的愈合。

EGF 能促进胃肠黏膜上皮的分化增生，体内、体外均能刺激多种细胞 DNA、RNA 合成。如果摘除大鼠的颌下腺，除胃液内的 EGF 含量明显少 80% 以上，胃黏膜内的 DNA 和 RNA 含量也随之降低，胃黏膜层的厚度减少达 30%。反复给予口服外源性 EGF 后，可使胃黏膜厚度恢复接近正常。胃黏膜也具有产生 EGF 的能力，胃液中的 EGF 很可能是人体对溃疡存在时的一种应答平衡反应。有作者认为，胃肠道的任何部位的溃疡形成后都会诱导干细胞形成新的 EGF 分泌细胞体系，分泌大量 EGF，从而刺激细胞增殖、再生，促进溃疡愈合。

EGFR 在胃肠道上皮组织中均有表达，具有调控细胞增生、分化和凋亡的作用。既往研究表明，EGFR 酪氨酸激酶受体家族在胃黏膜损伤修复过程中起非常重要的作用，EGFR 通路的活化可上调胃黏膜细胞增生，增加胃黏膜血流，促进急慢性损伤的愈合。国外学者发现，在溃疡早期 EGFR 表达没有增强，而在溃疡瘢痕愈合期、瘢痕期持续升高 25 天，EGFR 表达上调可以促进溃疡边缘增生、分化的表皮细胞迁移至肉芽组织覆盖溃疡面，伸入肉芽组织内重建溃疡瘢痕中的胃黏膜腺体。国内学者观察到正常大鼠胃黏膜 EGFR 为弱阳性表达，在溃疡自愈过程中，溃疡旁组织 EGFR 的表达较正常组织高。说明在溃疡自愈过程中，EGFR 可能对细胞增殖、分化、迁移以及抑制胃酸方面起着重要作用。

目前认为，EGF 参与消化性溃疡修复的机制可能包括：①激活鸟氨酸脱羧酶（ODC）。②促进胃肠黏膜上皮的分化增生，在体内、体外均能刺激多种细胞 DNA、RNA、胶原纤维、透明质酸等成分合成；摘除大鼠的颌下腺后，除胃液内的 EGF 含量明显少于 80% 以上外，胃黏膜内的 DNA 和 RNA 含量也随之降低，胃黏膜层的厚度减少达 30%。反复给予口服外源性 EGF 后，可使胃黏膜厚度恢复接近正常。③抑制胃酸分泌，促进胃黏膜黏液糖蛋白的合成和分泌。④增加胃黏膜血流量。吸烟可延迟溃疡愈合，可能与抑制唾液腺和十二指肠 EGF 释放有关。另有研究认为，胃肠道的任何部位溃疡形成后都能诱导干细胞形成新的 EGF 分泌细胞体系，分泌大量 EGF，从而刺激细胞增殖、再生和溃疡愈合。

付小兵院士带领的团队观察大鼠肠缺血/再灌注后外源性表皮生长因子对肠黏膜通透性和肠、肝、肾功能改变的影响。他们选用 80 只 3 级雄性 Wistar 大鼠作为研究对象，随机分为假手术组（C）、肠缺血组（I）、肠缺血 / 再灌注组（I/R）和 EGF 治疗组。I/R 组和 EGF 治疗组均用微血管夹夹闭肠系膜上动脉根部 45 min，之后放松血管夹形成再灌注。在再灌注时即刻经颈静脉分别注入生理盐水或 EGF 100 μg/kg，分别于伤后 2 h、6 h、12 h 和 24 h 将动物活杀采取标本。C 组仅分离肠系膜上动脉根部而不夹闭，I 组在缺血 45 min 后即刻活杀，取血检测肝、肾功能，血浆二胺氧化酶（DAO）活性和 D- 乳酸浓度；取小肠、肝和肾组织进行形态学观察。结果显示：①与 C 组相比，各组动物血浆丙氨酸转氨酶（ALT）和尿素氮（BUN）均明显升高，但 EGF 治疗组升高的幅度显著低于 I/R 组（$P<0.05$）。② EGF 治疗组的血浆 D- 乳酸浓度和 DAO 活性在伤后升高的幅度均明显低于 I/R 组（$P<0.01$）。③ EGF 治疗组肝、肾和小肠黏膜充血、水肿、炎细胞浸润及局灶性坏死的程度较 I/R 组显著减轻。研究表明，伤后给予外源性 EGF 显著减轻缺血 / 再灌注所致肠、肝、肾功能的损伤，其主要作用环节是促进 EGF 与受体的结合后的信号转导通路。

2. 酸性成纤维细胞生长因子

酸性成纤维细胞生长因子（acid fibroblast growth factor，aFGF）可以促进结缔组织生成、诱导上皮细胞移行增殖、刺激血管形成等，在增殖、分化、迁移等创面愈合多个环节中起作用。但内脏损伤后酸性成纤维细胞生长因子的具体作用机制尚不明确。酸性成纤维细胞生长因子需要与其受体结合形成二聚体从而将细胞外的多种刺激信号转导到细胞质，胞质内的酪氨酸蛋白激酶被磷酸化而活化，进而将信号传递给细胞核，使核内的转录因子（c-Fos、c-Jun 等）被激活，转录因子促进转录和翻译，可形成生长因子、受体等，形成一个不断放大的瀑布效应。丝裂原激活的酪氨酸激酶作为胞质内的酪氨酸蛋白激酶，在组织再生、创伤愈合等引起细胞增殖反应的过程中被激活，参与细胞的增殖与分化，与组织修复的质量和结局密切相关。细胞外调节蛋白激酶是丝裂原激活的酪氨酸激酶 4 条信号转导通路成员之一，可以参与细胞生长、发育、分裂及细胞间功能的同步等多种生理过程。另外，细胞外调节蛋白激酶和酸性成纤维细胞生长因子受体 -2 在肠缺血 / 再灌注损伤修复中的作用尚无研究报道。孙虹等以大鼠肠系膜上动脉夹闭 45 min 造成肠缺血 / 再灌注损伤模型，于再灌注时即刻应用酸性成纤维细胞生长因子进行干预。分别于再灌注 2 h、6 h、12 h、24 h 取大鼠小肠组织标本，利用免疫组化和 RT-PCR 检测酸性成纤维细胞生长因子受体的表达及免疫组化检测细胞外调节蛋白激酶表达的规律。正常大鼠，酸性成纤维细胞生长因子受体 -2 主要分布在小肠绒毛上皮细胞的肠腔侧、侧壁和小肠隐窝朝向隐窝腔的一侧细胞膜上。缺血 / 再灌注初期，酸性成纤维细胞生长因子受体 -2 及细胞外调节蛋白激酶的表达未发生明显变化，但随着再灌注时间的延长，表达水平逐渐提高，并于再灌注后 6 ~ 12 h 达高峰。经酸性成纤维细胞生长因子治疗后，大鼠小肠组织小肠黏膜损伤程度减轻，酸性成纤维细胞生长因子受体 -2 及细胞外调节蛋白激酶的表达量高于未治疗大鼠。结果表明缺血 / 再灌注损伤后，酸性成纤维细胞生长因子干预可上调酸性成纤维细胞生长因子受体 -2 及细胞外调节蛋白激酶的表达，提示外源性酸性成纤维细胞生长因子促进内源性酸性成纤维细胞生长因子受体 -2 和细胞外调节蛋白激酶的生成可能是其参与内脏损伤修复的机制之一。

由于野生型 aFGF 的促分裂活性与细胞增殖、分化以及肿瘤的发生可能存在一定的联系，故在大规模应用时受到一定限制。为此人们希望通过基因工程技术，将野生型 aFGF 进行改构修饰，删除核转位区后，使 aFGF 诱导 DNA 合成和细胞增殖的能力丧失，但仍保留与 aFGF 受体结合并诱导受体介导的酪氨酸磷酸化和 c-Fos 的表达，产生一种突变体 aFGF，称之为改构型酸性成纤维细胞生长因子（maFGF）。付小兵院士率领的团队即构建 maFGF，使其失去了促分裂效应，但仍保留非促分裂激素样活性。同时他们的研究发现，外源性 maFGF 对缺血 / 再灌注后肠道细胞凋亡有影响作用。他们将 54 只大鼠随机分为假手术组、生理盐水对照组和 maFGF 治疗组。假手术组大鼠暴露肠系膜上动脉，不夹闭。生理盐水对照组和 maFGF 治疗组大鼠以 SMA 夹闭造成肠缺血 45 min，松夹形成缺血 / 再灌注，于再灌注即刻分别静脉注射生理盐水 0.1 mL 和 maFGF 4μg，缺血 / 再灌注 2 h、6 h、12 h、24 h，取小肠组织观察组织学改变，用末端脱氧核糖转移酶介导的生物素化脱氧尿嘧啶缺刻标记技术（TUNEL）检测肠道细胞凋亡率。结果组织学检查显示，生理盐水对照组缺血 / 再灌注 2 ~ 24 h 肠道损伤严重，maFGF 治疗组肠道损伤较生理盐水对照组有所减轻。细胞凋亡检测结果显示，假手术组肠道细胞凋亡率较低，生理盐水对照组和 maFGF 治疗组细胞凋亡率明显高于假手术组。缺血 / 再灌注 12 h，生理盐水对照组细胞凋亡率高达（62.8 ± 1.7）%，而 maFGF 治疗组为（42.5 ± 2.6）%，两者有统计学差异（$P<0.05$）。研究表明，maFGF 有助于减轻大鼠肠缺血 / 再灌注所致的肠道细胞凋亡。

3. 碱性成纤维细胞生长因子

碱性成纤维细胞生长因子（basic fibroblast growth factor，bFGF）是一种分子量为 5 ~ 20 ku 的单链多聚肽，存在于正常胃黏膜。bFGF 作为一种重要的促有丝分裂原，可以直接作用于组织修复细胞（如成纤维细胞）周期，使细胞 G1 期比例下降，S 期和 G2 期 +M 期比例增加，使细胞周期转换时间缩短，加速细胞的分裂和增殖。bFGF 不仅对成纤维细胞具有生长刺激作用，而且也是一种强烈的促血管生成剂，具有很强的促血管再生作用，对消化性溃疡的修复起着重要的作用。Satoh 等研究发现，在小鼠胃溃疡愈合过程中存在内源性 bFGF 增加。外源性 bFGF 能促进实验性胃和十二指肠溃疡愈合。Szabo 等利用 bFGF 可促进慢性伤口血管形成并加速其愈合的特性，把具有酸稳定性的 bFGF（bFGF-CS23）用于治疗小鼠十二指肠球部溃疡。结果显示，bFGF 不影响胃酸和胃蛋白酶的分泌，却能比西咪替丁更有效地促进溃疡面血管形成，加速溃疡愈合。Wang 等利用 rh-bFGF 治疗实验性大小鼠消化性溃疡，发现溃疡边缘再生上皮宽度、肉芽组织毛细血管密度及瘢痕组织内胶原含量提高，并促进再生腺体成熟与溃疡边缘组织 RNA 合成。局部应用 bFGF 可加速大鼠慢性胃溃疡愈合，而应用抗 bFGF 抗体则延迟愈合。胃腔内给予 bFGF，可以逆转因胃酸抑制的上皮迁移。给予 NSAIDs 相关性胃溃疡患者 rh-bFGF 后溃疡愈合加快。免疫组化研究显示，在消化性溃疡患者的溃疡边缘组织 bFGF 表达显示高于正常胃黏膜。

有人对中子照射后肠道损伤的病变特点、bFGF 蛋白和 mRNA 的表达及意义进行研究。他们发现，采用 2.5 ~ 5.5 Gy 中子照射 230 只 BALBC 小鼠，于照后 6 h 和 12 h、1 ~ 5 天、7 天、10 天、14 天、21 天和 28 天分批活杀，采用免疫组化和原位杂交等技术研究 bFGF 基因在肠组织中的表达。结果照射后隐窝细胞出现凋亡与坏死，并呈剂量相关性。2.5 Gy 组肠黏膜见明显损伤及恢复现象。bFGF 蛋白和 mRNA 于正常肠上皮细胞呈阳性，其 mRNA 于血管内皮和间质细胞呈强阳性。2.5 Gy 照后 3 天内，bFGF 蛋白进行性减少，照射后 5 ~ 10 天，绒毛上皮细胞 bFGF 蛋白明显增加，5 天达高峰，14 天恢复至正常水平。4.0 Gy 以上照后 4 天内，bFGF 进行性减少。bFGF mRNA 与其蛋白出现相似的变化规律，高峰见于照射后 3 天，10 天基本恢复至正常水平。研究表明，一定剂量的中子辐射可使肠黏膜明显损伤，并呈剂量相关性；中子照射后肠内源性 bFGF 基因表达参与其损伤及修复的病理过程，可能在其损伤后的修复中具有一定促进作用。

付小兵院士所带领的团队于 1999 年发表的文章中，显示了在动物体内观察 bFGF 对缺血 / 再灌注后肠道内源性 bFGF 和 TGF-β 表达的影响。研究选取健康雄性 Wistar 大鼠（军事医学科学院动物中心提供）64 只，体重 200 ~ 250 g，随机分为假手术组（A 组）、缺血 / 再灌注组（B 组）和 bFGF 治疗组（C 组）。其中，B 组根据时间不同分为缺血 45 min 即刻、再灌注 6 h、24 h 和 48 h 四组，C 组依缺血 45 min 后再灌注时间的不同分为再灌注 6 h、24 h、48 h 三组，每组 8 只动物。大鼠腹腔注射 20 g/L 戊巴比妥钠麻醉，无菌条件下分离肠系膜上动脉（superior mesenteric artery，SMA），用无创血管夹夹闭 SMA 根部，完全阻断血流 45 min 后放松血管夹，使肠道血流恢复，形成再灌注。假手术组只分离 SMA，但不夹闭，45 min 后关腹。C 组动物依 B 组动物方法夹闭 SMA 后，于再灌注时即刻从右颈静脉注射 0.15 mL bFGF 肝素生理盐水（bFGF 4 μg/ 只），关闭腹腔，皮下注射 3 mL 生理盐水抗休克。所有动物在不同时间点活杀，取小肠组织，100 ml/L 福尔马林固定。不同时间点取动物小肠组织，石蜡包埋切片，采用 HE 染色和免疫组织化学法，用光镜观察组织中 bFGF 和 TGF-β 表达情况。结果缺血 45 min 再灌注 6 h 时，肠道结构损伤最严重，有明显的组织水肿，黏膜脱落，大量中性粒细胞浸润，部分黏膜细胞变性、坏死，呈均质状。再灌流 24 h 时肠黏膜结构部分恢复，48 h 已基本恢复。bFGF 治疗组肠道损伤减轻，再灌流 6 h 时仅少量黏膜细胞呈局灶性变性、脱落。内源性 bFGF 主要分布于肠绒毛固有层的中性粒细胞、淋巴细胞以及黏膜下层的血管内皮细胞等。而 TGF-β 主要分布于肠绒毛固有层的淋巴细胞、浆细胞、巨噬细胞等，以及黏膜下层结缔组织中。再灌注 6h 则大量分布于脱落的黏膜细胞以及释放入管腔的中性粒细胞等。外源性 bFGF 对肠道 bFGF 与 TGF-β 表达水平变化的影响主要表现在：正常小肠组织（假手术组）bFGF 与 TGF-β 均仅有少量表达；缺血 45 min 即刻，bFGF 与 TGF-β 表达量开始增加，其中 TGF-β 增高更明显，具有统计学意义（$P<0.01$）。再灌注后 6 h、24 h、48 h，bFGF 与 TGF-β 表达水平增高则较为显著（$P<0.01$），与假手术组相比，差异极显著。并分别于再灌注 24 h 和 6 h 达峰值，约为假手术组的 3.4 倍和 3.3 倍。在再灌注后 48 h 表达水平开始降低，但 bFGF 与假手术组相比，差异仍有显著性意义（$P<0.05$）。初步阐明 bFGF 分泌的可能机制，即损伤后通过原生质膜的破坏使无活性的 bFGF 以有活性的形式分泌到周围组织中。另外，损伤期炎症反应集中了大量单核细胞、淋巴细胞等炎症细胞，分泌大量 TGF-β，局部高浓度的 TGF-β 可能又正向调控 bFGF 表达，从而使其发挥促进修复的作用。因此，作为机体自身的一种保护机制，通过损伤后内源性 bFGF 和 TGF-β 表达水平上调促进脏器自身的修

复，可能是bFGF等促进内脏损伤修复的机制之一。他们推测，bFGF减轻肠缺血/再灌注的机制包括：bFGF的舒血管作用有利于微小血管的开放，进一步减轻肠缺血条件下的局部栓塞造成的肠黏膜破坏；FGF参与细胞外钙离子浓度的调节，对减轻缺血/再灌注条件下细胞内钙离子超负载所致的细胞毒性作用有利；肠道作为内脏器官其黏膜上存在FGF类生长因子受体，其生物学效应有助于受损器官的修复。团队后续研究进一步证实外源性给予bFGF治疗后，bFGF与TGF-β表达水平在再灌注后6 h和24 h有所提高，但与B组相比，只有bFGF在再灌注6 h达到差异显著水平（$P<0.05$）。表明外源性bFGF对肠道损伤的修复作用的一部分可能是通过上调肠道自身bFGF的表达水平而实现的。同时，他们的研究发现，应用外源性碱性成纤维细胞生长因子（bFGF）对大鼠肠缺血/再灌注后肝功能与肠组织P物质（substance P，SP）含量产生影响，进而干扰组织损伤修复。方法是选取54只Wistar大鼠，随机分为3组：假手术组、生理盐水对照组及bFGF治疗组，每只大鼠给予4 μg bFGF灌注。生理盐水对照组及bFGF治疗组动物于再灌注后2 h、6 h、24 h和48 h活杀并采集标本，检测小肠组织SP含量及血浆D-乳酸、二胺氧化酶（DAO）和丙氨酸转氨酶（ALT）水平。实验结果发现，bFGF治疗组血浆ALT明显低于生理盐水对照组。2组动物血浆DAO于再灌注后2～6 h均显著升高，bFGF治疗组6 h后血浆DAO升高幅度更大，但24 h后均已恢复正常。生理盐水对照组动物伤后6～48 h小肠组织SP含量显著增加，血浆D-乳酸与SP呈平行性升高。而bFGF治疗组动物小肠SP及血浆D-乳酸则无明显变化。研究证实，缺血/再灌注损伤后早期应用bFGF可减轻肝功能的损伤，可能加重肠上皮的损伤，但后期抑制小肠SP过量释放可能有利于肠道损伤的修复。抑制或拮抗内源性碱性成纤维细胞生长因子（bFGF）对肠缺血/再灌注所致肠、肝、肾功能同样产生影响。选用96只大鼠分成bFGF抗体预处理、丝氨酸苏氨酸蛋白激酶抑制剂H7预处理以及生理盐水对照3组，肠系膜上动脉根部用微血管夹夹闭45 min后放松血管夹形成再灌注。另6只作为正常对照（假手术组）。分别于伤后即刻、2 h、6 h、24 h和48 h将动物活杀，取血检测肝、肾功能以及二胺氧化酶（DAO）变化；取肠、肝、肾组织进行形态学观察。结果与假手术组相比，3组动物血浆肝、肾以及肠道损伤指标均明显升高，其中伤后2 h和6 h的bFGF抗体组、H7组动物血浆丙氨酸转氨酶（ALT）比对照组平均增加2.5～3.5（$P<0.05$，$P<0.01$）；血浆DAO变化及病理学结果均提示，伤后2 h和6 h，3组动物肠屏障功能显著破坏。证实抑制或拮抗内源性bFGF活性将进一步加重缺血/再灌注所致肠、肝、肾损伤，其主要作用环节是影响bFGF与受体的结合以及随之发生的信号传导通路。

4. 转化生长因子-α

转化生长因子-α（Transforming growth factor-alpha，TGF-α）是EGF家族中另一参与胃黏膜损伤后修复的主要调节肽。EGF家族成员包括表皮生长因子（EGF）、转化生长因子-α（TGF-α）、双向调节素、肝素结合表皮生长因子（HB-EGF）、痘苗病毒生长因子（VVGF）、黏液瘤病毒生长因子（MVGF）、休普纤维瘤病毒生长因子（SFGF）等。完整的TGF-α分子是由50个氨基酸残基组成的直链多肽，由含160个氨基酸的前体物质跨膜转化生长因子-α（TM-TGF-α）经两次裂解得到，称为分泌型转化生长因子-α（S-TGF-α），即通常所指的TGF-α。黏膜损伤是刺激TGF-α分泌、合成的重要因素，而后者的增加对局部组织的修复起了很重要的作用。除损伤调节外，TGF-α 还有自我增强调节的作用。TGF-α 不仅在肿瘤组织表达，而且也在很多正常组织表达，如皮肤角化细胞、激活的巨噬细胞、乳腺上皮、胎盘、垂体前叶、肝脏、胰腺以及胃肠道。

在人类以及多种哺乳类动物中，胃肠道全段均可合成 TGF-α。它产生于整个胃肠道，尤以胃窦黏膜表达量为高，是胃体黏膜的 3 倍。免疫电镜研究发现，TGF-α 存在于壁细胞内的管状囊膜上，主细胞及黏液细胞亦有表达。EGF 受体（EGFR）分布与 TGF-α 相似，但在细胞基底侧膜上表达较强。放射免疫测定结果显示，胃黏膜内 TGF-α 浓度显著高于 EGF。这提示：正常情况下 TGF-α 可能是 EGF 受体的主要生理性配体。早期研究显示，胃黏膜损伤后可迅速引起 TGF-α 反应性表达；在胃、十二指肠溃疡愈合过程中，TGF-α 在黏膜的表达亦呈逐步升高趋势，在溃疡愈合期和瘢痕期升高最为显著。在胃肠道，TGF-α 参与调节黏膜上皮的更新和黏膜损伤的修复，是维持黏膜完整性的重要介质，被称之为"黏膜完整肽"。在乙酸损害的胃黏膜修复过程中，特别是损伤后 6 h，可发现 TGF-α 表达显著性升高。幽门螺杆菌可能通过影响 EGF、TGF-α 骨髓间充质干细胞移植修复溃疡性结肠炎的实验探究其受体的表达而影响胃黏膜的修复。免疫组化还显示，适应性刺激可明显增加 TGF-α、EGF、EGFR 的表达水平，预先给予大鼠腹腔或静脉注射外源性 TGF-α，对黏膜具有明显的抗损伤作用。日本学者通过动物实验发现，TGF-α 的黏膜保护作用与 Na^+/H^+ 交换增加有关，与 DNA 合成增加无关。研究发现，TGF-α 呈剂量依赖性地减少胃黏膜损伤面积，还可促进辣椒素敏感神经释放降钙素基因相关肽（calcitonin gene-related peptide，CGRP），从而增加胃黏膜血流量，减轻胃黏膜损伤。此外，Akiba 等研究发现，TGF-α 还可通过花生四烯酸代谢途径促进前列腺素 E2（prostaglandin E2，PGE2）合成而发挥胃黏膜保护作用。

TGF-α 参与调节胃肠道腔面黏膜上皮更新以及黏膜损伤修复，在溃疡愈合过程中 EGF/EGFR 和 TGF-α/EGFR 两个自分泌系统共同对细胞增殖、分化、迁移以及抑制胃酸分泌发挥着重要效应。但在调控局部胃结构的重建上 TGF-α 起着决定性作用。

5. 转化生长因子 - β

转化生长因子 - β（transforming growth factor-beta，TGF-β）是由 390 个氨基酸残基组成的生长因子。因有 2 个肽链而具活性，其中 TGF-β1 尤其引人重视。TGF-β1 是分子量约 235 ku 的高分子量复合物。在消化性溃疡愈合过程中，TGF-β1 对溃疡部肉芽组织的形成、瘢痕的形成具有重要的意义。首先，TGF-β1 是创伤早期重要的炎性细胞趋化因子。有实验表明，给新生兔皮下疏松组织注射 TGF-β1，在损伤后第 7 天发现该处有大量炎性细胞和成纤维细胞，并且有明显的胶原沉积。体外实验表明，巨噬细胞可以向 TGF-β1 浓度增高的方向迁移。其次，TGF-β1 可以促进肉芽组织形成。TGF-β1 具体的作用表现为：① TGF-β1 能够促进成纤维细胞大量合成 I 型、III 型和 VIII 型胶原蛋白、弹性纤维和纤连蛋白，这些成分在创口内相互连接，为毛细血管的长入和基底细胞的迁移提供临时的 ECM。② ECM 分子的合成及细胞黏着是组织修复的主要内容。TGF-β1 通过 ECM 合成沉积，抑制胶原酶的产生，增加胶原酶抑制剂基质金属蛋白酶抑制因子（TIMP）和 α2-巨球蛋白的组织抑制物的产生，减少细胞周围蛋白质分解，调整细胞表面黏着受体来完成其对组织修复的调节。③在肉芽组织中的血管形成方面，TGF-β1可促使创面底部小血管的内皮细胞增生、分裂，呈芽状向肉芽组织内生长，并逐渐出现腔隙，相互连接成襻，最终形成血管。④TGF-β1尚可以刺激成纤维细胞转化成为肌成纤维细胞，后者具有合成和分泌α-平滑肌肌动蛋白丝的能力，而α-平滑肌肌动蛋白丝则可牵拉创缘的基底细胞向创面中心部位迁移，其宏观表现为伤口的收缩。有研究者发现，TGF-β在体内直接刺激血管增生。国外学者发现，重组转化生长因子-β3（rHTGF-β3）治疗可加速小鼠胃溃疡愈合。

有研究显示，转化生长因子-β（TGF-β）在肠道免疫平衡中发挥着不可替代的作用，其可通过下调过度的免疫应答反应从而抑制炎症的发生与发展。Smads家族成员是TGF-β下游的信号蛋白分子，Smad3是其关键始动因子。研究建立小鼠UC模型，探索结肠黏膜损伤与修复过程以及Smad3在TGF-β信号通路中的作用机制，给予小鼠3%葡聚糖硫酸钠（DSS）饮用5天，诱导急性溃疡性结肠炎，再停用DSS改为正常饮水修复，实验小鼠分为6组，分别为正常对照组，3%DSS 5天损伤期组，饮水修复1、2、3、4周组，其中正常对照组小鼠仅饮用蒸馏水。观察小鼠结肠炎修复情况及行结肠组织学检查，检测结肠黏膜凋亡与增殖相关指标及TGF-β信号通路中Smad3及相关蛋白的表达，观察其在损伤与修复中的变化。结果小鼠疾病活动指数在饮用DSS后上升，修复2周后恢复正常。结肠组织学评分于饮用DSS 5天损伤期时明显升高，修复2周后下降。结肠黏膜凋亡指数：损伤期和修复1、2周时，上皮细胞凋亡较对照组均明显增加（$P<0.05$），其中，损伤期时上皮细胞凋亡指数达到最高值，与各修复组相比均有明显差别（$P<0.05$）；修复3、4周时凋亡指数则明显减少，与正常对照组无明显差异，降至正常水平。增殖指数于损伤期降至最低，至修复3周时升至峰值。结肠黏膜TGF-β表达量在各实验组均升高，而p-Smad3表达量于损伤期降低，修复1周后开始上升。提示TGF-β不仅与黏膜的损伤有关，还参与了损伤后修复的过程。但是其下游的Smad3磷酸化蛋白表达在损伤期明显被抑制，这种现象可能主要是由于损伤期时促炎症蛋白Smad7的过度表达而抑制抗炎的Smad3活化。修复期的Smad3被明显活化，与隐窝细胞增殖变化趋势相一致，与此同时，上皮细胞凋亡减少，这提示TGF-β通过激活Smad3磷酸化参与UC黏膜修复过程。总之，通过对UC黏膜损伤与修复过程中组织病理学、细胞凋亡与增殖及TGF-β、p-Smad3相关蛋白的研究对揭示UC的转化发展规律有极大帮助，阐明TGF-β/Smad3信号通路在黏膜损伤与修复中的作用，有助于将Smad3作为靶向治疗UC的临床转化。

在正常结缔组织中，由成纤维细胞产生的CTGF直接受TGF-β1的调控，介导着TGF-β1的部分生物学效应，包括刺激成纤维细胞增殖和细胞外基质的生成，参与机体组织的创伤修复及器官纤维化形成的过程。正常大鼠胃黏膜下层及上皮细胞间弱阳性表达CTGF，说明少量的CTGF即可以确保胃壁内结缔组织的生理性更新，使得结缔组织中的相关成分处于一种动态平衡。但CTGF通过TGF-β/SMADs、Ras/Raf/ERK等信号通路和信号分子在胃肠溃疡的愈合中发挥作用的机制尚不清楚。

6. 血小板衍生生长因子

血小板衍生生长因子（platelet-derived growth factor，PDGF）是分子量为 30 ku 的糖蛋白，由 A、B 两条链联结而成的多肽。血小板和活化的巨噬细胞均可产生 PDGF。PDGF 有 3 种同分异构体：PDGF-AA、PDGF-AB 和 PDGF-BB。PDGF 受体分子量为 164～185 ku，由 α、β 两种亚基构成。PDGF 受体结构与原癌基因 c-Fms、c-Kit 表达产物相关。PDGF 是成纤维细胞、内皮细胞、血管平滑肌细胞、成骨细胞和神经胶质细胞的促有丝分裂原。在细胞增殖过程中，它可促进细胞内有丝分裂期（M1 期）向间期（G2 期）转变，并通过与生长调节素的相互协同作用，完成对细胞增殖的调节。在巯乙胺酸介导的大鼠十二指肠溃疡中，PDGF-AB 的水平在 12 h 升高，24 h 达峰值，48 h 后开始下降。体外实验表明，PDGF-BB 刺激胃成纤维细胞的增殖，促进伤口愈合。这些实验表明，PDGF 促进血管生成，从而进一步促进腺体组织形成，加速溃疡愈合。非甾体类抗炎药可通过影响 PDGF-AB 等生长因子的表达而使溃疡愈合延迟。

7. 血管内皮生长因子

血管内皮生长因子（vascular endothelial growth factor，VEGF）也称血管通透性因子（VPF）或促血管素。是 Ferrara 等于 1989 年首次从牛垂体滤泡星状细胞的体外培养液中分离并纯化出来的一种特异作用于血管内皮细胞，并促进其有丝分裂的糖蛋白。它是由两个分子量为 17～22 ku 的相同亚基通过二硫链形成的同源二聚体。VEGF 的受体含激酶插入区受体（KDR）与 Fms 样酪氨酸激酶-1（KLT-1），这两种受体只存在于血管内皮细胞中，为膜受体类，只存在于血管内皮细胞中。VEGF 及其家族成员是生理性或病理性血管生成中不可缺少的诱导因子。VEGF 在很多正常人和动物组织中表达，但一般表达水平低。在一些代谢旺盛、血供丰富的组织，由于生长发育和血管生成的需要，VEGF 的表达往往呈较高水平。VEGF 特异性地作用于血管内皮细胞，具有维持血管正常状态和完整性、提高血管通透性、促进血管生成的作用。因此，在组织修复、血管再生方面引起了极大关注。VEGF 还可刺激内皮细胞产生一氧化氮，并使其浓度呈剂量依赖性升高，从而起维持血管作用。VEGF 在胃黏膜保护和慢性溃疡愈合中起双重作用，既通过增加微血管通透性稀释胃内有害物质保护胃黏膜，又通过刺激腺体和血管生成促进溃疡愈合。在乙醇诱导的胃黏膜损伤后 3 h，VEGF mRNA 表达增加。应用 RT-PCR 技术证实在胃溃疡患者溃疡组织中的 VEGF mRNA 显著高于正常胃黏膜组织。Kimoto 等研究发现，胃溃疡患者 VEGF 含量，胃溃疡愈合期组〔（8.7±3.7）pg/mg〕高于急性期组〔（4.8±2.1）pg/mg〕高于瘢痕期组。有学者报道局部应用 VEGF 和 Ang-1 基因治疗可加速溃疡愈合。

8. 肝细胞生长因子

肝细胞生长因子（hepatocyte growth factor，HGF）是 1984 年作为促进肝细胞增殖的因子而在老鼠血清中被发现的。HGF 能显著地促进胃黏膜上皮细胞的增殖，且这种作用远比 EGF 强。HGF 不仅促进增殖，而且还促进胃黏膜上皮细胞的趋化与移行，这种作用也远强于其他生长因子。在上皮细胞再生的早期，其趋化移行起着主导作用，而 HGF 对这种早期趋化移行发挥重要的功能。Hori 等提出，HGF 是影响胃、肠上皮细胞迁移和增殖最主要的内源性刺激物。研究表明，在胃溃疡愈合过程中，HGF 及其受体表达增加，胃成纤维细胞内产生 HGF。胃黏膜缺损后，首先被肉芽组织所替代，然后由上皮细胞所覆盖。因此，认为 HGF 与间质细胞和胃黏膜上皮细胞之间的信息传递有关，把肉芽形成或纤维化等信息传递给上皮细胞。并依此促进胃黏膜上皮细胞的趋化、迁移与增殖，最终加速胃黏膜的修复。

四、中医药在消化道损伤后修复与再生中的作用

消化性溃疡是全球常见的慢性胃肠道功能紊乱性疾病之一，其病因主要是胃黏膜防御因子和攻击因子失衡、幽门螺杆菌感染、非甾体类抗炎药（nonsteroidal anti-inflammatory drugs，NSAIDs）的使用。消化道溃疡的治疗以药物治疗为主，主要有 H2 受体阻滞剂、质子泵抑制剂（PPI）、碱性抑酸药、胃黏膜保护剂、抗生素等，从抑制胃酸分泌、保护胃黏膜和根除 Hp 方面联合用药。同时，去除损伤因素和原发病因，尽量避免过劳、饮酒、吸烟、精神紧张、刺激性食物等，改善生活习惯，保持良好心态。但目前消化道溃疡的治疗仍然存在药物不良反应和溃疡易于复发等问题。近年来，相关研究显示，利用中药有效成分治疗溃疡，在溃疡的预防、加速黏膜愈合、提高溃疡愈合质量（quality of ulcer healing，QOUH）等方面效果更好，同时能减少相关的不良反应及溃疡的复发率，中医古籍文献并没有胃溃疡病名的记载，但可根据其症状将之归属于"胃脘痛""吐酸""痞满"等中医病名范畴，同时伴有反酸、嘈杂、嗳气等症状，具有病程长、反复难愈的特点。在长期的临床实践中，中医药在胃溃疡治疗上发挥重要作用，疗效越来越得到认可。

中医认为本病的病因与"三大伤害"（情志、饮食、疲倦）关系密切。其中情志所伤、肝气犯胃、迁延不愈可转化为肝胃郁热、脾胃虚弱、胃络瘀结等。中医医学工作者结合现代科学方法，研究消化道损伤的中医病理实质，较为一致地认为，肝气犯胃主要是受到自主神经功能紊乱的影响；肝胃郁热主要是受到幽门螺杆菌感染的影响；脾胃虚弱是由于胃黏膜屏障受到破坏，且再生功能较为低下；瘀血阻滞则主要是病灶局部微循环发生障碍，导致出现供血不足。患者一旦发病将表现出两点：一是"虚"，即脾胃阳气亏虚，因虚而生内寒；一是"滞"，指脾胃气滞、肝郁气滞，以及痰滞、湿滞、食滞、热滞、血滞等病理产物。前者是病理本质，后者是病理表象，多种因素的共同作用使得疾病产生，并且有复发的可能性。其病位在胃、肠，但与脾、肝、胆等脏腑密切相关。

在胃肠损伤的中医药治疗上依然围绕着：①减弱胃溃疡的攻击因子（主要指抑制胃酸、胃蛋白酶等）。②抗自由基损伤。③增强胃黏膜防御因子（改善胃黏膜血流、保护胃黏膜完整性、促进黏膜修复）。④抗幽门螺杆菌。⑤调节免疫、抗炎症反应等几个方面。国内外学者对中药有效成分抗溃疡的研究发现，安胃汤、复方丹参滴丸、促愈颗粒等多种复方制剂单用或者联合西药应用能明显提高溃疡的 QOUH，其可能的机制是增加黏膜血流量、抑制 Hp、抑制胃蛋白酶及刺激生物活性物质的黏膜保护功能等。

在主动修复方面，表皮生长因子（EGF）作为一种重要的黏膜保护因子，具有维持黏膜完整性、

抑制壁细胞分泌胃酸、促进黏膜细胞 DNA/RNA 和蛋白质合成以及调节黏膜细胞凋亡等作用。中药通过影响 EGF 的表达促进胃溃疡愈合的作用依然受到重视，而且有研究表明这种作用是确定的。目前在实验研究方面进行了较为深入的探讨，并取得很大进展。给予实验动物一定剂量的苍术理中丸（汤）能使动物血清或胃组织中的 EGF 增加，提示相关的药物可能通过刺激 EGF 的分泌发挥抗溃疡作用。还有报道促愈颗粒对大鼠乙酸胃溃疡愈合质量的影响，通过对各组大鼠胃黏膜 EGF 表达免疫组化图像分析得出，与空白模型组大鼠胃黏膜 EGF 表达相比，促愈颗粒组与雷尼替丁组 EGF 表达均有显著差异（$P<0.01$，$P<0.05$）；且促愈颗粒组疗效优于雷尼替丁组（$P<0.05$），说明促愈颗粒可能通过增加溃疡周围组织 EGF 表达，提高再生黏膜的功能成熟度，进而提高溃疡愈合质量。另据报道，用溃疡平可影响胃溃疡大鼠胃黏膜组织中 EGF 和 EGFR mRNA 表达，溃疡平对胃溃疡具有较好促愈合作用，其机制可能是通过提高溃疡愈合质量，增强胃溃疡边缘上皮细胞 EGF 和 EGFR mRNA 的表达，从而促进胃黏膜上皮细胞增生、组织修复、防止溃疡复发。黄芪也能促进 EGF 的表达，其表达显著高于对照组奥美拉唑，使胃黏膜上皮组织、腺体结构较好地修复和重建，促进溃疡愈合，提高 QOUH。丹参饮促进胃溃疡愈合作用及其机理研究中发现，与模型组相比，丹参饮可明显促进大鼠溃疡愈合（$P<0.01$），促进 EGFR 的表达，推断通过胃黏膜防御因子及抑制凋亡途径来促进溃疡愈合可能是丹参饮治疗胃溃疡的作用机制之一。有学者用胃痛宁（青木香、委陵菜、血竭、蒲公英、白芍、广木香、甘草等）对大鼠乙酸胃溃疡胃黏膜保护作用进行观察，发现胃痛宁大剂量组 EGF、NO 含量增加明显，优于西咪替丁组，但无显著性差别；胃痛宁大剂量组和西咪替丁组对再生黏膜生长作用明显，两组效果相近，与模型组比较（$P<0.01$）。显示胃痛宁能增加胃溃疡处再生黏膜厚度，提高 EGF、NO 含量，促进溃疡愈合。其他研究显示，西药与中药在提高和促进溃疡愈合质量作用上各有所长，与奥美拉唑相比，中药在肉芽组织修复毛细血管增殖及促 EGF 分泌等方面作用更明显。一些研究表明，不同的中药组合对提高 EGF 的含量是不同的，以甘补药组升高最为突出。

一些中药对胃溃疡大鼠胃组织表皮生长因子受体（EGFR）表达有影响。EGF 需要与其受体（EGFR）结合才能发挥作用。EGFR 与胃黏膜保护及胃溃疡修复之间存在密切联系。研究表明，胃溃疡大鼠胃组织 EGFR 表达较正常组增高，而健胃愈疡治疗组 EGFR 的表达增高，且较对照组有显著差异。当用丹参对胃溃疡大鼠治疗时，血清中一氧化氮（NO）含量和胃黏膜 EGFR 表达均显著升高（$P<0.05$）。许多中药可通过诱导、促进 NO 合成，降低血浆内皮素的含量，增加溃疡周围 EGFR 表达，最终促进溃疡愈合。

康复新液作为一种天然制剂，内含有丰富的氨基酸、生长因子及活性物质。具有良好的抗炎、消肿、再生修复功效，在增强机体免疫力上也有明显作用，且用药安全，不良反应小。通过检索中国知网 CNKI 期刊全文数据库 1999—2014 年的资料，收录的有关康复新液的相关文献资料，综述其在内服中对瘀血阻滞、胃痛出血、胃肠溃疡，以及阴虚肺痨、肺结核的辅助治疗等方面具有一定价值。

除了在生长因子及其受体方面的作用，目前还发现许多抗溃疡中药其他的作用机制，如 H2 受体阻滞剂和质子泵抑制剂（PPI）。抗溃疡中药有效成分的相关研究为我们提供了治疗消化性溃疡的新思路，多种抗溃疡中药复方制剂与西药联合使用更能有效缩短溃疡愈合时间，提高 QOUH，减少溃疡的复发。

由于中药有效成分在溃疡治疗方面具有以上优势，抗溃疡中药的研究逐渐成为热点，但是，目前的研究及相关文献还有诸多不足，目前的研究多为实验性研究、临床研究较少，由于实验对象不同，临床研究对临床用药的指导作用也是无可替代的，今后应加强相关的临床研究，作为指导临床用药的依据；相关临床研究中超过 2 年的临床病例较少，大多研究缺乏长期随访，对药物的长期效果缺乏相应的观察；目前的研究多以中药单药或复方制剂为主，研究层次较低，对于中药有效成分分子药理学的研究较少。中医药有数千年的历史，在治疗溃疡方面也积累了丰富经验，在此基础上，通过深入研究，充分利用中药整体多靶点调节的优点，结合当前的治疗手段，消化道溃疡的治疗必将取得更大突破。今后临床的研究与观察的重点应放在研究哪类的中药（比如补益或活血化瘀）或怎样的配伍更能促进 EGF 的产生，甚至一些单味药的研究。进一步观察溃疡面不同时期与 EGF 含量关系。加强消化性溃疡中医的辨证论治分型与 EGF 的相关性研究。同时还可以通过光镜、电镜、组织化学、免疫组织化学来评价中药促进 EGF 产生的结果。相信随着研究的不断深入，中医药在这方面的研究会取得更大的突破。

有人采用具有自我更新能力和多向分化潜能的骨髓来源的间充质干细胞（BMSCs）修复重建损伤的胃黏膜，不仅加速胃溃疡愈合，且对修复后胃黏膜愈合质量有极大改善。溃疡愈合质量低下是引起溃疡复发的重要因素。取清洁级雄性 Wistar 大鼠 48 只，用乙酸诱导大鼠胃溃疡模型，造模后第 3 天随机分为 3 组，每组 16 只。A 组仅打开腹腔，拉出胃；B、C 组打开腹腔拉出胃后，在溃疡周围胃壁浆膜下 5 个不同点分别注入 150 μL PBS 和 150 μL 第 4 代 BMSCs PBS 液（细胞密度为 $1 \times 10^8/100$ μL）。第 10 天测量溃疡面积，组织学方法检测再生胃黏膜厚度和扩张腺体数，免疫组织化学染色方法检测溃疡边缘 VEGF 的表达。结果 C 组溃疡面积显著低于 A、B 组（$P < 0.01$）；A、B 组间比较差异无统计学意义（$P > 0.05$）。HE 染色显示，C 组溃疡边缘再生胃黏膜较 A、B 组厚，扩张的腺体较少，黏膜结构较规则。C 组再生胃黏膜厚度显著厚于 A、B 组（$P < 0.01$），扩张腺体数显著少于 A、B 组（$P < 0.01$）；A、B 组间比较差异均无统计学意义（$P > 0.05$）。免疫组织化学染色示，C 组溃疡边缘胃黏膜 VEGF 阳性表达显著多于 A、B 组。C 组 VEGF 表达积分吸光度（IA）值显著高于 A、B 组（$P < 0.01$）；A、B 组间比较差异无统计学意义（$P > 0.05$）。证实 BMSCs 通过分泌 VEGF 加速胃溃疡愈合，提高溃疡愈合质量。

国内有学者利用骨髓间充质干细胞移植进行修复溃疡性结肠炎，80 例溃疡性结肠炎患者分为研究组和对照组，对照组患者给予常规方法治疗，研究组患者给予骨髓间充质干细胞移植修复。结果研究组患者的临床症状以及体征明显较对照组减轻，且肠黏膜炎症得到很大的改善，没有发生不良反应。初步证实骨髓间充质干细胞移植修复溃疡性结肠炎疾病，在很大程度上能改善症状。

第五节 烧伤早期心脏损害的修复与再生

早在 20 世纪 60 年代，即已经发现严重烧伤休克期心功能减退，直到 20 世纪 80 年代初，人们一直将烧伤后心功能减退的主要原因归咎于烧伤后毛细血管通透性增加引起的血容量减少（即休克的结果），或心肌抑制因子的作用。当时认为机体在烧伤等应激情况下，通过血流再分配，可以保障心脏等主要脏器的血流灌注，使烧伤早期（特别是休克的早期阶段）心肌血流量不会发生明显减少，心肌也不会有明显的结构损伤和器质性功能障碍。因此认为，烧伤休克主要是血管通透性增高所致，心脏在早期不参与烧伤休克的发生。休克的治疗则主要是针对血容量减少进行"容量补充"，并提出了一系列烧伤休克补液公式。但通过大量临床实践，发现即使伤后立即按照补液公式治疗，一些严重烧伤的休克不仅难以避免，而且难以纠正，造成组织器官较长时间缺血缺氧，发生功能不全甚至衰竭，成为影响严重大面积烧伤治愈率进一步提高的重要瓶颈之一。

一、严重烧伤早期即可出现心肌损害

以往认为，机体在休克等应激情况下，通过血流再分配，心脏等主要脏器的血流灌注早期可得到保证。故长期以来，人们认为，烧伤休克时（特别是休克的早期阶段）心肌一般不存在缺血缺氧损害，而对严重烧伤后心功能降低，大都归咎于有效循环血量减少和（或）心肌抑制因子的作用。通过系列动物及临床实验，发现并肯定了严重烧伤早期即可发生心肌损害，主要研究发现如下。

1. 心肌特异性结构蛋白漏出

CM-LC1 和 TnT 在心肌收缩过程中起重要作用。肌球蛋白轻链 1（CM-LC1）、肌钙蛋白 T（TnT）和肌钙蛋白 I（TnI）是反映心肌细胞受损的特异性指标，正常情况下，不能透过细胞进入血循环，心肌细胞变性坏死时，TnT 等通过破损的细胞膜弥散并进入血液。大鼠 30%TBSA Ⅲ度烧伤后 1 h，血中 CM-LC1、TnT 和 TnI 即显著升高（见图 7-5）。

2. 心肌细胞骨架受损

大鼠 30% TBSA 烧伤后 1 h，即见部分心肌微管断裂，骨架蛋白荧光强度明显降低；体外实验也发现心肌细胞微管破坏（见图 7-6）。

3. 心肌细胞应力（生物力学）受损

将烧伤血清加入培养的心肌细胞，利用细胞微管吸吮技术检测细胞应力，发现加入烧伤血清后，心肌细胞变形快、变形不易恢复。加入烧伤血清后 3 h，心肌细胞弹性系数和黏性系数均明显下降。心肌组织弹性成分和黏性成分劲度是决定心肌顺应性的两个因素，弹性劲度影响组织形变程度，而黏性劲度影响心肌组织形变速度。烧伤后心肌细胞黏弹性降低，造成心肌顺应性降低。

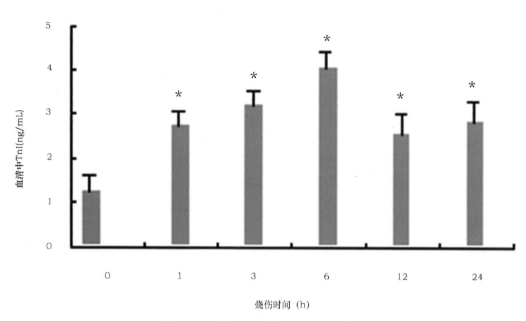

图 7-5 烧伤后血清中 TnI 含量变化

注：与 0 h 比较：*$P<0.05$。

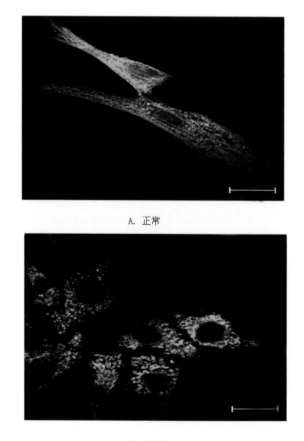

A. 正常

B. 缺氧3 h

图 7-6 心肌细胞微管破坏（荧光显微镜 ×200）

4. 心肌细胞发生凋亡

大鼠严重烫伤后 6 h，即可见 TUNEL 染色阳性心肌细胞，伤后 12 h，凋亡心肌细胞进一步增多，心肌细胞凋亡与心功能指标的变化较为一致（见图 7-7）。

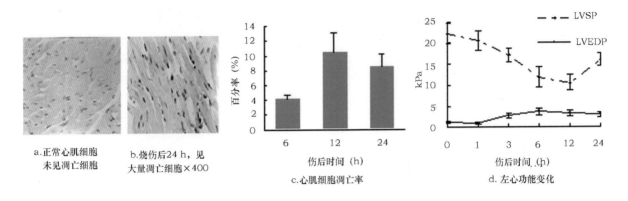

a.正常心肌细胞　　　　b.烧伤后24 h，见
未见凋亡细胞　　　　　大量凋亡细胞×400

c.心肌细胞凋亡率　　　　d.左心功能变化

图 7-7　心肌细胞凋亡（TUNEL）与心功能变化

5. 病理改变

烧伤后 1 h，即见心肌肌横纹紊乱，此后见心肌间质水肿，部分肌纤维断裂、肌纤维片状溶解。电镜下可见肌丝排列紊乱或断裂，灶性溶解，线粒体肿胀、空化，肌浆网扩张、崩解，部分发生核溶解（见图 7-8）。

6. 心功能和心肌力学降低

烧伤后心脏每搏量（SV）、每搏指数（SVI）、心排出量（CO）和心排血指数（CI）等心功能指标降低；左室收缩峰压（LVSP）、左室舒张末压（LVEDP）、左室内压最大上升（下降）速率（±dp/dt max）等心肌力学指标于伤后 1 h 开始降低，12 h 内呈进行性下降，伤后 24 h 仍低于正常水平（见表 7-2）。心肌力学诸指标中，AOSP、AODP、MAP 主要反映的是心脏后负荷状态和外周血管阻力情况；LVSP 反映的是最大等长张力；+dp/dt max 为室内压最大上升速率，二者在一定程度上反映心肌的收缩性能；−dp/dt max 为等容舒张期室内压最大下降速率，反映心肌舒张时心肌收缩成分延长的最大速度，是体现心肌舒张、松弛状态的较好指标。LVEDP 则主要反映左心室前负荷状态和室壁张力程度。从表 7-2 不难看出，严重烧伤早期，大鼠的心肌力学处于低水平状态。进一步分析还可以发现，LVSP、+dp/dt max 先于 LVEDP 下降，亦即在血容量还未下降之前，心肌收缩力已开始下降，提示严重烧伤早期，心肌收缩和心肌力学指标已受到损害，导致心泵功能的降低，心输出量下降。

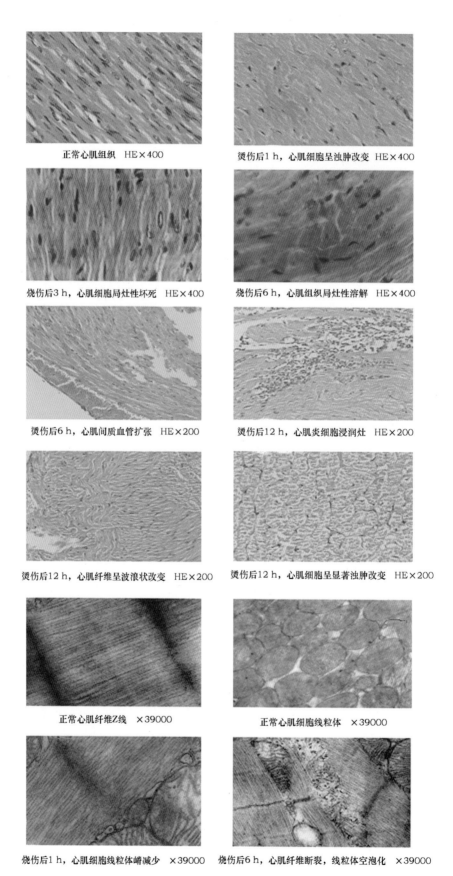

正常心肌组织　HE×400　　　　烫伤后1 h，心肌细胞呈浊肿改变　HE×400

烧伤后3 h，心肌细胞局灶性坏死　HE×400　　　　烧伤后6 h，心肌组织局灶性溶解　HE×400

烫伤后6 h，心肌间质血管扩张　HE×200　　　　烫伤后12 h，心肌炎细胞浸润灶　HE×200

烫伤后12 h，心肌纤维呈波浪状改变　HE×200　　　　烫伤后12 h，心肌细胞呈显著浊肿改变　HE×200

正常心肌纤维Z线　×39000　　　　正常心肌细胞线粒体　×39000

烧伤后1 h，心肌细胞线粒体嵴减少　×39000　　　　烧伤后6 h，心肌纤维断裂，线粒体空泡化　×39000

图 7-8　烧伤后心肌组织病理改变

表 7-2 大鼠 30% Ⅲ 度烧伤后心肌力学指标检测结果（$\bar{x} \pm s$）

检测项目	对照值	伤后时间（h）				
		1	3	6	12	24
AOSP（kPa）	18.8±1.5	18.1±1.3	14.2±0.9#	12.1±0.9#	10.1±0.7#	12.5±1.2#
AODP（kPa）	14.5±1.2	13.9±1.1	11.7±0.7#	9.9±0.6#	8.3±0.7#	10.4±0.9#
MAP（kPa）	16.0±1.1	15.3±1.2	12.1±0.9#	10.9±0.7#	9.0±0.7#	11.3±0.9#
LVSP（kPa）	20.3±1.6	19.5±1.4	14.6±1.0#	12.5±0.7#	11.2±0.9#	13.5±0.8#
LVEDP（kPa）	1.1±0.1	1.1±0.1	0.8±0.1	0.7±0.1#	0.6±0.1#	0.7±0.1#
+dp/dt max（kPa/s）	713.5±50.3	691.5±49.2	586.9±38.7#	497.4±23.6#	398.8±21.1#	468.3±30.5#
-dp/dt max（kPa/s）	681.2±59.8	652.5±64.7	507.1±21.3#	424.0±16.5#	347.2±12.7#	419.3±15.1#

注：AOSP—主动脉收缩压；AODP—主动脉舒张压；MAP—主动脉平均压；LVSP—左室收缩峰压；LVEDP—左室舒张末压；+dp/dt max—左室内压最大上升速率；-dp/dt max—左室内压最大下降速率。

与对照值和伤后 1 h 比较：#$P<0.01$。

二、严重烧伤早期心肌迅即损害的机制

严重烧伤后为什么会迅即出现心肌损害和心功能降低？应激是重要因素。烧伤早期心肌损害的细胞分子机制包括以下几方面。

1. 烧伤后心肌血流量立即减少和心功能立即下降的机制

（1）心肌自身的 RAS 系统激活是早期心肌缺血缺氧的重要始动因素：严重烧伤早期心肌局部肾素－血管紧张素系统（RAS）激活，使心肌局部 Ang Ⅱ 生成增加，Ang Ⅱ 对心肌细胞具有直接的毒性作用，病理生理水平的 Ang Ⅱ 可致血管强烈收缩，增加外周阻力，从而使心肌细胞因缺血、缺氧等因素发生明显损害，肌膜通透性改变，心肌细胞坏死，导致心肌局部血流灌注减少，是烧伤后心肌血流量立即减少和早期心肌缺血缺氧损害的重要始动因素。研究发现，大鼠 30 % TBSA Ⅲ 度烫伤后 1 h，心肌组织匀浆中血管紧张素 Ⅱ 含量即明显高于正常值，6 h 达高峰后逐渐下降，24 h 仍明显高于正常值。伤后 1 h，烧伤组 cTnI 即明显高于正常值，6 h 达高峰后逐渐下降，24 h 仍明显高于正常值；烧伤后各时相点 CK-MB 均明显高于正常值，3 h 达高峰；伤后 1 h，心肌组织开始出现损伤性病变，烫伤后 3 h，心肌细胞肿胀，肌丝排列紊乱，细胞界限不清、消失，间质血管扩张充血、水肿、出血及炎细胞浸润，伤后 12 h 上述病变进一步加重，有的肌纤维呈波浪状，肌浆凝聚红染。心肌组织 Ang Ⅱ 的变化趋势与血浆 cTnI、CK-MB 含量变化以及心肌组织病理变化趋势较为一致（见表 7-3），提示严重烧伤早期心肌局部肾素－血管紧张素系统（RAS）激活，使心肌局部 Ang Ⅱ 生成增加，导致心肌局部血流灌注减少，是早期心肌缺血缺氧损害的重要始动因素之一。

表 7-3　大鼠严重烫伤后心肌组织 Ang Ⅱ、cTnI 和 CK-MB 含量变化（$\bar{x} \pm s$）

分组	正常组	烫伤后时间（h）				
		1	3	6	12	24
Ang Ⅱ (pg/mg)	0.07±0.01	0.26±0.01**	0.55±0.03**	0.73±0.07**	0.47±0.05**	0.37±0.02**
cTnI (μg/L)	0.08±0.02	6.42±0.96**	12.27±1.00**	15.10±3.69**	7.96±1.67**	8.06±1.11**
CK-MB (IU/L)	419.00±54.50	4897.33±794.80**	8047.33±573.73**	3034.83±867.69**	2742.67±217.68**	2556.17±74.00**

注：Ang Ⅱ—心肌血管紧张素Ⅱ；cTnI—血浆肌钙蛋白I；CK-MB—血浆 CK-MB。

与正常组比较：*$P < 0.05$，**$P < 0.01$。

　　进一步研究发现，烧伤早期 RAS 系统与心功能的变化也有密切关系。烧伤后 1 h，LVSP、+LVdp/dt max、-LVdp/dt max 较对照组均明显降低，LVEDP 明显增高，并于 6 h 达到高峰；血清 Ang Ⅱ、ACE 和心肌组织中 Ang Ⅱ、ACE 也明显增高，6 h 达到峰值；而心肌组织中的 ACE2 在烧伤前后无明显变化。提示 ACE-Ang Ⅱ轴的变化趋势与心肌力学指标及血清 cTnI 变化相一致，RAS 中重要效应轴 ACE-Ang Ⅱ轴在烧伤早期心功能的变化和心肌损害中起着重要作用。ACE2 的主要作用底物是 Ang Ⅱ，并产生与 Ang Ⅱ有拮抗作用的 Ang（1～7），烧伤早期 ACE 的迅速激活导致 Ang Ⅱ的大量产生，而 ACE2 在烧伤早期无明显变化，也是导致 Ang Ⅱ降解减少，使 ACE-Ang Ⅱ轴过度激活的重要原因之一（见表 7-4 至表 7-7，图 7-9）。在烧伤早期主动调节 ACE2-Ang（1～7）轴和 ACE-AngII 轴有可能减轻心肌损害。

表 7-4　大鼠严重烫伤早期各时相点血流动力学和心肌力学指标的变化情况　（$\bar{x} \pm s$，$n=6$）

组别	SBP（kPa）	DBP（kPa）	LVSP（kPa）	LVEDP（kPa）	+LVdp/dt max（kPa/s）	-LVdp/dt max（kPa/s）
N	18.3±2.6	15.4±2.4	18.8±1.9	0.9±0.1	1.0±0.2	1.0±0.1
0	17.9±1.5	14.4±2.9	17.3±2.4	0.8±0.1	0.9±0.1	0.9±0.1
B1	17.2±1.8	13.8±1.5	16.4±1.7[a]	1.8±0.5[ab]	0.8±0.2[a]	0.5±0.1[ab]
B3	16.9±1.9	11.9±1.2	15.2±1.2[a]	2.3±0.6[ab]	0.8±0.1	0.5±0.1[ab]
B6	13.9±2.2[ab]	8.3±1.0[ab]	12.9±1.2[ab]	3.4±0.7[ab]	0.5±0.2[ab]	0.4±0.2[ab]
B12	11.6±2.0[ab]	8.3±2.4[ab]	14.4±2.6[ab]	2.6±0.6[ab]	0.8±0.2[a]	0.4±0.1[ab]
B24	14.8±2.1	10.1±1.8[ab]	15.8±1.3[a]	1.8±0.7[ab]	0.8±0.3	0.6±0.2[ab]

注：与 N 组比较，[a]$P < 0.01$；与 0 组比较，[b]$P < 0.01$。

表 7-5　大鼠严重烫伤早期各时相点 cTnI 的含量变化（$\bar{\chi}\pm s$，$n=6$，ng/mL）

指标	N	0	B1	B3	B6	B12	B24
cTnI	1.43±0.12	1.44±0.11	2.28±0.06 [ab]	2.86±0.22 [ab]	5.45±0.42 [ab]	4.47±0.31 [ab]	2.25±0.22 [ab]

注：与 N 组比较，[a]$P < 0.01$；与 0 组比较，[b]$P < 0.01$。

表 7-6　大鼠严重烫伤早期心肌组织和血清 Ang Ⅱ 含量变化 （$\bar{\chi}\pm s$，$n=6$）

指标	N	0	B1	B3	B6	B12	B24
血清 Ang Ⅱ (ng/mL)	126.77±9.17	134.81±5.87	170.48±6.53[ab]	231.33±12.50[ab]	416.41±12.71[ab]	348.01±12.65[ab]	303.09±10.80[ab]
心肌 Ang Ⅱ (ng/g)	17.78±2.41	18.65±4.16	25.82±3.90[ab]	32.66±4.67[ab]	57.57±5.26[ab]	44.68±5.71[ab]	31.93±4.31[ab]

注：与 N 组比较，[a]$P < 0.01$；与 0 组比较，[b]$P < 0.01$。

表 7-7　大鼠严重烫伤早期心肌组织和血清 ACE 含量变化（$\bar{\chi}\pm s$，$n=6$）

指标	N	0	B1	B3	B6	B12	B24
血清 ACE (ng/mL)	123.74±13.91	127.58±16.21	185.61±16.25[ab]	244.75±15.53[ab]	456.59±37.24[ab]	398.38±15.88[ab]	315.82±17.28[ab]
心肌 ACE (ng/g)	22.85±3.31	22.55±3.15	39.26±4.06[ab]	52.76±3.41[ab]	100.11±5.17[ab]	80.16±3.94[ab]	68.64±4.17[ab]

注：与 N 组比较，[a]$P < 0.01$；与 0 组比较，[b]$P < 0.01$。

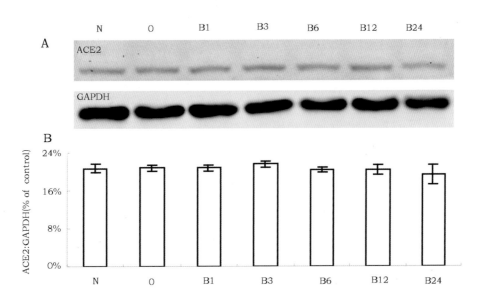

图 7-9　烧伤早期心肌组织血管紧张素转换酶 2（ACE2）表达量无明显变化

注：A—Western blot 检测结果；B—图形密度（Mean Value INT）；ACE2—GAPDH（与对照值的比值）处理结果。

（2）膜受体（β-AR）介导的信号转导系统及"分子开关 Gsα/Giα"改变是早期心功能抑制的重要分子机制。以往研究发现，增加烫伤豚鼠心脏前负荷及冠脉血流速度并不能使心肌收缩力减低得到改善，但其机制尚不清楚。根据肾上腺素能受体是影响心肌舒缩机能的重要受体，严重烫伤应激可使机体儿茶酚胺类神经递质发生显著变化，从 β-肾上腺素受体介导的信号转导系统及"分子开关" Gsα/Giα 方面进行了系统深入的研究。结果发现：①严重烫伤后心肌组织 β-肾上腺素受体信号转导系统发生显著变化，烫伤后 3 ~ 48 h，左心室压力、左心室压力最大上升速率和最大下降速率明显降低，伤后 6 h 下降最多，此后一直到 48 h 维持于低水平。烫伤后心室 β 受体 Bmax 显著低于对照组，以伤后 6 h 为最低，而 Kd 无明显改变。②心肌组织信使分子 cAMP 及其代谢关键酶腺苷酸环化酶（AC）/磷酸二酯酶（PDE）活性发生显著变化。大鼠 30% Ⅲ度烫伤后，心肌 cAMP 含量显著减少，心肌腺苷酸环化酶基础活性显著降低，cAMP 含量的减少与 AC 活性降低呈显著正相关，心肌磷酸二酯酶活性无明显变化，提示 cAMP 含量减少主要是生成障碍。进一步研究发现，烫伤后心肌膜 AC 基础活性及异丙肾上腺素（Iso）刺激活性均明显降低，而氟化钠（NaF）和法司可林（forskolin，FSK）刺激活性无明显变化，提示此时 AC 活性降低主要由 β-AR 下调所致。烫伤后 12 h、24 h、48 h，AC 基础活性和 Iso 刺激活性降低更为明显，NaF 刺激活性也显著降低，但 FSK 刺激活性仍无明显变化，提示此时 AC 活性降低尚与 G 蛋白偶联 AC 催化亚基的功能障碍有关。③心肌信号转导关键分子元件 Gsα/Giα 发生显著变化。近年 AC 研究的重要进展之一即发现心肌 AC 以 Ⅴ / Ⅵ 型分布为主，Gsα 可通过激活几乎所有亚型的 AC 而上调心肌 Ⅴ / Ⅵ 型 AC 活性，促进 cAMP 的生成，从而放大心脏舒缩指数；Giα 则主要抑制 Ⅴ / Ⅵ 亚型的 AC，故是构成心肌 Ⅴ / Ⅵ AC 负性调节的重要因素；因此，Gsα/Giα 亚基被认为是受体后环节中调节心肌 AC 活性，进而调节心肌功能的起"分子开关"作用的关键分子元件（又称信号转换器，transducer）。结果发现，烧伤后心肌组织 Gsα 及其 mRNA 表达明显减少，分别在第 3 h 和第 9 h 达谷值；而 Giα 及其 mRNA 则显著增加，分别在第 3 h 和第 12 h 达峰值。这些结果表明，伤后初期的 β-AR 下调及随之发生的 Gsα/Giα 分子比倒置变化是心肌早期舒缩机能障碍的重要分子机制。

2. 线粒体损伤是烧伤早期心肌损害核心环节

大量的研究表明，线粒体是缺氧时容易受损的细胞器之一。线粒体受损不仅导致能量生成减少，使细胞的生命活动因缺乏能量而终止，还可通过多种途径引起细胞损害，包括凋亡和坏死。因此，线粒体损伤是烧伤早期心肌损害核心环节（见图 7- 10）。

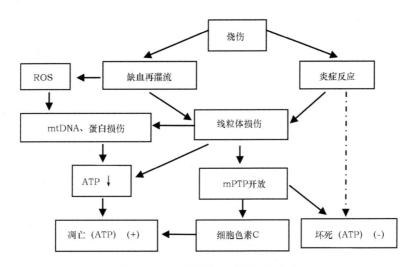

图 7-10　心肌线粒体损伤及效应

（1）心肌线粒体 DNA 缺失和 NRF1、mtTFA 及 CPT- Ⅲ mRNA 表达下调是能量代谢障碍的重要因素。研究发现（见图 7-7），大鼠 30% TBSA Ⅲ度烧伤后，心肌 mtDNA 发生 4.8 kb 大片段缺失，心肌线粒体 ATP 含量下降，ADP 和 AMP 含量升高，血清中 TnI 含量显著升高。心肌 mtDNA 缺失的 4.8 kb 大片段中包含了氧化磷酸化关键酶 F0，F1-ATPase 亚单位 6（ATPase6），细胞色素 C 氧化酶亚单位Ⅲ（COX Ⅲ），NADH 还原酶 3、4L、4 基因，这些基因的缺失严重影响了相关酶的活性，并进一步引起线粒体能量代谢障碍，导致烧伤大鼠心肌组织中 ATP 生成减少。我们着重探讨了心肌线粒体 DNA 编码的 F0F1-ATPase 活性对能量代谢的影响。发现大鼠 30%TBSA Ⅲ度，ADP 含量升高（见表 7-8，表 7-9，图 7-11，图 7-12），提示烧伤后线粒体 F0F1-ATPase 活性是 ATP 合成并维持线粒体膜电位的重要因素，烧伤后由 mtDNA 4.8 kb 大片段缺失所引起的线粒体能量代谢障碍可能是烧伤早期心肌损害和烧伤后"休克心"形成的重要机制。烧伤后大鼠心肌组织匀浆中 MDA 的含量显著增高，SOD 活力持续下降，提示氧化损伤是 mtDNA 4.8 kb 大片段缺失的重要因素。

表 7-8　烧伤后大鼠心肌线粒体 F0F1-ATPase 水解与合成活性变化（$\bar{x} \pm s$）

F0F1-ATPase	对照组 (n=8)	烧伤组（n=8）				
		1 h	3 h	6 h	12 h	24 h
水解活性（μmol·mg⁻¹·min⁻¹）	3.26 ± 0.44	$2.52 \pm 0.50^{\#\#}$	$4.28 \pm 0.46^{\#\#}$	$2.08 \pm 0.41^{\#\#}$	$2.72 \pm 0.30^{\#}$	$2.80 \pm 0.35^{\#}$
合成活性（nmol·mg⁻¹·min⁻¹）	676 ± 83	$790 \pm 56^{\#\#}$	$348 \pm 43^{\#\#}$	$304 \pm 50^{\#\#}$	$525 \pm 42^{\#\#}$	$591 \pm 77^{\#\#}$

注：与对照组比较，$^{\#}P<0.05$，$^{\#\#}P<0.01$。

表 7-9　烧伤后大鼠心肌线粒体能量代谢变化（$\bar{\chi}\pm s$, ng/mg）

能量代谢指标	对照组（n=8）	烧伤组（n=8）				
		1 h	3 h	6 h	12 h	24 h
ATP	351±71	325±59	216±54[##]	183±32[##]	255±43[##]	270±47[#]
ADP	385±55	417±41	509±88[##]	662±57[##]	574±64[##]	478±76[#]
AMP	472±75	520±68	558±80	590±72[##]	575±62[#]	550±74

注：与对照组比较，[#]P<0.05，[##]P<0.01。

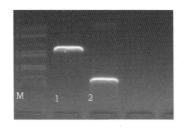
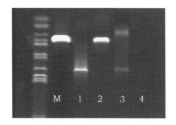
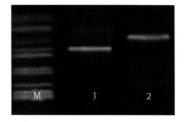

A：正常mtDNA扩增结果，1为野生型区域扩增片段，长度为770 bp；2为缺失型区域扩增片段，正常长度为5.2 kb

B：条带1、2为正常mtDNA扩增的野生型与缺失型片段，3、4为烫伤后1 h扩增的野生型与缺失型片段，可见缺失型区域有部分的大片段（4.8 kb）缺失

C：条带1、2为烧伤后24 h扩增出的野生型与缺失型片段，可见伤后24 h mtDNA发生了完全缺失

图 7-11　大鼠 30%TBSA Ⅲ度烧伤后，心肌 mtDNA 发生 4.8 kb 大片段缺失

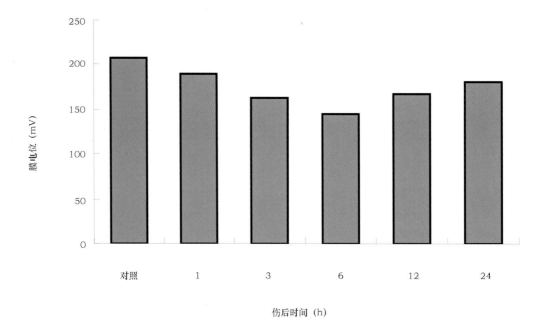

图 7-12　烧伤后心肌线粒体膜电位显著降低

缺氧使 NRF1、mtTFA 和 CPT-Ⅱ mRNA 表达下调，降低细胞能量代谢水平，应用 L- 肉毒碱（L-carnitine）预处理心肌细胞和转染肉毒碱脂酰基转移酶（CAT）基因可拮抗心肌细胞缺氧 / 复氧损伤。研究结果表明：① 缺氧 / 复氧后心肌细胞 ATP、ADP 含量均明显下降，调控线粒体能量代谢的 NRF1 和 mtTFA 在缺氧 / 复氧后表达明显降低，复氧 2~8 h 进一步降低。说明缺氧 / 复氧可造成线粒体 ATP 合成明显减少，能量代谢降低，这与调节线粒体呼吸链亚基表达的重要因子 NRF1 和 mtTFA 表达受抑制有关；缺氧 / 复氧后心肌细胞 CPT-Ⅱ mRNA 表达明显降低，提示长链脂肪酸转运到线粒体内过氧化物酶体进行脂肪酸 β 氧化的过程明显抑制，导致能量合成障碍。②应用 L-carnitine 预处理培养的心肌细胞，再进行缺氧 / 复氧，ATP 含量明显提升，DNA 断片化率和凋亡细胞百分率显著降低，NRF1、mtTFA 和 CPT-Ⅱ mRNA 表达均明显升高，显示了 L-carnitine 预处理对培养心肌细胞缺氧 / 复氧损伤明显的保护效应。③转染心肌细胞携带 CAT 基因的重组反转录病毒 pcDNA4/TO 载体，检测转染后 CAT 基因是否在心肌细胞内表达，并检测线粒体能量代谢的变化和能否拮抗缺氧诱导的心肌细胞凋亡。研究发现携带 CAT 基因的重组反转录病毒 pcDNA4/TO 转染原代培养的心肌细胞，CAT 基因在转染后可显著表达；CAT 基因转染组 ATP 产率上调 37%，显著改善缺氧诱导的心肌细胞能量代谢抑制；CAT 基因转染组心肌细胞凋亡百分率降至 7%，说明转染 CAT 基因可显著拮抗缺氧 / 复氧诱导的心肌细胞凋亡。上述结果综合说明，CAT 基因是调控心肌细胞能量代谢的重要功能基因之一，实验证实转染 CAT 基因是拮抗心肌细胞缺血 / 缺氧损害的重要措施，具有潜在的临床应用价值。

（2）缺氧激活线粒体依赖的凋亡途径，诱导细胞凋亡。研究发现，缺氧可以激活细胞线粒体依赖性 caspase-3 介导的心肌细胞凋亡：①缺氧致心肌细胞损伤的主要方式是诱导细胞凋亡，缺氧 6 h 开始心肌细胞存活率显著降低，至 24 h，细胞存活率下降约 42%，同时凋亡细胞率增高、细胞出现典型的凋亡形态学特征、染色体 DNA 出现特征性的片段化，说明细胞凋亡是缺氧诱导心肌细胞损伤的主要死亡方式。②缺氧可致心肌细胞线粒体细胞色素 c（Cyt c）大量释放至胞质，线粒体与胞质中 Cyt c 含量呈典型的消长关系。此研究结果表明，缺氧可诱导细胞内源性凋亡途径（线粒体途径）激活，线粒体大量释放 Cyt c，进一步激活下游与凋亡相关的信号转导分子。③缺氧可上调心肌细胞 caspase-3、9 基因表达，两者表达变化趋势一致，酶活性定量分析结果表明 caspase-3 的激活与其基因表达上调的变化相吻合，表明缺氧可通过诱导线粒体释放 Cyt c 激活下游与凋亡相关的信号 caspase-9、3。④缺氧所致心肌细胞钙超载在时序上出现早于线粒体 Cyt c 释放与 caspase-3 的激活，提示缺氧可致心肌细胞胞浆游离钙浓度显著增高，并且先于细胞存活率下降和出现细胞凋亡，因此细胞钙超载是启动线粒体 Cyt c 释放与 caspase-3 激活的一个早期重要的分子事件，其直接证据是螯合细胞内钙可阻断缺氧诱导的 caspase-3 激活，并拮抗心肌细胞凋亡的发生。⑤应用 caspase-3 的特异性抑制剂和细胞内钙螯合剂预处理心肌细胞可以拮抗缺氧诱导心肌细胞凋亡，BAPTA/AM 与 caspase-3 抑制剂联合应用保护效果更佳。此结果的意义在于一方面印证了 caspase-3 激活在缺氧诱导心肌细胞凋亡过程中的重要作用，另一方面为临床防治缺血 / 缺氧性心肌损害提供了新的线索。

（3）Ca²⁺ 超载激活 mtPLA2 和导致 mPTP 开放是线粒体损伤并引起心肌细胞凋亡的重要机制。基于 DOG 具有以下两个特点：①可通过心肌细胞膜进入胞质，但不能渗透正常线粒体膜，只有当 PTP 开放时方可进入线粒体。②细胞对 DOG 无任何代谢作用。本项目以 [3H]DOG 直接检测烧伤后心肌细胞线粒体 PTP 开闭特性。结果发现，大鼠 30% TBSA Ⅲ度烧伤 3 h 后，心肌线粒体 [3H]DOG 含量、MDA 含量及 Ca²⁺ 均显著增高，Cyt c 含量明显降低（见图 7-13 至图 7-15），线粒体 [3H]DOG 含量与 Ca²⁺ 和 MDA 均呈显著正相关（r 分别为 0.8547、0.9117，$P<0.01$），同时心肌细胞凋亡增加，capase-3 活性增强，表明烧伤后心肌线粒体 PTP 开放明显增加，烧伤后心肌线粒体 PTP 开放使线粒体氧化磷酸化障碍并释放细胞色素 C，进而激活胞质 capase-3，是心肌细胞凋亡的重要机制，而线粒体 Ca²⁺ 超载及自由基增加可能是烧伤后心肌线粒体 PTP 开放的重要原因。烧伤后心肌线粒体 Ca²⁺ 超载可能通过促进 CyP2D（线粒体基质亲环素 D）发生结构改变并与 ANT 结合，诱发 PTP 开放。

烧伤后 mtPLA2 活性增高，RCR 降低，RCR 与 mtPLA2 活性呈明显负相关（$r=-0.6835$，$P<0.01$）。提示 Ca²⁺ 升高可激活 mtPLA2，后者降解线粒体膜磷脂，使某些呼吸酶及 F0F1-ATPase 活性下降，RCR 降低。

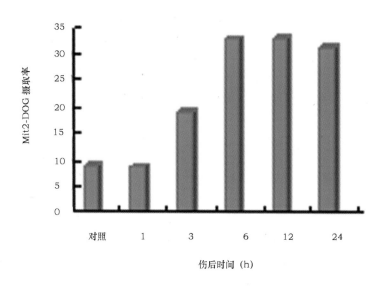

图 7-13　烧伤后大鼠心肌 Mit 2-DOG 摄取率增加，表明 PTP 开放增加

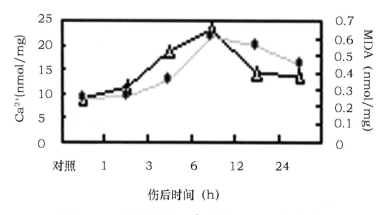

图 7-14　心肌线粒体 Ca²⁺ 超载、MDA 含量升高

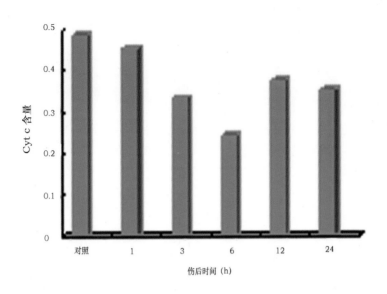

图 7-15　烧伤后大鼠心肌线粒体 Cyt c 含量降低

3. 心肌细胞促炎因子表达上调，缺血缺氧与失控性炎症反应相互关联参与烧伤早期心肌损害的发生

研究表明，烧伤后脏器功能损害其本质是缺血缺氧性损害，失控性炎症反应是其基本病理生理变化，血管内皮细胞在其中起关键作用。烧伤缺血再灌注等刺激因素激活中性粒细胞、内皮细胞、单核/巨噬细胞等效应细胞释放多种促炎细胞因子如肿瘤坏死因子等，再激活机体效应细胞产生次级细胞因子或炎症介质，从而形成细胞因子或炎症介质瀑布式级联反应，对细胞因子或炎症介质呈失控性释放，最终导致脏器损害。因此，促炎细胞因子是触发和"级联放大"炎症反应导致 SIRS 发生的关键因素。效应细胞释放细胞因子的过程包括：初级信号—激酶级联通路—核转录因子—mRNA 转录—翻译—蛋白前体加工—分泌—被细胞利用。在此过程中，最具"瓶颈"作用的是核转录因子，而核因子 -κB 是最具普遍作用的核转录因子。核因子 -κB（NF-κB）是一多效转录调节因子，属 Rel 蛋白家族成员。是一类能与多种基因启动子或增强子上的 κB 位点发生特异性结合并促进其转录表达的蛋白。NF-κB 参与调控与炎症、免疫反应、生长分化关系密切的许多细胞因子或炎症介质、黏附分子的转录。在静息状态下 NF-κB（P50/P65）与其抑制性蛋白 IκB（包括 IκB、INBβ、IκBr、IκBδ、IκBε）结合成无活性的三聚体存在于胞质中。细胞受到刺激时，IκB 发生磷酸化和降解，并与 NF-κB 脱离，使 NF-κB 活化从胞质移位至胞核，从而启动相应基因的转录。

研究发现，正常大鼠心肌组织 NF-κB 活性较低，大鼠 35%TBSA Ⅲ度烧伤后，心肌组织 NF-κB 活性明显增强，且持续至伤后 24 h 观察时间，其中伤后 3 h NF-κB 活性达高峰，以后略有降低。PDTC 能明显抑制烧伤后心肌组织 NF-κB 活性的增高（见表 7-10）。

表 7-10　烧伤大鼠心肌组织 NF-κB 活性变化（$\bar{\chi}\pm s$，积分灰度值 × 10^4）

组别	伤后时间（h）					
	0	1	3	6	12	24
对照组	2.18±0.38	—	—	—	—	—
烧伤组	—	20.27±3.43[*]	28.67±4.01[*]	18.94±1.47[*]	14.25±1.64[*]	16.33±2.28[*]
PDTC 组	—	6.32±0.49[Δ]	7.28±0.62[Δ]	—	—	—

注：与对照组比较，[*]$P<0.01$；与烧伤组比较，[Δ]$P<0.01$。

大鼠 35% TBSA Ⅲ度烧伤后，血浆中 TNF-α 于伤后 6 h 迅速上升并达峰值，维持高水平至伤后 24 h。烧伤后血浆中 IL-8 逐渐升高，伤后 6 h IL-8 水平达正常值 3 倍，并持续升高到伤后 24 h。大鼠烧伤后立即给予 PDTC 能有效降低血浆中 TNF-α 和 IL-8 的含量（见表 7-11）。

表 7-11　烧伤大鼠血浆 TNF-α 和 IL-8 含量变化（$\bar{\chi}\pm s$）

组别	指标	烧伤后时间（h）				
		0	3	6	12	24
对照组	TNF-α（ng/mL）	0.13±0.02	—	—	—	—
	IL-8（pg/mL）	<156	—	—	—	—
烧伤组	TNF-α（ng/mL）	—	0.45±0.06[*]	1.21±0.23[*]	0.93±0.14[*]	0.77±0.09[*]
	IL-8（pg/mL）	—	322.71±48.83[*]	512.00±47.54[*]	536.28±34.63[*]	552.38±41.86[*]
PTDC 组	TNF-α（ng/mL）	—	0.32±0.05	0.78±0.08[Δ]	0.71±0.06[Δ]	0.54±0.09[Δ]
	IL-8（pg/mL）	—	215.60±52.31[Δ]	367.12±41.53[Δ]	351.72±28.51[Δ]	314.8±25.35[Δ]

注：与对照组比较，[*]$P<0.01$；与烧伤组比较，[Δ]$P<0.01$。

烧伤后，大鼠心肌组织 TNF-α 含量于伤后 6 h 内无明显增高，但伤后 12 h 心肌 TNF-α 含量迅速升高至伤后 24 h。PDTC 能明显降低伤后 12 h、24 h 心肌组织 TNF-α 水平（见表 7-12）。

烧伤后，心肌 TNF-α mRNA 表达明显增强，伤后 6 h 达高峰，伤后 24 h 内维持高水平表达。原位杂交结果与 RT-PCR 结果一致。PDTC 能明显抑制大鼠伤后 6 h、12 h 心肌组织 TNF-α mRNA 表达（见表 7-13 和表 7-14）。

表 7-12 大鼠烧伤后心肌组织匀浆 TNF-α 和 IL-8 变化（$\bar{\chi} \pm s$）

组别	指标	烧伤后时间 (h)				
		0	3	6	12	24
对照组	TNF-α（ng/mg）	0.81±0.08	—	—	—	—
	IL-8（pg/mL）	383.3±36.5	—	—	—	—
烧伤组	TNF-α（ng/mg）	—	0.73±0.06	0.84±0.07	2.05±0.48[*]	2.93±0.53[*]
	IL-8（pg/mL）	—	415.1±47.3	432.6±43.3	875.0±67.2[*]	1098.1±182.7[*]
PTDC 组	TNF-α（ng/mg）	—	—	0.83±0.08	1.12±0.27[△]	1.63±0.38[△]
	IL-8（pg/mL）	—	—	401±37.8	693.3±51.8[△]	736.6±41.2[△]

注：与对照组比较，[*]P<0.01；与烧伤组比较，[△]P<0.01。

表 7-13 烧伤大鼠心肌组织 TNF-α mRNA 变化（RT-PCR）（$\bar{\chi} \pm s$）

组别	烧伤后时间（h）				
	0	3	6	12	24
对照组	0.51±0.07	—	—	—	—
烧伤组	—	1.32±0.68[*]	2.10±0.83[*]	1.78±0.77[*]	1.81±0.61[*]
PTDC 组	—	—	0.87±0.09[△]	0.71±0.06[△]	—

注：与对照组比较，[*]P<0.01；与烧伤组比较，[△]P<0.01。

表 7-14 烧伤大鼠心肌组织 TNF-α mRNA 变化（ISH）

组别	烧伤后时间（h）				
	0	3	6	12	24
对照组	+（0～+）	—	—	—	—
烧伤组	—	++（+～++）	++++(+++～++++)	+++（++～+++）	+++（++～+++）
PTDC 组	—	—	++（+～++）	++（+～++）	—

注：杂交信号表达强弱各自分为 5 级，即 0—阴性；+—微弱；++—弱阳性；+++—中等阳性；++++—强阳性。

心肌组织 ICAM-1 表达逐渐升高，12 h 达峰值，并维持高水平至伤后 24 h，PDTC 能明显降低伤后 12 h、24 h 心肌组织 TNF-α 水平（见表 7-15）。

烧伤大鼠心肌组织匀浆中 MDA 于伤后迅速上升，伤后 3 h 较对照组相差显著，在伤后 24 h 内维持于高水平状态。PDTC 能有效降低心肌组织中 MDA 的含量（见表 7-16）。

表 7-15　烧伤大鼠心肌 ICAM-1 mRNA 表达（RT-PCR）（$\bar{\chi} \pm s$）

组别	烧伤后时间（h）				
	0	3	6	12	24
对照组	0.26±0.04	—	—	—	—
烧伤组	—	0.34±0.06[**]	0.57±0.08[*]	1.63±0.75[*]	1.82±0.60[*]
PTDC 组	—	—	—	0.68±0.07[△]	0.59±0.06[△]

注：与对照组比较，[*]$P<0.01$，[**]$P<0.05$；与烧伤组比较，[△]$P<0.01$

表 7-16　烧伤大鼠心肌组织 MDA 含量变化（$\bar{\chi} \pm s$，nmol/mg）

组别	烧伤后时间（h）				
	0	3	6	12	24
对照组	2.1±0.5	—	—	—	—
烧伤组	—	3.8±0.8[*]	6.8±0.5[*]	9.5±0.8[*]	11.1±0.9[*]
PTDC 组	—	—	4.2±0.9[△]	6.9±0.7[△]	7.3±0.6[△]

注：与对照组比较，[*]$P<0.01$，[**]$P<0.05$；与烧伤组比较，[△]$P<0.01$。

严重烧伤后，大鼠心肌组织中 MPO 活性于伤后 3 h 即明显升高，维持到伤后 24 h，12 h 达高峰。PDTC 能明显降低伤后心肌组织中 MPO 活性（见表 7-17）。

表 7-17　烧伤大鼠心肌组织中 MPO 变化（$\bar{\chi} \pm s$，U/g）

组别	伤后时间（h）				
	0	3	6	12	24
烧伤组	1.37±0.44	2.86±0.75[*]	3.82±0.63[*]	4.12±0.66[*]	4.73±0.51[*]
PDTC 组	—	1.82±0.41[△]	1.94±0.52[△]	2.30±0.41[△]	2.18±0.62[△]

注：与对照组（0 h）比较，[*]$P<0.01$；与烧伤组比较，[△]$P<0.01$。

大鼠烧伤后，左心室心肌收缩功能指标 LVSP、±dp/dt max 均明显下降，而舒张末压（LVEDP）上升，说明其收缩功能和舒张功能均减退。PDTC 能有效改善左心室收缩和舒张功能（见表 7-18）。

表 7-18　烧伤大鼠心肌 LVSP、LVEDP 和 dp/dt max 变化（$\bar{x} \pm s$）

组别	指标	伤后时间（h）				
		0	3	6	12	24
烧伤组	LVSP（kPa）	19.3±1.4	15.7±1.6*	13.5±1.5*	11.3±0.9*	14.0±1.9*
	+dp/dt max（kPa/s）	711.9±59.2	586.5±33.2*	506.7±48.1*	411.0±44.9*	486.5±42.1*
	-dp/dt max（kPa/s）	638.8±39.5	462.3±38.7*	386.2±44.9*	315.5±39.7*	394.0±34.3*
	LVEDP（kPa）	0.8±0.3	2.9±0.8*	4.3±1.1*	2.6±0.9*	3.1±0.8*
PDTC 组	LVSP（kPa）	—	18.4±1.6△	15.7±1.7△	14.8±1.7△	17.4±2.1△
	+dp/dt max（kPa/s）	—	670.3±54.5△	600.3±61.8△	548.7±42.8△	609.4±41.8△
	-dp/dt max（kPa/s）	—	548.6±33.0△	522.6±37.9△	448.7±38.1△	524.2±24.5△
	LVEDP（kPa）	—	1.4±0.5△	2.8±0.6△	1.5±0.7△△	1.8±0.9△△

注：与对照组（0 h）比较，*P<0.01；与烧伤组比较，△P<0.01，△△P<0.05。

这些研究结果表明，大鼠 35% TBSA Ⅲ度烧伤后，心肌组织 NF-κB 迅速活化，并持续到伤后 24 h 观察时期，其高峰在伤后 3 h。伤后心肌组织 MDA 含量及 TNF-α、IL-8、ICAM-1、mRNA 和蛋白水平表达均增高，中性粒细胞聚集增多，心肌收缩和舒展功能降低。大鼠烧伤后立即应用 NF-κB 抑制剂（PDTC）干预能有效抑制心肺组织 NF-κB 活化，降低 TNF-α、IL-8 和 ICAM-1 表达，减轻心肌组织 PMN 聚集及心肌收缩功能损害。提示心肌组织 NF-κB 活化参与了严重烧伤早期部分细胞因子表达调控和 PMN 在烧伤脏器中聚集，从而在烧伤早期脏器损害中起重要作用。

NF-κB 是一多效转录调节因子，属 Rel 蛋白家族，能与多种基因启动子或增强子中 κB 位点发生特异性结合并促进其转录的细胞应激快速反应调节转录因子，在急性炎症反应的发生过程中起关键作用。NF-κB 活化是机体效应细胞大量释放炎性细胞因子，导致急性炎症反应和组织损伤的关键步骤。大鼠Ⅲ度 35% TBSA 烧伤后，心肌组织 NF-κB 活性伤后 1 h 即明显升高，伤后 3 h 达峰值，在伤后 24 h 内维持于高水平状态。严重烧伤后 NF-κB 活化导致细胞因子大量释放，可能是烧伤后大量细胞因子产生的主要途径。严重体表烧伤导致心肌组织 NF-κB 活化，进一步证实体表烧伤不但造成烧伤局部组织损伤而且影响了远隔脏器。NF-κB 活化在通常情况是一快速、短暂反应。而严重烧伤后心肌组织 NF-κB 活化持续时间较长，则可能由于烧伤导致机体受到众多且不断新出的刺激因素，如烧伤后出现的应激反应、缺血再灌注、坏死组织的存在导致烧伤毒素及内毒素等不断刺激机体效应细胞，使 NF-κB 活化平衡调节机制失衡。因为在机体内 NF-κB 活化存在一正负反馈调节机制。机体受到烧伤等刺激时，机体效应细胞 NF-κB 活化，促进前炎细胞因子等释放，而前炎细胞因子则可进一步使效应细胞 NF-κB 及其他转录因子活化，导致其"级联"放大。在 NF-κB 活化的同时机体也启动了负调节 NF-κB 活化的机制，以降低机体对某种刺激的反应。在细胞内，IκBα 和 P105 基因的启动子均含有 NF-κB 反应元件，NF-κB 活化后启动细胞因子基因转录的同时，也上调 IκBα 和 P105 等基因转录，这些抑制蛋白亚基的增加，经与 NF-κB 结合，有助于将 NF-κB 限制在胞质，并可进入胞核，在核内 IκBα 可以特异地置换与 DNA 相结合的 P65/P65 或 P50/P65，其中 P65 是其主要的作用靶蛋白，下调 NF-κB 活性，从而抑制细胞因子的转录，限制炎症反应。此外，活化的 NF-κB 尚可使 P50 同源二聚体生成增多，此二聚体不能被 IκB 有效结合并缺乏转录激活区，移位至细胞核后与 NF-κB 竞争性结合 κB 序列，抑制 NF-κB 的活化。另外，细胞受到刺激后尚可激活其他信号通路，而其中一些信号通路如蛋白激酶 A 可下调 NF-κB 活性。在细胞外，许多效应细胞激活后尚可释放反向调节（抗炎）细胞因子如 IL-4、IL-10、IL-13 等。机体在创伤应激后产生的糖皮质激素是一强而有效的 NF-κB 活化抑制剂，糖皮质激素作为配体与其胞质内受体结合而活化发生核移位，在胞核内该复合物中受体与 NF-κB 的 P65 亚基直接偶联，抑制 NF-κB 与 κB 序列特异性结合；活化的糖皮质激素－受体复合物尚可通过转录激活 IκBα 的基因表达，上调 IκBα 水平，阻断 NF-κB 发生核易位和与 DNA 的结合；此外，机体内抗氧化机制也参与 NF-κB 的负调控。严重烧伤后由于 NF-κB 负调节机制减弱，如 IL-10 表达减少，糖皮质激素分泌虽然增多，但其受体 mRNA 水平伤后 1 h 即明显呈进行性降低，而且糖皮质激素与受体间亲和力也降低，可能加剧了烧伤后 NF-κB 较长时间持续活化。我们推测，烧伤后效应细胞 NF-κB 较长时间持续活化，通过调控许多细胞因子的释放，加剧炎症反应。严重烧伤早期心肌组织 NF-κB 活化机理尚不十分清楚。烧伤应激、缺血缺氧、缺血再灌注、活性氧产生可能是其重要的诱因。

大鼠烧伤后 TNF-α、IL-8 和 ICAM-1 表达增多，参与脏器组织损害。研究表明，心肌细胞也是 TNF-α 的主要来源。TNF-α 在体内外具有多种生物学效应，一方面，参加机体正常炎症反应和免疫防御机能；另一方面，则介导休克、炎症反应、组织器官损伤等病理生理过程。作为前炎细胞因子，不但其自身对内皮细胞等具有直接毒性作用，尚可激活多种效应细胞核转录因子，诱导众多细胞因子（包括 TNF-α、IL-6、IL-8 等）、黏附分子（如 ICAM-1 等）等表达，触发失控性细胞因子释放。IL-8 主要由单核－巨噬细胞和血管内皮细胞产生，作为中性粒细胞趋化因子，通过影响 PMN 生物活性而参与炎症反应和组织损伤。IL-8 通过对 PMN 的趋化作用，增强 PMN 对血管内皮的穿透力和通透性，促进 PMN 跨膜运动，进入炎症区域和脏器组织间隙，使 PMN 不但在创伤炎症区域，而且可在远隔脏器组织中聚集；IL-8 对 PMN 强烈趋化同时尚可激活 PMN，促使其脱颗粒，产生氧自由基、蛋白酶等介质，直接损伤组织细胞。细胞间黏附分子 -1（ICAM-1）也是重要的炎症反应参与因子，在内皮细胞膜表面存在少量结构性表达，但在刺激因素作用下表达增多，通过与其配体 CD11/CD18 相互作用，介导 PMN 与内皮细胞黏附，从而参与 PMN 在脏器组织聚集的发生。IL-8 与

ICAM-1 协同对 PMN 在脏器中聚集并发挥其生理功能或病理损害起关键作用。研究表明，严重烧伤后血浆及心肺组织匀浆中 TNF-α 含量增多，血浆中 TNF-α、IL-8 自伤后 3 h 即明显升高，24 h 内维持高水平。心肌组织匀浆中 TNF-α、IL-8 含量伤后也明显增强。细胞因子不能在细胞内储存，因此，在受到刺激后需要新近合成和释放。细胞因子产生、释放的调节主要在基因转录水平，表现为细胞因子 mRNA 的新表态。大鼠烧伤后心肌 TNF-α mRNA 自伤后 3 h 即表达增强，6 h 达高峰，在伤后 24 h 内维持于高水平。研究证明，心肌组织内不但心肌间巨噬细胞，而且心肌本身也可大量表达 TNF-α。原位杂交技术发现，正常大鼠心肌组织 TNF-α mRNA 主要表达于心肌巨噬细胞，心肌细胞表达很少；烧伤后心肌巨噬细胞、心肌细胞、内皮细胞表达 TNF-α 均明显增强，尤其心肌细胞表达增强更明显。说明心肌细胞是严重烧伤早期心肌组织产生 TNF-α 的重要来源，心肌在烧伤后可产生大量 TNF-α。心肌局部分泌大量 TNF-α 是机体在烧伤后快速防御反应的表现，但心肌组织局部 TNF-α 表达增多又可诱发心肌损害。

大鼠烧伤后不但 TNF-α 表达增多，还涉及其他细胞因子和黏附分子的表达。应用原位杂交和 RT-PCR 检测发现，大鼠烧伤后心肌组织 ICAM-1 mRNA 于伤后逐渐表达增多，12 h 达高峰；IL-8 mRNA 于伤后 6 h 达高峰，在伤后 24 h 内 ICAM-1、IL-8 mRNA 均维持于高水平表达状态。ICAM-1 mRNA 表达明显迟于 TNF-α mRNA，可能与 TNF-α 作为前炎细胞因子可诱发 ICAM-1 转录表达有关。

越来越多研究表明，严重烧伤后心肌组织表达众多的细胞因子，共同参与了心肌损害，其中 TNF-α 作用尤为重要。心肌局部产生 TNF-α 导致心肌收缩功能下降，更有说服力地阐明了 TNF-α 在心肌损害中作用。我们检测了反映心肌收缩和舒张功能的主要指标 LVSP、LVEDP 和 ±dp/dt max。LVSP 是左心室最大收缩压，反映心室最大等张张力；+dp/dt max 为心室内压最大上升速率，反映心室收缩时心肌收缩的最大速度，显示心室收缩功能；-dp/dt max 为等容舒张期室内压最大下降速率，反映心肌舒张时心肌收缩成分延长的最大速度，从而显示心肌舒张、松弛能力；LVEDP 为左心室末压，反映左心室前负荷状态及心室壁张力程度。研究证实，大鼠Ⅲ度 30% TBSA 烧伤早期 LVSP、+dp/dt max、-dp/dt max 均明显降低，而 LVEDP 升高，说明大鼠严重烧伤后不仅存在心肌收缩能力下降，同时伴心肌舒张能力下降。严重烧伤后心肌收缩功能降低明显迟于心肌组织 TNF-α mRNA 表达，TNF-α 含量与 LVSP、±dp/dt max 降低及 LVEDP 升高呈显著正相关，说明心肌组织表达 TNF-α 可能参与了烧伤早期心肌收缩功能和舒张功能下降的发生。已证实心肌组织可产生大量 TNF-α，而 TNF-α 可直接抑制心肌收缩和诱导心肌细胞凋亡，从而导致心肌功能受损。TNF-α 对心脏血流动力学的影响以降低心肌收缩速度、射血分数、血压、全身血管阻力及心室舒张功能为特征。Tracey 等证实 TNF-α 介导了内毒素诱导的心肌收缩抑制，给大鼠滴注 TNF-α 导致了低血压、休克、代谢性酸中毒、血浓缩、肺及胃肠出血等，而低血压及休克提示了心功能受抑制。在体外实验中 TNF-α 能抑制心肌对肾上腺素的反应，心肌乳突肌出现器质性改变。

心肌组织内炎性细胞尤其 PMN 与内皮细胞活化，以及 PMN 黏附、聚集在心肌组织可导致心肌损害。PMN 与内皮细胞黏附、跨膜、趋化过程的相应分子基础是黏附分子和趋化因子。PMN 通过与血管内皮细胞黏附、阻塞脏器内微血管血流，加剧心肌组织缺血缺氧；更为重要的是 PMN 可释放弹性蛋白酶、髓过氧化物酶、氧自由基，并释放大量 TNF-α、IL-8 等细胞因子，诱导心肌组织细胞损伤。髓过氧化物酶（MPO）主要存在于 PMN 胞质，可作为 PMN 存在的指标。有研究对比心肌组织 MPO 和病理切片 PMN 计数，发现两者呈正相关。我们检测了大鼠烧伤早期心肌组织 MPO 活性，发现心肌内 MPO 逐渐升高，与心肌内 TNF-α、IL-8 和 ICAM-1 变化趋势基本一致。大鼠烧伤后皮肤组织局部产生的 TNF-α 在伤后 1 h 含量即迅速升高，明显早于和高于心肌等脏器组织中 TNF-α 含量的升高，烧伤皮肤组织产生 TNF-α 可能作为前炎细胞因子参与启动心肌组织黏附分子和趋化因子表达。烧伤后心肌组织 TNF-α、IL-8 及 ICAM-1 mRNA 表达上调构成 PMN 在脏器中聚集增多的分子基础。应用 PDTC 抑制心肌组织 TNF-α、IL-8 和 ICAM-1 的表达，从而降低 MPO 活性，进一步证明了这一观点。

烧伤后心肌组织内 MPO 活性增高与心肌收缩功能降低变化一致，则提示心肌内 PMN 参与了心肌组织损伤。PMN 活化导致内皮细胞和脏器实质细胞损伤不仅在体外实验得到证实，在离体缺血再灌注大鼠心脏进行 PMN 灌注则更雄辩地证实 PMN 对心肌的损害，PMN 灌注加剧了缺血再灌注心肌损害，使心肌收缩功能（LVSP、±dp/dt max）下降，而对正常大鼠心脏灌注 PMN 则未影响心肌收缩功能。进一步应用 P- 选择素抑制剂则降低了心肌组织中 MPO 活性，提高了心肌收缩功能。在缺血再灌注其他研究中通过抑制 PMN 与内皮细胞黏附，减少 PMN 在心肌组织中聚集，从而阻断 PMN 介导的心肌坏死，保护心脏血管内皮细胞功能，维持心肌收缩力，提高冠脉血流。而内皮细胞和 PMN 等激活表达黏附分子是 PMN 发挥损伤作用的前提。

综上所述，严重烧伤早期心肺组织 NF-κB 活化，导致心肺组织 TNF-α、IL-8 和 ICAM-1 表达增高，PMN 在心肺组织聚集增多，心肌收缩功能下降。NF-κB 抑制剂（PDTC）通过其抗氧化特性减少 ROS 生成或抑制其活性，可抑制严重烧伤早期大鼠心肺组织 NF-κB 活化、下调细胞因子的表达、减轻继发于细胞因子增多引起的 PMN 聚集和心肌收缩功能损害，从而对严重烧伤后心肺脏器损害起防治作用。

由此可见，缺血缺氧与失控性炎症反应是相互关联的。缺血缺氧时，炎性细胞尤其是 PMN 与心肌组织内皮细胞活化，使 PMN 黏附、聚集于心肌组织微血管内，可阻碍微血管血流，加剧心肌组织微循环障碍和缺血缺氧。MPO 存在于 PMN 的胞质中，烧伤后心肌组织中 MPO 显著增加，表明烧伤后 PMN 在心肌组织聚集增多，活化的 PMN 产生大量髓过氧化物酶（MPO）、弹性蛋白酶、氧自由基及 TNF-α 等细胞因子，造成组织细胞损害。因此，缺血缺氧与失控性炎症反应之间存在一定的内在联系（见图 7-16）。大鼠烧伤后 1 h，心肌组织核转录因子 NF-κB 活性即明显升高，24 h 内均维持于高水平。心肌组织 TNF-α、IL-8 和 ICAM-1 mRNA 表达和组织匀浆水平均升高，提示 NF-κB 活化上调上述细胞因子表达；心肌组织 MDA 含量和 MPO 活性升高，反映心肌收缩功能的指标包括 LVSP、+dp/dt max 和 -dp/dt max 降低，提示 NF-κB 活化导致促炎细胞因子释放，是心肌损害和"休克心"发生的重要机制。

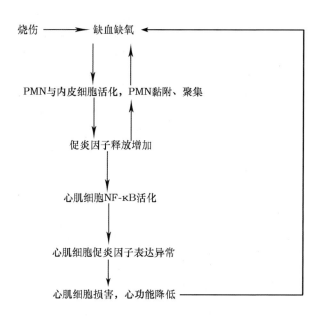

图 7-16　缺血缺氧与失控性炎症反应关系

4. p38 激酶是介导烧伤早期心肌损害的重要信号途径

信号转导是多数刺激因素诱导细胞效应的关键中间环节。干预关键的信号途径可消除或消减刺激因素诱导的细胞效应。MAPKs 途径是重要的细胞内信号转导途径，包括 ERK、p38 激酶和 JNK 3 个家族成员，其中，p38 激酶和 JNK 途径主要受多种应激性刺激因素激活，如缺血缺氧、炎症因子、自由基、内毒素等，在介导应激性细胞损伤中起重要作用。

（1）整体动物水平研究发现，烧伤早期心肌组织 MAPK 活化与心肌损害有关。免疫印迹化学发光法检测 p38 激酶、ERK、JNK 活化结果显示，大鼠 40% Ⅲ度烫伤后，心肌组织 MAPK 的 3 个成员中 p38 激酶及 ERK 活化，JNK 未见活化。正常大鼠心肌组织 p38 激酶呈弱活化，烫伤后 1 h p38 激酶活化程度迅速增高，于 1 h、3 h、6 h 形成高峰，活化程度分别为对照组的 8.79、9.05 和 8.26 倍，12 h 后下降，24 h 最低，但活化程度仍为对照组的 374%。ERK 存在两个亚型，正常大鼠二者活化程度低，烫伤后 1 h 活化的 ERK1、ERK2 迅速增多，于伤后 3 h 达高峰（正常组 ERK1、ERK2 的 7.44、7.67 倍），12 h 后显著下降。ERK1 与 ERK2 两者的活化规律基本一致（见表 7-19 和表 7-20）。

表 7-19　烫伤大鼠心肌组织 p38 激酶活化程度（$\bar{\chi} \pm s$，吸光度值 $\times 10^4$）

组别	伤前	伤后时间（h）				
		1	3	6	12	24
p38 激酶	48.0.＋52.7*	12.8±0.14	112.9±20.2*	116.2±11.5*	106.1±13.8*	64.4±9.8*

注：与伤前比较，*P<0.01。

表 7-20　烫伤大鼠心肌组织 ERK1/2 激酶活化程度（$\bar{\chi} \pm s$，吸光度值 $\times 10^4$）

组别	伤前	伤后时间（h）				
		1	3	6	12	24
ERK2	24.1±2.1	64.8±10.2[*]	178.6±16.5[*]	80.9±13.4[*]	52.1±6.8[*]	29.8.±4.7[*]
ERK1	27.8±2.6	41.5±6.8	61.0±9.5[*]	184.1±28.7[*]	134.2±29.3[*]	57.8±6.0[*]

注：与伤前比较，[*]$P<0.01$。

免疫组化检测心肌组织细胞 p38 激酶、ERK、JNK 活化及胞内分布显示，正常和烧伤后大鼠心肌组织细胞均未检测到活化的 JNK 阳性细胞。正常大鼠心肌组织细胞中磷酸化的 p38 激酶、ERK 不明显，未见核转位发生。烧伤后 1 h，p38 激酶和 ERK 呈现明显的活化特征伴核转位发生。表现为棕褐色阳性颗粒较弥散性分布于心肌细胞胞浆和浓集于胞核中，伤后 3 h 阳性特征尤其核转位最为明显，伤后 6 h 依然呈强阳性，伤后 12 h、24 h 明显减弱，只能见到少数阳性心肌组织细胞。p38 激酶的阳性特征强于 ERK（见图 7-17）。

烧伤后心肌组织 p38 激酶显著活化，而 JNK 未能明显激活，说明在该实验模型中，p38 激酶途径（非 JNK）是主要应激性刺激信号转导途径。烧伤后 1 h，心肌组织 p38 激酶活化程度升高 8.8 倍并于 1 h、3 h、6 h 达到活化高峰，伤后 24 h 仍为对照组的 3.7 倍。p38 激酶的迅速活化提示，烧伤后不但缺血缺氧和大量炎症细胞因子导致 p38 激酶活化，且即刻出现的烧伤后应激反应可能也是该途径激活的刺激因素。烧伤后，机体释放大量儿茶酚胺等物质，导致应激反应发生。研究证实，去甲肾上腺素能激活 p38 激酶途径，并在去甲肾上腺素介导的细胞损伤中具有重要作用。p38 激酶的持续活化则反映了烧伤后应激、缺氧、炎症因子等损害性刺激因素的持续作用事实，提示持续活化的 p38 激酶途径可能在介导烧伤早期心肌损害中具有非常重要的作用。心肌组织细胞 p38 激酶于烧伤后 1 h 即发生核转位，伤后 3 h 进一步增强。p38 激酶的核转位伴随其活化的全过程。活化的 p38 激酶通过位移入核可调控多核转录因子转录活性，进而参与对多基因的表达调控。提示烧伤后心肌组织细胞迅速活化的 p38 激酶可能通过调控基因表达，在介导烧伤早期心肌损害中起重要作用。研究发现，p38 激酶活化高峰出现时间早于心肌损害高峰出现时间，且 p38 激酶在观察的 24 h 内呈持续活化状态，提示 p38 激酶途径可能在烧伤早期心肌损害中起重要作用。同时发现，烧伤后心肌组织 ERK1、ERK2 活化程度显著增强伴核转位，伤后 3 h、6 h 达高峰，12 h 后降低并与正常水平无显著差别。烧伤后心肌组织 ERK 途径激活的作用是什么尚不清楚。已有的研究提示，应激活化的 ERK 途径具有促细胞生存作用，推测严重烧伤早期心肌组织 ERK 途径的激活，可能是细胞在受到损伤性应激刺激时启动的自身抗损伤机制。

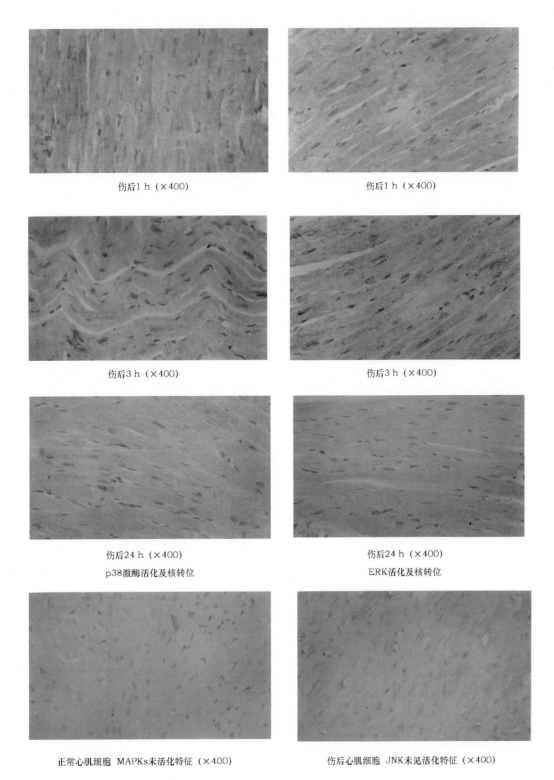

伤后1 h（×400）　　　　　　　　伤后1 h（×400）

伤后3 h（×400）　　　　　　　　伤后3 h（×400）

伤后24 h（×400）　　　　　　　　伤后24 h（×400）
p38激酶活化及核转位　　　　　　　ERK活化及核转位

正常心肌细胞　MAPKs未活化特征（×400）　　　　伤后心肌细胞　JNK未见活化特征（×400）

图 7-17　心肌组织细胞 p38 激酶、ERK、JNK 活化及胞内分布（免疫组化）

由此可见，严重烧伤早期心肌组织细胞 MAPK 途径中 p38 激酶和 ERK 途径均激活，烧伤后应激、缺血缺氧及炎症因子等是其活化的主要因素。p38 激酶和 ERK 的活化规律表明，烧伤后不仅介导组织细胞损伤的信号途径被激活。同时，具有促细胞生存作用的信号途径也被激活，启动机体自身抗损伤机制，以保护心肌细胞免受缺血、缺氧和炎症因子的损害。这两种因素的强弱对比或失衡，可能是决定早期心肌细胞损害的重要细胞内机制。

（2）体外细胞水平研究发现，p38激酶途径在缺氧、烧伤血清所致心肌细胞损害中起重要作用。缺氧、烧伤血清可迅速、持续活化心肌细胞p38激酶途径。静息状态下，细胞中该途径几乎不活化。在未施加实验刺激因素的心肌细胞中，未检测到p38激酶的活化。但缺氧、烧伤血清刺激心肌细胞后0.5 h，p38激酶活化程度显著增强，1 h即达高峰，表明该途径能被缺氧、烧伤血清等损伤性刺激信号迅速激活。伤后1 h p38激酶发生明显核转位，表明迅速活化的p38激酶可能主要在心肌细胞核内发挥其生物学作用。核转录因子是p38激酶的主要下游底物，推测通过调控核转录因子活性，从而参与大量基因表达可能是p38激酶介导烧伤血清所致心肌细胞效应的主要方式。在实验观察的12 h期间，心肌细胞p38激酶呈持续活化状态，在缺氧、烧伤血清刺激后6 h出现第二次活化高峰。提示缺氧复合烧伤血清使心肌细胞p38激酶活化过程延长，其原因可能是烧伤血清中含有大量炎性因子、毒素物质等，这些刺激因素与缺氧叠加，导致p38激酶持续、长时间的活化。p38激酶迅速、持续活化的规律表明，该途径可能在缺氧、烧伤血清介导的心肌细胞损害中起重要作用。

持续活化的p38激酶途径介导体外培养的心肌细胞损害。我们以往研究已证实，较之单一缺氧因素，缺氧复合烧伤血清双因素能加重心肌细胞损害。缺氧复合烧伤血清作用心肌细胞后6 h，心肌细胞活力稍有下降；缺氧、烧伤血清作用后12 h，心肌细胞活力下降较明显（$P<0.05$）。进一步分析发现，培养上清中LDH含量在缺氧、烧伤血清刺激心肌细胞后3h已有升高，6 h后显著升高。LDH存在于心肌细胞胞浆，只有当细胞膜通透性增大或完整性破坏时才从胞质中漏出。由此可见，缺氧、烧伤血清刺激心肌细胞后3 h已导致一定程度的心肌细胞膜损伤；而培养上清中LDH含量在缺氧、烧伤血清作用心肌细胞后12 h大幅升高则反映心肌细胞损伤在此时相点明显加重，因为细胞活力在此时相点亦出现明显下降。

凋亡参与了缺氧、烧伤血清介导的心肌细胞损伤。研究发现，缺氧、烧伤血清刺激心肌细胞后12 h，心肌细胞凋亡明显增多，18 h后心肌细胞凋亡率进一步升高，说明心肌细胞凋亡是缺氧、烧伤血清刺激条件下心肌细胞活力下降的原因之一。为明确持续活化的p38激酶途径与缺氧、烧伤血清所致心肌细胞损害的关系，实验在培养基中加入p38激酶选择性抑制剂SB203580，使其终浓度为10 μmol/L，以期抑制p38激酶的活化，进一步证明p38激酶途径在缺氧、烧伤血清所致心肌细胞损伤中的作用。结果表明，10 μmol/L的SB203580能有效抑制缺氧、烧伤血清诱导的心肌细胞p38激酶活化；同时，使用SB203580后3 h心肌细胞LDH漏出减少，12 h后心肌细胞凋亡减少及心肌细胞活力改善，证明持续活化的p38激酶途径在介导缺氧、烧伤血清所致心肌细胞损害中起重要作用。

p38激酶途径介导缺氧、烧伤血清刺激条件下心肌细胞损害的机制，主要是参与细胞炎症相关基因表达和介导细胞凋亡。

1）p38激酶途径参与多种炎症相关基因表达上调，进而介导心肌细胞损害。研究发现，培养心肌细胞TNF-α mRNA水平在缺氧、烧伤血清刺激后1 h升高，3 h、6 h达高峰，12 h后开始下降；

心肌细胞 IL-1β mRNA 水平在缺氧、烧伤血清刺激后 3 h 显著升高并达高峰,此后逐步下降,但在观察的 12 h 期间仍高于缺氧、烧伤血清刺激前水平。说明缺氧、烧伤血清能迅速、长时间诱导心肌细胞 TNF-α、IL-1β 表达。缺氧、烧伤血清刺激后 1 h,心肌细胞 TNF-α 蛋白水平即升高,3 h、6 h 有所下降,12 h 回升,同时心肌细胞培养上清中 TNF-α 含量在缺氧、烧伤血清刺激后 3 h 显著升高,12 h 达高峰。证明心肌细胞在缺氧、烧伤血清刺激下合成、释放 TNF-α 增多。使用 SB203580 抑制 p38 激酶,则 TNF 及 IL-1β mRNA 表达均明显下降,同时心肌细胞 TNF-α 蛋白水平及培养上清中含量降低。说明 p38 激酶途径是缺氧、烧伤血清刺激心肌细胞诱导表达 TNF-α 和 IL-1β 的重要信号途径。TNF-α、IL-1β 除了介导负性肌力作用外,还具有直接心肌细胞毒性、导致氧化应激、影响心肌细胞钙稳态和诱导心肌细胞凋亡等作用。近来还发现,TNF-α 导致心肌细胞线粒体 DNA 拷贝数减少和线粒体功能障碍。此外,表达释放的 TNF-α、IL-1β 又可诱导心肌细胞其他炎症相关基因表达如 iNOS 加重心肌细胞损伤。因此,我们认为,p38 激酶介导炎症因子 TNF-α、IL-1β 表达上调在心肌细胞损害中起重要作用。

上调 iNOS 表达,使 NO 产生增多,从而介导心肌细胞过氧化损害。缺氧、烧伤血清刺激心肌细胞后 1 h,心肌细胞 iNOS mRNA 表达、蛋白合成增多,并于缺氧、烧伤血清刺激后 12 h 达高峰;刺激后 3 h 培养上清中亚硝酸盐含量显著升高,伴心肌细胞膜 MDA 含量增多。使用 SB203580 抑制 p38 激酶活性,心肌细胞 iNOS mRNA 表达、蛋白水平及培养上清中亚硝酸盐含量显著降低,说明 p38 激酶途径是介导缺氧、烧伤血清刺激条件下心肌细胞诱导表达 iNOS 的主要信号途径。同时发现,使用 SB203580 能使心肌细胞膜脂质过氧化损害减轻(MDA 下降),提示 p38 激酶途径通过参与缺氧、烧伤血清刺激条件下心肌细胞 iNOS 表达上调,导致内源性 NO 产生增多,从而介导了心肌细胞膜脂质过氧化损害。过量释放的 NO 具有多种细胞损伤作用如过氧化损害、抑制线粒体代谢、诱导凋亡等,其中,介导氧化应激是 NO 形成细胞损害的重要方面。因此,p38 激酶途径通过上调心肌细胞 iNOS,导致心肌细胞过氧化损害是其介导细胞损伤的重要机制。

p38 激酶参与缺氧、烧伤血清诱导的心肌细胞 cPLA2 表达上调,介导膜磷脂分解代谢增强,导致心肌细胞膜损伤。磷脂酶 A2 是缺氧、炎性刺激时,细胞膜磷脂降解,释放脂性炎症介质,导致膜损伤的主要酶类。心肌细胞存在 3 种磷脂酶,依据其激活是否需要 Ca^{2+} 参与可分为 Ca^{2+} 依赖型(Ⅱ型与 cPLA2)和 Ca^{2+} 非依赖型。Ca^{2+} 依赖型在参与细胞急性膜磷脂降解、代谢中起主要作用。p38 激酶对心肌细胞Ⅱ型 PLA2 及 cPLA2(胞质型磷脂酶)的表达、活化均有调控作用。p38 激酶介导炎性刺激(IL-1)所致心肌细胞Ⅱ型 PLA2 表达、释放;多种刺激因素诱导细胞 cPLA2 的激活有赖于 p38 激酶的磷酸化作用。因此, p38 激酶途径可能参与缺氧、炎性刺激条件下心肌细胞膜磷脂降解,从而导致心肌细胞损害。研究结果显示,缺氧、烧伤血清刺激心肌细胞 3 h,膜磷脂含量轻度下降,6 h 后明显下降($P<0.05$);应用 SB203580 后 6 h,心肌细胞膜磷脂降解延缓,证实 p38 激酶途径在缺氧、烧伤血清所致心肌细胞膜磷脂降解中有重要作用。膜磷脂是构成细胞膜的主要成分,膜磷脂降解加剧势必导致细胞膜结构完整性破坏,加重细胞损伤。在磷脂酶 A2 当中,cPLA2 在膜磷

脂水解中的作用尤受关注。cPLA2 存在胞质中，在一定 Ca^{2+} 浓度下，被 p38 激酶磷酸化而激活，活化的 cPLA2 迁移至膜性结构如胞膜、核膜等，选择性水解膜磷脂分子 sn-2 位的酰酯键，释放出花生四烯酸等脂性炎症介质，破坏膜结构的完整性。目前认为，cPLA2 可能在多种病理条件下心肌细胞急性膜磷脂水解中起重要作用。研究发现，缺氧、烧伤血清刺激心肌细胞后 1 h，心肌细胞 cPLA2 表达上调，并于 6 h 达高峰，伴蛋白水平增高。cPLA2 的表达上调早于心肌细胞膜磷脂含量下降，说明 cPLA2 的表达上调可能是缺氧、烧伤血清所致心肌细胞膜磷脂降解的重要原因。进一步研究发现，使用 SB203580 后心肌细胞 cPLA2 mRNA 水平显著降低伴蛋白水平下降，说明 p38 激酶不仅可激活心肌细胞 cPLA2，还参与对心肌细胞 cPLA2 的表达调控。p38 激酶调控 cPLA2 表达的作用尚未见报道，本研究首次发现，p38 激酶途径参与缺氧、烧伤血清刺激条件下心肌细胞 cPLA2 表达上调。p38 激酶对 cPLA2 转录的调控作用可能是其他研究中抑制 p38 激酶导致 cPLA2 蛋白减少的主要原因。

2）p38 激酶介导 caspase-3 活化，促进心肌细胞凋亡。研究发现，使用 SB203580 能使缺氧、烧伤血清诱导的心肌细胞凋亡减少，表明 p38 激酶途径介导了缺氧、烧伤血清所致心肌细胞凋亡。细胞凋亡包括 3 个阶段，其中最为重要的是凋亡执行阶段，caspase-3 是重要的凋亡执行 caspase，其可被细胞多条凋亡途径激活，如 caspase 途径和线粒体途径等，在细胞凋亡中发挥重要作用。有学者认为，一旦 caspase-3 激活，细胞凋亡的发生将不可避免，故 caspase-3 活化也被称为凋亡发生的标志性生化事件。研究发现，缺氧、烧伤血清刺激心肌细胞后 3 h，心肌细胞 caspase-3 活性明显升高，并在观察的 12 h 期间呈持续活化状态，表明缺氧、烧伤血清激活了细胞凋亡程序，导致 caspase-3 活化。使用 p38 激酶抑制剂 SB203580 明显降低各时相点 caspase-3 活性伴心肌细胞凋亡减少，说明 p38 激酶促进 caspase-3 活化是其介导心肌细胞凋亡的主要机制之一。由于 caspase-3 通常以酶前体形式存在，只有当 caspase-3 被降解或剪切成两个分子（p12 和 p17）并形成二聚体时才具活性。Western blot 结果显示，缺氧、烧伤血清刺激心肌细胞后 6 h、12 h，心肌细胞 caspase-3 酶前体蛋白水平明显下降，使用 SB203580 能使 caspase-3 酶前体蛋白降解延缓，证实 p38 激酶在 caspase-3 的活化过程中起关键作用。

（3）体内抑制 p38 激酶对烧伤早期心肌损害具有保护作用。大鼠 40% Ⅲ度烫伤后，p38 激酶抑制剂 SB203580（烫伤前 10 min 先注射总量的一半，另一半于烫伤后 3 h 给予），抑制 p38 激酶途径后，可下调心肌组织 TNF-α、iNOS、cPLA2 表达和降低 caspase-3 活性，减轻早期心肌损害。体外实验已经证明，活化的 p38 激酶途径通过调控主要炎症相关核因子，参与炎症相关基因表达，介导心肌细胞损伤；此外，p38 激酶途径还调控 caspase 级联途径活化，参与心肌细胞凋亡。体内使用 SB203580 后 6 h、12 h，40% Ⅲ度烫伤大鼠心肌组织 TNF-α、iNOS 和 cPLA2 mRNA 水平均明显下降，组织 caspase-3 活性降低，表明 p38 激酶途径在烧伤早期心肌组织炎症相关基因上调表达和 caspase-3 活化中起关键作用，与体外结果相符。但在抑制程度上，体内实验中 SB203580 抑制心肌组织 TNF-α、iNOS 和 cPLA2 表达的作用不完全与体外一致，如在体外实验中，SB203580 可使心肌细胞 iNOS 表达几乎完全受抑，但在整体动物实验中，SB203580 对心肌组织 iNOS 表达的抑制率只为

40%～50%；在整体动物实验中，SB203580下调心肌组织TNF-α表达的作用显著强于体外对心肌细胞TNF-α表达的下调作用等。出现这些差异的原因是多方面的，可能主要包括以下几点：①体内、体外刺激因素不完全一致，不同的刺激因素诱导基因表达的作用不同。②心肌组织中，除心肌细胞外，还存在其他细胞。如心肌组织中巨噬细胞、内皮细胞等也表达TNF-α、iNOS等，而不同的细胞类型中，p38激酶途径调控TNF-α、iNOS等表达的能力不一。

使用SB203580可减少烧伤后心肌组织CK-MB丢失，减轻伤后心肌细胞凋亡程度，显著提升左室最大收缩压（LVSP）、左室最大上升速率及下降速率（±dp/dt max），说明下调心肌组织TNF-α、iNOS和cPLA2等表达，降低caspase-3活性能有效减轻心肌损害。体内心肌细胞凋亡减轻的原因，一方面是抑制了p38激酶对caspase-3的直接激活作用；另一方面，抑制p38激酶使炎症相关基因表达减少，从而使诱发心肌细胞凋亡的因素减轻。如TNF-α、iNOS等均具有明确的诱发心肌细胞凋亡的作用，抑制p38激酶后，二者在心肌组织中的表达显著下降，从而减少了导致心肌细胞凋亡的刺激因素。这进一步在整体动物水平证实了p38激酶途径通过调控大量炎症相关基因表达和调控caspase-3活性是其介导早期心肌损害的主要机制，抑制p38激酶途径的过度活化是减轻烧伤早期心肌损害与心功能不全的有效策略。

在证明p38激酶途径是介导烧伤早期心肌损害的关键信号途径，应用p38激酶抑制剂SB203580减轻心肌细胞损害和凋亡、改善心肌细胞活力基础上，为寻找防治烧伤早期心肌损害和"休克心"的新策略，构建了反义p38α基因重组体，转染心肌细胞，再进行缺氧复合烧伤血清处理，探讨了反义p38α基因转染对缺氧及烧伤血清复合处理心肌细胞炎性因子表达的影响及对心肌的保护作用。

结果表明，反义p38α转染后，心肌细胞的p38α mRNA和p38α蛋白表达与正常心肌细胞相比较明显下调，心肌细胞活力明显增加，心肌细胞培养液中LDH活性明显降低，心肌细胞凋亡率显著降低，提示反义p38α基因转染对烧伤血清+缺氧造成的心肌细胞损伤具有保护作用。转染反义p38α对烧伤血清+缺氧+10%牵张损伤因素刺激下心肌细胞保护作用的可能机制主要如下。

1）下调炎症相关基因TNF-α和IL-1β的表达减轻心肌细胞损伤。TNF-α和IL-1β是两个最为主要的前炎症细胞因子。大量产生的TNF-α、IL-1β通过旁分泌、自分泌作用可触发其他炎症细胞因子释放，同时介导负性肌力作用以及对心肌细胞具有直接毒性作用和影响心肌细胞钙稳态、诱导心肌细胞凋亡等，导致心肌器质性损害。反义p38α转染心肌细胞后抑制了TNF-α和IL-1β的高表达，从而减弱了它们对烧伤血清+缺氧+10%牵张作用下心肌细胞的上述损伤作用，降低了心肌细胞凋亡率等，保护了心肌细胞。

2）抑制NF-κB的活化减轻心肌细胞损伤。核转录因子NF-κB激活后，参与多种基因的表达调控，介导心肌损伤，与许多心血管疾病的发生、发展有密切关系。实验结果显示，反义p38α转染心肌细胞后抑制了NF-κB的高表达，从而减弱了其对实验损伤模型中心肌细胞的损伤效应和使心肌细胞凋亡率下降、细胞活力改善等，保护了心肌细胞。

3）可能通过下调诱生型一氧化氮合酶（iNOS）和一氧化氮（NO）的表达减轻心肌细胞损

伤。iNOS 和 NO 合成增多可导致心肌细胞等损伤，反义 p38α 转染可通过下调 TNF-α、IL-1β 与 NF-κB 的表达抑制 NO 和 iNOS 的生成，从而削弱了 NO 和 iNOS 对心肌细胞的损伤作用，使心肌细胞得到保护。

5. 心肌细胞骨架受损

（1）缺血缺氧诱发即早基因 c-Fos、c-Jun 表达增加，后者通过影响心肌肌钙蛋白和 β-Tubulin 表达，造成心肌细胞骨架损伤。缺氧复合烧伤血清处理时，心肌细胞中核转录因子 c-Fos、c-Jun 表达显著增加，与下游基因肌钙蛋白和 β-Tubulin 的 AP-1 结合位点结合，使心肌肌钙蛋白和 β-Tubulin 表达显著下降，心肌细胞骨架受损。电镜下心肌细胞骨架网状结构紊乱，有的细胞骨架断裂呈颗粒状，散布在核周围，造成心肌细胞形态结构改变、坏死和凋亡等损害。表明 c-Fos、c-Jun 是缺氧复合烧伤血清引起心肌细胞损害的主要因素之一。利用自行构建的 c-Fos 反义基因重组体和 c-Jun 反义基因重组体，转染心肌细胞，发现 c-Fos、c-Jun 反义基因重组体转染抑制缺氧复合烧伤血清处理心肌细胞 c-Fos、c-Jun 的表达，上调心肌细胞肌钙蛋白和 β-Tubulin 表达（见图 7-18），使心肌细胞形态结构、功能蛋白表达量、蛋白组成和蛋白比例趋于正常，从而减轻了心肌细胞的缺氧复合烧伤血清处理性损伤，对心肌细胞起了保护作用。

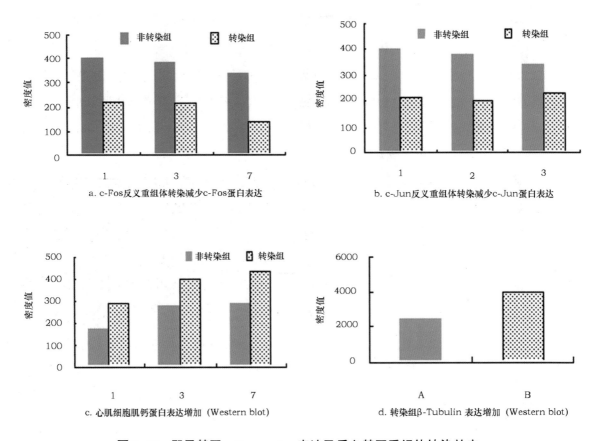

a. c-Fos 反义重组体转染减少 c-Fos 蛋白表达

b. c-Jun 反义重组体转染减少 c-Jun 蛋白表达

c. 心肌细胞肌钙蛋白表达增加（Western blot）

d. 转染组 β-Tubulin 表达增加（Western blot）

图 7-18　即早基因 c-Fos、c-Jun 表达及反义基因重组体转染效应

（2）以机械牵张模拟力学负荷，探讨了力学负荷对缺血缺氧心肌细胞的效应及机制，从体外细胞水平证明了烧伤早期过多过快补液造成的心脏高负荷可加重心肌损害。研究发现，对心肌细胞施加生理刺激强度的 10% 静态牵张刺激，培养上清中 LDH 及 PI 染色阳性率与正常无明显差异，提示 10% 牵张对细胞（膜）无明显损伤。10% 牵张后心肌细胞进一步铺展，胞体宽大，伪足增多，提示细胞功能活跃，10% 静态牵张刺激对离体培养的正常心肌细胞而言，不仅不是一种急性损伤因素，而且还可能会上调心肌细胞的功能。

但在缺血缺氧条件下，心肌细胞对机械牵张的耐受力降低。施加同等生理刺激强度的 10% 静态牵张刺激后，缺血缺氧心肌细胞形态的破坏加重，细胞铺展面积及长度增加，伪足增多，细胞膜受损加剧，细胞面积长度下降，细胞形态严重破坏。与单纯缺血缺氧组相比，机械牵张 + 缺血缺氧刺激后，PI 染色阳性细胞数目显著增加以及培养液中 LDH 急剧上升。机械牵张还加剧缺血缺氧心肌细胞炎症相关基因的上调，10% 牵张组 + 缺血缺氧组显著上调了 TNF-α mRNA 的表达，使心肌细胞收缩蛋白基因 β-MHC mRNA 表达下调，使心肌收缩功能进一步下降。由于机械牵张加重缺血缺氧性心肌细胞损害的作用，在临床工作中，对于延迟复苏已经出现了严重的心功能不全的患者，大量快速地补液需结合有效的心功能监护并根据心脏的承受能力进行，避免过多过快补液使心脏前负荷过大，心肌过度牵张，而加重心肌损害。

在常氧培养下机械牵张，心肌细胞微丝和微管蛋白表达增强，形态完好；单纯缺血缺氧条件下机械牵张，使细胞骨架微丝和微管破坏，微管破坏明显且出现时间早，形态轻微改变；缺血缺氧条件下机械牵张，微丝与微管严重破坏，微管 β-Tubulin 蛋白含量减少，激光共聚焦显微镜可见非肌节型微丝破坏明显，无明显聚合状态微管存在，细胞形态不规则，周边粗糙，胞膜完整性破坏，细胞形态严重受损（见图 7-19），表明机械牵张加重缺血缺氧心肌细胞骨架结构损害是导致心肌损害的重要机制。

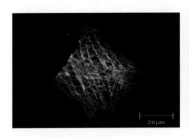 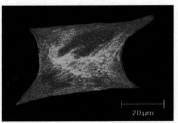 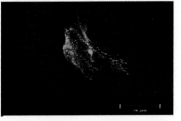

a. 正常心肌细胞微丝　　b. 正常牵张 12 h，微丝蛋白表达增多，　c. 缺氧牵张 12 h，微丝结构严重破
　　　　　　　　　　　　　 细胞增大，结构未见破坏　　　　　　　坏，细胞形态不清晰

图 7-19　机械牵张对缺血缺氧心肌细胞微丝和细胞形态的影响（激光共聚焦显微镜）

在 mRNA 水平，发现缺血缺氧条件下机械牵张，导致肌球蛋白重链 mRNA 由 α 型向 β 型转化，使心肌肌球蛋白分子中 V1 二聚体相对减少（肌球蛋白以 V1 占优势的心肌 ATP 酶活性最高，肌肉收缩速率最快），肌球蛋白 ATP 酶活性降低；心肌细胞培养液中 LDH 含量显著升高，细胞损伤加剧。为进一步在体外实验中模拟严重烧伤后临床过多过快补液导致心肌负荷加重对心肌的影响，我们又

在缺血缺氧条件下加入烧伤血清，再对心肌细胞实施机械牵张。结果发现，心肌细胞损伤（MTT 法检测心肌细胞活力，以乳酸脱氢酶和磷酸激酶水平反映心肌细胞损伤程度）加重，细胞凋亡增加且出现时间早。整体动物实验结果显示，烧伤后大鼠对大量快速补液耐受明显下降，表现为补液后心脏功能指标（LVSP，$+dp/dt$ max，$-dp/dt$ max）下降，烧伤组大鼠达到同样水平 LVEDP（10 ～ 15 mmHg）所需液量较正常大鼠少。以上研究结果表明，缺血缺氧条件下，生理强度的机械牵张造成心肌细胞严重损伤、细胞结构破坏、细胞骨架改变是烧伤早期心肌损害发生的机制之一。这提示临床抗休克补液时应给予合适的补液量和补液速度，防止过多、过快补液使心脏负荷过高造成心肌过度牵张，加重心肌的损害，导致"休克心"的发生。

（3）烧伤血清复合缺血及机械牵张引起心肌细胞损害的分子机制是多方面的，主要有以下几方面：①增加心肌细胞释放促炎细胞因子，造成心肌损害。心肌细胞 IL-1、TNF-α 含量显著增高，说明机械牵张可以促使心肌细胞分泌炎性因子。② p38 激酶是介导烧伤血清复合缺血及机械牵张引起心肌细胞损害的重要信号通路。缺氧复合烧伤血清 + 机械牵张情况下，p38 表达升高，1 h 即发生核转位，但 JNK 无表达。③ NF-κB 活化增强是机械牵张加重心肌细胞损害的重要因素之一。在缺氧与烧伤血清刺激下，复合 10％轴向静态牵张时，心肌细胞 NF-κB 的表达与核转位更显著，IκB-α 的表达水平随刺激时间延长而下降。NF-κB 是一种具有多向调节作用的核转录因子，广泛调控着与免疫反应、应激反应和炎症反应相关的基因，其活化增强是机械牵张加重心肌细胞损害的重要因素之一。

（4）稳定细胞骨架可减轻力学高负荷所致的缺血缺氧心肌细胞损伤。在阐明机械牵张加重缺血缺氧对心肌细胞的损伤效应（主要是细胞骨架受损）的基础上，研究了肌动蛋白细胞骨架稳定剂鬼笔槐酞（phalloidin）和紫杉醇（taxol）对心肌细胞缺血缺氧复合牵张损伤的保护作用。发现细胞骨架微丝或（及）微管稳定剂能显著减少培养心肌细胞 LDH 释放，上调 10％牵张 + 缺血缺氧组心肌细胞 MHC mRNA 的表达，心肌细胞 MHC mRNA 由 α 型到 β 型之间的转化受到抑制；下调 TNF-α mRNA 表达，并明显减少心肌细胞 PI 染色阳性细胞数目，且 taxol 与 phalloidin 联合应用效果更为显著（见图 7-20，图 7-21）。

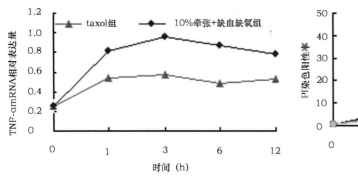
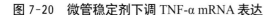
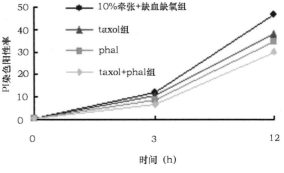

图 7-20　微管稳定剂下调 TNF-α mRNA 表达　　图 7-21　微管稳定剂减轻细胞膜损害 PI 染色阳性率降低

（5）微管稳定性破坏可能是导致线粒体结构和功能损害的因素之一。细胞缺氧是严重烧伤、创伤及其他多种疾病条件下最常见的病理生理现象之一，而能量代谢障碍是缺氧导致细胞和组织器官损害的根本原因。缺氧时细胞能量代谢障碍，表现为有氧代谢抑制（线粒体途径）和代偿性糖酵解启动。以往对缺氧或缺血缺氧条件下能量代谢障碍的研究，在有氧代谢方面，大多孤立地从线粒体入手，尽管开展了大量的工作，但对缺氧条件下能量代谢障碍尤其是线粒体损害的确切机制尚不清楚，临床上缺乏有效的调理措施。

微管蛋白为由 α 微管蛋白和 β 微管蛋白两个亚基［每个亚基分子量为（55±2）ku］组成的念珠状原纤维，微管是由 13 条微管原纤维定向排列组成中空的管状结构。正常细胞中聚合态和游离态微管蛋白处于动态平衡状态。微管参与细胞形态的维持、细胞的运动和分裂，并与细胞内物质运输及细胞分化有关，另外微管还是心肌细胞外信息系统（细胞外基质—肌纤维膜—微管—细胞核）的重要环节。

研究结果显示，缺氧 10 min 时念珠状结构消失；缺氧 20 min 时微管出现扭曲、断裂，连续性和完整性破坏，分布紊乱，并有远离胞核区微管缺失。缺氧 30 min、1 h 时微管结构性破坏加重，直至分布规律性丧失。微管蛋白荧光强度和 Western blot 的检测也表明在缺氧 10 min 时即出现微管损害和解聚，且随缺氧时间的延长而加重。表明在缺氧状态下，微管很早即发生解聚，出现分布和结构的破坏。而缺氧 30 min 时才开始出现心肌细胞呼吸功能和能量合成的下降；缺氧 1 h 内，线粒体仅出现分布规律的改变和一定程度的结构损害，而线粒体的整体结构和染色活性无明显改变。说明微管的缺氧损害出现早于线粒体损害。关于微管损害的原因，以往认为是线粒体损害后导致能量饥饿、耗竭，骨架蛋白磷酸化可抑制骨架蛋白聚集、装配，导致骨架解聚，从而引起细胞骨架包括微管的损伤。然而近年来的大量研究开始使人们对这种传统的认识产生怀疑。研究表明，心肌细胞缺血缺氧可直接导致心肌细胞骨架的损伤。微管作为维持肌纤维和细胞器完整的重要骨架，在严重缺血出现不可逆的损伤前即出现明显的破坏。心肌细胞骨架变化先于心肌缺血的超微结构的变化。

为证明较早发生的微管损害是否参与了后续发生的线粒体损害，应用微管解聚剂对此进行了进一步探讨。结果发现，在常氧下使用微管解聚剂，虽然线粒体形态、结构变化不明显，但 RCR、ATP 等线粒体功能指标显著降低。进一步研究还发现，解聚微管并缺氧处理 30 min、1 h 后线粒体排列、分布及形态的损害改变均较相应缺氧组损害加重，缺氧解聚组 RCR、细胞 ATP 含量亦较相应时相点的缺氧组下降。这些结果均提示微管参与了线粒体的细胞内定位及缺氧早期线粒体呼吸功能和能量代谢的调节。

（6）缺氧心肌细胞微管破坏对 MPT 的影响及其机制。缺氧可导致心肌细胞聚合态微管结构明显破坏，聚合态微管含量明显减少，且微管的缺氧性损害作用随着处理时间的延长逐渐加重，线粒体通透性转换孔（mPTP）在细胞损伤、凋亡和坏死中的重要作用受到越来越多的重视。mPTP 是多蛋白复合体，能在线粒体内膜上组成一个大的无选择性通透孔，它的不可逆开放导致线粒体通透性转换（MPT）的发生，从而导致线粒体内膜电位下降，线粒体细胞色素 C 释放入胞质，引起细胞的坏死和凋亡。研究表明，线粒体通透性转换孔开放是心肌细胞缺血缺氧损害的关键环节，而钙超载和 ROS 显著增高是导致缺氧心肌细胞 mPTP 开放的两个主要因素。我们的研究证明，微管破坏可导致 mPTP 开放，在心肌细胞缺氧损害中起重要作用。

正常组心肌细胞线粒体免疫荧光较强，呈颗粒状。处理 0.5 h 后，缺氧组及常氧 + 微管解聚剂组即发生明显的 mPTP 开放，表现为线粒体荧光强度较对照组减弱。而缺氧 + 稳定剂组线粒体的免疫荧光与对照组相比无明显差别。随着处理时间的延长，缺氧组及常氧 + 微管解聚剂组 mPTP 开放的程度越来越大，表现为 ROI 区域免疫荧光强度与对照组的比值越来越小；而缺氧 + 稳定剂组 mPTP 开放程度较缺氧组明显减轻（见表 7-21）。

正常组心肌细胞线粒体内膜电位较高，其线粒体荧光强度较强。处理 0.5 h 后，缺氧组及常氧 + 微管解聚剂组线粒体内膜电位明显降低，表现为线粒体荧光强度减弱。而缺氧 + 稳定剂组线粒体的免疫荧光与对照组无明显差别。随着处理时间的延长，缺氧组及常氧 + 微管解聚剂组内膜电位损耗的程度不断加重；而缺氧 + 稳定剂组内膜电位的损耗程度较缺氧组明显改善（见表 7-22）。

表 7-21　不同处理因素下线粒体通透性转换孔的变化（$\bar{\chi} \pm s$）

组别	时间（h）				
	0.5	1	3	6	12
对照组	186.54±5.95	188.96±7.89	185.68±5.11	186.49±6.54	187.59±9.17
缺氧组	159.67±8.39*	117.89±8.55**	82.49±5.59**	65.38±7.69**	39.92±7.43**
常氧 + 微管解聚剂组	155.48±9.61*	112.84±6.52**	79.85±5.34**	59.94±8.19**	36.48±9.97**
缺氧 + 微管稳定剂组	175.54±16.19	164.92±16.46*#	152.86±8.49*##	145.29±10.19*##	130.36±14.86**##

注：表中数据为 ROIs 区域荧光强度值。与对照组比较，*$P<0.05$，**$P<0.01$；与缺氧组比较，#$P<0.05$，##$P<0.01$。

表 7-22　不同处理因素下线粒体内膜电位（$\Delta\psi$）的变化（$\bar{\chi} \pm s$）

组别	时间（h）				
	0.5	1	3	6	12
对照组	197.74±5.64	196.72±8.25	195.98±6.91	193.39±7.27	196.79±5.99
缺氧组	162.62±8.99*	119.48±9.53**	82.37±8.39**	65.86±6.38**	41.25±5.38**
常氧 + 微管解聚剂组	160.25±6.59*	113.73±8.35**	78.82±10.54**	57.57±8.89**	40.38±4.59**
缺氧 + 微管稳定剂组	185.49±8.72	168.58±8.79*#	159.26±8.17*##	147.47±8.47*##	135.84±7.21**##

注：表中数据为 ROIs 区域荧光强度值。与对照组比较，*$P<0.05$，**$P<0.01$；与缺氧组比较，#$P<0.05$，##$P<0.01$。

正常组心肌细胞胞浆中细胞色素 C 几乎检测不到。处理 0.5 h 后，缺氧组及常氧 + 微管解聚剂组线粒体中细胞色素 C 即漏出到胞质中，胞浆细胞色素 C 明显增加。而缺氧 + 稳定剂组胞质中未检测到明显的细胞色素 C 增加。随着处理时间的延长，缺氧组及常氧 + 微管解聚剂组漏出到胞质中的细胞色素 C 不断增加；而缺氧 + 稳定剂组细胞胞浆中从线粒体漏出的细胞色素 C 明显少于缺氧组（见表 7-23）。处理 0.5 h 后，缺氧组和常氧 + 解聚剂组细胞活性即明显降低，且随着处理时间的延长，细胞活性不断降低；而缺氧 + 稳定剂组细胞活性较缺氧组得到明显改善。

表 7-23　不同处理因素对胞质中细胞色素 C 含量的影响（$\bar{\chi} \pm s$）

组别	时间（h）				
	0.5	1	3	6	12
对照组	0.0453 ± 0.0137	0.0509 ± 0.0234	0.0421 ± 0.0225	0.0479 ± 0.0215	0.0445 ± 0.0219
缺氧组	$0.6425 \pm 0.0993^{**}$	$0.9983 \pm 0.1232^{**}$	$1.6773 \pm 0.1179^{**}$	$2.3349 \pm 0.0782^{**}$	$3.1143 \pm 0.1096^{**}$
常氧 + 微管解聚剂组	$0.7937 \pm 0.1029^{**}$	$1.1677 \pm 0.1009^{**}$	$1.8629 \pm 0.1239^{**}$	$2.5428 \pm 0.1108^{**}$	$3.2839 \pm 0.1187^{**}$
缺氧 + 微管稳定剂组	$0.0821 \pm 0.0336^{\#\#}$	$0.5325 \pm 0.1326^{**\#\#}$	$0.8783 \pm 0.1098^{**\#\#}$	$1.0773 \pm 0.1436^{**\#\#}$	$1.4349 \pm 0.1262^{**\#\#}$

注：表中数据为细胞色素 C 与 GAPDH 的蛋白条带吸光度比值（IOD）。与对照组比较，$^{*}P<0.05$，$^{**}P<0.01$；与缺氧组比较，$^{\#}P<0.05$，$^{\#\#}P<0.01$。

缺氧后 0.5 h，心肌细胞内游离钙浓度即显著增高，随着缺氧时间的延长，游离钙浓度逐渐增加，至缺氧 6 h 达峰值，12 h 略有回落；常氧 + 解聚剂组心肌细胞处理后 0.5 h，游离钙浓度也显著增高，其变化趋势和缺氧组一致；而同一时相点缺氧 + 微管稳定剂组细胞内钙离子浓度升高程度均明显低于缺氧组。虽然缺氧组和常氧 + 微管解聚剂组细胞钙离子浓度均较对照组显著升高，但常氧 + 微管解聚剂组的钙离子浓度升高程度显著低于缺氧组。

缺氧后 0.5 h，心肌细胞内 ROS 含量即显著增高，随着缺氧时间的延长，ROS 含量逐渐增加；常氧 + 解聚剂组处理后 0.5 h，心肌细胞 ROS 含量也显著增高，其变化趋势和缺氧组一致；而同一时相点缺氧 + 微管稳定剂组细胞内 ROS 水平均明显低于缺氧组。虽然缺氧组和常氧 + 微管解聚剂组细胞 ROS 水平均较对照组显著升高，但常氧 + 微管解聚剂组 ROS 水平升高程度显著低于缺氧组（见表 7-24）。

表 7-24　不同处理因素对心肌细胞 ROS 的影响（$\bar{x} \pm s$）

组别	时间（h）				
	0.5	1	3	6	12
对照组	28.86±8.17	29.57±7.38	26.98±7.29	27.86±6.37	28.26±7.53
缺氧组	85.68±12.50[**]	100.79±14.97[**]	148.95±22.80[**]	168.89±19.08[**]	196.27±21.51[**]
常氧＋微管解聚剂组	68.35±6.15[**##]	79.69±13.45[**##]	100.56±17.95[**##]	119.49±24.07[**##]	135.59±19.95[**##]
缺氧＋微管稳定剂组	32.96±4.74[##]	47.28±6.49[##]	58.71±9.81[**##]	76.29±15.26[**##]	85.19±4.86[**##]

注：表中数据为细胞内 ROS 荧光强度值。与对照组比较，[*]$P<0.05$，[**]$P<0.01$；与缺氧组比较，[#]$P<0.05$，[##]$P<0.01$。

上述结果表明，利用微管解聚剂秋水仙碱破坏正常心肌细胞微管后，细胞 mPTP 开放，导致细胞发生 MPT，引起线粒体内膜电位相应降低，从线粒体释放入胞质中的细胞色素 C 显著增加，细胞活性发生明显降低。当利用微管稳定剂紫杉醇减轻微管的缺氧性损伤之后，心肌细胞 mPTP 开放得到了有效的阻止，这说明缺氧心肌细胞微管破坏是导致 MPT 发生的重要因素。缺氧心肌细胞微管破坏导致 MPT 发生的机制尚不完全清楚，Ca^{2+}、无机磷酸盐、ROS 等是导致缺氧心肌细胞发生 MPT 的关键因素。缺血、缺氧等因素作用于细胞，导致细胞 Ca^{2+} 转运异常引起细胞内 Ca^{2+} 超载和自由基的增加，高浓度 Ca^{2+} 可导致重组 CyP-D 与 ANT 结合，ROS 则作用于 ANT 的硫醇使之氧化，从而引起 mPTP 的开放，导致 MPT 的发生。

（7）缺氧心肌细胞微管破坏对糖酵解途径关键酶和能量生成具有重要影响。心肌细胞在供氧充分的情况下主要通过线粒体的氧化磷酸化提供能量。但是，在大面积严重烧伤后，由于心肌的缺血缺氧致使心肌细胞的主要供能转为无氧糖酵解途径。糖酵解途径中的三个关键酶：磷酸果糖激酶（PFK）、己糖激酶（HK）、丙酮酸激酶（PK）在调节糖酵解提供心肌代谢所需 ATP 的过程中至关重要。在这 3 种催化糖酵解过程中三个不可逆反应的酶中，PFK 被认为最重要，它催化 6- 磷酸果糖转变为 1，6- 二磷酸果糖；HK 使葡萄糖磷酸化为 6- 磷酸葡萄糖；PK 则将磷酸烯醇式丙酮酸转变为丙酮酸并释放 ATP。LDH 将丙酮酸还原为乳酸（LC）。

研究发现，B 组和 D 组心肌细胞内 PK 活性呈先小幅度升高再降低的趋势，于 1 h 达到高峰，以后逐渐降低。与 A 组各时相点比，B、D 组在缺氧后 0.5 h 即显著低于 A 组；缺氧 1 h 以后 B、D 组均显著低于 A 组，且在 1 h 达到高峰，而 A 组在 3 h 左右达到高峰后逐渐降低；C 组的变化趋势与 A 组近似，0.5 h 后立即升高至 6 h 左右，然后迅速下降，但在 3 h 和 6 h 两个时相点上显著低于 A 组；D 在各个时相点均显著低于 C（见表 7-25）。

表 7-25　PK 活性变化（$\bar{\chi}\pm s$，$n=5$，IU/g 蛋白）

组别	缺氧时间（h）				
	0.5	1	3	6	12
A	162.88±7.18	438.79±35.99	670.29±38.27	467.74±43.35	234.64±26.39
B	123.56±15.94*	228.39±18.23*	157.88±34.81*	63.07±3.12*	47.77±6.07*
C	147.43±12.94	474.89±15.38	598.87±19.98*	394.83±31.60*	232.46±29.40
D	122.40±15.51*△	175.41±14.18*#	77.41±11.56*#	43.89±7.08*#	32.48±7.22*#

注：单纯缺氧组（A 组），缺氧＋微管解聚剂（秋水仙碱）组（B 组），缺氧＋微管稳定剂（紫杉醇终浓度为 5 μmol/mL）组（C 组），缺氧＋微管稳定剂（紫杉醇终浓度为 15 μmol/mL）组（D 组）。 同一时相点与 A 组比较，*$P<0.01$；同一时相点与 C 组比较，△$P<0.05$，#$P<0.01$。

随处理时间的延长，B 和 D 组心肌细胞 HK 活性逐渐降低，3 h 时降至 A 组的一半，6 h 以后的变化趋向平稳，但其活性维持在很低水平，且两组之间差异不显著，相对于 A 组，两组酶的活性从缺氧 0.5 h 起各个时相点均显著低于 A 组；A 和 C 组变化趋势近似，无显著差异，从 0.5 h 开始逐渐升高，于 3 h 左右达到高峰，随即快速降低，但在 12 h 仍明显高于 B、D 组，此时 C 组的 HK 活性显著高于 A 组（见表 7-26）。

表 7-26　HK 活性变化（$\bar{\chi}\pm s$，$n=5$，IU/g 蛋白）

组别	缺氧时间（h）				
	0.5	1	3	6	12
A	133.20±7.72	193.77±11.35	224.08±10.39	174.14±18.20	114.22±7.54
B	101.82±7.6*	80.39±7.03*	56.99±6.85*	39.74±7.01*	25.67±6.19*
C	136.45±11.46	189.84±9.30	214.44±10.60	174.43±6.01	136.34±13.32*
D	94.47±6.53*#	59.27±8.12*#	41.17±6.06*#	15.34±4.88*#	10.65±3.33*#

注：单纯缺氧组（A 组），缺氧＋微管解聚剂（秋水仙碱）组（B 组），缺氧＋微管稳定剂（紫杉醇终浓度为 5 μmol/mL）组（C 组），缺氧＋微管稳定剂（紫杉醇终浓度为 15 μmol/mL）组（D 组）。同一时相点与 A 组比较，*$P<0.01$；同一时相点与 C 组比较，#$P<0.01$。

A 组心肌细胞 PFK 活性呈先升高，于 6 h 左右达到最高峰后再迅速降低的变化趋势；缺氧后 0.5 h，B、D 组 PFK 活性即明显低于 A 组，随后缓慢降低，6 h 后趋于缓和，12 h 降至最低。其中各个时相点均低于 A 组，而两组之间无显著差异；C 组在缺氧后 0.5 h 开始迅速升高，至在 3 h 达到高峰后缓慢降低，6 h 后迅速降低，12 h 后降至 0.5 h 水平，这种变化趋势同 A 组近似；但其各个时相点 PFK 活性均显著高于 B、D 组（见表 7-27）。

表 7-27　PFK 活性变化（$\bar{\chi} \pm s$，n=5，IU/g 蛋白）

组别	缺氧时间（h）				
	0.5	1	3	6	12
A	132.31±13.68	185.88±12.39	276.31±14.59	276.09±14.09	125.74±15.55
B	98.60±7.96*	71.96±4.73*	47.64±3.80*	32.86±5.19*	26.83±4.73*
C	121.93±15.89	176.05±23.20	288.95±13.84	252.01±29.25	118.91±12.23
D	92.99±8.06*#	68.68±6.36*#	48.60±5.77*#	37.18±3.99*#	26.34±3.65*#

注：单纯缺氧组（A 组），缺氧＋微管解聚剂（秋水仙碱）组（B 组），缺氧＋微管稳定剂（紫杉醇终浓度为 5 μmol/mL）组（C 组），缺氧＋微管稳定剂（紫杉醇终浓度为 15 μmol/mL）组（D 组）。同一时相点与 A 组比较，*P<0.01；同一时相点与 C 组比较，#P<0.01。

A 组心肌细胞 LDH 活性呈逐渐升高的变化趋势，12 h LDH 活性为 0.5 h 的 2 倍；C 组的 LDH 活性变化趋势也呈逐渐升高的趋势，虽然在 0.5 h 时低于 A 组，但从 1 h 开始明显升高，并高于各个时相点 A 组 LDH 的活性，12 h 酶活性为 0.5 h 的 4 倍；与 A 组比较，B 组 LDH 活性从 0.5 h 后明显升高，3 h 左右达到高峰并显著高于 A 组，但是随后迅速降低，于 12 h 显著低于 A 组；D 组 LDH 活性变化在 3 h 内与 C 组类似，3 h 左右仍显著高于 A 组，但以后急剧降低，12 h 即低于 0.5 h 水平，并从 6 h 开始显著低于其余各组别（见表 7-28）。

表 7-28　LDH 活性变化（$\bar{\chi} \pm s$，n=5，IU/g 蛋白）

组别	缺氧时间（h）				
	0.5	1	3	6	12
A	1793±109	2145±100	2767±83	3192±181	3662±140
B	1618±81	3083±54*	4160±63*	3671±170*	2968±160*
C	1275±78*	2848±73*	3928±73*	4441±193*	4931±160*
D	1627±130#	2735±95*	3265±112*#	2301±126*#	1157±92*#

注：单纯缺氧组（A 组），缺氧＋微管解聚剂（秋水仙碱）组（B 组），缺氧＋微管稳定剂（紫杉醇终浓度为 5 μmol/mL）组（C 组），缺氧＋微管稳定剂（紫杉醇终浓度为 15 μmol/mL）组（D 组）。同一时相点与 A 组比较，*P<0.01；同一时相点与 C 组比较，#P<0.01。

缺氧0.5 h，B、D组心肌细胞LC含量显著高于A组，随后LC含量缓慢升高，于1～3 h达到稳定，3 h后缓慢升高，但随后各个时相点均显著低于A组，两组的变化趋势缓和且相似；A组LC含量逐渐升高，于1～3 h升高迅速，3 h、6 h、12 h均高于B、C、D组；与A组相比，C组也呈上升趋势，0.5～1h与A组无显著差别，于1 h后急剧上升，但仍显著低于A组（见表7-29）。

表 7-29　LC 含量变化（$\bar{\chi}\pm s$，n=5，IU/g 蛋白）

组别	缺氧时间（h）				
	0.5	1	3	6	12
A	1.24±0.06	2.59±0.26	6.07±0.67	8.13±0.41	10.62±0.88
B	2.59±0.19*	3.79±0.48*	4.03±0.71	5.16±0.49*	6.44±0.62*
C	1.11±0.05	2.44±0.40	4.10±0.16*	7.14±0.43#	8.26±0.36*
D	2.76±0.34*△	3.71±0.49*△	3.78±0.11△	5.32±0.74*△	6.06±0.73*△

注：单纯缺氧组（A组），缺氧＋微管解聚剂（秋水仙碱）组（B组），缺氧＋微管稳定剂（紫杉醇终浓度为5 μmol/mL）组（C组），缺氧＋微管稳定剂（紫杉醇终浓度为15 μmol/mL）组（D组）。同一时相点与A组比较，*$P<0.01$；同一时相点与C组比较，△$P<0.01$。

心肌细胞活性检测显示，不同因素处理后，心肌细胞死亡率均成逐步上升趋势。其中A组心肌细胞12 h后死亡率为1 h的10倍左右，24 h后近半数以上细胞死亡；相对于A组、B组及D组各个时相点的细胞死亡率均显著升高，12 h即出现半数以上细胞死亡，而24 h后80％细胞死亡，且两组间无显著差异；C组在缺氧后1 h内与A组无显著差异，但随后死亡细胞逐渐增加，但各个时相点死亡细胞数均显著低于A组，24 h后存活率达65％左右（见表7-30）。

表 7-30　心肌细胞活性检测结果（台盼蓝染色）（$\bar{\chi}\pm s$，n=5，％）

组别	缺氧时间（h）			
	1	6	12	24
A	2.60±1.41	10.13±2.17	30.30±3.86*	44.36±3.95*
B	13.37±2.03#	36.30±3.46*#	55.97±4.64*#	85.67±4.14*#
C	2.37±0.75	6.91±1.41△	17.21±4.07*#△	35.57±2.61*#△
D	11.37±2.32#	37.87±3.85*#	52.77±2.40*#	77.60±9.97*#

注：单纯缺氧组（A组），缺氧＋微管解聚剂（秋水仙碱）组（B组），缺氧＋微管稳定剂（紫杉醇终浓度为5 μmol/mL）组（C组），缺氧＋微管稳定剂（紫杉醇终浓度为15 μmol/mL）组（D组）。与同组内1 h比较，*$P<0.01$；同一时相点与A组比较，#$P<0.01$，△$P<0.05$。

处理后 0.5 ~ 6 h，B 组及 D 组 CK 活性迅速显著升高，6 h 后升幅减缓。1 h 后 B 组各个时相点均显著高于 A 组，但其活性在各个时相点均低于 D 组；D 组各个时相点 CK 活性均显著高于 A 组，而 C 组各个时相点均低于 A 组（见表 7-31）。

表 7-31　CK 活性变化（$\bar{\chi} \pm s$，n=5，IU/g 蛋白）

组别	缺氧时间（h）				
	0.5	1	3	6	12
A	0.22±0.05	0.36±0.04	0.70±0.07	0.89±0.05	1.26±0.12
B	0.27±0.05	0.74±0.05*	0.89±0.06*	1.33±0.11*	1.62±0.14*
C	0.13±0.04#	0.24±0.08#	0.47±0.06*	0.67±0.09#	0.89±0.07*
D	0.36±0.06*Δ	0.81±0.04*Δ	1.52±0.11*Δ	1.62±0.17*Δ	1.69±0.12*Δ

注：单纯缺氧组（A 组），缺氧 + 微管解聚剂（秋水仙碱）组（B 组），缺氧 + 微管稳定剂（紫杉醇终浓度为 5 μmol/mL）组（C 组），缺氧 + 微管稳定剂（紫杉醇终浓度为 15 μmol/mL）组（D 组）。同一时相点与 A 组比较，#P<0.05，*P<0.01；同一时相点与 C 组比较，ΔP<0.01。

A 组 ATP 含量呈平稳减少趋势，12 h 后 ATP 含量降至 0.5 h 的 1/4 左右；相对于 A 组，C 组缺氧后早期 ATP 含量即显著高于 A 组，随后逐步减少，1 ~ 6 h 降幅较为明显，但直至 6 h 期间各个时相点的 ATP 含量均显著高于 A 组，12 h 后两者无显著差异；B 组在缺氧早期（0.5 h）ATP 含量明显低于 A 组，随后逐渐降低且各个时相点均显著低于 A 组，而其中 0.5 ~ 3 h 降幅最为明显；D 组从缺氧开始 ATP 含量也呈减少趋势，且各个时相点显著均低于 A 组和 C 组（见表 7-32）。与 ATP 含量变化相反，各组 ADP 含量均呈逐渐升高趋势。

表 7-32　ATP 含量变化（$\bar{\chi} \pm s$，n=5，μg/10^6 个细胞）

组别	缺氧时间（h）				
	0.5	1	3	6	12
A	42.94±5.80	29.47±1.76	18.18±0.97	14.02±0.73	11.49±1.08
B	28.46±2.89*	14.86±2.01*	11.63±1.06*	7.57±0.46*	5.52±0.42*

续表

组别	缺氧时间（h）				
	0.5	1	3	6	12
C	$49.86 \pm 2.75^{\#}$	$40.68 \pm 2.04^{*}$	$25.75 \pm 1.89^{*}$	$19.06 \pm 1.23^{*}$	12.01 ± 0.99
D	$33.63 \pm 2.11^{*\Delta}$	$28.02 \pm 9.56^{*\Delta}$	$11.37 \pm 0.79^{*\Delta}$	$11.38 \pm 0.79^{*\Delta}$	$7.69 \pm 0.53^{*\Delta}$

注：单纯缺氧组（A 组），缺氧＋微管解聚剂（秋水仙碱）组（B 组），缺氧＋微管稳定剂（紫杉醇终浓度为 5 μmol/mL）组（C 组），缺氧＋微管稳定剂（紫杉醇终浓度为 15 μmol/mL）组（D 组）。同一时相点与 A 组比较，$^{\#}P<0.05$，$^{*}P<0.01$；同一时相点与 C 组比较，$^{\Delta}P<0.01$。

上述研究结果表明，单纯缺氧状态下，心肌细胞糖酵解关键酶活性均呈先显著升高后降低的过程。提示缺氧状态下，心肌细胞糖酵解活性显著增强，缺氧是启动糖酵解的重要因素之一，但随着缺氧时间的延长，缺氧状况的进一步加剧，糖酵解关键酶活性进一步降低，但是 LDH 随时间的延长在一定时间内仍保持较高的活性，致使糖酵解代谢产物 LC 含量不断堆积。在缺氧状态下，微管解聚剂（秋水仙碱）使微管处于过解聚状态，糖酵解关键酶的活性均随时间出现不同程度的降低；应用大剂量的微管稳定剂，使微管的动态解聚过程转变为过稳定状态，心肌细胞的糖酵解关键酶的活性仍会出现显著降低的趋势。但适当浓度的微管稳定剂可以扭转缺氧早期的微管解聚状态，荧光显微镜发现，在缺氧一段时间内，适当浓度微管稳定剂作用下的微管形态与常氧下正常微管形态无显著差异，但是这一影响仅发生在缺氧早期，12 h 后微管稳定剂对微管解聚过程的作用甚微。在适当浓度微管稳定剂的作用下，心肌细胞糖酵解关键酶的活性显著升高，其代谢产物 LC 也迅速升高。缺氧 12 h 后，细胞微管渐渐不受低浓度微管稳定剂的作用，而同时也出现了糖酵解供能的迅速减弱。

通过微管解聚剂诱使缺氧状态的心肌细胞微管的过解聚或过稳定均能加速心肌细胞的损伤，甚至死亡，同时能量生成活动显著减弱；而缺氧时适当地使微管稳定能在早期显著减缓细胞损伤和死亡，进而促进细胞能量生成，但这一保护作用仅在短时间内有效，一旦缺氧加重致使细胞结构出现不可逆的损伤后，稳定微管的保护作用即丧失殆尽。

应用微管解聚剂和大剂量微管稳定剂通过改变微管的结构能加速细胞的损伤，甚至死亡。小剂量的微管稳定剂能显著缓解细胞的损伤和死亡。适度稳定心肌细胞的微管后，其 ATP 含量显著增加，且在 12 h 内各个时相点均显著高于 A 组。但随着缺氧时间延长，线粒体此时的氧化供能作用显著减弱，同时细胞骨架出现不可逆的损伤，线粒体脱离微管且结构发生不可逆改变，此时再稳定微管也不能改变细胞的能量生成。

由此可见，缺氧状态下心肌细胞的活性和能量生成与细胞骨架微管的结构密切相关。通过稳定微管能显著减轻细胞的损伤，延缓细胞的死亡，但是这一作用呈时间依赖性，即发生在缺氧后早期的一段时间内。

微管相关蛋白 4（MAP4）属于 II 型微管相关蛋白，是纤维状蛋白，具有热稳定、对蛋白酶敏感等特点，是构成非神经细胞骨架中主要的微管相关蛋白之一。MAP4 包被在微管外部时，微管蛋白亚单位不能脱离微管的末端，是生理条件下稳定微管的重要物质。研究显示，在正常心肌细胞内，MAP4 定位于由 α、β-Tubulin 蛋白形成的聚合态微管束，缺氧可使心肌细胞微管破坏，MAP4 显著降低。随着缺氧时间的延长，α-Tubulin 蛋白和 MAP4 在心肌细胞中的含量逐渐减少。通过转染含有大鼠 MAP4 基因的复制缺陷型重组腺病毒载体，可上调 MAP4 表达，有助于维持缺氧心肌细胞微管的稳定，对缺氧早期心肌细胞能量代谢及生理活性具有一定的维持作用。但不影响正常培养状态下心肌细胞的活性和生理功能。MAP4 表达上调可明显改善缺氧早期（0.5～3 h）心肌细胞 ATP 和能荷水平，维持细胞活力。但随着缺氧时间的延长，心肌细胞最终仍发生不可避免的能量代谢障碍和细胞的相对活力下降。

三、烧伤早期缺血缺氧损害的"休克心"假说

上述结果表明，严重烧伤后，由于心肌自身的 RAS 系统激活迅即早期导致心肌缺血缺氧；烧伤后血液成分的改变致红细胞膜黏弹性改变使心肌局部血流量减少；心肌细胞膜受体（β-AR）介导的信号转导系统及"分子开关 Gsα/Giα"的变化导致心功能很快受到抑制等，使得因为毛细血管通透性增加导致血容量显著下降之前，心肌即发生心肌缺血缺氧损害和心功能减退。这种即早出现的心肌损害及心脏泵血功能减弱，不仅引起心功能不全；还可诱发或加重休克，成为烧伤早期缺血缺氧的重要启动因素之一。根据上述认识，提出了烧伤早期缺血缺氧损害的"休克心"假说（见图 7-22）。这一学说纠正了以往烧伤早期心肌血流量无明显减少，心肌无明显结构损伤和器质性功能障碍，烧伤休克主要是血管通透性增高所致的低血容量休克，心脏不参与早期烧伤休克发生的认识，为烧伤早期缺血缺氧损害的防治提供了新的方向。以后，随着血容量的进一步降低，如果不能得到及时有效的治疗，心肌可发生更为严重的缺血缺氧损害。

为阐明烧伤早期心肌损害对全身其他组织器官缺血缺氧损害的影响和"启动"作用，用实验证明烧伤早期缺血缺氧损害的"休克心"假说，进一步开展了"休克心"对严重烧伤大鼠早期肝、肾、肠损害影响的动物实验研究。实验采用大鼠 30% TBSA III 度烫伤，按 Parkland 公式（4 mL·kg^{-1}·1% TBSA^{-1}）腹腔注射乳酸林格液。分为烧伤组和药物干预组，药物干预组又分为普萘洛尔组（β-受体阻滞剂抑制心肌收缩，0.75 mg/kg，静脉滴注）、毛花苷 C 组（加强心肌收缩，0.2 mg/kg，静脉滴注）、依那普利拉组（改善心肌血流量，1 mg/kg，静脉滴注）、毛花苷 C 和依那普利拉联用组（各自剂量不变）。结果提示，烧伤后 0.5 h，血清 CtnI（心肌损害指标）即明显升高，而血清 TBA、β2-MG、

DAO（反映肝、肾、肠损害敏感指标）等指标伤后 1～3 h 时才显著升高；伤后 1 h，大鼠心功能开始明显下降，12 h 内进行性降低，经充分补液复苏治疗，24 h 后心功能有所回升，但仍显著低于对照组。伤后 6 h，应用 β-受体阻滞剂普萘洛尔抑制心肌收缩，心肌损害明显加重、心功能进一步下降，此时肝、肾、肠血流量也随之降低，损害加重；而血管紧张素转换酶抑制剂依那普利拉组、强心剂毛花苷 C 组和依那普利拉与毛花苷 C 两药联用组心肌损害显著减轻，心肌力学指标改善，肝、肾、肠血流量增加并损害减轻（见图 7-23 至图 7-29）。心肌损害指标与心功能呈显著负相关，而心功能与肝、肾、肠血流量呈显著正相关并与其损害指标的变化呈显著负相关。这些结果提示，严重烧伤后心肌损害不仅在发生时间上明显早于其他脏器损害，且与其他脏器损害指标和血流量呈显著相关，提示"休克心"是严重烧伤早期肝、肾、肠血流量减少和损害的重要启动因素之一。

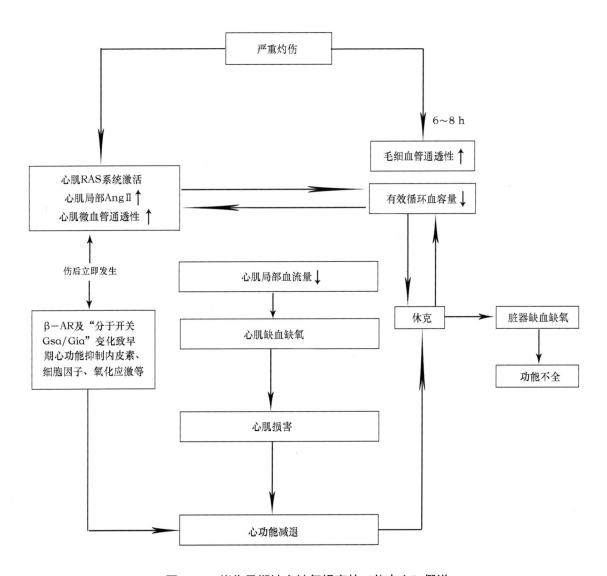

图 7-22　烧伤早期缺血缺氧损害的"休克心"假说

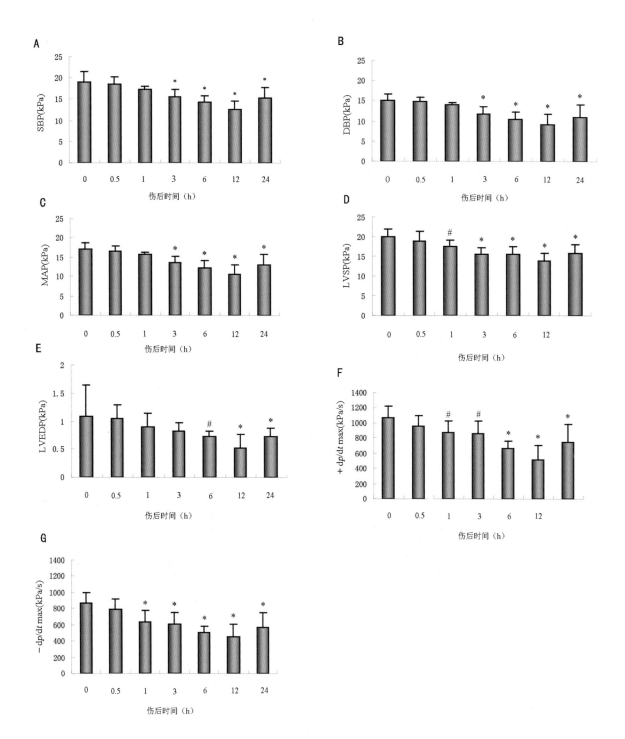

图 7-23　烧伤后心肌力学指标变化

大鼠 30% TBSA Ⅲ度烧伤后 1 h 始，反映心肌收缩 / 舒张功能重要指标 LVSP、±dp/dt max 即明显下降，3 h 后 SBP、DBP 亦下降，6~12 h 全部心肌力学指标进一步降低，24 h 仍保持在较低水平。与 0 h（正常对照）组比较，# $P<0.05$，* $P<0.01$。

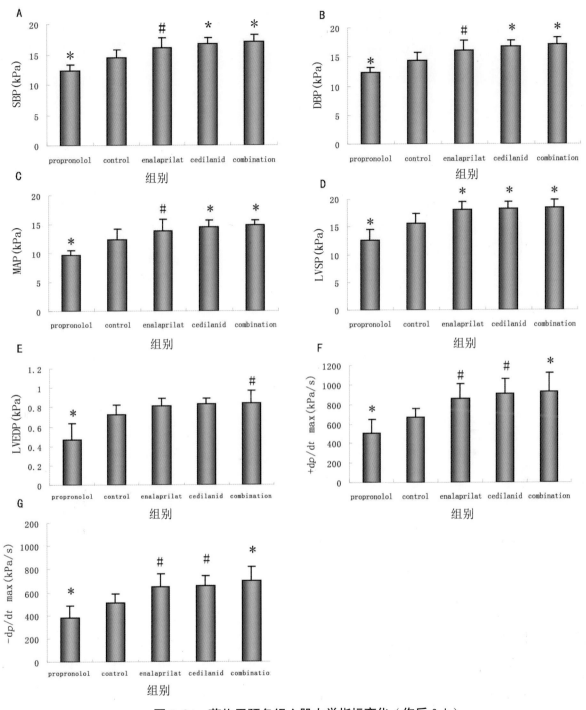

图 7-24　药物干预各组心肌力学指标变化（伤后 6 h）

　　propronolol 组心肌力学指标均低于烧伤 control 组，提示普萘洛尔对心功能有显著抑制作用。enalaprilat 组和 cedilanid 组心肌力学指标均高于烧伤 control 组，两药联用组心肌力学指标均显著升高，提示依那普利拉和毛花苷 C 均能增强心功能，两药联用具有一定正协同作用。与 control 组（单纯烧伤对照组）比较：$^*P<0.05$。

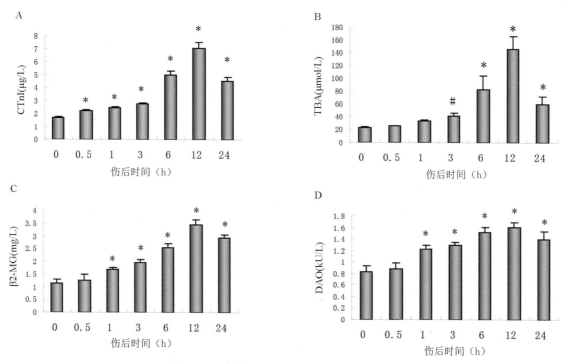

图 7-25 烧伤后主要脏器损害指标变化

大鼠 30% TBSA Ⅲ度烧伤后心肌损害指标（CTnI）出现最早，随后陆续出现肝（TBA）、肾（β2-MG）、肠（DAO）损害，各脏器损害指标峰值时间均出现于伤后 12 h，伤后 24 h 有所回落，但均高于 0 h（正常对照组）水平。CTnI、TBA、β2-MG 各组 $n=6$，DAO 各组 $n=8$。与 0 h 组（正常对照组）比较：$^{\#}P<0.05$，$^{*}P<0.01$。

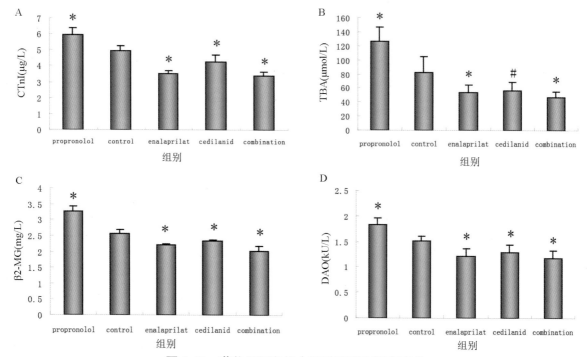

图 7-26 药物干预各组主要脏器损害指标变化

与 control 组比较，propronolol 组血清 CTnI、TBA、β2-MG 和 DAO 均明显升高，提示 30% TBSA Ⅲ度烧伤大鼠使用普萘洛尔 6 h 后心、肝、肾、肠损害明显加重；而 enalaprilat 组、cedilanid 组和 combination 组血清 CTnI、TBA、β2-MG 和 DAO 则均明显降低，提示依那普利拉、毛花苷 C 或两药联用都能显著减轻大鼠严重烧伤后早期心、肝、肾、肠损害。与control组（单纯烧伤对照组）比较：$^{\#}P<0.05$，$^{*}P<0.01$。

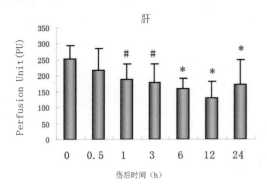

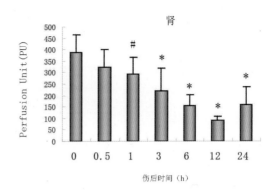

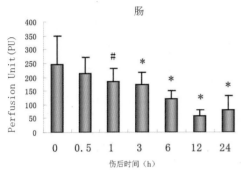

图7-27 烧伤后肝、肾、肠血流量变化

大鼠30%Ⅲ度烧伤后1 h，肝、肾、肠血流量明显下降，12 h内持续下降，24 h仍显著低于对照水平。各脏器血流量变化幅度以肾脏最大，肠次之，肝脏血流变化幅度最小。与0 h组（正常对照组）比较：$^{\#}P<0.05$，$^{*}P<0.01$。

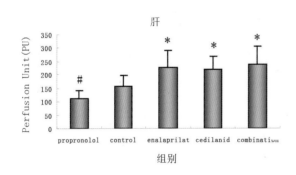

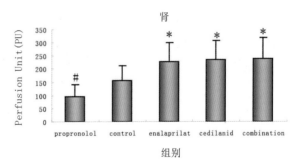

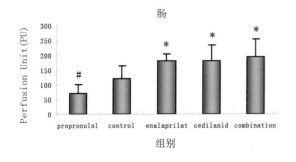

图7-28 药物干预各组肝、肾、肠血流量比较

与control组比较，propronolol组肝、肾、肠血流量均明显降低，而enalaprilat组、cedilanid组和combination组肝、肾、肠血流量均显著升高。与control组（单纯烧伤对照组）比较：$^{\#}P<0.05$，$^{*}P<0.01$。

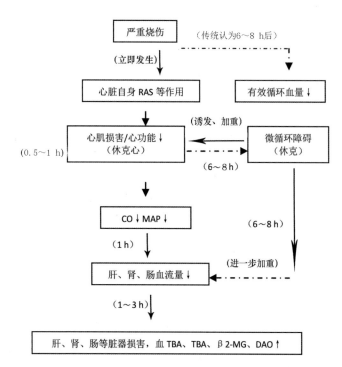

图 7-29　烧伤早期"休克心"诱发和加重休克及肝、肾、肠损害示意图

当然，随着血容量的进一步减少，心肌缺血缺氧将进一步加重，除有氧代谢降低外，还可出现氧自由基、细胞因子等介导的损害。烧伤早期心肌损害的核心环节是线粒体损伤，其损伤可引起能量代谢障碍和启动线粒体途径凋亡。线粒体 Ca^{2+} 超载及自由基增加引起的 MPTP 开放除抑制有氧代谢外，更重要的是释放细胞色素 C，激活胞质 capase-3，导致线粒体途径凋亡。此外，内源性保护机制相对减弱或受损，也是心肌损害的重要机制。

四、严重烧伤早期心肌损害的防治与修复

根据烧伤早期心肌损害和"休克心"的发生机制，从多方面研究提出了防治措施和策略。

1. 血管紧张素转化酶抑制剂

严重烧伤早期，心肌局部肾素－血管紧张素系统（RAS）激活，使心肌局部 Ang Ⅱ 生成增加，导致心肌局部血流灌注减少，是早期心肌缺血缺氧损害的重要始动因素。研究发现，在严重烧伤早期休克情况下，应用小剂量（1 mg/kg）的血管紧张素转换酶抑制剂（ACEI）可显著改善烧伤早期心肌缺血缺氧损害，而对血压不产生明显影响。

30% 体表面积（TBSA）Ⅲ度烫伤后，应用血管紧张素转换酶抑制剂依那普利拉注射液可显著降低血浆血管紧张素Ⅱ含量。在 3 个依那普利拉注射液治疗组，血浆血管紧张素Ⅱ含量与依那普利拉注射液剂量呈显著负相关：小剂量（1 mg/kg）依那普利拉注射液治疗组血浆血管紧张素Ⅱ含量虽然显著低于烫伤组，但仍高于正常水平；中剂量（2 mg/kg）和大剂量组（4 mg/kg）血浆血管紧张素Ⅱ含量均低于小剂量组，以大剂量组最明显（见表 7-33）。

表 7-33　大鼠严重烫伤后血浆血管紧张素 II 含量变化（$\bar{\chi} \pm s$，$n=6$，pg/mL）

分组	正常值	烫伤后时间（h）	
		6	12
烫伤对照组	514.21±73.31	1330.12±64.54**	1285.81±50.74**
小剂量治疗组	—	857.67±97.08**△△	940.23±58.01**△△□
中剂量治疗组	—	737.66±83.70*△△	704.80±61.36*△△#δ□□
大剂量治疗组	—	633.65±55.66△△#	628.42±48.48△△##δδ

注：实验中设计大、中、小剂量分别为 4 mg/kg、2 mg/kg、1 mg/kg（下同）。与正常组比较，$^*P<0.05$，$^{**}P<0.01$；与致伤组比较，$^{△}P<0.05$，$^{△△}P<0.01$；与小剂量组比较，$^{#}P<0.05$，$^{##}P<0.01$；与中剂量组比较，$^{□}P<0.05$，$^{□□}P<0.01$；6 h 与 12 h 比较，$^{δ}P<0.05$，$^{δδ}P<0.01$。

研究发现，在休克补液复苏的同时，应用小剂量的依那普利拉注射液对循环血压无显著影响。烫伤后，烫伤对照组和大、中剂量依那普利拉注射液治疗组收缩压和舒张压均较正常值明显降低。烫伤后 6 h，小剂量收缩压和舒张压下降不明显，略高于烫伤对照组；伤后 12 h 舒张压虽低于正常，但显著高于烫伤对照组和大、中剂量依那普利拉注射液组（见表 7-34）。烫伤后，烫伤对照组和三个依那普利拉注射液治疗组平均动脉压均显著低于正常对照水平，平均动脉压变化与依那普利拉注射液剂量呈负相关，大剂量组平均动脉压低于中、小剂量组。但烫伤后 6 h，小剂量组平均动脉压与烫伤对照组无显著差异，烫伤后 12 h，小剂量组平均动脉压高于烫伤对照组（见表 7-35），提示在休克补液复苏的同时，应用小剂量的依那普利拉注射液对循环血压无显著影响。

表 7-34　大鼠严重烫伤后动脉压变化（$\bar{\chi} \pm s$，$n=6$，kPa）

分组	动脉收缩压		动脉舒张压	
	伤后 6 h	伤后 12 h	伤后 6 h	伤后 12 h
正常值	17.68±0.66	14.31±0.69	—	—
烫伤对照组	13.92±1.29**	12.55±0.63**	11.13±1.28**	8.55±0.63**δ
小剂量治疗组	15.43±0.30*	14.13±0.90**	11.28±0.53*	11.18±1.02**△
中剂量治疗组	13.93±1.14**	13.70±0.95**	11.09±1.17**	10.70±0.86**
大剂量治疗组	13.45±0.74**	12.56±0.18**	10.39±0.75**	8.36±0.75**#□

注：与正常组比较，$^*P<0.05$，$^{**}P<0.01$；与致伤组比较，$^{△}P<0.05$，$^{△△}P<0.01$；与小剂量组比较，$^{#}P<0.05$，$^{##}P<0.01$；与中剂量组比较，$^{□}P<0.05$，$^{□□}P<0.01$；6 h 与 12 h 比较，$^{δ}P<0.05$，$^{δδ}P<0.01$。

表 7-35 大鼠严重烫伤后平均动脉压变化（$\bar{\chi} \pm s$, $n=6$, kPa）

分组	正常值	烫伤后时间（h）	
		6	12
烫伤对照组	15.43±0.48	12.06±1.27**	9.89±0.56**
小剂量治疗组	15.43±0.48	12.66±0.32**	12.16±0.95**△
中剂量治疗组	15.43±0.48	12.04±1.16**	11.70±0.84**ᵟ□
大剂量治疗组	15.43±0.48	11.41±0.65**	9.76±0.53**#ᵟᵟ□□

注：与正常组比较，*$P<0.05$，**$P<0.01$；与致伤组比较，△$P<0.05$，△△$P<0.01$；与小剂量组比较，#$P<0.05$，##$P<0.01$；与中剂量组比较，□$P<0.05$，□□$P<0.01$；6 h 与 12 h 比较，ᵟ$P<0.05$，ᵟᵟ$P<0.01$。

应用小剂量的依那普利拉注射液可显著减轻心肌损害。烫伤后，烫伤组血清 CK 含量明显高于正常对照水平；烫伤后 6 h，3 个治疗组血清 CK 含量均显著低于烫伤对照组；烫伤后 12 h，中、小剂量治疗组血清 CK 含量仍明显低于烫伤对照组。在 3 个治疗组，中剂量和大剂量组血清 CK 含量不同程度高于小剂量组，大剂量组最明显，小剂量组 12 h 与正常对照差异不显著（见表 7-36）。烧伤后各时相点 CK-MB 均明显高于正常值，3 h 达高峰。伤后 1 h 和 3 h，治疗组 CK-MB 也显著高于正常值，但 6 h 后与正常值无显著差异，但各时相点均明显低于烫伤组（见表 7-37）。伤后 1 h，烫伤组 cTnI 即明显高于正常值（$P<0.01$），6 h 达高峰后逐渐下降，24 h 仍明显高于正常值（$P<0.01$）；治疗组各时相点 cTnI 与正常值比较均无显著差异，但均明显低于烫伤组（见表 7-38）。烫伤后 3 h，B 组心肌细胞显细胞肿胀、间质血管扩张充血、水肿、出血及炎细胞浸润。伤后 12 h 上述病变有所加重，有的肌纤维呈波浪状，肌浆凝聚红染。治疗组在相应时相点的病变程度有所减轻。

表 7-36 大鼠严重烫伤后血清 CK 含量变化（$\bar{\chi} \pm s$, $n=6$, IU/L）

分组	正常值	烫伤后时间（h）	
		6	12
烫伤对照组	465.33±57.82	12013.17±482.22**	5258.17±307.54**ᵟᵟ
小剂量治疗组	465.33±57.82	4564.50±989.33**△	1191.17±261.77△△
中剂量治疗组	465.33±57.82	5564.33±644.41**△△	3133.50±308.76**△△#
大剂量治疗组	465.33±57.82	7243.83±834.78**△△##□	4766.33±594.13**##□

注：与正常组比较，*$P<0.05$，**$P<0.01$；与致伤组比较，△$P<0.05$，△△$P<0.01$；与小剂量组比较，#$P<0.05$，##$P<0.01$；与中剂量组比较，□$P<0.05$，□□$P<0.01$；6 h 与 12 h 比较，ᵟ$P<0.05$，ᵟᵟ$P<0.01$。

表 7-37 大鼠 30% TBSA Ⅲ度烫伤后血浆 CK-MB 含量变化（$\bar{\chi} \pm s$, IU/L）

分组	大鼠（n）	正常对照组（n=6）	烫伤后时间（h）				
			1	3	6	12	24
致伤组	30	419±55	4897±795[b]	8047±574[b]	3035±868[b]	2743±218[b]	2556±74[b]
实验组	30	419±55	3348±169[bc]	5569±322[bd]	671±53[d]	438±68[d]	447±62[d]

注：与正常组比较，[a]P<0.05，[b]P<0.01；与致伤组比较，[c]P<0.05，[d]P<0.01。

表 7-38 大鼠 30% TBSA Ⅲ度烫伤后血浆 cTnI 含量变化（$\bar{\chi} \pm s$, μg/L）

分组	大鼠（n）	正常对照组（n=6）	烫伤后时间（h）				
			1	3	6	12	24
致伤组	30	0.08±0.02	6.42±0.96[b]	12.27±1.00[b]	15.10±3.69[b]	7.96±1.67[b]	8.06±1.11[b]
实验组	30	0.08±0.02	1.32±0.12[d]	2.19±0.58[d]	2.38±0.41[d]	2.22±0.35[d]	2.47±0.22[d]

注：与正常组比较，[a]P<0.05，[b]P<0.01；与致伤组比较，[c]P<0.05，[d]P<0.01。

应用小剂量的依那普利拉注射液可显著改善心肌力学指标。LVSP 反映的是左心室收缩性能。烫伤后 LVSP 明显低于正常，呈下降趋势，于伤后 12 h 左右降至最低水平，伤后 24 h 有所回升，但仍显著低于正常。伤后 3 h、6 h、12 h、24 h，小剂量依那普利拉注射液治疗组均较烫伤对照组有不同程度的升高，提示严重烧伤后早期应用依那普利拉注射液可以减轻左心室收缩功能的受损，保护心功能。烫伤后 6 h 和 12 h，各组 LVSP 均较正常值明显降低，但小剂量治疗组 LVSP 高于烫伤组和中、大剂量组。烫伤后 12 h，小剂量治疗组 LVSP 与中、大剂量治疗组比较差异明显，提示严重烧伤后中、小剂量依那普利拉注射液均可以改善左心室收缩性，但以小剂量效果最为明显（见表 7-39）。左心室内压最大上升速率（+dp/dt max）反映左心室收缩功能的变化。烫伤后，+dp/dt max 呈下降趋势，于伤后 12 h 左右降至最低水平，伤后 24 h 有所回升，但仍显著低于正常。伤后 1 h、3 h、6 h、12 h、24 h，小剂量治疗组均较烫伤对照组 +dp/dt max 有不同程度的升高。严重烫伤后 6 h 和 12 h，各组 +dp/dt max 较正常值明显降低，小剂量治疗组显著高于烫伤组和中大剂量组；烫伤后 6 h，中剂量治疗组 +dp/dt max 也显著高于大剂量治疗组。提示严重烧伤后中、小剂量依那普利拉注射液均可以改善左心室收缩功能，但以小剂量效果最为明显（见表 7-40）。左心室内压最大下降速率（-dp/dt max）呈下降趋势，于伤后 12 h 左右降至最低水平，伤后 24 h 有所回升，但仍显著低于正常；伤后 1 h、3 h、6 h、12 h、24 h，小剂量治疗组 -dp/dt max 均较烫伤对照组有不同程度的升高。烫伤后 6 h 和 12 h，各组 -dp/dt max 较正常值明显降低，小剂量治疗组高于烫伤组和中、大剂量组。烫伤后 6 h，中剂量治疗组与大剂量治疗组比较差异明显。提示严重烧伤后中、小剂量依那普利拉注射液均可以减轻左心室舒张功能受损，但以小剂量效果较好（见表7-41）。烫伤后反映左心室舒张性能的指标左心室舒张末压（LVEDP）也呈下降趋势，于伤后12 h左右降至最低水平，伤后24 h有所回升，但仍显著低于正常。伤后3 h、6 h、12 h、24 h，小剂量治疗组LVEDP均较烫伤对照组有不同程度的升高。6 h和12 h两个时相点各组左心室舒张末压较正常值明显降低，小剂量治疗组左心室舒张末压高于烫伤组和中大剂量组，小剂量治疗组6 h和12 h左心室舒张末压与中、大剂量治疗组比较差异明显，中剂量治疗组6 h左心室舒张末压与大剂量治疗组比较差异明显。提示中、小剂量依那普利拉注射液均可以改善严重烧伤后左心室舒张性能，但以小剂量效果较好（见表7-42）。

表 7-39　大鼠严重烫伤后左心室收缩峰压（LVSP）变化（$\bar{\chi}\pm s$，$n=6$，kPa）

分组	正常值	烫伤后时间（h）				
		1	3	6	12	24
烫伤对照组	19.6±0.5	17.7±0.8*	16.3±0.8**	15.5±0.3**	13.2±0.5** δδ	15.7±0.6**
小剂量治疗组	19.6±0.5	19.2±0.8	18.8±0.6△△	17.9±0.4* △△	16.9±0.6** △△	17.5±0.5** △
中剂量治疗组	19.6±0.5	—	—	17.0±0.5** △	15.2±0.5** △△ #	—
大剂量治疗组	19.6±0.5	—	—	16.0±0.3**##	14.2±0.5**##	—

注：与正常组比较，*$P<0.05$，**$P<0.01$；与致伤组比较，△$P<0.05$，△△$P<0.01$；与小剂量组比较，#$P<0.05$，##$P<0.01$；与中剂量组比较，□$P<0.05$，□□$P<0.01$；6 h与12 h比较，δ$P<0.05$，δδ$P<0.01$。

表 7-40　大鼠烫伤后左心室内压最大上升速率变化（+dp/dt max）（$\bar{\chi}\pm s$，$n=6$，kPa）

分组	正常值	烫伤后时间（h）				
		1	3	6	12	24
烫伤对照组	777±36	689±19*	575±30**	438±17**	362±14**	424±40**
小剂量治疗组	777±36	763±19△	673±35** △△	619±14** △△	573±28** △△	565±21** △△
中剂量治疗组	777±36	—	—	551±29** △△ #	452±17** △△ ##	—
大剂量治疗组	777±36	—	—	470±18**## □	421±21**##	—

注：与正常组比较，*$P<0.05$，**$P<0.01$；与致伤组比较，△$P<0.05$，△△$P<0.01$；与小剂量组比较，#$P<0.05$，##$P<0.01$；与中剂量组比较，□$P<0.05$，□□$P<0.01$；6 h与12 h比较，δ$P<0.05$，δδ$P<0.01$。

表 7-41　大鼠烫伤后左心室内压最大下降速率变化（ -dp/dt max ）（ $\bar{\chi} \pm s$, n=6 , kPa ）

分组	正常值	烫伤后时间（h）				
		1	3	6	12	24
烫伤对照组	633±17	510±26**	456±27**	384±15**	288±14**ᵟᵟ	382±34**
小剂量治疗组	633±17	613±24△	580±35△△	514±33**△△	467±30**△△ᵟ	495±43**△△
中剂量治疗组	633±17	—	—	468±19**△△	355±19**△##	—
大剂量治疗组	633±17	—	—	399±16**##□	319±18**##	—

注：与正常组比较，*P<0.05，**P<0.01；与致伤组比较，△P<0.05，△△P<0.01；与小剂量组比较，#P<0.05，##P<0.01；与中剂量组比较，□P<0.05，□□P<0.01；6 h 与 12 h 比较，ᵟP<0.05，ᵟᵟP<0.01。

表 7-42　大鼠严重烫伤后左心室舒张末压（LVEDP）变化（ $\bar{\chi} \pm s$, n=6 , kPa ）

分组	正常值	烫伤后时间（h）				
		1	3	6	12	24
烫伤对照组	0.93±0.06	0.84±0.04	0.69±0.04**	0.61±0.04**	0.50±0.03**ᵟ	0.64±0.05**
小剂量治疗组	0.93±0.06	0.91±0.05	0.87±0.02△△	0.80±0.02*△△	0.73±0.02**△△	0.77±0.02**△△
中剂量治疗组	0.93±0.06	—	—	0.72±0.01**△#	0.59±0.03**##	—
大剂量治疗组	0.93±0.06	—	—	0.63±0.03**##□	0.53±0.03**##	—

注：与正常组比较，*P<0.05，**P<0.01；与致伤组比较，△P<0.05，△△P<0.01；与小剂量组比较，#P<0.05，##P<0.01；与中剂量组比较，□P<0.05，□□P<0.01；6 h 与 12 h 比较，ᵟP<0.05，ᵟP<0.01。

这些结果说明，严重烧伤早期，在有效液体复苏的同时，应用小剂量依那普利辅助改善心肌功能，既不会对循环血压造成明显影响，又有利于防治烧伤早期心肌损害。

RAS 存在着 ACE-Ang Ⅱ轴和 ACE2 -Ang（1 ~ 7）轴两个相互拮抗的系统。正常情况下，两者处于平衡状态，共同维持心血管系统的正常功能。RAS 的主要生物活性物质 Ang Ⅱ对心脏的生理及病理过程具有重要的调节作用，除了直接调节血管血流量以外，Ang Ⅱ还可以通过其受体 ATR，增多氧化自由基，促进黏附分子的表达，诱发炎症过程，引起内皮功能异常。而作为 ACE 的同类物——血管紧张素转化酶 2（ACE2）的分部较为局限，主要是存在于心脏和肾脏的内皮系统，冠脉的平滑肌细胞亦有分布，其主要作用是将 Ang Ⅱ降解为有生物活性的肽 Ang（1 ~ 7），并拮抗 Ang Ⅱ的多种生物学效应，对烧伤早期心脏损害保护有积极意义。笔者研究发现，烧伤早期 ACE 被迅速激活导致 Ang II 的大量产生，而 ACE2 变化不显著，使得 RAS 系统中的 ACE-Ang II 轴和 ACE2-Ang（1～7）轴的正负调节平衡被打破。在烧伤早期给大鼠使用 Ang（1～7），试图对 RAS 系统进行负调节。实验发现，大鼠 30%TBSA III 度烫伤后，给予 1 μg/kg 的 Ang（1～7）虽不能显著降低烧伤大鼠血清 Ang II 水平，但左心收舒功能指标 LVSP、LVEDP、+LVdp/dt max、-LVdp/dt max 得到明显改善，动脉血压 SBP、SDP 显著回升，血清中的 cTnI 显著下降，说明其对烧伤早期心脏损害有保护作用。进一步证明烧伤早期心脏损害与 RAS 中的 ACE-Ang II 轴激活有密切关系，调整 ACE-Ang II 轴和 ACE2-Ang（1～7）轴的平衡状态对心肌损害具有保护作用。

2. 调控 β-AR 介导的信号转导及"分子开关 Gsα/Giα"比值

研究结果显示，可乐定通过上调严重烫伤后心肌组织 β-AR 信号系统改善烧伤早期心功能，阻止 LVSP、LV±dp/dt max 和 Bmax 的降低且呈剂量依赖关系，增加烫伤后心肌组织 β-AR 的 Bmax，增加烫伤后心肌组织 Gsα 及其 mRNA 的表达，抑制烫伤后心肌 Giα 的表达（见图 7-30），显著升高烫伤后心肌 AC 基础活性，升高心肌 Gpp（NH）P 刺激活性，增加烫伤后心肌组织中 cAMP 含量。研究发现，三七总皂苷（PNS）也可上调烫伤后心肌 β-AR 信号系统，明显增加烫伤大鼠心肌组织 Gsα mRNA 的表达（见图 7-31），使心肌 Gi2α mRNA 表达量减少，使烫伤大鼠心肌组织 cAMP 含量增加，AC 基础活性增强。烧伤后 12 h 内，AOSP、AODP、MAP、LVSP、LVEDP、±dp/dt max 等均持续进行性降低，三七总皂苷治疗组大鼠心肌形态结构损害减轻，心肌力学各项指标逐渐改善（表7-43），提示 PNS 能有效地改善严重烧伤大鼠心肌力学，减轻严重烧伤对大鼠心脏的损伤。研究结果为临床防治烧伤后立即发生的心功能抑制具有指导意义。

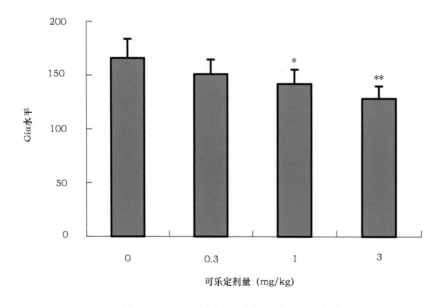

图 7-30　可乐定抑制心肌组织 Giα 表达

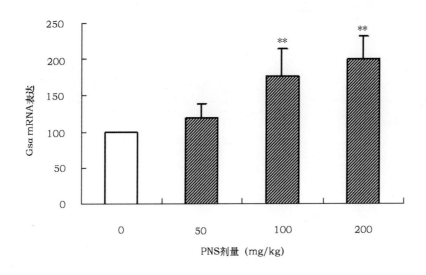

图 7-31　PNS 上调心肌 Gsα mRNA 表达

表 7-43　PNS 改善心功能（左室收缩压峰值）的情况（$\bar{\chi} \pm s$, kPa）

组别	1 h	3 h	6 h	12 h	24 h
对照组	18.27±1.1	18.27±1.1	18.27±1.1	18.27±1.1	18.27±1.1
治疗组	16.00±0.8[c]	14.56±0.9[c]	13.00±0.7[c]	14.40±1.2[cg]	16.71±0.9[cg]
烧伤组	16.44±0.5	14.11±0.9[c]	12.22±0.8[c]	10.78±1.1[c]	14.00±1.1[c]

注：与伤前对照组比较，[c]$P<0.01$；与烧伤组比较，[g]$P<0.01$（30% III 度烧伤大鼠）。

3. 早期及时补液

大鼠 30% III 度烧伤后 1 h，心肌局部血流量显著降低，6 h 达最低点，以后逐渐增高，至 48 h 接近正常值（见表 7-44）。伤后 3 h 红细胞膜黏弹性显著升高，6 h 达高峰，以后逐渐下降至 24 h 接近正常值（见表 7-45）。心肌局部血流量与红细胞膜弹性模量及黏性系数呈明显负相关。红细胞膜的刚度主要由细胞膜结构所决定，其脂质双分子层结构是保证红细胞膜具有一定流动性和强大变形能力的结构基础，膜骨架蛋白网络具有重要的调节作用。严重烧伤后红细胞膜脂质流动性下降，大分子交联蛋白含量增加。其机制可能与热力对红细胞膜的直接损伤和血液中的氧自由基含量增加，对红细胞膜脂质、巯基和膜骨架蛋白产生皂化作用有关。烧伤后红细胞的变形能力下降，导致心肌局部血流量降低，是烧伤后心肌损害的重要原因之一。

表 7-44 心肌局部血流量的改变 [$\bar{\chi} \pm s$，mL/(g·min)]

伤前	伤后时间（h）					
	1	3	6	12	24	48
241.53+55.49	166.64+33.18 $^{\triangle}$	136.21+18.04 $^{\triangle}$	127.05+18.04 $^{\triangle}$	160.06+21.21 $^{\triangle}$	158.64+23.09 $^{\triangle}$	215.86+66.83 $^{\triangle}$

注：伤前组鼠数 10 只，伤后每组各 20 只；与伤前值比较，$^{\triangle}P<0.05$。

表 7-45 红细胞膜粘弹性的改变（$\bar{\chi} \pm s$）

检测指标	伤前	伤后时间（h）					
		1	3	6	12	24	48
细胞直径（μm）	7.00+0.38	7.02+0.35	6.82+0.36	6.44+0.44	6.75+0.43	6.62+0.44	6.54+0.40
时间（s）	0.01+0.002	0.012+0.005	0.011+0.005	0.009+0.004	0.011+0.002	0.011+0.003	0.009+0.004
弹性模量（10^{-3}dyn/cm）	2.94+0.76	2.11+0.74	4.76+0.80 $^{\triangle}$	6.86+1.35 $^{\triangle}$	3.12+0.60 $^{\triangle}$	3.42+0.79	2.10+0.96
黏性系数[10^{-3}dyn/(s·cm)]	0.27+0.06	0.25+0.14	0.55+0.28 $^{\triangle}$	0.61+0.25 $^{\triangle}$	0.37+0.10 $^{\triangle}$	0.36+0.12 $^{\triangle}$	0.11+0.05

注：伤前组鼠数 10 只，伤后组各 20 只；与伤前比较，$^{\triangle}P<0.05$。

早期及时补液可使血液流变学指标包括低切变率血液黏度、中切变率血液黏度、高切变率血液黏度、血浆黏度、红细胞聚集指数、血球压积、红细胞电泳率等显著改善；早期补液组红细胞膜弹性模量、红细胞膜黏性系数均显著低于延迟补液组，心肌局部血流量显著增加（见图 7-32），心肌微血管通透性、心肌组织内皮素 -1 含量、NO-2 含量、心肌组织 ACE 活性、心肌组织血管紧张素Ⅱ含量、血浆中心肌肌球蛋白轻链 -1（MLC1）含量均较延迟补液组显著降低（见表 7-46 至表 7-51），伤后 24 h 动物死亡率显著低于均匀补液组（14.66% vs 46.66%）。提示快速补液能有效遏制烧伤延迟复苏所致的心肌缺血缺氧损害，减轻心肌受损程度。快速补液组心肌组织 ACE 和 Ang Ⅱ含量显著低于延迟补液组，且 ACE 和 Ang Ⅱ含量与血浆 CM-LC1 水平呈显著正相关；快速补液组心肌局部血流量（氢清除法）显著增加，病理改变显著减轻，提示快速补液能改善心肌 RAS 系统的活性，减少心肌局部 Ang Ⅱ和心肌组织内皮素 -1 生成，增加心肌局部血流灌注，改善红细胞膜的力学特性，降低心肌微血管通透性，对心肌损害发挥保护作用。

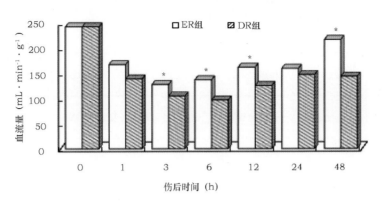

图 7-32　心肌局部血流量的改变

表 7-46　心肌微血管通透性的改变（$\bar{\chi} \pm s$，$n=42$）

组别	0 h	1 h	3 h	6 h	12 h	24 h	48 h
ER 组	0.84±0.37	0.99±0.243*	1.32±0.38*	1.18±0.26*	1.54±0.30*	1.79±1.01	2.11±0.70
DR 组	0.84±0.38	1.38±0.29	2.43±0.59	1.87±0.21	2.35±0.68	1.78±0.58	2.04±0.67

注：DR 组与 ER 组相比较，*P<0.05。

表 7-47　心肌组织内皮素 -1 含量的改变（$\bar{\chi} \pm s$，$n=42$，ng/g 组织）

组别	0 h	1 h	3 h	6 h	12 h	24 h	48 h
ER 组	0.95±0.09	1.13±0.04	1.56±0.12*	2.15±0.05*	2.87±0.20*	1.86±0.16*	1.83±0.20
DR 组	0.95±0.09	1.15±0.23	3.81±0.57	5.38±0.82	3.87±0.59	2.79±0.42	2.12±0.49

注：DR 组与 ER 组相比较，*P<0.05。

表 7-48　心肌组织 NO-2 含量的改变（$\bar{\chi} \pm s$，$n=42$，μg/g 组织）

组别	0 h	1 h	3 h	6 h	12 h	24 h	48 h
ER 组	6.68±4.40	7.78±2.12*	10.16±3.53*	7.24±3.01*	5.81±1.27	7.89±1.48	9.81±3.02
DR 组	6.68±4.40	10.72±3.70	20.02±3.49	26.87±7.83	7.17±2.73	8.26±3.28	9.31±1.77

注：DR 组与 ER 组相比较，*P<0.05。

表 7-49　心肌组织 ACE 活性的改变（$\bar{\chi}\pm s$，$n=56$，nmol/mL·min^{-1}·mg^{-1} 蛋白）

组别	0 h	1 h	3 h	6 h	12 h	24 h	48 h
ER 组	1.21±0.54	1.64±0.80	1.33±0.45*	2.70±1.13*	1.96±0.32*	1.41±0.78	1.02±0.42
DR 组	1.21±0.54	1.91±0.29	2.47±0.71	4.34±1.78	2.91±0.98	1.70±0.46	1.23±0.23

注：DR 组与 ER 组相比较，*$P<0.05$。

表 7-50　心肌组织血管紧张素 Ⅱ 含量的改变（$\bar{\chi}\pm s$，$n=56$，pg/g 组织）

组别	0 h	1 h	3 h	6 h	12 h	24 h	48 h
ER 组	218.3±39.2	563.6±257.6*	289.8±111.1*	377.1±124.6*	543.9±158.5*	987.3±713.9	497.4±268.3
DR 组	218.3±39.2	2014.4±149.4	519.8±189.4	904.8±606.9	889.2±282.7	517.6±186.0	423.5±102.2

注：DR 组与 ER 组相比较，*$P<0.05$。

表 7-51　血浆中心肌肌球蛋白轻链 -1（MLC1）含量改变（$\bar{\chi}\pm s$，$n=56$，μg/mL）

组别	0 h	1 h	3 h	6 h	12 h	24 h	48 h
ER 组	9.237±2.15	171.65±112.80#	69.04±35.21*#	170.90±105.53*#	131.007±28.14*#	25.29±25.87*#	33.67±17.88*#
DR 组	9.237±2.15	181.98±66.92#	209.57±118.8#	359.41±132.19#	283.00±102.63#	128.35±94.50#	130.19±30.59#

注：DR 组与 ER 组相比较，*$P<0.05$；DR 组和 ER 组与伤前比较，#$P<0.05$。

4. 扶持心力、改善心肌营养药物

对烧伤患者进行补液抗休克的同时，对心肌收缩乏力、心率不快者，在补足血容量基础上，及时给予非洋地黄类药物，如多巴酚丁胺；对心肌收缩乏力、心率快者，及时给予毛花苷 C，进行心力扶持。此外，还常规给予 GIK 溶液、果糖二磷酸钠、能量合剂等改善心肌营养药物，以减轻烧伤早期心肌损害。

特殊营养素 rhITF 和甘谷二肽对烧伤大鼠心肌细胞有保护作用。成功构建了 rhITF 重组表达系统，获得了高纯度的均有生物活性的人 ITF，其各项理化性质与理论值相符，并且均有极高的稳定性，为下一步研究 ITF 保护心肌细胞的作用及其机制奠定了基础。建立了甘氨酰 - 谷氨酰胺（甘谷二肽）合成工艺及探讨了甘谷二肽对烧伤大鼠心肌保护效应及机制。结果显示，烧伤大鼠伤后 12 h 心肌间质水肿，心肌纤维紊乱，24 h 后水肿加剧，部分肌纤维断裂或呈波浪状排列，胞质内灶性溶解，48 ~ 72 h 可见心肌纤维溶解坏死纤维断裂，细胞核消失。甘谷二肽组较烧伤对照组损伤程度

明显减轻；甘谷二肽组其 AST、CK 和 LDH 均明显降低。提示给予甘谷二肽可以减轻烧伤后心肌细胞受损程度；和正常对照组比较，烧伤后各组大鼠心肌动力学指标 LVSP、LVEDP、AOSP、AODP、MAP、$\pm$ dp/dt max 均降低，48 h 降低为最低值。治疗组与烧伤对照组比较，24 h 内两组无明显差别，48 h 各项指标下降程度较低。提示给予甘谷二肽能显著改善烧伤大鼠心肌动力学参数；各组中 ATP 的含量随时相变化而降低，72 h 降为最低，给药组较烧伤组下降程度低；ADP、AMP 的含量随时相变化而升高，48 h 升为最高，给药组较烧伤组升高程度小；组织腺苷酸池含量在伤后均升高，48 h 升至最高，给药组和烧伤组比较，12 h 内无明显差别，24 h 后给药组升高程度较高。提示给予甘谷二肽可以改善烧伤后心肌组织的能量代谢。甘谷二肽组较烧伤组 HSP70 蛋白表达增加，提示甘谷二肽能明显减轻烧伤大鼠心肌损伤程度，其保护机制与改善心肌血供、维持心肌能量代谢、减轻过氧化损伤、促进 HSP70 和 MT 合成等因素有关。

5. 拮抗或减少炎症介质

（1）早期一次大面积切痂。创面是烧伤炎症介质的主要来源之一，烧伤痂下组织和水肿液含有大量的炎症介质，烧伤焦痂还可能含有"烧伤毒素"。因此，及时有效地切除创面除了能加速创面的修复外，还可有效地阻断炎症介质的来源，减少炎症介质引起的脏器损害，对严重烧伤的治愈率和治疗质量有重要影响。在目前没有针对炎症介质的有效治疗方法的情况下，我们提出了通过开展早期一次大面积切痂，加快烧伤创面修复，减轻全身炎症反应，防治烧伤早期脏器损害的思路，即对具备条件的大面积深度烧伤患者，在血流动力指标基本稳定后，尽可能早期一次手术将大面积Ⅲ度及其周围部分深Ⅱ度创面切除，用异体皮和自体皮全覆盖，使感染或坏死的烧伤创面成为一相对健康的全封闭创面，以改善机体的营养状况，加快创面愈合，减轻 SIRS，防治烧伤早期脏器损害。动物实验发现，烧伤后立即切除全部焦痂，立即切痂组血中 TnT 和 MLC1 含量降低，心肌力学各项指标均较对照组改善，LVSP、LVEDP、$\pm$ dp/dt max、AOSP、AODP 及 MAP 等心肌力学参数下降幅度较小，血管通透性显著降低。临床证实一次大面积切痂可显著缩短创面愈合时间，切痂后血清 TNF 和内毒素含量均显著降低，SIRS 表现减轻或消失；术后患者血清对培养血管内皮细胞的损伤作用减轻，患者内脏功能不全和全身性感染率均降低，治愈率提高。

早期一次大面积切痂减轻心肌损害的机制是多方面的。减少炎症介质引起的损害是其重要机制。烧伤早期立即一次切痂能明显抑制烧伤后心肌细胞 NF-κB 的活化，下调心肌细胞 TNF-α、IL-8 mRNA 的表达，降低心肌组织和血浆 TNF 水平，且血浆 TNF 与 TnT 呈显著正相关（r=0.9409，P<0.001），提示烧伤早期一次切痂，通过抑制机体效应细胞 NF-κB 活化，从而抑制细胞因子或炎症介质、酶等大量释放，有利于阻断或减轻烧伤后心肌损害。

烧伤早期一次大面积切痂可抑制心肌组织 NF-κB 活化。大鼠严重烧伤早期一次大面积切痂能有效抑制心肌组织细胞 NF-κB 活性的升高（见表 7-52）。

表 7-52　烧伤早期切痂对大鼠心肌组织 NF-κB 活性影响（$\bar{\chi}\pm s$，$\times 10^4$ 积分灰度值）

组别	对照组	伤后时间（h）	
		1	3
非切痂组	1.82±0.35	21.40±3.27[*]	26.84±1.89[*]
切痂组	1.82±0.35	11.34±2.5[△]	7.93±0.82[△]

注：与对照组比较，[*]$P<0.01$；与非切痂组，[△]$P<0.01$。

烧伤早期一次大面积切痂可降低心肌组织 TNF-α、IL-8 表达。烧伤早期切痂较非切痂组能降低大鼠严重烧伤后心肌组织匀浆中 TNF-α、IL-8 的升高。TNF-α、IL-8 原位杂交结果也证实烧伤早期切痂能抑制心肌组织 TNF-α、IL-8 mRNA 的表达（见表 7-53，表 7-54）。

烧伤早期一次大面积切痂可改善主动脉收缩压、主动脉舒张压和平均动脉压，降低血浆肌钙蛋白 T、肌球蛋白轻链 I、肌酸激酶同工酶 MB 的含量，明显提高烧伤大鼠左心室收缩和舒张功能（见表 7-55）。

表 7-53　烧伤早期切痂对大鼠心肌组织匀浆 TNF-α、IL-8 含量的影响（$\bar{\chi}\pm s$）

组别	指标	对照组	伤后时间（h）		
			6	12	24
非切痂组	TNF-α（ng/mL）	0.81±0.08	0.84±0.07	2.05±0.63[*]	2.93±0.72[*]
	IL-8（pg/mL）	383.30±36.50	432.6±48.3	875.0±67.2[*]	1098.1±182.7[*]
切痂组	TNF-α（ng/mL）	0.81±0.08	0.92±0.07	1.07±0.51[△]	1.32±0.08[△]
	IL-8（pg/mL）	383.30±36.50	401.1±37.8	693.3±51.6[△]	736.5±41.2[△]

注：与对照组比较，[*]$P<0.01$；与非切痂组比较，[△]$P<0.01$。

表 7-54　烧伤早期切痂对心肌组织 TNF-α mRNA 的影响（ISH）（$\bar{\chi}\pm s$）

组别	伤后时间（h）	
	6	12
非切痂组	++++（+++～++++）	+++（++～+++）
切痂组	++（+～++）	++（+～++）

注：杂交信号表达强弱各自分为 5 级。0—阴性；+—微弱；++—弱阳性；+++—中等阳性；++++—强阳性。

表 7-55　烧伤早期切痂对大鼠心肌 LVSP、LVEDP（kPa）和 $\pm \mathrm{d}p/\mathrm{d}t$ max（kPa/s）的影响（$\bar{\chi} \pm s$）

组别	指标	对照组	伤后时间（h）			
			3	6	12	24
非切痂组	LVSP（kPa）	19.3±1.4	15.7±1.4*	13.5±1.5*	11.3±0.9*	14.0±1.9*
	+dp/dt max（kPa/s）	711.9±59.2	586.5±33.2*	506.7±48.1*	411.0±44.9*	486.5±42.1*
	-dp/dt max（kPa/s）	638.8±39.5	462.3±38.7*	386.2±44.9*	315.5±39.7*	394.0±34.3*
	LVEDP（kPa）	0.8±0.3	2.9±0.8*	4.3±1.1*	2.6±0.9*	3.1±0.8*
切痂组	LVSP（kPa）	19.3±1.4	17.5±1.3△	16.1±1.1△	15.8±1.7△	18.3±2.0△
	+dp/dt max（kPa/s）	711.9±59.2	675.6±58.8△	593.3±57.2△	611.0±50.3△	643.7±48.6△
	-dp/dt max（kPa/s）	638.8±39.5	558.4±41.2△	482.7±35.6△	513.5±37.6△	602.9±31.8△
	LVEDP（kPa）	0.8±0.3	2.7±0.7	2.1±0.8△	1.8±0.7△	1.7±0.8△

注：与对照组比较，*$P<0.01$；与非切痂组比较，△$P<0.01$。

这些研究结果提示，大鼠 30% TBSA Ⅲ 度烧伤后立即一次性切痂能有效抑制心肌组织 NF-κB 溶化，降低心肌组织 TNF-α、IL-8 mRNA 和蛋白水平的表达，改善心肌收缩功能。烧伤早期切痂大鼠较烧伤未切痂组大鼠心肌收缩功能和舒张功能明显提高。而切痂对心肌收缩功能的改善，与切痂后 TNF-α 等细胞因子及黏附因子、趋化因子降低，PMN 聚集减少有关。因为 TNF-α 和 PMN 均可导致心肌收缩功能损害，而且是烧伤后心肌损害的主要因素。

研究还发现，大鼠 30% TBSA Ⅲ 度烧伤立即一次切痂可减轻 mtDNA 损伤，改善烧伤后线粒体能量代谢障碍，减轻心肌损害（见图 7-33）。烧伤早期立即一次切痂后 1 h，心肌组织细胞结构基本正常，至伤后 3 h 起局部区域心肌组织仅出现横纹消失，伤后 6 h 局部区域变性稍有所增加，血管内稍有红细胞渗出，以后心肌组织变性减少，血管充血消失，与非切痂组相比，心肌变性改变明显减轻。

国外的研究也发现，大鼠烧伤后，一组给予立即补液并输入白蛋白，一组立即切除全部焦痂，结果表明，立即切痂组心功能和血流动力指标均可获得显著改善。

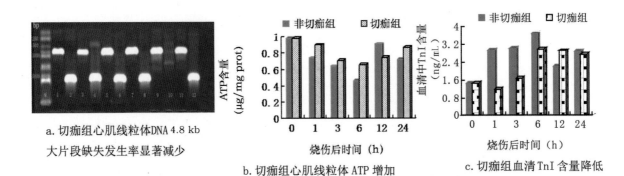

a. 切痂组心肌线粒体DNA 4.8 kb
大片段缺失发生率显著减少

b. 切痂组心肌线粒体 ATP 增加

c. 切痂组血清 TnI 含量降低

图 7-33　烧伤立即一次性切痂减轻 mtDNA 损伤，线粒体 ATP 增加，减轻心肌损害

（2）早期应用乌司他丁（ulinastatin，UTI）。临床和动物研究显示，乌司他丁对烧伤早期心肌损害具有防治作用。34 例烧伤面积 50% 以上的特重烧伤患者的临床研究结果发现，应用乌司他丁治疗（U 组）后，血浆 cTnI、CK-MB 含量明显降低，血浆 PMN 弹性蛋白酶含量在各个时相点均明显低于烧伤对照组（B 组）（见表 7-56 至表 7-58）。

表 7-56　严重烧伤患者血浆 cTnI 含量变化（$\bar{\chi}\pm s$，$n=17$，ng/mL）

分组	正常参考值	烧伤后时间（d）		
		2	4	7
B 组	1.5 ～ 3.1	13.09±5.06**	17.63±5.73**	14.68±4.38**
U 组		9.81±3.59**	11.12±4.21**#	8.64±3.91**##

注：$F=9.157$，$P=0.000$；与正常参考值比较，**$P<0.01$；与 B 组比较，#$P<0.05$，##$P<0.01$。

表 7-57　严重烧伤患者血浆 CK-MB 含量变化（$\bar{\chi}\pm s$，$n=17$，IU/L）

分组	正常参考值	烧伤后时间（d）		
		2	4	7
B 组	0 ～ 25	34.70±9.56**	39.57±9.92**	32.97±11.80**
U 组		28.21±5.47*	30.29±6.65**#	21.62±8.61##

注：$F=7.991$，$P=0.000$；与正常参考值比较，*$P<0.05$，**$P<0.01$；与 B 组比较，#$P<0.05$，##$P<0.01$。

表 7-58 严重烧伤患者血浆 PMN Elastase 含量变化（$\bar{\chi} \pm s$，$n=17$，ng/mL）

分组	正常参考值	烧伤后时间（d）		
		2	4	7
B 组	60.45±32.50	331.90±100.84**	519.12±187.13**	389.14±99.79**
U 组		223.54±44.92**##	337.48±122.84**#	263.63±99.80**#

注：$F=16.336$，$P=0.000$；与正常参考值比较，*$P<0.05$，**$P<0.01$；与 B 组比较，#$P<0.05$，##$P<0.01$。

动物实验发现，大鼠 30% TBSA Ⅲ度烫伤后，应用乌司他丁治疗组血浆 cTnI、CK-MB 含量均显著低于烧伤对照组；心肌组织 TNF-α 含量明显降低，并在 24 h 基本降至正常；烫伤后 1 h、3 h、6 h、12 h、24 h，大鼠心肌组织 IL-10 含量均明显升高，乌司他丁治疗组在伤后 3 h、6 h、12 h、24 h 时相点显著高于烧伤对照组。应用乌司他丁还可显著降低心肌组织 MDA 含量、心肌组织中 caspase-3 活性与心肌凋亡指数（见表 7-59 至表 7-65），减轻心肌组织病理变化。

表 7-59 大鼠严重烧伤后血浆 cTnI 含量变化（$\bar{\chi} \pm s$，$n=6$，ng/mL）

分组	烫伤前	烫伤后时间（h）				
		1	3	6	12	24
B 组	1.34±0.09	1.69±0.29	3.95±0.24**	6.23±0.24**	10.50±0.67**	7.47±0.72**
U 组	1.33±0.11	1.47±0.20	2.45±0.34**##	4.28±0.69**##	6.62±0.72**##	5.33±0.42**#

注：$F=242.35$，$P=0.000$；与烫伤前比较，*$P<0.05$，**$P<0.01$；与 B 组比较，#$P<0.05$，##$P<0.01$。

表 7-60 大鼠严重烧伤后血浆 CK-MB 含量变化（$\bar{\chi} \pm s$，$n=6$，U/L）

分组	烫伤前	烫伤后时间（h）				
		1	3	6	12	24
B 组	66.00±9.72	108.00±22.75	203.50±13.55**	277.67±16.43**	322.00±19.90**	307.33±23.02**
U 组	70.33±9.67	87.00±6.54	187.50±22.79**	203.83±7.03**##	213.17±14.51**##	217.67±12.64**##

注：$F=242.35$，$P=0.000$；与烫伤前比较，*$P<0.05$，**$P<0.01$，与 B 组比较，#$P<0.05$，##$P<0.01$。

表 7-61　大鼠严重烧伤后心肌组织 TNF-α 含量变化（$\bar{x} \pm s$，n=6，ng/mg 蛋白）

分组	烫伤前	烫伤后时间（h）				
		1	3	6	12	24
B 组	0.26±0.01	0.48±0.05**	1.76±0.18**	3.17±0.18**	3.51±0.29**	2.62±0.22**
U 组	0.24±0.02	0.41±0.03	1.20±0.04**#	1.44±0.10**##	1.24±0.16**##	0.29±0.02##

注：F=441.438，P=0.000；与烫伤前比较，**P<0.01；与 B 组比较，#P<0.05，##P<0.01。

表 7-62　大鼠严重烧伤后心肌组织 IL-10 含量变化（$\bar{x} \pm s$，n=6，pg/mg 蛋白）

分组	烫伤前	烫伤后时间（h）				
		1	3	6	12	24
B 组	9.71±1.76	17.69±2.03**	30.82±3.96**	124.76±9.88**	148.35±9.87**	183.26±13.88**
U 组	10.16±1.61	19.56±2.01**	43.74±3.51**##	183.33±17.92**##	212.74±13.92**##	223.31±15.60**##

注：F=452.863，P=0.000；与烫伤前比较，*P<0.05，**P<0.01。

表 7-63　大鼠严重烧伤后心肌组织 MDA 含量变化（$\bar{x} \pm s$，n=7，nmol/mg 蛋白）

分组	烫伤前	烫伤后时间（h）				
		1	3	6	12	24
B 组	2.21±0.28	2.60±0.33	3.99±0.65*	4.88±0.62**	6.83±0.85**	5.83±0.75**
U 组	2.22±0.16	2.46±0.29	3.35±0.72	3.98±0.87	4.39±0.59**##	3.77±0.62*##

注：F=40.307，P=0.000；与烫伤前比较，*P<0.05，**P<0.01；与 B 组比较，#P<0.05，##P<0.01。

表 7-64　两组大鼠心肌细胞凋亡指数（AI）比较（$\bar{x} \pm s$）

分组	烫伤前	烫伤后时间（h）			
		3	6	12	24
B 组	0	2.43±0.22	4.88±0.52	5.92±0.62	4.03±0.51
U 组	0	1.66±0.18	2.52±0.28##	4.10±0.51##	3.03±0.26#

注：与 B 组比较，#P<0.05，##P<0.01。

表 7-65 两组大鼠心肌组织 caspase-3 活性变化（$\bar{\chi}\pm s$, μMAFC·h⁻¹·mg 蛋白⁻¹）

分组	烫伤前	烫伤后时间（h）				
		1	3	6	12	24
B 组	8.72±1.03	10.14±1.19	13.65±2.72	26.88±2.04**	30.92±1.15**	23.03±3.66**
U 组	8.13±0.87	10.12±0.95	10.21±1.08	13.12±1.03**##	14.10±2.15*##	12.70±1.16*#

注：F=103.491，P=0.000；与烫伤前比较，$^*P$<0.05，$^{**}P$<0.01；与 B 组比较，$^#P$<0.05，$^{##}P$<0.01。

乌司他丁是从男性尿中分离纯化的尿胰蛋白酶抑制剂，具有两个活性功能区。由于两个活性功能区均有很广的抑酶谱，且不完全重叠，能够同时竞争性或非竞争性抑制胰蛋白酶、磷脂酶 A2、透明质酸酶、弹性蛋白酶等多种水解酶的活性以及炎性介质的释放。研究结果表明，乌司他丁能够有效地抑制 TNF-α 的表达，证明乌司他丁的心肌保护作用与减轻烧伤后失控性炎症反应有关。乌司他丁能显著增加 IL-10 在心肌组织中的表达，从而加强了抑制炎症介质 TNF-α 的作用，进一步减轻了失控性炎症反应对心肌的损害，提示乌司他丁对严重烧伤后心肌损伤的保护作用与重建促炎质/抗炎介质平衡有关。烧伤早期心肌组织内发生了严重的脂质过氧化损伤反应，乌司他丁治疗组（U 组）MDA 含量显著降低。表明乌司他丁能减轻心肌组织脂质过氧化的程度，其心肌保护作用与减轻心肌组织的脂质过氧化损伤也有一定关系。联合应用 caspase-3 活性和 TUNEL 原位凋亡双指标检测，可减少单一指标造成的假阳性/阴性，提高凋亡检测的特异性和可靠性。研究结果提示，乌司他丁还可能通过某种方式影响细胞凋亡的信号通路，从而降低烫伤大鼠心肌细胞凋亡率，减轻心肌损害。

（3）应用抗氧化剂。早期应用生脉注射液。临床和动物实验研究发现，严重烧伤早期应用生脉注射液可以有效地减轻心肌损害，改善心肌功能，减少并发症，提高大面积烧伤救治的成功率。在临床烧伤患者，早期应用生脉注射液后，cTnI、CK-MB 和 LDH 均较对照组显著下降（见图 7-34 至图 7-36）。

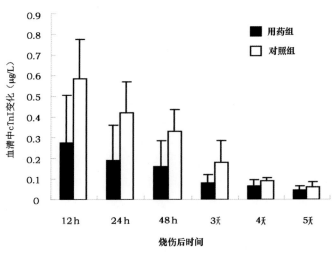

图 7-34 生脉注射液降低严重烧伤早期血清中 cTnI 含量

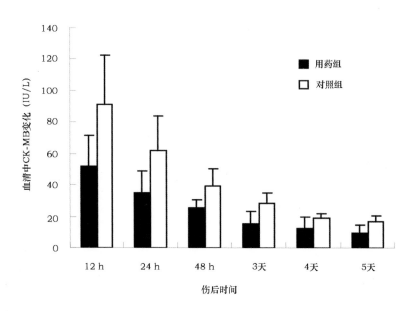

图 7-35　生脉注射液降低严重烧伤早期血清中 CK-MB 含量

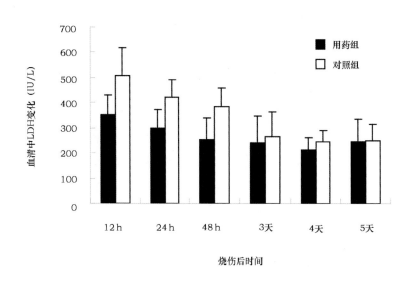

图 7-36　生脉注射液降低严重烧伤早期血清中 LDH 含量

在动物实验，大鼠 30% TBSA Ⅲ度烫伤应用生脉注射液后，反映左心室收缩性能的左心室收缩峰压（LVSP）、反映左心室舒张性能的 LVEDP、反映左心室收缩上升最大速率变化的 +dp/dt max、反映左心室舒张下降最大速率变化的 −dp/dt max 等心肌力学指标，均获得显著改善（见图 7-37），心肌组织病理变化减轻（见图 7-38），提示严重烧伤后早期应用生脉注射液可不同程度地改善左心室功能，减轻左心室功能受损。

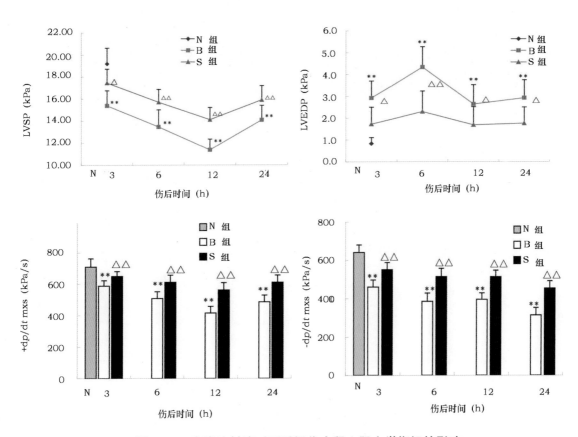

图 7-37　生脉注射液对严重烫伤大鼠心肌力学指标的影响

注：B 组与 N 组比较，**$P<0.01$；S 组与 B 组比较，△$P<0.05$，△△$P<0.01$。

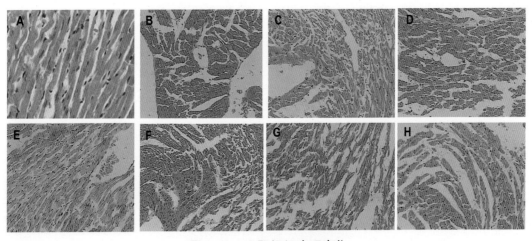

图 7-38　心肌组织病理变化

A—正常心肌组织；B—烧伤后 1 h 心肌肌横纹紊乱，毛细血管扩张、充血；C—烧伤后 3 h，细胞边界不清、间质水肿，毛细血管扩张、充血；D—生脉注射液治疗后 3 h，细胞界限清晰，间质见淡红色水肿液；E—烧伤后 6 h 心肌结构不清，肌纤维呈波浪状，肌浆凝聚红染，细胞核肿大破裂，染色质边集；F—生脉注射液治疗后 6 h，心肌细胞肿胀，边界不清，间质充血；G—烧伤后 12 h，心肌结构不清，肌纤维呈波浪；H—生脉注射液治疗后 12 h，心肌细胞肿胀，边界较清晰，间质充血（HE ×200），肌浆凝聚红染，细胞核肿大破裂，染色质边集。

鼠严重烫伤后左室心肌细胞凋亡的原位标记（TUNEL）检测显示，两组大鼠烫伤前（正常组）心肌均未见凋亡阳性细胞，伤后3h可检测到少量心肌细胞凋亡，伤后6h、12h凋亡细胞数明显增多，并持续至24h仍较明显。伤后3h、6h、12h、24h，生脉注射液治疗组较烫伤对照组阳性细胞数均有所减少，6h后较烫伤对照组明显减少（见图7-39）。

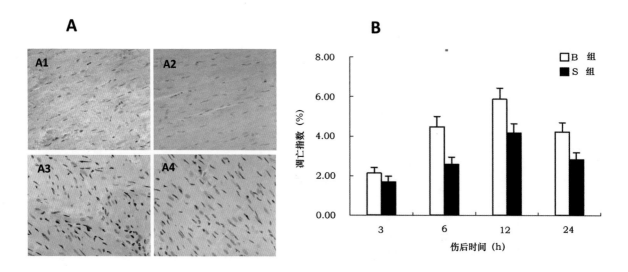

图7-39　心肌细胞凋亡和凋亡指数的变化

A. 心肌细胞凋亡：A1. 正常对照。A2. 阴性对照。A3. 大鼠严重烫伤后6h左室心肌细胞凋亡数明显增多。凋亡心肌细胞，核呈深棕黄或棕褐色，形态较清晰、完整。正常的心肌细胞，核呈淡蓝色。A4. 伤后应用生脉注射液6h左室心肌细胞凋亡数较对照组明显减少（TUNEL染色，×400）。B. 心肌细胞凋亡指数的变化。与B组比较，**$P<0.01$。

严重烫伤后，生脉注射液治疗组大鼠左室心肌组织caspase-3活性较对照组显著降低（见表7-66），生脉注射液治疗组MDA含量也显著低于对照组（见表7-67）。

表7-66　大鼠严重烫伤左室心肌组织caspase-3活性变化（$\bar{\chi}\pm s$，$\mu MAFC\cdot h^{-1}\cdot mg$ 蛋白$^{-1}$）

组别	烫伤前（$n=6$）	烫伤后时间（h，$n=6$）				
		1	3	6	12	24
B 组	2.25 ± 0.56	2.87 ± 0.71	4.20 ± 0.42	4.12 ± 0.32	3.62 ± 0.33	1.80 ± 0.28
S 组	2.13 ± 0.71	2.73 ± 0.55	$3.25\pm0.40^*$	$3.42\pm0.33^*$	$3.03\pm0.35^*$	1.62 ± 0.33

注：烫伤前及不同时相点鼠数各6只；与B组比较，$^*P<0.05$。

表 7-67　大鼠严重烧伤后心肌组织 MDA 含量变化（ $\bar{\chi} \pm s$ ， n=6， nmol/mg 蛋白）

组别	烫伤前	烫伤后时间（h）				
		1	3	6	12	24
B 组	2.26±0.29	2.55±0.28	3.95±0.44*	4.91±0.40**	6.96±0.45**	5.98±0.58**
S 组	2.17±0.28	2.39±0.27	3.32±0.43	3.95±0.41	5.53±0.47**##	4.87±0.60*##

注：与烫伤前比较，*P<0.05，**P<0.01；与 B 组比较，#P<0.05，##P<0.01。

生脉注射液是中药复方制剂，其主要成分为红参、麦冬、五味子。其活性成分中，人参皂苷，具有强心、调节血压、改善循环、促进物质代谢和蛋白质合成等功效；麦冬皂苷，具有改善心肌收缩力、心脏泵功能、抗心律失常、耐缺氧等功效。临床研究结果显示，在常规治疗的基础上，早期应用生脉注射液组，血清 cTnI、CK–MB、LDH 显著低于常规复苏补液治疗，提示在严重烧伤患者抗休克补液治疗的同时，可减轻心肌损害，改善心肌固有收缩力，提高心肌收缩功能；减轻严重烧伤引起的心肌舒张功能降低，改善心肌舒张功能。其机制可能与减少心肌细胞凋亡和减轻的心肌组织的脂质过氧化损伤有关。

（4）黄芪甲苷减轻缺氧心肌细胞氧化损伤。黄芪甲苷是一种从黄芪中提取的皂苷类化合物，《中国药典》中以其作为判断黄芪及其制品，如黄芪口服液的质量标准。研究发现，应用黄芪甲苷（AST）后，心肌细胞活力从高到低依次为常氧组、缺氧组、缺氧 +AST 50 mg/L、缺氧 +AST 25 mg/L 和缺氧 +AST 12.5 mg/L（见图 7–40）；而反映细胞损伤的指标 LDH 值由低到高则依次为常氧组、缺氧 +AST 50 mg/L 组、缺氧 +AST 25 mg/L 组、缺氧 +AST 12.5 mg/L 组和缺氧组（见图 7–41）；反映细胞氧化损伤的 MDA 值降低，SOD 值升高（见表 7–68），表明黄芪甲苷和黄芪总皂苷具有清除活性氧，减轻缺氧心肌氧化损伤的作用。

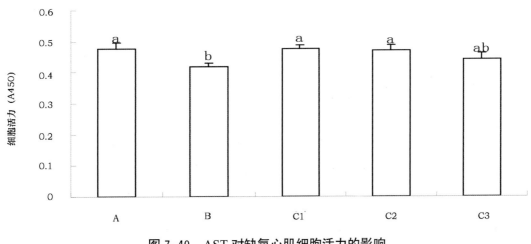

图 7-40　AST 对缺氧心肌细胞活力的影响

注：A. 常氧组；B. 缺氧组；C1. 缺氧＋ AST 50 mg/L；C2. 缺氧＋ AST 25 mg/L；C3. 缺氧＋ AST 12.5 mg/L。与 B 组比较，aP<0.01；与 C1 组比较，bP<0.05。

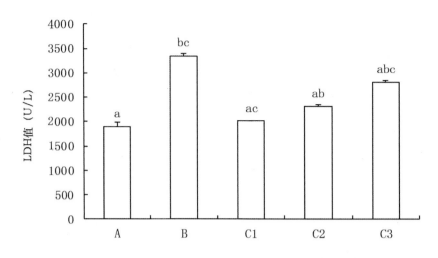

图 7-41 AST 对缺氧心肌细胞 LDH 值的影响

注：A. 常氧组；B. 缺氧组；C1. 缺氧＋AST 50 mg/L；C2. 缺氧＋AST 25 mg/L；C3. 缺氧＋AST 12.5 mg/L。与 B 组比较，[a]$P<0.01$；与 C1 组比较，[b]$P<0.05$；与 C2 组比较，[c]$P<0.05$。

表 7-68 AST 对缺氧心肌细胞 MDA、SOD 值的影响（$\bar{\chi}\pm s$）

组别	组名	MDA 值（mmol/L）	SOD 值（U/mL）
A	常氧组	0.28 ± 0.06[a]	424.0 ± 7.3[a]
B	缺氧组	0.55 ± 0.05	359.4 ± 5.3
C1	50 mg/L 黄芪甲苷组	0.44 ± 0.05[a]	391.4 ± 3.1[a]
C2	25 mg/L 黄芪甲苷组	0.46 ± 0.03[a]	381.3 ± 7.2[a]
C3	12.5 mg/L 黄芪甲苷组	0.52 ± 0.04[b]	371.3 ± 2.3[b]

注：与 B 组比较，[a]$P<0.01$；与 C1 组比较，[b]$P<0.01$。

应用荧光倒置显微镜和激光共聚焦显微镜下观察 AST 标记物入胞及胞内分布情况，可见心肌细胞胞浆中有弥散的绿色荧光，分布不均，胞核中无荧光分布。说明 AST-BSA-FITC 已进入细胞，主要分布于胞质，且在胞质中有相对集中分布的区域（见图 7-42）。透射电镜下可见细胞超微结构完整，有高电子密度的黑褐色粗大颗粒分布于线粒体上，颗粒直径略大于线粒体嵴间隙直径，但线粒体嵴结构完好，未见扭曲变性。故判断其并未进入线粒体腔，而是附着于线粒体膜上，其他细胞器内未见该颗粒分布。阴性对照细胞未见高电子密度颗粒分布（见图 7-43）。

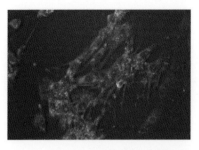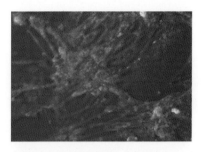

A. AST-BSA-FITC 在体外培养心肌细胞中的分布　荧光倒置显微镜（×200）

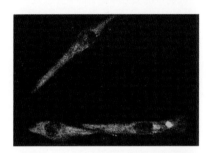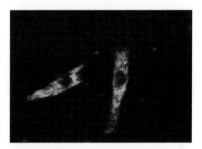

B. AST-BSA-FITC 在体外培养心肌细胞中的分布　激光共聚焦显微镜（×400）

图 7-42　AST 标记物入胞及心肌细胞中的分布情况

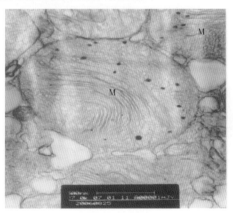

图 7-43　AST-BSA-HRP 在体外培养心肌细胞中的分布

透射电子显微镜（×27000）。

　　AST 体外清除 OH^-、O^{2-} 能力检测发现，AST 在 12.5 ～ 100 mg/L 浓度范围内对 OH^- 具有显著清除能力，且随剂量升高而增强（见表 7-69）；AST 在 12.5 ～ 100 mg/L 浓度范围内对 O^{2-} 无显著清除能力（见表 7-70）。

表 7-69　AST 对 OH^- 清除能力检测（$\bar{\chi} \pm s$）

黄芪甲苷（mg/L）	0	100	50	25	12.5
清除率（%）	0	30.13 ± 2.3^a	25.78 ± 1.8^a	23.45 ± 1.3^a	18.98 ± 0.9^a

　　注：与黄芪甲苷（0 mg/L）比较，$^a P<0.01$。

表 7-70　AST 对 O^{2-} 清除能力检测

黄芪甲苷（mg/L）	0	100	50	25	12.5
O^{2-} 浓度（吸光度）	0.4569	0.4277[a]	0.4178[a]	0.4582[a]	0.4613[a]

注：与黄芪甲苷（0 mg/L）比较，[a]$P>0.05$。

　　AST 胞内清除活性氧能力检测发现，缺氧 12 h，图片中绿色荧光强度与 ROS 浓度成正比，缺氧组荧光强度较正常组明显增加；加入黄芪甲苷（AST，25mg/L）后荧光强度较缺氧组明显降低。用 SOD 阻断剂二乙基二硫代氨基甲酸钠（DDC，25 μM）作用后，荧光强度较单纯缺氧组增加，黄芪甲苷处理后荧光强度无明显变化，清除细胞内 ROS 的作用基本消失（见图 7-44）。

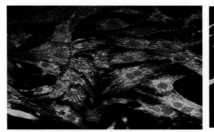
A.常氧组　荧光强度较弱

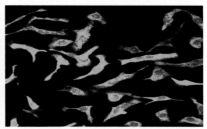
B.缺氧组　荧光强度较A明显增强

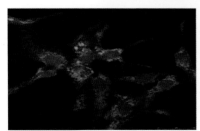
C.缺氧+黄芪甲苷组　荧光较B组明显减弱

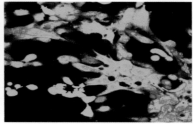
D.缺氧+DDC组　荧光强度较B组更明亮

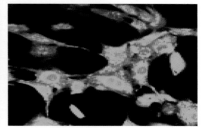
E.缺氧+黄芪甲苷+DDC组　荧光强度较
D组无明显改变

图 7-44　体外培养心肌细胞 DCFH-DA 荧光染色

激光共聚焦显微镜（×400）。

　　心肌细胞 SOD mRNA 和蛋白表达检测显示，与正常组比较，缺氧后 SOD mRNA 表达明显增高；常氧和缺氧条件下 AST 处理后 SOD mRNA 表达较前均有所增高。缺氧 12 h 和缺氧 3 h 变化趋势一致（见图 7-45）；与正常组比较，缺氧 12 h 后 SOD 蛋白表达明显增高；常氧和缺氧下 AST 处理后 SOD 蛋白表达较前均有增高（见图 7-46）。

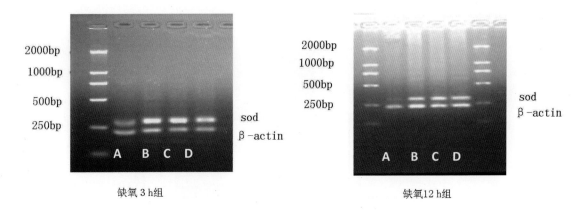

图 7-45　体外培养心肌细胞 SOD mRNA 表达电泳图

注：A. 常氧组；B. 缺氧组；C. 缺氧 +AST（25 mg/L）组；D. 常氧 + AST（25 mg/L）组。

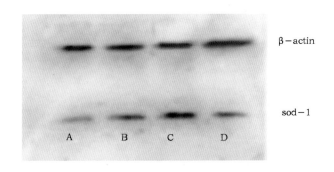

图 7-46　Western blot 检测体外培养心肌细胞 SOD 蛋白表达结果

注：A. 常氧组；B. 缺氧组；C. 缺氧 +AST（25 mg/L）组；D. 常氧 + AST（25 mg/L）组。

上述结果提示，黄芪甲苷在进入细胞后，可能通过线粒体膜上相关受体增加 SOD mRNA 的表达和 SOD 蛋白表达，提高 SOD 活力，加快胞内 O^{2-} 歧化为 OH^- 的过程。与此同时，进入胞质的黄芪甲苷分子可以与生成的 OH^- 发生反应清除部分 OH^-，从而减少细胞内 ROS 的蓄积，减轻细胞膜、蛋白质、核酸等的氧化损伤，使 SOD 等细胞内源性抗氧化酶活性得以稳定和提高，细胞清除氧自由基能力增强，内源性保护作用加强，细胞损伤和凋亡显著下降。

抗氧化剂 PDTC。动物实验证明，抗氧化剂 PDTC 能减少 PMN 在心肌组织聚集，抑制烧伤早期心肌细胞 NF-κB 活性的增高，抑制烧伤大鼠心肌组织 TNF-α mRNA 和 IL-8 mRNA 表达，降低心肌组织和血浆 TNF-α 和 IL-8 的含量，降低烧伤后心肌组织中 MDA 的含量和 MPO 活性，显著改善左心室收缩和舒张功能（见图 7-47，图 7-48）。

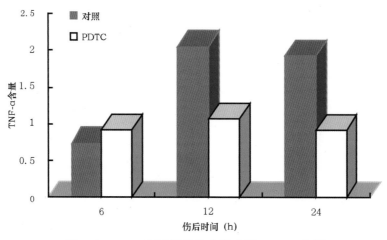

图 7-47　PDTC 降低烧伤大鼠心肌 TNF-α 含量

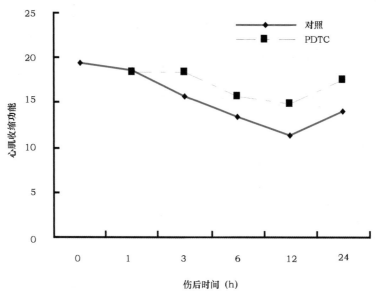

图 7-48　PDTC 改善烧伤大鼠心肌收缩功能

6.减轻线粒体损伤或调控离子通道

（1）K$^+$–ATP 开放剂和 Ca^{2+} 转运阻断剂。研究发现，大鼠 30% TBSA Ⅲ度烧伤后，线粒体 K$^+$–ATP 开放剂二氮嗪（剂量 10 mg/kg）处理组线粒体 K$^+$ 内流速率明显加快（见表 7-71），线粒体呼吸控制率（RCR）、Ⅲ态呼吸速率（ST3）明显改善（见图 7-49），[Ca^{2+}]m、MDA 含量以及血清 CK、LDH 含量均显著降低，提示 K$^+$–ATP 通道开放剂二氮嗪可减轻严重烧伤早期心肌细胞损害，其机制与开放线粒体 K$^+$ 通道，抑制线粒体 Ca^{2+} 超载及减少自由基产生有关。Ca^{2+} 转运阻断剂钌红也可减轻严重烧伤早期心肌细胞和线粒体损害。结果表明，大鼠 30% TBSA Ⅲ度烧伤后，钌红治疗组心肌 [Ca^{2+}]m 显著降低，线粒体 RCR、ST3 和 ATP 明显升高（见表 7-72，表 7-73），血清 CK、LDH 均显著降低。这一结果说明，钌红可有效抑制烧伤后心肌线粒体摄取 Ca^{2+}，减轻线粒体 Ca^{2+} 超载，改善心肌线粒体呼吸功能，减轻严重烧伤后心肌损害。

表 7-71 二氮嗪对烧伤后线粒体呼吸功能的影响（$\bar{\chi} \pm s$）

指标	对照组	烧伤组	Diaxo 组
RCR	3.82±0.36	1.97±0.28[**]	2.76±0.31[** △△]
ST3	146.80±16.30	94.00±11.50[**]	119.50±13.10[* △]
ST4	38.40±5.00	47.70±6.20[*]	43.30±6.80

注：与对照组比较，[*]$P<0.05$，[*]$P<0.01$；与烧伤组比较，[△]$P<0.05$，[△△]$P<0.01$。

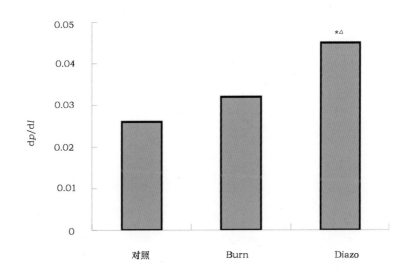

图 7-49 二氮嗪使烧伤后心肌线粒体 K^+ 内流加快

注：与对照组比较，[*]$P<0.01$；与烧伤组比较，[△]$P<0.01$。

表 7-72 钌红对烧伤后线粒体 Ca^{2+} 浓度及呼吸功能的影响（$\bar{\chi} \pm s$）

分组	$[Ca^{2+}]m$(nmol/mg)	RCR	ST3	ST4
对照组	10.45±2.18	4.27±0.34	138.81±21.94	32.53±6.21
烧伤组	26.12±4.21	1.93±0.24	89.22±13.12[**]	46.24±7.92[**]
RR 组	14.09±2.56[** △]	3.06±0.30[** △△]	111.89±18.56[* △]	36.64±5.78[△△]

注：与对照组比较，[*]$P<0.05$，[**]$P<0.01$；与烧伤组比较，[△]$P<0.05$，[△△]$P<0.01$；ST3、ST4 的单位为 ng·mg^{-1}·min^{-1}。

表 7-73　钌红对烧伤后心肌组织 ATP、ADP 及 AMP 含量的影响（μmol/g 湿重，$\bar{\chi}\pm s$）

分组	ATP	ADP	AMP
对照组	6.03±1.15	2.21±0.27	1.24±0.27
烧伤组	2.42±0.51**	3.56±0.52**	2.02±0.34**
RR 组	4.85±1.04*△	2.87±0.36*△	1.62±0.21*△

注：与对照组比较，*P<0.05，**P<0.01；与烧伤组比较，△P<0.05，△△P<0.01。

（2）腺苷 A1 受体激动剂调控。线粒体通透性转换孔（MPTP）开放是导致缺氧心肌细胞坏死和凋亡的关键环节。免疫荧光染色检测发现，在正常心肌细胞，蛋白激酶 C（PKC）分布于胞质，荧光强度弱，表达量少，胞核及细胞膜均未见表达。缺氧心肌细胞 PKC 荧光强度及分布情况未见明显改变。缺氧 +CCPA（腺苷 A1 受体激动剂）组和缺氧 +CCPA+5-HD（mitoKATP 阻断剂）组 PKC 荧光强度均明显增强，但胞核及细胞膜未见明显荧光强度改变（见图 7-50）。

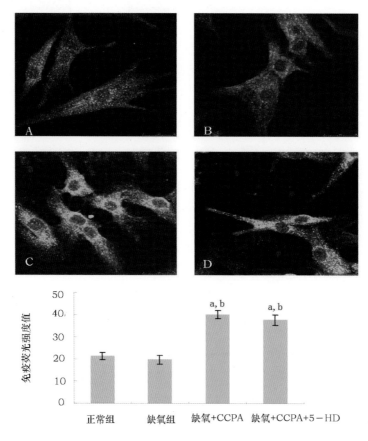

图 7-50　不同处理因素对 PKC 表达的影响

激光共聚焦显微镜，×560。A. 正常组；B. 缺氧组；C. 缺氧 + CCPA 组；D. 缺氧 + CCPA+5-HD 组。aP<0.01，与正常组比较；bP<0.01，与缺氧组比较。

Western blot 显示，正常心肌细胞 PKC 表达量少，主要分布在胞质中，胞膜上有少量表达，缺氧心肌细胞总蛋白、胞质和胞膜蛋白中PKC的表达量未见明显改变，表现为相应蛋白条带吸光度值（IOD）与正常组比较未见明显差别。而缺氧 +CCPA 组和缺氧 +CCPA+5-HD 组总蛋白及胞膜蛋白中 PKC 明显增多，但胞质蛋白中 PKC 含量未见改变（见图 7-51 至图 7-53）。

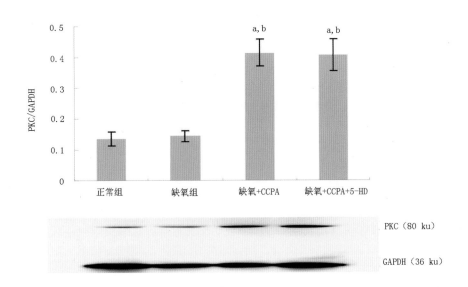

图 7-51 不同处理因素下总蛋白中 PKC 表达情况

注：与正常组比较，[a]$P<0.01$；与缺氧组比较，[b]$P<0.01$。

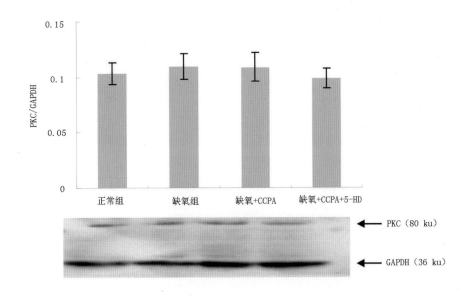

图 7-52 不同处理因素下细胞胞浆蛋白中 PKC 含量变化

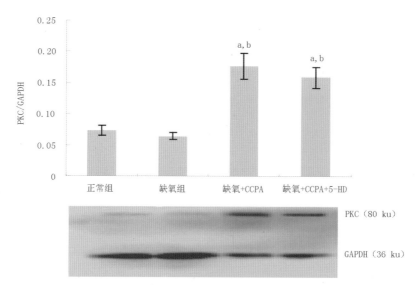

图 7-53　不同处理因素下细胞胞膜蛋白中 PKC 含量变化

注：与正常组比较，$^aP<0.01$；与缺氧组比较，$^bP<0.01$。

采用酯化钙黄绿素（Calcein-AM）和氯化钴（$CoCl_2$）共孵育的方法，在激光共聚焦显微镜观察不同处理因素下线粒体通透性转换孔（MPTP）的变化，发现正常心肌细胞线粒体荧光较强，呈颗粒状。缺氧组、缺氧 +CCPA+5-HD 组及缺氧 +CCPA+CHE 组发生明显的 MPTP 开放，表现为线粒体荧光强度较正常组明显减弱。而缺氧 +CCPA 组线粒体的荧光强度与正常组相比无明显差别（见图 7-54）；缺氧 6 h 后，缺氧组、缺氧 +CCPA+5-HD 组及缺氧 +CCPA+CHE 组线粒体膜电位较正常组明显降低，表现为红色荧光强度减弱；而缺氧 +CCPA 组线粒体的荧光强度与正常组相比无明显区别（见图 7-55）。

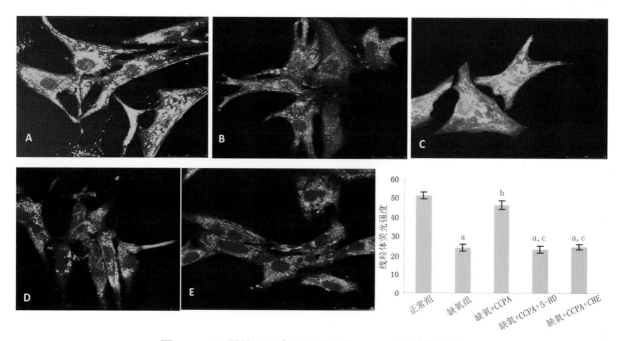

图 7-54　不同处理因素下心肌细胞 MPTP 检测的结果

激光共聚焦显微镜，×560。注：A. 正常组；B. 缺氧组；C. 缺氧 +CCPA 组；D. 缺氧 +CCPA+5-HD 组；E. 缺氧 +CCPA+CHE 组。与正常组比较，$^aP<0.01$；与缺氧组比较，$^bP<0.01$；与缺氧 +CCPA 组比较，$^cP<0.01$。

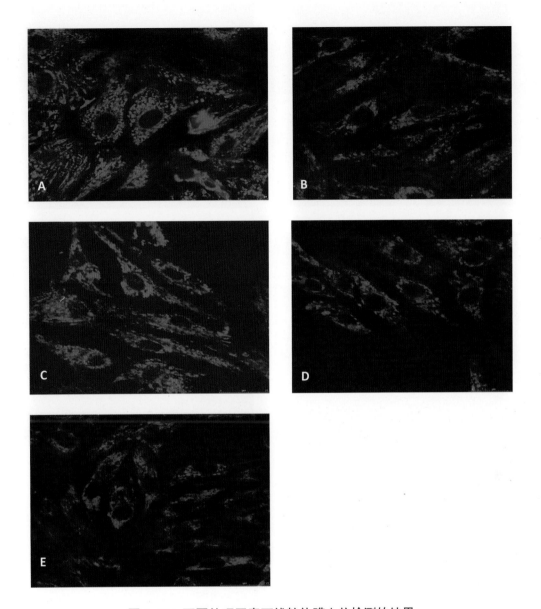

图 7-55　不同处理因素下线粒体膜电位检测的结果

激光共聚焦显微镜，×560。注：A. 正常组；B. 缺氧组；C. 缺氧 + CCPA 组；D. 缺氧 + CCPA+5-HD 组；E. 缺氧 + CCPA+CHE 组。与正常组比较，$^{a}P<0.01$；与缺氧组比较，$^{b}P<0.01$；与缺氧 +CCPA 组比较，$^{c}P<0.01$。

正常心肌细胞内活性氧少，表现为绿色荧光弱。缺氧 6 h 后，缺氧组、缺氧 +CCPA+5-HD 组及缺氧 +CCPA+CHE 组细胞内绿色荧光明显增强，活性氧增多；而缺氧 +CCPA 组与正常组相比活性氧水平未见明显改变（见图 7-56）。缺氧 6 h 后，缺氧组、缺氧 +CCPA+5-HD 组及缺氧 +CCPA+CHE 组心肌细胞活力与正常组相比明显降低，而缺氧 +CCPA 组细胞活力较正常未见明显下降（见图 7-57）。

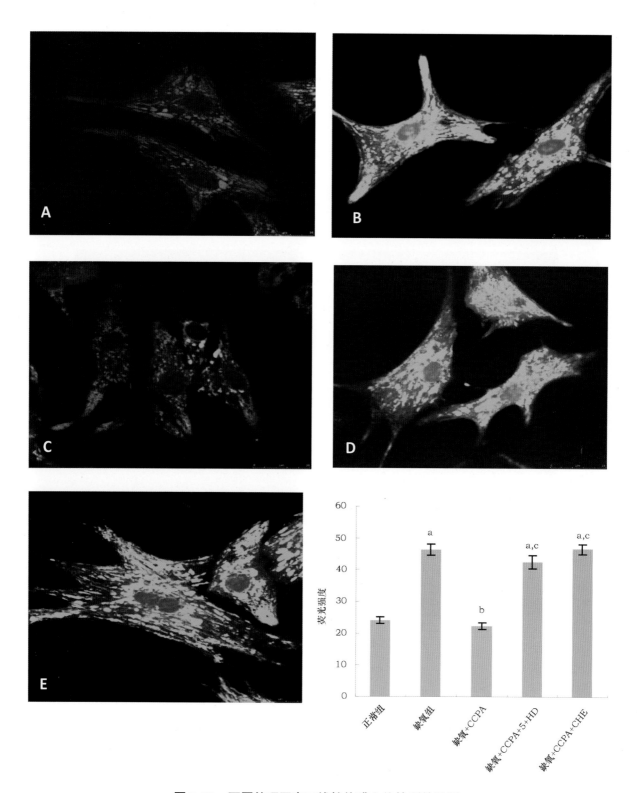

图 7-56 不同处理因素下线粒体膜电位检测的结果

激光共聚焦显微镜，×560。注：A. 正常组；B. 缺氧组；C. 缺氧 + CCPA 组；D. 缺氧 + CCPA+5-HD 组；E. 缺氧 + CCPA+CHE 组。与正常组比较，$^aP<0.01$；与缺氧组比较，$^bP<0.01$；与缺氧 +CCPA 组比较，$^cP<0.01$。

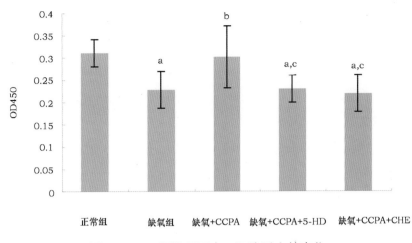

图 7-57　不同处理因素下细胞活力的变化

注：与正常组比较，[a]$P<0.05$；与缺氧组比较，[b]$P<0.05$；与缺氧 +CCPA 组比较，[c]$P<0.05$。

这些研究结果表明，腺苷 A1 受体激动剂 CCPA 能显著减少缺氧心肌细胞 MPTP 的开放，维持细胞活力，应用 PKC 和 mitoKATP 特异性阻断剂均能阻断 CCPA 减少缺氧心肌细胞 MPTP 的开放的作用，提示 CCPA 通过 PKC 和 mitoKATP 通路可调控 MPTP 的开放。PKC 在细胞信号传导、凋亡调控和心肌保护中有着重要的意义。腺苷 A1 受体通过与膜上的 G 蛋白受体偶联，能够激活 PKC，引起一系列细胞内信号传导，减少细胞的凋亡和坏死。研究表明，在单纯缺氧心肌细胞中，使用腺苷 A1 受体激动剂 CCPA 不仅能使 PKC 的总量增多，而且也使胞膜蛋白中 PKC 的表达量增多，但并未发现细胞膜上的表达增多。因此，在缺氧条件下，CCPA 对 PKC 的影响可能是使 PKC 在某种细胞器（如线粒体）而不是细胞膜上的表达增多，从而使其活化发挥细胞保护作用。mitoKATP 是存在于线粒体上的一个由多种蛋白组成的通道复合体，其被认为是 IPC 发挥保护效应的关键环节和终末效应器。mitoKATP 阻断剂 5-HD 并不能阻断 CCPA 对缺氧心肌细胞 PKC 表达的影响，说明在缺氧心肌细胞 CCPA 信号传导通路中，PKC 处于 mitoKATP 的调控上游。使用 CCPA 后能够抑制缺氧导致的线粒体膜电位降低和活性氧浓度的增加，而 mitoKATP 阻断剂可抵消 CCPA 的这种作用。因此，CCPA 可能通过促 mitoKATP 开放来维持线粒体膜电位，减少活性氧生成，进而减少缺氧心肌细胞 MPTP 开放。

（3）甘氨酸受体途径。我们的研究结果表明，甘氨酸对体外培养的缺血缺氧心肌细胞和烧伤大鼠心肌组织均具有显著保护作用，可减少缺血缺氧心肌细胞 CK、LDH 释放，显著改善缺血缺氧心肌细胞活力（CCK-8），心肌细胞 PI 染色阳性率减少，增加 ATP 含量。甘氨酸受体（G1yR）为配体门控的离子通道，我们率先发现心肌细胞存在甘氨酸受体的 α1 亚基。细胞膜上存在 L- 型钙离子通道，膜电位的改变可影响 L- 型钙离子通道的开合，当细胞膜电位发生去极化时，L- 型钙离子通道开放增加。甘氨酸可以明显减轻缺氧 6 h 后心肌细胞的钙超载，加入 anti-GlyR α1 阻断甘氨酸受体 α$_1$ 亚基后，缺氧心肌细胞钙超载明显加重，加入甘氨酸受体激动剂 Taurine 后钙超载又明显减轻，从不同的侧面证明甘氨酸是通过其受体 α1 亚基发挥其保护作用的。这些结果提示，缺氧后，心肌细胞膜发生去极化，导致细胞膜电压依赖性钙通道开放增加，钙离子内流增多，心肌细胞损伤；甘氨酸与其受体结合后，导致心肌细胞膜去极化明显减轻，从而使细胞膜电压依赖性钙通道开放减少，钙离子内流明显减少，发挥了其保护作用。

通过建立体外心肌细胞培养模型，从心肌细胞存活率及心肌细胞培养上清液中 LDH、CK 检测发现，随缺氧时间延长，心肌细胞损伤逐渐加重，心肌细胞上清液中 LDH 和 CK 逐渐增高，证实甘氨酸（3 种不同浓度的甘氨酸：0.1 mol/L、0.5 mol/L 和 1.0 mol/L）可明显改善缺氧心肌细胞的存活率，减轻心肌细胞损伤（$P<0.01$），对心肌细胞具有保护作用，其保护作用呈浓度依赖性；在细胞水平，首次证实心肌细胞膜存在甘氨酸受体，阐明了甘氨酸对体外培养的缺氧心肌细胞保护作用的机制。常氧和缺氧心肌细胞免疫组织化学荧光染色，在荧光倒置显微镜下观察，可见心肌细胞膜上存在 GlyR α 1 亚基（见图 7-58）；缺氧 6 h 后心肌细胞发生明显的钙超载，加入甘氨酸后钙超载明显减轻，而加入 anti-GlyR α 1 阻断甘氨酸受体 α 1 亚基后缺氧细胞钙超载明显加重，在加入甘氨酸受体激动剂 Taurine 后钙超载又明显减轻（见图 7-59）；心肌细胞缺氧 6 h 后，膜电位荧光强度较正常心肌细胞明显降低，加入甘氨酸后膜电位荧光强度显著增高（见图 7-60），表明甘氨酸可使心肌细胞去极化明显减轻。因此，甘氨酸对体外培养的缺氧心肌细胞保护作用机制可能是：缺氧后，心肌细胞膜发生去极化，导致细胞膜电压依赖性钙通道开放增加，钙离子内流增多，导致心肌细胞损伤；甘氨酸与其受体结合后，导致心肌细胞膜去极化明显减轻，从而使细胞膜电压依赖性钙通道开放减少，钙离子内流明显减少，减轻心肌细胞钙超载，发挥其保护作用，为烧伤后"休克心"的防治提供了新的靶点。在整体水平，利用大鼠烧伤 30% TBSA Ⅲ度烫伤模型，证实甘氨酸对烧伤心肌组织具有保护作用。从烧伤血清中 LDH、CK、TnI 含量检测以及烧伤后心肌组织病理检查等方面，发现烧伤后血清 TnI、LDH、CK 均明显升高，甘氨酸处理组血清 TnI、LDH、CK 含量明显降低（见表 7-74），大鼠心肌组织病理改变明显减轻，表明甘氨酸可明显减轻烧伤后心肌损伤。为烧伤早期"休克心"的防治，特别是烧伤后心肌的外源性保护提供了新的思路和方法。

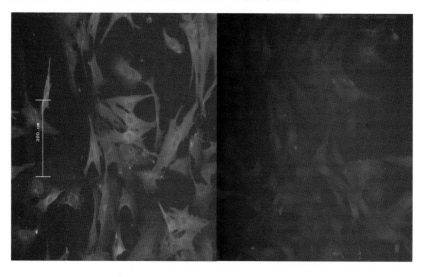

图 7-58　心肌细胞膜上存在 GlyRα1 亚基

左：免疫组化阳性结果（×200）。右：阴性对照。

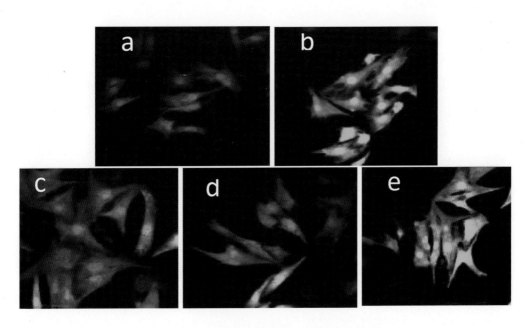

图 7-59　甘氨酸减轻缺氧心肌细胞钙超载

注: a. 常氧; b. 缺氧 6 h; c. 缺氧 +1 mmol/L 甘氨酸; d. 缺氧 + 甘氨酸 +Taurine; e. 缺氧 + 甘氨酸 + 抗 GlyRα1（×400）。

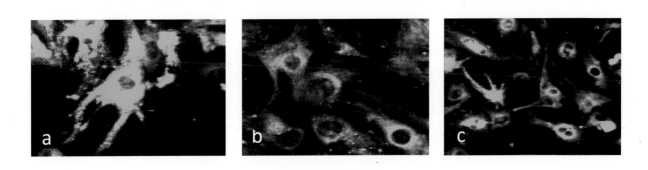

图 7-60　甘氨酸使缺氧心肌细胞膜电位提高

注: a. 常氧心肌细胞膜电位的变化；b. 缺氧 6 h 后细胞膜电位的变化；c. 缺氧 +Gly 后膜电位的变化（×400）。

表 7-74　甘氨酸对烧伤大鼠血清 TnI 含量的影响（$\bar{\chi} \pm s$）

分组	N	烧伤时间（h）				
		1	3	6	12	24
B	1.26 ± 0.35	$2.73 \pm 0.34^{*}$	$3.19 \pm 0.33^{*}$	$4.06 \pm 0.37^{*}$	$2.55 \pm 0.46^{*}$	$2.86 \pm 0.41^{*}$
G		$1.35 \pm 0.26^{\triangle}$	$1.99 \pm 0.63^{*\triangle}$	$2.93 \pm 0.53^{*\triangle}$	$2.23 \pm 0.45^{*}$	$2.60 \pm 0.51^{*}$

注: 与正常组相比，$^{*}P<0.01$；与烧伤组相比，$^{\triangle}P<0.01$。N—正常组；B—烧伤组；G—甘氨酸处理组。

7. 调控内源性保护机制

严重烧伤后，机体在产生损伤效应的同时，也启动了抗损伤即细胞保护机制。细胞保护是指细胞分泌的某些物质或其某些结构具有防止或减轻有害物质对细胞损伤和导致坏死作用的一种能力。目前的研究认为，凡是具有防止或明显地减轻有害物质对机体细胞损伤和致死性的能力都属于细胞保护，具有细胞保护作用的物质统称为细胞保护因子。研究发现，细胞内源性保护物质在机体抵御严重创伤继发性损害中具有重要作用，调动细胞内在的保护机制，调控细胞的内稳态平衡，成为预防或减轻细胞损害的新策略。

缺氧诱导因子-1（HIF-1）、热休克蛋白（HSP）、某些具有保护作用的信号通路等都是研究较多的内源性保护机制。研究提示，内源性保护分子表达上调是机体抵御烧伤早期心肌损害的重要机制。动物实验发现，大鼠40%Ⅲ度烧伤后，心肌HIF-1α mRNA水平和蛋白均增加，左心室明显高于右心室，HIF-1α主要表达于细胞核。体外研究发现，培养心肌细胞缺氧后，HIF-1α发生核转位且其蛋白表达增加，糖酵解酶活性增高，在缺氧12 h以内，心肌细胞ATP和能荷尚能维持在一定水平，使细胞有基本的能量供应而不发生不可逆性损伤。为明确HIF-1α对烧伤后心肌损害的内源性保护作用，构建了缺氧诱导因子-1α siRNA U6启动子表达框结构，运用iRNA干扰技术下调HIF-1α表达，观察HIF-1α表达受抑后，对心肌能量代谢和心肌损伤的影响。发现RNAi组可有效地抑制HIF-1α的表达（见图7-61和图7-62），减少糖酵解酶活性，增高减少幅度（见图7-63），使细胞ATP和能荷水平持续、快速下降，细胞提前发生不可逆损伤（见图7-64），表明HIF-1α对缺氧心肌细胞的保护作用在于延迟细胞进入不可逆损伤的时间。

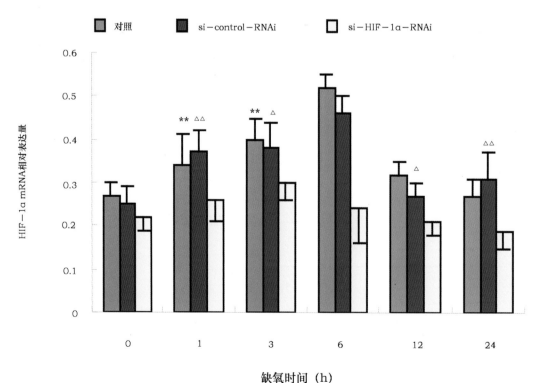

图 7-61　缺氧心肌细胞 HIF-1α mRNA 相对表达量变化

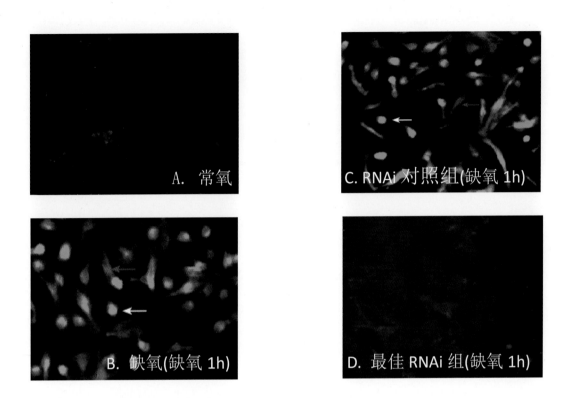

图 7-62　心肌细胞不同缺氧时间（0、1 h）HIF-1α免疫荧光显微镜观察结果（×200）

注：A、B. 未转染组；C. 为 RNAi 对照组；D. 为最佳 RNAi 组；红色箭头指示细胞浆部位，白色箭头指示细胞核部位。

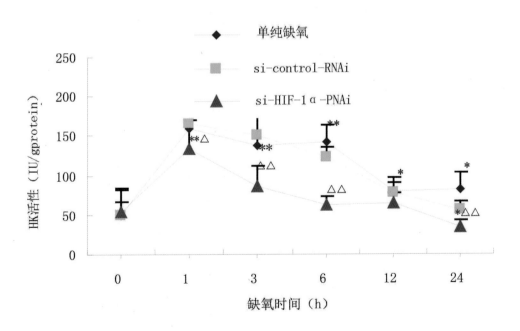

图 7-63　缺氧及 HIF-1αRNAi 对心肌细胞 HK 活性的影响

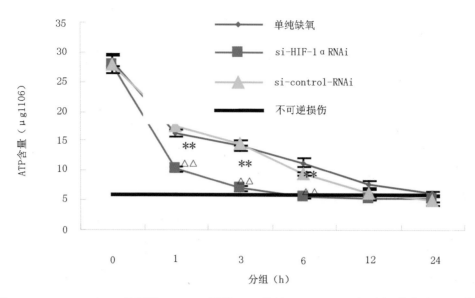

图 7-64 HIF-1α RNAi 使细胞 ATP 6 h 即降至正常的 20% 以下，细胞提前发生不可逆损伤

研究还发现，大鼠 30% TBSA Ⅲ度烫伤后 3 h，心肌组织内 HSP70 蛋白表达显著增加，伤后 6 h、12 h 稍有下降，随后表达量逐渐增加，到烧伤后 48 h 再次达高峰。采用亚砷酸钠（SA）预处理可诱导烧伤后大鼠心肌组织 HSP70 蛋白表达显著增加（见图 7-65），并明显降低血清 cTnI 含量（见图 7-66）。上述说明，预先诱导 HSP70 高表达能有效减轻严重烧伤早期心肌损害，烧伤后心肌 HSP70 的表达增高是机体重要的抗损伤机制。

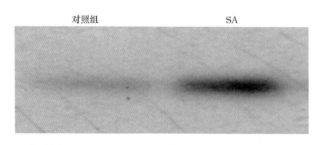

图 7-65 亚砷酸钠（SA）预处理使烧伤后大鼠心肌组织 HSP70 表达增加

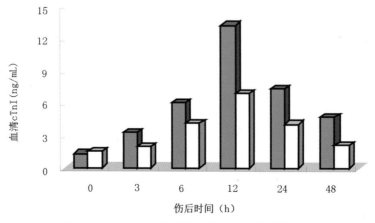

图 7-66 SA 使烧伤大鼠血清 cTnI 含量降低

PI3K/Akt 信号途径对烧伤早期心肌细胞的保护作用，主要是抑制心肌细胞凋亡。PI3K 是细胞内重要的信号转导分子，根据 PI3K 的 p110 亚基结构特点和底物分子不同可将其分为 3 型，其中研究最广泛的是能被细胞表面受体所激活的 I 型 PI3K。在哺乳动物细胞中， I 型 PI3K 又分为 IA 和 IB 两个亚型，他们分别从酪氨酸激酶连接受体和 G 蛋白连接受体传递信号。IA 型 PI3K 是由催化亚单位 p110 和调节亚单位 p85 所组成的二聚体蛋白，具有类脂激酶和蛋白激酶的双重活性。PI3K 通过两种方式激活，一种是与具有磷酸化酪氨酸残基的生长因子受体或连接蛋白相互作用，引起二聚体构象改变而被激活；另一种是通过 Ras 和 p110 直接结合导致 PI3K 的活化。PI3K 激活的结果，是在质膜上产生第二信使 PIP3，PIP3 与细胞内含有 PH 结构域的信号蛋白 Akt 结合，促使 Akt 蛋白激酶的磷酸化。活化的 Akt 通过磷酸化作用进一步激活或抑制其下游靶蛋白，进而发挥调节细胞的增殖、分化、葡萄糖代谢以及迁移等作用。关于烧伤后心肌组织 PI3K/Akt 信号途径是否激活，调控 PI3K/Akt 信号转导过程能否影响心肌细胞对缺血缺氧损伤的敏感性，以及 PI3K/Akt 信号途径对烧伤早期心肌细胞凋亡的影响及机制等问题均不清楚。推测在烧伤早期心肌细胞遭受缺血缺氧损伤的同时，PI3K/Akt 信号途径即被激活，并可能通过调控钙浓度、线粒体膜稳定性以及凋亡基因表达发挥抗凋亡作用，PI3K/Akt/HIF-1 α 则可能是这种抗凋亡作用的重要分子机制。

研究结果显示，大鼠 30% TBSA Ⅲ度烫伤后 1 h 即出现 PI3K 蛋白表达明显升高，3 h 达到高峰，直至伤后 24 h 才降至正常水平。作为 PI3K 下游的直接靶蛋白，Akt 激酶磷酸化是 PI3K/Akt 途径活化的标志。Akt 磷酸化水平于烧伤后 1 h 明显增加，3 h 达高峰，至伤后 24h Akt 蛋白磷酸化水平恢复正常，变化趋势与 PI3K 基本一致。RT-PCR 结果显示，严重烧伤初期 PI3K mRNA 无显著变化，伤后 6 h mRNA 才有明显升高，时间晚于 PI3K/Akt 通路蛋白的活化，提示 PI3K 基因转录活性的增加是由 PI3K/Akt 通路活化引起，可能是针对蛋白活化水平的一种反馈调节（见表 7-75 至表 7-77）。

烧伤后 PI3K/Akt 信号途径的活化可抑制缺血缺氧心肌细胞凋亡。研究发现，模拟严重烧伤早期缺血缺氧刺激心肌细胞后，细胞活力逐渐下降，缺血缺氧 6 h 心肌细胞活力下降至正常的 87%，24 h 后，细胞活力下降至正常的 22%。心肌细胞细胞培养液中 LDH 活性也逐渐增高，说明缺血缺氧能够造成心肌细胞膜的破坏，使心肌细胞活力下降。应用特异抑制剂 LY294002（50 μM）抑制 PI3K/Akt 活化后，再进行缺血缺氧处理的心肌细胞，各时相点的细胞活力均较相同时相点的单纯缺血缺氧组下降更为显著，细胞培养液中 LDH 活性均较同时相点的单纯缺血缺氧组显著升高。这提示 PI3K/Akt 能够减轻缺血缺氧造成的心肌细胞膜破坏，维持心肌细胞活性，对缺血缺氧心肌细胞具有保护作用，阻断该通路将加重心肌的缺血缺氧损害。LDH 存在于心肌细胞胞浆，只有当细胞膜通透性增大或完整性破坏时才从胞质中漏出。因此，培养上清中 LDH 的含量能够反映细胞膜的损伤程度。以往研究表明，只有当细胞发生明显凋亡或坏死的时候，细胞膜才会发生通透性增大甚至崩解，而且凋亡本身也是使细胞活力下降的一个重要因素。这提示 PI3K/Akt 信号途径可能发挥抗凋亡作用，参与维持细胞膜的稳定性，维持细胞活力。

表 7-75　大鼠烧伤后心肌组织 PI3K 蛋白表达变化（$\bar{\chi} \pm s$，$n=3$）

指标	正常对照	伤后时间（h）				
		1	3	6	12	24
PI3K	100	148.7±14.3*	241.9±20.7**	147.1±16.5*	138.5±16.3*	76.7±18.4

注：与对照比较，*P<0.05；**P<0.01；Western blot。积分吸光度值，将实验组条带的吸光度值与正常组的吸光度值相比，所得值代表相对于正常组的实验组 PI3K 的表达（定正常组为 100%）。

表 7-76　大鼠烧伤后心肌组织 pAkt 蛋白表达变化（$\bar{\chi} \pm s$，$n=3$）

指标	正常对照	伤后时间（h）				
		1	3	6	12	24
pAkt	100	200.3±16.8**	312.7±21.8**	175.3±18.5*	140.4±15.1*	109.5±14.9

注：与对照比较，*P<0.05；**P<0.01；Western blot。积分吸光度值，将实验组条带的吸光度值与正常组的吸光度值相比，所得值代表相对于正常组的实验组 pAkt 的表达（定正常组为 100%）。

表 7-77　大鼠烧伤后心肌组织 PI3K mRNA 表达变化（$\bar{\chi} \pm s$，$n=3$）

指标	正常对照	伤后时间（h）				
		1	3	6	12	24
PI3K/β-actin	0.88±0.09	0.79±0.08	0.86±0.10	1.34±0.18*	0.63±0.07	0.73±0.11

注：与对照组比较，*P<0.01；RT-PCR。分别计算目的条带和内参 β-actin 带的吸光度值。以目的条带吸光度值与 β-actin 带吸光度值的比值（目的条带吸光度值/β-actin 吸光度值）作为评估目的基因表达量的方式。比值越大，表明目的基因表达量越多。

　　为验证 PI3K/Akt 是否具有抗凋亡作用，进一步应用 PI3K/Akt 的抑制剂 LY294002 和激活剂 IGF-1，对该通路的激活进行正负调节，以明确 PI3K/Akt 对缺血缺氧心肌细胞凋亡的影响。TUNEL 半定量分析结果显示，经缺血缺氧处理 6 h 后，细胞凋亡率显著增加；当应用 LY294002（50 μM）特异性阻断 PI3K/Akt 通路后，再进行缺血缺氧处理，处理后 6 h，心肌细胞凋亡率较对照组增加更为显著；而预先给予 IGF-1（200 ng/mL）处理再缺血缺氧 6 h 后，心肌细胞凋亡率显著低于单纯缺血缺氧组。ELISA 定量分析细胞凋亡的结果也显示，心肌细胞缺血缺氧后 1 h、3 h、6 h 和 12 h，细胞凋亡数量均较刺激前明显增加；应用 LY294002 后再进行缺血缺氧处理，则各时相点心肌细胞凋亡数量较单纯缺氧组显著升高；而使用 IGF-1 后再进行缺血缺氧处理，各时相点心肌细胞凋亡数量则显著降低（见表 7-78）。这些结果充分表明，PI3K/Akt 对缺血缺氧心肌细胞具有明确的抗凋亡作用。阻断或激活该通路，可加剧或减轻缺血缺氧刺激引起的心肌细胞凋亡。说明烧伤早期 PI3K/Akt 的激活是心肌细胞内源性保护反应的重要分子基础。同时，PI3K/Akt 的选择性激活剂 IGF-1 的应用，有可能成为防治烧伤早期缺血缺氧所致心肌细胞凋亡的新手段。

表 7-78 ELISA 定量检测心肌细胞凋亡结果（$\bar{\chi} \pm s$，$n=6$，OD）

组别	刺激前	缺血缺氧时间（h）			
		1	3	6	12
缺血缺氧组	0.18±0.02	0.33±0.05*	0.61±0.06*	1.17±0.08*	2.25±0.11*
IGF-1 干预组		0.20±0.04#	0.49±0.05*#	0.84±0.06*#	1.63±0.09*#
LY294002		0.83±0.07*#	1.26±0.09*#	1.92±0.10*#	2.87±0.14*#
LY+IGF-1		0.69±0.04*#	1.07±0.06*#	1.83±0.09*#	2.62±0.15*#

注：与刺激前比较，*$P<0.01$；与单纯缺血缺氧组比较，#$P<0.01$。

caspase-3 是重要的凋亡执行 caspase，其可被细胞多条凋亡途径激活，如 caspase 途径和线粒体途径等，在多种细胞的凋亡中发挥重要作用。caspase-3 最主要的底物是多聚（ADP-核糖）聚合酶 PARP［poly（ADP-ribose）polymerase］，该酶与 DNA 修复、基因完整性监护有关。在细胞凋亡启动时，116 ku 的 PARP 在 Asp216-Gly217 之间被 caspase-3 剪切成 31 ku 和 85 ku 两个片段，使 PARP 中与 DNA 结合的两个锌指结构与羧基端的催化区域分离，不能发挥正常功能。结果使受 PARP 负调控影响的 Ca^{2+}/Mg^{2+} 依赖性核酸内切酶的活性增高，裂解核小体间的 DNA，引起细胞凋亡。这种裂解过程可被 caspase-3 的特异性抑制剂 Ac-DEVD-CHO 所抑制，但不能被 CrmA 抑制。caspase-3 还可以剪切 U1-70K、DNA-PK、PKCd 和 PKCq。PKCd 和 PKCq 都属于新型 PKC（novel PKC，nPKC），当被 caspase-3 剪切后，可以切除调节区域，而成为活性形式的 PKC，另外实验还证明，过量表达 PKCd 和 PKCq 均可以引起细胞凋亡，说明它们都参与了细胞凋亡的诱导。可见，一旦 caspase-3 激活，细胞凋亡的发生将不可避免，故 caspase-3 活化也被称为凋亡发生的标志性生化事件。本实验结果显示，缺血缺氧刺激前心肌细胞 caspase-3 活性较低；缺血缺氧 1 h 后与正常组无明显差异，后逐渐升高，3 h 后心肌细胞 caspase-3 活性显著增强，至缺氧 12 h，心肌细胞 caspase-3 活性升至正常组的 2.6 倍；使用 PI3K/Akt 特异抑制剂 LY294002 再缺血缺氧 3 h 后，心肌细胞 caspase-3 进一步增高，且显著高于单纯缺氧组；预先应用 IGF-1，再缺血缺氧 1 h 和 3 h，caspase-3 活性与正常组无显著差异，至 6 h 和 12 h，心肌细胞 caspase-3 活性逐渐增高，但明显低于同时相点单纯缺氧组（见表 7-79）。结果提示，PI3K/Akt 可能通过抑制 caspase-3 的活化发挥抗凋亡作用，阻断 PI3K/Akt 的活化，将解除这种抑制效应，从而增加 caspase-3 的活化，并进一步启动后续凋亡反应。

表 7-79　心肌细胞 caspase-3 活性变化（$\bar{\chi}\pm s$，$n=6$，$\mu mAFC\cdot mg$ 蛋白 $^{-1}\cdot h^{-1}$）

组别	刺激前	缺血缺氧时间（h）			
		1	3	6	12
单纯缺氧组		5.92 ± 0.56	$8.97\pm1.03^*$	$9.66\pm1.07^*$	$14.36\pm1.20^*$
LY 抑制组	5.52 ± 0.42	6.26 ± 0.65	$9.87\pm0.84^{*\#}$	$12.60\pm0.79^{*\#}$	$17.42\pm1.18^{*\#}$
IGF-1 干预组		5.77 ± 0.62	6.33 ± 0.51	$8.12\pm0.67^{*\#}$	$10.61\pm1.02^{*\#}$

注：与单纯缺血缺氧组比较，$^\#P<0.01$；与刺激前比较，$^*P<0.01$。

　　众所周知，线粒体在细胞凋亡的过程中起着枢纽作用，多种细胞凋亡刺激因子均可诱导不同的细胞发生凋亡，而线粒体跨膜电位 $\Delta\Psi mt$ 的下降，被认为是细胞凋亡级联反应过程中最早发生的事件，往往发生在细胞核凋亡特征（染色质浓缩、DNA 断裂）出现之前，是线粒体通透性转换孔（MPTP）开放的特征表现。后者直接导致线粒体内的细胞色素 C 释放至胞质，触发下游 caspase 级联反应，引起细胞凋亡。本实验通过观察线粒体跨膜电位 $\Delta\Psi mt$ 的变化进一步明确 PI3K/Akt 调控 caspase-3 活性的上游机制。TMRE 是一种阳离子亲脂性荧光染料，荧光强度降低，反映线粒体数量减少和（或）$\Delta\Psi mt$ 的降低或丧失。$\Delta\Psi mt$ 的变化可作为细胞凋亡的一个早期特征，是细胞凋亡不可逆转的标志。本实验结果显示，经缺血缺氧处理 6 h 后，细胞内荧光强度下降至对照组的 63%，12 h 后胞内荧光强度下降更为显著，仅为正常组的 36%；应用 PI3K 特异性抑制剂 LY294002 干预后再缺血缺氧 6 h 和 12 h 的心肌细胞，其荧光强度明显低于同时相点单纯缺血缺氧组；而应用 PI3K/Akt 的激活剂 IGF-1 干预后再缺血缺氧 6 h 的心肌细胞荧光强度高于单纯缺氧组（见表 7-80）。提示 PI3K/Akt 可稳定缺血缺氧心肌细胞的线粒体膜稳定性，防止 MPTP 开放引起的膜通透性增大，导致细胞色素 C 向胞质释放，启动下游 casepase 凋亡反应。

表 7-80　缺血缺氧后心肌细胞线粒体膜电位（$\Delta\Psi mt$）的变化（$\bar{\chi}\pm s$，$n=5$，相对荧光强度）

组别	对照组	缺血缺氧组	LY 抑制组	IGF-1 干预组
缺氧 6 h		$58.2\pm5.5^*$	$40.2\pm6.1^{**\#}$	$72.5\pm5.3^{*\#}$
缺氧 12 h	91.8 ± 8.3	$33.5\pm5.2^{**}$	$20.0\pm4.1^{**\#}$	$38.3\pm4.4^{**}$

注：与对照组比较，$^*P<0.05$，$^{**}P<0.01$；与同时相点缺氧组比较，$^\#P<0.05$。

　　钙超载是心肌缺血缺氧损伤的常见因素，也是导致细胞发生凋亡的一个重要因素。正常情况下细胞内 Ca^{2+} 浓度的维持依赖于 ATP 酶依赖性钙泵、Na^+/Ca^{2+} 交换以及正常 Ca^{2+} 通道的调控，缺氧导致细胞氧化磷酸化功能抑制，细胞内 ATP 含量快速下降，钠钾泵功能障碍，细胞内 Na^+ 升高也导致细胞膜去极化引起短暂的电压依赖型 Ca^{2+} 通道开放，使 Ca^{2+} 内流，同时线粒体功能损害使得线粒体贮存的 Ca^{2+} 释放，导致细胞内 Ca^{2+} 超载。细胞内 Ca^{2+} 的增加可激活 Ca^{2+} 依赖的蛋白酶、核酸内切酶以及磷脂酶等启动凋亡相关途径。也有研究表明，钙超载是线粒体功能损害的诱发因素，并活化磷脂酶而引起膜性结构损伤。本研究利用 Ca^{2+} 特异性的荧光染料 Fluo-3 测量细胞内 $[Ca^{2+}]i$ 含量的变化，观察 PI3K/Akt 对胞内钙超载的影响。结果显示，缺血缺氧处理 6 h 后，细胞内荧光强度明显升高；应用 PI3K 特异性抑制剂 LY294002 干预后再缺血缺氧 6 h，心肌细胞荧光强度增加更显著；而应用 IGF-1 干预再缺血缺氧 6 h，心肌细胞荧光强度较单纯缺氧组明显降低（见表 7-81）。这表明在缺血缺氧条件下，PI3K/Akt 的激活可以减轻心肌细胞 Ca^{2+} 超载，从而抑制磷脂酶的活化加重膜结构损伤。这与前述 LDH 活性测试的结果相互印证。同时，钙超载的减轻也能减轻线粒体的负担，维持线粒体膜稳定性，抑制凋亡发生。以往研究发现，PI3K p110γ 亚基可促进肌细胞或神经元细胞膜上电压依赖性钙通道的开放，导致钙离子的内流，引起细胞的兴奋-收缩耦联。在缺血缺氧刺激下，细胞内 ATP 生成不足，离子泵功能丧失，引起钙离子的聚集，同时线粒体和肌浆网也因 ATP 不足发生功能障碍，导致摄钙减少，甚至膜结构损伤，钙通透性增高，加重胞质内钙超载。本实验中，胞内钙浓度的检测是在心肌细胞缺血缺氧 6 h 以后进行，此时由 PI3K 介导的钙离子内流作用已不明显，线粒体和肌浆网膜的损伤引起的钙超载可能占主导地位。

表 7-81　缺血缺氧 6 h 后心肌细胞 $[Ca^{2+}]i$ 的变化（$\bar{x} \pm s$，$n=5$，相对荧光强度）

组别	对照组	缺血缺氧组	LY 抑制组	IGF-1 干预组
细胞 $[Ca^{2+}]i$	26.5±4.2	68.2±5.5[*]	96.2±8.1[*#]	50.5±6.3[*#]

注：与对照组比较，[*]$P<0.01$；与单纯缺氧组比较，[#]$P<0.01$。

上述结果提示，在缺血缺氧条件下，PI3K/Akt 信号途径可能通过减轻胞内钙超载，维持胞膜及线粒体膜稳定性，抑制以 casepse-3 活化为代表的 casepase 凋亡级联反应，发挥拮抗凋亡，维持细胞活力的内源性保护作用。

PI3K/Akt 信号途径抑制缺血缺氧心肌细胞凋亡的机制，推测在缺血缺氧条件下，PI3K/Akt 可能通过调控"缺氧核心调节分子"HIF-1α 的表达，进一步调节凋亡相关基因的转录活性，抑制缺血缺氧心肌细胞凋亡。结果显示，预先应用 LY294002，再缺血缺氧 3 h 后，心肌细胞 HIF-1α mRNA 表达量较正常组明显下降。在蛋白水平上，缺血缺氧 3 h 后 HIF-1α 表达量明显增加，预先应用 PI3K 特异抑制剂 LY294002 或 mTOR 抑制剂 Rapamycin，再缺血缺氧 3 h，HIF-1α 蛋白水平较单纯缺血缺氧组明显降低（见表 7-82）。提示缺血缺氧心肌细胞 PI3K/Akt 信号途径的活化可以上调 HIF-1α mRNA 转录活性，同时 PI3K/Akt 及 mTOR 蛋白磷酸化均可以在蛋白水平上调 HIF-1α 的表达。也有研究认为，缺氧时 HIF-1α 的调节主要发生在蛋白而非转录水平，推测与细胞种属及刺激条件有关。值得注意的是，实验中缺血缺氧刺激不能改变心肌细胞 HIF-1α mRNA 转录活性，而 PI3K/

Akt 的活化促进 HIF-1α mRNA 转录活性增强可能与某些不受缺血缺氧影响的核转录因子途径有关，这一点尚待进一步深入研究。为探求缺血缺氧心肌细胞中 PI3K/Akt 途径调控 HIF-1α 蛋白表达的中间途径，又应用 PI3K/Akt 特异抑制剂 LY294002 与 mTOR 抑制剂 Rapamycin，观察缺血缺氧 3 h 后心肌细胞 p-p70S6K、p-mTOR、p-Akt 的表达变化（见表 7-83 至表 7-85），结果提示缺血缺氧刺激可能通过 PI3K/Akt/mTOR/p70S6K 途径调控 HIF-1α 的蛋白表达，HIF-1α 蛋白表达上调后，可间接调控凋亡基因 p53、Bcl-2、Bax 的表达，并进一步减轻胞内钙超载和线粒体损伤，发挥抗凋亡的内源性保护作用。

表 7-82　大鼠缺血缺氧心肌细胞 HIF-1α 蛋白表达变化（$\bar{\chi} \pm s$，$n=3$）

指标	正常对照	缺血缺氧 3 h		
		缺血缺氧组	LY 抑制组	RA 抑制组
HIF-1α	100	$212.3 \pm 16.8^*$	112.7 ± 13.8	96.5 ± 11.9

注：与对照比较，$^*P<0.01$；PI3K 特异抑制剂 LY294002、mTOR 抑制剂 Rapamycin。

表 7-83　大鼠缺血缺氧心肌细胞 p70S6K 蛋白磷酸化水平变化（$\bar{\chi} \pm s$，$n=3$）

指标	正常对照	缺血缺氧 3 h		
		缺血缺氧组	LY 抑制组	RA 抑制组
p70S6K	100	$412.3 \pm 20.8^*$	$150.7 \pm 15.9^{*\#}$	$191.5 \pm 16.7^{*\#}$

注：与对照比较，$^*P<0.01$；与单纯缺氧组比较，$^\#P<0.01$。

表 7-84　大鼠心肌细胞 mTOR 蛋白磷酸化水平变化（$\bar{\chi} \pm s$，$n=3$）

指标	正常对照	缺血缺氧 3 h		
		缺血缺氧组	LY 抑制组	RA 抑制组
mTOR	100	$512.3 \pm 26.8^*$	$212.7 \pm 19.9^*$	$97.5 \pm 11.9^\#$

注：与对照比较，$^*P<0.01$；与 LY 抑制组比较，$^\#P<0.01$。

表 7-85　大鼠心肌细胞磷酸化 Akt 蛋白表达变化（$\bar{\chi} \pm s$，$n=3$）

指标	正常对照	缺血缺氧 3 h		
		缺血缺氧组	LY 抑制组	RA 抑制组
Akt	100	$227.3 \pm 19.8^*$	96.7 ± 11.8	$196.7 \pm 15.9^\#$

注：与对照比较，$^*P<0.01$；与 LY 抑制组比较，$^\#P<0.01$。

研究发现，缺血缺氧后 1 h 和 3 h，心肌细胞内 Bcl-2 mRNA 逐渐升高，而 Bax mRNA 有所下降，p53 mRNA 表达量逐渐升高，c-Myc mRNA 逐渐升高；预先应用 LY294002 后，再缺血缺氧 1 h 和 3 h，Bcl-2 mRNA 表达量明显低于单纯缺血缺氧组，Bax mRNA 表达量较单纯缺血缺氧组明显增加，p53 mRNA 表达量增加较单纯缺血缺氧组更为显著，c-Myc mRNA 表达量较正常组明显下降。结果提示，缺血缺氧条件下，心肌细胞活化的 PI3K/Akt 信号途径可以通过调控 Bcl-2、Bax 的表达，增加 Bcl-2/Bax 比值，并下调野生型促凋亡基因 p53 的表达，以减少凋亡，提高细胞存活率。此外，PI3K/Akt 活化后上调 c-Myc 的表达可能与其抗凋亡机制无关，由于 PI3K/Akt 有促进细胞增殖生长作用，考虑该通路上调 c-Myc 的表达可能与改变细胞周期有关。

8. NO 供体

我们采用 3 种不同浓度的 NO 供体 S- 亚硝基谷胱甘肽（GSNO）加入心肌细胞培养液中，在一定时间内为细胞提供低、中、高 3 种稳定浓度的 NO。结果显示，中浓度 NO（7.5 μM）可增强缺氧心肌细胞的抗损伤能力，其机理可能是通过增加心肌细胞内 HIF-1α 蛋白水平，加强了心肌细胞对缺氧的内源性保护机制；高浓度和低浓度 NO 可促进缺氧心肌细胞的损害效应。中浓度 NO 诱导缺氧心肌细胞内 HIF-1α 蛋白水平增加的机理可能主要是通过 PI3K 信号途径的活化增强了 HIF-1α 蛋白水平，线粒体呼吸链可能不是其 HIF-1α 蛋白水平增加的主要途径。NO 对严重烫伤大鼠心肌组织也具有保护效应，其作用机理可能是通过生成 NO 促使烫伤大鼠心肌细胞内 HIF-1α 表达增加，进而增加组织的耐缺氧能力。抑制 NO 生成可加重心肌细胞损害，给予 NO 合成前体物 L- 精氨酸则可明显改善烫伤后心脏功能。

9. "容量补充 + 动力扶持"复苏方案

由于严重烧伤后，迅速发生的心肌损害及心功能减弱，不仅可引起心功能不全，还可诱发或加重休克，成为烧伤早期休克 / 缺血缺氧的重要原因之一，因此有效的休克复苏方案不能单纯考虑毛细血管通透性增加导致的血容量减少在休克发生中的作用，也要考虑心脏动力受损在烧伤休克中的作用。我们基于"休克心"理论建立了"容量补充 + 动力扶持"休克复苏新方案，即适量补液（容量补充）结合预防心脏损害措施（动力扶持）的复苏方案，这不仅有助于严重烧伤休克的有效复苏，而且可减少因补液不足或过量引起的内脏并发症。应用陆军军医大学补液公式（立即或延迟复苏补液公式），即可满足"容量补充"的需要。"动力扶持"主要针对早期心肌损害的机制，如采用小剂量 ACEI 减轻心肌缺血，改善能量代谢（脂肪酸、葡萄糖）、心肌细胞保护和抗氧化损伤采用左卡尼丁、果糖二磷酸钠、前列地尔注射液。具体方法是：在迅速补充液体的同时，给予 5% 葡萄糖注射液 100 mL+ 依那普利拉注射液 1.25 mg，静脉输入 1 次 / 日；5% 葡萄糖注射液 100 mL + 果糖二磷酸钠注射液 10 g，静脉输入 2 次 / 日；5% 葡萄糖注射液 100 mL+ 前列地尔注射液 10 μg，静脉输入 2 次 / 日。连用 3 天。在国家卫计委重大行业专项资助下，组织全国 11 家著名烧伤救治机构开展多中心临床研究。

从一般临床情况分析，3 组烧伤患者年龄、性别、致伤因素、烧伤总面积及Ⅲ度面积、伤后入院时间、生命体征，以及复合中、重度吸入性损伤等均无显著差异，组间均衡性好，具有较好的可比性（见表 7-86 至表 7-88）。

表 7-86　3组烧伤患者年龄和烧伤面积比较

| 分组 | 例数 (n) | 性别 | | 年龄 (岁, $\bar{\chi}\pm s$) | 烧伤面积 ($\bar{\chi}\pm s$, TBSA%) | Ⅲ度面积 ($\bar{\chi}\pm s$, TBSA%) |
		男	女			
A 组	50	10	40	41±10	65±21	33±28
B 组	58	9	49	41±10	57±22	27±29
C 组	56	11	45	41±11	64±20	28±27
F 值	—	0.08		0.958	2.205	0.605
P 值	—	0.923		0.958	0.114	0.547

表 7-87　3组烧伤患者吸入性损伤和入组伤后时间比较

| 分组 | 吸入性损伤 | | | | 入组时伤后时间 |
	无 (例)	轻 (例)	中 (例)	重 (例)	($\bar{\chi}\pm s$, h)
A 组	25	11	8	6	2.7±1.7
B 组	27	17	9	5	2.4±1.9
C 组	26	10	9	6	2.5±1.0
F 值	3.878	—	—	—	0.445
P 值	0.693	—	—	—	0.641

表 7-88　3组烧伤患者入院时生命体征比较 ($\bar{\chi}\pm s$)

分组	例数	入院时心率 (次/分)	入院时呼吸 (次/分)	入院时收缩压 (kPa)	入院时舒张压 (kPa)
A 组	50	101±21	23±10	127±30	78±18
B 组	58	97±18	21±2	123±26	76±12
C 组	56	98±21	21±2	114±20	73±11
F 值	0.358	1.858	2.784	1.681	—
P 值	0.699	0.159	0.065	0.19	—

（1）循环容量和血液氧合相关指标。

1）补液量和尿量：分析发现，在第1个24 h及第2个24 h补液量无差异前提下，B组和C组24 h、48 h尿量显著多于A组，且统计学上有显著差异（P值分别为0.048和0.022），但B组和C组之间尿量无明显差异（见表7-89，图7-67）。

表7-89　3组间休克期补液量比较（$\bar{\chi} \pm s$，mL）

分组	例数（例）	第1个24 h	第2个24 h
A 组	50	10536±3467	7596±2562
B 组	58	10214±7246	7480±2675
C 组	56	12544±16335	7269±1975
F 值	—	0.744	0.238
P 值	—	0.477	0.789

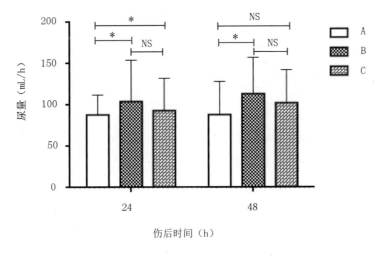

图7-67　3组烧伤患者尿量的变化

2）Hb和Hct变化：伤后24 h，A组Hb水平显著高于B和C组（P<0.05），B组与C组间无明显差异。伤后48 h，A组仍然高于C组（P<0.05）。但A组与B组及B组和C组间无明显差异（图7-68）。伤后24 h，A组Hct水平显著高于B和C组（P<0.05），而B组与C组间无明显差异。伤后48 h，A组仍显著高于C组（P<0.05），但A组与B组及B组和C组间无明显差异（见图7-69）。

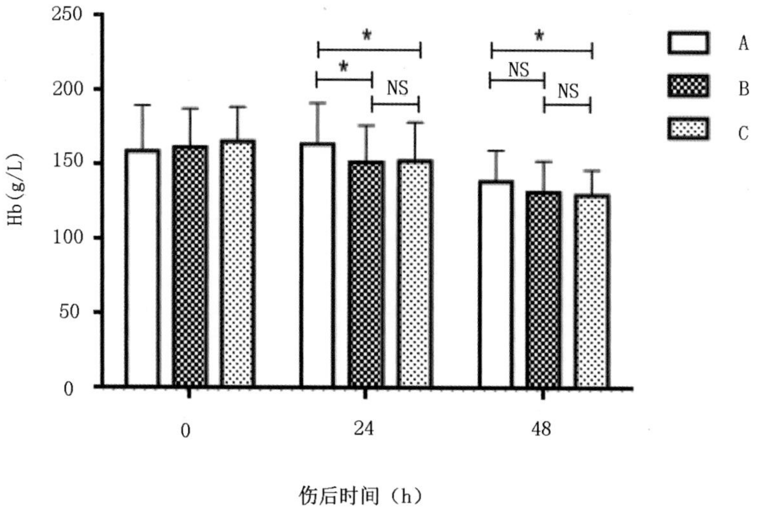

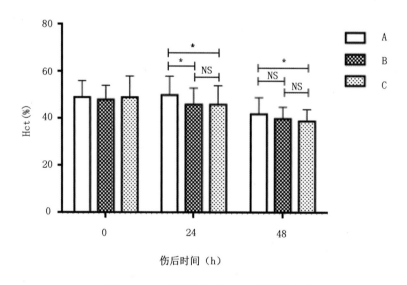

图 7-68　3 组烧伤患者 Hb 水平的变化

注：$^*P \leqslant 0.05$。

图 7-69　3 组烧伤患者 Hct 水平的变化

注：$^*P \leqslant 0.05$。

3）血乳酸的变化：入院时血乳酸 A、B 和 C 组未见明显差异；伤后 24 h 和 48 h，A 组血乳酸显著高于 B 组和 C 组，但 B 组和 C 组之间无显著差异（见图 7-70）。伤后 24 h，C 组 Hb 和 Hct 显著低于 A 组（$P=0.029$），提示血液浓缩减轻。但 B 组和 C 组无显著差异。

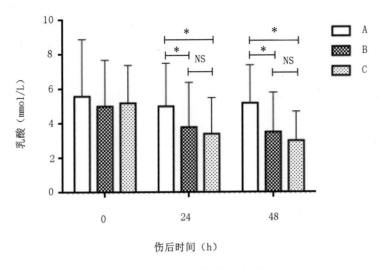

图 7-70　3 组烧伤患者血清乳酸水平的变化

注：*$P \le 0.05$。

上述结果提示，B 组和 C 组循环容量情况好于 A 组，血液浓缩减轻，组织灌流和氧合显著改善，血乳酸显著降低。但 B 和 C 两个动力扶持组之间无明显差异。

（2）脏器损害指标。

1）反映心肌损害指标血清肌钙蛋白 I（cTnI）和 CK-MB 变化：从 3 组烧伤患者脏器损害指标分析发现，入院时血清肌钙蛋白 I（cTnI）3 组均增高，但无明显差异；伤后 12 h、24 h、36 h、48 h 和 72 h，A 组 cTnI 均显著高于 B 组和 C 组（$P<0.01$），但 B 组和 C 组之间无显著差异（见图 7-71）。入院时 3 组血清 CK-MB 均增高，但 3 组之间无明显差异。伤后 12 h、24 h、36 h、48 h 和 72 h，A 组 CK-MB 均显著高于 B 组和 C 组（$P<0.01$），但 B 组和 C 组之间无显著差异（见图 7-72）。

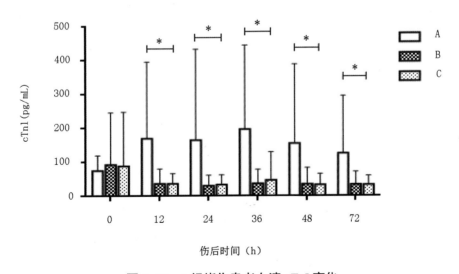

图 7-71　3 组烧伤患者血清 cTnI 变化

注：*$P \le 0.05$。

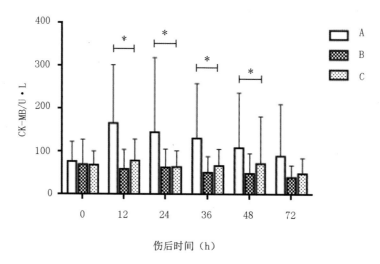

图 7-72　3 组烧伤患者血清 CK-MB 变化

注：*$P \leqslant 0.05$。

2）烧伤面积与心肌损害的关系：本项目还发现，烧伤面积与心肌损害的关系，当烧伤面积达到 51.5% 以上时，CK-MB 特异性敏感性高（见图 7-73），烧伤面积为 52.5% 时，cTnI 的特异性敏感性高（见图 7-74），提示烧伤面积达到 50% 时心肌损害发生率大大增高，应该采取更加积极的措施积极预防心肌损害的发生。

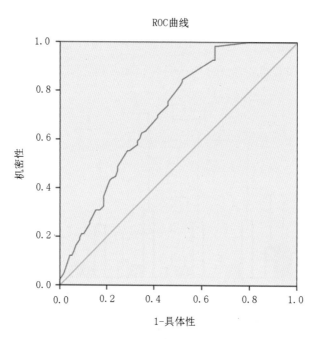

ROC曲线

图 7-73　烧伤面积与 CK-MB 关系

（曲线下面积 70.5；烧伤面积为 51.5 时，CK-MB 特异性敏感性高）

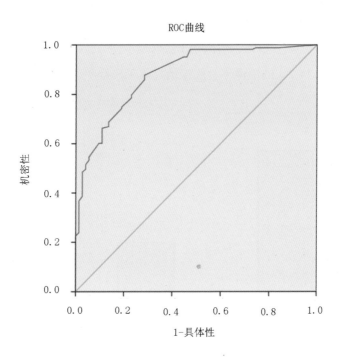

图 7-74 烧伤面积与 cTnI 关系

（曲线下面积 88.0；烧伤面积为 51.5 时，cTnI 特异性敏感性高）

3）反映肾脏损伤指标血清 β2-MG 变化：入院时 3 组血清 β2-MG 均增高，但无明显差异；伤后 12 h、24 h、48 h、72 h，B 组和 C 组血清 β2-MG 均显著高于 A 组（$P<0.01$），但 B 组和 C 组之间无显著差异（见图 7-75）。伤后 72 h 内，3 组患者 TBA 和 DAO 均无显著差异。

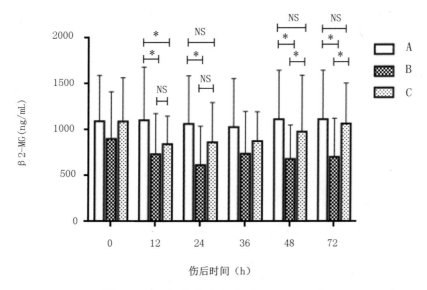

图 7-75 3 组烧伤患者血清 β2-MG 变化

注：$^*P \leqslant 0.05$。

4）终极疗效指标病死率的分析：3 组患者病死率分析，在符合本项目纳入标准的严重烧伤病例，单纯容量补充组病死率高达25%；采用"容量补充＋依那普利拉动力扶持"组病死率仅10.3%；采用"容量补充＋依那普利拉＋左卡丁尼＋果糖二磷酸钠＋前列地尔动力扶持"组，病死率为14.0%。可以看出，动力扶持可以提高11%～14.7%的治愈率，临床治疗效果非常明显（见图7-76）。

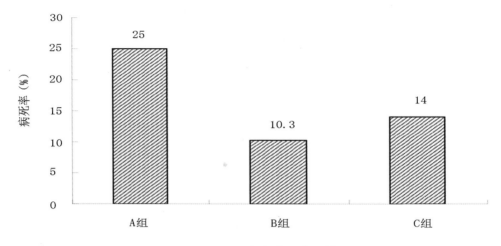

图7-76　3组患者病死率比较

（采用动力扶持的B组和C组，病死率均明显低于单纯容量的A组）

上述结果提示，严重烧伤早期入院复苏患者，应用陆军军医大学补液公式立即复苏进行"容量补充"，同时应用依那普利拉改善心肌缺血以行动力扶持，或复合应用依那普利拉改善心肌缺血和左卡丁尼改善脂肪酸代谢、果糖二磷酸钠改善葡萄糖代谢、前列地尔抗心肌氧化损伤治疗，有效地改善组织器官缺血缺氧、改善组织氧合和有氧代谢，从而减少内脏并发症，提高治愈率。

（黄跃生）

第六节　脑、脊髓和外周神经损伤后的修复与再生

一、成年哺乳类脑损伤后修复与再生

（一）创伤性损伤后成年哺乳类脑内内源性神经干细胞的反应

在成年哺乳动物的脑海马的神经发生区域——脑室下区（SVZ）和齿状回（DG），终身都可产

生新的神经元。在过去的 20 多年中，科学家们对 SVZ 和 DG 区成年神经发生的程度、新生神经元在正常脑内的作用以及成年神经发生过程的机理等进行了大量的研究。同时对不同的实验动物疾病模型，在病理条件下成年神经发生的程度和功能也进行了详尽的研究。越来越多的证据表明，这些内源性神经干/祖细胞在中枢神经系统损伤或疾病的再生和修复中起重要作用。本节介绍了在受伤的脑中成年神经发生的潜在功能以及未来的研究战略，旨在利用内源性再生能力重新填充和修复脑损伤。

创伤性脑损伤(TBI)可导致死亡和残疾，目前临床上尚缺乏有效的治疗措施。长期以来一直认为，成熟的大脑损伤后不能被修复。最近的研究结果表明，在成年哺乳类整个生命周期，在大脑的特定区域存在着多能神经干/祖细胞（NSC/NPC），能产生新的神经元和神经胶质细胞。在过去的 25 年中，大量的研究表明，成年海马齿状回（DG）可产生成熟的神经元，在海马依赖的学习和记忆过程中起重要作用。而脑室下区（SVZ）产生的新的嗅鞘中间神经元，对于维持嗅球网络功能的正常运行和特定的嗅觉行为是必需的。TBI 后，越来越多的证据表明，这些内源性 NSC/NPC 在中枢神经系统损伤中可能发挥再生和修复的作用，已经对不同类型的实验性动物 TBI 模型和人的 TBI 研究发现，损伤可提高神经发生的反应。此外，TBI 引起的海马神经发生与启动 TBI 后的认知功能恢复有关联。这些研究表明，成熟的大脑有内在的潜力以恢复损坏或被破坏的神经元种群。这就提出建立一种治疗策略的可能性，旨在利用这种内源性神经发生能力，以重新生成和修复受伤的大脑。

1. 正常哺乳类脑的神经发生

在成年哺乳动物的脑内，内源性神经发生区域主要局限于脑室周围的 SVZ 区和海马 DG 区。SVZ 区的神经干/祖细胞（NSC/NPC）可产生新的神经元和少突胶质细胞。来自 SVZ 区的新生神经元大多数沿嘴侧迁移流迁移至嗅球，变成嗅球中间神经元，少量的来自 SVZ 区新生神经细胞迁移到皮质区，其有关原因尚未确定，但可能与修复或细胞更新机制有关。同样，DG 区新生成的细胞横向迁移到齿状回颗粒细胞层且表现出与齿状回神经元整合的特性。最重要的是，新生成的 DG 区颗粒神经元可以形成突触且可伸出轴突至其正常的靶区——CA3 区。

到目前为止，已经对这些区域的细胞发生程度进行了多项量化的研究，结果提示，在上述区域不断产生大量新的细胞。具体而言大鼠海马齿状回每天产生约 9000 个新细胞。考虑到大鼠颗粒细胞的总数是 1 万~200 万个，这种新细胞添加程度足以影响神经网络的功能。最近一项研究发现，几乎整个嗅球的深层颗粒细胞和超过一半的上层细胞在 12 个月内就被新生神经元替换一次。同样的研究报道，在海马成年新生的神经元中，齿状回颗粒细胞占 10%。然而，研究也发现，在饲养的正常成年啮齿类动物大脑中，大约一半的 DG 区产生的新神经元及 SVZ 区产生的与嗅觉相关的神经元只能存在两周或更短暂的时间。虽然这个时间周期足够长以支持胶质细胞的作用、神经元的形成和整合到现有的网络中——这个过程通常需要 10~14 天。然而，必须注意的是，大多数存活下来的神经元都是成熟的神经元，并能存活数月至数年，学者们大力支持神经网络整合理论，此外，新生神经元的剧烈丢失可能是哺乳动物发育早期的网络修剪过程的重演。新生神经元短暂有限的生命周期到底源自网络修剪还是特定的细胞作用尚未定论。

随着成年哺乳动物脑内持续性的神经发生的发现，这一成年神经发生的生理作用和重要性，特别是成年海马神经发生与学习记忆功能的关系已被广泛研究。研究表明，如生长在丰富的环境中，体育锻炼或生长因子治疗都可改善海马神经发生，可以提高认知能力。此外，使用不同类型的方法抑制成年神经发生的研究已经进一步证实了神经发生和海马的功能之间的因果关系。例如，研究使用脑照射对成年啮齿类神经发生的影响时，全身或局部给予抗有丝分裂剂或遗传性消除祖细胞以消除成年神经发生的研究结果表明：成年海马齿状回神经元的生成对于海马依赖的学习和记忆任务有重要作用。这些研究包括跟踪眨眼和条件性恐惧、语境恐惧记忆的形成、水迷宫任务中的空间记忆的长期保留、目标识别任务和主动位置回避任务等。此外，有针对性地删除成熟阶段的成年新生的齿状回颗粒神经元，可诱导在语境恐惧记忆、水迷宫和视觉记忆的区分等实验中的逆行记忆障碍。虽然由于上述研究方法中基因敲除神经发生的方法或行为学检测方法的差异导致研究结果会有一些不一致甚至部分矛盾的地方，但这越来越多的数据提供了令人信服的证据，即成年海马神经发生与多方面的海马依赖的学习和记忆功能有直接关系。

相比于海马的神经发生，正常脑 SVZ 区神经发生的作用还不明确。来自 SVZ 区的新生神经元迁移到达嗅球且分化成中间神经元，约 5% 变成了嗅球的球周细胞。新生成的嗅鞘抑制性中间神经元整合到嗅回路里，都参与了一些但不是全部的嗅觉功能。利用类似于抑制海马神经发生的研究方法来抑制嗅神经发生，结果证明，嗅球内成年新生的神经元参与嗅觉辨别、嗅觉感知学习功能与新气味相关行为的习得、特有的嗅觉反应、短时嗅觉记忆功能和灵活的嗅觉联想学习记忆功能。

在 SVZ 区和 DG 区，细胞增殖和成熟的命运是由多个物理和化学信号调节的。例如，生化因素，如 5- 羟色胺、糖皮质激素、卵巢类固醇和生长因子等严格调节着细胞的增殖反应，这表明在这些区域内的细胞增殖具有生理上的重要性。此外，物理刺激如运动、丰富的环境，或压力都能改变细胞的增殖能力。例如，体育锻炼或丰富的环境刺激都能增加 SVZ 区和 DG 区细胞增殖和神经发生，而压力则会减少这种细胞反应。然而，这些新细胞的功能是依赖于新生细胞的数量、存活、分化及与现有神经回路的整合来体现的。

2. TBI 诱发的神经发生

科学家的研究表明，TBI 包括流体的冲击损伤（FPI）、可控制的大脑皮质挤压的损伤（CCI）、闭合性颅脑损伤和加速度冲击损伤均可显著增加大鼠或小鼠 SVZ 和 DG 区细胞增殖。所有报道的常见的 TBI 模型，最突出的特点是 TBI 后 DG 区和 SVZ 区内源性细胞增殖反应上调。不论是大鼠的 FPI 模型，还是小鼠的 CCI 模型，在伤后第 2 天 DG 区细胞增殖达到峰值。在 FPI 模型中 SVZ 区的细胞增殖数在伤后第 2 天也达到了峰值，且这种增殖反应可以持续 1 年。至于神经分化程度，科学家们已经报道了不同的结果，在弥漫性损伤模型如闭合性颅脑损伤和 FPI 模型，损伤可提高齿状回颗粒下区和颗粒细胞层新生神经元的数量，而在局限性损伤模型如 CCI，伤后新神经元的生成数量与假手术组相比并没有明显增加，尽管增殖细胞的数量增高了。造成这种差异的原因可能是由于损伤模型的差异、损伤的严重程度、损伤后组织评估的时间点、使用的细胞标记和（或）定量方法的变化导致的。损伤模型的不同对细胞反应的影响较为显著。例如，在 CCI 模型，TBI 能引发 DG 区未成熟神经元在损伤早期大量的死亡，然而，在封闭的头部弥漫性损伤模型中，只有损伤比较严重时才可同时增加海马神经发生——即细胞增殖和新的神经元的产生。尽管存着差异，但 TBI 可激活成年啮齿类脑内神经发生区域内的内源性神经干细胞的激活。

在正常脑组织中的神经发生区域的神经发生能力随着年龄的增加而降低。TBI 后青少年的脑比成人和老年的脑有更强的神经发生能力。具有脑回的高等动物，损伤诱发的内源性细胞反应与年龄差异有一定的关系。2015 年 Costine 及其同事发现，在大脑皮质挤压损伤仔猪模型中，产后 7 天，损伤可导致 SVZ 区细胞的增殖率显著提高，但产后 4 个月后，损伤则不会引起细胞增殖率的变化。此外，其他科学家已经证明，损伤诱导的新生的颗粒细胞整合到现有的海马环路中。这种内源性神经发生与损伤后所观察到的先天性认知恢复有直接联系。TBI 可增强细胞增殖和产生新的神经元，在脑卒中模型中，可观察到新神经元从 SVZ 区产生并迁移到缺血损伤部位，在 TBI 模型，新生成的神经元向损伤的部位迁移现象不显著，但可观察到新生神经元沿白质纤维束迁移。然而，这些研究都强烈表明成熟的脑损伤后通过内源性神经发生反应尝试修复和再生。这个概念由损伤后，受损伤程度可增强海马神经发生是与活性依赖的早期基因 c-Fos 表达增加相关的证据来支持的。

3. 人脑的神经发生

与啮齿类动物的脑相比，人脑的成年神经发生的程度和功能还不是太清楚。类似于啮齿类动物的脑，人脑的 SVZ 和海马是神经发生区域。已经从尸检脑标本的上述区域发现增殖的 NSC/NPC。在培养条件下，从成人的脑中分离的细胞能够产生神经元和神经胶质细胞。采用突破性的标记方法：通过测量核炸弹试验中产生的碳 14 浓度（^{14}C），该 ^{14}C 可持久地掺入分裂细胞的 DNA。瑞典卡罗林斯卡医学院的研究人员发表了一系列的关于人脑神经发生方面的研究，他们报告说，在人类的脑中大量的海马神经发生在老化过程中呈现温和的下降。在 SVZ 区神经发生的程度和随后 SVZ 区新生成的神经元向新皮层和嗅球的迁移是相当有限的，只幼儿时期可以观察到。令人惊讶的是，不像其他的物种，在成人脑内的纹状体中，在 SVZ 区的相邻区域可产生大量新的神经元，这些成年脑内新生的纹状体的中间神经元在亨廷顿病患者的大脑中大大减少。

由于获得的脑组织标本以及标记 NSC/NPC 产生的技术的局限性，很少有研究关于人 TBI 后内源性神经发生的报道。使用 Doublecortin（DCX），一个标记神经祖细胞和迁移中的成神经细胞的标志物，Taylor 和他的同事们发现，在 SVZ、海马和脑室周围白质中 DCX 阳性细胞数与年龄紧密相关，与年龄较大的儿童相比，年幼的儿童脑的上述区域有更多的 DCX 阳性细胞。而脑损伤对脑内 DCX 阳性细胞数量没有影响，但在非脑损伤人脑的局灶性梗死病灶周围可以观察到丰富的 DCX 阳性细胞。与此相反，Zheng 和他的同事的研究提示：在损伤脑皮质脑外伤患者脑中 DCX 阳性细胞数量是增加的。这两项研究的差异可能是由于组织的来源、使用的标记物或取材的时间等造成的。对人脑 TBI 后内源性神经发生的研究是有限的，缺乏 TBI 诱导人脑产生新的神经元的证据。然而，这并不完全排除在人类脑中存在小规模的由损伤引起的新的神经元产生的可能性。这是因为存在这样的证据：人类脑内存在的神经发生区域及在成年人类脑中有新纹状体神经元的异位产生，以及在脑区周围病灶的局灶性梗死和蛛网膜下腔出血周围观察到了新的神经元。

4. 调节 TBI 诱发的神经发生

成年神经发生的基本调节机制还没有完全被阐明。许多在发育过程中与神经发生相关的重要的转录、基因调控和信号转导通路也参与到成年脑的神经发生中。除了这些生理调节机制，脑外伤触发额外的通路来调节 / 影响脑神经发生的反应。例如，有研究证明，在脑损伤后，血管内皮生长因子表达升高，血管内皮生长因子信号通路参与介导新生的颗粒细胞神经元的存活而不是 LFPI 后成神经细胞的增殖。利用转基因动物的研究发现，神经营养因子 p75 受体［p75（NTR）］可以影响各个阶段的内源性神经发生，脑损伤后 p75（NTR）的表达可调节细胞存活，向鼻腔给药 LM11A-3——小分子受体（NTR）配体可以长时程增强海马神经发生和逆转空间记忆障碍。转基因动物的研究也表明，Ephrins 和 Eph 受体 B3（ephrinB3 - EphB3）信号通路通过负向调节细胞周期进程和凋亡去参与调控成年脑 SVZ 区细胞增殖和存活。TBI 后，SVZ 区的 EphB3 的表达瞬时降低，EphB3 信号下调，却可观察到 SVZ 区的内源性成年干细胞的扩增和存活。其他生长因子如 bFGF、EGF、IGF-1、BDNF 参与促进 TBI 后神经发生，新神经元的生成和存活。

5. 增强内源性神经发生治疗创伤性脑损伤的潜在策略

无论是科学家还是临床医生，都对激活成年内源性神经发生提高再生能力、修复成年 TBI 深感兴趣。从成年 SVZ 和 DG 产生的神经元具有功能，利用这一内源性细胞群重新修复和再生受损伤的脑是个有吸引力的策略。由于脑的自发的先天性恢复能力相当有限，必须要通过外源性手段以增强这种内源性的过程。到目前为止已经确定了许多因素能够促进神经发生，特别是与海马神经发生关联的认知功能的改善。在这些因素中许多类型的生长因子有效地加强脑损伤后的神经发生和功能恢复能力。科学家的研究表明，脑室内注入生长因子 bFGF 或 EGF 能显著增强成年 TBI 后的 SVZ 区和海马的细胞增殖及改善受损动物认知功能。脑室内灌注 S100β 可提高海马细胞增殖和产生新的神经元，改善脑外伤动物功能的恢复能力。也有研究报道，TBI 后给予重组 VEGF，可促进 SVZ 区细胞增殖和功能恢复，同时提高 DG 区新生神经元的存活。

除了上述提到的生长因子，目前在临床试验中治疗脑外伤或其他神经系统的药物如他汀类药物、促红细胞生成素和抗抑郁的丙咪嗪等也可提高 TBI 动物的神经发生和改善认知功能。在大鼠 CCI 模型，于损伤后 1 ~ 14 天每天给予他汀类药物（辛伐他汀和阿托伐他汀）治疗后，可明显提高 DG 区 BrdU 阳性细胞和 BrdU 阳性 /NeuN 阳性细胞数量及改善空间学习功能。在接受促红细胞生成素治疗的 CCI 动物模型中也得到了类似的结果。在小鼠 CCI 模型，用丙咪嗪——一种常用的三环类抗抑郁药，治疗 2 或 4 周后，都可明显促进认知功能改善和增加 DG 区细胞增殖和新生神经元的总数。其他试剂或治疗策略如低温、丰富的环境、低强度激光治疗、CNTF 样肽、P7C3- 氨基咔唑都可影响损伤动物内源性神经干细胞的反应。例如，TBI 后亚低温治疗增加新生神经神经元存活。连续向闭合性颅脑损伤动物脑室内灌注血管紧张素受体拮抗剂（CGP42112A）3 天可促进 DG 区和 SVZ 区细胞增殖，并以剂量依赖的方式促进新神经元数量的增加。LFPI 后，用氨基咔唑类处理剂 P7C3（P7C3-A20）作用 30 min 连续处理 7 天后促进 SGZ 区细胞的增殖和新生成的神经元的生存。在 CCI 模型，经激光治疗可显著增加在 SVZ 区和 DG 区细胞增殖和新的神经元的数量。总的来说，这些策略都可通过动员增加内源性干细胞池来改善损伤动物认知功能，虽然上述治疗策略可发挥神经保护和 / 或神经可塑性作用，进一步促进功能恢复，例如，表皮生长因子、他汀类药物或促红细胞生成素治疗可降低 TBI 引起的成熟的神经元细胞的丢失，而 VEGF、LM11A-3、P7C3-A20 或经颅激光治疗降低病灶体积和退化的神经元的数量，然而，这些研究有力地证明了增强内源性神经发生与改进认知功能之间的联系，提示激活成年内源性神经发生是具有吸引力的修复 TBI 的研究策略。

虽然大量的研究表明，提高成年脑损伤后的内源性神经发生有利于功能恢复，但目前尚不清楚这些细胞响应的任何长期的不良后果。众所周知，癫痫或癫痫发作与异常的海马神经发生有关。而消除了异常的海马神经发生可减少慢性癫痫发作频率和规范癫痫引起的认知功能障碍。据推测，脑外伤后的神经发生可启动癫痫的发作。如果是这样的话，进一步增强 TBI 诱导海马神经发生可能会加剧这种症状。另一个值得长期关注的是成年脑内神经干细胞种群的数量是有限的。在神经发生区域，神经干细胞以不对称分裂自我更新和产生特定的祖细胞，当外源性刺激不能恰当地维持自我更新和产生子代的平衡时，会导致内源性神经干细胞池被耗尽，神经发生被中止。虽然没有直接的证据来证明脑外伤后癫痫与神经发生的关系或 TBI 后的治疗一定会耗尽内源性神经干细胞池，但需要在实现靶向诱发内源性神经发生时保持警惕。

（二）结论

在成年哺乳类大脑内，一生中都持续着内源性神经发生，即成年脑内新生的神经元具有功能并能整合入功能性的神经网络中。创伤性脑损伤后增加了成年神经发生的水平，并伴随着自发性的认知功能恢复。对于研究者而言，增加或操纵内源性细胞的反应可能是治疗脑损伤的一个有前途的手段。迄今为止，已发表的研究大多局限于提高细胞增殖、神经发生区域新生神经元的存活。神经干细胞和它们的后代具有特定的区域性，它们在特定的区域生成并迁移到特定的区域。对脑损伤修复而言，当务之急是这些损伤激活的神经干细胞可以迁移到受伤位点、存活并成为功能神经元替代损伤或死亡细胞。未来的研究重点应该关注靶向调控内源性神经干细胞激活、迁移、分化并与宿主的整合及其相关机制。

二、成年哺乳类脊髓损伤后的修复与再生

成年哺乳类脊髓损伤，不仅会破坏最初的脊髓解剖结构，导致细胞死亡。由炎症、脱髓鞘和胶质细胞增生等还会触发二次损伤（即继发性损伤），所有这些最终导致损伤平面以下的功能丧失。脊髓损伤多由于车祸、坠落、运动及工作相关的事故所导致，在西欧，每年每百万人群就有 280 ~ 316 名新发病例；在美国，大约每百万人中就有 54 个脊髓损伤患者或每年新增脊髓损伤病例 17000 例。脊髓损伤通常发生在人的青壮年时期，导致运动和感觉功能的损害、神经性疼痛和僵直等。

脊髓损伤的救治在经济上的消耗也同样惊人：在 2016 年依据损伤时的年龄和解剖节段，平均每一位脊髓损伤（spinal cord injury，SCI）患者包括其第一年的花费在 34 万～100 万美元内。截至目前医学界对于成年哺乳类的脊髓损伤一直没有有效的干预 / 修复手段。

干细胞治疗脊髓修复是一个具有吸引力的研究策略。干细胞可能在替换受损的神经元和神经胶质细胞，促进轴突再生和复髓鞘，恢复神经环路，分泌神经营养因子、抗炎细胞因子和其他分子，促进组织修复和新生血管形成方面发挥重要作用。

本节介绍移植各种外源性干细胞如人胚胎干细胞（hESCs）、诱导的多潜能干细胞（iPSCs）、间充质干细胞（MSCs）、神经干细胞（NSCs）、嗅鞘细胞（OECs）治疗 SCI 的作用包括一些临床试验，旨在将实验室的干细胞研究结果向临床转化。同时，在过去的几十年里，在成年中枢神经系统的特化区域发现了内源性的多潜能干细胞，在应用内源性神经干细胞治疗中枢神经系统损伤和神经退行性疾病取得了一定的进展。这些内源性的干细胞可以持续地分化成神经元，神经元可以参与新环路的形成，促进神经损伤后的部分功能的恢复。但上述这些研究仅限于活化并募集成年脑内源性神经干细胞，几乎没有激活脊髓内源性神经干细胞修复缺损或疾病并促进功能恢复的报道，确认成年脊髓中内源性神经干细胞的身份，理解它们对创伤的反应将有助于促进发展新的治疗途径，如损伤后原位对这些细胞的行为进行调控将成为有可操作性且具有吸引力的一个思路。近几年尽管科学家们对神经发生的分子机理还不清楚，但借助遗传命运图谱，已经证实衬砌在成年脊髓中央管的室管膜细胞是多潜能的，充当内源性神经干细胞的角色。本节还将对成年内源性神经发生的概念、脊髓损伤后室管膜细胞的反应、室管膜细胞的异质性和标志物、调节室管膜细胞的因子及影响室管膜细胞激活或分化小生境进行介绍。

（一）移植外源性干细胞修复成年脊髓损伤

1. 人胚胎干细胞

胚胎干细胞起源于人类囊胚的内细胞团。它们具有增殖能力，维持其多能性和可分化为几乎所有的细胞类型，包括神经元和神经胶质细胞。改进的实验操作方法，可将 hESCs 分化成运动神经元祖细胞（MPs）、少突胶质细胞祖细胞（OPCs）。移植来源于 hESCs 的 MPs 和 OPCs 能有效地恢复挫裂伤和横断伤 SCI 模型的运动功能。hESCs 治疗脊髓损伤的再生机制取决于来源于 hESCs 的 OPCs 和 MPs 分化为神经元和神经胶质细胞的潜能和移植的 hESC 来源的 OPCs 的免疫调节特性。基于人类胚胎干细胞来源的 OPC 移植治疗啮齿类动物脊髓损伤的实验数据，美国食品和药物管理局（FDA）在 2009 年批准了第一个人类胚胎干细胞临床试验。美国 Geron 公司将两百万个人类胚胎干细胞来源的 OPCs（GRNOPC1）直接移植到急性期 ASIA 分级为 A 级的胸髓 SCI 患者体内，试图检测人类胚胎干细胞来源的 OPCs 临床应用的安全性和有效性。2011 年 Geron 公司因为财务原因停止了此临床试验。初步结果表明，GRNOPC1s 对人类不造成任何伤害，但对这些细胞的有效性的争议仍在继续。

人类胚胎干细胞来源的神经细胞移植治疗脊髓损伤的研究，具有细胞来源相关的伦理问题、移植细胞的免疫排斥反应，分化的流程中还涉及各种培养基、生长因子、动物源性的添加剂，而不完全或异常分化将导致畸胎瘤或非神经细胞的形成等，这些问题都限制了 hESCs 的临床应用。

2. 诱导性多能性干细胞（iPSCs）

iPSCs 最初是在 2006 年由日本学者 Takahashi 和 Yamanaka 借助四个转录因子即 Oct4、Sox2、Klf4、c-Myc 在成纤维细胞中异位表达生成的。iPSCs 在形态、转录、表观遗传和表型上都与胚胎干细胞相似，可以分化为神经元、神经胶质细胞、神经祖细胞（NPCs）和运动神经元。

患者特定 iPSCs 是在体细胞内异位表达一组特定的因子而产生的，不存在伦理和免疫排斥的问题。使用 iPSCs 的临床试验涉及了包括携带病毒载体及其致肿瘤性等的重编程技术。科学家们借助非病毒的方式如 mRNA 或一些化学的小分子物质解决了 iPSCs 重编程的风险问题。在啮齿类 SCI 模型中已经证明了 iPSCs 细胞的再生潜能；然而，在开展临床应用 iPSCs 治疗 SCI 之前必须先优化 iPSCs 的生长和分化方案以及完成可靠性、安全性检测。

3. 间充质干细胞

间充质干细胞（MSCs）是一种具有自我复制能力和多向分化潜能的成体干细胞，这种干细胞能够发育成硬骨、软骨、脂肪和其他类型的细胞。除了它们的干／祖细胞的特性，已被证明具有广泛的免疫调节能力。MSCs 对于 SCI 干预治疗作用主要体现在：神经营养因子的分泌，血管生成和抗炎作用，而不是直接跨谱系转变为功能性的少突胶质细胞或神经元。移植的 MSCs 作为神经保护者起作用，可分泌脑源性神经营养因子（BDNF）、胶质细胞源性神经营养因子（GDNF）、神经生长因子（NGF）、血管内皮生长因子（VEGF）、肝细胞生长因子（HGF）。

采用 MSCs 治疗 SCI 的临床试验越来越多，尽管在临床前还有些问题需要解决，MSCs 仍被认为是具有移植益处的候选细胞。SCI 后损伤区的病理变化具有时空特点，从急性到亚急性再到慢性阶段，因此，在 SCI 后的不同的时间移植 MSCs 可能有不同的结果。Sykova 等人建议移植 MSC 治疗 SCI 的最适时间窗是 SCI 后 3 ～ 4 周，这关系到移植治疗是否成功。Yoon 等人将自体骨髓 MSC 与粒细胞和巨噬细胞集落刺激因子联合移植治疗 35 例急性、亚急性和慢性完全性脊髓损伤患者。所有患者都没出现严重的并发症，30.4% 的急性和亚急性阶段的患者 ASIA 评分有显著的改善。在 SCI 慢性期，如果胶质瘢痕已经形成了，移植 MSC［经硬膜内和（或）血管注射］治疗 SCI 几乎没有神经学上的改善。虽然基于 MSC 的临床研究结果是有希望的，但还有一些重要的问题需要解决，即细胞来源的一致性、培养条件、理想的细胞数量和最优给药方式等。

4. 嗅鞘细胞

嗅鞘细胞（OECs）是独特的嗅黏膜固有层的星形细胞，在嗅觉神经束和嗅球的外层。OECs 具有星形胶质细胞和神经膜细胞的双重特性。移植的 OECs 可促进轴突延伸、复髓鞘和神经保护。迁移到损伤区的 OECs 可分泌大量的因子，可促进生长、发育和分化及加快不同类型神经元的成熟和减少星形胶质细胞的活性和瘢痕的形成。脊髓再生和功能恢复取决于移植的 OECs 的性质、来源、损伤模型、移植细胞制备、移植的时间窗和移植流程等。Feron 等人对 3 个慢性 SCI 患者进行了单盲自体 OECs 移植的 I 期临床试验。可行性和安全性被证实，但没有任何临床有效性的证据。Lima 等人报道，给慢性 SCI 患者移植粉碎的嗅黏膜，但截瘫患者没有得到明显的改善。

5. 神经干细胞

神经干细胞（NSCs）是多潜能的细胞，可分化成神经元、少突胶质细胞和星形胶质细胞，在体外它们可以有效地扩增。NSCs 位于脑室下区、在齿状回的颗粒下层和中央管室管膜层。SCI 后，位于室管膜的干细胞激活，但不足以修复 SCI，因为损伤状态下室管膜的干细胞主要分化为大量的星形胶质细胞和极少数的少突胶质细胞，几乎没有神经元的生成。一些临床前的研究证实，移植 NSCs 可促进 SCI 后实验动物截瘫肢体部分功能的改善。移植从室管膜干细胞分化而来的 OPCs 可有效恢复 SCI 动物的运动功能。NSCs 的来源、细胞分离和制备的方法、移植的时间窗、选择的免疫抑制剂、损伤的模型（挫伤 vs. 横断伤）等都影响着移植 NSCs 的治疗 SCI 的效果。

大量临床前研究表明，干细胞能够提高 SCI 后形态和（或）功能的恢复。然而，理想的干细胞来源必须是有效的和安全的，基于细胞移植的治疗方法仍然是一个具有挑战性的问题，需要临床医生和研究人员进一步地调查研究和持续地合作。

（二）激活成年哺乳类脊髓内源性神经发生修复脊髓损伤

1. 什么是成年内源性的神经发生？谁是成年哺乳类脊髓内源性干细胞？

成年内源性神经发生这个词最早曾用来指产生神经系统的细胞，随后，又被认为是内源性神经干细胞的激活，直至被限定于产生新的神经元。李晓光团队在 2015 年再一次重新补充了这个概念，成年内源性神经发生是指：成年中枢神经系统中的内源性的神经干细胞可被激活，募集使其迁移至病损部位分化为成熟的神经元，新生的神经元可与宿主细胞形成功能性的神经环路最终导致功能恢复。内源性神经发生的主体是神经干细胞，它是可以自我更新和多潜能的，意味着它们可以自我复制并可产生不同的成熟的细胞类型。在中枢神经系统的很多区域如脑室下区、齿状回颗粒层和脊髓中央管的室管膜等部位都存在着神经干细胞，这些神经干细胞在正常、损伤或应激情况下可活化，进行增殖与分化，但上述情况下内源性神经干细胞活化的程度较低、数量有限且其分化方向不可控，因此成年中枢神经系统损伤或疾病不能自发恢复。在完整的成年哺乳类脊髓中，有 3 种主要的分裂细胞类型，其中少突胶质细胞前体细胞（NG21/olig21）占增殖细胞的 80%，星形胶质细胞（GFAP1/Cx301/Sox91）占增殖细胞的不到 5% 的比例，室管膜细胞（FoxJ11）占增殖细胞的不到 5% 的比例。少突胶质细胞前体细胞是成年完整脊髓中主要的分裂细胞群，可以产生成熟的少突胶质细胞，脊髓损伤后它们提高了分裂比率，产生大量的复髓鞘的少突胶质细胞。在完整的脊髓中星形胶质细胞零星地分裂着以维持其群体数量，脊髓损伤后，它们反应性增殖分裂，形成胶质瘢痕的边界。星形胶质细胞和少突胶质细胞前体细胞可以自我更新但不是多潜能的，即它们不能分化为多种类型终末细胞，这些证明它们不是成年脊髓内的干细胞。室管膜细胞是排列在脑和脊髓中央管室腔系统的纤毛细胞，它们负责脑脊液的推进和作为脑和脊髓实质的一个屏障。在完整的脊髓中，室管膜细胞很少分裂，在体外细胞培养的过程中，它会猛烈地分裂并可以生成星形胶质细胞、少突胶质细胞和神经元，以此证明了它具有多潜能性，脊髓损伤后，室管膜细胞启动快速分裂自我更新并且产生大量的星形胶质细胞去参与瘢痕的形成，同时还产生一小部分可以髓鞘化轴突的少突胶质细胞。因此，在成年脊髓中，室管膜细胞代表一个潜在的神经干细胞群。

2. 成年脊髓损伤后室管膜细胞的反应

脊髓损伤具有触发室管膜细胞增殖的特性及多向分化潜能的重大变化。在多种脊髓损伤模型包括挫裂伤、挤压伤、保存中央管完好的部分切割伤等，不同方式及程度的损伤均可导致室管膜细胞广泛增殖。这个结果在小鼠和大鼠脊髓损伤模型中是相似的，提示室管膜细胞广泛增殖是对损伤的一个根本性的保守反应。脊髓损伤后室管膜细胞增殖导致神经干细胞的数量显著增加。在小鼠的低胸段脊髓挫裂性损伤几周后，在距离损伤部位较远的颈髓仍然可以观察到存在着活跃的增殖反应，提示损伤会导致一个长期的、长距离的增殖反应。值得注意的是，最近科学家利用谱系追踪技术，预先标记少突胶质细胞的祖细胞、星形胶质细胞和室管膜细胞，对脊髓损伤后它们的命运进行追踪研究，结果提示，在种群水平上，脊髓损伤后室管膜细胞是唯一具有多潜能性的细胞种群，即脊髓损伤后，Foxj1 阳性的室管膜细胞产生了大量组成胶质瘢痕核心区域的星形胶质细胞和分散于白质内的少突胶质细胞。尚缺乏证据提示，室管膜来源的星形细胞和少突胶质细胞是否具有相同的克隆起源或起源于不同的室管膜细胞亚群。

3. 室管膜细胞在形态学上具有异质性

小鼠大部分的室管膜细胞是从放射状胶质细胞在胚胎 14～16 天时产生的；在出生后的第 1 周，这些细胞分化，具有纤毛的外观。室管膜细胞的第一个亚群来源于在胚胎发育过程中的放射状神经胶质祖细胞。第二个亚群是在出生后形成的，这第二波室管膜发生，是在出生后 8～15 天，可能与出现在脊髓顶板和底板的放射状胶质细胞的两薄束突起有关。这些结果表明，衬砌在成年脊髓中央管的室管膜细胞具有潜在的异质性。

4. 成年脊髓室管膜细胞的标志物

巢蛋白（nestin）是整个前脑室下区未分化的干细胞和祖细胞的标志物，也是衬砌在成年脊髓中央管的细胞的标志物。中央管内，主要是室管膜区背极的细胞亚群表达巢蛋白。这些背侧的巢蛋白阳性的细胞具有长的沿背中线伸展的细丝，还有一些从腹极或偶尔从室管膜侧部延伸出来的相似的纤维。胶质纤维酸性蛋白（glial fibrillary acidic protein，GFAP）是前脑神经干细胞和星形胶质细胞的标志物，在中央管室管膜层的背极和紧邻脊髓室管膜层的室管膜下层星形胶质细胞中可检测到。转录因子 Sox2，是前脑室下区神经干/祖细胞的标志物，是衬砌在成年脊髓中央管的室管膜细胞及室管膜下层的一些细胞的标志物。Musashi1 和 CD133/prominin 是前脑祖细胞的标志物，也是衬砌在成年脊髓中央管的室管膜细胞的标志物。Vimentin 和 S100b，是前脑室管膜细胞的标志物，也是衬砌在成年脊髓中央管的室管膜细胞的标志物。然而，前脑祖细胞的标志物 NG2 和少突胶质细胞转录因子 Olig2 并不在脊髓的室管膜层细胞表达，但经常在室管膜层临近的区域表达。Mash1（mammalian achaete scute homolog 1），与脑室下区神经祖细胞有关，但在脊髓检测不到。

5.调节成年脊髓室管膜细胞和神经发生的可能的因子

很少有关于成年脊髓室管膜细胞激活和随后神经分化的机制的研究结果，此机制的详尽阐述将有助于优化脊髓损伤后的神经发生。暴露于短距离的信号如来自于小生境的 Wnt、Notch 和（或）髓鞘碱性蛋白（myelin basic protein，MBP）配体可以将干细胞与已经开始分化的祖细胞区分开来。干细胞又可被外部远程信号调节来反映营养状况、能量代谢、氧含量、激素状态和其他生理变化。在成年脊髓中央管的室管膜细胞可被细胞内和细胞外因子调节，具有神经干细胞的特性。

借助内源性神经干细胞发展新的治疗策略的主要挑战是维持神经干细胞的自我更新能力和控制其向特定的神经细胞类型分化的能力。最近的研究表明，除了干细胞内在的特性，局部微环境或小生境如相邻细胞、生长因子、细胞因子、循环信号等都协同调节干细胞的存活、增殖和分化，例如，在成年神经发生的小生境里，在体外，星形胶质细胞源性的 Wnts 影响着成年神经干细胞向神经元分化的命运，在体内 Wnts 信号提高成年齿状回的神经发生；BMPs 在体外促进成年脑室下区和海马来源的神经干细胞分化成神经胶质细胞，而两种 BMP 拮抗剂——室管膜细胞表达的 Noggin 和齿状回颗粒细胞和星形胶质细胞表达的 neurogenesin-1 阻止它们向胶质细胞分化及重新指导它们向神经元分化。来自小生境的 Notch 和 Shh（sonic hedgehog）信号通路也扮演着重要的角色，在控制成年神经发生过程中起重要作用。激活静止的成年神经干细胞的 Shh 信号有利于建立和维持正确的成年脑室下区和齿状回颗粒下层神经干细胞库。很少有关于脊髓室管膜细胞小生境的研究。研究表明，成年脊髓室管膜下区没有明确的定义，但有几种类型的细胞，位于特定的位置、表达特异的标志物和具有不同的形态和功能。Hugnot 等人发现，人类和啮齿类动物脊髓的小生境包含 Dcx$^+$、Nkx 6.1$^+$ 神经细胞的一个子集，它们伸出突起进入中央管腔内；另一个 GFAP$^+$ 细胞的亚群，细胞伸出放射状的突起进入脊髓实质。无论是衬砌在中央管的室管膜细胞亚群的背侧或腹侧，或在室管膜或室管膜下区，都可以经常观察到这些 GFAP$^+$ 细胞。

科学家们发现在脊髓中央管区域的 GFAP$^+$ 细胞表达以下几个基因 Notch（Jagged，Hes1）、Wnt（Wnt7a，Fzd3）、BMP（DAN，BMP6）和 Shh 通路。此外，这些 GFAP$^+$ 细胞高表达 Zeb1$^-$ 锌指同源结构域的转录因子，被认为是上皮 – 间质转化的重要调节器。Zeb1 和 Zeb2 为神经球形成和扩增所必需，在来自成年脊髓神经干细胞中也有表达。深刻理解神经干细胞与它们的小生境之间的相互作用机制对于精确描述为什么干细胞在某些区域具有高度神经发生能力，而在另一些区域则保持静止是十分关键的。

李晓光的团队利用生物材料支架——壳聚糖复合胶原导管移植修复成年大鼠胸髓半横断损伤，不仅促进了皮质脊髓束在内的轴突的再生，还在损伤区观察到了神经元样的细胞，截瘫大鼠的行为学和电生理学［感觉诱发电位（somatosensory evoked potentials，SEP）、运动诱发电位（motor evoked potentials，MEP）］都有一定程度的恢复，他们的研究结果提示，壳聚糖复合胶原导管具有抑制瘢痕浸入损伤区，改善损伤区炎性微环境促进轴突再生、延长越过损伤区重新进入尾侧端的宿主脊髓的作用。2015 年该团队将能够控制释放 NT-3 长达 14 周的 NT-3 壳聚糖导管移植到成年大鼠胸髓完全性切除 5 mm 的缺损中，结果提示：NT-3 壳聚糖导管能改善脊髓损伤区微环境，激活内源性的神经发生——即激活并募集脊髓内源性的神经干细胞，诱导其迁移至损伤区，分化为功能性的神经元，并与宿主脊髓建立起功能性突触联系，最终导致截瘫的双后肢的运动和感觉功能有一定程度的恢复。此外，借助权重基因表达网络（WGCNA）转录本分析提示，脊髓损伤后，NT-3 壳聚糖导管具有促进神经发生、血管发生和减轻炎症反应的作用。尽管，对内源性神经干细胞的起源、标志物和向神经元分化的分子机理还不十分清楚，接下来计划借助基因命运图谱技术和谱系追踪技术对脊髓内源性干细胞的来源／身份、形态特点、功能及激活后的一系列分子事件进行研究，以期揭示改善损伤区局部微环境促进成年脊髓神经发生的机理。

（三）展望

据报道，干细胞移植可为成年脊髓损伤修复提供一种新的治疗策略。移植的细胞主要涉及神经干细胞、间充质干细胞、胚胎干细胞、嗅鞘细胞、神经膜细胞、活化巨噬细胞，以及最近诱导的多潜能干细胞等类型。已经在多种脊髓损伤的动物模型进行了广泛的研究，并已取得了巨大的进步。然而，每种方法都有一些局限性，例如，将神经干细胞移植到正常或损伤的成年大鼠脊髓，它们或保持不分化或沿着神经胶质系进行分化。在成年脊髓内存在的内源性神经干细胞，通过原位调节脊髓内源性神经干细胞来修复脊髓损伤并促进功能恢复是发展最具前景的治疗策略。在低等脊椎动物，激活脊髓室管膜细胞能促进脊髓的再生和功能恢复。然而，在成年哺乳动物，室管膜细胞的再生能力本质上是有限的，成年哺乳动物脊髓损伤后，大多数室管膜细胞分化成胶质细胞构成瘢痕组织的核心部分，少量的室管膜细胞分化成少突胶质细胞，几乎不能分化成神经元。脊髓损伤后神经再生的主要障碍是神经元的丢失和轴突的脱髓鞘，所以激活内源性干细胞修复脊髓损伤的主要挑战是促进新神经元的生成来补充丢失的神经元及少突胶质细胞的生成来使轴突复髓鞘。因此，对室管膜细胞重编程使其分化成少突胶质细胞系和神经元细胞系，将会导致瘢痕形成减少、补充神经元且促进髓鞘化。鉴于对在体基因操作的安全性和稳定性考虑，将这种方法应用于临床还需要在非人灵长类对其进行有效性和安全性的重复验证。

中枢神经系统损伤后，诸多不利于神经修复因素的存在使得单一的神经再生策略很难取得显著效果。为了解决神经再生的关键问题，李晓光团队提出了成年内源性神经干细胞孵化学说，即中枢神经系统损伤局部的微环境就像土壤一样，内源性神经干细胞就是种子，改善损伤或疾病局部微环境——土壤可以激活种子——内源性神经干细胞，诱导其分化为神经元并功能性地整合入宿主环路中。在他们的研究中，经过修饰与表征的生物材料支架不仅起到桥梁的支撑性作用，还可持续地向损伤区递送神经营养因子，旨在创造一个有利于再生的微环境。结果证明：在 NT-3 壳聚糖支架创造的微环境下，内源性神经发生被激活，向成年哺乳类神经元不能再生这一传统观点发出挑战，这也预示着如何通过生物材料支架复合治疗战略提供的再生微环境，安全地激活成年内源性神经发生，可能才是治疗中枢神经系统损伤的关键。

三、外周神经损伤修复的策略与前景

目前在临床上，外周神经损伤的治疗方案是不足且不令人满意的。本节总结了发生外周神经损伤后，细胞体、损伤部位及靶器官的变化。各种实验性的干预策略包括药物的方法和细胞疗法，旨在提高神经元存活率、轴突再生和靶部位的再支配。鉴于神经再生的复杂性，还需要进一步的研究来解决神经损伤的生物学特性，改善与植入支架的相互作用，实现神经组织工程中的细胞疗法。

周围神经系统（the peripheral nervous system，PNS）具有内在的修复和再生能力。直接的机械创伤是造成外周神经损伤的最常见原因，其次是肿瘤切除过程中造成的损伤。神经再生的能力与患者的年龄、损伤机制特别是损伤近侧端的神经细胞的胞体有关。远端指尖神经损伤会导致感觉丢失，但可以很好地再生，而近端臂神经丛撕裂后，对手的功能是毁灭性的，表现在运动机能的减少、经常性痛和对冷的不耐受。此类伤害对病患的日常生活能力及工作能力产生深远的、永久的影响。

目前，通过精细的无张力的神经外膜缝合是临床上显微外科的治疗选择。当神经缺损距离比较长，不能进行端 – 端缝合时，自体神经移植仍然是黄金标准；然而，这种治疗方式不仅对病患造成进一步的伤害，也存在供体神经供应有限等问题。神经损伤应该尽早修复，延迟修复明显不利于感觉和运动功能的恢复。这些原则在过去 30 年在临床治疗神经缺损方面一直没有改变，尽管对于外周神经损伤后的神经病理生理学变化的研究已经有了很大的进展，但相应的临床结果仍然是贫瘠的。

显然，纯粹的显微外科方法无法解决复杂的外周神经损伤修复的细胞和分子事件。轴突损伤对整个神经元及大脑功能都有影响。多种因素导致了外周神经再生的失败，损伤位点缓慢、不充分及错向的轴突生长，脑区相应部位快速而长时间的皮质重组等。也许最重要的原因是神经支配池中大量正常细胞死亡，因为再生最基本的神经生物学前提是神经元的存活。

（一）外周神经损伤的神经生物学

由于胶质细胞对损伤的反应不同，与中枢神经系统相比，外周神经较容易再生。外周神经系统的胶质细胞——神经膜细胞（SCs）可转换为一个再生的表型，促进形成基板，提供丰富的信号分子，促发神经元的再生反应。周围神经损伤后，在胞体水平（脊髓背角和前角）可以观察到一些分子和细胞的变化，损伤位点（近端和远端残端）和靶器官都会发生一些变化，我们将在这一节中进行讨论。

1. 细胞体

轴突损伤后，神经元胞体接收的第一个信号可能是逆行的电活动——高频率爆发动作电位，它使钙离子通道开放和启动 Jun-kinase 级联，影响转录；然而靶器官源性的神经营养支持的撤离与否是神经元生存的最大决定因素。这将导致基因和蛋白表达的深度的反应；这些平衡决定了神经元存活和再生或导致凋亡的死亡。与脊髓内运动神经元相比，初级感觉神经元更容易受到损伤而凋亡，外周神经损伤后有 40% 的背根神经节（DRG）神经元死亡。神经元死亡的时间进程决定了临床上实施神经保护的时间窗。在特定的泌尿外科领域，在盆腔手术过程中，大骨盆神经节（MPG）及其相连周围神经尤其容易受到伤害。尽管对大骨盆神经节神经元死亡的时间进程和程度还不十分清楚，但期望与上述结果相似。海绵神经损伤后，大骨盆神经节变化的分子图谱已经被研究清楚，与凋亡、

神经保护和再生相关的一些基因被上调。这些基因的表达特点及对受损伤的神经元命运的影响，将取决于凋亡 / 神经保护的平衡。

2. 损伤位点

外周神经损伤位点的远端神经经历一系列分子和细胞的变化被称为沃勒变性。在损伤的几小时之内，残端远端的轴突和髓鞘都退化了且巨噬细胞迁移到损伤位点吞噬碎片。在损伤后的第一个 24 h，神经膜细胞增殖，从形成髓鞘转变成再生的表型且展现出上调的一些分子以辅助平衡退化和再生过程。特别是去神经的神经膜细胞抑制结构蛋白如零蛋白、髓鞘相关蛋白、促进细胞黏附分子（CAM）-L1、神经 CAM（NCAM）和胶质纤丝的酸性蛋白以及生长因子——神经生长因子、脑源性神经营养因子（BDNF）、胶质细胞源性神经营养因子（GDNF）、碱性纤维生长因子（bFGF）和神经营养素3（NT-3）的表达。当神经膜细胞和巨噬细胞共同清除了碎片和残骸后，神经膜细胞形成列对齐，形成 Büngner 带，构建成一个富有营养因子的自由环境，引导轴突再生。

3. 靶器官

在损伤位点的远端，在再生轴突对靶器官重新支配之前存在一些阻碍。即使有一定数量的良好的轴突再生，与靶目标错搭也会导致功能的缺失；然而，不能达到正确靶目标或失去神经支撑的生长锥通常会被"修剪"掉。损伤残端的远侧端失去了神经接触导致长期的去神经的神经膜细胞下调了生长因子的表达并进入休眠状态，无法支持轴突前进。同样，去神经的靶器官耗尽营养因子，肌肉纤维萎缩且卫星细胞进行性凋亡。这些反应对损伤神经近侧端的功能恢复产生重大影响。

（二）研究策略和组织工程

1. 解决神经元生存

手术修复周围神经损伤至多只起到部分的神经保护作用且依赖于修复早期 24 h。然而，当诊断延迟时临床手术的可行性会降低，尤其是那些封闭的臂丛神经损伤，通常预后效果不理想。因此，需要另一种神经保护的方法。外源性生长因子替代可以减少实验性的神经元的丢失。然而，临床应用的不良反应、各种生长因子的相互作用的不可预测性和生长因子的异源性及不良反应等，这些问题都影响了临床应用。最近，两个药剂，N- 乙酰半胱氨酸（NAC）和乙酰左旋卡尼汀（ALCAR）已被证明在临床上具有充分的神经保护作用，同时确定了它们临床应用的安全性。

在有关海绵体神经损伤动物模型中已经证明了磷酸二酯酶 5 抑制剂西地那非对 MPG 神经元的神经保护作用。另一种可选择的新方法是将细胞与生物材料支架共培养后，联合移植来进行神经修复和促进神经轴突再生。利用自体神经活检的原材料进行神经膜细胞培养需要较长的周期，因此研究者已经考虑选择应用干细胞进行外周神经损伤修复。将脂肪干细胞（ASC）纳入一个生物工程神经导管内可明显改变凋亡介质的基因表达，有助于细胞的存活。

2. 针对损伤位点的治疗

（1）神经引导支架。外周神经缺损无张力缝合术不适用时，自体神经移植是当前临床的黄金标准，它提供了支撑结构引导轴突再生，预防神经瘤形成和纤维组织入侵；但会造成供体部位的手术创伤、感觉缺失和结构不匹配。这些问题激发学者们去寻找神经引导支架促进神经再生，限制成肌纤维细胞的浸润，减少瘢痕形成和在局部积累高浓度的神经营养因子。然而，商用支架（主要是生物可降解的聚合物或基于胶原的空心管）未能达到自体神经移植的效果，它们只能桥接有限的较短的缺损（≤ 2 cm）并且功能恢复较差。

近年来组织工程领域的进展已经改变了一个概念，即将只为神经再生提供简单的保护性空间被动型支架转变成创造一个活性的环境，不仅可以提高神经出芽和加速轴突再生，支架管腔内的表面地形可被修饰以适应并支持细胞的黏附、排列和形貌发育。学者们研究了不同的地形特征如沟槽、电纺纤维、凝胶和膜等对神经膜细胞和神经细胞的生长和迁移的影响。此外，生物材料的化学特征可以有助于优化细胞的行为，如接枝短肽序列（例如 RGD）可促进细胞黏附在聚合物表面；将聚己酸内酯（PCL）膜聚合物改性水解和氨解可使其上的神经膜细胞伸长和增殖，而 ECM 分子可支持神经膜细胞黏附贴壁且分泌刺激神经突促进因子。

（2）药物治疗。目前临床上还没有可用的药物来治疗神经损伤。然而一些小分子的肽，如激素和生长因子被认为是潜在的候选者可在损伤后提高神经再生、减少神经元死亡和促进再生的轴突生长。不论是局部还是全身用药，神经生长因子可促进轴突生长。以类似方式给药，BDNF 和睫状神经营养因子（CTNF）可提高外周神经再生距离、加速复髓鞘和功能恢复。局部用药胰岛素生长因子 -1（IGF-1）、FGF 或 GDNF 可提高轴突再生速度和功能恢复的效果。

在发育过程中 NRG1 信号在轴突髓鞘化过程起关键作用，因此被认为在损伤后有可能促进复髓鞘。生长因子以促进神经元存活或轴突再生的临床应用并非完全没有问题，给药的时间点、剂量、给药途径、释放效率，与其他生长因子的相互作用和不良反应等都没有解决。例如，当 BDNF 浓度太高或给药时间不恰当，可能导致抑制轴突生长，甚至增加神经元死亡。一个可能的解决这个问题的方式是：利用外源性的药剂调解内源性生长因子的表达，或借助控制释放系统长期递送生长因子，或移植能过表达生长因子的细胞。激素是一种有前景的替代药物来治疗神经损伤。具有神经活性的类固醇，如孕激素或别孕烯醇酮，可通过对髓鞘蛋白的表达和神经膜细胞的分化的调节来影响神经膜细胞的生理行为。学者们已经证明：大鼠坐骨神经损伤后甲状腺激素和生长激素可提高轴突髓鞘的形成，增加髓鞘厚度和功能恢复。神经递质如 γ-氨基丁酸（GABA）、三磷腺苷（ATP）、谷氨酸和乙酰胆碱影响着神经元-胶质细胞的相互作用，它们及其受体（神经元或神经膜细胞上）被认为具有神经修复潜力。特别是，代谢型 GABA-B 受体和离子转变型 P2X7 受体 ATP，已经被证明是调节神经膜细胞发育和向形成髓鞘和非形成髓鞘表型分化的关键信号通路，提示它们的配体可成为促进神经损伤后复髓鞘的有前景的工具。

（3）细胞疗法。考虑到神经损伤后及神经再生所发生事件的复杂性，特定的分子或单一的方法以促进神经修复已被证明极具挑战性。在神经修复的再生药物领域有一个伟大的希望——开发细胞疗法的再生潜力。当外周神经缺损距离比较长，借助单纯的神经导管不能导致成功的再生。鉴于神经膜细胞在发育及神经损伤后的重要性，将神经膜细胞移植进行神经修复，可明显提高再生效果。

同样地，另一种来源的特化的神经胶质细胞——嗅鞘细胞能为再生的神经提供营养和有助于复髓鞘。然而，来自同种异体或同源的神经膜细胞需要牺牲一段有功能的神经，同时嗅鞘细胞和 SCs 的扩增能力有限，这妨碍了它们在神经组织工程领域的应用。因为这个原因，学者们对其他候选细胞进行了广泛研究，将干细胞当作神经修复的细胞疗法中最有前景的候选细胞。对胚胎干细胞（ESC）、神经干细胞（NSC）、诱导多能性干细胞（iPSC）和成人的间充质干细胞（MSC）在体外和体内进行了研究，调研它们是否适用于神经修复。

组织学、分子生物学和电生理学研究证明：小鼠 ESC 来源的神经祖细胞可促进大鼠坐骨神经 10 mm 缺损修复。在体外外周神经再生模型中，人的 ESC 产生的神经膜细胞样的前体细胞可以表达髓鞘蛋白。与自体神经移植的结果相比，将 NSC 种植于壳聚糖的神经导管内可成功修复 10 mm 的外周神经缺损，NSC 经过基因工程修饰可过表达 GDNF 或 NT-3，可提高再生潜能。iPSC 可以有效地产生功能性的神经嵴细胞，将其与混合了 FGF 的明胶微球混合并结合 50% 左旋聚乳酸（PLA）和 50% ε-己内酯的多孔神经导管可成功修复 10 mm 的神经缺损。在大多数成人器官包括骨髓、脂肪组织、肝、牙髓、皮肤和骨骼肌里都发现了 MSC，它们控制着组织的维护和修复，尤其是损伤后。与 ESC 和 iPSC 相比，在再生医学领域，MSC 的使用减少了细胞来源的伦理、畸胎瘤形成的风险或不理想的细胞分化类型等问题。骨髓来源 MSC（BM-MSC）显示多潜能的特性，不仅能够生成中胚层谱系的细胞，而且能生成外胚层和内胚层的前体细胞。

在一些体外和体内的神经再生的模型中，已对神经膜细胞样的 BM-MSC 进行了充分的研究，它与神经膜细胞在分子和功能上具有相似之处，代表着最有前途的代替神经膜细胞进行神经修复的细胞类型之一。BM-MSC 的应用涉及一些问题：如抽取骨髓时会造成痛苦、单核克隆形成单元（CFU）的产率低等，相比之下，通过消化脂肪组织得到的脂肪干细胞（ASC）能快速持续地增殖。ASC 和 BM-MSC 免疫图谱相似且表达相同的细胞表面标志物。就像 BM-MSC 一样，ASC 也是多潜能的，在体内和体外可产生功能性的神经膜细胞以促进神经再生。利用未分化或已分化的 ASC 修复外周神经损伤的研究进展已被综述。其他的有前景的适用于神经修复的 MSC 来源于皮肤、脐带和牙髓，它们都能分化为神经膜细胞样的细胞并改善周围神经再生。

3. 靶器官的治疗

即使在损伤后很多年，如果可以保存感觉神经元的存活，皮肤感受器可以被神经重新有效地支配，然后可能恢复感觉功能。相比之下，去神经支配的肌肉逐渐失去了神经再支配的能力。因此，除了针对神经再生以外，防止或减少因失神经支配而导致的肌肉萎缩也是必要的。实验研究提示，向肌内注射各种生长因子或干细胞可以是一个有用的辅助神经修复的手段。此外，当肌肉发生严重萎缩时，肌肉不能再接收再生神经有效的支配。

（1）生长因子和细胞疗法。IGF-1，一个强有力的肌源性分子，借助特定的肌肉非病毒载体可以有效地将其输送到损伤的肌肉内。Shiotani 等人将 IGF-1 注射于喉麻痹老鼠，导致肌肉纤维直径增加，减少运动终板长度和增加终板神经支配的比例。同一研究小组后来发现当治疗慢性神经损伤时，

IGF-1 的载体具有同样有效的效果。最近的研究表明，向肌肉内输注的 IGF-1 是通过上调肌原性的调节因子 myoD 和 myogenin 发挥作用的。

在各种不同的实验模型包括肌肉萎缩症和年龄相关的萎缩中，向肌肉内注射腺相关病毒（AAV）载体，可改善不同的情况。在大鼠正中神经损伤模型中，借助 AAV-VEGF 载体在肌肉内过度表达血管内皮生长因子（VEGF），可显著降低肌肉萎缩的进程。另一项研究调查了大鼠坐骨神经损伤后向肌肉内注射生长因子的混合物（NGF、CNTF、GDNF）促进功能恢复的协同效应。联合使用这 3 个因子治疗可增加肌肉的重量且促进功能恢复。

各种生长因子可能是通过一般的系统性影响或逆向运输至脊髓的神经元胞体促进对神经元的功能性再支配起作用的。肌肉卫星细胞是内在的干细胞，在神经肌肉系统损伤后，它们可重建失支配肌肉的功能。可通过注射外源性的体外扩增的卫星细胞进行改进失神经支配的肌肉功能。Bacau 和他的同事随后测试了将高密度的成年成肌细胞或 ASC 注射入失神经支配大鼠胫骨前肌肌肉，然而 4 个月后，实验动物的肌肉和功能没有明显有益的改变。相比之下，Halum 等人证明将自体成肌细胞注入大鼠失神经支配的喉肌中，细胞存活和融合为更大纤维，纤维直径和体积高于对照组动物。其中一些动物表现出功能上的改进，尽管在肌肉神经再支配方面没有明显的提高。

ESC 可分化为胆碱能神经元，当将其注入大鼠的失神经支配的腓肠肌内，可形成新的神经肌肉接头，但它们预防肌肉萎缩的效果是短暂的。将 ASC 注射到肌肉内，可分化为施万样表型，减少肌肉萎缩。这些细胞可能有助于重塑神经肌肉接头和（或）它们可能会直接与肌纤维融合，这些影响促使实验动物在步行轨道测试中的功能改进。也有可能是肌肉内注射的干细胞，它们能表达各种生长因子来提高肌肉功能。然而，这一假说并没有在最近的研究中得到证实。Jiang 等向失神经支配的骨骼肌内注射过表达 CNTF 的 BM-MSC，肌肉功能和形态得以保存，但下调 CNTF 的表达并没有消除这些效果。将这些实验研究过渡到临床应用，向 9 位屈肘不充分臂丛神经损伤患者的肌肉（部分失神经支配）内注射自体骨髓间充质干细胞，细胞疗法可增加肌纤维直径和卫星细胞数量和增加毛细血管的肌纤维比例。此外，患者表现为运动单元幅值增加，提示治疗可以改善肌肉的神经再支配和再生。

（2）组织工程新肌肉。在肌肉内在的再生能力耗尽的情况下，也许需要更换损坏的肌肉组织。任何肌肉组织工程的构建应该是这样设计的：它具有适当的结构和机械性能以促进肌肉的快速恢复。构建最基本的要求是：一个合适的细胞来源，易于培养、扩增并分化为肌肉细胞系。卫星细胞或成肌细胞是显而易见的选择，但尚未建立它们的最佳生长性能参数，许多其他类型的细胞，包括胚胎干细胞、诱导多潜能干细胞、周细胞和 MSC 已被研究测试过。已经开发出各种类型的支架，模仿肌肉的天然 ECM 起作用，它们通常是由可降解的底物通过降解重新塑形而来。

就像神经导管和轴突再生的情况一样，纳米和微尺度聚合物支架的地形特征支撑了成肌细胞的排列、促进肌管的组装和组织形成成熟的肌纤维。3D 凝胶如胶原、纤维蛋白和细胞片的使用都取得了不同程度的成功；凝胶的一个优势是，它们可以用来释放生长因子如 VEGF 和 IGF-1，增加肌生成。

为了促使细胞增殖和分化，需要充分地构建血管，这需要内皮细胞的参与，但如果可能的话，现有的血管外科手术吻合是最好的选择。有效的神经再支配也是需要构建的，神经肌肉接头的 3D 模型已经在设计这些结构了。干 / 祖细胞生物学和支架技术研究进展表明与临床相关的组织工程肌肉的构建将会有进一步的进展。

（三）未来的展望

1. 临床应用前景

目前周围外周神经修复实践酷似 400 多年前 Gabriele Ferrara（1543—1627 年）的详细描述：包括消毒、适当地识别神经残端、一个柔和的缝合技术和肢体固定等。技术上的新概念是针对第二次世界大战期间治疗损伤建立的包括使用自体神经移植、初次和二次修复。在 20 世纪 60 年代，结合了手术显微镜和神经修复技术，认识到张力缝合的不利后果，在神经修复的技术方面有了提高。最近，为了绕过复杂的和抑制性因素——延长的再生神经通过失支配的残端直至靶器官，一些新的外科技术如游离肌肉移植和神经移植已经建立起来了。这些新的方法可以提供一些功能替代，但对于神经损伤的患者而言，不会有实质性的结果。深入理解周围神经损伤的神经生物特点和上述实验策略是下一个临床进展的可能。许多研究正在接近临床应用。

2. 未来的科学观点

鉴于多方位的外周神经损伤和各种临床情况，需要结合药物、分子治疗和新的外科手术手段。借助新的神经支架与分子靶向策略，如构建可以递送提供药物和沉默的 RNAs 的支架材料，加强内在的再生机制。不应该只关注如何提高轴突再生，还要重视远侧残端的神经膜细胞、失神经支配肌肉的分子反应等。应该认识到，许多至今取得的实验进展，仍然局限于短距离的外周神经再生。新的组织工程神经构建应该能够达到长距离轴突生长，与自体神经移植的效果匹配是终极目标。更深入地理解外周神经的结构解剖和细胞外基质应有助于对于组织工程神经的设计。例如，模拟 Büngner 带结构将会更准确地复制自体神经的架构。为了修复长距离的神经缺损，提供充足的血液供应才能保障移植细胞存活。对于新的支架的设计，计算机和数学建模可能是有用的工具。下游的先进的 3D 体外模型可用于更精确地模仿周围神经的解剖和生理特性结构。长距离外周神经损伤修复仍然需要在大型动物身上进行验证，对于临床应用仍然是一个巨大的挑战。

（李晓光　杨朝阳　段红梅　赵文　高钰丹　郝鹏）

参 考 文 献

[1] Arakawa T, Watanabe T, Fukuda T, et al. Rebamipide, novel prostanlandin-inducer accelerates healing and reduces relapse of acetic acid-induced rat gastric ulcer comparison with cimetididne[J]. J Din Dis Sci, 1995, 40: 2469.

[2] Arakawa T. Quality of ulcer healing-a new concept to rank healed peptic ulcer[J]. Gastroenterol Jpn. 1993, 28 (suppl 5):158-162.

[3] Fu XB, Cuevas P, Gimenez Gallego G, et al. Acidic fibroblast growth factor reduces renal morpgologic and functional indicators of injury caused by ischemia and reperfusion[J]. Wound Rep Reg, 1996, 4: 297-303.

[4] Fu XB, Sheng ZY, Wang YP, et al. Basic fibroblast growth factor reduces the gut and liver morphologic and functional injuries after ischemia and reperfusion[J]. J Trauma, 1997, 42: 1080-1087.

[5] Furata T. Effects of lansoprazole with of without amoxicillin on ulcer healing: relation to eradication of Helicobacter Pylori[J]. J Clin Gastroenterol, 1995, 20(Suppl 2):107.

[6] Ito G, Nakagawara M, Watanabe F, et al. Factor affecting quality of ulcer healing after lansoprazo treatment[J]. J Chin Gastroenterol, 1995, 20(Suppl 2): 6.

[7] Naitov, Yoshikawa T, Matsuyama K, et al. Effects of oxygen radical scavengers on the quality of gastric ulcer healing in rats[J]. J Clin Gastroenterol, 1995, 21(Suppl 1): 82-86.

[8] Takemoto T, Sasaki N, Tads M, et al. Evaluation of peptic ulcer healing with a highly magnifying endoscope potential prognostic and therapeuti implications[J]. J Clin Gastroenterol, 1991, 13(suppl 1) : 125.

[9] Tarnawski A, Stachura J, Krause W J, et al. Quality of ulcer healing: a new emerging concept[J]. J Clin Gastroenterol, 1991, 13(suppl 1) : 42.

[10] Tawnawski A, Tanoue K. Cellular and moleular mechanisms of gastric ulcer healing. Is the quality of mucosal scar affected by traetment[J]. Scand J Gastroenterol, 1995, 210 (Suppl): 9-14.

[11] Tsukimi Y, Okabe S. Change singastric function and healing of chronic gastric ulcer in aged rats[J]. Jan J Pharmacol, 1995, 68(1): 103-110.

[12] Yeomans ND, Gams G. Hawkey CJ. The nonsteroidal anti-inflammatory drugs controversy[J].

Gastroenterol Clin North Am, 2000, 29: 791-805.

[13] 陈绍斌, 肖凤仪, 李国成, 等. 消溃灵对乙酸性胃溃疡大鼠内皮素及表皮生长因子受体的影响 [J]. 浙江中西医结合杂志, 2003, 13(1): 4-6.

[14] 陈婷婷, 郑丰平, 谭嗣伟, 等. Smad3 磷酸化促进溃疡性结肠炎的黏膜修复 [J]. 新医学, 2014, 45(2): 88-94.

[15] 陈文红, 李家邦. 颗粒对胃溃疡大鼠胃组织 MK 和表皮生长因子受体表达的影响 [J]. 中国中西医结合消化杂志, 2001, 9(6): 341-344.

[16] 戴幸平, 蒋荣鑫, 李家邦. 生长因子与消化性溃疡的修复 [J]. 临床消化病杂志, 2005, 17(2): 84-86.

[17] 付小兵, 盛志勇, 王亚平, 等. 碱性成纤维细胞生长因子对肠道缺血所致肠道和肝损伤的影响 [J]. China National Journal of New Gastroenterology, 1996(3): 139-140.

[18] 付小兵, 程飚, 盛志勇. 有关创伤修复与组织再生的现代认识 [J]. 中国危重病急救医学, 2002, 14(2): 67-68.

[19] 付小兵, 程飚. 创伤修复和组织再生几个重要领域研究的进展与展望 [J]. 中华创伤杂志, 2005, 21(1): 40-44.

[20] 付小兵, 盛志勇. 进一步重视和加强对严重创伤后内脏缺血性损伤修复的研究 [J]. 中国危重病急救医学, 1999, 11(6): 327-328.

[21] 付小兵, 王亚平, 叶一秀, 等. 碱性成纤维细胞生长因子对肠道和肝缺血性损伤的影响 [J]. 解放军医学杂志, 1996, 21: 121-122.

[22] 付小兵, 杨银辉, 孙同柱, 等. 缺血再灌注对大鼠肠道组织碱性成纤维细胞生长因子和 TGF-β 基因表达的影响 [J]. 中国危重病急救医学, 1998, 10: 459-462.

[23] 韩宇, 李鲜. 中医药治疗胃溃疡的研究进展 [J]. 中国中医药现代远程教育, 2016, 14(6): 150-152.

[24] 江海涛, 朱维铭. 骨髓间充质干细胞移植与缺血-再灌注损伤的修复 [J]. 肠外与肠内营养, 2009, 16(5): 305-309.

[25] 林寿宁, 杨继波, 张建军. 表皮生长因子及其受体与胃溃疡愈合关系 [J]. 山西中医, 2011, 27(3): 58-60.

[26] 刘红, 葛晓群. 转化生长因子 α 对消化性溃疡的修复作用研究进展 [J]. 国际消化病杂志, 2006, 26(5): 320-322.

[27] 刘洪斌, 杨静, 李东华, 等. 骨髓间充质干细胞移植修复大鼠慢性胰腺损伤 [J]. 中国组织工程研究与临床康复, 2010, 14(23): 4257-4261.

[28] 刘莹, 王振洲, 李平亚, 等. 中药有效成分抗溃疡作用机制研究进展 [J]. 特产研究, 2016, 2: 66-70.

[29] 彭瑞云 , 高亚兵 , 陈浩宇 , 等 . bFGF 基因在中子辐射肠道损伤和修复中的表达和意义 [J]. 中华放射医学与防护杂志 , 2005, 25(5): 412-415.

[30] 乔鹏飞 , 金光鑫 , 吴德全 , 等 . 骨髓间充质干细胞移植修复大鼠肝缺血再灌注损伤最佳剂量的研究 [J]. 中国普外基础与临床杂志 , 2013, 20(9): 1018-1022.

[31] 孙虹 , 张明辉 , 翁立新 , 等 . 酸性成纤维细胞生长因子促进大鼠肠缺血 – 再灌注损伤的修复 [J]. 中国组织工程研究 , 2013, 17(11): 1965-1971.

[32] 孙晓庆 , 付小兵 , 杨银辉 , 等 . 应用外源性 bFGF 对缺血再灌注后脏器组织损伤及修复的实验研究 [J]. 中华危重病急救医学 , 2000, 12(8): 460-462.

[33] 王国忠 , 李成军 , 范希超 , 等 . BMSCs 对胃溃疡修复的影响研究 [J]. 中国修复重建外科杂志 , 2015, 29(7): 889-892.

[34] 王元 , 齐世锐 . 康复新液在消化系统以及辅助治疗方面的临床应用分析 [J]. 转化医学电子杂志 , 2014, 1(6): 159-162.

[35] 王志军 , 吴杰勇 , 饶春明 . 重组碱性成纤维细胞生长因子对大、小鼠胃溃疡的影响 [J]. 中国药理学报 , 1999, 20(8): 763-768.

[36] 席婷 . 骨髓间充质干细胞移植修复溃疡性结肠炎的实验探究 [J]. 医学信息 , 2015, 28(47): 72-73.

[37] 夏扬潮 , 姜海行 . 生长因子与消化性溃疡愈合的相关性研究 [J]. 中国医学文摘·内科学 , 2006, 27(1): 9-11.

[38] 邢峰 , 郭宝琛 , 付小兵 . 生长因子通过调节肠道细胞凋亡来参与肠道的损伤与修复 [J]. 世界华人消化杂志 , 2002, 10(2): 230-233.

[39] 许春娣 , 袁耀宗 , 陈瞬年 , 等 . 生长因子水平变化与消化性溃疡愈合的关系 [J]. 上海医学 , 2000, 23(5): 296-298.

[40] 杨雪松 , 李益农 . 溃疡愈合质量的研究现状 [J]. 中华内科杂志 , 1995, 34(4): 274-276.

[41] 杨银辉 , 付小兵 , 孙同柱 , 等 . 肠缺血 – 再灌注后肾内源性碱性成纤维细胞生长因子和转化生长因子 – β 基因与蛋白表达的变化及其与损伤修复的关系 [J]. 中国危重病急救医学 , 1999, 11(4): 203-205.

[42] 杨银辉 , 付小兵 , 孙同柱 , 等 . bFGF 对缺血再灌注后肠道内源性 bFGF 和 TGF– β 表达的影响 [J]. 世界华人消化杂志 , 1999, 7(9): 793-794.

[43] 俞欣玮 . 健脾理气颗粒对大鼠胃溃疡作用的研究 [J]. 中国中西医结合消化杂志 , 2002, 10(1): 21-23.

[44] 张秋艳 , 熊艳 , 叶啟发 , 等 . 骨髓间充质干细胞修复肝脏缺血 – 再灌注损伤研究进展 [J]. 中华实验外科杂志 , 2016, 33(3): 871-874.

[45] 张夏梦 , 寿折星 , 陈望隆 , 等 . 骨髓间充质干细胞可分化为溃疡性结肠炎大鼠结肠组织上皮

细胞 [J]. 基础医学与临床 , 2015, 35(10): 1325-1330.

[46] 赵京禹 , 付小兵 , 陈伟 , 等 . 改构型 aFGF 减轻大鼠小肠缺血再灌注所致肠道细胞凋亡 [J]. 创伤外科杂志 , 2005, 7(6): 441-443.

[47] 赵鹏 , 涂小煌 , 薛小军 , 等 . 骨髓间充质干细胞在大鼠小肠缺血 – 再灌注损伤的保护作用 [J]. 肠外与肠内营养 , 2011, 18(3): 158-162.

[48] 郑学刚 , 张健军 , 黄云春 , 等 . 胃痛宁对胃溃疡大鼠组织 EGF 及 NO 含量的影响研究 [J]. 中医药学刊 , 2003, 21(5): 701-702.

[49] 周福生 . 中医药抗消化性溃疡复发的机理研究进展 [J]. 中国中西医结合杂志 , 2001, 21(3): 232-234.

[50] Xu K, Moghal N, Egan SE. Notch signaling in lung development and disease[J]. Adv Exp Med Biol, 2012, 727: 89-98.

[51] Kimura J, Deutsch GH. Key mechanisms of early lung development[J]. Pediatr Dev Pathol, 2007, 10(5): 335-347.

[52] Kumar VH, Lakshminrusimha S, El Abiad MT, et al. Growth factors in lung development[J]. Adv Clin Chem, 2005, 40: 261-316.

[53] Rawlins EL, Hogan BL. Epithelial stem cells of the lung: privileged few or opportunities for many[J]. Development, 2006, 133: 2455-2465.

[54] Morrisey EE, Hogan BLM. Preparing for the first breath: genetic and cellular mechanisms in Lung Development[J]. Developmental Cell, 2009, 1818(1): 8-23.

[55] Rock JR, Randell SH, Hogan BL. Airway basal stem cells: a perspective on their roles in epithelial homeostasis and remodeling[J]. Dis Model Mech, 2010, 3(9-10): 545-556.

[56] Zemke AC, Snyder JC, Brockway BL, et al. Molecular staging of epithelial maturation using secretory cell-specific genes as markers[J]. Am J Respir Cell Mol Biol, 2009, 40(3): 340-348.

[57] Hegab AE, Ha VL, Gilbert JL, et al.Novel stem/progenitor cell population from murine tracheal submucosal gland ducts with multipotent regenerative potential[J].Stem Cells, 2011, 29(8): 1283-1293.

[58] Tropea KA, Leder E, Aslam M, et al. Bronchioalveolar stem cells increase after mesenchymal stromal cell treatment in a mouse model of bronchopulmonary dysplasia[J]. Am J Physiol Lung Cell Mol Physiol, 2012, 302(9): L829-L837.

[59] Kajstura J, Rota M, Hall SR,et al. Evidence for human lung stem cells[J].N Engl J Med, 2011, 364(19): 1795-1806.

[60] Crosby LM, Waters CM. Epithelial repair mechanisms in the lung[J]. Am J Physiol Lung Cell Mol Physiol, 2010, 298: L715-L731.

[61] Cosata RH, Kalinichenko VV, Lim L. Transcription factors in mouse lung development and function[J]. Am J Physiol Lung Cell Mol Physiol, 2001, 280: L823-L838.

[62] Ventura JJ, Tenbaum S, Perdiguero E, et al. p38alpha MAP kinase is essential in lung stem and progenitor cell proliferation and differentiation[J]. Nat Genet, 2007, 39(6): 750-758.

[63] Stripp BR. Hierarchical organization of lung progenitor cells: is there an adult lung tissue stem cell[J]. Proc Am Thorac Soc, 2008, 5(6): 695-698.

[64] Reynolds SD, Giangreco A, Hong KU, et al. Airway injury in lung disease pathophysiology: selective depletion of airway stem and progenitor cell pools potentiates lung inflammation and alveolar dysfunction[J]. Am J Physiol Lung Cell Mol Physiol, 2004, 287(6): L1256-L1265.

[65] McQualter JL, Yuen K, Williams B, et al. Evidence of an epithelial stem/progenitor cell hierarchy in the adult mouse lung[J]. Proc Natl Acad Sci USA, 2010, 107(4): 1414-1419.

[66] Zhu CP, Du J, Feng ZC. Role of pulmonary stem cells labeled with bromodeoxyuridine and telomerase reverse transcriptase in hyperoxic lung injury in neonatal rats[J]. Zhonghua Er Ke Za Zhi, 2006, 44(6): 459-464.

[67] Ross AC, Li NQ. Retinol combined with retinoic acid increases retinol uptake and esterification in the lungs of young adult rats when delivered by the intramuscular as well as oral routes[J]. J Nutr, 2007, 137(11): 2371-2376.

[68] Ross AC, Ambalavanan N. Retinoic acid combined with vitamin A synergizes to increase retinyl ester storage in the lungs of newborn and dexamethasone-treated neonatal rats[J]. Neonatology, 2007, 92(1): 26-32.

[69] Perdiguero E, Kharraz Y, Serrano AL, et al. MKP-1 coordinates ordered macrophage-phenotype transitions essential for stem cell-dependent tissue repair[J]. Cell Cycle, 2012, 11(5): 877-886.

[70] Pellegatta S, Tunici P, Poliani PL, et al. The therapeutic potential of neural stem/progenitor cells in murine globoid cell leukodystrophy is conditioned by macrophage/microglia activation[J]. Neurobiol Dis, 2006, 21(2): 314-323.

[71] Nguyen NY, Maxwell MJ, Ooms LM, et al. An ENU-induced mouse mutant of SHIP1 reveals a critical role of the stem cell isoform for suppression of macrophage activation[J]. Blood, 2011, 117(20): 5362-5371.

[72] Febbraio M, Guy E, Silverstein RL. Stem cell transplantation reveals that absence of macrophage CD36 is protective against atherosclerosis[J]. Arterioscler Thromb Vasc Biol, 2004, 24(12): 2333-2338.

[73] Tropea KA, Leder E, Aslam M, et al. Bronchioalveolar stem cells increase after mesenchymal stromal cell treatment in a mouse model of bronchopulmonary dysplasia[J]. Am J Physiol Lung

Cell Mol Physiol, 2012, 302(9): L829-L837.

[74] Shigemura N, Sawa Y, Mizuno S, et al. Induction of compensatory lung growth in pulmonary emphysema improves surgical outcomes in rats[J]. Am J Respir Crit Care Med, 2005, 171(11): 1237-1245.

[75] Mason RJ. Hepatocyte growth factor: the key to alveolar septation[J]. Am J Respir Cell Mol Biol, 2002, 26(5): 517-520.

[76] Hegab AE, Kubo H, Fujino N, et al. Isolation and Characterization of murine multipotent lung stem cells[J]. Stem Cells Dev, 2010, 19(4): 523-535.

[77] Ulrich K, Stern M, Goddard ME, et al. Keratinocyte growth factor therapy in murine oleic acid-induced acute lung injury[J]. Am J Physiol Lung Cell Mol Physiol, 2005, 288(6): L1179-L1192.

[78] Michalopoulos GK, DeFrances MC. Liver Regeneration[J]. Science, 1997, 276: 601.

[79] Forbes SJ, Rosenthal N. Preparing the ground for tissue regeneration: from mechanism to therapy[J]. Nat Med, 2014, 20: 857-869.

[80] Michalopoulos GK. Liver Regeneration[J]. J Cell Physiol, 2007, 213: 286-300.

[81] Kordes C, Häussinger D. Hepatic stem cell niches[J]. J Clin Invest, 2013, 123: 1874-1880.

[82] Hu M, Kurobe M, Jeong YJ, et al. Wnt-catenin signaling in murine hepatic transit amplifying progenitor cells[J]. Gastroenterology, 2007, 133: 1579-1591.

[83] Preisegger KH, Factor VM, Fuchsbichler A, et al. Atypical ductular proliferation and its inhibition by transforming growth factor beta1 in the 3,5-diethoxycarbonyl-1,4-dihydrocollidine mouse model for chronic alcoholic liver disease[J]. Lab Invest, 1999, 79: 103-109.

[84] Akhurst B, Croager EJ, Farley-Roche CA, et al. A modified choline-deficient, ethionine-supplemented diet protocol effectively induces oval cells in mouse liver[J]. Hepatology, 2001, 34: 519-522.

[85] Miyajima A, Tanaka M, Itoh T. Stem/Progenitor cells in liver development, homeostasis, regeneration, and reprogramming[J]. Cell Stem Cell, 2014, 14: 561-574.

[86] Yanger K, Knigin D, Zong Y, et al. Adult hepatocytes are generated by self-duplication rather than stem cell differentiation[J]. Cell Stem Cell, 2014, 15: 340-349.

[87] Tarlow BD, Finegold MJ, Grompe M. Clonal tracing of Sox9+ liver progenitors in mouse oval cell injury[J]. Hepatology, 2014, 60: 278-289.

[88] Huch M, Dorrell C, Boj SF, et al. In vitro expansion of single Lgr5+ liver stem cells induced by Wnt-driven regeneration[J]. Nature, 2013, 494: 247-250.

[89] Azuma H, Paulk N, Ranade A, et al. Robust expansion of human hepatocytes in Fah (-/-)/Rag2 (-/-)/Il2rg (-/-) mice[J]. Nature Biotechnol, 2007, 25: 903-910.

[90] Wang B, Zhao L, Fish M, et al. Self-renewing diploid Axin2(+) cells fuel homeostatic renewal of the liver[J]. Nature, 2015, 524: 180-185.

[91] Font-Burgada J, Shalapour S, Ramaswamy S, et al. Hybrid Periportal Hepatocytes Regenerate the Injured Liver without Giving Rise to Cancer[J]. Cell, 2015, 162: 766-779.

[92] Tarlow BD, Finegold MJ, Grompe M. Clonal tracing of Sox9+ liver progenitors in oval cell injury[J]. Hepatology (Baltimore, Md.) , 2014, 60: 278-289.

[93] Tarlow BD, Pelz C, Naugler WE, et al. Bipotential adult liver progenitors are derived from chronically injured mature hepatocytes[J]. Cell Stem Cell, 2014, 15: 605-618.

[94] Pu W, Zhang H, Huang X, et al. Mfsd2a+ hepatocytes repopulate the liver during injury and regeneration[J]. Nature Commun, 2016, 7: 13369.

[95] Sekiya S, Suzuki A. Direct conversion of mouse fibroblasts to hepatocyte-like cells by defined factors[J]. Nature, 2011, 475: 390-393.

[96] Huang P, He Z, Ji S, et al. Induction of functional hepatocyte-like cells from mouse fibroblasts by defined factors[J]. Nature, 2011, 475: 386-389.

[97] Huang P, Zhang L, Gao Y, et al. Direct reprogramming of human fibroblasts to functional and expandable hepatocytes[J]. Cell Stem Cell, 2014, 14: 370-384.

[98] Du Y, Wang J, Jia J, et al. Human hepatocytes with drug metabolic function induced from fibroblasts by lineage reprogramming[J]. Cell Stem Cell, 2014, 14: 394-403.

[99] Wang Y, Qin J, Wang S, et al. Conversion of human gastric epithelial cells to multipotent endodermal progenitors using defined small molecules[J]. Cell Stem Cell, 2016, 19: 449-461.

[100] Huch M, Gehart H, van Boxtel R, et al. Long-Term culture of Genome-Stable Bipotent Stem Cells from Adult Human Liver[J]. Cell, 2015, 160: 299-312.

[101] Levy G, Bomze D, Heinz S, et al. Long-term culture and expansion of primary human hepatocytes[J]. Nat Biotech, 2015, 33: 1264-1271.

[102] Katsuda T, Kawamata M, Hagiwara K, et al. Conversion of terminally committed hepatocytes to culturable bipotent progenitor cells with regenerative capacity[J]. Cell Stem Cell, 2017, 20(1): 41-55.

[103] Song G, Pacher M, Balakrishnan A, et al. Direct reprogramming of hepatic myofibroblasts into hepatocytes In Vivo Attenuates Liver Fibrosis[J]. Cell Stem Cell, 2016, 18: 797-808.

[104] Rezvani M, Espanol-Suner R, Malato Y, et al. In Vivo Hepatic Reprogramming of Myofibroblasts with AAV Vectors as a Therapeutic Strategy for Liver Fibrosis[J]. Cell Stem Cell, 2016, 18: 809-816.

[105] Bhatia SN, Underhill GH, Zaret KS, et al. Cell and Tissue Engineering for Liver Disease[J].

Science translational medicine, 2014, 6: 242-245.

[106] Takebe T, Sekine K, Enomura M, et al. Vascularized and functional human liver from an iPSC-derived organ bud transplant[J]. Nature, 2013, 499: 481-484.

[107] Ott HC, Matthiesen TS, Goh S-K, et al. Perfusion-decellularized matrix: using nature's platform to engineer a bioartificial heart[J]. Nat Med, 2008, 14: 213-221.

[108] Uygun BE, Soto-Gutierrez A, Yagi H, et al. Organ reengineering through development of a transplantable recellularized liver graft using decellularized liver matrix[J]. Nature medicine, 2010, 16: 814-820.

[109] Baptista PM, Siddiqui MM, Lozier G, et al. The use of whole organ decellularization for the generation of a vascularized liver organoid[J]. Hepatology, 2011, 53: 604-617.

[110] Petersen TH, Calle EA, Zhao L, et al. Tissue-Engineered Lungs for in Vivo Implantation[J]. Science (New York, N.Y.), 2010, 329: 538-541.

[111] Song JJ, Ott HC. Organ engineering based on decellularized matrix scaffolds[J]. Trends Mol Med, 2011, 17: 424-432.

[112] Wang Y, Cui CB, Yamauchi M, et al. Lineage restriction of human hepatic stem cells to mature fates is made efficient by tissue-specific biomatrix scaffolds[J]. Hepatology, 2011, 53: 293-305.

[113] Ren X, Moser PT, Gilpin SE, et al. Engineering pulmonary vasculature in decellularized rat and human lungs[J]. Nat Biotech, 2015, 33: 1097-1102.

[114] Shi X-L, Gao Y, Yan Y, et al. Improved survival of porcine acute liver failure by a bioartificial liver device implanted with induced human functional hepatocytes[J]. Cell Research, 2016, 26: 206-216.

[115] Hu J, Chu Z, Han J, et al. Phosphorylation-dependent mitochondrial translocation ofMAP4 is an early step in hypoxia-induced apoptosis in cardiomyocytes[J]. Cell Death and Disease, 2014, 5: 369.

[116] Zhang DX, Yan H, Hu JY, et al. Identification of mitochondria translation elongation factor Tu as a contributor to oxidative damage of postburn myocardium[J]. J Proteomics, 2012, 77(9):469-479.

[117] Lan XD, Li LF, Hu JY, et al. A Quantitative Method for Microtubule Analysis in Fluorescence Images[J]. Microsc Microanal, 2015, 21(12):1582-1590.

[118] Jiang XP, Zhang DX, Zhang HS, et al. Role of Ran-regulated nuclear-cytoplasmic trafficking of pVHL in the regulation of microtubular stability-mediated HIF-1a in hypoxic cardiomyocytes[J]. Sci Rep, 2015, 5:9193 (DOI: 10.1038/srep09193), 1-10.

[119] Li LF, Hu JY, He T, et al. p38/MAPK contributes to endothelial barrier dysfunction via MAP4

phosphorylation-dependent microtubule disassembly in inflammation-induced acute lung injury[J]. Sci Rep, 2015, 5 : 8895 (DOI: 10.1038/srep08895)

[120] Xu X, Zhang Q, Hu JY, et al. Phosphorylation of DYNLT1 at serine 82 regulates MTs stability and mitochondrial permeabilization in hypoxia[J]. Molecules Cells, 2013, 36(10) : 322-332.

[121] Wang G, Zhang BQ, Ruan J, et al. Shaking stress aggravates burn-induced cardiovascular and renal disturbances in a rabbit model[J]. Burns, 2013, 39(4) : 760-766.

[122] Tong DL,Zhang DX, Huang YS. Defining the complex behavior of the heart[J]. Perspect Biol Med, 2012, 55(3): 219-329.

[123] Zhang BQ, Wang G, Zhang JP, et al. Protective effects of enalapril, an angiotensin-converting enzyme inhibitor, on multiple organ damage following scald injury in rats[J]. Biotechnol Applied Biochem, 2012, 59(4) : 307-313.

[124] Teng M, Zhao XH, Huang YS. Regenerating cardiac cells: insights from the bench and the clinic[J]. Cell Tissue Res, 2012, 350: 189-197.

[125] Tong DL, Zhang DX, Xiang F, et al. Nicotinamide Pretreatment Protects Cardiomyocytes against hypoxia-induced cell death by improving mitochondrial stress[J]. Pharmacology, 2012, 90: 11-18.

[126] Rong X, Huang YS. Myocardial autophagy after severe burn in rats[J]. PLoS ONE, 2012, 7(6) : e39488.

[127] Teng M, Jiang XP, Zhang Q, et al. Microtubular stability affects pVHL-mediated regulation of HIF-1alpha via the p38/MAPK pathway in hypoxic cardiomyocytes[J]. PLoS ONE, 2012, 7(4) : e35017.

[128] Yan H, Zhang DX, Shi XH, et al. Activation of the prolyl-hydroxylase oxygen-sensing signal cascade leads to AMPK activation in cardiomyocytes[J]. J Cell Mol Med, 2012,16(9) : 2049-2059.

[129] Yan H, Zhang DX, Zhang Q, et al. The activation of AMPK in cardiomyocytes at the very early stage of hypoxia relies on an adenine nucleotide-independent mechanism[J]. Int J Clin Exp Pathol, 2012, 5(8): 770-776.

[130] Fang YD, Xu X, Dang YM, et al. MAP4 mechanism that stabilizes mitochondrial permeability transition in hypoxia: microtubule enhancement and DYNLT1 iInteraction with VDAC1[J]. PLoS ONE, 2011, 6(12) : 1-12 (e28052) .

[131] Xu X, Huang YS, Lei ZY, et al. Prompt myocardial damage initiates hepatic, renal and intestinal injuries early following severe burns in rats[J]. J Trauma, 2011, 71: 663-672.

[132] Hu JY, Chu ZG, Han J, et al. p38/MAPK pathway regulates microtubule polymerization through phosphorylation of MAP4 and Op18 in hypoxic cells[J]. Cell Mol Life Sci, 2010,

67(2): 321-333.

[133] Xiang F, Huang YS, Zhang DX, et al. Adenosine A1 receptor activation reduces opening of mitochondrial permeability transition pores in hypoxic cardiomyocytes[J]. Clin Exper Pharmacol Physiolk, 2010, 37(3): 343-349.

[134] Xiang F, Huang YS, Shi XH, et al. Mitochondrial chaperone tumour necrosis factor receptor-associated protein 1 protects cardiomyocytes from hypoxic injury by regulating mitochondrial permeability transition pore opening[J]. FEBS J, 2010, 277(8): 1929-1938.

[135] Song HP, Zhang L, Dang YM, et al. The phosphatidylinositol 3-kinase-Akt pathway protects cardiomyocytes from ischaemic and hypoxic apoptosis via mitochondrial function[J]. Clin Exper Pharmacol Physiol, 2010, 37(5/6): 598-604.

[136] Teng M, Dang YM, Zhang Jp, et al. Microtubular stability affects cardiomyocyte glycolysis by HIF-1α expression and endonuclear aggregation during early stages of hypoxia[J]. Am J Physiol Heart Circ Physiol, 2010, 298(6): H1919-H1931.

[137] Hu JY, Han J, Chu ZG, et al. Astragaloside IV attenuates hypoxic rat cardiomyocyte damage by upregulating superoxide dismutase-1 levels[J]. Clin Exper Pharmacol Physiol, 2009, 36(4): 351-357.

[138] Zhang JP, Ying X, Liang WY, et al. Apoptosis in cardiac myocytes during the early stage after severe burn[J]. J Trauma, 2008, 65(2): 401-408.

[139] Zhang JP, Yin X, Chen Y, et al. Inhibition of p38 MAP kinase improves survival of cardiac myocytes with hypoxia and burn serum challenge[J]. Burns, 2008, 34(2): 220-227.

[140] Huang YS, Xie K, Zhang JP, et al. Prospective clinical and experimental studies on the cardioprotective effect of ulinastatin following severe burns[J]. Burns, 2008, 34(5): 674-680.

[141] Huang YS, Zheng J, Fan PG, et al. Transfection of antisense p38a gene ameliorates myocardial cell injury mediated by hypoxia and burn serum[J]. Burns, 2007, 33(5): 599-605.

[142] Zhang JP, Liang WY, Luo ZH, et al. Involvement of p38 MAP kinase in burn-induced degradation of membrane phospholipids and upregulation of cPLA2 in cardiac myocytes[J]. Shock, 2007, 28(1): 86-93.

[143] Huang YS, Hu AG. Molecular Mechanism of c-jun antisense gene transfection in alleviating injury of cardiomyocytes treated with burn serum and hypoxia[J]. World J Surg, 2004, 28(10): 951-957.

[144] Huang YS, Li ZQ, Yang ZC. Roles of ischemia and hypoxia and the molecular pathogenesis of post-burn cardiac shock[J]. Burns, 2003, 29(8): 828-833.

[145] Liang WY, Yang ZC, Huang YS. Ruthenium red attenuated cardiomyocyte and mitochondrial

damage during the early stage after severe burn[J]. Burns, 2002, 28(1): 35-38.

[146] Liang WY, Yang ZC, Huang YS. Calcium induced the damage of myocardial mitochondrial respiratory function in the early stage after severe burns[J]. Burns, 2002, 28(2): 143-146.

[147] Liang WY, Yang ZC, Huang YS. Changes of myocardial mitochondrial Ca^{2+} transport and mechanism in the early stage after severe burns[J]. Burns, 2002, 28(5): 431-434.

[148] Huang YS, Yang ZC, Yan BG, et al. Pathogenesis of early cardiac myocyte damage after severe burns[J]. J Trauma, 1999, 46 (3): 428-432.

[149] Huang YS, Yang ZC, Yan BG, et al. Improvement of early postburn cardiac function by use of Panax notoginseng and immediate total eschar excision in one operation[J]. Burns, 1999, 25(1): 35-41.

[150] Huang YS（Corresponding author）. "Volume replacement" plus "dynamic support": a new regimen for efective burn shock resuscitation[J]. World J Surg, 2009, 33(suppl 1): S86.

[151] 黄跃生 . "容量补充"加"动力扶持"——烧伤休克有效复苏方案的思考 [J]. 中华烧伤杂志 , 2008, 24(3):161-163.

[152] 黄跃生 . 烧伤后早期心肌损害与防治 [J]. 中华烧伤杂志 , 2008, 24(5): 369-371.

[153] De FL, Südhof TC, Pang ZP. Harness the power of endogenous neural stem cells by biomaterials to treat spinal cord injury[J]. Sci China Life Sci, 2015, 58(11): 1167-1168.

[154] De FL, Südhof TC, Pang ZP. 应用生物材料激活内源性神经干细胞治疗脊髓损伤 [J]. 中国科学：生命科学 , 2015, 59(1): 1-2.

[155] Duan HM, Song W, Zhao W, et al. Endogenous neurogenesis in adult mammals after spinal cord injury[J]. Sci China life Sci, 2016, 59(12): 1313-1318.

[156] 段红梅 , 宋伟 , 赵文 , 等 . 成年哺乳类脊髓损伤后的内源性神经发生 [J]. 中国科学：生命科学 , 2016, 46(12): 1382-1387.

[157] Aimone JB, Li Y, Lee SW, et al. Regulation and function of adult neurogenesis: from genes to cognition[J]. Physiol. Rev, 2014, 94(4): 991-1026.

[158] Altman J, Das GD. Autoradiographic and histological evidence of postnatal hippocampal neurogenesis in rats[J]. J Comp Neurol, 1965, 124(3): 319-335.

[159] Alvarez-Buylla A, Nottebohm F. Migration of young neurons in adult avian brain[J]. Nature, 1988, 335(6188)：353-354.

[160] Alvarez-Buylla A, Garcia-Verdugo JM, Tramontin AD. A unified hypothesis on the lineage of neural stem cells[J].Nat Rev Neurosci, 2001, 2(4): 287-293.

[161] Arruda-Carvalho M, Sakaguchi M, Akers KG, et al. Post training ablation of adult-generated neurons degrades previously acquired memories[J]. Neurosci, 2011, 31(42)：15113-15127.

[162] Banasr M, Hery M, Brezun JM, et al. Serotonin mediates oestrogen stimulation of cell proliferation in the adult dentate gyrus 12[J]. Eur J Neurosci, 2001, 14(9): 1417-1424.

[163] Bergmann O, Liebl J, Bernard S, et al. The age of olfactory bulb neurons in humans[J]. Neuron, 2012, 74(4): 634-639.

[164] Bhardwaj RD, Curtis MA, Spalding KL, et al. Neocortical neurogenesis in humans is restricted to development[J]. Sci USA, 2006, 103(33): 12564-12568.

[165] Blaiss CA, Yu TS, Zhang G, et al. Temporally specified genetic ablation of neurogenesis impairs cognitive recovery after traumatic brain injury[J]. Neurosci, 2011, 31(13): 4906-4916.

[166] Blaya MO, Bramlett HM, Naidoo J, et al. Neuroprotective efficacy of a proneurogenic compound after traumatic brain injury[J]. J Neurotrauma, 2013, 31(5): 476-486.

[167] Bregy A, Nixon R, Lotocki G, et al. Posttraumatic hypothermia increases double cortin expressing neurons in the dentate gyrus after traumatic brain injury in the rat[J]. Exp Neurol, 2011, 233(2): 821-828.

[168] Breton-Provencher V, Lemasson M, Peralta III MR, et al. Inter neurons produced in adulthood are required for the normal functioning of the olfactory bulb network and for the execution of selected olfactory behaviors[J]. J Neurosci, 2009, 29(48): 15245-15257.

[169] Brown J, Cooper-Kuhn CM, Kempermann G, et al. Enriched environment and physical activity stimulate hippocampal but not olfactory bulb neurogenesis[J]. Eur J Neurosci, 2003, 17(10): 2042-2046.

[170] Burghardt NS, Park EH, Hen R, et al. Adult-born hippocampal neurons promote cognitive flexibility in mice[J]. Hippocampus, 2012, 22(9): 1795-1808.

[171] Bye N, Carron S, Han X, et al. Neurogenesis and glial proliferation are stimulated following diffuse traumatic brain injury in adult rats[J]. J Neurosci Res, 2011, 89(7): 986-1000.

[172] Cameron HA, Gould E. Adult neurogenesis is regulated by adrenal steroids in the dentate gyrus[J]. Neuroscience, 1994, 61(61): 203-209.

[173] Cameron HA, McKay RD. Adult neurogenesis produces a large pool of new granule cells in the dentate gyrus[J]. J Comp Neurol, 1994, 61(61): 406-417.

[174] Carlson SW, Madathil SK, Sama DM, et al. Conditional overexpression of insulin-like growth factor-1 enhances hippocampal neurogenesis and restores immature neuron dendritic processes after traumatic brain injury[J]. J Neuropathol Exp Neurol, 2014, 73(8): 734-746.

[175] Catts VS, Al-Menhali N, Burne TH, et al. The p75 neurotrophin receptor regulates hippocampal neurogenesis and related behaviours[J]. Eur J Neurosci, 2008, 28(5): 883-892.

[176] Chen XH, Iwata A, Nonaka M, et al. Neurogenesis and glial proliferation persist for at least one

year in the subventricular zone following brain trauma in rats[J]. J Neurotrauma, 2003, 20(7): 623-631.

[177] Chirumamilla S, Sun D, Bullock MR, et al. Traumatic brain injury induced cell proliferation in the adult mammalian central nervous system[J]. J Neurotrauma, 2002, 19(6): 693-703.

[178] Cho KO, Lybrand ZR, Ito N, et al. Aberrant hippocampal neurogenesis contributes to epilepsy and associated cognitive decline[J]. Nat Commun, 2015, 6: 6606.

[179] Chohan MO, Bragina O, Kazim SF, et al. Enhancement of neurogenesis and memory by a neurotrophic peptide in mild to moderate traumatic brain injury[J]. Neurosurgery, 2015, 76(2): 201-214.

[180] Clelland CD, Choi M, Romberg C, et al. A functional role for adult hippocampal neurogenesis in spatial pattern separation[J]. Science, 2009, 325(5937): 210-213.

[181] Costine BA, Missios S, Taylor SR, et al. The subventricular zone in the immature piglet brain: anatomy and exodus of neuroblasts into white matter after traumatic brain injury[J]. Dev Neurosci, 2015, 37(2): 115-130.

[182] Dash PK, Mach SA, Moore AN, et al. Enhanced neurogenesis in the rodent hippocampus following traumatic brain injury[J]. J Neurosci Res, 2001, 63(4): 313-319.

[183] Dayer AG, Ford AA, Cleaver KM, et al. Short-term and longterm survival of new neurons in the rat dentate gyrus[J]. J Comp Neurol, 2003, 460(4): 563-572.

[184] Deng W, Saxe MD, Gallina IS, et al. Adult-born hippocampal dentate granule cells undergoing maturation modulate learning and memory in the brain[J]. J Neurosci, 2009, 29(43): 13532-13542.

[185] Emery DL, Fulp CT, Saatman KE, et al. Newly born granule cells in the dentate gyrus rapidly extend axons into the hippocampal CA3 region following experimental brain injury[J]. J Neurotrauma, 2005, 22(9): 978-988.

[186] Eriksson PS, Perfilieva E, Bjork-Eriksson T, et al. Neurogenesis in the adult human hippocampus[J]. Nat Med1998, 4(11): 1313-1317.

[187] Ernst A, Alkass K, Bernard S, et al. Neurogenesis in the striatum of the adult human brain[J]. Cell, 2014, 156(5): 1072-1083.

[188] Faigle R, Song H. Signaling mechanisms regulating adult neural stem cells and neurogenesis. Biochim. Biophys[J]. Acta, 2013, 1830(2): 2435-2448.

[189] Gage FH, Kempermann G, Palmer TD, et al. Multipotent progenitor cells in the adult dentate gyrus[J]. J Neurobiol, 1998, 36(2): 249-266.

[190] Gao X, Chen J. Conditional knockout of brain-derived neurotrophic factor in the hippocampus

increases death of adult-born immature neurons following traumatic brain injury[J]. J Neurotrauma, 2009, 26(8): 1325-1335.

[191] Gao X, Chen J. Moderate traumatic brain injury promotes neural precursor proliferation without increasing neurogenesis in the adult hippocampus[J]. Exp Neurol, 2013, 239(1): 38-48.

[192] Gao X, Deng-Bryant Y, Cho W, et al. Selective death of newborn neurons in hippocampal dentate gyrus following moderate experimental traumatic brain injury[J]. J Neurosci Res, 2008, 86(10): 2258-2270.

[193] Gao X, Enikolopov G, Chen J. Moderate traumatic brain injury promotes proliferation of quiescent neural progenitors in the adult hippocampus[J]. Exp Neurol, 2009, 219(2): 516-523.

[194] Han X, Tong J, Zhang J, et al. Imipramine treatment improves cognitive outcome associated with enhanced hippocampal neurogenesis after traumatic brain injury in mice[J]. J Neurotrauma, 2011, 28(6): 995-1007.

[195] Hernandez-Rabaza V, Llorens-Martin M, Velazquez-Sanchez C, et al. Inhibition of adult hippocampal neurogenesis disrupts contextual learning but spares spatial working memory, long-term conditional rule retention and spatial reversal[J]. Neuroscience, 2009, 159(1): 59-68.

[196] Hsieh J. Orchestrating transcriptional control of adult neurogenesis[J]. Genes Dev, 2012, 26(10): 1010-1021.

[197] Kageyama R, Imayoshi I, Sakamoto M. The role of neurogenesis in olfaction-dependent behaviors[J]. Behav Brain Res, 2011, 227(2): 459-463.

[198] Kempermann G. Seven principles in the regulation of adult neurogenesis[J]. Eur J Neurosci, 2011, 33(6): 1018-1024.

[199] Kempermann G, Kuhn HG, Gage FH. More hippocampal neurons in adult mice living in an enriched environment[J].Nature, 1997, 386(6624): 493-495.

[200] Kempermann G, van PH, Gage FH. Activity-dependent regulation of neuronal plasticity and self repair[J]. Prog Brain Res, 2000, 127: 35-48.

[201] Kirn JR, Fishman Y, Sasportas K, et al. Fate of new neurons in adult canary high vocal center during the first 30 days after their formation[J]. J Comp Neurol, 1999, 411(3): 487-494.

[202] Kovesdi E, Gyorgy AB, Kwon SK, et al. The effect of enriched environment on the outcome of traumatic brain injury; a behavioral, proteomics, and histological study[J]. Front Neurosci, 2011, 5:42.

[203] Kuhn HG, Winkler J, Kempermann G, et al. Epidermal growth factor and fibroblast growth factor-2 have different effects on neural progenitors in the adult rat brain[J]. J Neurosci, 1997, 17(15): 5820-5829.

[204] Lee C, Agoston DV. Vascular endothelial growth factor is involved in mediating increased de novo hippocampal neurogenesis in response to traumatic brain injury[J]. J Neurotrauma, 2010, 27(3): 541-553.

[205] Lu D, Mahmood A, Qu C, et al. Erythropoietin enhances neurogenesis and restores spatial memory in rats after traumatic brain injury[J]. J Neurotrauma, 2005, 22(9): 1011-1017.

[206] Lu D, Qu C, Goussev A, et al. Statins increase neurogenesis in the dentate gyrus, reduce delayed neuronal death in the hippocampal CA3 region, and improve spatial learning in rat after traumatic brain injury[J]. J Neurotrauma, 2007, 24(7): 1132-1146.

[207] Ma DK, Marchetto MC, Guo JU, et al. Epigenetic choreographers of neurogenesis in the adult mammalian brain[J]. Nat Neurosci, 2010, 13(11): 1338-1344.

[208] Moreno MM, Linster C, Escanilla O, et al. Olfactory perceptual learning requires adult neurogenesis[J]. Proc Natl Acad Sci USA, 2009, 106(42): 17980-17985.

[209] Moreno MM, Bath K, Kuczewski N, et al. Action of the noradrenergic system on adult-born cells is required for olfactory learning in mice[J]. J Neurosci, 2012, 32(32): 3748-3758.

[210] Mouret A, Gheusi G, Gabellec MM, et al. Learning and survival of newly generated neurons: when time matters[J]. J Neurosci, 2012, 32(32): 11511-11516.

[211] Mu Y, Lee SW, Gage FH. Signaling in adult neurogenesis[J]. Curr Opin Neurobiol, 2009, 25(25): 416-423.

[212] Murrell W, Palmero E, Bianco J, et al. Expansion of multipotent stem cells from the adult human brain[J]. PLoS One, 2013, 8(8): e71334.

[213] Ortega F, Gascon S, Masserdotti G, et al. Oligodendrogliogenic and neurogenic adult subependymal zone neural stem cells constitute distinct lineages and exhibit differential responsiveness to Wnt signalling[J]. Nat Cell Biol, 2013, 15(6): 602-613.

[214] Pitkanen A, Kemppainen S, Ndode-Ekane XE, et al. Posttraumatic epilepsy: disease or comorbidity[J]. Epilepsy Behav, 2014, 38: 19-24.

[215] Ricard J, Salinas J, Garcia L, et al. EphrinB3 regulates cell proliferation and survival in adult neurogenesis[J]. Mol Cell Neurosci, 2006, 31(4): 713-722.

[216] Rice AC, Khaldi A, Harvey HB, et al. Proliferation and neuronal differentiation of mitotically active cells following traumatic brain injury[J]. Exp Neurol, 2003, 183(2): 406-417.

[217] Rola R, Mizumatsu S, Otsuka S, et al. Alterations in hippocampal neurogenesis following traumatic brain injury in mice[J]. Exp Neurol, 2006, 202(1): 189-199.

[218] Sakamoto M, Imayoshi I, Ohtsuka T, et al. Continuous neurogenesis in the adult forebrain is required for innate olfactory responses[J]. Proc Natl Acad Sci USA, 2011, 108(20): 8479-8484.

[219] Sakamoto M, Ieki N, Miyoshi G, et al. Continuous postnatal neurogenesis contributes to formation of the olfactory bulb neural circuits and flexible olfactory associative learning[J]. J Neurosci, 2014, 34(17): 5788-5799.

[220] Sakamoto M, Kageyama R, Imayoshi I. The functional significance of newly born neurons integrated into olfactory bulb circuits[J]. Front Neurosci, 2014, 8: 121.

[221] Sanai N, Nguyen T, Ihrie RA, et al. Corridors of migrating neurons in the human brain and their decline during infancy[J]. Nature, 2011, 478(7369): 382-386.

[222] Saxe MD, Battaglia F, Wang JW, et al. Ablation of hippocampal neurogenesis impairs contextual fear conditioning and synaptic plasticity in the dentate gyrus[J]. Proc Natl Acad Sci USA, 2006, 103(46): 17501-17506.

[223] Sgubin D, Aztiria E, Perin A, et al. Activation of endogenous neural stem cells in the adult human brain following subarachnoid hemorrhage[J]. J Neurosci Res, 2007, 85(8): 1647-1655.

[224] Shi J, Longo FM, Massa SM. A small molecule p75(NTR) ligand protects neurogenesis after traumatic brain injury[J]. Stem Cells, 2013, 31(11): 2561-2574.

[225] Snyder JS, Hong NS, McDonald RJ, et al. A role for adult neurogenesis in spatial long-term memory[J]. Neuroscience, 2005, 130(4): 843-852.

[226] Spalding KL, Bergmann O, Alkass K, et al. Dynamics of hippocampal neurogenesis in adult humans[J]. Cell, 2013, 153(6): 1219-1227.

[227] Suarez-Pereira I, Canals S, Carrion AM. Adult newborn neurons are involved in learning acquisition and long-termmemory formation: the distinct demands on temporal neurogenesis of different cognitive tasks[J]. Hippocampus, 2015, 25(1): 51-61.

[228] Sultan S, Lefort JM, Sacquet J, et al. Acquisition of an olfactory associative task triggers a regionalized down-regulation of adult born neuron cell death[J]. Front Neurosci, 2011, 5(10): 52.

[229] Sultan S, Rey N, Sacquet J, et al. Newborn neurons in the olfactory bulb selected for long-term survival through olfactory learning are prematurely suppressed when the olfactory memory is erased[J]. J Neurosci, 2011, 31(42): 14893-14898.

[230] Sun D, Colello RJ, Daugherty WP, et al. Cell proliferation and neuronal differentiation in the dentate gyrus in juvenile and adult rats following traumatic brain injury[J]. J Neurotrauma, 2005, 22(1): 95-105.

[231] Sun D, McGinn MJ, Zhou Z, et al. Anatomical integration of newly generated dentate granule neurons following traumatic brain injury in adult rats and its association to cognitive recovery[J]. Exp Neurol, 2007, 204(1): 264-272.

[232] Sun D, Bullock MR, McGinn MJ, et al. Basic fibroblast growth factor-enhanced neurogenesis

contributes to cognitive recovery in rats following traumatic brain injury[J]. Exp Neurol, 2009, 216(1): 56-65.

[233] Sun D, Bullock MR, Altememi N, et al. The effect of epidermal growth factor in the injured brain after trauma in rats[J]. J Neurotrauma, 2010, 27(5): 923-938.

[234] Sun D, Daniels TE, Rolfe A, et al. Inhibition of injury-induced cell proliferation in the dentate gyrus of the hippocampus impairs spontaneous cognitive recovery after traumatic brain injury[J]. J Neurotrauma, 2014, 32(7): 495-505.

[235] Tanapat P, Hastings NB, Reeves AJ, et al. Estrogen stimulates a transient increase in the number of new neurons in the dentate gyrus of the adult female rat 58[J]. J Neurosci, 1999, 19(14): 5792-5801.

[236] Taylor SR, Smith C, Harris BT, et al. Maturationdependent response of neurogenesis after traumatic brain injury in children[J]. J Neurosurg Pediatr, 2013, 12(6): 545-554.

[237] Thau-Zuchman O, Shohami E, Alexandrovich AG, et al. Vascular endothelial growth factor increases neurogenesis after traumatic brain injury[J]. J Cereb. Blood Flow Metab, 2010, 30(5): 1008-1016.

[238] Theus MH, Ricard J, Bethea JR, et al. EphB3 limits the expansion of neural progenitor cells in the subventricular zone by regulating p53 during homeostasis and following traumatic brain injury[J]. Stem Cells, 2010, 28(7): 1231-1242.

[239] Umschweif G, Liraz-Zaltsman S, Shabashov D, et al. Angiotensin receptor type 2 activation induces neuroprotection and neurogenesis after traumatic brain injury[J]. Neurotherapeutics, 2014, 11(3): 665-678.

[240] van Praag H, Schinder AF, Christie BR, et al. Functional neurogenesis in the adult hippocampus[J]. Nature, 2002, 415(6875): 1030-1034.

[241] [241]van PH, Christie BR, Sejnowski TJ, et al. Running enhances neurogenesis, learning, and long-term potentiation in mice[J]. Proc Natl Acad Sci USA, 1999, 96(23): 13427-13431.

[242] Villasana LE, Westbrook GL, Schnell E. Neurologic impairment following closed head injury predicts post-traumatic neurogenesis[J]. Exp Neurol, 2014, 261: 156-162.

[243] Xiong Y, Mahmood A, Meng Y, et al. Delayed administration of erythropoietin reducing hippocampal cell loss, enhancing angiogenesis and neurogenesis, and improving functional outcome following traumatic brain injury in rats: comparison of treatment with single and triple dose[J]. J Neurosurg, 2010, 113(3): 598-608.

[244] Xuan W, Vatansever F, Huang L, et al. Transcranial low-level laser therapy enhances learning, memory, and neuroprogenitor cells after traumatic brain injury in mice[J]. J Biomed Opt, 2014,

19(10): 108003.

[245] Zheng W, Zhuge Q, Zhong M, et al. Neurogenesis in adult human brain after traumatic brain injury[J]. Neurotrauma, 2013, 30(22): 1872-1880.

[246] Volarevic V, Erceg S, Bhattacharya SS, et al. Stem Cell-Based Therapy for Spinal Cord Injury[J]. Cell Transplant, 2013, 22(8): 1309-1323.

[247] Lukovic D, Moreno Manzano V, Stojkovic M, et al. Concise review: human pluripotent stem cells in the treatment of spinal cord injury[J]. Stem Cells, 2012, 30(9): 1787-1792.

[248] Rowland JW, Hawryluk GW, Kwon B, et al. Current status of acute spinal cord injury pathophysiology and emerging therapies:Promise on the horizon[J]. Neurosurg Focus, 2008, 25(5): E2.

[249] McTigue DM, Tani M, Krivacic K, et al. Selective chemokine mRNA accumulation in the rat spinal cord after contusion injury[J]. J Neurosci Res, 1998, 53(3): 368-376.

[250] Grossman SD, Rosenberg LJ, Wrathall JR. Temporalspatial pattern of acute neuronal and glial loss after spinal cord contusion[J]. Exp Neurol, 2001, 168(2): 273-282.

[251] Erceg S, Ronaghi M, Stojković M. Human embryonic stem cell differentiation toward regional specific neural precursors[J]. Stem Cells, 2009, 27(1): 78-87.

[252] Erceg S, Ronaghi M, Oria M, et al. Transplanted oligodendrocytes and motoneuron progenitors generated from human embryonic stem cells promote locomotor recovery after spinal cord transection[J]. Stem Cells, 2010, 28(9): 1541-1549.

[253] Nistor GI, Totoiu MO, Haque N, et al. Human embryonic stem cells differentiate into oligodendrocytes in high purity and myelinate after spinal cord transplantation[J]. Glia, 2005, 49(3): 385-396.

[254] Mothe AJ, Tator CH. Advances in stem ell therapy for spinal cord injury[J]. J Clin Invest, 2012, 122(11): 3824-3834.

[255] Takahashi K, Yamanaka S. Induction of pluripotent stem cells from mouse embryonic and adult fibroblast cultures by defined factors[J]. Cell, 2006, 126(4): 663-676.

[256] Lukovic D, Moreno-Manzano V, Klabusay M, et al. Non-coding RNAs in pluripotency and neural differentiation of human pluripotent stem cells[J]. Front Genet, 2014, 14(5): 132.

[257] Warren L, Manos PD, Ahfeldt T, et al. Highly efficient reprogramming to pluripotency and directed differentiation of human cells with synthetic modified mRNA[J]. Cell Stem Cell, 2010, 7(5): 618-630.

[258] Zhou H, Wu S, Joo JY, et al. Generation of induced pluripotent stem cells using recombinant proteins[J]. Cell Stem cell, 2009, 4(5): 381-384.

[259] Tsuji O, Miura K, Okada Y, et al. Therapeutic potential of appropriately evaluated safe-induced pluripotent stem cells for spinal cord injury[J]. Proc Natl Acad Sci USA, 2010, 107(28): 12704-12709.

[260] Nori S, Okada Y, Yasuda A, et al. Grafted human-induced pluripotent stem-cell-derived neurospheres promote motor functional recovery after spinal cord injury in mice[J]. Proc Natl Acad Sci USA, 2011, 108(40): 16825-16830.

[261] Volarevic V, Al-Qahtani A, Arsenijevic N, et al. Interleukin-1 receptor antagonist (IL-1Ra) and IL-1Ra producing mesenchymal stem cells as modulators of diabetogenesis[J]. Autoimmunity, 2010, 43(4): 255-263.

[262] Hawryluk GW, Mothe AJ, Chamankhah M, et al. In vitro characterization of trophic factor expression in neural precursor cells[J]. Stem Cells Dev, 2012, 21(3): 432-447.

[263] Himes BT, Neuhuber B, Coleman C, et al. Recovery of function following grafting of human bone marrowderived stromal cells into the injured spinal cord[J]. Neurorehabil Neural Repair, 2006, 20(2): 278-296.

[264] Hawryluk GW, Mothe A, Wang J, et al. An in vivo characterization of trophic factor production following neural precursor cell or bone marrow stromal cell transplantation for spinal cord injury[J]. Stem Cells Dev, 2012,21(12): 2222-2238.

[265] Caplan AI, Dennis JE. Mesenchymal stem cells as trophic mediators[J]. J Cell Biochem, 2006, 98(5): 1076-1084.

[266] Ruff CA, Wilcox JT, Fehlings MG. Cell-based transplantation strategies to promote plasticity following spinal cord injury[J]. Exp Neurol, 2012, 235(1): 78-90.

[267] Kim HJ, Lee HJ, Kim SH. Therapeutic effects of human mesenchymal stem cells on traumatic brain injury in rats: Secretion of neurotrophic factors and inhibition of apoptosis[J]. J Neurotrauma, 2010, 27(1): 131-138.

[268] Sasaki M, Radtke C, Tan AM, et al. BDNF hypersecreting human mesenchymal stem cells promote functional recovery, axonal sprouting, and protection of corticospinal neurons after spinal cord injury[J]. J Neurosci, 2011, 29(47): 14932-14941.

[269] Martinez AM, Goulart CO, Ramalho BS, et al. Neurotrauma and mesenchymal stem cells treatment: From experimental studies to clinical trials[J]. World J Stem Cells, 2014, 6(2): 179-194.

[270] Li J, Lepski G. Cell transplantation for spinal cord injury: a systematic review[J]. Biomed Res Int, 2013(2): 786475.

[271] Sykova E, Homola A, Mazanec R, et al. Autologous bone marrow transplantation in patients with

subacute and chronic spinal cord injury[J]. Cell Transplant, 2006, 15(8-9): 675-687.

[272] Yoon SH, Shim YS, Park YH, et al. Complete spinal cord injury treatment using autologous bone marrow cell transplantation and bone marrow stimulation with granulocyte macrophage-colony stimulating factor: phase I/II clinical trial[J]. Stem Cells, 2007, 25(8): 2066-2073.

[273] Chernykh ER, Stupak VV, Muradov GM, et al. Application of autologous bone marrow stem cells in the therapy of spinal cord injury patients[J]. Bull Exp Biol Med, 2007, 143(4): 543-547.

[274] Kumar A, Kumar S, Narayanan R, et al. Autologous bone marrow derived mononuclear cell therapy for spinal cord injury: A phase I/II clinical safety and primary efficacy data[J]. Exp Clin Transplant, 2009, 7(4): 241-248.

[275] Callera F, do Nascimento RX. Delivery of autologous bone marrow precursor cells into the spinal cord via lumbar puncture technique in patients with spinal cord injury: A preliminary safety study[J]. Exp Hematol, 2006, 34(2): 130-131.

[276] Cristante AF, Barros-Filho TE, Tatsui N, et al. Stem cells in the treatment of chronic spinal cord injury: Evaluation of somatosensitive evoked potentials in 39 Patients[J]. Spinal Cord, 2009, 47(10): 733-738.

[277] Deda H, Inci MC, Kurekci AE, et al. Treatment of chronic spinal cord injured patients with autologous bone marrowderived hematopoietic stem cell transplantation: 1-year follow-up[J]. Cytotherapy, 2008, 10(6): 565-574.

[278] Rao YJ, Zhu WX, Du ZQ, et al. Effectiveness of olfactory ensheathing cell transplantation for treatment of spinal cord injury[J]. Genet Mol Res, 2014, 13(2): 4124-4129.

[279] Garcia-Alias G, Lopez-Vales R, Fores J, et al. Acute transplantation of olfactory ensheathing cells or Schwann cells promotes recovery after spinal cord injury in the rat[J]. J Neurosci Res, 2004, 75(5): 632-641.

[280] Kubasak MD, Jindrich DL, Zhong H, et al. OEG implantation and step training enhance hindlimb-stepping ability in adult spinal transected rats[J]. Brain, 2008, 131(1): 264-276.

[281] Munoz-Quiles C, Santos-Benito FF, Llamusi MB, et al. Chronic spinal injury repair by olfactory bulb ensheathing glia and feasibility for autologous therapy[J]. J Neuropathol Exp Neurol, 2009, 68(12): 1294-1308.

[282] Radtke C, Sasaki M, Lankford KL, et al. Potential of olfactory ensheathing cells for cell-based therapy in spinal cord injury[J]. J Rehabil Res Dev, 2008, 45(1): 141-151.

[283] Ramon-Cueto A, Cordero MI, Santos-Benito FF, et al. Functional recovery of paraplegic rats and motor axon regeneration in their spinal cords by olfactory ensheathing glia[J]. Neuron, 2000, 25(2): 425-435.

[284] Woodhall E, West AK, Chuah MI. Cultured olfactory ensheathing cells express nerve growth factor, brainderived neurotrophic factor, glia cell line-derived neurotrophic factor and their receptors[J]. Brain Res Mol Brain Res, 2001, 88(1-2): 203-213.

[285] Mayeur A, Duclos C, Honore A, et al. Potential of olfactory ensheathing cells from different sources for spinal cord repair[J]. PLoS One, 2013, 8(4): e62860.

[286] Feron F, Perry C, Cochrane J, et al. Autologous olfactory ensheathing cell transplantation in human spinal cord injury[J]. Brain, 2005, 128(12): 2951-2960.

[287] Mackay-Sim A, Feron F, Cochrane J, et al. Autologous olfactory ensheathing cell transplantation in human paraplegia: a 3-year clinical trial[J]. Brain, 2008, 131(9): 2376-2386.

[288] Lima C, Pratas-Vital J, Escada P, et al. Olfactory mucosa autografts in human spinal cord injury: a pilot clinical study[J]. J Spinal Cord Med, 2006, 29(3): 191-203.

[289] Tabakow P, Jarmundowicz W, Czapiga B, et al. Transplantation of autologous olfactory ensheathing cells in complete human spinal cord injury[J]. Cell Transplant, 2013, 22(9): 1591-1612.

[290] Zheng Z, Liu G, Chen Y, et al. Olfactory ensheathing cell transplantation improves sympathetic skin responses in chronic spinal cord injury[J]. Neural Regen Res, 2013, 8(30): 2849-2855.

[291] Hsu YC, Lee DC, Chiu IM. Neural stem cells, neural progenitors, and neurotrophic factors[J]. Cell Transplant, 2007, 16(2): 133-150.

[292] Moreno-Manzano V, Rodriguez-Jimenez FJ, Garcia-Rosello M, et al. Activated spinal cord ependymal stem cells rescue neurological function[J]. Stem Cells, 2009, 27(3): 733-743.

[293] Barnabe′-Heider F, Frisen J. Stem cells for spinal cord repair[J]. Cell Stem Cell, 2008, 3(1): 16-24.

[294] Ronaghi M, Erceg S, Moreno-Manzano V, et al. Challenges of stem cell therapy for spinal cord injury: human embryonic stem cells, endogenous neural stem cells, or induced pluripotent stem cells[J]. Stem Cells, 2010, 28(1): 93-99.

[295] Iwanami A, Kaneko S, Nakamura M, et al. Transplantation of human neural stem cells for spinal cord injury in primates[J]. J Neurosci Res, 2005, 80(2): 182-190.

[296] Parr A. M, Kulbatski I, Zahir T, et al. Transplanted adult spinal cordderived neural stem/progenitor cells promote early functional recovery after rat spinal cord injury[J]. Neuroscience, 2008, 155(3): 760-770.

[297] Brushart TM. Nerve repair[M]. New York: Oxford University Press, 2011.

[298] Millesi H. Bridging defects: autologous nerve grafts[J]. Acta Neurochir, 2007, 100: 37-38.

[299] Jivan S, Kumar N, Wiberg M, et al. The influence of pre-surgical delay on functional outcome

after reconstruction of brachial plexus injuries[J]. J Plast Reconstr Aesthet Surg,2009, 62(4): 472-479.

[300] Gordon T, Tyreman N, Raji MA. The basis for diminished functional recovery after delayed peripheral nerve repair[J]. J Neurosci Off J Soc Neurosci, 2011, 31(14): 5325-5334.

[301] Dahlin LB. The biology of nerve injury and repair[J]. J Am Soc Surg Hand, 2004, 4(3): 143-155.

[302] Hart MK, Brannstrom T, Wiberg M, et al. Primary sensory neuronsand satellite cells after peripheral axotomy in the adult rat: time course of cell death and elimination[J]. Exp Brain Res, 2002, 142(3): 308-318.

[303] Groves MJ, Christopherson T, Giometto B, et al. Axotomy-induced apoptosis in adult rat primary sensory neurons[J]. J Neurocytol, 1997, 26(9): 615-624.

[304] Chen ZL, Yu VM, Strickland S. Peripheral regeneration[J]. Annu Rev Neurosci, 2007, 30(30): 209-233.

[305] Geuna S, Raimondo S, Ronchi G, et al. Chapter 3: histology of the peripheral nerve and changes occurring during nerveregeneration[J]. Int Rev Neurobiol, 2009, 87(Chapter 3): 27-46.

[306] Makwana M, Raivich G. Molecular mechanisms in successful peripheral regeneration[J]. FEBS J, 2005, 272(11): 2628-2638.

[307] Zheng JQ, Kelly TK, Chang B, et al. A functional role for intra-axonal protein synthesis during axonal regeneration from adult sensory neurons[J]. J Neurosci Off J Soc Neurosci, 2001, 21(23): 9291-9303.

[308] Reid AJ, Shawcross SG, Hamilton AE, et al. N-acetylcysteinealters apoptotic gene expression in axotomised primary sensory afferent subpopulations[J]. Neurosci Res, 2009, 65(2): 148-155.

[309] Terenghi G, Hart A, Wiberg M. The nerve injury and the dying neurons: diagnosisand prevention[J]. J Hand Surg Eur Vol, 2011, 36(9): 730-734.

[310] Calenda G, Strong TD, Pavlovich CP,et al. Whole genome microarray of the major pelvic ganglionafter cavernous nerve injury: new insights into molecular profile changes after nerve injury[J]. BJU Int, 2012, 109(10): 1552-1564.

[311] Griffin JW, Hogan MV, Chhabra AB, et al. Peripheral nerve repair and Reconstruction[J]. J Bone Joint Surg Am, 2013, 95(23): 2144-2151.

[312] Jessen KR, Mirsky R. Negative regulation of myelination: relevance for development, injury, and demyelinating disease[J]. Glia, 2008, 56(14): 1552-1565.

[313] Scheib J, Hoke A. Advances in peripheral nerve regeneration[J]. Nat Rev Neurol, 2013, 9(12): 668-676.

[314] Allodi I, Udina E, Navarro X. Specificity of peripheral nerve regeneration: interactions at the

axon level[J]. Prog Neurobiol, 2012, 98(1): 16-37.

[315] Hart AM, Terenghi G, Wiberg M. Neuronal death after peripheral nerve injury and experimental strategies for neuroprotection[J]. Neurol Res, 2008, 30(10): 999-1011.

[316] Novikova LN, Novikov LN, Kellerth JO. BDNF abolishes the survival effect of NT-3in axotomized Clarke neurons of adult rats[J]. J Comp Neurol, 2000, 428(4): 671-680.

[317] Zhang CG, Welin D, Novikov L, et al. Motorneuron protection by N-acetyl-cysteine after ventral root avulsion and ventral rhizotomy[J]. Br J Plast Surg, 2005, 58(6): 765-773.

[318] Hlaing SM, Garcia LA, Kovanecz I, et al. Sildenafil promotes neuroprotection of the pelvic ganglia neurones after bilateral caver nosal nerve resection in the rat[J]. BJU Int, 2013, 111(1): 159-170.

[319] Reid AJ, Sun M, Wiberg M, et al. Nerve repair with adipose-derived stem cells protects dorsal root ganglia neurons from apoptosis[J]. Neuroscience, 2011, 199(10): 515-522.

[320] Schlosshauer B, Dreesmann L, Schaller HE, et al. Synthetic nerve guide implants in humans: a comprehensive survey[J]. Neurosurgery, 2006, 59(4): 740-747.

[321] Wang PH, Tseng IL, Hsu SH. Review: bioengineering approaches for guided peripheral nerve regeneration[J]. J Med Biol Eng, 2011, 31(3): 151-159.

[322] Pabari A, Lloyd-Hughes H, Seifalian AM, et al. Nerve conduits for peripheral nerve surgery[J]. Plast Reconstr Surg, 2014, 133(6): 1420-1430.

[323] Gu X, Ding F, Williams DF. Neural tissue engineering options for peripheral nerve regeneration[J]. Biomaterials, 2014, 35(24): 6143-6156.

[324] Bell JH, Haycock JW. Next generation nerve guides: materials, fabrication, growth factors, and cell delivery[J]. Tissue Eng B Rev, 2012, 18(2): 116-128.

[325] Daud MF, Pawar KC, Claeyssens F, et al. An aligned 3Dneuronal-glial co-culture model for peripheral nerve studies[J]. Biomaterials, 2012, 33(25): 5901-5913.

[326] Mobasseri SA, Terenghi G, Downes S. Micro-structural geometry of thin filmsintended for the inner lumen of nerve conduits affects nerve repair[J]. J Mater Sci Mater Med, 2013, 24(7): 1639-1647.

[327] Sun M, McGowan M, Kingham PJ, et al. Novel thin-walled nerve conduit with microgrooved surface patterns for enhanced peripheral nerve repair[J]. J Mater Sci Mater Med, 2010, 21(10): 2765-2774.

[328] de Luca AC, Terenghi G, Downes S. Chemical surface modification of poly-epsilon-caprolactone improves Schwann cell proliferation for peripheralnerve repair[J]. J Tissue Eng Regen Med, 2014, 8(2): 153-163.

[329] La Marca R, Cerri F, Horiuchi K, et al. TACE (ADAM17) inhibits Schwann cell Myelination[J]. Nat Neurosci, 2011, 14(7): 857-865.

[330] Magnaghi V, Procacci P, Tata AM. Chapter 15: novel pharmacological approaches to Schwann cells as neuroprotective agents for peripheral nerve regeneration[J]. Int Rev Neurobiol, 2009, 87(87): 295-315.

[331] Zeng W, Rong M, Hu X, et al. Incorporation of Chitosan Microspheres into Collagen Chitosan Scaffolds for the Controlled Release of Nerve Growth Factor[J]. PLoS ONE, 2014, 9(7): e101300.

[332] Faroni A, Magnaghi V. The neurosteroid allopregnanolone modulates specific functions in central and peripheral glial cells[J]. Front Endocrinol, 2011, 2: 103.

[333] Faroni A, Smith RJ, Procacci P, et al. Purinergic signaling mediated by P2X receptors controls myelination in sciatic nerves[J]. J Neurosci Res, 2014, 92(10): 1259-1269.

[334] Faroni A, Castelnovo LF, Procacci P, et al. Deletion of GABA-B receptor in Schwann cells regulates remak bundles and small nociceptive C-fibers[J]. Glia, 2014, 62(4): 548-565.

[335] Kalbermatten DF, Erba P, Mahay D, et al. Schwann cell strip for peripheral nerve repair[J]. J Hand Surg Eur Vol, 2008, 33(5): 587-594.

[336] Radtke C, Vogt PM. Peripheral nerve regeneration: a current perspective[J]. Eplasty, 2009, 9:e47.

[337] Tohill M, Terenghi G. Stem-cell plasticity and therapy for injuries of the peripheral nervous system[J]. Biotechnol Appl Biochem, 2004, 40(1): 17-24.

[338] Cui L, Jiang J, Wei L, et al. Transplantation of embryonic stem cells improves nerve repair and functional recovery after severe sciatic nerve axotomy in rats[J]. Stem Cells, 2008, 26(5): 1356-1365.

[339] Ziegler L, Grigoryan S, Yang IH, et al. Efficient generation of Schwann cells from human embryonic stem cell-derived neurospheres[J]. Stem CellRev, 2011, 7(2): 394-403.

[340] Guo BF, Dong MM. Application of neural stem cells in tissue-engineered artificial lnerve[J]. Otolaryngol Head Neck Surg, 2009, 40(2): 159-164.

[341] Xiong Y, Zeng YS, Zeng CG, et al. Synaptic transmission of neural stem cells seeded in 3-dimensional PLGA scaffolds[J]. Biomaterials, 2009, 30(22): 3711-3722.

[342] Shi Y, Zhou L, Tian J, et al. Transplantation of neural stem cells over expressing glia-derived neurotrophic factor promotes facial nerve regeneration[J]. ActaOtolaryngol, 2009, 129(8): 906-914.

[343] Ikeda M, Uemura T, Takamatsu K, et al. Acceleration of peripheral nerve regeneration using nerve conduits in combination with induced pluripotent stem cell technology and a basic

fibroblast growth factor drug delivery system[J]. J Biomed Mater Res A, 2014, 102(5): 1370-1378.

[344] Kreitzer FR, Salomonis N, Sheehan A, et al. A robust method to derive functional neural crest cells from human pluripotent stem cells[J]. Am J Stem Cells, 2013, 2(2): 119-131.

[345] Lee G, Chambers SM, Tomishima MJ, et al. Derivation of neural crest cells from human pluripotent stem cells[J]. Nat Protoc, 2010, 5(4): 688-701.

[346] Wakao S, Hayashi T, Kitada M, et al. Long term observation of auto-cell transplantation in non-human primate reveals safety and efficiency of bone marrow stromal cell-derived Schwann cells in peripheral nerve regeneration[J]. Exp Neurol, 2010, 223(2): 537-547.

[347] Di Summa PG, Kalbermatten DF, Pralong E, et al. Long-term in vivo regeneration of peripheral nerves through bioengineered nerve grafts[J]. Neuroscience, 2011, 181(13): 278-291.

[348] Matsuse D, Kitada M, Kohama M, et al. Human umbilical cord-derived mesenchymal stromal cells differentiate into functional Schwann cells that sustain peripheral nerve regeneration[J]. J Neuropathol Exp Neurol, 2010, 69(9): 973-985.

[349] McKenzie IA, Biernaskie J, Toma JG, et al. Skin-derived precursors generate myelinating Schwann cells for the injured and dysmyelinated nervous system[J]. J Neurosci Off J Soc Neurosci, 2006, 26(24): 6651-6660.

[350] Martens W, Sanen K, Georgiou M, et al. Human dental pulp stem cells can differentiate into Schwann cells and promote and guide neurite outgrowth in an aligned tissue-engineered collagen construct in vitro[J]. FEBS J, 2014, 28(4): 1634-1643.

[351] Bajada S, Mazakova I, Richardson JB, et al. Updates on stem cells and their applications in regenerative medicine[J]. J Tissue Eng Regen Med, 2008, 2(4): 169-183.

[352] Oliveira JT, Mostacada K, de Lima S, et al. Bone marrow mesenchymal stem cell transplantation for improving nerve regeneration[J]. Int Rev Neurobiol, 2013, 108: 59-77.

[353] Fraser JK, Schreiber R, Strem B, et al. Plasticity of human adipose stem cells toward endothelial cells and cardiomyocytes[J]. Nature clin practice Cardiovasc Med, 2006, 3(Suppl. 1): S33-S37.

[354] Locke M, Windsor J, Dunbar PR. Human adipose-derived stem cells: isolation, characterization and applications in surgery[J]. ANZ J Surg, 2009, 79(11): 235-244.

[355] Aust L, Devlin B, Foster SJ, et al. Yield of human adipose-derived adult stem cells from liposuction aspirates[J]. Cytotherapy, 2004, 6(1): 7-14.

[356] Gronthos S, Franklin DM, Leddy HA, et al. Surface protein characterization of human adipose tissue-derived stromal cells[J]. J Cell Physiol, 2001, 189(1): 54-63.

[357] Zuk PA, Zhu M, Mizuno H, et al. Multilineage cells from human adipose tissue: implications for

cell based therapies[J]. Tissue Eng, 2001, 7(2): 211-228.

[358] Gimble J, Guilak F. Adipose-derived adult stem cells: isolation, characterization, and differentiation potential[J]. Cytotherapy ,2003, 5(5): 362-369.

[359] Kingham PJ, Kolar MK, Novikova LN, et al. Stimulating then eurotrophic and angiogenic properties of human adipose-derived stem cells enhances nerve repair[J]. Stem Cells Dev, 2014, 23(7): 741-754.

[360] Kingham PJ, Kalbermatten DF, Mahay D, et al. Adipose-derived stem cells differentiate into a Schwann cell phenotype and promote neurite outgrowth in vitro[J]. Exp Neurol, 2007, 207(2): 267-274.

[361] Faroni A, Terenghi G, Reid AJ. Adipose-derived stem cells and nerve regeneration: promises and pitfalls[J]. Int Rev Neurobiol, 2013, 108(14): 121-136.

[362] Faroni A, Smith RJ, Reid AJ. Adipose derived stem cells and nerve regeneration[J]. Neural Regen Res, 2014, 108(14): 1341-1346.

[363] Shiotani A, O'Malley Jr BW, Coleman ME, et al. Rein nervation of motor endplates and increased muscle fiber size after human insulin-like growth factorI gene transfer into the paralyzed larynx[J]. Hum Gene Ther, 1998, 9(14): 2039-2047.

[364] Nakagawa H, Shiotani A, O'Malley Jr BW, et al. Timing of human insulin-like growth factor-1 gene transfer in rein nervating laryngeal muscle[J]. Laryngoscope, 2004, 114(4): 726-732.

[365] Nagata K, Itaka K, Baba M, et al. Muscle-targeted hydrodynamicgene introduction of insulin-like growth factor-1 using polyplex nanomicelle to treat peripheral nerve injury[J]. J Control Release, 2014, 183(1): 27-34.

[366] Herzog RW.AAV-mediated gene transfer to skeletal muscle[J]. Methods Mol Biol, 2004, 246: 179-194.

[367] Moimas S, Novati F, Ronchi G, et al. Effect of vascular endothelialgrowth factor gene therapy on post-traumatic peripheral nerve regeneration and denervation-related muscle atrophy[J]. Gene Ther, 2013, 20(10): 1014-1021.

[368] Chen J, Chu YF, Chen JM, et al. Synergistic effects of NGF, CNTF and GDNF on functional recovery following sciatic nerve injury in rats[J]. Adv Med Sci, 2010, 55(1): 32-42.

[369] Cesar M, Roussanne-Domergue S, Coulet B, et al. Transplantation of adult myoblasts or adipose tissue precursor cells by high-density injection failed to improve rein nervated skeletal muscles[J]. Muscle Nerve, 2008, 37(2): 219-230.

[370] Halum SL, Naidu M, Delo DM, et al. Injection of autologous muscle stem cells (myoblasts) for the treatment of vocal fold paralysis: a pilot study[J]. Laryngoscope, 2007, 117(5): 917-922.

[371] Schaakxs D, Kalbermatten DF, Raffoul W, et al. Regenerative cell injection in denervated muscle reduces atrophy and enhances recovery following nerve repair[J]. Muscle Nerve, 2013, 47(5): 691-701.

[372] Jiang J, Yao P, Gu Y, et al. Adult rat mesenchymal stem cells delay denervated muscle atrophy[J]. Cell Mol Neurobiol,2 012, 32(8): 1287-1298.

[373] Hogendoorn S, Duijnisveld BJ, van Duinen SG, et al. Local injection of autologous bone marrow cells to regenerate muscle in patients with traumatic brachial plexus injury: a pilot study[J]. Bone Joint Res, 2014, 3(2): 38-47.

[374] Fishman JM, Tyraskis A, Maghsoudlou P, et al. Skeletal muscle tissue engineering: which cell to use[J]. Tissue Eng B Rev, 2013, 19(6): 503-515.

[375] Koning M, Harmsen MC, van Luyn MJ, et al. Current opportunities and challenges in skeletal muscle tissue engineering[J]. J Tissue Eng Regen Med, 2009, 3(6): 407-415.

[376] Borschel GH, Dow DE, Dennis RG, et al. Tissue-engineered axially vascularized contractile skeletal muscle[J]. Plast Reconstr Surg, 2006, 117(7): 2235-2242.

[377] Morimoto Y, Kato-Negishi M, Onoe H, et al. Three-dimensional neuron-muscle constructs with neuromuscular junctions[J]. Biomaterials, 2013, 34(37): 9413-9419.

[378] [127] Artico M, Cervoni L, Nucci F, et al. Birthday of peripheral nervous system surgery: the contribution of Gabriele Ferrara(1543-1627)[J]. Neurosurgery, 1996, 39(2): 380-382.

[379] Millesi H, Meissl G, Berger A. The inter fascicular nerve-grafting of the median and ulnar nerves[J]. J Bone Joint Surg Am, 1972, 54(4): 727-750.

[380] Moore AM. Nerve transfers to restore upper extremity function: a paradigm shift[J]. Front Neurol, 2014, 5(5): 40.

第八章　组织修复与再生过程的调节

第一节　影响组织修复与再生的全身因素

随着生物 - 心理 - 社会的医学模式理念被广泛接受，这些因素对各种疾病的影响越来越受到临床医生的重视。创伤本身就是一个外界有害刺激通过局部作用影响整体功能的过程。创伤愈合，尤其是较大创伤的修复过程，需要动员全身的心理 - 神经 - 免疫 - 内分泌为主的一系列调控机制对损伤刺激进行反应。就全身因素而言，整体机能的健康状况对创面愈合起到重要作用，而周围环境等因素也会干扰修复的结局，应是人们关注的重点。

一、心理

创伤本身是一种严重的心理生理应激，加之患者对治疗措施以及预后情况等有关问题缺乏合理认识，因此外伤患者普遍存在焦虑、恐惧、抑郁等负性心理状态，而焦虑具有信号功能性的作用，它向个体发出危险信号，当这种信号出现在意识中时，人们就能采取有效措施对付危险，或者逃避，或者设法消除它。当焦虑产生时，人的自主神经系统被激活，心血管系统活动加强，肾上腺的分泌增加，表现为心跳加速，感觉发冷或发热，呼吸急促，同时伴有紧张、担心、害怕等体验，此类负性心理状态均会使机体的免疫系统功能受损，从而间接地影响伤口愈合。相反，积极的心态则可促进人体的正常免疫反应，体内神经 - 内分泌调节轴保持一个良性循环，催产素、垂体后叶素、肾上腺素、皮质醇等对创面愈合起到调节作用的各类激素均维持一个合理的浓度，使机体保持一个稳定高效的代谢内环境，有利于伤口的愈合。

心理对创面愈合的影响包括应激，以及应对方式、丰富情感、复杂环境和社会的支持。研究集中在愈合过程中催产素、垂体后叶素、肾上腺素、皮质醇、淋巴细胞再分配等方面。英国医学研究人员最近发现，接受手术的患者如果用笔把他们内心的感受写下来，可以有效加速伤口的愈合。这是因为患者内心压抑的情感发泄后，人体免疫系统功能会得到迅速增强，这种方法既经济又有效。

英国医疗科研人员要求接受临床试验 36 名患者中的 18 人把自己最不愉快的经历写下来,另外 18 名患者写日常琐事。两组人员每天都要写 20 min,连续 3 天。2 周后,检查这些患者伤口时发现,写出自己内心情感的那组患者伤口愈合速度较快。证实情绪的发泄和调整对伤口愈合有直接影响。

细胞分子生物学的飞速发展,使人们对生命现象有了前所未有的认识,对心理应激发生的生物学基础有了一定的了解。心理应激原(psychological stressors)通过神经 – 免疫 – 内分泌(neuro-immuno-endocrine)的网络调节各种靶细胞功能和命运,影响包括创面愈合在内的许多生理病理过程。而神经、免疫、内分泌等学科交叉衍生出心理神经免疫学(psycho-neuro-immunology,PNI),将心理与中枢及周围神经系统、内分泌和免疫系统结合在一起,拓宽了探讨行为/应激情况下机体生理和病理发生机制。总之,在心理应激条件下,机体所有的器官发生的变化(包括中枢神经系统功能的可塑性变化)都是以神经内分泌的改变为先导和基础的。

(一)心理应激与神经 - 内分泌在皮肤愈合中的角色

应激状态下,错综复杂的神经内分泌变化主要包括:肾素 – 血管紧张素系统(renin angiotensin system,RAS)和下丘脑 – 垂体 – 肾上腺(hypothalamic-pituitary-adrenal,HPA)轴的激活,俗称应激系统。HPA 轴和肾上腺儿茶酚胺维持能量的平衡,RAS 重新分配血流以保证重要器官的血供,来自高层皮质的视、味及躯体等的神经刺激和恐惧、悲伤、焦虑、矛盾、紧张心理变化,以及激素、细胞因子等体液信号激活应激系统后,诱发机体产生一系列的行为和生理反应。在应激调节过程中,中枢和外周应激系统各自及相互间存在多层次作用位点,除 HPA 轴和蓝核/去甲肾上腺能 – 副交感两个重要的应激调节系统外,机体还存在其他应激部位和机制,如中枢的多巴胺能神经元和海马等结构及外周的生殖激素轴、生长激素轴、甲状腺轴和代谢反应等。在应激反应中起重要的认知整合、神经激素和神经化学作用。为适应心理应激,中性粒细胞释放产生 P 物质(substance P,SP),并与从感觉神经来的其他炎症介质一起激活肥大细胞或者其他炎症细胞,参与炎症反应。其中皮质醇释放因子(corticosteroid releasing factor,CRF)和 SP 启动机体全身性的应激反应是通过激活神经内分泌通路,如交感神经系统、下丘脑 – 垂体轴和肾素 – 血管紧张素系统完成的,它们释放应激激素(如儿茶酚胺类、皮质醇类、生长激素、胰高血糖素和肾素等)。皮肤及其附件都是主要应激介导子(如促肾上腺皮质激素释放激素、ACTH、皮质醇、儿茶酚胺、催乳素、P 物质和神经生长因子)以及潜在应激反应免疫调节子的重要靶器官。较之其他器官,皮肤更多地暴露在各种外源性和内源性应激原下,为研究周围和全身对应激(包括心理应激)的反应提供了理想的临床模型。

脑 – 皮肤联系和局部神经免疫内分泌环路既是皮肤功能及相关变化的病理生理基础,又是应激触发和加重的始动因素。为研究心理应激对创面愈合的影响,Detillion 等行肾上腺切除术去除内源性皮质醇以观察孤立鼠创面愈合受心理应激的变化,结果发现,正向社会互动(positive social interaction)参与群居啮齿类动物 HPA 轴的活性变化,能够促进创面愈合。Ebrecht 对 24 位不吸烟的男性问卷调查,以确定患者的感觉焦虑、健康行为和个人因素,以及在活检前后 2 周清醒状态下唾液皮质醇的含量,并对他们进行 4.0 mm 的活检和高分辨率超声扫描的全程检测。结果显示,愈合速度和感觉应激评分（perceived stress scale，PSS）、一般健康问卷（general health questionnaire，GHQ）呈负相关。

激活应激系统导致适应性的行为改变和身体变化除了与神经、内分泌系统密切相关，最基本的应激激素（糖皮质激素和儿茶酚胺类）能影响主要的免疫功能，如抗原递呈作用、白细胞增殖和趋化、细胞因子和抗体的分泌，以及T辅助细胞（T helper，Th1）对Th2选择性的反应。应激激素抑制Th1/促炎症因子反应并诱导Th2漂移，完成免疫反应。在某个局部，它们可能增强促炎细胞因子产生并激活促肾上腺皮质激素–肥大细胞–组织胺轴，从而反馈应激系统，增强或减退免疫反应。

（二）心理应激与免疫系统在皮肤创面愈合中的角色

心理神经免疫学（psychoneuroimmunology，PNI）是近40年研究免疫和内分泌、中枢和周围神经系统的一门学科。已证明神经递质、激素、神经肽调节免疫细胞，而且通过分泌大量的细胞因子与神经组织沟通。中枢神经和周围神经一个关键的作用就是维持细胞介导的（Th1）和体液（Th2）免疫反应，心理神经免疫学成为认识免疫系统之间联系的病理生理学基础。应激诱导免疫失调足以导致影响健康的后果，包括减少对疫苗的反应、延缓创面愈合，并增加严重感染的危险；慢性应激能增加周围系统中促炎细胞因子的产物，如IL-6。PNI是精神/大脑和免疫系统两者间密切相关的基础。

中枢神经和免疫系统的关系主要是通过神经细胞、内分泌细胞和免疫细胞分泌的化学信使完成。心理性应激原(包括恐惧、悲伤、焦虑、矛盾、紧张等)能够使这个网络遭受破坏。早期的调查已经发现，精神压力会影响人体的免疫功能，应激在免疫系统中具有不可忽视的作用。情绪愤怒与皮质醇分泌、免疫功能和外科恢复的非适应改变有关联。假设外向型和内向型的情绪愤怒或不愤怒对照组与延缓愈合的关系，结果确实表现出人情绪愤怒与创面愈合密切相关。在急性应激中，内源性应激激素增强皮肤的免疫力是通过增加抗原入侵部位淋巴细胞运输和细胞因子基因表达实现的。由于免疫系统与创面愈合密切相关，阐明心理应激诱导增强皮肤免疫功能的机制在创面愈合研究中十分重要。Roy等的实验表明，心理应激能影响中性粒细胞的转录子，使基因编码的蛋白受影响，细胞周期停滞和炎症的基因组平衡遭受破坏。已有足够的证据表明，促炎细胞因子IL-1在免疫和心理的激发下产生，充当应激反应–神经内分泌中的重要角色。在应激条件下，阻断IL-1信号能够预防或者避免应激相关的神经病理和心理病理发生。在急性创面中，当女性处在高应激状态，创区内有两个关键细胞因子IL-1和IL-8明显降低，说明创面愈合局部微环境中促炎因子的产生受心理应激的影响。

心理应激对免疫系统的调节是复杂的，因此对创面愈合的影响也显示出不同的结局。如Weinman的研究提示，外伤性体验公开能够导致免疫功能的上调是促进创面愈合的关键。Kiecolt-Glaser选定13名平均年龄为62.3岁的妇女作为家庭照顾者和13名平均年龄为60.4岁的妇女作对照组，他们的家庭收入相当，所有人员进行的创面活检显示，前者的伤口愈合时间明显延长（$P<0.05$），周围血循环淋巴细胞所产生的IL-1 mRNA明显减少，对脂多糖的刺激反应减弱，表现出心理应激在免疫系统中呈现负性作用。Rojas为证实应激增加创面感染的易感性，通过定量观察发现皮肤创面有活力细菌，结果发现，抑制应激（restraint stress，RST）使愈合能力延迟30%，条件致病菌比对照组

增加，并具有统计学意义（$P<0.05$）。进一步研究发现，RST 诱导糖皮质激素在细菌清除率机制中扮演重要角色，若使用糖皮质激素受体拮抗剂 RU486 处理，将减少伤口条件致病菌（$P<0.05$）。因此，应激损害创面愈合过程中的细菌清除率，导致条件致病菌感染的发生率明显增加，心理应激延迟创面愈合并降低免疫/炎症反应还表现出对细菌清除率（bacterial clearance）的影响。总之，心理应激对免疫反应的复杂作用使创面愈合的反应呈现多种变化模式。

皮肤的神经与中枢神经系统（包含心理）、内分泌轴和免疫系统之间是一个完整的应激体系。要完整认识皮肤的各种生理和病理性功能，包括细胞生长、免疫、炎症和愈合等活动，必须对密集的感觉神经网络、复杂的中枢神经的调控（包括心理）、多层面的周围释放传导递质，以及在众多皮肤的靶细胞上表达的具有活性的特异性受体有较为深刻的认识。

（三）创面愈合中心理应激与细胞因子所涉及的相关信号通路

心理应激改变周围和大脑的细胞因子，但是生理学证据仍然缺乏。目前就是要研究在人体中，急慢性的心理应激因子在细胞因子网络中的作用，探索在心理应激过程中细胞因子的病理生理意义，以及细胞因子在复杂网络中发挥协同或拮抗的作用。促炎细胞因子（如 IL-1b、IL-6、TNF-α）和抗炎细胞因子（如 IL-1 受体拮抗剂、IL-4、IL-10、TGF-β）间的平衡反映了神经和精神上的强度，神经免疫和神经炎症性反应。Maes 提出，心理应激作为一种固定化的作用可以导致炎症反应系统的激活。而且，应激诱导的细胞因子分泌能诱发并维持抑郁症状。心理应激（如睡眠剥夺）将降低皮肤功能恢复，而且增加 IL-1β、TNF-α 和 NK 细胞的活性。因此，心理应激对细胞因子的作用同样影响皮肤功能和创面愈合。伤口的愈合是一个有序的、复杂的生理过程，包括炎症、增殖和塑形等，它们由不同的细胞、细胞因子和基质金属蛋白酶作用。而细胞因子参与炎症和免疫反应，以及细胞的分化和增殖。总之，细胞应激破坏皮肤的功能内环境稳定，而这种破坏可能与应激诱导的细胞因子分泌改变有关。因此，心理应激对细胞因子的影响导致的创面愈合变化也成为研究的重点。有人证明，在动物中，持续应激将诱导表皮促炎细胞因子的动力学发生改变，如 IL-1α 和 IL-1β，以及在创伤愈合早期生长因子的表达。人急性创面愈合创区促炎细胞因子分泌和心理应激密切相关。以 IL-6 为例，它在促炎反应中是一个重要因子，更是伤口愈合过程中十分关键的因素，其介导的炎症反应常被认为是瘢痕形成的诱发因素。通过抑制 IL-6 受体和其下游效应子或分子影响该通路，是当前治疗和预防瘢痕疙瘩的策略之一。

环境应激诱导生物和心理变化往往要通过一些信号蛋白来完成，特别是在 HPA 轴常常涉及蛋白激酶 A（protien kinase A，PKA）和蛋白激酶 C（protien kinase C，PKC）信号通路，所调节的重要基因包括糖皮质激素受体（glucocorticoid receptor，GR）、脑源性神经营养因子（brain-derived neurotrophic factor，BDNF）和 trk-b。这个系统还潜在地对活性氧簇（reactive oxygen species，ROS）有作用，并作用于细胞因子，最后控制 DNA 的调节，使这些基因的启动子区域发生甲基化。这也说明，环境应激原具有诱导长期的生物学变化的机制。另外，有人对应激信号传递的两条通路：JNK/SAPK 和 p38 通路进行了研究。这两条通路的核心分子分别是 c-Jun N 末端激酶（JNK）和 p38 激酶，上述两类激酶又被称为应激活化蛋白激酶 1/2（stress activated protein kinase1/2，SAPK1/2）和 p38，均属于丝裂原活化蛋白激酶（mitogen activated protein kinase，MAPK），这类蛋白激酶分子介导细胞分裂、增殖、细胞凋亡等许多生化过程和生物效应，在某些中间调节蛋白分子的介导下，应激或细胞因子作用于细胞膜所产生的信号激活小分子 G 蛋白，即 Ras 蛋白，Ras 蛋白又激活 MAPK 激酶，即 JNK 和 p38 的上游蛋白激酶分子，MAPK 激酶又激活 JNK 和 p38，JNK 和 p38 可激活各自特定的转录因子，如活化蛋白 1、c-Jun 等，这些活化的转录因子，分别调控特定基因的转录和表达过程，产生相应的活性蛋白产物，进一步实现应激因素所导致的皮肤组织的创面愈合的生理、生化反应。杏仁核被认为是介导应激所致海马功能变化的关键。Yang 证明，应激会立刻引起海马 CA1 区域和中枢杏仁核（central amygdala，CEA）、基底外杏仁核（basolateral amygdala，BLA）产生细胞外信号调节激酶（extracellular signal-regulated kinase，ERK）的磷酸化，说明该信号通路被激活。

付小兵院士团队在这方面做了一定探索。首先对心理应激的动物模型进行创面愈合的观察。采用 6～8 周龄的 C57BL/6 小鼠（第四军医大学基础部全军神经科学研究所 SPF 动物室提供）。实验前 1 周领回，以适应新的饲养环境。应激模型制作方法参照 Padgett 等 1998 年制作的束缚应激模型，建立这一应激模型后小鼠血清中皮质醇水平是对照组的 4 倍。每晚 20：00 将小鼠引入事先打孔（在离心管壁上打四排间隔适当的小孔，在离心管头处打一孔，在离心管盖的中间打一孔以便小鼠的尾巴伸出）的通风良好的 50 mL 离心管中，限制其活动，期间禁食、禁水。小鼠进入 50 mL 离心管后不能翻转及掉头，但不至于无法活动。束缚 12 h，于次日早晨 8：00 将小鼠取出。束缚 3 次后做小鼠背部全层皮肤缺损模型（小鼠背部脊柱两侧用特制打孔器，直径 0.8 mm，面积 0.64 mm²，共切割 2 个圆形全层皮肤创面），并在制作创面后继续束缚 5 次。同时，对照组小鼠与应激组在束缚同一时间段内禁食、禁水、做创面，以使实验组与对照组除了束缚这一处理因素以外其他条件均相同。在创伤后一定时期，应激组的创面再上皮化率比未应激组高。利用反转录 PCR 法检测创面周围皮肤组织中 ACE、AT1、AT2 mRNA 的表达结果（见图 8-1，图 8-2，图 8-3）。

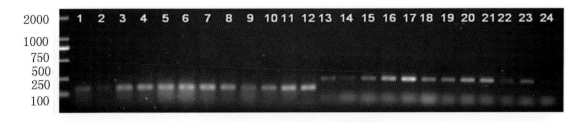

图 8-1 ACE mRNA 表达情况

注：1～12 为 ACE，13～24 为 actin。单数为未应激组，双数为应激组。1、2、13、14 为创后第 1 天，3、4、15、16 为创后第 3 天，5、6、17、18 为创后第 5 天，7、8、19、20 为创后第 7 天，9、10、21、22 为创后第 14 天，11、12、23、24 为创后第 21 天。

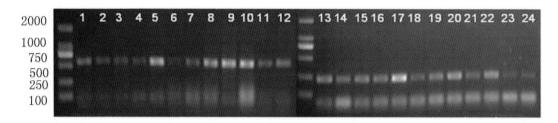

图 8-2 AT1 mRNA 表达情况

注：1～12 为 AT1，13～24 为 actin。单数为未应激组，双数为应激组。1、2、13、14 为创后第 1 天，3、4、15、16 为创后第 3 天，5、6、17、18 为创后第 5 天，7、8、19、20 为创后第 7 天，9、10、21、22 为创后第 14 天，11、12、23、24 为创后第 21 天。

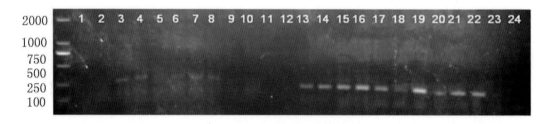

图 8-3 AT2 mRNA 表达情况

注：1～12 为 AT2，13～24 为 actin。单数为未应激组，双数为应激组。1、2、13、14 为创后第 1 天，3、4、15、16 为创后第 3 天，5、6、17、18 为创后第 5d，7、8、19、20 为创后第 7 天，9、10、21、22 为创后第 14 天，11、12、23、24 为创后第 21 天。

与正常对照相比，ACE、AT1、AT2 mRNA 的表达量在创后都升高，其中 ACE 和 AT1 的表达量在应激组都是先下调再升高，而 AT2 没有下调，在创后立即升高。应激组和未应激组 3 种 mRNA 表达的峰值在时间点上有所不同。从相对表达量上来看，在正常对照组织中，AT2 的表达量比 ACE 和 AT1 都低，但在创伤后 AT2 表达量的上调值最高。

用 Olympus FV-1000 型激光扫描共聚焦显微镜及图像采集系统采集的图像（见图 8-4 至图 8-6）。

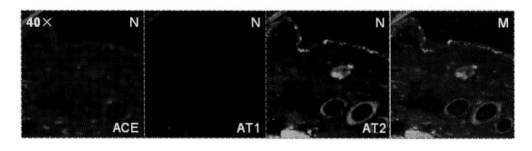

图 8-4 正常皮肤组织中 ACE、AT1、AT2 的表达

由图可见，正常对照组小鼠皮肤中，ACE 在表皮基底层和真皮结缔组织中稍有表达。AT2 在表皮基底层和毛囊、汗腺中有表达。而 AT1 则没有表达。

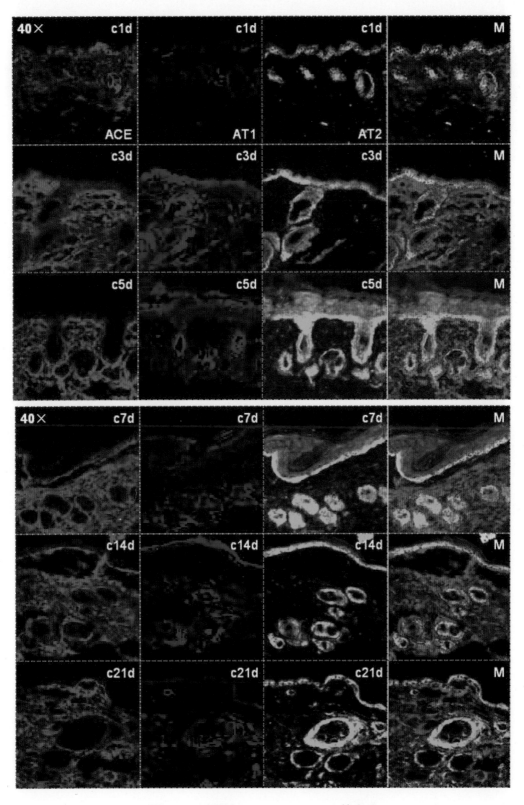

图 8-5　对照组 ACE、AT1、AT2 的表达

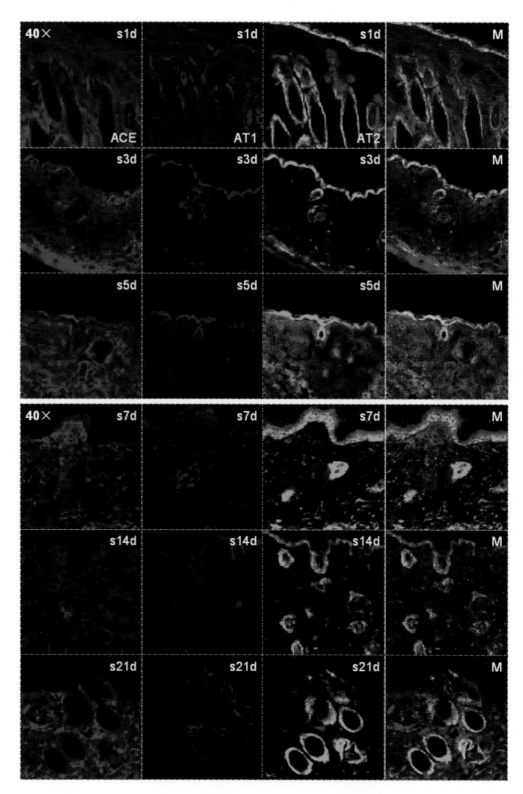

图 8-6　应激组 ACE、AT1、AT2 的表达

图 8-4 至图 8-6 中，C 代表未应激组，S 代表应激组，d 代表创伤后天数，M 为 merge 的缩写。红色为 ACE，蓝色为 AT1，绿色为 AT2。与正常组织相比，在创伤后，不管是应激组还是未应激组，

ACE、AT1、AT2 的表达都增强。ACE 主要在真皮结缔组织中表达。AT1 的表达最弱，在毛囊外部表达相对较强。AT2 在表皮基底及毛囊、汗腺都有表达。ACE 和 AT2 的表达几乎没有重叠现象。本项研究表明，适度应激状态下小鼠创面愈合的速度比未应激组明显提高。提示适度应激可能会加速创面愈合。创伤愈合过程中局部组织 RAS 系统成分 ACE、AT1、AT2 在应激组与未应激组表达的量和变化趋势有明显差异。总之，应激影响创面愈合的速度与质量。调整应激水平有助于改善组织修复能力。皮肤组织局部血管紧张素系统的激活可能是应激反应通路之一。在应激反应过程中可能出现全身性和局部皮肤组织中 Ang Ⅰ、Ang Ⅱ 和 ACE 的反应性改变。

另外，付小兵院士团队重要成员还利用音乐治疗对 62 例手术患者进行心理干预，其中 55 例感到满意，自诉进行音乐辅助干预后紧张程度好转，疼痛感减轻，临床评分在原来分值基础上有所下降。28 人由 VAS>8 分降为 6～8 分；27 人由可（6～8 分）降为良（3～5 分）。另有 5 人感觉有减轻，但是不明显（没有 VAS 评分改变）。仅有 2 人自述无任何改变，该组患者均为男性，且年龄 <30 岁。观察音乐治疗对患者心率产生影响，在手术中为患者播放轻音乐，患者的心率明显下降，与未进行音乐治疗前有显著的统计学差异（$P<0.05$）。患者收缩压也出现下降。舒张压改变更为明显，且有统计学的差异（$P<0.05$）。所有患者均于术后 5～7 天来整形外科拆线，伤口愈合良好，无显著性差异。说明整形美容手术患者手术前可出现焦虑性的心理应激，且出现的比例高于其他外科患者。在应激反应过程中可能出现全身性 Ang Ⅰ、Ang Ⅱ 和 ACE 的反应性升高。而术前术后血液中主要表现为血管紧张素系统重要成分中 ACE 含量的变化。手术中运用音乐治疗能够改善患者焦虑状态，手术伤口愈合时间虽无显著变化，但手术疼痛感有明显改善。

整个研究提示，心理应激系统可能与全身和局部的 RAS 系统存在某种联系，即当皮肤遭受损伤后，全身和局部的 RAS 被激活，组织局部 ACE、Ang Ⅱ 等成分调节修复细胞的生物学行为，合成具有生物活性的靶蛋白（神经肽、热休克蛋白等），并改变修复细胞的表型，从而影响细胞的增殖与凋亡、血管再生和胶原合成的活动，最终调控皮肤损伤的修复过程。本研究运用音乐辅助干预，探讨音乐是否有助于缓解患者手术时的紧张状态。对于未来改善组织纤维化的愈合结局，难愈创面的修复，以及治疗瘢痕提供新思路和手段。

心理应激对创面愈合影响的研究已经获得一些进展，心理应激牵涉到中枢神经系统、内分泌系统和免疫系统构成的复杂网络，当心理应激发生改变，打破此网络的平衡状态，将导致机体生理病理学的改变，特别是在皮肤损伤修复活动中，表现出组织愈合速度与结局的改变。但对"心理"如何变为"物质"的生理反应的详细机制，特别是应激状态下众多的神经内分泌物质的变化规律、应激信号的传导通路等问题还有许多未知。另外，这些物质变化的规律性与应激调控的关系所涉及的信号通路是在哪些层面上相互激活或相互抑制以保证机体调控的持续性及有效性，仍需进一步研究探讨。认识心理、神经、免疫、内分泌对皮肤的调节作用有助于对加速皮肤组织修复的速度和改善皮肤愈合的质量提供新策略。

二、年龄

年龄是影响创伤愈合的主要全身因素。老年患者随年龄增长,机体调控能力降低,体内水分减少,各种代谢速率减慢。受到外界损伤刺激后,应激反应弱,免疫系统反应差,细胞移动、增生以及成熟等明显减慢,均可影响创伤愈合。尤其在受伤初期,炎症反应弱,各种细胞因子分泌不够,新生再造延迟,胶原蛋白纤维合成减少,皮肤变得干燥,导致伤口收缩缓慢。在组织增生期,由于各种组织细胞本身的再生能力减弱,如高龄人群成纤维细胞的分裂增殖周期较年轻人明显延长,加之血管老化使局部血供减少,致使局部新生细胞数量增长缓慢,胶原合成减慢,血管生产速度也明显降低,组织再生能力下降,创面愈合的过程显著延迟,甚至可能不愈合。而儿童和青年人代谢旺盛,细胞增殖、胶原合成和上皮再生时间均比老年人短,创伤愈合快。

（一）老化皮肤的生物学结构及相关功能特点

老化皮肤的生物学结构及相关功能特点,见表 8-1。

表 8-1　衰老皮肤主要的结构和功能变化及其相关的临床表现

皮肤成分	主要功能	衰老后的变化	所致功能变化	临床表现
表皮	机体与外界环境之间的屏障	表皮变薄,角质细胞更新变慢,角质层脂质成分减少,黑色素细胞数目减少,酸化作用减弱,pH 值变化	皮肤屏障的完整性减弱,受损后屏障恢复减慢,创伤愈合减慢,角质层增厚,光敏感性增加	皮肤干燥,对细菌、病毒、真菌感染的敏感性增加,接触性皮炎、刺激性皮炎发生率增加,伤口愈合减慢／慢性伤口
真皮	提供弹性和张力	变薄,成纤维细胞增殖减少,合成 I 和 III 型胶原的能力降低,胶原纤维和弹力纤维减少	弹性减弱,对各种损害和摩擦的耐受能力下降	皱纹,伤口愈合延迟,水泡,溃疡
皮下脂肪	支持、隔热	皮下脂肪减少	对真皮和血管的支持作用减弱	对各种损害的敏感性增加,热调节作用减弱
血管	提供营养	血管结构萎缩,血管密度减少,血管变细	供血和营养减少,对压力改变的反应减慢	挫伤,紫癜,热调节作用降低
汗腺	皮脂分泌	皮脂产生和分泌减少	皮肤表面皮脂减少	皮肤干燥,皮脂腺增生
毛囊	产生毛发	毛发密度减少,黑色素产生减少	脱毛发	深度创伤愈合减慢
神经末梢	感觉	减少	对压力和热变化的敏感性降低	皮肤损伤的风险增加

1. 表皮

作为皮肤最外层的组织，随着年龄的增长，角质形成细胞大小不均匀性增加，形态不规则，数量减少，细胞的体积增大，细胞间桥粒逐渐消失。角质形成细胞随着时间的改变不断从皮肤表面脱落，这种脱落呈鳞状或薄片状逐次剥离，即皮肤在这一层中衰老角质形成细胞自动生理性脱落。收集这些表皮层自动生理脱落的衰老细胞并采用各种相应的方法进行分析测定，发现这些脱落的细胞已变成一些简单的物质，而不再具备正常角质形成细胞的结构。皮肤的乳头及相应突起变平，与真皮的连接松弛，导致皮肤屏障功能降低，水合能力下降，皮肤干燥。同时，由于衰老，具有有丝分裂的基底细胞或生发层细胞较少，这样相应的角质层细胞的生成就可能减少。正常状态下，表皮从基底层形成细胞，并逐渐增殖、分裂，向上移行，直到表皮最外层，细胞逐渐形成角蛋白，由基底层到角质层的细胞动态变化过程为角质化。随着年龄增长，表皮细胞的分裂、增殖能力降低，细胞更新速度减慢，表皮与真皮间的连接方式更趋向于切力方向，这些成为表皮变平的原因。

2. 真皮

真皮中有成纤维细胞、各类纤维（包括胶原纤维、弹力纤维和网状纤维）、基质和附属结构如汗腺、毛囊和皮脂腺等。随着年龄的增长，成纤维细胞的数量减少，亚细胞水平表现为胞质变少，脂褐色颗粒增加，细胞的活力下降。弹力纤维和胶原纤维的数量减少，排列紊乱。细胞外基质的合成能力降低，胶原酶的活性增加，胶原的分解增加，导致真皮厚度变薄。弹性组织变性，主要表现为弹性纤维增粗、卷曲、扭结，形成无定形、颗粒状物质，排列紊乱或聚集成团，沉积在真皮组织中。一般认为由正常弹性纤维降解和弹性蛋白等弹性纤维成分异常表达升高共同造成。

3. 血管与神经

随着年龄的增加，小血管开始退化，毛细血管袢逐渐消失，毛细血管的数量减少。神经结构发生退行性变，痛觉敏感值下降，对各种刺激的应激能力降低，造成组织再生能力变弱。

4. 皮肤附属物

皮肤的附属器官主要有汗腺、皮脂腺、毛发。由于老年人皮肤血管数量的减少，有活力的腺体变少，分泌细胞的功能紊乱，甚至纤维化，分泌量下降，对各类刺激的反应降低。皮肤是一个对性激素十分敏感的器官。因此，汗腺、皮脂腺和毛发均受性激素的调控。随着年龄的增长，激素分泌能力降低，激素水平的下降，导致毛孔粗大，毛发变白、减少和变细。皮脂产量与皮脂腺形态大小不能维持平行的变化和平衡。人类皮肤光滑，皮脂起着重要作用。老年人皮肤水分蒸发能力大多丧失，散热功能明显衰退。

5. 其他

真皮内的肥大细胞、郎格罕细胞与黑色素细胞的数量随年龄增加逐渐下降。老年人表皮组织中的郎格罕细胞数量减少 50% 以上。由于这类细胞有类巨噬细胞的作用，并在抗体产生中起重要作用。因此，老年人皮肤组织中这类细胞的数量减少和功能减退，可引起免疫细胞媒介作用的减弱。表皮中郎格罕细胞的减少所引起的皮肤免疫功能下降，导致损伤后皮肤的炎症反应减弱，影响伤口的愈合进程。有实验显示，年龄增长造成的免疫功能失调是最主要的影响因素之一。衰老皮肤中的黑色素细胞数量不断减少，残存的黑色素细胞可能发生功能上的代偿肥大和细胞活力增强，其黑色素细胞体积更大，树枝状突起增多，这些也可能导致神经－免疫间的障碍，影响伤口愈合。

皮肤屏障功能也发生变化。皮肤外层的角质层作为机体与外界环境之间的屏障，在衰老的情况下脂质成分减少，致使屏障功能减弱，皮肤变得干燥。随着衰老，皮肤的 pH 值发生变化。皮肤屏障功能的减弱导致外界的各种刺激和抗原易于进入皮肤，皮肤病如过敏和接触性皮炎发生率增加。

（二）衰老对愈合进程的影响

总体上讲，创面修复的目的是使受损组织复原，并保证其原有的完整性。健康人群中损伤后发生一系列可预见的活动，包括血液从血管中渗出，为基质的形成做准备。中性粒细胞和巨噬细胞出现，防止感染发生，同时去除坏死组织。随后基质、细胞内移，构成肉芽组织，受损组织随之进入调整期。在创面愈合的后期，成纤维细胞和内皮细胞侵入取代基质，基质牵张力和血管功能得以恢复。老年患者内皮细胞和成纤维细胞在增殖、迁移等方面的变化，以及细胞外基质分泌、合成方面的缺损使组织修复能力受到损害，导致伤口延迟愈合。很多损害是由基因表达变化引起的，发生衰老时，在转录启始水平 c-Fos 表达下降。还有转录因子 NK-κB、AP-1 和 Sp-1 等结合反应成分减少，进而几个生长相关基因随 E2F 转录家族成员的活性下降表达降低。同时组织中激素水平、丝裂原生长因子及这些因子的受体改变也是老年患者伤口延迟愈合的原因。

1. 炎细胞的浸润

创伤后，老年患者伤口周围炎症细胞（包括单核细胞、巨噬细胞、B 淋巴细胞）的浸润能力下降。由于炎细胞在创面愈合过程中潜在而重要的作用，以上变化将会造成愈合的延迟。另外老年患者真皮内肥大细胞的数量下降，导致组胺的释放减少，毛细血管内皮细胞的迁移能力降低，也影响着愈合的速度。改变细胞黏附分子活性从而影响炎症过程是衰老患者伤口延迟愈合的另一机制。

2. 修复细胞的增殖与分化

动物进行切割伤的实验表明，年轻鼠的抗张能力明显强于老年鼠，这意味着伤后老年鼠间充质细胞向肌成纤维细胞转化的能力下降，影响了伤口的闭合时间。随着年龄的增加，成纤维细胞的数量和增殖活力降低，影响其产生和调节胶原的能力，是最终导致上述表现的关键因素。

3. 基质的合成与沉积

伤口愈合中重要的步骤就是伤口的收缩与缺损的充填，老年患者的胶原无论是数量还是质量均发生改变，导致充填欠佳、收缩减缓。同时老年患者胶原的陈列紊乱、弹力纤维直径与数量的减少造成张力变小，不仅造成伤口愈合受阻，也使愈合后的伤口容易裂开。

4. 再上皮化

动物实验发现，由于老年动物基质金属蛋白酶 -1、9 与基质金属蛋白酶抑制剂 -1 的表达明显低于年轻动物的含量，导致角质形成细胞生物学行为的变化，造成创面愈合过程中再上皮化的延迟。

（三）老年化其他改变对愈合的影响

创伤愈合是一个复杂有序的过程。在正常愈合情况下，皮肤屏障的恢复依赖于皮肤的角质细胞移行、成纤维细胞的收缩、细胞外基质的重建。在老年人中，创伤愈合受到损害，其特征是角质细胞增殖减慢，上皮化速度降低，成纤维细胞增殖能力下降致使肉芽组织形成减慢，以及过度的炎症反应。神经、内分泌、免疫系统在体内的分布广泛，神经系统有以突触为中介的结构连续性，其分支末梢支配着各类组织和器官。以皮肤为例，表皮角质形成细胞所受神经支配存在差异。除了角质形成细胞，表皮中具有特殊功效的树突状细胞、郎格罕细胞、黑色素细胞、Merkel 细胞和真皮中的成纤维细胞与神经纤维均有密切的关系。广义上讲，内分泌、免疫系统可视为神经系统反射弧的传出环节。而应激可直接或间接地影响三大系统的功能状态。该系统间的作用方式，既有直接和间接之分，亦有同时和先后之别，系统间交互作用的性质可为增强、减弱、修饰、允许或协同，借变频、变时和变力等方式体现；系统间作用的属性，则有生理和病理性之分，是质和量的互变过程。神经、免疫、内分泌网络较贴切地包涵三大系统间的交互作用和多重联系。随着年龄的继续增长，老年人的内环境可能处于相对"失衡"状态或"失衡"的边缘，表现为应激能力下降、神经系统紊乱、激素水平降低、免疫功能低下、机体修复和维持自身稳定的能力也随之降低。如何调整机体神经系统、激素分泌水平和免疫能力恢复到年轻人的状态，使细胞（特别是成体干细胞）代谢重新旺盛，以逆转或推迟衰老的进程，已成为当前老年医学研究的一个新的方向，这也必将对临床老年性创面难愈的研究和治疗起到巨大的推动作用。除了与老年人常伴有其他身体疾患（如内分泌、血液、营养缺乏等系统性因素及血管、神经的局部疾病）密切相关外，皮肤随年龄变化的自身解剖学结构与生理性功能改变也是影响创面愈合的重要环节。随着年龄的增长，皮肤发生了一系列细胞与分子水平上的变化。如衰老的皮肤真皮层内炎细胞减少，弹力纤维、胶原纤维数量下降，真、表皮间的结构和局部神经、微循环等一系列变化直接影响伤后修复细胞的增殖、创面的收缩、充填和局部代谢，以及组织重塑，最终导致创伤后的修复过程延迟与不良的愈合结局。

1. 皮肤的神经系统改变

皮肤中包含密集的感觉神经网络，而完整的神经系统是保证伤口愈合的必要条件。实验证实，初级传入感觉神经作为伤害性感受器对于启动炎症反应和组织的成功修复极其重要。伴随衰老的发生，这一系统部分丧失释放因子的功能，导致伤口延迟愈合。年龄增长，表皮的神经密度下降。另外，上皮角化、皮肤增厚、神经末梢退化，即老年人的痛、温、触觉敏感性减退。同时，皮肤诸多的生理功能（如代谢、免疫等）也都与神经支配密不可分，如发汗、免疫反应、体温调节和 DNA 修复能力等。另外，皮肤中感觉神经释放的神经肽不仅可满足皮肤中的神经支配的要求，更是直接调节角质形成细胞、郎格罕细胞、肥大细胞、微血管内皮细胞和浸润的免疫细胞功能的重要物质。特别是速激肽、P 物质（substance P，SP）、降钙素基因相关肽（calcitonin gene-related peptide，CGRP）、血管活性肠肽（vasoaetive intestinal peptide）和生长抑素（somatostatin）等对细胞的增殖、细胞因子的产生等都有调节作用。年龄增长后，感觉神经肽的释放减少，对皮肤各类细胞的作用减弱，研究表明，老年鼠创面局部使用外源性的感觉神经肽处理后，可促进伤口的愈合。总之，随着年龄的增长，感觉神经传入系统逐渐发生功能性紊乱是影响创伤愈合的炎症发生、血管生长，并最终延迟组织修复的重要原因。其实除了感觉神经，自主神经在皮肤的创面愈合中同样具有十分重要的作用。

2. 激素改变对皮肤的影响

性激素是创面愈合中的另一个重要因素。给修复患者提供直接或间接激素的替代疗法，可以增加细胞增殖活动和细胞因子的产生，对伤后的炎症反应产生影响，增加基质的沉积，促进老年患者的上皮愈合。随年龄增长，更年期以后雌、雄激素水平发生改变，直接对内皮细胞和成纤维细胞表型造成影响，通过调节它们的黏附和增殖行为，对创面修复起作用。另外，有研究发现，男性患者炎症反应性改变明显有别于女性患者，造成急性伤口的延迟愈合。虽然还没有流行病学的调查资料，但有研究表明，雄性基因类型是老年患者创面难愈最主要的危险因素。性激素在机体的局部和体液免疫中均有重要作用，可能是其影响愈合的主要机制。

3. 皮肤的免疫功能的变化

与年轻人相比，老年人皮肤的免疫功能发生了显著的变化。肥大细胞、单核细胞以及中性粒细胞增加，同样 T 淋巴细胞的数目也随着皮肤衰老增加，但它们对外界抗原的反应低下。相反，表皮郎格罕细胞的数目和移行能力降低。皮肤免疫功能和屏障功能的下降，致使老年人皮肤细菌、病毒以及真菌感染发生率增加。

4. 皮肤血管和血供变化

随着年龄增长，小血管的退化和紊乱出现一定规律性的变化。不少毛细血管、静脉均缺失。皮肤组织中的乳头消失，毛细血管袢逐渐消失，毛细血管数必然减少。据相关研究发现，老年人皮肤的血管数目至少减少 30%。随着皮肤老化的加重，血管减少的数目更普遍、更严重。光照损害的皮肤，仅有一些膨胀、迂曲血管。老年患者的血流下降 35%，导致局部灌注的失败，不能满足创面愈合所需的氧及营养成分，也是伤口愈合欠佳的主要原因。

5. 皮肤中生长因子分泌能力的变化

衰老的特点主要表现为细胞整体功能的降低，这种相对作用受生长因子调节。转化生长因子 β1（transforming growth factor-β1，TGF-β1）在局部和系统中应用可增强创面的愈合，而且调节几类与修复相关细胞的功能，如基质产生和血管形成。愈合后期 TGF-β1 起调节细胞分化、细胞外基质形成的作用。血管内皮生长因子（vascular endothelial growth factor，VEGF）是一种多肽，也是潜在的、特殊的丝裂原，对内皮细胞的增殖、迁移和内皮表面退缩（允许血管穿透）及活体的血管生成起促进作用，影响伤口愈合和组织再塑形。健康动物创面愈合的早期，成纤维细胞和淋巴细胞的 VEGF 强烈表达，伤后 1 周，其水平开始逐渐减少。动物实验发现，老年动物生长因子的表达水平低于较年轻动物是衰老延迟愈合的原因之一。

6. 皮肤屏障功能和干燥

皮肤屏障功能和干燥是指皮肤因水分或脂质缺乏而产生的紧绷、脱屑、瘙痒等一系列症状，是老年人最常见的皮肤问题。皮肤干燥不仅可降低老年人的舒适度，还可引起皮肤瘙痒、鱼鳞症等皮肤病，干燥皮肤的自我修复能力减弱，皮肤创面（如压疮、划伤等）的愈合速度减慢，皮肤完整性长时间受损，导致感染风险增加。

付小兵院士团队中的主要成员收集 2011 年 7 月至 2013 年 12 月期间南方某三甲医院整形外科因创面问题住院患者的病历资料。以皮肤组织缺损经 2 个月治疗未愈合为判定标准，筛选出难愈合创面患者 120 例，回顾性调查患者创面形成原因、年龄、创面发生部位、住院时间等情况。结果收治住院患者 2 136 例，其中难愈性创面患者 120 例，占 5.6%。创面形成的主要原因为代谢性疾病（43.3%），其次为创伤感染类（20%）和肿瘤类（20%）（χ^2=62.917，P<0.01）。创面难愈患者高发年龄段为 40 ~ 60 岁，其次为 60 ~ 80 岁（χ^2=29.562，P<0.01）。难愈合创面好发部位为四肢（61.6%），又以足部最为多见（占 38.3%）（χ^2=17.546，P=0.002）。代谢类疾病的中老年患者成为难愈性创面主要人群，难愈创面常发生在四肢，严重影响患者的行动，造成住院时间拖延，给患者家属、社会均带来极大负担。

随后付小兵院士团队对于自噬在不同年龄组大鼠皮肤急性创面愈合过程中的表达差异及相关性进行了较为深入的研究。自噬作为一种参与衰老过程中的细胞内降解的系统，已证实与机体衰老关系密切，皮肤组织作为生物体有机整体的一部分，其老化也可能与自噬有关。自噬在人体皮肤与年龄相关的变化的作用目前还不清楚。通过不同年龄组大鼠急性创面愈合过程自噬相关基因 LC3、Beclin-1、p62 的表达变化，观察老年和年轻大鼠正常皮肤中及在创面愈合过程中的自噬活动差异。

选用 SPF 级 SD 大鼠（广东省实验动物中心提供），其中年轻大鼠为 3 月龄，n=16，体重 200 ~ 300 g。老年大鼠组：18 月龄，n=16，体重 600 ~ 800 g。以上均雌雄各半，混合饲料单笼饲养，自然光照射，室温控制在 25 ℃左右。大鼠常规饲养 3 天后，用电动剃毛刀和脱毛膏脱去背部区域的毛，按 3 mL/kg 剂量腹腔内注射 10% 水合氯醛麻醉，麻醉成功后，用皮肤打孔器在每只大鼠背部中部脊柱两侧各旁开 1.5 cm，制作直径 1.2 cm 的圆形全层皮肤切除开放创面，剪去全层皮肤及浅筋膜，然后用生理盐水润湿，擦拭创面血迹，并用无菌敷料覆盖创面，上述处理后单笼饲养。两组均取第 0 天、4 天、7 天、14 天、21 天创面标本，所有标本在无菌条件下采集，距新生上皮外沿 2 ~ 3 mm 处剪下创面及周边皮肤标本，每份标本一部分置于 10% 中性福尔马林溶液中固定，一部分置于 -80 ℃冰箱保存。标本置于 10% 中性福尔马林溶液 48 h 后常规脱水透明，石蜡包埋，连续切片，片厚 5 μm。光镜下，正常皮肤中，年轻组大鼠表皮较厚，皮下组织与真皮界限不十分清楚。老年组大鼠表皮厚度变薄，表皮与真皮连接变平坦、松弛。真皮中胶原纤维、弹性纤维数量减少，排列不规则，且常断裂成碎片。4 天时，年轻组真皮可见毛细血管明显扩张，有大量中性粒细胞、巨噬细胞浸润，已有大量肉芽组织形成；老年组中性粒细胞浸润及真皮毛细血管数量均较年轻组少。7 天时，年轻组可见创口已基本为肉芽组织填平，炎性细胞减少；老年组创口尚未被肉芽组织填平，仍有大量炎性细胞浸润。21 天时，年轻组创口基本愈合，肉芽组织纤维化，向瘢痕组织转变。Masson 三色染色可见胶原纤维数量较老年组增多，排列规则。21 天后，老年组才完全或接近愈合，此时仍可见少量炎性细胞浸润，新生的真皮胶原积累松散，数量较少，排列不规则，多呈碎片弥漫状，规则积累的胶原蛋白较少（见图 8-7、图 8-8、图 8-9）。

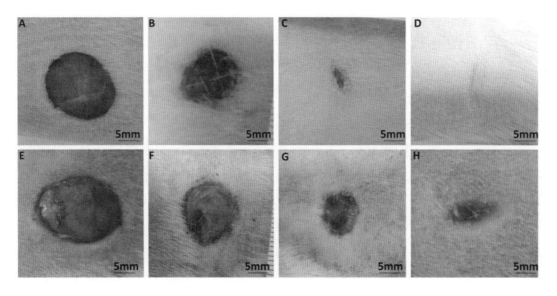

图 8-7　不同年龄组大鼠创面愈合情况

注：A、B、C、D 分别为年轻组 0 天、7 天、14 天、21 天；E、F、G、H 分别为老年组 0 天、7 天、14 天、21 天。21 天时，年轻组创口基本愈合，老年组尚未愈合。

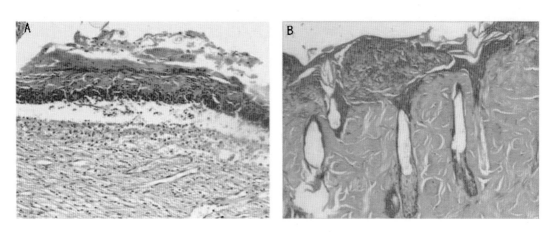

图 8-8　不同年龄组大鼠 4 天皮肤创面（HE 染色，×100）

注：A 为年轻组，B 为老年组。年轻组创面可见大量中性粒细胞、巨噬细胞浸润，大量肉芽组织形成；老年组中性粒细胞、巨噬细胞浸润及真皮毛细血管数量均较年轻组少。

电镜下，发生自噬的细胞内可见损伤的细胞器，如线粒体的肿胀变性，其周围有空泡状双层膜样结构，或双层膜环绕线粒体形成自噬体，也可见自噬溶酶体内最终不能降解的残体等。本实验中，在年轻组和老年组大鼠正常皮肤的角质形成细胞及成纤维细胞中，均可见胞质内双层膜或多层膜的自噬泡，大小不一，其内可见细胞器如线粒体、内质网、核糖体残留，老年组自噬泡数量较年轻组多（见图 8-10）。

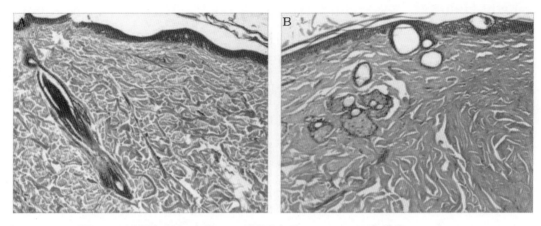

图 8-9 不同年龄组大鼠 21 天创周皮肤（Masson 三色染色，×100）

注：A 为年轻组，B 为老年组；Masson 三色染色见胶原纤维呈蓝色、肌纤维、红细胞呈红色、细胞核呈蓝黑色。年轻组创周皮肤胶原纤维数量较老年组增多，排列规则；老年组胶原积累松散，数量较少，排列不规则，多呈碎片弥漫状。

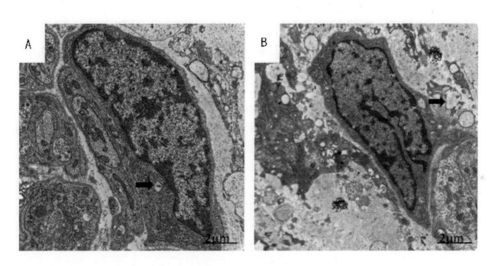

图 8-10 不同年龄组大鼠正常皮肤成纤维细胞的自噬体形态和结构（电镜，×30000）

注：A 为年轻组，B 为老年组。黑色箭头所示为自噬体，为胞质中双层膜或多层膜的囊泡样结构，其内可见残留的线粒体、内质网等细胞器。老年组成纤维细胞中自噬泡数量较年轻组多，多处于自噬后期，自噬体的数量和体积都有所增加，因内含液体，多呈灰白色。

　　LC3、Beclin-1 两种蛋白在年轻组和老年组大鼠正常皮肤的表皮及真皮均有表达。创伤后，在创缘处表皮层、真皮层、毛囊、新生肉芽组织、血管内皮细胞、巨噬细胞及成纤维细胞中亦均可见阳性表达。创伤前老年组两种蛋白在皮肤的表达均多于年轻组，LC3、Beclin-1 蛋白的表达均随时间呈上升趋势。在 4 天、7 天、14 天、21 天时 LC3 的表达在年轻组较多，而 Beclin-1 则是老年组表达较多（见图 8-11，图 8-12）。

　　就单独效应而言，年轻鼠组中，4 天、7 天、14 天、21 天中 LC3 的表达增加有显著性差异（$F=65.283$，$P<0.001$），其中 4 天 < 7 天 < 14 天 < 21 天；同样，老年鼠组中四个时相点之间表达增加亦有显著差异（$F=35.236$，$P<0.001$），其中 4 天 < 7 天 < 14 天 < 21 天；在 14 天，年轻鼠组 LC3 的表达增加显著

高于老年鼠组（P<0.05），其余 3 个时间点两组表达量均无显著差异。主效应方面，年龄组及时间两个因素均有显著差异（P<0.001）；但两个因素间不存有交互效应（P=0.072），说明两者对 LC3 的表达量没有共同作用（见表 8-2）。

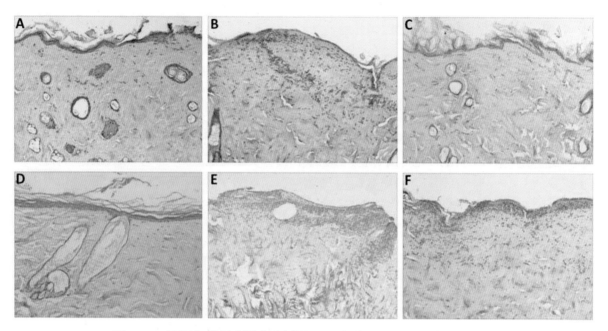

图 8-11　不同年龄组大鼠皮肤创面 LC3 表达 （Envison 法，×100）

注：A、B、C 分别为年轻组 0 天、4 天、14 天；D、E、F 分别为老年组 0 天、4 天、14 天。LC3 在角质形成细胞、血管内皮细胞、巨噬细胞、成纤维细胞中均有表达。正常皮肤组织保持着一定程度的 LC3 表达，其中表皮层表达较多而真皮层相对较少（A、D）。

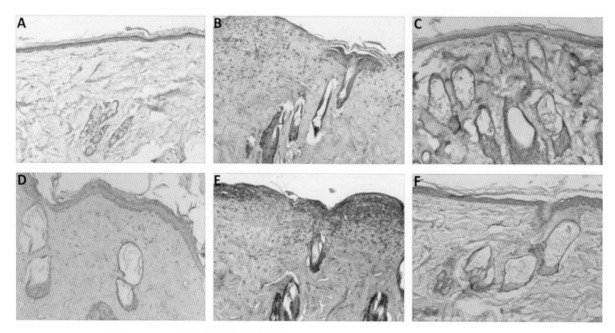

图 8-12　不同年龄组大鼠皮肤创面 Beclin-1 表达（Envison 法，×100）

注：A、B、C 分别为年轻组 0 天、4 天、14 天；D、E、F 分别为老年组 0 天、4 天、14 天。Beclin-1 在角质形成细胞、血管内皮细胞、巨噬细胞、成纤维细胞中均有表达。正常皮肤组织保持着一定程度的 Beclin-1 表达，其中表皮层表达较多而真皮层相对较少（A、D）。

表 8-2　不同年龄组大鼠皮肤创面 LC3 的 mRNA 表达变化量的比较

组别	n	4 天	7 天	14 天	21 天	合计	F	P
年轻组	3	0.40±0.08	2.32±0.19	5.29±0.34	7.12±1.22	3.78±2.77	65.283	<0.001
老年组	3	0.77±0.30	1.85±0.39	3.55±0.34	7.76±1.69	3.48±2.88	35.236	<0.001
合计	—	0.59±0.28	2.09±0.37	4.42±1.00	7.44±1.36	3.63±2.77	0.897	0.358
t	—	2.091	1.871	6.273	0.526	88.096	2.827[#]	
P	—	0.105	0.135	0.003	0.627	<0.001	0.072	

不同年龄组大鼠皮肤创面 Beclin-1 的 mRNA 表达变化量的情况：就单独效应而言，年轻鼠组中，4 天、7 天、14 天、21 天中 Beclin-1 的表达增加有显著性差异（$F=166.748$，$P<0.001$），其中 4 天 <7 天 <14 天 <21 天；同样，老年鼠组中四个时相点表达增加亦有显著差异（$F=38.875$，$P<0.001$），其中 4 天 <14 天 <7 天 <21 天；在各时相点，年轻鼠组中 Beclin-1 的表达增加均显著低于老年鼠组（$P<0.05$）。主效应方面，年龄组及时间两个因素均有显著差异（$P<0.001$）；且两个因素间存有交互效应（$P<0.001$），表明两者共同影响 Beclin-1 的表达（见表 8-3）。

表 8-3　不同年龄组大鼠皮肤创面 Beclin-1 的 mRNA 表达变化量的比较

组别	n	4 天	7 天	14 天	21 天	合计	F	P
年轻组	3	0.05±0.03	5.75±0.82	4.81±0.38	9.25±0.47	4.97±3.46	166.748	<0.001
老年组	3	1.39±0.12	20.08±1.56	27.25±7.47	34.03±1.69	20.69±13.16	38.875	<0.001
合计	—	0.72±0.74	12.92±7.92	16.03±13.17	21.64±13.62	12.83±12.37	60.399	<0.001
t	—	19.297	14.075	5.196	24.425	190.845	21.618[#]	
P	—	<0.001	<0.001	0.007	<0.001	<0.001	<0.001	

不同年龄组大鼠皮肤创面 p62 的 mRNA 表达变化量的比较情况显示：年轻鼠组中，4 天、7 天、14 天、21 天中的 p62 表达减量有显著性差异（$F=12.842$，$P=0.002$），同样，老年鼠组中四个时间点其表达减少亦有显著差异（$F=4.257$，$P=0.045$），两个年龄组 mRNA 减少表达均是 4 天 <7 天 <14 天 <21 天；在 4 天、7 天，年轻鼠组和老年鼠组的表达减少无显著差异（$P>0.05$）。在 14 天、21 天，年轻鼠组 p62 表达减少下降显著低于老年鼠组（$P<0.05$）。主效应方面，分组及时间两个因素均有显著差异（$P<0.001$）；且两个因素间存有交互效应（$P=0.047$），表明两者共同影响 p62 的表达（见

表 8-4 ）。

表 8-4 不同年龄组大鼠皮肤创面 p62 的 mRNA 表达变化量的比较

组别	n	4 天	7 天	14 天	21 天	合计	F	P
年轻组	3	-3.03±2.31	-6.38±0.95	-8.31±0.98	-9.92±1.02	-6.91±2.95	12.842	0.002
老年组	3	-2.58±0.47	-3.39±0.65	-4.62±0.87	-5.32±1.36	-4.20±1.34	4.257	0.045
合计	—	2.15±0.30	3.63±0.53	5.54±2.17	2.69±1.41	3.50±1.81	29.317	<0.001
t	—	0.334	2.639	4.876	4.692	16.905	3.320#	
P	—	0.755	0.058	0.008	0.009	<0.001	0.047	

不同年龄组 LC3、Beclin-1、p62 的蛋白表达显示：两组在创伤 4 天、7 天、14 天、21 天时，LC3-Ⅱ/Ⅰ、Beclin-1 蛋白表达均逐渐升高，而 p62 蛋白表达逐渐下降（$P<0.05$）。LC3-Ⅱ/Ⅰ、Beclin-1、p62 的蛋白水平表达与基因水平表达相一致（见图 8-13，图 8-14）。

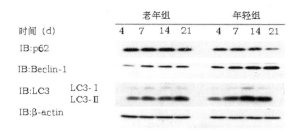

图 8-13 不同年龄组 LC3、Beclin-1、p62 的蛋白表达（Western blot）

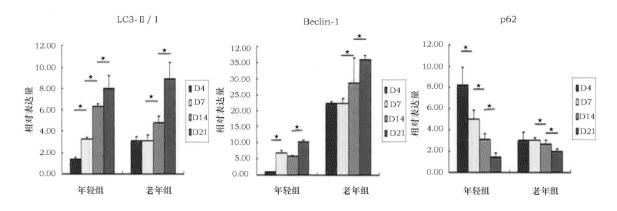

图 8-14 不同年龄组大鼠创面 LC3、Beclin-1、p62 蛋白表达差异（★$P<0.05$）

通过创面愈合过程中自噬相关标志蛋白 LC3、Beclin-1、p62 的检测，发现年轻鼠和老年鼠皮肤细胞自噬能力均增强，但是年轻皮肤能够维持细胞的自我稳态，将自噬发生控制在正常范围内，从而促进创伤修复。而老年皮肤可能由于本身自噬系统调控功能发生障碍，导致出现与自身不相适应的过度的自噬发生，从而造成细胞不可逆的损伤而延缓了愈合过程。

三、营养

营养因素在创面愈合中发挥着重要的作用。有效的能量支持能为机体修复创伤提供充足的能量和营养物质，减少机体自身蛋白的降解，增强机体免疫力，促进创面的功能愈合。能量、碳水化合物、蛋白质、脂肪、维生素及矿物质代谢都影响着创面愈合的进程。特殊环境（如战争等）下，由于条件限制，常常出现营养的不均衡，身体的营养不良状况加重伤口难愈过程。众所周知，营养素和微量营养素在急慢性创伤修复过程中是极重要的成分。机体受创后，全身组织处于分解状态，并可持续一个相当长的时间，容易造成机体蛋白质缺乏。而整个修复过程都需要有足够热量、蛋白质供应，以及充足的维生素 A、B、C 及矿物质和微量元素，否则无法形成蛋白胶原纤维及肉芽组织。例如，严重的蛋白质缺乏，可造成低蛋白血症，严重影响机体正常代谢，延迟愈合。若含硫氨基酸（如甲硫氨酸、胱氨酸）缺乏时，肉芽组织中黏多糖的硫化作用障碍，影响新生血管形成及胶原排布。糖类是白细胞的能量来源，在伤口愈合期，白细胞足够强的抗炎和吞噬活性是伤口纤维组织形成的前提条件，所以补充足够的碳水化合物对创伤愈合十分重要。脂肪是构成细胞膜的基本成分，严重创伤后细胞再生需要大量的脂肪供应。维生素 C 缺乏则影响体内羟化酶的作用，致使前胶原分子难以形成，从而影响了胶原纤维的形成。维生素 A 能部分逆转长期类固醇治疗患者伤口的不良反应。维生素 B_6 缺乏不利于胶原蛋白交联。维生素 B_2 和维生素 B_1 缺乏会导致与伤口愈合不良有关的综合征。在微量元素中，锌对创伤愈合有重要作用。手术后伤口愈合迟缓的患者，皮肤中锌的含量大多比愈合良好的患者低。已证明，手术刺激、外伤及烧伤患者尿中锌的排出量增加，补给锌能促进创伤愈合。此外，铜的缺乏，也与伤口愈合不良有关。

营养不良还可导致机体基础代谢物合成不足，如患者存在贫血可导致血容量下降，组织发生低氧，动脉血氧分压下降进一步加重血管收缩反应，不利于组织修复和创伤愈合。

严重创伤后低血容量休克或容量复苏不完全的伤员，为保证心脑等生命器官功能，机体首先代偿性减少皮肤和软组织的血液供应。严重贫血的伤员，氧供不能满足组织代谢旺盛的要求，这些因素都影响创伤愈合。容量复苏充分与否，可通过皮温、皮肤颜色、血压、脉率和尿量加以判定。贫血患者可以补充新鲜血液和吸氧。低血容量和贫血患者全身抵抗力较低，术后易发生局部或全身感染，应予警惕。水、钠补充要适量，过量则容易造成血液稀释，影响创伤愈合。

众所周知，营养素（蛋白质、脂肪和碳水化合物）和微量营养素（维生素、矿物质和微量元素）在急慢性创伤修复过程中是极重要的成分。

（一）碳水化合物

碳水化合物是创面愈合过程中的主要能量来源，在结构上表现为糖的单体或多体。当被人体摄入后，碳水化合物经消化酶的作用，多糖转化为单糖（主要是葡萄糖），经糖酵解和三羧酸路径，

最终分解为 CO_2 和 H_2O，并释放大量的 ATP，以供给机体能量。富含碳水化合物的食物主要包括：米饭、面食、牛奶、冰淇淋、甜品、水果、蔬菜等。众多碳水化合物中，葡萄糖占据主要地位，是生产用于血管和新组织生成的 ATP 的主要能量来源。葡萄糖在伤口愈合过程中的作用主要表现在：为参与伤口修复的各种细胞提供能量、刺激纤维生长、刺激胶原的产生以形成新生组织、产生 ATP 满足细胞参与伤口修复时加快代谢所需的能量。葡萄糖作为 ATP 合成的来源还可以避免氨基酸和蛋白质的消耗。碳水化合物摄入不足导致的能量缺乏的机体反应为：死亡率升高、人血白蛋白含量降低、肌肉组织比例下降（因为肌肉分解以提供能量）、创面难以愈合、过低的 BMI（body mass index，身体质量指数）。而过多的能量摄入表现在：肥胖及肥胖导致的供血不足引起的溃疡、增加感染机会、增加糖尿病的风险。

（二）蛋白质

异常蛋白质代谢和机体营养紊乱可能是妨碍创伤修复的重要方式。自发现蛋白质的检测技术和代谢测定方法以来，这一观点越来越受到肯定。低蛋白血症对创伤修复的影响并不是直接由蛋白质缺乏而引起，而是与血浆胶体渗透压降低和伴随的组织水肿影响有关，这也是战创伤情况下修复延迟的主要原因。其他实验证实，慢性蛋白缺乏动物的血管生成、成纤维细胞增殖和胶原合成、沉积受到影响。但 Delnany 的研究表明，手术后 3 天，术前营养正常鼠，术后营养丧失，将出现负氮平衡，而在皮肤愈合过程中的羟脯氨酸含量无显著变化。正常的战创伤修复过程中，伤口部位的蛋白合成一定增加，某些氨基酸缺乏或者不平衡对蛋白质的合成与修复有影响。

有实验证实，机体缺乏精氨酸，可致胶原蛋白沉积减少，切口愈合不良。给患者每天补充 17 g 精氨酸，不仅可增加羟脯氨酸的沉积，促进切口愈合，提高免疫功能，而且还可在应激状态下保留更多的皮肤蛋白，以供切口愈合。精氨酸还可促进氮贮备，减少蛋白质分解。补充精氨酸可直接加强胶原蛋白生成。因精氨酸可转化成鸟氨酸，鸟氨酸是脯氨酸的前体，后者是形成胶原蛋白所必需的。精氨酸还可通过体液调节机制，促进切口愈合，促进胰岛素和生长激素分泌。补充精氨酸在切口愈合前 3 天最有效。因此时炎症细胞和成纤维细胞正处于已活化状态。因此，对患有压疮的患者，尤其是发生蛋白质、能量营养不良危险性或已发生的患者，需立即采用足够能量和蛋白质进行营养干预，以满足患者额外增加的营养需求。除能量和蛋白质外，还应补充精氨酸和微量营养素，以保持切口的最佳愈合。

其他实验研究发现，蛋氨酸的甲基可以合成胆碱以预防脂肪肝，且蛋氨酸本身还可以转变为半胱氨酸参与解毒作用，防止肝脏中毒。赖氨酸与色氨酸的比例也很重要，通常认为，赖氨酸 / 色氨酸的比例以（6～7）：1 为最好，可提高蛋白质的利用率。同时赖氨酸也是合成蛋白质时最重要的氨基酸。有人建议在补充氨基酸时，应考虑苏氨酸、丝氨酸、色氨酸、酪氨酸、组氨酸、谷氨酸、甘氨酸、丙氨酸、脯氨酸以及支链氨基酸。

谷氨酸是细胞质膜成分中最丰富的氨基酸之一，并且是快速增殖细胞，如成纤维细胞、淋巴细胞、上皮细胞、巨噬细胞等能量代谢的主要来源。血清中谷氨酸的浓度在手术、严重创伤、脓毒症后显著降低，而补充谷氨酸则有利于维持 NO 平衡和减少免疫抑制。谷氨酸在创面愈合早期的炎症反应的发生中发挥着关键作用。口服补充谷氨酸可以提高伤口张力和成熟胶原的水平。

（三）维生素

1. 维生素 C

维生素 C（Vit C）又叫抗坏血酸，是一种具有 6 个碳原子的酸性多羟基化合物。它大量存在于各种新鲜蔬菜水果中。其分子中 2 位和 3 位碳原子的两个烯醇式羟基极易解离，释放出 H^+ 而被氧化成脱氢 Vit C。Vit C 和脱氢 Vit C 在人体内形成可逆的氧化还原系统，此系统在生物氧化还原作用及细胞呼吸中起重要作用。Vit C 参与氨基酸代谢，神经递质、胶原蛋白和组织细胞间质的合成；可降低毛细血管的通透性，加速血液凝固，刺激凝血功能；促进铁在肠内的吸收；促使血脂下降；促进伤口愈合；增加对感染的抵抗能力；参加解毒过程，并有抗组胺及阻止致癌物质生成的作用。早在16 世纪民间已用橘子、柠檬来治疗坏血病，后来人们从蔬菜和柠檬汁中分离出了结晶的 Vit C，并明确它的化学结构。1993 年，科学家成功地人工合成了 Vit C，由此 Vit C 治疗疾病开始了一个新的里程。

早在 1941 年，国外的 Cook 就研究过 Vit C 对伤口愈合的影响，又经过半个多世纪医生学者们的不懈努力，Vit C 在伤口愈合中的作用得到了肯定。感染性伤口处理时使用的过氧化氢有较强的杀菌作用，但也会使氧自由基的产生增多，不管何种消毒药水，如过氧化氢、硫磺、漂白类消毒水等对细胞均有毒害作用，会中断细胞的正常机能。而 Vit C 是自由基的清除剂，它还参与胶原蛋白的组织间质的合成，改善毛细血管的通透性，故有促进新鲜组织生成、减少渗出的作用。Vit C 虽有抗感染作用，但不是很强，因而不能作为感染高峰期的主药使用，尤其是在感染性溃疡中必须配合应用抗感染药物。同时，由于在患病期间患者身体的各项机能都处于劣势，故患者需根据不同病情采取一定的营养支持，进食高蛋白、高维生素、高热量易消化食品或遵医嘱输入白蛋白、脂肪乳、氨基酸等增强机体抵抗力以利伤口愈合。

缺乏 Vit C 者，伤口的愈合会停止在纤维增生期，伤口处成纤维细胞的数量正常，但不能产生足够数量的胶原蛋白。严重的坏血病患者，不但新伤口不能愈合，而且陈旧的愈合瘢痕也会裂开，因为不断进行的胶原蛋白的溶解远远超过了新胶原的合成。Vit C 湿敷有利于创面上皮细胞形成，促进肉芽组织生长，加速创面愈合。但研究还发现在正常水平存在和摄入 Vit C 通常无效，当患者 Vit C 缺乏或发生创伤时，每天补充 Vit C 100 ～ 200 mg；发生较复杂的创伤，包括阶段Ⅲ、Ⅳ期或严重的创伤压力性溃疡，每天补充 Vit C 1000 ～ 2000 mg，可促进创面愈合。Vit C 不仅在伤口愈合中有作用，而且值得骨折患者注意的是，Vit C 缺乏时可引起胶原纤维和细胞间黏合质及硫酸软骨的代谢障碍，使肉芽组织和血管壁不易新生，创伤修复延迟，不易愈合，骨骼发育受影响。有学者研究表明治疗骨折伤口时，应增大 Vit C 的剂量，可以促进骨折的愈合。

2. 其他维生素

（1）维生素 A（Vit A）：是维持上皮生长的必需物质。损伤时，Vit A 的需要量增加。而且在创面愈合的炎症期 Vit A 有积极作用。Vit A 能部分逆转长期类固醇治疗患者伤口难愈的不良反应。

如果 Vit A 缺乏就会导致伤口愈合缓慢。

（2）B 族维生素：B 族维生素对切口愈合都很重要，是参与能量代谢的辅酶。维生素 B_2 缺乏，会使创伤修复过程中上皮形成延迟，总胶原蛋白含量下降，切口愈合速率降低。B 族维生素缺乏时，分子内外交联、胶原蛋白成熟受损，切口的拉伸力下降。维生素 B_6 主要是参与氨基酸合成和分解的辅酶。缺乏时，对切口愈合的影响与维生素 B_2 缺乏类似。

（3）维生素 D：Matsumoto 研究显示，1, 25-（OH）$_2$-Vit D_3 诱导角质形成细胞的分化，并抑制该细胞的生长。Hosomi 则发现，1, 25-（OH）$_2$-Vit D_3 对角质形成细胞的分化是通过 Vit D 受体完成，无论是离体还是在体都得到证实。PDGF 对创面愈合有十分重要的作用。它能够刺激成纤维细胞、肌细胞的增殖，促进胶原和细胞外基质的合成，且可以募集成纤维细胞、单核细胞和中性粒细胞。在表皮的角质形成细胞并没有 PDGF 的受体。有研究表明，1, 25-（OH）$_2$-Vit D_3 能上调 PDGF，而且 TGF-α 也会受到影响。

（4）维生素 E：可以促进毛细血管即微小血管的增生，改善周围循环，其抗氧化作用对机体代谢有影响，可促进肉芽组织和皮肤的生长。

（四）微量元素

微量元素，如锌和铜的缺乏，也与伤口愈合不良有关。锌缺乏与上皮化不良和慢性伤口不愈有关。镁作为很多酶的辅因子，参与了蛋白和胶原的合成。铜是细胞色素氧化酶、细胞溶质超氧化物歧化酶和胶原良好交联所必需的辅因子。锌是 RNA 合成酶和 DNA 合成酶的辅因子。铁是脯氨酸和赖氨酸羟基化必需的，严重的铁缺乏症会导致胶原合成障碍。

1. 锌

锌参与胶原蛋白合成，这是压疮切口愈合过程中非常重要的一步，故边缘性锌缺乏，被认为与切口愈合延迟有关。锌缺乏时，影响压疮和其他慢性切口的愈合。血浆锌浓度低于 100 μg/mL 时，与组织修复不全直接相关，可用替补疗法给这些患者补充锌。

2. 铁

铁是胶原蛋白合成过程中脯氨酸和赖氨酸羟基化所必需的辅助因子。由压疮导致的慢性炎症和感染会加重贫血，可通过补充铁和输血进行治疗。发生压疮后，机体对某些营养素，尤其是锌和铁的需要量增加。

3. 铜

铜参与胶原蛋白的成熟，对切口愈合有影响。一种含铜金属酶（赖氨酰氧化酶）催化胶原蛋白的赖氨酰残基氧化，以形成羟赖氨酰基团。这些基团通过细胞外胶原蛋白的交联作用，以增加瘢痕的强度。

4. 锰

许多酶发挥正常功能都需要锰的参与，包括赖氨酰半乳糖转化酶。该酶参与原骨胶原纤维的糖基化过程。锰还影响透明质酸、软骨素硫酸盐、肝素和其他黏多糖的生成，都是切口愈合过程中重要的因子。

5. 硒

硒是谷胱甘肽过氧化物酶的重要组分。该酶可通过促进过氧化氢还原而保护细胞免受氧化损伤。当硒缺乏时，该酶活性降低，还可通过改变巨噬细胞和多核细胞功能而影响切口愈合。

四、神经 – 免疫 – 内分泌系统

神经内分泌反应是创伤后机体内最早发生的全身反应，主要表现为伤后即刻，体内下丘脑 – 垂体 – 肾上腺皮质轴（HPA）和交感肾上腺髓质轴兴奋，释放糖皮质激素和儿茶酚胺等激素，伤情愈重，神经内分泌反应愈强。神经内分泌反应又可对免疫系统产生影响，在创伤早期，适度的神经内分泌反应可增强机体免疫功能，防止或减轻继发性的损害作用，从而共同构成神经 – 免疫 – 内分泌调控系统，对创面愈合发挥调节作用。

神经 – 免疫 – 内分泌调控网络的障碍可导致机体代谢活动紊乱，整个修复过程进入病理性阶段，影响愈合时间。神经、内分泌以及激素变化对皮肤修复与再生的影响近来已受到人们的高度重视。从解剖层面上看，随着近年来对皮下组织及皮肤附件，特别是脂肪细胞、间质细胞认识的深入，已将脂肪组织不仅仅看成是能量贮存器官，而且将其作为性激素的代谢器官以及内分泌器官。脂肪组织能够产生大量的生物活性肽，包括脂肪因子（adipokines）和瘦素等，在局部与脂肪细胞表面特异性受体结合以自分泌和旁分泌的形式发挥作用。从功能上讲，哺乳类动物种群间皮肤的功能或多或少有些不同。其中人类皮肤的功能主要有维持内环境的稳定（endogenous homeostasis），如调节体温和体液平衡；参与物质代谢，如维生素 D 合成；进行感觉传入；阻挡外来损伤，如感染、机械性损伤、紫外线照射；另外，也是构成机体免疫系统最初始、最基础的部分。

（一）神经对创伤愈合的影响

1. 皮肤是神经依赖性器官

大量研究显示，作为人体最大的器官，皮肤是一个极敏感的神经依赖性器官。来自背根神经节的感觉神经通过真皮，在真、表皮交界处平行走行，穿透基膜，垂直到达表皮颗粒层，构成三维立体网络。皮肤中的细胞（角质形成细胞、微血管内皮细胞和成纤维细胞）可以表达各种类型的神经肽。皮肤诸多的生理功能（如代谢、免疫等）都与神经支配密不可分，如发汗、免疫反应、体温调节和 DNA 修复能力等。Besne 对 82 例 20 ~ 93 岁年龄组的皮肤分析结果表明：表皮神经的密度不同；不同部位的感觉阈不同；年龄增加，表皮的神经密度下降。

皮肤细胞能行使类似神经细胞的功能，如表达神经递质及其受体。在无数的神经介质和神经激素中，目前证明皮肤中有 20 种以上，最多的是神经肽类（见表 8-5）。

2. 神经对创面愈合的影响

创伤愈合过程中，伤口失神经支配后伤区面积将进一步增加，挛缩受到限制，造成愈合障碍；截瘫与糖尿病患者由于伴有神经营养障碍，常常导致伤口愈合困难，甚至迁延不愈；组织修复的早期往往会出现暂时性的神经过度支配等现象。种种迹象表明，神经因素对创面愈合中的炎症、新血

管形成、肉芽增生和愈合后塑形阶段有调控作用。神经营养因子和神经肽（如 SP、CGRP、VIP、SOM 和阿片肽）作为神经调节子（neuromodulators）、神经介质（neurotransmitters）、神经激素（neurohormones）有效地调节皮肤细胞的功能（如募集炎症细胞和 T 细胞浸润、诱导巨噬细胞聚集、细胞增殖、细胞因子产生或抗原递呈），决定细胞最终的生物学反应，影响愈合的结局与再生能力。

神经系统在整个皮肤的信号网络调控中作用十分重要，是皮肤遭受刺激时产生快速调节的生物学基础。同时，应该看到体液因素（包括生长因子、细胞因子、激素等）同样具有调节皮肤的诸多功能，它们属于慢速调节（协同或拮抗）。

表 8-5　皮肤内各种细胞所产生的神经递质及其受体

皮肤的各类细胞	神经递质和神经类激素	神经类受体
角质形成细胞	NGF、SP、CGRP、VIP、NKA、ACh、DA、AR、NE、β-EP、CA、SOM	NGFR、VIPR、NPYR、5-HTR、CGRPR、NK-1/2/3R、μ/ζ-opiete-R
Merkel 细胞	SP、CGRP、MEK、NGF、NKA、SOM、VIP、NPY	NGFR、NK-1R
郎格罕细胞	NGF、SP、CGRP、SOM、VIP、MEK、NKA	NK-1/2R、SOMR、NPYR
肥大细胞	NGF、CA、SP、CGRP、NKA、SOM	NK-1R
成纤维细胞	NGF、SP、β-EP	NGFR、NK-1R、SOMR、NPYR、5-HTR
脂肪细胞	—	AR-β1、2、3
微血管内皮细胞	ACE、Ang、NO、ET、β-EP	NGFR、NK-1/2/3R、NPYR
汗腺细胞	—	NK-1R、μ-opiete-R
皮脂腺细胞	—	NPYR、μ-opiete-R

注：

神经肽和神经类激素：P 物质（substance P，SP）；神经肽 Y（neuropeptide Y，NPY）；降钙素基因相关肽（calcitonin gene-related peptide，CGRP）；血管活性肠肽（vasoactive intestinal peptide，VIP）；神经激肽 A（neurokinin A，NKA）；生长抑素（somatostatin，，SOM）；促黑激素（melanocyte stimulating hormone，MSH）；促肾上腺皮质激素（adrenocorticotropic hormone，ATCH）；儿茶酚胺（catecholamines，CA）；乙酰胆碱（acetylcholine，ACh）；肾上腺素（adrenaline，AR）；去甲肾上腺素（noradrenaline，NE）；内皮素（endothelin，ET）；一氧化氮（nitric oxide，NO）；多巴胺（dopamine，DA）；血管紧张素转换酶（angiotensin-converting enzyme，ACE）；甲硫氨酸脑啡肽（Met-enkephalin，MEK）；β- 内啡肽（β-endorphin，β-EP）。

神经类受体：神经生长因子受体（nerve growth factor receptor，NGFR）；神经激肽 -1/2 受体（neurokinin-1/2 receptor，NK）；神经肽 Y 受体（neuropeptide Y receptor，NPYR）；生长抑素受体（somatostatin receptor，SOMR）；μ-阿片受体（μ-opiete-R）；5- 羟色胺受体（5-hydroxytryptamine receptor，5-HTR）。

（二）内分泌对创面愈合的影响

1. 皮肤是大型的内分泌器官

皮肤能产生许多重要的内分泌和外分泌物质（见表 8-6）。特别要提到的是脂肪细胞，能够分泌瘦素（leptin，LP）、脂蛋白脂肪酶（lipoprotein lipase，LPL）、抵抗素（resistin）、血管紧张素原（angiotensinogen，AGT）、脂联素（adiponectin）。其中，脂联素又被称作 GBP28，能增强胰岛素敏感性，中止炎症反应。载脂蛋白 E（apolipoprotein E）是血浆主要载脂蛋白之一，具有多型性，主要由肝脏合成和代谢，在血浆脂蛋白代谢、组织修复、抑制血小板聚集、免疫调节和抑制细胞增殖等病理过程中均有重要作用。已经确定，瘦素参与内分泌功能、炎症反应，具有促血管和肉芽组织形成和再上皮化的潜能，是创伤修复过程中一个新的重要因子。脂肪细胞因子作为炎症因子也参与血管内皮功能调节。

2. 内分泌对创面愈合的影响

皮肤的神经内分泌系统包括局部产生神经 – 内分泌介导子（neuro-endocrine mediators），与相应的特异性受体通过旁分泌和自分泌产生作用。

肾素 – 血管紧张素系统（renin-angiotensin system，RAS）是调节机体功能的几个激素系统之一，与血管紧张素 II（angiotensin II，AT II）一起产生经典的内分泌作用。在皮肤中，局部或组织肾素 – 血管紧张素系统影响细胞的增殖与分化。另外，脂肪细胞还可分泌其他一些肽类和非肽类因子，在血管紧张素原 – 血管紧张素 II – 前列腺素（angiotensinogen-angiotensin II –prostacyclin）轴中起作用，影响血管的舒缩、生长。因此，在创面愈合过程中，AT II 可促进毛囊根部表皮干细胞、创面及创周的细胞增殖、细胞外基质产生以及新血管的形成，改变愈合的进程。

激素水平对下游细胞和组织的影响，包括细胞因子信号通路的级联和交互，靶蛋白的正性、负性调节等方面正逐渐吸引人们的注意。性激素维持器官发育、再生和组织代谢，包括影响正常皮肤的真、表皮厚度，有丝分裂能力和血管化水平，以及弹性蛋白的特征和胶原组织的含量，是创面愈合的进程中的重要因素。目前认为，雌激素通过与其受体的结合，通过活性蛋白 1（activator protein-1，AP-1）的作用影响基因的表达，可以下调肿瘤坏死因子 –α（tumor necrosis factor–α，TNF–α），增加基质的沉积，刺激毛囊角质形成细胞增殖并增强角质形成细胞生长因子（keratinocyte growth factor，KGF）表达，对上皮再生产生影响。另外，雌激素通过对炎症反应、基质沉积、再上皮化和瘢痕成熟等环节影响皮肤愈合与再生。研究显示，皮肤中表达的雄激素受体（androgen receptors，AR）同样通过参与炎症反应、细胞增殖和基质沉积影响愈合。总之，皮肤作为性激素作用的终末器官，当遭受损伤，进行修复和再生时必定受到它的影响。甲状腺激素也对创面愈合和再生有很大的影响。

雄激素、雌激素、皮质激素以及它们的信号在愈合中的生理、病理信号途径十分重要。弄清彼此间信号通路所级联的反应，特别是与免疫相结合，真正了解其在创伤愈合中充当的角色对创伤愈合机制的阐明有着极其重要的意义。

表 8-6　皮肤内各种细胞所产生的激素及其受体

皮肤的细胞	激素	激素类受体
角质形成细胞	PTHrP、CRH、ACTH、α-MSH、corticotropin、androgens、atRA、elcosanoid	TSHR、CRH-1R、MC-1R、M-1R、VIPR-2、IGF-1R、GHR、GR、AR、PR、THR、ER-β、RAR、RXR、VDR、PPAR-α/β/γ
Merkel 细胞	Estrogens	ER
郎格罕细胞	GRP、PACAP、α-MSH、POMC	GRPR、PACAPR I/II/III、MC-1R/5R
肥大细胞	POMC	MC-1R 仅 mRNA 水平、非蛋白水平
黑色素细胞	PTHrP、CRH、Ucn、ACTH、α-MSH、epinephrine、IGF-I	TSHR、CRH-1R、MC-1R、2R、MR、M-1R、5-HTR、GHR、ER-β、RXR-α、VDR
成纤维细胞	ACTH、α-MSH、IGF- I / II、IGFBP-3、estrogens	PTHR、TSHR、CRH-1R、MC-1R、M-1R、GHR、AR、THR、ER-β/α、RXR-α
脂肪细胞	LP、LPL、resistin、AGT、ApoE	IR、GR、GHR、TSHR、Gastrin/CCK-B R、GLP-1R、Ang II-R、VDR、THR、AR、ER、PR、LR、IL-6R、PPAR-γ
血管内皮细胞	CRH、Ucn、ACTH、α-MSH	MC-1R、VIPR-2、RAR-2、GHR、AR、ER-β、RAR、RXR、PPAR-γ
汗腺细胞	Ucn、androgens	MC-1R/5R、VIPR-2、GHR、AR、PPAR-γ
皮脂腺	CRH、androgens、estrogens、atRA、calcitiol、eicosanoids	CRH-1R/2R、MC-1R/5R、μ-opiete-R、VIPR-2、GHR、AR、ER-β/α、RAR、RXR、PPAR-α/β/γ

注：激素的全称与缩写，甲状旁腺激素相关肽（parathyroid hormone-reloated protein，PTHrP）；促肾上腺皮质激素释放激素（corticotropin releasing hormone，CRH）；α- 黑色素细胞刺激素（melanophore stimulating hormone，α-MSH）；糖皮质激素（corticotropin）；全反式视黄酸（all-trans retinoic acid，atRA）；花生四烯酸（elcosanoid）；Urocortin（Ucn）是一种 CRH 相关肽；载脂蛋白 E（apolipoprotein E，ApoE）；垂体腺苷酸环化酶激活多肽（pituitary adenylate cyclase activatingpoly peptide，PACAP）；胃泌素释放肽（gastrin releasing peptide，GRP）；促阿黑皮素原（proopiomelanocortin，POMC）；雄激素（androgens）；雌激素（estrogens）；神经降压肽（neurotensin）；胃泌素释放肽（gastrin releasing peptide，GRP）；催乳素（prolactin）。

激素受体的全称与缩写：促甲状腺激素刺激激素受体（thyrotropic-stimulating hormone receptor，TSHR）；促肾上腺皮质激素释放激素受体（corticotropin releasing hormone receptor，CRH-1R）；黑皮质素 -1 受体（melanocortin-1 receptor，MC-1R）；褪黑激素 -1 受体（melatonin-1R）；血管活性肠肽 -2 受体（vasoactive intestinal peptide receptor-2，VPAC-2）；胰岛素样生长因子受体（insulin-like growth factor receptor，IGF-1R）；生长激素受体（growth hormone receptor，GHR）；糖皮质激素受体（glucocorticoid receptor，GR）；雄激素受体（Androgen receptors，AR）；黄体酮受体（progesterone receptor，PR）；甲状腺激素受体（thyroid hormone receptor，THR）；雌激素受体 -β（estrogen receptor-β，ER-β）；肾素血管紧张素受体（renin angiotensin receptor，RAR）；维 A 酸受体（retinoid X receptor，RXR）；维生素 D 受体（vitamin D receptor，VDR）；过氧化物酶体增生物激活受体 -α，β，γ（peroxisome Proliferator-activated receptor-α，β，γ，PPAR-α，β，γ）；甲状旁腺激素受体（parathyroid hormone recetpor，PTHR）；胰高血糖素样肽受体 1（glucagon like peptide-1 receptor，GLP-1R）；褪黑素受体（melatonin receptor，MR）；糖皮质激素受体（glucocorticoid receptor，GR）、胃泌素 /CCK-B 受体（gastrin/CCK-B receptor）、瘦素受体（leptin receptor，LR）、白介素 -6 受体（interleukin-6 receptor，IL-6R）、肿瘤坏死因子 α 受体（tumor necrosis factor-α receptor，TNF-αR）。

（三）免疫对创面愈合的影响

1. 皮肤是免疫反应性器官

皮肤是人体最大的组织器官，由于其结构和功能的特殊性，形成机体与外界环境之间的天然屏障。皮肤常被看作一个具有独特免疫功能并与全身免疫系统密切相关的组织器官。它不仅具有非特异性免疫防御功能，而且参与机体特异性免疫的抗原识别、免疫细胞的激活及皮肤免疫应答的全过程（见表 8-7）。

表 8-7 皮肤内各种细胞及相关的免疫反应

皮肤的各类细胞	免疫反应
角质形成细胞	为抗原的摄取和识别创造独特的微环境。角质形成细胞在 SIS 中有两大特性：表达 MHC-Ⅱ类抗原，在 T 细胞介导的免疫反应中起辅助细胞效应。产生许多细胞因子（IL-1、IL-2、IL-6、GM-CSF、TNF、IFN）
郎格罕细胞	来源于骨髓的树突状细胞，分布在表皮基底层上方及附属器上皮，占表皮细胞总数的 3%～8%，化学性质及表面标志与巨噬细胞相似。一般认为，定居在正常人表皮内的郎格罕细胞尚未成熟，只有进入真皮或引流淋巴结后才拥有它的全部功能。它是皮肤主要的抗原递呈细胞，参与皮肤免疫反应。能摄取、处理和递呈抗原，控制 T 细胞迁移。郎格罕细胞分泌 T 细胞需重要细胞因子，参与免疫调节、免疫监视、免疫耐受、皮肤移植物排斥反应等
肥大细胞	主要位于真皮乳头血管周围，真皮深部少见，表皮中几乎不存在。肥大细胞表面有不同的膜受体（如 IgEFcR，能与 IgE 结合）。肥大细胞活化后产生和释放多种生物活性介质，按功能分为血管活性物质、趋化因子、活性酶和结构糖蛋白。参与迟发型超敏反应
淋巴细胞及亚群	正常人皮肤中大量 T 细胞（90% 以上）局限于真皮血管周围，主要分布在真皮乳头毛细血管周围。淋巴细胞中只有 T 细胞能再循环至皮肤器官
树突状细胞	指人体广泛分布的抗原递呈细胞的特殊亚群。皮肤具有的树突状细胞除郎格罕细胞外，还有黑色素细胞、Merkel 细胞、组织巨噬细胞、未定类细胞及真皮树突状细胞
成纤维细胞	真皮成纤维细胞可合成各类 T 淋巴细胞亚群活化所需蛋白，通过黏附分子 CD44、LFA、ICAM-1 与 T 淋巴细胞结合，产生的因子延长 T 淋巴细胞存活时间。产生细胞因子有：IL-1/6/8、IFN-β、单核细胞趋化 / 活化蛋白、B 因子、C3、粒细胞 - 巨噬细胞集落刺激因子、TGF-α/β。其表达 MHC-Ⅱ类抗原，在局部可作为抗原递呈细胞，可激活 T 淋巴细胞
脂肪细胞	合成并分泌补体 D（Adipsin，这是第一个从脂肪细胞系克隆的补体成分）。分泌炎症细胞因子（如 TNF-β、CRP 及 IL-6 等）。其分泌的瘦素对单核细胞、巨噬细胞和自然杀伤细胞有免疫调节、活化 T 淋巴细胞作用。另外，可以影响免疫细胞产生细胞因子。脂联素减少脂多糖诱导的肿瘤坏死因子的表达，减弱成熟巨噬细胞的吞噬能力，并且抑制骨髓单核细胞系的增殖和生长，是造血 - 免疫系统的一种负调控因素，参与中止炎症反应
微血管内皮细胞	正常皮肤中，淋巴细胞集聚在毛细血管后静脉周围，这些小血管内壁的内皮细胞对促进循环淋巴细胞从血液进入皮肤起推动作用。另外，其积极参与血管内大分子和血细胞与血管外物质间的复杂反应，并参与免疫和炎症过程。细胞因子触发内皮细胞活化，活化的内皮细胞黏附白细胞能力增加。内皮细胞活化在细胞免疫反应中有重要作用

20 世纪 70 年代，已有人提出，皮肤是初级淋巴器官，类似于初级淋巴样组织的胸腺。20 世纪 80 年代根据表皮郎格罕细胞递呈抗原作用、T 细胞亲表皮性和角质形成细胞产生表皮胸腺活化因子等特性，提出皮肤相关淋巴样组织（skin associated lymphoid tissue，SALT）的概念。认为 SALT 包括 4 种功能不同的细胞：角质形成细胞、淋巴细胞、郎格罕细胞和内皮细胞。而 SALT 概念将皮肤免疫主要局限于表皮，这是不完全的。参与皮肤免疫反应的细胞如 T 细胞、单核细胞等主要分布于真皮内；参与皮肤免疫反应的细胞还有除 SALT 细胞成分以外的细胞，如肥大细胞、中性粒细胞、纤维细胞等；以及多种参与免疫反应的介质（如细胞因子、免疫球蛋白等）。因此，20 世纪 80 年代中期，Bos 提出皮肤免疫系统（skin immune system，SIS）的概念。SIS 由细胞和体液两大部分组成。细胞成分有角质形成细胞、郎格罕细胞、组织细胞（树突状细胞和巨噬细胞）、T 细胞、粒细胞、肥大细胞、内皮细胞等。体液成分有抗微生物肽类、纤维蛋白溶酶、花生四烯酸、补体、分泌型免疫球蛋白 IgA（SIgA）、细胞因子等。20 世纪 90 年代中期，人们提出真皮免疫系统（dermis immune system，DIS）概念，对 SIS 进行了重要的补充和扩展。

2. 免疫反应对创面愈合的影响

对于外来性的损害，皮肤不仅有机械性的抵御功能，而且有免疫功能，能产生适当的免疫反应。在创面愈合的炎症期，淋巴细胞、巨噬细胞的浸润，促炎因子的来源均与应激有关。免疫抑制的程度与急性炎症反应成正比，表现为外周血淋巴细胞数量减少、淋巴细胞活性下降、新生的淋巴细胞缺乏正常的免疫功能、CD4$^+$ 细胞减少、CD8$^+$ 不变或增多、T 淋巴细胞的有丝分裂反应性降低、自然杀伤细胞（NK）和淋巴因子激活杀伤细胞的活力下降等。迅速释放的糖皮质激素和儿茶酚胺入血后，糖皮质激素可使 T 细胞、单核巨噬细胞等活性下降，多种免疫抑制促进细胞因子合成减少，导致免疫反应的抗原表达不足等。儿茶酚胺能抑制 T 细胞的增殖、IL-2 受体的表达和免疫球蛋白的形成。引起免疫抑制的因素还有前列腺素和炎症细胞产生的多种细胞因子。创面愈合免疫调控的研究已由细胞、亚细胞水平进展到分子水平。主动积极地调控免疫细胞功能有助于加速创面愈合以及组织修复与再生。

五、全身性疾病因素

（一）代谢性疾病

糖尿病患者高血糖可抑制中性粒细胞功能，创面炎症反应弱，直接导致纤维母细胞生长和胶原合成减少，此类患者创面皮肤真皮乳头层的透明质酸也较正常减少，而胶原酶含量却显著增加，这一现象可影响愈合组织张力强度和胶原聚集。此外，糖尿病患者因血管病理性改变，使血流灌注低下，组织缺氧，伤口感染的危险性增加。尿毒症患者伤口不易愈合，其主要机制可能在于全身性营养不良，伤口低血容量和供氧量不足，此外，高脂血症也能使伤口中成纤维细胞合成胶原功能有所降低。糖尿病患者易发生创伤感染。当血糖 >200 mg/dL 时，白细胞吞噬细菌的功能受到抑制。因此，在创伤愈合过程中必须控制糖尿病患者的血糖水平。

（二）心血管类疾病

动脉粥样硬化患者因血管机能发生改变，影响创面的供血不全和对局部感染的抵抗能力。另外，高血压、高血脂等因素均可影响创伤愈合过程。

（三）神经损伤类疾病

例如麻风引起的溃疡不易愈合，是神经受累的缘故。自主神经的损伤，使局部血液供应发生变化，对再生的影响更为明显。

（程飚　宣敏　付小兵）

第二节　影响组织修复与再生的局部因素

一、细菌定植与感染

细菌生物膜是一些细菌附着并包埋于创面，与细胞外基质等形成的一种膜性结构。它由细菌及其分泌产物、细胞外基质、坏死组织等共同组成。由于它是存在于细胞水平上的一种由多种成分构成的膜性结构，因而往往在研究中主要依靠荧光素染色等方能确定。生物膜的形成包括 3 个阶段：创面微生物的附着，EPS 的分泌和菌落的形成，以及菌落细胞的成熟与传播。

深入认识这种膜性结构的特点及作用方式对揭示细菌耐药性的产生以及在慢性难愈合创面发生中的角色十分重要。据研究，在急性创面细菌这种生物膜的形成和作用并不明显，仅仅有 6% 的创面可以检测到这种生物膜的存在，因此细菌不是延缓创面愈合的主要因素。但是当创面由急性转变为慢性时，这种生物膜则可以在 60% 以上的创面检测到，当细菌数量达到一定程度的时候，细菌生物膜就可能起到了决定性作用。研究表明，在 93.5% 的慢性难愈合创面可以检测出金黄色葡萄球菌感染，71.7% 的慢性创面可以检测出肠球菌感染，52.2% 的创面可以检测出绿脓杆菌，45.7% 的创面可以检测出凝固酶阴性葡萄球菌感染，41.3% 和 39.1% 的创面可以分别检测出变形杆菌和厌氧菌感染。有时在创面由急性转为慢性的早期或某些单一因素形成的慢性创面，其细菌检出的种类可能比较单一，但在有细菌生物膜形成的创面，常见的是多种因素以及多种细菌混合感染的结果，这可能就是为什么有的创面单一种类细菌的检出率比较高（最高可达到 90% 以上），而在有生物膜形成的创面其检出率反而还比较低（60% 左右）的原因。

慢性难愈合创面发生时细菌的生物膜是怎样形成的呢？一般认为是在创面由急性转变为慢性过程中创面受到污染，当这种污染细菌量 < 10^5/g 组织时，细菌仅仅定植在创面而对创面愈合无延缓作用；但当细菌量 > 10^5/g 组织时，特别是有多种细菌同时污染时，细菌便附着于创面并在创面繁殖形成克隆，之后将自己包埋于由坏死组织、细胞外基质等形成的多层基质中，形成保护层，类似于一种膜样结构，这个时候在临床上也会观察到创面红、肿、热、痛以及氧分压低等典型表现，这样细菌就能抵抗各种治疗措施的作用。这种生物膜的建立使得这些细菌能逃逸抗生素对它们的杀灭作用。

伤口的轻度细菌污染，对创伤修复过程不会产生重大的影响。甚至有学者认为独立的细菌种群本身并不直接作用于未愈合的伤口。但当 4 种或者以上的不同细菌种群定植于伤口与一种细菌定植伤口相比，前者对伤口的损害程度更大。有研究表明，MRSA 和铜绿假单胞菌在延迟再上皮化的过程中有协同作用，提示微生物群体通过彼此之间的协同进而导致伤口愈合延迟的发生。

当战创伤发生在较为恶劣的环境，伤口的细菌由污染转变为感染时，伤口内微生物在生命活动过程中和在破坏时分泌出来的外毒素，如金黄色葡萄球菌 α 毒素不仅引起红细胞及血小板的破坏，而且还促使小血管平滑肌收缩、痉挛，导致毛细血管血流阻滞和局部组织缺血坏死。葡萄球菌的杀白细胞素通过作用于靶细胞膜上的特异性受体而实现对中性粒细胞及巨噬细胞的溶细胞效应，使之溶解死亡并丧失吞噬细菌的能力。同时巨噬细胞被破坏后，处理抗原及传递抗原信息的能力受到极大限制，故在葡萄球菌感染中，常不能建立有效的特异性免疫。同时能产生杀白细胞素的菌株具有抗吞噬能力，并在吞噬细胞中增殖，以致易感部位的反复感染。

创伤感染后大量细菌外毒素、内毒素和蛋白水解酶的综合作用，并通过它们的细胞毒作用引起细胞因子的生物学效应及自由基损伤，造成组织水肿、出血、脓性分泌物数量增多，蛋白质由创面大量丧失和电解质急剧增加，化脓性伤口的肉芽组织中蛋白质大量水解，细菌大量侵入周围组织，使肉芽组织生长缓慢或因肉芽的过度增生严重影响上皮形成，从而影响了创伤修复的速度。

创面感染是影响伤口愈合最常见的原因，除了一般性的金黄色葡萄球菌、链球菌、大肠杆菌、绿脓杆菌感染外，还存在着结核杆菌及真菌感染的可能。

细菌生物膜延缓创面愈合的机制可能包括：

1. 对修复细胞的影响

急性伤口愈合的早期，中性粒细胞可通过清除微生物控制感染程度。当细菌聚集形成生物膜，将产生抵抗中性粒细胞的作用，并影响成纤维细胞与中性粒细胞趋化因子的改变，导致机体的修复能力和免疫功能受阻，从而导致愈合延迟。有研究发现，生物膜的长期存在，造成伤口组织的缺血、缺氧，低氧诱导因子 -1 表达并激活 miR-210，进而抑制修复蛋白 E2F3 合成，而参与上皮细胞修复过程的关键蛋白 E2F3 生成减少，将造成伤口愈合障碍。伤口愈合过程中，表皮角质形成细胞在再上皮化过程中至关重要。

2. 乙酰高丝氨酸内酯的作用

细菌通过对周边细胞密度的感知，从而调控相关基因的表达。如乙酰高丝氨酸内酯（acyl homoserine lactones，AHLs）分子达到一定阈值，细菌密度感应系统被激活，细菌不断分泌胞外基质黏结单个细菌而形成生物膜从而阻碍抗菌药物的渗透作用。当细菌的密度降低时，AHLs 分泌减少可导致生物膜迅速减少，补充外源 AHLs 可恢复生物膜的成熟。AHLs 作为群体感应信号分子还与细菌毒性因子的产生、抗菌药物的合成或降解、质粒结合转移等多种生物功能相关，并直接影响宿主细胞的基因表达，是导致持续或反复感染的重要分子。

3. 耐药机制的形成对创面的影响

通常认为创面的细菌感染通过规范使用抗菌药物治疗是可以消除的。生物膜状态下的细菌相对其浮游状态具有显著增强的耐药性，膜的存在可以使中性粒细胞趋化性减弱，膜周边组织炎性反应减弱使细菌与生物体呈长期共生状态，导致创面长时间停留在炎症阶段，阻滞创面愈合进程。另外主要由多糖、蛋白质、脂类、金属离子和细胞外 DNA 组成的胞外聚合物，EPS 也可以影响生物膜的理化性质从而导致其对抗菌剂的抵抗。

目前对于生物膜的治疗方法主要包括：①局部清创，破坏菌膜。②负压治疗。③局部药物治疗。④生物工程替代疗法。⑤高压氧治疗。但尚无较好的从根本上治疗的方法，许多抗原和伤口敷料对于抗生物膜感染是无效的。在临床工作中注意以下方面可减少生物膜的产生：①认真彻底地清创和局部换药。②合理选择抗生素种类、给药途径。③各种导管、人工合成材料的使用过程的操作规范。

微生物群（microbiota）又称微生物区，微生物区系。美国 Stowers 医学研究所的研究人员发现，微生物组的构成，与宿主的免疫反应、机体的自愈能力之间，有一种明确的联系。他们发现，涡虫微生物群落的一个急剧变化，可使得这种淡水扁虫失去它的再生能力。这种相同的变化在人类炎症性疾病中也曾被观察到，但是，之前科学家曾经尝试在较低等生物（如果蝇和斑马鱼）中模仿它，却被证明是失败的。研究结果揭示控制免疫力和再生之间相互作用的基本分子机制，并可能指出新的治疗方法，来对抗严重的人类疾病，如慢性不愈合的伤口。这一动物模型将内生细菌的病理变化与再生抑制联系起来。既往研究表明，某些种类的细菌对健康至关重要，与组织修复相关，其他种类的细菌则可能产生负性作用。目前，微生物组变化和免疫系统响应方式如何影响再生修复过程越来越引起人们的关注。

免疫反应主要构成了有效组织再生和修复的一道屏障。当涡虫种群的一部分遭受感染时，其眼周出现病变，且越来越大，直到出现整个头部退化。在通常情况下，涡虫可再生出一个新的头，但是感染却以某种方式干扰了它们的再生能力。

当涡虫健康时，它们体内有大量的拟杆菌——一组有益的、支持性共生菌，和少量的变形菌。但如果涡虫发生病变时，变形菌大幅飙升，可能通过免疫系统对"影响涡虫再生能力的细菌"产生影响。感染过程中有一些关于再生的特殊情况，不同于正常的再生。有一些基因在一种情况下可促进退化，而在另一种情况下，却促进再生。清除感染的细胞，使感染不能扩散到健康的组织。只有当我们阻断该通路时，我们才能在感染的情况下再生。

未来，人类有可能会开发出小分子干扰免疫途径，以提高组织的修复和再生，而且将目前这种仅仅试用在简单生物体的有效手段，成功用于更高等的生物（如人类）。

二、异物

在影响创伤愈合的局部因素中，主要是创面或伤道内异物存留对修复的影响，包括弹片、弹头及其他异物被带入滞留于机体。通常较大的异物肉眼可以看见或通过 X 光透视发现，但毫米级以下的异物则肉眼很难发现。

异物对创面愈合的影响主要来自以下方面：一是异物本身带有大量细菌，容易引起局部创面感染；二是有些异物，如火药微粒、磷粒、铅粒等，本身具有一定的组织毒性，可对周围组织造成直接损伤；三是异物刺激周围组织，加重急性炎症期的反应过程。因此，对外伤造成的创面，清创时应将异物尽量摘除。深部组织内的异物，如果不影响生理功能，也不必勉强摘取，以免造成较大的组织损伤。紧邻神经、血管外侧的锐性异物一般均应及时摘除。游离的较大骨碎片手术时应尽量复位，较小而失去生机的骨碎片亦应摘除。手术时，结扎线和缝合线也都是异物，保留得越短、越少则越好，以减轻局部炎症反应。

三、血肿和无效腔

血肿和无效腔都有增加感染的趋势，将直接或间接影响创伤愈合。无污染的手术切口，在关闭切口时应彻底止血，分层缝合不留死腔。对有污染的伤口，清创时应尽可能少用结扎的方法止血，电灼或压迫止血应列为首选。关闭切口时应放置引流条，视情况在伤后 48 ~ 72h 取出。如果局部形成血肿，将对创周的正常组织产生压迫，影响创缘血液供应，轻者延迟愈合，重则造成组织坏死。

四、局部血流供应

局部动脉血供应不足或静脉回流障碍均可导致氧气和营养物质供应下降，肉芽组织营养不良，生长迟缓，妨碍愈合。伤口周围局部缺血既有全身性原因也有局部因素。局部因素中既有血管本身因素的影响，也有血管外组织出血水肿压迫血管壁造成的缺血。战地救护中，由于时间、条件等限制，加压包扎、夹板固定等手段常被使用，由于疏忽可能会导致局部组织的缺血。

在致伤因子作用下，局部出现不同程度的细胞和组织损伤，启动了炎症过程，微动脉出现一过性的挛缩，数秒至数分钟不等，紧接着出现血流动力学和流变学改变的 3 个时相：高流动相→低流动相→血流瘀滞相。如果损伤因子过于强烈或持久，则低流动相延长，血浆外渗增多，血液黏度增加，血流瘀滞。另外，白细胞自血管游出，在损伤区大量聚集，吞噬坏死组织和异物，氧耗量显著增加，代谢活动增强，导致损伤区血液供应的相对不足。伤口周围组织内出血、水肿、张力增加，压迫血管，也是伤口周围组织缺血的另一主要原因。创伤修复必须要有充分的血流，一方面是向创伤区提供充足的氧和必要的营养物质，另一方面要将局部产生的毒性产物、代谢废物、细菌和异物运出损伤区。另外，伤口缝合（特别是连续缝合）时张力要适度，缝合时张力过大，加之术后切口出血、水肿势必压迫血管，会造成供血不全，影响切口愈合。

引起局部血液供应不足的机械性原因主要是局部压力、摩擦力以及剪切力增加，如伤口包扎或缝合过紧、压疮的形成等。局部血管的炎症而引致的血栓形成或小动脉硬化而致的血管变窄，如下肢静脉溃疡和糖尿病足溃疡。此外，吸烟也会导致血液循环系统功能障碍，这主要表现在以下两个方面：①尼古丁作用于小动脉管壁的平滑肌，使小动脉收缩，血流减慢。②吸入的一氧化碳会竞争性与血红蛋白结合，从而使血液携氧能力下降，影响伤口组织的氧供给。

（程飚　刘宏伟　付小兵）

第三节　影响组织修复与再生的其他因素

一、环境因素

有研究表明，相对于保持创面干燥而言，采用保湿敷料使局部创面保持一定的湿度将有利于形成一个局部低氧环境，从而刺激成纤维细胞生长与毛细血管胚芽形成。在潮湿、低氧与微酸环境中，坏死组织的溶解增强，与组织修复密切相关的多种生长因子释放增多，且不增加感染率并能明显减轻创面疼痛。

高海拔地区的气候状况，常常造成机体的缺氧状态。局部组织损伤后，当受伤组织局部血液循环受到一定的障碍时，伤处组织处于低灌流状态而缺血缺氧，损伤反应的修复受抑制，延缓愈合时间。

高温高湿环境下，各种细菌生长繁殖能力增强。因此，易造成愈合困难，详见相关章节论述。

二、电离辐射对愈合影响

任何种类的照射（包括 γ 射线、X 线、α 及 β 线、电子束等）一方面能直接造成难愈合的皮肤溃疡，另一方面也能间接影响创面的愈合过程。其机理在于射线损伤小血管，抑制成纤维细胞增生和胶原蛋白的合成与分泌等。高剂量照射能显著延迟愈合伤口。

机体不同组织细胞对电离辐射的敏感性不一致。根据 Bergonie 和 Tribondeau 提出的细胞辐射敏感性与细胞的增殖能力成正比，而与细胞的分化程度成反比的理论，造血细胞对放射损伤敏感，皮肤细胞次之。电离辐射对创伤愈合的作用与射线的种类、照射剂量、照射方式和照射时间等因素密切相关。通常，照射剂量越大、照射时间越长，其延缓愈合的程度也越重。对于局部照射，相同剂量的软 X 射线对愈合的延缓作用强于 γ 射线和硬 X 射线。这与软 X 射线波长较长、电离密度相对较大、穿透能力较弱有关，大部分射线被浅层皮肤吸收，加重皮肤损伤。对于全身放射损伤，局部创伤的愈合情况与机体的整体情况相互影响。综合已有文献，2 Gy 以下全身照射对创面愈合基本上没有影响；超过 4 Gy，创面愈合则显著延缓；而 7 Gy 以上全身照射后由于造血功能的明显损害，如不给予治疗，通常未待创面愈合，动物已经死亡。

大剂量电离辐射作用明显延缓创伤愈合的病理过程主要表现为：造血功能受抑，炎症反应削弱，特别是创伤局部浸润的巨噬细胞和中性粒细胞等炎症细胞显著减少，创伤启动过程延迟；血管损害，内皮细胞变性、坏死，出血较明显；肉芽组织形成和成熟均明显减缓，成纤维细胞数量和功能受损；再上皮化过程延迟，愈合时间延长。近年从分子层面的研究进一步深化了对电离辐射延缓创面愈合机制的认识，研究表明，造血细胞来源减少和射线引起的凋亡增加是导致创伤局部炎性细胞数量减少的重要原因，而射线作用致细胞增殖受抑和凋亡增加是成纤维细胞数量减少的重要原因。与细胞增殖密切相关的增殖性细胞核抗原（proliferate cell nuclear antigen，PCNA）、细胞周期素 E（cyclin E）、细胞周期素依赖性激素 4（cyclin-dependent kinase 4，CDK4）等分子表达降低，抑制细胞周期 G 期向 S 期的过渡是造成细胞增殖受抑的重要机制；而 bax 等促凋亡基因的表达增加和 bcl-2 等抗凋亡基因的表达下降是造成细胞凋亡增加的重要机制。进一步研究还发现，除细胞数量减少外，细胞功能也受到了明显影响，突出表现为胶原、纤维粘连蛋白等细胞外基质分子和碱性成纤维细胞生长因子、转化生长因子等生长因子的合成与分泌降低。

电离辐射延缓创面愈合的机制是"以细胞损害为关键环节的愈合诸因素调控失调"，其中"细胞"同时包括造血细胞和修复细胞，而"损害"则同时包括数量和功能的损害。对开放性创面复合伤创面促愈的一个重要原则是要同时考虑增加创伤局部造血细胞和修复细胞的数量，促进其功能。

三、药物对愈合影响

（1）细胞毒药物：这类药物能抑制纤维母细胞生长、分化和胶原合成，从理论上讲有延迟伤口愈合的作用，但在临床实践上未能得到充分证实。放疗亦干扰成纤维细胞的生长和分化。炎症是创伤愈合的先导，没有炎症就不会有纤维组织增生和血管生成。

（2）类固醇类药物：由于它是临床应用得最普遍的一种抗炎药物，但其有明显抑制创伤愈合的作用。其主要机制是抑制炎症过程和促进蛋白质分解。临床证明，术前或术中使用类固醇的病例，其并发症明显增高，全身使用维生素 A 可拮抗类固醇对炎症的抑制效应。近来也有研究表明，掌握好创伤后类固醇药物的应用时间与用量，对创伤修复有时也有促进作用。其他抗炎药物对创伤愈合影响较小，但超过药理剂量的阿司匹林有延缓创伤愈合的作用。

（3）在清创过程中，有些医生为了减少创面出血，在局麻药中加进了缩血管类药物和肾上腺素，这一举措是否会加重局部组织缺血和继发性伤口内出血，继而影响愈合有待更深入研究。

四、其他

如由于局部固定不良，邻近关节伤口难以愈合。这可能与过早活动容易引起炎症过程中的渗出反应，加重局部肿胀，影响伤区的供血有关。新生的肉芽组织非常脆弱，牵扯易于损伤出血，影响成纤维细胞的分化和瘢痕组织的形成。骨折部分过早活动也容易出现骨不连接和假关节形成。

（程飚　史春梦　付小兵）

参 考 文 献

[1] Abe, Yokoyama Y, Ishikawa O. A possible mechanism of basic fibroblast growth factor-promoted scarless wound healing: the induction of myofibroblast apoptosis[J]. Eur J Dermatol, 2012, 22(1): 46-53.

[2] Akasaka Y, Ono I, Kamiya T, et al. The mechanisms underlying fibroblast apoptosis regulated by growth factors during wound healing[J]. J Pathol, 2010, 221(3): 285-299.

[3] Allison DD, Braun KR, Wight TN, et al. Differential effects of exogenous and endogenous hyaluronan on contraction and strength of collagen gels[J]. Acta Biomater, 2009, 5(4): 1019-1026.

[4] Broadbent E, Koschwanez HE. The psychology of wound healing[J]. Curr Opin Psychiatry, 2012, 25(2): 135-140.

[5] Burkiewicz CJ, Guadagnin FA, Skare TL,et al. Vitamin D and skin repair: a prospective, double-blind and placebo controlled study in the healing of leg ulcers[J]. Rev Col Bras Cir, 2012, 39(5): 401-407.

[6] Gethin G. Understanding the inflammatory process in wound healing[J]. Br J Community Nurs, 2012, Suppl: S17-18.

[7] Gordon S, Taylor PR. Monocyte and macrophage heterogeneity[J]. Nat Rev Immunol, 2005, 5(12): 953-964.

[8] Hamilton JA, Tak PP. The dynamics of macrophage lineagepopulations in inflammatory and autoimmune diseases[J]. Arthritis Rheum, 2009, 60(5): 1210-1221.

[9] Johnson P, Ruffell B. CD44and its role in inflammation and inflammatory diseases [J]. Inflamm Allergy Drug Targets, 2009, 8(3): 208-220.

[10] Kajdaniuk D, Marek B, Foltyn W, et al. Vascular endothelial growth factor (VEGF) - part 1: in physiology and pathophysiology[J]. Endokrynol Pol, 2011, 62(5): 444-455.

[11] Klass BR, Grobbelaar AO, Rolfe KJ. Transforming growth factor beta1 signalling, wound healing and repair: a multifunctional cytokine with clinical implications for wound repair, a delicate balance[J]. Postgrad Med J, 2009, 85(999): 9-14.

[12] Koria P. Delivery of growth factors for tissue regeneration and wound healing[J]. BioDrugs,

2012, 26(3): 163-175.

[13] Le M, Naridze R, Morrison J, et al. Transforming growth factor Beta 3 is required for excisional wound repair in vivo[J]. PLoS One, 2012, 7(10): e48040.

[14] Li XJ, Xiao TP, Ren GY, et al. Hyaluronic acid content in fetal maxillofacial skin[J]. J Clin Rehab Tissue Engin Res, 2010, 14(15): 2847-2850.

[15] Medlin S. Nutrition for wound healing[J]. Br J Nurs, 2012, 21(12): S11-2, S14-5.

[16] Mosser DM, Edwards JP. Exploring the full spectrum of macrophage activation[J]. Nat Rev Immunol, 2008, 8(12) : 958-969.

[17] Penn JW, GrobbelaarAO, Rolfe KJ.The role of the TGF-beta family in wound healing，burns and scarring：areview[J]. Int J Burns Trauma, 2012, 2(1): 18-28.

[18] Stechmiller JK. Understanding the role of nutrition and wound healing[J]. Nutr Clin Pract, 2010, 25(1): 61-68.

[19] Zhao JY, Chai JK, Song HF, et al.Influence of hyaluronic acid on wound healing using composite acellular dermal matrix grafts and autologous skin in rabbits[J]. Int Wound J, 2012, 11(10): 1742-1748.

[20] 陈小波, 程飚, 付小兵. 性激素促进创面愈合的相关研究和进展 [J]. 中国美容医学杂志, 2010, 19(1): 130-133.

[21] 程飚, 刘宏伟, 付小兵. 衰老后应激 – 神经 – 内分泌 – 免疫系统改变在创面愈合研究中的作用 [J]. 中华老年多器官疾病杂志, 2008, 7(5): 4038-4040.

[22] 程飚, 付小兵, 盛志勇. 雌激素与创面愈合 [J]. 创伤外科杂志, 2005, 7(6): 468-470.

[23] 付小兵, 程飚, 刘宏伟. 机体老化对创伤修复研究带来的思考[J]. 中华老年多器官疾病杂志, 2008, 7(5): 356-357.

[24] 付小兵, 程飚. 老年化皮肤特点与创面愈合的关系 [J]. 中华老年多器官疾病杂志, 2002, 1(3): 229-231.

[25] 付小兵, 程飚, 刘宏伟. 进一步关注应激及其对组织修复调控机制的研究 [J]. 中华实验外科杂志, 2009, 26(9): 1089-1090.

[26] 付小兵, 程飚. 创伤修复和组织再生几个重要领域研究的进展与展望 [J]. 中华创伤杂志, 2005, 21: 40-44.

[27] 付小兵, 程飚. 重视老龄化对创面愈合影响的研究 [J]. 创伤外科杂志, 2005, 7: 383-385.

[28] 付小兵, 程飚. 重视神经、内分泌与免疫机制在皮肤修复与再生中作用的研究 [J]. 中国修复重建外科杂志, 2006, 20: 331-335.

[29] 付小兵. 参与创面愈合调控的神经因素 [J]. 中华危重病急救医学, 2004, 16(2): 65-66.

[30] 付小兵. 细菌生物膜形成与慢性难愈合创面发生 [J]. 创伤外科杂志, 2008, 10(5): 416-417.

[31] 胡晓燕，金剑，陈剑华，等．负性情绪影响创面愈合的研究现况及进展 [J]. 中华损伤与修复杂志（电子版），2016, 11(5): 382-385.

[32] 廖选，刘宏伟，程飚．神经 - 体液内分泌因素对表皮干细胞生物学行为的影响及意义 [J]. 中国美容医学杂志，2012, 21(17): 2282-2284.

[33] 任为，程红缨，孙慧勤．LED 红光照射对放创复合伤小鼠创面愈合的影响 [J]. 第三军医大学学报，2013, 35(10): 981-984.

[34] 佟川，李瑞生，郝好杰，等．低氧预处理的人脐带间充质干细胞对巨噬细胞极化的调节作用观察 [J]. 解放军医学杂志，2016, 41(7): 523-527.

[35] 王宽，解英，汪虹，等．细菌生物膜与慢性创面愈合 [J]. 中华医院感染学杂志，2016, 26(19): 4554-4556.

[36] 宣力，聂军，程飚．神经 - 免疫 - 内分泌系统介导心理应激对创面愈合的影响 [J]. 中国美容医学杂志，2009, 18(12): 1825-1828.

[37] 姚波，刘万宏，傅亚．影响创面愈合的营养因素研究进展 [J]. 基因组学与应用生物学，2012, 31(6): 640-643.

[38] 王亚平，付小兵．成纤维细胞生长因子对猪创面细菌量的影响及与创面愈合的关系 [J]. 解放军医学杂志，1995(3): 204-205.

[39] 付小兵．慢性难愈合创面防治理论与实践 [M]. 北京：人民卫生出版社，2011.

[40] 姜玉峰，许樟荣，付小兵．糖尿病足创面修复过程中清创问题 [J]. 中国实用内科杂志，2016(1): 13-15.

[41] 程飚，刘宏伟，付小兵，等．雌激素 -β 受体在大鼠全层皮肤缺损愈合过程中的表达特征及作用的研究 [J]. 西北国防医学杂志，2007, 28(1): 19-22.

[42] 程飚，付小兵，盛志勇．脂肪与创面愈合 [J]. 感染、炎症、修复，2003, 4(2): 122-124.

[43] 黄晖，赖西南，王正国，等．感觉神经肽 SP 对创面表皮干细胞迁移影响的实验研究 [J]. 解放军医学杂志，2003, 28(10): 884-886.

[44] 程飚，付小兵，盛志勇．胎儿无瘢痕愈合与神经发育 [J]. 中华实验外科杂志，2002, 19(2): 191-192.

[45] 刘文忠，陈志刚，孙同柱，等．大鼠深 Ⅱ 度烫伤创面愈合中血管形成与血流变化特点 [J]. 中国美容医学杂志，2009, 18(3): 328-331.

[46] 中华医学会创伤学分会创伤急救与多发伤学组．创面局部用药防治感染规范 [J]. 中华创伤杂志，2013, 29(10): 905-907.

第九章 新技术与组织修复和再生（一）： 干细胞、组织工程与3D技术

第一节 组织工程和3D技术

组织工程技术自出现以来，已在生物医学等诸多领域取得了显著的进步，如新型细胞源以及种子细胞的分离培养、高仿生性生物材料支架的设计与合成、新药及递送系统的发明和高通量生物制造技术的发展等。此类成果使得一些创新的临床治疗策略得以飞速发展，特别是在组织器官的损伤修复与再生方面取得了令人较为满意的临床效果。目前，组织工程与再生医学策略可大致分为三类：以细胞为主的治疗策略；以脱细胞支架或接种细胞的支架治疗策略；加载细胞的结构体或基质复合体（见图9-1）。

具体说来，以细胞为主的疗法是取自患者（自体）或供体（同种，异种）的同种异体或异种细胞，经过进一步处理（例如细胞分选、体外扩增等）后植入病变部位。这种疗法相对简单，但要面临如何维持细胞活性和定植等问题。因此，应运而生的就是将特定细胞固定于生物材料载体支架以提高定植和活力的新策略。依据不同的损伤程度和组织生物力学特性，可以选择不同的支架植入材料为细胞提供特定的环境，指引种子细胞或宿主细胞的渗透、定植、附着和增殖，促进新生细胞外基质合成，从而提高临床疗效。我们研究团队将含有汗腺细胞的明胶微球载入组织工程皮肤，在体外可形成具有汗腺结构的全层皮肤，植入体内可促进皮肤完全修复，为创面临床治疗提供新策略。

在组织工程技术实施过程中，支架材料的作用是非常重要的。因此必须具备适合修复部位的物理化学和机械特性，包括良好的生物相容性、无毒性、生物可吸收性和适当的刚度、弹性及表面特性等。支架材料的特性主要取决于所选生物材料的天然属性和化学性质。目前在组织工程领域使用最广泛的依然是天然材料、合成材料以及复合材料，用以上材料形成的支架具有广泛的生物活性、仿生性、生物可降解性以及细胞交互特性等。举例来讲，生物活性陶瓷材料强化的聚合支架（如羟

基磷灰石或 β-磷酸钙磷酸盐）通常被用作骨或软骨组织工程支架材料，目的是能够达到更好的矿化效果并与机体整合。

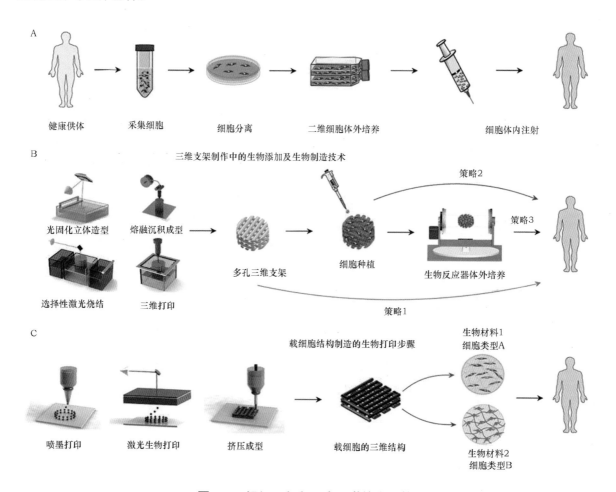

图 9-1 组织工程和再生医学的主要策略

注：A—以细胞为主的治疗策略；B—以脱细胞支架或接种细胞的支架治疗策略；C—加载细胞的结构体或基质复合体基于支架的治疗。在基于支架的治疗中，支架可以进行不含细胞（策略1）、在细胞种植后（策略2）或经体外培养（策略3）的植入方法。

当然，除了生物材料的自然属性以外，生物制造技术也在宏观、微观及纳米尺度上决定支架的主要特点（例如孔隙大小、形状和空间分布、孔间相互交通、表面构造等），这些因素都会影响支架附着细胞的生物学行为以及植入体内后的组织形成。在诸多生物制造技术中，传统生物制造技术，如溶剂浇铸、冷冻干燥或气体泡沫法等由于流程简便及低成本等原因，目前仍适用于各种孔状生物材料支架的制备。然而，由于对内部结构（如多孔性、孔隙大小、空间分布及孔间相互交通等）控制的局限性，会严重制约支架的空间变化。另外，由于制备过程中有生物相容性差的有机溶剂等存在、时间较长等，支架制备过程中不易加入活细胞和活性因子等。相比之下，一些较新的生物制造技术，如光固化（SLA）、选择性激光烧结（SLS）、熔融挤出或熔融沉积成型（FDM）和喷墨打印或 3D 打印（3DP）等，制备出的支架材料在增强精度、分辨率以及重现性方面均有更好的表现。特别是3D打印技术，采用逐层方法自动化制造出三维空间支架，可有效增加结构的复杂性和异质性，对支架的属性也能取得更好的控制。

加载细胞的结构体或基质复合体的治疗策略正是基于上述创新技术而逐步出现的。利用上述技术制备出的异质性三维细胞外环境，有望更好地解决细胞-支架模式所带来的局限性。在体外构建含有细胞和信号分子以及活性因子的支架，并利用生物材料制备出模拟组织发生的特定微环境，不仅从结构学角度仿生，而且从生化角度模拟出了机体靶组织的原生细胞外基质。目前3D生物打印已成功为组织器官修复提供了一项全新的临床医学技术，同时，也为再生医学、组织工程、干细胞等研究领域提供了非常好的研究工具。

3D打印机有望制造出更多的人体器官，在推动医疗水平实现质的飞跃上被寄予厚望。但有科学家警告，从人体细胞、组织乃至器官被"打印"出来，到真正应用于临床，还有相当长的一段路要走。目前，利用细胞3D打印技术进行器官移植一般有两种方式。以肝脏为例，一种是先将患者肝脏形状扫描下来，用生物材料做成支架放入体内，再将细胞植入上去，利用体内环境，在营养液充足的情况下长出肝脏；另一种是在体外直接打印肝脏，移植到患者体内。第二种方式更具有科学性，效果也会更加理想，但要实现需要很高的技术含量，就目前来说距应用还有一定的距离。而且，即使3D打印的人工器官在体外功能正常，一旦植入体内，是否能运作以及有哪些不良反应等目前都未可知。另外，移植后器官的营养吸收和排泄正是其在体内逐渐修复、适应和代替旧器官的过程，如果能先构建和研究清楚器官的支持系统，将降低器官植入人体后的排异反应和相关风险。

另一方面，3D打印器官技术在真正成熟之前由于研发、市场开拓等一系列的高额成本势必会成为高端消费。特别是在我国，3D打印技术尚处于初期发展阶段，在技术上还存在瓶颈。如材料的种类和性能受限制，成形的效率需要进一步提高，以及在工艺的尺寸、精度和稳定性上迫切需要加强。而且我国3D打印耗材主要依赖于国外进口。过高的材料成本可能成为阻碍发展的原因之一，会大大降低3D打印技术的性价比，在一定程度上削弱市场对此技术的重视程度。因此，现阶段在生物医药领域对3D打印的投入应以加强创新研发、技术引进和储备为主，尤其要重视自主知识产权的建设和维护，争取在未来的市场竞争中占据有利地位。

目前，生物医学领域已经成为3D打印应用最多的领域之一。2012年3D打印技术在此领域的产值占据全球产值的16.4%，大部分应用集中在假肢制造、牙齿矫正与修复等方面。而到2013年底，仅在欧洲使用3D打印制造钛合金人体骨骼的成功案例就多达3万例。此外，随着技术进步、成本下降、人口老龄化和捐献器官数量少，业内人士普遍看好3D生物打印技术在再生医学领域特别是器官移植方面的发展前景。随着科技的不断进步，将3D打印应用于组织器官移植的技术也不单单只停留在理论层面。而且，每个人的身体构造、病理状况都存在特殊性和差异化，当3D打印与医学影像建模、仿真技术结合之后，就能够在人工假体、植入体、人工组织器官的制造方面产生巨大的推动效应。相信在不久的将来，科学家会用一项项研究成果证明"器官定制移植"的可能性。但是，关于3D打印生物器官的监管机制还未建立，其在生物医药制品中的分类、审核标准等处于一种模糊的状态。

这些都预示 3D 生物打印除了技术方面需要发展外，一个为这个庞大的未来新兴产业保驾护航的评检机制的建立也还有很长的路需要走。

（刘南波　黄沙）

第二节　干细胞及其相关技术与皮肤修复和再生

干细胞是近年来生命科学基础研究与临床应用中进展最为迅速的领域之一，干细胞及其相关技术在细胞治疗、组织器官修复、发育生物学、药物学等方面都显示出了巨大的发展潜力。由于干细胞具有再生及分化的特性，所以植入体内的干细胞或是在体外由干细胞构建的组织再植入体内，可分化再生修补受损器官。目前国内外机构等已利用干细胞成功地进行了多种组织器官再生的尝试。如科学家利用骨髓间充质干细胞和脐带间充质干细胞在体内外能分化为肌肉细胞、神经细胞、汗腺细胞的特点，为治疗肌萎缩、脑萎缩、帕金森病等退行性疾病和烧创伤等大面积创伤带来希望；以及从发育中或成年胚胎干细胞组织中分离出胚胎干细胞、神经干细胞、表皮干细胞、真皮毛乳头细胞，也可以体外获得诱导多功能干细胞，体外扩增培养后植入损伤部位，定向分化为神经元、星形胶质细胞、少突胶质细胞、表皮细胞、毛囊、皮脂腺以及汗腺，为神经组织和创伤修复提供新策略。

目前干细胞治疗及组织工程所用的干细胞均为自身干细胞，难以实现再生医学成果的产业化。建立低免疫原性干细胞，以实现跨个体应用的通用型种子细胞，是实现组织工程产业化的需要。另外，干细胞治疗的安全性是干细胞临床应用的重要前提。干细胞进入体内的方法包括直接组织内注射，以及血管内注射或者通过基于组织工程支架的转运。安全有效实用的给药途径是干细胞再生治疗成功的关键所在，这主要是为了确保达到组织再生有效的细胞剂量及靶向性，并希望其在非靶向区域较少分布以及将血源播散的危险性降到最低。

皮肤是人体最大，同时也是创（烧、战）伤后首先受损的器官。轻度创（烧、战）伤后，皮肤及其附件细胞由于遭到破坏，其修复与再生便常以其未受创伤的部分为模板，经过增殖与分化从而达到完全修复的目的。但在全层大面积创（烧、战）伤时，由于皮肤的完全损毁，皮肤及其附件细胞则不能完全依赖于自身干细胞的分裂、增殖与分化来重建其复杂结构，由此使皮肤及其附件再生发生困难，最终将产生两个方面的愈合问题，即所形成的慢性难愈合创面（俗称慢性溃疡）或过度修复形成的增生性瘢痕和瘢痕疙瘩，不仅给患者的生理与心理带来严重障碍，而且对其后期的生活与工作质量将产生严重影响。其中汗腺细胞的毁损影响较大，发汗是人体调节体温的主要方式，汗腺遍布全身，其难以再生导致患者预后生活质量极低，在炎热气候时甚至有生命危险。且汗腺作为机体最丰富的腺体，在一定条件下可以形成分层的表皮，其在皮肤损伤修复过程中发挥的作用比表皮细胞更重要。我们课题组曾利用灭活的汗腺细胞与 MSC 共培养、添加汗腺诱导培养基等方法诱导间充质干细胞向汗腺细胞分化；在 MSC 中过表达 Eda，将 NF-κB 和 Lef1 转入成纤维细胞等方式将这两种细胞重编程为汗腺细胞并参与皮肤修复；Liang 等用汗腺培养基诱导羊水干细胞分化为汗腺细胞。将以上多种汗腺细胞再生方法应用到临床还需要进一步的实验和探索。目前临床常用的修复方法主要包括自体游离皮片移植、皮瓣移植术和异体皮、异种皮移植等。自体皮移植是创面缺损修复的最佳方法，但对于大面积皮肤缺损患者而言，自体皮皮源往往不足而无法及时有效地封闭创面。异体皮移植虽作为大面积烧伤患者的临床常用治疗方法，但免疫排斥问题一直难以完全克服，所以只能作为暂时封闭创面的手段。近年来，组织工程皮肤的研究和应用已取得一定进展，也为解决这一难题提供了新的思路和方法，但迄今仍没有一种理想的组织工程皮肤能完全满足临床严重皮肤缺损患者的需求。其中一个重要原因是种子细胞来源的问题，因为从患者自体或异体获得的成熟细胞已是终末细胞，没有进一步增殖分化形成新生组织的能力，所以干细胞成为再生医学研究学者的最佳选择。

1. 表皮干细胞在皮肤组织工程中的应用

表皮干细胞在体内具有慢周期性和无限更新能力且可分化形成全层分化表皮的特点，在组织学上表现为胞体小、细胞器小、细胞质相对原始。表皮干细胞主要定位于基底细胞层以及毛囊外根鞘隆突部，不仅对毛囊的生长、改建和新陈代谢起着关键作用，而且对表皮损伤后的修复同样重要。但是尚未发现其特异性标识分子，需联合利用多种表皮干细胞标志物（如整合素 β1，整合素 α6，P63，角蛋白 K19）等，同时根据表皮干细胞的生物学特性（如慢周期性等）来加以鉴定。

1975 年，Rheinwald 和 Green 等利用适当致死剂量照射的 3T3 鼠成纤维细胞为滋养层，得到了快速增殖的角质形成细胞。1981 年，O'Connor 等首次应用此方法在体外培养出适合于移植的人自体表皮细胞膜片，成功封闭切痂后创面。国外数家公司已将体外培养的表皮细胞膜片推向商品化，并在欧美地区的烧伤治疗中大量应用。但应用人自体表皮细胞膜片在治疗大面积烧伤患者后，由于缺少真皮成分，随着时间的推移人自体表皮细胞膜片的黏附性减少，容易从创面上脱落以及创面愈合后皮肤的弹性、柔嫩性均较差，易起水疱而形成残余创面，需重新移植片状自体皮来修复创面。后来研究人员发现将人自体表皮细胞膜片应用于保留部分真皮成分的创面上，皮片与受皮区创面迅速黏附并刺激表皮细胞的生长。这一研究使组织工程皮肤得到了发展和改进，包括表皮 - 真皮皮肤替代物和真皮替代物的出现。

近年随着细胞支架发展的同时，一些研究人员将表皮干细胞作为种子细胞进行了改进，Dvorankova 等将表皮干细胞制备成细胞悬液接种于纤维蛋白胶上，使得表皮干细胞从实验室培养到临产应用的时间较传统方法的 3 ~ 5 周缩短到 14 天。关于表皮干细胞应用的最新进展是，通过在生物材料中加入小鼠足趾垫匀浆液并采用 3D 生物打印技术在体外构建汗腺组织发生微环境，我们团队发现表皮干细胞向汗腺细胞分化，并表达汗腺特征性角蛋白，同时促进创面的上皮化进程。这一新策略有望恢复烧创伤部位汗腺功能，用于治疗大面积烧创伤患者，可提高其预后生活质量。

2. 间充质干细胞在皮肤组织工程中的应用

相比表皮干细胞，间充质干细胞（MSC）来源更为广泛，可以从人体的多种组织中分离出来，如骨髓、脂肪、滑膜、肌肉、肺及乳牙等组织，也可以从脐血及胎盘中分离等。不仅在成人、胎儿的不同组织中发现有 MSC，而且研究也进一步显示这种细胞分离培养的可操作性比较强，而且操作过程简单易行。MSC 引起重视的另一重要的原因是其免疫惰性，因此临床应用和转化可行性较好。近年来许多研究均认为 MSC 具有诱导免疫耐受的作用，细胞很难被免疫系统识别，输注到异基因宿主体后，MSC 能够逃避宿主的免疫监视系统，在宿主体内长期存活。

早期研究表明 MSC 在皮肤损伤微环境里能直接分化为表皮细胞、血管内皮细胞等在修复过程中起重要作用的细胞参与组织损伤后的修复。近期多数研究认为 MSC 是通过调节炎症反应，分泌营养因子，促进血管生成以及上皮化和胶原重组等方面促进皮肤创面愈合。除以上机制外，我们组的研究也证实 MSC 能明显促进糖尿病慢性创面的上皮形成、血管再生，从而加速创面的愈合，提高创面愈合效率。同时能明显减轻创面胰岛素抵抗，胰岛素代谢通路 PI3K/AKT 中关键分子 PI3K 表达上调，葡萄糖转运子 4（GLUT4）表达升高，有效提高了脂肪组织对组织糖脂的利用率，促进代谢的平衡。这也说明 MSC 可以通过参与调控糖脂代谢稳态并促进糖尿病致难愈性创面愈合的作用机理。

近年来，随着生物材料在组织工程和再生医学领域的普及应用，在体外建立适合间充质干细胞作用的皮肤微环境成为可能。在众多发展起来的生物材料与组织工程新技术中，3D 生物打印及微载体技术等以其多方面的优势得到广泛应用。我们组的研究表明，骨髓来源的 MSC 与微载体复合后能在扩增的同时维持干细胞表型，而与负载特定诱导因子如 EGF 的微载体复合时表现出上皮向分化的潜能，移植于皮肤全层缺损创面后能够促进皮肤愈合及附属器再生，这说明经修饰的微载体可最大限度地模拟干细胞定向分化环境。另外，受微环境影响的 MSC 通过分泌因子抑制与纤维化相关基因的表达，证明了 MSC 分泌因子在瘢痕形成中生物学作用的部分机制。通过设计将以上新技术合理应用于再生医学研究，有望真正实现医学的个性化需求。

除此以外，脂肪间充质干细胞在体外可大规模培养和扩增并且具有多向分化的潜能，相对于从骨髓中获取骨髓间充质干细胞对患者造成的创伤小得多，同时脂肪间充质干细胞可被诱导分化为中胚层的众多细胞系，包括骨细胞、软骨细胞、肌肉细胞和脂肪细胞等。脂肪干细胞分化为表皮细胞的研究目前还不多，如果能取得突破性进展的话，将对解决临床上严重创伤、大面积烧伤患者的皮肤来源紧张问题和促进难愈创面的修复等问题提供很好的解决方法。

尽管干细胞研究的发展如此迅猛，但目前干细胞治疗及组织工程所用的干细胞均难以实现再生医学成果的产业化。建立低免疫原性干细胞，以实现跨个体应用的通用型种子细胞，是实现组织工程产业化的需要。2006 年日本科学家山中伸弥（Yamanaka）研究组和美国威斯康星大学 James Thompson 研究团队分别在 *Science* 和 *Cell* 杂志上发表有关 iPSC 的研究成果，立即引起轰动，其基本内容是用诱导的成体细胞经重新编程（reprogramming）可获得在形态和功能上与胚胎干细胞相同或相似的细胞即多功能干细胞。体细胞重编程技术可为更多的患者提供异种的多功能干细胞，并且不涉及伦理问题，因而在临床应用上（如器官培养和移植）有良好的前景。以往 iPSC 必须用逆转病毒载体才能进行基因组整合，由于基因组整合的随机性，可能会发生突变，甚至引起癌症和遗传疾病，现在已尝试用无病毒载体诱导 iPSC。有的用单因子诱导 iPSC，有的用蛋白诱导 iPSC。哈佛大学儿童医院的研究人员通过把普通人体皮肤细胞经过一系列实验快速地诱导转变成 iPSC，从而消除了因注射病毒和致癌基因造成的风险。而且，这一技术的效率约为传统方式的 100 倍。以往研究将 iPSC 定向分化为功能细胞的程序是成体细胞 –iPSC– 定向功能细胞，目前最新进展是一步到位，即成体细胞 – 定向功能细胞。这一技术也为再生医学发展开辟了一条新的途径和思路。

迄今，尽管干细胞及其相关技术在皮肤创伤修复和组织再生中的应用已经取得了很多突破性的进展，但还是有很多重要的问题没有探明，例如：如何增加自体细胞的增殖能力、延长细胞的生命期以及提高细胞的分泌能力等；如何优选不同组织来源的同一功能的最佳细胞，建立标准细胞系，使研究工作有更好的可比性和科学性；细胞与人工细胞外基质的相互作用及影响因素以及引导多能干细胞定向发育成目的细胞的分子机制、如何精确有效地改造基因组、克服移植过程中的免疫学障碍等，这些问题都将会成为今后长期的研究重点。

（黄沙）

第三节　3D 技术在器官组织工程与再生中的应用

3D 打印技术是一种将计算机辅助设计（computer aided design，CAD）、计算机辅助制造（computer aided manufacturing，CAM）、计算机数控（computer numerical control，CNC）、精密伺服驱动、新材料等先进技术集于一体，具有很高的科技含量的综合性应用技术。其最早于 20 世纪 80 年代末 90 年代初在美国出现，之后很快扩展到欧洲和日本，目前该项技术已经应用在航空航天、军工、汽车和电子制造、生物工程和医学、建筑、日常用品等多个领域，尤其在一些交叉学科领域中，如生物医学领域等。3D 打印技术具有的快速性、准确性，以及对复杂形状实体的完成特性使其展现出非常广泛的应用前景。

随着再生医学的发展，3D 生物打印（也称器官打印）的概念日益受到关注。2010 年，3D 生物打印机被《时代周刊》评为 2010 年 50 项最佳发明之一。就像普通的 3D 打印形式，这种生物技术在打印的过程中，3D 打印机逐层打印组织细胞和血管内壁细胞，这样就形成了一个坚实的实体器官，从而起到模拟人体组织的作用。3D 打印技术是由 Charles W. Hull 在 1986 年第一次提出。他将其称之为"立体光固化技术"，即将紫外照射后的薄层材料打印形成固体 3D 结构，这种方法之后用于将生物材料塑造成具有三维结构的树脂模型。无溶剂系统的发现促使生物材料可以直接打印形成可用于移植的 3D 支架。3D 生物打印作为一种组织工程技术，其进一步发展需要 3D 打印技术、细胞生物学和材料学的发展推动。在临床医学应用中，3D 生物打印已被用来制作导管和夹板。

3D 打印能够精确控制每一层中生物材料、生化药剂和活细胞等功能性成分的定位，一层一层打印形成 3D 结构。常见的 3D 打印的方法有生物模拟、自主的自我组装和迷你组织模块的构建。目前，研发新的打印方法，创造能够用于临床的、有生物活性的 3D 结构受到很多研究者关注。其中一大挑战是将传统的打印塑料和金属的技术转变成新型的打印敏感的、有活性的生物材料的技术。然而，最主要的挑战是极高精度地重现细胞外基质和多种细胞的微结构并评估其生物功能。

1. 3D 打印方法

第一种方法是生物模拟，很多技术方面的问题可用生物工程方法解决，如航天飞行、材料研究、细胞培养方法和纳米技术。3D 生物打印也不例外，生物工程方法可用来精确构建组织和器官的细胞内和细胞外组分、再现组织特异的细胞内功能组分，比如结构上模仿血管分支或制造生理上类似的生物材料类型和浓度。因此，我们需要深入了解微环境包括功能细胞和支撑细胞的分布、可溶和不可溶因子的浓度、细胞外基质的成分和生物力的本质。生物模拟的可行度依赖于工程学、影像学、生物材料科学、细胞生物学、生物物理学和医学等领域的基础研究的发展和基础知识的完善。

另一种组织再生的方法是以胚胎器官发育为参照的自主自我组装。在组织发育过程中，细胞生成细胞外基质、适宜的细胞信号和自主结构形成最终的微结构并具备相应的功能。在这种方法中细胞是组织形成的驱动者，主导了细胞组成、定位、功能和结构性质。因此，这种方法的本质是详尽地了解胚胎发生和组织发生的发育机制，在生物打印的组织中利用环境促进胚胎发育。

另外还有一种策略被称为迷你组织模块法。迷你组织模块的概念与上述两种 3D 打印方法密切相关。组织和器官由许多小的功能组成模块或迷你组织模块构成，他们可以被看作组织中最小的结构和功能单元如肾单元，而迷你组织模块通过合理的设计或者自我组装可以构成完整的组织。这种方法有两种主要策略：第一，自我组装的细胞球体（类似于迷你组织模块）通过生物启发的设计和组成装配形成完整的组织；第二，高精度的组织单元克隆自我组装成功能性的完整组织。如血管组成模块自我组装成分支的血管网络；3D 生物打印高精度的迷你组织模块可在微流体网络下用于筛选药物和疫苗，或作为体外疾病模型。

综合以上 3 种策略才有可能打印出功能、结构、性质符合组织器官的 3D 生物结构。生物 3D 打印的主要步骤包括成像和模型设计、材料和细胞选择、组织结构打印（见图 9-2）。打印的结构或者用于移植，或者经过一段时间的体外成熟化再移植，或者保存用于体外分析。

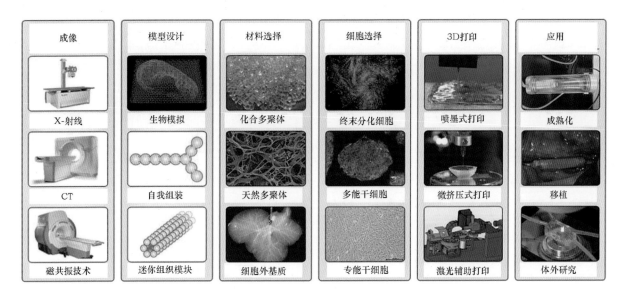

图 9-2 3D 生物打印的过程

注：自我组装图片来自 Mironov V. Organ printing: tissue spheroids as building blocks[J]. Biomaterials, 2014, 30: 2164-2174. 迷你组织模块图片来自 Norotte C. Scaffold-free vascular tissue engineering using bioprinting. Biomaterials[J]. 2009, 30: 5910-5917. 细胞外基质图片来自 Baptista PM. Whole organ decellularization-a tool for bioscaffold fabrication and organ bioengineering[J]. Conf Proc IEEE Eng Med Biol Soc, 2009: 6526-6529. 细胞分化图片来自 Kajstura J. Evidence for human lung stem cells[J]. N Engl J Med, 2011, 364: 1795-1806. 激光辅助打印图片来自 Guillemot F. High-throughput laser printing of cells and biomaterials for tissue engineering[J]. Acta Biomater, 2010, 6: 2494-2500.

损伤组织成像，其环境可用来引导生物打印组织的设计。生物模拟、组织自我组装和迷你组织模块 3 种设计方法单独或组合应用。材料的选择和细胞来源对于组织构建和组织功能很重要且具备特异性。普通材料包括合成或天然聚合物和去细胞的细胞外基质。细胞来源于自体或异体。这些组分必须与打印系统如喷墨式打印机、微挤压式打印机或激光辅助打印机相结合。某些组织在移植前可能需要在生物反应器中经过一段时间的成熟化。或者 3D 打印组织可用作体外研究。

2. 3D 组织打印机与打印参数

用于生物材料累积和成型的主要技术有喷墨式打印、微挤压式打印和激光辅助打印（见图 9-3）。我们从 3D 生物打印技术最重要的因素（界面分辨率、细胞活性和用于打印的生物材料）论述他们的区别（见表 9-1）。

起初，3D 打印技术只用于非生物领域，如金属沉积、制陶术、热塑性塑料聚合物，且涉及有机溶剂、高温和交联试剂等与生物材料和活细胞不兼容的技术。因此，寻找既能与生物材料兼容又能提供组织支架所需的适宜的机械特性和功能特性的材料是 3D 生物打印的一大挑战。

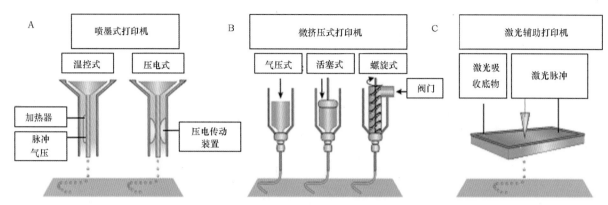

图 9-3 喷墨式打印机、微挤压式打印机和激光辅助打印机的组成和结构

注：A—温控的喷墨式打印机加热喷头使管口产生脉冲气压打出液滴，而压电式喷墨打印机通过压电传动装置产生脉冲压；B—微挤压式打印机使用气动或者机械（活塞或螺旋）驱动系统挤出连续的含有材料和细胞的小球；C—激光辅助打印机利用激光聚焦于一种吸收性底物产生含细胞的材料打印的驱动力。

表 9-1 几种生物打印机比较

		生物打印机类型		
	喷墨式	微挤压式	激光辅助	参考文献
材料黏性	$3.5 \sim 12$ mPa/s	$30 \sim 6 \times 10^7$ mPa/s	$1 \sim 300$ mPa/s	[17]
成型方法	化学、光交联	化学、光交联、温度	化学、光交联	[18]
准备时间	低	低到中	中到高	[19]
打印速度	快（$1 \sim 10000$ 滴 /s）	慢（$10 \sim 50$ μm/s）	中到快（$200 \sim 1600$ mm/s）	[20]
打印分辨率	50 μm 宽	5 μm 宽	微观尺度	[20]
细胞存活率	>85%	$40\% \sim 80\%$	>95%	[21]
细胞密度	低，$<10^6$ cell/mL	高，细胞团	10^8 cell/mL	[21]
打印损耗	低	中	高	[22]

组织器官的细胞选择对 3D 打印产物拥有应有的功能至关重要。组织和器官包括多种具有特异功能和基本功能的细胞类型，打印的组织必须包含这些细胞。除了基本的功能细胞，大多数组织还包含起支撑作用和结构功能的细胞，如参与血管化、为干细胞保持干性和细胞分化提供微环境的细胞。目前细胞打印的观点包括功能性细胞打印或者干细胞打印，干细胞可以增殖分化形成需要的细胞种类。打印用的细胞应该与体内生理状态的细胞尽可能的相近，且优化打印条件来维持他们在体内的功能。

3. 组织器官代替品构建

细胞 3D 打印技术为组织器官修复提供了一项全新的临床医学技术，同时，也为再生医学、组织工程、干细胞、癌症等研究领域提供了非常好的研究工具。2011 年，美国威克弗里斯特再生医学研究所在 TED（Technology Entertainment Design）演讲中展示了他们使用 3D 打印机打印出来的人体肾脏。他们使用培养出来的肾脏细胞作为打印材料，一层层将细胞按照提前设计好的虚拟模型打印。第一层是细胞，第二层是水凝胶用来黏合固定细胞。然后一层层重复，直到整个肾脏打印出来。初期形成的肾脏再被移到培养器中，提供养分促进生长。等到细胞存活，水凝胶被降解，留下来的只有细胞。目前该实验室表示，已经观察到这个初期肾脏模型产生了尿样物质，表示已经有了部分肾脏功能。我们实验室利用杭州某生物科技有限公司生产的 Regenovo 生物 3D 打印机，将生物水凝胶与表皮干细胞混合后，在体外构建皮肤模型并成功诱导表皮干细胞分化为汗腺等皮肤附件，为创面完美再生带来希望。

2013 年，康奈尔大学使用 3D 打印机打印出了世界第一个人工耳朵。每年有数以万计的人，因为先天发育或者疾病或者事故失去整个或者部分耳朵。传统的耳朵再植是利用肋软骨作为耳朵软骨的替代，但是这样做出来的耳朵既不美观，功能也不是很好。该团队利用计算机扫描出患者对侧正常耳朵，然后使用 3D 打印机打印出对称的耳朵模型，在此模型里注入充满细胞的胶原蛋白，作为软骨生长的支架。这样做出来的耳朵形状合适，外观美观。在 3 个月时间内，这些耳朵即可长出软骨，替换掉其中用于定型的胶原。这一研究成果在线发表在 *PLOS One* 杂志上。

每年，有数百万人因为交通事故导致骨折和骨裂，传统方法很难让其修复。现在，医生们可以使用核磁共振成像作为参考，打印出特制的移植物，能与碎裂的骨头完美地吻合在一起。美国华盛顿州立大学研究人员利用陶瓷粉末打印支架，随后打印机喷出一层塑料黏合剂覆盖陶瓷。接着，科学家们将这一结构在 1250 ℃的高温下烘烤 120 min 后，再将其同人体骨细胞一起放入培养皿中进行培育。1 天后，支架就可以支持骨细胞的生长。

4. 器官移植与再生

据 2013 年 5 月的美国《新英格兰医学杂志》（*NEJM*）报道，美国俄亥俄州 1 名 6 周大男婴患有支气管软化，病情危重。医生利用 3D 打印机制作了一个夹板，在婴儿的气道中开辟了一个通道。男婴最终成功维持呼吸，幸免于难。这是医学史上首宗 3D 打印器官成功移植的案例。据美国器官共享网络（UNOS）统计数据，等待器官移植的患者人数在逐年增加。而由于符合要求的器官捐献数量不足，以及术后可能产生的严重排斥性问题，传统医疗手段已经无法满足现在需要器官移植病患的要求。因此，3D 打印技术在这一领域的应用必将会带来一场医学革命。

同时，瑞典的科研人员成功地利用 3D 打印技术打印出能长出血管的人工皮瓣。令人吃惊的是，他们第一次成功利用 3D 打印生成了淋巴管，并成功将皮瓣移植大鼠。这个突破性的进展解决了人工皮瓣缺乏淋巴管无法存活的问题。如果辅以干细胞技术，将来也许会为烧伤患者带来巨大的福音。

2014 年初，爱丁堡赫瑞瓦特大学的研究人员率先研制出利用人体细胞打印人造肝脏组织的技术。

这种基于瓣膜的细胞打印流程，可以生产特定的细胞种类，容量仅为 2 nL 或每滴小于 5 个细胞。3D 打印人造肝脏组织对医药行业意义在于，它能把人体对药物的反应模拟得更逼真，从而取代动物实验，在大幅度降低成本的同时选出安全高效的药物。这一技术面临的一大挑战是研发更易控和更精细的打印喷嘴，以有效保护细胞和组织的存活能力。最近，研究人员开发了基于瓣膜的双喷嘴打印机，用于打印高质量的细胞，包括打印首个用于组织再生的胚胎干细胞。

人造肝脏的研发困难重重，因为它包含了多种不同的细胞种类和复杂的血管结构。人体内的血管网络的重要性毋庸置疑，它们是输送营养物质和排除废物的高速通道，没有营养供应细胞就会死亡。利用生物工程方法制造脉管系统对于利用患者自身细胞来产生新的替代器官，例如肝脏或肾脏是极其关键的一步。然而，要生成一整套新的血管系统还有很多问题需要克服，如从血管系统中通过的液压会超过血管缝合处的承受能力，并且还有多种细胞类型并不能承受 3D 生物打印时产生的作用力。Miller 和他的团队独辟蹊径，他们在脉管系统模型里面构建可降解吸收的 3D 纤丝网络，一旦细胞在模型和模板外形成固态组织后，内部支架溶解并被吸收。如利用糖作为血管网络构建材料，因为糖具有一定硬度，可用于 3D 打印机，并且糖可以溶解在水中而不会对细胞带来毒害。研究人员用蔗糖、葡萄糖及葡聚糖的混合物加固结构，并选用开源的 RepRap 3D 打印机进行打印。同时将模板包被上可降解的、由玉米制得的多聚物，让糖模板溶解并经由他们设置的孔道从凝胶中流出。通过这种方法，研究者可以在糖完全溶解后让营养物质流经血管结构。

另一方面，由美国 Organovo 公司研制的 3D 生物打印机如今已经可以制造动脉，开发者称由这种设备"打印"的动脉最早有望在 5 年内用于心脏搭桥手术。而心脏、牙齿和骨骼等更为复杂的器官则应该可以在 10 年内被"打印"出来。

3D 生物打印机有两个打印头，一个放置最多达 8 万个人体细胞，被称为"生物墨"；另一个可打印"生物纸"。所谓生物纸主要成分是水凝胶，可用作细胞生长的支架。3D 生物打印机使用来自患者自己身体的细胞，所以不会产生排异反应。机器首先"打印"器官或动脉的 3D 模型，接着将一层细胞置于另一层细胞之上。打印完一圈"生物墨"细胞以后，接着打印一张"生物纸"凝胶。不断重复这一过程，直至打印完成新器官。随后，自然生成的细胞开始重新组织、融合，形成新的血管。每个血管大约需要 1 h 形成，而融合在一起需要数天时间。目前，等待器官移植的患者在得到合适的器官以前，通常要等待几个月甚至数年之久。而今后的发展趋势是让人们只需轻轻按下按钮，就能让 3D 生物打印机制造出所需要的器官。

5. 展望与挑战

随着 3D 打印技术的飞速发展，利用生物兼容性材料、细胞和支撑成分打印 3D 功能性器官离我们越来越近。3D 生物打印技术未来将是再生医学解决组织和器官移植需求的关键技术。以目前的发展趋势看，3D 打印组织不仅可用于器官移植，还可用于药物传送、化学试剂、生物学制剂和毒性物质的分析以及基础研究等。正如我们之前所说，3D 打印组织非常复杂，与非生物打印相比较，3D 生物打印涉及很多影响因素如材料的选择、细胞类型、细胞生长和分化因子，最大程度地维持细胞活性和组织结构的构建等。而且还有诸多挑战横亘在我们面前，包括组织的成熟化和功能化、适宜的血管化和神经化等。从 2D 组织如皮肤开始，通过形成中空的管道如血管和中空的无管状物的器官如膀胱，最终形成实体器官如肾。只有将工程学、生物材料科学、细胞生物学、物理学和医学等多学科领域的知识结合起来，我们才有可能解决上述这些难题，实现 3D 生物打印用于再生医学解决组织和器官移植的需求。

（姚斌　黄沙）

第四节　非编码 RNA 与周围神经再生

随着人类基因组计划（human genome project，HGP）和 DNA 元件百科全书计划（the international encyclopedia of DNA elements，ENCODE）的深入开展，人们对于在人类基因组中占据超过 98% 的比例的非编码 DNA（non-coding DNA，ncDNA）有了进一步的认识。这些众多的没有遗传编码作用的非编码 DNA 起到了保护基因组、开关调控基因遗传、调控蛋白编码区域基因转录和翻译表达等重要的生物学作用。在这些非编码 DNA 中，一类非编码 DNA 直接编码功能性的非编码 RNA（non-coding RNA，ncRNA），从而调控一系列从 DNA 到蛋白质的生物信息流过程。

非编码 RNA，又被称为非蛋白编码 RNA（non protein-coding RNA，npcRNA）。非信使 RNA（non-messenger RNA，nmRNA）和功能 RNA（functional RNA，fRNA）是细胞内的一大类不能编码蛋白质的 RNA，在基因的转录调节、染色体的结构与复制、RNA 的加工与修饰、信使 RNA（mRNA）的稳定性与翻译以及蛋白质降解与转运等生物学过程中起着重要的作用。机体内非编码 RNA 的突变或失衡会导致诸如癌症、普拉德 - 威利综合征（Prader-Willi syndrome）、自闭症、阿尔茨海默症等疾病。神经系统受损后，多种非编码 RNA 的表达产生变化，从而显著地影响了神经系统的再生和修复。本章从介绍非编码 RNA 的特点及生物学意义入手，总结现有的研究成果，对非编码 RNA 在周围神经再生与修复中的作用进行综述。

一、非编码 RNA 分类

根据功能的不同，非编码 RNA 分为持家非编码 RNA（housekeeping ncRNA）和调控非编码 RNA（regulatory ncRNA）两大类。持家非编码 RNA 参与初级转录物加工，是生命活动中长期恒定表达并维持基本生活所需的一类 RNA。调控非编码 RNA 是短暂表达并与生物的适应性或应激反应有关的一类 RNA，主要参与转录调控、RNA 加工、肿瘤抑制和蛋白质合成调控等生物学过程。

（一）持家非编码 RNA

持家非编码 RNA 主要包括转运 RNA（tRNA）、核糖体 RNA（rRNA）、小核 RNA（small nuclear RNA，snRNA）、转移 – 信使 RNA（transfer-messenger RNA，tmRNA）、指导 RNA（guide RNA，gRNA）、信号识别体 RNA（signal recognition particle RNA，SRP RNA）、核糖核酸酶 P-RNA（RNase-P-RNA，pRNA）、端粒酶 RNA（telomerase RNA）、核仁小分子 RNA（small nuclolar RNA，snoRNA）等。

其中，转运 RNA 携带氨基酸参加翻译过程；核糖体 RNA 构成核糖体直接参与蛋白质的合成过程；小核 RNA 与蛋白因子结合形成小核核糖蛋白颗粒，从而行使剪切信使 RNA 功能；转移 – 信使 RNA 既具有转运 RNA 转运氨基酸的功能，又具有信使 RNA 编码蛋白质的功能，与基因的表达调控以及细胞周期的调控等生命过程密切相关；指导 RNA 指导在信使 RNA 中插入或缺失尿嘧啶，并有指导 RNA/ 蛋白质复合物杂交到匹配序列的 RNA 的含义；信号识别体 RNA 在细胞质中识别并结合信号肽，参与细胞中的分泌性蛋白质的转运；核糖核酸酶 P-RNA 催化转运 RNA 前体和核糖体 RNA 前体的加工过程；端粒酶 RNA 作为真核细胞染色体端粒复制的模板，参与染色体复制和维持染色体结构的完整性；核仁小分子 RNA 则是兼具持家 RNA 和调控 RNA 的功能，起着指导核糖体 RNA 和其他 RNA 特异位点化学修饰的作用。

（二）调控非编码 RNA

调控非编码 RNA 在基因组水平及染色体水平对基因表达进行调控，在表观遗传学修饰中起到了重要的作用。按照调控 RNA 的长度，将其分为短链非编码 RNA 和长链非编码 RNA（long non-coding RNA，lncRNA）两大类。短链非编码 RNA 主要包括小干扰 RNA（small interfering RNA，siRNA）、piRNA（Piwi-interacting RNA）、微 RNA（microRNAs，miRNA，miR）等。

小干扰 RNA 是由 Dicer 酶剪切长的双链 RNA 分子而成的一些长度为 21 ~ 23 个核苷酸（nucleotides，nt）的片段。小干扰 RNA 与一些酶及相关因子共同组成 RNA 引导的沉默复合物（RNA-induced silencing complex，RISC），参与 RNA 干扰，特异性地降解与小干扰 RNA 同源的靶信使 RNA，产生病毒的抵抗防御、基因调控、染色质浓缩、转座子沉默、基因组重组等生物学作用。piRNA 来自于长单链 RNA 前体或双股非重叠的双向转录前体，长度为 24 ~ 31 个核苷酸的单链小 RNA。piRNA 主要位于哺乳动物的生殖细胞和干细胞中，在生理状态下与表观遗传学的调控因子 Piwi 蛋白偶联，结合成 piRNA 复合物调控基因沉默途径，在基因转录水平调控、转录后调控和配子发生过程中发挥重要作用。微 RNA 是由基因编码，从 DNA 转录而来，由次级转录产物形成的发夹结构单链 RNA 前体经过 Dicer 酶加工形成的，长度为 21 ~ 25 个核苷酸的单链 RNA，在细胞的分化、增殖、凋亡、炎症和免疫以及癌症的发生等生理病理过程中起重要作用。长链非编码 RNA 是一类长度超过 200 个核苷酸的 RNA 分子，以 RNA 形式在转录水平和转录后水平多层面上调控基因的表达。近年来，越来越多的研究表明微 RNA 和长链非编码 RNA 在多种生理和病理过程中，表达模式发生变化。差异表达的微 RNA 和长链非编码 RNA 介导了基因的表达调控，从而发挥了一系列的生物学作用，如对细胞分化、增殖、凋亡的影响，激素的分泌，肿瘤发生的调控等。因此，对于微 RNA 和长链非编码 RNA 这些非编码 RNA 在损伤后神经中的表达变化以及其具体功能的研究也成了周围神经损伤的再生研究中的一大热点。下文着重介绍了微 RNA 和长链非编码 RNA 这两种非编码 RNA 的产生机制、基因调控机制以及微 RNA 和长链非编码 RNA 对周围神经再生和修复的影响。

二、微 RNA 概述

（一）微 RNA 的研究进展

微 RNA 是普遍存在于真核细胞中的内源性的生物体基因的表达产物。人类基因组中存在超过 1000 条微 RNA，这些微 RNA 在多种细胞中大量表达，每个微 RNA 可以调控包括转录因子、分泌因子、受体、蛋白转运分子等上百种靶基因的表达，微 RNA 在转录后水平调节超过 60% 的哺乳动物基因，参与细胞的凋亡、增殖、迁移、分化、发育和代谢等过程，在许多生理和病理过程中起到非常重要的作用。自 1993 年，Lee 等在秀丽隐杆线虫中发现微 RNA-lin-4 这一不编码蛋白但可在翻译水平抑制 LIN-14 蛋白表达的 RNA 以来，对微 RNA 这一小的调控 RNA 分子的研究逐渐成为生命科学领域研究的热点，微 RNA 以及功能研究也于 2002 年被 *Science* 杂志评为世界十大科技突破之一。

（二）微 RNA 的生物合成

微 RNA 的生成是一个多步骤的生物学过程。首先，在细胞核内，在 RNA 聚合酶 II 或 RNA 聚合酶 III 的作用下，由内源性的微 RNA 转录生成长的初级微 RNA 转录本（primary miRNA, pri-mRNA）。在哺乳动物的细胞核中，生成的微 RNA 转录本被 Drosha 和 dsRBD 搭档蛋白 DGCR8 形成的 Drosha-DGCR8 复合物加工产生含有发卡结构的长度约为 70 个核苷酸的微 RNA 前体（pre-miRNA）。在 Ran-GTP 依赖的出核转运蛋白 Exportin 5 的作用下，核内形成的微 RNA 前体与 Ran-GTP 及 Exportin 5 形成异三聚体，通过核孔，从细胞核内转移至细胞质，并被释放出来。在细胞质内，微 RNA 前体进一步经 Dicer 酶与其 dsRBD 搭档蛋白 TRBP 剪切，成为微 RNA- 微 RNA* 二聚体。微 RNA- 微 RNA* 二聚体中的两条链有着不同的热力学稳定性。微 RNA- 微 RNA* 二聚体在 RNA 解旋酶的作用下解旋。相对于微 RNA 链具有更低的热力学稳定性和更差的碱基配对能力的微 RNA * 单链首先被降解，该被降解的 miRNA * 链也被称为信息链。而另一条微 RNA 链进入核蛋白复合物形成 RNA 诱导的沉默复合体（miRNP/RNA-induced silencing complex, RISC），成为成熟的微 RNA。RISC 与相应的靶基因信使 RNA 相互作用，RISC 中的 Argonaute 2（Ago 2）剪切靶信使 RNA 使其降解或使其翻译受到抑制，从而负向调控靶基因的表达。

（三）微 RNA 的作用机制

微 RNA 对靶信使 RNA 的作用主要是通过其 5' 端的种子区（seed region）与靶信使 RNA 3' 端的非翻译区（untranslated region, UTR）互补配对，指导 RISC 复合物抑制靶信使 RNA，从而调节靶信使 RNA 的稳定性和蛋白翻译过程。根据微 RNA 5'端种子区与靶信使 RNA 3'UTR 的碱基互补情况，微 RNA 通过不同的方式介导基因沉默模式。在微 RNA 和靶信使 RNA 之间完全配对互补或者接近完全配对互补的情况下，微 RNA 通过介导 RNA 干涉（RNA-mediated interference，RNAi）发挥作用，导致靶信使 RNA 的切割和降解。该调控模式与 siRNA 类似，在植物中较为常见。相对地，在微 RNA 和靶信使 RNA 之间不完全配对互补的情况下，微 RNA 通过翻译抑制调控靶信使 RNA，主要影响目的蛋白的表达水平，而不主要影响靶信使 RNA 的稳定性和信使 RNA 水平。该调控模式在动物中较为常见，最早发现的一些微 RNA 如 lin-4 和 let-7 均为该调控模式。微 RNA 在转录水平上也有调控基因表达的作用。微 RNA 通过 RISC 与活性染色质的结合，导致组蛋白修饰和启动子区的 DNA 甲基化，从而沉默该区染色质，抑制了该区基因的转录。近年来，微 RNA 抑制基因表达的新机制也被发现，如其介导的快速脱腺苷化（deadenylation）。

值得注意的是，微 RNA 并不总是基因表达的负调控因子，少数微 RNA 在特定情况下也可通过 Ago 蛋白与其他蛋白联合作用激活靶基因，起到上调基因表达、活化蛋白翻译的作用。

近年来的研究已逐步阐明微 RNA 介导的基因降解或翻译抑制的具体作用机制。与靶基因完全互补的微 RNA 主要通过 RISC 的核心蛋白 Ago 2 的"Slicer"活性介导靶基因的切割和降解。新兴的研究表明，和靶基因不完全互补的微 RNA 也可以通过 Ago 家族蛋白诱导靶基因衰减，从而直接或间接地下调靶基因的表达水平。关于微 RNA 的翻译起始抑制的机制，目前主要有 3 种观点：Pillai 等认为微 RNA 可能通过抑制全能性核糖体的组装而阻断翻译起始；Humphreys 等认为微 RNA 可能通过抑制翻译起始复合物的形成而阻断翻译起始；Wakiyama 等认为微 RNA 引起靶基因信使 RNA 脱腺苷化，导致其 polyA 尾巴缩短，阻止其与 polyA 结合蛋白（polyA binding protein，PABP）的结合，从而影响翻译起始。此外，除了抑制翻译起始，微 RNA 也会引起翻译起始后的抑制，其机制可能是通过引起新生多肽链的翻译同步降解，或者是通过引发翻译延伸过程中的翻译提前终止。

（四）微 RNA 在神经系统中的功能与作用

微 RNA 在细胞的分化、生物的生长发育等过程中起着重要的调节作用，也是许多疾病的关键调节因子。近年来的研究表明微 RNA 与神经系统的发育、神经系统疾病和神经损伤再生等生理病理过程密切相关，微 RNA 也成为神经系统研究的新的热点。

生理条件下，微 RNA 在神经系统各组织器官中大量表达，并在各组织器官中呈现高度的进化保守性、表达时序性和组织特异性，通过调控许多与神经相关的基因的表达，影响神经系统的发育和正常生理功能的维持。在斑马鱼中，Dicer 酶，这一微 RNA 生成过程中的关键酶的缺失会带来诸如原肠胚形成异常等组织学畸变和神经系统发育畸形，并伴有明显的胚胎致死率增加。在大鼠中，Dicer 酶的缺失也会影响神经系统的胚胎发育，如小脑皮质中 Purkinje 细胞的 Dicer 酶条件敲除会带来 Purkinje 细胞死亡、小脑退化和萎缩以及小脑共济失调。具体而言，微 RNA 通过调节多种靶基因的表达，广泛参与对神经元的发育和分化、神经突起的生长、神经突触发育成熟和可塑性、少突胶质细胞的分化、中枢神经系统和周围神经系统的髓鞘形成和轴突维持等多种生理过程的调节，在神经系统中起着重要的生物学作用。

三、长链非编码 RNA 概述

（一）长链非编码 RNA 的研究进展

长链非编码 RNA 是一类位于细胞核或细胞质内，不编码蛋白，但以 RNA 的形式在表观遗传调控、转录调控、转录后调控等多层面上调控基因表达水平的转录本长度超过 200 个核苷酸的 RNA 分子。长链非编码 RNA 在人类基因组中广泛分布，包括在转录起始区域、基因间区域、信使 RNA 的 3'端或反转录本等部位，具有类型多、数目多、作用模式多等特点。DNA 元件百科全书计划的研究数据表明人类长链非编码 RNA 高达 9000 多种。但目前功能鉴定完全的长链非编码 RNA 仅仅 100 多种。因此，长链非编码 RNA 的相关研究已逐渐成为表观遗传学领域的研究重点和热点，越来越多的研究致力于探讨长链非编码 RNA 在正常的生理过程以及在病理过程中的作用。

（二）长链非编码 RNA 的种类

长链非编码 RNA 主要有蛋白编码基因结构中断、染色体重组、非编码基因在复制过程中反移位、局部的复制子串联、基因中插入转座成分 5 种来源。根据长链非编码 RNA 在基因组的与编码基因的相对位置关系，可将其分为正义长链非编码 RNA（sense lncRNA）、反义长链非编码 RNA（antisense lncRNA）、双向长链非编码 RNA（bidirectional lncRNA）、内含子内长链非编码 RNA（intronic lncRNA）和基因间长链非编码 RNA（intergenic lncRNA）五大类。正义长链非编码 RNA 重叠在蛋白质编码链上，因此也被称为重叠 RNA。反义长链非编码 RNA 重叠在蛋白质反义链上。双向长链非编码 RNA 的表达起始位点与其互补链上相邻的编码转录物的起始表达位点位置相近，但不与蛋白质编码基因反义链重叠，且转录方向相反。内含子内长链非编码 RNA 完全来自另一个转录本的内含子内，有时候也代表微 RNA 前体序列。基因间长链非编码 RNA 位于基因组里两个基因片段之间。实际上，数目种类繁多的长链非编码 RNA 不能被上述分类完全囊括。相当一部分长链非编码 RNA 不属于上述五类，如部分具有上述几种长链非编码 RNA 的多种特征的长链非编码 RNA，一些在基因组上跨越多个基因甚至整个染色体的特殊的长链非编码 RNA，反式剪接 RNA 转录本和 macroRNA 等。

值得一提的是，当前分子研究领域的一大明星 RNA——环状 RNA（circular RNA，circRNA），也属于长链非编码 RNA。环状 RNA 是有别于传统线性 RNA 的、具有闭合环状结构的、大量存在于真核转录组中的一类具有调控基因表达作用的内源性 RNA 分子。由于其闭合环状结构，环状 RNA 对核酸酶不敏感，因此比线性 RNA 更为稳定。环状 RNA 主要作为分子海绵吸收微 RNA，结合并封闭了微小基因调控子，作为内源性竞争 RNA（competing endogenous RNA，ceRNA），通过竞争性结合微 RNA 调控靶基因的表达。除了与微 RNA 的相互作用之外，环状 RNA 可以参与基因转录调控，并可以与 RNA 结合蛋白相互作用，抑制蛋白质活性、募集蛋白质复合体的组分或调控蛋白质的活性。近期研究表明，部分病毒中的环状 RNA 可以编码蛋白质，直接在蛋白水平发挥其生物学功能。

长链非编码 RNA 的另一种分类方法是根据其具体执行的功能分类，可分为信号分子（signal

molecule）、引诱分子（decoy molecule）、引导分子（guide molecule）和骨架分子（scaffold molec-ule）四大类。长链非编码 RNA 信号分子呈现一定的细胞特异性和空间特异性，其表达是在一定程度的转录控制之下的。这些在特殊时间节点和空间节点表达的长链非编码 RNA 应对多种刺激，参与发育线索的整合、细胞内容的解释等生物学过程。长链非编码 RNA 引诱分子在转录调控方面有重要的作用，该类长链非编码 RNA 引诱分子转录并与靶蛋白结合滴定，以 RNA 结合蛋白分子库的形式，作为转录因子、染色质修饰物、调控因子等发挥作用。长链非编码 RNA 引导分子指导核糖核蛋白复合体定位到特定的靶点，以顺式或者反式的方式指导基因表达的变化。长链非编码 RNA 也可行使结构蛋白的类似功能，作为相关分子组件的中央平台，参与支架复合物的形成。这些具有结构功能的长链非编码 RNA 骨架分子同时与多个效应分子相结合，带来时空上的转录激活或转录抑制作用。

（三）长链非编码 RNA 的作用机制

长链非编码 RNA 的主要作用包括基因印记、染色体重塑、细胞凋亡和细胞周期、细胞发育和分化、剪接调控和介导信使 RNA 降解和翻译调控等。大多数长链非编码 RNA 位于细胞核内，首先通过 RNA 聚合酶 II 进行转录，随后进行共转录修饰，如 5' 加帽、聚腺苷酸化和前体长链非编码 RNA 剪切等，再折叠形成二级或三级结构。形成的长链非编码 RNA 其高级结构具有多种蛋白因子的结合部位，通过对基因表达的表观遗传调控、转录水平调控和转录后调控，影响 RNA 分子的结构和生化特性，发挥生物学功能。目前研究表明，长链非编码 RNA 的作用机制主要有如下几种：①在编码蛋白基因的上游启动子区转录，干扰临近蛋白编码基因的表达。②介导染色体重构以及组蛋白修饰，影响下游基因的表达。③与编码蛋白基因的转录本形成互补双链，干扰信使 RNA 的剪切，进而形成不同的剪切形式。④与编码蛋白基因的转录本形成互补双链，在 Dicer 酶的作用下，产生内源性微 RNA，调控基因的表达水平。⑤与特定蛋白结合，调节相应蛋白的活性。⑥作为结构组分与特定蛋白形成核酸蛋白质复合体。⑦与特定蛋白结合，改变相应蛋白的细胞定位。⑧作为小分子 RNA（如微 RNA、piRNA）的前体分子或微 RNA 的反义抑制分子参与靶基因的调控（见图 9-4）。

（四）长链非编码 RNA 在神经系统中的功能与作用

随着对长链非编码 RNA 研究的深入，长链非编码 RNA 在 X 染色体沉默、基因组印记、染色质修饰、转录激活和干扰、核内运输等重要调控过程中的生物学功能以及作用机制已被逐步揭示和认知。例如在神经系统中，长链非编码 RNA 调控和参与了神经干细胞的增殖和分化、神经细胞形态特征和功能的维持、神经细胞的凋亡和再生、神经元轴突的延长、突触可塑性的调节等生理过程，通过调控某些重要编码基因的表达，使神经系统按照特定的时间和空间顺序进行生长和发育，参与神经系统的功能的行使。近年来的研究表明，长链非编码 RNA 也与阿尔茨海默症、帕金森综合征、多发性硬化、亨廷顿病等多种神经系统疾病密切相关，调控神经细胞的生长和凋亡、神经元的功能等，在多层面上参与神经系统疾病的发生发展。

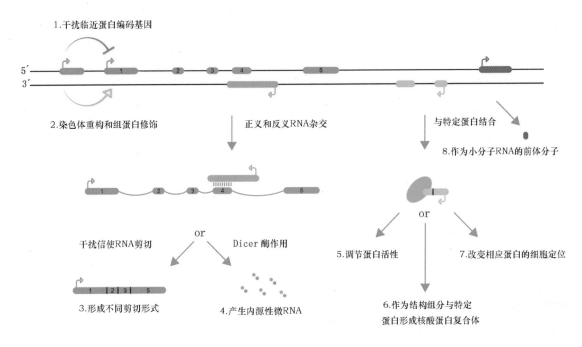

图 9-4　长链非编码 RNA 的作用机制

长链非编码 RNA 通过其蛋白因子的结合部位，进行基因表达的表观遗传调控、转录水平调控和转录后调控，从而影响 RNA 分子的结构和生化特性，发挥生物学功能。

四、非编码 RNA 与周围神经损伤

周围神经是联系神经中枢和外周靶器官的桥梁，其主要功能是感受外界刺激，将神经冲动传入神经中枢，形成神经冲动，并将形成的神经冲动传出至靶器官，支配肌肉运动和腺体分泌。周围神经损伤是临床常见病例，四肢神经损伤约占外伤总数的 10%。周围神经系统损伤后，受损处远侧神经纤维以及损伤近侧 1 ~ 2 个郎飞结内发生 Wallerian 变性，神经末梢溃变，轴突和髓鞘变性、崩解并被吞噬细胞清除。同时，施万细胞生长增殖并沿基底膜管规则排列形成 Bungner 带，构成轴突再生的通道。受损后的神经元具有轴突再生的能力，向轴突输送合成的新的蛋白质及其他物质，为在近侧端轴突的末梢长出新生轴突枝芽提供物质基础。新生的轴突枝芽反复分支，在合适的条件下长入远侧端的 Bungner 带内，并不断向靶细胞生长延伸，最终到达目的地并与靶细胞建立突触联系。

不同于中枢神经系统损伤，周围神经损伤后具备一定的修复能力。但是，在很多临床病例中，尤其是长距离周围神经缺损的病例中，受损的神经纤维再生状况不尽人意。即使有部分神经纤维再生，再生的神经纤维也会发生支配错误，不能达到原有的支配位置，受损后的功能恢复仍不满意。有报道显示，周围神经损伤修复后功能完全恢复的病例仅占总病例中的 10% ~ 25%。因此，周围神经系统的再生修复与功能重建以及周围神经损伤导致的肢体瘫痪与功能障碍的治疗已成为当今神经科学备受关注的问题之一。目前我国周围神经损伤后存在功能障碍的患者数量接近 2000 万人，患者的数量还在以每年近 200 万人的速度激增，带来了肢体麻痹瘫痪、疼痛、皮肤溃疡、肌肉萎缩等功能障

码以及严重的精神负担和心理障碍，同时也造成严重的经济负担、家庭负担和社会负担。目前对于周围神经损伤修复的治疗和研究主要停留在吻合术、神经移植术、人工神经桥接术等神经修复的手术技术层面，对于周围神经再生过程中的关键环节和分子机制的了解尚缺乏整体的理论研究。因此，从细胞和分子层面进一步理解周围神经系统损伤后的具体机制，研究非编码 RNA 对于周围神经再生过程的调控作用，对于提高治疗水平、改善预后具有非常重要的现实意义。

（一）非编码 RNA 在周围神经损伤后的表达变化

基因芯片和基因测序的结果显示周围神经损伤后不同时间点非编码 RNA 的表达谱型发生显著改变。Yu 等的研究表明大鼠坐骨神经损伤后，在 L4-L6 段背根节组织以及坐骨神经损伤段近侧中分别有 201 和 225 个微 RNA 差异表达，有 105 个长链非编码 RNA 的表达发生显著性变化。除了确定差异表达的非编码 RNA，通过对大鼠坐骨神经损伤后的测序和计算模拟分析，在损伤后的背根节组织中新鉴定出 114 个先前未曾发现的微 RNA，其生物学功能可能与神经损伤和再生密切相关。这些周围神经缺损后表达变化的非编码 RNA 通过调控功能相关的特定靶基因和靶蛋白，调节细胞的生长、增殖、迁移等生理过程以及细胞间的相互联系来参与周围神经的修复与再生。

（二）非编码 RNA 在周围神经损伤后的功能作用

周围神经的损伤会造成轴突的挤压或切断，继而引发轴突反应，轴突的受损则会进一步逆行造成神经元胞体的变性。受损的神经元发生重要的状态转变，从神经递质状态转变为促神经生长的状态，为轴突枝芽的长出和延伸提供了重要的物质基础。同时，施万细胞这一周围神经系统中特有的胶质细胞经历了去分化过程，从成熟的高度分化的施万细胞转变为干细胞样的祖细胞。去分化的施万细胞大量增殖，沿神经纤维长轴平行排列，构成轴突再生的通道。同时，施万细胞合成和分泌神经营养因子，激活炎症和免疫反应，营造适宜的再生微环境，趋化和引导损伤纤维近侧断端发出的新生轴突枝芽向靶结构延伸。更重要的是，施万细胞具有使再生轴突髓鞘化的关键作用。在周围神经损伤修复过程中，非编码 RNA 对于神经元胞体、轴突，以及施万细胞的表型调节等都有重要的调控作用。

1. 神经元存活

周围神经损伤后，相较于受损轴突，来源于脑神经核、脊髓灰质前角或者脑神经节或脊神经节的神经元胞体并没有受到直接的损伤。尽管没有直接损伤，神经元胞体会受到受损轴突的逆行性影响。有报道显示，周围神经损伤后损伤区域附近也会有部分神经元细胞死亡。神经元胞体的存活是周围神经再生的重要基础和必要前提。Zhou 等发现大鼠坐骨神经截断 7 天后，miR-21 和 miR-222 在 L4-L6 段背根节组织中的表达明显上调。miR-21 是一个常见的致癌基因，在几乎所有的癌症中均可见 miR-21 的表达上调，其主要的生物学功能是调节细胞凋亡。miR-222 也是一个致癌基因，通过介导靶基因 PTEN（phosphatase and tensin homolog deleted on chromosome 10）这一丝氨酸－苏氨酸蛋白激酶 Akt 的负向调节因子，调控肿瘤坏死因子（tumor necrosis factor，TNF）相关的细胞凋亡和细胞迁移。在坐骨神经受损后，高表达的 miR-21 和 miR-222 负向调控他们共同的靶基因金属蛋白酶组织抑制剂 3（tissue inhibitor of metalloproteinase 3，TIMP3），通过对金属蛋白酶组织抑制剂 3 这一癌症细胞中的前凋亡蛋白的抑制作用，提高了神经元细胞的存活率，抑制了神经元细胞的凋亡。此外，Zhou 等的研究还表明在背根节神经元内 miR-21 的表达受到细胞因子的调控。例如白介素 6（interleukin 6，IL-6），这一在周围神经损伤后在背根节内表达明显增高且对神经元存活再生和神经突起生长起关键作用的细胞因子，即可显著上调 miR-21 的表达，说明白介素 6 可能通过非编码 RNA 调控神经元的凋亡、存活和再生。

2. 神经突起生长

非编码 RNA 也直接影响受损处神经轴突的再生状况。Wu 等发现 Dicer 酶介导的微 RNA 信号通路不论对于体外实验中再生轴突的生成还是对于体内实验中周围神经的再生和功能恢复均有关键性的作用。Strickland 等研究发现 miR-21 除了促进神经元的存活，也可以通过负向调控 Sprouty2，这一 Ras/Raf/ERK 信号通路的特异性抑制剂促进轴突的生长和周围神经的再生。miR-132 也被认为对树突的形态和突触的形成有重要的作用。Hancock 等发现 miR-132 在神经系统尤其是轴突中大量表达，背根节神经元内敲除 miR-132 阻碍轴突的延伸，而与之相反，过表达 miR-132 促进了轴突的延长。除了具有促进神经轴突生长作用的非编码 RNA 之外，部分非编码 RNA 阻碍了神经突起的生长和受损神经的再生。Siegel 等的研究发现 miR-138 可以负向调节树突脊的大小，其生物学作用是通过靶向去棕榈酰化酶酰基蛋白硫酯酶 1（acyl protein thioesterase，APT1）基因达成的。Liu 等也发现坐骨神经损伤 1 周后，miR-138 在背根节神经元中的表达量明显下降，进一步说明 miR-138 具有抑制轴突再生的作用。Yu 等发现长链非编码 RNA BC089918 在坐骨神经损伤后表达下调。应用小干扰 RNA 沉默 BC089918 促进了神经受损后神经突起的生长，说明长链非编码 RNA 对于缺损神经的再生也具备重要的调控作用。

除了对于轴突生长的影响，非编码 RNA 对于受损周围神经支配和神经再支配的肌肉也具备调控作用。Williams 等人的研究表明大鼠坐骨神经离断 10 天后，在骨骼肌内特异表达的微 RNA miR-206 的含量明显上升。miR-206 通过调节组蛋白去乙酰基转移酶 4（histone deacetylase 4，HDAC4）和成纤维生长因子（fibroblast growth factor，FBF）信号通路，有效地促进了神经肌肉突触的再生，有利于促进神经的再生和延缓肌萎缩性脊髓侧索硬化症（amyotrophic lateral sclerosis，ALS）的病症恶化。Jeng 等也发现坐骨神经失神经 1 个月的比目鱼肌中，miR-206 上调至原来的 3 倍，上调的 miR-206 可能通过负调控 Hnrpu、Npy、MGC10877、Lsamp、Mef2 和 Ppfibp2 这 6 个基因影响周围神经损伤后的失神经和神经再支配。

3. 施万细胞的表型调控

非编码 RNA 对于施万细胞的影响也被广泛研究。研究表明，微 RNA 影响施万细胞的凋亡、生长、增殖、分化和去分化、迁移以及成髓鞘多种生物学状态。Dicer 酶的敲除造成胶质细胞的过度生长和髓鞘形成的异常。Yu 等发现周围神经损伤 4 天后 miR-221/222 在施万细胞中表达上调，高表达的 miR-221/222 通过对于靶基因长寿保障 2（longevity assurance homologue 2，LASS2）这一细胞生长迁移抑制基因的负向调控，促进了施万细胞的增殖和迁移。Verrier 等发现小鼠坐骨神经挤压伤 4 天后，施万细胞中 miR-29 的表达量增加 2 倍。miR-29 在转录后水平调控了周围神经髓鞘蛋白 22（peripheral myelin protein 22，PMP22），影响了周围神经的髓鞘形成和施万细胞的分化。Zhou 等发现 miR-9 在周围神经损伤 4 天后表达减少，下调的 miR-9 直接调控胶原三股螺旋重叠蛋白 1（collagen triple helix repeat containing protein 1，Cthrc1），抑制其下游小分子蛋白 Rac1 GTPase 的激活，从而促进了施万细胞的迁移。miR-34a 这一阻止和中断细胞周期的抑癌因子也参与了对于施万细胞的调控。miR-34a 在成熟的周围神经中大量表达，但在周围神经损伤后含量显著下降，通过对于影响施万细胞去分化和增殖的基因如 Notch1 和 G1/S- 特异性细胞周期蛋白 D1（Cyclin D1，CCnd1）的靶向调控作用，介导施万细胞去分化和重新进入细胞周期。同样在周围神经损伤后含量显著下降的还有 miR-140。miR-140 靶向转录因子早期生长反应蛋白 2（early growth response protein 2，Egr2），影响施万细胞的成髓鞘功能。除了对于施万细胞状态的直接影响，非编码 RNA 也调控了施万细胞对于神经营养因子的合成与分泌，改变了神经再生和重塑的生物微环境。Li 等发现 let-7 这一最早被发现的和研究最深入的微 RNA 在神经系统中也有重要的调控作用。Let-7 在周围神经系统损伤 7 天后表达量明显下降，表达下降的 let-7 增加了施万细胞中神经生长因子（nerve growth factor，NGF）的分泌，进而促进了轴突生长和受损神经的修复与再生。

五、非编码 RNA 在周围神经损伤修复方面的应用前景和展望

非编码 RNA 在生理条件下的广泛作用直接决定了其在神经系统损伤后可影响免疫和炎症反应、胶质瘢痕形成、神经性疼痛、细胞凋亡、增殖及迁移、神经修复和再支配等多种生理病理过程。因此，对于非编码 RNA 在周围神经损伤以及再生中的表达变化及其作用机制的研究具有相当的临床价值。尤为值得一提的是微 RNA 和长链非编码 RNA 均可在体液中稳定检测，这极大地便利了非编码 RNA 在临床疾病诊断和分类方面的应用。在目前的临床实践中，非编码 RNA 已作为稳定的生物标记物被应用于癌症检测的辅助诊断。非编码 RNA 在神经系统相关疾病的临床诊断中也开始得以应用。临床应用血液和脑脊液筛检疾病损伤后特异性改变的非编码 RNA 作为生物学标记物以辅助诊断缺血性脑损伤和创伤性脑损伤，尤其是症状轻微的创伤性脑损伤，从而很大程度地便利了疾病的快速、准确诊断。

在周围神经损伤方面，大量的动物实验结果表明神经损伤后，有利于神经修复和再生的非编码 RNA 表达上调，相对地，对神经修复和再生有阻碍作用的非编码 RNA 则表达下调。差异表达的非编码 RNA 通过对相应靶基因的调控作用影响神经损伤后的生物学变化以及缺损神经的再生修复过程。因此，非编码 RNA 的治疗途径很有希望转化成为临床治疗神经损伤的新方法。但在临床上实际应用非编码 RNA 以治疗周围神经缺损还存在一些现实的瓶颈和障碍。

首先，对于周围神经损伤和修复的具体的细胞和分子机制以及非编码 RNA 在其中的调控作用尚未研究透彻。对于非编码 RNA 在正常和疾病下作用的进一步了解以及非编码 RNA 介导和调控周围

神经损伤修复的分子机制的深入理解，无疑将有利于开发非编码 RNA 作为临床治疗的靶点，有利于提高治疗效果。周围神经损伤会带来包括神经系统、免疫系统以及血管系统等在内的一系列复杂的信号通路的变化。由于周围神经系统损伤后复杂的细胞和分子水平的变化，单靶点的治疗方法通常不足以达到良好的治疗效果。非编码 RNA 通常靶向调控多个相关基因，因此，应用神经损伤后差异表达的非编码 RNA 对于神经细胞进行行为调控可能具有更显著的效果。

此外，非编码 RNA 治疗周围神经缺损的另一实际应用上的挑战性任务是非编码 RNA 的调节物质的传递。基于非编码 RNA 的周围神经损伤治疗修复策略主要是基于对非编码 RNA 类似物和非编码 RNA 抑制物两大类物质的应用。一方面可以利用非编码 RNA 或非编码 RNA 类似物下调周围神经损伤相关基因的表达，达到促进受损神经再生的目的。另一方面，利用非编码 RNA 分子的抑制物下调周围神经损伤相关的目标非编码 RNA，即将非编码 RNA 作为新的药物靶点，从而实现其治疗作用。尽可能无创且高效地输入非编码 RNA 的调节物质进入神经系统，同时尽量减少脱靶状况的发生，可以有效地提高非编码 RNA 的应用效率和效果。

目前已有部分动物实验通过将非编码 RNA 调控物输入神经系统来调控周围神经的修复和重建。Zhou 等将结合了类固醇的 miR-9 激动剂 （mir-9 agomir）与人工基底膜（matrigel）制成 1：1 比例的混合物，并将其注射进入硅胶管，用以桥接大鼠损伤 5 mm 坐骨神经间隙。miR-9 激动剂抑制了大鼠体内施万细胞的迁移和受损神经的修复。Stankiewicz 和 Linseman 也进行了类似的尝试。他们将注射有 let-7d 抑制剂和 matrigel 的比例为 1：1 的混合物的硅胶管移植进入大鼠坐骨神经损伤间隙。let-7d 抑制剂明显加速了施万细胞的迁移和轴突的生长，促进了坐骨神经的修复。这些尝试性的临床预实验为非编码 RNA 的进一步临床应用提供了崭新的思路。目前已有部分基于微 RNA 的方法被医药公司应用于癌症的治疗。但是，对于非编码 RNA，尤其是长链非编码 RNA 在神经系统损伤修复方面的相关研究和应用尚处于起步阶段。长链非编码 RNA 位于细胞核或细胞质内，可通过顺式调控和反式调控的方式，对基因位置上相近或距离较远的靶基因均进行调控。更值得一提的是，相较微 RNA，长链非编码 RNA 具有更高的特异性，相对的脱靶率也更低。因此，长链非编码 RNA 的研究具有更加良好的前景，会极大地推动神经损伤的临床治疗。

随着对非编码 RNA 在生理条件下的表达和分布、疾病状态下的表达变化以及作用机制的深入研究，人们将更加全面深刻地了解高等生物的基因表达调控机制。对于非编码 RNA 在周围神经损伤和再生中调节机制的进一步探索和认知，将有利于在临床实践中为周围神经再生的治疗提供新的干预靶点和诊疗手段。

（易晟　顾晓松）

第五节　组织工程角膜

一、组织工程角膜的分类

构建组织工程角膜的材料主要包括支架材料和种子细胞。组织工程角膜在国际上尚未有标准的分类方法，目前主要是根据支架材料和种子细胞来源进行分类。

（一）按支架材料来源分类

根据支架材料来源组织工程角膜可以分为人工合成材料和天然材料两种，其中人工合成材料再分为可降解高分子材料和不可降解高分子聚合物，天然材料再分为天然高分子材料和生物衍生材料。

1. 可降解高分子材料

人工合成的可降解高分子材料，如聚乳酸、聚羟基乙酸和聚乳酸羟基乙酸等可以作为组织工程角膜的载体。聚羟基乙酸作为第一批可降解材料已被美国 FDA 批准用于临床。这些材料的组织相容性较好，支持上皮、基质和内皮细胞黏附生长。这些材料在体内的降解过程中会产生大量乳酸或羟基乙酸，虽然逐渐可以被机体吸收，且代谢机制明确，生物安全性可靠，但是这些材料的酸性降解产物会对细胞的活性产生不利影响，在植入术后易引起长期无菌性炎症反应，不利于组织的修复和再生，故目前尚不作为组织工程角膜植入时使用的支架材料，而在体外培养组织工程角膜种子细胞中尝试性使用。

2. 不可降解的高分子聚合物

使用不可降解的高分子聚合物制备的角膜称为人工角膜。人工角膜最早于 20 世纪 60 年代开始在临床实验中出现，最初使用玻璃材质将其直接缝于眼表面。虽然这种治疗方法可以提高患者的视力，但是由于短时间发生排斥反应，人工角膜周围组织溶解，人工角膜脱落，使得手术失败。随着材料科学的不断进步，人工角膜不断发展，目前在临床上使用的人工角膜主要是 BostonKPro、AlphaCor 和 Osteo-Odonto，他们均获得 FDA 批准进入临床。

Boston Ⅰ型人工角膜是最早应用于临床的人工角膜，光学柱镜部分由 PMMA 制备而成，具有较好的透明度。Boston Ⅱ（见图 9-5）型在Ⅰ型的基础上进行改进，优化了人工角膜的设计，使得移植手术更简单，缝合口渗漏率下降；增加了钛合金固定装置，减少了因排斥反应而导致的人工角膜脱出（见图 9-6）。

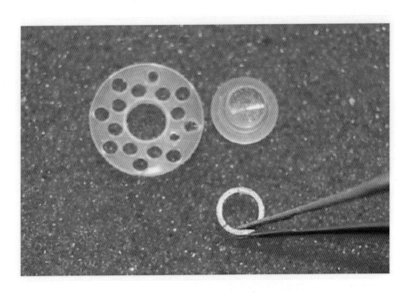

图 9-5　Boston II 型人工角膜

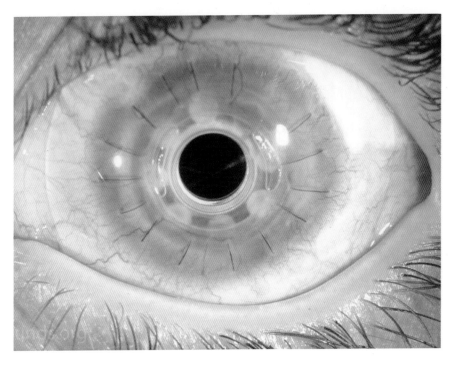

图 9-6　Boston II 型人工角膜移植术后

Osteo-Odonto-keratoprosthesis（OOKP）由意大利科学家 Strampelli 首创，利用自体组织（牙齿）作为周边支架，PMMA 作为光学柱镜，这种骨齿型特殊结构对于增加角膜耐受性，更好地与宿主结合，起到积极作用。有报道称，OOKP 在患者体内放置的最长时间已近 20 年。虽然创造性引入自体组织作为角膜的一部分，减少了排斥率，植入后视力恢复也较好，但并发症仍不能避免，且手术难度大，费用高，限制了其广泛应用。

AlphaCor 型人工角膜，20 世纪 90 年代澳大利亚 Lion 眼科研究所的 Chirila 等将 PHEMA 水凝胶制作了一体式人工角膜 AlphaCor，并在 1998 年进行首次人体试验。AlphaCor 具有海绵状结构的支架和光学柱镜，由两部分含水量不同的 PHEMA 水凝胶组成，互穿网络结构连接，能够承受较高的压力和拉力。由于柱镜和周边支架都采用同一种材料，物理和化学性质相似，解决了两部分结合问题，同时也减少了结合部位发生感染的风险。Bleckmann 等将该种人工角膜植入 4 例患者，6 个月后 1 例患者球结膜裂开，其余患者未出现任何并发症。这种角膜的主要并发症有角膜表层基质融化、镜柱出现沉积物以及角膜后膜等，虽然角膜的排斥率在逐渐降低，但是移植术后 1 年排斥率仍在 20% 左右。

由于排斥率高，人工角膜的手术适应证相对较窄，一般选择严重眼表外伤导致的结膜囊或泪液系统严重受损无法恢复的患者。这也是人工角膜发展虽然较组织工程角膜早，但发展较缓慢的原因之一。

3. 天然高分子材料

天然高分子材料来源于天然材料的提取物。早期对天然高分子材料用于组织工程角膜的研究较多，其中胶原是常用的材料之一。胶原纤维是角膜基质层的主要组成成分，胶原蛋白占角膜干重的 75%。胶原无抗原性，组织相容性好，含有某些特异的氨基酸序列，有利于种子细胞的黏附与生长。胶原的不足之处在于稳定性较差，机械强度小，降解较快（普通交联方式制成的胶原降解完成时间约 1 个月），通过各种物理或化学方法对其进行交联，如热交联、UV 和 λ 射线交联、聚环氧化物交联等，可提高机械强度和抗降解能力（可以将降解时间提高至 3 个月或半年）。明胶作为胶原的降解产物，在理化性质上与胶原相似，但降解速度更快，因此仅能作为组织工程角膜在体外构建培养时使用的支架材料，不能用于体内植入。

甲壳素，亦称几丁质或甲壳质，是自然界中仅次于纤维素的天然多糖，广泛存在于昆虫、甲壳类动物外壳及真菌细胞壁中。经脱乙酰化反应变成甲壳胺，即壳聚糖。这类天然多糖具有明显碱性、良好的生物相容性和生物可降解性。壳聚糖在体内溶菌酶、甲壳酶的作用下水解成低聚糖。降解产物为对人体无毒的 N-乙酰氨基葡萄糖和氨基葡萄糖。降解过程中产生的低分子量甲壳素或其寡聚糖在体内不积累，无免疫原性。甲壳素作为组织工程角膜植入材料的不足之处在于：①单纯使用甲壳素交联形成的支架质地坚硬，韧性差易折断，且缝线不易穿过。②在体内降解时间快，在组织修复前完全降解。

虽然目前已经有研究在不断改进交联剂和交联方法，以延迟天然高分子材料的降解周期，但是由于这些材料作为角膜基质的支架时不能达到透明，作为角膜上皮或角膜内皮的支架时，其生物性没有羊膜等一些生物衍生材料佳，因此并未广泛应用。

4. 生物衍生材料

生物衍生材料因其结构和生物成分更接近于活体组织而具有一定的优越性，以羊膜为载体构建组织工程角膜已成为研究的热点。羊膜是一种无血管、神经和淋巴管的半透明膜，免疫原性低，且具有抗新生血管、抑制成纤维化以及减少瘢痕形成等特点。羊膜基底膜含有 IV 型和 V 型胶原、层黏连蛋白、纤维连接蛋白及各种螯合蛋白，这些成分利于细胞的分化移行。目前，羊膜已广泛应用于组织工程研究，成功构建出角膜上皮层、基质层和内皮层。羊膜被认为是组织工程角膜较为理想的载体材料。但是羊膜菲薄，不能构建复层角膜组织，羊膜的应用还具有导致肝炎、获得性免疫缺陷综合征（AIDS）等感染性疾病传播的风险。

正常角膜基质因其天然成分及结构的优势克服了合成基质的种种不足。完整的天然角膜基质具有原有组织的三维立体结构和细胞外基质，其保留的化学信号可诱导和促进种子细胞的生长和分化。脱细胞角膜基质是近年来的研究热点。脱细胞角膜基质具有天然角膜的板层纤维结构、韧性及厚度，其微环境最接近生理状态，有利于细胞附着移行和增生，促进组织再生。同时由于去除了脂质膜、膜相关抗原和可溶性蛋白质，免疫原性大大下降。由于人角膜基质来源有限，一般采用异种猪角膜基质。猪角膜基质只表达微量的异种糖基抗原，且胶原的物种差异小，是较有前途的组织工程角膜材料。

其他组织来源的薄载体可以用于培养上皮和内皮种子细胞构建组织工程角膜，主要有角膜后弹力层、羊膜的基底膜、合成的明胶膜、晶体前囊膜以及皮肤来源的纤维膜。

（二）按种子细胞来源分类

根据种子细胞来源可分为：成体干细胞，胚胎干细胞，诱导多能干细胞（induced pluripotent stem cell，iPSC）。成体干细胞来源主要是角膜上皮干细胞和骨髓间充质干细胞。前者主要通过角膜捐献和自体活检获得，后者的来源可通过分选出患者血液中的骨髓间充质干细胞获得。胚胎干细胞的来源广泛，主要通过脐带血获得。自体干细胞来源受限，同种异体干细胞存在一定排斥率，iPSC 将有可能解决这些限制组织工程角膜发展的因素。

二、组织工程角膜的构建方法

组织工程角膜的构建是指在体外通过培养的方式，将种子细胞与支架材料结合形成牢固完整、具有组织结构和功能的单位。以下分别介绍组织工程角膜上皮、基质和内皮的构建方法。

（一）组织工程角膜上皮的构建方法

角膜上皮种子细胞的来源：在正常角膜上皮基底层，有干细胞和瞬时扩增细胞。角膜上皮干细胞体积较小，核浆比大，CK19 和 CK15 阳性表达，提示细胞增殖能力旺盛。一般认为角膜上皮干细胞不表达角膜上皮特异性表面标记物 CK3 和 CK12，阳性标记物有 Importin13、p63、ABCG-2、integrin α9、N-cadaherin。由于角膜上皮干细胞来源有限，目前研究已发现，一部分其他来源的成体干细胞，通过体外扩增与诱导分化可以变成具有角膜上皮细胞功能特性的上皮细胞。目前已经发现的组织来源包括骨髓、口腔黏膜、脂肪、皮肤以及循环系统等。

组织工程角膜上皮的构建和移植过程如下。①角膜上皮干细胞分离：将活检或尸眼获得的新鲜角膜缘上皮经酶消化处理后，可获得完整角膜缘上皮片。②角膜上皮干细胞体外扩增：将获得的上皮细胞置于去上皮的人羊膜上培养（或 3T3 上）至上皮片直径超过 2 cm（见图 9-7）。③取含羊膜（或不含羊膜）的上皮片，将其覆盖于患眼表面，缝隙固定（或用绷带镜固定于表面）。Nishida 首次使用口腔黏膜中的成体干细胞作为角膜上皮干细胞来源治疗角膜上皮干细胞缺乏的患者。口腔黏膜上皮干细胞在体外扩增后，通过温度培养法获得复层上皮片，将该上皮片进行自体移植后，对治疗角膜上皮干细胞缺乏导致的角膜混浊效果显著。

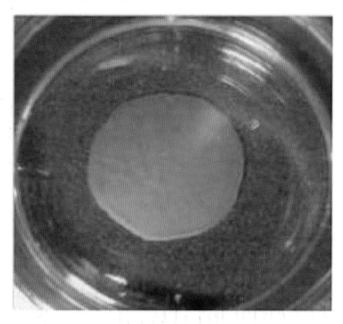

图 9-7　与干细胞共培养的羊膜

近年来角膜缘干细胞培养技术的发展和完善，为使用培养的角膜缘干细胞进行移植提供了平台。细胞的来源可以是自身角膜缘也可以是异体角膜缘，移植可供选用的载体有羊膜、卵壳膜、聚乳酸膜、角膜接触镜、纤维素膜等，其中脱上皮细胞羊膜具有较多生物活性，适合干细胞的生长，且具有改善眼表炎症环境等作用，因此是较理想的移植载体，为培养细胞的临床移植奠定了基础。目前，体外培养的角膜上皮干细胞移植用于重建眼表的技术已经成熟，但如何缩短培养时间，维持培养后角膜缘干细胞的特性仍然需要进一步研究。

（二）异基因来源的角膜脱细胞方法

异基因来源的角膜通过脱细胞处理，可以成为组织工程角膜的细胞外支架。目前国际上有 10 余种通过将动物源性角膜基质细胞脱去，制备成板层组织工程角膜的方法。主要包括如下 3 种。①化学试剂法：通过使用酸性溶液、碱性溶液、去垢剂等方式破坏细胞中的蛋白质、脂质和 DNA，并使细胞碎屑溶解于溶剂内脱离细胞外基质。②生物试剂：通过使用核酸酶和蛋白酶水解催化核苷酸、脱氧核苷酸或肽链，使细胞失活并从支架材料中移除。③物理脱细胞法：通过改变材料外部的温度、压强、渗透压等物理因素，破坏细胞膜与核膜，但不能十分有效地使细胞失活并从支架材料中移除。

以上脱细胞方法各有利弊，总之作用时间越长，对细胞外基质影响越明显。角膜基质由少量的基质细胞（约占基质成分的 5%）和大量排列紧密有序的胶原纤维（约占基质成分的 95%）组成，这种排列紧密有序的胶原纤维结构是角膜透明的原因所在。因此通过一种方法将基质内的细胞脱干净对角膜的透明度影响很大，动物实验表明移植术后需半年以上的时间移植的角膜才能逐渐透明。

（三）组织工程角膜基质的构建方法

角膜基质种子细胞来源：有学者认为角膜基质内存在干细胞，使用胶原酶将角膜基质分解，获得角膜基质细胞，通过克隆培养的方法，选取角膜基质干细胞，这些表达干细胞具有特异性表面标记物，如 Bmi-1、Notch-1、Six2、Pax6、ABCG2、Spag10、p62 等。骨髓间充质干细胞可以作为角膜基质种子细胞的来源之一。

体外构建含有角膜基质细胞的组织工程角膜基质的方法有：①将支架材料直接置于含有角膜基质种子细胞的培养液中进行培养。此方法仅对于有孔疏松的支架有效，但基质细胞长入缓慢。②将薄的支架材料表面种上角膜基质细胞，再将多片支架材料相叠共同培养。此方法获得的组织工程角膜由于支架层间黏附不牢固，故容易移位，不利于移植手术。在构建组织工程角膜基质的同时将角膜上皮种植于表面，可获得含有角膜上皮细胞功能的组织工程角膜基质，但此方法仅在离体实验中获得成功，尚未进行动物实验。通过将支架材料植入皮下，受体细胞长入支架材料内达到构建的作用，但由于组织工程角膜要求透明度高，该方法会降低其透明度，因此较少使用。

（四）组织工程角膜内皮的构建方法

角膜内皮种子细胞的来源：活体上的人角膜内皮细胞是不能通过有丝分裂来繁殖再生的，这是由于前房内生长因子不足，同时房水中又存在生长抑制因子，阻断了细胞的 DNA 合成。但是角膜内皮上各种生长因子受体的存在表明内皮细胞具有潜在的分裂能力。角膜内皮细胞在体外的生长、增殖还受细胞来源的影响。有资料表明，婴儿体内的角膜内皮细胞在一定条件下可以有丝分裂；20 岁以上者的内皮细胞培养成功率大大降低。所以在人类角膜内皮细胞移植的实验中，培养的内皮细胞多来自胎儿、婴幼儿或 20 岁以下的年轻人。随着人均寿命的延长，供体角膜越来越趋向于老龄化，其内皮细胞多已发生形态学改变及密度降低，不宜再作为角膜内皮移植的供体材料，使供体来源更加有限。1952 年 Stocker 建立了角膜内皮细胞组织培养方法，在此基础上 1972 年 Maurice 首次提出了将组织培养的角膜内皮细胞移植到内皮细胞不健康的角膜上的设想，开辟了角膜内皮细胞移植（corneal endothelium transplantation）这一崭新的研究领域。

正常成人角膜内皮在生理状态下不具有增殖能力，但创伤后一些内皮细胞表达干细胞表面标记物。McGowan 认为角膜内皮细胞的干细胞存在于小梁网与内皮细胞之间的移行区域，在动物实验中发现，中央和周边角膜内皮细胞均具有一定的增殖能力。

1979 年 Gospodarowicz 将培养的牛角膜内皮细胞接种在去除自身内皮的兔角膜上，术后观察发现，对照组未接种内皮细胞的植片 7 天内变得混浊，并一直未恢复透明，而覆以牛角膜内皮细胞的角膜片保持透明超过 100 天。此后 Insler 和 Lopez 使用去除内皮的人角膜植片作为载体，接种已培养的婴儿内皮细胞，培养一段时间后移植到非洲绿猴，结果 6 个植片在长达 12 个月的随访期内保持透明，而无内皮的对照组植片进行性水肿伴有新生血管化。但是，由于动物角膜内皮细胞的增殖能力与人角膜内皮不同，目前的动物实验结果还不能作为证明人角膜内皮干细胞可以成为组织工程角膜内皮种子细胞来源的有力证据。

组织工程角膜内皮的构建：组织工程角膜内皮的构建方法是利用载体在体外培养成连续片状的单层细胞膜供移植使用。角膜内皮细胞移植术中的载体应具备以下条件：①透明性好，移植后不影响视力，便于观察细胞生长情况。②机械性强，能经受移植手术操作。③通透性好，对水及其他液体有一定的渗透性，利于细胞与外界进行物质交换。④生物相容性好，能与宿主角膜牢固愈合。研究中使用过的载体有明胶膜、水凝胶膜、胶原膜和后弹力层等，尽管取得了一些成果，但它们都有不足之处。

（五）全角膜组织工程的构建方法

组织工程全角膜的构建方式是按照正常角膜的组织学形态将角膜上皮及其载体、角膜基质支架及其种子细胞和单层的内皮细胞共培养构建而成。1999 年 Griffith 等以胶原和硫酸软骨素为细胞支架材料，加入角膜细胞生长因子和维生素 C，将角膜的上皮细胞、成纤维细胞和内皮细胞利用气－液界面培养法合成了首个功能性组织工程角膜。

3D 打印技术目前已在全角膜的构建技术中得到试用。目前可以使用的打印材料有琼脂、明胶、胶原和纤维素等天然高分子材料。3D 打印技术的优势在于可以同时打印角膜的细胞外成分和细胞成分，较快速地完成组织工程角膜的构建。不足之处在于，打印的细胞外成分和结构与天然角膜存在一定差距，因此手术移植后的组织工程角膜进行组织重建时，无法像人角膜移植术后的角膜重建一样，而会出现因受体角膜细胞和细胞外成分长入组织工程角膜而导致的植片透明度下降的现象。

三、组织工程角膜的临床应用

组织工程角膜上皮在组织工程角膜方向进展最快。意大利、印度、日本、中国等国家在近十年已在临床使用，并初步评估了不同培养方法、不同手术方式对组织工程角膜上皮干细胞移植术后的治疗效果。

我国组织工程角膜基质的临床研究走在了国际的前列。我国组织工程角膜基质已完成的大样本的临床实验，证明了其安全性和有效性。通过将组织工程角膜移植给细菌性角膜溃疡的患者发现，该法可以治愈感染性角膜溃疡，明显提高视力。此外，我国还报道了首例将猪来源的组织工程角膜移植给瞳孔区角膜浑浊的角膜营养不良患者，在移植术后角膜立即恢复透明，超过 5 年的观察未发现排斥反应。我国组织工程角膜基质已进入产业化阶段，将为我国临床组织工程角膜的发展奠定良好的基础。

四、组织工程角膜的发展方向和挑战

（一）组织工程角膜的发展方向

组织工程角膜上皮技术已发展成熟，随着角膜上皮干细胞培养、储存、运输等产业化标准的建立，组织工程角膜上皮将广泛应用。由于大部分天然材料合成的组织工程角膜的稳定性较差、机械强度小、降解快，因此仅能作为组织工程角膜上皮和内皮的载体，而不能用于构建组织工程角膜基质。目前天然材料合成最成功的研究是加拿大 Griffth 等将 I 型胶原和 III 型胶原通过醛交联的方法（见图 9-8），构建出厚度达 400 μm 的透明角膜基质支架，并移植给 20 例角膜白斑和圆锥角膜患者，术后 24 个月观察角膜上皮完整，基质透明。这项研究成果为天然材料构建组织工程角膜基质指出了新的方向。

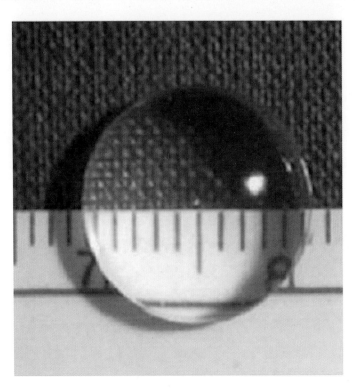

图 9-8 使用胶原交联成的组织工程角膜

异基因来源的组织工程角膜具有来源广泛、价格低廉、制备方法简单等诸多优点，在我国是发展最快的组织工程角膜。动物源性的组织工程材料支架的研究中发现，不同动物来源的角膜在角膜曲率、角膜大小、厚度、前后表面形状等方面存在较大差异。通过将猪、狗、猴、兔、猫这几类动物的角膜地形图结果进行比较分析发现，猪的角膜曲率和角膜前后表面的形状与人类最接近。在动物实验和初期的临床实验中观察发现，猪来源的板层组织工程角膜可以长期保持透明，活体共聚焦显微镜观察发现，组织工程角膜移植术后 1 年，角膜上皮下神经丛和基质内的角膜基质细胞和神经纤维均长入组织工程角膜。此研究结果证明，猪来源的板层组织工程角膜适宜于作为异基因组织工程角膜支架，具有良好的临床应用前景（见图 9-9）。

同种异体角膜内皮移植术后的排斥率高于其他类型的角膜移植，因此对于组织工程角膜内皮种子细胞的要求高于其他种子细胞。成人的角膜内皮细胞无增殖能力，有研究认为，胎儿或婴儿的角膜内皮细胞具有一定的增殖能力。由于内皮细胞来源十分有限，目前组织工程角膜内皮技术的发展受到限制。

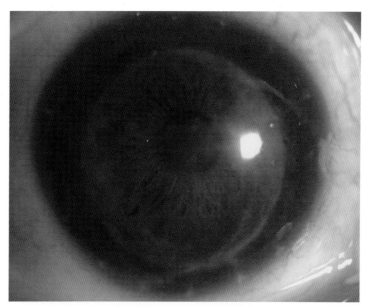

图 9-9　猪来源的组织工程角膜移植术后 3 年

（二）组织工程角膜的挑战

理想的支架材料一直是制约组织工程角膜发展的瓶颈问题。目前，虽然对多种材料进行了广泛研究，但真正满足构建组织工程角膜需要的支架材料不多，且均存在一定缺点。天然高分子材料，如胶原、透明质酸、甲壳素和其衍生物及多糖类高分子物质等，生物相容性好，但都有力学性能欠佳、降解过快、不利于细胞营养物质向材料内扩散等缺点。人工合成的高分子材料的酸性降解产物则易堆积在局部，不利于细胞生长。生物衍生材料来源于天然的组织，作为组织工程支架材料有一定的发展前景。但是其安全性、组织的透明性、稳定性、机械性，在进入规模的临床实验前尚需进一步评价。

影响微环境的因素尚未明确：微环境（niche）是种子细胞保持其干细胞特性的重要因素。对于微环境的概念我们已熟知，但是对于微环境的研究尚在初级阶段。以组织工程角膜上皮为例，过去认为角巩缘的栅栏样结构是微环境的主要影响因素，但是我们已经通过培养的上皮细胞恢复了角膜上皮干细胞的微环境，使得供体来源的角膜上皮干细胞存活并发挥干细胞功能。因此，在上皮干细胞的微环境中何种因素影响干细胞功能？上皮干细胞的特异性表面标记物是否存在？瞬时扩增细胞是否作为因素之一影响干细胞微环境？如果仅需移植干细胞能否将上皮干细胞分选出后进行注射法治疗？支架材料的微环境对于生长在其中（表面）的种子细胞特性的影响有多大？这些问题的答案对于组织工程角膜的发展将起到关键作用。

此外，组织工程角膜面临的挑战还包括受到伦理限制、缺乏相关的法律法规，以及没有规范统一的来源标准、制备保存和运输方法、明确的临床适应证等。组织工程角膜干细胞目前尚没有合理、合法、有效的来源，这种现状严重限制了组织工程角膜的发展。同种异体成体干细胞作为组织工程角膜上皮干细胞的临床应用才刚刚开始；由于胚胎干细胞的致瘤性还没有明确，目前尚未正式进入临床研究；iPSC 虽然为组织工程角膜干细胞来源开了一扇新门，但离临床应用还有一定距离。

　　我国组织工程角膜相对于其他组织工程的组织和器官发展较快，组织工程角膜内皮也开始进入临床实验阶段，这些临床研究进展预示着组织工程角膜产业化的来临，随之而来的临床研究和应用将为人类治愈角膜疾病提供更多选择和帮助。

（刘靖　刘祖国）

第六节　组织工程肌腱

　　自现代外科学问世以来的 100 多年时间里，对于肌腱的修复主要采用自体肌腱移植、同种异体肌腱移植和人工材料替代等办法。自体肌腱移植是从健康的功能相对不太重要的部位切取肌腱，移植到缺损区，去修复功能更为重要的部位，虽然临床效果好，但这是一种以牺牲健康肌腱为代价的"挖肉补疮""以伤治伤"的办法，很多患者不能接受，并且自体肌腱切取部位有限，尤其是儿童几乎没有可切取的肌腱，同时会增加创伤，增加手术并发症，并有可能遗留供区的功能障碍，显然不是最好的治疗方法。同种异体肌腱移植虽有不增加患者创伤、所提供的肌腱具有受区相同的形态和功能等优点，但也存在来源受限、免疫排斥和疾病传播的问题，尚未广泛用于临床。异种肌腱移植目前仍处在基础研究阶段，要过渡到临床应用尚需较长时间的研究，并要克服伦理学、社会学等障碍。人工材料（包括合成的、天然的）具有可批量生产、获得容易、不传播疾病等优点。目前用于临床的人工材料仍以惰性材料为主，且不能与受体肌腱发生愈合，只能起支架作用，材料本身没有生命，需在体内诱导或引导自体组织再生才能存活，且降解速度太慢，在体内长期以异物形式存在，容易产生很多并发症。可降解的高分子材料虽具有其他人工材料的优点，但其降解难与诱导或引导的组织再生同步化，并且有些降解产物极易引起组织反应，甚至妨碍组织的再生与修复。

　　就目前的认识，理想的肌腱替代物应该具有良好的组织相容性；具有与肌腱相似的生物力学特性；植入后不与周围组织发生粘连；其缝合端与肌腱断端直接发生牢固愈合；愈合速度达到或接近正常生理愈合过程；抗张强度能适应机体需要；容易获得或制造；能被机体同化成为机体的一部分等特性。它能完全替代肌腱的功能，并接受机体的调控，参与机体的自我更新。组织工程肌腱研究就是为了研制尽可能符合上述要求的肌腱替代物，其原理是获取肌腱种子细胞，培养扩增后与生物材料结合形成复合物，将其植入到肌腱缺损部位可使植入的种子细胞继续增殖、分化并分泌细胞外基质，形成修复组织，随后生物材料逐渐降解，最终达到生物学意义上的完全修复。

　　事实上，四川大学华西医院杨志明教授带领的研究团队在 20 世纪 80 年代中期通过动物肌腱游离移植与转移的研究、显微外科技术修复肌腱的实验研究等，发现传统的肌腱游离移植要经过坏死 – 再生的过程，肌腱内的细胞死亡，由周围组织细胞长入，这可能是术后粘连发生率高的主要原因，提示需要有活的肌腱细胞分泌细胞外基质，以帮助肌腱更好的修复，因此我们自然地想到预先在人工肌腱材料内种植活细胞可能会减少粘连，从而提出了"有生命的活性人工肌腱的研制"，即组织工程肌腱研究的方向。

以下我们将从肌腱的结构及营养、生物力学、损伤模式等入手，概述肌腱的损伤与修复，围绕组织工程肌腱种子细胞研究、支架材料研究、细胞生长因子对肌腱愈合的影响、肌腱细胞与支架材料的复合培养等关键技术，以及在临床前和临床转化应用中的实践，与大家分享组织工程肌腱研究与开发的历程，以期更好地推进组织工程肌腱的转化研究。

一、肌腱的损伤与修复概述

（一）肌腱的结构及营养

肌腱是连接骨骼肌与骨骼之间的致密结缔组织，每一块肌肉都有不同长度的肌腱与骨骼附着，由于肌腹的收缩，通过肌腱的牵拉，带动骨骼产生运动，使人体完成各种生活及工作所需要的各种动作，因此肌腱在人一生的生命活动中，有十分重要的作用。它既是人体主要的支持结构，又是完成各种活动、生产劳动、参与社会活动的重要组织。在临床医学中，手的功能特别重要，修复后的功能恢复又较差，近 100 年来，不少学者对手的肌腱进行了不同深度的研究，但至今尚未取得突破性进展。近年来，随着再生生物学和再生医学的兴起以及干细胞和组织工程技术的发展，为肌腱的再生与修复提供了新的途径。

1. 肌腱的结构

肌腱是肌肉的延续部分。新鲜的肌腱标本呈银白色，有光泽，质地坚韧。肌腱表面有一层疏松结缔组织膜，称腱周膜，有从外周来的血管通过腱膜进入肌腱。腱周膜内有腱外膜包裹整个肌腱。腱外膜内层称腱内膜，又分隔包裹腱束，称腱束膜。腱周膜、腱内膜和腱束膜既能固定腱束，又能提供肌腱的营养及进行物质交换，同时还是保持肌腱滑动功能的重要结构。在手和足部的某些区域，肌腱被一层膜状结构所包绕，称之为腱鞘。腱鞘又分为脏层和壁层两层，脏层位于肌腱表面。两层之间形成一个腔隙，中间充满滑液，其主要成分为透明质酸，有利于肌腱在其中的滑动。

肌腱由细胞外基质和肌腱细胞组成。肌腱细胞属成纤维细胞类，约占 20%。肌腱细胞在活体上呈梭形，成行排列，伸出翼状突起围绕胶原纤维。肌腱细胞分泌的胶原蛋白、弹性蛋白和糖蛋白等细胞外基质，占 80%，其中胶原蛋白占有形成分的 65% ~ 70%，主要是 I 型和少量的 III 型胶原，但也有其他多种胶原的存在，如 IV、V 和 VI 型等。

胶原纤维呈白色，粗细不等，直径在 1 ~ 12 μm，其上有明暗交替的周期性横纹，横纹周期约为 6.4 μm，这是胶原纤维独有的特征。胶原纤维有分支，分支间互相交织成网，使胶原纤维能承受较大的拉应力。胶原纤维被交联在一起，使得胶原的力学特性结构更加稳定而组织的抗张强度更高，胶原交联主要是通过半胱氨酸间形成的二硫键来进行的。肌腱中还含有一定量的弹性蛋白，使得肌腱和韧带组织具有一定的弹性。

蛋白多糖是肌腱细胞外基质中的另一个重要组成部分，对于组织的黏弹性和其他力学特性的形成具有重要作用。蛋白多糖由核心蛋白和糖胺多糖支链所组成，这些具有负电特性的支链形成特征性的"瓶刷"结构可以吸引水分子使得组织水化，蛋白多糖则被包埋在胶原之间提供组织的抗压特性，水化也使得水溶性分子能够在组织中快速地弥散。

2. 肌腱的营养与代谢

人体肌腱是一种少血供、低代谢组织，其营养主要来自营养血管和滑膜组织的弥散作用，代谢活动又通过滑膜和血管来调节。

（1）屈指肌腱的血管分布：肌腱表面的血管来自肌腹与肌腱的结合部、肌腱与骨的结合部、肌间隙血管网、腱系膜根部血管弓和长、短腱纽。有纵向血管、网状血管和祥状血管 3 种血管形式。

肌腱内的血管来源于肌腹内血管的延续；肌腱止点处由骨膜发出的血管进入肌腱内；由腱表面血管发出的横支进入肌腱内后，向近、远端走行。肌腱内血管多以三条平行、纵向走行，但并不贯穿肌腱全长，其纵向走行的距离长短不一，位于中间的血管管径较细、恒定，而两侧的血管管径较大。肌腱内纵形血管与横形血管间有部分吻合。

采用体视学方法研究成人屈指肌腱的血管密度，在不同手指其血管密度变化不大。同一手指不同平面肌腱的血管密度有所不同，位于鞘管区内的屈指肌腱血管密度较掌腕及前臂段明显减少。对肌腱血管分布的研究表明，肌腱虽然为少血供组织，但仍具有内在血管分布，这些血管为肌腱提供营养及进行物质交换。提示我们在肌腱组织工程研究中，应注意工程化肌腱的血管化过程。

（2）滑液对肌腱的营养作用：在人体鞘管区内的肌腱位于滑液系统中。滑液由鞘管的滑膜细胞分泌，为透明、微黄色黏性液体，主要成分是蛋白质、糖和电解质。在蛋白质中主要是透明质酸，正常腱鞘滑液含量约为 2 mg/mL，是鞘内肌腱的主要营养来源，同时也为肌腱的滑动提供润滑剂。在肌腱的代谢活动中，腱表面的滑膜结构起了十分重要的作用。肌腱的超微结构观察中发现，腱表面滑膜有微孔，在腱内膜、腱束膜之间有网状结构，可允许滑液自由通过。当肌肉松弛时，肌腱像海绵样吸收滑液进入肌腱，营养肌腱；当肌肉收缩时，肌腱内压升高，挤出滑液进入鞘管中，同时排出代谢产物。提示在我们构建组织工程肌腱的支架材料设计时，应考虑到这种滑液营养所需的微孔结构。

（二）肌腱的生物力学

肌腱的结构特点赋予其强大的抗张强度和一定的黏弹性。据估计当人在跑步时跟腱承受的应力为 9000 N，约相当于人体重的 12.5 倍，不同的运动状态下肌腱所受的应力不同，人屈指肌腱在被动运动时受力为 1～6 N，相同的主动运动其受力为 9 N，而不受限活动手指，肌腱受力达 35 N。机体的运动也可以引起肌腱组织结构的重构，改变其生物力学性能。习惯长跑者跟腱比不长跑者的跟腱粗大，跳跃摄食的兔 35 天后，其跟腱和髌韧带力学强度均优于不跳跃兔。研究发现适当应力刺激使

Ⅰ型胶原合成和分解均增强，而合成代谢占优势，表现为合成增加。鼠尾肌腱束在无应力培养48 h内，与新鲜肌腱比较，Ⅰ型胶原基因表达虽无显著变化，但组织蛋白酶K、基质金属蛋白酶-3和13（MMP-3和MMP-13）等与组织溶解有关的酶类持续升高，制动使组织溶酶及其抑制物的比例升高，提示无应力条件下的肌腱组织的变化可能与组织的降解有关。肌腱因应力刺激引起的结构改变是应力引起的一系列基因表达变化的结果。周期性牵张应力可刺激各类生长因子的含量，如TGF-β、PDGF、bFGF，从而促进肌腱细胞的增殖、分化和基质的合成，IL-6分泌也增加，IL-6参与炎症反应，从而促进肌腱修复。

生长发育、创伤修复和某些病理过程中，由于应力的变化，胶原纤维的合成与重组发生适应性改变，包括各型胶原含量和空间排列的重建。正常情况下，肌腱的细胞外基质主要是Ⅰ型胶原，但是断裂伤后Ⅲ型胶原分泌增多。长时间过度的应力刺激可引起肌腱的微损伤，这可能由Ⅲ型胶原生成增加来愈合，长期累积导致组织拉伸强度的下降，容易发生肌腱断裂。在形态上表现为细纤维增多，胶原连续性部分中断。

在制动条件下，肌腱的应力低于生理范围，抗张强度显著下降；相反，当应力大于生理范围时，抗张强度增大，组织学表现为胶原纤维增粗增多。应力影响胶原蛋白合成与聚合，使胶原纤维的数量和直径发生变化，引起组织器官的力学性质发生相应的变化。因此，适当的牵拉和运动有利于肌腱的伤后修复，而长期制动则有妨碍作用。但是，在处理神经和肌腱联合外伤时，如果完全不限制运动，却会妨碍神经内部胶原化，并减少神经吻合段的血管生成；而如果完全去除吻合部位张力，则有助于外周神经的再生。

影响肌腱机械强度的另一个重要因素是年龄。随年龄增长，胶原蛋白分子内和分子间交联增加，使胶原纤维变得硬而脆，改变了肌腱机械性能。

（三）肌腱的损伤和愈合

1.肌腱损伤模式

急性和慢性损伤是肌腱的主要两种损伤模式，损伤模式不同治疗方式也会有所不同。急性损伤通常由创伤所致，而慢性损伤通常出现在反复的肌腱过度负荷受损后，并伴随着炎症反应。急性伸肌腱损伤（如手部和腕部的闭合伤）可以通过非手术方法来治疗，但是急性闭合屈肌腱损伤则需要进行手术治疗。慢性肌腱损伤可以伴有炎症反应（肌腱炎）或无炎症反应（肌腱变性）或涉及周边组织（腱鞘炎）。早期的诊断对明确病因和手术干预及预防永久性功能障碍的出现具有重要的意义。

过度使用损伤常见于肩关节囊肌腱套的损伤，急性撕裂伤多见于人体上部的运动损伤，而慢性退行性病变和撕裂伤则多见于老年不太活动的个体。跟腱常受到外伤性的损伤，多出现在运动员或经常活动的个体，在承受超过极限的负荷后受损，通常需要手术治疗，以防在以后的运动中再次出现断裂。跟腱慢性损伤通常是由于反复的微小损伤加上退行性变和愈合不良所引起。

2.肌腱损伤的愈合过程

肌腱的愈合过程与其他结缔组织愈合方式相似，包括炎症期、组织形成期和组织重塑期。炎症期中有多种炎症介质的释放，如组胺、激肽、前列腺素、补体和淋巴因子等。在组织形成期中，随着成纤维细胞的迁入和毛细血管的长入，肉芽组织形成。在组织重塑期，肉芽组织被新合成和沉积的胶原所替代，进一步被肌成纤维细胞重塑并沿肌腱长轴收缩。此阶段，伤口细胞和它们分泌的细胞外基质以一种互动方式存在，即细胞不断分泌和沉积新的基质，而基质分子则调控相关基因和细胞基质受体的表达。随之，通过细胞 – 细胞相互作用和细胞 – 细胞外基质的相互作用，胶原纤维与成纤维细胞平行排列并与其他原纤维首尾相接和共价键交联，而大部分成纤维细胞进入凋亡期，最终将高细胞含量的肉芽组织转化为细胞含量低的瘢痕组织。

肌腱愈合过程中的几个重要因素包括愈合的细胞来源、营养的来源和肌肉 – 肌腱复合体断裂时存在的空隙以及保守治疗是否足以愈合肌腱的伤口。首先，是肌腱的愈合方式。内源性愈合完全依赖肌腱组织自身的细胞来完成；而外源性修复则依赖外部组织（包括腱鞘）的细胞浸入。通常情况下，两种模式均参与了肌腱的修复过程，外源性主要在早期起作用，而内源性则在晚期起作用。外源性愈合的结果是肌腱与外周组织的粘连和瘢痕形成，常见于屈肌腱的愈合过程，可导致肌腱活动范围受限。其次，是营养的来源。在肌腱愈合过程中，绝大部分区域通过血管化以提供充分的营养和氧气供应，但是在滑车部位，肌腱的营养主要依赖于滑液中营养成分的渗透。再次，是断端间的空隙将会直接影响到肌腱的活动范围和愈合肌腱的力学性能。最后，是治疗方式的选择，一般来讲保守治疗和手术治疗是否有效取决于各自的适应证。相比而言，手术治疗能够更好地促进肌腱断端之间的愈合，特别是手部屈肌腱的修复常常需要手术来促进两个肌腱断端间的良好对合及后续的良好愈合和功能康复。

（四）肌腱的修复

修复肌腱的最基本方法是直接缝合和肌腱转位。如果存在肌腱缺损就需要在断端之间进行桥接。桥接材料可来自自体、异体、异种、人工材料和组织工程材料。在这些材料中，自体材料是最常采用的传统方法。可用于修复肌腱缺损的自体材料包括自体肌腱和筋膜条。在自体肌腱中尤以同源肌腱修复效果最好。可采用鞘内肌腱修复鞘内肌腱，采用鞘外肌腱修复鞘外肌腱。若不能用同源肌腱修复，常采用掌长肌腱，其次是趾长伸肌腱、跖肌腱，有时还可用指浅屈肌腱。同种异体肌腱移植修复肌腱缺损可不受自体取材的种种限制，但所取材料需要特别处理，否则修复效果会下降。异种肌腱、人工材料修复肌腱缺损仍处于实验阶段，但已取得了一些进展。组织工程肌腱的理念和研究进展提供了一条新的、更为理想的、符合生理特点的肌腱损伤的治疗方法。

1. 自体肌腱移植

自体肌腱移植对于肌腱缺损的受区来讲是一种较好的选择。因为自体肌腱的组织相容性最好，没有免疫原性。但来源受限，在选择供区时为了尽可能地减少供区功能障碍，所选供区肌腱往往较细，不能完全满足受区的需要。自体肌腱移植主要包括自体肌腱游离移植、肌腱转移术和吻合血管肌腱复合组织瓣移植术。

（1）自体肌腱游离移植：目前常用的自体肌腱游离移植来源主要有掌长肌腱、跖肌腱和趾长伸肌腱三个部位。将来源于上述供区的游离肌腱桥接于肌腱缺损的两断端，使肌腱的连续性得以恢复。有时由于供区肌腱较受区肌腱细，需要将移植肌腱折叠后与受区肌腱缝合。

（2）肌腱转移术：肌腱转移术的方法是将邻近缺损的正常肌腱切断，以其近端与缺损肌腱的远端缝合，达到修复肌腱的目的。肌腱转移术是以牺牲邻近关节部分功能为代价，换取被修复关节功能恢复的一种手术。如指深屈肌腱在手掌内陈旧性断裂，近端回缩较多，不能直接缝合时，可用邻近指浅屈肌腱移位至伤指替代其功能。

（3）吻合血管肌腱复合组织瓣移植术：手部肌腱缺损伴皮肤软组织缺损或瘢痕化，可以考虑采用吻合血管的肌腱复合组织瓣移植术修复。可以作为吻合血管肌腱复合组织瓣移植供区的有带血管蒂的掌长肌腱复合组织瓣和以足背动脉为蒂的趾长伸肌腱复合组织瓣。采用吻合血管肌腱复合组织瓣移植的优点是一次同时修复软组织缺损和肌腱缺损。缺点是风险较大，技术及条件要求高，因而其应用受到限制。

综上所述，无论是游离肌腱移植、肌腱转移术还是吻合血管肌腱复合组织瓣移植术，对于供区来说，不仅增加了创伤，而且多少会遗留一些功能障碍。

2. 同种异体肌腱移植

自体肌腱来源有限，特别是在多条肌腱同时缺损时，自体肌腱移植或转移往往均不能满足修复的需要。而且肌腱被转位切取后，总会在原功能部位造成不同程度的功能减退。同种异体肌腱是目前临床应用较多的肌腱移植材料。目前，同种异体肌腱制备的方法可归为两大类：深低温处理肌腱和化学处理肌腱。前者以物理方法为主，后者以化学药物处理为主。

（1）深低温处理肌腱：其机制可能是在降、复温过程中由于冰晶的形成破坏细胞 MHC 抗原结构，从而降低了肌腱细胞的抗原性。这种方法尽管使肌腱细胞抗原物质遭到破坏、变性，但这些变性的抗原成分还是没有消除，没有发生量的变化，仍有弱的免疫原性。异体肌腱通常可来自经检查合格的合法健康供体。在无菌条件下切取肌腱时应保留腱周组织，制成 15 cm 左右长度的腱段。腱段经冲洗干净后置入保存液中浸泡后，再置入无菌容器中密闭并标记，采用慢冻法将温度降至 –85℃，保存 10 天后即可用于临床。临床应用时，取所需肌腱，按快融法将肌腱解冻，冲洗后用于桥接肌腱缺损，方法与自体肌腱移植方法相同。术后应用糜蛋白酶清除血肿。

（2）化学方法处理肌腱：① 药物浸泡肌腱，药物主要有戊二醛丝裂霉素、三氯甲烷 / 甲醇混合液、脱氧鸟苷培养液、95% 乙醇等。其原理也是使肌腱细胞抗原变性从而降低免疫原性。②重组 α–半乳糖酶去抗原法，依次将新鲜肌腱冷冻、解冻、脉冲式灌洗、重组 α–半乳糖酶去除肌腱膜上半乳糖抗原、0.1% 戊二醛浸泡 12 h 使胶原适当交联、甘氨酸中和残存戊二醛、置入密封容器后立即消毒、储存于 – 70℃ 冰箱中直到使用。③去细胞处理方法，Cartmell、Dunn 研究了磷酸三丁酯（TBP）与十二烷基硫酸钠（SDS）的去细胞方法。结果用 SDS 去细胞可达 90%，用 TBP 达 84%，但 TBP 处理的韧带更有利于细胞增殖及长入。还有用 Trypsin–Triton 法处理肌腱的方法：依次用 5%Trypsin 溶液浸泡、37℃水浴恒温振荡器上消化 6 h、0.5%Triton X–100 浸泡 50 h、超声波清洗机中震荡洗涤、

75% 的酒精浸泡 30 min、磷酸盐缓冲溶液震荡漂洗、袋装密封后用 ^{60}Co 照射消毒、储于冰箱备用。这种方法去除细胞抗原彻底，处理后的肌腱几乎不残留细胞抗原成分，且保留了因子如 bFGF、VEGF 的生物活性。

3. 异种肌腱移植

异种肌腱制备、保存方法及修复方式大体与同种异体肌腱相似。研究发现：肌腱移植早期以细胞免疫为主，晚期仅有体液免疫参与。2007 年，Kevin 用重组 α－半乳糖酶去除猪韧带半乳糖抗原，移植修复恒河猴前交叉韧带发现移植肌腱以韧带化相似的机制逐渐塑型，机械力学与自体肌腱远期评估没有差别。同年，Kevin 用同样方法处理猪髌腱，移植修复 6 位前交叉韧带损伤的患者，结果发现在 6 位移植患者中有 5 位成功，并且均通过了所有的功能稳定性评估；酶联免疫试验检测到 6 位实验患者都产生多种抗猪异基因蛋白非半乳糖抗体，术后 2 ~ 6 个月达高峰，2 年后消失。但目前异种材料还需要深入研究，另外也特别需要注意人畜共患病等问题。

4. 人工材料替代

为了解决肌腱缺损后的修复问题，许多研究者进行了人工材料方面的探索。早在 1900 年，Lange 就试用过蚕丝作人工肌腱替代物。但在随后的几十年中，也许由于这种替代物效果不佳，一直没有人工肌腱方面的报道。直到 20 世纪 50 年代，随着新的材料的出现，人工肌腱的研究又出现高潮。

1953 年，Arkin 等用钽丝做肌腱成形术。1956 年，Sarkin 用尼龙鱼线穿过聚乙烯管做成人工肌腱，并用于替代严重损伤的屈指肌腱。随后，又有许多研究者试用了其他材料，如用聚乙烯覆盖的蚕丝、特氟隆（聚四乙烯）棒等。但是，所有这些人工材料的植入都带来了严重的异物反应，并且材料本身僵硬，妨碍了它们在手部肌腱修复中的应用。严重者还阻碍手指的被动活动，反而造成手指关节的僵硬。为了克服这一缺点，又有研究者用硅橡胶做人工肌腱，但由于硅橡胶耐受拉应力极差，又易撕裂，难于缝合，也不适于临床应用。20 世纪 70 年代末，出现了碳纤维制品，其异物反应小，组织可长入纤维之间，有人将它制成肌腱或韧带植入体内。戴克戎等于 1983 年以硅橡胶、桑蚕丝和涤纶制成"中空"人工肌腱，并认为这种人工肌腱可作为肌腱的持久替代物，但该材料在手部"无人区"反应较大。近年来的研究表明，碳纤维编织带仍存在许多缺点，它不能作为永久性肌腱，植入体内最终被逐渐降解、碎裂、吸收。1988 年，黄凤鸣用人发做人工肌腱，发现组织相容性好。1994 年刘连璞将人发用理化方法处理后做成人工肌腱植入体内，8 ~ 10 个月后能完全腱化，达到正常肌腱水平。不难看出，现有的替代材料虽然有组织相容性好的优势，但是它们不是与肌腱断端愈合不良，永远作为异物存留体内，就是植入物被吸收，不能成为良好的永久性肌腱。因此，肌腱的替代材料还需要进一步研究。

5. 组织工程肌腱

就目前的认识，理想的肌腱替代物应能完全替代肌腱的功能，并接受机体的调控，参与机体的自我更新。肌腱组织工程的原理是获取肌腱种子细胞，培养扩增后与生物材料结合形成复合物，将其植入到肌腱缺损部位可使植入的种子细胞继续增殖、分化并分泌细胞外基质，形成修复组织，随后生物材料逐渐降解，最终达到生物学意义上的完全修复。

组织工程肌腱除具有不受来源限制、不传播疾病、无免疫反应等优点外，与传统修复肌腱的方法相比还具有以下优点：修复后的肌腱组织具有正常生理活力和功能，可达到永久性治愈；可达到完美的形态修复和功能重建；以相对少量的肌腱种子细胞经体外培养扩增后可修复严重的肌腱缺损。

组织工程肌腱的理念和研究进展提供了一条新的、更为理想的、符合生理特点的肌腱损伤的治疗方法。组织工程肌腱主要内容包括种子细胞、支架材料、生长因子及细胞与支架材料复合培养等方面的研究。

二、组织工程肌腱的种子细胞研究

肌腱组织包括了腱膜、腱纤维以及肌腱间的血管、淋巴管等，其细胞成分也包含了成纤维细胞、滑膜细胞、血管内皮细胞和肌腱细胞等，肌腱组织的功能细胞是肌腱细胞。目前种子细胞的研究主要有肌腱细胞、皮肤成纤维细胞及干细胞等多种发展思路，各有利弊。

（一）肌腱细胞

肌腱细胞是肌腱固有细胞。在形态学分类上，肌腱细胞属于成纤维细胞类。从兔腱外膜和腱实质分别分离培养细胞，在贴壁时间、倍增时间及 I 型、III 型胶原表达方面有一些不同，提示构建组织工程肌腱以肌腱细胞为好。早在 1971 年，就有学者体外培养成功获得鸡胚腱细胞，为肌腱细胞作为种子细胞培养奠定了基础。1994 年，Cao 等将肌腱细胞与条索状未编织的聚羟基乙酸网状支架复合，于裸鼠皮下再生出在组织学、生物力学等方面与正常肌腱相似的组织。但裸鼠属于尚不具备完善免疫系统的动物。张兆锋等在成年家鸡体内培养出大体、组织学等方面均与正常肌腱相似的肌腱样组织。研究表明，在免疫功能正常的自体动物体内也能够再生出肌腱。以猪的自体肌腱细胞介导修复肌腱缺损，也可再生出大体、组织学和胶原排列等方面与正常肌腱相似的组织，生物力学显示其最大拉力、最大应力和弹性模量均达到理想要求，说明可以构建组织工程化肌腱并修复肌腱缺损。

肌腱细胞是一种分化程度很高的细胞，在体外培养条件下，肌腱细胞增殖相对缓慢，尤其是在经多次传代后，肌腱细胞甚至丧失进入增殖期的能力。这对组织工程化肌腱的研究是不利的。因此，寻找调控肌腱细胞生长的方法是研究的主要问题。在促进肌腱细胞分裂增殖研究方面，项舟等在已建立的人胚肌腱细胞系的培养基中加入胰岛素样生长因子 -1（insulin-like growth factor-1，IGF-1），观察其对肌腱细胞生长的作用。结果发现，IGF-1 对肌腱细胞的增殖有明显的促进作用，并且在一定浓度范围内有量效依赖关系。为了明确 IGF-1 促进肌腱细胞生长的作用机制，进一步研究了 IGF-1 作用后细胞周期的改变，结果表明，IGF-1 对肌腱细胞生长的促进作用是通过加快 G1 期和 G2M 期的进程实现的。IGF-1 受体系统的活跃是维持细胞增殖能力的重要保证，而 IGF-1 mRNA 在多次传代（第 13 代）的肌腱细胞中不表达，可能是导致肌腱细胞出现增殖能力下降等细胞衰老现象的重要因素之一。

解慧琪等对人胚胎肌腱细胞的生物学特性进行了系统研究，发现传代 13 代后肌腱细胞形态及分泌 I 型胶原功能均发生改变，出现复制衰老现象。如何能让肌腱细胞得到增殖，但又不影响功能传代是一个要解决的难题。因此，提出并开展了肌腱细胞的永生化研究。肌腱细胞的永生化是肌腱细胞获得持续生长增殖能力的特性，对肌腱细胞的永生化研究不仅在于在排除或控制其致肿瘤的可能性后用于构建组织工程肌腱，更重要的是在于利用它保存了细胞的功能特性和容易长期大量繁殖的特性，为研究肌腱细胞的免疫学和体外构建模式等方面提供容易繁殖的标准细胞株。解慧琪等用 ptsA58H 质粒转染人肌腱细胞，转染后细胞增殖能力增强，可长期连续传代，冻存、复苏不改变其生长特性，从而建立了无肿瘤化倾向、相对永生化的组织工程研究用标准细胞系，并用该细胞系筛选评价了多种肌腱组织工程支架材料，为组织工程肌腱种子细胞标准化、科学化评价支架材料奠定了基础；通过重建细胞端粒酶活性，进一步延长了人胚肌腱细胞寿命。

（二）成纤维细胞

皮肤作为人体最大的器官，成纤维细胞的来源与肌腱细胞相比分布广泛、取材容易，且其与肌腱细胞同属中胚层来源的细胞，具有相似的生物学特性，均为梭形，均可以合成和分泌胶原蛋白、弹性蛋白、糖胺多糖和糖蛋白等，具备成为肌腱种子细胞的可能性。实验已证实，皮肤成纤维细胞能很好地贴附于支架材料生长。陈兵等通过比较皮肤成纤维细胞和肌腱细胞构建的组织工程肌腱，观察到大体形态、组织学、胶原排列方向和生物力学特性均相似，至 26 周后的实验组细胞基质比值达到较理想程度，力学达到正常肌腱的 74%。提示成纤维细胞可以替代肌腱细胞应用于肌腱组织工程。

体外培养的原代细胞有丝分裂活动能力低，增殖能力有限。董志宁等将重组人 bFGF 转染人皮肤成纤维细胞，形成稳定有效的表达，并释放到胞外，对成纤维细胞的生长有明显的促进作用，表明重组人 bFGF 可以提高组织工程所需的种子细胞的增殖能力。有研究还通过不同浓度的人皮肤成纤维细胞接种于聚羟基乙酸材料上，测定出了较佳的细胞种植浓度范围，从而节约成本，减少取材。

（三）干细胞

1.骨髓间充质干细胞

成体间充质干细胞是最为常用的干细胞类型。骨髓间充质干细胞（bone marrow mesenchymal stem cells，BMSCs）是骨髓细胞中除造血干细胞之外的细胞，在特定条件下可分化为多种成熟机体细胞，并有向特定组织分化的潜能，如骨、软骨、脂肪、肌腱、肌肉等，具有很强的可塑性。BMSCs 取材方便，体外培养和冷冻保存后仍具有多向分化潜能，遗传背景稳定，植入体内无免疫排斥反应，易于临床应用，已成为组织工程中较为理想的种子细胞。研究表明，BMSCs 在体外培养未经诱导即具备分泌 I 型胶原的能力，与肌腱细胞的主要功能相同，符合构建组织工程肌腱时对种子细胞的要求。

Young 等将培养增殖的 BMSCs 吸附于胶原凝胶上，并将此复合物回植于肌腱的接缝上，发现用 BMSCs 处理的肌腱较对照组更粗大，胶原纤维的排列方向、接缝的质量和生物力学性能均优于对照组。龙剑虹等将分离培养的 BMSCs 接种至 I 型胶原-聚羟基乙酸支架上，混合培养后 2 周 BMSCs 生长良好，保持 89% 以上的细胞活力，透射电镜示实验组细胞仍保持旺盛的分泌功能。表明胶原-聚羟基乙酸与 BMSCs 的细胞相容性良好。

BMSCs 作为组织工程的种子细胞，产业化所需的细胞数目很大，需长期传代。研究表明，从捐赠者骨髓分离出来的 BMSCs 经过体外培养能传代 24 ~ 40 代，但逐步出现了老化，>25 代的 BMSCs 有部分出现凋亡的特征。目前有学者认为，可以通过影响 BMSCs 中人类端粒末端反转录酶基因的表达而保留延长端粒酶的活性，使细胞突破极限，细胞寿命延长。但是通过这种方式增殖可能会增加基因表达的不稳定性，可能致瘤。

研究发现 BMSCs 在肌腱修复中可以出现异位成骨现象，提示有效调控 BMSCs 特异地向肌腱细胞分化是干细胞应用的一个重要前提。Hoffmann 等将 Smad-8 和 BMP-2 基因转入小鼠 BMSCs 细胞株，发现这些细胞呈现出长条状细胞形态（肌腱细胞的典型形态）并表达肌腱细胞相关分子，如 I 型胶原（Col-Iα1）、six1、six2、scleraxis、eyal 和 EphA4 等；在体内实验中，可以将这些转基因的 BMSCs 植入小鼠异位形成肌腱样组织；将这些过表达 Smad-8 和 BMP-2 基因的细胞种植在胶原海绵支架上，然后植入裸鼠 3 mm 的跟腱缺损处，手术后 5 ~ 7 周可见有新生肌腱组织的大体结构形成，组织学也显示类似肌腱样的结构形成，表明了干细胞用于肌腱组织再生治疗的可行性。但在实际的应用中，还需进一步验证是否基因转染对从骨髓中新鲜分离出来的 BMSCs 具有同样的成肌腱诱导分化能力，基因转染的安全性问题等均是需要继续探索的科学问题。此外 BMSCs 的细胞来源也是一个重要的问题，目前仍没有十分完善的获取和培养扩增 BMSCs 的方案以获得足够多数量、功能化肌腱样细胞，其定向诱导分化的效率不太理想，相关研究尚需进一步深入。

2. 肌腱干细胞

2007 年，Bi 等从小鼠和人的肌腱组织中成功分离出了肌腱来源的干细胞（tendon derived stem cells，TDSCs），之后，又有其他研究者相继从马、兔以及大鼠的肌腱组织中分离得到了 TDSCs。经过鉴定，这些来源于不同物种的 TDSCs 都具有以下特征：表达干细胞相关的标志物；能形成克隆；具备自我更新的能力；在相应的诱导条件下，具备在体外成骨、成脂以及成软骨的多向分化潜能，并且在裸鼠的皮下植入后能形成类似肌腱样、软骨样、骨样和肌腱 – 骨结合样的组织。

大量的临床资料显示，在肌腱受损愈合的过程中以及肌腱炎中，普遍存在着异位软骨化、骨化的情况，这其中有部分原因应该归咎于 TDSCs 所具备的多向分化潜能。但也正是由于 TDSCs 具有干细胞的这些特征，我们可以将其作为种子细胞应用到肌腱组织工程中。P.P. Lui 与其研究团队发现，将 TDSCs 培养至片层结构后包裹于移植物表面，能够有助于大鼠前交叉韧带的损伤修复，并且通过 Scleraxis 转染后的 TDSCs 能够更好地促进大鼠髌腱缺损的修复。同时 TDSCs 还可以与其他生物来源性的基质联合使用，如富含血小板的血浆（platelet rich plasma，PRP），利用 PRP 中丰富的生长因子促进 TDSCs 的增殖及分化。Lei C 等人将单纯的 PRP、TDSCs 与 TDSCs-PRP 复合体进行了大鼠跟腱炎治疗的对比研究，发现 TDSCs-PRP 复合体的修复能力要显著强于单纯的 PRP 与 TDSCs。

虽然 TDSCs 是目前较理想的肌腱组织工程种子细胞，但对其研究仍然存在很多问题和不足。首先，是 TDSCs 的纯化，以现有的 TDSCs 分离技术还不能得到纯化度非常高的细胞，通常我们分离出的 TDSCs 当中还含有一部分的肌腱细胞，准确地来说这应该是一个细胞混合体；其次，对于 TDSCs 在机体内所处的微环境研究还不够透彻，并不能将此微环境中涉及的每一个因素完全构建出来；再次，TDSCs 的来源、数量以及其如何满足肌腱修复规模化临床应用的问题仍待解决。因此，TDSCs 作为肌腱组织工程种子细胞，还需要研究人员进一步深入仔细的发掘和研究。

3. 其他干细胞

近来已有文献报道将脂肪干细胞用于肌腱的再生治疗，这类细胞是否与 BMSCs 一样具有类似的可诱导性和能分化为成熟的肌腱细胞的能力也是值得探讨的一个科学问题。

胚胎干细胞也是组织再生的重要细胞来源。Chen 等报道了从小鼠胚胎干细胞中分离出间充质干细胞，在体外培养成细胞膜片卷曲之后给予力学刺激可以将这些细胞诱导成为肌腱样细胞，形成肌腱样结构组织，并表达肌腱细胞相关标志物，这些细胞植入体内后可以促进缺损肌腱的再生。研究结果表明胚胎干细胞具有多向分化潜能，可能是研究肌腱细胞发育和干细胞成肌腱诱导分化的一个良好细胞模型。但是在实际应用中，还需要解决伦理学、免疫排斥和生物安全性等问题。

三、组织工程肌腱的支架材料研究

由于肌腱具有特殊的组织结构和较强的力学特性，组织工程肌腱的支架材料需要具备以下的条件：①具有良好的生物可降解性，且其降解率可被很好地控制。②无论是在材料降解前、降解过程中或降解后，材料本身或其降解产物均对细胞和宿主的组织有良好的生物相容性。③具有优良的力学性能并在组织再生过程中仍然能维持很好的力学特性。④具有良好的生物功能特性，有利于细胞增殖和分化及基质分泌和组织形成。⑤具有良好的可加工特性，包括能被制备成特殊的结构和形状，如可被进一步针织或编织加工。

（一）支架材料

1. 天然高分子材料

来源于自然界的天然高分子材料，如蚕丝、胶原及壳聚糖等，由于保留了组织正常的网架结构，组织相容性好，是一类较为理想的组织工程支架材料。合适的蚕丝基质，除了提供独特的机械力学特性以及生物相容性和缓慢降解速度以外，还能提供合适的生物材料基质为成体干细胞向肌腱细胞分化提供支持。丝素蛋白可被加工成薄膜、纤维和网状结构等多种形态，具有形成复杂支架的潜力。丝素独特的机械特性及侧链化学过程多样性，使该材料在组织工程中的应用越来越广泛，不过也有报道其生物相容性的一些问题，可能原因是蚕丝脱胶不够彻底、剩余的丝胶（胶样蛋白）污染。将人发经物理、化学方法处理，除去角化的毛小皮，保留毛髓质，编织成带，具有诱导细胞再生、适于肌腱细胞附着和生长等能力。经特殊处理过的人发具有抗原性小、可以被机体吸收的特点，已有一些临床应用报道。壳聚糖是由自然界广泛存在的几丁质经过脱乙酰作用得到的多聚糖，它具有良好的生物相容性及可降解性。Funakoshi 等在以壳聚糖为基础的透明质酸混合纤维支架上种植成纤维细胞，用来治疗兔肩袖损伤，结果发现支架材料促进支架上细胞产生 I 型胶原并提高肩袖再生组织的机械强度，提示可采用该材料作为组织工程肌腱的支架。

天然高分子材料应用前景广阔，但它具有降解速度无法调节、碎解后物质残留、机体排异、难以加工塑形等不足，尚需深入研究，目前尚难以推广。

2. 人工合成材料

合成材料作为组织工程肌腱支架材料的优点是获得容易、理化性质稳定、无毒性、无抗原性。因此很早就被应用于组织工程肌腱的研究，比如涤纶、尼龙、硅橡胶等均被使用过。但是由于他们植入人体后难与受体肌腱愈合，不能被自体组织替代，因此逐渐被淘汰。在 20 世纪 80 年代用碳纤维作为人工肌腱已有临床应用的报道。在体外实验研究中，研究者发现碳纤维有很好的细胞相容性。在体内实验研究中发现碳纤维有较好的力学性能和组织相容性。因此曾经被认为是组织工程肌腱研究较好的支架材料。但存在如下缺点：①碳纤维易折断，韧性差。②体内降解极慢，很难被自体组织所替代。③碳纤维分子被吞噬后进入淋巴结，有可能导致异物反应。因此其临床使用尚有争议。

目前在组织工程领域，常用的人工高分子材料有聚羟基乙酸（polyglycolic acid，PGA）、聚乳酸（polylactic acid，PLA）、聚乳酸 – 聚羟基乙酸共聚物［poly（lactic-co-glycolic acid），PLGA］、聚己内酯（polycaprolactone，PCL）、聚乙烯醇（polyvinyl alcohol，PVA）等。Bin 等将肌腱细胞与 PGA 纤维复合培养 6 周后，植入到裸鼠体内，结果发现含细胞的 PGA 纤维可成为肌腱替代物。秦廷武等将 PGA 与肌腱细胞复合培养，植入鸡深屈肌缺损处，实验发现 PGA 降解太快，新生肌腱其生物力学性能均小于正常肌腱。在 PVA 作为肌腱支架材料的研究中，发现 PVA 虽具有良好的组织相容性及力学性能，但单纯的 PVA 其细胞黏附性较差。将 PLGA 制成薄膜，在膜表面裱衬不同物质，接种肌腱细胞并测定肌腱细胞与聚合物薄膜的黏附力，结果发现，Ⅰ型胶原蛋白和纤维粘连蛋白介导肌腱细胞与薄膜的特异性黏附作用，且该作用可被相应的抗体分子所抑制；二者复合裱衬浓度达到一定比例时可产生协同作用；生长因子对肌腱细胞有明显的促黏附作用。

作为支架材料，人工合成高分子材料具有来源充足、易加工、降解速度可调等优点，但机械强度不高、亲水性和黏附能力差、组织相容性不理想。合成高分子材料仍需进一步研究改进，包括表面修饰和改性、改善材料的生物相容性、降低机体对生物材料的免疫反应、减少对肌腱愈合的影响。

3. 复合材料

由于天然材料及人工合成材料均具有明显的缺陷，单独使用可能受限，因此将二者进行复合可能有利于改进材料的综合性能，满足应用要求。如丝素与胶原组植入兔肌腱缺损处后修复的效果比单纯丝素组好，复合材料具良好的力学性能，可促进胶原纤维的形成。Thomas 等也发现丝素与 PLGA 复合材料具有良好的细胞相容性，可促进细胞的增殖及胶原蛋白的生成，在临床应用具有一定的潜力。龙剑虹等通过 MSCs 接种至Ⅰ型胶原 – 聚羟基乙酸支架观察细胞生长，发现细胞功能活性无明显改变，表明胶原 – 聚羟基乙酸是良好的携带 MSCs 的生物降解材料。由杨志明领导的研究小组采用了多种复合材料，如碳纤维与 PGA 复合，经过处理的人发与 PGA 复合，胶原与 PGA 复合，人发、胶原和 PGA 复合等，发现在 PGA 降解过程中，肌腱细胞分泌的胶原能沿支架材料分布，逐渐取代可降解部分，大大提高了新形成肌腱的力学性能和肌腱细胞的附着力，体内植入后 3 个月，新肌腱的抗拉强度达到原来肌腱的 75%，肌腱细胞分泌的胶原量增加。

4. 生物衍生材料

生物衍生材料也是一大类天然支架材料，已逐渐成为肌腱组织工程研究的重点，其来源充足，具有最接近人体的网架结构、生物力学性能和部分活性因子，有利于细胞的黏附、生长及发挥生理功能，具备人工合成材料无法比拟的优点。典型的生物衍生肌腱材料采用动物或同种异体肌腱，经一系列化学方法处理，去除细胞成分，保留胶原支架，进行冷冻、冻干处理，降低抗原性，经复水后仍然能保留肌腱的基本结构和酶的活性。这些天然支架物质在组织发生中，它们的分子与其附着的细胞表面受体相互作用，然后将信号跨膜传递到胞质内分子中，这些信号触发由细胞骨架到细胞核的一系列级联反应，导致特异性基因表达，这些特异性基因产物反过来又通过多种方式影响细胞外基质，细胞与细胞外基质的相互作用促进细胞的黏附、移行、生长和死亡，以及对细胞因子和生长因子进行调节，同时又间接激活细胞间信号的传递。

曲彦隆等通过实验证实，肌腱细胞种植于衍生肌腱支架材料后增殖速度、细胞功能等生物学行为均不受影响。周悦婷等用同种异体肌腱细胞与生物衍生肌腱材料体外联合培养后构建组织工程肌腱，修复猕猴屈指肌腱缺损，结果显示肌腱细胞成活并再生出肌腱样组织，在大体、组织学上与正常肌腱组织相似，更进一步为应用于人体奠定了实验基础。

选用具有诱导再生作用的生物材料也是进行肌腱再生的一个重要策略。Badylak 等报道了利用异种脱细胞小肠黏膜下层组织（small intestinal submucosa，SIS）来修复和再生跟腱的研究，将 SIS 移植桥接修复 1.5 cm 长被切除的狗跟腱组织缺损，在不同的时间段分别取材评估修复效果。结果显示植入的 SIS 在最初几周内缓慢降解，可作为促进再生的模板吸引宿主的细胞进入，分泌胶原和其他细胞外基质，并进行组织重塑来再生肌腱。术后 12 周便可发现新形成的肌腱具有致密、排列有序和富含胶原的纤维结缔组织，与正常跟腱组织相似，且其抗张强度也类似于正常跟腱。

到目前为止，还不能确定哪一种支架材料是肌腱组织工程学研究中的最佳材料，它涉及材料学、化学、工程学、生物工程学、细胞学和医学等多学科领域，需要跨学科的紧密结合，联合攻关，不断探索，才能找到较为理想的实用型肌腱组织工程支架材料。

（二）支架制备技术

人工肌腱制备技术不仅要使制备出的支架促进细胞增殖和迁移，还应具有足够的结构整体性能，以使其在体内保持一定的形状。组织工程肌腱支架材料制备方法主要有以下两种。

1. 静电纺丝

利用静电纺丝获得的支架材料在纳米尺度上模仿天然细胞外基质，可促进细胞的迁移和增殖，具有孔隙率高、精细程度高、比表面积大、均一性好等优点。通过不同的物质共混，可以获得不同特性的生物支架材料。目前，静电纺丝工艺在软骨、肌腱再生等领域取得较大进展。Lucy 等利用静电纺丝技术制备出 PCL 纳米纤维，用于肌腱损伤的再生修复。与其他制备方法相比，静电纺丝技术可较容易地产生纳米结构细胞外基质及可控的机械性能和体系结构，可为细胞和组织生长提供更好的环境。

2. 编织法

由于肌腱本身的生理结构，常将支架做成绳索状或纤维状。获取这种结构的方法有三维编织、机织等。通过三维编织法可获得连续纤维织造结构，它采用纤维的连续交织而形成紧密网状结构，具有多轴纤维的方向；在编织方向上具有较好的力学强度，并且具有适宜的孔隙率，是一种较理想的肌腱修复支架结构。Fang 等将柞蚕丝进行编织后，植入兔后肢跟腱缺损处，实验发现柞蚕丝人工腱可支持兔跟腱的修复，在一定时间内仍保持较好的力学强度，承受机体所需的肌腱应力，保持修复肌腱两端连接牢固。

（三）支架材料的修饰

在过去的研究中发现，很多材料虽然无毒、无害，部分或全部降解吸收，但却不能使肌腱细胞很好附着，并继续分裂、增殖，发挥生理功能。要克服这些缺点，除对材料本身进行深入研究外，还要应用工程学方法，将特定信号识别功能的生物分子与材料结合，形成有一定"智能"的支架材料。由于最先，也是最直接与受体组织、细胞接触的是支架材料的表面，采用物理、化学等方法对材料表面进行修饰，将极大地改善材料对细胞的吸附力，促进细胞的增殖、分化。目前，对支架材料表面进行修饰，主要是将一些蛋白、多肽、酶、细胞因子及生长因子等用不同方法固定在材料表面，充当细胞的基质和各种因子的配基或受体，使材料表面形成一层有利于细胞锚着的过渡层，为细胞发挥生理功能创造条件。

1. 生长因子

促进肌腱修复的生长因子是诱导和刺激细胞增殖并维持细胞活性等生物效应的一类蛋白类物质。其通过调节细胞增殖、改变分化过程、合成细胞产物来发挥作用。与肌腱修复再生有关的生长因子主要包括：胰岛素样生长因子（IGF）、表皮生长因子（EGF）、成纤维细胞生长因子（FGF）、血小板源性因子（PDGF）等。生长因子的最大刺激效应取决于作用肌腱片段的位点及生长因子的浓度。在肌腱愈合过程中生长因子可起到减少炎症反应、瘢痕组织形成降至最低程度、促进正常肌腱的功能恢复等作用。生长因子在肌腱愈合过程中的作用逐渐成为肌腱组织工程研究的热点。

2. 转基因技术

调控细胞表达的转基因技术在组织工程上的应用是指通过载体将功能性基因导入靶细胞，改变靶细胞蛋白质合成和分泌，调控其生长，参与组织修复过程。基因转染技术可弥补外源性细胞因子在肌腱修复处作用短暂的缺点。利用转基因技术将生长因子基因转入肌腱细胞，促进转基因肌腱细胞持续、高效分泌生长因子，在局部区域产生高浓度的生长因子，促进损伤肌腱细胞的修复，弥补外源性生长因子的缺点。Vishal 等发现以腺病毒为基础的基因疗法可成为向肌腱组织释放生长因子的一类有前景的技术。Quan 等利用腺病毒将 LacZ 基因转入肌腱细胞内，结果显示腺病毒可用于转载以促进肌腱愈合，吸收性明胶海绵的应用可提高腺病毒的转染效率。

四、细胞生长因子对肌腱愈合的影响

利用促进组织再生的生长因子实现生物材料的功能化，对于组织损伤的修复具有重要的价值。生长因子通过特异性结合于受体分子，激活下游信号通路，可促进细胞增殖、抑制细胞凋亡、动员和趋化体内细胞、诱导干细胞分化和成熟。生长因子对细胞的刺激作用具有可逆性和剂量依赖性，可针对不同损伤的生理病理特点，通过控制生长因子种类、数量促进损伤修复。

肌腱修复过程即肌腱细胞增殖、迁移并分泌细胞外基质的过程，在创伤修复过程中伴随着各类生长因子的释放与参与。细胞生长因子是由细胞分泌的具有生物活性的蛋白质或多肽类物质，具有调节炎性细胞趋向性移动、创伤细胞分裂激活、新生血管形成和细胞间质合成的作用。

（一）相关细胞生长因子及作用特点

与肌腱损伤修复相关的细胞生长因子包括：骨形态发生蛋白12（bone morphogenetic protein-12，BMP-12）、软骨形成蛋白（cartilage-derived morphogenetic protein，CDMP）、血小板衍生生长因子（platelet derived growth factor，PDGF）、血管内皮生长因子（vascular endothelial growth factor，VEGF）、胰岛素样生长因子1（insulin-like growth factor-1，IGF-1）、转化生长因子β（transforming growth factor-β，TGF-β）、碱性成纤维细胞生长因子（basic fibroblast growth factor，bFGF）等。近年将这些细胞生长因子应用于动物实验以促进肌腱愈合，改善肌腱力学特性，减少肌腱粘连，取得了积极效果。

1. BMP-12

BMP是一种多功能生长因子，属于TGF-β超家族成员之一。BMP-12不能诱导间充质干细胞向骨及软骨形成，但可诱导其向肌腱或韧带样组织分化。Violini等通过动物实验发现骨髓间充质干细胞在BMP-12诱导下具有向肌腱细胞分化的潜能，这些细胞表面可见肌腱细胞相关表面标志物的表达。Wang等将BMP-12基因转染入猕猴间充质干细胞，检测发现转染细胞比亲本细胞含有更多细胞器，且有Col Ⅰ mRNA和碱性螺旋-环-螺旋转录因子（basic helix-loop-helix，bHLH）mRNA表达，其中bHLH被认为是肌腱细胞表面特异性标志物。Rodeo等采用不同载体承载rhBMP-12修复绵羊肩袖损伤，发现局部应用rhBMP-12可促进绵羊冈下肌腱与肱骨近端腱-骨的结合处形成连续胶原纤维，糖胺多糖含量明显增加，肌腱最大负荷强度显著增强，但该促进作用的大小与载体有关。付文玉等以人发角蛋白作为组织工程化肌腱支架，用体外转染BMP-12基因的人骨髓间充质干细胞和单纯人骨髓间充质干细胞为种子细胞，做兔跟腱缺损修复的对比性实验研究。结果显示，以BMP-12基因诱导的组织工程化肌腱组在肌腱损伤部位细胞增生更为活跃，肌腱修复速度更快，因此认为外源性BMP-12基因的表达促进了缺损部位尚存肌腱细胞的分裂增殖，或诱导了骨髓间充质干细胞向肌腱细胞的分化，加速了肌腱的再生修复。

2. CDMP-1

CDMP属于BMP家族，主要表达于软骨组织，与胚胎时期关节形成有关，既可诱导骨与软骨形成，又能诱导肌腱和韧带形成。CDMP-1又被称为生长分化因子5（growth differentiation factor 5，GDF-

5）或 BMP-14，其与细胞募集、迁移、增殖及血管发生密切相关。Chhabra 等报道，与 GDF-5 表型正常的对照小鼠相比，GDF-5$^{-/-}$ 小鼠跟腱愈合延迟 1~2 周；跟腱细胞中 DNA、糖胺多糖及胶原含量达峰值时间较对照组延迟 5~9 天，且峰值明显低于对照组；新生血管形成也较对照组延迟约 1 周，且损伤修复部位有更多脂肪细胞形成。Rickert 等用腺病毒载体转导 GDF-5 基因至大鼠跟腱细胞，8 周后大鼠跟腱修复较局部注射生理盐水的对照组明显增强，同时可见新生软骨细胞形成。

此外，研究发现 CDMP 可改善肌腱的力学性能。Virchenko 等将兔膝腱横断 2 h 后，实验组局部注射含 20 µg CDMP 的醋酸缓冲液 60 µL，2 周后与仅注射等量醋酸缓冲液的对照组比较，实验组膝腱强度增强约 65%，最大应力增加约 50%，稳定性增加约 57%。Dines 等将含明胶和 rhGDF-5 涂层的缝线植入大鼠肌腱，以促进其修复，3 周时观察发现实验组肌腱修复速度增快，肌腱的最大抗拉力和强度增强。Bolt 等采用局部注射可表达 BMP-14 的重组腺病毒促进大鼠损伤跟腱修复，观察发现肌腱细胞排列紧密，拉伸强度提高，且肌腱组织中未出现异位骨和软骨组织。

3. PDGF-BB

PDGF 是一种碱性蛋白，由相对分子质量不同的 A、B 两种亚基通过二硫键结合成二聚体，3 种同分异构体分别为 PDGF-AA、PDGF-BB、PDGF-AB，其中 PDGF-BB 对创伤修复有明显促进作用。报道显示 PDGF-BB 基因转导入大鼠肌腱成纤维细胞修复肩袖损伤，肌腱细胞 DNA 合成增加约 300%，肩袖周围成纤维细胞胶原合成增加约 300%。Weiler 等局部应用 PDGF 促进绵羊前交叉韧带修复，6 周时实验组绵羊的前交叉韧带与空白对照相比较，具有更高的最大负荷强度，周围血管形成明显增多；12 周时胶原纤维含量也明显提高。Haupt 等在马前蹄趾浅屈肌腱应用 rhPDGF-BB 后，Col Ⅰ 基因表达上调，但 Col Ⅲ 基因表达下调。虽然 PDGF 基因在 48 h 后表达下降，但是 Col Ⅰ 基因在 48 h 后显著增加，并在第 6 天达峰值，提示 PDGF-BB 主要通过刺激 Col Ⅰ 合成来加速肌腱愈合过程，同时其促进肌腱愈合的作用与剂量有一定关系。Yoshikawa 等研究表明肌腱愈合中，肌腱细胞对生长因子的反应具有位点专一性，在短期培养的肌腱标本中发现 PDGF-BB 以剂量依赖的方式刺激 DNA 和细胞外基质的合成（0.1~100 µg/L），并且其效果在不同类型的肌腱或同一类型肌腱的不同部位是有差别的。将 PDGF 乳剂注射到大鼠内侧副韧带横切创口处，发现修复后内侧副韧带的断裂应力、韧性及断裂能量均增加。Wang 等利用腺病毒将 PDGF 基因注入鼠屈肌腱，RT-PCR 结果显示 Ⅰ 型胶原基因显著增多，修复后胶原含量增加，肌腱硬度增强。

4. VEGF

VEGF 是一种肝素结合蛋白，由二硫键连接相同亚基构成的二聚体，主要作用于血管内皮细胞，具有促进血管生成、提高血管通透性的作用。在正常肌腱组织中 VEGF 的表达水平很低，但是在损伤肌腱中 VEGF 及其受体 1 表达水平明显增高。徐红立等发现 VEGF mRNA 在肌腱受损后逐渐增加，第 7~10 天达到高峰，然后逐渐回落，至第 14 天恢复到正常水平。大鼠动物模型中发现，肌腱修复术后 1 周时，给予肌腱修复部位局部注射外源性 VEGF，与对照组相比能明显提高肌腱早期抗张强度且能够促进 TGF-β1 的表达。Ju 等研究发现，VEGF 虽不能影响经原位冻融处理的兔前交叉韧带力学性能，但能显著增加韧带中血管生成，促进韧带重建。Yoshikawa 等采用绵羊半腱肌肌腱重建其前交叉韧带，局部应用 VEGF 促进韧带重建，并以生理盐水作为对照；12 周结果显示，VEGF 能明显促进滑膜样组织形成，刺激血管形成和细胞浸润，同时也降低了植入肌腱的强度。但也有研究发现应用 VEGF 可改善肌腱力学性能。Zhang 等将 SD 大鼠跟腱横断后，左侧采用 Kessler 改良法修复，右侧采用跖肌腱切除术修复；局部注射 100 μL VEGF（50 μg/mL）作为实验组，局部注射生理盐水作为对照组。术后 1 周实验组肌腱拉伸强度为（3.63±0.62）MPa，明显高于对照组（2.20±0.36）MPa；术后 2 周实验组强度为（11.34±3.89）MPa，明显高于对照组。以上研究结果提示 VEGF 对肌腱力学性能的影响可能和样本种群、应用剂量及方式、修复术式均有一定关系。

5. IGF-1

IGF-1 是由 70 个氨基酸组成的碱性单链蛋白质，与胰岛素有 50% 同源性，IGF-1 在促进肌腱细胞增殖和肌腱组织重建过程中具有重要的作用。IGF-1 以剂量依赖的方式促进胶原合成并在早期促进腱内、外膜和腱周组织的细胞增生。Abrahamsson 报道 IGF-1 对肌腱细胞的增殖作用在 10～500 μg/L 有量效依赖关系。Tsuzaki 等研究证明，肌腱细胞和腱鞘细胞均可表达 IGF-1 mRNA 并合成 IGF-1。同时还发现，IGF-1 在正常情况下与 IGF-1 特异结合蛋白结合，形成一个非活性的 IGF-1 蛋白库，组织受损后，一些酶释放解开结合的非活性 IGF-1 蛋白并激活它。研究发现，IGF-1 能加快肌腱细胞 mRNA 的转录和各种蛋白质的翻译合成，并加速肌腱细胞有丝分裂的完成，从而缩短了肌腱细胞的形成周期。杨志明等采用体外培养的第 6 代肌腱细胞，加入 IGF-1 共同培养，通过对细胞周期亚时相进行定量分析发现，IGF-1 使肌腱细胞的 G1 期和 G2M 期所需时间缩短，提示 IGF-1 对肌腱细胞生长的促进作用是通过加快 G1 期和 G2M 期进程来实现的；IGF-1 对肌腱细胞增殖作用的必要条件是肌腱细胞膜内 IGF-1 受体系统的活跃，而 IGF-1 受体的抗体和 IGF-1 受体 mRNA 反义寡核苷酸链对肌腱细胞增殖起负性调节。Dahlgren 等报道局部注射 IGF-1 后能够减轻肌腱粘连，增加肌腱的组织强度，促进细胞增殖和增加胶原的含量。Provenzano 等研究表明 IGF-1 可改善韧带的力学特性，通过皮下注射 IGF-1 修复大鼠损伤的内侧副韧带，3 周后发现韧带的最大负荷、极限应力、弹性模量均增加，Col Ⅰ 表达也升高。

6. TGF-β

TGF-β 超家族包括 30 种以上相关蛋白，在哺乳动物细胞内有 3 种同分异构体，即 TGF-β1、TGF-β2、TGF-β3，是一种能调节细胞增殖、分化及细胞间基质蛋白表达的多功能细胞生长因子，其中 TGF-β1 在肌腱愈合中具有重要作用。Chan 等发现正常肌腱细胞和腱鞘细胞能产生 TGF-β1，该因子在肌腱损伤时激活，其 mRNA 上调明显。Li 等采用 TGF-β1 作用于体外培养的兔趾深屈肌肌腱细胞，腱鞘成纤维细胞增殖显著，明显高于腱外膜细胞和腱内膜细胞；3 种细胞均可产生 Col Ⅰ、Ⅱ、Ⅲ，其中 Col Ⅰ 基因表达明显高于空白对照组。Hou 等通过腺病毒介导 TGF-β1 基因修复兔跟腱，实验组在损伤肌腱局部植入经基因修饰的 BMSCs，对照组仅植入 BMSCs；观察显示实验组有更多的 Col Ⅰ 和纤维束形成，基质重塑速度快，最大抗拉力及弹性模量均高于对照组。但也有研究表明，这种因子的过度表达是导致肌腱粘连愈合的主要原因。有动物实验证实，局部使用 TGF-β1 中和抗体后，可以减轻肌腱修复术后的粘连。Beredjiklian 等通过对羊胚胎肌腱损伤模型研究发现，胚胎肌腱损伤后是无瘢痕愈合，而胚胎环境中 TGF-β1 及其 mRNA 含量明显低于成年组织，这提示胚胎的无瘢痕愈合机制可能就是这种低浓度的 TGF-β1 环境造成的。

除 TGF-β1 外，TGF-β2、TGF-β3 均有促肌腱愈合作用。Chan 等对大鼠髌韧带应用不同剂量 rhTGF-β1、TGF-β2、TGF-β3 以促进韧带愈合，结果发现 3 种亚型的 TGF-β 均可促进 Col Ⅰ mRNA 含量增加，其中 0.1 ng/mL TGF-β3 作用最强；TGF-β1、TGF-β3 可促进 Col Ⅲ mRNA 合成，TGF-β2 该作用不明显；不同剂量各亚型间有相互调节的作用，TGF-β3 诱导 Col Ⅰ 和 Col Ⅲ 表达的作用较直接，通过 TGF-β1 和 TGF-β2 来调节其作用强度。但 Uchida 等在大鼠实验中发现 TGF-β 过度表达使髌韧带力学性能衰退，这可能与其过度表达加速了肌腱胶原合成，使肌腱横截面积过度增大有关。

7. bFGF

bFGF 是由 146 个氨基酸组成的单链多肽，通过与细胞膜受体结合发挥作用，能刺激血管形成和细胞分化增殖。兰秀夫通过检测兔跟腱损伤愈合过程中 bFGF mRNA 的表达情况，结果发现 bFGF mRNA 在伤后第 1 天即出现明显表达，第 7 天达最高峰，维持 2 个月后下降到一个较低水平，而正常对照组仅出现低水平表达，因此认为 bFGF 在兔跟腱损伤愈合的早期起一定的作用。Chan 等报道正常肌腱细胞和腱鞘细胞均能产生 bFGF，进一步研究表明 bFGF 是通过细胞增殖反应来促进肌腱愈合而不是通过趋化作用，并在鼠髌腱模型中发现 bFGF 可促进肌腱细胞增殖和Ⅲ型胶原的合成。盛加根等在肌腱断端使用外源性 bFGF 促进鸡鞘内肌腱的愈合，bFGF 组修复部位腱鞘、腱外膜及腱实质的新生血管形成，成纤维细胞增殖较好，胶原分泌早，数量较多，肌腱滑动距离较短，屈曲功能好，肌腱最大抗拉力较大，但肌腱粘连加重。但也有研究提示 bFGF 可降低肌腱与周围组织的粘连。Tang 等对来亨鸡趾深屈肌腱断端局部注射包裹 bFGF 基因的腺相关病毒，第 2 周、第 4 周、第 8 周检测发现 bFGF 明显增强了肌腱的极限强度，并且在 12 周时腱鞘周围粘连明显减少。这可能与 bFGF 的应用剂量及方式不同有关。

8. 其他

除上述细胞生长因子外，表皮生长因子、核心蛋白聚糖、软骨寡聚基质蛋白、结缔组织生长因子等细胞因子也与肌腱愈合有关。Würgler-Hauri 等检测大鼠冈上肌腱修复过程中 8 种细胞生长因子的表达水平，发现软骨寡聚基质蛋白在术后 1 周表达增加，2 周后开始下降；结缔组织生长因子在术后 1 周表达增加，16 周内各观察时间点的表达水平始终比较稳定。结果提示这些生长因子可能在肌腱创伤修复过程中具有重要作用，但具体作用机制与效果，以及各种因子间的相互作用，尚需进一步研究。

（二）细胞生长因子的应用

1. 直接应用

直接应用是将细胞生长因子直接应用至损伤局部，包括注射及局部植入包裹生长因子的封闭剂、胶原、凝胶和支架等。局部注射的优点是操作的低侵袭性，仅通过皮肤注射即可达目的。局部植入的优点是将生长因子的释放局限于损伤部位，防止向其他部位外溢，提高生长因子的局部作用浓度和效果。直接应用最大缺点为生长因子半衰期较短，不能持久保持局部高浓度，一次应用不能满足整个肌腱愈合期的需要。

2. 生长因子缓释

常用的生长因子与材料的复合方法是将生长因子和材料混合加工成型，利用材料的包裹、溶胀来限制生长因子的大量扩散；通过冻干等方法限制因子扩散；通过控制材料的降解速度来控制生长因子释放；或者将材料制作成微球或粒子，将生长因子包裹于微球内部。然而，这些方法由于材料自身特性的局限，因子与材料结合能力较弱，其制备过程将造成生长因子活性降低并且加工成型过程中有机溶剂残留可能会带来毒性，同时生长因子的包封率及载荷量低，诱导组织再生作用有限。

为了减少生长因子的扩散，通过共价偶联方式交联生长因子到生物材料上可促进材料功能化，但这种方法使生长因子的释放能力不足，而且共价锚定于材料上，容易影响生长因子与受体的结合，影响生长因子的生物活性，而且共价修饰中交联剂的残留及对因子内部基团的修饰，也会影响其应用的有效性及安全性。

通过添加辅助性分子对生物材料进行化学修饰，可在一定程度上实现生长因子的控制释放，但辅助分子的安全性需要进一步评估，化学修饰会影响材料性能，交联剂残留会带来安全隐患。如利用肝素等生物大分子对生物材料进行修饰，利用肝素吸附能力，可增强部分生长因子与生物材料的结合，但这种方法只适用于带有肝素结合区的生长因子。

3. 转基因技术

随着基因工程技术的发展，采用转基因技术实现细胞生长因子的应用成为近年研究热点。转基因技术即利用载体将编码生长因子的功能性基因转入目标细胞，被转入基因的细胞产生生长因子作用于局部发挥作用。在这种方式下，生长因子能持久产生并作用于局部损伤组织，已有研究证明利用转基因技术介导细胞因子促进肌腱修复的可行性与优势。目前常用的载体包括：腺病毒及其相关载体、反转录病毒载体、非病毒载体等。虽然转基因技术尚有局限性，比如病毒载体导致机体产生免疫反应和细胞毒性，非病毒载体转染效率较低等，但是该技术为在局部较长时间应用生长因子提供了一种较为可靠、有效的新方法。

4. 生物材料与生长因子特异结合技术

戴建武研究团队利用蛋白工程技术，通过分析生长因子的结构和功能基团，设计具有胶原结合能力的生长因子。依据蛋白分析设计结果和改造方案，通过基因工程技术，制备融合胶原结合区的生长因子。以此制备的胶原结合生长因子（collagen-binding growth factor，CBD-growth factor），可利用胶原结合区与胶原材料之间较强的非共价结合能力，降低生长因子与材料的解离常数，实现生长因子与胶原材料的高效结合，一方面减低了生长因子在胶原材料上的加载量，另一方面可有效避免体内损伤修复环境中生长因子从材料上脱离扩散，从而提高生长因子的局部有效治疗浓度，并避免扩散带来的不良反应。应用该技术已制备了具有 BMP2 缓释功能的活性骨材料产品，进入临床试验阶段，并分别制备了具有 VEGF、PDGF、BDNF、NGF、bFGF 等缓释功能的活性胶原材料，在心肌、子宫、皮肤、神经、腹壁等损伤修复中证明了其促进组织血管化及损伤修复作用。有望进一步用于肌腱损伤的修复。

细胞生长因子与转基因技术的应用为肌腱愈合及防止术后肌腱粘连提供了新的思路，对肌腱组织工程临床应用具有重要指导意义。但由于不同的细胞生长因子在不同时间和不同肌腱愈合位点起着不同的作用，如何选择最理想的生长因子，调控其在肌腱细胞增殖分化中的作用，如何合理调控细胞生长因子的浓度，何时运用何种细胞生长因子，细胞生长因子之间的相互作用如何等一系列问题都有待于进一步解决。细胞生长因子的单独应用虽能对肌腱修复产生积极影响，但作用有限，联合应用才符合机体真实内环境的需求，并有助于发挥多基因产物之间的协同作用，提高治疗效果。因此，多种生长因子的协同应用治疗肌腱损伤必将成为趋势，针对不同因子的控释载体和低毒高效的转基因载体也将成为今后研究重点。

五、肌腱细胞与支架材料的复合培养

（一）非力学负载培养

非力学负载培养包括三维细胞组织培养及细胞共培养。

1. 三维细胞组织培养

是将具有三维结构的支架材料与不同种类的细胞在体外共同培养，细胞在载体的三维立体空间结构中迁移、生长，构成三维的细胞－支架复合物。该技术既能保留体内细胞微环境的物质及结构基础，又能展现细胞组织培养的直观性及条件可控性的优势，应用较为广泛。Herchenhan 等用肌腱细胞复合纤维蛋白胶支架，体外三维培养 5 周即形成肌腱样组织，细胞－支架复合物的力学强度随纤维直径的增粗而提高。细胞骨架及细胞生物学行为的改变对其功能的发挥至关重要，三维培养使肌腱细胞骨架的分布和形态有利于细胞增殖和生长，对细胞的生长调控近似活体肌腱。在三维培养过程中，细胞会产生持续性的拉应力，但这种拉应力因过于微小而不能精确测定，或有可能是细胞沿纤维定向生长过程中起作用的刺激信号。

2. 细胞共培养

可最大限度地模拟体内环境，便于观察细胞与细胞之间的相互作用，该技术已在干细胞诱导、软骨组织工程、骨组织工程中广泛应用。王梓等体外构建 BMSCs 与自体肌腱细胞的间接共培养体系，结果显示，与肌腱细胞间接共培养的培养环境可诱导 BMSCs 表达 I 型胶原，但未出现明显的腱调蛋白表达。虽然将细胞共培养技术应用于肌腱组织工程条件尚未成熟，但具有一定的可行性。

（二）力学负载培养

细胞的形态结构、生长增殖分化及功能都与细胞所处的力学环境密切相关，主要分为压应力、张应力、切应力和微重力等。肌腱是受牵张力的组织，力学刺激可增强组织胶原分泌，有利于细胞定向生长，对于细胞 - 支架复合物的培养起到积极作用，可刺激细胞外基质分泌及促使细胞定向生长及分化。在细胞 - 支架复合物培养过程中加入力学刺激的因素已成为肌腱组织工程的研究趋势。

1. 静态力学负载

体外构建的组织工程肌腱易失去初始强度，体内移植后也难以保持其固有的力学性能，因此增强组织工程肌腱的初始强度是体外培养的重要内容之一。有学者以胶原为支架材料，考察孔隙率、长度以及力学刺激 3 种参数对支架结构强度的影响，结果显示受力学刺激且较长的支架结构有较好的力学强度。Deng 等将人表皮成纤维细胞种植于 PGA 支架上，借助弹簧支架修成"U"形作为静态机械力承载实验组，与非力学承载组相比，能形成更加成熟的组织，并形成纵向纤维，分泌胶原，具有良好的力学性能。有研究者分析认为，拉应力作用使细胞骨架拉伸是导致细胞形态变化的原因，这种拉应力直接作用于细胞表面受体或离子通道，促进细胞增殖，并提高了营养物质的运输。也有研究者提出，细胞在非载荷的支架上为了结合支架而顺应变形，故产生拉应力，但载荷的支架可能使细胞并不产生这种主动作用于支架的力。

2. 动态培养

动态培养是由机械装置提供周期性机械应变作用，刺激细胞在支架上定向生长，促进 I 型胶原分泌，增强营养和代谢废物的交换。若采用间歇性动态培养，不仅能保留动态培养的优点，同时可提高细胞浸润程度及保持细胞外基质的形成和滞留能力。Qin 等发现采用特定的应力条件作用于肌腱细胞 - 支架材料复合物后，肌腱细胞数、DNA 合成量和胶原分泌量都明显高于静态培养的对照组，表明周期性机械应变可促进组织工程化肌腱的构建。Abousleiman 等将包裹 I 型胶原的 MSCs 复合脱细胞人脐静脉支架，用肌腱刺激器给予其周期性的拉力，采用该方法形成的组织工程肌腱具有类似天然肌腱形貌，应变值在人正常肌腱范围内。

生物反应器是常用于动态培养的装置，能模拟体内环境，对培养和运行条件进行严密控制，重复性高，对特定条件控制力强，可调控性高，可为细胞的增殖分化和生化反应提供适宜环境。Chen 等将人胚胎干细胞（human embryonic stem cells，hESCs）衍生的 MSCs 复合于支架，通过生物反应器提供体外力学刺激，hESCs-MSCs 形态类似肌腱细胞，细胞 - 支架复合物在原位移植肌腱再生实验中体现出良好的力学性能。Saber 等制备肌腱 - 脱细胞肌腱复合物，利用自制生物反应器对其提供拉伸力，提高了其强度和弹性模量，他们认为机械刺激不能直接提高支架的强度和促进形成有序的胶原纤维，而是通过某种细胞反应获得这些效果。生物反应器的应用可以促进细胞 - 支架复合物在体外表达肌腱细胞相关标记物及一些机械感知结构和分子，产生力学性能强的非免疫原性肌腱材料，具有一定临床意义。

另一种提供动态力学刺激的培养方法是将细胞 - 支架复合物植入动物皮下。皮下组织环境缺少血管，氧分压低，又能提供天然动态的力学刺激，模拟肌腱发育和体内环境，有助于细胞－支架复合物腱化。Wang 等构建人胚胎伸肌腱细胞－PGA 支架复合物，设计体外生物反应器动态机械负载和种植于裸鼠筋膜上天然的动态机械负载两个实验组。结果显示，体内负载组形成组织体积更大，胶原纤维成熟并有序排列，力学性能更强。因此认为体内负载是一个优化组织工程肌腱功能的好方法，能使其更加成熟，功能更加完善。

3. 力学刺激作用机制

细胞与支架所处的环境将极大地影响细胞所受到的经由支架传递的生物力学刺激。细胞－支架复合物所受拉应力及培养环境中流速如何引起特定细胞反应，其机制尚不明确。在不同的细胞和支架类型组合中，不同的载荷方式会形成不同效果，特定组合的支架拉应力和流体切应力可能使某一类细胞的表型成为主导。

应力应变刺激细胞代谢，在基因转录、翻译、细胞及细胞间等不同水平上实现对细胞功能的影响。应力应变刺激不仅能提高细胞增殖率，由其引起的钙离子内流可增强细胞中蛋白质的持续性分泌。应力应变刺激可导致细胞中整联蛋白的组装和细胞骨架的组织化，整联蛋白的组装与多种细胞内信号通路如 FAK 和 RhoA/ROCK 信号通路有关，进而介导细胞分化及其功能的发挥。明确应力在细胞信号通路中的作用，可推进力学刺激模式化，完善肌腱组织工程。

六、肌腱组织工程的临床试用

构建组织工程肌腱的目的是在临床上解决肌腱缺损的问题。由于屈肌腱鞘内肌腱结构复杂，最常发生粘连，因此组织工程肌腱的临床前期研究一般从韧带和鞘外肌腱开始。在省卫生厅、医院伦理委员会的支持批准下，四川大学华西医院于 1999—2002 年，以临床科研的方式进行了有限的临床试验。将组织工程肌腱用于修复喙锁韧带和跟腱缺损，经随访，临床效果满意，未见局部组织及全身反应。

肌腱细胞来源于：①无菌条件下切取外伤后切肢患者自愿捐赠的指屈肌腱。②妊娠 12 周内自愿中止妊娠的健康妇女捐赠的引产胚胎肌腱。均确认无先天性、遗传性疾病，无感染、免疫性疾病，无先天性畸形等。无菌条件下切取指屈肌腱，用分步酶消化法，分离、培养、纯化细胞，并经鉴定确认是肌腱细胞。经扩增到相当数量后作为种子细胞。

用医用碳素纤维与 PGA 按体积比为 1 ：2 的比例混合编织成带状，消毒备用。将 5×10^6/mL 肌腱细胞接种在复合支架材料上，于体外培养 5 ~ 7 天，培养条件为 F12 培养基加入 10% 胎牛血清。术前 1 天改用无血清及无抗生素培养基。

手术步骤：

（1）修复喙锁韧带：采用臂丛神经阻滞麻醉或硬膜外麻醉。常规消毒、铺无菌巾。在伤侧沿锁骨外 1/3 至肩峰做弧形切口。充分暴露骨折、脱位和断裂的喙锁韧带。部分剥离锁骨、骨膜，将骨折脱位复位，经肩峰端打入 2 枚交叉克氏针或用张力带钢丝内固定，修复肩锁关节囊。暴露喙突基底部和相对应的锁骨，用直角钳绕过喙突基底。将备好的组织工程肌腱从培养瓶中取出，在温热生理盐水中轻轻漂洗。将组织工程肌腱穿过喙突基底，环绕锁骨做"8"字固定，或经锁骨钻孔固定。用 2% 的氢化可的松盐水冲洗创面，缝合伤口。术后不用外固定及免疫抑制剂，用三角巾悬吊 3 ~ 5 天，疼痛缓解后即开始上肢功能锻炼。

（2）修复跟腱缺损：采用硬膜外麻醉，俯卧位。常规消毒、铺无菌巾。在跟腱内侧做弧形切口，近端达腓肠肌肌腹与肌腱交界处，远端达跟骨结节。充分暴露跟腱。切除跟腱断端瘢痕组织，露出正常跟腱。向两端充分游离跟腱。用不吸收缝线在两断端间做 Kessler 缝合，尽量将近端跟腱向远端靠拢，尽量跖屈踝关节，缩短跟腱缺损的长度，以恢复小腿三头肌肉张力。将组织工程肌腱编织缝合在两断端上，用 1% 地塞米松生理盐水冲洗伤口后，彻底止血，缝合伤口。术后将踝关节于跖屈位，用小腿石膏夹板固定 6 周，以后主动活动踝关节，逐渐增加活动频率及活动幅度。4 ~ 6 周后开始负重行走。

1999 年 7 月—2001 年 10 月，先后用组织工程肌腱修复喙锁韧带损伤 14 例，跟腱 3 ~ 5 cm 缺损 5 例，全部病例伤口均 I 期愈合，无局部及全身反应。经过平均 46.9 个月的随访，全部病例均恢复了功能。跟腱缺损病例均能以正常步态行走，踝关节屈、伸功能恢复正常，均能用足尖站立。其中 3 例术后 3 个月行双侧跟腱 MRI 检查，证实已完全恢复了跟腱的连续性，与健侧相比，信号无显著差别。喙锁韧带修复患者上肢功能均恢复正常，可从事原工作。其中 2 例喙锁韧带修复患者，分别在术后 3 个月、6 个月取锁骨内固定物时，暴露修复部位，见喙锁韧带愈合。切取微量组织，经病理检查，证实韧带重建良好。用法医物证技术对标本进行短串联重复基因位点检测（short tandem repeat，STR），发现有非自体等位基因存在，为杂合态，证实植入同种异体肌腱细胞在体内存活。

组织工程肌腱的临床应用目前在国内外文献中报道很少，还处于临床应用的初期阶段，有待更多临床病例经验总结之后，才能提出较为确切的手术适应证及禁忌证。在人体，手部肌腱损伤最常见，然而由于手的结构及功能的特殊性，至今肌腱损伤修复的效果仍较差。应用组织工程肌腱修复手部肌腱损伤、缺损，也许是一种较好的选择。但组织工程肌腱可能首先在跟腱、前臂屈肌腱损伤中应用，在取得更多经验、对组织工程肌腱经过反复改进至完全成熟之后，才能用于手部屈指肌腱损伤的修复。从现有的临床资料看，组织工程肌腱适用于修复喙锁韧带、膝关节侧副韧带、跟腱缺损、髌韧带缺损等。

七、肌腱修复材料的临床试验研究

外伤、运动、慢性劳损等均可导致肌腱（韧带）损伤，引起功能障碍，甚至残废。肌腱（韧带）损伤是常见的外科损伤，据统计，美国每年有 30 万以上的患者需要接受肌腱（韧带）修复手术。我国虽没有确切的统计数据，但从人口计算，我国对肌腱（韧带）移植的需求量将至少是美国的 3 ~ 4 倍。

目前，组织工程肌腱的临床应用在国内外文献中报道还较少，也还没有产品批准上市。同种异体肌腱也是临床上常用的移植材料，与自体肌腱移植相比，异体肌腱移植具有来源丰富，取材方便；

不破坏宿主的正常结构，保持其原有生物结构特性；能满足重建及修复手术对供体量与质的要求；减少切口与出血；缩短了手术时间等优点。在国外，虽然如美国有数家公司提供同种异体肌腱类产品，但人源类产品不可进出口，因此不可能进入中国市场。在国内，临床上使用的同种异体肌腱主要来源于一些大型医院的组织库，其原材料来源仅限于医院内部，依据法规只能在本医院内部使用。

我们自 1988 年起即开始了肌腱修复材料和组织工程肌腱的研究，对肌腱的超微结构、血供、肌腱细胞的生物学特性、肌腱修复材料和组织工程肌腱的安全性和有效性等进行了大量的基础和应用研究，2005 年与合作企业签订了专有技术转让合同，相继完成了产品质量标准、生产质量体系建设、GMP 考核等，2007 年起开展临床多中心研究，至 2013 年完成临床试验并开展新产品注册技术评审等。"同种异体肌腱修复材料"于 2016 年 4 月获批国家Ⅲ类医疗器械产品注册证【国械注准 20163460735】，成为国内首个获批的肌腱修复材料产品。

简述技术研究及临床研究如下。

（一）技术研究

1. 取材

同种异体肌腱修复材料产品取材于同种异体肌腱，原材料来源于合格供体，供体年龄女性 15～50 岁，男性 15～55 岁；对艾滋病病毒抗体（HIV-1/2-Ab）、乙型肝炎病毒表面抗原（HBs-Ag）、丙型肝炎病毒抗体（HCV-Ab）、梅毒检测的结果均呈阴性。

原材料经多步工艺流程加工成成品。产品在去除原料的免疫原性和病原微生物的同时，最大限度保留了异体肌腱的三维空间网状基本结构，为细胞生长提供天然的空隙框架结构，有利于细胞生长和增殖；并经历 3 个病理生理变化过程：炎症期—增殖期—重塑期变化过程，从而达到修复肌腱/韧带损伤的目的。

2. 病毒灭活验证

验证材料在制备生产过程中病毒灭活工艺的灭活效果，选择模型病毒进行验证试验。依据《同种异体植入性医疗器械病毒灭活工艺验证技术审查指导原则》（国食药监注〔2008〕7 号文件）和《血液制品去除/灭活病毒技术方法及验证指导原则》（国药监注〔2002〕160 号文件）选择具有代表性的指示病毒进行验证，如人免疫缺陷病毒（HIV-1）、伪狂犬病毒（PRV）、辛得毕氏病毒（Sindbis）、脊髓灰质炎病毒（PV1）、猪细小病毒（PPV）等，这些指示病毒包含 RNA 型和 DNA 型、有包膜和无包膜的病毒。同时还需进行细胞毒性检测和病毒活性滴定等检测。

3. 灭菌验证

依据 ISO11137-2—2006 医疗保健产品的灭菌-辐照-第 2 部分：建立灭菌剂量，方法采用 VDmax25 方法，完成生物负载、验证剂量、无菌检测等实验。

4. 体内植入实验

为了验证同种异体肌腱修复材料移植的有效性，选取适宜实验动物，对其跟腱部位进行移植，并进行形态学、组织学观察及肌腱的拉伸测试试验，评价移植后产品的性能。

5. 免疫原性实验

产品经过一系列工艺处理后，主要作为支架材料用于移植不会导致免疫介导的炎性反应。根据《ISO/TS 10993.20—2006 医疗器械生物学评价第 20 部分医疗器械免疫毒理学试验原则和方法》设计产品免疫原性验证实验方案，分析了产品在局部炎症反应、超敏反应、免疫刺激和免疫抑制等的免疫应答。具体检验项目见表 9-2。

（二）注册检验

委托中国食品药品检定研究院对产品进行注册检验，包含以下各项：外观、规格型号（直径、长度）、理化性质（含水量、酸碱度）、产品拉伸强度、生物学评价（细胞毒性试验、致敏试验、遗传毒性试验、Ames 试验、植入试验、无菌试验）。

表 9-2　免疫毒理学检测项目

免疫应答	功能性检验	非功能性检验		
		可溶性介质	表型	其他
组织 / 炎症	—	—	细胞表面标志	体重
体液应答	B 淋巴细胞增殖活性	免疫球蛋白、补体	细胞表面标志 （CD19）	脾脏系数与病理分析
细胞应答	T 淋巴细胞增殖活性	γ- 干扰素	细胞表面标志 （CD3、CD4、CD8）	胸腺系数与病理分析

（三）临床研究

为评价同种异体肌腱修复材料用于手部肌腱缺损的有效性和安全性，需进行临床试验研究。临床试验采用前瞻性、单组目标值法、多中心临床试验设计。

在研究过程中，临床监察员定期对研究医院进行现场监查访问，以保证研究方案的所有内容都得到严格遵守和填写研究资料的正确。

统计分析数据集分别为全分析集、符合方案集和安全性分析集。其中，①全分析集（full analysis set，FAS）：尽可能按意向性分析原则（intention-to-treat principle），对所有经随机化分组的受试者，排除了最少的和不合理的病例而得到的数据集称为全分析集。②符合方案集（per-protocol set，PPS）：有效病例或称为可评价病例样本。由充分依从于试验方案以保证这些数据会按所基于的科学模型而表现治疗效果的病例子集所产生的数据集。③安全性分析集（saft analysis set，SA）：安全性与耐受性评价时，用于汇总的受试者集称为安全性数据集。安全性数据集应包括所有随机化后至少接受一次治疗的受试者。

有效性评价指标采用中华医学会手外科学会颁布的评定标准 TAM 和 TPM 进行。TAM 为主要评价指标，TPM 为次要评价指标。TAM（total active-movement，TAM）系统评定方法，即总主动活动度测定法。将掌指关节（MP）、近位指间关节（PIP）、远位指间关节（DIP）主动屈曲度之和，减去各关节主动伸直受限度之和，即为该手指总的主动活动度（TAM）。各关节伸直以 0° 为准，过伸部分不计。总主动活动度 = 各关节屈曲度之和 – 各关节伸直受限度之和。TPM（total passive-movement，TPM）系统评定方法，即手指各关节被动活动幅度之总和。评定标准：优，活动范围正常；良，活动范围大于健侧的 75%；可，活动范围大于健侧的 50%；差，活动范围小于健侧的 50%。根据文献查阅、Meta 分析及专家共识，规定产品术后 1 年 TAM 优良率靶值不低于 75%，目标值不低于 60%。

试验结果：PPS 分析结果为术后 12 个月 TAM 评价优良率 79.17%，单侧 95% CI 为 69.7%，均高于目标值（60%）；术后 12 个月 TPM 评价优良率 87.50%，单侧 95% CI 为 79.2%，均高于目标值（60%）。

（四）适用范围

同种异体肌腱修复材料产品为人类手、足部肌腱组织，经一系列物理化学工艺处理并辐照灭菌获得冻干品同种异体肌腱修复材料。主要适用于在患者不愿接受因为取自体肌腱而产生二次损伤或者患者自体肌腱不够的情形下，作为一种选择进行肌腱修复。产品是一种永久植入物，通过产品所提供的生长支架作用修复肌腱或韧带缺损。植入受体后在肌腱或韧带修复过程中经人体代谢吸收，最终达到修复缺损的目的。

（五）注册申报

在完成基础研究、注册检验及临床试验后，进行首次注册申报。

首次注册申报资料包括：申请表，证明性文件（营业执照副本复印件和组织机构代码证复印件），医疗器械安全有效基本要求清单（《医疗器械安全有效基本要求清单》），综述资料（概述、产品描述、型号规格、包装说明、适用范围和禁忌证、参考的同类产品、其他需要说明的内容），研究资料（产品性能研究、生物相容性评价研究、生物安全性研究、灭菌工艺研究、有效期和包装研究、动物研究、其他），生产制造信息（无源产品生产过程信息描述、生产场地），临床评价资料，产品风险分析资料，产品技术要求，产品注册检验报告（注册检验报告、预评价意见），说明书和标签样稿，符合性声明（声明本产品符合《医疗器械注册管理办法》和相关法规的要求；声明本产品符合《医疗器械分类规则》有关分类的要求；声明本产品符合现行国家标准、行业标准，并提供符合标准的清单；声明提交资料真实性的自我保证）。

八、结语

组织工程研究于 20 世纪 80 年代中期兴起以后，由于其重大的科学意义（复制生命）和巨大的开发前景（新的经济增长点），将会对维护人类健康做出的突出贡献，一直受到世界各国政府、企业家、科技人员的高度关注。我国在这一领域的起步始于 20 世纪 90 年代初，主要由国家各类基金资助研究。我们在 20 世纪 80 年代中期鸡的肌腱研究基础上，发现传统的肌腱游离移植要经过坏死—再生的过程，肌腱内的细胞死亡，由周围组织长入引进新的活细胞，因此术后粘连发生率高。如果预先在植入肌腱内种植活细胞是否会减少粘连呢？带着这个问题便开始了肌腱细胞培养及生物学特性研究，生物活性因子对肌腱细胞的生长调控作用及其机制研究。但肌腱细胞体外培养条件下只能传13代，以后便出现老化。为使研究更具可比性，同时为今后产业化创造条件，需要获得形态、功能均一的大量细胞，便进行了永生化肌腱细胞的系列研究，并建立了第一个永生化肌腱细胞株。细胞如何用于临床促进肌腱修复是以前尚未解决的问题，细胞悬液局部注射会导致大量细胞流失，治疗效果难以确定。如果把细胞接种在载体上，然后植入体内则可避免细胞流失，于是我们便进行了多种支架材料研究。有了细胞，有了材料，如何使细胞更多更好地黏附在材料上，便开展了细胞力学研究。正常情况下，肌腱主要承受拉应力，要模拟肌腱体内环境，在体外进行细胞与支架材料的复合培养，便发明了可变应力场三维培养装置。为了进一步验证体外实验的效果，在鼠、鸡、兔、猴等动物体内进行了一系列的植入实验，对工程化肌腱组织的生物相容性、体内修复能力、生物力学特性、移植免疫排斥反应和植入后的最终结局等进行了系统的研究，证实所制备的组织工程肌腱具有良好的促组织再生与腱化愈合能力，体内植入安全，在体内的力学环境及营养条件下，能较快地发育并发挥正常的生理功能，并且不产生影响组织愈合与再生的排斥反应，最终发展成为自身肌腱组织。就这样一步一步地使组织工程肌腱具有了临床应用前景。

在大多数科学问题基本阐明之后，需进行临床验证其是否具有安全性及有效性。在20世纪90年代末期，各项审批制度还不够健全，我们在省卫生厅、医院伦理委员会的支持批准下，以临床科研的方式进行了有限的临床试验。以同种异体肌腱细胞与碳纤维复合PGA材料体外联合培养7天后用于手术，先后经过近20例喙锁韧带重建及跟腱缺损修复后的随访观察，治疗效果都很好，但不能证明植入的同种异体细胞是否发挥了关键的修复作用。要想获得直接证据，必须为患者取活检，但这是一种有创操作，需要患者的充分合作。有2位患者需要取除内固定物，在征得患者同意后，于取钢板的同时取微量组织做短串联重复位点基因检测，结果两位患者组织内均发现了非自体等位基因，证明植入细胞发挥了修复作用。

"组织工程肌腱的基础研究与临床应用"项目在医院及学校的组织和支持下，申报了成果奖。经过评审委员会评审，这一项目获得了教育部"中国高校技术发明奖"一等奖和首届中华医学科技奖（中华医学会）二等奖。正是这些深厚的基础研究和有效的临床试验结果，为我们进一步实现科技成果产业化奠定了基础。"同种异体肌腱修复材料"于2016年4月获批国家Ⅲ类医疗器械产品注册证【国械注准20163460735】，成为国内首个获批的肌腱修复材料产品。

综上所述，肌腱的修复和再生仍然有许多尚未探索的领域，肌腱组织工程是肌腱再生的重要方法之一。但在很多方面仍需进一步深入研究，如支架材料的优选、材料的降解与细胞分泌细胞外基质同步化；探索临床实用的种子细胞的来源、细胞快速大量扩增技术、防止细胞衰老和控制细胞免疫反应等；改善组织工程肌腱的力学性能，使其更接近正常人体肌腱；组织工程肌腱构建技术与体内植入的时机；植入体内后肌腱细胞的转归及与生长发育的关系；含活细胞组织工程肌腱产品的保存、运输、复苏；组织工程学中的医学伦理问题等等。需要进一步深入阐明肌腱组织工程的基本理论、机制，经过严格的质量检测，多中心临床验证，通过 CFDA 审批之后，才能在临床上推广应用。随着细胞生物学、分子生物学、免疫学和材料学的发展和细胞培养技术的进步及方法的改进，这些领域相结合最终会为肌腱再生提供良好的途径。

（解慧琪）

第七节 组织工程化心肌

据统计，我国缺血性心脏疾病患者超过 1000 万，且发病率呈现逐年上升的趋势。心肌的急性和慢性缺血均可导致心肌细胞死亡，受损严重则发展为心脏衰竭。目前，临床上心脏衰竭以药物治疗、介入治疗为主，这些治疗方法在一定程度上可延缓疾病的发展进程，但无法根本性地弥补死亡的心肌细胞。近年来，随着干细胞、生物材料以及生物制造工程等领域研究不断取得重大突破，工程化心肌组织构建技术日趋成熟。构建人工心肌组织进行修复和替代坏死心肌组织，为缺血性心脏疾病提供新的治疗策略。

一、种子细胞的选择和应用

考虑到终末分化的心肌细胞再生能力有限，目前用于心肌组织工程的种子细胞主要来源为不同发育阶段、具有心肌细胞分化能力的干细胞，包括胚胎干细胞（ESC）、诱导性多潜能干细胞（iPSC）、白色脂肪间充质干细胞（ADSC）、棕色脂肪心脏干细胞（CSC）等。此外，基于谱系重编程技术定向转分化获得的心肌细胞也是近几年的研究热点。下面就各类细胞的特点及其在心肌组织工程中的应用进行简要介绍。

（一）胚胎干细胞

ESC 具有多向分化潜能，在体外经诱导可向三个胚层的细胞分化，并进一步分化为多种具有单一功能的终末细胞。ESC 可向心肌细胞分化。Wobus 研究组在 1992 年首先证实了小鼠 ESC 在体外特定的培养条件下可以自发分化为心肌细胞，并形成跳动的心肌组织。Wang 等研究人员深入开展基于 ESC 的心肌组织工程研究，优化了 ESC 和拟胚体的培养体系，实现 ESC 拟胚体批量扩增与向心肌分化。近几年，研究人员发现 ESC 向心肌分化过程中 miRNA、转录因子、表观遗传学修饰等发挥重要作用。实验证实了外源过表达 miRNA499、miR-125b-5p、miR-199a-5p、miR-221、miR-222、miRNA-1 和

miRNA-133a 等可增加心脏特异转录因子的表达，进而促进人或鼠 ESC 在体外向心肌的分化。此外，研究人员还发现转录调节子 CITED2、GATA4、SHOX2、Nkx2.5 等在 ESC 向心肌细胞分化的过程中起到重要的作用。由于 ESC 经信号分子、生长因子、小分子等诱导可向心肌分化，因此 ESC 可作为工程化心肌组织构建及体内移植研究的重要细胞类型。然而，目前 ESCs 在移植应用中也存在明显的局限性。一方面，ESC 的来源从伦理上难以被人们接受；另一方面，包括免疫排斥以及畸胎瘤形成的风险也是阻碍 ESC 临床应用的重要因素。

（二）诱导性多能干细胞

诱导性多能干细胞（iPSC）是一类利用重编程方法使体细胞重新获得的与 ESC 生物学特性高度相似的多能干细胞。2006 年，Yamanaka 首次利用逆转录病毒过表达四种转录因子 OSKM（Oct4、Sox2、Klf4、c-Myc）转入小鼠成纤维细胞中，成功诱导形成 iPSC。此后，研究人员相继开发多种安全而有效的体细胞重编程制备 iPSC 的方法，如将体细胞引入游离质粒、microRNA、合成 mRNA、重组蛋白、小分子化合物等。iPSC 具有多向分化的潜能，但却避开了 ESC 研究中的伦理问题，具有更好的临床应用前景。Mauritz 和 Zwi 研究团队先后证实了 iPSC 可在体外诱导分化为功能性的心肌细胞，在细胞形态、分子水平以及电生理功能方面均表现出与 ESC 来源心肌细胞类似的特征。Masumoto 等通过添加血管内皮生长因子诱导 iPSC 分化为心肌细胞和内皮细胞。在 iPSC 向心肌细胞诱导分化的研究方面，Mauritz 和 Zhang 等先后证实了多种诱导剂，如 5- 氮杂胞苷、抗坏血酸和环孢素 A 等可以促进 iPSC 向心肌细胞分化。2013 年，Wang 等研究人员开展 iPSC 在心肌梗死微环境下的免疫原性及其分化产物的致肿瘤性方面的研究，发现 iPSC 的免疫原性可能随着其在体内的分化而增加，移植前对 iPSC 诱导分化的心肌细胞进行纯化可以有效降低致瘤性风险。

（三）间充质干细胞

白色脂肪组织可分离出间充质干细胞（MSC），扩展了 MSC 的来源。白色脂肪组织具有来源丰富、取材方法简单等优势，更能满足临床应用的需求。MSC 经体外诱导可分化为心肌细胞。2006 年，Strem 等研究人员不仅证实了 MSC 经 5- 氮杂胞苷诱导后在体外向心肌细胞分化，且可观察到明显跳动。此后，他们发现 MSC 在心肌损伤的情况下可在体内自发向心肌细胞分化。2012 年 Song 和 Hay 等研究人员先后证实了 MSC 可以在体外自发分化成心肌细胞，并进一步证实 MSC 自分泌的血管内皮生长因子（VEGF）对自发向心肌分化起关键作用，这些分化的细胞表达肌钙蛋白 I、肌球蛋白等心肌特异性标志物并显示自发性收缩。体内研究显示，MSC 移植具有显著改善心脏功能的作用。Shimizu 和 Bel 等研究者将 MSC 用于无支架的心肌片层技术，也同样具有改善心肌功能和心肌梗死治疗的效果。

（四）棕色脂肪心脏干细胞

2003 年，研究人员首次发现了棕色脂肪经酶学消化，可分离出具有高度心肌分化能力的干细胞，从而扩展了组织工程心肌构建的种子细胞来源。然而，此方法分离棕色脂肪 CSC 的效率较低，还不能满足心肌组织工程构建的需求。2009 年，Wang 等研究人员建立了一种基于"Cocktail"消化酶分离棕色脂肪 CSC 的方法，使用该方法提高了 CSC 的分离效率以及分离细胞的活力，其分化的心肌具有与天然心肌相似的特征。在此基础上，2016 年，该团队进一步揭示：β1 整合素依赖性 TGF-β1 信号通路对棕色脂肪 CSC 向心肌细胞分化具有显著的促进作用。上述研究结果为棕色脂肪来源 CSC 在心肌组织工程中的应用奠定了良好基础。

（五）体细胞转分化来源的心肌细胞

谱系特异性转录因子可将终末分化的细胞重编程为其他类型的体细胞或祖细胞。通过将体细胞直接编程生成心血管谱系前体细胞，无须经过 iPSC 的中间过渡过程，极大地降低了致瘤性的风险，这一策略成了心肌组织再生医学发展的一个新模式。2010 年，Ieda 首次报道了通过将 3 个心脏发育核心转录因子 GATA4、Mef2c 和 Tbx5 引入成纤维细胞，可成功地使诱导细胞出现心肌样细胞表型。2014 年，Ding 等研究人员报道了只利用一个心脏发育核心转录因子 Oct4 复合小分子化合物，可成功地诱导成纤维细胞出现心肌样细胞表型。近年来，人们探索了各种新的非基因整合途径实现细胞谱系重编程，例如游离质粒、重组蛋白、microRNA、合成 mRNA、小分子化合物等等。2016 年，Srivastava 等研究人员利用 9 种化学物质处理人成纤维细胞，以鸡尾酒的策略将其重编程并生成心肌样细胞。97% 以上经化学诱导的心肌样细胞可以正常跳动，并在转录组、表观遗传、生理水平上都与正常心肌细胞无明显差异。谱系重编程技术的发展为工程化心肌组织的构建提供了更为安全、广阔的细胞来源。

二、支架材料的选择和应用

支架材料是构建工程化心肌组织的另一核心组成要素。用于心肌组织工程研究的支架材料大体上分为天然支架材料和人工合成支架材料。近年来，导电纳米材料、高分子导电聚合物等新型支架材料已经成为心肌组织工程领域研究的前沿与热点。

（一）天然支架材料

天然支架材料来源于天然的组织或器官的细胞外基质（ECM）成分，具有较好的生物相容性，是组织特异的微环境的结构支撑，可为细胞提供良好的生长、发育的场所，在组织工程领域研究中被广泛应用。

1. 胶原

胶原是哺乳动物 ECM 的主要蛋白组分，具有良好的生物相容性、可降解性、可塑性以及多孔性等特点。1999 年，Simpson 等人首次在培养皿表面覆盖一层中性 I 型胶原，在凝胶前用刮器在表面划过，培养于胶原表面的新生大鼠心肌细胞沿胶原纵向排列，形成心肌组织样的结构。同年，Zimmermann 等人将液态 I 型胶原与 matrigel 和新生大鼠的心肌细胞混合构建出具有强烈收缩能力的工程化心肌组织。2015 年，Blackburn 等研究者证实了 I 型胶原在无细胞或添加生长因子时注射到心肌梗死部位，可以预防心肌功能恶化。此外，许多研究学者将一些化学官能基团接枝到胶原上以期获得特定的功能特性，提高心肌细胞在支架材料上的黏附或生长能力。戴建武研究团队将 VEGF 接枝到 I 型胶原（CBD）表面构建 CBD-VEGF 可注射水凝胶，CBD-VEGF 保持了 I 型胶原和 VEGF 的功能特性，可作为注射水凝胶应用于心肌梗死治疗。2016 年，Lin 等研究人员证实了可以通过改变交联程度调控胶原支架材料的刚度，进而影响 MSC 向心脏祖细胞分化。

2. 壳聚糖

壳聚糖是一种天然线性生物多糖，因具有优越的生物相容性、良好的生物黏附性和可控的生物降解性，被广泛应用于组织工程的研究。2003 年，Fujita 等研究人员利用光敏性壳聚糖水凝胶控制 bFGF 释放以诱导心肌梗死部位的血管形成，对受损心肌起保护作用。由于壳聚糖表面大量的活性官能团如氨基、羟基、羧基、醛基等可以发生丰富的枝接反应，使得功能化修饰的壳聚糖材料更具有仿心肌结构与功能特性。2013 年，Wang 等研究人员将具有良好抗氧化性和生物相容性的 GSH 以共价交联的形式接枝到氯化壳聚糖表面，CSCI-GSH 复合物具有较好的抗氧化能力，能够清除心肌梗死微环境中的活性氧自由基、促进新生血管形成，这对于改善心肌梗死微环境具有明显的优势。另一种修饰温敏性壳聚糖的方法是通过接枝 RoY 肽，接枝后的壳聚糖 -RoY 可以在缺氧条件下显著促进细胞存活、增殖以及新生血管形成，是用于心肌梗死修复的理想支架材料（见图 9-10）。

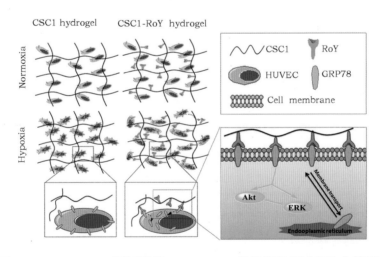

图 9-10　CSCl-RoY 通过激发 Akt-ERK1/2 信号通路促进新生血管形成

引自：Shu Y, Hao T, Yao F, et al. Ro Y peptide-modified chitosan-based hydrogel to improve angiogenesis and cardiac repair under hypoxia.[J]. Acs Applied Materials & Interfaces, 2015, 7(12):6505-6517.

3. 脱细胞基质

脱细胞基质支架材料是通过综合应用物理法、化学法或酶解法进行脱细胞处理，而保留了组织、器官细胞外基质组分的三维生物支架材料。2008 年，Ott 等人优化了心脏全器官的脱细胞工艺，获得的心脏全器官脱细胞基质在清除组织原有驻留细胞的基础上，保留了细胞外基质的 3D 超微构象、机械性能和组织特异的基质蛋白组分等。2010 年，Sellaro 等研究人员指出由于 ECM 是原驻留细胞群的产物，所以脱细胞基质的组成和超微结构具有组织 / 器官特异性。ECM 主要成分包括细胞外基质蛋白（Ⅰ型胶原、黏多糖、纤维连接蛋白、层黏连蛋白）和多种生长因子。最近的研究中，Ellaro 和 Cortiella 等认为 ECM 的超微拓扑结构和 3D 超微构象为细胞提供了"信息编码"，直接或间接调控细胞行为，包括细胞的黏附、增殖及定向分化，然而具体调控机制还有待进一步深入研究。

心脏脱细胞基质进行酶解处理，可制备成基质水凝胶。2009 年，Singelyn 等首次详细测定了此方法获得的水凝胶中成分，包含Ⅰ型胶原、黏多糖、纤维连接蛋白、层黏连蛋白等，并证明了其良好的易成胶特性和生物相容性，显示了其巨大的临床应用潜力。2011 年，Duan 等研究人员进一步将心脏脱细胞基质制备成水凝胶并与Ⅰ型胶原复合培养心肌细胞，研究表明复合水凝胶能够促进细胞增殖、成熟，并可观察到良好的心肌收缩功能。2012 年，Seif Naraghi 等以心包脱细胞基质水凝胶为载体携带表皮生长因子，并实现了良好的控释效果，从而促进新生血管的形成。

（二）人工合成的新型导电性支架材料

人工合成的支架材料主要包括传统非导电和新型导电支架材料。人工合成的传统非导电材料更多的是侧重于模拟细胞外基质成分、物化性质及空间结构。考虑到心肌组织特异性结构与电生理特性，需满足再造心肌组织形成同步兴奋 – 收缩耦联的需要，进一步支持移植后与在体心肌形成良好的结构与电生理整合。近几年，人工合成的新型导电性材料作为支架进行工程化心肌组织构建已取得阶段性成果。现对新型导电纳米材料和高分子导电聚合物进行简要介绍。

1. 新型导电纳米材料

导电纳米材料主要包括碳纳米管（CNT）、石墨烯及富勒烯（^{60}C）等碳基纳米材料，因具有良好的导电效果，成为工程化心肌组织构建中的研究热点。

碳纳米管是一种圆柱状片层结构，具有优良的力学强度、导电特性及热稳定性。2011 年，Martinelli 等人将心肌细胞培养在碳纳米管基质上，显示碳纳米管可通过与心肌细胞的直接接触作用，促进心肌细胞增殖与成熟。2013 年，Wang 等研究人员首次探讨了碳纳米管导电材料对棕色脂肪 CSC 生物学特性影响的规律，证实碳纳米管导电材料具有良好的促心肌细胞分化作用。在此研究基础上，进一步证明 β1– 整合素信号通路介导了 CNT 与细胞相互作用。CNT 通过不同的方法与其他材料制备成复合材料后，可以使 CNT 的溶解性增加、生物相容性改善、细胞毒性降低以及在很大程度上改善复合材料的力学性能及导电性能。2015 年，Wang 研究团队将单壁 CNT（SWCNT）与胶原多孔性水凝胶支架复合，SWCNTs 在胶原基质中分布均匀，交织成网状。与单纯胶原相比，胶原 /SWCNT 水凝胶表面粗糙度明显增加，且具有优良的导电性、良好的细胞相容性及组织相容性（见图 9–11）。

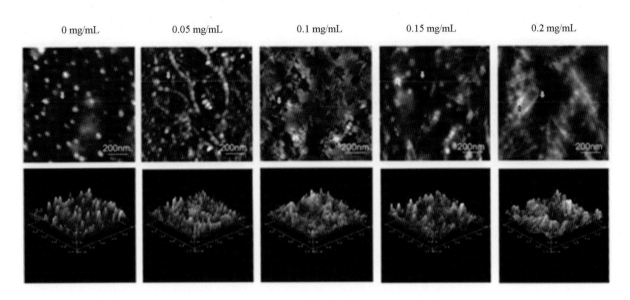

图 9-11 SWCNTs/ 胶原复合支架的研制与评价

引自：Sun H, Lü S, Jiang XX, et al. Carbon nanotubes enhance intercalated disc assembly in cardiac myocytes via the β1-integrin-mediated signaling pathway[J]. Biomaterials, 2015, 55(1): 84-95.

石墨烯是由碳原子以 sp^2 杂化轨道组成的六角型呈蜂巢晶格的平面薄膜，具有迄今为止最强的机械性能。2013 年 Kim 等人报道，利用石墨烯制备成薄膜并对心肌细胞的生物相容性以及细胞行为进行评价，发现其具有良好的生物相容性，并具有维持心肌细胞存活、促进其黏附及收缩的功能。2014 年 Lee 的报道中，经玻连蛋白修饰的石墨烯促进 ESC 分化成为中胚层、内胚层细胞，并促进向心肌细胞的分化，增强心肌细胞间缝隙连接的形成，该过程与 Erk1/2 及 FAK 表达提高有关。2014 年，哈佛医学院研究者利用石墨烯二维片状结构特点，通过层层组装制备了功能化石墨烯三维组织构建物，促进心肌细胞间连接，也增强三维心肌组织的厚度。

2. 高分子导电聚合物

高分子导电聚合物，是由一定链长的 π 键共轭聚合物经化学或电化学掺杂后形成的导电率可以从绝缘体延伸到导体范围的一类高分子材料。目前，以聚噻吩、聚苯乙炔、聚苯胺、聚吡咯等为代表的高分子导电聚合物已成为生物材料、组织工程领域关注的焦点之一。聚噻吩及其衍生物具有良好的电化学稳定性，其掺杂水平高，且掺杂和去掺杂过程可逆，在导电聚合物中占有重要地位。1980 年 Yamamoto 首次成功合成了聚噻吩。2008 年，Wei 等制备了一系列生物相容性的导电聚噻吩，在其表面培养 ESC。研究发现在导电条件下 ESC 分化成心肌细胞的数量要比没有电刺激时多 3 倍。基于上述研究，2015 年，Wang 等研究人员以聚噻吩乙酸（PTAA）和丙烯酸化的明胶（MAAG）为基材，采用化学交联和光交联技术成功制备聚噻吩乙酸 - 明胶导电双网络水凝胶（HEDN），并通过调节 PTAA 与 MAAG 的比例控制 HEDN 水凝胶的溶胀性能、机械性能和导电性能，为构建功能优良的工程化心肌组织奠定基础。

三、工程化心肌组织的体外构建与在心肌梗死治疗中的作用

心肌组织工程的发展除了依赖支架材料和种子细胞的发展，同时受到工程化心肌组织构建技术的影响。目前，工程化心肌组织体外构建与心肌梗死治疗的策略主要包括：①三维立体工程化心肌组织体外构建与"创可贴"式心肌梗死治疗策略。②可注射性心肌组织工程策略。

（一）基于"创可贴"式心肌梗死治疗策略的三维工程化心肌组织构建

工程化心肌补片是指根据工程学原理，将具有形成心肌细胞能力的种子细胞与适宜的支架材料复合构建的工程化心肌组织，用于体内移植修复或替代受损心肌。工程化心肌补片可以为种子细胞提供合适的微环境及结构支撑，促进移植细胞的分化，并可防止细胞凋亡。

1. 基于动态力学拉伸技术的工程化心肌组织构建

将心肌细胞接种在材料内部，并施加持续且动态的力学拉伸，此构建方式可模拟正常心肌的机械特性，并且可以促使心肌细胞在材料内部形成与在体心肌类似的线性排列。2006年，Zimmermann等研究人员开创性地以胶原/Matrigel为支架材料，将心肌细胞置于动态力学拉伸机械装置中，模拟在体力学环境，成功在体外构建了具有自发收缩能力的心肌组织。在该体系下所构建的工程化心肌组织不仅具有与天然心肌相似的结构，在机械强度上也与正常心肌组织类似，并且具有电传导能力。同年Wang等人以胶原/Matrigel作为支架，自行设计力学装置，以ESC来源的心肌细胞作为种子细胞，于体外成功构建可自发收缩的工程化心肌组织（见图9-12）。2017年，Zhang等人以胶原为支架材料，对体系施加循环力学拉伸，以ESC来源的心肌细胞为种子细胞并添加MSC构建工程化心肌组织，研究发现添加少量的MSC可以加速胶原基质中ESC源心肌细胞的成熟，循环力学拉伸也可以显著增强从ESC衍生的心肌细胞的功能。

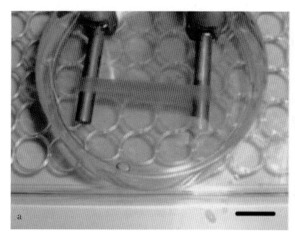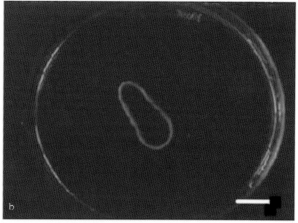

图 9-12　机械拉伸装置体外构建 ECT

引自: Guo XM, Zhao YS, Chang HX, et al. Creation of engineered cardiac tissue in vitro from mouse embryonic stem cells [J]. Circulation, 2006, 113(18):2229-2237.

2. 基于细胞片层叠加技术的工程化心肌组织构建

细胞片层技术，即采用融膜技术构建心肌细胞单层，并将多层细胞叠加而构成的三维细胞片层。日本研究人员 Shimizu 等在 2002 年首次发明了一种不依靠支架材料提供支持的新方法，研究人员将乳鼠心肌细胞培养于薄层的温敏聚合物聚异丙基丙烯酰胺上，当温度降低时，聚合物发生的变化使细胞层与材料表面整层分离。在此基础上，研究者采用多种细胞类型构建无支架材料的细胞片层，并进一步用于心肌梗死移植研究。Shimizu 和 Bel 等研究人员分别利用 MSC 和 ESC 构建心肌片层，在向大鼠、犬、猪心肌梗死模型体内移植后发现，可显著改善心肌功能。在优化心肌片层构建技术的研究方面，2006 年，Shimizu 团队成功构建了最大厚度为 1 mm 的 30 层心肌片层叠加形成的心肌再造组织，可观察到再造组织的自发跳动和血管形成。虽然这项研究证明了多步叠加心肌片层可以形成致密并具一定厚度的再造心肌组织，但是由于厚度的限制使其并不适用于临床。为了构建能够克服工程化心肌厚度极限的组织，有必要找到在体外形成足够脉管系统的方法。2015 年，Sakaguchi 在层层叠加技术的基础上，研发了生物反应器灌注血管床系统，构建形成具有与天然组织中毛细血管类似的供应氧气和营养分子并且去除废物的血管网络。这种生物反应器系统与细胞片层技术组合，成功构建出具有功能血管化的更厚的心肌组织。

3. 基于三维多孔支架材料的工程化心肌组织构建

三维多孔支架材料可对种子细胞的黏附、生长提供支撑。Roberts 等研究人员以胶原为支架材料，将 ESC 与基质细胞接种到胶原内共培养，构建工程化心肌组织。在共培养条件下，ESC 衍生的心肌细胞在高浓度胶原内成熟，2 周后形成图案化的血管网络，此外，ESC 衍生的心肌细胞显示出电学特性和自发收缩性。研究表明对工程化心肌组织微结构的有效控制可以形成更为复杂的特性，为大规模工程化心肌组织再生奠定基础。

近年来，以脱细胞基质为支架材料构建工程化心肌组织成为研究热点。2011 年，Godier 等人将 MSC 复合生长因子 TGF-β 在心脏脱细胞基质 – 纤维蛋白水凝胶片层上构建"创可贴"式心肌补片并应用于心肌梗死治疗。研究结果表明，以心脏脱细胞基质 – 纤维蛋白水凝胶为基材的工程化心肌补片能够有效促进生长因子的分泌以及干细胞的生长和分化，明显促进心肌梗死部位的新生血管形成。2016 年，Sun 等研究人员将 iPSC 复合大鼠心脏脱细胞基质构建工程化心肌补片，脱细胞基质可以促进 iPSC 向心肌细胞分化、成熟，并显示自发跳动和与正常心肌类似的电生理学性能。将构建的心肌补片移植到体内后，可以显著减小心肌梗死面积，改善心肌梗死后的心肌功能。

（二）基于可注射心肌梗死治疗策略的工程化心肌组织构建

可注射心肌组织工程是指通过将可注射性支架材料单独或携带种子细胞、生长因子等注射到心肌损伤部位，材料对心肌梗死起到局部支撑、微环境改善作用，并进一步提高细胞的存活率，从而具有良好的心肌梗死治疗效果。这种策略具有不需体外制备特殊支架、操作简单、对患者造成的创伤较小等优点，更易于临床推广应用。

1. 支架材料的原位注射策略

在基于天然基质水凝胶化学修饰的可注射性心肌组织体外构建与心肌梗死移植修复的研究方面。2015 年，Wang 等研究人员利用 RoY 多肽对温敏性壳聚糖功能化修饰，成功制备了可注射 CSCI-RoY 水凝胶，可注射水凝胶移植到大鼠心肌梗死部位后可以显著增加心肌梗死区微小血管的密度和直径，具有较好的促血管生成能力，同时减小心肌梗死面积，增加室壁厚度，促进有效组织修复。2014 年，Arghya 等人构建了一种有效的基于非病毒基因递送系统的可注射水凝胶 fGOVEGF/GelMA，其通过 PEI 修饰 GO 并与 DNAVEGF 复合后再与 GelMA 混合制备而成，这种可注射水凝胶可以有效地输送 GO 和 DNAVEGF，通过控释 DNAVEGF 最终达到心肌梗死治疗的目的。2016 年，Wassenaar 等人利用猪心室脱细胞基质制备成可注射水凝胶并注射到大鼠心肌梗死部位，结果显示，水凝胶注射可以显著降低炎症反应，促进心肌梗死区域的新生血管形成，对心肌梗死后的恢复有明显的治疗效果，为脱细胞基质进一步的临床应用打下了基础。

2. 支架材料复合细胞原位注射策略

2012 年，SeifNaraghi 等人用心包脱细胞基质可注射水凝胶携带细胞及生长因子，移植到心肌梗死部位后，可注射材料能够使生长因子在缺血心肌组织内有效滞留，并显著加强了心肌梗死区域新生血管的形成。2014 年，Wang 等研究人员以壳聚糖水凝胶为载体携带 BADSC 进行大鼠心肌梗死模型的治疗，研究发现制备的壳聚糖可注射性水凝胶在体内能够协同 BADSC 对心肌梗死的修复起到更好的作用，明显提高细胞在体内的滞留率。2014 年，Wang 等研究人员以 PNIPAAm/SWCNTs 水凝胶为可注射性支架材料，携带棕色脂肪心脏干细胞用于心肌梗死区域移植，研究表明，移植后可以提高棕色脂肪心脏干细胞滞留率，增加心室壁厚度，减少心室梗死面积，改善心肌梗死后心脏功能。

四、基于全器官脱细胞 – 再细胞化技术的心脏再造

心力衰竭是冠心病、风心病、心肌病等各种心脏病的终末阶段，死亡率高达 50%。据最新的《中国心血管病报告》显示，我国心力衰竭患者约 450 万。目前彻底治疗终末期心脏功能衰竭的方法是心脏器官原位移植，但由于供体器官供应有限，每年对心脏器官需求量远远超过了捐赠的数量。此外，心脏移植后，个体还可能面临终身免疫抑制等排异反应。人工心脏的再造为解决这些问题带来了希望。由于脱细胞基质保留了组织特异的基质蛋白组分、三维超微构象、脉管结构以及与天然组织相似的力学性能，是实现心脏再造的理想天然支架材料。

2008 年，Doris Taylor 研究团队首次成功以心肌祖细胞或内皮细胞作为脱细胞心脏基质再细胞化的细胞源，并将再细胞化结构在刺激性生理条件下培养，促进器官成熟。在此研究发现的基础上，以多能干细胞为种子细胞，再细胞化到心脏全器官脱细胞基质内，自发向心肌谱系分化。2013 年，Lu 等研究人员将人 iPSC 细胞再细胞化到小鼠心脏全器官脱细胞基质中，构建出具有一定电生理特性和搏动功能的心脏，进一步开展了脱细胞基质在干细胞治疗方面的应用。虽然近年来基于全器官脱细胞基质的心脏再造研究方面进展迅速，但再造心脏的功能水平与天然心脏还有着不小的差距，我

们首要解决的问题就是探究全器官脱细胞基质微环境对干细胞命运的调控机制，以期更接近实现心脏再造的最终目标。

五、组织工程心肌体外非治疗性应用

组织工程心肌除了应用在临床心肌梗死疾病治疗外，近年来非治疗性应用方面也成为广大学者研究的热点，包括研究组织自体发育、疾病模型和药物筛选等。

在体外发育模型的研究方面，利用组织工程心肌可研究心肌细胞发育、成熟、发挥功能的规律及机制。2013 年，Wang 等研究人员在以往工程化心肌组织体外构建的基础上，研究了在胶原 / Matrigel 构建的工程化心肌组织中心肌闰盘（ID）的时空发育规律，发现工程化心肌组织中闰盘的自组装以及 Telocytes 间质细胞的形成具有明显的时空表达规律。在此基础上，2015 年，该研究团队进一步开展 CNT 对心肌闰盘组装形成的影响规律及其调控机制的研究，发现 CNT 促进闰盘在心肌细胞间形成，强化心肌细胞的自组装和功能整合。这对于进一步理解体外三维支架材料中心肌闰盘的有序、协调发育，以及评价再造组织的功能有着指导意义。

近年来，随着药物筛选评价技术的不断发展，研究者已经开发出多种体外构建仿真的组织器官模型的方法，包括器官芯片技术、3D 打印技术等。2013 年，哈佛大学 Wyss 研究所研究人员利用特殊的生物材料 3D 打印出可用于药物试验的血管组织。通过 3D 打印技术首先构建出具备生命活力的血管网络，这些血管组织可用于新药的测试。2016 年，凯文·希利博士的研究团队报道了用于药物筛选的检测心脏中毒的新方法——芯片心脏。芯片心脏可以更好地模拟心脏细胞传输电流的离子通道，通过此系统监测个体心脏细胞对心血管药物的反应，加入芯片心脏，还可用于模拟人类遗传疾病的发育及进行疾病治疗性药物的筛选。

六、前景与展望

随着世界人口老龄化的趋势，每年因心脏疾病而死亡的人数达到 2000 万，每年心衰治疗的直接花费高达 1200 亿美元，5 年死亡率 50% 左右。心脏疾病的治疗已成为我国国民经济沉重的负担，一定程度上制约了国家经济和社会的发展。

心肌组织工程的最终目标就是在体外制造具有功能性的健康心脏组织，可直接应用于临床治疗、替换损伤心肌组织或用于药物筛选等。心肌组织工程是一个相对年轻并发展迅速的领域，却引起了国内外众多科学家的重视。我们相信基础机制的进一步澄清将会给临床实践带来持续的推动。目前，心肌组织工程在基础研究、临床应用以及市场转化方面都取得了非常大的发展，其研究成果在很大程度上已经改变了临床治疗思路，使大量患者受益。

与细胞治疗相比，心肌组织工程治疗具有复杂性，需要整合多因素并最终实现具备天然心脏在功能、细胞、分子、结构等多方面的特征。心肌组织工程的进一步研究有赖于种子细胞、支架材料、工程化心肌组织的体外构建以及体内移植技术几个方面的协同发展。心肌组织的体外构建为再生医学、药物筛选以及心肌疾病模型提供了巨大的机遇的同时，也伴随着实现再造心脏体内移植目标的

巨大挑战，有赖于生物科学和工程科学等多领域专家们的倾力合作和不懈努力。总之，目前心肌组织工程领域仍有许多尚未解决的问题，任重而道远，我们拭目以待。

（周瑾　李红　杨晶宁　王常勇）

第八节　组织工程软骨

一、组织工程关节软骨的再生

（一）天然关节软骨组织的组织学特性和损伤的流行病学

关节软骨广泛地分布在人体滑膜关节内，并发挥着重要的功能，包括对抗力学负荷、润滑关节、吸收震荡、软骨内成骨及提供结构支持等作用。软骨组织为高度特化的结缔组织，其特点是组织中缺乏血管、神经及淋巴管，细胞外基质呈致密的固态，软骨细胞被大量的细胞基质（如胶原纤维、蛋白多糖等）包绕。正是由于软骨组织的组织学特性、生化成分的构成及软骨细胞处于的低代谢和低增殖状态的特征，限制了软骨细胞的增生反应及向损伤区域的迁移，导致了软骨组织损伤后有限的自我修复与再生能力。因此，关节软骨一旦损伤或部分切除后，一般没有直接的软骨再生，而是形成结缔组织瘢痕。

软骨损伤发病率高，对个人及社会的危害大。据国家卫计委统计，目前我国关节软骨损伤患者已经超过 1 亿人，且患者数每年还在以近 1000 万人不断增加。其中 65 岁以上人群中约 90% 的女性和 80% 的男性均患有不同程度的骨关节炎，是造成 50 岁以上人群劳动力丧失的主要原因之一。据国际关节炎基金会统计，全球每 10 个人中就有一名为骨关节炎的患者。庞大的骨关节炎患者群体，影响着患者自身生活质量的同时，也给社会带来了巨大的经济负担。来自美国的一项统计数据显示，在 1994 年用于骨关节炎的总费用支出为 155 亿美元。来自其他发达国家，如加拿大、英国、法国等，在 1997 年的骨关节炎费用支出占其国家当年国民生产总值的 1% ~ 2.5%，并且逐年上涨。我国尚缺乏这类的统计数据。其他由烧伤、外伤、遗传因素等导致的耳软骨缺损、鼻软骨损伤都不同程度的影响着患者的生理、心理及社会健康。

当前治疗软骨损伤或骨关节炎的策略十分有限，且缺乏有效的治疗方案。主要包括保守治疗和手术干预，前者包括减少关节的使用、增加关节周围肌肉力量、局部理疗和康复治疗、药物止疼等；后者包括关节镜下炎症清理术、微骨折手术、富集血小板因子（PRP）治疗、胫骨截骨术、自体软骨组织移植（马赛克技术）、自体软骨细胞移植（autologicalchondrocytes implantation，ACI）和人工关节置换手术。保守治疗技术、关节镜下炎症清理术及胫骨截骨术一定程度上能够缓解症状和延缓软骨损伤的发展进程，但不能够达到损伤软骨组织的修复与再生。微骨折技术、PRP 治疗、马赛克技术及 ACI 技术的目的在于对损伤软骨组织进行修复，希望达到软骨组织的再生。但是，所获得的新生软骨组织多为纤维软骨组织，其生物力学强度较正常透明软骨组织差，组织表面较正常组织粗糙，导致其不能满足长时间的关节正常功能的发挥。另外，自体软骨细胞或者自体软骨组织的获取来源受限，又会给患者自身带来新的软骨损伤，这些问题是当前临床医生和科研工作者面临的困境和亟待解决的问题。

近年来，随着生物材料科学、工程科学、计算机技术及生物医学科学的迅速发展，交叉学科信息之间的交流日益丰富和广泛，组织工程作为新兴的一门前沿交叉学科，已被提出并广泛地应用于组织再生医学领域。1987 年由美国的化学工程师 Langer 和临床医生 Vacanti 较为系统地提出组织工程这一概念，含义为联合使用细胞、支架材料和生物活性因子以促进组织修复和再生。具体方法为从人体获取少量正常组织，经过体外处理获得目标种子细胞并扩增后种植到支架材料上，构建工程化组织后再植入体内，对相关组织缺损进行修复并恢复原有功能。组织工程的提出和发展突破了传统的以损伤自体组织为代价而实现损伤组织修复的无奈之举，为软骨缺损后的修复与重建带来了新的希望。

组织工程软骨的研究发展目前大致可分为 3 个历史阶段。第一阶段主要为 20 世纪 80 年代末至 90 年代初，以 Vacanti 等人为首的研究团队用分离的牛关节软骨细胞与可降解的生物材料在裸鼠皮下成功构建出透明软骨组织，这一研究成果成功证实了组织工程技术完全可用于软骨的再生与修复。组织工程软骨发展的第二阶段为 20 世纪 90 年代中后期，主要研究在免疫功能缺陷的裸鼠或小鼠、兔等小动物体内构建各种形状的组织工程化软骨及初步的软骨再生修复研究。这一阶段的研究中，人们已开始重视组织工程软骨的种子细胞的选择与应用。在裸鼠及小动物体内组织工程软骨的研究无法全面而真实地反映机体内微环境与种子细胞、生物材料之间的相互作用，因此组织工程软骨的进一步研究发展自然便转向了在具有完全免疫功能的大型哺乳动物体内构建的组织工程化软骨修复与再生，即组织工程软骨研究发展的第三阶段，在这一阶段组织工程软骨的各项研究均已全面展开。

（二）组织工程软骨再生的重要要素及其机制

组织工程软骨修复的三大要素是支架材料、种子细胞与细胞因子。种子细胞被认为是组织工程的核心，支架材料为种子细胞的载体和新生组织的构架，细胞因子是细胞间信号传递的载体，调节细胞增殖、分化和代谢的重要生物活性分子。

1. 支架

支架作为软骨细胞外基质的替代物，在后期软骨修复过程中对细胞的黏附、生长繁殖和正常细胞外基质的分泌发挥重要作用。

理想的支架作为细胞暂时性的载体，在关节软骨组织工程中应具备以下特点：①具有良好的生物相容性。支架材料本身或降解产物对细胞、组织和机体无毒性，植入后不引起免疫排斥反应。②可生物降解。降解速度与组织再生的速度相匹配。一般认为降解时间短的材料较长时间稳定性材料更适合于软骨组织工程，因后者在新生组织形成的后期反而抑制了基质的合成。③足够的孔隙结构和孔隙率，一般要求孔隙率达90%以上。能为细胞的均匀分布和生长提供足够的空间。④材料表面具有很好的生物活性，能够促进细胞黏附与增殖。能通过表面修饰、控释生物分子，或对环境刺激做出响应等机制对种子细胞的黏附和生长进行调控。⑤应具备承载和缓释生长因子的能力，同时保证支架的容积保持不变。⑥支架具有与周围正常组织相匹配的力学强度和弹性，能够满足早期关节活动时传导应力的需要。

目前报道与研究的组织工程支架材料主要可分为三类：天然生物高分子支架材料、人工合成可降解支架材料与复合支架材料。

天然高分子生物支架材料：天然生物支架材料具有生物相容性好、细胞亲和力与可降解程度高、有利于后期种子细胞的黏附与增殖的优势，但其也有力学性能较差、降解速度过快的缺点。目前临床在研究的天然生物材料主要包括：胶原（collagen）、纤维蛋白、壳聚糖（chitosan，CS）、蚕丝蛋白、透明质酸（hyaluronic acid）、脱细胞软骨细胞外基质、藻酸盐（alginate）、明胶、琼脂糖（agarose）、硫酸软骨素、几丁质等。细胞外基质是由动物细胞合成并分泌到胞外，分布在细胞表面或细胞之间的大分子，主要以蛋白、多糖或蛋白聚糖构成。脱细胞软骨细胞外基质支架是一种较好的组织工程软骨支架，它有效地去除了细胞的抗原性，模拟了软骨细胞生长的微环境，同时使得这种天然生物支架非常有利于软骨细胞的黏附与增殖，具有优越的生物相容性和细胞亲和力。但其缺点是制备过程中容易破坏软骨细胞外基质的天然构象，且支架的力学性能相对较差。胶原是软骨细胞外基质中主要的纤维蛋白成分，通常可分为Ⅰ、Ⅱ、Ⅲ、Ⅳ和Ⅴ型胶原，其主要功能是连接组织与器官、支撑体重和保护机体等。实验研究表明胶原支架材料具有免疫原性低，支架亲水性高，生物相容性好，具有细胞亲和力，有利于种子细胞的生长与分化等优势。但其相应的缺点是胶原支架降解速度过快、韧性较差、机械应力强度不足等，通常多与其他材料复合使用以发挥其性能，但如何解决其自身相关问题，尚需进一步研究。

人工合成可降解支架材料：由于天然高分子材料的相关缺点不能直接满足组织工程软骨的相应要求，越来越多研究者便将目光转移到了人工合成支架材料上。人工合成支架材料因具有较好的力学特性、可塑性较强、可控的降解率及来源多不受限制的优势而被广泛关注，其相应的缺点即生物相容性较差、细胞亲和力较低、支架材料的降解产物可能存在一定的毒性。

常用的人工合成支架材料主要包括：聚乳酸（polylactic acid，PLA）、聚羟基乙酸（polyglycolic acid，PGA）、乳酸-羟基乙酸共聚物（PLA-PGA，polylactic co-glycolic acid，PLGA）、聚氧化乙烯、聚己内酯（polycaprolactone，PCL）、聚乙烯醇（polyvinyl alcohol，PVA）、聚环氧乙烷等。聚乳酸（PLA）也称为聚丙交酯，属于聚酯家族，是以乳酸为主要原料聚合得到的一种生物相容性好，可降解且降解产物多为 CO_2 和 H_2O 的合成高分子材料。与天然生物支架材料相比，聚乳酸不仅加工技术成熟，原料来源充分，而且生物力学性能较好，中间产物乳酸也是体内正常的糖代谢产物，不会对机体产生有害的影响。聚乳酸的缺点是降解速度过慢，通常其降解半衰期为 6 ~ 8 周，虽然足够的时长给软骨修复区提供了支架作用，但乳酸在体内的长期堆积易引发组织肿胀与炎症反应，同时其支架材料表面细胞亲和力差，不利于细胞的黏附与生长，也进一步限制了其在软骨组织工程中的发展。聚羟基乙酸（PGA）也为常用的人工合成材料，其降解产物主要为无毒的羟基乙酸，且降解产物能随着肾脏排泄系统排出体外或进一步参与新陈代谢循环。聚羟基乙酸组织相容性较好，能够很好地促进细胞的黏附、生长与诱导分化，但其缺点是降解速率过快，容易导致支架整体的塌陷，酸性的降解产物羟基乙酸在体内局部大量堆积也会使周围组织的 pH 值下降，而对细胞产生一定的影响。因此，实验研究中 PGA 常与 PLA 复合形成乳酸 – 羟基乙酸共聚物来改善其降解速度使其达到理想水平。

复合材料：复合材料的出现是随着组织工程的发展，人们为克服各单一材料的缺点，而将两种或者两种以上的材料，按一定比例或方式进行其特性优势互补的方法搭配复合，设计出能够满足软骨组织工程所需的理想支架。复合支架具有各组成单项支架的优势，如降解速率可控、细胞相容性好、支架良好的亲水性、生物力学强度适宜等。常用粒子致孔法、冷冻干燥法及激光致孔法等方法将其制成具有特定形状和孔结构的三维多孔支架，如胶原 –PLGA 复合支架、胶原 – 透明质酸 – 硫酸软骨素复合支架、聚乳酸 – 聚羟基乙酸聚磷酸钙纤维 – 胶原复合支架等。

2. 种子细胞

种子细胞是组成软骨组织工程的基本单元，种子细胞的选择和优化是构建组织工程的关键与前提。理想的种子细胞应保证：①取材安全方便。②来源丰富。③植入体内后引发机体的免疫排斥反应较小。④细胞增殖分化能力较强。⑤保持稳定的软骨细胞表型。⑥能适应材料与损伤修复区的微环境等。种子细胞在组织工程软骨构建和应用研究中大体可分为两大类：成体软骨细胞与间充质干细胞。软骨细胞又可分为自体软骨细胞、异种软骨细胞和同种异体软骨细胞；而干细胞主要包括：来源于骨髓血、脂肪组织、胚胎组织及围产期组织（脐带组织、脐带血、羊膜组织）的间充质干细胞等。

软骨细胞属于终末分化细胞，是组织工程软骨研究中最早应用的种子细胞之一，也被认为是修复软骨组织种子细胞的金标准。自体软骨细胞最大的优点是不存在免疫排斥反应，有利于直接应用于临床。但由于其来源受限，取材过程会造成机体新的损伤，且软骨细胞是分化能力极弱的终末细胞，通常经过约 4 代的传代培养以后，细胞表型易发生变异而不稳定，原本软骨细胞外基质中表达较高的 II 型胶原蛋白会慢慢变为 I 型胶原蛋白，同时细胞的生长增殖能力变差，进而无法达到组织工程软骨需求的数量，限制了其应用。异种或同种异体软骨细胞来源广泛，可在较短时间内获取和增殖，但由于其可能产生较大的免疫排斥反应，因此实际应用较少，故其不是最理想的组织工程软骨种子细胞。

间充质干细胞以其拥有多向分化潜能、自我复制能力的特点而被视为一类最具潜力的组织工程种子细胞之一，其在组织工程软骨的研究领域里得到广泛关注。目前研究中应用较多的干细胞主要为骨髓间充质干细胞、脂肪干细胞、脐带干细胞等。骨髓中存在具有多向分化潜能的骨髓间充质干细胞（bone marrow mesenchymal stem cells，BMSCs），BMSCs可取自骨干、髂骨、肋骨的骨髓，来源相对充足，获取方法简便易行。BMSCs在诱导因子作用下可向软骨细胞分化，已被公认有可能成为关节软骨组织工程理想的种子细胞来源。研究发现脂肪干细胞可以分化培养出软骨细胞，并稳定传代，但研究同时发现，细胞在传10代后出现脂滴增多、突触伸长、细胞增殖减缓等衰老现象，只有5代以内的细胞适合进行软骨修复。另外，骨膜、滑膜细胞干细胞、肌肉源性基质干细胞等细胞也可诱导分化为软骨细胞，但均由于来源少、分化机制更为复杂等，在目前的研究中应用较少。胚胎干细胞（embryonic stem cells，ESCs）主要来源于受精卵发育成的早期胚胎，也可从体细胞核移植发育的胚胎获得。ESCs具有全能性和无限增殖的能力，有望成为组织工程种子细胞的新来源。自20世纪80年代初，有学者利用早期胚胎的内细胞团或上胚层细胞建立ESCs系，有学者研究证实ESCs在BMP-2及BMP-4作用下可分化为软骨细胞。目前ESCs应用中面临的最大问题是如何有效地诱导ESCs向软骨细胞定向分化、有效地建立起无免疫原性的胚胎干细胞系，以及ESCs的致瘤性等。为解决种子细胞来源困难的难题，学者们将转基因技术应用到关节软骨组织工程，将TGF-β、BMP、bFGF、IGF等因子的基因借助载体转染至相应靶细胞，使之分化为软骨细胞，其中应用最多的靶细胞是BMSCs。有报道利用转基因技术从BMSCs分化培养出了软骨细胞。目前常用的靶向细胞导入外源基因的方法有3种：原位法、间接法或离体法及直接法或体内法。随着研究的不断深入，一些新的诱导基因被陆续发现，SOX9基因的过表达可促进骨性关节炎软骨细胞在藻酸盐培养液中再分化，并通过腺病毒转染BMSCs，在软骨形成基质中培养可使之分化为软骨细胞，并分泌Ⅱ型胶原和蛋白多糖。这些研究为培养出可满足临床应用的软骨种子细胞提供了新的可能性。但目前国内对BMSCs的转基因研究尚停留在动物实验阶段，转基因BMSCs要应用于临床还有很多问题，如BMSCs在软骨微环境下移植存在的问题、是否会导致恶变以及转基因后能否保持原来生物学特性等，都有待进一步研究。

3. 细胞因子

细胞因子是组织工程中调控种子细胞的生长和繁殖的重要元素，是适时适量地刺激和推动种子细胞发挥既定的修复功能的重要活性物质。其在组织工程中应用方式主要包括：直接添加细胞因子至培养介质后调控细胞定向软骨分化和通过目的基因导入受体细胞进行基因整合从而在细胞内持续表达目的因子蛋白发挥作用。目前研究较多的生长因子有TGF-β、IGF、FGF、BMP、软骨源性形态发生蛋白（CDMP）等。TGF-β被认为是最重要的软骨诱导因子，对细胞的增殖和分化起到重要作用。其广泛存在机体细胞内，以骨组织和血小板中最多。通过调节细胞自分泌、旁分泌等刺激软骨细胞自身合成蛋白多糖、胶原，同时抑制基质降解，能够促进干细胞向软骨细胞分化，并呈剂量依赖性。IGF可促进软骨细胞的DNA合成、软骨细胞的增殖，并维持其表型稳定，甚至可以诱导脂肪源性干细胞分化成软骨细胞。局部应用IGF-1后，可观察到软骨细胞的凋亡明显减少，损伤软骨的修复明显加快。FGF存在于动物及人类的大脑、肝、肾、软骨和骨等多种组织内。研究发现，FGF

的作用机制是通过与细胞外基质中的肝素黏多糖分子的受体相结合并激活细胞，从而可有效促进细胞的有丝分裂进程，诱导细胞的形态发生以及分化过程，以及参与细胞生长增殖和组织损伤的修复过程。另外，FGF可明显抑制幼稚软骨细胞的分化，减少合成碱性磷酸酶，抑制软骨细胞对钙的吸收，从而防止新生软骨的钙化。BMP属于TGF-β超家族中的一个亚群，种类较多。其作用是在胚胎的形成过程中介导早期发育和器官的形成。而在运动系统中，BMP有促进软骨、骨和运动系统相关结缔组织发生的作用。现已证实BMP-2、BMP-4、BMP-6、BMP-7和BMP-9都具有明显的成骨作用，而BMP-3则对成骨具有抑制作用。不同BMP亚型对软骨细胞的刺激作用不一，其中BMP-7和BMP-6对软骨损伤的修复及再生有重要影响。CDMP包括CDMP-1、CDMP-2和CDMP-3 3种亚型，无论在结构或生物学特性上，这三者都极为相似，它们参与了软骨组织的发生、生长以及损伤修复的全过程，对软骨细胞的分化调节起到重要作用。其中，人们对CDMP-1的研究最为深入。CDMP-1主要表达于四肢骨及关节区，是早期软骨化重要的调节因子，可以剂量依赖的方式促进软骨祖细胞的聚集和黏附，在晚期则起到刺激软骨细胞增生和促进其成熟的作用。

综上所述，TGF-β、IGF、FGF、BMP和CDMP在软骨细胞的生长、发育、增殖、分化、代谢以及凋亡等各个方面相互协调、互相作用。损伤软骨的修复是一个极其困难与复杂的过程，而软骨组织工程技术的发展，可以极大地促进人体软骨的修复，具有广阔的应用前景。软骨的修复过程是多种细胞因子共同作用的结果。过去研究者对单一细胞因子的作用较为重视，而往往忽略了不同细胞因子之间的复合作用，不同因子之间的组合往往可以表现出更强的协同或者拮抗效应。再者，各种因子的信号传导途径以及量效关系也需要更深入的探索。此外，当细胞因子在体内起效应时是否对其他组织也有影响，甚至是有害的影响，其临床安全性也有待人们去进一步发掘。

（三）组织工程软骨再生面临的挑战及未来攻克的方向

尽管组织工程的研究为软骨组织的再生与修复带来新的希望，一些技术已经从基础研究应用到临床治疗关节软骨损伤，并取得令人欣慰的治疗效果。但是，新生的软骨组织在生化成分、组织结构和生物力学上较正常透明软骨仍有一定的差距。虽然，组织工程构建的新生软骨组织短期能够缓解疼痛症状，填充软骨缺损，提供一定的关节运动功能。但修复组织的再损伤速度仍较正常组织快，长期效果仍不理想。究其原因，主要包括以下几个方面：①用于构建组织工程软骨的种子细胞没有实现透明软骨的转化，或经过体外加工处理失去了原有透明软骨表型。②支架材料的生物学特性、力学性能及降解速率等不能满足符合组织再生动态重塑过程的需要。③细胞因子的作用机制、添加成分、剂量及时机等缺乏详细充分的基础研究证据支持。

因此，组织工程软骨要实现质的飞跃，大量有价值的基础研究和临床转化应用研究工作需要开展。以下几方面可能是未来最具有希望和前景的研究方向：种子细胞应来源广泛，免疫原性低，具有很好的软骨分化潜能和较好的细胞生物活性，体外扩增增殖快且能维持软骨细胞表型不发生改变。在生物材料研制与开发过程中，应特别注重细胞与生物材料相互作用的研究，避免生物材料研究与种子细胞研究脱节。对材料进行生物或化学修饰的复合材料、纳米材料、仿生材料及智能材料等的研制与开发将是未来生物材料研究的重要内容，在为细胞提供结构支持和空间引导分布的同时，最大可能地诱导细胞的分化，促进细胞的增殖，最终加快实现功能性组织的再生与修复。细胞因子也在组织工程组织再生中发挥重要作用，在细胞间的信号传递中发挥着桥梁式的递呈作用。未来可能需要更多的机制方面的研究，揭示其在组织再生与修复中扮演的角色，在信号通路中作用的环节和调控细胞发生的生理功能变化，以此来更加准确细致地应用到组织工程中调节目的细胞的发生发展。细胞因子的添加方式也应随着材料科学及分子生物学的发展以多种方式呈现，如纳米分子材料包被以达到缓慢释放，或以目的基因转染细胞永久伴随细胞的新陈代谢进行合成与释放，实现细胞因子持久发挥其功能的作用。

二、组织工程半月板的再生

（一）半月板的组织学特性及生理功能

1. 半月板的解剖

半月板是位于膝关节股骨髁和胫骨平台之间的一对新月形纤维软骨组织（图 9-13）。外侧半月板覆盖大约 80% 的胫骨平台，然而内侧半月板只覆盖了大约 60% 的胫骨平台。半月板的独特外形结构非常完美地适应了其相应膝关节股骨髁和胫骨平台的不同构型。前、后交叉韧带在半月板的牢固固定上起了非常重要的作用，它们可以将半月板牢固固定在胫骨平台之上。半月板的血管和神经组织主要来源于周围的关节囊和滑膜组织，而且在成人的膝关节当中仅仅在半月板外侧 10% ~ 25% 区域存在血管和神经组织。因此，根据半月板血管和神经组织的不同分布，可以经典地将半月板组织分成 3 个区域：外侧有血管 / 神经区域（红 – 红区），内侧无血管 / 神经区域（白 – 白区），以及位于两者之间的区域（红 – 白区）。所以当损伤发生在白 – 白区时，半月板损伤往往难以自行愈合。

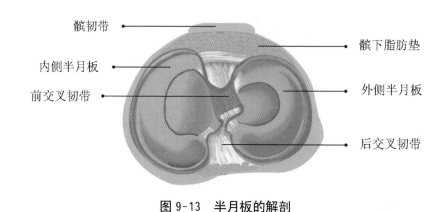

图 9-13　半月板的解剖

2. 半月板的组成成分和细胞特点

半月板的细胞外基质和细胞分布呈现异质性的特征。半月板的细胞外基质成分比关节软骨的细胞外基质成分更加复杂。关节软骨细胞外基质成分呈现均一性的特点，主要由水、胶原和糖胺多糖构成。半月板的细胞外基质成分可以根据不同的区域进行分类。Ⅰ型胶原占红 – 红区干重超过

90%，剩下的成分组成小于 1%，包括 Ⅱ、Ⅲ、Ⅳ、Ⅵ、Ⅹ、Ⅷ型胶原。然而在白－白区，总胶原含量只占干重的 70%，其中 Ⅱ 型胶原和 Ⅰ 型胶原分别占 60% 和 40% 的比例。半月板异质性的细胞外基质成分分布（见图 9-14）。

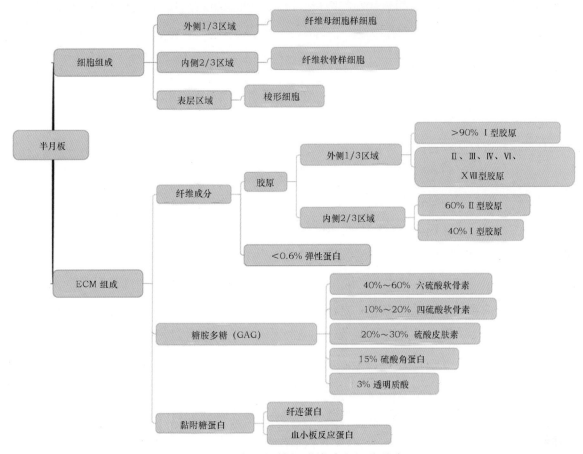

图 9-14　半月板的组成成分和细胞特点

　　半月板的细胞类群也可以根据不同的区域和细胞形态特征经典地分为 3 个不同的种类（见图 9-14）。半月板外侧 1/3 区域主要由成纤维细胞样细胞构成，主要呈现伸长的细胞外形。半月板内侧 2/3 区域的细胞主要由纤维软骨样细胞构成，主要呈现圆形特征。在半月板表层为平行于半月板表面的梭形细胞构成。

　　3. 半月板的生理功能

　　半月板长期被认为是"大腿肌肉起源的无功能残余"。随着对半月板生理学功能的逐渐深入认识，人们逐渐发现半月板在维持膝关节的正常功能中起了非常重要的作用，包括负重传递、震荡吸收、稳定膝关节以及营养、润滑膝关节等功能。半月板的生物力学功能又是其发挥生理功能的基础。半月板的解剖构型和半月板的生物力学特性紧密相关。半月板的特殊外形对其适应相应的股骨髁和胫骨平台的不同解剖构型极其重要。毋庸置疑，半月板的外形适应对增加膝关节内股骨和胫骨平台间关节软骨的接触面积起了巨大作用。在日常生活中，半月板承受轴向应力的同时，也产生了沿着半月板半圆形方向的环扎应力，这些应力倾向于将半月板挤出膝关节。但是，前后交叉韧带的牢固固定防止了半月板的挤出效应。因此，这样就保证一个完整的半月板位于相应的股骨髁和胫骨平台之间，并增加关节软骨的接触面积（60%）；同样地，可以同时减少胫骨平台的接触应力并且保护胫骨平台软骨。相反地，若是前后交叉韧带或者半月板外周半圆形的胶原纤维发生断裂，都将会改变负重传递的机制并且损伤胫骨平台软骨。

（二）半月板组织损伤及其流行病学

半月板损伤后，可出现不同程度的变性、边缘及周围肌肉组织增生、肥厚、水肿等。膝关节将失去稳定性及正常的活动功能，出现股四头肌萎缩、关节疼痛、弹响、绞锁、活动受限等症状。长期的半月板损伤将导致相邻的股骨和胫骨的对应关节软骨损伤，诱发骨性关节炎，导致患者生活质量和生存能力下降，病情发展严重的患者需要接受关节置换治疗。

在美国，半月板损伤是最常见的关节内损伤，而且是最多见、需要骨科手术治疗的疾病。据报道，半月板损伤的平均发病率是66/100000，每10万人就有61个需要做半月板切除手术。男性比女性更易于发生半月板损伤，而且男女比例是（2.5∶1）~（4∶1），男女的发病高峰年龄均在20~29岁。在所有年龄组中，半月板损伤最常发生在右膝关节，但是主要的病因和病理生理学因素因患者的年龄不同而有很大的变化。年轻人半月板损伤多见于急性损伤，然而在老年人群中更多是继发于退化性改变。超过1/3的半月板撕裂患者伴随着前交叉韧带的损伤。如果从临床诊疗的观点出发，半月板的损伤可以简单地分为两种主要类型损伤：外周半月板损伤以及白－白区半月板损伤。

我国在半月板损伤流行病学研究的内容相对少，易守红等人以第三军医大学西南医院关节外科中心2005年10月至2010年11月3002例膝关节镜手术患者为研究对象，对3002例膝关节镜手术病例临床流行病学特征进行了研究，发现半月板损伤占膝关节镜手术患者的48.47%，说明在我国半月板损伤也是膝关节损伤中最常见的疾病。

（三）半月板组织损伤后的再生困境

半月板独特的血供以及神经分布特点，决定了发生在白－白区的损伤难以自行愈合。在临床上，矫形外科医生一般给不能修复的或者发生退行性变的半月板损伤患者进行部分半月板切除手术治疗。但是这种现行的主要手术治疗方式却不能阻止半月板损伤患者膝关节骨性关节炎的发生发展，可能是由于半月板组织切除后减小了股骨髁软骨和胫骨平台软骨接触面积。因此，半月板修复或者重建技术受到了广泛的关注。一般来说，年轻患者的可修复损伤，如长轴损伤或者发生在红－红区的损伤，是半月板修复手术的最佳适应证。半月板损伤修复术式包括由内而外、由外而内、全内修复以及加强修复等。另一方面，日益增多的半月板重建策略也被应用于恢复半月板的功能，包括半月板同种异体移植、小肠黏膜下层移植和自体韧带移植等。但是半月板的同种异体移植也存在很多的限制因素，包括疾病传播的风险、移植物生物力学性能的下降以及移植物萎缩等。同样地，小肠黏膜下层移植和自体韧带移植也没有获得很满意的治疗效果。

（四）半月板工程软骨再生理念的提出

现有半月板损伤治疗的策略难以达到半月板功能性再生的目的。组织工程技术以及再生医学理念的提出给半月板损伤治疗带来了新的希望。组织工程技术主要由经典的三部分构成：细胞、支架、生物化学以及生物力学刺激。从组织工程技术角度出发，理想的状态是在体外构建一个功能性的半月板，用于替代损伤或者退变的半月板组织。材料科学的发展、医学影像学技术的进步以及 3D 打印技术的蓬勃发展，为实现再生一个外形和功能可以完全替代损伤半月板的组织带来了新的希望。

现今，大量的方法策略已经被运用到半月板组织工程软骨的体外构建，无论是在功能上还是结构上，在某种程度可以重建半月板缺损。毫无疑问，选择合适的细胞来源（自体细胞、同种异体细胞、异种细胞或者干细胞）是半月板组织工程成功的关键之一。同样地，不同种类的组织工程半月板支架的研究探索也异常关键，不论是应用于实验还是临床研究。也不可避免存在一些问题需要解决，比如支架的降解副产物、应力遮蔽等。为了促进功能性的半月板重建以及干细胞的诱导分化，一些细胞因子也被探索研究。虽然在发展半月板组织工程当中存在着大量的问题，但是随着生物学、工程学以及医学的发展，都将不断推进组织工程半月板的研究。

（五）半月板工程软骨再生的重要要素及其机制

在半月板工程软骨领域，围绕半月板的再生修复主要包括种子细胞、支架以及因子三大重要组成要素。半月板种子细胞的研究方面，不同的机构从成体细胞、干细胞、多种细胞共培养等方面开展了研究。纤维软骨细胞：Baker 教授团队运用膝关节手术患者的半月板进行传代培养，获得 P2 代纤维软骨细胞，并种植在聚己内酯（polycaprolactone，PCL）取向支架内，发现细胞 – 支架复合体结构随着培养时间的延长，其干重、DNA、胶原、糖胺多糖含量逐渐增加。韩国汉阳大学的 Sun-Woong Kang 等人将半月板来源的纤维软骨细胞复合聚乙醇酸（polyglycolic acid，PGA）支架进行兔的半月板移植，发现新生的组织在胶原含量和力学性能上与原组织相近。软骨细胞：纤维软骨细胞和软骨细胞都来源于软骨组织，研究显示它们具有相似的表面标志和高表达 II 型胶原的特性。所以软骨细胞也是组织工程半月板非常有前景的种子细胞之一。为此，Hong Suk Kwak 等人用软骨细胞复合富血小板血浆（platelet-rich plasma，PRP）处理过的聚乳酸 – 羟基乙酸共聚物支架修复半月板损伤，结果表明软骨细胞是一种可行的半月板种子细胞。间质干细胞：干细胞具有多项分化潜能，所以也是组织工程半月板很好的种子细胞之一。英国布里斯托大学分别用人的骨髓干细胞和软骨细胞种植于胶原支架，进行体外培养，发现在转化生长因子 – β 诱导下骨髓干细胞复合的胶原支架力学性能更优。部分学者还开展滑膜细胞、脂肪干细胞、间充质干细胞等作为半月板种子细胞的研究。在国内，徐青镭等人用纤维母细胞生长因子和 TGF 诱导骨髓干细胞向软骨方向分化，寻找可以替代半月板纤维软骨细胞的种子来源。朱现玮等用多孔型丝素蛋白 / 羟基磷灰石复合骨髓间充质干细胞修复兔半月板无血运区软骨损伤。北京医科大学第三附属医院的余家阔教授用外周血干细胞作为组织工程半月板的种子细胞，获得了满意的实验结果。

其他相关研究：为了构建出更加仿生于天然半月板结构和力学性能的组织工程半月板，部分学者提出了细胞共培养的思想、分区构建组织工程半月板的概念以及高密度自组装的培养方法。

在半月板支架研究方面，研究者主要从支架材料、支架形态、支架的 3D 打印等方面开展了不同的研究。

1. 半月板支架材料

就组织工程半月板支架材料而言，主要由合成高分子材料以及细胞外基质成分相关的生物材料组成。合成材料主要包括 PCL、聚乳酸（poly lactic acid，PLA）以及 PGA 等。合成材料主要的优点是可以提供满意的生物力学性能、无限供应以及可塑性强。但是也存在诸如亲水性差、缺乏生物活性以及可能诱发炎症反应等缺点。细胞外基质成分相关的生物材料比合成材料具有更广阔的应用前景，因为大部分的细胞外基质成分相关的生物材料仿生于天然半月板细胞外基质，能够为种子细胞创造一个有助于细胞黏附、增殖，或者分化的天然微环境。现今的细胞外基质成分相关的生物材料主要由一种或者两种细胞外基质成分构成，比如 I 型胶原支架、II 型胶原支架等等，但这些支架尚不能完全模拟天然半月板细胞生长的微环境。国内部分机构也开展了半月板支架的研究，如卢华定、蔡道章等人用胶原涂层聚羟基丁酸羟基戊酸酯体构建组织工程半月板支架。祝云利等人用自体滑膜间充质干细胞——小肠黏膜下层复合物构建的支架修复兔半月板损伤。张业锋、孙磊等探索了成型脱钙骨基质作为完全半月板缺损后替代假体的可行性。

2. 半月板支架的形态

根据半月板支架形态的完整性，可以将半月板支架分为部分半月板支架以及整体半月板支架。Koller 等通过透明质酸／聚己内酯的支架添加聚对苯二甲酸乙二醇酯的方式构建了用于体外培养的部分半月板支架。Baker 等通过电纺丝的技术也制作了一种取向性的部分半月板支架。Mandal 等运用蚕丝蛋白制作了模拟天然半月板外形和内部结构的整体半月板支架。Stone 教授等用来源于牛的 Achilles 韧带制作了胶原共聚整体半月板支架，并被应用于多中心的临床实验，植入一年后，活检的结果证实在慢性半月板损伤植入组存在半月板类似的组织再生，并且与宿主半月板的周缘整合较好，急性半月板损伤植入组患者却未见任何临床效果的改善。

3. 3D 打印半月板支架

3D 打印作为一种技术也被应用到了半月板支架的制备，如美国哥伦比亚大学医学中心的研究人员用可生物降解的聚己内酯作为材料，采用 3D 打印技术，制作了可替代受损半月板的部分半月板支架，这种支架中的结缔组织生长因子和 TGF-β3 能够刺激人体内部的干细胞迁移和分化，促使半月板组织的再生。另外，澳大利亚的科学家用 3D 打印技术构建半月板纤维水凝胶支架。

很多种不同类型的生长因子也被运用在半月板组织工程领域当中。bFGF 可以很好地刺激半月板细胞的增殖。一组研究曾经比较了九种不同生长因子——表皮生长因子（epidermal growth factor，EGF）、bFGF、TGF-α、血小板衍生生长因子-AB（platelet-derived growth factor-AB，PDGF-AB）、aFGF、TGF-β1、PDGF-AA、胰岛素样生长因子-1（insulin-like growth factor-1，IGF-1）、神经生长因子（nerve growth factor，NGF）——对单层培养半月板细胞增殖的作用。结果显示，

bFGF、 PDGF-AB、EGF 以及 TGF-α 均可以很好地刺激细胞的增殖，其中 bFGF 的刺激作用最强。细胞因子对单层培养细胞的迁移作用也被深入研究了。PDGF-AB 和人类生长因子（human growth factor，HGF）能刺激 3 个区域半月板细胞的迁移，EGF、IGF-1、白介素 -1（interleukin-1，IL-1），以及骨形成蛋白 -2（bone morphogenetic protein，BMP-2）却只能刺激特定区域的细胞迁移。除了研究细胞因子对细胞增殖以及迁移的影响，生长因子刺激种子细胞外基质合成的效应也被广泛研究。TGF-β 家族，作为软骨组织工程最重要的刺激因子，同样地，在半月板组织工程领域也显示了很强地刺激半月板细胞外基质（胶原和糖胺多糖）合成的效应，而且在单层培养条件下还可以促进细胞的增殖。研究显示，TGF-β1 还可以促进软骨表面润滑蛋白的分泌。细胞表型的维持以及细胞向纤维软骨分化也是半月板组织工程非常重要的研究方向，虽然在这方面的研究相对较少。但是，一些研究结果显示，在单层细胞培养条件下 FGF-2 可以很好地逆转半月板细胞的表型变化。同样地，TGF-β1 也显示了可以促进半月板纤维软骨细胞向着软骨细胞的表型分化。因为半月板细胞在不同区域，其细胞表型不同，所以在这方面的研究还具有很大的研究前景。

（六）半月板工程软骨再生面临的挑战及未来攻克的方向

组织工程半月板种子细胞研究也存在诸多挑战，如果单纯从科学研究的角度出发，自体半月板纤维软骨细胞将是最好的组织工程半月板种子细胞。但是其往往获取困难而且传代培养存在去分化现象。干细胞是组织工程半月板较满意的种子细胞，但是其临床转化应用往往受到法律法规的限制。现有的组织工程半月板支架研究也存在一些难题，如现有的半月板支架材料并不能完全模拟半月板细胞生长的天然微环境，多数研究只关注部分半月板损伤修复，整体性半月板修复的研究相对较少。现有的组织工程半月板支架较少考虑半月板内在胶原空间结构的重建，特别是 3D 打印的半月板支架主要集中在大体形态仿生，而内部空间结构的仿生报道较少。在细胞因子研究方面，其具体的作用机制还不是特别明确，一方面，未来需要对联合多种细胞因子的作用进行研究；另一方面，还要考虑培养条件（血清、单层培养、支架、自组装等不同形式）也影响着细胞因子对细胞的作用。未来的研究可能会主要聚焦在非传统的细胞因子上面，其中包括血清来源的磷脂物质以及溶血磷脂酸（lysophosphatidic acid，LPA）等。

（郭全义 张雨 郭维民）

参 考 文 献

[1]　Williams DJ, Sebastine IM. Tissue engineering and regenerative medicine: manufacturing challenges[J]. Nanobiotechnology IEE Proceedings, 2006, (6): 207-210.

[2]　Dimitrov D, Schreve K, de Beer N. Advance in three dimensional printing-state of the art and future perspectives[J]. Rapid Prototyping Journal, 2006, (12): 136-147.

[3]　Katari R, Peloso A, Zambon JP, et al. Renal bioengineering with scaffolds generated from human kidneys[J]. Nephron Exp Nephrol, 2014, 126(2): 119-124.

[4]　Reiffel AJ, Kafka C, Hernandez KA, et al. High-fidelity tissue engineering of patient-specific auricles for reconstruction of pediatric microtia and other auricular deformities[J]. PLoS One, 2013, 8(2): 56506-56514.

[5]　Zopf DA, Hollister SJ, Nelson ME, et al. Bioresorbable airway splint created with a three-dimensional printer[J]. N Engl J Med, 2013, 368(21): 2043-2045.

[6]　Greenemeier L. Scientists use 3D printer to speed human embryonic stem cell research[J]. NatureCom, 2013-02-05 [Online].

[7]　Miller JS, Stevens KR, Yang MT, et al. Rapid casting of patterned vascular networks for perfusable engineered three-dimensional tissues[J]. Nature Materials, 2012, 11(9): 768-774.

[8]　Lemu HG. Study of capabilities and limitations of 3D printing technology[J]. AIP Conf Proc, 2012(1431): 857-865.

[9]　Huang S, Xu Y, Wu C, et al. In vitro constitution and in vivo implantation of engineered skin constructs with sweat glands[J]. Biomaterials, 2010, 31(21): 5520-5525.

[10]　Taylor DK, Bubier JA, Silva KA, et al. Development, structure, and keratin expression in C57BL/6J mouse eccrine glands[J]. Vet Pathol, 2012, 49(1): 146-154.

[11]　Xu Y, Hong Y, Xu M, et al. Role of keratinocyte growth factor in the differentiation of sweat gland-like cells from human umbilical cord-derived mesenchymal stem cells[J]. Stem Cells Transl Med, 2016, 5(1): 106-116.

[12]　Fu X, Li J, Sun X, et al. Epidermal stem cells are the source of sweat glands in human fetal skin: evidence of synergetic development of stem cells, sweat glands, growth factors, and matrix metalloproteinases[J]. Wound Repair Regen, 2005, 13(1): 102-108.

[13] Fu XB, Sun TZ, Li XK, et al. Morphological and distribution characteristics of sweat glands in hypertrophic scar and their possible effects on sweat gland regeneration[J]. Chin Med J (Engl), 2005, 118(3): 186-191.

[14] Li H, Fu X, Ouyang Y, et al. Adult bone-marrow-derived mesenchymal stem cells contribute to wound healing of skin appendages[J]. Cell Tissue Res, 2006, 326(3): 725-736.

[15] Huang S, Yao B, Xie JF, et al. 3D bioprinted extracellular matrix mimics facilitate directed differentiation of epithelial progenitors for sweat gland regeneration[J]. Acta Biomater, 2016, 32: 170-177.

[16] Leung Y, Kandyba E, Chen YB, et al. Label retaining cells (LRCs) with myoepithelial characteristic from the proximal acinar region define stem cells in the sweat gland[J]. PLoS One, 2013, 8(9): e74174.

[17] Cai S, Pan Y, Han B, et al. Transplantation of human bone marrow-derived mesenchymal stem cells transfected with ectodysplasin for regeneration of sweat glands[J]. Chin Med J (Engl), 2011, 124(15): 2260-2268.

[18] Xu Y, Huang S, Ma K, et al. Promising new potential for mesenchymal stem cells derived from human umbilical cord Wharton's jelly: sweat gland cell-like differentiative capacity[J]. J Tissue Eng Regen Med, 2012, 6(8): 645-654.

[19] Whyte WA, Orlando DA, Hnisz D, et al. Master transcription factors and mediator establish super-enhancers at key cell identity genes[J]. Cell, 2013, 153(2): 307-319.

[20] Cheshire WP, Freeman R. Disorders of sweating[J]. Semin Neurol, 2003, 23: 399-406.

[21] Rittié L, Sachs DL, Orringer JS, et al. Eccrine sweat glands are major contributors to reepithelialization of human wounds[J]. Am J Pathol, 2013, 182(1): 163-171.

[22] Biedermann T, Pontiggia L, Böttcher-Haberzeth S, et al. Human eccrine sweat gland cells can reconstitute a stratified epidermis[J]. J Invest Dermatol, 2010, 130(8): 1996-2009.

[23] Zhang Y, Hao H, Liu J, et al. Repair and regeneration of skin injury by transplanting microparticles mixed with Wharton's jelly and MSCs from the human umbilical cord[J]. Int J Low Extrem Wounds, 2012, 11(4): 264-270.

[24] Zhao Z, Xu M, Wu M, et al. Direct reprogramming of human fibroblasts into sweat gland-like cells[J]. Cell Cycle, 2015, 14(21): 3498-3505.

[25] Liang H, Sun Q, Zhen Y, et al. The differentiation of amniotic fluid stem cells into sweat glandlike cells is enhanced by the presence of Sonic hedgehog in the conditioned medium[J]. Exp Dermatol, 2016, 25(9): 714-720.

[26] Takagi R, Ishimaru J, Sugawara A, et al. Bioengineering a 3D integumentary organ system from

iPS cells using an in vivo transplantation model[J]. Sci Adv, 2016, 2(4): e1500887.

[27] Wu X, Scott L Jr, Washenik K, et al. Full-thickness skin with mature hair follicles generated from tissue culture expanded human cells[J]. Tissue Eng (Part A), 2014, 20(23-24):3314-3321.

[28] Hull CW. Apparatus for production of three-dimensional objects by stereolithography[P]. 1986, USA (Google Patents).

[29] Nakamura M, Iwanaga S, Henmi C, et al. Biomatrices and biomaterials for future developments of bioprinting and biofabrication[J]. Biofabrication, 2010, 2:104-110.

[30] Zopf DA, Hollister SJ, Nelson ME, et al. Bioresorbable airway splint created with a three-dimensional printer[J]. New Engl J Med, 2013, 368: 2043-2045.

[31] Michelson RC. Novel approaches to miniature flight platforms[J]. Proc Inst Mech Eng Part G J Aerosp Eng, 2004, 218: 363-373.

[32] Reed EJ, Klumb L, Koobatian M, et al. Biomimicry as a route to new materials: what kinds of lessons are useful[J]. Philos Trans A Math Phys Eng Sci, 2009, 367: 1571-1585.

[33] Huh D, Torisawa YS, Hamilton GA, et al. Microengineered physiological biomimicry: organs-on-chips[J]. Lab Chip, 2012, 12: 2156-2164.

[34] Ingber DE, Mow VC, Butler D, et al. Tissue engineering and developmental biology: going biomimetic[J]. Tissue Eng, 2006, 12: 3265-3283.

[35] Marga F, Neagu A, Kosztin I, et al. Developmental biology and tissue engineering[J]. Birth Defects Res C Embryo Today, 2007, 81: 320-328.

[36] Derby B. Printing and prototyping of tissues and scaffolds[J]. Science, 2012, 338: 921-926.

[37] Mironov V, Visconti RP, Kasyanov V, et al. Organ printing: tissue spheroids as building blocks[J]. Biomaterials, 2009, 30: 2164-2174.

[38] Kamei M, Saunders WB, Bayless KJ, et al. Endothelial tubes assemble from intracellular vacuoles in vivo[J]. Nature, 2006, 442: 453-456.

[39] Huh D, Matthews BD, Mammoto A, et al. Reconstituting organ-level lung functions on a chip[J]. Science, 2010, 328: 1662-1668.

[40] Klebe RJ. Cytoscribing: a method for micropositioning cells and the construction of two- and three-dimensional synthetic tissues[J]. Exp Cell Res, 1988, 179: 362-373.

[41] Cohen DL, Malone E, Lipson H, et al. Direct freeform fabrication of seeded hydrogels in arbitrary geometries[J]. Tissue Eng, 2006, 12: 1325-1335.

[42] Barron JA, Wu P, Ladouceur HD, et al. Biological laser printing: a novel technique for creating heterogeneous 3-dimensional cell patterns[J]. Biomed Microdevices, 2004, 6: 139-147.

[43] Malda J, Visser J, Melchels FP, et al. 25th anniversary article: engineering hydrogels for

biofabrication[J]. Adv Mater, 2013, 25: 5011-5028.

[44] Guillemot F, Souquet A, Catros S, et al. High-throughput laser printing of cells and biomaterials for tissue engineering[J]. Acta Biomater, 2010, 6: 2494-2500.

[45] Murphy SV, Skardal A, Atala A. Evaluation of hydrogels for bio-printing applications[J]. J Biomed Mater Res A, 2013, 101: 272-284.

[46] Peltola SM, Melchels FP, Grijpma DW, et al. A review of rapid prototyping techniques for tissue engineering purposes[J]. Ann Med, 2008, 40: 268-280.

[47] Guillotin B, Souquet A, Catros S, et al. Laser assisted bioprinting of engineered tissue with high cell density and microscale organization[J]. Biomaterials, 2010, 31: 7250-7256.

[48] Xu T, Jin J, Gregory C, et al. Inkjet printing of viable mammalian cells[J]. Biomaterials, 2005, 26: 93-99.

[49] Jones N. Science in three dimensions: the print revolution[J]. Nature, 2012, 487: 22-23.

[50] Huang S, Yao B, Xie JF, et al. 3D bioprinted extracellular matrix mimics facilitate directed differentiation of epithelial progenitors for sweat gland regeneration[J]. Acta Biomater, 2016, 32: 170-177.

[51] Elgar G, Vavouri T. Tuning in to the signals: noncoding sequence conservation in vertebrate genomes[J]. Trends Genet, 2008, 24: 344-352.

[52] Mattick JS. Non-coding RNAs: the architects of eukaryotic complexity[J]. EMBO Rep, 2001, 2: 986-991.

[53] Storz G. An expanding universe of noncoding RNAs[J]. Science, 2002, 296: 1260-1263.

[54] Jeffares DC, Poole AM, Penny D. Relics from the RNA world[J]. J Mol Evol, 1998, 46: 18-36.

[55] Poole AM, Jeffares DC, Penny D. The path from the RNA world[J]. J Mol Evol ,1998, 46: 1-17.

[56] Poole A, Jeffares D, Penny D. Early evolution: prokaryotes, the new kids on the block[J]. Bioessays, 1999, 21: 880-889.

[57] Bayne EH, Allshire RC. RNA-directed transcriptional gene silencing in mammals[J]. Trends Genet, 2005, 21: 370-373.

[58] Jinek M, Doudna JA. A three-dimensional view of the molecular machinery of RNA interference[J]. Nature, 2009, 457: 405-412.

[59] Moazed D. Small RNAs in transcriptional gene silencing and genome defence[J]. Nature, 2009, 457: 413-420.

[60] Girard A, Sachidanandam R, Hannon GJ, et al. A germline-specific class of small RNAs binds mammalian Piwi proteins[J]. Nature, 2006, 442: 199-202.

[61] Grivna ST, Beyret E, Wang Z, et al. A novel class of small RNAs in mouse spermatogenic

cells[J]. Genes Dev, 2006, 20: 1709-1714.

[62] Lau NC, Seto AG, Kim J, et al. Characterization of the piRNA complex from rat testes[J]. Science, 2006, 313: 363-367.

[63] Lin H. piRNAs in the germ line[J]. Science, 2007, 316: 397.

[64] Li C, Hashimi SM, Good DA, et al. Apoptosis and microRNA aberrations in cancer[J]. Clin Exp Pharmacol Physiol, 2012, 39: 739-746.

[65] Lim HJ, Yang JL. Regulatory roles and therapeutic potential of microRNA in sarcoma[J]. Crit Rev Oncol Hematol, 2016,97:118-130.

[66] Wang GG, Konze KD, Tao J. Polycomb genes, miRNA, and their deregulation in B-cell malignancies[J]. Blood, 2015, 125: 1217-1225.

[67] Liu NK, Xu XM. MicroRNA in central nervous system trauma and degenerative disorders[J]. Physiol Genomics, 2011, 43: 571-580.

[68] Wang Y, Zhao X, Ju W, et al. Genome-wide differential expression of synaptic long noncoding RNAs in autism spectrum disorder[J]. Transl Psychiatry, 2015, 5: 660.

[69] Deng M, Blondeau JJ, Schmidt D, et al. Identification of novel differentially expressed lncRNA and mRNA transcripts in clear cell renal cell carcinoma by expression profiling[J]. Genom Data, 2015, 5: 173-175.

[70] Lee R, Feinbaum R, Ambros V. A short history of a short RNA[J]. Cell, 2004, 116: 89-92.

[71] Lee RC, Feinbaum RL, Ambros V. The C. elegans heterochronic gene lin-4 encodes small RNAs with antisense complementarity to lin-14[J]. Cell, 1993, 75: 843-854.

[72] Berezikov E, Chung WJ, Willis J, et al. Mammalian mirtron genes[J]. Mol Cell,2007, 28: 328-336.

[73] Ruby JG, Jan CH, Bartel DP. Intronic microRNA precursors that bypass Drosha processing[J]. Nature, 2007, 448: 83-86.

[74] Wu JQ, Pollard TD. Counting cytokinesis proteins globally and locally in fission yeast[J]. Science, 2005, 310: 310-314.

[75] Bhattacharyya SN, Habermacher R, Martine U, et al. Relief of microRNA-mediated translational repression in human cells subjected to stress[J]. Cell, 2006, 125: 1111-1124.

[76] 蔡禄. 表观遗传学前沿 [M]. 北京 : 清华大学出版社 , 2012.

[77] Chekulaeva M, Filipowicz W. Mechanisms of miRNA-mediated post-transcriptional regulation in animal cells[J]. Curr Opin Cell Biol, 2009, 21: 452-460.

[78] Wu L, Belasco JG. Let me count the ways: mechanisms of gene regulation by miRNAs and siRNAs[J]. Mol Cell, 2008, 29: 1-7.

[79] Pillai RS. MicroRNA function: multiple mechanisms for a tiny RNA[J]. RNA, 2005, 11: 1753-1761.

[80] Humphreys DT, Westman BJ, Martin DI, et al. MicroRNAs control translation initiation by inhibiting eukaryotic initiation factor 4E/cap and poly(A) tail function[J]. Proc Natl Acad Sci USA, 2005, 102: 16961-16966.

[81] Wakiyama M, Takimoto K, Ohara O, et al. Let-7 microRNA-mediated mRNA deadenylation and translational repression in a mammalian cell-free system[J]. Genes Dev, 2007, 21: 1857-1862.

[82] Stefani G, Slack FJ. Small non-coding RNAs in animal development[J]. Nat Rev Mol Cell Biol, 2008, 9: 219-230.

[83] Giraldez AJ, Cinalli RM, Glasner ME, et al. MicroRNAs regulate brain morphogenesis in zebrafish[J]. Science, 2005, 308: 833-838.

[84] Fineberg SK, Kosik KS, Davidson BL. MicroRNAs potentiate neural development[J]. Neuron, 2009, 64: 303-309.

[85] Schaefer A, O'Carroll D, Tan CL, et al. Cerebellar neurodegeneration in the absence of microRNAs[J]. J Exp Med, 2007, 204: 1553-1558.

[86] Ponting CP, Oliver PL, Reik W. Evolution and functions of long noncoding RNAs[J]. Cell, 2009, 136: 629-641.

[87] Hansen TB, Jensen TI, Clausen BH, et al. Natural RNA circles function as efficient microRNA sponges[J]. Nature, 2013, 495: 384-388.

[88] Memczak S, Jens M, Elefsinioti A, et al. Circular RNAs are a large class of animal RNAs with regulatory potency[J]. Nature, 2013, 495: 333-338.

[89] Wang KC, Chang HY. Molecular mechanisms of long noncoding RNAs[J]. Mol Cell, 2011, 43: 904-914.

[90] Li CH, Chen Y. Targeting long non-coding RNAs in cancers: progress and prospects[J]. Int J Biochem Cell Biol, 2013, 45: 1895-1910.

[91] Shen D, Wang X, Gu X. Scar-modulating treatments for central nervous system injury[J]. Neurosci Bull, 2014, 30: 967-984.

[92] Gu X. Progress and perspectives of neural tissue engineering[J]. Front Med, 2015.

[93] Yu B, Zhou S, Wang Y, et al. Profile of microRNAs following rat sciatic nerve injury by deep sequencing: implication for mechanisms of nerve regeneration[J]. PLoS One, 2011, 6: e24612.

[94] Yu B, Zhou S, Hu W, et al. Altered long noncoding RNA expressions in dorsal root ganglion after rat sciatic nerve injury[J]. Neurosci Lett, 2013, 534: 117-122.

[95] Li S, Yu B, Wang S, et al. Identification and functional analysis of novel micro-RNAs in rat

dorsal root ganglia after sciatic nerve resection[J]. J Neurosci Res, 2012, 90: 791-801.

[96] Yu B, Zhou S, Yi S, et al. The regulatory roles of non-coding RNAs in nerve injury and regeneration[J]. Prog Neurobiol, 2015, 134: 122-139.

[97] Navarro X, Vivo M, Valero-Cabre A. Neural plasticity after peripheral nerve injury and regeneration[J]. Prog Neurobiol, 2007, 82: 163-201.

[98] Zhou S, Zhang S, Wang Y, et al. MiR-21 and miR-222 inhibit apoptosis of adult dorsal root ganglion neurons by repressing TIMP3 following sciatic nerve injury[J]. Neurosci Lett, 2015, 586: 43-49.

[99] Wu D, Raafat M, Pak E, et al. MicroRNA machinery responds to peripheral nerve lesion in an injury-regulated pattern[J]. Neuroscience, 2011, 190: 386-397.

[100] Strickland IT, Richards L, Holmes FE, et al. Axotomy-induced miR-21 promotes axon growth in adult dorsal root ganglion neurons[J]. PLoS One, 2011, 6: 23423.

[101] Vo NK, Cambronne XA, Goodman RH. MicroRNA pathways in neural development and plasticity[J]. Curr Opin Neurobiol, 2010, 20: 457-465.

[102] Parisotto M, Metzger D. Genetically engineered mouse models of prostate cancer[J]. Mol Oncol, 2013, 7: 190-205.

[103] Kanchan T, Menezes RG, Hunnargi SA. Self-plagiarized identical publication: mockery of science and a form of reader abuse[J]. Am J Forensic Med Pathol, 2009, 30: 217.

[104] Liu CM, Wang RY, Saijilafu, et al. MicroRNA-138 and SIRT1 form a mutual negative feedback loop to regulate mammalian axon regeneration[J]. Genes Dev, 2013, 27: 1473-1483.

[105] Williams AH, Valdez G, Moresi V, et al. MicroRNA-206 delays ALS progression and promotes regeneration of neuromuscular synapses in mice[J]. Science, 2009, 326: 1549-1554.

[106] Jeng SF, Rau CS, Liliang PC, et al. Profiling muscle-specific microRNA expression after peripheral denervation and reinnervation in a rat model[J]. J Neurotrauma, 2009, 26: 2345-2353.

[107] Dugas JC, Notterpek L. MicroRNAs in oligodendrocyte and Schwann cell differentiation[J]. Dev Neurosci, 2011, 33: 14-20.

[108] Yu B, Zhou S, Wang Y, et al. MiR-221 and miR-222 promote Schwann cell proliferation and migration by targeting LASS2 after sciatic nerve injury[J]. J Cell Sci, 2012, 125: 2675-2683.

[109] Verrier JD, Lau P, Hudson L, et al. Peripheral myelin protein 22 is regulated post-transcriptionally by miRNA-29a[J]. Glia, 2009, 57: 1265-1279.

[110] Zhou S, Gao R, Hu W, et al. MiR-9 inhibits Schwann cell migration by targeting Cthrc1 following sciatic nerve injury[J]. J Cell Sci, 2014, 127: 967-976.

[111] Viader A, Chang LW, Fahrner T, et al. MicroRNAs modulate Schwann cell response to nerve

injury by reinforcing transcriptional silencing of dedifferentiation-related genes[J]. J Neurosci, 2011, 31: 17358-17369.

[112] Li S, Wang X, Gu Y, et al. Let-7 microRNAs regenerate peripheral nerve regeneration by targeting nerve growth factor[J]. Mol Ther, 2015, 23: 423-433.

[113] Balakathiresan N, Bhomia M, Chandran R, et al. MicroRNA let-7i is a promising serum biomarker for blast-induced traumatic brain injury[J]. J Neurotrauma, 2012, 29: 1379-1387.

[114] Jeyaseelan K, Lim KY, Armugam A. MicroRNA expression in the blood and brain of rats subjected to transient focal ischemia by middle cerebral artery occlusion[J]. Stroke, 2008, 39: 959-966.

[115] Redell JB, Moore AN, Ward NH, et al. Human traumatic brain injury alters plasma microRNA levels[J]. J Neurotrauma, 2010, 27: 2147-2156.

[116] Tan JR, Tan KS, Koo YX, et al. Blood microRNAs in low or no risk ischemic stroke patients[J]. Int J Mol Sci, 2013, 14: 2072-2084.

[117] Stankiewicz TR, Linseman DA. Rho family GTPases: key players in neuronal development, neuronal survival, and neurodegeneration[J]. Front Cell Neurosci, 2014, 8: 314.

[118] Ling H, Fabbri M, Calin GA. MicroRNAs and other non-coding RNAs as targets for anticancer drug development[J]. Nat Rev Drug Discov, 2013, 12: 847-865.

[119] Bali KK, Kuner R. Noncoding RNAs: key molecules in understanding and treating pain[J]. Trends Mol Med, 2014, 20: 437-448.

[120] Ahmad S, Mathews PM, Lindsley K. Boston type 1 keratoprosthesis versus repeat donor keratoplasty for corneal graft failure: a systematic review and meta-analysis[J]. Ophthalmology, 2016, 123(1): 165-177.

[121] Tan A, Tan DT, Tan XW. Osteo-odonto keratoprosthesis: systematic review of surgical outcomes and complication rates[J]. Ocul Surf, 2012, 10(1): 15-25.

[122] Jirásková N, Rozsival P, Burova M. Alpha cor artificial cornea: clinical outcome[J]. Eye (Lond), 2011, 25(9): 1138-1146.

[123] Fagerholm P, Lagali NS, Merrett K. A biosynthetic alternative to human donor tissue for inducing corneal regeneration: 24-month follow-up of a phase 1 clinical study[J]. Sci Transl Med, 2010, 2(46): 46-61.

[124] Westphal M, Hänsel M, Nausch H. Culture of human brain tumors on an extracellular matrix derived from bovine corneal endothelial cells and cultured human glioma cells[J]. Methods Mol Biol, 1990, 5: 113-131.

[125] Nishida K, Yamato M, Hayashida Y. Corneal reconstruction with tissue-engineered cell sheets

composed of autologous oral mucosal epithelium[J]. N Engl J Med, 2004, 351(12): 1187-1196.

[126] Liu ZG, Li W, Liang LY. Porcine corneal equivalent for xenographs[J]. Sup Science, 2012.

[127] 解慧琪, 杨志明. 组织工程肌腱研究进展 [J]. 基础医学与临床, 2001, 21(6): 497-500.

[128] 徐光辉, 孙康, 徐强, 等. 深低温冷冻异体肌腱移植的组织学和生物力学研究 [J]. 中国矫形外科杂志, 2008, 16(24): 1883-1886.

[129] Cartmell JS, Dunn MG. Development of cell-seeded patellar tendon allografts for anterior cruciate ligament reconstruction[J]. Tissue Eng, 2004, 10(7-8): 1065-1075.

[130] Stone KR, Abdel-Motal UM, Walgenbach AW, et al. Replacement of human anterior cruciate ligaments with pig ligaments: a model for anti-non-gal antibody response in long-term xenotransplantation[J]. Transplantation, 2007, 83(2): 211-219.

[131] Juncosa N, West JR, Galloway MT, et al. In vivo forces used to develop design parameters for tissue engineered implants for rabbit patellar tendon repair[J]. J Biomech, 2003, 36(4): 483-488.

[132] West JR, Juncosa N, Galloway MT, et al. Characterization of in vivo Achilles tendon forces in rabbits during treadmill locomotion at varying speeds and inclinations[J]. J Biomech, 2004, 37(11): 1647-1653.

[133] Cao Y, Vacanti JP, Ma X, et al. Generation of neo-tendon using synthetic polymers seeded with tenocytes[J]. Transplant Proc, 1994, 26(6): 3390-3392.

[134] 徐燕, 汤锦波. 碱性成纤维细胞生长因子对肌腱细胞基质合成及 NF-κB 基因表达的作用 [J]. 中华手外科杂志, 2003, 19(1): 43-45.

[135] 杨志明, 魏人前, 项舟, 等. 转化人胚腱细胞致瘤性实验研究 [J]. 中华显微外科杂志, 2001, 24(1): 36-39.

[136] 周悦婷, 项舟, 阳富春, 等. 生物衍生材料构建组织工程肌腱体内植入的实验研究 [J]. 中国修复重建外科杂志, 2003, 17(2): 152-155.

[137] 解慧琪, 屈艺, 李秀群, 等. 重建端粒酶活性延长 ptsA58H 质粒转染人胚胎肌腱细胞寿命 [J]. 中国医学科学院学报, 2002, 24(3): 287-291.

[138] 周政, 杨志明, 解慧琪, 等. 组织工程肌腱低温贮存的初步研究 [J]. 中国修复重建外科杂志, 2002, 16(5): 295-299.

[139] 解慧琪, 杨志明, 屈艺, 等. 人端粒酶反转录酶真核表达质粒转染人成纤维细胞的体外培养及生物学特性研究 [J]. 中国修复重建外科杂志, 2002, 16(3): 200-204.

[140] 秦廷武, 杨志明, 解慧琪, 等. 人工材料表面形态对转化人胚肌腱细胞黏附特性的影响 [J]. 生物医学工程学杂志, 2002, 18(3): 333-336.

[141] 秦廷武, 杨志明, 解慧琪, 等. 一种用于应变场三维细胞培养的组织工程支架 [J]. 生物医学工程学杂志, 2002, 19(2): 20-24.

[142] 秦廷武, 杨志明, 解慧琪, 等. 动态应变下肌腱细胞三维培养的初步研究 [J]. 华西医科大学学报, 2002, 33(1): 1-4.

[143] Young RG, Butler DL, Weber W, et al. Use of mesenchymal stem-cells in a collagen matrix for Achilles tendon repair[J]. J Orthop Res, 1998, 16(4): 406-413.

[144] 龙剑虹, 祁敏, 黄晓元, 等. 胶原 - 聚羟基乙酸与骨髓间质干细胞的细胞相容性研究 [J]. 中国医生杂志, 2005, 7(2): 203-205.

[145] Bi Y, Ehirchiou D, Kilts TM, et al. Identification of tendon stem/progenitor cells and the role of the extracellular matrix in their niche[J]. Nature Med, 2007, 13(10): 1219-1227.

[146] Rui YF, Lui PPY, Li G, et al. Isolation and characterization of multipotent rat tendon-derived stem cells[J]. Tissue Engineering (Part A), 2010, 16(5): 1549-1558.

[147] Tan C, Lui PPY, Lee YW, et al. Scx-transduced tendon-derived stem cells (tdscs) promoted better tendon repair compared to mock-transduced cells in a rat patellar tendon window injury model[J]. PloS one, 2014, 9(5): e97453.

[148] Kanungo BP, Gibson LJ. Density-property relationships in collagen-glycosaminoglycan scaffolds[J]. Acta Biomater, 2010, 6(2): 344-353.

[149] Kim IY, Seo SJ, Moon HS, et al. Chitosan and its derivatives for tissue engineering applications[J]. Biotechnol Adv, 2008, 26(1): 1-21.

[150] Deng D, Liu W, Xu F, et al. Engineering human neo-tendon tissue in vitro with human dermal fibroblasts under static mechanical strain[J]. Biomaterials, 2009, 30(35): 6724-6730.

[151] Park JS, Woo DG, Sun BK, et al. In vitro and in vivo test of PEG/PCL-based hydrogel scaffold for cell delivery application[J]. J Control Release, 2007, 124(1-2): 51-59.

[152] Kobayashi M, Toguchida J, Oka M. Development of polyvinyl alcohol-hydrogel (PVA-H) shields with a high water content for tendon injury repair[J]. J Hand Surg Br, 2001, 26(5): 436-440.

[153] Wang B, Liu W, Zhang Y, et al. Engineering of extensor tendon complex by an ex vivo approach[J]. Biomaterials, 2008, 29(20): 2954-2961.

[154] Lu HH, Cooper JA Jr, Manuel S, et al. Anterior cruciate ligament regeneration using braided biodegradable scaffolds: in vitro optimization studies[J]. Biomaterials, 2005,26(23): 4805-4816.

[155] Chen X, Qi YY, Wang LL, et al. Ligament regeneration using a knitted silk scaffold combined with collagen matrix[J]. Biomaterials, 2008, 29(27): 3683-3692.

[156] Whitlock PW, Smith TL, Poehling GG, et al. A naturally derived, cytocompatible, and architecturally optimized scaffold for tendon and ligament regeneration[J]. Biomaterials, 2007, 28(29): 4321-4329.

[157] Xin X, Hussain M, Mao JJ. Continuing differentiation of human mesenchymal stem cells and

induced chondrogenic and osteogenic lineages in electrospun PLGA nanofiber scaffold[J]. Biomaterials, 2007, 28(2): 316-325.

[158] Jeon SH, Chung MS, Baek GH, et al. Comparison of loop-tendon versus end-weave methods for tendon transfer or grafting in rabbits[J]. J Hand Surg Am, 2009, 34(6): 1074-1079.

[159] Chen CH, Cao Y, Wu YF, et al. Tendon healing in vivo: gene expression and production of multiple growth factors in early tendon healing period[J]. J Hand Surg Am, 2008, 33(10): 1834-1842.

[160] Molloy T, Wang Y, Murrell G. The roles of growth factors in tendon and ligament healing[J]. Sports Med, 2003, 33(5): 381-394.

[161] Hou Y, Mao Z, Wei X, et al. The roles of TGF-beta1 gene transfer on collagen formation during Achilles tendon healing[J]. Biochem Biophys Res Commun, 2009, 383(2): 235-239.

[162] Thomopoulos S, Harwood FL, Silva MJ, et al. Effect of several growth factors on canine flexor tendon fibroblast proliferation and collagen synthesis in vitro[J]. J Hand Surg Am, 2005, 30(3): 441-447.

[163] Huang D, Balian G, Chhabra AB. Tendon tissue engineering and gene transfer: the future of surgical treatment[J]. J Hand Surg Am, 2006, 31(5): 693-704.

[164] Uggen JC, Dines J, Uggen CW, et al. Tendon gene therapy modulates the local repair environment in the shoulder[J]. J Am Osteopath Assoc, 2005, 105(1): 20-21.

[165] Mehta V, Kang Q, Luo J, et al. Characterization of adenovirus-mediated gene transfer in rabbit flexor tendons[J]. J Hand Surg Am, 2005, 30(1): 136-141.

[166] 付小兵, 王正国, 吴祖泽. 再生医学原理与实践 [M]. 上海: 上海科学技术出版社, 2008: 596-598.

[167] Lanza R, Langer R, Vacanti J. Principles of tissue engineering[M]. 3rd ed. New York: Academic Press, 2007: 193-201.

[168] 杨志明. 修复重建外科总论 [M]. 上海: 第二军医大学出版社, 2005: 14-215.

[169] Wang QW, Chen ZL, Piao YJ. Mesenchymal stem cells differentiate into tenocytes by bone morphogenetic protein (BMP) 12 gene transfer[J]. J Biosci Bioeng, 2005, 100(4): 418-422.

[170] Weiler A, Förster C, Hunt P, et al. The influence of locally applied platelet-derived growth factor-BB on free tendon graft remodeling after anterior cruciate ligament reconstruction[J]. Am J Sports Med, 2004, 32(4): 881-891.

[171] Ju YJ, Tohyama H, Kondo E, et al. Effects of local administration of vascular endothelial growth factor on properties of the in situ frozen-thawed anterior cruciate ligament in rabbits[J]. Am J Sports Med, 2006, 34(1): 84-91.

[172] Zhang F, Liu H, Stile F, et al. Effect of vascular endothelial growth factor on rat Achilles tendon healing[J]. Plast Reconstr Surg, 2003, 112(6): 1613-1619.

[173] Steinert AF, Weber M, Kunz M, et al. In situ IGF-1 gene delivery to cells emerging from the injured anterior cruciate ligament[J]. Biomaterials, 2008, 29(7): 904-916.

[174] 杨志明, 项舟, 邹立群. 类胰岛素生长因子 -1 作用下肌腱细胞的周期改变 [J]. 中国修复重建外科杂志, 1997, 11(5): 296-299.

[175] Dahlgren LA, Mohammed HO, Nixon AJ. Expression of insulin-like growth factor binding proteins in healing tendon lesions[J]. J Orthop Res, 2006, 24(2): 183-192.

[176] 夏长所, 洪光祥, 张才龙, 等. 肌腱愈合过程中转化生长因子 β1 基因表达的变化 [J]. 中国修复重建外科杂志, 2007, 21(9): 975-997.

[177] Chan KM, Fu SC, Wong YP, et al. Expression of transforming growth factor beta isoforms and their roles in tendon healing[J]. Wound Repair Regen, 2008, 16(3): 399-407.

[178] 盛加根, 曾炳芳, 姜佩珠, 等. 外源性碱性成纤维细胞生长因子对鞘内肌键愈合和粘连的影响 [J]. 中国修复重建外科杂志, 2007, 21(7): 733-773.

[179] Dahlgren LA, Mohammed HO, Nixon AJ. Temporal expression of growth factors and matrix molecules in healing tendon lesions[J]. J Orthop Res, 2005, 23(1): 84-92.

[180] 张春礼, 范宏斌, 徐虎, 等. 碱性成纤维细胞生长因子促进冻干肌腱移植重建前交叉韧带后早期血管生成的组织学观察 [J]. 中华创伤骨科杂志, 2006, 8(2): 157-160.

[181] Wang XT, Liu PY, Tang JB. Tendon healing in vitro: genetic modification of tenocytes with exogenous PDGF gene and promotion of collagen gene expression[J]. J Hand Surg Am, 2004, 29(5): 884-890.

[182] Beredjiklian PK, Favata M, Cartmell JS, et al. Regenerative versus reparative healing in tendon: a study of biomechanical and histological properties in fetal sheep[J]. Ann Biomed Eng, 2003, 31(10): 1143-1152.

[183] 曲彦隆, 杨志明, 解慧琪, 等. 三维培养状态下肌腱细胞骨架对细胞生物学行为的影响 [J]. 中华实验外科杂志, 2004, 21(6): 657-658.

[184] Nirmalanandhan VS, Rao M, Shearn JT, et al. Effect of scaffold material, construct length and mechanical stimulation on the in vitro stiffness of the engineered tendon construct[J]. J Biomech, 2008, 41(4): 822-828.

[185] Abousleiman RI, Reyes Y, McFetridge P, et al. Tendon tissue engineering using cell-seeded umbilical veins cultured in a mechanical stimulator[J]. Tissue Eng Part A, 2009, 15(4): 787-795.

[186] Stops AJ, Heraty KB, Browne M, et al. A prediction of cell differentiation and proliferation within a collagen-glycosaminoglycan scaffold subjected to mechanical strain and perfusive fluid

flow[J]. J Biomech, 2010, 43(4): 618-626.

[187] 杨志明, 解慧琪, 项舟, 等. 组织工程化人工肌腱修复喙锁韧带损伤及其体内检测 [J]. 中华骨科杂志, 2001, 21(2): 69-72.

[188] 李箭, 杨志明, 解慧琪, 等. 组织工程肌腱修复陈旧性跟腱断裂伴缺损的疗效观察 [J]. 中国修复重建外科杂志, 2005, 19(8): 639-641.

[189] Xie HQ, Qin TW, Xiang Z, et al. Tissue engineering: hope for tendon regeneration[J]. Reg Med China Sci, 2012, 336(Supl): 35-36.

[190] Kawamura T, Miyagawa S, Fukushima S, et al. Cardiomyocytes derived from MHC-homozygous induced pluripotent stem cells exhibit reduced allogeneic immunogenicity in MHC-matched non-human primates[J]. Stem Cell Reports, 2016, 6(3): 312-320.

[191] Zhang J, Ding L, Zhao Y, et al. Collagen-targeting vascular endothelial growth factor improves cardiac performance after myocardial infarction[J]. Circulation, 2009, 119(13): 1776-1784.

[192] Sun Jie, Zhao Yannan, Li Qingguo, et al. Controlled release of collagen-binding SDF-1 improves cardiac function after myocardial infarction by recruiting endogenous stem cells[J]. Sci Rep, 2016, 6: 26683.

[193] Hvistendahl M. China's push in tissue engineering[J]. Sci, 2012, 338(6109): 900-902.

[194] Ogle BM, Bursac N, Domian I, et al. Distilling complexity to advance cardiac tissue engineering[J]. Sci Transl Med, 2016, 8(342): 342.

[195] Laflamme MA, Murry CE. Heart Regeneration[J]. Nature, 2011, 473(7347): 326-335.

[196] Anwarul H, Ahmad K, Ariful I M, et al. Injectable hydrogels for cardiac tissue repair after myocardial infarction[J]. Adv Sci, 2015, 2(11): 1500122.

[197] Gourdie RG, Dimmeler S, Kohl P. Novel therapeutic strategies targeting fibroblasts and fibrosis in heart disease[J]. Nature Reviews Drug Discovery, 2016, 15(9): 620-638.

[198] Fioretta ES, Dijkman PE, Emmert MY, et al. The future of heart valve replacement: recent developments and translational challenges for heart valve tissue engineering[J]. J Tissue Engin Reg Med, 2016-09-30.

[199] Ptaszek L M, Mansour M, Ruskin JN, et al. Towards regenerative therapy for cardiac disease[J]. Lancet, 2012, 379(9819): 933-942.

[200] Wagenseil JE, Mecham RP. Vascular extracellular matrix and arterial mechanics[J]. Physiol Rev, 2009, 89(3): 957-989.

[201] Zimmermann WH, Melnychenko I, Wasmeier G, et al. Engineered heart tissue grafts improve systolic and diastolic function in infarcted rat hearts[J]. Nature Medicine, 2006, 12(4): 452-458.

[202] Zimmermann WH, Schneiderbanger K, Schubert P, et al. Tissue engineering of a differentiated

cardiac muscle construct.[J]. Circ Res, 2002, 90(2): 223-230.

[203] Reis LA, Chiu LL, Liang Y, et al. A peptide-modified chitosan-collagen hydrogel for cardiac cell culture and delivery[J]. Acta Biomaterialia, 2012, 8(3): 1022-1036.

[204] Hussain A, Collins G, Yip D, et al. Functional 3D cardiac co-culture model using bioactive chitosan nanofiber scaffolds[J]. Biotechnol Bioengin, 2013, 110(2): 637-647.

[205] Shachar M, Tsurgang O, Dvir T, et al. The effect of immobilized RGD peptide in alginate scaffolds on cardiac tissue engineering[J]. Acta Biomaterialia, 2011, 7(1): 152-162.

[206] Rosellini E, Cristallini C, Barbani N, et al. Preparation and characterization of alginate/gelatin blend films for cardiac tissue engineering[J]. J Biomed Materials Res（Part A）, 2009, 91A(2): 447-453.

[207] Yamada Y, Wang XD, Yokoyama S, et al. Cardiac progenitor cells in brown adipose tissue repaired damaged myocardium[J]. Biochem Biophys Res Communs, 2006, 342(2): 662-670.

[208] Yamada Y, Yokoyama S, Wang XD, et al. Cardiac stem cells in brown adipose tissue express CD133 and induce bone marrow nonhematopoietic cells to differentiate into cardiomyocytes[J]. Stem Cells, 2007, 25(5): 1326-1333.

[209] Shu Y, Hao T, Yao F, et al. RoY peptide-modified chitosan-based hydrogel to improve angiogenesis and cardiac repair under hypoxia[J]. Acs Applied Materials & Interfaces, 2015, 7(12): 6505-6517.

[210] Li X, Zhou J, Liu Z, et al. A PNIPAAm-based thermosensitive hydrogel containing SWCNTs for stem cell transplantation in myocardial repair[J]. Biomaterials, 2014, 35(22): 5679-5688.

[211] Wang H, Shi J, Wang Y, et al. Promotion of cardiac differentiation of brown adipose derived stem cells by chitosan hydrogel for repair after myocardial infarction[J]. Biomaterials, 2014, 35(13): 3986-3998.

[212] Nelson TJ, Martinezfernandez A, Yamada S, et al. Repair of acute myocardial infarction by human stemness factors induced pluripotent stem cells[J]. Circulation, 2009, 120(5): 408-416.

[213] Ott HC, Matthiesen TS, Goh SK, et al. Perfusion-decellularized matrix: using nature's platform to engineer a bioartificial heart[J]. Nature Med, 2008, 14(2): 213-221.

[214] Godier-Furnémont AFG, Martens TP, Koeckert MS, et al. Composite scaffold provides a cell delivery platform for cardiovascular repair[J]. Proc National Acad Sci USA, 2011, 108(19): 7974-7979.

[215] Martinelli V, Cellot G, Toma FM, et al. Carbon nanotubes promote growth and spontaneous electrical activity in cultured cardiac myocytes[J]. Nano Letters, 2012, 12(4): 1831-1838.

[216] Zhi F, Dong H, Jia X, et al. Functionalized graphene oxide mediated adriamycin delivery and

miR-21 gene silencing to overcome tumor multidrug resistance in vitro[J]. Plos One, 2013, 8(3): e60034.

[217] Nayak TR, Andersen H, Makam VS, et al. Graphene for controlled and accelerated osteogenic differentiation of human mesenchymal stem cells[J]. Acs Nano, 2011, 5(6): 4670-4678.

[218] Paul A, Hasan A, Kindi HA, et al. Injectable graphene oxide/hydrogel-based angiogenic gene delivery system for vasculogenesis and cardiac repair[J]. Acs Nano, 2014, 8(8): 8050-8062.

[219] Li N, Zhang Q, Gao S, et al. Three-dimensional graphene foam as a biocompatible and conductive scaffold for neural stem cells[J]. Sci Rep, 2013, 3(4): 132.

[220] Shin SR. Carbon nanotube reinforced hybrid microgels as Scaffold materials for cell encapsulation[J]. Acs Nano, 2012, 6(1): 362-372.

[221] Kim DH, Langer R. Nanoscale cues regulate the structure and function of macroscopic cardiac tissue constructs[J]. Proc National Acad Sci, 2009, 107(2): 565-570.

[222] Rizzo S, Lodder EM, Verkerk AO, et al. Intercalated disc abnormalities, reduced Na^+ current density, and conduction slowing in desmoglein-2 mutant mice prior to cardiomyopathic changes[J]. Cardiovasc Res, 2012, 95(4): 409-418.

[223] Al FA, Shaik AP, Shaik AS. Magnetic single-walled carbon nanotubes as efficient drug delivery nanocarriers in breast cancer murine model: noninvasive monitoring using diffusion-weighted magnetic resonance imaging as sensitive imaging biomarker[J]. Intern J Nanomed, 2015, (10): 157-168.

[224] Liu Z, Wang H, Wang Y, et al. The influence of chitosan hydrogel on stem cell engraftment, survival and homing in the ischemic myocardial microenvironment[J]. Biomaterials, 2012, 33(11): 3093-3106.

[225] Lee J, Abdeen AA, Zhang D, et al. Directing stem cell fate on hydrogel substrates by controlling cell geometry, matrix mechanics and adhesion ligand composition[J]. Biomaterials, 2013, 34(33): 8140-8148.

[226] Lu TY, Lin B, Kim J, et al. Repopulation of decellularized mouse heart with human induced pluripotent stem cell-derived cardiovascular progenitor cells[J]. Nature Commun, 2013, 4(4): 1431-1442.

[227] Faulk DM, Johnson SA, Zhang L, et al. Role of the extracellular matrix in whole organ engineering[J]. J Cell Physiol, 2014, 229(8): 984-989.

[228] Song JJ, Ott HC. Organ engineering based on decellularized matrix scaffolds[J]. Trends Molecular Med, 2011, 17(8): 424-432.

[229] Lynch K, Pei M. Age associated communication between cells and matrix: a potential impact on

stem cell-based tissue regeneration strategies[J]. Organogenesis, 2014, 10(3): 289-298.

[230] Wang H, Liu Z, Li D, et al. Injectable biodegradable hydrogels for embryonic stem cell transplantation: improved cardiac remodelling and function of myocardial infarction[J]. J Cell Molecular Med, 2012, 16(6): 1310-1320.

[231] Evenram S, Artym V, Yamada KM. Matrix control of stem cell fate[J]. Cell, 2006, 126(4): 645-647.

[232] Ng SLJ, Narayanan K, Gao S, et al. Lineage restricted progenitors for the repopulation of decellularized heart[J]. Biomaterials, 2011, 32(30): 7571-7580.

[233] Vunjak NG, Eschenhagen T, Mummery C. Myocardial tissue engineering: in vitro models[J]. Cold Spring Harb Perspect Med, 2014, 4(3).

[234] Perin EC, Silva GV. Cell-based therapy for chronic ischemic heart disease: a clinical perspective[J]. CardiovascTherap, 2011, 29(3): 211-217.

[235] Gmeiner M, Zimpfer D, Holfeld J, et al. Improvement of cardiac function in the failing rat heart after transfer of skeletal myoblasts engineered to overexpress placental growth factor[J]. J Thoracic Cardiovasc Surg, 2011, 141(141): 1238-1245.

[236] Chenite A, Chaput C, Wang D, et al. Novel injectable neutral solutions of chitosan form biodegradable gels in situ[J]. Biomaterials, 2000, 21(21): 2155-2161.

[237] Chen SK, Tsai ML, Huang JR, et al. In vitro antioxidant activities of low-molecular-weight polysaccharides with various functional groups[J]. J Agricultural Food Chem, 2009, 57(7): 2699-2704.

[238] Izarra A, Moscoso I, Cañón S, et al. MiRNA-1 and miRNA-133a are involved in early commitment of pluripotent stem cells and demonstrate antagonistic roles in the regulation of cardiac differentiation[J]. J Tissue Engin Reg Med, 2017, 11(3): 787-799.

[239] Ionta V, Liang W, Kim E, et al. SHOX2, Overexpression favors differentiation of embryonic stem cells into cardiac pacemaker cells, improving biological pacing ability[J]. Stem Cell Reports, 2015, 4(1): 129-142.

[240] Dorn T, Goedel A, Lam J T, et al. Direct Nkx2-5 transcriptional repression of Isl1 controls cardiomyocyte subtype identity[J]. Stem Cells, 2015, 33(4): 1113-1129.

[241] Meganathan K, Sotiriadou I, Natarajan K, et al. Signaling molecules, transcription growth factors and other regulators revealed from in-vivo and in-vitro models for the regulation of cardiac development[J]. Intern J Cardiol, 2015, 183: 117-128.

[242] Medhekar SK, Shende VS, Chincholkar AB. Recent stem cell advances: cord blood and induced pluripotent stem cell for cardiac regeneration-a review[J]. Intern J Stem Cells, 2016, 9(1): 21-30.

[243] Wang Q, Yang H, Bai A, et al. Functional engineered human cardiac patches prepared from nature's platform improve heart function after acute myocardial infarction[J]. Biomaterials, 2016, 105: 52-65.

[244] Lee DS, Chen JH, Lundy DJ, et al. Defined microRNAs induce aspects of maturation in mouse and human embryonic-stem-cell-derived cardiomyocytes[J]. Cell Reports, 2015, 12(12): 1960-1967.

[245] Roberts MA, Tran D, Coulombe KL, et al. Stromal cells in dense collagen promote cardiomyocyte and microvascular patterning in engineered human heart tissue[J]. Tissue Engineering (Part A), 2016, 22(7-8): 633-644.

[246] Liu Z, Wang H, Wang Y, et al. The influence of chitosan hydrogel on stem cell engraftment, survival and homing in the ischemic myocardial microenvironment[J]. Biomaterials, 2012, 33(11): 3093-3106.

[247] Gao J, Liu R, Wu J, et al. The use of chitosan based hydrogel for enhancing the therapeutic benefits of adipose-derived MSCs for acute kidney injury[J]. Biomaterials, 2012, 33(14): 3673-3681.

[248] Lü SH, Lin Q, Liu YN, et al. Self-assembly of renal cells into engineered renal tissues in collagen/Matrigel scaffold in vitro[J]. J Tissue Engineering Reg Med, 2012, 6(10): 786-792.

[249] Tang ZB, Cao JK, Wen N, et al. Posterolateral spinal fusion with nano-hydroxyapatite-collagen/PLA composite and autologous adipose-derived mesenchymal stem cells in a rabbit model[J]. J Tissue Engineering Reg Med, 2012, 6(4): 325-336.

[250] Wang H, Zhang X, Li Y, et al. Improved myocardial performance in infarcted rat heart by co-injection of basic fibroblast growth factor with temperature-responsive chitosan hydrogel[J]. J Heart Lung Transpl Official Public Intern Soc Heart Transpl, 2010, 29(8): 881-887.

[251] Sun H, Lü S, Jiang XX, et al. Carbon nanotubes enhance intercalated disc assembly in cardiac myocytes via the β1-integrin-mediated signaling pathway[J]. Biomaterials, 2015, 55(1): 84-95.

[252] Mou Y, Wang Y, Li J, et al. Immunohistochemical characterization and functional identification of mammary gland telocytes in the self-assembly of reconstituted breast cancer tissue in vitro[J]. J Cell Molecular Med, 2012, 17(1): 65-75.

[253] Guo XM, Zhao YS, Chang HX, et al. Creation of engineered cardiac tissue in vitro from mouse embryonic stem cells[J]. Circulation, 2006, 113(18): 2229-2237.

[254] Bernhard JC, Vunjak-Novakovic G. Should we use cells, biomaterials, or tissue engineering for cartilage regeneration[J]. Stem Cell Res Ther, 2016, 18(7): 56.

[255] Kwon H, Paschos NK, Hu JC, et al. Articular cartilage tissue engineering: the role of signaling

molecules[J]. Cell Mol Life Sci, 2016, 73(6): 1173-1194.

[256] Makris EA, Hadidi P, Athanasiou KA. The knee meniscus: structure -function, pathophysiology, current repair techniques, and prospects for regeneration[J]. Biomaterials, 2011, 32: 7411-7431.

[257] Guo W, Liu S, Zhu Y, et al. Advances and prospects in tissue-engineered meniscal scaffolds for meniscus regeneration[J]. Stem cells Int, 2015: 517-520.

[258] Hoffmann A, Pelled G, Turgeman G, et al. Neotendon formation induced by manipulation of the Smad8 signalling pathway inmesenchymal stem cells[J]. J Clin Invest, 2006: 116(4): 940-952.

第十章　新技术与组织修复和再生（二）：其他生物治疗技术

第一节　生长因子与生长因子类药物

一、成纤维细胞生长因子

成纤维细胞生长因子（fibroblast growth factor，FGF）是一类在生物进化上高度保守的多肽，目前已发现 23 个 FGF 家族成员，其氨基酸序列具有高度同源性。FGF 对来源于中胚层和神经外胚层的组织细胞具有广泛的生物学作用，FGF 通过 FGF 受体（FGFR）促进细胞的增殖、迁移、存活和分化，参与胚胎发育、损伤组织修复、新生血管形成、干细胞增殖分化、神经再生、钙磷代谢等，在创伤修复、心血管系统疾病、神经系统疾病，以及骨软骨再生中均起到重要作用，具有重要的临床应用价值和广阔的市场前景。日本武田研发的 FGF 喷雾剂已于 2001 年 9 月上市，美国 FDA 已批准将 bFGF 作为治疗脑卒中和抗溃疡药物并处于 Ⅱ / Ⅲ 期临床，针对冠心病治疗的靶向注射 aFGF 目前处于 Ⅱ 期临床阶段，而 Lily 公司开发的代替胰岛素的糖尿病新药——FGF 家族新成员 FGF21 也已进入 Ⅱ 期临床，国外专家预计 FGF 在未来十年的全球市场潜力可达 50 亿美元。

FGF 就是这样一种重要的蛋白质药物，是人体中的重要内源性功能调控蛋白，FGF 的重要药用价值体现在创伤修复、神经保护等方面。国际该领域的专家普遍认为，FGF 发展历程中有几个重要的标志性事件：1974 年美国科学家 Denis 发现 FGF，因此获得科学院院士称号；1986 年哈佛大学的 Fiddes 教授获得 FGF 的 cDNA 序列；而在 1998 年我们团队研制成功世界上第一个 FGF 新药（见图 10–1）。

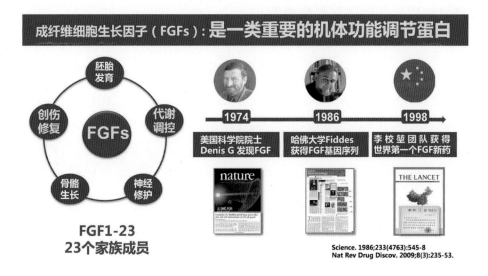

图 10-1　成纤维细胞生长因子 FGF 家族成员及研究历程

　　我国每年创伤修复的治疗需求高达 1 亿人次以上，慢性创面的平均住院日为 21 天，平均治疗费用超过 1.2 万元，给社会和家庭造成极大的负担。成纤维细胞生长因子作为在皮肤、毛囊和汗腺等组织修复中最为重要的调控因子之一，将其开发为缩短创面愈合时间、提高创面愈合质量的创新药物具有重要的临床意义和社会价值。李校堃教授科研团队解决了长期制约 FGF 产业化的系列工程技术难题，在国际上率先研制出 FGF 系列创新药物，并广泛应用于烧、创伤和糖尿病并发症的治疗。

　　李校堃教授团队是国内最早系统研究生长因子蛋白的团队，也是国际上最具影响力的生长因子研发团队之一，20 多年来开发了 FGF 系列药物，并开发了 FGF 家族其他蛋白作为糖尿病、脊髓损伤、脑卒中等重大疾病的候选新药，编著出版了我国首部《成纤维细胞生长因子基础与临床应用》，有力推动了 FGF 系列药物在我国的应用和普及。我们和付小兵院士一起，在国际上首先报告了非促分裂激素样活性 FGF 蛋白、穿膜肽融合 FGF 蛋白、SUMO 融合 FGF 蛋白等 FGF 系列改构蛋白，与国际同步证实了 FGF 在糖尿病及其并发症、脊髓损伤、脑卒中、角膜损伤、视神经损伤等重要疾病中的作用和药效学机制。我们在国际上首先设计和报告了胶原蛋白融合 FGF 生物材料，证实该生物材料可以有效促进多种创伤愈合，以及脊髓损伤、脑卒中促进神经再生，该生物材料专利的顺利转让并开发出产品，在临床上使用近 10 年的时间取得显著的社会和经济效益。特别是付小兵院士团队在国际上首先开展了 FGF 的临床应用，发现 FGF 在促进创面愈合的同时，可以减少瘢痕形成，促进创面皮肤附属器如汗腺、毛囊再生，调控黑色素的分泌，为 FGF 的临床应用提供了新的思路。此外我们还率先开展 FGF 家族其他蛋白的新适应证开发，扩大了 FGF 的临床应用范围，使得 FGF 滴眼液、凝胶剂应用于临床，并开发了治疗糖尿病、老年性痴呆、脊髓损伤等重大疾病的候选新药。科研团队在 FGF 领域的研究和开发获得了全球该领域科学家和制药企业的极大关注，连续主办四届国际华人世界成纤维细胞生长因子学术会议，相关 FGF 新制剂的开发已经进入临床试验阶段。

二、成纤维细胞生长因子与创伤修复

已有研究证实，FGF 主要通过以下 3 条途径发挥其促分裂作用：①通过受体介导，FGF 受体有高亲和力与低亲和力两种，其中高亲和力受体涉及酪氨酸激酶活性，而低亲和力受体由于种类较多，其活性改变可能给 FGF 的作用带来不同影响。②流式细胞仪检测发现，FGF 促进细胞增殖的作用发生在 FGF 与受体结合后能使细胞周期中 G0 期与 G1 期细胞减少，S 期速度加快。③通过限制性的酶解作用，在酶的作用下使与肝素结合的无活性 FGF 变成可溶性、有活性的 FGF。

FGF 的非促分裂激素样活性参与组织修复有以下几个方面。①化学趋化活性：FGF 单独或与其他因子协同，可以趋化炎性细胞（主要为巨噬细胞、中性粒细胞、单核细胞以及肥大细胞等）与组织修复细胞向创面聚集，所需浓度仅为皮克（pg）至纳克（ng）水平，其结果可产生以下效应：第一，抗感染作用。通过炎性细胞的吞噬以及酶解作用抑制或杀灭创面细菌。第二，细胞（生长）因子的释放作用。炎性细胞到达创面后，可进一步释放包括转化生长因子（transforming growth factor, TGF）、表皮细胞生长因子（epidermal growth factor, EGF）等在内的多种生长因子，产生生长因子释放的级联效应。第三，后期的组织修复作用。生长因子趋化成纤维细胞等组织修复细胞在创面聚集，同时又通过自分泌方式作用于这些组织修复细胞，使其在创面增殖，为修复做好储备。②低血压效应：这一作用有助于在休克等条件下开放微小血管，减少无再流现象，进而减少缺血、缺氧与再灌注对组织的损伤，其机制涉及 FGF 影响 Na^+-K^+ 离子通道等方面。③抑制胃酸分泌，有助于溃疡的修复。为此，有人将 FGF 称为"创伤激素"：通过小鼠、大鼠、家兔及小型猪等不同类别与等级的动物实验，已经观察到 FGF 等生长因子具有显著诱导血管生发，促进体表、缺血性内脏以及脊髓、神经与大脑等组织修复的作用。在兔耳创伤模型中，bFGF 能明显增加胞外基质沉积与新血管数量。在体表创伤中，通过浅Ⅱ度、深Ⅱ度烧伤，供皮区、皮肤切割（除）伤及糖尿病慢性难愈合创面等模型，发现在一定剂量范围内 bFGF 具有显著的促修复作用，表现在创面肉芽组织生成增多、增厚，创面再上皮化速度加快及愈合时间缩短等。组织学观察发现，经 bFGF 治疗的创面胶原沉积增加，成纤维细胞不仅成熟，而且数量多，毛细血管胚芽明显增加，局部循环改善。相反，如在实验中应用 bFGF 抗体，以上生物学效应便会抑制 50% ~ 80%。

将生长因子用于促进缺血性内脏损伤主动修复既是创伤修复概念的扩展，同时也是严重创伤救治发展的新要求。特别是对于严重创伤者，受损内脏的迅速修复对于预防多脏器功能障碍综合征向多器官功能衰竭发展十分重要。通过肾动脉缺血、心肌梗死及肠系膜上动脉夹闭等模型，已评价了 FGF 对缺血性肠、肾、肝、心及肺的保护与治疗作用。结果表明，对于肠系膜上动脉夹闭造成肠道缺血再灌注损伤动物，静脉给予小剂量 FGF 不仅可以显著降低肝功能损害，改善肝脏组织结构，防止肠道细菌与毒素向肠系膜淋巴结、肝脏及血浆移位，同时可以显著改善肠黏膜结构；在肾动脉缺血模型中，FGF 不仅可以显著改善肾功能，降低血浆 BUN、Cr 含量，而且可以明显改善肾组织结构。对缺血性心肌，bFGF 可以在梗死灶周围建立起侧支循环，实现生物搭桥。

三、成纤维细胞生长因子与糖尿病

糖尿病是危害人类健康的第一大慢性疾病，而糖尿病引起的并发症是影响糖尿病患者生活质量并导致患者最终死亡的主要原因。最近的研究发现 FGF 家族在糖尿病的发生、发展过程中扮演了非常重要的角色。Hart A.W. 等报道成熟的小鼠 β 细胞中有 FGF 及其受体（FGFRs）的表达，受体 FGFR1c 的信号通路的削弱或阻断导致糖尿病的发生；也有报道 FGF7 能调节胰腺细胞增殖、促进糖尿病创伤修复；FGF21 能通过调节糖、脂代谢，有效防治糖尿病。FGF 及其临床应用已经成为糖尿病及其并发症研究领域的热点。

（一）FGF 与糖尿病溃疡

糖尿病溃疡作为糖尿病常见并发症之一，是一种难愈性的皮肤损伤。目前认为其发病机理主要为高血糖所致的微血管和周围神经病变。当皮肤的葡萄糖含量明显升高时，皮肤发生营养障碍，易出现皮肤受损，并利于细菌生长繁殖，易继发感染，且修复能力差，从而引起难以愈合的溃疡。创面溃疡发病机制复杂，病理生理方面主要表现为创面组织细胞代谢异常，免疫功能紊乱，尤其是创面局部巨噬细胞、肥大细胞功能失调，并伴随有创面微环境中生长因子功能受损、创面局部微循环灌注障碍、组织缺氧等，从而造成创面经久不愈。糖尿病溃疡临床表现为局部糜烂、溃疡和坏死。如何促进糖尿病性皮肤溃疡的早期愈合、缩短病程和降低致残率。目前尚缺乏有效的防治方法，促进溃疡面的修复已经成为一大难题，因此越来越受到医务工作者及研究人员的重视。

在正常生理条件下，机体遭受损伤后可释放出相应的因子如血管内皮细胞生长因子和成纤维细胞生长因子以促进血管再生和细胞增殖，但高血糖抑制了这种作用，与正常的创伤愈合相比较，高血糖引起的糖基化作用将降低 FGF 与酪氨酸激酶受体（RTK）的结合能力并部分抑制生长因子的信号转导，从而使生长因子的促有丝分裂及血管生成作用下降，研究发现在动物模型或糖尿病患者身上使用各种外源性的生长因子包括 FGF，都对创伤愈合产生了显著的促进作用。

研究显示 FGF 可以影响创伤修复的整个过程，包括早期的炎症反应、肉芽组织再生、再上皮化等。FGF 作为趋化因子可直接促进组织修复细胞在损伤部位聚集，此外 FGF 作为有丝分裂原可以直接刺激肉芽组织中的成纤维细胞、血管内皮细胞、平滑肌细胞等增殖和分化，从而加快了肉芽组织对伤口的填充，也为表皮细胞对伤口的覆盖提供了基础。FGF 还可以促进肉芽组织中胶原纤维的合成和分泌，胶原构成重要的细胞外微环境，为细胞的生长和伤口的愈合提供了良好的条件。此外，FGF 也促进创伤修复过程中毛细血管网的修复，还可以直接刺激表皮细胞的增殖，加速创面的覆盖过程。

（二）FGF 与糖尿病心肌病

美国专注于心血管疾病的 CVBT 公司创始人 Dr.Thomas Stegmann 于 1992 年最先研究全序列 FGF-1（FGF-1141）对心脏缺血和冠心病的作用，并在基础研究和动物心脏新生血管的生长方面取得了初步成功。1995 年这项研究进行了第一次的临床试验，这次试验受试者共 40 个患者，其中 20 个患者接受 FGF-1141 作为手术之外的辅助药物，其他 20 个患者作为对照组。试验结果表明：FGF-

1141 药物处理后的患者在注射部位局部血管生成明显增加，并且重要的是，这些血管在 3 年后的检查中还存在。

糖尿病抑制多种生长因子包括 FGF 表达并过度糖基化，从而降低内源性 FGF 表达水平和活性。糖尿病诱导的氧化应激导致心肌祖细胞（CPC）功能失调，抑制 CPC 增殖和心肌形成，从而导致糖尿病心肌病和心功能衰竭。本实验室与其他研究小组证实：FGF 对心脏缺血 / 再灌注（I/R）损伤具有保护效应，bFGF 局部给药用于治疗冠心病发生后心肌缺血性坏死已经完成 Ⅰ 期临床实验，表现出了良好的临床应用前景。FGF 对心肌急性损伤的治疗效应可能与 FGF 诱导血管增生和心肌祖细胞和干细胞（CPC/CSC）分化有关。

（三）FGF 与糖尿病视网膜病变

高糖环境下视网膜内皮细胞二酯酰甘油合成增加，并活化蛋白激酶，后者能刺激 bFGF 的合成与释放。bFGF 对肝素样氨基葡聚糖有高度亲和性，正常毛细血管基膜中的肝素可结合 bFGF，从而限制了 bFGF 促进内皮细胞增生和血管生成的作用。糖尿病中毛细血管基膜增厚，基底膜的化学成分发生了改变，硫酸肝素蛋白多糖减少，纤维连接蛋白和层黏蛋白增多，使基底膜与 bFGF 亲合能力降低，bFGF 得以释放，发挥对 REC 的促增生和移行作用。另外，bFGF 与视网膜中的糖基化终产物使毛细血管基底膜中的血管内皮生长因子受体（kinase insert domaincontaining receptor/fetal liver kinase，KDR/Flk，KDR）表达增多，KDR 与 VEGF 结合后可诱发新生血管，因此，bFGF 可增强 VEGF 诱发视网膜新生血管的效应。

四、碱性成纤维细胞生长因子与脑创伤

碱性成纤维细胞生长因子（bFGF）具有促进组织再生、参与神经再生、促进创伤愈合与组织修复的作用。功能广泛的生长因子在中枢神经系统的病理生理过程中扮演着重要的角色。bFGF 可诱导起源于中胚层和神经外胚层的多种细胞的增殖和分化，与胚胎发育、神经的营养和再生、血管再生、创伤愈合及肿瘤发生等均有密切关系。成纤维细胞生长因子家族尤其是碱性成纤维细胞生长因子与缺血、代谢或创伤性神经损伤后的神经保护和修复密切相关。

脑创伤疾病的主要表现为皮质及胼胝体可见出血坏死病灶；伤灶组织内大量炎性细胞浸润，伴大量变性坏死组织碎片，形成明显组织缺损；伤灶组织排列紊乱，形成胶质瘢痕。bFGF 在脑创伤中发挥作用机制：①直接作用于神经元。培养的神经细胞在低浓度或无血清培养状态一般很快死亡，但加入碱性成纤维细胞生长因子后不仅其存活延长而且轴突明显长出，这说明碱性成纤维细胞生长因子具有神经营养作用。碱性成纤维细胞生长因子的神经营养作用在体内亦被进一步证实，成年鼠视神经切断后给予碱性成纤维细胞生长因子治疗可使视网膜神经节细胞延长存活。免疫组化实验发现，小鼠经人工方法致短时间脑缺血后其脑组织中碱性成纤维细胞生长因子免疫反应明显增强，提示碱性成纤维细胞生长因子与脑组织损伤修复有关。②对神经胶质细胞的作用。bFGF 可促进神经胶质细胞的增殖并增加其髓磷脂相关蛋白和类脂的含量。脑损伤后，星形胶质细胞可被多种细胞因子

激活，其中，bFGF 对星形胶质细胞的影响最大，损伤后损伤边缘的星形胶质细胞开始表达 bFGF，并逐渐升高至损伤发生 2 天后表达开始回落，bFGF 表达的动态变化说明受损的星形胶质细胞能自分泌 bFGF，这是损伤后星形胶质细胞的早期反应之一。损伤后 bFGF 系统的活化能迅速促进星形胶质细胞肥大、增生与迁移，形成反应性星形细胞胶质化。损伤后 bFGF 免疫染色增强最早见于神经元胞质，并以旁分泌的途径启动了反应性星形胶质化过程。随着星形胶质细胞的活化，它们本身也能持续、大量地生成 bFGF，以自分泌的方式维持星形细胞胶质化进程。而增生的胶质细胞能产生更多神经营养因子，促进脑损伤后修复过程。③对血脑屏障的作用。创伤性脑损伤后血脑屏障的破坏是造成继发性脑损伤的重要原因。在急性损伤后 30 min 内，血脑屏障快速开放，继发性缺氧、低血压等可加重血脑屏障的开放。血脑屏障的急性开放可导致血液成分进入脑组织内，如炎症细胞进入增强或诱导局部炎症反应，加剧损伤，免疫细胞和细胞因子进入脑组织启动脑内免疫反应过程，这些可能是导致脑外伤后遗症的重要原因，如炎症瘢痕、癫痫和多发性硬化症等。同时血脑屏障开放导致钠、水自由进入脑组织导致脑水肿，而脑水肿是创伤性脑损伤致死的一个重要原因。因此，抑制血脑屏障的通透性增加，可有效抑制后续的损伤。血脑屏障由脑微血管内皮细胞、周细胞、星形胶质细胞终足和基底膜组成，其中脑微血管内皮细胞是血脑屏障的主要结构，血脑屏障的连接复合体包括紧密连接和黏附连接。有实验表明 bFGF 能够上调脑外伤后细胞间紧密连接蛋白的表达，降低血脑屏障通透性，促进脑血管内皮细胞的迁移。

　　颅脑损伤后 bFGF 基因表达的变化，说明它在颅脑损伤后一系列细胞反应及神经功能恢复过程中起重要作用，尤其是 bFGF 促进神经元存活，促进血管生成和神经胶质细胞增生，使更多神经细胞在病理状态下得以生存。不同程度的颅脑损伤后 bFGF mRNA 表达的时相特征表明，大脑皮质 bFGF mRNA 随损伤程度加重，其表达也呈相应增加趋势，表明中枢神经系统对颅脑的自我保护能力。重型颅脑损伤坏死神经元明显多于轻度颅脑损伤，又说明了中枢神经系统保护自我对抗损伤能力的有限性。因此在脑组织遭受损伤，更多神经细胞需要营养因子支持状态下，外源性给予很有必要。但目前有研究表明，缺血前或缺血后数小时内，外源性 bFGF 可使梗死体积显著缩小，但在脑损伤 24 h 后给药与对照组无明显差异，因此 bFGF 引起梗死体积缩小的有效治疗窗为缺血后 2 ~ 24 h，局灶脑缺血 3 h 开始灌注给药效果较理想。

　　bFGF 表达是否随脑组织病理改变发生相应变化，在大脑不同部位表达是否一致，目前研究较少。由于 bFGF 是高分子蛋白，不能够通过血脑屏障，所以可能的治疗途径是对 bFGF 进行化学修饰，增加其透过血脑屏障的功能，目前有关 bFGF 治疗的剂量、用药途径、治疗窗以及短期和长期副作用有待进一步细致地研究。

五、成纤维细胞生长因子与骨骼疾病

　　作为机体最大的器官，骨骼具有支撑机体、协助运动和保护内脏器官等重要功能，并在调节机体钙、磷和镁等离子平衡中起到关键的作用。骨骼一直处于新陈代谢状态，从而维持骨强度和骨的完整性。近年来，对于 FGF/FGFRs 广泛而深入的研究已经清楚地表明，FGF 及其受体在骨骼生长发育和成年后骨稳态的维持中具有重要的作用，其水平的调控及相关分子机制的改变都与骨骼疾病的发生发展紧密相关。

在骨折愈合过程中，bFGF 调控骨折愈合的作用与 FGF-1 类似，但其作用更强些，因此，对其在骨折修复中的作用研究较多。FGF-1 和 bFGF 在骨折修复的早期阶段，骨折区域的肉芽组织中可检测到。随后，FGF-1 和 bFGF 在间充质细胞、成熟软骨细胞和成骨细胞表达，并能够提高成骨细胞内 TGF-β 的表达。FGF-1 和 bFGF 的共同作用是作为各种间充质细胞，包括成纤维细胞、软骨细胞和成骨细胞的促有丝分裂原。但是，bFGF 还存在着其他特殊作用。bFGF 基因敲除小鼠表现出骨重量的减轻和骨矿化沉积的减低，提示其在骨量的沉积和维持中的重要作用。此外，bFGF 还能够通过上调 VEGF 的表达，促进移植骨的血管化和新骨形成。bFGF 除了具有促有丝分裂和血管生成的作用，还可以刺激骨吸收。这些特性提示，bFGF 对骨折修复的几个阶段均有潜在的影响。但是，bFGF 在骨折愈合中的作用在许多文献中存在不同的观点。在狗的胫骨切开术模型中，单独注射 bFGF 后出现了早期骨痂尺寸变大以及软骨痂的吸收速度加快，最终通过刺激骨痂的重塑来加快骨折的愈合。Chen 等通过对兔的骨干骺端手术建立骨折模型，并在骨折处局部注射 bFGF，结果发现其有加速骨折愈合和增加骨折部位矿化密度的作用。但是，Nakajima 等在大鼠闭合性骨折的模型中，研究了 bFGF 对软骨发生相关基因的时空表达模式的影响，提出外源性 bFGF 能够增加软骨性骨痂，但是并不能加快骨折愈合的速度。Bland 等通过对兔胫骨骨折模型的研究，提出骨折后 4 天局部注射外源性的 bFGF 对骨折愈合并没有显著性的作用。

在 FGF 的诸多家族成员中，FGF-23 作为近年来其中的研究热点，已经被证实与血磷代谢有密切的联系。磷作为一种非常重要的无机非金属元素，对于机体的健康具有十分重要的意义。磷在体内以无机磷酸盐和有机磷酸酯的形式存在，其中存在于血浆中的无机磷酸盐称为血磷。但现在对其内稳态调节机制还了解有限，仅知道维生素 D_3 和甲状旁腺素可以影响磷的代谢。而 FGF-23 的发现无疑使人们对血磷的体内代谢机制有了新的理解，尤其是遗传学的进展已经表明其过多和过少都可以导致疾病的发生，因此相应研究有望为这些疾病的治疗带来希望。

从已有的证据来看，FGF-23 过表达或基因突变导致其降解减少，最终使其积累。FGF-23 浓度升高使肾脏对磷的重吸收减少而出现低血磷现象，从而引发多种疾病，人类 FGF-23 就是从常染色体显性低血磷佝偻病患者中鉴定获得的。此外，FGF-23 过多造成的低血磷，还与肿瘤诱导的骨软化和骨纤维性结构不良等疾病密切相关。相反，FGF-23 的缺失突变造成浓度降低，引起肾脏对磷的重吸收增加而排泄减少，最终引起严重的高磷血症，这也与多种疾病相关，如瘤样钙质沉着症。此外，在动物研究领域中也发现，FGF-23 与衰老有密切关系，通过基因工程方法获得的 FGF-23 突变小鼠，除了表现为严重高血磷外，还出现异常的骨骼形态、严重的生长阻滞和显著的寿命缩短等衰老的症状。一系列的研究表明，FGF-23 是一种非常重要的血磷内稳态调节因子，对于维持机体正常的血磷浓度具有十分重要的意义，而且深入研究还揭示其调节血磷稳定的作用机制。

研究发现，通过基因剔除技术获得的 FGF-23 小鼠与另外一种抗衰老蛋白 Klotho（常缩写为 Kl）基因缺陷小鼠的衰老表型相似，都出现了骨骼发育不良、骨质疏松和肌肉老化等。因此，可以确定 FGF-23 的功能与 Kl 蛋白密切相关。人的 Kl 蛋白全长 1012 个氨基酸（小鼠为 1024），是一种单跨膜蛋白，主要在肾脏、胎盘、小肠和前列腺中表达。Kl 蛋白可直接与 FGFR 类型的受体结合，两者形成的复合体与 FGF-23 的亲和力远远大于单独一种与 FGF-23 的亲和力。因此，Kl 蛋白是 FGF-23 信号转导中受体的基本辅助因子。最新研究表明，Kl 蛋白本身就是 FGF-23 的共受体之一。使用肾脏匀浆液为材料，研究发现 Kl 蛋白本身也可以与 FGF-23 特异性结合，当前者的表达增加，可以增强肾细胞与后者的亲和力，并且细胞对后者的反应敏感性加强。将 Kl 蛋白的单克隆抗体注射到小鼠体内，FGF-23 的诱导作用明显降低。因此，Kl 蛋白和 FGF 类型受体 FGFR1 共同构成了 FGF-23 受体来介导 FGF-23 的信号转导。

对 FGF-23 自身表达调节的研究发现，FGF-23 受到一个反馈机制的影响。对于健康人而言，血磷浓度明显降低，可以导致血清中 FGF-23 的浓度降低和 $1,25-(OH)_2D_3$ 水平升高。这种物质上的变化可增强肾小管对磷的重吸收，从而升高血磷。在大鼠体内研究结果显示，注射大量的 $1,25-(OH)_2D_3$，增强了磷的重吸收，使血磷升高，并显著升高血清 FGF-23 的浓度，后者再通过减少维生素 A 的活化而降低 $1,25-(OH)_2D_3$ 的浓度，从而实现最终的血磷稳定。总的来说，血磷浓度升高可以使骨骼 FGF-23 的表达增加，并远距离作用于肾脏上的靶细胞。一方面通过 Kl 蛋白 /FGFR1 共受体介导而抑制 $1\alpha-$ 羟化酶的表达和活性，使活性维生素 D_3 降低，减少对磷的重吸收。另一方面抑制 Na/Pi 共运输蛋白的表达，也减少磷的重吸收，最终使肾脏对磷的排泄增加，降低血磷；相反，当血磷降低，则通过抑制 FGF-23 的表达而使活性维生素 D_3 及 Na/Pi 共运输蛋白增加，从而升高血磷浓度。这一系列的反馈机制实现了机体稳定的血磷环境和正常的物质代谢过程。

骨髓中的细胞包括造血细胞和非造血细胞两大类，其中骨髓基质非造血细胞中含有间充质干细胞（mesenchymal stem cells，MSCs）。骨髓间充质干细胞具有自我增殖和多向分化的特性，在不同诱导条件下可分化成多种类型的结缔组织，如骨、软骨、骨骼肌、肌腱、韧带、真皮、脂肪和骨髓基质，也可分化成神经系统的神经元和神经胶质细胞等。近年来，骨髓间充质干细胞被认为是组织工程的一种理想种子细胞，与骨骼疾病的修复和骨再生密切相关。迄今为止，在骨、软骨、肌腱组织工程、中枢神经系统疾病及颅脑损伤修复、心肌重建、创面修复、协助重建造血、细胞和基因治疗等方面，MSCs 都已显示出良好的应用前景。

bFGF 是具有很强促分裂活性的细胞因子，对多种细胞具有促增殖和修复作用，是 FGF 家族中研究最为广泛和深入的成员之一。近年来的研究发现，bFGF 对 MSCs 的增殖具有重要的促进作用。Akino 等发现，体外培养的人 MSCs 在 bFGF 或 BMP-2 单独作用或合用 2 天后，其细胞数与对照组相比显著增长，显示了 bFGF 促 MSCs 增殖的作用。利用不同浓度的 bFGF 作用于大鼠 MSCs，结果显示，加入 bFGF 前 3 天，对 MSCs 增殖的影响不很明显；但是从第 4 天起，细胞增殖明显，第 6 天达到高峰。LSD-t 检验结果显示，10 ng/mL 和 20 ng/mL bFGF 组与 5 ng/mL bFGF 组比较，对 MSCs 增殖的影响具有高度显著性差异，10 ng/mL 和 20 ng/mL bFGF 相比对 MSCs 增殖的影响无显著性差异，5 ng/mL bFGF 与对照组比较有高度显著性差异。提示，10 ng/mL bFGF 可能是刺激大鼠 MSCs 增殖的最佳浓度。另有研究表明，通过观察 bFGF、IL-1α、IL-3 和 IL-6 等细胞因子对人 MSCs 增殖的影响，发现其中的 bFGF 的促增殖作用最为明显。在 3 ng/mL 和 7 ng/mL bFGF 浓度范围内，与 MSCs 集落的生长呈显著正相关性。bFGF 与对照组比较，5 ng/mL 和 7 ng/mL 组明显促进 MSCs 集落的生成，7 ng/mL 组比 5 ng/mL 组作用更强。但是，值得注意的是，当 bFGF 浓度超过 7 ng/mL 时，对 MSCs 集落的生成无明显刺激作用，这表明其促 MSCs 增殖作用是具有浓度范围限制的，只有在适宜浓度梯度内才能达到最佳效果。

另有报道表明，在骨髓间充质干细胞分泌的多种细胞因子中，包括 IL-1α、IL-6、IL-7、IL-8、IL-11、IL-12、IL-14、IL-15、M-CSF、GM-CSF、G-CSF、LIF、Flt-3 配体、SCF、bFGF 和 EGF 等，其中 bFGF、IL-1α 和 IL-6 等可结合 MSCs 的相应受体，刺激后者的增殖，这被称为自分泌调节机制。这表明在一般情况下，bFGF 即由 MSCs 产生，并刺激后者自身的增殖，这也显示了前者对后者增殖的重要作用及两者密不可分的关系。不过，bFGF 对 MSCs 增殖的作用机制，目前学术界尚无定论，一般认为是通过与细胞膜上的受体结合，进而通过胞内传导通路发挥促进作用，细胞膜上的受体数目和功能高低在不同的细胞、不同的动物有所差别，因此对 bFGF 刺激细胞增殖的有效浓度，不同文献报道的差异很大。当 bFGF 与受体的结合达到平衡时，生物作用最大，此时再增加其浓度不会继续增加生物效应。因此，bFGF 对 MSCs 的促增殖作用与前者的剂量之间并非单纯的线性关系。关于 bFGF 促 MSCs 增殖的具体传导通路，目前较受关注的是磷脂酶 C 和丝裂原活化蛋白激酶等几条通路。bFGF 与细胞表面的受体结合后激活磷脂酶 C，进而促进原癌基因 c-Fos 和 c-Jun 的转录和表达，引起细胞增殖。同时，三磷酸肌醇浓度升高，通过内质网受体作用释放 Ca^{2+}，导致后者浓度升高，进一步促进磷脂酶 C 活化。此外，活化的磷脂酶 C 可直接磷酸化细胞核膜上的核纤层蛋白 B，引起有丝分裂过程中核纤层的解离，促进分裂。Mansukhani 等认为，bFGF 与其受体结合后，激活丝裂原活化蛋白激酶旁路，促进蛋白酪氨酸激酶和毒性蛋白 Grb2 的释放，引起细胞增殖。也有学者认为，FGF 与受体结合激活丝裂原活化蛋白激酶后，可以增强原癌基因 Src 的表达，从而促进细胞增殖。

MSCs 由于其多向分化潜能和突出的生物特性，已引起了医学基础和临床研究者的广泛重视。bFGF 在 MSCs 的定向分化中是一个重要的诱导剂，可单独或与细胞因子、激素等协同诱导骨髓 MSCs 分化。bFGF 能调控 MSCs 向皮肤组织细胞、成骨细胞、软骨细胞、神经组织和施万细胞等分化。

六、生长因子与生物材料及其联合作用

生长因子与生物材料是组织工程治疗中所不可或缺的部分。组织工程是使用生物材料、生长因子与种子细胞为某组织损伤提供一个促进生长修复微环境，从而达到治疗的效果。以下介绍生长因子及生物材料，并且归纳部分含生长因子的生物材料在治疗中所发挥的作用。

外伤或炎症等导致的部分组织损伤的修复一直是医生们渴望解决的问题。而随着医疗研究的深

入，我们发现了一个新的治疗组织损伤的方式——组织工程。组织工程分为细胞型组织工程及非细胞型组织工程。细胞型组织工程的基本方法是将体外培养的高浓度组织细胞（即种子细胞），种植于一种生物相容性良好，具有三维空间结构，并可逐渐在生物体内降解吸收的生物材料上，使细胞能按预制形态的三维支架生长，以达到修复缺损和重建功能的目的。非细胞型组织工程则是不使用种子细胞来治疗。因而我们可以得知，生长因子与生物材料是组织工程治疗中的重要部分。

生长因子是通过细胞间信号传递影响细胞活动的一类多肽因子，广泛存在于多种组织细胞中，不仅具有促进血管生成的作用，而且其表达产物是可溶性的，表达后可从细胞中分泌出来，扩散性强，易到达靶细胞，从而很好地发挥生物学活性。有促进或抑制细胞的增殖、迁移和基因表达的作用，在生物体的发育与损伤修复过程中发挥重要的作用。常用生长因子包括胰岛素样生长因子（IGF）、碱性成纤维细胞生长因子（bFGF）、转化生长因子β（TGF-β）、骨形态发生蛋白（BMP）等。

单独使用生长因子，由于生长因子半衰期短，易被酶降解，不能满足对局部和全身的治疗作用。并且价格昂贵，体内给药困难，不能维持生长因子的有效浓度，因此不能达到理想效果。

生长因子多数已被证实具有协同作用，单一的因子不能模拟比如体内骨再生的复杂过程。传统的向靶区快速注射生长因子的方法也不能很好地模拟体内细胞之间信号的传递，不能在局部根据细胞的功能调节有效地释放细胞因子，快速注射的生长因子容易经体液扩散后被机体分解减弱其作用。

因此构建可负载各种生长因子的细胞平台，在为移植细胞提供附着基质的同时，指导细胞增殖、分化并加速移植载体再血管化进程已成为当今学术界改善细胞移植效果的重要研究策略，各种生长因子的缓释平台层出不穷。而在组织工程治疗中将生长因子黏附于生物材料制成的生物支架成了我们在研究道路上的一个重要成果。

生物材料通常指以医疗为目的，单独或与药物一起，用于组织或器官的治疗或替代以修复受损组织的材料。使用生物材料的目的是为组织细胞生长提供三维支架，在对损伤部位进行填充、替换的同时，促进细胞的黏附、增殖乃至分化。

理想生物材料所应满足的条件有：①良好的生物相容性。②可降解性及合适的降解速率。③合适的孔径结构。④合适的表面理化性质和良好的细胞界面关系。⑤与植入部位组织的力学性能相匹配的结构强度。⑥便于加工成理想的二维或三维结构，可获得所需的组织或器官形状。

生物材料可与生长因子共价结合使得生长因子的释放相对稳定，而随着生长因子的释放和局部作用，种植于其上的干细胞也发生了明确改变。可以推测，利用这一平台进行细胞的体内移植，极有可能会促进细胞周围组织的再血管化，为移植细胞的存活创造有利条件，减少移植细胞的流失。

含生长因子的生物材料在应用中可发挥的作用主要包括以下几项。

（一）诱导分化

熊高鑫等通过实验观察发现，单纯支架材料在没有种子细胞和生长因子的作用下很难自行诱导为软骨组织。而BMSCs植入含生长因子（bFGF和TGF-β1）的支架材料后经诱导可向软骨定向分化。分化后的细胞可继续成活增殖发挥软骨活性，并完全生成软骨组织。

周强等通过实验，观察结果发现，吸附有 BMP-2 和 TGF-β1 的 CPPf/PLLA 材料有良好的诱导成骨能力，术后 2 周即有明显的成骨反应和新骨形成，比单纯 CPPf/PLLA 植入和空白对照的成骨反应出现早且成骨能力大大提高。随着活组织的长入和材料的逐渐降解，新骨形成不断向中心部延伸，12 周基本修复了股骨头的骨缺损区。其成骨方式主要为膜内成骨，极少见软骨内成骨，因而提高了骨形成的质量且缩短了骨修复的生理过程。单纯 CPPf/PLLA 植入和空白对照组成骨能力低下，在实验观察时间内不能修复骨缺损。

郑军等通过实验，发现术后 2 周，实验组出现大量前成骨细胞和成骨细胞，反映了富血小板血浆 PRP（含大量生长因子）对细胞增生、分化及对新骨形成具有明显的促进作用，PI 促使骨原细胞和成骨细胞增殖并迁移进入骨移植材料中，并诱导各种骨原细胞向成骨细胞分化。

张开伟等通过实验结果分析得出，碱性成纤维细胞生长因子微囊通过释放的碱性成纤维细胞因子的神经诱导及趋化作用促进了再生轴突的胞质运输功能，且将神经营养因子经轴突逆行运输至胞体，与其受体特异性结合，通过控制 Na^+–K^+ 泵活动等复杂机制，促进受损神经元存活，促进蛋白质、微丝、微管的生物合成。

（二）生长因子缓释

要发挥生长因子的生物作用，可将生长因子加入到合适的载体，使其免受蛋白水解，在需要的地方长时间地可控释放，而保持生长因子的活性作用。生长因子的生物活性不仅在于它的本身特性，而且还与提呈给细胞的空间性及时间性有关。

研究人员通过实验发现，在含有 IGF-1 复合支架的作用下，牙周细胞黏附和增殖在培养 1 天后，两组比较未见明显差异，但是在培养第 7 天、第 28 天，负载 IGF-1 的壳聚糖胶原支架组明显高于普通胶原组。可见应用 IGF-1 可促进牙周细胞的进一步黏附和增殖。同时实验显示负载 IGF-1 的壳聚糖胶原支架组对于复合重组人转化生长因子 β1 的释放更持久，普通胶原组在应用 24 h 后已基本释放完全，而负载 IGF-1 的壳聚糖胶原支架组在应用 1 周后仍有良好的释放效果。可见应用负载 IGF-1 的壳聚糖胶原支架可使药物的释放更均衡，治疗的作用更持久，更有利于患者的治疗。

而关于缓释控释的方法也有多种：

Yamamoto 等认为等电点为 5.0 的酸性明胶与碱性的 bFGF、TGF-β 复合，而等电点为 9.0 的碱性明胶应与显酸性的骨形态发生蛋白（BMP-2）、血管内皮生长因子（VEGF）形成 PECs，才能使生长因子有效释放。Luo 等研究发现振荡磁场较静磁场及无磁场条件下血管内皮生长因子释放量及释放时间有增加趋势。啜俊波等利用碳化二亚胺法处理可激活其表面富含的羧基，相互交联或与多种生长因子共价结合，这种共价结合使得生长因子的释放相当稳定。

而最常用的应用缓释纳米微球，如在聚羟基丁酸 - 羟基辛酸共聚酯载生长因子的缓释纳米微球的实验中发现，在释放初期阶段生长因子主要是在浓度梯度作用下释放，随着羟基丁酸与羟基辛酸共聚物（包裹材料）的降解和融蚀，生长因子在浓度梯度作用下从孔道扩散到组织，随着羟基丁酸与羟基辛酸共聚物完全降解，微球体系崩解，生长因子完全释放出来。

（三）生长因子联合作用

生长因子多数已被证实具有协同作用，单一的因子不能模拟体内骨再生的复杂过程。传统的向靶区快速注射生长因子的方法也不能很好地模拟体内细胞之间信号的传递，不能在局部根据细胞的功能有效地调节细胞因子的释放。

正如BMP诱导形成的是一种软骨内化骨。BGFG是化学趋化及调节蛋白，因而对创伤与组织修复、血管形成有促进作用，与BMP之间有协助作用，促进新骨增加。

研究表明，TGF-β不仅能够调节骨、软骨细胞生长分化，还调节其他细胞因子在软骨中的表达与作用。比如TGF-β能增强碱性成纤维细胞生成因子（bFGF）促软骨细胞胶原和蛋白多糖的合成作用，TGF-β和胰岛素样生长因子（IGF-1）协同作用可使培养的大鼠关节软骨细胞DNA合成提高10.4倍，而单独作用分别是6.5倍和2.1倍。

普遍认为PRP中多种生长因子的联合作用刺激成骨，加速了骨修复。PRP中含有的生长因子包括血小板衍生生长因子、转化生长因子β、血小板衍生表皮生长因子等，对骨组织的再生和修复都有促进作用。郑军等通过实验也验证了这一点。

周强等整理资料得知BMP-2是最重要的成骨诱导因子之一，它可明显增加骨形成量，提高骨折愈合强度和速度。TGF-β1是重要的成骨调节因子之一，它自身促进骨修复的能力虽弱，但可以提高BMP-2的诱导成骨活性，增加骨痂形成量并提高骨愈合强度，说明二者在诱导成骨和促进骨愈合方面有明显的协同作用。

Vaidya等研究表明rhBMP-2椎间融合率虽然高，移植骨下沉率却达到了33%，这表明BMP-2诱导成骨可能还需要其他生长因子的参与和协同，或者说BMP-2和其他生长因子相互促进共同作用于骨愈合过程。TGF-β有明确的促成骨细胞增殖和分化效应，既能促进膜内成骨，又能促进软骨内成骨，同时实验也证实TGF-β能够弥补BMP-2的不足，明显增强其诱导成骨能力。实验发现实验早期复合骨组的TGF-β mRNA表达较低，不能有效地促进间充质细胞增殖与分化，此时如果进行外源性TGF-β的干预，必然达到更理想的成骨效果。

由此我们得知在治疗中含生长因子的生物材料有着许多的功能。但生物材料的结构与理化特性、细胞的包被黏附能力、生长因子的专一性等问题，因此，在组织工程治疗的研究中，我们还需要更加深入了解各生长因子与生物材料的性质，及其是否可以联用。

七、不同类型生长因子及其制剂在临床上的应用

生长因子是一类具有刺激细胞生长活性的细胞因子。他们能与高亲和力、特异的细胞膜受体结合，并调节细胞生长与其他细胞功能。生长因子种类繁多，有表皮生长因子（EGF）、成纤维细胞生长因子（FGF）、血小板衍生生长因子（PDGF）以及生长激素释放抑制因子等。此外，皮质醇和甲状腺激素等也属于生长因子。不同类型的生长因子性质不同，根据不同类型的生长因子可以选择不同的生物制剂，以便于促进它们在临床上的应用。如重组人表皮生长因子外用溶液、重组人表皮生长

因子衍生物外用喷剂、重组碱性成纤维细胞生长因子凝胶剂、神经生长因子复合缓释制剂等。

（一）重组人表皮生长因子外用溶液

压疮是指皮肤或皮下组织由于压力，或复合有剪切力或摩擦力作用而发生在骨隆突处的局限性损伤。目前临床用于治疗压疮的方法很多，中药外敷、抗生素内服等，但是压疮的愈合时间较长。而重组人表皮生长因子外用溶液联合碱性成纤维细胞生长因子外用溶液在压疮的临床治疗中，可激活表皮细胞的趋向性移动，对上皮细胞有强烈的促生长作用，能促进细胞外基质透明质酸、纤维连接蛋白、胶原蛋白、糖蛋白等合成，调节胶原的降解及更新，增强创面抗张强度，提高上皮细胞的完全再生度和连续性。在无氧状态下 rhEGF 还能够刺激上皮毛细血管的再生，促进上皮再形成，有利于预防和减少瘢痕的形成，提高创面修复质量。此外有临床研究表明，bFGF 能够促进新生血管形成，可通过对细胞的调控促进肉芽组织的生成，促进皮肤软组织和骨组织中各种与损伤修复重建有关的细胞分裂增殖，有效促进创面愈合，同时通过部分重建基底膜结构而减轻瘢痕的形成。临床上发生的压疮多为 Ⅱ ~ Ⅳ 期，上皮细胞的再生是压疮创面愈合的基本条件，而两种溶液的联合应用满足了条件，加速了创面愈合，对创面刺激性小，易被广大患者接受。

（二）bFGF 缓释海绵

碱性成纤维细胞生长因子是重要的神经营养因子，能够促进创伤愈合、神经组织的修复与保护、神经突起的生长以及胚胎的发育与分化等。研究表明把人碱性成纤维细胞生长因子制作成缓释海绵，对小鼠坐骨神经损伤有良好的恢复和保护作用，且作用明显优于单纯的人碱性成纤维细胞生长因子。缓释海绵中的胶原因具有良好的生物相容性、可降解性、可吸收性及增强从细胞外基质的渗透作用，使之成为蛋白、糖类等药物的良好运输载体。胶原在体内的降解能够缓慢进行且可以控制释放人碱性成纤维细胞生长因子，使人碱性成纤维细胞生长因子在受损神经处产生一个持续作用。总之把生长因子与海绵状胶原相结合所制成的生长因子缓释海绵制剂，在对组织的修复和组织工程中能够起到非常积极的作用，而控制释放生长因子的胶原海绵不仅可以促进皮肤创面的修复，也可促进外周神经的重建，是一种较理想的蛋白等活性药物的控制释放材料。生长因子缓释海绵的应用能够大大延长生长因子在体内对神经修复和保护的作用时间，同时可使创伤局部保持较高的碱性成纤维细胞生长因子浓度，有效解决体内半衰期短、局部浓度低等问题，是未来生长因子在临床应用的一个重大趋势。

（三）bFGF 微球

碱性成纤维细胞生长因子 bFGF 能够促进软骨细胞增殖和基质的合成，将 bFGF 制成微球体系，可以延缓药物降解，降低药物在体内的毒性和刺激性，同时能调控微球的大小、缓释期和溶出度。有研究经过对载体材料和 bFGF 微球制备方法的筛选和探索，发现聚乳酸 – 羟基乙酸共聚物［poly（lactic-co-glycolic-acid），PLGA］微球效果很好，能在较长时间持续释放活性 bFGF。再经过临床动物实验，把 bFGF-PLGA 注射入兔膝关节，最终发现 bFGF-PLGA 微球在兔膝关节腔内可稳定释药，且降解效果良好。微球的材料降解机制除了水解作用之外，还可能受到局部环境因素的影响，尤其是局部温度的影响。微球降解速度受温度影响大，主要原因是一旦局部温度超过材料的相变温度，就会出现明显的球形破坏，使微球在降解末期呈无定形态，而不是通常所呈现的蜂窝状，从而加速了其降解速度。此外，也有文献证实，应力对载体材料降解也有一定的影响。通过该类研究找出微球释放药物的一般规律，对往后应用于临床治疗有积极的意义，使可降解微球技术成为生长因子新型给药的重要途径。

（四）bFGF 凝胶剂

碱性成纤维细胞生长因子 bFGF 对多种细胞的生长、分化及功能有一定的作用，可促进细胞中胚层源和神经外胚层源的大部分细胞有丝分裂，还能改变大量细胞非有丝分裂的功能，生物学效应广泛，已应用于临床皮肤创伤和角膜外伤的修复。而 bFGF 水溶液剂和冻干粉末剂，存在明显的缺点，如有效期短、不易运输、易污染、使用不方便、患者依从性差。为了克服这些缺点，有实验以卡波姆940、甘油、1，2-丙二醇为基质，加入复方保护剂（肝素、人血白蛋白、甘露醇和 HP-β-CD），将 bFGF 制成 bFGF 凝胶剂，其中以卡波姆为基质而制成的凝胶剂具有释药快、涂展润滑、无油腻性、对皮肤和黏膜无刺激性、药膜的附着性和均匀性都较好、不污染衣物、黏度适宜和制剂稳定等优点。同时通过实验证明凝胶剂作用于创伤表面时，可在创伤表面形成一层薄膜，具有一定的屏障功能，能起到一定的保护作用，还可以减少刺激，防止污染，且流动性没水溶制剂大，停留时间较液体制剂长，产生一个缓释持久的作用，加速创面愈合。临床上已利用重组牛碱性成纤维细胞生长因子外用凝胶剂治疗复发性阿弗他口腔溃疡（RAU），主要也是通过促进细胞生长分化及肉芽组织形成，抑制新生细胞降解，明显缩短溃疡愈合时间。相比较而言，bFGF 凝胶剂在剂型上就比 bFGF 水溶液剂更适用于创面治疗。

（五）外用重组牛碱性成纤维细胞生长因子喷雾剂

bFGF 喷雾剂是由能促进创面修复的重组牛碱性成纤维细胞生长因子制造而成的生物制剂，具有促进修复和再生作用的一种多功能细胞生长因子。常用的 bFGF 喷雾剂可用于颌面部软组织擦伤的治疗，能够明显缩短创面愈合时间、防止瘢痕增生、降低感染、减少色素沉着、安全性好、操作简单、无不良反应。bFGF 喷雾剂的优势在于能够给颌面部皮肤损伤组织的正常新陈代谢提供所需的湿润环境，始终保持创面的湿润，能够使组织正常修复愈合，从而不易形成瘢痕，同时还能够抑制胶原纤维过度增生，协调胶原纤维与上皮细胞增生的比率，减少瘢痕的形成。bFGF 喷雾剂对颌面部软组织擦伤的治疗效果优于外科的常规治疗方法，它可以在创面上形成一层药物保护膜，控制和隔离细菌侵犯，提高机体的非特异免疫功能，降低细菌致病性，促进创面愈合。其次还有活血化瘀、止痛的效果，能够覆盖创面，阻断空气对创面的直接损伤，保护神经末梢从而减少痛觉的传导。bFGF 喷雾剂的临床使用非常安全，对于损伤组织的愈合有一系列的优点，容易让患者接受，是一种疗效显著的治疗皮肤软组织擦伤的首选外用药，值得临床推广应用。

（六）生长因子复合贴剂

表皮生长因子（EGF）在临床上的制剂以喷雾剂为主，对创面具有保护和抗感染作用，但其不能缓慢释放和不具有引流等不足之处也较为突出。有实验以壳聚糖为成膜材料，结合表皮生长因子和碱性成纤维细胞生长因子（bFGF）以及其他成分制备成复合贴剂。首先，壳聚糖具有无毒和良好的生物相容性等优点，并且柔韧性、吸水性和透气性均较好，在各种成膜材料中具有优势。其次，壳聚糖的抗菌、消炎、减少创面渗出的功能，为 EGF 和 bFGF 充分发挥细胞增殖作用提供了基础，同时壳聚糖逐步的降解过程，不仅使生长因子处于缓释状态，还可以有效保护创面免受再损伤，使感染创面的愈合时间明显缩短。在使用外源性的 EGF 和 bFGF 时，微量和持续缓慢释放是其高效发挥作用的基础，相比而言，喷雾剂就明显不具备这些优点。

（李校堃　肖健）

第二节　蛋白多肽及其他药物

一、蛋白多肽

多肽和蛋白质类药物指用于预防、治疗和诊断的多肽和蛋白质类物质生物药物。多肽是 $\alpha-$ 氨基酸以肽链连接在一起而形成的化合物，它也是蛋白质水解的中间产物。N 条多肽链按一定的空间结构缠绕纠结就构成了蛋白质。大分子蛋白质水解会生成多肽。生物药物按药物的结构分类可分为：氨基酸及其衍生物类药物、多肽和蛋白质类药物、酶和辅酶类药物、核酸及其降解物和衍生物类药物、糖类药物、脂类药物、细胞生长因子和生物制品类药物。

（一）血小板衍生生长因子

血小板衍生生长因子（Platelet-derived growth factor，PDGF）为一种生长因子，可以调控细胞的生长和分化，且在血管新生上扮演重要角色。未控制的血管新生常常导致癌症。在化学上 PDGF 为糖蛋白二聚体，且有 A 和 B 两种不同形式，可组合为 AA、AB 和 BB 等结构。

PDGF 是一种有效的间充质细胞丝裂原，调控成纤维细胞、平滑肌、神经胶质细胞。在小鼠和人类中，PDGF 信号网络包括四种配体，从 PDGFA 到 PDGFD，与两个受体 PDGFRA 和 PDGFRB。所有 PDGF 都表达到胞外，并通过二硫键连接形成同源二聚体，但只有 PDGFA 和 PDGFB 可以形成有功能的异源二聚体。

PDGF 在被合成出来之后，会先贮存在血小板中的 α 颗粒当中，直到受到刺激后才释放出来。另外，平滑肌细胞、活化的巨噬细胞和上皮细胞等多种细胞也会制造 PDGF。

医疗上，可使用合成的 PDGF 加速慢性溃疡病灶的愈合；骨科和牙周病专科也会以 PDGF 治疗骨质流失。

1. 分类

五种不同的 PDGF 配体通过两种受体激活细胞反应。已知的配体包括 A（PDGFA）、B（PDGFB）、C（PDGFC）和 D（PDGFD），以及 AB 异二聚体。受体包括 α（PDGFRA）和 β（PDGFRB）。

2. 机制

PDGF 的受体 PDGFR 属于酪氨酸激酶（RTK）受体，一种细胞表面受体。已经鉴定了两种类型的 PDGFR：α 型和 β 型 PDGFR。α 型结合 PDGF-AA，PDGF-BB 和 PDGF-AB，而 β 型 PDGFR 以高亲和力结合 PDGF-BB 和 PDGF-AB。PDGF 结合位于第二和第三免疫球蛋白结构域内的 PDGFR 配体结合口袋。在被 PDGF 激活时，这些受体二聚化，并且通过其胞质结构域上的几个位点的自身磷酸化而"开启"，用于介导辅因子的结合，并且随后可通过 PI3K 通路或通过反应性氧物质（ROS）介导的 STAT3 途径激活。其下游作用包括调节基因表达和细胞周期。PI3K 的作用已经被几个实验室研究。积累的数据表明，虽然这个分子一般来说作为生长信号复合物的一部分，但它在控制细胞迁移中发挥更深远的作用。不同的配体同种型对受体同种型具有可变的亲和力，并且受体同种型可以可变地形成异型或同型二聚体，这导致下游信号传导的特异性。已经显示 sis 癌基因来源于 PDGFB 链基因。PDGF-BB 是 PDGFR-β 的最高亲和力配体；PDGFR-β 是纤维发生过程中肝星状细胞活化的关键标志物。

3. 功能

PDGF 在早期发育阶段期间是促有丝分裂的，驱动未分化间充质和一些祖细胞群体的增殖。在后来的成熟阶段，PDGF 信号传导涉及组织重塑和细胞分化，以及参与图案化和形态发生的诱导事件。除了驱动间充质增殖，已显示 PDGFs 在发育期间和在成年动物中指导多种专门的间充质和迁移细胞类型的迁移、分化功能。该家族的其他生长因子包括在血管生成和内皮细胞生长中有活性的血管内皮生长因子 B 和 C（VEGF-B、VEGF-C），以及在血管生成中也有活性的胎盘生长因子（PLGF）。

PDGF 在胚胎发育、细胞增殖、细胞迁移和血管发生中起作用。PDGF 的过表达已经与几种疾病相关，例如动脉粥样硬化、纤维化疾病和恶性肿瘤。

PDGF 是成纤维细胞的细胞分裂中必需的元件，成纤维细胞是在伤口愈合中特别普遍的一种结缔组织细胞。实质上，PDGF 允许细胞跳过 G1 检查点以便分裂。已经表明，在单核细胞 – 巨噬细胞和成纤维细胞中，外源施用的 PDGF 刺激趋化性、增殖和基因表达，并显著增加炎性细胞和成纤维细胞的流入，加速细胞外基质和胶原形成，从而减少愈合过程的时间。

在间充质干细胞的成骨分化方面，显示当由表皮生长因子对 PDGF 刺激时，MSC 具有更强的分化为成骨细胞的能力。然而，比较它们之间的信号传导途径揭示了 PI3K 通路被 PDGF 活化，EGF 没有作用。化学抑制 PDGF 刺激的细胞中的 PI3K 途径消除了两种生长因子之间的差异效应，并且实际上赋予 PDGF 成骨分化的作用。渥曼青霉素是 PI3K 特异性抑制剂，与单独的 PDGF 或者 EGF 相比，用渥曼青霉素与 PDGF 组合处理细胞促进成骨细胞分化。这些结果表明，在 PDGF 存在下，渥曼青霉素的添加可以显著增加细胞对成骨细胞系的响应，因此可以减少对更高浓度的 PDGF 或其他生长因子的需要，使得 PDGF 成为更活跃的成骨生长因子，比目前在本领域使用的其他更昂贵的生长因子如 BMP2 更有优势。

已知 PDGF 维持少突胶质细胞祖细胞的增殖，显示成纤维细胞生长因子激活在少突胶质细胞祖细胞中正调节 PDGF 受体的信号传导途径。

4. 研究

像已经与疾病相关的许多其他生长因子一样，PDGF 及其受体提供了用于治疗疾病的受体拮抗剂的市场。这样的拮抗剂包括（但不限于）靶向感兴趣分子的特异性抗体，其仅以中和方式起作用。

年龄相关的胰岛 β 细胞上的 PDGF 受体的下调已经证明在动物和人细胞中都阻止胰岛 β 细胞增殖，并且其再表达通过胰岛素分泌触发 β 细胞增殖和校正葡糖糖调节能力。

非病毒 PDGF "生物贴片" 可通过经由基因将纳米尺寸颗粒中的 DNA 直接递送到细胞中来再生丢失或损伤的骨。修复骨折、固定颅面缺陷和改善牙植入物是潜在的用途。该贴片使用胶囊平台接种含有产生骨所需的基因的颗粒。在实验中，新骨完全覆盖实验动物的头颅伤口并刺激人骨髓基质细胞的生长。

（二）生长激素

生长激素（HGH）是一种肽类激素。它可以促进动物和人的发育以及细胞的增殖。它是一种一百九十一单链肽，含有 191 个氨基酸分子，由垂体中的生长激素细胞合成、存储和分泌。通过重组 DNA 技术制造的生长激素简称 rhGH。

临床上生长激素被用于治疗儿童生长迟缓和成人的生长激素不足。近年来，使用人类生长激素（HGH）来防止衰老的替代治疗非常流行。据报道，HGH 有减少体内脂肪、增加肌肉、增加骨密度、增加体力、改善皮肤光泽和肌理、改善免疫系统功能等疗效。

1. 基因序列

人类生长激素的基因位于 17 号染色体的 q22-24 区域上。并与人类绒毛膜促乳素（也称为胎盘催乳素，placental lactogen）的基因非常靠近。生长激素、绒毛膜生长素和催乳素（PRL）是一组同源激素，分别和促进生长、刺激泌乳有关系。

2. 结构

人类生长激素分子是由 191 个氨基酸残基构成，相对分子质量 22124 u。分子构造具有 4 个 α 螺旋，使生长激素可以和其受体有良好结合。就蛋白质序列上来说，生长激素和泌乳激素以及绒毛膜促乳素在演化上同源。人类的生长激素具有一定程度的专一性，所以尽管和其他物种的生长激素相似度很高还是只能作用在人类和灵长类身上。

有几种生长激素的亚型蛋白进入血液循环，其中大部分都跟生长激素结合蛋白（growth hormone-binding protein，GHBP）以及另一种糖蛋白（acid labile subunit，ALS）三者结合在一起。生长激素结合蛋白是一种由生长激素受体演变而来的蛋白质。

3. 功能

生长激素具有高度的种属特异性。在创伤修复方面，rhGH 的主要功能有：

（1）间接地促进细胞生长作用，能提高细胞的生长速度，重组人生长激素通过作用于肝细胞膜上生长激素受体，产生胰岛素样生长因子 –1 而促进全身组织细胞的生长增殖。

（2）间接地代谢调理作用，促进蛋白质合成，减少蛋白质分解，维持氮平衡，增加脂肪分解和糖异生，提高营养物的转换率。

（3）免疫调节作用，rhGH 在触发吞噬细胞产生超氧阴离子和细胞因子、提高调理素的活力、刺激 B 细胞产生免疫球蛋白等方面起重要的作用。有人在分子水平揭示 rhGH 直接刺激肝细胞蛋白质 mRNA 的表达，从而促进蛋白质的合成。

4. 不良反应

有理论指出使用生长激素可能会增加糖尿病的风险，特别是具有糖尿病倾向又被施以高剂量的人。如果用在运动员训练上，会导致 25 岁以下的年轻人产生严重症状。在英国曾做过一个针对成年人的世代研究（cohort study），分析生长激素（来自尸体脑下腺，从 1985 年以后不再使用）使用者的罹癌概率，其中患大肠癌的概率确有升高，但与生长激素治疗的关系不明确。

经常过量使用生长激素可能会出现一些负面影响。如关节肿胀、关节痛、腕管综合征，同时也会增加糖尿病的风险。

二、化学药物以及中草药类药物

（一）化学药物

感染仍是影响创面愈合的主要因素，所以在化学药物设计方面，不少学者致力于控制创面感染，研究和开发了众多的抗感染外用药物，为创面顺利愈合做出了贡献。在化学药物设计方面，主要以抗感染为主的药物，如磺胺嘧啶银、磺胺嘧啶锌、磺胺米隆、硝酸银、硝酸铈、喹诺酮类银盐等，已得到广泛应用，抗感染效果明显。

1. 磺胺米隆

将磺胺米隆冷霜作为治疗烧伤的局部用药，对某些厌氧菌如破伤风杆菌、梭状芽孢杆菌均有效。该药化学性能稳定，适用于化脓坏死创面，但抗菌活性受到创面菌量的影响，在已严重感染、创面内菌量较高时，应用效果差。磺胺米隆呈高渗、酸性，对创面有刺激性，能抑制碳酸酐酶，可发生代谢性酸中毒。

2. 磺胺嘧啶银

磺胺嘧啶银是一种弱酸，抑菌范围广，对革兰阳性菌和革兰阴性菌均有效，对真菌和霉菌也有较好的抑制作用,对绿脓杆菌抑制效果显著,对耐甲氧西林金葡菌也有一定疗效。磺胺嘧啶银由硝酸银与磺胺嘧啶反应而成,穿透能力介于磺胺米隆与硝酸银之间。在无菌创面应用时发现使用磺胺嘧啶银的创面表皮形成要快于聚维酮碘,应用磺胺嘧啶银创面新血管形成要快于使用硝酸银的创面。创面上应用磺胺嘧啶银,数天后就有部分出现再上皮化。磺胺嘧啶银与组织接触后形成一层薄痂,释出银离子,可与细菌的 DNA 结合,银离子可替代 DNA 分子中的氢离子,使嘌呤与嘧啶之间的距离加宽,从而抑制细菌繁殖。同时,释放出的磺胺嘧啶也可以起到一定的抑菌作用。临床应用磺胺嘧啶银的时间对疗效有决定意义。

3. 硝酸铈

在创面修复中,硝酸铈具有较强的抗菌作用,尤其是对革兰阴性菌和真菌,可明显控制创面菌群,但对革兰阳性菌效果较差。常与磺胺嘧啶银合并使用。有学者观察单用硝酸铈和硝酸铈加磺胺嘧啶银在创面的疗效,发现二者合并使用,抗菌效果明显优于单用硝酸铈。但也有学者认为二者合并使用与单用并无明显疗效差异。低浓度的铈盐即有抗菌作用,当与磺胺嘧啶银合并应用时,可促进磺胺嘧啶铈的形成,为抑菌作用提供铈离子的来源。硝酸铈也具有免疫调节功能。临床研究表明,烧伤皮肤中的"烧伤毒素"是激活产生各种体液因子引起免疫功能低下的主要物质,烧伤毒素较内毒素更能抑制机体免疫功能,硝酸铈具有结合烧伤焦痂中脂蛋白和烧伤毒素的作用,其机理可能与硝酸铈是强氧化剂有关。

（二）中药类

随着中医药研究的不断深入和人们对创面愈合理论认识的加深,使用中药处理临床不同类型创面的实践越来越多,并逐步成为研究的热点。祖国医学对烧伤的治疗和研究报道较多,历代古人总结出许多治疗创伤的药方,根据作用大致分为抗菌消炎药、收敛结痂药、脱痂药、生肌收口药等。例如解毒烧伤膏是根据紫草膏、生肌玉红膏方剂加减而制成的一种纯中药外用软膏剂,主要由生地、大黄、黄檗、地榆、丹皮等中药组成,具有凉血、解毒、活血止痛、祛腐生肌、促进组织修复的作用。现代药理研究表明,其主要成分之一大黄有良好的活血、止血、退热、抑菌、消炎、抗病毒、消除外毒素、增强细胞免疫、稳定机体内环境等作用。

（1）东方烧伤膏（原称东方一号）是以苍术、黄檗、防风、木瓜、玄胡、白及、煅石膏粉、煅炉甘石粉、麻油等为主要成分的中药膏剂。综合上药具有清热祛湿、活血止痛、祛腐生肌的功效,对于难愈性创面具有良好的治疗作用。

（2）敛口生肌药珍珠粉（水溶性珍珠粉）、活血生肌药血竭（血竭素高氯酸盐）、活血生肌药乳香（乳香水提物）、温阳生肌药鹿茸（鹿茸多肽）可促进人皮肤成纤维细胞增殖和胶原合成。

中草药种类众多,目前对其作用机理研究得不够,需进行深入而广泛的实验研究,弄清各种中草药的有效成分和确切的作用机理,在烧伤的救治应用上有着广阔的发展前景。

（三）复方制剂

复方制剂康肤霜是由锌、冰片、氯己定、水溶性基质、少量维生素 A、维生素 E 按一定比例配制成的水包油型白色霜剂。康肤霜中维生素 A 具有促使胶原蛋白交联及组织内沉积、加速创面上皮化、增强巨噬细胞吞噬创面坏死组织、释放细胞生长因子和血管内皮细胞生长因子及纤维连接蛋白的作用；氯己定、冰片均有一定的抗菌消炎作用；锌与细胞分裂增殖、蛋白质合成和多种酶的功能及结构有密切关系，影响蛋白多糖、胶原等基质的合成和上皮的生长；维生素 E 可降低毛细血管通透性，与维生素 A 都具有抗氧化损伤的作用。动物实验提示康肤霜具有明显加速兔深 II 度烧伤创面愈合的作用，为烧伤创面的治疗提供了依据。

（肖健 吴疆）

第三节 浓缩血小板治疗

血小板的主要功能是参与生理性止血、促进凝血并维持毛细血管的完整性等。20 世纪 60 年代以来已确证血小板有吞噬病毒、细菌和其他颗粒的功能。以往临床静脉输注血小板的主要用途是治疗血小板数量减少或（和）功能异常的患者，然而血小板作为一种多功能细胞，如今不仅在血栓形成和止血中发挥作用，而且在血管发生、组织修复和炎症等过程中也扮演着重要的角色。

（一）历史发展

20 世纪 70 年代即已开展了富血小板血浆（platelet rich plasma，PRP）应用于创伤修复中的研究。1977 年，Harke 等首次分离制备 PRP，成功地将其用于心脏外科手术患者。1993 年，Hood 等在 PRP 中加入凝血酶和钙离子，并将其所形成的凝胶状物质代替纤维素凝胶，首次提出了血小板凝胶（platelet gel，PG）的概念。近年来，有关血小板应用于创伤修复的研究有了更加深入与广泛的发展，涉及颌面外科、矫形外科、整形外科和美容外科等多学科，甚至在细胞培养（包括干细胞培养）、基因工程、组织工程、抗衰老、运动医学方面以及创伤修复的完美愈合中显现出独特的作用。

目前有关浓缩血小板的命名纷繁复杂，较为流行的如富血小板血浆（platelet rich plasma，PRP）和富血小板纤维蛋白（platelet rich fibrin，PRF），甚至被人为地定义为一代二代产品。另外，还有浓缩生长因子（concentrate growth factors，CGF）、富血小板浓缩液（platelet-rich concentrate，PRC）（concentrated platelet-rich plasma，cPRP）、富集血小板血浆（platelet-enriched plasma，PeRP）、血小板凝胶（platelet gel，PG）、血小板释放生长因子（platelet-released growth factors，PRGF）、富含生长因子的血浆（plasma rich in growth factors，PRGF）、改进型 PRF（advanced PRF，A-PRF）、富

白细胞血小板血浆 / 纤维蛋白（leukocyte- and platelet-rich plasma/fibrin，L-PRP/L-PRF）、去白细胞血小板血浆 / 纤维蛋白（pure platelet-rich plasma /fibrin，P-PRP/ P-PRF）。诸多的称谓不利于浓缩血小板在临床上广泛、合理和科学使用。

一方面，各类浓缩血小板产品所含生物活性成分（特别是生长因子）的浓度相差几倍甚至更多。富血小板血浆（platelet-rich plasma，PRP）一词最早出现在 1965 年，当时关注的是血小板吞噬与聚合作用。因此，PRP 的定义依然停留在 20 世纪 60 年代，把超过血液中血小板均值 3 ～ 5 倍的浓缩血小板称为 PRP，更有人把它设定为 6 ～ 8 倍。应该说，伴随浓缩血小板浓度、活性与功能关系的深入认识，这一概念明显滞后，也不够严谨。诸多研究显示，不同浓度血小板在不同细胞和组织中的作用是迥异的。当前所用浓缩血小板产品应该是单位体积（每 mL）条件下，功能完备的血小板的数量（number of platelets/mL）$\geqslant 10^6$ 以上才能发挥强大的组织修复与再生作用。浓度只是众多问题中的一部分。

另一方面，不同的制备方法得到的浓缩血小板产品所包含的活性成分和生物学效用大相径庭。所涉及的不仅仅是所含生物活性产物构成比，且立体的分子构象千差万别，所发挥的生物学作用各有千秋。传统的 PRP 血浆成分中的纤维素 / 纤连蛋白及黏连蛋白是良好的细胞黏附分子，可作为生长因子的载体应用于某些特定类型损伤的修复。而 PRF 与传统的 PRP 四分子结构不同，多经过缓慢自然聚合，产生纤维蛋白为三分子立体网状结构，其凝胶组织较为疏松、孔隙大、弹性高，有利于组织细胞及循环血中的干细胞快速长入，细胞 / 生长因子被大量的滞留，并与纤维蛋白发生化学键结合。PRF 的纤维蛋白构成为（干）细胞附着、迁移，以及分化提供所需的微环境，并能充分发挥多因子间的协同作用。PRF 纤维蛋白基质内所含免疫细胞的数量调控炎症反应。浓缩生长因子（CGF）则富含红细胞、血小板以及铁、钙和其他基本元素。多制备 1 ～ 2 mm 的微粒用于组织受损后缺损与腔隙，起充填、支撑作用，也可用于黏合伤口。在组织工程中，CGF 可加速移植生物材料的融合与重塑，减少感染机会。其独特的三维结构充分发挥所含生长 / 细胞因子的协同效用，纤维蛋白原和纤维蛋白降解产物可促进中性粒细胞的迁移，并参与噬菌、免疫调控和酶降解过程。同时，在组织损伤时，不仅引导损伤组织的再血管化、免疫调控，还能捕获循环血中的干细胞，参与组织修复与再生。甚至与其他生物材料混合后，参与组织损伤后再生微环境的构成。

随着对影响浓缩血小板产品中血小板数量因素、活化后成分构成差异、空间构想和不同功能认识的深入，以及其应用范围和模式的不断拓展与改变，对浓缩血小板治疗技术应有全面创新性的思考。以往众多的命名各有特点，但都离不开"浓缩""富集"的基础，针对不同的组织（骨、软骨、肌肉、脂肪、皮肤等）、不同目的（增殖、迁移、促分化、充填 / 支架、血管化、吞噬、氧化 - 还原应激）可能需要不同形式的浓缩血小板。因此，称之为浓缩血小板治疗技术（enriched platelet therapy，EPT）更为合理。作为一项治疗技术，PRP、PRF、CGT 等都是它的内涵；且可根据组织损伤后修复所需启动的信号通路和关键蛋白，选择合适形式的浓缩血小板产品（是否含中性粒细胞或淋巴，是否外源或体内激活等），对进一步丰富治疗手段，提高临床治疗效果具有重大意义。

（二）浓缩血小板的作用机制

（1）促创伤愈合作用：主要是利用浓缩血小板中的血小板被激活后释放多种生长因子——包括血小板衍生生长因子（PDGF）、转化生长因子-β（TGF-β）、血管内皮生长因子（VEGF）、表皮生长因子（EGF）、成纤维细胞生长因子（FGF）、胰岛素样生长因子（IGF）、脑源性神经营养因子（BDNF）、白介素-1（IL-1）和血小板激活因子等发挥治疗作用。这些生长因子通过相互协同作用，促进体内多种类型组织细胞的分裂和增殖，促进基质合成和沉积，促进纤维组织和肉芽组织的形成，增加胶原合成能力，刺激参与创伤后上皮再生、间质增生和新生血管形成等。研究已证明，PRP中的血小板浓度比全血高4～8倍，其激活后所释放PDGF、TGF-β、VEGF和EGF的浓度为体内正常浓度的3～8倍，其各生长因子的比例与体内正常生理浓度相近，能使各生长因子之间发挥最佳的协同作用。同时，PRP含有大量纤维蛋白原所形成的纤维网状支架可支持生长因子诱导生成新生组织，能为修复细胞提供良好的支架，可刺激软组织再生，促进伤口早期闭合和防止感染。PRP制备的PG成胶状，胶状PRP不仅可黏合组织缺损，还可防止血小板的流失，使血小板在局部长时间缓慢释放生长因子，保持较高的生长因子浓度，而更好地发挥组织修复作用。实际上，PRP中的成分很复杂，除血小板外还有纤维蛋白原、凝血酶原、各种凝血因子、复杂的蛋白成分，甚至含有单核细胞等细胞成分，这些蛋白和细胞在创面愈合过程中也发挥促进作用。

（2）抗菌作用：研究发现，PRP具有较好的抗菌作用，能为创伤修复提供良好的微环境。PRP抗菌作用可能与血小板本身能释放一些抗菌活性肽来抵抗微生物有关。早在1992年，Yeaman等发现，在生理浓度凝血酶刺激下，兔血小板能释放一种小分子量的抗微生物蛋白。随后纯化得到了这种蛋白，不仅证明其能以剂量依赖的方式杀灭金黄色葡萄球菌、大肠杆菌、白色念珠菌，而且提出血小板通过局部释放抗菌蛋白对抗组织损伤或微生物聚集，在宿主对抗感染中发挥重要作用的假说。2002年，该研究团队用反相高效液相色谱方法从凝血酶刺激后的人血小板上清中纯化分离得到了7种抗菌活性肽：血小板因子-4（PF-4）、调节活化正常T细胞表达和分泌因子（RANTES）、结缔组织活性肽-3（CTAP-3）、血小板碱性蛋白（PBP）、胸腺素β-4（Tβ-4）、纤维蛋白肽B（FP-B）、纤维蛋白肽A（FP-A），证明它们能以剂量依赖的方式杀灭细菌（金黄色葡萄球菌、大肠杆菌）和真菌（白色念珠菌、新型隐球菌），并在感染性心内膜炎动物模型中证实了血小板对金黄色葡萄球菌的抗菌作用。

（三）当前的应用

1.浓缩血小板的制备

制备方法主要有两种，一种是采自自体或献血者中的全血经过离心分离获得；另一种是用全自动血细胞分离机从自体或献血者中直接分离获得。自体PRP制备多用前者分离，异体PRP制备前者和后者都有。由于血小板浓度的个体差异大，治疗需要一定的浓度才能保证疗效。因此，分离的血小板需要浓缩或稀释处理来调整到所需要的血小板治疗浓度。血小板具有易被激活的特性，对制备操作提出了更高要求。临床科室制备PRP由于条件限制，制备过程易被污染，需在密闭、洁净环境中无菌操作。近几年，输血医学的研究人员开始关注血小板在临床医学方面的拓展应用，他们将输血医学的知识和成分制备的技术引入 PRP 的研究中，使异体同源 PRP 技术在临床治疗和生长因子的纯化方面取得了很大的进展。

2. 浓缩血小板的临床应用

浓缩血小板的应用方式主要有：直接注射、加入激活剂（如钙离子与凝血酶）制成 PG 使用、提取 PG 上清使用和 PRP 经反复冻融产生裂解物的应用等 4 种。从浓缩血小板来源又可分为自体和同源异体两种。

（1）自体浓缩血小板：多年来，自体浓缩血小板治疗技术在各类创伤修复，如口腔颌面外科、骨科、眼科、烧伤、整形及慢性溃疡等的疗效已获得了国内外学者从实验到临床的证实和充分肯定，浓缩血小板可以提高止血效果、缩短手术时间、减轻术后肿胀、促进伤口愈合，对创伤修复和组织重建具有重要价值。1997 年，Whitman 等率先将自体的 PRP 应用于口腔临床研究，并获得了良好效果。Hom 等用激光在 8 个健康志愿者双侧大腿上做了直径为 4.0 mm 的全层皮肤缺损创口，其中一侧给予自体 PG 治疗，另一侧使用普通抗生素软膏，经过 42 天的观察，发现前者的愈合效果明显优于后者，能有效促进健康人的全层皮肤愈合。整形外科专家 Brown 等发现应用自体 PG 作为密封剂可以在皱纹切除术后 24 h 减少引流物。心脏外科的临床研究发现，自体 PG 最显著的疗效是减少胸腔感染的发病率，减少引流物。Vang 等发现在冠脉搭桥手术中使用自体 PG，能减轻患者术后疼痛、出血和肿胀。在骨伤修复方面，Michael 等在全膝关节成形术中把自体 PG 涂布于暴露组织、注入滑膜和闭合创口，术后一直坚持应用于创口，发挥了更好的止血效果，加速了组织修复，缩短了住院时间，关节活动更灵活。国内冉兴无研究组，2008 年报道了使用自体 PRP 治疗难治性皮肤溃疡患者 142 例，证实了应用自体 PRP 治疗的有效性。饶忠等的研究结果表明采用自体 PRP 对重度烧伤创面的治疗效果优于常规治疗方法。张宇等研究自体 PRP 促进口腔种植骨缺损区骨组织再生，证实 PRP 具有促进口腔种植骨缺损区骨组织再生的作用。

（2）同源异体：尽管自体浓缩血小板对创伤修复和组织重建的效果显著，然而有多种因素（如血小板个体差异较大，制备自体 PRP 的设备、制备条件、保存条件都不尽相同，缺乏统一标准等）又限制了它的推广应用，这使得研究人员开始关注同源异体 PRP 的应用。同源异体浓缩血小板具有可以不考虑采集自体血对患者的影响，方便统一、规范化的制备，成本较低、随时可以供应等优势；同时目前研究未发现任何不良反应，能满足更多患者的需求。因此，同源异体浓缩血小板的应用必将成为发展趋势。

Smrke 等 2007 年报道了使用同源异体浓缩血小板（ABO 及 RhD 血型相合、去除白细胞、辐照处理）制备的 PG 混合自体骨松质作为移植物，治疗糖尿病粉碎性骨折胫骨延迟愈合，6 个月后移植成功，骨缺损完全桥接并且能够充分负重，治疗过程中未出现副作用，也没有检测到患者体内血小板或 HLA-Ⅰ类抗体。近 2 年来，同源 PRP 临床研究最多的是意大利和我国台湾学者，意大利帕尔玛免疫血液学与输血中心的研究人员将同源异体 PRP 用于 115 例创伤性手指外伤及 17 例不同原因（其中 4 例糖尿病、11 例脉管炎、1 例创伤、1 例褥疮）的皮肤溃疡的临床治疗，Chen 等将同源 PRP 联合皮肤移植物用于治疗难治性下肢溃疡 17 例，取得了很好的效果，且无任何不良反应。但由于同源异体 PRP 的病毒灭活等问题尚未很好地解决，其应用安全性方面亟待我们去研究。

付小兵院士团队研究了富血小板血浆（PRP）对老年大鼠皮肤急性创面愈合过程中细胞自噬的影响。选用 SPF 级 SD 大鼠（广东省实验动物中心提供），18 月龄 60 只，体重 600 ~ 800 g。雌雄各半，按照随机数字表将 60 只大鼠分成三组，分别为生理盐水组（对照组）、富血小板血浆组（PRP 组）、乏血小板血浆组（PPP 组）。制作大鼠背部急性全层皮肤缺损模型。各组创面予以下处理，连续 3 天。用 1 mL 注射器抽取 PRP，于皮肤创缘平均对称取 6 个注射点，每个注射点皮下注射 0.1 mL PRP。将 PRP 与 10% 葡萄糖酸钙溶液以 10 ：1 体积混匀，待成为凝胶后均匀涂抹于创面上，再用无菌 3M 敷膜覆盖创面。PPP 组大鼠处理同 PRP 组。对照组予生理盐水纱布擦拭创面后，予无菌 3M 敷膜覆盖创面。创伤后第 1 天、2 天、3 天，连续给予三组不同处理，观察各组创面均干净、红润，未出现感染征象。4 天时三组创面开始缩小，渗出物较少，尚未结痂，边缘组织向中央皱缩。三组中以 PRP 组创面的愈合率（31%）最高，PPP 组其次，对照组最低，三组之间有显著性差异（$F=34.58$，$P<0.001$）。7 天时，PRP 组创面明显缩小，已结痂，创面愈合率最快，达到 58%，PPP 组和对照组创面愈合率均低于 PRP 组，三组之间有显著性差异（$F=69.220$，$P<0.001$）。14 天时，三组愈合率依然存在显著性差异（$F=14.970$，$P<0.001$），表现为 PRP 组愈合率最高，PPP 组其次，对照组最低。21 天时，PRP 组创面基本愈合，愈合率达到 98%，高于其他两组，且有显著性差异（$F=11.778$，$P<0.001$）。采用免疫组化法检测三组大鼠皮肤创面 LC3、Beclin-1 的表达情况。结果显示：LC3、Beclin-1 以胞质内出现棕黄色颗粒状物质为阳性。两种蛋白在三组创面表皮及真皮均有表达，在创缘处表皮层、真皮层及毛囊、新生肉芽组织血管内皮细胞、巨噬细胞及成纤维细胞中亦均可见阳性表达。两个蛋白在 PRP 组的表达弱于其他两组（见图 10-2，图 10-3）。

创面愈合过程中 LC3、Beclin-1、p62、CD31 mRNA 表达的比较情况：在 4 天、7 天、14 天、21 天的 LC3 mRNA 表达量有显著性差异（$P<0.05$），表达量是 4 天 <7 天 <14 天 <21 天，在 14 天、21 天两个时相点，三组不同处理组间的 LC3 的表达量均有显著性差异（$P=0.048$，0.039）。主效应方面，不同处理组及时间两个因素均有显著差异（$P<0.001$）；且两个因素间存有交互效应（$P=0.002$），表明两者共同影响 LC3 的表达。4 天、7 天、14 天、21 天的 Beclin-1 的 mRNA 表达量都有显著性差异（$P<0.05$），表达量均为 4 天 <7 天 <14 天 <21 天；在 4 天，三组的 Beclin-1 的表达量无显著性差异（$P>0.05$）。在其他三个时相点，各处理组之间的表达量均有显著性差异（$P<0.05$），均为对照组表达量最高，PRP 组表达量最低。主效应方面，不同处理组及时间两个因素均有显著差异（$P<0.001$）；且两个因素间存有交互效应（$P<0.001$），表明两者共同影响 Beclin-1 的表达。4 天、7 天、14 天、21 天的 p62 mRNA 表达量均有显著性差异（$P<0.05$），表达量均是 4 天 >7 天 >14 天 >21 天。在 4 天、7 天，三个处理组之间表达量均有显著性差异（$P<0.05$）。在 4 天，PPP 组表达量最高，PRP 组其次，对照组最低。在 7 天，PRP 组表达最高，对照组表达最低。在 4 天、21 天各处理组之间的表达量均

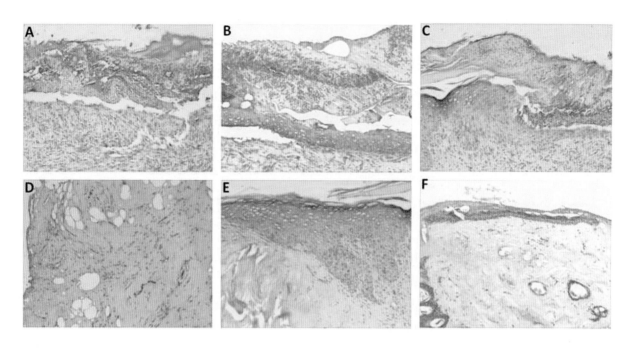

图 10-2　创面 LC3 的表达（Envison 法，×100）

注：A、B、C 分别为对照组、PPP 组、PRP 组 14 天染色；D、E、F 分别为对照组、PPP 组、PRP 组 21 天染色；PRP 组在 14 天、21 天时 LC3 表达弱于其他两组。

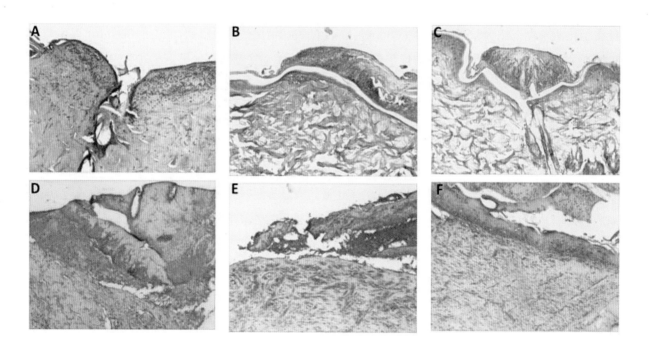

图 10-3　创面 Beclin-1 的表达（Envison 法，×100）

注：A、B、C 分别为对照组、PPP 组、PRP 组 14 天染色；D、E、F 分别为对照组、PPP 组、PRP 组 21 天染色；PRP 组在 14 天、21 天时 Beclin-1 表达弱于其他两组。

无显著性差异（$P>0.05$）。主效应方面，不同处理组及时间两个因素均有显著差异（$P<0.001$），但两个因素间不存在交互效应（$P=0.007$），表明两者共同影响 p62 mRNA 表达。对照组在各个时相点的 CD31 mRNA 表达量有显著性差异（$P=0.009$），表达量从 4 天逐渐升高，14 天升至最高，随即下降。PRP 组和 PPP 组在四个时相点表达量无显著性差异（$P>0.05$）。在 14 天，三组表达量无显著性差异（$P=0.352$）。在其他三个时间点，三组的表达量均有显著性差异（$P<0.05$），均是 PRP 表达量最高，对照组表达量最低。主效应方面，不同处理组及时间两个因素均有显著差异（$P<0.001$），但两个因素间不存在交互效应（$P=0.447$），表明两者对 CD31 的表达没有共同作用。

LC3、Beclin-1、p62、CD31 的蛋白表达显示：LC3-Ⅱ/Ⅰ、Beclin-1、CD31 蛋白表达均随时间逐渐升高，p62 蛋白表达随着时间变化逐渐下降（$P<0.05$）。蛋白水平表达与基因水平表达一致（见图 10-4 和图 10-5）。

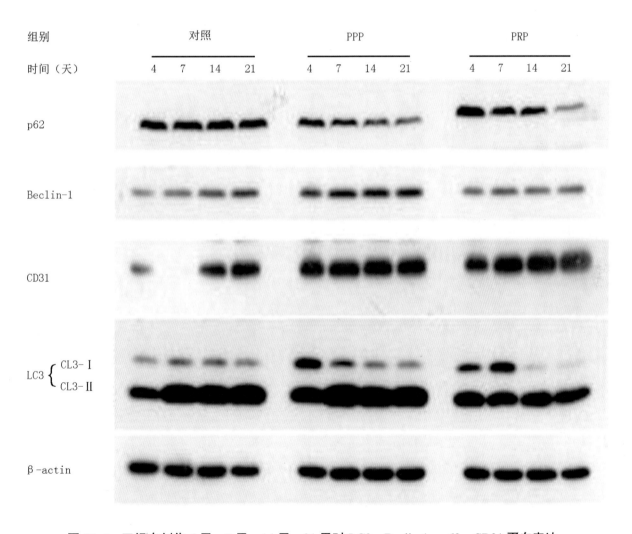

图 10-4　三组在创伤 4 天、7 天、14 天、21 天时 LC3、Beclin-1、p62、CD31 蛋白表达

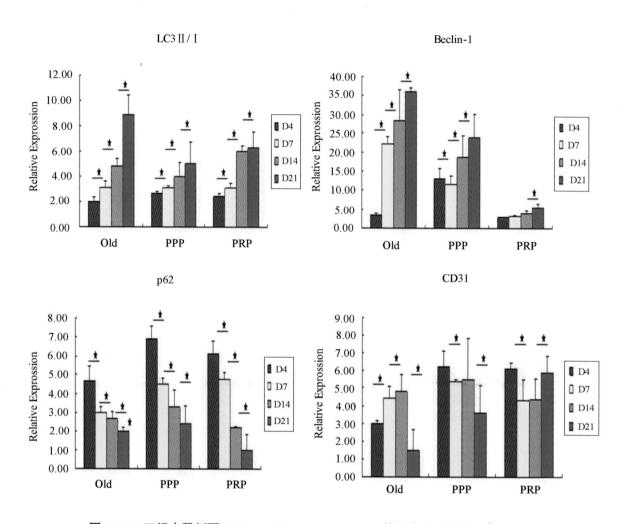

图 10-5　三组大鼠创面 LC3、Beclin-1、p62、CD31 的蛋白表达差异（ ★ $P<0.05$ ）

　　既往研究已证实，PRP 应用于急性伤口局部可刺激血管再生，增加胶原沉积，缩短伤口炎症反应期，增加早期伤口的强度。但目前的研究发现，参与细胞存活并防止细胞分化的多种生长因子和细胞因子对自噬的作用不尽相同，或有抑制或有促进作用。如血管内皮生长因子（VEGF）、角质细胞生长因子（KGF）在创面愈合中对血管内皮细胞和上皮细胞具有保护和促分化的作用，同时也参与它们的自噬活动。本项研究中，PRP 组与 PPP 组、空白对照组比较，伤口愈合率在各个观察点均升高，在创伤 21 天时，PRP 组创面基本愈合，愈合率达到 98%。同时检测创面 LC3、Beclin-1、p62 的 mRNA 表达量，LC3 在各组内的各个观察点的表达量是有显著性差异的（ $P<0.05$ ），在 14 天、21 天时三组之间有显著性差异（ $P<0.05$ ），在 14 天时表达量最高，提示 LC3 可能在修复后期（增殖期、塑形期）更发挥效应。Beclin-1 的表达量在 7 天、14 天、21 天观察点和各组间均有显著差异（ $P<0.05$ ），PRP 组表达量在这三个时间点均低于其他两组，提示 PRP 减少了 Beclin-1 的表达。创伤后局部炎症反应一般持续 3 ~ 5 天，这个阶段的基本要素包括血液凝固、纤维蛋白溶解、免疫应答和复杂的细胞反应，主要意义就是清除损伤的组织和外来的病原体等物质，以防止感染，为组织修复和再生打

下基础。4 天时 PRP 组 Beclin-1 的表达和其他两组无显著差异，这提示在创伤修复的局部炎症反应阶段，Beclin-1 受 PRP 的影响不显著，自噬参与了创伤后的炎症反应。p62 的表达在三组都呈下降趋势，PRP 在 4 天、7 天时的表达量均小于正常对照组，提示在炎症反应期和细胞增殖分化、肉芽组织形成初期，自噬作用底物 p62 受到了 PRP 的影响，PRP 增加了 p62 的消耗。总结以上实验结果，PRP 对这三个自噬蛋白的影响在创伤修复各个阶段表现有所不同，可能是由于 PRP 含有多种生长因子和细胞因子，每种因子对自噬的作用不尽相同，有抑制也有促进作用，而导致自噬在修复各个阶段的活性差异。同时也提示 PRP 能够增强老年全层皮肤缺损修复的能力，至少部分作用是通过对自噬能力的影响完成的。

在本实验中，四个时相点 CD31 的 mRNA 表达量 PRP 组均高于其他两组（$P<0.05$）。在 4 天时 PRP 组表达量最高，至 14 天时表达开始下降。HE 染色和免疫组化染色，在创伤 14 天，PRP 组出现新生毛细血管，管腔增大，可见血管平滑肌细胞并初步形成毛细血管网，其他两组少见毛细血管网。增殖的内皮细胞在形成管腔样结构后数量逐渐下降，CD31 的表达也逐渐下降。相关性分析数据显示，在 4 天和 7 天时，CD31 与 Beclin-1、p62 的表达都存在相关性，与前者呈负相关，与后者呈正相关，提示自噬基因 Beclin-1、p62 的表达与创面愈合中血管内皮细胞增殖、黏附及连接有关。在这一阶段，大量内皮细胞增殖，自噬适应性地减弱，有助于保证足够的内皮细胞数量，继续形成新生血管。14 天时，CD31 与 Beclin-1、p62 表达三者之间都无相关性，这与 14 天时内皮细胞增殖停止、开始形成血管的特点相符。

PRP 在促进老年皮肤创面愈合的过程中，自噬相关基因 LC3、Beclin-1、p62 的表达随之发生变化，在不同的修复阶段对自噬的影响是有差异的。在体外培养人细胞的研究中发现，LC3 基因的表达可以调控，鉴于这点，未来应用医学手段调控与皮肤衰老及创面修复相关的自噬基因水平表达，可调控细胞自噬活动，不仅对皮肤衰老，也可能对加速愈合、提高修复质量提供有效手段。

（四）未来的发展

近年来提倡的完美修复，或者说生理解剖性修复就是再生医学在临床治疗中最好的体现。20 世纪 90 年代新一轮的干细胞生物学研究为再生医学的发展奠定了科学基础，而组织工程学的建立又为再生医学的临床应用提供了基本的技术手段和方法。正是由于组织再生奇特生物现象所蕴藏的重大科学问题和巨大的应用价值，使得 *Science* 和 *Nature* 等许多知名杂志多次出版专辑报道 PRP 在再生医学上的应用。在 2011 年 2 月召开的美国骨科医生学会年会（AAOS2011）上，以色列 Liebergall 等报告了其研究成果：在对胫骨远端骨折的早期治疗中，使用由分离的间充质干细胞和 PRP 及去盐骨基质混合而成的复合移植物安全有效。国外学者以纤维蛋白胶（FG）、PRP 及骨髓基质干细胞（BMSCs）构建一种可注射型组织工程骨，体外培养并研究其体外生物学特性及超微结构发现，以 FG、BMSCs、PRP 构建可注射型组织工程，操作简单，其生物活性、可塑形性良好，种子细胞在其中生长增殖较佳，具有较好的临床实用价值。由于再生医学中利用生物学及工程学的理论方法，促进机体自我修复与再生或构建新的组织与器官，以修复、再生和替代受损组织和器官的医学技术不仅涵盖了干细胞技术、组织工程，而且伴随多项现代生物工程技术不断发展，增加了从各个层面寻求组织和器官再生修复和功能重建的可能性，故而其研究的内涵不断扩大，包括细胞和细胞因子治疗、基因治疗、微生态治疗等，核心内容与最终目标就是再生出一个与受创前一样的组织和器官。正是因为组织再生这一重大科学问题理论上的突破和临床治疗创新技术与方法的建立，以往一些难以攻克的疾病，如脊髓截瘫、创烧伤完美修复、器官移植、肿瘤切除控制、老年性痴呆和先天缺陷等组织器官损伤以及缺失等又重新充满了希望。再生医学中损伤组织的复原涉及细胞、化学药物和支架这 3 种因素，而 PRP 与细胞（包括成体干细胞和胚胎干细胞）的增殖、迁移与分化的关系，以及在基因工程、组织工程方面的影响成为当今研究的重点。也由于 PRP 在组织再生方面表现出的独特作用，一些新的作用机制，如免疫系统的调节也逐渐受到人们的关注。伴随微侵袭外科（包括腔镜外科）的发展，浓缩血小板治疗所表现出的诸多生理功能给我们展现出美好的明天。

（五）其他相关药物

在组织损伤后所涉及的其他促进创伤修复的药物还有：①多肽酶类，应用于软组织创伤修复已受到学者的重视，目前在欧美上市或正在研制的酶类有 10 余种，如胶原酶、链激酶、链道酶、枯草杆菌酶及磷虾酶等。②氨基酸类，脑活素、地塞米松、黄芪多糖、磺胺嘧啶锌等或单用或联合应用，均对预防战创伤感染或促进伤口愈合有一定作用。③减少免疫排斥药物，解决战创伤器官移植术后的排斥反应一直是主要难题之一。近年来，移植免疫理论及实践取得了进展。以聚合酶链反应（PCR）为基础的 DNA 分型技术，利用原位分子杂交（ISH）和反转录聚合酶链反应（RT-PCR）对移植细胞因子 mRNA 进行分析，发现 HLA 分子与排斥反应高度相关，DRB1 基因产物折叠上氨基酸残基错配可能是启动急性排斥反应的关键。DNA 分型技术可更精细地分析 HLA 型别，并为选择供体提供可靠的依据。细胞因子及受体水平，如血清白细胞介素（IL-2、IL-6、IL-8）、肿瘤坏死因子（TNF）、可溶性 IL-2 受体、IL-2R 表达、移植局部细胞因子或细胞因子 mRNA 表达等；可溶性黏附分子，如可溶性细胞间黏附分子 -1（ICAM-1）和可溶性血管细胞黏附分子 -1（DCAM-1）等的水平已成为监测排斥反应的新指标，在介导急性排斥反应中也具有重要作用。

付小兵院士团队重要成员程飚一直以来对浓缩血小板进行较深入的研究。课题组等人将 PRP 用于大鼠骨髓来源的间充质干细胞（bone marrow-derived MSCs，BM-SCs），研究离体氧化应激状态下，富血小板血浆对抗骨髓间充质干细胞凋亡，促进其存活的现象，同时探讨其内在的机制。首先，在体外诱导氧化应激条件——血清饥饿后双氧水处理骨髓间充质干细胞，MTT 毒性检测诱导的最佳条件及富血小板血浆的最佳浓度；在最佳诱导条件下，进一步研究富血小板血浆对骨髓间充质的抗凋亡作用，主要采取凋亡检测、TUNEL 染色方法验证细胞凋亡和凋亡率及 TYPAN blue 染色法排除细胞存活及存活率；同时研究凋亡蛋白 Bcl-xl 及 p-Bad 的表达情况。为深入探讨其抗凋亡机制，采用免疫细胞化学及 ELASA 实验证明富血小板血浆是否具有促进骨髓间充质干细胞旁分泌的作用——主要研究生长因子 VEGF 和 PDGF；同时检测富血小板血浆对骨髓间充质干细胞表面受体 PDGFR 的表达的影响；采用 RT-PCR、Western blot、免疫细胞化学深入研究富血小板血浆是否激活了骨髓间充质干细胞内的信号通路 PI3K–AKT–NF-κB 或 JAK/STAT3；通过反证法，阻断 PDGFR、PI3K、AKT，
（LY294002，AG1295，SC66）研究富血小板血浆对骨髓间充质干细胞的一系列的作用：包括抗凋亡、
促进旁分泌等作用是否改变。结果：① 10 μm/mL 的 H_2O_2 是体外最佳诱导氧化应激的条件。② 10%
PRP 及 20% PRP 是促进增殖的最佳浓度。③通过 MTT、APOPTOSIS、TUNEL、TYPAN BLUE 等检测
证明了 PRP 的有效抗凋亡的作用，以 10% 或者 20% 的浓度为最佳。④检测细胞内的凋亡蛋白，PRP
预处理后的 MSC，Bcl-xl 表达增高同时 p-Bad 表达降低，进一步证明 PRP 的抗凋亡作用。⑤深入研
究 PRP 发现其诱导 MSC 的旁分泌的作用——VEGF 及 PDGF 的表达都增高；并同时检测 MSC 的表面
受体 PDGFR 的表达相应增高；PRP 预处理激活了信号通路 PI3K–AKT–NF-κB；阻断整个信号通路，
PRP 的抗凋亡 / 促进分泌作用都明显降低甚至逆反。说明 10% PRP 预处理促进 MSC 在体外氧化应激
条件下（10 μm/mL H_2O_2+ 血清剥夺）抗凋亡的作用，这种抵抗凋亡作用的机制源于激活 MSC 内在信
号通路 PI3K–AKT–NF-κB，同时促进 MSC 分泌 VEGF 及 PDGF（见图 10-6 至图 10-9）。

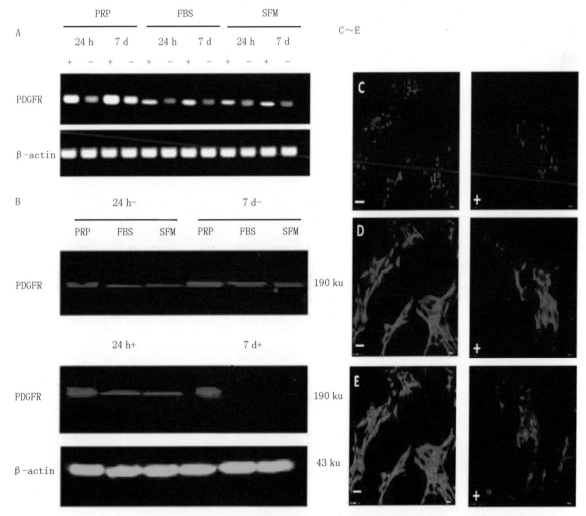

图 10-6　PRP 具有促进骨髓间充质干细胞增殖及在氧化应激条件下抵抗细胞凋亡的作用

10% 及 20% 的 PRP 为最佳浓度条件。并且跟其余各组相比较，均具有明显的统计学差异。以上各图分别为
MTT、 apoptosis、typan blue 检测。$^*P<0.05$，$^\#P<0.01$，$n=4$。

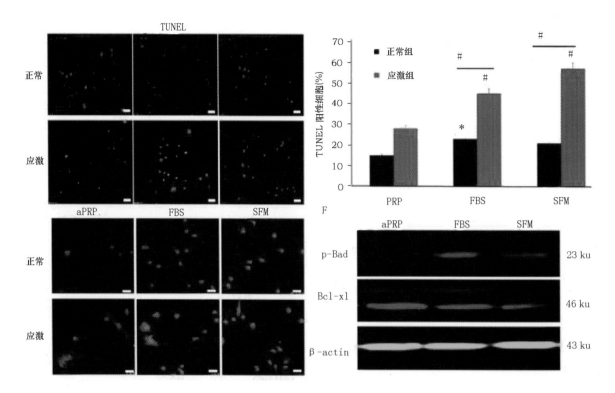

图 10-7　PRP 处理后的骨髓间充质干细胞凋亡

细胞数减少，Bad 表达降低，Bcl-xl 表达增高，跟其余两组相比具有统计学意义，$^*P<0.05$，$^\#P<0.01$。

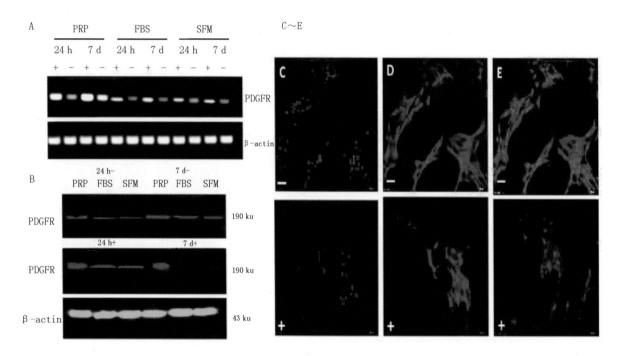

图 10-8　富血小板血浆预处理增强骨髓间充质干细胞表面受体 PDGFR 的表达

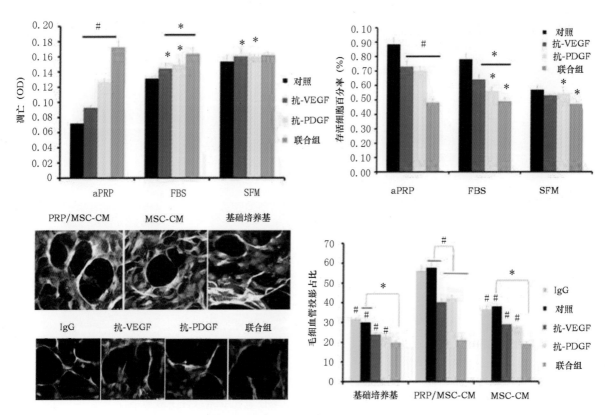

图 10-9 富血小板血浆预处理骨髓间充质干细胞作用

富血小板血浆预处理骨髓间充质干细胞促进其分泌的 VEGF 及 PDGF 具有抗凋亡及促进血管内皮细胞体外成血管的作用。运用 anti-VEGF 及 anti-PDGF 抗体后可逆转其抗凋亡及成血管的作用。

随后课题组研究富血小板血浆预处理后的骨髓间充质干细胞体内存活及对急性全层皮肤创面缺损的修复及再生能力。结果：①富血小板血浆预处理后的骨髓间充质干细胞在体内的存活率较单独移植的干细胞的存活率明显升高，凋亡率相应降低。②富血小板血浆组跟其余两组对比，创面愈合率明显升高，组织愈合时间明显缩短；在细胞移植后第 16 天，创面几乎完全愈合。而其余两组动物创面的愈合率在每个检测点与富血小板血浆组相比均明显低下，并且愈合时间偏长。微观组织愈合状况：富血小板血浆组，表皮再生情况明显较其余两组好，真皮胶原纤维排列规整，胶原粗大。③富血小板血浆组明显促进创面表皮再生：增强血管再生密度（免疫荧光显示 α-SMA 及 CK5 的表达明显比其余两组高）；并且创面生长因子 VEGF、PDGF 浓度也明显比其余两组高。④信号蛋白的检测：富血小板血浆组信号通路蛋白的表达比其余两组高。这跟体外实验结果相互呼应，证明了体外实验的假设：富血小板血浆预处理后的骨髓间充质干细胞具有更强的生命力和再生能力，并且这种抗凋亡及再生的功能与其细胞内的 PI3K–AKT–NF–κB 信号通路被激活密切相关（见图 10–10 至图 10–13）。

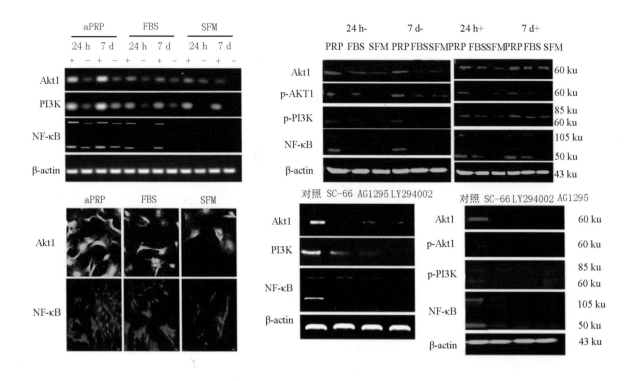

图 10-10　PI3K/Akt1/NF-κB 信号通路在氧化应激条件下被激活

　　同时各组之间对比，显示，富血小板血浆组不管在正常或者氧化应激诱导条件下，对此信号通路的激活均比其余两组强。

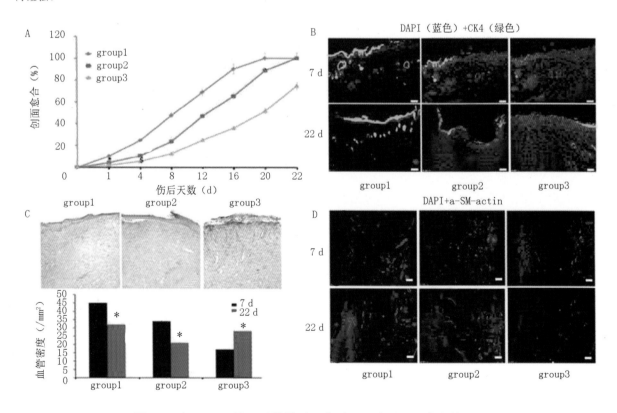

图 10-11　PRP 预处理后的骨髓间充质干细胞对创面愈合的作用

　　预处理组对创面愈合具有促进作用，对皮肤各层细胞的再生功能成血管及表皮分化也有影响。

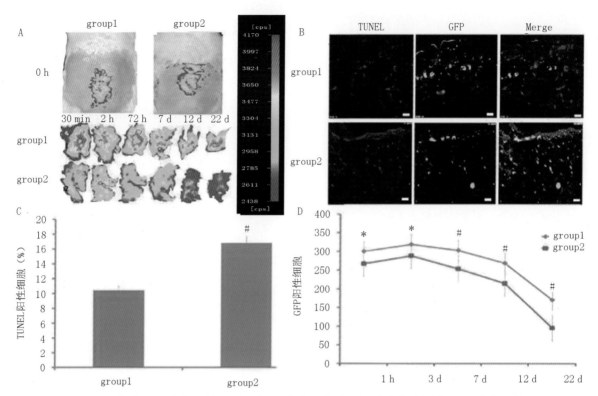

图 10-12　富血小板血浆预处理后可促进骨髓间充质干细胞在体内的存活，减少凋亡率

预处理组凋亡率跟其余两组对比具有明显的统计学意义。

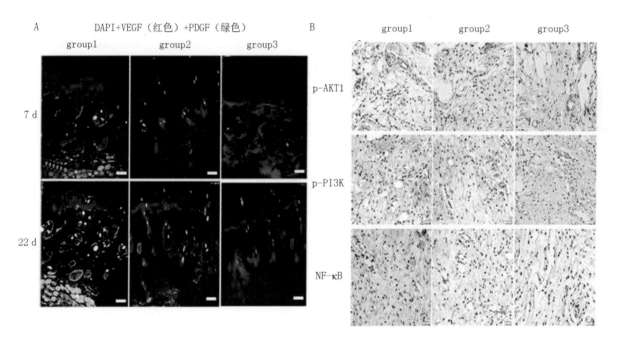

图 10-13　富血小板血浆处理后的骨髓间充质干细胞在皮肤全层缺损模型下
可促进皮肤再生及增强自身存活率的作用

这种作用是通过提高创面内的细胞分泌及信号通路的激活完成。

（程飚　付小兵）

第四节 基 因 治 疗

基因治疗（genethrapy）是在基因水平通过基因转移方法，应用基因工程和细胞生物学技术，将遗传物质导入特定细胞内，使导入基因表达，以补充缺失或失去正常功能的蛋白质，或者抑制体内某种基因过量的表达，达到基因替代、基因修正或基因增强、最终治疗疾病的目的。它是随着二十世纪七八十年代 DNA 重组、基因克隆等技术的成熟而发展起来的最具革命性的医疗技术之一，在重大疾病的治疗方面显示出独特的优势。

一、基因治疗研究的发展和现状

20 世纪 70 年代 Aposhian 明确提出了基因治疗的概念。1972 年 Friedmann 等提出"用基因治疗的方法来治疗人类遗传性疾病"。1989 年，基因治疗性临床研究首先在美国获得 FDA 批准。1990 年，美国国立卫生研究院开始世界上第一个真正意义上的基因治疗临床试验，他们利用基因疗法修复一个患有严重复合免疫缺陷综合征（SCID）女孩体内的腺苷脱氨酶的活性，使其免疫系统得到恢复。1999 年，法国巴黎内克尔儿童医院利用基因治疗使数名患有重症免疫缺陷的婴儿恢复了正常的免疫功能。之后，基因治疗逐步从单基因遗传病扩展到恶性肿瘤、心血管疾病、遗传病、艾滋病和其他传染性疾病等多基因及获得性基因病。最近 10 年，基因治疗技术在恶性肿瘤、先天性失明、联合重症免疫缺陷、帕金森症等一系列重大疾病的治疗上取得重大进展。迄今为止，世界上已有近 900 个基因治疗方案开始用于临床，治疗病例超过 8000 例。截至 2015 年 1 月，全球共批准了 2142 项基因治疗产品进入临床试验阶段，其中进入 II / III 期临床试验的有 461 项，有 4 个基因治疗产品陆续在中国、欧盟和俄罗斯上市。目前，我国已有近 20 项基因治疗产品进入了临床试验，其中 7 项完成或进入了 II 期临床试验，如针对肿瘤治疗的 ADV-TK 基因治疗产品和抗血管生成的基因治疗产品正在开展多中心的 III 期临床试验。此外，我国还有 40 ~ 50 余项创新的基因治疗产品处于临床前试验阶段，上百个项目处于实验室研究阶段。

二、基因治疗在组织修复和再生中的运用及优势

再生医学的出现和发展为基因治疗提供了新的应用领域。人类遭受各种形式的创伤以及重要器官功能的丧失，每年有数百万人迫切需要组织及器官移植。一方面，尽管移植有其巨大的治疗作用，但求远大于供，并受制于伦理以及免疫排斥等方面，难以满足需要；另一方面，目前的组织器官修复仍然存在瘢痕愈合等问题，达到完整修复受损组织器官的目的仍有一段距离。而再生医学的出现解决了这些问题。再生医学利用人体器官组织中的细胞再生潜能，在必需营养物质的参与下，再生补充细胞从而保持器官的结构和功能，从根本上治疗疾病。而且随着各种生长因子的功能被逐渐发现，它们的 cDNA 被克隆，基因治疗更多地应用到再生医学领域，如促进创伤愈合等。

在基因治疗过程中接受基因治疗的靶细胞使机体自身细胞能够分泌目的蛋白，不需要接受基因工程表达的蛋白形式的细胞因子，因此不需要蛋白提取、纯化等复杂工艺；而且靶细胞可持续分泌所需蛋白，为组织再生提供稳定的微环境，提高治疗效率，从而达到治疗修复目的。目前的基因治疗技术仍无法使目的基因长期表达，只能达到治标的作用，致病基因仍将固有规律遗传给后代。相对来说组织修复及再生需要的时间较短，只需基因表达一段时间即可修复损伤，因此基因治疗应用于再生医学是一个理想的治疗手段。目前，基因治疗已经广泛应用于神经组织、骨组织、皮肤组织、心脏等组织、胰岛重塑、眼部疾病及器官的再生，并取得丰硕的成果。

三、基因治疗与创面修复

创面修复受基因调控已是一个不争的事实。黑种人与黄种人损伤创面愈合的瘢痕与瘢痕疙瘩的发生率较白种人高，提示创面愈合具有种族差异，这种种族差异可能与遗传因素有关。胎儿胚胎时期无瘢痕愈合与出生后瘢痕愈合，同一个体手足、脸部以及生殖器一般出现无瘢痕愈合与其他部位瘢痕愈合的现象，又提示同一个体的相同基因型在不同时间与不同部位表现出愈合结局的差异。因此，在组织修复方面，人们希望通过基因转移技术去影响组织修复的自然过程，使正常情况条件下组织愈合的时间缩短、加速或使不愈的创面发生愈合。这种认识的产生，一方面是基于在创面运用生长因子类药物受环境盐类、酶类以及金属类物质的影响，许多多肽或蛋白类生长因子会很快失去活性或性质改变，因此需要在局部靠修复细胞自身作用持续产生生长因子来促进修复；另一方面是基于细胞分化诱导，希望转入的某种基因能促使受转染的细胞向目的细胞发生转化从而再生组织或器官。基因治疗应用于创面愈合的主要靶器官是皮肤、血管以及骨。

皮肤是人体最大的器官，也是容易接受基因转移的靶器官，上皮与真皮细胞易于获取，易于转基因操作，也容易把转染基因后的细胞回植到皮肤；同时，由于创面是暂时性存在的，不需要转移基因长期稳定表达，因此皮肤创面是目前最适合开展基因治疗的好场所。

难愈性创面的基因治疗是向靶细胞和靶组织中引用外源性基因 DNA 或 RNA 片段，以纠正或补偿基因的缺陷，关闭或抑制异常表达的基因，从而达到正常治疗的目的。采用基因治疗的方法对创伤，尤其是难愈创面的修复进行调控是目前创伤医学的研究热点。大量研究已证实，在创伤愈合过程中，选择具有一定调控作用的治疗性基因，通过基因转染技术将其导入细胞，可以促进创伤的修复。

四、生长因子的基因治疗

目前对创面愈合过程中治疗性基因的选择，主要包括用生长因子、细胞因子、整合素、诱导性的一氧化氮合酶及干细胞等等，它们促进创面愈合的作用都得到证实，并取得了明显的疗效。这里重点介绍生长因子的基因治疗作用。

生长因子是一系列具有多种功能的活性肽类物质，它们促进或抑制着细胞的增殖与分化，同时也是介导细胞与细胞间相互作用的重要物质。整个修复过程中，它们影响细胞的迁移、增殖和分化，调控着细胞的生长速度，引导和调整人类创伤愈合的反应。因此，成为创面基因治疗中首选的治疗性基因。正常伤口愈合初期时转化生长因子、表皮生长因子和胰岛素样生长因子的释放，对细胞的趋化和促有丝分裂起作用，随后分泌更多的转化生长因子、碱性成纤维细胞生长因子和血管内皮生长因子，开始刺激成纤维细胞和内皮细胞的增殖，修复细胞聚集在伤口部位，合成和分泌细胞外基质成分。如果伤口部位的生长因子存留与迁移之间达到平衡，组织进行正常的修复，逐渐成熟，进入再塑形期；若两者之间失去平衡，合成过量或不足，将不可避免地要形成纤维化、瘢痕或难愈性溃疡。鉴于此，各学者潜心致力于正确合理地使用重组生长因子，使源源不断引入临床应用的生长因子获得最大功效，达到最满意的创面修复结局。但是使用外源性生长因子存在明显的不足：生长因子来源有限，提取过程复杂，价格昂贵；半衰期短，很快被创面局部的蛋白酶水解；无理想的载体，治疗的同时产生毒性作用；用于深部组织时，由于不易反复加入而效应不佳。基因疗法的兴起与发展为创面治疗提供了新的思路：将一定的生长因子基因转染入细胞内，在局部有效而稳定地合成生长因子来促进组织修复，从而克服使用外源性生长因子的缺点。对皮肤进行基因治疗，主要是将一定的生长因子基因转染到角朊细胞或成纤维细胞，使之大量表达，利用高表达的生长因子对创伤愈合形成过程发挥影响，达到促进愈合的效果。

（一）转化生长因子β

TGF-β 由血小板、角化细胞、巨噬细胞、淋巴细胞和成纤维细胞产生，对机体的炎症反应、上皮再生及结缔组织的生成等至关重要，在创伤形成开始时就表达增加，对创面愈合是最重要的。它能够促进炎症细胞的聚集，增强巨噬细胞的组织清除作用。同时，TGF-β 是细胞外基质生成和改建的主要调控者，参与调控创面修复和瘢痕形成。体外实验显示 TGF-β 能够促进胶原基质中的纤维细胞收缩，进而促进创面的收缩。在 TGF-β 基因敲除小鼠发现，TGF-β 的缺失导致了创面愈合的延迟。Jude 等发现相比正常皮肤来讲，DFU 创面的 TGF-β 并没有上调表达，并指出在某种程度上，这可能是导致 DFU 成为慢性的原因之一。针对上述观点，Chesnoy 等用 60 μg 的编码了 TGF-β 的基因的质粒 DNA 直接皮下注射到糖尿病小鼠 1 cm×1 cm 的皮肤创面。结果显示，相比对照组，基因治疗组的细胞增殖及细胞外基质形成更加显著，且对照组的创面愈合天数是 11～14 天，而基因治疗组的创面愈合天数是 7 天。

（二）胰岛素样生长因子-1

IGF-1 最早被称作生长调节素 C，在结构上和胰岛素原相关，是一种具有胰岛素样代谢作用的生长因子。在生长激素的调控下，IGF-1 主要在肝脏中产生，分布于机体的大多数组织中。IGF-1 能够调控细胞的新陈代谢，刺激成纤维细胞的胶原合成以及成纤维细胞和角质形成细胞的增殖。在急性创面中，IGF-1 的表达明显增加。可是，Velander 等在实验中证实 IGF-1 在糖尿病创面中的表达明显下降。这些发现是否能假设：若在糖尿病创面上增加 IGF-1 的表达，能促进其创面的愈合。Hirsch 等用角质形成细胞体外培养并转染 IGF-1 的基因，之后将转基因的角质形成细胞移植到糖尿病模型的全层皮肤缺损的创面上。结果显示，体外培养的角质形成细胞高表达了 IGF-1（740 ng/mL），细胞移植后第 1 天，基因转染的细胞就出现表达高峰（457 ng/mL），基因治疗组的创面愈合率达（83±17）%，高于其余对照组（57±12）% 和（32±1）%。而且，IGF-1 转基因治疗能够使创面修复速度提升 25%。

（三）血小板衍生生长因子

PDGF 是由血小板、巨噬细胞、血管内皮细胞、成纤维细胞和角质形成细胞等产生，参与中性粒细胞、巨噬细胞、成纤维细胞及平滑肌细胞的分裂和向创面的趋化作用。同时，PDGF 还能刺激巨噬细胞分泌转化生长因子 β 并增强其介导的组织清除作用和肉芽组织的生成。Lee 等用慢病毒载体转导 PDGF-B 的基因，治疗糖尿病小鼠 2 cm×2 cm 的全层皮肤缺损创面，21 天后，分别测量残余上皮间隙、肉芽组织面积、PDGF 表达情况、胶原形成情况和血管生成情况。结果发现，三组的上皮形成和肉芽组织形成没什么区别，但在 PDGF 基因治疗组发现，其血管生成比其他对照组要显著，而且形成的胶原纤维也更加连贯和致密。2009 年，Mulder 等报道了临床应用 GAM501（Ad5PDGF-B 与 2.6% 胶原蛋白的复合物）治疗 DFU 的 I / II 期的临床试验结果，在完成试验的 12 位 DFU 患者中，有 10 位患者的溃疡在 3 个月愈合了，其中的 7 位患者接受的是单一的 GAM501 治疗，GAM501 在患者体内体现出了良好的生物活性，其耐受性也很好且并未出现毒性反应。在将来，GAM501 能够为 DFU 患者的治疗提供一种全新的选择，其后的临床试验结果更加让人拭目以待。

（四）成纤维细胞生长因子

FGF 由角质形成细胞、成纤维细胞、内皮细胞、平滑肌细胞、软骨细胞和肥大细胞分泌。FGF 家族包括了 23 位成员，目前，与其相关的基因治疗研究最多的是 FGF-1（或称 aFGF）和 FGF-2（或称 bFGF）。FGF-1 是内皮细胞和血管平滑肌细胞的有丝分裂原之一，它作用于血管生成的每个阶段，包括内皮细胞的增殖、分化、迁移以及最终功能性血管的形成。FGF-2 在肉芽组织形成、上皮再生以及组织重建中均具有重要作用，体外实验证明，FGF-2 能够上调细胞外基质的合成和沉积，增强上皮形成过程中角质形成细胞的运动性。目前，NV1FGF（携带 FGF-1 基因的裸质粒 DNA）用于治疗外周血管性疾病（如 CLI）已经进入临床试验阶段，I 期和 II 期的临床试验结果表明，NV1FGF 的肌肉注射能够有效、持续地增加 mRNA 和 FGF-1 及其受体在患肢的表达，并降低截肢率和死产率，且仅具有最低限度的毒性，III 期临床试验的结果预计是有效地治疗间歇性跛行和 CLI，提高患者的生活质量。Ferraro 等应用皮内注射编码 FGF-2 基因的质粒联合无创性皮肤电穿孔技术治疗肢体缺血性疾病。术后 3 天，多普勒灌注成像发现患肢出现显著的血流增加，且持续到术后 14 天（试验观察的终点时间），腓肠肌横截面的免疫组化显示其微血管密度是对照组的两倍。因此，FGF-1 和 FGF-2 的基因疗法在治疗肢体缺血性疾病方面都能增加患肢的血管生成，增加其血流灌注。

（五）肝细胞生长因子

HGF 最早发现在被切除肝脏的大鼠的血清中，被认为是一种肝细胞生长的强大刺激物。后来，人们发现 HGF 还是一种血管源性因子，能够刺激内皮细胞的增殖和迁移，诱导血管的生成，增强角质形成细胞的迁移，从而促进上皮的再生，因此 HGF 在创面修复中扮演了重要的角色。2010 年，Ha 等进行了一项用腺病毒转染 HGF 基因（Ad-HGF）的 BMSCs（骨髓间充质干细胞）治疗糖尿病犬鼠创面的研究。结果显示，转基因治疗组（BMSCs/Ad-HGF 组）的创面治愈，其愈合天数（20.5±1.9）天，相比对照组（28.3±1.9）天、（25.9±2.3）天、（36.6±5.1）天最少，而且，在第 7 天，HE 染色显示基因治疗组创面的白细胞浸润，部分上皮和胶原形成。而糖基化终产物的含量在第 14 天和第 28 天的测得值比其余对照组低。此项研究显示，转染 HGF 基因的 BMSCs 相比单独 HGF 和 BMSCs 更能促进糖尿病创面的愈合。如今，在治疗严重下肢缺血（CLI）方面，HGF 的基因治疗已经有了重要成果。为了评估肌肉注射编码 HGF 基因的裸质粒 DNA 对 CLI 治疗的安全性和可行性，Morishita 等对 22 位 CLI 患者进行了两次试验，剂量分别是 2 mg、4 mg。治疗后 2 个月，所有患者的平均踝肱指数增加到 0.59±0.13（治疗前是 0.46±0.08），最大缺血性溃疡的大小降低到（2.32±1.88）cm［治疗前是（3.08±1.54）cm］，静息痛的视觉模拟评分降低到（3.04±2.50）cm［治疗前是（5.92±1.67）cm］，在随访的 6 个月内，没有出现严重的副作用和外周组织水肿，这项试验说明此疗法对 CLI 的治疗是安全和可行的，能够成功改善 CLI 患者的症状。需要说明的是，糖尿病患者的下肢动脉病变引起的 DFU 也属于 CLI 的一种。而在现阶段，大多数学者认为对于治疗 CLI，动脉搭桥仍是主要的治疗手段。

（六）血管内皮细胞生长因子

VEGF 由内皮细胞、角质形成细胞、成纤维细胞、平滑肌细胞、血小板、中性粒细胞和巨噬细胞等分泌，是目前已知的一种最强的血管生成因子，能增加微静脉和小静脉的通透性，促进血管内皮细胞分裂与增殖，诱导血管生成，在胚胎发育、创伤愈合、肿瘤生长与转移过程中起重要作用。此外，VEGF 及其受体还能调控神经的生成，通过神经祖细胞指引神经轴突的生长，并且能调节星形胶质细胞、神经胶质和施万细胞的增殖功能。DFU 创面的血管生成不良早已是不争的事实，20 世纪就有实验证明，糖尿病小鼠创面的血管生成受损与编码 VEGF 的 mRNA 和 VEGF 的含量下降有关。2009 年，Ropper 等进行了一项 VEGF 的基因疗法对糖尿病多发性神经病变的随机双盲的临床试验，结果证明了基因治疗组相比对照组更能改善糖尿病多发性神经病变患者的症状。最近几年，关于 VEGF 基因治疗缺血性心脏病开展了很多临床试验的研究。美国分子生物及药品输送公司 Gen-Vec 已经开始了一项血管生成剂 BIOBYPASS（载有 VEGF121 基因的腺病毒）的 II 期随机、双盲、安慰剂对照和多中心的临床试验，用于治疗严重的冠状动脉疾病（CAD），并评估 BIOBYPASS 在治疗晚期 CAD 患者的运动耐受性、心脏功能、症状和生活质量。其试验结果显示，对心肌缺血区域注射 BIOBYPASS 是安全的，患者的症状得到改善，但相比对照组，并没有显著提高患者的运动耐受性和心肌的灌注，但有学者认为，BIOBYPASS 的潜在市场和临床潜力是巨大的。与之相似，VEGF165 的基因治疗难治性心绞痛也已经进入了 I / II 期的临床试验阶段，Kalil 等报道了心肌缺血区域内注射 5 mL 含有 phVEGF165 的溶液，能够改善患者的症状和心肌的灌注，且此疗法被证明是可行的和安全的。VEGF 最主要的生物学作用是通过和血管内皮的特异性受体结合，促进动静脉以及淋巴管来源的内皮细胞的增殖和迁移。既然，在治疗血管生成方面，VEGF 的基因治疗有如此的潜力和优势，那在治疗同样是缺血性病变的 DFU 方面是否具有同样的效果呢？这还值得进一步的探索。此外，目前有关 VEGF 基因治疗的侧面研究也很多。Koyama 等用切碎的皮肤颗粒体外转染 VEGF 基因，并用于全层皮肤缺损的创面治疗。结果发现，基因治疗组 VEGF 在创面的表达以及新生血管的数量和上皮再生程度上均高于对照组。这项研究的意义在于，首先它改变了细胞转染的模式，首次，使用机体组织作为基因表达的细胞来源；其次，对于传统的皮瓣移植治疗 DFU 来说，在将来，此疗法也许就能很好地取而代之。此外，超声介导的 VEGF 质粒微泡可靶向性地转染内皮细胞，可以改善严重慢性缺血组织的灌注，被证明是一种新生无创技术。

五、基因治疗技术

（一）目的基因的选择

目的基因是指需要进行研究的基因或者 DNA 序列，可以通过以下方法制备：①直接分离法，又称"鸟枪法"。该法主要利用限制性内切酶将染色体 DNA 切成多个片段，包含所需目的基因，操作比较简便，一般用于原核生物目的基因的提取。②利用 DNA 合成仪化学合成目的基因，前提是熟知 DNA 一级结构。③在反转录酶的催化作用下，以 mRNA 链为模板合成 cDNA，再复制成双链 cDNA 片段，目前目的基因的制备多用此法。④多聚酶链式反应（polymerasechain reaction，PCR），是一种体外进行的快速扩增的拷贝技术。常用的目的基因一般包括生长因子基因，如成纤维细胞生长因子基因、转化生长因子基因等及抗分解代谢因子，如白细胞介素 - 1 受体拮抗剂基因、可溶性肿瘤坏死因子受体基因等。

（二）给药途径

1. 体外途径

体外途径是指将含外源基因的载体在体外导入人体自身或异体细胞（或异种细胞），经体外细胞扩增后，输回人体。体外基因转移途径是目前运用比较多的方法，比较经典、安全，而且效果较易控制，但是步骤多、技术复杂、难度大，不容易推广。

2. 体内途径

体内途径是将外源基因装配于特定的真核细胞表达载体，直接导入体内。这种载体可以是病毒型或非病毒型，甚至是裸 DNA。体内基因转移途径操作简便，容易推广，但目前尚未成熟，其缺点是基因转染率较低，存在疗效持续时间短、免疫排斥及安全性等一系列问题。

（三）基因治疗载体

有效的基因治疗依赖于外源基因在受体中高效、稳定的表达，合适的载体是基因转染过程中关键问题之一，而载体应满足以下条件：①对靶细胞进行高效转染。②分子质量小，能导入宿主细胞及构建重组基因。③较低的免疫原性。④能在靶细胞内较长时间表达功能产物。实验研究中，常用的载体有两大类：病毒类和非病毒类。

病毒载体系统又称生物性载体系统，用于基因治疗时应具备以下基本条件：携带外源性基因并能包装成病毒颗粒，介导外源基因的转移和表达，对机体不致病。其介导的基因转移具有高效性和相对良好的靶向性。但理论上存在复制型病毒的产生，癌变以及免疫毒性等安全性问题。因此，野生型病毒需要进行改装才能应用于机体。限于病毒的多样性及其与机体复杂的依存关系，目前应用于组织修复基因治疗的生物学传递系统有反转录病毒、腺病毒、腺伴随病毒和疱疹病毒等。

1. 腺病毒载体

腺病毒载体（adenoviral vectors）的主要优点是感染效率高，能够感染分裂和非分裂细胞，不整合到宿主染色体中，无插入致突变性，缺点是不能插入大于 8 kb 的外源片断，而且能引起较强的免疫反应，外源基因表达时间短。腺病毒载体是最常用的载体之一。Escamez 等将人类组织工程皮肤植入免疫缺陷的小鼠 12 周后，背部皮肤形成直径为 2 mm 圆形全层创面以模拟人类皮肤伤口模型，通过表达角质形成细胞生长因子（keratinocyte growth factor，KGF）的腺病毒载体治疗后，局部创面 KGF 蛋白表达增加的同时伤口的再上皮化也明显加快。淋巴管的新生有利于创面愈合，Saaristo 等将表达血管内皮细胞生长因子（VEGF）的腺病毒载体植入糖尿病鼠全层切除伤口中，与对照组相比，Ad/VEGF 组新生淋巴管和血管数量增加，伤口愈合时间明显缩短。腺病毒载体主要的潜在不足是表达时间相对较短和易引起宿主的免疫炎性反应，而创面愈合是一个短时限的过程，因此，腺病毒的短期表达在创面愈合过程中反而有利。创面受损后即进入炎性反应期，腺病毒导致的过敏性阳性反应在生长因子等促愈作用下影响较小，Gu 等将表达血小板源性生长因子（platelet-derived growth factor，PDGF）的腺病毒载体用于皮肤全层切除伤口模型时，观察到机体对腺病毒载体和表达的目的蛋白产生免疫反应，但对创面愈合无明显影响。

2. 反转录病毒载体

反转录病毒载体（retroviral vectors）能够将目的基因整合入靶细胞的基因组中，感染细胞范围广，基因容量较大，免疫反应低。在创面愈合中伤口处的大部分细胞均处于增生期，因此仅感染分裂期细胞的反转录病毒也能发挥作用。通过修改膜表面糖蛋白后形成的慢病毒载体具有感染非分裂期细胞的能力。转录病毒介导方式是最早用于皮肤基因导入治疗中的载体。Breitbart 等将真皮成纤维细胞体外转染表达 hPDGF-B 的反转录病毒载体后种植到聚乙醇酸支架，再移植到遗传性糖尿病鼠背部 20 mm × 20 mm 全层伤口，伤后 21 天测量残余上皮缺口，显示实验组比对照组显著加快了伤口愈合，免疫组织化学染色表明实验组伤处有很强的 hPDGF-B 的染色。影响反转录病毒作为基因载体的两个障碍是它只感染处于分裂期的细胞和基因整合到染色体的方式是随机性的。因此，引起细胞所需要转化的可能性很低。

3. 腺相关病毒载体

腺相关病毒载体 -2（adeno-associated viral vectors-2，AAV-2）能够整合人宿主染色体，能感染分裂和非分裂细胞，免疫原性低，较少出现毒性 T 细胞反应，不存在插入突变和致癌的危险。Bitto 等研究了表达血管生成素 -1（angiopoietin-1，Ang-1）的 AAV 载体在糖尿病鼠切割伤口模型中的作用，创面局部导入治疗载体后 7 天和 14 天检测发现实验组局部创面 Ang-1 的 mRNA 和蛋白质表达增加，再上皮化和胶原成熟度明显改善，肌肉抗牵拉力增加。AAV 载体的外源基因装载容量小于 4.5 kb，但通过将大片段基因及其内源性启动子分割成 2 个单独载体，再形成病毒 DNA 异二聚体，有望使其在创面愈合的基因治疗中发挥更好的作用；另外，复制和包装需要腺病毒或疱疹病毒等辅助病毒的帮助，为避免辅助病毒的免疫原性和毒性，必须进一步纯化。

4. Ⅰ型单纯疱疹病毒载体

Ⅰ型单纯疱疹病毒载体（herpes simplex virlls type Ⅰ vector，HSV-Ⅰ）具有在上皮细胞中复制和吞噬神经的特性，可在神经节的神经元细胞内长期存在。新构建的特异性抗 HSV-Ⅰ 的重组病毒能抑制亲代及自身病毒复制体，提高载体安全性，降低细胞毒性。糖尿病神经病变小鼠双后肢注入表达神经营养因子 -3（neurotropbin-3，NT-3）的 HSV-Ⅰ 载体后 6 个月，HSV-Ⅰ/NT-3 组电生理测量的感觉、运动神经振幅和传导速度无明显受损，小纤维感觉功能、自主神经功能和皮肤神经分配方面均有改善。与病毒性载体相比，非病毒性载体具有包装容量大、成本较低、操作简单等特性。

5. 裸 DNA

最简单的非病毒载体的导入就是直接注射裸 DNA。裸 DNA 体外不能转染细胞，但体内原位注射时的转染效率较高，尤其在肌肉和皮肤，具体机制不清楚，缺点是稳定性和靶向性差。Hengge 等根据猪皮肤在形态学上与人类皮肤相近的特点，直接将表达白介素的裸质粒 DNA 注入猪皮肤后，表皮角质形成细胞能摄取质粒 DNA 并高水平短暂表达。Sun 将编码 aFGF 的质粒直接应用到糖尿病鼠切割伤和切除伤，RT-PCR 和免疫组织化学分别证实了 aFGF mRNA 和蛋白的表达，切除伤口的闭合比对照显著加快，切割伤的抗张强度也显著增加。

6. 基因枪和微种植基因枪

基因枪和微种植基因枪是指利用高压氦粒子流将携带 DNA 质粒的金或钨粒子直接射入靶细胞核内。这种装置可将 DNA 直接打入细胞核内，可避免药物 DNA 被酶降解。缺点是操作复杂，对设备有特殊要求。而且基因枪的基因表达高低不一。Benn 将 TGF-β 1cDNA 用基因枪转染到糖尿病鼠切割伤伤口，手术后 14 ~ 21 天，抗张强度增加了 80%。TGF-β 1 的作用部分原因是趋化单核细胞，刺激基质基因的表达，抑制蛋白酶的表达，促进蛋白酶抑制因子的表达以及刺激纤维细胞的收缩。Steinstraesser 等发现在 Ⅰ、Ⅱ 度烫伤大鼠创面中，基因枪能够将目的基因导入细胞内，但其表达能力低于腺病毒载体。基因枪的转染深度一般不超过表皮层，转染效率小于 10%，持续时间较短。但 Dileo 等通过修改基因枪的放电速度等因素后，基因表达水平得到了较大的提高，1 周后仍检测到表达。另外一种穿透细胞膜的方法是微种植技术，在创面组织中能够表达 1 ~ 2 周，无外源介质的残留，但主要集中表达在皮肤的表皮层，很少渗入深层组织。

7. 电穿孔

电穿孔法指在电流刺激下，增加细胞膜的通透性，细胞膜瞬时出现孔洞，从而使 DNA 进入细胞。Marti 以遗传性糖尿病鼠背部全层切除为模型，一组注射 KGF cDNA 后立即用特定参数的电流刺激，另外一组不加处理。RT-PCR 证实了处理组中皮肤样本 KGF mRNA 的表达。12 天时处理组 90% 伤口愈合，对照组 40% 愈合。研究者以糖尿病小鼠切除伤口为模型，真皮下注射表达缺氧诱导因子 –1（hypoxia–inducible factor 1，HIF–1）的质粒后进行电穿孔治疗，组织中 HIF–1 mRNA 表达水平增加，创面愈合速度明显加快。电穿孔能够增加目的基因在局部创面中的表达，但在人体内的作用还需要进一步研究。

8. 阳离子脂质体

阳离子脂质体带有正电荷和带有负电荷的质粒通过静电作用紧密结合形成复合物，可以保护DNA 免受酶降解，具有宿主免疫原性低、可重复注射、外源基因容量大和不整合人宿主等优点。已经通过美国国立卫生研究院（NIH）和重组 DNA 咨询委员会（RAC）的批准作为基因治疗的载体进入 II 期临床试验，用于某些癌症的治疗，但其缺点是表达时间短和靶向性低。Jeschke 将包含 IGF–1 cDNA 的阳离子脂质体直接注射到大鼠焦痂烧伤创面，转染主要发生在肉芽组织的肌成纤维细胞、内皮细胞和巨噬细胞。与包含 LacZ 的阳离子脂质体相比，伤口局部 IGF–1 的浓度显著增加，再上皮化速度加快。

9. 超声微泡造影剂

超声造影剂（UCA）是一种新型的体内基因转染载体。UCA 为含气体的微气泡，外壳可包含人体白蛋白、脂类、棕榈酸和聚合物。目的基因通过黏附于外壳表面或包裹于微泡内与 UCA 结合，在超声波的作用下，微泡破裂，目的基因释放到超声波照射的局部组织，同时超声波的空化作用使细胞膜通透性增高，容易吸收外来基因。Taniyam 做的活体实验发现注入质粒和造影剂同时给予超声照射比单纯注入质粒的荧光素活性增强约 1000 倍。超声微泡造影剂有潜在的基因治疗作用，但是同时也存在容易导致细胞死亡的情况。然而，非病毒载体也存在靶向性相对较差、目的产物含量不稳定、感染效率较低等不足。

（四）靶细胞的选择

选择靶细胞的原则是：

（1）必须较坚固，足以耐受处理，并易于由人体分离又便于输回体内。

（2）具有增殖优势，生命周期长，能存活几月至几年，最后可延续至患者的整个生命期。

（3）易于受外源遗传物质的转化。

（4）在选用反转录病毒载体时，目的基因表达最好具有组织特异性的细胞。使用得较多的是骨髓干细胞、皮肤成纤维细胞、肝细胞、血管内皮细胞和肌细胞等。细胞、信号因子及提供细胞附着场所的支架是再生医学的三要素。细胞主要应用具有自我更新能力、多向分化潜能的干细胞或者是诱导的多功能干细胞。随着研究的不断深入，基因治疗已有一定的进展。基因治疗给临床研究带来了新的契机，也为患者带来了治疗的新希望。

（张宏宇　吴疆）

第五节　外泌体与 NETosis

一、外泌体简介

外泌体最早发现于体外培养的绵羊红细胞上清液中，是细胞主动分泌的大小均一、直径为 40 ~ 100 nm、密度 1.10 ~ 1.18 g/mL 的囊泡样小体。外泌体是目前为止定义最明确的囊泡。细胞内溶酶体微粒（endolysosomal vesicle）内陷形成多囊泡体（multi-vesicular body），在刺激作用下，多囊泡体与细胞膜融合，向胞外分泌的大小均一的囊泡为外泌体。外泌体富含胆固醇和鞘磷脂，具有脂质双分子层结构，在其表面有多种生长因子和细胞因子（如 VEGF、SCF），并且几乎所有的外泌体内都含有生理活性的脂质成分，如 1- 磷酸鞘氨醇（sphingosine-1-phosphate，S1P）和神经酰胺 -1- 磷酸（ceramide-1-phosphate，C1P）。外泌体在很多生理病理上起着重要的作用，如免疫中抗原呈递、肿瘤的生长与迁移、组织损伤的修复等。不同细胞分泌的外泌体具有不同的组成成分和功能，可作为疾病诊断的生物标志物。当外泌体进入靶细胞后，这些旁分泌因子直接与细胞相互作用，如 S1P、C1P 可抑制细胞凋亡和刺激血管新生等。外泌体的功能多样，对肿瘤具有良好的排斥作用，具有抗肿瘤免疫、免疫功能抑制作用，同时外泌体来源的 miRNA 和其他信号分子一样，调节着生物信号网络，参与多种生理过程。如间充质干细胞（MSC）来源的外泌体通过转移 miR-133b 到神经细胞，可促进神经轴突的生长。血管新生是内皮细胞发生增殖和游走形成小血管的过程，K562 细胞来源的外泌体 miR-92 可促进人脐静脉血管内皮细胞（HUVEC）的游走和管状结构形成，从而促进血管新生，干细胞也能分泌外泌体，对心肌缺血再灌注损伤等也有一定的保护作用。本章节主要阐述外泌体在组织修复中的作用。

（一）MSCs 来源的外泌体 MEX

MSCs 广泛存在于人体组织中，是一类具有自我更新能力的多能前体细胞。其具有多种功能，包括多系分化、促进组织修复、抗感染治疗、免疫抑制以及神经保护作用等。传统观念认为 MSCs 发挥其生物学功能主要是通过定位至损伤组织，分化取代受损细胞发挥治疗作用。然而，一系列研究发现 MSCs 在损伤位点的定植与分化效率很低，修复作用有限。研究发现 MSCs 是通过释放一些因子减少细胞损伤、增强修复作用，而作为 MSCs 来源的外泌体囊泡中含有的功能性蛋白，能够参与一些生理过程，同时作为细胞间信号传递介质。MSCs 来源的外泌体（MSCs-derived exosomes，MEX）具有与 MSCs 促进组织修复的相似作用，在 MEX 中的 mRNA 主要与促增殖、转录调控以及免疫调节有关。Gatti 等在缺血再灌注急性肾损伤大鼠模型中发现，外泌体运载的 mRNA 通过促进固有肾小管上皮细胞增殖，抑制存活细胞的凋亡，发挥损伤修复作用。随后，Zhu 等研究了 MEX 中 mRNA 与急性肺损伤修复间的关系，研究发现外泌体包含角质细胞生长因子（keratinocyte growth factor，KGF）mRNA，它从 BMSCs 转运至肺泡 Ⅱ 型上皮细胞，并翻译 KGF 蛋白；KGF 蛋白水平的升高可以抑制免疫反应，减少肺组织损伤。另外 miRNA 也被认为是 MEX 在组织损伤中修复的一个关键生物活性物质。首先在神经系统疾病方面，研究发现在大脑中动脉栓塞鼠模型中，miRNA-133b 从 BMSCs 转运至受损神经元，可能通过调节酪氨酸羟化酶产生和多巴胺转运蛋白，诱导神经突生长，增强神经可塑性，促进脑损伤修复。但 miRNA-133b 在 MEX 修复脑损伤中的确切机制还需要进一步探究。此外，Bonafede 等在体外构建脊髓侧索硬化症细胞模型，首次发现脂肪来源 MSCs（adipose-derived stem cells，ADSCs）来源的外泌体在脊髓侧索硬化症中的神经保护作用，认为可能是外泌体内的 miRNA，比如 miRNA21、miRNA222 及 miRNAlet7a，通过凋亡抑制途径、细胞周期调控、促增殖反应发挥修复作用。另外，在心脏毒素诱导的肌肉损伤模型中，采用肌肉注射 MEX 可诱导肌细胞新生以及血管新生，修复肌肉损伤；并认为 miRNA494 通过线粒体转录因子 A 和 Forkhead box j3 调控线粒体合成，能够促进肌细胞新生和迁移。总而言之，在多种动物模型中，MEX 均表现出理想的损伤修复效果，其外泌体中包含的 RNA 和蛋白质等生物活性物质在运输过程中也不会降解，外泌体作为良好的组织修复物质之外，也充当着理想的药物运输工具。

（二）ESCs 以及 HSCs 来源的外泌体

ESCs 是来源于胚泡未分化内部细胞团中的具有自我更新能力的多功能性干细胞。ESCs 外泌体含有 mRNA、miRNAs 和 22 种蛋白质，其中包括膜联蛋白 A2（annexin A2，ANXA2）、肌动蛋白 β（actin-β，ACT-β）、鸟嘌呤核苷酸结合蛋白（guanine nucleotide-bindingproteins，G-protein）、烯醇化酶 1（enolase 1，ENO1）和丝切蛋白，具有抑制细胞凋亡及重塑损伤细胞的内吞、吞噬和分裂的作用。同时，ESCs 可以通过外泌体将维生素结合蛋白、胶原蛋白 X、载脂蛋白 A、甲状腺素转运蛋白及翻译延伸因子转运到受体细胞中，对受体细胞的生长具有重要作用。实验证明 ESCs 外泌体是一种重要的载体物质，可以运载多种活性分子至邻近细胞，参与调控细胞的自我更新、生长与分化。

HSCs 则是一种具有高度自我更新能力和多向分化潜能的造血前体细胞，HSCs 在一定微环境中增殖分化为具有自我更新能力并可分化为各类血细胞的祖细胞，称为 HSPCs。研究发现：HSCs 和 HSPCs 分泌的外泌体质膜表面表达 CD34、CXCR4、CD117 和 CD135 抗原，其内富含表达人成纤维细胞生长因子 2（fibroblastgrowthfactor 2，FGF-2）和胰岛素样生长因子 1（insulin-like growth factors 1，IGF-1）的 mRNA。这些 mRNA 在受体细胞内翻译为相应的多肽后可以抑制损伤细胞的凋亡并刺激血管再生，从而促进损伤组织的修复。

（三）内皮祖细胞来源的外泌体

内皮祖细胞是存在于循环血液中的血管内皮细胞的前体细胞，可以分泌细胞因子、血管内皮细胞生长因子等物质促进血管生成。外泌体是内皮祖细胞分泌的一种重要物质。有研究表明：内皮祖细胞外泌体富含 miR-126 和 miR-296 等具有促进血管生成和抗凋亡作用的 miRNA；在缺血-再灌注性急性肾损伤模型中，肾小管周围内皮细胞和肾小管内皮细胞内在化外泌体后，通过 miR-126 和 miR-296 上调促血管生成和抗凋亡基因的表达，从而促进肾小管细胞增殖，减少肾小管细胞凋亡和白细胞浸润，保护缺血－再灌注引起的急性肾损伤。同样，在移植胰腺中，胰腺细胞内在化 miR-126 和 miR-296 后既可以上调促进胰岛内皮细胞增殖、分化和血管生成的细胞因子的表达，也可以激活胰岛内皮细胞 PI3K-Akt 和 eNOS 信号通路，上调 ephrin B4、EDG-1 和 CD31 的表达，同时抑制 TSP-1 的表达，从而促进胰岛内皮细胞迁移、黏附、血管生成及抑制内皮细胞凋亡，在胰腺组织损伤的修复中有重要的生物学作用。

　　然而，目前对于干细胞来源的外泌体抑制细胞凋亡、促进血管生成和减少炎症浸润的具体机制尚不完全清楚。在临床使用前仍需解决以下问题：首先，必须明确外泌体中各种生物活性物质的作用机制以及生物学效应的持续时间；其次，如何从培养的干细胞中生产出大量的外泌体；再次，尽管动物实验初步表明了外泌体的安全性，但仍然需要进一步的实验来证明其安全；最后，需要制定出不同干细胞来源外泌体的具体使用准则。干细胞来源的外泌体参与各种疾病，在肿瘤中的作用也是非常突出，细胞经过"内吞－融合－外排"等一系列调控过程形成外泌体，之后外泌体可通过调控免疫功能，促进肿瘤血管新生和肿瘤转移，以及直接作用于肿瘤细胞等途径，影响肿瘤的发生与发展。外泌体可用于肿瘤的诊断，肿瘤细胞的 EGFR 能够通过外泌体形式排出细胞外，EGFR+ 外泌体能够诱导免疫耐受 IDO+DC 产生，进而诱导调节 T 细胞生成，后者对肿瘤特异性 CD8$^+$T 细胞有强大抑制作用。比如骨肉瘤是一种常见的具有高度侵袭性的恶性骨肿瘤，外泌体就可以通过调控 Wnt/β-catenin 信号及 TGF-β 信号通路的表达、诱导肿瘤细胞免疫逃逸，同时骨肉瘤分泌外泌体还能协同抗原提呈细胞激活机体免疫反应发挥抗肿瘤作用。

二、NETosis 简介

　　中性粒细胞是外周血数量最多的白细胞，富含大量蛋白水解酶、溶酶体酶及抗微生物肽，是机体抵御病原体入侵的第一道防线。中性粒细胞生命周期极为短暂，一旦从骨髓释放入外周血，立即启动了程序性死亡即凋亡，随后被巨噬细胞及时清除，这种保护性机制避免了自身抗原的过度暴露。中性粒细胞胞外捕网（neutrophilextracellular traps，NETs）是中性粒细胞一种不同于凋亡和坏死的新型死亡方式，是以核内或线粒体内 DNA 为骨架，负载抗微生物肽及水解酶组成网状结构，包裹及杀伤外来入侵的病原体。但 NETs 形成也是一把"双刃剑"，如果过度形成或未及时清除，这种富含水解酶和 DNA 的胶黏网状结构可附着于血管内皮上，引起内皮细胞凋亡，直接导致组织损伤，同时也可通过释放内源性危险信号，诱导自身免疫。

　　中性粒细胞在多种诱因刺激下活化，内含的弹性蛋白酶（neutrophil elastase，NE）和髓过氧化物酶（myeloperoxidase，MPO）移行至核内，作用于组蛋白，导致染色质解聚，同时在精氨酸脱亚氨酶 4（PAD4）作用下催化 3 种核心组蛋白的精氨酸残基瓜氨酸化。解聚后的 DNA 丝状结构连同高度水解活性的酶类颗粒，包括多种抗微生物肽，在核膜破解后迅速释放至胞外，形成胶水状的网状结构，包裹并杀灭入侵的病原体，形成中性粒细胞除吞噬作用之外的第二种杀菌机制。这一结果称之为中性粒细胞胞外捕网（NETs），其过程命名为 NETosis（见图 10-14）。与坏死和凋亡细胞相比，NETs

最显著的形态学差异是核包膜裂解，细胞核与胞质物质混合，内膜和细胞器消失，整个过程未见坏死出现。

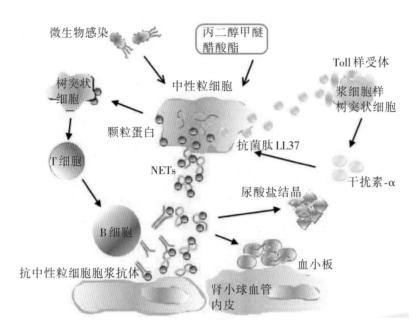

图 10-14　中性粒细胞 NETosis 形成及免疫活化示意图

（一）NETosis 的存在形式

目前发现 NETs 有两种方式：一种是上述提及的中性粒细胞释放细胞核内 DNA 后裂解死亡，为自杀式 NETosis（suicidal NETosis）；另一种是活性的 NETosis（vital NETosis），中性粒细胞通过释放细胞核内 DNA，成为像红细胞一样的无核细胞，仍然保留生命活性。这两种方式在诱导物和释放时间上有所不同。化学试剂，如丙二醇甲醚醋酸酯（PMA）诱导自杀式 NETs 形成需数小时；而微生物，如革兰阴性菌脂多糖（LPS）通过宿主模式识别受体能迅速诱导 NETs 释放，这一过程受到血小板 TLR4 的调控。释放形式上，与自杀式 NETosis 通过穿透胞膜方式将网状物质释放出不同，活性的 NETosis 则通过 DNA 囊泡出芽方式从核膜中释放到胞质并与胞膜融合，无须穿透胞膜。中性粒细胞 NETosis 提供了宿主抵御外来病原体的杀伤武器，同时也为系统性自身免疫性疾病如何暴露自身抗原，打破自身耐受的机制探讨提供了新的线索。

（二）NETisos 形成的调控机制

1. 烟酰胺腺嘌呤二核苷酸磷酸氧化酶（NADPHoxidase，NOX2）调控途径

有证据显示慢性肉芽肿伴 NOX2 缺陷患者或使用 NOX2 抑制剂二甲苯基碘（diphenyleneiodonium，DPI）后，中性粒细胞在 PMA 的刺激下不能释放 NETs，提示 NETs 的形成需要 NOX2 依赖的活性氧（reactive oxygen species，ROS）的产生。

新近发现 NOX2 介导的 NETs 形成依赖于 Akt 的活化，Akt 本身可通过阻断半胱天冬酶信号作为

凋亡的抑制剂，抑制 Akt 能使 NETs 形成减少而促使中性粒细胞向凋亡转变，提示 Akt 可能成为新的调控途径。

但随着研究的深入，发现低浓度的 ROS 如过氧化氢不能导致 NETs 形成；新生儿中性粒细胞具有和成人一样产生 ROS 的能力但却不能形成 NETs；NOX2 强有力刺激剂甲硫氨酰 – 亮氨酰 – 苯基丙氨酸（formylmerthionyl leucyl phenylanine，fMLP）不能导致 NETs 释放；IL-8 等前炎症介质可导致 NETosis，却不能启动 NOX2 活性。

呼吸道囊性病变中，NETs 的形成不依赖于 NOX2 活性。HMG-CoA 还原酶抑制剂能够阻止中性粒细胞氧爆发，却增强 NETosis 对葡萄球菌的抗菌能力。还有些曲霉属真菌也能通过非活性氧依赖途径形成 NETs。

这些结果提示依赖于 NOX2 的 ROS 并非是 NETs 形成的唯一途径，而可能只限于某些特征性疾病，提示在 NETs 的诱导形成过程中可能还存在其他调控途径。

2. 自噬依赖的调控途径

哺乳动物西罗莫司靶蛋白（mammaliantarget of rapamycin，mTOR）和磷脂酰肌醇激酶 –3（Phosphatidylinositolkinase–3，PI3K）通路是自噬起点的两个主要信号调节途径，西罗莫司（sirolimus）和 3-甲基腺嘌呤（3-methyladenine，3-MA）、渥曼青霉素（Wortmanin）可以分别通过上述两个环节进行调控。

使用 mTOR 的抑制剂会增加自噬形成，并通过组蛋白瓜氨酸化途径加速 NETs 形成。3-MA 和 Bafil A 阻断自噬过程，不能阻断 NOX2 活性，但抑制了以染色体解聚为特征的 NETs 形成，有趣的是却出现了以染色体固缩为特征的典型凋亡发生，提示自噬被阻断时，导致 NETs 无法形成而发生凋亡。

3. 组蛋白瓜氨酸化的调控途径

表观遗传学机制也可能与 NETs 的形成有关，最显著的证据是组蛋白的瓜氨酸化（histonecitrulline），在染色体解聚为 DNA 过程中至关重要。

中性粒细胞能够表达高水平的 PAD4，通过瓜氨酸化调控途径启动 NETosis 及后续反应。已有研究证明在类风湿关节炎中，NETs 作为重要的瓜氨酸化自身抗原并刺激炎性反应。

有实验证实氯脒通过抑制瓜氨酸化过程中所需的 PAD4 而能够阻止 NETs 形成。在 PAD4 基因敲除的小鼠中发现其抗菌能力低于含有 PAD4 基因的小鼠，但同时发现瓜氨酸化降低了组蛋白的杀菌活性，提示 PAD4 主要通过增加染色体解聚促 NETs 形成，而并非直接增加组蛋白介导的杀菌能力。NETs 形成可能与个体的易感性相关，表观遗传修饰对自身免疫的发生具有重要影响。

（三）NETosis 与红斑狼疮

红斑狼疮在年轻女性中更为常见，其综合征在患者之间有所差异。其严重程度从轻微到致残疾。在一些患者中，狼疮可危及生命。目前还没有方法可以治愈它。周期性耀斑会影响身体的一个或多个部位。在耀斑中，燃烧的皮疹就像狼爪的抓伤，常常使脸颊变红。关节、肾正常捕获病原体的白细胞，是自身免疫性疾病的一个"嫌犯"。细菌、受损的细胞以及身体产生的免疫颗粒，可刺激中性粒细胞在其外部产生一种网状结构，企图诱捕冒犯者。过去的研究表明，这些陷阱也可能有助于狼疮对器官的损伤。中性粒细胞胞外陷阱或 NETs 的形成，可导致一种形式的细胞死亡，称为 NETosis。异常的 NETosis 或受损的 NET，可能在几种自身免疫性疾病（包括红斑狼疮）中发挥作用。在小鼠研究中，抑制 NETosis 的药物可改善红斑狼疮。这些药物还可以减少动脉硬化和凝血异常。然而，这些陷阱是如何产生的，在没有感染存在时它们是如何引发炎症的，都是不明确的。心脏和心脏周围的口袋，会变得肿胀和疼痛。如果大脑处于自身免疫的攻击，就会发生头痛、癫痫发作或精神病发作。目前 UW 风湿病学教授 Keith B. Elkon 和关节炎、肌骨骼和皮肤疾病国家研究院系统性自身免疫疾病部门负责人 Mariana J. Kaplan 带领的一个研究团队研究发现，狼疮患者中常见的 RNA- 蛋白质复合物，可在一个依赖于线粒体活性氧的过程中，通过 NETosis 诱导细胞死亡。通常，细胞具有防止氧化 DNA 损伤的机制。在免疫复合物刺激的 NETosis 的情况下，细胞的生存模式被打乱。核膜破裂，从而使基因组 DNA 暴露于活性氧物种。研究人员解释说，与基因组 DNA 相比，线粒体基因更容易受到氧化损伤的影响。在免疫复合物刺激中性粒细胞后，细胞的线粒体上升到细胞表面。它们通过中性粒细胞外的陷阱，将氧化的线粒体 DNA 排放到它们的环境中。这种氧化线粒体 DNA 的细胞外释放，可促进炎症反应。当这个 DNA 被注射到小鼠体内时，能被 DNA 传感器检测到，并导致一种叫作 "STING" 的蛋白质的激活，发出一种化学警告。由此产生的 Ⅰ 型干扰素信号会呼叫抗菌防御和其他免疫反应。在对狼疮小鼠模型的一项相关研究中，研究人员用清除线粒体活性氧溢出的清除剂处理小鼠。他们发现，这可能会降低 Ⅰ 型干扰素反应，以及狼疮的严重程度。这一发现与自身免疫性疾病有临床相关性，不同的活性氧物种抑制剂目前正在进行临床测试，用于治疗其他疾病。它们可以作为全身性自身免疫的潜在治疗药物。研究发现系统性红斑狼疮患者和慢性肉芽肿性疾病患者中，获得了一类不同的中性粒细胞——低密度的粒细胞。研究人员指出，线粒体活性氧物种在低密度粒细胞的自发性 NETosis 细胞死亡中，发挥了必要的作用。此外，释放的 NETs 中含有大量的氧化线粒体 DNA。这些研究结果强调了线粒体在"自身免疫性疾病中性粒细胞外陷阱的产生过程以及促炎症的氧化线粒体 DNA 的产生过程中"所起的作用。富含线粒体 DNA 的中性粒细胞胞外陷阱，可以帮助触发狼疮样疾病，并可能带来新的治疗方法。

（四）NETosis 参与肝脏疾病

肝衰竭或终末期肝病患者易并发感染，导致组织损伤和器官功能衰竭。文献报道，肝硬化进展期患者中性粒细胞功能障碍，在既往细菌感染患者中尤为明显。急性肝衰竭患者中也观察到中性粒细胞功能障碍，且中性粒细胞功能指标吞噬功能和氧化爆发可预测肝衰竭严重程度和结局。在肝窦内，血小板激活并和中性粒细胞结合，诱导中性粒细胞 ROS 生成和 PMNE 核转位，NETs 形成；血小板聚集黏附于 NETs 上，其活化后释放多种生物活性物质，5-HT 水平升高；局部高浓度的 5-HT 激活随后聚集于中性粒细胞上的 HTR2b，抑制其 ROS 生成和 PMNE 核转位从而抑制了 NETs 形成。

（五）NETosis 与痛风性肾病（goutynephropathy，GN）

尿酸是嘌呤的终末代谢产物，在血液中处于溶解状态，随尿液从肾脏排出。当尿酸处于过饱和状态，则形成单钠尿酸盐结晶，以内源性危险信号的方式，刺激天然免疫系统，诱发无菌性炎症反应。

GN 为尿酸盐结晶，沉积于肾脏，引起肾小管间质炎症。体外实验表明谷氨酸钠尿酸盐结晶通过依赖 ROS 途径激活 NETosis，特别是在对痛风急性发作期和合并肉芽肿形成的患者肾脏组织切片检查时表现得更为显著。

尿酸盐结晶诱导的 NETs 与细菌等微生物感染作为诱因性质不同。作为理化刺激，尿酸盐所诱导的 NETs 不易在血浆中降解，可能是尿酸盐所形成的结晶类似有支架作用，加固 NETs 中的 DNA，使 NETs 持续存在加重肾脏组织损伤。

有研究发现低浓度尿酸会显著抑制 NOX 依赖的 NETs 形成，然而高浓度的尿酸却出乎意料地诱导 NETs 形成，而不是抑制，部分 NETs 的形成是由 NF-κB 活化介导的，这可能与高尿酸导致的炎性反应相关。所以，临床中对有 NETs 参与的疾病，应更加关注其尿酸水平。

越来越多的研究发现 NETs 参与炎症及多种自身免疫疾病的发生、发展。因此基于 NETs 在上述病理机制中所扮演的角色，对 NETs 的主动调节可能会成为一个新的治疗策略。针对调控过程中关键环节的干预，如 NOX2、PAD4 能够阻断 NETs 形成或诱导中性粒细胞向凋亡分化，以避免内源性危险信号的过度暴露。另外，DNaseI 对 NETs 的降解作用也有望成为治疗的靶点。随着疾病中易形成血栓等严重并发症的报道，血小板作为直接参与和调控 NETs 形成的重要角色逐渐受到关注，NETs 在参与调控疾病治疗中是否应给予抗血小板治疗有待进一步明确。

（肖健　吴疆）

参 考 文 献

[1] Hart AW, Baeza N, Apelqvist A, et al. Attenuation of FGF signalling in mouse beta-cells leads to diabetes[J]. Nature, 2000, 408(6814): 864-868.

[2] Schumacher B, Pecher P, Von Specht BU, et al. Induction of neoangiogenesis in ischemic myocardium by human growth factors: first clinical results of a new treatment of coronary heart disease[J]. Circulation, 1998, 97(7): 645-650.

[3] Ishibashi T. Cell biology of intraocular vascular diseases[J]. Jpn J Ophthalmol, 2000, 44(3): 323-324.

[4] Horner PJ, Power AE, Kempermann G, et al. Proliferation and differentiation of progenitor cells throughout the intact adult rat spinal cord[J]. J Neurosci, 2000, 20(6): 2218-2228.

[5] Tao Y, Black IB, Dicicco-Bloom E. Neurogenesis in neonatal rat brain is regulated by peripheral injection of basic fibroblast growth factor (bFGF)[J]. J Comp Neurol, 1996, 376(4): 653-663.

[6] Bethel A, Kirsch JR, Koehler RC, et al. Intravenous basic fibroblast growth factor decreases brain injury resulting from focal ischemia in cats[J]. Stroke, 1997, 28(3): 609-615.

[7] Fisher M, Meadows ME, Do T, et al. Delayed treatment with intravenous basic fibroblast growth factor reduces infarct size following permanent focal cerebral ischemia in rats[J]. J Cereb Blood Flow Metab, 1995, 15(6): 953-959.

[8] Ray J, Peterson DA, Schinstine M, et al. Proliferation, differentiation, and long-term culture of primary hippocampal neurons[J]. Proc Natl Acad Sci USA, 1993, 90(8): 3602-3606.

[9] Song LF, Meng FT, Liu XY, et al. A study of the relation between interval of the injury and the reaction of neurons, glial cells after experimental brain contusion[J]. Fa Yi Xue Za Zhi, 2001, 17(3): 132-136.

[10] Yamamoto M, Ikada Y, Tabata Y. Controlled release of growth factors based on biodegradation of gelatin hydrogel[J]. J Biomater Sci Polym Ed, 2001, 12(1): 77-88.

[11] Vaidya R, Weir R, Sethi A, et al. Interbody fusion with allograft and rhBMP-2 leads to consistent fusion but early subsidence[J]. J Bone Joint Surg Br, 2007, 89(3): 342-345.

[12] Tieline L, Puolakkainen P, Pohjonen T, et al. The effect of transforming growth factor-beta1, released from a bioabsorbable self-reinforced polylactide pin, on a bone defect[J]. Biomaterials, 2002, 23(18): 3817-3823.

[13] Grayson AC, Cima MJ, Langer R. Size and temperature effects on poly(lactic-co-glycolic acid) degradation and microreservoir device performance[J]. Biomaterials, 2005, 26(14): 2137-2145.

[14] Waris E, Ashammakhi N, Kaarela O, et al. Use of bioabsorbable osteofixation devices in the hand[J]. J Hand Surg Br, 2004, 29(6): 590-598.

[15] Hannink M, Donoghue DJ. Structure and function of platelet-derived growth factor (PDGF) and related proteins[J]. Biochimica et Biophysica Acta, 1989, 989(1): 1-10.

[16] Heldin CH. Structural and functional studies on platelet-derived growth factor[J]. EMBO Journal, 1992, 11(12): 4251-4259.

[17] Matsui T, Heidaran M, Miki T, et al. Isolation of a novel receptor cDNA establishes the existence of two PDGF receptor genes[J]. Science, 1989, 243(4892): 800-804.

[18] Heidaran MA, Pierce JH, Yu JC, et al. Role of alpha beta receptor heterodimer formation in beta platelet-derived growth factor (PDGF) receptor activation by PDGF-AB[J]. Journal of Biological Chemistry, 1991, 266(30): 20232-20237.

[19] Heidaran MA, Pierce JH, Jensen RA, et al. Chimeric alpha- and beta-platelet-derived growth factor (PDGF) receptors define three immunoglobulin-like domains of the alpha-PDGF receptor that determine PDGF-AA binding specificity[J]. Journal of Biological Chemistry, 1990, 265(31): 18741-18744.

[20] Blazevic T, Schwaiberger AV, Schreiner CE, et al. 12/15-lipoxygenase contributes to platelet-derived growth factor-induced activation of signal transducer and activator of transcription 3[J]. Journal of Biological Chemistry, 2013, 288(49): 35592-35603.

[21] Hoch RV, Soriano P. Roles of PDGF in animal development[J]. Development, 2003, 130(20): 4769-4784.

[22] Olofsson B, Pajusola K, Kaipainen A, et al. Vascular endothelial growth factor B, a novel growth factor for endothelial cells[J]. Proceedings of the National Academy of Sciences of the United States of America, 1996, 93(6): 2576-2581.

[23] Maglione D, Guerriero V, Viglietto G, et al. Two alternative mRNAs coding for the angiogenic factor, placenta growth factor (PLGF), are transcribed from a single gene of chromosome 14[J]. Oncogene, 1993, 8(4): 925-931.

[24] Alvarez RH, Kantarjian HM, Cortes JE. Biology of platelet-derived growth factor and its involvement in disease[J]. Mayo Clinic Proceedings, 2006, 81(9): 1241-1257.

[25] Song G, Ouyang G, Bao S. The activation of Akt/PKB signaling pathway and cell survival[J]. Journal of Cellular and Molecular Medicine, 2005, 9(1): 59-71.

[26] Pierce GF, Mustoe TA, Altrock BW, et al. Role of platelet-derived growth factor in wound healing[J]. Journal of Cellular Biochemistry, 1991, 45(4): 319-326.

[27] Kratchmarova I, Blagoev B, Haack-Sorensen M, et al. Mechanism of divergent growth factor effects in mesenchymal stem cell differentiation[J]. Science, 2005, 308(5727): 1472-1477.

[28] Barres BA, Hart IK, Coles HS, et al. Cell death and control of cell survival in the oligodendrocyte lineage[J]. Cell, 1992, 70(1): 31-46.

[29] Mckinnon RD, Matsui T, Dubois-Dalcq M, et al. FGF modulates the PDGF-driven pathway of oligodendrocyte development[J]. Neuron, 1990, 5(5): 603-614.

[30] Mcclintock JT, Chan IJ, Thaker SR, et al. Detection of c-sis proto-oncogene transcripts by direct enzyme-labeled cDNA probes and in situ hybridization[J]. In Vitro Cellular and Developmental Biology, 1992, 28A(2): 102-108.

[31] Elangovan S, D'mello SR, Hong L, et al. The enhancement of bone regeneration by gene activated matrix encoding for platelet derived growth factor[J]. Biomaterials, 2014, 35(2): 737-747.

[32] Pulaski EJ, Filler RM, Dibbins AW. Local and systemic antibiotic therapy of wounds and burns[J]. Can Med Assoc J, 1965, 93(16): 864-869.

[33] Blaskova O, Ponfuch A, Sasko A, et al. Deviation of the genitals in nulliparae found in the material (author's transl)[J]. Cesk Gynekol, 1979, 44(7): 491-493.

[34] Barillo DJ. Using mafenide acetate in acute and chronic wounds[J]. Ostomy Wound Manage, 2002, Suppl: 5-10.

[35] Mendelson JA. Topical mafenide hydrochloride aqueous spray in initial management of massive contaminated wounds with devitalized tissue[J]. Prehosp Disaster Med, 2001, 16(3): 172-174.

[36] Politano AD, Campbell KT, Rosenberger LH, et al. Use of silver in the prevention and treatment of infections: silver review[J]. Surg Infect (Larchmt), 2013, 14(1): 8-20.

[37] Chak KF, Hsiao CY, Chen TY. A Study of the Effect of Shiunko, a Traditional Chinese Herbal Medicine, on Fibroblasts and Its Implication on Wound Healing Processes[J]. Adv Wound Care (New Rochelle), 2013, 2(8): 448-455.

[38] Hsiao CY, Hung CY, Tsai TH, et al. A Study of the Wound Healing Mechanism of a Traditional Chinese Medicine, Angelica sinensis, Using a Proteomic Approach[J]. Evid Based Complement Alternat Med, 2012, 2012: 467-531.

[39] Jude EB, Blakytny R, Bulmer J, et al. Transforming growth factor-beta 1, 2, 3 and receptor type I and II in diabetic foot ulcers[J]. Diabet Med, 2002, 19(6): 440-447.

[40] Chesnoy S, Lee PY, Huang L. Intradermal injection of transforming growth factor-beta1 gene enhances wound healing in genetically diabetic mice[J]. Pharm Res, 2003, 20(3): 345-350.

[41] Velander P, Theopold C, Hirsch T, et al. Impaired wound healing in an acute diabetic pig model and the effects of local hyperglycemia[J]. Wound Repair Regen, 2008, 16(2): 288-293.

[42] Hirsch T, Spielmann M, Velander P, et al. Insulin-like growth factor-1 gene therapy and cell transplantation in diabetic wounds[J]. J Gene Med, 2008, 10(11): 1247-1252.

[43] Lee JA, Conejero JA, Mason JM, et al. Lentiviral transfection with the PDGF-B gene improves diabetic wound healing[J]. Plast Reconstr Surg, 2005, 116(2): 532-538.

[44] Mulder G, Tallis AJ, Marshall VT, et al. Treatment of nonhealing diabetic foot ulcers with a platelet-derived growth factor gene-activated matrix (GAM501): results of a phase 1/2 trial[J]. Wound Repair Regen, 2009, 17(6): 772-779.

[45] Ferraro B, Cruz YL, Baldwin M, et al. Increased perfusion and angiogenesis in a hindlimb ischemia model with plasmid FGF-2 delivered by noninvasive electroporation[J]. Gene Ther, 2010, 17(6): 763-769.

[46] Ha X, Yin Q, Dong F, et al. Study on bone marrow mesenchymal stem cells transfected with adenovirus hepatocyte growth factor gene promoting wounds repair in diabetic rats[J]. Zhongguo Xiu Fu Chong Jian Wai Ke Za Zhi, 2010, 24(12): 1520-1524.

[47] Morishita R, Makino H, Aoki M, et al. Phase I/IIa clinical trial of therapeutic angiogenesis using hepatocyte growth factor gene transfer to treat critical limb ischemia[J]. Arterioscler Thromb Vasc Biol, 2011, 31(3): 713-720.

[48] Ropper AH, Gorson KC, Gooch CL, et al. Vascular endothelial growth factor gene transfer for diabetic polyneuropathy: a randomized, double-blinded trial[J]. Ann Neurol, 2009, 65(4): 386-393.

[49] Kalil RA, Salles FB, Giusti II, et al. VEGF gene therapy for angiogenesis in refractory angina: phase I/II clinical trial[J]. Rev Bras Cir Cardiovasc, 2010, 25(3): 311-321.

[50] Koyama T, Hackl F, Aflaki P, et al. A new technique of ex vivo gene delivery of VEGF to wounds using genetically modified skin particles promotes wound angiogenesis[J]. J Am Coll Surg, 2011, 212(3): 340-348.

[51] Breitbart AS, Laser J, Parrett B, et al. Accelerated diabetic wound healing using cultured dermal fibroblasts retrovirally transduced with the platelet-derived growth factor B gene[J]. Ann Plast Surg, 2003, 51(4): 409-414.

[52] Benn SI, Whitsitt JS, Broadley KN, et al. Particle-mediated gene transfer with transforming growth factor-beta1 cDNAs enhances wound repair in rat skin[J]. J Clin Invest, 1996, 98(12): 2894-2902.

[53] Martin P. Wound healing-aiming for perfect skin regeneration[J]. Science, 1997, 276(5309): 75-81.

[54] Jeschke MG, Barrow RE, Hawkins HK, et al. IGF-I gene transfer in thermally injured rats[J]. Gene Ther, 1999, 6(6): 1015-1020.

[55] Taniyama Y, Tachibana K, Hiraoka K, et al. Local delivery of plasmid DNA into rat carotid artery using ultrasound[J]. Circulation, 2002, 105(10): 1233-1239.

[56] Bonafede R, Scambi I, Peroni D, et al. Exosome derived from murine adipose-derived stromal cells: Neuroprotective effect on in vitro model of amyotrophic lateral sclerosis[J]. Exp Cell Res, 2016, 340(1): 150-158.

[57] Xin H, Li Y, Buller B, et al. Exosome-mediated transfer of miR-133b from multipotent mesenchymal stromal cells to neural cells contributes to neurite outgrowth[J]. Stem Cells, 2012, 30(7): 1556-1564.

[58] Katsha AM, Ohkouchi S, Xin H, et al. Paracrine factors of multipotent stromal cells ameliorate lung injury in an elastase-induced emphysema model[J]. Mol Ther, 2011, 19(1): 196-203.

[59] Spees JL, Olson SD, Ylostalo J, et al. Differentiation, cell fusion, and nuclear fusion during ex vivo repair of epithelium by human adult stem cells from bone marrow stroma[J]. Proc Natl Acad Sci USA, 2003, 100(5): 2397-2402.

[60] Caplan AI, Dennis JE. Mesenchymal stem cells as trophic mediators[J]. J Cell Biochem, 2006, 98(5): 1076-1084.

[61] Gatti S, Bruno S, Deregibus MC, et al. Microvesicles derived from human adult mesenchymal stem cells protect against ischaemia-reperfusion-induced acute and chronic kidney injury[J]. Nephrol Dial Transplant, 2011, 26(5): 1474-1483.

[62] Zhu YG, Feng XM, Abbott J, et al. Human mesenchymal stem cell microvesicles for treatment of Escherichia coli endotoxin-induced acute lung injury in mice[J]. Stem Cells, 2014, 32(1): 116-125.

[63] Xin H, Li Y, Liu Z, et al. MiR-133b promotes neural plasticity and functional recovery after treatment of stroke with multipotent mesenchymal stromal cells in rats via transfer of exosome-enriched extracellular particles[J]. Stem Cells, 2013, 31(12): 2737-2746.

[64] Nakamura Y, Miyaki S, Ishitobi H, et al. Mesenchymal-stem-cell-derived exosomes accelerate skeletal muscle regeneration[J]. FEBS Lett, 2015, 589(11): 1257-1265.

[65] Lood C, Blanco LP, Purmalek MM, et al. Neutrophil extracellular traps enriched in oxidized mitochondrial DNA are interferogenic and contribute to lupus-like disease[J]. Nat Med, 2016, 22(2): 146-153.

第十一章 新技术与组织修复和再生（三）：其他新技术在组织修复和再生中的应用

第一节 光 学 技 术

经三棱镜可见光可折射出红色、橙色、黄色、绿色、蓝色、靛色和紫色这七种颜色，波长范围在 350 ~ 770 nm。不同波长的电磁波，颜色感觉不同。光的波段划分为紫色 350 ~ 455 nm；蓝靛色 455 ~ 492 nm；绿色 492 ~ 577 nm；黄色 577 ~ 597 nm；橙色 597 ~ 622 nm；红光 622 ~ 770 nm。光不仅是一种电磁波还是一种粒子流，这就是说光波具有波粒二象性。光量子学说认为，光的量子均具有一定能量，可引起热效应、光化学效应、细胞效应等。鉴于在产生细胞效应方面，单色光与激光差异无显著意义，后来人们将单色光效应和激光效应统一称为光生物调节作用（photobiomodulation）。

（一）发展历史

1977 年 Mester 等首先讨论红光用于慢性创面愈合的作用之后，关于红光的生物学研究便持续升温，20 世纪 80 年代以来 SCI 索引收录的研究论文中涉及体表光疗法伤口愈合的论文多篇。随着半导体光源技术在功率和成本方面的突破，半导体光子治疗技术开始普遍进入临床。20 世纪 90 年代，美国航空航天局（NASA）在微重状态下，运用半导体光源治疗宇航员的各种创面、溃疡、软组织损伤、免疫力低下等症状。

近些年，相关研究论文发表数量以及影响程度不断提升，分别发表在《科学》《美国科学院院刊》《美国生物化学杂志》和《英国心脏病学会杂志》等高端杂志上。Karu、Mester、Abergel 和 Reddy 等，发表的经典论文均被多次引用。光生物调节作用正逐步得到科学界的重视，并在机理方面开展更为深入的研究。2003 年 Zhang 等发表的红光辐照对人成纤维细胞 CDNA 基因表达的关系研究论文是当今被引用次数最多的论文。

（二）作用机制

红光是指波长 600 ~ 700 nm，可以对生物体产生光化学作用的光线，红光可直接作用于血管、淋巴管、神经末梢和皮下组织等并发挥着相应的治疗作用。近年来有关红光的临床研究正越来越被人们认识和重视。红光是指通过物理学方法，将大部分其他光线滤去，包括滤去对皮肤有损害作用的紫外线和具有明显热效应的红外线部分，仅保留 600 ~ 700 nm 波段的光。红光对人体穿透性较强，穿透深度可达 30 mm 以上，红光照射人体后，被人体细胞线粒体吸收，通过光化学作用，促进物质代谢，使细胞活性加强，并提高机体免疫力和创面内巨噬细胞吞噬功能，促进上皮细胞、成纤维细胞的再生和损伤毛细血管的修复，能够加速创面愈合。应用红光照射糖尿病小鼠的实验研究中，Reddy 等发现 632 nm 的红光可增强实验动物线粒体过氧化氢酶活性，提高细胞新陈代谢水平，使糖原、蛋白生物合成增加，总胶原浓度明显升高，促进细胞合成和伤口愈合。另一些动物研究也表明，红光对于糖尿病大鼠创面愈合时的基因表达，鼠源性的成骨细胞、骨骼肌细胞、人类上皮细胞，血管生成及线粒体的氧化代谢都有着积极的生物调节作用。

一般来说，外界信号对细胞功能的调节大都是通过对细胞内部的信号转导通路的启动实现的。红光（630 nm）主要是通过光调作用起作用的。光调作用机制被认为是发生在线粒体水平上能量活化开关的机制，吸收的能量能活化细胞功能。其中，NO 与呼吸链的结合是能量开关的关键。细胞色素分子，尤其是在线粒体细胞膜上的细胞色素氧化酶是线粒体吸收光能的色基。红光通过促使 NO 与呼吸链上的细胞色素氧化酶解离，使细胞色素氧化酶与氧分子结合，引起线粒体细胞膜的分子结构发生变化，二磷酸腺苷（ADP）转变成三磷腺苷（ATP），这一过程使细胞电池（cell battery）获得充电为细胞活性提供足够的能量提高细胞代谢，促进蛋白质合成及能量代谢，使细胞功能发生变化，并调节了细胞的基因活性，使基因表达活性上调或下调，也使细胞的信号途径活化或减弱，刺激巨噬细胞释放细胞因子，使真皮乳头层胶原合成增加、细胞生长因子分泌增加、减少 MMP-1（胶原酶）分泌和凋亡等，从而达到抗炎和促进修复的作用。

红外线对机体的作用主要是热作用，使组织温度升高，局部毛细血管及小动脉扩张，血管周围白细胞浸润，网状内皮细胞吞噬功能增强，有消炎、收敛、增强机体免疫作用。红外线的热效应还可改善局部血液循环，促使炎症吸收，消除水肿减轻疼痛。同时因血循环加快，使组织营养改善，增强细胞再生能力，从而起到加速肉芽生长及痂皮形成，促进伤口愈合的作用。

远红外线对人体皮肤、皮下组织具有强烈的穿透力，并可引起细胞内外水分子的振动，从而激活细胞，使其发生下列变化：促进细胞质内线粒体代谢，提供更多的能量，ATP 水解释放的能量处于 3 μm 光谱范围内，及时给予远红外线照射，使得细胞线粒体氧化生成更多的 ATP，维持生物体的一切基本活动；促进核酸沿正常途径合成、代谢、发挥功能，波长为 1 ~ 7 μm 的远红外线可以被蛋白质分子吸收，导致分子中酰胺键的量子振动，从而使生物能量从一处传递到另一处，使生命体处于正常状态，保持生命体的生长、发育及新陈代谢；增强 NO 分子转动及两个原子沿化学键方向的伸缩振动，激活鸟苷酸环化酶，增加平滑肌细胞内环磷酸鸟苷含量，激活依赖环磷酸鸟苷的蛋白激酶，促使更多的肌球蛋白去磷酸化而松弛平滑肌舒张血管；维持细胞膜的完整性、通透性，提高细胞兴奋性，提高红细胞变形能力，清除代谢中产生的自由基，使细胞处于优良状态，更好地发挥功效。

有研究显示，LED 红光照射对放创复合伤小鼠创面有促愈作用。采用 C57BL/6 小鼠分单纯创伤组、放创复合伤组和放创复合伤红光照射组，于背部制全层皮肤切除创面，放创组经 ^{60}Co 射线 5.0 Gy 全身一次性均匀照射后在背部制等大创面，放创红光照射组相同制伤后予 LED 红光照射。伤后动态观察各组创面愈合情况以及小鼠一般情况、体质量、血常规的变化，同时观测红光照射时照射盒内温度变化。放创复合伤红光照射组小鼠比放创复合伤组创面平均愈合时间缩短 1 ~ 2 天（$P<0.05$），外周血白细胞计数，25 天时，比放创复合伤组高出 43.41%，第 28 天时高出 37.98%（$P<0.05$）。放创复合伤红光照射组体质量增长与放创复合伤组比较并无明显差别（$P>0.05$）。

皮肤是人体最外层结构，是人体最大的器官，主要由表皮、真皮及皮下组织构成。皮肤既是神经系统的感觉器，又是效应器，主要具有屏障、调节体温、感觉内外界刺激、代谢和免疫等功能。

皮肤包括血管及其相关细胞（内皮细胞、巨噬细胞、平滑肌细胞、粒细胞等）、表皮（黑色素细胞、角质形成细胞、郎格罕细胞和梅克尔细胞等）、真皮（肌成纤维细胞和成纤维细胞等）、皮肤附属结构（毛囊真皮乳头细胞和外根鞘细胞等）、神经系统（神经元等）及皮下脂肪层（脂肪细胞等）。皮肤连续性的损伤称为创面，创面愈合及修复受组织类型的影响，同时全身性因素也影响着创面的愈合，营养不足影响胶原蛋白的合成。故当皮肤遭受损伤形成创面后，愈合涉及多个序贯又相互交叉的病理生理过程：炎症反应，细胞增殖、迁移和凋亡，创面重塑等。各种生长因子、细胞、炎性介质、细胞外基质均参与了创面愈合过程，它们的相互作用形成了复杂的创面愈合调控关系，使创面愈合按时相规律有序地以可预见的生物学步骤进行组织学修复。国外从 Mester 提出红光用于慢性创面愈合的作用后，已有各种关于红光对动物和人类的作用的报道，近年来不断有国内外学者报道红光可增加实验动物创面愈合组织抗拉强度，刺激伤口胶原产量的增加，加快皮肤伤口的愈合速度。Erdle 等发现 670 nm LED 红光促进 SKH-1 裸鼠切口损伤的创面愈合，然而无法促进烧伤创面的愈合。这些数据可能为术后的创面修复提供帮助。并认为其可能的机理是：通过照射使表皮细胞之间的连接以及胶原纤维的构成发生改变而提高皮肤伤口抗拉强度，促使伤口内巨噬细胞胞浆中脂酶含量增加，同时促进上皮细胞、附件细胞和成纤维细胞的再生以及使这些细胞核内 DNA 含量增加；低能量激光照射增加上皮细胞之间桥粒连接，真皮内纤维细胞体积变小以及细胞周围的胶原纤维更加丰富，并提高实验动物伤口组织的 I 型前胶原和 III 型前胶原的 mRNA 水平，加强 I 型前胶原和 III 型前胶原分子的基因表达，从而促进皮肤伤口的愈合。

成肌细胞（myoblast）是在创伤后重建肌肉组织的前体细胞，Shefer 等人的研究还发现低强度 He-Ne 激光（5305 J/m^2）可通过 PI3K/Akt 和 Ras/Raf/ERK 通路诱导骨骼肌成肌细胞表达转录调节蛋白。Schieke 等人的研究表明，短波红外（IRA）（760 ~ 1400 nm）诱导金属蛋白酶 1 的表达，不是通过热效应或热休克蛋白 70 的表达实现的，而是通过 MAPK/ERK 1/2 的活化实现的。Whelan 等人用 DNA 阵列技术研究了发光二极管红外光促进糖尿病小鼠伤口愈合的过程，发现表达整合素、层粘蛋白、隙缝连接蛋白和驱动蛋白超家族分子马达蛋白等的组织再生基因被上调。低强度激光照射（LPLI）已经发现能通过激活不同的信号通路促进细胞存活和增殖，雌激素受体（ERs，ERα和ERβ）是调节靶向基因表达、促进细胞增殖和抑制凋亡的配体激活的转录因子。研究发现 LPLI 通过配体依赖的形式影响 ERs 核内再分配和转录活性。研究表明 LPLI 介导的 ERs 的激活涉及 PI3K/Akt 信号通路，揭示了 PI3K/AKt 信号通路在 LPLI 介导的 ERs 激活中是必需的，首次说明 LPLI 依赖 PI3K/AKt 的活性来介导配体依赖的 ERs 的核内再分配和转录活性，提供了 LPLI 介导的转录因子激活的分子机制的直接依据。

在对伤口使用红外以及近红外激光治疗的系统影响的分析中发现，在治疗大鼠的皮肤伤口时，同时使用红光和近红外激光，能获得最好的效果。通过对营养充足或营养不良小鼠的皮肤创面给予波长为 400 ~ 2000 nm，能量密度为 20 或 40 J/cm^2 偏正光辐照，发现营养状况影响治疗的进度以及愈合组织的恢复质量，并且偏正光的使用对于生物调节有积极的影响。

无论是细胞水平还是在体水平的研究都表明，红光具有促进细胞生长和增殖，减轻炎症反应，改善血液循环，诱导胶原沉积等作用，但与此同时应该考虑的是红光的波长、能量参数以及辐照时长的选择，以及红光对于其他方面的生物学影响。

1. 炎症阶段

在皮肤愈合初期，感染的发生对于创面的修复影响是很大的，此外还有其他的因素，比如创面异物存留、血供不足以及创伤的部位也是影响愈合因素之一。前文对于红光对于创面的免疫反应已经有所介绍。

Medrado 等研究发现，波长 670 nm 红光可减轻大鼠创面水肿和炎细胞数量，但胶原与弹力纤维轻度上升，结果表明，红光治疗可减轻炎症反应，加快胶原沉积和成肌纤维细胞增殖，研究发现红光可以通过抑制前列腺系统，如抑制环氧化酶，达到很好控制炎症的作用。Nicole 等发现 1072 nm 的红外光用于皮肤感染 MRSA 有抗炎效果，不仅可以激活相关的炎症细胞因子表达，增强免疫功能，且促进其他生长因子（如 VEGF）参与伤口的愈合过程，这可能有利于改善容易激发感染和血供不良的创面，比如糖尿病溃疡、压疮等。660 nm 波长的低能量红光可刺激淋巴细胞分化增殖促进创面的愈合。

实验证实，暴露于低强度 660 nm 红光下，巨噬细胞会释放一系列细胞因子，刺激纤维原细胞增殖和生长因子合成，继而影响炎症过程、愈合和损伤修复，使之产生重要的生物效应及治疗效果，增加细胞新陈代谢，促进细胞合成，加强细胞新生，改善血液循环，增强白细胞的吞噬作用，从而达到镇痛、有利于伤口愈合、促进毛发生长的效果。在体实验发现在烧伤小鼠中单剂量红光（波长 660 nm）加速皮肤炎症期的修复，这与红光刺激血管新生和刺激白细胞生成有关。在大鼠皮肤创面愈合过程中发现使用波长 680 nm+790 nm 两种红光交替辐照创面，炎症消退时间明显缩短，新生血管更为丰富，胶原蛋白表达较其他组别更多且大多是成熟有序的排列。

Zhang 等用 DNA 芯片技术研究表明，红光可以调节基因表达，波长 628 nm 红光可使 HS27 成纤维细胞中 111 个基因表达被调节，这些基因可以分成 10 个功能组，大多数基因与细胞增殖和抑制凋亡有关，其中涉及 MAPK/p38 和血小板生长因子启动的信号通路，也包括抗氧化和线粒体代谢的相关基因，研究从基因水平提示红光治疗可能对加速创面愈合有利。

Stachon 等发现在培养人角膜基质细胞过程中使用 670 nm 红光辐照后，发现光动力灭活瞬时激发角膜基质分泌 FGF-β 及抑制 HGF 分泌（5 h），并在 24 h 处理后抑制 KGF 的分泌。从短期时间来看，光动力灭活在体外对角膜基质分泌 VEGF、TGF-β 1 没有影响。随着微生物对抗生素抗药性的不断增强，光动力灭活可能成为一种潜在的治疗方案。同样 Ankri R 发现在 480 nm 处的蓝光用于治疗感染伤口效果显著，可能与黄素吸收此区域波段的能量有关，730 nm 的红光被细胞色素氧化酶吸收，刺激细胞生长，促进伤口闭合。

2. 增殖阶段

这一时期主要分为两个阶段：上皮再生（epithelialisation）和肉芽组织形成（granulation）。

创伤性疾病与受损伤部位血管数量减少密切相关，创伤部位血管修复是一个复杂的生理过程，它是由许多细胞因子及生长因子通过直接或间接方式调节支配，其中血管内皮细胞生长因子（VEGF）是一种最直接的促进血管生成的多功能的细胞因子，其作用贯穿创伤组织再生修复的病理生理过程，同时 VEGF 是多种细胞因子诱导创伤血管生成的重要中介因子。实验表明，与对照组相比，红光照射后血管内皮细胞生长因子（VEGF）、血小板衍生生长因子（PDGF）、转化生长因子（TGF-β 1）分泌明显增加，且与红光照射剂量呈现一定剂量依赖关系，即随照射剂量增加而增强，进一步表明 PDGF、TGF-β 1 可以通过促进 VEGF 的分泌合成，间接加速创伤组织血管内皮细胞增殖，对血管生成和创伤修复至关重要。

体外实验证明，人体碱性成纤维细胞生长因子（bFGF）本身既是强有力的血管生成刺激剂，又是细胞迁移和增殖的调节剂，bFGF 具有促进创伤部位血管生成和早期肉芽组织形成等多种生物学效应，同时 bFGF 又是成纤维细胞内皮细胞强大的促分裂原和趋化因子，对人体 VEGF 的表达有明显的促进作用，成纤维细胞是参与伤口上皮化和愈合的重要细胞，实验发现红光照射后 bFGF 与对照组相比分泌明显增加，并且红光照射剂量与 bFGF 分泌呈非线性关系，在照射剂量为 30 mW/cm^2 作用时较明显，表明红光照射加快创伤愈合与促进 bFGF 分泌增加密切相关。

在体实验同样发现在大鼠创面愈合过程中使用波长为（700±20）nm 的红色 LED 和波长 660 nm 的红色激光可显著增加血管生成。低级别激光治疗与脂肪间充质干细胞联合使用亦可促进裸鼠创面愈合，研究发现创面细胞凋亡减少，生长因子增多，不仅有更多的新生血管形成，还使得皮肤附属器重新生长出来。在大鼠舌头的创面愈合中发现使用 780 nm 红外激光刺激后影响了 VEGF-A mRNA 表达，缩短了愈合时间。近来的研究发现 635 nm 波长的红光促进内皮细胞增殖，相应的 VEGF 的浓度降低；830 nm 波长的红外光则引起 TGF-β 分泌减少。

缺铁会减少红细胞及血红蛋白的生成，而伤口愈合过程涉及许多病理生理过程，其中有许多是依赖于氧的存在。研究波长 660 nm 激光和 700 nm 的发光二极管（LED）对缺铁大鼠的皮肤伤口成纤维细胞增殖的影响中，发现 LED 红光对贫血动物的成纤维细胞增殖起了显著的积极调节的作用，而激光对非贫血者成纤维细胞的增殖更有效。

红光治疗还能提高线粒体产生细胞色素的效率，从而提高了产生 ATP 的效率。研究结果证明红光照射可促进机体细胞的分裂和组织的愈合。红光照射还能够显著缩短急性软组织损伤大鼠模型中急性炎症反应的持续时间，增强损伤局部促生长因子（IGF-1）的表达，加速骨骼肌的再生和修复。

Susana 发现，625 ~ 635 nm 的 LED 红光能促进创面成纤维细胞生长以及加速胶原蛋白的合成。Hawkins 等研究发现，当用红光照射成纤维细胞和肌肉细胞时，其生长速度提高了 5 倍。Schindl 等研究发现，波长 670 nm 红光可促进人脐静脉内皮细胞的增殖，研究提示，促进血管的形成或受损内皮细胞的修复可能是红光加速创面愈合的机制之一。有学者进行研究，发现进行高能红光治疗的患者，组织内表皮生长因子（EGF）的表达出现明显的上调，说明其能够对细胞起到增殖的作用，以加快创面愈合。

3. 塑形阶段

这一阶段时间较长，新生的肉芽组织和上皮细胞还需要进一步分裂分化、转型，使其成熟，最后使创面得以完全愈合。胶原蛋白是形成纤维组织的主要成分，有促进伤口皮肤愈合的作用，Lam 等使用氦氖激光（波长 632.8 nm）照射人皮肤成纤维细胞，使得胶原蛋白合成能力低下的成纤维细胞株的胶原蛋白合成能力显著提高（最高可达 36 倍）。在大鼠实验中发现，800 nm 红光二极管激光照射后显著上调了胶原蛋白 I 和 IV，TGF-β 和 Smad2、3、4 的表达。激光照射后皮肤 p-Smad2 和 p-Smad3 水平也有提高。800 nm 激光照射经 TGF-β/Smad 信号通路引发新胶原蛋白合成，改善皮肤结构和促进皮肤新的胶原蛋白表达。

Reddy 等研究发现，632.8 nm 红光可明显增加糖尿病大鼠创面胶原的产生，促进结缔组织稳定，从而加速损伤组织的修复过程，伤口愈合强度、拉力、负重力和坚韧度比对照组明显提高，修复质量得到改善。

肥大细胞可诱导成纤维细胞的增殖和局部纤维的产生，685 nm 红光处理没有增加小鼠纤维化率，但显著降低了自主的肥大细胞的浓度。红光（660 nm）能穿透组织。采用红光局部治疗多种皮肤黏膜糜烂、溃疡创面及慢性皮肤病，能很快制止创面渗出，明显消肿，从而加快结痂和创面修复，减少瘢痕的增生，未见明显不良反应。成鹏等对红光照射大鼠溃疡创面的实验病理所见：红光照射后，上皮细胞及毛细血管增生明显，高倍视野下可见 9 ~ 12 个毛细血管结构，成纤维细胞丰富，排列整齐。推测是由于红光的综合性生物刺激效应。红光通过光量子的生物刺激作用提高创面内巨噬细胞功能，促进上皮细胞、成纤维细胞附件的再生，有利于创面的修复，并利用增生的毛细血管提供营养，从而加速创面愈合。舒彬等用圆形钻刀在兔耳腹面造成直径 6 mm 的全层皮肤缺损创面，术后 21 天对其中的突出瘢痕进行 He-Ne 红外激光照射，结果发现，He-Ne 红外激光照射使瘢痕厚度变薄。低级别波长 670 nm 激光治疗能有效地抑制体外成纤维细胞的增殖而不改变细胞活性，并对瘢痕有确切的治疗效果。在波长为（700 ± 20）nm 的红光辐照下，大鼠成纤维细胞的增殖得到有效提高。

糖尿病的主要并发症是伤口愈合延迟，血液供应不畅，胶原蛋白的产生速度减缓。皮瓣术后的并发症大多数都与血液供应不足有关。Santos 等将糖尿病大鼠分为第 1 组（G1，糖尿病未经治疗的动物），第 2 组（G2，糖尿病动物照射波长 680 nm），第 3 组（G3，糖尿病动物照射波长 790 nm）。结果发现急性炎症主要出现在第 3 组。第 2 组的慢性炎症更加明显，皮瓣大部分坏死。第 3 组的成纤维细胞数量较高，血管生成也更加明显。各组之间的统计分析表明 G1 和 G3 之间的急性炎症的水平存在显著性差异（$P= 0.04$），G1 和 G2 之间组织坏死（$P=0.04$），G2 和 G3 慢性炎症（$P=0.04$），成纤维细胞增殖（$P=0.05$），G2 和 G3 之间的新生血管（$P=0.04$）。说明不同的波长应用的范围不同，波长 790 nm 近红外光能有效增加血管生成。Ⅰ型胶原是细胞外基质的主要成分，并在损伤修复过程中起着重要作用，研究表明波长 660 nm 红光在体内外环境下对Ⅰ型胶原的合成具有生物学刺激作用，糖尿病患者受损细胞的细胞迁移、存活、增殖，胶原蛋白含量等指标均有所提升。另外，有研究发现，抑制 IL-6 的产生可以减轻瘢痕的形成，而红光治疗可以降低 IL-6 mRNA 表达水平，因此红光可以减轻瘢痕的形成。

（三）当前的应用状况

Schindl 等采用波长 632.8 nm 红光治疗糖尿病足，发现照射后皮肤温度明显上升，红光照射不仅可改善患者创面血液循环，还可增强实验动物线粒体过氧化氢酶活性，提高细胞新陈代谢水平，使糖原、蛋白生物合成增加，促进细胞合成和伤口愈合。有人对外科手术后的 150 例患者按随机数字表法分为两组（$n=75$），两组切口的处理方法除红光照射外均相同，分为红光照射治疗组和单纯常规换药组，分别观察并记录两组患者术后 7 天的切口愈合情况。结果两组患者切口愈合差异有统计学意义（$P<0.05$）。说明红光照射能促进切口愈合，且无明显不良反应。第三军医大学大坪医院创伤中心住院的创伤患者 88 例。纳入标准：病程 >1 个月；年龄 18 ~ 70 岁；创面类型包括：创伤后创面、糖尿病足创面、静脉性溃疡和压疮；创面无活动性出血，无血管、神经、肌腱及骨组织裸露者；患者同意参加本试验，并签署知情同意书；未接受化疗、放疗等影响创面愈合的特殊治疗；无过敏史。排除标准：年龄 <18 岁或 >70 岁；严重的心、脑、肺、肝、肾功能不全；妊娠期或哺乳期女性；严重感染创面；活动性出血的创面；恶性溃疡创面、特异性感染创面（如结核、真菌及破伤风）；≥ 2 个创面，创面周围有皮肤疾病；严重的低蛋白血症、使用皮质激素者及无法有效控制的糖尿病；研究者认为不宜参加本临床试验者。最终纳入：男 68 例，女 20 例；年龄 18 ~ 69（42.23 ± 13.36）岁；创伤后创面 48 例（54.55%），肛瘘术后创面 29 例（32.95%），慢性溃疡 7 例（7.95%），Ⅲ度压疮 4 例（4.55%）。选择深圳某科技有限公司生产的 Carnation-22 光子治疗仪，光输出功率 >2 W，光斑直径 >120 mm。治疗时根据照射部位取仰卧、侧卧或俯卧位，佩戴特制的防护护目镜；部位充分暴露；开启光子治疗仪，设置照射时间，调整治疗头高度为距离创面 15 ~ 20 cm；调整照射角度，使光斑中心正对治疗部位中心，以光斑完全笼罩创面为宜，范围较大者分区照射。每次照射时间为 30 min，2 次 / 天，2 次照射间隔时间 60 min 以上；治疗结束后检查创面情况，保持清洁，适当包扎。连续照射 1 周后进行效果评价。痊愈 31 例（35.23%），显效 20 例（22.73%），有效 19 例（21.59%），无效 18 例（20.45%），总有效率为 79.55%。且疼痛有所缓解。2013 年，Gupta 发现，波长为 635 nm 和 810 nm 对皮肤擦伤愈合是有促进作用的，810 nm 波长能最大限度促进愈合，显著减小伤口面积，胶原积累增加，上皮化速度加快。与其他组相比，810 nm 波长组通过免疫荧光染色发现，细胞角蛋白-14 表达增多。红光（635 nm）和近红外光（810 nm）表明伤口组织的生物反应取决于采用的波长大小，这可能与细胞色素 C 氧化酶及线粒体所吸收光谱有关。

付小兵院士团队经过系统复习相关文献后发现既往对光在创面愈合的研究大多较为单一或混乱，不同学者在实验中所使用的细胞种类不尽相同，常常是某一研究人员仅对皮肤的一种细胞做了研究，另外，由于采用的细胞来源（人或动物）、发光设备（laser 或 LED）、波长、强度、能量、照射时间等差异较大，导致实验结果往往不完全一致甚至互相矛盾。能提供的临床治疗启示往往较为有限。于是选用对愈合转归影响最大的 622 ~ 770 nm 红光和 455 ~ 492 nm 蓝光进行相关研究，观察这两种波长对同一物种（C57BL/6 鼠）皮肤的 3 种主要细胞（成纤维细胞、微血管内皮细胞、表皮细胞）同时进行了观察，并参阅大量文献最终选取 3 种不同能量密度（6 J/cm^2、12 J/cm^2、24 J/cm^2），观察其对这 3 种创面修复主要参与细胞生物学行为（迁移、增殖）的影响，从而探索 640 nm 和 465 nm 的 LED 光在创面愈合中的作用，在临床上寻求在不同的创面问题（愈合不良还是愈合过度）中两种可见光的作用差异。

实验中所用 LED 光源是深圳某科技有限公司提供的 Carnation-11 光线治疗仪（见图 11-1），由普门公司提供的两种灯头在不同距离下的功率密度（power density）和主要设计参数见表 11-1 和表 11-2。

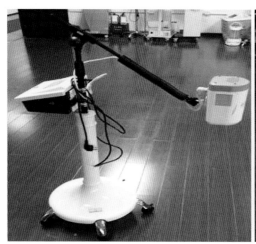 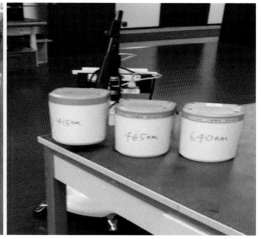

图 11-1 Carnation-11 光线治疗仪

取对数生长期的细胞以 6×10^4/mL 的密度接种于 12 孔板中，每块板为一组，每组设 4 个复孔，于孵箱内培养。待细胞数量达到要求后，在 12 孔板底部用注射器针头沿孔板中央横向划线，以 200 μL 枪头在孔板中央纵向划宽度约为 1 mm 的划痕（这样划痕与孔板底部划线正好呈"十"字形，方便显微镜下观察并选取交叉点作为拍照区域），划痕后以 PBS 洗去漂浮的细胞碎片。

表 11-1　465 nm、640 nm LED 灯头光功率测量

测试对象	话筒杆版 C11（50W LED）＋电压兼容式设计 465 nm、640 nm LED	
	465 nm LED：7 串 6 并	
	640 nm LED：10 串 5 并	
测试工具	Fieldmax Ⅱ -TO 激光功率计	
样机构成方式	话筒杆版机身 +465/640 nm LED 灯头轮换测试	
不同垂直距离下 3 种灯头光功率密度值（mW/cm^2）——测量数据换算后		
离灯头外壳前端面垂直距离（cm）	640 nm 灯头	465 nm 灯头
5	376	478
10	178	207
11	146	0
12	121	0
13	99	0
14	86	0
15	76	115
16	0	89
17	0	83
18	0	76
19	0	70
20	45	64
21	0	61
22	0	54
23	0	51
24	0	48
25	30	45

表 11-2　实验参数设计

	Red LED			Blue LED		
波长	640 nm			465 nm		
照射距离	25 cm			25 cm		
功率密度	30 mW/cm^2			45 mW/cm^2		
照射时间	3 min 20 s	6 min 40 s	13 min 20 s	2 min 15 s	4 min 30 s	9 min
能量密度	6 J/cm^2	12 J/cm^2	24 J/cm^2	6 J/cm^2	12 J/cm^2	24 J/cm^2

640 nm LED 光能量密度在 6 ～ 24 J/cm^2 范围内对 C57BL/6 鼠皮肤成纤维细胞迁移能力无明显影响，24 h 后，对照组与实验组的划痕均基本"愈合"（如图 11-2）。640 nm LED 光在能量密度为 12 J/cm^2 时对 C57BL/6 鼠皮肤成纤维细胞的增殖能力起促进作用，而在能量密度为 6 J/cm^2 和 24 J/cm^2 时则对其增殖能力无明显影响（如图 11-3，各组数据用均数 ± 标准差表示，$^{**}P<0.01$）。

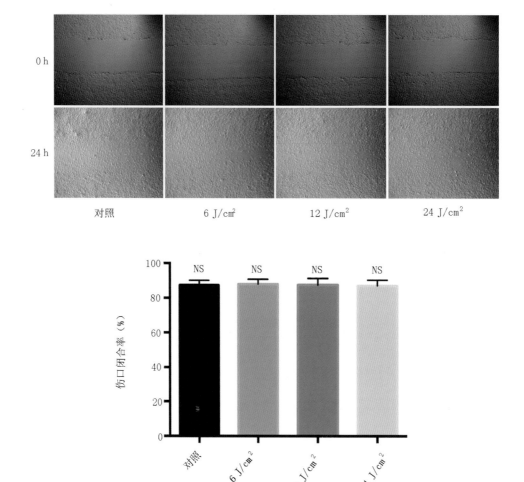

图 11-2　640 nm LED 光对 C57BL/6 鼠皮肤成纤维细胞迁移能力的影响

640 nm LED 光在能量密度为 6 J/cm^2 和 12 J/cm^2 时对 C57BL/6 鼠皮肤微血管内皮细胞迁移有促进作用，48 h 后，两组的划痕宽度小于对照组；能量密度为 24 J/cm^2 时对 C57BL/6 鼠皮肤成纤维细胞迁移有抑制作用（如图 11-4，各组数据用均数 ± 标准差表示，$^{****}P<0.0001$）。

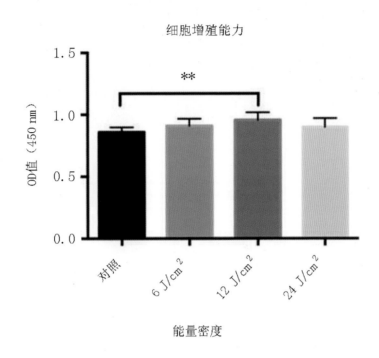

图 11-3　640 nm LED 光对 C57BL/6 鼠皮肤成纤维细胞增殖能力的影响

640 nm LED 光在能量密度为 6 J/cm^2 和 12 J/cm^2 时对 C57BL/6 鼠皮肤微血管内皮细胞的增殖能力有着明显的促进作用，而在能量密度为 24 J/cm^2 时，则对其增殖能力有着显著的抑制作用（如图 11-5，各组数据用均数 ± 标准差表示，$^{****}P<0.0001$）。

640 nm LED 光在能量密度为 12 J/cm^2 和 24 J/cm^2 时对 C57BL/6 鼠皮肤表皮细胞迁移有促进作用，如图 11-6 所示，48 h 后，两组的划痕宽度小于对照组；能量密度为 6 J/cm^2 时对 C57BL/6 鼠皮肤成纤维细胞迁移能力的影响与对照组相比无明显差异（各组数据用均数 ± 标准差表示，$^{****}P<0.0001$）。

同迁移实验结果一致，640 nm LED 光在能量密度为 12 J/cm^2 和 24 J/cm^2 时，可以促进 C57BL/6 鼠皮肤表皮细胞的增殖，能量密度为 6 J/cm^2 时，C57BL/6 鼠皮肤细胞表皮增殖能力与对照组相比无明显差异（如图 11-7，各组数据用均数 ± 标准差表示，$^*P<0.05$，$^{**}P<0.01$）。

465 nm LED 光能量密度在 6 ~ 24 J/cm^2 范围内对 C57BL/6 鼠皮肤成纤维细胞迁移能力均有抑制作用，24 h 后，实验组的划痕宽度均大于对照组（如图 11-8，各组数据用均数 ± 标准差表示，$^{***}P<0.001$，$^{****}P<0.0001$）。

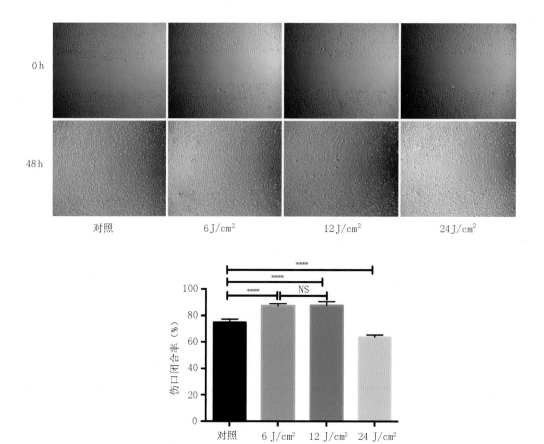

图 11-4　640 nm LED 光对 C57BL/6 鼠皮肤微血管内皮细胞迁移能力的影响

细胞增殖能力

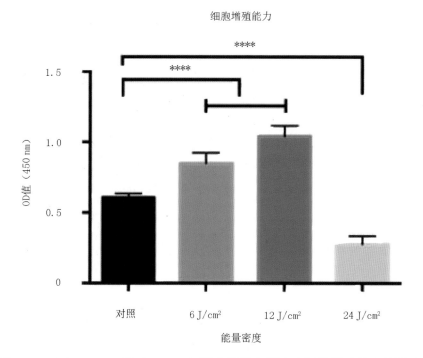

图 11-5　640 nm LED 光对 C57BL/6 鼠皮肤微血管内皮细胞增殖能力的影响

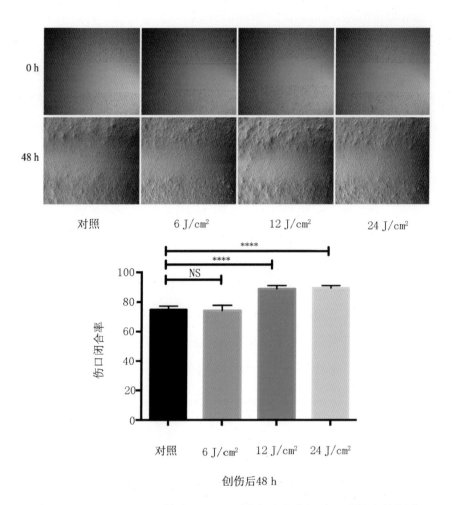

图 11-6 640 nm LED 光对 C57BL/6 鼠皮肤表皮细胞迁移能力的影响

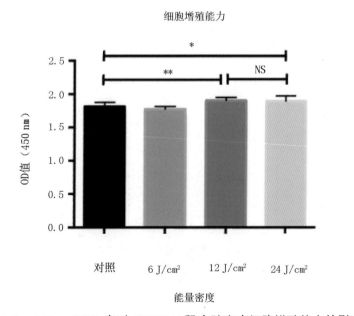

图 11-7 640 nm LED 光对 C57BL/6 鼠皮肤表皮细胞增殖能力的影响

465 nm LED 光能量密度在 6 ~ 24 J/cm² 范围内对 C57BL/6 鼠皮肤成纤维细胞的增殖能力均有着显著的抑制作用，而 3 个实验组间并无统计学差异（如图 11-9，各组数据用均数 ± 标准差表示，[****]$P<0.0001$；NS：no significance，没有显著差异）。

465nm LED 光能量密度在 6 ~ 24 J/cm² 范围内对 C57BL/6 鼠皮肤微血管内皮细胞迁移能力均有抑制作用，48 h 后，实验组的划痕宽度均大于对照组（如图 11-10，各组数据用均数 ± 标准差表示，[****]$P<0.0001$）。

465 nm LED 光对 C57BL/6 鼠皮肤微血管内皮细胞的增殖能力呈能量依赖性抑制，如图 11-11 所示，当 465 nm 光的能量密度越高，对微血管内皮细胞的增殖能力抑制越明显（各组数据用均数 ± 标准差表示，[****]$P<0.0001$）。

465 nm LED 光能量密度在 6 ~ 24 J/cm² 范围内对 C57BL/6 鼠皮肤表皮细胞迁移能力均有抑制作用，48 h 后，实验组的划痕宽度均大于对照组（各组数据用均数 ± 标准差表示，[****]$P<0.0001$，如图 11-12）。

465 nm LED 光在 3 种能量密度下对 C57BL/6 鼠皮肤表皮细胞的增殖能力均呈现抑制作用（各组数据用均数 ± 标准差表示，[**]$P<0.01$，[****]$P<0.0001$，见图 11-13）。

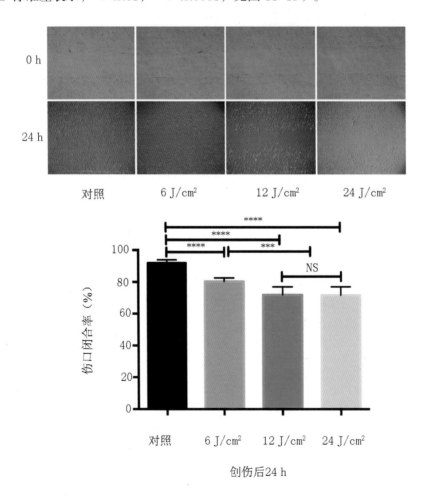

图 11-8　465 nm LED 光对 C57BL/6 鼠皮肤成纤维细胞迁移能力的影响

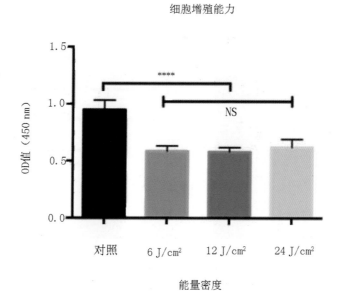

图 11-9　465 nm LED 光对 C57BL/6 鼠皮肤成纤维细胞增殖能力的影响

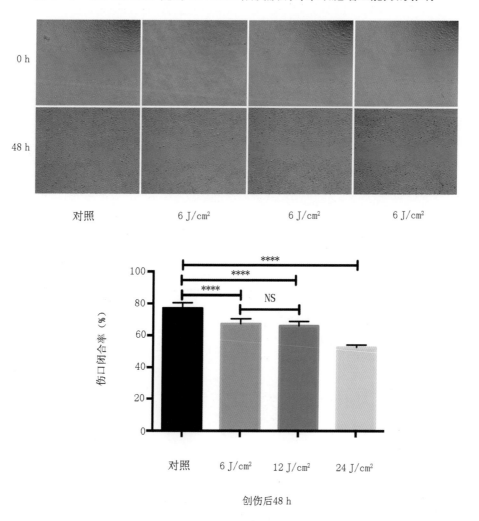

图 11-10　465 nm LED 光对 C57BL/6 鼠皮肤微血管内皮细胞迁移能力的影响

细胞增殖能力

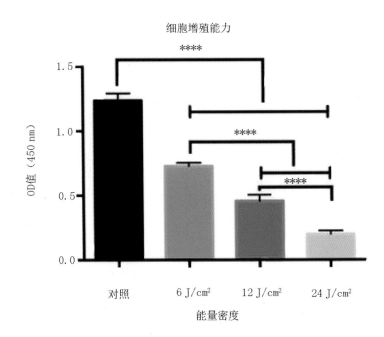

图 11-11　465 nm LED 光对 C57BL/6 鼠皮肤微血管内皮细胞增殖能力的影响

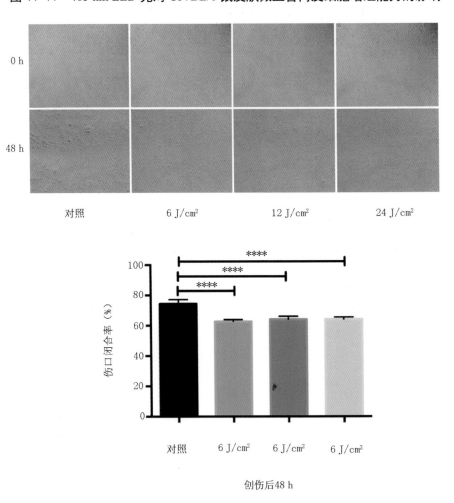

图 11-12　465 nm LED 光对 C57BL/6 鼠皮肤表皮细胞迁移能力的影响

细胞增殖能力

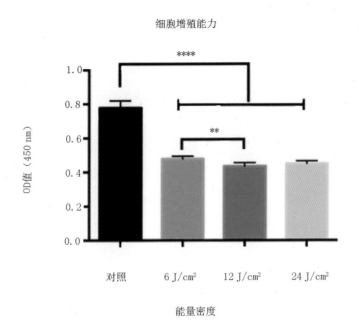

图 11-13　465 nm LED 光对 C57BL/6 鼠皮肤表皮细胞增殖能力的影响

上述结果的总结见表 11-3。

表 11-3　640 nm 红光和 465 nm 的蓝光对细胞生物学的影响

	红色 LED						蓝色 LED											
照射时间	3 min 20 s			6 min 40 s			13 min 20 s			2 min 15 s			4 min 30 s			9 min		
能量密度	6 J/cm²			12 J/cm²			24 J/cm²			6 J/cm²			12 J/cm²			24 J/cm²		
迁移影响	FBC	mDMEC	mDEC	FBC	mDMEC	mDEC	FBC	mDMEC	mDEC	FBC	mDMEC	mDEC	FBC	mDMEC	mDEC	FBC	mDMEC	mDEC
	—	↑	—	—	↑	↑	—	↓	↑	↓	↓	↓	↓	↓	↓	↓	↓	↓
增殖影响	FBC	mDMEC	mDEC	FBC	mDMEC	mDEC	FBC	mDMEC	mDEC	FBC	mDMEC	mDEC	FBC	mDMEC	mDEC	FBC	mDMEC	mDEC
	—	↑	—	↑	↑	↑	—	↓	↑	↓	↓	↓	↓	↓	↓	↓	↓	↓

实验结果显示，640 nm 红光对 3 种细胞生物学行为的影响不尽相同。其对成纤维细胞的实验结果显示，在能量密度为 12 J/cm² 时对成纤维细胞的增殖能力有明显的促进作用，能量过高（24 J/cm²）或过低（6 J/cm²）均没有明显影响，3 种不同能量密度对成纤维细胞的迁移能力均无明显影响，提示

640 nm 的红光对 C57BL/6 鼠成纤维细胞的影响主要集中在其增殖能力上；C57BL/6 鼠皮肤微血管内皮细胞在波长为 640 nm，能量密度为 6 ~ 12 J/cm² 时，均显示有促进迁移和增殖的作用；能量密度达 24 J/cm² 时，则迁移和增殖能力均受抑制；当能量密度在 12 ~ 24 J/cm² 时，C57BL/6 鼠皮肤表皮细胞的迁移和增殖能力均显示促进作用，而当能量密度降至 6 J/cm² 时，对其迁移和增殖能力均无明显影响。

465 nm 的蓝光对 3 种细胞生物学行为的影响较为一致，在没有细胞毒性的前提下，选用的 3 种能量密度对 3 种细胞的迁移、增殖能力均呈现一定程度的抑制作用。

从实验结果可以看出，640 nm 的 LED 光对创面修复过程中 3 种主要参与的细胞在迁移和增殖能力的影响上不尽相同。这和实验设想是一致的，证实了不同细胞在参与创面修复时需要的最佳能量是不完全一样的，如果盲目地以某种单一能量进行照射，可能出现对某种细胞有利而对其他细胞有害的现象，这样也不利于最大化发挥不同修复细胞在创面愈合中的作用，应视不同细胞参与创面愈合的时间和其对不同能量密度的反应，选取最适宜的参数、适宜的时间，从而获得最佳的愈合质量。

同时，对于光如何促进创面愈合的具体机制仍然不是十分清楚，只有个别报道认为，光可能通过调节 mTOR 来调节口腔上皮细胞的移行。但是在创面的再上皮化过程中对光疗的认识非常少。所以付小兵院士团队重点研究光疗对人表皮细胞移行的作用及其机制。在有些细胞中，光可以调控细胞骨架的改变。首先假设光可以通过 HIF-1α 调节细胞骨架的再分配，进而影响细胞移行。从而明确创面愈合中光疗促进创面愈合的机制。

6 ~ 12 岁人包皮切除术后，取人体组织进行试验严格按照《涉及人的生物医学研究国际伦理准则》进行，并通过了医院伦理委员会的批准。人源性原代角质形成细胞，由两步消化法分离培养而成。两种不同能量（12 J/cm² 与 24 J/cm²）的红光照射后观察人角质形成细胞运动情况。发现红光明显使得角质细胞运动性增强。具体红光上设置参数见表 11-4，红光照射 3 h 后，每组分别放入活细胞工作站。间隔 3 min 拍摄 1 次，总时长 2 h。录制结束后保存拍摄视频。通过软件对比分析发现红光照射后细胞运动性明显增强，而且 12 J/cm² 能量组的更加明显。12 J/cm² 组移行增加了 41.9% 而 24 J/cm² 增加了 18.3%。从结果可以看出，640 nm LED 红光可以明显促进角质形成细胞的移行（见图 11-14）。

在活细胞工作站中，12 J/cm² 能量组具有更明显的促进作用，所以本次试验只选择研究 12 J/cm² 这个能量。应用这能量观察红光对单层角质细胞移行的影响。角质形成细胞被平铺在培养板上，应用 200 μL 枪头人工制作出划痕，分别在 0 h、12 h 和 24 h 后拍照，光照组明显比对照组创面愈合快 20%（见图 11-15）。

为明确划痕试验中创面愈合主要的效果是细胞移行还是细胞增殖，我们用 CCK-8 试剂盒测试每个分组细胞增殖情况。通过分析 96 孔板中 OD 值发现红光并不能有效地促进人表皮细胞的增殖（见图 11-16）。

表 11-4　光照应用的具体参数设置

参数设置	
波长	640 nm
功率输出	15 W
剂量	
平均能量	$12\,J/cm^2$，$24\,J/cm^2$
能量密度	$30\,mW/cm^2$
照射时长	6 min 40 s，13 min 20 s
照射距离	25 cm

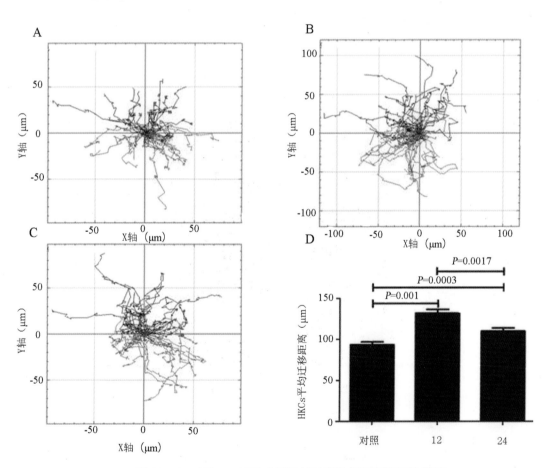

图 11-14　640 nm LED 红光对角质形成细胞移行的影响

　　LED 光能够提高人角质形成细胞的运动性：分为无光照组和 $12\,J/cm^2$ 以及 $24\,J/cm^2$ 光照组，光照 3 h 后测量。A～C. 每个细胞的位置每隔 3 min 重新标定 1 次。而图中设定每个细胞起始位置相同。D. 在 2 h 中，每个细胞的移行距离被统计并进行数据分析。3 次以上独立重复试验，细胞数目不少于 50 个。用均数 ± 标准差表示。$P<0.01$ 表示统计学有差异。

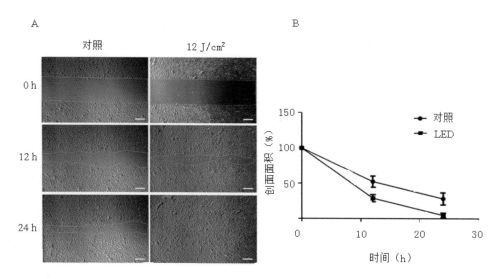

图 11-15　LED 光照促进单层角质形成细胞划痕创面的愈合的影响

LED 光照促进单层角质形成细胞划痕创面的愈合。Monolayers of keratinocytes 用 200 μL 枪头划过单层细胞制做出单层角质形成细胞创面，对照组和光照组（12 J/cm²）镜下观察。A. 在划痕 0 h、12 h 和 24 h 后拍照，创缘用黄色标记线标记。B. 创面范围用 Photoshop CS4 软件测量，以开始的面积作为初始创面面积，然后算出愈合的创面比例，试验均重复 3 次以上，用均数 ± 标准差表示，*P* < 0.01 表明具有统计学差异。图中黄色尺标 bar=100 μm。

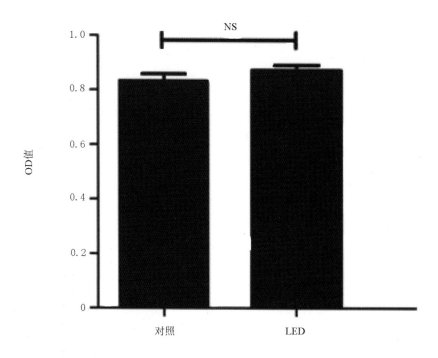

图 11-16　LED 红光对角质细胞增殖影响

LED 红光对角质细胞增殖没有影响。在 LED 红光（12 J/cm²）照射下采用 CCK-8 试剂盒测量两组细胞之间的 OD 值。用均数 ± 标准差表示；n.s. 表示没有统计学意义（*P*=0.425> 0.05）。

细胞骨架在细胞移行中发挥重要作用，细胞移行的动力来源于细胞肌动蛋白聚合和解聚合的不停更替。为明确光对细胞骨架的改变，课题组又进一步观察角质细胞 HIF-1α 表达变化以及角质细胞骨架的改变情况。记录光照 0 h、3 h、6 h 和 12 h 后蛋白表达变化。在常氧情况下，LED 光源都可以让蛋白表达量升高（见图 11-17）。

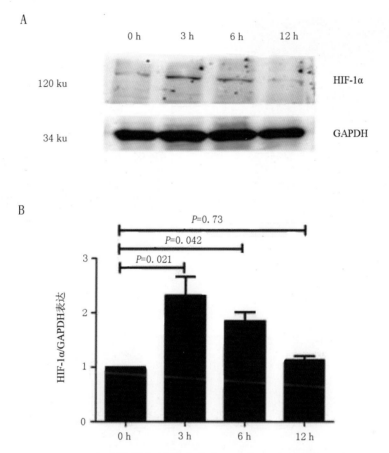

图 11-17　光照让更多的细胞产生肌动蛋白微丝和板状伪足

12 J/cm² 的 LED 光源可以使得角质形成细胞在 3 h 和 6 h 后 F-actin 表达量分别上升 32.9% 和 42.3%（$n=100$）。

　　采用氯化钴和二甲基草酰甘氨酸（dimethyloxallyl glycine，DMOG）影响 HIF-1α 后观察细胞骨架，明确 HIF-1α 对角质形成细胞骨架 F-actin 的改变作用。将氯化钴和 DMOG 药物处理后的细胞染色成片，荧光下观察 F-actin 的状态发现，两种药物组中的角质形成细胞中 F-actin 均比正常对照组更呈铺开状态。结合之前的结果，初步推断，LED 光源对于细胞骨架的再分配或许是通过 HIF-1α 来调节。最后需要通过抑制 HIF-1α 的表达来观察是否可以阻断光源对细胞骨架的调节。使用特异性抑制剂 YC-1（HIF-1α 特异性抑制剂）了解下调 HIF-1α LED 光对细胞骨架的调节作用，结果显示，YC-1 能有效阻断 HIF-1α 的表达。无论有无光照处理，同时下调 HIF-1α 能有效地抑制红光对细胞骨架再重排的作用。数据统计后发现，对照组极化的细胞骨架百分比为（25±2）%，而光照组细胞骨架极化百分比为（48±1）%。YC-1 处理后，红光刺激后的细胞伪足以及肌动蛋白微丝明显被抑制。故可以认为，YC-1 可以有效地通过下调 HIF-1α 来阻断红光对角质细胞骨架的调控作用。结合之前的研究，进一步证实 LED 光可以通过 HIF-1α 调控细胞骨架的改变，从而影响细胞移行（见图 11-18 至图 11-21）。

A

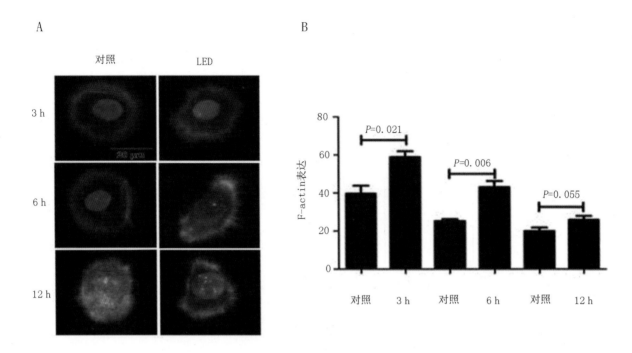

图 11-18　HIF-1α 对角质形成细胞骨架 F-actin 的影响

A

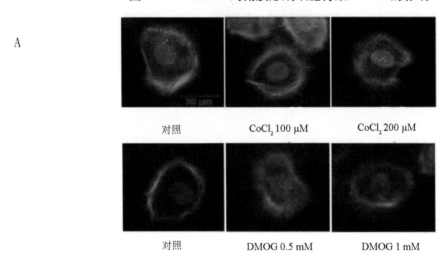

B

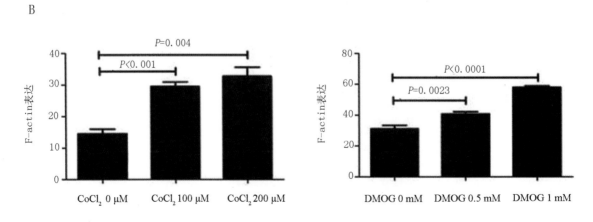

图 11-19　氯化钴和 DMOG 两种 HIF-1α 激动剂对人角质形成细胞 F-atin 的影响

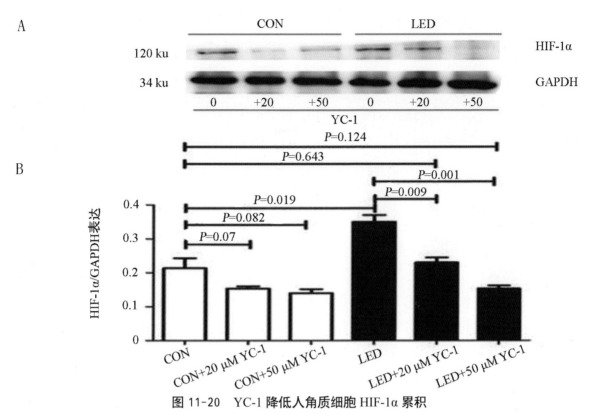

图 11-20　YC-1 降低人角质细胞 HIF-1α 累积

A、B. 在不同浓度 YC-1（0 μM、20 μM、50 μM）处理细胞 8 h，采用红光照射各组（12 J/cm²）大约 3 h。然后检测各个分组蛋白的表达情况。

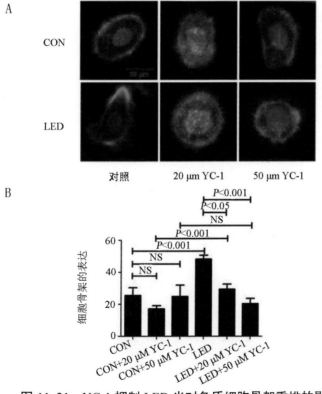

图 11-21　YC-1 抑制 LED 光对角质细胞骨架重排的影响

YC-1 抑制 LED 光对角质细胞骨架重排的影响（A、B），用 YC-1 3 种浓度（0 μM、20 μM 和 50 μM）处理完细胞后 8 h，用红光（12 J/cm²）照射 3 h。

总之，红光可以提高角质细胞 HIF-1α 的表达，而阻断 HIF-1α 可以逆转红光对于角质细胞骨架改变的效果，并进一步影响细胞的移行。

（四）存在的问题及未来展望

综上所述，红光与皮肤创面愈合的关系密切，近年来有关红光的临床研究正越来越多地被人们认识和重视，红光具有促进细胞生长和增殖，减轻炎症反应，改善血液循环，提高局部组织的营养及血氧供应，促进周围上皮增生，诱导胶原沉积等作用。然而至今有关红光生物物理的研究尚未成熟，红光对人体皮肤创面愈合等各方面的影响、临床应用及认识还不完善，远未找到一个成熟的规律。如红光透过人体时的吸收和光化学作用与光的波长、强度等的关系，辐照后各细胞间的作用影响，通过哪些已知通路进行调控，如何发现未知的通路并深入求真，这些问题的探索无疑将给绿色医学的发展带来前所未有的进展。

另外，在"湿性愈合"理论下，保持创面局部的湿润不形成结痂，接近生理状态下的湿性愈合环境就有利于肉芽组织的生长，利于皮肤细胞的分裂从而促使伤口的完整愈合。随着人们对这个观点的进一步认识和研究，湿性愈合的优越性不断被证实，成为创面治疗的主流方法。因此，"弱激光疗法"的"冷光"作用显得更符合未来发展的要求，可能成为主流方向。

（钱胜林　黄翀　程飚　付小兵）

第二节　生物电 / 磁

物理学中有一门叫"电磁学"的分支，电磁学中说明了电和磁有着密切相连的关系，电能生磁，磁能生电。作为电磁学中一类特殊类型：生物电和生物磁，它不单完全具有物质电、磁的通性，更具有生物电、生物磁的特性，即主动性和被动性。研究生物电、生物磁对创伤组织的修复与再生有着十分重要的意义。

（一）电信号

生物电现象是生命活动的基本属性。在机体的一切生命过程中都伴随生物电的产生。所谓生物电现象是指生物体内产生的电位变化和电流传导及其与生命现象和功能的关系。

完整皮肤与受损创面的研究表明，皮肤表面的离子流是影响愈合的重要因素。早在 1940 年 Burr 就发现，腹部伤口经表皮皮肤有阳性电流（positive transepithelial electrical）的产生，随着愈合过程中细胞数量的增加，创面电流的极性发生改变。同样的作用在豚鼠全层皮肤缺损的创面愈合过程中得到证实。Illingworth 还发现，外伤后残端手指出现 $10 \sim 30 \ \mu A/cm^2$ 的电流。Foulds 报道，将人体真皮内插入电极后测得人体皮肤表面和真皮之间的平均电压是 23 mV。Barker 等人在动物的模型中发现，无毛皮肤的 TEP 为 $30 \sim 100$ mV，真皮下为负极。而在有毛皮肤，腺体周围只有 $0 \sim 10$ mV。切开的表皮 TEP 降低，在伤口与完整表皮之间形成一个平行于皮肤表面的电场，可以达到 200 mV/mm。

业已证明，基底层角质形成细胞质膜的经皮电势能是 Na 离子泵的作用结果。两栖类动物蛙皮中，基底和侧膜通过 Na 离子流跨越真 – 表皮间的连接，产生 $80 \sim 100$ mV 电压，表皮间紧密的连接防止梯度电能间的短路。当这种回流被打断，则基底层的 Na 离子泵产生"创面电流"。溶液中 Na 离子浓度增加 1.5 mmol/L 则可以产生 60 mV 的电势能。当蟾蜍胚胎上皮被切开时，能产生 $16.7 \ \mu A/cm^2$ 电流，这对于愈合十分重要。其他的实验也同样证明，Na 离子流是哺乳类动物电势能形成的重要基础。如胎羊的 Na 离子流能达到 $20 \sim 100 \ \mu A/cm^2$。

人们普遍认为，梯度性电势可以提供改变伤口部位细胞的生物学行为的动力。伤口侧面的裂隙能够产生电流，在某些情况下电刺激是启动愈合的重要因素。在离体情况下，人们发现这一改变会引起角质（形成）细胞有方向性地运动，而在活体则可促使创面的愈合。Fang 发现，在 100 mV/mm 电场作用下，角质（形成）细胞能以每秒 1 mm 的速度向阴极移动，这种迁移还需要生长因子和细胞外 Ca^{2+} 的配合。

细胞的定向迁移是组织形成、炎症反应和创面愈合的保证。其中趋向性（chemotaxis）更是具有重要的作用，内源性的电场（endogenous electric fields，EFs）决定着细胞迁移的方向。2002 年，Zhao 等人的实验发现，EFs 和 EGFRs（epidermal growth factor receptors）生理性再分配，将会导致阴极丝裂素原活化蛋白激酶（mitogen activated protein kinases，MAPKs）活性增强，这会引起创面边缘肌动蛋白的聚合作用，进而使上皮细胞发生迁移。拮抗 EGF 受体型 MAPKs 信号通路将明显降低肌动蛋白的分布和细胞的迁移活动。

电磁场的脉冲（pulsed electromagnetic fields，PEMFs）可以引导 T 细胞的程序性细胞死亡（programmed cell death）。于是有人假设，PEMFs 控制着炎性淋巴细胞的增殖，从而影响炎症过程。在炎症中产生的各种细胞因子，是创伤修复中的重要的调节子。利用反转录 PCR（reverse transcription polymerase chain reaction，RT–PCR）技术证明，众多细胞因子 mRNA 表达均有所增强。

成纤维细胞产生胶原基质是由于电场预值对细胞代谢改变的结果。Mcleod 证明，电场的电量、频率和细胞定向力（orientation）决定了成纤维细胞的生物合成过程，细胞排列与电场曲线是一致的。在这些细胞中，当电场电压低于 40 mV/cm 超过 12 h，进入细胞外基质蛋白的脯氨酸将下降 20%，除非电场的电压增加 5 倍，否则垂直排列的细胞不会发生任何反应。

1987 年，国外学者又证实，培养人的成纤维细胞时插入 100 Hz 的电极，40 V/cm 的电流刺激 20 min，^3H– 脯氨酸法和 ^3H– 胸腺嘧啶脱氧核苷法参与的研究标明，蛋白的合成以及 DNA 的合成均明显增加，此效应具有频率依赖性，其中 120 Hz、16.6 V/cm 的刺激所合成的蛋白达到最大值，而 60 Hz 时则需要 23.3 V/cm。DNA 的合成同样具有这一规律。

（二）磁信号

生物磁现象即生物体内产生的磁场及其与生命现象的关系。1963 年由美国锡拉丘兹大学的 Balule 和 Mefee 第一次从人体上记录出心磁信号。物理学的毕奥－萨伐定理"运动的电荷会产生磁场"，所以只要能产生生物电信号的部位必定同时产生生物磁信号。生物电流产生的磁场（由天然生物电流产生），人体器官和组织在活动中会发生电子传递、离子转移、神经电活动等生物电过程，这些生物电过程会产生频率、强度不同和波形各异的生物电流，由此产生相应的微弱的生物磁场，如心磁场、脑磁场、神经磁场、肌磁场等。生物磁场的强度一般都很微弱，往往深埋在环境磁噪声之中，一般的探测仪器无法进行检测，随着科学技术的不断发展，问题逐步得到解决。

强磁场对新陈代谢、细胞分化、生化变异乃至神经生物物理方面等均有影响。把生物体的组织、器官等置于外界磁场之中，生物组织、器官等将在外磁场的作用下产生一定的生物效应。人的生理节律与地磁场的分布相关，太阳黑子的活动（磁暴）对地磁场产生强烈的影响，这种变化会对人的精神和生理、病理均有一定的影响。磁场的生物效应是多方面的，对免疫功能，对多种酶类活动，对糖、脂类、蛋白质、核酸、自由基等均产生影响。对于磁场的生物效应的机制有很多内容还是不太清楚，仍需要不断深入探索，有学者认为生物磁信号的研究比生物电信号的研究更有价值，应用更广泛，潜力更大。实验证实，低频率电磁场（50 Hz）作用可使大鼠烫伤创缘表皮干细胞数量增多，病理组织检查发现，低频率电磁场治疗，不但可促进创面愈合，还可诱导干细胞增殖与分化。可能是由于特定的脉冲磁场通过改变细胞膜的通透性从而影响细胞的信号传导，进而改变了细胞的代谢过程，促进创面愈合。

人皮肤的成纤维细胞暴露在 8.4 mT（tesla）20 Hz 的震动磁场中，将会分化进入成熟，胶原的分泌以及细胞蛋白的集聚增加。Cadosii 在培养淋巴细胞的时候发现，75 Hz，1.3 msec 脉冲 3.5 V 的磁场能增加细胞对植物凝集素（phytohemagglutinin）的敏感性，有活性的淋巴细胞数量增加，生物合成的活性也明显增加。有人进行平行对照实验，探讨恒磁场对不同种类手术后患者伤口愈合的影响。征集志愿者 260 例，结合手术种类进行随机分组。对照组常规拆线、普通敷贴，磁场组采用 0.2 T 恒磁敷贴（敷贴和恒磁片由陕西某药业科技有限公司提供，敷带由无菌纱布制成，经 ^{60}Co-γ 射线灭菌，磁片为钕铁硼稀土材料，经实测中心磁场强度为 0.2 T）。1 个月后，对两组间以及磁场组不同手术种类的创伤愈合情况进行评价。结果显示：恒磁场能提高术后的伤口愈合速度和质量（$P<0.01$）。

电和磁是密不可分的，磁场能改变暴露细胞的电流。使人难以判断细胞变化到底是由电场还是磁场的改变所引起。磁场可使生物电流改变速度、方向；旋磁可产生涡流电场，使电子运动形态、电子能级函数发生变化，同时可使电子自旋和循轨道运动所产生磁矩能级降低，因而引起细胞电生理改变。旋磁可使血管扩张，血流加快，促进血液循环，促进创伤愈合。但具体分子生物学机制尚待进一步阐明。

总之，利用电磁场（electromagnetic fields，EMF）作用于人体治疗疾病的方法，称为 EMT。EMT

具有非侵入性、无明显疼痛和副作用以及操作简便等特点，在加速组织再生修复、促进创面愈合过程方面具有独特优势，近年来已经成为慢性创面的众多临床治疗方法中的重要构成。Aziz 等采用系统综述的方法评价，EMT 对下肢血管性溃疡和压力性溃疡等慢性创面的临床随机对照试验（RCT）研究，初步证实 EMT 对慢性创面的有效性。在 EMF 中电解质内的自由电荷会发生一定方向的移动，进而产生感应电荷，称之为电解质的静电感应现象；而电介质中的束缚电荷也会在 EMF 作用下发生移动，由无极分子转变为有极分子，并沿着电场方向呈规则的排列，称之为电介质的极化现象，上述组织中有机和无机分子在 EMF 作用下产生规则或不规则的运动，会使体内的电荷重新分配，从而产生一系列病理、生理改变，是 EMF 治疗作用的生物物理学基础（见表 11-5）。

表 11-5　伤口内修复细胞对电磁场的反应

细胞类型	反应	参考文献
表皮细胞	电极移动	Luther et al.
	再定向	Cooper 和 Schliwa
成纤维细胞	电极移动	Erickson 和 Nuccitelli
	再定向	Yang et al.
	DNA 和蛋白合成增加	Liboff et al.
	分化增加	Bourguignon 和 Bourguignon
	胶原分泌增加	Rodemann et al.
淋巴细胞	迁移的敏感性增加	Cadossi et al.

（三）EMT 的分类及其治疗创面的研究可能机制

1. 恒定直流电疗法

利用平稳的低电压直流电场（low-intensity direct current electric field，LIDCEF）治疗疾病的方法称为直流电疗法（direct current therapy，DCT），是最早应用的电疗方法之一。在直流电场作用下，两电极间产生电位差，促使机体组织的电解质离子和（或）粒子沿着电流方向发生移动，并由此导致细胞由随机方向的运动转变为定向的移动，这种细胞在电场作用下发生定向迁移的特性称为细胞的趋电性，是 DCT 作用的基础。DCT 涉及的病理、生理改变和治疗作用主要包括：①激活细胞的趋电性，加速成纤维细胞和角质形成细胞的定性迁移，促进肉芽组织生长。LIDCEF 可刺激细胞膜上的 L- 型电压门控钙通道开放，导致细胞内 Ca^{2+}、Mg^{2+} 浓度增加，Na^+、K^+ 浓度降低，蛋白质分子向阳极迁移，有利于减轻水肿与渗出。实验数据表明，在低电流密度（ $0.02 \sim 0.06$ mA/cm^2）直流电作用下，炎症细胞的杀菌效应增强，再生修复过程加速；而在较高电流密度（ 0.2 mA/cm^2）直流电作用下，则进一步增强创面内的炎症反应，并刺激纤维组织的增生。②刺激局部组织微小血管扩张，促进血液循环：LIDCEF 的阳极产生偏酸性物质，阴极产生偏碱性物质，刺激局部组织释放组胺、多肽而致血管扩张，具体表现为电极下皮肤充血，局部血流量可增加 140% 左右，持续时间可达 30 min 以上，这种效应在阴极更为明显。③调节神经兴奋性：LIDCEF 对神经系统的影响因其作用极性的不同而产生差异，当阳极置于腰骶部，阴极置于颈后部，上行电流通过脊髓，可使神经反射的兴奋性升高。反之，则下行电流通过脊髓，可使神经反射兴奋性降低。对神经系统的作用是 LIDCEF 治疗脊髓损伤患者慢性创面的主要生理基础之一。

DCT 不仅可明显改善烧伤大鼠创面血浆白蛋白的渗出，减轻烧伤后的水肿，还能加快深 II 度烧伤创面的再上皮化和再血管化，改善毛发生长，减轻创面收缩和真皮纤维化。DCT 在慢性创面修复过程中，能增强血管内皮生长因子的表达和氧化氮的释放，改善创面局部血流供应，促进糖尿病足溃疡创面愈合。有人用 DCT 治疗脊髓损伤患者继发的压力性溃疡，结果 DCT 刺激结合常规治疗可加速脊髓损伤患者 IV 期压力性溃疡的康复。Adunsky 和 Ohry 等用一项多中心、双盲 RCT 研究，证实 DCT 促进压力性溃疡愈合的临床有效性，并提示创面发生早期阶段应用 DCT 效果更为理想。

2. 电刺激疗法

电刺激疗法（electrical stimulation therapy，EST）是利用电流促进神经、肌肉及皮肤组织结构与功能康复的电磁疗法，其刺激因子主要包括低频脉冲电流和交变电流。EST 引发的病理、生理改变和治疗作用包括如下几点。①外源性电场作用：当皮肤出现损伤或创面时，由于其结构完整性受到破坏而刺激细胞内钙离子通道开放增加或由于细胞对电磁场的反应是复杂多变的，要完整、准确地认识这一机制还需要进行大量的研究工作。当信号转导机制在创伤修复研究中取得突破之日，将对最终认识生物电与创面愈合的关系产生积极的意义。细胞去极化增强而形成内源性电场（endogenous electric fields，EEF）和损伤电流，即皮肤电池，EEF 的存在可改变细胞膜电位，增强细胞膜的通透性，刺激细胞的趋电性，进而促进创面周围的成纤维细胞和角质形成细胞等在 EEF 发生定向性的迁移。创面愈合后，这种电流将会消失，EST 所提供的外源性电场不仅可增强细胞的趋电性反应，且可对细胞内多种金属离子依赖酶如胆碱酯酶、单胺氧化酶、组胺酶以及细胞因子的活性产生影响。②促进细胞增殖和细胞因子释放：EST 可促进角质形成细胞增殖和血管内皮生长因子释放，刺激新生血管形成。EMF 干预的角质形成细胞生长因子基因修饰的表皮干细胞移植组的创面愈合率及上皮化程度较好。③改善循环效应：低频脉冲电流，尤其是 50 Hz 的电流促进局部组织血液循环改善效应明显。机制包括 EST 刺激皮肤感受器引起轴突反射，可刺激小动脉壁，使微小动脉扩张；EST 刺激皮肤释放 P 物质与乙酰胆碱等物质，引起小动脉扩张，而组胺的释放增加可致毛细血管扩张，引起更为持久的充血。④镇痛效应：镇痛作用比较好的低频电流频率约为 100 Hz，其机制涉及 EST 经感觉神经粗纤维传至脊髓后角胶质细胞引起非痛性刺激，通过竞争性抑制，使疼痛感觉传入受阻，进而达到镇痛效果。EST 刺激神经系统释放内源性的吗啡样神经介质如脑啡肽、内啡肽而引起镇痛效应。⑤抑菌效应：EST 对细菌生长的抑制作用也被提出作为其促进伤口愈合效果的机制之一，研究显示阴极电流的抑菌效果更为显著。

目前，电刺激促进慢性创面的临床效果已经被初步证实，Magnoni 等针对下肢慢性创面的临床 RCT 显示，12 周的 EST 能够缓解创面疼痛，改善创面状态，加速创面的愈合过程。多中心的临床研究亦显示，应用 EST 治疗后，慢性创面的面积显著缩小，创面肉芽生长明显，治疗的有效率和耐受性均较理想，提示 EST 是一种安全、有效的治疗慢性和复杂创面、且耐受性和依从性较好的治疗方法。

3. 高频电场疗法

高频电场疗法是指利用频率 $>10^5$ Hz 的脉冲电流治疗疾病的方法，国外称为高频透热（high-frequency diathermy，HFD）疗法。高频电场作用于人体时，主要产生热效应和非热效应两种生物学效应。①热效应：高频电场可造成组织的电解质离子和电介质粒子发生高频震荡或移动而产热，称为内生性热效应。内生性热效应可改善深部组织微循环，增加静脉、淋巴的回流，促进渗出液的吸收，减轻组织肿胀引起的张力性疼痛，达到止痛、促进组织修复作用。与外源性透射热效应比较，内生性热效应的作用深度明显增加，对深部组织的慢性创面有着其他治疗方法难以企及的优势。②非热效应：是指在高频电场作用下，在组织温度未明显升高的状态下，出现组织中的电解质离子、带电胶体和偶极子的振动，从而产生一系列病生理改变的效应。非热效应可刺激炎症细胞功能，加速神经纤维再生，进而促进炎症吸收及组织修复。

临床应用中，根据电磁波的波长、频率不同，高频电场疗法可分为短波疗法、超短波疗法及微波疗法等。①短波疗法（short wave therapy，SWT），短波的波长为 10 ~ 100 m，频率为 3 ~ 30 MHz，国外较多应用波长为 11 m（频率 27.12 MHz），国内较多应用波长为 22 m（频率 13.56 MHz）。短波可促进血液循环及炎症的吸收，作用部位较深，对于慢性创面的愈合效果较为明显。②超短波疗法（ultrashort wave therapy，USWT），超短波的波长为 1 ~ 10 m，频率为 30 ~ 300 MHz。超短波的治疗效应与短波大致相同，但其非热效应比短波更为显著。对慢性创面的治疗，采用微热量或温热量 USWT 效果更好，包括糖尿病溃疡创面的愈合。③微波疗法（microwave therapy，MWT），微波的波长为 1 ~ 1000 mm，频率为 300 ~ 300000 MHz，临床中分为分米波（波长 100 ~ 1000 mm）、厘米波（波长 10 ~ 100 mm）、毫米波（波长 1 ~ 10 mm）。对于慢性创面的治疗，MWT 作用机制与其温热效应的关系更为密切，可使局部组织温度升高，深部血管扩张，促进血液循环，增强代谢，进而促进炎症渗出的吸收，加快组织修复进程。

4. 高压电位疗法

利用高压交变电流所产生的电场治疗疾病的方法称为高压交变疗法（high voltage alternating current therapy，HVACT），也称为高压电位疗法（high-voltage pulsed current therapy，HVPC），其输出电压可高达 450 V，而电流一般不超过 3 ~ 5 mA。HVACT 治疗作用主要是基于高压交变电场的作用，同时也有空气负离子流、臭氧和二氧化氮的作用。首先，高压交变电场能产生明显的血管反应：

初期促进皮肤毛细血管收缩，后使其扩张，从而改善局部血液循环，增强营养代谢过程，加速创面愈合。其次，高压交变电场产生的电离空气对皮肤感受器是一种微小的机械刺激，可通过神经末梢反射影响中枢神经系统。同时在高压交变电场中，空气中的氧更易于被氧化成臭氧，可提高氧合血红蛋白的浓度，并具杀菌作用，亦能促进创面的愈合。30 kV 交变电场治疗肢体皮肤化脓性感染创面，有效率可达 71.5%。Kim 等研究发现，HVACT 通过刺激 I 型胶原蛋白 α-肌动蛋白和转化生长因子-β1 的 mRNA 的表达，进而促进糖尿病大鼠的慢性创面的愈合。对 II ~ IV 期压力性溃疡、下肢静脉性溃疡和糖尿病溃疡等慢性创面的愈合率也有显著提高。

与经典的创面治疗相比，电磁场疗法在促进创面愈合过程的同时，能显著改善水肿、疼痛等不适症状，降低医疗费用，提高患者的依从性和耐受性。但现有的研究尚存在样本量较小、研究质量较低的问题。应用 EMT 治疗慢性创面的临床及实验研究可能为慢性创面的治疗带来新思路，且为完善和优化慢性创面临床综合性治疗方案提供科学的依据，有助于提高患者生活质量、减轻家庭和社会负担。

（程飚　付小兵）

第三节　负　压　治　疗

负压创面治疗技术（negative pressure wound therapy，NPWT）是近十几年来提出并开展的新方法，它包括 1993 年德国外科医生 Fleischmann 等最先提出的封闭负压引流（vacuum sealing drainage，VSD）及 1997 年美国外科医生 Argenta 和 Morykwas 首创的封闭负压辅助闭合（vacuum-assisted closure，VAC）两项关键技术。两者原理相同即封闭负压吸引，但是在选材、方法与适应证等方面存在差异。NPWT 通过将伤口使用特殊材料覆盖封闭并置于负压下一段时间，以达到促进清创和伤口愈合的治疗目的。主要应用于体表急性或慢性、感染性或非感染性伤口或溃疡，软组织大面积损伤，糖尿病足，战伤或外伤导致的组织缺损或脏器外露，乃至内脏器官炎症的包裹覆盖以及引流等。

（一）发展历史

早在 20 世纪 70 年代，苏联就有文献报道了应用负压治疗创面和伤口。1993 年，Fleischmann 等首次将负压应用于治疗四肢软组织创面感染，得到肯定效果。该方法很快被推荐到各种软组织缺损和感染的临床治疗中。后来，Morykwas 等研究发展了负压创面治疗技术，他们运用动物模型比较负压创面治疗技术与盐水纱布敷料对慢性伤口的疗效。结果显示，NPWT 治疗在增加创面局部血流量、促进成纤维细胞生长及降低创面细菌数量等方面显著优于对照组。1994 年，裘华德等引进德国 NPWT 应用于普通外科手术及感染创面的治疗。2000 年，陈绍宗及其团队对 NPWT 的作用机制进行了血流动力学及分子生物学方面的研究，并自行研制了密闭性敷料用于慢性难治性伤口的治疗，疗效显著。2006 年，他们又研究发现，NPWT 可以提高慢性创面创周组织中血小板衍生生长因子（PDGF）及转化生长因子 - β（TGF-β）的表达，从而促进创面愈合。早在 2003 年，VSD 技术就已经被德国和奥地利等国纳入创口治疗指南，在后续相应的修订后，应用范围不断得到拓展。2008 年，Landau 等报道了用负压处理受区后，可提高全层皮移植的着床效果。Canavese 等利用 NPWT 治疗脊柱侧凸术后所致深部感染，认为此技术是脊柱外科用来治疗创面易感染患者（尤其是有神经肌肉疾病的患者）有用的工具。Moues 等研究证实，负压封闭引流技术与传统湿润敷料包扎技术相比，能显著缩短伤口愈合时间。Fabian 等试验证明，负压引流与高压氧疗相比，能够促进伤口肉芽组织增生。Gouttefangeas 等研究发现伤口填充敷料上浸润的主要为粒细胞，而 CD4$^+$ 功能性 T 细胞在伤口清洁中可起到一定作用，而填充敷料则提供了很好的微环境。Eginton 等前瞻性随机研究表明，VSD 在早期能显著缩小糖尿病足伤口的宽度和深度，加速愈合。2009 年，Labanaris 等又研究发现 VSD 能促进伤口周围组织淋巴管网的增生。长期以来，VSD 技术已经从理论逐步走向实践，并在实践中不断取得理论研究的进展。

（二）作用机制

NPWT 的主要组成有：创面填充敷料、封闭半透膜、引流管路以及负压发生装置。创面填充敷料为泡沫或海绵材料，质地松软，内含大小不等的微泡孔隙，负责缓冲创面压力，保护新生肉芽，避免神经末梢受到刺激，吸附渗出液，并在负压持续作用下将引流物切割塑形，便于经管道引出。最常用材料为聚乙烯醇（polyvinyl alcohol），是一种泡沫型合成敷料，泡沫微孔直径在 0.2 ~ 1.0 mm，形同海绵，白色，无毒，组织相容性好，无免疫活性，柔软而有足够的强度，具有极好的吸附性和透水性，有多种规格可供选用，使用时可根据需要修剪。封闭半透膜覆盖于填充了敷料后的创面上，提供一个密封环境，能透过水蒸气但不透水，还能防止细菌入侵。常用的有美国 3M 公司生产的透明敷料，其成分为聚氨酯，是一种薄膜型合成敷料。引流管路负责将半透膜下密封环境中的渗出液引出，根据创面大小，放置一根或多根引流，有规律地包裹于填充敷料内部，末端引出接负压装置。管路为多孔结构，便于全方位引流，有一定的硬度，在负压下不易被吸扁塌陷，常用的为口径不一的硅胶管。负压发生装置是最主要的组成部分，发挥最主要的功能。在早期的研究中，伤口负压是通过一些传统的方法得到的，例如中心负压吸引装置、外科真空瓶等。但是，这些方法有不便之处，例如器械的移动、负压水平的控制和保持等。由于负压大小模式的设定至为关键，所以推荐带刻度可调节式装置。1995 年出现了一种真空辅助治疗仪，其能够克服上述问题。仪器的核心是一个微处理器真空控制单元，能够提供可控制的持续的或是间断的 25 ~ 200 mmHg（1 mmHg=0.133 kPa）的负压，最大限度地保证效果。缺点是，机器体积较大，不便于移动，患者需在床边使用，只适用于卧床、伤口渗出严重的患者。后来又特别研发了便于携带的型号，供渗出较少、非卧床的患者使用。在早期的研究中并没有提出最佳的压力大小与负压模式概念。直到 1997 年，Morykwas 等进行了一系列动物实验，着重研究了这个问题。研究以伤口血流情况和肉芽组织生长情况为切入点，通过激光多普勒技术来测量伤口周围的皮下组织和肌肉的血流情况，通过测量随时间伤口体积的减少量判断肉芽组织的生长情况。结果表明，当负压值为 125 mmHg 时，伤口皮下组织和周围肌肉血流是基线值的 4 倍。而当负压值为 400 mmHg 以上时，血流反被抑制。而肉芽组织的生长情况则是间断负压比持续负压更为有效。针对此，Philbeck 等提出了两种可能的解释。他们认为，当组织毛细血管的自我调节机制没被激活时，间断循环疗法能提供像组织本身一样的有节律的血液灌注。间断的刺激使细胞能够有时间休息并准备进入下一个循环。而持续的负压刺激将使细胞对刺激耐受从而导致刺激失效。对于污染或感染较重的伤口，也有学者认为应持续真空治疗 48 h，起到最初的净化作用后，再采用间断负压。

负压创面治疗技术的作用机制主要有：

1. 促进血液循环

创面局部血运障碍或缺血是阻碍创面愈合的主要原因之一，因为创面修复过程中必需的氧和营养物质只有通过血流才能运输到创面，而局部产生的大部分毒性物质和代谢产物等也主要经血流输送出创面。Angelica 等在对猪创面的研究中发现负压吸引使距伤口数厘米的毛细血管血流量增加，伤口处血流量增加又可使局部氧分压及乳酸水平增加，进而促进伤口的愈合。国内学者使用激光多普勒连续测定猪创面负压前后两种血流量的动态变化中发现，8 kPa 负压时创面血流量明显升高；16 kPa 负压时其峰值接近基线血流量的 4 倍，持续负压 30 min 后维持在基线水平的 2 倍左右；20 kPa 负压以上时血流量增加后很快降至基线水平；16 kPa 间歇性负压时血流量曲线呈规律的方形波状变化。Chen 等在动物实验中应用负压吸引后，经多普勒激光检测，创面血流灌注明显增加。李靖等以兔耳背急性全层皮肤缺损创面为模型，研究 NPWT 对创面微形态及超微结构的影响结果也证实，NPWT 治疗能显著提高创缘毛细血管数目，引起创面毛细血管管径增大血流加快，促进毛细血管和内皮细胞恢复正常的形态和结构，并刺激毛细血管出芽和内皮细胞增生，恢复基膜完整性，缩小内皮细胞间隙。李学拥等研究认为 NPWT 治疗时，创面组织存在双向受力和双向微小移位的现象，即创面在 NPWT 治疗后部分组织产生向外移位而部分组织产生向内移位，向内移位（受正压）的组织内的血液受到挤压加速向受负压的组织内流动，因而导致创面血液循环的加速。这对于解释 NPWT 治疗促进创面血液循环具有重要意义。在临床试验中，Danciu 等证实当给伤口提供负压时，血液流量增加，然后在高峰维持 5 ~ 7 min。

2. 减轻水肿

水肿是阻碍创面愈合的原因之一。组织肿胀后一方面加大了组织细胞间的距离，阻碍了细胞间的物质交换；另一方面压迫创伤局部的微血管，不利于组织灌注，创面缺血低氧，使创面得不到愈合所应有的营养物质，因而抑制了创面的愈合。而在负压作用下创面组织液吸引出体外，组织肿胀能消退。负压可以使细小动脉扩张、有丝分裂增加形成新的血管床；还可去除多余液体，减轻水肿，改善局部血液循环。吕小星等以兔耳背全层皮肤缺损的急性创面为模型，右耳创面用负压引流，为治疗组；左耳创面为对照组。NPWT 治疗可以有效地减轻创周水肿，降低血管通透性。Michael 等通过对生理基础的研究指出，NPWT 治疗有利于消除过多组织间液造成的压力梯度，使间质性压力降低，使毛细血管开放并流向创面组织。

3. 抑制细菌繁殖

长期以来，人们一直担心密闭的敷料下相对潮湿、温暖的环境利于细菌生长而引起的创面感染，然而其结果并非如此。Weed 等在动物研究中发现使用 NPWT 治疗后能明显减少细菌的数量，特别是 G^- 细菌数。Polykandriotis 等创新性地将 NPWT 应用于 9 例手外伤患者中，有效治疗和预防手部缺损创面感染，减轻局部的疼痛。王昌建等对其收治的肢体远端大面积软组织感染及缺损患者 11 例运用封闭疗法，结果显示均未发生感染。密闭敷料减少创面感染主要机制可能与密闭敷料产生的密闭、潮湿环境更有利于机体免疫细胞功能发挥有关。Plikaitis 等在对猪皮肤感染伤口的实验中，对照组用传统的敷料更换伤口，实验组使用 NPWT 设备持续负压吸引伤口，每日对伤口活体组织进行细菌培养。结果，在伤口感染后的 5 天内，用 NPWT 治疗的伤口的细菌数下降并保持较低水平（10^5 微生物 / 克组织），而对照组在 5 天内细菌数达到高峰，在 11 天时才达到较低细菌水平。NPWT 治疗对污染的慢性创面的细菌清除有益于伤口的愈合过程。

4. 清除部分坏死组织

清创后创面仍可能存在大量的坏死组织，是影响创面愈合的病理性因素，负压封闭引流技术在引流创面渗液的同时能清除部分坏死组织，但创面局部体液变化的研究由于数据存在大量容易混淆的因素，很难得到配对样本而进行精确的分析，然而仍有不少研究证明该技术能引流创面上影响创面愈合的各种炎性介质和酶，引流大量的毒素，创面局部的病理性影响因素可通过负压封闭引流技术减少。

5. 减轻创伤后免疫抑制

创伤后可溶性炎症介质如炎症前期细胞因子的释放参与了免疫抑制，NPWT 治疗对创面液体的持续过度引流亦可使创面免疫反应受到抑制，因而此技术必须让白细胞浸润和接触创面以产生有效的免疫反应。NPWT 的聚乙烯泡沫与创面紧密接触从而使细胞可以浸润于泡沫内。Gouttefangeas 等发现应用 NPWT 治疗 1 周及 2 周后，浸润于泡沫上的主要细胞是粒细胞，另外还有单个核细胞包括巨噬细胞和少量的 T、B 细胞群以及自然杀伤细胞。泡沫上的功能性 CD4+ 和 CD8+T 淋巴细胞不同于患者的外周血 T 淋巴细胞亚群，其中的 CD4+T 细胞是受创面抗原影响，具有异源性表型和功能的细胞亚群。提示 T 淋巴细胞可能在创面净化方面中起作用。此外，还提示聚乙烯泡沫可能提供了刺激 T 细胞介导免疫反应的有利环境。

6. 机械的牵拉作用

NPWT 可在医用泡沫—伤口界面形成一种剪切力，这种机械应力被认为有促进肉芽组织生长及血管生成的作用。此机械应力通过加速胞内信使调节蛋白的产生和更新以促进肉芽组织生成。大量研究表明，机械应力即剪切力有调节内皮细胞形态、功能以及基因表达的作用，在内皮细胞基因启动子中已找到了一种对剪切力敏感的顺式作用元件。局部剪切力还可促使血小板及内皮细胞产生血小板衍生生长因子（PDGF），促使成纤维细胞、平滑肌细胞和单核细胞的增生和游走，并能促进胶质细胞增生。创面在 NPWT 治疗中有两个水平的变化：创面的边缘和底部在负压作用下引起的组织移位；创面的表面被吸到敷料的泡沫细孔而引起的微小变化。组织张力对组织的生长很重要，它是组织生长的基础。NPWT 治疗引起组织张力发生变化，从而促进细胞的增殖以及肉芽组织的形成。Penn 等认为，NPWT 治疗的机械力作用有利于清除伤口渗出物，渗出物的清除减轻了组织水肿，从而减少组织间压，增加局部血液流量。渗出物的清除同时也可清除影响伤口愈合的可溶性因子。负压封闭疗法通过负压对创缘形成自然物理牵拉力，促进成纤维细胞的分裂增殖，从而加速了创面的愈合。

7. 其他

随着研究的不断深入，众多学者试图从微观角度来探究 NPWT 起效的某些机制。Kilpadi 等以猪背创面为模型，观察负压封闭引流和 0.9% 氯化钠溶液纱布两种方法作用下，早期外周血中转化生长因子 -β（TGF-β）、白细胞介素 -6（IL-6）、IL-8、IL-10 的表达情况。治疗后 0 ~ 4 h，实验组 IL-10 上调快于对照组，IL-6 下调慢于对照组，二者对 TGF-β、IL-8 的影响无差异。李跃军等以小家猪背侧皮肤缺损为模型进行研究，发现 NPWT 治疗既能上调急性创面伤口周围表皮角质形成细胞的尿激酶型纤溶酶激活剂（uPA）和尿激酶型纤溶酶激活剂受体（uPAR）的表达，使之迅速增殖迁移，又能通过抑制慢性创面 uPA 和 uPAR 表达来减少细胞外基质的降解。曹大勇等对其收治的 5 例慢性创面患者给予持续性 NPWT 治疗，采用免疫组化技术检测血管内皮生长因子（VEGF）、CD34 表达及其标记指数、微血管密度的变化，结果显示负压吸引前 VEGF 在创缘组织真皮浅层血管内皮细胞中偶见阳性表达，随 NPWT 治疗时间的延长，真皮细胞中血管内皮细胞、成纤维细胞出现 VEGF 阳性表达，CD34 在 NPWT 治疗后表达的微血管密度明显增强，从而推断 NPWT 能明显增强在创缘组织真皮浅层血管内皮细胞、成纤维细胞的增殖和微血管密度，促进慢性创面肉芽组织生长。

（三）当前的应用状况

1. 应用方法

常规消毒清创处理后，彻底止血，适当刮除创缘外侧皮肤 3 ~ 5 cm 范围内的毛发，在确保符合适应证、无禁忌证的条件下方可使用负压封闭引流。根据创面大小，选择适宜尺寸的创面填充敷料和足够数量的引流管。将一薄层敷料填充于创面上，然后将引流管用敷料包裹后置于最佳引流位置（一般置于中央区，创面大时适当增加引流管数目），然后再覆盖一薄层敷料。应尽量使用整块敷料，不主张裁剪成细小碎片状。酒精擦洗创周皮肤，去尽皮脂，干敷料擦干皮肤，然后将封闭半透膜覆盖于敷料上，边缘覆盖超过创缘皮肤 3 ~ 5 cm，注意粘贴紧密，避免空鼓皱褶，引流管引出部位尤其要避免孔隙形成，可以使用系膜法固定。调整好负压源参数，将引流管接通负压源即可。操作完毕后，应告知患者及陪护人员注意保护引流系统，避免尖锐物体如针头、指甲、床棱等刺破封闭膜致引流失败，避免压迫、弯折引流管。注意观察引流液性状及量，根据情况调整负压参数。治疗周期结束，需要更换引流系统时，应先撤除负压，轻轻揭去封闭半透膜及外层填充敷料，移除引流管道，再揭除内层填充敷料。遇有敷料干结或与创面粘贴致密的情况，应用无菌盐水润湿后再予揭除。若创面巨大，更换势必造成较重的疼痛时，应在麻醉下实施操作。

目前该方法已广泛用于各类急慢性创面的处理并取得了较为满意的疗效。

2. 临床应用

（1）急性创面：NPWT 可用于皮肤急性创面类型主要包括急性烧伤、创伤所致的皮肤缺损，供皮区创面以及外科手术切口等。根据世界卫生组织（WHO）发布的数据显示，世界上每年发生的手术例数为 1.87 亿 ~ 2.81 亿。其中，有很多手术伤口因为解剖位置的特殊性或感染等因素往往愈合十分困难，如植皮创面、胸骨正中切口等。NPWT 技术适应证范围的扩大对促进上述难愈性创面的治疗具有积极影响，但仍需防范新的并发症的发生。另外，NPWT 可用于关节置换及关节切开复位后皮肤切口的管理，有利于防止局部水肿及血肿形成、降低感染风险、加速创面愈合等。NPWT 还可用于游离皮瓣供皮区创面的治疗，但是该疗法在促进创面愈合方面的优势相较于普通的加压包扎治疗效果并不明显。NPWT 技术在急性烧伤创面的应用尚处于探索阶段。Kamolz 等首次介绍了利用负压吸引技术治疗 7 例小面积深度烧伤患者的经验，发现负压技术可以减轻组织水肿，增加局部灌注，从而可以预防烧伤创面的进行性加深。Molnar 等报道了 1 例利用负压技术治疗单侧上肢小面积深度电弧烧伤的病例。在 2008 年汶川地震伤员的抢救工作中，也集中出现使用 VSD 获得成功的报道。

付小兵院士的全军组织修复与再生重点实验室曾对皮肤软组织爆炸伤的感染性创面使用负压创面治疗技术。15 ~ 20 kg 的小白家猪 4 只，雌雄各半。在每只动物的双侧肩胛部以及双髂前上棘后侧 2 cm 各造成 1 个爆炸伤创面（猪皮肤软组织爆炸伤动物模型的制作由西安 213 所研制的 Φ12 型电雷管置于距猪双侧肩胛部和臀部皮肤 1.0 cm 处引爆致伤），共 16 个创面。致伤后 3 天内伤口不做任何处理，任其暴露，露天圈中饲养。伤后第 3 天，动物固定到自制四孔板上，剪掉坏死组织，按过氧化氢、生理盐水、0.01% 新洁尔灭和生理盐水的顺序冲洗创面 2 次，进行伤口清创。16 个创面编号后随机均分为 2 组：对照组为单层油纱覆盖创面，每天换药 1 次，伤后 17 天起每 2 天换药 1 次，5 ~ 6 层无菌纱布覆盖伤口；治疗组用 15 kPa 的负压创面治疗，据取材时间 1 ~ 5 天换药 1 次。受伤即刻创面平均面积为（7.37 ± 1.17）cm²。伤后第 3 天创面恶臭，有白色浑浊黏稠的脓性分泌物。伤口平均愈合时间，对照组（32.75 ± 1.56）天，治疗组为（25.75 ± 0.96）天（$P<0.01$）。治疗组在伤后第 4 天伤口深度明显变浅，第 6 ~ 12 天，肉芽组织迅速填平伤口。治疗后的两组创面深度差异有统计学意义（$P<0.01$）。治疗组创面在治疗后第 1 天起就出现较多成纤维细胞和血管内皮细胞，细

胞无明显的水肿，血管内皮细胞数量明显增多。分析原因主要是：减轻了创周水肿；能减少爆炸伤感染创面中的细菌数，进而缩小爆炸伤创面继发性坏死的范围，并能快速启动爆炸伤感染创面的创伤修复过程，缩短了肉芽组织填平伤口的时间。

（2）慢性创面：随着经济社会的发展和生活水平的提高，人类寿命不断延长。随着老龄化社会的不断推进，慢性创面的发病率不断走高上升。2003 年，全球糖尿病患者有 1.94 亿，约 15% 的糖尿病患者会发生下肢的溃疡。在美国每年用于糖尿病足的总耗费可达到 600 亿美元，下肢静脉性溃疡的医疗费用每人每年为 28800 美元，压疮的医疗费用每人每年为 70000 美元。常见的皮肤慢性创面主要包括糖尿病足溃疡（diabetes foot ulcer，DFU）、下肢静脉性溃疡、褥疮、深度烧伤残余创面、愈合不佳的各类手术切口、放射性溃疡等。

NPWT 是治疗慢性创面的有效方法之一，不但有利于创面面积的缩小，还有利于缩短创面愈合时间。NPWT 用于慢性创面的疗效评价常用创面完全愈合时间、创面大小改变情况及伤口床的准备情况来衡量。有人分析了关于 NPWT 的数百篇文献发现，NPWT 是治疗 DFU 的有效方法之一，可以提升创面愈合率、加速溃疡创面愈合，以及降低截肢（趾）风险。数据显示，NPWT 可以将 DFU 创面愈合率提高 20%。曾丁等报道 NPWT 治疗 46 例难愈性创面患者的经验，其中深度烧伤残余创面 12 例、DFU 9 例、愈合不佳的手术切口 5 例、褥疮 13 例、放射性溃疡 4 例、其他难愈创面 3 例，取得满意效果。程飚等利用负压治疗臀部慢性难愈创面，获得较好效果。

（3）其他：断层皮片移植是创面治疗常用的方式，将断层皮片移植联合 NPWT 治疗可以实现创面的一次性愈合，降低创面感染发生率，缩短住院时间等。Blume 等的一项回顾性研究系统分析了 10 年间 142 例患者接受刃厚皮片移植创面联合 NPWT 治疗的效果，结果显示 NPWT 有利于提高移植皮片成活率，降低再次植皮的次数。国内李进等报道 46 例大面积皮肤缺损患者接受刃厚皮片或中厚皮片移植联合 NPWT 持续负压吸引治疗，1 周左右去除负压敷料后，44 例患者植皮完全成活，2 例患者因伤口边缘少许坏死，积极换药后成活。

付小兵院士团队重要成员与中山大学全大萍教授合作已完成初步动物实验（新西兰兔全层切除皮肤感染金黄葡萄球菌模型），结果表明智能清创引流治疗系统对感染性的创面治疗安全有效，促进创面愈合，结果如图 11-22。

大体观察分析，对照组创面呈基本愈合，但是创面仍有少量坏死组织附着，创面愈合不规整；空白对照组创面面积仍较大，创面愈合不规整，表面仍有坏死组织残留；实验组愈合过程不存在脓性物及结痂物，愈合结构平整，基本愈合。创面组织细菌含量分析可见，实验组明显降低创面细菌含量，详细结果见表 11-6 和图 11-23。

组织学分析显示：治疗前 3 组均无正常结构皮肤。治疗后空白对照组皮肤各层细胞结构紊乱；对照组与实验组表皮结构完整，真皮乳头结构开始再生，其中实验组有毛囊及皮脂腺等再生。如图 11-24。

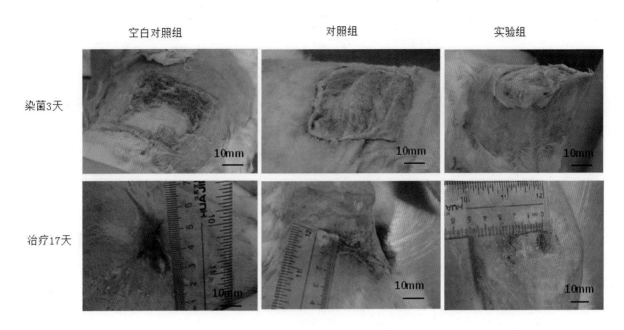

图 11-22　感染葡萄球菌后治疗情况

表 11-6　治疗前后创面组织细菌培养计数变化

分组	0 天	5 天	10 天	14 天	18 天	21 天
空白对照组	23429.2	19023.2	8876.2	1676.2	348.8	148.8
传统换药组	23649.4	2767.6	607.6	327.6	139.6	31.6
实验组	23129.2	330.8	130.8	45.4	4.2	0

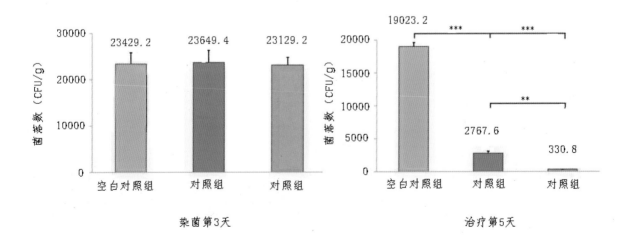

图 11-23　治疗前后创面细菌含量对比

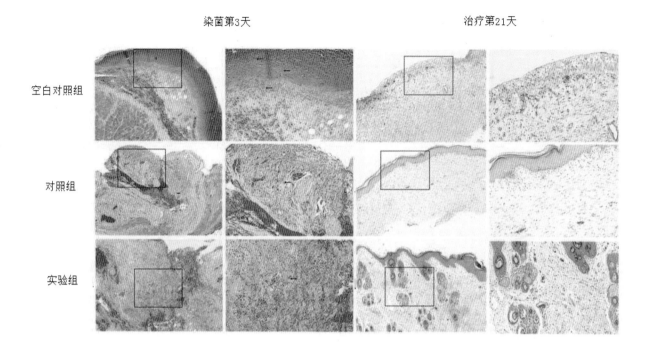

图 11-24　动物实验创面治疗前后组织学分析结果

同时，团队利用负压治疗难愈性创面，取得较好的疗效（见图 11-25 至图 11-27）。

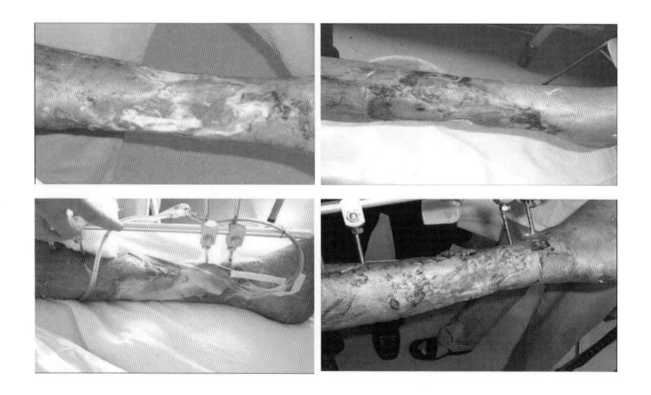

图 11-25　右下肢车祸后负压引流加皮片移植覆盖创面

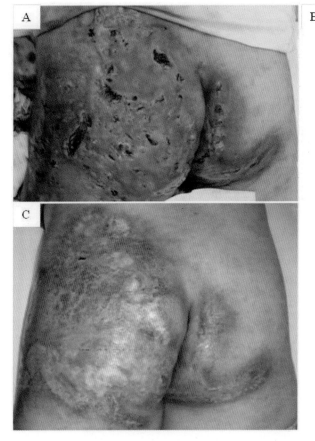
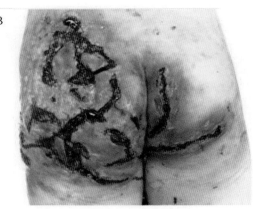

A：糖尿病患者并发化脓性汗腺炎，整个左侧臀部和
　部分右侧臀部可见棕褐色病变皮肤合并溃疡。

B：清创后，可见创面为深及肌层的溃疡、窦道。

C：负压治疗及刃厚皮移植治疗后6周，创面愈合。

图 11-26　臀部感染性创面负压治疗情况

（四）存在的问题及未来展望

尽管已被证实该技术相对于传统创面治疗手段具有相对有效性和优越性，但仍缺乏关于该技术自身具体治疗的最佳模式的研究，如最佳负压的设置、如何选择合适的敷料、更换时间间隔等。最近 Steiert 等认为对复杂创面的延期缝合、植皮或皮瓣转移前，如果采用早期 NPWT 治疗，那么创面闭合的时间把握就不必受 72 h 这一固定时间的限制。这无疑又给这项新技术提供了新的发展思路。

但与此同时，也应注意 VSD 技术在某些情况下并不适用，有可能导致肠瘘等风险，应严格掌握适用范围。任何创面处理技术或方式都有其局限性和不确定性，也有其绝对适应证和相对适应证。因 NPWT 应用不当引起的不良反应时有发生，如局部压疮、压力过高致创周水疱、厌氧菌感染、因扩创不彻底分泌物黏稠致引流不畅发生感染加重，甚至发生创面脓毒症、血栓形成等。鉴于此，一方面，临床医生应严格掌握 NPWT 的适应证，针对不同创面选择合适的治疗技术，对患者病情预后及转归具有十分积极的意义。另一方面，加深对 NPWT 作用机制的研究和认识，是指导 NPWT 更合理利用的基础，同样意义重大。随着 NPWT 促伤口愈合原理的进一步阐明，NPWT 将会在临床上得到更广泛有效的应用。

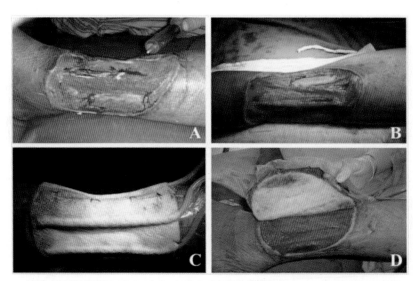

下肢远端深及骨膜的开放性创面，清创术后进行负压吸引治疗，10天后去除负压装置，可见新鲜无感染肉芽

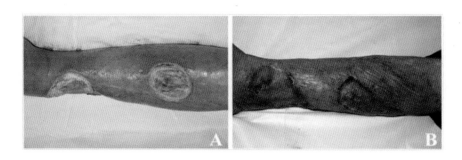

静脉栓塞致下肢溃疡，深及骨膜，清创后行负压吸引治疗，创面形成肉芽组织后行刃厚皮片植皮术，创面愈合

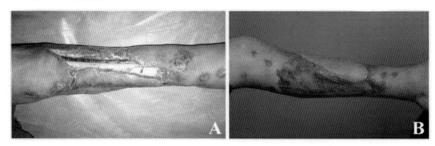

外伤致下肢肌肉和皮肤缺损，清创后负压吸引治疗，创面形成肉芽组织后，行背阔肌皮瓣移植，2周后痊愈

图 11-27　各类复杂创面负压治疗情况

　　设计一款能够按照创面病理生理所划分的三个阶段（出凝血 / 炎症期、肉芽组织生长期、再上皮化期 / 组织塑形重建期），在不同时期对不同修复细胞（炎症细胞、成纤维细胞、血管内皮细胞和角质形成细胞等）的影响，完成组织的再生修复的智能化仪器。使之在早期可止血、加速清创；中

期促进成纤维细胞和血管内皮细胞的增殖、分化和迁移；后期加速角质形成细胞的增殖与迁移，以及胶原的重新排列。除了在不同愈合阶段吸引力量的智能化控制调整，而且在各时期主动进行药物干预，再加上局部敷料的改进，这一系统的建立将使皮肤软组织原位再生的微环境达到理想的状态，为完美愈合做准备。

智能载药皮肤软组织原位再生微环境系统的进一步优化，包括减压系统、给药系统、在线实时监控、检测系统与显示系统、多功能模块的整合、便携式系统等，打造系列多级别、多功能产品，以满足临床不同的需求。机电及管路系统完成产品标准制定，进入临床试用。

目前付小兵院士团队重要成员程飚与中山大学全大平教授合作，正在研发智能负压治疗仪及相关材料，将通过电纺丝、脱细胞技术等制备新型的生物功能膜，研究膜的组分、微结构、生长因子的负载及缓释与皮肤再生的关系，使该生物膜具有主动促进组织再生的功能。形成 1～2 类专用皮肤溃疡生物功能膜产品，建立企业标准，进入临床试用。具有如下特点：①循环给药、稳定维持局部药物浓度，解决了目前负压引流装置给药不均匀、药物作用时间短的局限。愈合各阶段给予不同的药物组合（生长因子的配比）以符合伤口愈合的生理病理过程。甚至对难愈创面细菌生物膜的清除等发挥既往难以做到的技术手段。②变频减压：解决了现有设备只能单纯减压的局限。通过周期性的减压物理刺激，促进伤口愈合，使该智能组织原位再生微环境系统在创面愈合的不同阶段提供不同的促愈微环境（持续吸引、间歇式吸引），以加速组织的再生与修复。③皮肤再生生物膜：在现有负压引流敷料均采用没有生物功能的惰性材料的基础上，本课题将着重开发新型的生物膜。表面采用模仿皮肤纳米纤维结构的材料，并负载了促进皮肤再生的生长因子或其他营养物质，使其发挥长期、持续的促愈效果。

（程飚　付小兵）

第四节　氧　　疗

利用氧促进创面愈合始于 20 世纪 60 年代。氧疗方法有两种，即全身氧疗和局部氧疗。全身氧疗即高压氧疗（systemic hyperbaric oxygen，HBO），是指机体处于高压氧环境中吸入与环境等压的纯氧，一般指高于 1 个大气压环境下（高压氧舱）吸氧治疗。在高原地带大气压低于标准大气压力（ATM，1 ATM=101 kPa=760 mmHg），此时 HBO 是指在高于大气压环境下吸氧治疗。虽然用 HBO 治疗创面效果很好，但由于需要特殊设备（高压氧舱），条件苛刻，操作人员素质要求高，费用大，给氧量掌握严格和存在氧中毒危险，难以推广应用。因而局部氧疗（topical oxygen therapy，TOT）被提出，并很快得到推广。

充足的氧气（O_2）供应对于正常的伤口愈合是必需的，长期以来人们已经意识到当组织氧分压（PO_2）低于某一水平时，慢性不愈合伤口的发生风险会增加。当氧气消耗超过供应时即会出现组织缺氧（hypoxia）。血液灌注不良通常被认为与氧气供应下降而导致伤口缺氧有关，最终导致伤口愈合障碍。局部低氧血症是限制伤口愈合的关键因素之一，通过 O_2 输入补充以纠正存在的低氧血症对患者的伤口愈合有明显益处。除了营养和抗生素类杀菌作用外，O_2 可支持生命过程，诸如血管生成、细胞动力和细胞外基质形成。近期研究发现，O_2 在伤口愈合的作用涉及 ROS 的生成。几乎所有伤口相关的细胞具有生成活性氧（reactive oxygen species，ROS）（包括自由基和 H_2O_2）的特异酶，一旦发生这些酶缺乏，常伴发愈合损害。已知伤口低氧压可危及这些酶的功能。在低浓度时，ROS 作为伤口愈合的细胞信使。

一般来说，人体对能量的基本需求主要靠在有氧呼吸中的氧气消耗来支持。激活的吞噬细胞（phagocytes）在呼吸爆发中消耗氧气而产生的 ROS 在组织损伤后初期炎症反应中发挥重要作用。O_2 是伤口愈合中新生血管和结缔组织生成中的最直接的需求。吞噬细胞 NADPH 氧化酶（NOX-2）须消耗 O_2 才能使吞噬细胞产生足够的乳酸盐以激活转录因子而促进血管生成因子的发展。可供消耗的 O_2 含量也会影响结缔组织的重建，因其会在胶原蛋白成熟和成纤维细胞增殖过程中发挥作用。此外，O_2 的消耗支持宿主对感染产生强有力的免疫反应，因为足够的 O_2 才能确保吞噬细胞产生适量的抗菌 ROS。O_2 吸入至伤口组织依靠局部血供、血管张力、动脉氧压和 O_2 渗透距离和免疫调控参与修复。水肿和坏死组织增加 O_2 至伤口的渗透距离。周围血管收缩也明显限制 O_2 灌注和氧合作用，纠正低氧血症和血管收缩可增加胶原沉积 10 倍之多。因此，充分的伤口灌注和氧合作用，对伤口愈合意义重大。

有关伤口愈合中 O_2 的临床应用有三个层次：①诊断上已用经皮 O_2 测定（TcO_2）的方法，但 TcO_2 并不反映伤口处 PO_2。因为标准 TcO_2 测定是在皮肤 42℃时进行的，测定数值过高；又且位于伤口周围的完整皮肤与实际情况有所差别。②预防性应用，已证实在围术期补充 O_2 以充分改善伤口灌注可以减少术后感染。③治疗伤口的氧疗有全身和局部两种。高压氧疗法（HBOT）提供 2～3 个大气压的 $100\%O_2$，10～30 次，每次 60～120 min，每周 5 次。缺点是需要高压氧舱等设备，费用昂贵，有多器官氧中毒的危机，又且伤口组织的不良血供限制其使用。局部氧疗不能使 O_2 渗入深部组织，但对无完整血供的浅表伤口确有好处，纠正伤口中心处细胞的 PO_2 并改善其还原型烟酰胺腺嘌呤二核苷酸磷酸（NADPH）氧化酶的功能，后者与细胞动力、血管生成和细胞外基质形成有关。

一、高压氧疗法

（一）发展历史

高压氧最早于 20 世纪 30 年代用于潜水员的再加压，50 年代还被用于增强肿瘤放疗的效果。几年后，高压氧又被用于对心脏手术患者的支持、治疗梭菌性气性坏疽和一氧化碳中毒。1965 年人们使用高压氧治疗煤矿爆炸受伤人员的 CO 中毒时，发现高压氧可以加速伤口愈合。尽管高压氧在临床应用已经有很长的历史，但人们依然在对其作用机制进行研究。随着人们对氧气与活体生物相互作用方式了解的加深，新的治疗应用不断涌现。伤口治疗中使用高压氧可形成氧气的短暂脉冲，每 24 h 90 min。尽管短暂的氧气水平升高并不能显著影响伤口愈合，高压氧治疗可以在治疗停止后以多种方式影响伤口。一个典型的慢性伤口通常需要 20 ~ 30 次高压氧治疗。这可能反映了维持伤口愈合所需的新生血管量。后来有研究显示，对于放疗伤口，高压氧可以诱发血管新生，在 14 次氧疗后会变得非常显著，而且会在高压氧治疗结束后持续数年。如今，高压氧在创面愈合方面的研究不断有新的发展。

（二）作用机制

高压氧促进组织修复的机制可能涉及：

1. 氧气的压力效应

高压氧对于气泡病、减压病和气体栓塞有很好的效果。高压氧可以减小气泡对于组织的损害。高压氧还可以显著减少水肿，对于再灌注损伤、挤压伤、腔室综合征、烧伤、伤口愈合、皮瓣移植等均有好处。

2. 组织的超氧合

缺氧组织的氧合作用是高压氧加速伤口愈合的关键机制之一。很多研究均显示伤口获得的氧气与氧气剂量有关。然而，氧气是一种强效的药物，与其他药物一样，可能会用量过多或过少。氧气在伤口愈合中的作用主要与组织中的氧气聚集有关，而不是扩散运动。然而，氧气进入伤口的速率受其从毛细血管向外扩散的速率影响。水肿会阻碍氧气在伤口中的富集和增加毛细血管间的扩散距离。即使是轻微的组织水肿也会显著延缓氧气进入组织的速率，从而造成组织缺氧。慢性伤口通常处于缺氧状态，高压氧治疗可纠正低氧。虽然短暂，高压氧治疗结束后其仍可以通过特定机制来加速伤口愈合过程。慢性伤口的氧合会随着高压氧的治疗而改善。HBOT 治疗时，氧气应用剂量超过生理剂量，血红蛋白处于氧饱和状态；同时，在有足够的动脉血流的条件下，溶解在血浆内的氧气与氧气压力有直接的比例关系，血浆内能溶解足够的氧气来满足组织对氧气的需要，而不需要血红蛋白携带的氧支持。在 2 ~ 2.5 ATA 时，溶解在血浆内的氧气增加 10 倍，有利于氧气进入缺血组织，使组织存活，维持其活性与功能。除可增加组织内氧气量外，HBOT 尚可有效增加氧气的可利用率。理论上，在 HBOT 治疗期间，氧气穿透皮肤能力增强，并进一步增加运送到组织内的氧气，动脉氧分压的增加导致血管舒张，进而使流入毛细血管床的血流减少，毛细血管内压力降低，使含氧量高的血液进入组织，促进血管生成、胶原合成及创面愈合，治疗效应可持续 2 ~ 4 h。另外，在缺血条件下，HBOT 的血管舒张效应可减少组织血流，似乎不利于创面愈合；但是，HBOT 的高氧化效应足以弥补这种血流的减少。

3. 细胞因子的下调和生长因子及受体的上调

高压氧能够对很多对伤口愈合很重要的细胞因子和生长因子发挥有益的影响作用。高压氧可以通过 pro-al（Ⅰ）mRNA 表达来上调胶原蛋白的合成。在兔耳伤口实验中，发现高压氧可以上调 PDGF-β 受体 mRNA 表达。在缺血皮瓣治疗中，高压氧能上调成纤维细胞生长因子，产生比单独使用 FGF 更强的效果。在 FGF 无效的情况下，高压氧可以增强其效果。在克罗恩病患者中，高压氧治疗可以降低 IL-1、IL-6 和肿瘤坏死因子 TNF-α 的水平。单次高压氧治疗使得正常大鼠的 TNF 水平升高。不同生理情况下，高压氧可以上调或下调生长因子表达。低氧可以上调 VEGF，然而高压氧治疗引起的高氧状态也可以上调该因子。高压氧也可以增强 TGF-β1 和 PDGF-β 的作用。

4. 促进血管生成

虽然缺氧是内源性血管生成的条件，但是适当地补充氧气可以维持与加速血管的生长。在鼠模型中，HBOT 直接促进新生血管生成，并具有剂量依赖性，在 2.5 ATA 时，HBOT 的促血管生成效应达峰值。已多次证明，HBOT 的应用可促进创面边缘的血管生成反应，反应的程度取决于创面中心前血管生成因子含量的增加。

5. 氧气对于吞噬作用和中性粒细胞或多形核细胞（PMNs）的杀菌作用至关重要

这一过程包含氧自由基和超氧化物的生成，且直接受组织中氧气浓度的影响。当氧分压低于 30 mmHg 时，PMNs 的杀菌作用显著下降。PMNs 介导的对需氧菌的杀灭，包括普通变形菌、鼠伤寒杆菌、肺炎克雷伯菌、黏质沙雷菌、绿脓杆菌和金黄色葡萄球菌等，在低氧状态下会消失。增加氧气浓度被证实可以减少感染。当在外科手术中给予氧气和术后给予 2 h 吸氧，感染率下降 54%。因此，组织氧浓度的增加有益于 PMNs 的杀菌作用和预防感染。高压氧有 6 种方式参与对抗临床感染：①给予因感染发生缺氧的组织以支持。②激活中性粒细胞，并强化其作用。③加强巨噬细胞活性。④抑制细菌生长。⑤某些细菌内毒素的释放被抑制。⑥强化抗生素作用，抵制缺氧导致的抗生素运送与活性减弱。另外，研究发现，噬菌体内的自由基可使病原体失活，噬菌效应需要大量氧气来形成反应媒介，而 HBOT 可促进白细胞通过噬菌效应杀伤病原体，减轻缺氧组织的炎症反应，缺氧可抑制该效应。

（三）当前的应用状况

高压氧可以为组织愈合提供药理学计量的氧气。一次典型的伤口治疗包括 90 min 的纯氧治疗，压力为 45 海深尺（feet of seawater，FSW）或 13.7 海深米（m of seawater，MSW）或 1.38 bar。这相当于 2.36 个绝对大气压的 100% 氧气。在针对潜水相关损伤的再加压治疗中，患者可能需要暴露在 60 FSW（18.3 m/2.8 ATM/284 kPa^{-1}）至 0 FSW 的氧气中至少 4 h。

体外试验已证实：高压氧疗法对伤口愈合有促进作用。由于内皮祖细胞参与缺氧区新生血管形成，在伤口愈合中起着重要的作用。高压氧带来的组织内高氧有效促进了内皮祖细胞的动员。但高压氧疗法并非以伤口部位为靶点，严重不良事件（包括癫痫发作和气胸）可能与此有关。当需要时，高压氧治疗在一个可监护舱内患者的特制舱内完成。高压氧舱利用压缩氧气或空气将舱内压维持在 2.5 ~ 3 ATM。不愈合的伤口治疗方法通常是一日 1.5 ~ 2 h，持续 20 ~ 40 天。

高压氧已经被用于作为急、慢性伤口的辅助治疗。大多数研究是观察性的，且现有的少量试验受限于样本量小和质量低。一篇系统评价得出结论，高压氧可能有益于某些类型的伤口，如糖尿病性溃疡的愈合。

1. 急性损伤

高压氧治疗可能对广泛软组织损伤的患者有价值。在其中一项试验中，36例挤压伤患者被随机分为2组，术后一组接受高压氧治疗，1次90 min，1天2次，持续6天；另一组在术后接受总共6天的假性治疗。高压氧治疗组完全愈合的患者明显更多，且需要皮瓣、移植、血管手术或者截肢的患者更少。筋膜切开术伤口：急性肢端骨筋膜室综合征切开术后的再灌注动物模型提示高压氧疗法可能有益。热损伤：一项关于高压氧疗法治疗烧伤的系统评价只发现2项高质量的试验，得出结论为尚无足够证据支持热损伤后应用高压氧。缺血性移植皮肤和皮瓣：高压氧治疗可能会提高血供受损的皮肤移植和重建皮瓣的存活率，从而防止组织分解和伤口发展。局部血管受损、之前接受过放疗的区域或者之前移植失败的位置需要皮肤移植或重建皮瓣的患者可能会从预防性治疗中受益。

2. 慢性溃疡

高压氧疗法已经被用作由静脉功能不全、糖尿病及外周动脉疾病所引起的慢性不愈合伤口和溃疡的辅助治疗。还缺乏证据支持应用高压氧疗法治疗静脉性溃疡、压力性溃疡以及与慢性缺血（外周动脉性疾病）有关的伤口。尽管高压氧疗法与糖尿病患者的溃疡加速愈合相关，但高压氧用于治疗不愈合的糖尿病足部溃疡的适应证仍需确定。

目前，在慢性伤口愈合过程中使用高压氧治疗已显示出了非常显著的疗效。但高压氧治疗存在如昂贵、耗时，副作用如疲劳、头晕甚至肺衰竭等缺点。另外，高压氧（HBO）虽然可以促进伤口愈合，但应注意：①灌注良好的伤口没有必要使用高压氧，但对于缺氧或缺血伤口有效，例如糖尿病溃疡、静脉溃疡、失败的移植和皮瓣、坏死软组织感染和难治性骨髓炎。②伤口愈合中，缺氧是指氧气供应不足而妨碍正常的愈合过程。高压氧可以提供所需氧气，刺激和支持伤口愈合。③高压氧可以对抗感染，如气性坏疽。高压氧可以直接作用于厌氧菌、增强白细胞和巨噬细胞活性以及强化抗生素效果。④高压氧是一种相对安全的非侵入性治疗。可能的副反应包括中耳和肺的气压伤和近视。禁忌证包括心功能不全和严重的阻塞性肺病。

二、局部氧气治疗（TOT）

（一）发展历史

由于用高压氧治疗创面操作繁杂、昂贵，而且用30～50 mmHg氧压并不能像用100%纯氧直接接触创面治疗那样有效。1985年，Brown CR对小腿部的溃疡采用垃圾袋套入，系紧袋口，用塑料管向袋内输送纯氧的方法进行治疗，取得良好疗效。对于发生在髋、臀、骶部、会阴或其他不方便操作部位的溃疡，则将大而结实的垃圾袋在底角处各剪一孔（直径稍大于大腿周径），使两腿穿入孔内，在腰部系紧袋口。Kalliainen LK的给氧装置为靴状或袋状，套入或罩住患肢或创面，袋上设有释压阀，袋口用双面胶固定到皮肤。近年来，在我国发表的有关TOT治疗创面的论文中，基本上是仿效

Brown 的方法，与其大同小异，但有所发挥。目前，用 TOT 治疗创面的方法有两种，即单纯 TOT 和 TOT 与其他疗法结合。单纯 TOT 除使用塑料袋、保鲜袋外，还使用一次性纸杯、治疗盘、换药碗、吸氧面罩和人工肛门袋等，罩住创面后用绷带或袋上的胶带封闭袋口，通过插入的塑料管或去掉头皮针的输液管释放纯氧。亦可用纯氧直接吹拂创面，效果也很好。供氧源多为氧气筒，湿化瓶内可以是水或酒精，或为干筒。这些方法简单、实用、较易普及。

与高压氧治疗相比，局部氧疗法只对创面局部供氧，两者对生理和生化的影响是不同的。创面局部供氧的一个关键问题是如何有效提高创面的氧气供应量。虽然气态氧可以扩散至创伤表面，但伤口床的皮肤和渗出液会阻止氧气扩散，使得只有极少量的氧气通过皮肤和伤口渗出液进入人体。局部氧治疗需要克服两个主要问题：①氧通过扩散突破皮肤和伤口渗出液组成的屏障。②在伤口床的氧通过转移和扩散进入需要氧气的细胞（如成纤维细胞、免疫细胞）和构建细胞外基质的蛋白质中。提高伤口区域的氧浓度和氧分压均有利于这两个扩散过程。

Brown、Fries、Suh、Hunt 等，以及我国众多一线创面治疗工作者，在大量病例的治疗实践中，均认为 TOT 对各类创面，包括压力性溃疡、糖尿病足、创面感染、湿疹等均有肯定的疗效。在给氧数分钟后，即可见创面变性脂肪和坏死组织液化，而有生机的组织变红。治疗后，分泌物逐渐减少，创周皮肤水肿逐渐减轻甚至消失，肉芽组织逐步形成。

（二）作用机制

局部给氧促进创面愈合，具有多方面、多层次的作用，具体如下：

（1）增加局部组织氧合，纠正低氧，增加 VEGF 表达和促进血管生成：促进内源性 NO 生成，扩张血管，增加创面局部血液灌注量。

（2）增强免疫，发挥营养和抗生素功能：①所有与创面相关的细胞都能产生反应性氧族、氧自由基和 H_2O_2 的特殊酶，补充氧防止这些酶缺乏，避免愈合受损。②组织 PO_2 水平和感染的发生密切相关，纠正低氧，改善组织氧含量，将抑制细菌增殖和产生毒素，发挥巨噬细胞杀菌活性。③增强细胞氧代谢，避免因缺氧导致白细胞早熟而不能发挥杀菌功能，增加粒细胞获氧能力，减轻对组织的损害，并减少产生 IL-2、IL-8，减轻和降低急性期 C- 反应蛋白量。

（3）改善缺氧组织毛细血管通透性：消除水肿，改善微循环，阻止组织向变性、坏死方向发展。

（三）当前的应用状况

当前有以下这些应用方式：

1. 局部氧疗分类

（1）局部加压氧疗：目前，在售的局部加压氧疗产品都是由一个小压力室、透氧敷料和氧扩散增强剂组合而成，其治疗的有效性已为公开发表的临床研究和病例报告所证明。Blackman 等人报道一组采用局部加压氧疗法治疗难治愈性糖尿病足溃疡的患者，结果表明：与其他治疗组患者相比，这组患者可在更短的时间内治愈伤口。另一项研究表明，采用局部加压氧疗法治疗可显著减少伤口面积，同时在伤口界面增加了 VEGF 表达。Sultan 等研究表明局部加压氧疗对难治性静脉溃疡的愈合有显著提高。Gordillo 和 Sen 推荐每天使用局部加压氧疗系统治疗 90 min，连续使用 4 天，治疗期间应将伤口敷料拆除。此外，用此产品治疗期间应去除创面坏死组织，减少水肿，保持患处温暖，患者应多喝水，这种治疗可以持续数周或数月。

（2）局部连续常压供氧治疗：与局部加压氧疗法不同，局部连续常压氧疗不需要增加压力，不含有压力室，组件中包括封闭敷料和氧气供应管，有时还含供电电池，这种装置能持续提供常压氧气流。动物实验和临床研究表明，该方法能促进不同类型创伤的愈合。Lowell 等人报道了一组在标准的护理下未治愈的腿部溃疡病例，经过局部连续常压氧疗法治疗后所有伤口闭合，伤口疼痛停止。Woo 等评价了局部连续常压氧疗对 9 例慢性创面愈合的影响，治疗 4 周后创面面积及创面感染明显减少。Kemp 等报道采用局部连续常压氧疗法治疗 14 例顽固性糖尿病足溃疡，其中 12 例创面愈合，而这些患者之前采用高压氧、负压及低强度激光等方法治疗均未治愈。另有报道，采用这一方法治疗其他病例，疗效也令人满意。

（3）释氧创面敷料：局部连续常压氧疗与加压氧疗是直接用氧气治疗，而释氧创面敷料是通过敷料将氧气释放到伤口。释氧创面敷料有两种方法，一种是纯氧保存在敷料中（如 Oxygeneses、Oxyband），另一种是通过敷料中的生化反应释放氧气（如 Oxyzyme）。在第一种方法中，纯氧（>2800 mg/m^3 O$_2$）通过囊泡储存于敷料，当敷料被伤口渗液液化后释放氧气。体外实验表明，这种敷料能够显著增加创面的氧气水平，在处理较大创面时效果明显。连续释放氧气的敷料可作为二次敷料，这种敷料可释放氧气五六天。为了改善氧输送至伤口的情况，应定期清理伤口。第二种方法是通过生化反应（Oxyzyme）增加氧浓度。Oxyzyme 敷料是由两片独立的凝胶片结合而成，其中一个水凝胶片含有葡萄糖和过氧化氢氧化酶，另外一个水凝胶片含有葡萄糖氧化酶。葡萄糖氧化酶氧化葡萄糖释放出过氧化氢，然后与过氧化氢氧化酶作用释放氧气。研究表明，这类敷料对不同类型伤口的愈合都有促进作用。释氧敷料可用于伤口护理的早期阶段，使用这种敷料时应定期清理伤口。

（4）生化载体供氧：这种氧疗产品是采用纯化的血红蛋白水溶液作为氧载体。血红蛋白来自哺乳动物，无须与红细胞结合就可以运输氧分子。英国的病例报告显示，血红蛋白喷剂具有积极的疗效，17 例患者经过血红蛋白喷剂治疗 4 周后，有 14 例患者的伤口显著改善。为了优化创面的氧气输送条件，需要对伤口清创和清洗后再使用血红蛋白喷剂。根据伤口的状况，需定期对伤口进行清创和清洗。血红蛋白喷剂可以与现有的湿性伤口治疗结合使用，也可用于伤口愈合的整个过程。

（5）全氟碳化合物供氧：全氟碳化合物（PFC）是一种非动物源的人工合成氧气载体，PFC 能够结合和释放水中的氧。目前，PFC 已被用作呼吸液，如深海潜水和血液替代物，可用来替代血红蛋白。Davis 等报道用含有 PFC 成分的乳液作为氧载体来治疗 II 度烧伤，并指出这种方法也可用于治疗慢性伤口。目前，还没有足够的临床证据来证明该项技术的安全性，也没有此类伤口护理的产品销售。

（程飚　付小兵）

第五节 现 代 敷 料

一、发展历史

远古时期，人类就认识到使用树叶、皮毛和石块等覆盖伤口可保护创面。公元前 3000 年，埃及人曾用蜜、油脂和葡萄酒治疗伤口。这本质上属于一种感性认识，可能最初来源于一种动物的本能或模仿其他动物。这也是人类对创面敷料认识的最初阶段。在长期进化演变过程中，人类逐渐发现在创面上加某些植物粉末、泥浆、树枝分泌物等不仅对伤口有保护作用，同时还可促进创面的愈合。公元前 1066 年的周代，我国的"疡医"用祝药（外用）治疗创面。公元 2 世纪，由于科学的进步，人类又发明了一些新的敷料，如棉花、亚麻等。希腊学者 Galen 发现保持创面湿润很有必要，他用海绵和棉花两样东西使创面湿润。我国古代医书《肘后方》也有用獾油及蜂蜜治疗创面的记载。唐代孙思邈在《备急千金方》中提出采用麻油、黄丹和蜡三味制成黑膏药处理伤口。《五十二病方》中记载用芜荑和猪油制成软膏敷治小腿烧伤，后相继有大量的外用膏药出现，其主要作用是保护伤口，同时还有清热消肿、解毒镇痛、去腐生肌、促进愈合的疗效。1793 年，Whitrey 发明了用棉花制成的棉花纤维敷料，由于生产工艺成熟、原料来源广泛、成本低廉、质地柔软、有一定吸附能力、价格合理和使用方便等优势，使这类创面敷料迅速进入大规模产业化阶段，广泛用于各类伤口的创面覆盖。19 世纪，由于纺织机器的出现，敷料制作工艺和技术有了长足的进步，很多设想的敷料能得以制作并产业化。同时对消毒药的认识和应用，使得敷料的应用价值有了质的提高。Lister 首先认识到化学制剂可以杀死细菌，从而阻止细菌的蔓延，他于 1865 年开始用碳酸浸泡绷带，发明了抗菌性绷带。Johnson 受 Lister 的启发，成功制作出了防腐杀菌性医用敷料，使创面感染发生率大大下降。

1962 年，伦敦大学的 Winter 博士在 Nature 杂志上发表著名论文，论证了湿润环境对创面的愈合作用，与用聚乙烯膜封闭猪断层皮肤缺损创面相比，暴露在空气中的创面再上皮化概率增加 50%。随后的国内外大量临床实践和基础研究都支持这一概念。第一款湿性敷料是半封闭透明膜，这个产品的出现不仅进一步证实湿性愈合理论，也促进了其他产品的发展。20 世纪 80 年代出现了水胶体敷料，该产品含有亲水的胶体颗粒，例如 CMC、明胶、果胶等，可以在局部伤口形成封闭环境，这一点使人们提出了新的疑问：封闭性敷料是否有助于伤口愈合？脓液和感染集聚是否引发更大问题？是否有血肿、血清肿或毛囊炎等风险？伤口专家开始研究局部氧含量对伤口愈合的影响。封闭性敷料可以促进伤口愈合的事实和人们长久以来的认识相左，过去人们一直认为伤口是需要"呼吸"的。20 世纪 80 年代出现的另一款产品是水凝胶，水凝胶的出现令人们激动不已，因为它使得主动给伤口增加水分成为可能，亦使得人们可以更好地研究伤口愈合的机理。伤口敷料在 20 世纪 80 年代可谓获得了大发展，业界热衷于推广可以加速伤口愈合、减少疼痛的产品。聚亚安酯泡沫是另一个"神奇"的产品，这些产品不仅可以保持伤口湿性环境，更好地管理伤口渗液，还不粘连伤口，增加患者舒适度，因此广受欢迎。

　　20世纪80年代后，各类合成性敷料不断问世，这些新型敷料最主要的特点是能主动参与并影响创面愈合速度及愈合质量。2007年付小兵、吴志谷等主编出版的《现代创伤敷料：理论与实践》（见图11-28），全面介绍了创伤敷料的发展、研制、临床应用及对敷料性能和应用效果的评价方法等。内容包括中国的组织修复与再生研究进展，创伤敷料与创伤修复的关系，创伤敷料的基本类型，创伤修复的高端产品——组织工程类敷料的研究动态和发展趋势，市售主要敷料的性能与特点，创伤修复材料的保存方法，创伤敷料的临床应用，创伤敷料与感染的相互关系，用于创伤修复敷料与新药评价的动物模型，创伤敷料及创伤愈合的评价指标与评价方法等。可详细地参考。

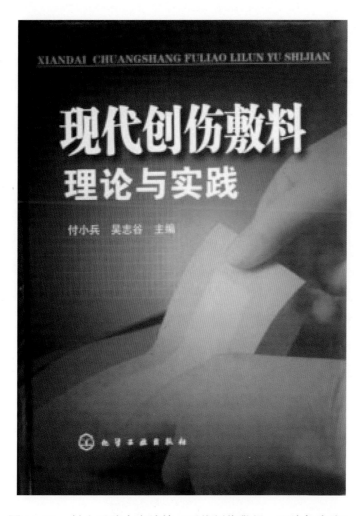

图 11-28　付小兵院士主编的《现代创伤敷料：理论与实践》

二、作用机制

　　湿性愈合理论的主要作用机制可能包括：①有利于坏死组织和纤维蛋白溶解。清除坏死组织是伤口愈合的第一步。湿性环境下，坏死组织被水合而释放出组织细胞自身的纤维蛋白溶酶以及其他蛋白溶解酶，这些蛋白溶解酶水解坏死组织，有利于吸收而达到清创效果，而且更为重要的是，在下肢静脉溃疡时，小血管周围常形成纤维鞘，阻碍血液与组织间的营养成分交换，而纤维蛋白溶酶则可以溶解该纤维鞘，使血液与组织间的营养交换恢复正常。另外，蛋白降解产物和纤维蛋白降解产物也是免疫细胞的趋化因子，能吸引免疫细胞向伤口移动，加速清创过程，又可促进生长因子分泌加速愈合进程。②新型敷料能创造低氧环境与促进毛细血管生成。与传统观念相反。新近的研究发现相对低氧环境下，成纤维细胞生长速度最快，并刺激巨噬细胞释放多种生长因子，毛细血管受强刺激，使血管形成加速，肉芽组织形成明显增强，伤口愈合时间缩短。③多种生长因子释放并上调其活性。创面渗出液体中成纤维细胞生长因子、表皮细胞生长因子以及血小板衍生生长因子等含量显著高于对照，并且这些渗出液本身也能促进离体培养的成纤维细胞、角质形成细胞和血管内皮细胞生长。④新型敷料还可减轻疼痛与创面换药时的再损伤。传统敷料由于敷料纤维与创面新生组织、渗出物等粘连所致创面疼痛和对修复创面的再损伤，而新型敷料在创面营造的湿性环境，能减少敷料与创面的粘连，防止创面神经末梢死亡和外露。⑤新型敷料减少创面发生感染的机会。⑥湿性环境有利于细胞增殖分化和移行。细胞增殖分化以及酶活性的发挥都需要水作为介质。湿润的环境下能保持细胞核酶的活性，细胞移行速度加快均有助于伤口的愈合。

三、当前的应用状况

随着对伤口愈合研究不断地深入，人们逐渐认识到使用敷料的目的远远不仅是为了覆盖创面，防止污染或感染，还必须能"主动"促进创面愈合。

通常传统敷料，如纱布、棉垫等是临床上常用的敷料，至今仍在各种类型的创伤中广泛应用，其具有保护创面、吸水性好、制作简单、价格便宜、可重复使用等优点。但也容易在愈合过程中发生与伤口的粘连，造成二次损伤。

近40年来国内外研制开发了多种暂时性创面覆盖敷料，它们就是新型敷料，也称现代敷料。有关新型敷料目前尚无确定的概念，通常是指那些在外形上有别于传统敷料（纱布），同时在功能上又能主动参与并影响创面愈合速度与质量的一类用于创面覆盖的物质，正逐渐、广泛应用于临床。目前临床使用的暂时性创面覆盖现代敷料主要包括天然生物敷料、合成敷料和组织工程类。

（一）天然生物敷料

1.生物类敷料

生物类敷料包括壳聚糖敷料、藻酸盐类敷料、蚕丝丝素蛋白材料等。

（1）壳聚糖敷料：甲壳素是由 N-乙酰-α-氨基-D-葡萄糖以 β-1，4 糖苷键形式连接而成的直链状多糖，是仅次于纤维素的在自然界大量存在的天然多糖，可被溶菌酶降解；壳聚糖是甲壳素的脱乙酰产物。1976 年，Prudden 等就指出伤口中存在着溶菌酶，能降解甲壳质及其衍生物。壳聚糖在创面上可降解成 N-乙酰氨基葡萄糖，后者能被表皮细胞所吸收，是表皮细胞生长繁殖的必需营养物质。壳聚糖还能增加创面组织的网状结构以及胶原的合成，从而增加伤口抗拉强度。1983 年，

Malette 等首次报道了壳聚糖的止血作用。壳聚糖可以增加创面组织的网状结构，增加胶原合成，增强伤口抗拉强度，透气性强，能够激活巨噬细胞，促进创面伤口愈合。其免疫原性很弱，无毒性，具有良好的生物相容性和生物可降解性，还具有抗菌、止血、消炎、对渗出液吸收性好，以及促进组织再生和皮肤胶原纤维生长等优点。壳聚糖的原料来源丰富，价格低廉，容易加工成形，能有效地控制伤口感染，加速创面愈合。美国某公司以这种物质为填料制成绷带，并在猪的身上进行止血实验，结果发现其止血快，但不稳定，易脱落，后又添加了一些化学物质，使其接触到血或体液后变得极有黏着力，能迅速封闭伤口表面且不会形成血栓。这种绷带先后在猪身上进行了脾破裂、肝破裂、主动脉切开等多种实验，效果满意，在严重外伤试验中，它在 1 ~ 5 min 即可止血。这种绷带已经成为美军的装备。以壳聚糖为原料，将具有缓释功能的抗生素和（或）抗菌素加入其中制成的敷料，可有效地控制伤口感染、加速创面愈合。这种敷料在国内外都得到了极大的发展，在临床上也得到广泛的应用。

（2）藻酸盐类敷料：这类敷料是从海藻中提炼的柔软无纺织纤维。它的主要功能是吸收渗出液，形成凝胶，与渗液发生 Na^+/Ca^{2+} 交换。本品覆盖创面后与创面渗液接触，通过离子交换将不溶性藻酸钙变为可溶性藻酸钠，同时释放钙离子，故具有止血功能，用于术后创口填塞，起到良好的止血引流作用；吸收性能好，可吸收自身质量 20 倍的渗液量（为纱布的 5 ~ 7 倍）。吸收液体后膨胀成藻酸钠凝胶，在创面上形成柔软、潮湿、类似凝胶的半固体物质，使伤口同外界隔绝，形成一个密闭的无大气氧环境，加速新生微血管增生，对维持湿润环境、提高表皮细胞的再生能力、加快表皮细胞移动、促进创面愈合有重要意义。藻酸盐敷料具有以下特点：①透气性良好，无毒、无刺激、无抗原性。②兼具机械压迫止血和促进凝血的功效。③减少创面水、盐与营养物质的丢失。④限制细菌在创面上生长繁殖。⑤使创面保持湿润环境，有利于上皮生长。⑥携带和使用方便。其缺点在于有异味、无黏性、外观与创面感染脓性分泌物不易区分，易发硬引起创面再损伤。产品主要有德国保某股份公司生产的 Sorbalgon@Tamponade Strips。美国的一家公司利用这种海藻酸钠生产了一种称为速效止血带（RDH）的战场敷料，该敷料尽管止血速度很快，但作用时间比较短。澳大利亚、爱尔兰等国家和我国的台湾、香港地区现正广泛应用于临床，效果肯定。

（3）蚕丝丝素蛋白材料：丝素蛋白是由蚕茧缫丝脱胶得到的纤维状蛋白质，富含氨基酸，无毒性无刺激性，具有生物可降解性。对细胞生长有促进作用且组织相容性好。主要优点：丝素蛋白来源于生物体，具有良好的细胞亲和性和组织亲和性；可被生物蛋白酶降解故易被机体吸收；疾病传播的风险小，生物安全性得到可靠保证；有多种方法解决高孔隙率下的成型问题。

2. 哺乳动物皮肤和结缔组织类敷料

天然动物敷料有自体皮、同种异体皮、异种皮、羊膜等。目前覆盖创面最理想的方法是移植自体皮，但是烧伤面积超过 50% 的大面积烧伤患者，自体皮源显得严重不足。

（1）异体皮：这是近 40 年来被证实较为有效的皮肤代用品之一，是一种比较理想的创面覆盖物。它的主要来源是尸体皮，具有较佳的皮肤屏障功能。异体皮的透湿性、黏附性与自体皮肤相似，能阻止细菌入侵和阻止创面水、电解质、蛋白质及热量的丢失，且具有良好的止血和促进上皮化功能。1959年我国上海瑞金医院采用大张异体皮"开窗"，同时伴随移植邮票状自体皮等方法治疗大面积烧伤，这是自体异体的最初形式。但异体皮存在来源受限、保存条件要求高、抗原性、有占位性、病原微生物易感染等临床问题及伦理学问题。1964年Grillo等最先对皮肤组织进行脱细胞处理，1977年，Oliver等通过胰蛋白酶处理皮肤得到无细胞真皮胶原用作临床创面敷料。

（2）异种皮：由于同种皮的来源极为有限，因此动物异种皮取代自体皮和异体皮移植的研究取得了一定的进展。尽管早在1880年，就有采用动物皮（羊皮）移植的历史。但真正将之作为一种暂时性生物敷料在烧伤创面上的应用是在1965年，Brember等首次报道成功运用猪皮治疗，其最大优点在于黏附性、通气性、胶原组织结构及其胶原含量等生物方面与人皮肤相似。猪皮敷料有促进生态组织的恢复及减轻疼痛、加速皮肤附件形成的作用。我国20世纪70年代初开始尝试猪皮应用于临床，猪皮移植后早期虽成活但不能建立血运，并阻碍自体皮扩展，且脱落较同种异体皮早，易出现感染，此外还有揭下猪皮时疼痛、干燥后发硬等缺陷。

（3）羊膜：1910年，Davis开创了羊膜临床应用的先河，他首先用羊膜作为创面敷料用于皮肤移植。羊膜的优点：一定的抑菌作用；促进创面血管生长；减少局部创面水分蒸发及电解质丢失；应用于切痂创面可以使肉芽新鲜、创面细菌含量减少；有一定的抗血管生成与消炎效应；材料来源丰富，制作简单等。因为单层羊膜质脆、易裂、不耐压、低温保水性差等，临床上将其制成复层辐照羊膜或经戊二醛浸泡处理，无免疫原性，附着性和透气性也较好。

1995年，Wainwright研制出无细胞真皮基质（ADM）充当复合皮永久性真皮替代物，并成功地应用于临床。

（二）合成敷料

合成聚合物作为烧伤敷料的医用研究已有40多年的历史，随着科学技术的进步和现代工业的发展，特别是石化工业的快速崛起，以高分子材料为原料的合成敷料种类日益增多，代表性的有薄膜型、泡沫型、喷雾型和复合型。

（1）薄膜类合成敷料：该敷料是在生物医用薄膜的一面涂覆上压敏胶而形成。制作薄膜的材料大多是一些透明的弹性体，如聚乙烯、聚氨基甲酸乙酯、聚己酸内酯、聚四氟乙烯、硅氧烷弹性体等。薄膜类敷料一般分为2层，其内层亲水性材料可吸收创面渗液，外层材料则具有良好透气性和弹性，敷料外观透明，通透性较好，便于创面动态观察，可一定程度吸收创面的渗出液，但吸收饱和后易致膜下渗液的积聚，可能诱发病原体滋生或加重创面感染，因此不适用于渗出性和感染性创面。代表产品有Tegaderm、Dermafilm、Oprafiex、Opsite等。

（2）泡沫型合成敷料：其结构具有多孔性，对液体具有较大的吸收容量，氧气和二氧化碳几乎能完全透过。合成原料有聚乙烯丁醛、聚氨基甲酸乙酯、聚氨酯、聚乙烯醇等。其对伤口渗出液的处理是靠海绵型的水蒸气转运和吸收机制来控制渗出物的。对创面具有良好的保护作用。由于透气性好、透水性佳，对创面渗出液有较强的吸收性。再者敷料轻，患者感觉舒适。不足之处为黏性差、敷料强度不高、易损坏；另一个缺点是敷料普遍不透明，难以观察创面情况，易受细菌污染，敷料孔隙大，创面肉芽组织易长入，更换敷料易造成脱膜困难。代表产品有 Allevyn、Ivalon。

（3）喷雾型合成敷料：将高分子聚合物和溶媒直接喷于创面，形成薄膜，使用方便，大多柔软透明，便于临床观察。因其有较好的屏障作用，适用于早期清创后的创面、浅 II 度烧伤创面和供皮区。但喷雾膜易被创面渗液溶解，无抗感染作用，敷料保湿性差，故创面水分丢失多，不适用于大面积创面，且黏附性和抗张强度均较差。代表产品有 Hydron、Aeroplast。

（4）水凝胶类敷料：水凝胶类敷料是在可渗透的聚合物衬垫上使用水凝胶材料。可以形成水凝胶的天然高分子主要有：胶原和明胶、透明质酸及其盐、纤维蛋白、藻酸盐和壳聚糖等。该类敷料含水量达 96%，可保持创面的湿润环境，与组织接触时可发生反复的水合作用，具有较好的保湿作用，它能与不规则平整的伤口紧密贴合，减少细菌侵入概率，但通气性较差。它对液体的处理方式就是吸收，吸收了渗出物的水凝胶不污染伤口，短期不必更换敷料，但大量吸收渗出物后引起敷料膨胀，导致敷料与伤口分离，给细菌的侵入提供了机会。水凝胶自身温度只有 5℃，故有温和的冷却作用，可显著减少术后的疼痛和炎症。适用于皮肤擦伤、激光和化学损伤等表层伤口。代表产品有 Duoderm、Comfeel、Span Gel Gelipem 等。

（三）组织工程类

组织工程皮肤（human skin equivalents，HSE）是组织工程迄今为止最成功的产品之一，由原代培养的皮肤细胞［包括角化细胞、成纤维细胞和（或）干细胞］和 ECM 成分（主要为胶原蛋白）组成，是有活性的皮肤，是应对供体皮肤匮乏的有效策略，可避免受伤部位体液流失和感染，并可以促进细胞因子和生长因子的分泌，从而加速伤口愈合。

1975 年，美国 Rheinwald 等首次报告体外培养人表皮角质形成细胞获得成功。1981 年，美国 O'Connor 等首次应用移植培养自体表皮细胞膜片修复 2 例烧伤患者创面获得成功。随后动物源、双层结构的人工皮肤出现，以牛胶原蛋白支架为主、不含细胞的人工皮肤 Integra 研发成功，Integra 作为皮肤替代物能促进受损组织形态和功能的修复。20 世纪 80 年代后半期，将尸体皮肤去除免疫原性后应用于创伤修复，人源性脱细胞真皮产品 ADM 研发成功，1995 年，美国一家公司研制出人工皮肤 Apligraf，它有表皮层和真皮层结构，并含有活细胞，是与人体皮肤组织最为相似的人工皮肤。2007 年，中国的组织工程皮肤技术也发展成熟，国内相关产品完成注册。至今，已有各种类型组织工程皮肤产品面市，如 Apligraf、安体肤、Epicel、EpiDex、LaserSkin、Bioseed-S、TransCyte、Dermagraft、Hyalograft 3D、CellSpray、Alloderm、GraftJacket、OASIS、E Z Derm、Integra 和 Biobrane 等，还有十几种皮肤替代物产品处于在研阶段。

目前临床上用于移植的组织工程皮肤分为 3 类：表皮替代物、真皮替代物和全皮替代物。

1. 表皮替代物

表皮替代物是将 2 ~ 5 cm² 的活检皮肤组织的表皮部分剥离出来，并分离出角化细胞，培养于灭活的成纤维细胞滋养层上面形成表皮膜片。目前，已有多个公司提供表皮替代物产品，如某公司利用患者自体角化细胞做成的 Epicel® 可用于烧伤治疗。表皮替代物的优点是可迅速恢复皮肤的屏障作用，并获得良好的功能和美学效果，但也有缺点，细胞膜片较薄易碎，难以操作，愈合后创面易收缩、易起疱、易破溃，且不适用于深度创面。

2. 真皮替代物

真皮替代物具有更强的稳定性，可增加创面愈合后的皮肤弹性、柔软性及机械耐磨性，减少瘢痕增生，控制挛缩。目前市场上的真皮替代物产品有：Transcyte®、Dermagraft®、Alloderm®、Strattice® 和 Intergra® DRT。Transcyte® 为某公司产品，是将新生儿真皮成纤维细胞种植到聚合物基质上形成，冷藏保存，是一种不含活细胞的临时性的伤口覆盖物。Alloderm® 和 Strattice® 都为另一公司产品，为一种脱细胞的真皮组织，是将尸体皮肤去掉表皮，并去除真皮中的抗原性细胞成分，通常Alloderm® 使用前会再种上患者的自体角化细胞形成表皮，表皮 – Alloderm® 结构可用于烧伤创面治疗。Intergra® DRT 为某生命科学公司产品，上层为硅胶薄层，下层是由交联纤维组成的复合基质，当移植创面后毛细血管及成纤维细胞可浸润生成新的真皮组织，真皮形成后可揭除硅胶膜，再以自体表皮皮片或培养的自体表皮细胞膜片覆盖。

3. 全皮替代物

全皮替代物既包含表皮层也包含真皮层，用来自自体或异体的角化细胞和成纤维细胞形成双层的结构。Maruguchi 等将成纤维细胞种植到海绵状基质中，培养一段时间后铺上角化细胞，一周以后进行组织学研究，发现角质形成细胞的增殖和分化情况与人体正常表皮层非常相似。全皮替代物的典型产品是 Apligraf®，用人包皮来源的活的异体成纤维细胞接种于 Ⅰ 型牛胶原蛋白中形成细胞胶原凝胶，然后接种角化细胞培养形成。Apligraf® 已用于手术伤口愈合和静脉溃疡治疗。PermaDerm® 为某公司生产的一个前景较好的新产品，可作为大面积烧伤和其他伤口的永久性覆盖物，由角质形成细胞和成纤维细胞种在胶原蛋白中制成。其他的全皮替代物产品如某生物科学公司生产的 Orcel® 也是由角质形成细胞、成纤维细胞和 Ⅰ 型牛胶原蛋白组成的。

陕西某组织工程有限公司利用金岩的技术开发的双层皮肤产品安体肤已获得生产许可，包含可角化复层鳞状上皮的表皮层和含成纤维细胞的真皮组织，既可以用于皮肤缺损修复，还可以用于药物和化妆品的检测和筛选。江苏某细胞组织工程有限公司生产的无菌聚合生物载体创面覆盖物也已用于临床治疗烧烫伤。苏州某生物材料科技有限公司利用天然蚕丝丝素为原料，生产了一种丝蛋白创面敷料——丝代肤，该产品下层为以天然蚕丝丝素蛋白为原料制成的微孔材料，上层为医用硅橡胶膜，可用于烧伤创面的修复治疗。这两种产品都是人工皮肤，不属于真正的组织工程皮肤。上海某生命科技有限公司研发的双层皮肤包含由羟聚基乙酸、成纤维细胞和基质蛋白组成的真皮层和位于真皮层之上的表皮层，可修复全层皮肤缺损，该公司还开发出了以二甲基亚砜为低温保护剂、降温速率为 1 ℃ /min 的组织工程皮肤低温保存技术，复苏后细胞存活率可达 72.8% ~ 78%。

未来创伤愈合、体外皮肤模型构建的发展方向应该是用皮肤干细胞再生出含有毛囊、皮脂腺、汗腺等附属结构的完整人的皮肤，济南某生物技术有限公司在这方面已取得了一定成果，在免疫缺陷鼠上再生的完整的人的皮肤其组织结构与正常皮肤几乎无差别，且能自发愈合伤口，生成的毛发具备正常的循环周期。

目前存在问题：再生修复性能不足，细胞来源问题，生产和保存运输成本高，相关法规和管理办法有待完善。组织工程皮肤将会有广阔的临床应用前景、显著的社会价值和巨大的商业价值。

（四）存在的问题及未来展望

创面敷料的发展非常迅速，并且逐渐呈现出功能化、多样化的发展趋势，以生物合成敷料为代表的新型敷料正逐步取代传统敷料的常规应用地位，有力地推动了世界医学的进步和发展。在现代科学技术发展的推动下，新型生物合成敷料的应用和研究必将取得更大的发展，也必将为世界和现代创伤修复理论与技术的发展做出重要贡献。新型敷料的产生与应用代表了创伤敷料领域的变革与发展，不仅对过去一些传统观点有理论和实践上的突破，同时也是整个社会发展、人民生活水平改善以及医疗水平提高对创面治疗提出的新要求。在欧美，新型敷料已在临床和患者家庭得以广泛应用，对糖尿病性溃疡、下肢动静脉疾病性溃疡、褥疮、烧伤创面以及其他一些创伤的修复起了积极作用，从治疗上来讲不仅大大加速了创面修复的进程，同时患者所花的医疗费用也呈逐渐下降趋势。

然而直到目前还没有任何一种敷料具备所有理想特点和适用于伤口创面的各个阶段，也没有任何方法或敷料适合所有的伤口。因此，使用新型敷料时，应严格遵循各类敷料的适应证，结合患者的个体情况、伤口类型、伤口进展阶段、皮肤状况，综合评估伤口，才能适应不同条件下创面的治疗需要。同时，严格无菌操作，加强营养，积极进行全身治疗，才能取得满意的治疗效果。

在我国，新型敷料的引进和应用始于20世纪90年代初，并在全国各地获得迅速推广。但就目前应用情况来看，尚存在以下问题：对创面，特别是慢性难愈合创面治疗本身缺乏认识和了解；对新型敷料缺乏认识，特别是担心潮湿环境增加感染从而延缓创面修复的观念极大地妨碍了敷料的推广和应用。医用敷料不再仅限于保护创面，还应具有促进伤口愈合的功效，且针对不同伤口及伤口愈合的不同阶段都有相应的专门敷料，使用方便，减轻患者痛苦，在伤口愈合后不产生瘢痕组织。动物源性生物敷料的应用中有细菌感染和内源性反转录病毒等安全性问题。未来理想创面敷料应具备以下特点：能保护创面，不与创面粘连，更换敷料时不会再次损伤创面；能为创面愈合提供一个良好的局部环境，主动促进创面愈合；无免疫抗原性，不引发排异反应和炎症；制作容易，储存消毒方便。另外，通过改性或复合的方法，改善现有材料的不足，增强其作为敷料的多种性能。在材料上负载各种药物和生长因子，有效控制药物释放，同时达到伤口愈合及治疗作用。从患者角度考虑，尽量减少换药次数，减轻换药带来的痛苦。为满足社会可持续发展、资源的可再生利用的需求，将会开发更多新型的可降解的生物材料并应用于医用敷料。

随着组织工程技术和皮肤组织工程学的发展，未来还将会开发出具有适当的二维多孔结构，为细胞的生长和繁殖提供营养和代谢环境，调节细胞的生长和排列，并最终降解达到组织永久性替代目的的组织工程化敷料。目前，用于组织损伤修复的生物材料主要分为人工合成高分子材料和天然生物材料。人工合成高分子材料可通过调整主链分子结构控制材料物理化学性能，易于塑形并进行大规模生产，并可通过改变单体聚合率来控制降解速度。但其与细胞相容性较差，不利于细胞的贴附及迁移长入，并且降解产物形成的单体物质不能被组织快速吸收，易形成酸性环境，刺激组织局部产生炎症反应。与合成高分子材料相比，胶原蛋白、壳聚糖、透明质酸、丝蛋白等天然材料具有低免疫原性和良好细胞相容性等优点，是近年再生医学领域中组织损伤修复生物材料的研究热点。其中，胶原蛋白是组织中细胞外基质主要成分，是理想的修复组织损伤的生物材料。目前，有关胶原蛋白的提取、纯化、塑形、交联技术已取得长足进步，通过交联修饰还可控制其降解及力学性能。但由于不同组织的力学性能存在差别，研发与组织力学性能、结构及再生特点相匹配的胶原材料仍然是其临床应用需解决的关键问题。

付小兵团队重要成员与中山大学全大萍教授团队合作，在脱细胞黏膜下层材料加速创面愈合的基础研究及糖尿病足创面临床试验方面进行深入研究，有希望转化成为促进组织修复的新型敷料和组织再生的支架产品。猪小肠黏膜下层采自猪的空肠，是一种无细胞的生物材料，具有和人细胞外基质非常接近的网架结构，主要是由细胞外基质（ECM）所构成，ECM 的主要成分为胶原、蛋白聚糖、糖蛋白、非胶原糖蛋白、氨基聚糖、各种生长因子，并富含促进血管生成的成分。其中主要成分胶原为 Ⅰ 型、Ⅲ 型、Ⅴ 型胶原纤维，胶原纤维的组成蛋白在进化上具有高度保守性，即使在进行异种移植时，也不会引起严重的免疫排斥反应。基质中同时含有硫酸乙酰肝素、透明质酸、硫酸软骨素 A、硫酸皮肤素、肝素等 5 种黏多糖，即使小肠黏膜下层经过较为强烈的理化处理和灭菌处理，这些黏多糖成分仍可以保护小肠黏膜下层中细胞因子的生物活性。其小肠黏膜下层胶原结构中还存在几种重要的糖蛋白，其中包括细胞贴附生长较为关键的纤连蛋白和层黏连蛋白。以上这些特点均有助于细胞在小肠黏膜下层上附着生长。猪小肠黏膜下层材料虽然在制备过程中经过了一系列的脱细胞等工程化处理，但是仍可以保留一定含量的生长因子，如 VEGF、PDGF、TGF-β 和 bFGF 等。使其在组织的修复和重建过程中发挥重要的生物活性作用。

猪小肠黏膜下层具有独特的解剖结构，胶原纤维间的类肝素硫酸蛋白聚糖主要集中在血管；bFGF 与纤维结构相连，呈弥散分布；VEGF 则主要分布在血管周围。这种结构在组织再生中发挥重要作用。这类材料植入创伤区以后，能按生物学要求进行生长因子的有序释放，从而引导、诱导组织再生。研究发现，生理情况下的组织修复与再生均与内源性生物活性因子的促再生作用有关。内源性生长因子通过特定通路激活或"唤醒"组织细胞/干细胞，发挥组织再生修复作用。猪小肠黏膜下层用作组织工程支架材料已经进行了较为广泛的研究，猪小肠黏膜下层在体内能引导、支持宿主细胞生长，逐渐完全降解，再生的组织结构是重塑而不是瘢痕形成，适合于用作组织工程的支架材料。美国一家公司在 1998 年已将该材料开发作为软组织修复材料应用于临床上，目前使用已经超过 100 万例，效果显著优于其他合成材料。同时美国 FDA 已批准另一家公司的 OA 猪小肠黏膜下层用于临床，已经应用于多种组织的修复，包括用于糖尿病皮肤溃疡的治疗、肢体慢性缺血性疾病，如糖尿病足、血栓闭塞性脉管炎、动脉硬化闭塞症等。但作为一种天然的生物支架，材料天然固有的结构导致在降解时间和三维结构上都难以调控，限制了进一步的使用。首先，猪小肠黏膜下层是一层半透明的薄膜，单层猪小肠黏膜下层厚度为 0.05 ~ 0.22 mm，薄膜状的结构缺少足够的体积及力学支撑，很难达到良好的修复治疗效果，而且各种不同的软组织具有各种不同的形状复杂的形貌，并非单一的简单的结构能满足。为解决厚度的问题，研究者采用多层真空层压的技术，4 层猪小肠黏膜下层复合后厚度约为 0.6 mm，8 层复合后厚度约为 1.2 mm，仍然无法构建更大尺寸的产品，而且也仅仅是简单的膜状结构，难以满足不同的软组织修复的要求。所以将猪小肠黏膜下层材料按需制成具有复杂形状和厚度的支架材料意义重大。其次，猪小肠黏膜下层固有的微观结构为纤维状的薄层，胶原纤维致密。作为组织工程支架组织需要为迁移及增殖的细胞提供三维的生长环境，而薄层的猪小肠黏膜下层只能提供二维的生长空间，导致细胞长入较慢从而限制了其应用。同时致密的组织结构导致材料的孔隙率低，在进一步负载生长因子时负载率低，也难以起到控制释放的作用。最后，现有的猪小肠黏膜下层材料降解时间无法控制，其固有的结构和成分决定了其降解周期通常为 4 ~ 6 个月。但不同的组织再生所需的降解时间是不一样的，太快或者太慢降解都不利于组织的修复再生。如何在保持猪小肠黏膜下层的活性作用的前提下，构建具有降解时间可调、宏观尺寸可调、微观形貌可调的新型脱细胞组织基质复合材料是我们的研究目的。

付小兵院士团队成员与中山大学杨伟红博士合作，采用物理（机械）方法去除猪小肠黏膜、浆膜及肌层后得到黏膜下层组织，然后进行化学脱细胞处理，去除绝大多数的细胞和细胞核成分（具有免疫原性的物质），保留三维结构的细胞外基质，而且保持细胞外基质的生物和物理性质。由于留下的细胞外基质的组分在不同的物种中是保守的且不具有免疫原性，DNA 残留量约为 33 ng/mg，符合国际通常认可的 ≤ 50 ng/mg 的标准。冻干消化成基质凝胶，并进一步用天然高分子多糖如透明质酸与凝胶复合冻干，制备出活性多孔海绵状脱细胞组织基质复合材料。以脱细胞组织基质材料为支架原位植入，诱导宿主血管长入及细胞增殖再生从而促进组织愈合。脱细胞组织基质复合材料植入机体之后，可诱导周边组织细胞迁入、增殖、分化，迁入的细胞进一步对脱细胞组织基质复合材料进行改造、塑形，最终使其成为宿主组织的一部分，从而实现了植入组织的同化，完成了组织再生过程。相比同类产品其具有的优点如下：①活性成分保留较好。②可构建复杂形状、尺寸大小可调的支架（见图 11-29）。③实现 10 ~ 200 μm 微观结构可调（见图 11-30）。④降解时间可控。⑤孔隙率高，可负载生长因子及 PRP，可构建组织化工程组织。目前工作正稳步推进（见图 11-31）。

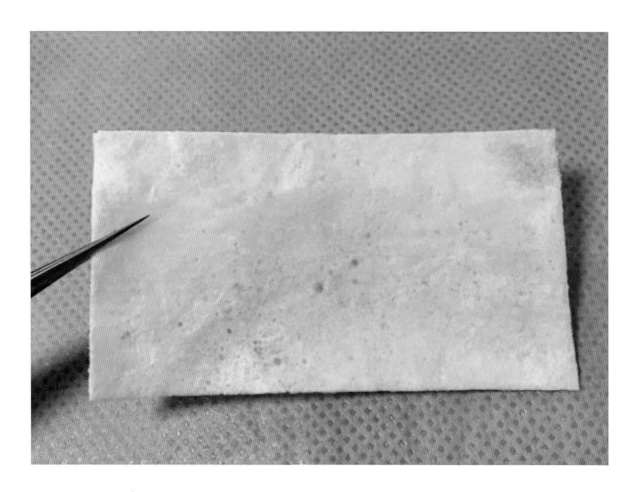

图 11-29　不同尺寸海绵状脱细胞组织基质材料

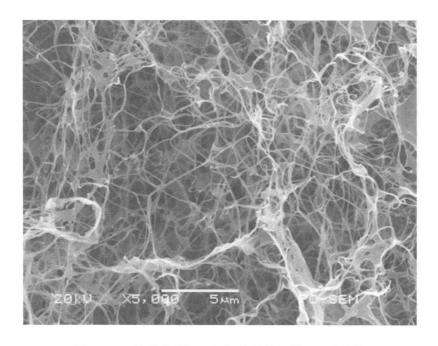

图 11-30　海绵状脱细胞组织基质材料微观纳米结构

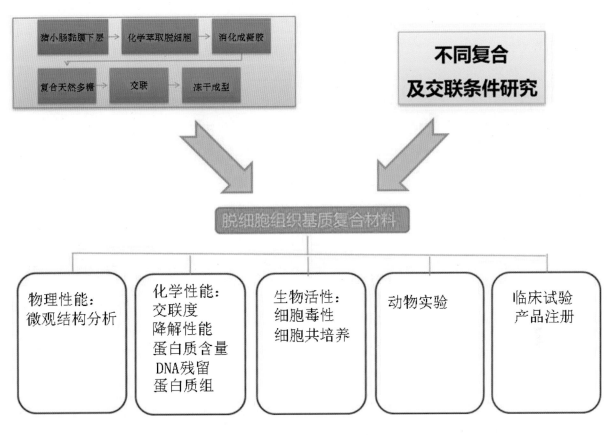

图 11-31　目前工作进展状况

　　总之，现代敷料应该具有以下特点：极强的止血功能；吸收创面渗液能力强，能够维持创面温度；防止感染，保护伤口，缓解疼痛；具有较强的生物可降解性，对伤口无刺激，并促进伤口愈合；携带轻便，简单易用；保质期长，价格低廉；能适应恶劣的战场环境，如海水、低温、高温等情况；无须胶布固定，无异味。这提示，未来先进敷料可能会是多种能够发挥各自作用的物质或能协同发挥作用的物质合成的高性能的战伤敷料，这就是新型战伤敷料。进一步研发我国新型的战伤敷料是提高我军战伤急救能力，挽救更多战士的生命，降低伤残率和后遗畸形的重要工作。

（程飚　付小兵）

第六节　基因治疗

　　基因治疗的基本概念是诱导治疗性基因进入靶细胞，基因的表达可治疗疾病或对组织生长和再生提供暂时的益处。为了达到这一目的，首先，必须把治疗性基因转送至特异性靶细胞；其次，基因的表达需达到一定的水平且持续一定的时间；最后，靶细胞中基因表达的水平和时相应能被某种因素所控制。细胞、信号因子及提供细胞附着场所的支架是再生医学的三要素。细胞主要采用具有自我更新能力、多向分化潜能的干细胞或者是诱导的多功能干细胞。同时干细胞因为体外操作的优越性，成为基因治疗的理想靶细胞。接种基因治疗的靶细胞后机体自身细胞能够分泌目的蛋白，不需要接受基因工程表达的蛋白形式的细胞因子，因此不需要蛋白提取、纯化等复杂工艺；而且靶细胞可持续分泌所需蛋白，为组织再生提供稳定的微环境，提高治疗效率。基因治疗应用于再生医学是一个理想的治疗平台，目前，基因治疗已经广泛应用于神经组织、骨组织、皮肤组织、心脏等组织或器官的再生，并取得丰硕的成果。我们这里主要讨论在皮肤组织中的运用情况。

（一）发展历史

虽然人们正式开展基因治疗研究只有十几年，其赖以形成的相关理论与技术却经历了相当长的历史过程。1944 年，Avery 等证明 DNA 是诱导肺炎球菌发生转化的物质，1953 年，Watson 和 Criek 等提出 DNA 双螺旋结构模型，20 世纪 60 年代遗传密码破译，70 年代重组体 DNA 技术、基因转染和选择技术的出现，80 年代原癌基因和抑癌基因研究的突飞猛进，反转录病毒载体的发展，新型基因表达载体和转染技术（包括体内组织直接转染法）及途径的建立，特别是越来越多的新型基因功能的发现，均为基因治疗发展提供了坚实的理论基础和技术条件。

早在 1980 年，美国洛杉矶加州大学（UCLA）的 Martin 在向小鼠骨髓细胞转移耐药基因取得初步结果后，对意大利和以色列的两位地中海贫血患者首次进行基因治疗的尝试。1982 年在冷泉港召开的"基因治疗"专题讨论会议上，不少人仍对于基因治疗的迫切性、可能性和现实性持怀疑态度。但在 1985 年 1 月 22 日美国健康和人类服务部 NIH 出版的联邦记录（*Federal Register*），发表人类基因治疗工作小组草拟的"在设计和提出申请进行人类体细胞基因治疗方案时应考虑的要点"，征求公众的评议，同年 6 月在《重组体 DNA 技术公报》第 8 卷第 2 期上正式公布此"要点"，说明基因治疗在 20 世纪 80 年代初短短的 5 年中取得突破性的进展。在充分的临床前实验和论证的基础上，1988 年美国 FDA 正式批准了第一个向人体移入外源基因的申请，至此，基因治疗作为一种全新的治疗手段正式进入人类临床试验，标志着人类疾病治疗手段正式进入了一个新的阶段。

基因治疗可以用来在特定的时间、特定的位置转移基因或者有特殊生物活性的基因编码物质，从而使基因得到永久的表达。能够刺激细胞增殖和细胞外基质合成的创伤愈合生长因子以及相关物质成为组织修复基因转移的重要对象。

（二）作用机制

1. 促进细胞活性

组织损伤后，需要尽快填补缺损创面，促进细胞分裂增殖，近年研究发现，一些生长因子如 FGF、TGF 等细胞因子能促进细胞从细胞间期进入分裂期，因此其基因是基因治疗的首选对象。

Eming SA 等近年报道，在软组织损伤中，体外用反转录病毒技术将 PDGF 转染角化细胞，再将该细胞移植于去胸腺小鼠创面，病理检查发现，愈合创面皮肤较对照明显增厚，皮下细胞增生，血管含量丰富，纤维连接蛋白沉积增加，如转染 IGF。除上述表现外，转染的角化细胞分裂增生，迅速覆盖创面，加速伤口愈合。Andree 等证实，转染表皮生长因子 EGF，受损动物部分皮肤角化细胞分裂增生，向创面中心迁移速度提高，表皮化加剧，伤口愈合时间缩短。Benn 等在运用基因枪技术，将 TGF-β 转染实验动物，发现转染的动物创面胶原合成增加，肉芽组织形成时间提前，而且愈合组织抗牵拉强度提高。Sun 等利用体细胞基因治疗技术，将 aFGF 转染损伤的糖尿病小鼠，结果发现，运用了重组 aFGF 后，伤口愈合加速，组织抗拉强度较对照组明显增加（$P<0.05$），RT-PCR、免疫印迹和免疫组化证实转染组织中，aFGF 蛋白及 mRNA 均增高，说明转染是成功有效的。所有这些研究均表明，转染细胞因子后，创面细胞活性显著增高，分裂增生能力增强，但需要指出的是，这些生长因子的作用并不是单一的，在促进细胞活性增加的同时，一些细胞基质如胶原、纤维连接蛋白的分泌也增加，这些复合因素共同促进了创面的愈合。

2. 促使胶原合成

Yamasak 等发现，诱导型一氧化氮合成酶（iNOS）缺陷型小鼠损伤后，修复较野生型延迟 31%，用 NO 特异性合成抑制剂 N6- 乙基亚胺 -L- 精氨酸能阻止野生型小鼠的创伤愈合，并且 iNOS 基因治疗缺陷型小鼠后，其修复能力显著提高，这可能是通过 NO 发挥作用的。许多文献证实，NO 能促进损伤组织中胶原的合成。Thornton 等背中线切割 SD 大鼠，将聚乙烯海绵置于皮下，上面滴加含有 iNOS 基因的哺乳动物表达质粒 pM6，结果显示，iNOS 基因转导组损伤部位胶原积聚较对照组明显增多，两者有显著差异（$P<0.05$），说明 iNOS 能通过增加胶原合成，促进创伤愈合，逐渐成为基因治疗的另一选择对象。

3. 促血管合成

血管通过血液运输提供组织修复所需的生长因子、激素、氧气等营养成分，损伤后其形成障碍将导致溃疡等一系列病理变化，直接影响组织的修复。已发现，血管的损伤修复和三大分子调控系统相互作用有关，它们分别是血管内皮生长因子系统、纤维蛋白溶血酶原系统及血凝系统。其中，血管内皮生长因子促进内皮细胞通道形成，血凝系统有助于血凝块周围内皮成熟化，而纤维蛋白溶血酶原一方面能溶解血凝块，促进血液流通；另一方面能有利于血管新内膜的形成，因此纤维蛋白溶血酶原在创伤修复的基因治疗中引起了重视。Carmeliet 等发现，电损伤雌性纤溶酶原缺陷型小鼠血管，血管周围平滑肌细胞分裂增生能力没有影响，但迁移受阻，细胞集中在坏死区域边缘，同时血管新内膜形成障碍，运用基因枪技术灭活纤溶酶原抑制子 -1（plasmingen activator inhibitor-1，PAI-1），该过程逆转，血管合成趋于正常。Carmeliet 等另文报道，纤溶酶原系统中各组成分的作用是不同的，它们分别参与了溶血、新内膜的形成以及创伤愈合过程。其中，尿激酶纤溶酶原激活因子在创伤修复中发挥了重要作用，研究发现，尿激酶纤溶酶原激活因子和（或）组织纤溶酶原激活因子缺陷型小鼠，只要存在尿激酶纤溶酶原激活因子缺陷，动物的创伤修复就存在障碍，表现为血凝块溶解缓慢、血管形成延迟、血管平滑肌细胞向损伤部位迁移受阻，然而其具体的机制尚有待进一步的阐明。

（三）应用情况

创面愈合过程中，按传递方式的不同可以将基因转移分为 2 大类，即病毒载体导入系统和非病毒载体导入系统。

病毒性载体主要分为以下 4 类：反转录病毒载体、腺病毒载体、腺相关病毒载体和 I 型单纯疱疹病毒载体。Morgan 等首次报道采用反转录病毒载体系统对皮肤进行基因治疗，他发现将人生长激素转染于体外培养的角质形成细胞，再回植于供体，此细胞可分泌有生物活性的人生长激素，且形成复层性表皮。Eming 等将血小板衍生生长因子 A（PDGF-A）导入角质形成细胞，然后在无细胞异体真皮上培养，再进行移植，可显著地提高复合皮的质量。用携带血管内皮细胞生长因子（VEGF）的反转录病毒对成纤维细胞进行基因修饰，使其过度表达 VEGF，将此细胞用于皮肤替代物中，发现真皮中血管数量增加，再血管化时间缩短。Escamez 等将人类组织工程皮肤植入免疫缺陷的小鼠 12 周后，背部皮肤形成直径为 2 mm 圆形全层创面以模拟人类皮肤伤口模型，通过表达角质形成细胞生长因子（keratinocyte growth factor，KGF）的腺病毒载体治疗后，局部创面 KGF 蛋白表达增加的同时伤口的再上皮化也明显加快。淋巴管的新生有利于创面愈合，Saaristo 等将表达血管内皮细胞生长因子（vascular endothelial growth factor，VEGF）的腺病毒载体植入糖尿病鼠全层切除伤口中，与对照组相比，Ad/VEGF 组新生淋巴管和血管数量增加，伤口愈合时间明显缩短。腺病毒载体主要的潜在不足是表达时间相对较短和易引起宿主的免疫炎性反应，而创面愈合是一个短时限的过程，因此，腺病毒的短期表达在创面愈合过程中反而有利。创面受损后即进入炎性反应期，腺病毒导致的一过性炎性反应在生长因子等促愈作用下影响较小，Gu 等将表达血小板衍生生长因子（platelet derived growth factor，PDGF）的腺病毒载体用于皮肤全层切除伤口模型时，观察到机体对腺病毒载体和表达的目的蛋白产生免疫反应，但对创面愈合无明显影响。Bitto 等研究了表达血管生成素 -1（angiopoietin-1，Ang-1）的腺相关病毒（Adeno-associated virus，AAV）载体在糖尿病鼠切割伤口模型中的作用，创面局部导入治疗载体后 7 天和 14 天检测发现实验组局部创面 Ang-1 的 mRNA 和蛋白质表达增加，再上皮化和胶原成熟度明显改善，肌肉抗牵拉力增加。Deodato 等和 Galeano 等通过 AAV- 2 将血管内皮生长因子（VEGF- A）转入动物模型中，18 天后由于良好的肉芽构建和血管化的加速，创面提前 6 ~ 10 天愈合。

非病毒性载体具有包装容量大、成本较低、操作简单等特性。然而，非病毒载体也存在靶向性相对较差、目的产物含量不稳定、感染效率较低等不足。主要有：裸 DNA 直接注射法、基因枪和微种植基因、电穿孔和阳离子脂质体阳离法。裸 DNA 直接注射法是将裸 DNA 转移至靶组织的较实用的方法之一，1995 年，Hengge 等根据猪皮肤在形态学上与人类皮肤相近的特点，直接将表达白介素 -8 的裸质粒 DNA 注入猪皮肤后，表皮角质形成细胞能摄取质粒 DNA 并高水平短暂表达。Eriksson 等发现经过显微注射的皮肤创面其上皮生长因子的表达比离子轰击法高 2 ~ 3 倍，比单纯注射法高 4 ~ 6

倍。其优点是与电穿孔相比，组织内不留异物，并可以与病毒载体联合应用，明显提高血管内皮生长因子（VEGF）的表达。不足是只在皮肤表层表达，在皮肤深层表达较少。基因枪即用 1 ~ 5 μm 金或钨为探头，以氦压力为动力，携带各种 DNA 质粒通过弹道微发射到皮肤细胞。Steinstraesser 等发现在 Ⅰ 、Ⅱ 度烫伤大鼠创面中，基因枪能够将目的基因导入细胞内，但其表达能力低于腺病毒载体。Dileo 等发明一种特殊改进的基因枪可使基因在表皮和真皮、肌肉高效表达，表达峰值在 24 h，可持续至少 1 周，对周围组织伤害小。有人以糖尿病小鼠切除伤口为模型，真皮下注射表达缺氧诱导因子 -1α（hypoxia-inducible factor l，HIF-1α）质粒后进行电穿孔治疗，组织中 HIF-1α mRNA 表达水平增加，创面愈合速度明显加快。1963 年，Bangham 发明了脂质体，但其应用一直局限。1987 年 Felgner 发现阳离子脂类与 DNA 自动形成可与细胞膜融合的单层外壳，阳离子型脂质体介导的转染方法逐步得到越来越广泛的应用。Ferraro 等分别通过直接注射和电穿孔的方法将 VEGF 质粒转染到大鼠腓肠肌、缺损创面及随机皮瓣，观察得知电穿孔基因转染模型 VEGF 表达明显升高，促进血管再生，进而促进创伤愈合和降低皮瓣的缺血坏死。Jeschke 等将脂质体联合介导胰岛素样生长因子（insulin-likegrowth factor-1，IGF-1）cDNA 和 KGF cDNA，观察其在大鼠皮肤急性伤口模型中的作用，免疫组织化学发现 IGF-1、KGF、VEGF 和Ⅳ型胶原表达增加，同时伴有再上皮化增强，新生血管形成加速。

在组织修复过程中应用细胞遗传工程有可能对持续传送生长因子提供一种有效的途径。生长因子基因治疗避免了麻烦的、昂贵的生长因子蛋白的纯化步骤，有很大的潜力。而且与传统药物相联合的基因转移措施的改进将对创伤愈合提供新的有力的治疗选择。随着基因传递系统的不断发展，基因治疗将更有效、更安全、更可靠。制约临床应用的问题主要包括安全性、转染效率及经济实用性等方面。同时，经体外分离、培养细胞，然后将目的基因导入，再回植到创面上的体外转染的方法需要较长的准备时间。因此，探索安全、有效的体内转染方法也是目前研究的一个重要方向。此外，创面愈合是一个多因素调控的过程，单一基因转染实现改善创面愈合进程的效果会受到极大的制约。

更多有关基因治疗创面的内容参看其他章节。

付小兵院士团队曾针对临床应用 VEGF 的主要方式是蛋白注入，但由于 VEGF 因子价格昂贵、半衰期短、所需浓度高并易产生副作用等缺点而使其应用受到限制。通过构建 VEGF 基因的真核表达质粒，并将其转入机体细胞内，使 VEGF 因子能够高效、稳定且可控合成，从而克服了直接使用外源性 VEGF 的不足，表现出广泛的应用前景。首先构建血管内皮细胞生长因子（VEGF）的表达质粒，并观察其表达产物对小型猪深Ⅱ度烫伤创面影响。采用反转录 - 聚合酶链式反应（RT-PCR）技术克隆 VEGF 基因的 cDNA 序列，并将其正向连接到表达载体 pQE-40 上，通过十二烷基硫酸钠 - 聚丙烯酰胺凝胶电泳（SDS-PAGE）和蛋白质印迹方法对其表达产物进行特异性鉴定。利用猪小面积深Ⅱ度烫伤模型，将含有 1 μg/g 的 VEGF 膏剂均匀涂于创面，每个创面 200 mg 膏剂，隔日换药 1 次，至伤后 11 天。测量创面面积，并取创面组织做组织学检测。结果显示，克隆出的 VEGF 基因 cDNA 片段由 380 bp 组成，包括翻译起始密码子、编码序列和终止密码子等部分。重组表达质粒 pQ EVEGF 在 M15 细菌体内能够表达，VEGF 主要存在于细菌包涵体内。VEGF 处理小型猪烫伤的伤口 7 天，肉芽组织增生明显，毛细血管数量增多。烫伤 11 天后，VEGF 组的创面已完成再上皮化，而 M15 组的创面面积为（0.71±0.23）cm²，伤口仍未愈合，两者差异非常有显著性（$P<0.01$）。证实构建的 VEGF 表达载体可以编码 VEGF121 蛋白，其表达产物能够诱导肉芽组织生长，加速新生血管形成，促进创面愈合。另外，应用 RT-PCR 方法获得 4 个 KGF 基因的方法如下：准备 spel 和 hxof 双酶切目的基因及噬菌粒 pComb3，将 4 个 KGF 基因亚克隆至 pComb3；应用噬菌体呈现技术将插入的基因展示于噬菌体表面；抽提纯化噬菌体 DNA，进行酶切、PCR 和测序鉴定；应用 MTT 方法检测 pComb3-KGF 活性肽促进角质形成细胞增殖作用，应用免疫荧光方法检测 pComb3-KGF 活性肽的细胞亲和力，应用 RT-PCR 方法检测 pComb3-KGF 活性肽对 KGFR、c-Fos 和 c-Jun 的表达水平的影响。结果显示，应用 RT-PCR 方法获得目的基因，并构建在噬菌粒 pComb3 中，目的基因成功表达于载体表面；酶切、PCR 和测序结果证实目的基因已成功构建在载体中；MTT 结果显示 4 种 pComb3-KGF 活性肽均能够促进角质形成细胞增殖；免疫荧光检测结果证明其具有较好的细胞亲和力；RT-PCR 结果显示 KGF 及两种 pComb3-KGF 活性肽能够促进 KGFR 的表达，4 种 pComb3-KGF 活性肽促进 c-Fos 和 c-Jun 表达的作用均弱于 KGF。

（程飚　付小兵）

第七节　其　　他

一、数字医学

数字医学技术是近年来发展起来的一种前沿医学工程技术，是传统医学同计算机、数字信息、虚拟现实、生物力学等相关学科交叉发展的产物，也是数字化信息时代医学与工程学发展融合的必然产物。数字医学研究的内容广泛，包括了数字化工程技术同传统医学交叉结合的所有领域，如数字化虚拟人体、数字化虚拟手术、手术规划、医学仿真与训练、人工关节 CAD/CAM 技术、手术导航等。随着计算机图像处理与重建技术的飞速发展，数字医学这个新生的医工交叉前沿学科迅速成了当前国际上最活跃的学科之一，得到了广泛的关注和高度的重视，同时也取得了许多突破性的研究成果，促进了传统医学及其相关技术的跨越式发展。战伤救治是军事医学研究的主要内容之一，战伤救治训练是保证和提高部队战伤救治能力的主要手段。由于各种技术条件的限制，传统的战伤救治训练是通过书本教材、录像教学及现场授课等方法进行的，受训人员缺乏现场实际操作训练，训练效果不够理想，很难在真正需要时及时提供有效的救护。随着数字医学技术和虚拟现实技术的蓬勃发展，传统医学的研究方法、教学方式及训练模式受到数字医学变革的深刻影响，出现了许多数字化的虚拟仿真临床医学训练系统，如 SurgicalSIM 外科手术仿真训练系统、虚拟计算机急救技能训练系统、数字化宫腔模拟操作系统等。这些数字化医学训练系统的出现，大大改进了医学教育及临床手术训练的效果，提高了教学质量和效率，使受训人员既获得了理论知识，又获得了现场操作的经验，克服了心理障碍。数字医学及虚拟现实技术的这些优点，为解决目前战伤救治训练中存在的问题提供了有效便捷的方法。

目前常用的数字化三维重建方法主要有面绘制法和体绘制法两类。面绘制法是指从医学影像设备输出的切片数据集构造出三维数据，然后在三维数据中抽取出等值面进行三角剖分，再用图元绘制技术实现表面绘制。该方法可有效绘制三维数据中具有某个特定值的表面，但无法表达三维体数据的内部信息，而体绘制法则是将三维体数据中的"体素"作为基本的绘制单位，该方法充分利用了三维体数据中的每一个体素，能够根据需要显示三维对象的内部信息。其缺点是由于体素数据计算量大，从而导致重建速度变慢，可通过提高计算机计算渲染速度加以解决。

二、3D 生物打印

3D 生物打印技术能够精确控制每一层中生物材料、生化药剂和活细胞等功能性成分的定位，一层一层打印形成 3D 结构。常见的 3D 生物打印方法有生物模拟、自主的自我组装和迷你组织模块的构建。

3D 生物打印的基本过程为：首先利用计算机设计出待打印某种器官（如耳朵）的 3D 模型，利用 3D 打印制出模型后，将特殊的"生物墨水"注入模型之中并进行培养，从而生成具有一定生理功能的器官。2010 年，3D 生物打印机被 *The Times* 评为 2010 年 50 项最佳发明之一。与一般的组织工程支架比较，3D 仿生多孔组织工程支架的优势主要在于其仿生性，即可最大程度地模拟细胞外基质（ECM）的微观结构和生物学功能，这不仅要求其具有类似特定 ECM 的内部结构、表面特性和与宿主组织相匹配的机械特性（包括弹性系数、抗压强度和抗疲劳特性），而且还应具备类似自然组织器官的梯度性结构和梯度性生物学功能，以引导细胞反应（包括细胞黏附、移动、分裂等）及通过生物修饰调控不同细胞之间的相互作用。生物打印技术利用计算机设计出待打印器官（如耳朵）的 3D 模型，利用 3D 打印制出模型后，将特殊的"生物墨水"注入模型之中并进行培养，从而生成具有一定生理功能的器官。另外，利用这一技术可诱导干细胞生成骨或软骨组织。美国康奈尔大学生物工程学家与威尔康乃尔医学院（Weill Cornell Medical College）的医生组成的研究团队结合 3D 打印技术以及由活细胞制成的可注射胶造出了与人耳几乎完全一样的假耳。在 3 个月时间内，这些耳朵即可长出软骨，替换掉其中用于定型的胶原。这项研究的共同作者 Jason Spector 医生表示利用人类细胞，尤其是患者本身的细胞打印器官可以减少发生排斥反应的概率。如果这种新的技术的安全性和有效性得到验证，那么最快在 3 年内即可在人类中实施这种生物工程假耳移植。美国康州的某公司也报道了利用 3D 打印头骨植入物 —— 特殊聚醚酮（PEKK）材料，并在 2013 年 2 月 18 日获得美国食物药物监督管理局（FDA）的批准。

目前，研发新的 3D 生物打印方法，打印出能够用于临床、有生物活性的 3D 组织结构受到很多研究者关注，其中一大挑战是将传统的打印塑料和金属的技术转变成新型的打印敏感、有活性的生物材料的技术，而最主要的挑战是极高精度地重现细胞外基质和多种细胞的微结构并评估其生物功能。中国生物材料 3D 打印机可成功打印出较小比例的人类耳软骨组织、肝脏单元等。这台生物材料 3D 打印机具有打印生物材料种类多、对细胞损伤率低、打印精度较高和操作方便等特点。和国际同类打印机相比，这台名为"Regenovo"的 3D 打印机不仅实现了无菌条件下的生物材料和细胞 3D 打印，而且新型的温控单元和打印喷头设计，能够支持从 –5 ℃到 260℃ 熔融的多种生物材料打印。活细胞打印的细胞存活率高达 90%。目前打印出来的活细胞存活时间最长为 4 个月。目前细胞打印包括功能性细胞打印或者干细胞打印，干细胞可以增殖分化形成需要的细胞种类。除了基本的功能细胞，大多数组织还包含起支撑作用和结构功能的细胞，如参与血管化、为干细胞保持干性和细胞分化提供微环境的细胞。用于打印的细胞的结构和功能应该与体内生理状态的细胞尽可能相近，且可通过优化打印条件来维持它们在体内的功能。

英国利物浦大学和曼彻斯特大学正合力研发一种高分辨率扫描及摄像系统，该扫描仪可以更准确地收集诸如皮肤纹路、皮下血管、色素沉着等皮肤特征，从而更好地模拟患者皮肤的颜色和质地。这些特征对面部皮肤移植显得尤为重要。美国维克森林再生医学研究所的试验中，其使用喷墨打印机在患者创面内进行细胞成分高速堆积，打印时两个阀门交替开放，一个喷出凝血酶，另一个喷出细胞、胶原蛋白和纤维蛋白原组成的混合物，直接在创面进行"皮肤打印"，完成创面的修复。这种方式可促进细胞在创面内逐层有序沉积，同时保持完整细胞活性和功能。加拿大多伦多大学研发出一种 3D 生物打印机，可以自主选择对各层次不同细胞的打印，通过使用患者自体角质形成细胞和成纤维细胞，逐层堆积制作出水凝胶生物活性复合物，同时保证细胞的连续性和完整性，很好地还原了正常皮肤的表皮以及真皮结构。另有一款名为 PrintAlive3D 的生物打印机，可直接从墨阀中喷出水凝胶（凝胶由生物聚合物、角质形成细胞和成纤维细胞混合而成），并将其打印成类似于蜂窝形状的模型结构，以模仿实际皮肤的组织层次。3D 皮肤打印通常采用自体角质形成细胞及成纤维细胞成分，有研究从羊水中提取胚胎干细胞，并以此培育出完整的皮肤组织，这也为器官打印研究提供了方向。

目前，3D 打印皮肤仍存在较多缺陷，其韧性及机械性能同正常在体皮肤仍有较大差距，也不具有毛囊、血管、汗腺等皮肤附属器官，同时缺乏黑色素细胞、郎格罕细胞等成分。因此，建立与正常皮肤结构和功能相近的人工皮肤，同时包含皮肤的附属器官，这是皮肤 3D 打印及生物组织工程下一步需要攻克的难题。

付小兵院士团队将 3D 打印技术应用于创伤烧伤治疗产品研发，已经具有阶段性成果。通过 3D 生物打印技术在体外模拟汗腺发生微环境诱导汗腺再生。以明胶和海藻酸钠作为体外微环境构建的支架生物材料，将小鼠足趾垫匀浆液和表皮生长因子添加到配置好的生物墨水中，然后与表皮干细胞混合，3D 生物打印机将含有细胞的生物墨水以设定好的模型进行打印，诱导 14 天后免疫荧光检测有汗腺特异标志物表达。将上述携带有汗腺样细胞的组织替代物移植到小鼠足趾垫烧伤模型，可观察到汗腺组织修复和发汗功能部分恢复。通过使用 300 μm 和 400 μm 两种不同直径的打印喷嘴，建立了两种具有不同孔径结构的 3D 结构。这两种 3D 结构中细胞活性和增殖能力无明显差异，但是 300 μm 打印的 3D 结构培养 5d 后可以诱导汗腺标记物的表达，400 μm 打印的 3D 结构无变化。在培养过程中，在 300 μm 打印的 3D 结构还可以观察到汗腺组织发生。将 3D 结构中形成的组织块转移到常规培养皿中，组织形态消失，细胞贴壁生长。该研究结果表明 300 μm 打印结构孔径和几何参数更有利于细胞分化和形态发生，这可能与 300 μm 打印结构的孔径和几何结构提供了适宜的营养因子浓度和汗腺形态发生的空间（见图 11-32）有关。

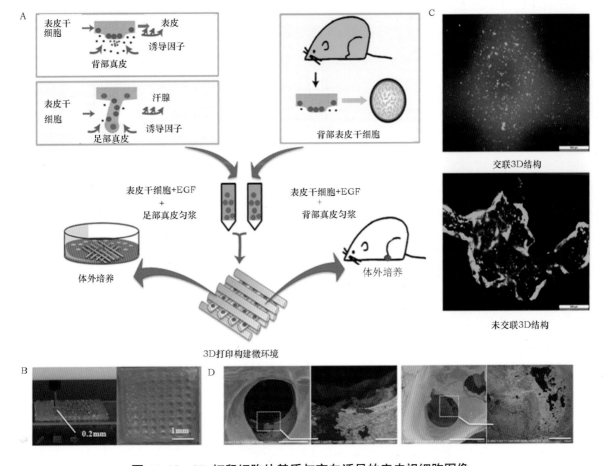

图 11-32　3D 打印细胞外基质与定向诱导的表皮祖细胞图像

不过这一技术也存在局限，目前生物打印还无法生成整个器官。研究显示，很难真正实现一边生成支架结构一边打印细胞。目前常用的几种 3D 打印技术都具有各自的优势和局限性。光固化立体印刷技术制备的 3D 材料精度高、力学强度较高，但在后处理除去有机溶剂等杂质过程中需要避免成型产品发生变形。熔融沉积成型技术制备的成型产品精度高、表面质量好，但是需要高温将原料熔融。

选择性激光烧结技术的优势则是加工速度快、无须使用支撑材料，其缺点是高加工温度、成型产品表面粗糙等。另外，3D 喷印技术操作简单、快速成型、制备条件温和。然而，其成型产品的力学强度较低。不论是通过喷墨打印还是激光打印，都会损伤细胞膜，细胞生存率在40% ~ 95%之间。因此，在选择不同方法制备三维高分子支架材料时，还需结合原料的特点以及对成型产品的性能要求。目前，3D 打印技术在硬组织工程支架材料的制备方面获得了较多的关注并取得了研究进展。总的来说，3D 打印技术在生物医用高分子材料的制备领域仍处于初始阶段。要实现 3D 打印技术在临床的应用还面临很多挑战，如对高分子原料的选择是影响 3D 成型材料应用的重要因素，其中主要包括高分子的生物相容性、生物响应性、降解性能、力学性质等。此外，在 3D 打印及后处理过程中需要保持成型材料的生物相容性，以及表面或内部细胞的存活率。最后，需要阐明细胞在 3D 支架材料内部的黏附、生长和分化的机制，尤其是材料与细胞相互作用的机制。

尽管生物打印的支架正在临床试验中，不过实际上要将长着细胞的支架移植到患者体内需要很先进的技术。目前这一技术的质量还很难保证始终如一，而这却是医疗设备所必需的品质。当前，3D 打印在制造生物构架时调整机械强度和整体性控制方面还有很多关键技术需要解决；对多种细胞的组织器官及其结构微环境的理解与调控是成功实现生物打印的关键；在打印组织时培育良好的血管树，组织灌溉中毛细血管、微血管和神经分布问题，打印的组织所需成熟的时间，成熟因子和生理应激因子的打印等也是未来的研究领域。生物打印技术距离广泛临床应用还有很长一段距离，需要多个领域的科学家通力合作来实现。

三、远程医学（telemedicine）与组织修复

物联网（Internet of Things）是将各种信息传感设备，如射频识别（RFID）、红外感应、全球定位、激光扫描等装置与互联网结合起来形成一个巨大的网络，可实现物品的远程感知和控制。医学物联网就是利用物联网技术将多种传感器嵌入、装备至医疗设备之中，并将物联网与现有的互联网整合，应用于医疗、健康管理、慢性病管理、医疗救助、移动医护服务、老年健康照护等领域，以实现各种医学数据的交换和无缝连接，对医疗卫生保健服务状况进行实时动态监控、连续跟踪管理，还能帮助医护人员做出精准的医疗健康决策，即智能医疗。但由于"Internet of Things"这个组合词不符合英文缩写习惯，在美国或国外并未成为一个像中国的"物联网"一样"家喻户晓"的"buzzword"。美国更关注其在一些具体行业的应用，如 M2M（machine to machine 或 machine to mobil）；在电网中使用称 Smart Grid（智能电网）；将远距离通信的电信（telecommunications）与信息科学（informatics）相结合，合成 telematics；在医学领域称为 telemedicine，即远程医疗。随着健康管理、预防医学、护理，特别是 telecare（远程护理）等内容的介入，似乎 telehealth 比 telemedicine 更贴切、内涵更丰富。

一方面，伴随人民生活水平的逐渐提高，人们对高质量医疗水平的期望值增加。另一方面，慢性病的分布更广泛，数量大幅增加；人员流动性增加；专业医务人员的匮乏；不同地区医疗资源的分配不均，医疗成本不断增加，造成医疗市场的矛盾极为突出。尤其我国大型综合医疗机构，门庭

若市，人满为患，而已经建好的基层医疗卫生服务机构无人问津。其主要因为基层医护人员受到条件限制，专业素质与服务能力不高，患者总是担心被延误病情。通过医学物联网中的远程无线健康管理服务平台，可以将大医院与社区医院或家庭医生的便携设备连接，由大医院中的医生解答基层医院、社区医院提出的问题，达到高效的健康管理目的，降低医院的诊治成本和患者的就医成本，解决看病难、看病贵的问题，且通过及时的监测和预警，能主动发现潜在危险，帮助患者实现主动治疗。远程医疗将大大转变人们的就医思路，进而改变医学模式，实现政府对医疗机构提出的"服务患者、服务社会"的要求。

在现代社会中，慢性创面一直是具有挑战性的问题，它呈现出巨大的医疗、经济和社会负担，关系到生理和心理健康及社会生产力。包括中国在内的许多发展中国家，由于经济的快速增长、生活方式的负向转变（如膳食脂肪摄入量的增加和体力活动的减少）和老龄化问题都使得由慢性疾病引起的难愈合创面越来越多。十多年前有关中国慢性皮肤创面流行病学研究结果显示，创伤和感染是引起难愈创面的主要原因，占总数的67%。其中手工工人和农民所占的比率最高。伴随过去10年中国经济快速发展和生活质量显著提高，我国社会和经济结构发生根本性改变，疾病谱也发生了相应的变化。2010年我们作为单位之一，参加了全国14个省的17家三级甲等医院关于慢性皮肤创面及其病因的流行病学调查，结果发现，2007—2008年间，在这些医院接受慢性皮肤创面治疗的2513名患者中，慢性皮肤伤口最主要的成因是糖尿病，而外伤所致的慢性创面已退居次席。2010年《新英格兰杂志》发表文章指出，中国目前正在进入糖尿病性溃疡的高发期，我国20岁以上的成人中糖尿病患病率为9.7%（9240万糖尿病患者），糖尿病前期的患病率为15.5%（14800万糖尿病前期患者）。糖尿病及相关病症已成为困扰中国公共卫生的重要问题，亟待加强该领域的各类研究和防治策略。其中糖尿病溃疡（chronic diabetic ulcers）是糖尿病的严重慢性并发症之一，其以"伤中带病，伤病共发"为特点，具有长病程、难治愈、高财务支出的特征，如不能及时采取合理的预防、护理和治疗手段，加上患者居住地、交通、费用等因素的影响常常使患者不能得到及时准确的治疗护理意见，造成到医院就诊时已无可挽回。较高的截肢率除导致患者身体与精神上极大的痛苦，还给家属和社会带来巨大的负担。慢性创面的处理可能需要一个及时监控，提出治疗措施、护理意见并及时以恰当的方式封闭创面。如果溃疡可检测和早期治疗，可以更好地控制血脂、血糖和压力，防止截肢，甚至降低长期失控下心血管疾病导致的死亡。慢性伤口需要训练有素的工作人员，正确地监控和管理伤口。因此，改善伤口的管理方法和技术，以妥善照顾慢性伤口患者成为现代社会面临的全新课题。

在欧洲，2005年丹麦的Clemensen就已经在糖尿病足患者的远程医疗中发现，其所需的设备操作较为简单，护士接到医生的医嘱后能够尽快实施，患者减少了舟车劳顿，节省了到医院的旅途时间。2010年英国曼彻斯特大学的Bowling等人提出，利用定制的相机和计算机软件将糖尿病足的伤口形成三维图像，得到伤口的长度、深度、体积、表面积等数据，该项量化技术使医生对伤口的判断差异减少，患者获得较为专业的护理，提高医疗的质量。利用远程医疗对偏远地区的患者进行专家评估，凸显了优质、便捷、成本低、效益好的优势。为了帮助远程评估足部的伤口，他们研究的一种新型光学成像系统，采用立体摄像机和一次性光学标记，获得标准化形式记录。但成像也有一些限制，包括无法显示的某些特性，如湿度或渗出，难给医生保真度的视觉反馈。

2011 年，波兰华沙的生物控制论和科学院生物医学工程研究所学者 Ladyzynski 开发的 TeleDiaFoS 系统能够远程扫描足伤口传送给患者的家庭医生，证实 TeleDiaFoS 监视系统测量的糖尿病溃疡伤口面积转换成基本参数十分有用。该研究小组的另一位学者 Foltynski 指出，如果在最初的 4 周中创面的面积没有减少 40%，将需要对治疗再次评估。并利用一种新装置将伤口图片自动发送到数据库，且将血压和血糖仪记忆下载的数据发送到数据库中，建立患者的模块（Patient's Module，PM）。从患者的家中发送数据有助于医生分析评估伤口愈合进展，在伤口愈合情况不满意情况下，尽早得到治疗。

在丹麦南部的日德兰半岛，将具有摄像功能的移动电话和普通台式电脑与互联网连接，卫生专业人员能够有效地利用远程医疗进行数据收集，并与患者沟通。该系统甚至可以完成行政工作人员和当地报销系统之间的相互连接。

奥地利的格拉兹大学皮肤科学者 Salmhofer 提出，利用远程皮肤科（teledermatology）对小腿慢性溃疡的患者伤口评估和治疗建议的可行性，110 位小腿皮肤溃疡患者接受面对面的会诊，测量伤口，提出治疗的建议；并用数码相机对伤口拍 1 ~ 4 张照片，数码相片和相关临床数据通过 Web 网络传递给伤口治疗专家，并让他们根据获得的情况提出独立的治疗意见。结果两者之间有很高的重合度，特别是一些重要特征，如痂皮一致率达 84.6%、坏死的一致率在 98.2%、肉芽组织形成率为 76.4%。该大学医学院的 Binder 等人还对接受皮肤家庭护理的患者腿部溃疡伤口进行相关管理和评估，了解患者所接受家庭护理降低成本的情况。在对患者腿部溃疡的观察过程中，每周将相关的临床信息和 1 至 4 张伤口及周围皮肤情况的数字影像经网络传输至伤口护理中心的专家，进行伤口评估。结果 707 张图像传递到远程会诊中心，其中 644（89%）张的图像质量非常好，专家们有信心给予正确的治疗建议。45 例溃疡中，32 例（71%）伤口好转（其中 14 完全愈合），而 10 例（22%）伤口大小有轻微增加，3 例（7%）未测量。接受远程医疗的患者十分满意。15 个小区的家庭护理护士有 7 位非常满意。与传统模式相比，它可以减少 46% 的交通费用。通过减少需要长途跋涉去医院咨询医生伤口护理的专业知识的费用，伤口远程会诊可能会降低医疗服务成本和提高慢性伤口患者的生活质量，同时仍然保持高品质的伤口护理。

在瑞士日内瓦大学医院（University Hospital Geneva），3 位医生对 61 位下肢溃疡的伤口进行评价，包括上皮化、纤维化、中心部位和正常边界坏死和肉芽组织、水肿、发绀、湿疹和周边色素沉着情况。一个医生采取面对面的经典咨询方式（金标准），而另两个采用远程评价。图像采用移动电话和即刻 Email 传递，用 Cohen kappa 统计学方法处理后发现，两种方式都非常好，kappa 值达 0.94。其中好的占 36 个病例（59%），非常好的占 12 个病例（20%）。虽然这次研究采用的还是第一代设备，但已经表现出极好的结果。

法国的格勒诺布尔大学医学院的 Debray 等人使用数码相机对老年患者的创面远程监控，临床数据采用 Email 传送也取得较理想的结果。

　　在北美洲，自 2003 年开始，美国密歇根州卫生系统大学整形外科 Wilkins 和他的同事评价溃疡 70 例 118 创面（慢性溃疡 99 个，手术修复溃疡 19 个）的存储和转发的远程医疗系统的准确性。远程医疗系统涉及溃疡的数字图像，包括面积和体积的数据，以及溃疡患者其他数据的收集和存储。密歇根州大学整形外科的护理中心约有 500 万的长期病患者有慢性伤口，每年的护理总成本超过 20 亿美元。大多数慢性伤口患者在家庭环境中可能无法接受最佳的护理。TeleWound 管理可减少患者到急诊科和住院的时间。美国缅因州班戈医疗中心采用远程医疗治疗创伤。北卡罗来纳的 Clegg 报道，数码相机的影像和计算机程序能够适时对创面治疗进行咨询，与传统的面对面咨询相比，可节省大量费用。在美国的圣地亚哥对远程的慢性伤口治疗评价，发现在伤口测量及处理方面，有助于增加患者的满意度和护理质量。接受远程医疗患者的决策冲突量表（decisional conflict scale）的平均分是 14 ± 1.73，而没有接受的是 35 ± 4.26（$P<0.001$）。2008 年，美国田纳西州纳什维尔的范德堡（Vanderbilt）大学整形外科的 Ong 教授提出 "telewound care" 的概念，随着全球化生活条件的改善，人们寿命的延长，慢性病的问题越来越突出，尤其是慢性难愈创面长期需要特殊的护理，而随着相关技术的进展，伤口护理有机会得到更有效、更精确的高质量方式。马里兰州的 Terry 等人，随机调查 103 位患有压疮或不愈伤口的患者，将他们随机分成 3 组：A 组 40 例患者每周用远程医疗和伤口治疗专家随访，B 组 28 例每周由伤口治疗专家随访，C 组 35 例采用通常护理。通过调查发现，虽然远程医疗在创面愈合中是一个有用的通信工具，但大的伤口可能消耗更多的资源，且所起作用是有限的。

　　南美洲的墨西哥韦拉克鲁斯皮肤科，应用远程技术对皮肤伤口进行治疗和护理，取得了一定疗效。

　　大洋洲的澳大利亚杰拉尔顿大学乡村卫生中心位于西澳大利亚的中西部的乡村，伤口护理是最主要的健康管理负担，主要表现在有多个医疗服务提供者、不完整和不一致的文件、获得专家评估有限。2007 年远程健康系统试运行，将西澳大利亚中西部乡村医院门诊的慢性创面患者资料提供给相关专家，患者的疾病负担、筹资模式和劳动力短缺等矛盾都得以改善。

　　在亚洲，韩国已有用远程医疗监控 2 型糖尿病患者血糖的报道，但尚未查阅到慢性创面，尤其是糖尿病足患者的护理及相关治疗报道。在印度，仅有将远程医疗用于家庭护理的相关报道。中国开展较早的是台湾的长庚纪念医院（Chang Gung Memorial Hospital），2003 年 1 至 8 月，他们利用带数码照相功能的手机传递伤口的临床图像，并在网上联系沟通整形外科医生，对 60 名接受咨询的患者调查结果较好。2010 年，我国上海第九人民医院与中国移动上海公司率先合作，建成 "TOPCLASS" 平台，使用无线高清视频技术的 "创面修复远程医疗" 系统，在社区卫生中心试运行，已经有 100 多位患者受惠。借助高清视频传送，患者能够真正做到与专家 "面对面"。远程医疗网络可以让社区医生对疑难病例做出正确判断。这项技术真正意义上实现了 "双向转诊"——需要手术的患者可立即转入大医院治疗，待病情平稳后再转回社区卫生中心随访。

　　以上的资料可以看出，在发达的欧美各国，由于互联网的普及和科学技术的进步，远程医疗治疗和护理伤口方式发展较快，也为我们后续的应用提供了参考。但在很多地区，包括我们亚洲都发展滞后，亟待突破。

"智能医疗"应用前景广阔，能最大限度地利用专家。做到高速、快捷、高效、个性化。Dezelić 认为，远程医疗就是我们不仅是用新方式做一件老事情，而且是做一件新事情（"to do old things in new ways"，but also "to do new things"）。卫生信息系统的整合，使之在同一时间，中心及其零部件为个人医疗用户提供健康护理。这些过程中还存在现代医疗信息互通性（interoperability）和标准化（standardization）问题。

虽然伤口护理已实行数百年，telewound 护理是一个比较新的概念。目前，只有少数的试点方案是存在的。Telewound 护理尚未实现在医疗保健行业和公众之间的普及和获得其他远程医疗前辈的认可。纳入伤口护理，远程医疗技术的巨大潜力得以实现。伤口护理最具代表性的特点是慢性和糖尿病条件下需要长期特殊护理。生活条件的改善和全球卫生保健的进步使人活得更长。世界上的老人和那些患有慢性疾病需要就医的比例上升，保健成本不断上升，并推动对门诊服务的需求，这仅是一个部分，要求我们立即关注医疗保健危机。使用远程医疗为远距离患者提供护理照顾，我们已经看到了积极的成果。此外，在放射学领域，如技术进步的几个方案的有效性已经确立。伤口护理，可以在这些领域的成功基础上，创建一个有效的护理方法，以实现新型伤口护理。目标是建立一个技术先进、成本效益和用户友好的程序，并能够弥合专门照顾患者和提供咨询之间的差距。存储和转发技术和电视在 telewound 保健方面发挥作用，后者在家远距离会诊的作用更大，前者在手术后的患者、慢性伤口和后续护理作用更大。我们现在有能力、知识和资源，发展 telewound 护理方案，它可以更加简洁和具有成本效益的方式提供高质量的患者护理。这当然是易于接受的方式，可以防止构成情绪问题，避免物力和财力的流失。

从患者方面，远程医疗可为那些居住在偏远地区或行走或运输有困难的患者提供最宝贵的治疗方案，消除旅行时间、应激和与旅行相关的成本等问题。长期护理设施，固定的居民，也构成了巨大的交通问题。这些居民可以极大地受益于远程医疗。可以防止居民发生病情的加剧或突然恶化，及时采取干预措施。使用远程医疗，从业者和专家进行咨询和治疗指导，无须运送患者到急诊室，获得更多的专家的诊治意见，降低运输成本和减少农村卫生保健专业人员医疗信息相对封闭的情况。

远程医疗能真正做到"以患者为中心的护理"和"医疗家园"的概念，避免目前的医疗系统中常见的沟通裂隙和协调障碍。一方面，计算机可以将医学专家的知识与智慧进行数字化呈现及可视化展示，大大减轻医学专家的工作负担；另一方面，以远程医疗技术进一步对海量数据进行挖掘，可发现目前尚不为知晓的生命活动规律和身体状态特性，将促进现代健康医学的进一步发展。一个好的 telemedicine 关键点在于人为因素，如方便和易于使用、保密性和可靠性。除了使用远程医疗对慢性创面及时正确的诊断和合理治疗，未来可以将之作为教学机制。例如，临床医生在社区基层医院的长期繁忙的护理工作中难于获得最新的治疗进展，伤口治疗专家可利用内置的决策支持功能的软件等方式对他们进行教学咨询。

医学物联网是构建和谐社会的基础之一，在整个产业格局的形成和发展上，还需要政府的大力推动和支持。相信随着物联网应用的逐渐推广，医学物联网的发展前景将不可估量。当然这个不断发展的技术还有问题和挑战，包括广泛实施、费用和报销的问题、患者的隐私，以及数据传输的质量问题。这些都有待进一步的完善。

（程飚　付小兵）

参 考 文 献

[1]　Bowling FL, King L, Paterson JA, et al. Remote assessment of diabetic foot ulcers using a novel wound imaging system[J]. Wound Repair Regen, 2011, 19(1): 25-30.

[2]　Foltynski P, Ladyzynski P, Migalska-Musial K, et al. A new imaging and data transmitting device for telemonitoring of diabetic foot syndrome patients[J]. Technol Ther, 2011, 13(8): 861-867.

[3]　Fu X, Sheng Z, Cherry GW, et al. Epidemiological study of chronic dermal ulcers in China[J]. Wound Repair Regen, 1998, 6(1): 21-27.

[4]　Huang S, Yao B, Xie J, et al. 3D bioprinted extracellular matrix mimics facilitate directed differentiation of epithelial progenitors for sweat gland regeneration[J]. Acta Biomaterialia, 2015, 32: 170-177.

[5]　Jianbing T, Biao C, Jiangting Z, et al. A topical negative-pressure technique with skin flap transplantation to repair lower-limb wounds with bone exposure.[J]. Intern J Lower Extrem Wounds, 2012, 11(4): 299-303.

[6]　Jiang Y, Huang S, Fu X, et al. Epidemiology of chronic cutaneous wounds in China[J]. Wound Repair Regen, 2011, 19(2): 181-188.

[7]　Ladyzynski P, Foltynski P, Molik M, et al. Area of the diabetic ulcers estimated applying a foot scanner-based home telecare system and three reference methods[J]. Diabetes Technol Ther, 2011, 13(11): 1101-1107.

[8]　Mishra S, Nayak CG, Shet KC, et al.Telecommunication technology used in home healthcare[J]. J Indian Med Assoc, 2011, 109(1): 38-39.

[9]　Peng Y, Huang S, Wu Y, et al. Platelet rich plasma clot releasate preconditioning induced PI3K/AKT/NFκB signaling enhances survival and regenerative function of rat bone marrow mesenchymal stem cells in hostile microenvironments[J]. Stem Cells Development, 2013, 22(24): 3236-3251.

[10]　Ting X, Minjie W, Hu L, et al. Application of telemedicine system with 4G and high-resolution video in diagnosis and treatment of wounds between wound healing department and community health care center in China[J]. Int J Low Extrem Wounds, 2011, 10(3): 167-168.

[11]　Yao B, Huang S, Gao D, et al. Age-associated changes in regenerative capabilities of

mesenchymal stem cell: impact on chronic wounds repair[J]. Intern Wound J, 2015, 13(6): 1252-1259.

[12] Zhu JT, Xuan M, Zhang YN, et al. The efficacy of autologous platelet-rich plasma combined with erbium fractional laser therapy for facial acne scars or acne[J]. Mol Med Reports, 2013, 8(1): 233-237.

[13] 陈波, 贾道锋, 夏照帆. 负压创面治疗技术的研究应用进展 [J]. 中华损伤与修复杂志电子版, 2014(2): 198-202.

[14] 陈德清, 邱子津. 光学技术在创面治疗中的研究进展 [J]. 南昌大学学报医学版, 2013, 53(12): 87-90.

[15] 陈国贤. 微直流电与创面治疗 [C]. 浙江省烧伤外科学术会议, 2005.

[16] 陈伟, 付小兵, 孙丹, 等. 有利于创伤修复愈合的人血管内皮细胞生长因子真核表达质粒的构建 [J]. 中国组织工程研究, 2001, 5(22): 46-47.

[17] 程飚, 陈葵, 刘坚. 远程医疗在慢性创面治疗和护理领域的应用及前景 [J]. 实用医学杂志, 2013, 29(1): 144-146.

[18] 程飚, 付小兵, 盛志勇. 创面愈合中基因治疗的进展 [J]. 中国病理生理杂志, 2002, 18(10): 1296-1299.

[19] 程飚, 刘宏伟, 唐建兵, 等. 自体富血小板血浆促进美容外科伤口愈合的临床观察 [J]. 中国输血杂志, 2011, 24(4): 282-284.

[20] 付小兵, 程飚, 盛志勇. 生长因子应用于临床创伤修复 —— 十年的主要进展与展望 [J]. 中国修复重建外科杂志, 2004, 18(6): 508-512.

[21] 付小兵, 程飚. 创伤修复和组织再生几个重要领域研究的进展与展望 [J]. 中华创伤杂志, 2005, 21(1): 40-44.

[22] 付小兵, 程飚. 进一步拓宽创伤修复与组织再生的研究思路 [J]. 中华烧伤杂志, 2006, 22(5): 327-330.

[23] 付小兵, 韩春茂, 陆树良. 中国创面指南 (2014 年)[C]. 2015 浙江省医学会烧伤外科学术年会论文汇编, 2015.

[24] 付小兵, 姜笃银, 贾赤宇, 等. 慢性难愈合创面防治理论与实践 [M]. 北京: 人民卫生出版社, 2011.

[25] 付小兵, 姜笃银. 猪源性生物敷料的研究进展 [C]. 全国烧伤救治专题研讨会, 2009.

[26] 付小兵, 盛志勇. 对有关干细胞在创伤以及创伤修复中作用的认识 [J]. 中华危重病急救医学, 2001, 13(7): 390-392.

[27] 付小兵, 盛志勇. 积极审慎地开展创面愈合的基因治疗研究 [J]. 中华创伤杂志, 2000, 16(6): 328-330.

[28] 付小兵, 盛志勇. 新型敷料与创面修复 [J]. 中华创伤杂志, 1998, 14(4): 247-249.

[29] 付小兵. 创面治疗新的认识与新技术的转化性应用 [C]. 全国烧伤救治专题研讨会暨福建省第八次烧伤外科学术研讨会, 2013.

[30] 付小兵. 创面治疗中的转化医学: 部分成果的研发和转化应用与思考 [J]. 中华烧伤杂志, 2014, 30(1): 3-5.

[31] 付小兵. 创面治疗中心建设的实践 [J]. 中华烧伤杂志, 2011, 27(1): 8-9.

[32] 付小兵. 创伤修复与组织再生多种创新治疗技术的研发思路与转化应用 [C]. 长三角地区创伤学术大会暨 2014 年浙江省创伤学术年会, 2014.

[33] 付小兵. 创伤修复与组织再生面临的新课题 [J]. 临床外科杂志, 2007, 15(11): 739-740.

[34] 付小兵. 敷料与慢性难愈合创面治疗 [C]. 全国创伤学术会议暨 2009 海峡两岸创伤医学论坛, 2009.

[35] 付小兵. 基因工程药物应用于创面修复的研究现状与展望 [J]. 创伤外科杂志, 1999(4): 193-194.

[36] 付小兵. 进一步重视创面处理中的几个重要环节 [J]. 中华烧伤杂志, 2007, 23(1): 13-15.

[37] 付小兵. 进一步重视新老技术对战(创、烧)伤创面修复的作用 [J]. 创伤外科杂志, 2007, 9(4): 293-295.

[38] 付小兵. 生长因子的概念、应用现状与展望 [J]. 人民军医, 2001, 44(1): 19-20.

[39] 付小兵. 我国创伤修复应用基础研究 10 年的主要成就与展望 [J]. 感染、炎症、修复, 2002, 3(1): 3-5.

[40] 何雪锋, 熊爱兵. 3D 打印技术在整形外科的研究及应用进展 [J]. 中国组织工程研究, 2017, 21(3): 428-432.

[41] 胡大海, 王耘川. 进一步重视创面覆盖物的研究和应用 [C]. 全国烧伤救治专题研讨会暨福建省第八次烧伤外科学术研讨会, 2013.

[42] 姜笃银, 付小兵. 器官特异性无细胞基质移植物的研究进展 [J]. 中华外科杂志, 2003, 41(7): 548-551.

[43] 蒋礼先, 付小兵. 基因治疗技术与组织修复的基因治疗 [J]. 中华整形外科杂志, 1999, 15(3): 228-230.

[44] 卡姆. 美国负压创面治疗技术 [M]. 北京: 科学技术文献出版社, 2005.

[45] 李金清, 陈绍宗, 付小兵, 等. VAC 对猪皮肤软组织爆炸伤感染创面的治疗作用 [C]. 全国危重烧伤患者早期复苏对策专题研讨会论文汇编, 2005.

[46] 李金清, 陈绍宗, 付小兵, 等. 封闭负压引流对猪皮肤软组织爆炸伤感染创面肉芽组织生成的影响 [J]. 解放军医学杂志, 2004, 29(8): 690-693.

[47] 李校坤, 付小兵. 基因重组碱性成纤维细胞生长因子治疗慢性创面效果观察 [J]. 人民军医,

2002, 45(6): 318-319.

[48] 梁伟中 . 高压氧治疗慢性创面的研究进展 [J]. 中国美容医学杂志 , 2010, 19(11): 1737-1740.

[49] 阮涛 , 薛晓东 . 物理疗法在创面治疗领域研究进展 [J]. 中华医学美学美容杂志 , 2015, 21(3): 186-187.

[50] 孙丹 , 付小兵 , 陈伟 , 等 . 血管内皮细胞生长因子表达质粒的构建及其促进烫伤愈合的研究 [J]. 感染、炎症、修复 , 2002, 3(2): 95.

[51] 吴志谷 , 付小兵 . 国外烧伤皮肤代用品研究进展 [J]. 感染、炎症、修复 , 2001, 2(4): 240-242.

[52] 许永安 , 付小兵 . 蝇蛆疗法在创面修复治疗中的应用进展 [J]. 感染、炎症、修复 , 2010, 11(1): 58-60.

[53] 杨帆 , 白祥军 . 创面治疗的新理念 —— 负压封闭引流技术 [J]. 中华外科杂志 , 2010, 48(5): 387-389.

[54] 姚斌 , 刘南波 , 黄沙 , 等 . 3D生物打印技术打印组织和器官的研究进展 [J]. 感染、炎症、修复 , 2016, 17(1): 46-48.

[55] 张丽 , 付小兵 . 电磁疗法治疗慢性创面的基础与临床研究 [J]. 中华损伤与修复杂志电子版 , 2016, 11(1): 68-71.

[56] 张丽 , 付小兵 . 光学疗法治疗慢性难愈合创面的研究进展 [J]. 感染、炎症、修复 , 2015, 16(4): 251-254.

[57] 张望 , 路卫 . 基因及转基因技术在慢性创面修复中的应用 [J]. 中国组织工程研究 , 2010, 14(24): 4516-4519.

[58] 赵洪良 , 张翠萍 , 付小兵 . 自体表皮细胞悬液在慢性伤口愈合中的应用 [J]. 中华创伤杂志 , 2015, 31(5): 475-477.

[59] 周来生 , 廖镇江 , 张勤 , 等 . 无机活性元素对皮肤创面愈合的生物诱导作用 [C]. 全国危重烧伤患者早期复苏对策专题研讨会论文汇编 , 2005: 363-366.

第十二章　传统医学与组织修复和再生

第一节　概　　述

一、传统和现代医学中的再生理念

"永生""返老还童"和"重生"的话题，过去只存在于《山海经》《封神演义》等古老的神话传说中。一直以来，它是人们的美好愿望，也是过去皇帝、贵族们热衷于追求的目标。但是现在，通过先进科学技术手段，可以让受损的组织得到修复，让缺失的机体得到重生，让衰老的机体恢复年轻，随着医学、组织工程、生物材料等技术的不断创新，一些已经成为可能（器官移植，iPS 细胞，子宫内膜、汗腺、毛发、软骨、神经再生等），一些正在成为可能（角膜），一些未来会成为可能。

现代意义上的再生医学主要指利用生命科学、材料科学、计算机科学和工程学等学科的原理与方法，研究和开发用于替代、修复、改善或再生人体各种组织器官的，可用于因疾病、创伤、衰老或遗传等因素造成的组织器官缺损或功能障碍的再生治疗技术和产品。组织修复与再生的基本科学问题实际上是组织修复细胞的增殖分化加有序调控。在这一过程中，细胞内外环境的改变将直接影响组织修复与再生的进程和结局。再生医学涉及的范围并不单纯是生物学或医学，而几乎涵盖自然科学各领域和社会科学主要领域，是一门研究组织器官缺损或缺陷机制，以及如何促进生理性修复，以进行组织器官结构性重建与功能性优化再生的学科。再生医学的提出和发展经历了一个既包含社会需求、技术进步，也包含人们认识不断积累升华的过程，再生医学理论对于加速创面愈合速度和提高愈合质量具有重要的指导作用。

在祖国传统医学中，"再生"概念伴随其发展始终。《黄帝内经》的"五行相生""五脏相生"理论就是代表。《本草备要》言："人之五脏应五行，金木水火土，子母相生。"木生火，火生土，土生金，金生水，水生木，如此循环，以"补不足，损有余"。在"不及"或"太过"的情况下出现五行相生动态变化与生克制化，以适宜再生损伤的脏腑结构与功能，并避免引起"虚虚实实"，这亦是再生医学所追求的目标。如果应对于创面修复，生不足，则溃疡形成；长有余，则形成瘢痕。创面修复亦符合气血阴阳平衡理论，"阴平阳秘，精神乃治，阴阳离决，精气乃绝"。

《素问·四季调神大论篇》曰："唯圣人从之，故身无疾病，万物不失，生气不竭。"强调通过主动适应季节、气候、环境，通过加强身体机能，增强机体再生能力，"生气不竭"是再生的源泉。中医学的精气学说，集中反映了再生医学的本质。《灵枢·本神篇》曰："生之来，谓之精。"《素问·金匮真言论篇》曰："夫精者，生之本也。"精是人体发生、发育、再生、修复与维持生命的根本。故在《难经古义》中指出："根本将自生，脉有根本，人有元气，故知不死。"从中，我们可以看到类似于对现代胚胎发育、干细胞功能的描述。同样，我们也看到强调通过对整体和局部环境的调整，来诱导和增强组织再生的理念。

二、现代医学对创面愈合的阐述

组织受到创伤后，局部血管收缩、血液和细胞渗出以及血管活性因子激活等诱发凝血过程。血凝块提供了供细胞黏附和迁移的基质。血小板不仅参与凝血过程，还是生长因子和促炎症因子的重要来源，这些生物活性物质可进一步诱导炎症细胞和成纤维细胞向创面迁移，进入炎症反应期。炎症反应期发生于伤后即刻至48 h。组织变化的特征是炎症反应，受到创伤的组织出现水肿、变性、坏死、溶解以及清除等。炎症反应期的本质与核心是生长因子的调控及其结果。通过趋化中性粒细胞、巨噬细胞等向创面集聚，释放多种蛋白水解酶，以溶解消化坏死组织，同时这些炎性细胞本身又释放出新的生长因子，进一步调控创面炎症反应过程，这一阶段的变化是为后期的修复打下基础。约在伤后第3天，随着炎症反应的消退和组织修复细胞的逐渐增殖，创面出现以肉芽组织增生和表皮细胞增殖移行为主的病理生理过程。在以后，仍需进行一定时间的局部组织的改构和重建方能使原有结构和功能尽可能地恢复，主要是肉芽组织向正常结缔组织的转变。瘢痕的形成是软组织创伤修复的最终结局之一。对创面缺损少、对合整齐、无感染的创面（如清洁的手术切口），伤后2~3周即可完成修复（愈合）；对缺损大、对合不整齐或伴有感染的创面，常需要4~5周时间才能形成瘢痕，且瘢痕形成较广，有碍观瞻，甚至对功能产生影响。在此过程中，多种细胞成分（主要是巨噬细胞）、生长因子及神经、免疫系统可通过调节结缔组织的合成与降解，使胶原反复溶解、沉积和更新，瘢痕逐渐消失，最终达到组织改建的目的。

三、传统医学中创面愈合的认识传承和演变

祖国传统医学具体到创面修复和组织再生学科领域，对"疮疡"类疾病治疗经验有五千年的历史，创面修复是人类最古老的医学问题之一。周代医政中的"疡医"即是外科医生，其职责"掌肿疡，溃疡，金疡，折疡之祝药，杀之齐"，对疮疡发生、演变规律均有深刻的认识和详细的记录，处理方法以及规律性总结是在中国古代哲学及医学思想（阴阳五行学说、卫气营血辨证等）指导下进行。正如《素问·生气通天论篇》曰："营气不从，逆于肉理，乃生痈肿。"《灵枢·痈疽》曰："夫血脉荣（营）卫，周流不休……寒邪客于经络之中，则血泣（涩），血泣则不通，不通则卫气归之，不得复反，，

故痈肿寒气化为热，热胜则腐肉，肉腐则为脓，脓不泻则烂筋，筋烂则伤骨，骨伤则髓消。"文中对创伤后创面愈合过程及转归进行了详尽的描述。中医学认为：热盛则肉腐，肉腐即成脓，脓是皮肉之间热胜肉腐，蒸酿而成，由气血所化生。《外科全生集》"毒之所化必由脓，脓之来必由气血"，薛立斋"大抵疮之起敛，皆血气使然"，指出创面发生/愈合与机体机能有很大关系，由组织再生能力直接决定，治疗亦强调"煨脓生肌"，最早见于申斗垣（明代外科医家）所著的《外科启玄·疮疡·宜贴膏药论》（刊于1604年），始有"煨脓生肌"文字性记录加以阐述。

四、传统医学关于创面愈合规律的认知

相对于现代医学对创面愈合过程的从大体–组织–细胞–分子水平的解释，传统医学关于体表溃疡的愈合规律，基本上是基于创面大体形态变化而有着独特的认知，如"腐去肌生""煨脓长肉""肌平皮长"等，并且根据这些创面愈合规律相应地提出"提脓祛腐、煨脓长肉、养血生肌、祛瘀消癥"等内外治法，贯穿于炎症反应期、肉芽生长期和瘢痕形成期，这些治法是中医的辨证论治思想在外科证治中的生动体现，长期以来指导着中医创面治疗的临床工作。

（一）传统医学对于"脓液本质"的认识

在炎症反应期阶段，对于"脓液"，传统医学认为不能一概地判定其为阻止创面愈合的因素，要辩证地看待它对创面愈合的影响。中医学尤为重视"辨脓"之法。不仅仅是辨脓的有无，而且通过观察脓的形、色、质、气味，以此作为判断预后及制定治疗措施的依据。《灵枢·痈疽》载"其脓赤，多血者死……其色黑，见脓而腐者死"，即是通过辨"脓"来判断预后。《外科正宗》指出"溃后脓黄稠，新肉易生；脓液清稀，腐肉虽脱，新肉不生"。由此可见，古代医家通过长期的观察与实践，发现不同的疾病、溃疡的不同阶段，脓液的性质有所变化，并直接决定着创面预后和转归。《内经》通过观察创面"红、肿、热"表现，提出"热盛肉腐则为脓"的观点，现代医学则通过炎症反应阶段代谢增强进而局部皮温升高、皮肤发红，细菌造成组织、细胞分解破坏，组织和细胞坏死、液化成为脓液，进而外溢脱出机体。此阶段的脓液因为感染细菌种类的不同而表现为不同的形态，如为金黄色葡萄球菌则脓液为黄稠污浊，如感染了粪球菌则或为稀薄臭秽，如感染链球菌则局部红肿和渗出较多，也可能因为多种或特殊细菌感染而有特异性表现。脓液多为坏死组织液化所产生，含有较多的炎细胞及大量的坏死组织，脓液培养可有致病菌生长，此时应使用"提脓祛腐"法，一方面使病灶尽可能局限，另一方面还使坏死组织尽快液化和排出。另有传统中医"箍围法"可以采用，常用方药有如意金黄散等，不仅可以起到解毒、消肿的作用，而且可以使创面局限、坏死组织加速溶解，利于引流，防止炎症的进一步发展。

传统医学还把"脓液"看作气血化生的产物，"脓液"在创面愈合的不同阶段被赋予不同的内涵，在相对清洁的肉芽生长期，"脓液"是创面的渗出液。如冯楚瞻说："滋补不兼温暖，则血凝气滞，熟为酿脓之具，……脓之来必由气血"。即是说，"脓"由气血化生而来。坏死组织脱尽后，使用"煨脓法"，脓水转为微黄、明澈类似血浆的滋水，此时的脓液（渗出物）是创面代谢的产物，含有创

面愈合所不可缺少的白细胞、蛋白质、氨基酸及多种生长因子等，为创面的愈合提供了良好的环境。由此可见"提脓"与"煨脓"虽然同样具有"脓"的概念，然而脓液的性质有着极大的差别，在溃疡发展的不同阶段，被赋予不同的内涵，治疗方法则根据脓液性质和内涵的不同，而应有所区别。《外科理例》中说："脓出后，用搜脓化毒药，若脓未尽，便用生肌，务其早愈，则毒气未尽，必再破"。所以"提脓祛腐"是"煨脓长肉"的前提条件，只有腐肉脱尽后，再应用"煨脓法"才能起到促进创面愈合的作用。

随着现代微生物学、分子生物学、细胞生物学等学科的进展，以及对创面愈合过程认识的更新，现代医学认为：人的正常皮肤中均含有一定数量的细菌（每克组织含 1000 个细菌）。皮肤内的某些化学反应，需有细菌的参与才能完成。也就是说正常皮肤的生长、发育，需要一些定植菌的参与，皮肤与定植菌之间是共生的关系，像肠道内益生菌之于人体健康一样，创面组织修复也需有定植细菌的参与。伤口内细菌数量大于 $10^9/g$ 组织可以形成感染，会造成局部红、肿、热、痛，组织进一步坏死。细菌数量介于 $10^5 \sim 10^9/g$ 叫沾染，可能会造成局部红、肿、热、痛，但周边组织坏死程度不一定加重。因此，所有的创面均保存有一定数量的有益 / 有害的细菌，但关键是保障细菌种类和数量不发生恶化性改变，形成致病性影响，不阻碍创面愈合即可。污染伤口指有细菌沾染，但尚未发生感染的伤口，一般伤口 8 h 之内处理者，属此类伤口。但单纯切割伤、头面部伤在 12 h 内者，可按污染伤口处理。伤后即开始注射抗生素在 12 h 内者也可按污染伤口处理。污染伤口及时清创，可转变为清洁或接近清洁伤口，争取一期愈合。上述从一定层面，是对传统医学"提脓祛腐""煨脓长肉"理论从现代医学角度的阐述和解释，其理相通。

（二）"煨脓生肌"和"湿性愈合理论"

煨脓生肌是在总结疮疡病因、病机、演变基础上形成的一种中医外治法。此种外治法经过历代医家多年临床实践，证明疗效确切，是指在创面愈合过程中，运用外敷中草药油膏（散）经皮肤和创面对药物的吸收，促进局部气血通畅，增强其防御能力，使创面脓液渗出增多，载毒外出，使邪毒外泄，达到创面生长的目的，进而派生出"箍围疗法""溻渍疗法"等，均是使药物作用于肌体后，有效成分经局部吸收，起到清热消肿、散瘀定痛、温经化痰等治疗效应，即截毒、束毒、拔毒等效应。此种方法通过加强创周局部治疗，在局部保持相对较高的药物浓度，能长时间发挥作用，对改善血管的通透性和血液循环、加快代谢产物排泄、中和炎性因子、提高机体防御及免疫能力、促进功能恢复具有积极的作用。此"脓"宜稠不宜稀，色泽宜明净，不宜污浊，气味宜淡腥，不宜臭秽。在此外治法基础上，各个医家衍生出诸如"玉红膏""生肌玉红膏""黄连解毒膏""生肌散"等外治方药，林林总总，不胜枚举。

1962 年英国动物学家 Winter 发现湿性环境明显促进创面愈合，缩短创面愈合时间，为现代湿润创面愈合理论奠定基础。直到 19 世纪 70 年代，第一块密闭性敷料研制成功，开启了湿性愈合理论的正式临床应用。这个发现被认为是对传统的保持创面干燥的愈合理念的挑战，具有划时代、重大意义的颠覆性改变，成了现代创伤愈合理论的基本指导思想和原则。煨脓生肌法的重点是"煨脓"，它包括两个内容：一是提脓、祛腐、拔毒，增加局部脓液的渗出，加快创面坏死组织的脱落与分解；二是煨出的脓液，可化生为气血津液，有助于肌肤的生长。通过局部的炎症反应来加强单核细胞、巨噬细胞、粒细胞等炎性细胞活化及趋化作用，加强对细菌、坏死组织等异源性物质的清除。局部炎症反应产物还可能包含大量的能进一步加强炎症反应的细胞因子或其他的炎性介质，可以进一步强化及调节炎症反应，从而起到加速创面愈合的作用。现代医学中也把炎症反应阶段作为创伤愈合过程中必然经历且独立存在的阶段，创面发生至愈合离不开炎症反应的参与，是否愈合与炎症反应的发生及强度密切相关，两者之间的描述和理解是一致的。从本质上讲，"湿性愈合"与"煨脓生肌"理论均强调创面的生长需要适当的湿性环境，均认为通过调整创面愈合微环境，可以促进创面损伤组织修复和再生，促进愈合。

传统中医药"煨脓生肌"外治法，因其复方及多种成分，可针对创面愈合的诸因素，具有多靶点、多环节、多层次的综合调控、协同作用，具有简、便、廉、效的优势。过去，限于历史原因和科学技术发展的有限性，无法对"煨脓生肌"促进创面愈合的作用和机制，进行微观层面的解释和说明。我们通过对传统中药京万红软膏进行的基础动物实验发现：京万红软膏与复方磺胺嘧啶锌凝胶剂这两种药物在创面愈合早期（0～7天）均有一定的促进创面愈合作用，差异无显著性意义。京万红软膏组创面愈合时间比复方磺胺嘧啶锌凝胶剂组短。组织病理学观察也发现，京万红软膏组较复方磺胺嘧啶锌凝胶剂能更早使炎症减轻、创面上皮化，而且表皮细胞复层分化良好，新生胶原排列整齐，创面组织结构恢复正常化明显，显示具有更好的愈合质量。京万红软膏中具有的大量药物成分，能促进血液循环，增加慢性创面局部血供和氧合的功效，可增强白细胞吞噬能力，降低局部毛细血管通透性，减轻水肿，达到抗菌、消炎、止痛作用，提高局部损伤的应激抵抗能力，是其具有更好疗效的原因。按照 RCT 原则设计的多中心大样本临床试验证实：其促进体表慢性难愈合创面愈合作用，无论在愈合速度还是愈合质量方面，均有较大的优势。五千年的治疗经验值得我们去继承、挖掘和总结，需要我们去用现代研究手段和技术加以阐述，经过科学的整合，必能起到相得益彰的作用。

（姜玉峰　付小兵）

第二节　创面（疮疡）中医外治荟萃

传统医学中对于创面采用外治疗法有着悠久的历史，加之操作简便，在长期的临床实践当中有着确切的疗效，而且具有给药直接、直达病所的特点，一直受到广泛关注。常用外治法有祛腐清创术、蚕食清创术、奚氏祛腐清筋术、中药熏洗或渐渍疗法、箍围疗法等，分述如下。

一、祛腐清创术

常用腐蚀性中药包括红升丹和白降丹，红升丹为橘红色无光泽的粉末，或为带橘红色有光泽的结晶性粉末，属于汞制剂，乃祛腐要药，对人体有一定毒性。白降丹为白色细小结晶或结晶性粉末，质重，腐蚀性更强。历代医家根据升药和煅石膏的配比比例，再和其他药物共用加减，研制出九一丹、八二丹、七三丹、五五丹和九黄丹等不同的剂型，常用药线、药捻等方式给药，具体应用时还需结合药膏合用，特别适合于坏死组织较多以及外口极小、内部较深的窦道治疗。

二、蚕食清创术

适用于创面坏死组织及腐肉与健康组织交界不清晰，坏死组织较软化但难以脱落，也即间生态组织较多者，或患者生命体征不稳定，全身状况不良，侵袭性强的决定性清创难以承受者。该疗法可结合祛腐清创术一起使用，先期通过祛腐清创术使痂皮或坏死腐肉组织尽快软化，坏死－健康组织交界尽快清晰，从而选择局部腐肉软化并且和基底部的组织粘连不紧密的坏死组织，从分界明显处修剪，以尽量不出血为宜，由浅入深，少量、多次、逐步进行。

三、奚氏祛腐清筋术

为糖尿病足筋疽特有的清创方法，适用于糖尿病足非缺血性肌腱变性坏死症"筋疽"型病变。奚氏糖尿病足筋疽的临床表现为足背、足底、趾跖部红肿高突，按之可有波动感或已有溃破，腐筋外露，渗出物秽浊恶臭，引流不畅。奚氏认为，该病的病机为"久消气阴两耗，筋腱失养；高糖生湿，湿滞筋痹；郁而化热，筋腐成疽"，辨证属热证、阳证，治则为"急则清之"，通过沿着坏死肌腱走行方向，将之彻底切除，从而达到消除病灶的目的。

四、中药熏洗疗法

中药熏洗疗法历史悠久，最早见于《五十二病方》，具有操作简单、疗效确切的优点，是以中医药基本理论为指导，把中药煎煮后，先利用蒸汽熏蒸，再用药液淋洗、浸浴全身或局部患处。关于熏洗疗法的功效及机理，《外科启玄》载："如已溃洗之，令疮净而无脓。"《外科正宗》载："使气血得疏，患者自然爽快，亦取瘀滞得通，毒气得解，腐肉得脱，疼痛得减。"具有清热解毒、凉血消肿、活血排脓、敛疮生肌的功效，用于急性化脓性感染疾病的初期，局部红肿热痛，炎症浸润比较明显。热毒壅盛，可用金银花、蒲公英、野菊花、马齿苋、紫花地丁、青黛、贯众、大青叶、土茯苓、鱼腥草、大黄等具有清热解毒功效的药物进行熏洗，控制局部炎症。热毒较甚，兼有血瘀证时，还可配伍生地黄、赤芍、牡丹皮等凉血活血药物，加强疗效，促进局部炎症渗出物早日吸收而散瘀消肿。若疡肿已成，脓成尚未溃破或正气亏虚不能托毒外出者，可配伍黄芪、当归、川芎、穿山甲、皂角刺等透脓托毒药，以达到促进患处早日液化成脓、脓出毒泄、肿痛消退的目的。对急性化脓性感染疾病已溃脓、烫伤感染或慢性溃疡等，可用苦参、黄檗（黄柏）、金银花、黄芩、生甘草等清热解毒药物，同时配伍乳香、没药、当归、黄芪等活血祛瘀生肌收口药物煎汤乘热浸泡患处，既能杀菌消炎，清洁创面减轻感染，同时也能使患部充血，血流加速，改善血液循环和组织营养状况，有助于创面愈合。

五、溻渍疗法

溻是将饱含药液的纱布或棉絮湿敷患处，渍是将患处浸泡在药液中。溻渍法是通过湿敷、淋洗、浸泡对患处的物理作用，以及不同药物对患部的药效作用而达到治疗目的的一种方法，与熏洗疗法有相近之处。《外科精义》载："溻渍疮肿之法，宣通行表，发散邪气，使疮内消也。"常用 6 ~ 8 层纱布浸湿中药药液，以不滴水为度，贴敷创面。每隔数分钟取下，重复浸湿药液，继续敷贴，或将药液频频滴于纱布上，使创面保持一定的湿度。用于脓液量较多，以及创面周围红肿的创面的湿敷治疗，常用方药以清热解毒之三黄汤以及金银花、苦参等为主。

六、箍围疗法

本疗法起源甚早。早在唐代孙思邈《千金要方》中，就对本疗法有了相当翔实的载述"凡用药贴法，皆当疮头处，其药开孔，令泄热气⋯⋯凡痈，无问大小，亦（已）觉，即取胶（膏）如手掌大，暖水浸令软纳纳然，称大小，当头上开一孔如钱孔大，贴肿上令相当，须臾干急。若未有脓者，即定不长；已作脓者，当自出。若以锋针当孔上刺至脓，大好。至瘥，乃洗去胶。"是借助于箍围药的截毒、束毒、拔毒作用，而起到清热消肿、散瘀定痛、温经化痰等治疗效应的一种敷贴方法。本疗法古称"帖法""帖熁""围药"，即根据病情选药，研为细末，并酌取醋、酒、药汁或油类等调敷于患处四周，以箍束疮毒、消散痈肿，故以为名。徐大椿在《医学源流论》则强调"外科之法，最重外治；而外治之中，尤重围药。"就是因为本疗法施用得当，确有初起者令其消散，已坚者促其破溃，溃脓者拔其余毒之效，主要适用于湿热毒蕴证。常以箍围药物外敷创面周围红肿处，敷药范围要超过整个色红、肿胀、发热的范围约 1 cm 处，药剂厚 1 ~ 2 mm，不要太厚，以免影响整个创面周围皮肤透气性。常用箍围药如下。①金黄散：大黄、黄檗、姜黄、白芷各 25 g，南星、陈皮、苍术、厚朴、甘草各 10 g，天花粉 50 g。上药共为细末，贮瓶备用。本方对痈疽发背、诸般疔毒疮肿、湿痰流火、乳痈丹毒等症之急性期，或迁延不愈而表现为阳热实证者均可应用。②玉露散：芙蓉叶不拘多少，研为细末，随时调敷。也可酌加赤小豆、大黄、黄芩、黄檗、泽兰叶等。用于痈肿疔疮、乳痈不消、肠痈等证，尤适于漫肿红焮、疼痛无明显肿块者。③冲和散：炒紫荆皮 150 g，独活 90 g，赤芍 60 g，白芷 30 g，石菖蒲 45 g。共研为细末，贮瓶备用。用于痈疽发背阴阳不和、肿势不扬、微红灼热、疼痛不甚之症，也可治疗骨疽流毒等症。④回阳玉龙散：草乌、煨干姜各 90 g，赤芍、白芷、南星各 30 g，肉桂 15 g。共研为细末，贮瓶备用。用于痈肿漫肿、不焮痛发热之阴寒证。

（姜玉峰　付小兵）

第三节　传统中医药在创面愈合过程中作用分述

一、创面感染

创伤后大面积的组织损伤、骨折等，造成创面与外界相通甚至完全裸露，创面很容易发生细菌定植或者损伤组织细菌感染，感染率可高达 10.0%。近年来在中国，抗菌药物滥用，细菌耐药性问题凸显。中药抗细菌感染机制特殊，不易产生耐药性，在创面愈合过程中可以有效控制感染，抗菌中药引起众多学者关注，逐步成为研究热点。

（一）中药治疗创面感染作用机制

具有抗菌活性的中草药，主要是清热药、泻下药、利水渗湿药、补虚药、止咳药、开窍药、收敛药、消食药和外用药等。中药治疗感染性创面是以温度、机械和药物的化学作用，对局部产生治疗作用，针对其发病机制，应用清热解毒、生肌止血、通经活络、利水祛湿等类药物。抗真菌药主要为外用药、驱虫药、消食药、补虚药等。中草药的抗菌范围和抗菌程度各有不同。广谱抗菌的中草药，对革兰阳性菌或革兰阴性菌均有抗菌活性。有的中草药以抗革兰阳性菌为主，如麦冬、射干、艾叶、桔梗和侧柏叶。有的以抗革兰阴性菌为主，如白头翁、秦皮、马齿苋、桑叶。有的抗菌中草药兼能抗病毒、抗真菌，如清热药、外用药等。另外，各种细菌、真菌对中药的敏感性不同，在临床应用抗菌中草药时应该有针对性地选用。

创面常见致病菌及抑菌中药如下：

（1）葡萄球菌：金银花、诃子、大黄、黄檗、黄芩、黄连、苍耳草、鱼腥草、天花粉、连翘、千里光、野菊花、马齿苋、鹿蹄草、地榆、紫珠草等。

（2）大肠杆菌：诃子、黄芩、紫花地丁、炒栀子、夏枯草、连翘、鱼腥草、蒲公英等。

（3）白色念珠菌：黄连、赤芍、七叶一枝花、黄芩、大黄、五倍子、大蒜等。

（4）淋球菌：黄连、五倍子、诃子、黄檗、黄芩、虎杖、金银花、连翘等。

（5）链球菌：金银花、黄芩、黄檗、诃子、大黄、鱼腥草、千里光、紫珠草、虎杖、连翘、野菊花、海金砂、鬼针草、山葡萄等。

（6）肺炎球菌：黄芩、黄连、桔梗、紫金牛、虎杖、厚朴、侧柏叶等。

（7）脑膜炎球菌：金银花、连翘、黄芩、野菊花、板蓝根、大蒜等。

（8）白喉杆菌：金银花、连翘、黄芩、黄连、蒲公英、地丁、射干、土牛膝、生地、玄参等。

（9）结核杆菌：黄芩、黄连、鱼腥草、穿心莲、百部、大蒜、白果、雄黄、丹参、侧柏叶、平地木等。

（10）肠道杆菌：艾叶、虎杖、大蒜、马齿苋、鱼腥草、白头翁、地锦草、黄芩、黄檗等。

（11）皮肤丝状菌：百部、莱菔子、苦楝皮、土槿皮、槟榔、使君子、黄连、黄檗、大黄、虎杖、艾叶、决明子、熟地、黄精等。

（12）沙门菌：连翘、苦参、鱼腥草、白头翁等。

中药煎剂外洗，可起到清热解毒、利水祛湿、散瘀止痛作用，适用于感染伤口较大、脓液腥臭、渗出较多。外敷感染伤口所用之膏、散，有收湿敛疮、生肌止血之功效，适用于感染伤口后期。

（二）单味中药的作用机制

中草药主要有效成分有：生物碱类、黄酮苷类、蒽醌苷类、皂苷类、香豆精苷类、挥发油类、多糖类以及萜类等，如黄连、黄芩、黄檗中的小檗碱，穿心莲中的穿心莲内酯类和黄酮类，大黄中大黄酸、大黄酚，芦荟中的芦荟大黄素、大黄素甲醚、甘草酸、甘草苷，秦皮中的七叶内酯和七叶苷等。中药的抑菌作用机制主要是干扰细菌细胞壁的生成，损伤胞浆膜，影响细胞蛋白合成，影响核酸合成，干扰遗传密码等。中药单体小檗碱可干扰表皮葡萄球菌黏附及其生物被膜形成，有消除耐药菌 R 质粒作用，使细菌在经过有杀菌中草药制剂的作用后出现生理变异，而使细菌的致病力变弱。抗菌中草药的活性成分能直接或间接杀灭细菌、真菌和病毒，抑制细菌、真菌的繁殖和病毒的复制，参与细菌和霉菌的生化过程，改变其酶和细胞膜等功能（如山梨酸）；诱生干扰素和加强干扰素诱导作用；加强白细胞和网状内皮系统的吞噬力（如白屈菜红碱、黄芩、黄连、穿心莲、野菊花等）、增强淋巴细胞转化率（如黄芩、蒲公英、大蒜等），从而提高免疫力，有利于机体抗病和恢复健康；抑制变态反应（如黄芩、黄连等）；延缓病毒所引起的细胞病变（如蒲公英、鱼腥草、穿心莲、野菊花等），中和或减少细菌的毒素，改善毒血症状。有的虽在体外抗菌力弱，但服用却有良好疗效，如丹皮、知母、黄连等在浓度很低时也能抑制金黄色葡萄球菌酶的形成，从而发挥抗菌作用。Hyun 等研究了黄连的甲醇提取物对沙门菌的抗菌作用，他们以 26 种沙门菌感染的小鸡为动物模型，结果小鸡的死亡率大大降低。Ban 等用甲醇从蓼属植物的根尖中提取的中药单体如虎杖苷、白藜芦醇和蒽苷 B 等通过抑制糖酵解途径而发挥抗变形链球菌的作用。Mohammed 等对大黄属桃儿七在雄性 Wistar 大鼠体内进行了抗菌作用的研究。发现桃儿七的乙醇、苯提取物（MIC 为 3.0 mg/mL）在比较低的浓度下，7 天就可以治愈幽门螺旋杆菌的感染。

（三）中药复方方剂治疗创面感染作用机制

基于相辅相成理论，中药用药讲究君臣佐使，方剂成分复杂，某一制剂的抑菌作用很可能是多种成分协同作用的结果。方剂中的各药协同作用，同浓度比较，方剂的抗菌谱及抑菌 MIC 优于单味中药；而随着组成的改变，不同的方剂抑菌的 MIC 也随着改变，药物协同作用得以显现。一些实验研究已证实中药复方方剂对常见创面感染致病菌有明显抑菌作用。张汉庆等复制金黄色葡萄球菌感染引起的豚鼠皮肤溃疡模型，证实敛疮散对局部的红肿、分泌物有良好的改善，脓液中溶菌酶水平治疗后也有明显的提高。朱战波等用纸片扩散法检测到菌毒灵对金黄色葡萄球菌、沙门杆菌、多杀性巴杆菌有抑制作用。于克明等观察 60 例糖尿病并发皮肤化脓性感染患者，治疗组予自制中药六神祛腐汤（药用：桑枝、黄芪、黄檗、野菊花、槐角、大青叶各 25 g），加水 1000 mL 煎制成

300 ~ 500 mL 药液，用生理盐水冲洗干净患处后将浸有中药六神祛腐汤的纱条敷于疮面。对照组感染局部常规消毒后，凡士林纱布外敷，治疗组有效率 96.67%，对照组有效率 70%。李平平等使用化瘀生肌散外敷治疗下肢静脉曲张性臁疮 66 例，患者采用化腐生肌散（红粉、煅石兰、冰片、木香、乳香、没药各等份，共为细末）均匀涂抹在溃疡上，常规敷料包扎固定。所有病例均治愈，溃疡面完全愈合，2 ~ 3 周以内愈合者 17 例，4 ~ 6 周愈合者 35 例，6 周以上愈合者 14 例，无效 0 例，平均病程 4 周。周兆英运用透海散（透骨草 10 g，海桐皮、红花、三棱、莪术、防风各 7 g 等）治疗下肢丹毒患者 30 例，外洗或敷于患处每次 30 min，每日 2 次。2 周 1 个疗程。18 例显效，11 例有效。赵东瑞用自制大青散（生石膏 90 g，朱砂、硼砂各 22 g，冰片 1 g）外敷包扎，治疗臁疮患者 89 例；对照组 18 例，采用凡士林纱条包扎。疗程 3 周。治疗组总有效率为 96.63%，对照组 83.33%。两组总有效率比较，差异有显著性（$P<0.01$）。

（四）传统中医药治疗创面感染其他机制

随着细菌耐药性问题日益加剧，中西医结合疗法在耐药菌感染的创面处理上提供了一条比较廉价而又有效的途径。毛理纳等发现黄连或大黄合用头孢他啶可增强对大肠埃希菌的抗感染作用。阙华发等应用中医药内外合治的综合治疗方案治疗合并铜绿假单孢菌、甲氧西林耐药金黄色葡萄球菌感染之慢性难愈性创面，结果显示铜绿假单孢菌转阴率为 92.21%；甲氧西林耐药金黄色葡萄球菌转阴率为 95.56%。中药对抗菌药物有不同程度的增效作用，可提高耐药菌对抗菌药物的敏感性，米伟等发现硫酸小檗碱可通过抑制大肠埃希菌的 β - 内酰胺酶活性，增强头孢他啶的抗菌活性。细菌对中药，尤其是中药复合制剂不易产生耐药性，在中医理论指导下进行辨证论治，组方加减运用，可以成功规避细菌对药物耐药性的产生，对耐药菌产生增敏或逆转作用，为以耐药菌为主要致病因素的感染性创面治疗提供了新的思路和方法。

二、促进肉芽组织生长

创面愈合包括连续而又相互重叠的 3 个阶段，即炎症期、肉芽组织形成期和瘢痕形成期。其中肉芽组织生长在创面修复、愈合过程中起关键性作用，肉芽组织质量直接影响着创面的修复、愈合程度及其预后。中医药对于促进创面肉芽组织生长、加快难愈性创面愈合确有疗效，主要通过以下 5 种方式促进创面肉芽生长。

（一）祛腐生肌

姚昶等发现：升丹制剂能提高创面肉芽组织羟脯氨酸含量和成纤维细胞计数，能祛除创面坏死组织，促进创面肉芽生长，有利于创面愈合。红升丹提毒祛腐作用机制可能是在细胞学和分子生物学水平上通过调节肉芽组织内白介素 -2、白介素 -6 和肿瘤坏死因子等生长因子而发挥作用的，可提高创面肉芽中 TNF、IL-6 含量，从而介导创面炎症反应，促进炎细胞浸润，增强杀菌作用，同时又介导产生高浓度 IL-2R，促进细胞有丝分裂，有利于肉芽增殖生长以加速创面愈合。魏振东等发现中药去腐生肌散可使实验动物皮肤溃疡术后第 12 天成纤维细胞数量增多、功能活跃，胞体增大，术后第 15 天成纤维细胞粗面内质网发达，游离核糖体含量丰富，间质中含较多的纤细的胶原纤维，其软膏剂还可降低疮疡模型大鼠创面愈合积分值，增加补体 C3、免疫球蛋白 IgA、IgM 和脓性分泌物中溶菌酶含量，增加胸腺指数及脾脏指数，从而增强创面免疫力，促进创面愈合。

（二）祛瘀生肌

陈建常等发现：丹参外用不仅可以加快创面坏死组织清除，减少炎症、水肿作用，还能促进成纤维细胞和上皮细胞生长，加快创面愈合。张凤春等发现：地龙可以促进动物模型创面收缩，可促进肉芽组织中肌纤维母细胞增殖，细胞内肌动蛋白较多，其合成功能活跃，促进创面愈合。李萍等观察活血生肌中药珠香散对阿霉素损伤大鼠创面愈合的影响，发现珠香散可改善伤口的血液循环，发挥活血通脉作用，促进局部的炎症反应，从而释放细胞因子，促进肉芽组织的增生及胶原合成，起到生肌固皮之效。复黄生肌愈创油膏（以下简称复黄膏），是上海中医药大学龙华医院唐汉钧教授的经验方，以"祛瘀生肌"为治疗原则组方，由大黄、蛋黄油、珍珠粉、象皮、紫草等组成，临床应用已证实具有明显促进慢性皮肤溃疡愈合的作用。相关实验研究发现：复黄膏可使创伤大鼠创面愈合时间明显缩短，还可显著提高创伤大鼠血清及肉芽组织中纤维结合蛋白含量，并影响肉芽组织中有关氨基酸的含量，具有增加新生肉芽组织中羟脯氨酸、脱氧核糖核酸含量的作用，可提高实验性创面局部新生肉芽组织中表皮生长因子受体、纤维结合蛋白水平。当其作用于大鼠慢性难愈性创面模型时，在创面愈合早中期，可减少转化生长因子 β1 信号转导分子 Smad3 的表达，从而抑制早期的炎症反应及加速中期创面上皮化，促进创面愈合。通过对创面肉芽组织成纤维细胞增殖周期的调控，影响创面肉芽组织细胞增殖水平，在创面修复的早期还具有调控创面 I、III 型胶原水平，利于胶原的合成，促进肉芽组织中基质金属蛋白酶 -1 表达，从而提高创面修复质量。

（三）补益生肌

邱克等发现：黄芪注射液对痔瘘术后创面修复有促进作用，可加速毛细血管再生，补充伤口修复所必需的营养物质和微量元素，促进成纤维细胞的增殖，激活巨噬细胞。王振宜等发现：补益生肌中药在创面愈合的过程中，通过抑制 MMP-1 分泌，从而使创面 I、III 型胶原的分泌增加，起到促进创面愈合的作用。曹永清等发现：温肾健脾方有促进大鼠慢性难愈创面修复的作用，通过上调表皮生长因子、TGF-β1 细胞因子蛋白表达水平，促进间质纤维结合蛋白的表达发挥作用。周艳杰等发现：电针足三里可改善创伤所致的炎症反应，增加肥大细胞数量及其释放介质，还可提高羟脯氨酸含量，使胶原纤维灰度上升，有利于皮肤创伤纤维组织修复。

（四）益气化瘀生肌

张臻等发现益气化瘀中药能通过提高创面 TGF-β1 水平促进创面愈合。阙华发等发现益气化瘀中药能下调缺氧诱导因子 -1α 水平，下调 Smad3、Smad4 的表达水平，上调毛细血管内皮生长因子表达水平以改善局部缺血缺氧状态，可明显促进糖尿病皮肤溃疡气虚血瘀证大鼠创面愈合。

（五）其他作用

卢金利等发现芦荟凝胶可促进放射性皮炎组织中肉芽组织形成，加快放射性皮炎的愈合。郑雪平等发现外用珠黄霜（珍珠粉、五倍子、牛黄、大黄和冰片）显著提高肛门术后创面肉芽组织中羟脯氨酸含量，增加基质的合成，从而促进创面愈合。复方珠黄霜和碱性成纤维细胞生长因子联合可促进兔背部污染创面愈合，提高肉芽组织填充率及再上皮化速率，成纤维细胞数、新生毛细血管数、毛细血管总面积、面密度、数密度和周密度均有明显提高（与对照组比较，$P<0.05$ 或 $P<0.01$），复方珠黄霜单用作用优于碱性成纤维细胞生长因子组。李令根等发现：壳聚糖中药复合药膜通过刺激机体分泌大量吞噬细胞及促进 VEGF、PCNA 释放，促进肉芽组织生长，减少纤维组织的增生，加快溃疡愈合。王春明等发现生肌软膏可使溃疡面肉芽组织健康，毛细血管丰富，巨噬细胞较多，VEGF 和 PCNA 的阳性表达率增高。董黎强等发现：生肌愈皮膏能增加早、中期白兔创面肉芽组织的表皮细胞生长因子含量，从而加快创面的愈合。愈疡灵软膏、紫草油剂均能促进溃疡碱性成纤维细胞生长因子的表达，促进肉芽组织生长，从而起到促修复作用。

（六）小结

中医药促进创面肉芽组织生长主要通过调控生长因子的合成和分泌，促进细胞分裂增殖，刺激创面新生血管形成，改善创面的血液循环，调控胶原的合成及代谢，调控创面修复过程中 TGF-β1 信号转导分子修复基因 Smad3 的表达，调节创面修复基质形成，营养创面等发挥其多靶点、多环节、多层次的综合调控作用，促进创面愈合。

三、中医药抑制瘢痕形成

（一）瘢痕现代医学概述

瘢痕是各种创伤所导致的正常皮肤组织的外观形态和组织病理学改变的统称，它是人体创伤修复过程中必然的产物。瘢痕生长超过一定的限度，就会发生各种并发症，诸如外形的破坏及功能活动障碍等，给患者带来巨大的肉体痛苦和精神痛苦，尤其是烧伤、烫伤、严重外伤后遗留的瘢痕。表浅性瘢痕一般累及表皮或真皮浅层，皮肤表面粗糙或有色素变化，局部平坦、柔软，一般无功能障碍，随着时间的推移，瘢痕将逐渐不明显。增生性瘢痕损伤累及真皮深层，瘢痕明显高于周围正常皮肤，局部增厚变硬。在早期因有毛细血管充血，瘢痕表面呈红色、潮红或紫色。在此期，痒和痛为主要症状，甚至因为搔抓而致表面破溃。于环境温度增高，情绪激动，或食辛辣刺激食物时症状加重。增生瘢痕往往延续数月或几年以后，才渐渐发生退行性变化。充血减少，表面颜色变浅，瘢痕逐渐变软、平坦，痒痛减轻以致消失，这个增生期的长短因人和病变部位不同而不同。一般来讲，儿童和青壮年增生期较长，而50岁以上的老年人增生期较短；发生于血供比较丰富如颜面部的瘢痕增生期较长，而发生于血供较差如四肢末端、胫前区等部位的瘢痕增生期较短。增生性瘢痕有时虽可厚达 2 cm 以上，但与深部组织粘连不紧，可以推动，与周围正常皮肤一般有较明显的界限。增生性瘢痕的收缩性较挛缩性瘢痕为小。因此，发生于非功能部位的增生性瘢痕一般不致引起严重的功能障碍，而关节部位大片的增生性瘢痕，由于其厚硬的夹板作用，妨碍了关节活动，可引致功能障碍。位于关节屈面的增生性瘢痕，在晚期可发生较明显的收缩，从而产生如颌颈粘连等明显的功能障碍。萎缩性瘢痕一般损伤较重，累及皮肤全层及皮下脂肪组织。临床表现：瘢痕坚硬、平坦或略高于皮肤表面，与深部组织如肌肉、肌腱、神经等紧密粘连。瘢痕局部血液循环极差，呈淡红色或白色，表皮极薄，不能耐受外力摩擦和负重，容易破溃而形成经久不愈的慢性溃疡。如长期时愈时溃，晚期有发生恶变的可能，病理上多属鳞状上皮癌。萎缩性瘢痕具有很大的收缩性，可牵拉邻近的组织、器官，而造成严重的功能障碍。瘢痕疙瘩一般表现为高出周围正常皮肤的、超出原损伤部位的持续性生长的肿块，扪之较硬，弹性差，局部痒或痛，早期表面呈粉红色或紫红色，晚期多呈苍白色，有时有过度色素沉着，与周围正常皮肤有较明显的界限。病变范围大小不一，从 2 ~ 3 mm 丘疹样到大如手掌的片状。其形态呈多样性，可以是较为平坦的、有规则边缘的对称性突起，也可以是不平坦的、具有不规则突起的高低不平的团块，有时像蟹足样向周围组织浸润生长（又称"蟹足肿"）。其表面为萎缩的表皮，但耳垂内瘢痕疙瘩的表皮可以接近正常皮肤。大多数病例为单发，少数病例呈多发性。瘢痕疙瘩在损伤后几周或几月内迅速发展，可以持续性连续生长，也可以在相当长一段时期内处于稳定状态。病变内可因残存的毛囊腺体而产生炎性坏死，或因中央部缺血而导致液化性坏死。瘢痕疙瘩一般不发生挛缩，除少数关节部位引起轻度活动受限外，一般不引起功能障碍。女性或黑人发病率较高，瘢痕疙瘩可能与以下因素有关：创伤后炎症细胞、免疫细胞、血小板等释放的细胞因子；细胞外基质中的有关蛋白酶、mRNA、基因等表达异常；瘢痕内自由基增多； 瘢痕内微循环。

（二）传统医学对瘢痕形成认识

瘢痕疙瘩的中医命名很多，如明代《证治准绳·疡医》称"黄瓜痈"，清代《医宗金鉴·外科心法要诀》称为"肉龟"，近代名医赵柄南依据本病与刀伤关系密切，命名为"锯痕症"，还有一些其他命名如"肉蜈蚣""蟹足肿"等。中医学认为本病属创伤愈合过程的一种病理反应，主要是因为素有湿毒内蕴或肺胃湿热，复有金刃、火毒和毒虫外伤，伤及肌肤，气滞血瘀，瘢痕增生，日久而成瘢痕疙瘩。或外伤、外邪侵袭，营卫不和，气滞血凝所致。史鸿泰对瘢痕的发病机制提出了"实证是其本，虚证是其标"的新理论。由于确切的病因及发病机制仍未完全阐明，长期以来瘢痕疙瘩成为中西医学者研究的热点。

（三）内服汤剂治疗

中医认为本病多由气血瘀阻搏结经络而成，内治多采用行气活血、软坚散结等治法。临床上常用复元活血汤（当归、桃仁、红花、三棱、莪术、柴胡、枳壳、山甲、土元、生牡蛎、土贝母）加减，理气活血、软坚散结，治疗气滞血瘀的瘢痕疙瘩；生脉散（党参、麦冬、生地、山药、枸杞、枣仁、五味子、白芍、菊花、木瓜、僵蚕）加味，益气生津、养血润燥，治疗气亏阴虚、血燥筋急的瘢痕疙瘩。

武水斗等用五灵脂丸（中药五灵脂研细面炼蜜为丸）口服治疗瘢痕疙瘩 54 例，愈显率 88.89%，与激素封闭组相比差异无显著性。刘建军认为本病治疗应活血化瘀、清热解毒、散结消瘢，方选《医宗金鉴》凉血四物汤加味。夏世平认为瘢痕主要为瘀血阻滞，治以水蛭活血汤（水蛭、桃仁、红花、制乳香、制没药、三棱、莪术、伸筋草、制穿山甲、威灵仙等），病在上肢加桑枝、桂枝，病在下肢加川牛膝，气虚加黄芪、党参，麻木加全蝎、蜈蚣。马春太等用祛瘢效灵汤（生地黄、白花蛇舌草、马齿苋、玄参、天花粉、丹参、赤芍、白芍、萆薢、橘叶、荔枝核、益母草、皂刺、紫草、穿山甲等），共诊治瘢痕疙瘩 26 例，总有效率 96.1%。

（四）外治

中药外治法为体表直接给药，经皮肤吸收后药物可直达病所，药效维持时间长，具有简便易行、不良反应小、发挥药效快等优点。因瘢痕疙瘩多发于局部，故外治法最常用。

1. 古方

灭瘢膏方（鸡矢白 30 g，辛夷仁 1.2 g，白附子和细辛各 0.6 g），以上 4 味中药，酒浸 1 宿，以羊脂 1 200 g 微火煎，三上三下，去滓，伤瘢以甘草汤洗讫，涂之。方中鸡矢白可灭瘢痕，在《别录》《日华子本草》及《医林纂要》中分别称其有"软坚去积""灭瘢痕"之作用，辛夷主光华，白附子治面䵟瘢疵、头面痕，入面脂用。六灭瘢痕膏方（衣中白鱼、鸡屎白、鹰粪白、芍药、白蔹、白蜂等份），以上药研如粉，以乳汁和，涂瘢上，日三良。方中芍药，在皮肤科中常赤、白并用，取其养血活血之功，而达润肤之效。鸡矢白，苦咸凉，可利水、泄热、祛风、解毒。灭瘢痕方（禹余粮、半夏等份），上药为细末，以鸡子黄和，先以新布拭瘢令赤，以药涂之，日 2 次。勿见风，十日瘥，十年者亦减。方中半夏须生用，生半夏味大辛，能行能散，禹余粮性涩味甘寒，补脾泻肝，有收涩瘢痕之功，鸡子黄味甘性平，滋阴润燥，补益气血。以洁净的新布擦拭患处，使之充血，使药物易于渗透发挥药效。

2. 近现代方

赵炳南教授研制的黑布药膏［老黑醋五斤（2.5 kg），五倍子一斤十二两（1.1 kg），金头蜈蚣十条，蜂蜜六两（0.3 kg），梅花冰片一钱（5 g）］，换药前清洁皮肤，外涂此药 2～3 cm 厚，用黑布盖上，2～3 天 换药 1 次。方中老黑醋软坚解毒，五倍子收敛解毒，蜈蚣破瘀以毒攻毒，冰片镇痒止痛解毒，蜂蜜调和诸药。复方艾叶煎（老松皮 30 g，艾叶和威灵仙各 15 g，红花 10 g）加外擦丁艾油（艾叶 30 g，丁香 50 g，红花 20 g，冰片 6 g），复方艾叶煎浸洗 30 min，早晚各 1 次，然后外擦丁艾油。乌倍膏（乌梅 50 g，蜈蚣 5 条，五倍子和苦参各 30 g，生地黄 40 g，麝香 3 g），将蜈蚣、麝香研及细末，其余诸药加水浸泡 10 h 后煎煮取汁 500 mL 浓缩收膏成糊状，再加入蜈蚣、麝香粉搅匀备用。使用时将乌倍膏均匀地摊于多层消毒桑皮纸上，消毒患处后盖上药膏，1 次 / 天。小金丹研末加入化痞散（丹参、海藻、瓦楞子各 20 g，昆布、枳实、五倍子、莪术和汉防己各 15 g，硼砂和木香各 10 g，朱砂和蜈蚣各 5 g）药末 30 g 中，用适量麻油、蜂蜜调匀后外用。

3. 中成药针剂外用

丹参注射液外敷法和局部封闭注射法，外敷法更适用于小儿及皮损在额面、眼睑、乳房等处的患者；川芎嗪局部注射能抑制瘢痕疙瘩成纤维细胞胶原的合成，使瘢痕软化。

4. 针刺疗法

①火针治疗，在病变局部取穴，火针速进速出，深达瘢痕底部，针刺后迅速拔火罐，留罐 5～8 min，以黏液或血液尽出为度。②针灸围刺配合外敷中药。

5. 按摩疗法

一般以创面愈合脱痂后马上治疗，疗效较明显，对陈旧性瘢痕则效果较差或无效。①保健按摩，先揉瘢痕周围，其次推瘢痕，再次抓提瘢痕，最后向心推揉，可减少瘢痕引起的症状，改善其血液供应。②姜片摩擦法，生姜切片，轻轻摩擦瘢痕，可以阻止其肉芽组织继续增生。

6. 中药内外治结合

内治法与外治法治疗机理相同，《理瀹骈文》曰："外治之理，即内治之理，外治之药，即内治之药，所异者法耳。"内外治结合能标本兼顾，具体通过整体辨证，分别施治给药方式，可以加强疗效。方药以丹参、五倍子、苦参、昆布、海藻、夏枯草、威灵仙、硫黄、海桐皮、防风、蝉蜕、三棱、莪术、白芷、穿山甲珠、红花、槟榔片等凉血活血、软坚散结药物加减内服并外敷。

7. 中药提取物

一些中药有效成分有抑制成纤维细胞的增殖、促进纤维细胞凋亡、降低胶原合成等作用，其中大部分已经应用到临床上，对治疗病理性瘢痕有明显的效果，有的还处于体外实验阶段，也呈现出良好的应用前景。①积雪草苷是中草药积雪草的提取物，为三萜皂苷化合物。积雪草苷能明显影响成纤维细胞的超微结构，抑制胶原蛋白合成，且呈量效关系，并降低转酰胺酶活性，减少酸性黏多糖和胶原量，使结缔组织的基质和纤维成分过度增生受到抑制。②苦参碱属于四环喹嗪啶类，是苦参的有效成分。苦参碱可以抑制瘢痕成纤维细胞的增殖，使 bax 表达上调，p53 和 bcl-2 表达下调，通过影响细胞周期，促进瘢痕成纤维细胞的凋亡。③丹参素和丹参酮是丹参的主要有效成分。以丹参为代表的活血化瘀药物都能有效抑制胶原合成和沉积，丹参素具有诱导成纤维细胞发生凋亡的作用，丹参有效成分能刺激成纤维细胞 c-Myc 蛋白表达水平的上调，促进成纤维细胞凋亡，并可通过抑制成纤维细胞自分泌 TGF-β1 而降低胶原的合成，丹参酮ⅡA 对瘢痕成纤维细胞的增殖具有显著的抑制作用，并且能够诱导其发生凋亡。④川芎嗪是从伞形科植物川芎的根茎中提取分离的生物碱单体。川芎嗪可抑制瘢痕疙瘩成纤维细胞的增殖活性，减少成纤维细胞的胶原合成，并使细胞形态发生改变，川芎嗪能显著抑制瘢痕成纤维细胞内Ⅰ、Ⅲ型前胶原 mRNA 的表达。⑤辣椒素是辣椒中的主要生物活性成分，是一种脂溶性的天然植物碱。辣椒素能明显抑制瘢痕增生，降低瘢痕硬度，并有镇痛止痒作用。辣椒素在体外实验对成纤维细胞具有抑制作用，对临床上瘙痒等症状具有十分肯定的效果。⑥雷公藤是卫矛科植物，其提取物含有多种活性成分，如二萜内酯、生物碱、三碱等，具有抗炎、免疫抑制等作用。雷公藤提取物对成纤维细胞的形态和增殖都具有负性调节作用。⑦汉防己甲素即粉防己碱，是从中药汉防己根中提取的异喹啉类生物碱，是钙调蛋白拮抗剂，药理活性广泛，可使成纤维细胞的增殖活力明显下降，有预防和治疗瘢痕增生的作用。

8.问题与展望

中医药疗法在治疗瘢痕疙瘩中发挥着较好的疗效，但也存在着疗效重复性差、复发率高、卫生指标难以控制，单味、复方的中药成分复杂且提取困难等缺点，本病仍是中医药临床亟待解决的难题。而且瘢痕疙瘩的中医诊断和辨证分型缺乏统一标准，瘢痕疙瘩和增生性瘢痕没有严格区分开来。对瘢痕疙瘩的研究多为临床经验的总结，缺乏从中医理论的角度对其发病机制和治疗机制的深层探讨。随着瘢痕疙瘩发病机制和关键因素的不断揭示，中药治疗以其疗效肯定、不良反应少、经济方便等优势，在未来治疗病理性瘢痕中将发挥更大的作用，并且根据实际情况制定综合治疗方案，外科手术与药物治疗相结合等，充分利用中西医优势，进行更科学地治疗，一定能提高临床疗效。

（姜玉峰　付小兵）

第四节　传统中医药创面治疗的"消托补"治则

如何应用中医理论指导临床实践一直是我们研究的方向，创面的局部用药如何能发挥中医辨证施治的精髓，而非局限于一方一药，更是中医外科继承和发扬的方向。《医学源流》说："外科之法，最重外治。"创面治疗虽然局限于局部，但应先考虑全身病机变化，不能缺少内治内服药物的配合。由于创面气血虚弱，药力难至，效力不显，而局部用药处理，药效直接，目的明确，疗效显著。因此，在全身用药的同时，抓住创面局部主要矛盾，辨证施治，则能事半功倍。

"消、托、补"三法是根据疮疡初期、脓成、溃后三个不同的发病阶段，在整体观念和辨证论治精神指导下制定的，是中医外科治疗疮疡的主要法则。"消"指用消散祛邪的药物，使初期尚未化脓的疮疡吸收消散，是治疗疮疡最理想的方法。所以《外科全生集》说"以消为贵"。"托"即"托里透脓"之法。《外科启玄》说："托者，起也，上也。"以补益气血，扶助正气，使正气能托毒外出则为托里，引毒外出，使邪有出路，则为透脓。"托"用于疮疡脓成期，是用扶正祛邪的药物，加速脓肿的局限和脓液的排出，以免邪毒内陷的方法，但由于正邪相搏的转归不同，而分为透托法和补托法两种。"补"是用补虚扶正的药物，使体内气血充足，消除各种虚像，恢复人体正气的一种疗法，常用于疮疡溃后虚证或慢性溃疡，经久不愈。

创面经久不愈，特别是慢性感染创面乃属中医"外疡"之中后期，病情复杂，病程漫长，是临床难治之症，非内外兼治，不能治愈。其病机，因病情缠绵，症状反复，虽久经医治，邪气已衰，但正气亦损，不能驱邪外出，形成正邪两虚，正虚邪恋之证。此证非补益气血不能扶助正气，非托毒透脓不能驱邪外出，恰是托法之主证。创面局部病机，正虚邪恋，以正虚为主，尤以气血亏虚为主，局部外治用药，亦以此为重。故"托里透脓"，无论内外，均需以托里为重，补益气血，扶正祛邪为先，正气回复，方能托毒透脓，托邪外出。

三法运用时，除根据病因、病情外，还要结合病机辨证。例如疮疡初期，经络阻塞，气血凝滞，郁久化热是主要病机，故证见红肿热痛，在消法上不仅用清热解毒法，还要佐以和营、行气、通络，从而使热毒消解，经络阻塞疏通，气血凝滞调和而恢复正常，否则"热盛则肉腐，肉腐则为脓"，热盛是病情进一步发展的原因，脓是热盛气血肉腐的病理产物。因此脓成期应用透托法时，必须配合清热解毒法，疗效才能显著，疮疡溃后，脓血大泄，气血耗伤，故虚证多见（轻浅阳证例外），应针对虚损的不同情况，选用不同的补法。可见结合病机辨证，对提高临床疗效起着一定的作用。

三法各有其阶段性，但又是相互联系的，由于病情的发展和变化是错综复杂的，往往需要三法相互结合使用，不能截然分开。如消中有托，托中有消，补中有托，补中有清，消补兼施等。因此，临床应用时，既要根据病情的不同阶段，又要结合全身和局部的不同情况辨证施治，灵活运用，根据创面愈合所处阶段，将创面治疗诸法灵活组合，才能取得比较满意的效果。

（姜玉峰　付小兵）

参 考 文 献

[1] 王新华 . 中医基础理论 [M]. 北京 : 人民卫生出版社 , 2001: 211.

[2] 张进 , 徐志伟 , 陈群 , 等 . 干细胞与中医基础理论中的先天之精学说 [J]. 中国临床康复 ,
     2006, 10(7): 189-192.

[3] 张进 , 徐志伟 . 补肾法诱导间充质干细胞向神经方向分化研究 [J]. 现代医院 , 2004, 4 (9):
     15-17.

[4] 付小兵 , 王德文 . 现代创伤修复学 [M]. 北京 : 人民军医出版社 , 1999.

[5] 付小兵 , 姜笃银 , 贾赤宇 , 等 . 慢性难愈合创面防治理论与实践 [M]. 北京 : 人民卫生出版社 ,
     2011.

[6] 付小兵 , 韩春茂 , 胡大海 , 等 . 糖尿病足及其相关慢性难愈合创面的处理 [M]. 北京 : 人民军
     医出版社 , 2013.

[7] 谭新华 , 何清湖 . 中医外科学 [M]. 2 版 . 北京 : 人民卫生出版社 , 2011.

[8] 姜兆俊 . 外科病中医外治法 [M]. 2 版 . 北京 : 人民卫生出版社 , 2009.

[9] 姜玉峰 , 黄沙 , 邹吉平 , 等 . 京万红软膏治疗糖尿病慢性创面的实验研究 [J]. 感染、炎症、修复 ,
     2013, 14(1): 34-37.

[10] 沈映君 . 中药药理学 [M]. 2 版 . 北京 : 人民卫生出版社 , 2011.

[11] 姜玉峰 , 付小兵 . 体表慢性难愈合创面病原微生物特征分析 [J]. 感染、炎症、修复 , 2011,
      12(3): 134-138.

[12] 付小兵 , 吴志谷 . 现代创伤敷料理论与实践 [M]. 北京 : 化学工业出版社 , 2007.

[13] 姜玉峰 , 许樟荣 , 付小兵 . 整体观、系统观、多学科合作在糖尿病足诊治中的重要性 [J]. 感染、
      炎症、修复 , 2012, 13(2): 1-3.

[14] Jiang YF, Wang XM, Xia L, et al. A cohort study of diabetic patients and diabetic foot ulceration
      patients in China[J]. Wound Rep Reg, 2015, (23): 222-230.

[15] Jiang YF, Xia L, Jia LJ, et al. Survey of wound Healing Centers and Wound Care Units in
      China[J]. Intern J Lower Extremity Wounds, 2016, 15(3): 274-279.

[16] Jiang YF, Ran XW, Xu ZR, et al. Epidemiology of type 2 diabetic foot problems and predictive
      factors for amputation in China[J]. Intern J Lower Extremity Wounds, 2015, 14(1): 19-27.

[17] Jiang YF, Xu ZR, Fu XB. Healing diabetic foot ulcers step by step[M]. Intern J Lower Extremity

Wounds, 2012, 11(4) : 307-310.

[18]　Jiang YF, Huang S, Fu XB, et al. Epidemiology of chronic cutaneous wounds in China[J]. Wound Rep Reg, 2011, 19: 181-188.

[19]　Xu ZR, Jiang YF, Gu HB. Enhancing diabetic foot care and reducing amputation using multidisciplinary care teams[J]. Science (Supplement, Regenerative Medicine in China)，2012, 70.

[20]　Li X, Xiao T, Wang YZ, et al. Incidence, risk factors for amputation among patients with diabetic foot ulcer in a Chinese tertiary hospital[J]. Diabetes Res Clin Practice, 2011, 93: 26-30.

[21]　Tan BB, Shi XM, Jia LJ, et al. Comparation of effect for 3 different ressing changes on the treatment of diabetic foot[J]. Am J Biomed Bull, 2015, 1(1): 6-8.

[22]　Tan BB, Shi XM, Jia LJ, et al. The role and significance of signaling pathway in hypoxia-induced activation of HIF-1α in human vascular cells[J]. Am J Biomed Bull, 2015, 1(1): 12-15.

[23]　姜玉峰，刘志国，王玉珍，等. 糖尿病足溃疡外科处理体会及病例报告 [J]. 中华损伤与修复杂志（电子版），2008, 3 (6): 48-50.

[24]　姜玉峰，付小兵. 体表慢性难愈合创面研究进展 [J]. 感染、炎症、修复，2011, 12(1): 70-72.

[25]　姜玉峰，许樟荣. 糖尿病足感染的处理 [J]. 药品评价，2011, 8(5): 18-20.

[26]　姜玉峰，许樟荣，高虹，等. 多中心完全随机、标准治疗平行对照评价京万红软膏治疗糖尿病足慢性创面的临床研究 [J]. 感染、炎症、修复，2015, 16(1): 33-36.

[27]　姜玉峰，许樟荣，付小兵. 糖尿病足创面修复过程中清创问题 [J]. 中国实用内科杂志，2016, 36(1): 13-15.

[28]　张德立，陈立福. 骨科医院感染病原菌及药敏结果分析 [J]. 中华医院感染学杂志，2001, 11(2): 147-148.

[29]　余奇. 中西医治疗慢性皮肤溃疡 128 例临床分析 [J]. 医学创新研究，2007, 4(11) : 69-70.

[30]　Wang X, Qiu S, Yao X. Berberine inhibits staphylococcus epidermidisadhesion and biofilm formation on the surface of titanium alloy[J]. Orthop Res, 2009, 27(11) : 1487-1492.

[31]　傅文栋. 中草药及其有效成分体外抗菌抗病毒研究进展 [J]. 中兽医医药杂志，2006, 5: 66-67.

[32]　李巧如，任健康，刘宗智，等.18 种中草药抗菌作用的筛选 [J]. 陕西中医，2002, 23(6): 555.

[33]　凌云. 蒲公英化学成分的研究 [J]. 中国药学杂志，1997, 32(10): 584.

[34]　张友菊，周邦靖，熊素华.120 种中药对脑膜炎球菌抑菌作用的实验观察 [J]. 中医药研究，2001, 17(2): 40-41.

[35]　夏薛梅，裴春. 中草药对大肠埃希菌的试验 [J]. 中兽医医药杂志,1998, (3): 35-37.

[36]　王德海.10 种中草药对金黄色葡萄球菌的体外抗菌作用 [J]. 动物医学进展，2005, 26(6): 95-98.

[37] 张显忠. 中草药提取物的体外抑菌活性研究 [J]. 中华医院感染学杂志, 2006, 16(5): 563-565.

[38] 王道坤. 常见抗菌中草药的有效成分及应用 [J]. 兽药场指南, 2005(6): 22-23.

[39] Somchit MN, Reezal I, ElyshaNur I, et al. Invitroantimicrobial activity of ethano land water extracts of Cassiaalata[J]. Ethnopharmacol, 2003, 84:1-4.

[40] 苑丽, 胡功政. 十一种中草药对常见病原菌的体外抑菌试验 [J]. 兽药与饲料添加剂, 2001, (6): 20.

[41] 徐秀华, 孔冬云. 双黄连粉针剂灌注治疗伤口感染 18 例疗效观察及护理 [J]. 山东医药, 2003, 43(11): 70.

[42] 任敬. 中药抗感染洗剂治疗骨外伤性创面感染 57 例 [J]. 陕西中医学院学报, 2011, 34(1): 59.

[43] 窦群立, 杨锋, 刘波, 等. 中药洗剂治疗四肢开放性感染 [J]. 中国骨伤杂志, 2006, 19(2): 123.

[44] Yakubu MB, Odama LE, Nandita BD. Studies on the antibacterial activity of the extract of stachytarpheta angustifolia[J].J Nanjing Med Univers, 2003, 17(3): 116.

[45] Hyun AK, Yong JK, Dong YK, et al. Evaluation of antibacterial effects of a combination of coptidis rhizoma, mume fructus and schizandraefructus against salmonella[J]. Intern J Food Microbiol, 2008, 127: 180.

[46] Ban SH, Kwon YR, Pandit S. Effects of a bio-asaay guided fractionfrom polygonum cuspidatum root on the viability acid production and glucosyl tranferase of mutans streptococci[J]. Fitoterapia, 2010, 81(1): 30-34.

[47] Eleyinmi AF. Chemical composition and antibacterial activity of Gongronemalatifolium[J].Univ Sci B, 2007, 8(5): 352.

[48] Mohammed I, Aleem AK, Santosh KT, et al. Antimicrobial activity of sapindus mukorossi and rheum emodi extracts against H pylori: invitro and in vivo studies[J]. World J Gastroenterol, 2006, 12(44): 7136.

[49] 许伟石. 烧伤创面细菌生态和抗菌药物治疗 [J]. 中华烧伤杂志, 2008, 24(5): 334-336.

[50] 张汉庆, 覃剑. 中药"敛疡散"对慢性皮肤溃疡的作用机制研究 [J]. 中国中医骨伤科杂志, 2007, 5(4): 18-23.

[51] 李建辉, 李钧敏, 金则新. 中药复方红藤汤次生代谢产物含量及抑菌活性研究 [J]. 浙江大学学报, 2008, 37(3): 261-265.

[52] 朱战波, 刘宇, 卢杰, 等. 中草药菌毒灵对鹅源致病菌的抗菌作用研究 [J]. 中兽医学杂志, 2008, 52(4): 35-36.

[53] 林国福, 林国安, 朱琦峰. 复合烧伤油外用对烫伤创面细菌量的影响 [J]. 中医研究, 2001,

14(3): 11.

[54] 王春培，尹忠兴，王瑛．褥疮康复散体外抗菌作用的研究 [J]．中医药信息，2001, 18(6)：57.

[55] 胡领娟．千里光治疗外伤性皮肤感染 11 例 [J]．中国中医药科技，2000, 5(5): 310.

[56] 袁亮，李国栋，洪子夫，等．中医祛腐生肌法祛腐作用机理的实验研究 [J]．成都中医药大学学报，2007, 30(2): 45-47.

[57] 洪子夫，袁亮，李国栋，等．生肌红粉膏促进创面愈合的实验研究 [J]．中国中医基础医学杂志，2009, 15(10): 784-785.

[58] 陈学玲，刘宇飞．"创愈膏"治疗感染性伤口 20 例临床观察 [J]．江苏中医药，2009, 41(12)：45-46.

[59] 曹林忠，张晓刚，苏安平．脱管散对创伤修复的实验研究 [J]．中国中医骨伤科杂志，2007, 15(11): 72-73.

[60] 张晓刚，曹林忠，苏安平．脱管散促进创伤修复过程中相关生长因子表达的实验研究 [J]．中华中医药学刊，2007, 25(11)：2315-2318.

[61] 曹林忠．脱管散体外抑菌试验观察 [J]．甘肃中医，2008, 21(11): 79.

[62] 苏安平．浅谈中医外治对创伤修复的作用 [J]．甘肃中医，2006, 19(4): 1-3.

[63] 丁继存，杨六中．祛腐生肌膏促进创伤感染创面愈合作用的临床观察 [J]．南京中医药大学学报，2009, 25(3): 67-68.

[64] 田德清，郑健，周湛帆．不同生肌药治愈感染性伤口的时间比较 [J]．中国医学创新，2011, 8(8): 24-25.

[65] 范德兰，刘培书．黄竭液外用治疗感染性伤口的临床观察 [J]．湖北中医杂志，2007, 29(8): 39.

[66] 王立新．祛腐生肌膏敷料配合高压氧舱治疗感染性伤口 80 例临床观察 [J]．河北中医，2008, 30(10)：1027-1028.

[67] 毛理纳，罗予，胡新辉，等．黄连和大黄联合头孢他啶体内外抗菌作用 [J]．中药药理与临床，2006, 22(2): 38.

[68] 熊南燕，王雪铃，曹明耀，等．鱼腥草注射液对硫酸庆大霉素兔体内抗菌作用的影响 [J]．现代中西医结合杂志，2007, 24.

[69] 黄健林．中西医结合治疗耐药菌感染 [J]．中国中西医结合外科杂志，2009, 15(6): 647-648.

[70] 范京强，曹学伟，麦秀均．中西医结合治疗地震伤员创面感染的疗效 [J]．实用医学杂志，2009, 25(12): 2086.

[71] 李文杰，李慧．中药注射剂与某些抗菌药物不宜配伍应用 [J]．中国药业，2006, 15(9): 23.

[72] 陈曼丹，辜红妮，林漫燕，等．开放性伤口感染的病原菌及其耐药性分析 [J]．国际检验医学杂志，2008, 20(5): 404-405.

[73] Lazarus HM, Fox J, Lloyd JF, et al. A six-year deaeripfive study of hospital-associated infection in trauma patients: demographics, injuryfeatures and infection patterns[J]. Surg Infect, 2007(8): 463-473.

[74] Altoparlak U, Aktas F, Celebi D, et al. Prevalence of metallo-β-lactamase among Pseudomonas aerugrn and Acinetobacter baumannii isolatedfrom burn wounds and in vitro activities of antibiotic eombinatiom against these isolates[J]. Burns, 2005(31): 707-710.

[75] 付小兵 . 细菌生物膜形成与慢性难愈合创面发生 [J]. 创伤外科杂志 , 2008, 10(5): 416-417.

[76] 阙华发 , 唐汉钧 , 向寰宇 , 等 . 中医药内外合治合并铜绿假单胞菌、甲氧西林耐药金黄色葡萄球菌感染之慢性难愈性创面 251 例 [J]. 上海中医药大学学报 , 2006, 20(4): 51-53.

[77] Tang HJ, Liu XD, Cheng YQ. Integrated TCM for therapy of refractory wound infected pseudomonas aeruginosa[J]. World J Infection, 2004, 4(4): 364-366.

[78] 米伟 , 张永海 . 小檗碱与头孢菌素联合对产 ESBLs 克雷伯菌的体外抗菌作用初探 [J]. 中国医疗前沿 , 2009, 4(14): 1-2.

[79] 陈泽慧 , 田应彪 , 叶丽红 , 等 . 中药对产 ESBLs 和非产 ESBLs 菌株的体外抑菌作用 [J]. 实用医学杂志 , 2009, 25(23): 4057-4059.

[80] 盂甄 , 金建玲 , 刘玉庆 , 等 . 细菌耐药性的诱导与消除 [J]. 中国药理学通报 , 2003, 19(9): 1047-1051.

[81] Stermitz FR, Lorenz P, Tawara JN. Synergy in a medicinal plant: Antimicrobial action of berberine potentiated by 5'-methoxyhydnocarpin, a multidrug pump inhibitor[J]. PNAS, 2000, 97(4): 1433-1437.

[82] 王静 , 张淑文 . 中药逆转细菌耐药的研究进展 [J]. 临床和实验医学杂志 , 2007, 6(1): 153.

[83] 任玲玲 , 鞠玉琳 , 高威 . 中药复方制剂对大肠埃希菌多重耐药基因 AerA 的影响 [J]. 湖北农业科学 , 2009, 48(6) : 1284-1286.

[84] 陈贵珍 , 许云祥 , 刘颂豪 . 刺血疗法治疗急性软组织损伤的研究思路 [J]. 辽宁中医杂志 , 2009, 36(6): 896.

[85] 奚勇强 . 专家小组推荐皮肤和软组织感染的治疗原则 [J]. 国外医药抗生素分册 , 2004, 9(25): 209-215.

[86] 李曰庆 , 陈红风 . 中医外科学·疮疡 [M]. 7 版 . 北京 : 中国中医药出版社 , 2007: 55.

[87] 徐灵台 . 医学源流（下卷）: 治法——围药论 [M]. 北京 : 中国中医药出版社 , 2007: 55.

[88] 吴师机 . 理瀹骈文（新校版）[M]. 5 版 . 北京 : 人民军医出版社 , 2006(5): 1.

[89] 刘培允 , 李兆俊 . 中西医结合治疗皮肤软组织化脓性感染疗效观察 [J]. 现代中西医结合杂志 , 2008, 17(4): 521.

[90] 韩丽萍 . 自制金黄膏外治疖疔疮肿 108 例疗效观察 [J]. 中医药研究 , 1999, 15(3): 55.

[91] 黄志华. 中药外涂治疗疖外痈 45 例 [J]. 中医外治杂志, 2003, 12(6): 53.

[92] 祝爱春. 消炎散结膏外敷治疗早期外痈 120 例观察 [J]. 四川中医, 2005, 23(11): 86.

[93] 陈玉祥, 王敬忠. 地榆根皮外敷治疗痈症初起 29 例 [J]. 中医外治杂志, 2001, 10(4): 48-49.

[94] 刘翔, 夏丽萍. 垂盆草治疗颈痈 50 例 [J]. 中国中西医结合外科杂志, 2001, 7(2): 120.

[95] 余元斌. 苦瓜散外敷治疗有头疽 32 例 [J]. 湖南中医杂志, 1998, 10(2): 32.

[96] 肖雅, 赵明山. 枫柳树皮膏治疗附骨疽 350 例 [J]. 中医外治杂志, 1999, 8(5): 40.

[97] 郭笑丽. 中药外敷治疗疔疮痈肿 60 例 [J]. 山西中医药杂志, 1997, 13(6): 40.

[98] 薛彩莲, 王热闹. 自拟消疔汤治疗手足部疔疮 22 例 [J]. 中医外治杂志, 2003, 12(2): 47.

[99] 孙登培, 孙张. 铁枯散外敷疗疮 668 例 [J]. 辽宁中医杂志, 2004, 13(1): 12.

[100] 王桂敏. 疖肿膏治疗鼻疖肿 56 例疗效观察 [J]. 中国中医急诊, 2002(3): 195.

[101] 刘娟. 消肿酊治疗疖肿 68 例 [J]. 山东中医杂志, 2004, 23(8): 508.

[102] 张义民, 黄霞. 金冰如意膏治疗疖肿 50 例 [J]. 中医外治杂志, 2003, 12(1): 43.

[103] 王晓红. 蝼蛄疖内、外治法选用体会 [J]. 江苏中医药, 2008, 40(3): 72.

[104] 刘银巧. 小蓟膏治疗疖病 30 例 [J]. 医药导报, 2002, 21(11): 715.

[105] 于明克, 刘向龙. 六神祛腐汤外敷治疗糖尿病合并皮肤感染疗效观察 [J]. 中国中医急症, 2009, 18(6): 909.

[106] 李平平, 孙秋. 化腐生肌散外敷治疗下肢静脉曲张性臁疮 66 例体会 [J]. 中国中医急症, 2009(3): 9-10.

[107] 周兆英, 陈伟英. 透海散治疗下肢丹毒 30 例 [J]. 浙江中医杂志, 1999(5): 196.

[108] 赵东瑞. 大青散治疗臁疮 89 例观察 [J]. 辽宁中医杂志, 2007, 31(5): 575.

[109] 张娟莉, 贾宏声. 消痈膏外治炎性肉芽囊动物模型的实验研究 [J]. 陕西中医学院学报, 2003, 26(1): 58.

[110] 李萍, 朱凌云. "陈氏" 黑药膏抗感染作用的实验研究 [J]. 现代医药卫生, 2004, 20(14): 1396.

[111] 李萍, 何佩蒽. "陈氏" 黑药膏免疫调节活性作用的实验研究 [J]. 中国中药杂志, 2007, 32(23): 2575.

[112] 胡进访, 贾伟. 外用金黄膏抗感染的实验研究 [J]. 中国基层医药, 2004, 11(6): 696.

[113] Singer AJ, Clark RA. Cutaneous wound healing[J]. N Engl J Me, 1999, 341(10): 738-746.

[114] 付小兵, 程飚. 伤口愈合的新概念 [J]. 中国实用外科杂志, 2005, 25(1): 29-32.

[115] 付小兵, 王得文. 现代创伤修复学 [M]. 北京: 人民军医出版社, 1999.

[116] 姚昶, 许芝银. 升丹制剂对创面肉芽生长影响的实验研究 [J]. 江苏中医, 2000, 21(4): 44.

[117] 姚昶, 许芝银. 红升丹提毒祛腐机理的实验研究 [J]. 南京中医药大学学报, 2001, 17(4): 227-229.

[118] 魏振东, 郝泗城, 孙建华, 等. 中药去腐生肌散等促进动物实验性皮肤溃疡修复作用的病理观察 [J]. 天津医药, 1990, 18(9): 547-548.

[119] 韩晓明, 常复荣, 叶其正, 等. 祛腐生肌软膏对疮疡模型大鼠治疗作用的实验研究 [J]. 中国中医药科技, 2002, 9(5): 283-284.

[120] 陈建常, 史振满, 周雪峰, 等. 丹参外用促进创面愈合的实验与临床研究 [J]. 中国中西医结合外科杂志, 1998, 4(4): 209-210.

[121] 张凤春, 陈云峰, 苏彦珍, 等. 地龙促进大白兔背部创伤伤口收缩的实验研究 [J]. 中国中药杂志, 1998, 23(9): 560-561.

[122] 李萍, 盛巡, 徐宝婴, 等. 珠香散对阿霉素大鼠伤口愈合影响的实验研究 [J]. 北京中医, 1998, (4): 33-34.

[123] 黄灶华, 葛志英, 章学林, 等. 复黄生肌膏对创伤大鼠纤维结合蛋白含量的影响 [J]. 安徽中医学院学报, 1998, 17(3): 49-51.

[124] 王林扬, 唐汉钧. 复黄生肌愈创油膏促愈作用的研究 [J]. 辽宁中医杂志, 2000, 27(3): 134-135.

[125] 李斌, 唐汉钧, 金若敏. 复黄生肌愈创油膏对大鼠新生肉芽组织中羟脯氨酸 DNA 含量的影响 [J]. 上海中医药杂志, 1996, 42(12): 40-41.

[126] 李斌, 王振宜, 唐汉钧. 祛瘀生肌法对实验性创面新生肉芽组织中 EGFR、FN 水平的影响 [J]. 中国中西医结合外科杂志, 2001, 7(6): 387-389.

[127] 阙华发, 唐汉钧, 王林扬, 等. 益气化瘀法促进慢性难愈性创面修复愈合的机制研究 [J]. 中西医结合学报, 2005, 3(3): 243-246.

[128] 李斌, 王振宜, 肖秀丽, 等. 祛瘀生肌法对实验性大鼠创面肉芽组织中细胞周期的动态影响 [J]. 中医药学刊, 2003, 21(12): 2002-2003.

[129] 李斌, 王振宜, 肖秀丽, 等. 生肌化瘀方及其拆方对大鼠创面修复早期肉芽组织中 I、III 型胶原的影响 [J]. 中西医结合学报, 2005, 3(3): 216-219.

[130] 李斌, 李福伦, 王振宜, 等. 生肌化瘀方及其拆方对实验性创面新生肉芽组织中 MMP-1 的影响 [J]. 中国中医基础医学杂志, 2007, 13(5): 360-361.

[131] 邱克, 杨继洲, 李玉平, 等. 黄芪注射液促进痔瘘创面修复的临床研究 [J]. 湖北中医学院学报, 2000, 2(4): 24-27.

[132] 王振宜, 李斌, 章云, 等. 补益生肌法对创面肉芽组织中 I 型和 III 型胶原及胶原金属蛋白酶-1 mRNA 表达的动态影响 [J]. 中国临床康复, 2004, 8(26): 5603-5605.

[133] 曹永清, 何春梅, 陆金根. 温肾健脾方对大鼠慢性创面愈合的影响 [J]. 中西医结合学报, 2005, 3(3): 220-224.

[134] 周艳杰, 刘光谱. 电针足三里对肉芽组织病理学表现及超微结构的影响 [J]. 中国中医基础医

学杂志, 2001, 7(6): 74-77.

[135] 周艳杰.电针对创伤组织局部肥大细胞数量及其组胺含量的影响[J].中华现代中西医杂志, 2004, 2(8): 673-675.

[136] 周艳杰,刘光谱.电针促进皮肤创伤修复的实验研究[J].中国针灸, 2000, (9): 558-560.

[137] 张臻,阙华发,朱元颖,等.益气化瘀中药促进糖尿病大鼠创面愈合的实验研究[J].中国中医基础医学杂志, 2007, 13(4): 277-279.

[138] 张臻,阙华发,朱元颖,等.益气化瘀中药对糖尿病溃疡大鼠转化生长因子 β1 的影响[J].中西医结合学报, 2007, 5(4): 416-420.

[139] 阙华发,朱元颖,王云飞,等.益气化瘀中药对糖尿病皮肤溃疡大鼠缺氧诱导因子 –1α 和血管内皮细胞生长因子的影响[J].中西医结合学报, 2007, 5(2): 165-169.

[140] 阙华发,张臻,王云飞,等.益气化瘀方对糖尿病溃疡大鼠 Smad3, Smad4 表达的影响[J].上海中医药杂志, 2007, 41(2): 24-27.

[141] 卢金利,刘小平,杨芳.芦荟凝胶对放射性皮炎愈合过程中肉芽组织及创面愈合率的影响[J].现代肿瘤医学, 2006, 14(9): 1156-1158.

[142] 郑雪平,丁义江,郑妙贞.珠黄霜对肛门术后创面羟脯氨酸的影响[J].中国中西医结合杂志, 2001, 21(4): 272-273.

[143] 郑雪平,许慧琴,丁义江,等.复方珠黄霜对兔背部人粪污染创面愈合的实验研究[J].中国中西医结合外科杂志, 2002, 8(5): 361-364.

[144] 李令根,赵钢,吴明远.壳聚糖中药复合药膜治疗大鼠体表溃疡的机理研究[J].中国中西医结合外科杂志, 2002, 8(2): 80-83.

[145] 王春明,李茂祥,冯大鹏,等.生肌软膏治疗皮肤溃疡愈合的实验研究[J].中国中西医结合外科杂志, 2002, 8(3): 160-162.

[146] 董黎强,章明,王维佳.外用中药对兔创面表皮细胞生长因子的影响[J].中国骨伤, 2004, 17(3): 135-137.

[147] 刘春梅,刘明,侯玉芬,等.愈疡灵软膏促进溃疡内源性细胞生长因子(bFGF)表达的研究[J].山东中医药大学学报, 2004, 28(5): 384-386.

[148] 裴宪武,王坤正,党晓谦,等.紫草油剂促进兔创面修复及碱性成纤维细胞生长因子表达[J].中西医结合学报, 2006, 4(1): 52-55.

[149] 李祥,刘元芬,项晓人,等.石膏炮制前后的生肌药效比较研究[J].中西医结合学报, 2006, 4(6): 624-627.

[150] Werne RS, Grose R. Regulation of wound healing by growth factors and cytokines[J]. Physiol Rev, 2003, 83(3): 835-870.

[151] 薛斌,贺光照,黄崇本.重组人表皮生长因子和碱性成纤维细胞生长因子联合应用促进慢

性创面愈合 [J]. 中国临床康复 , 2004, 8(2): 262-263.

[152] 付小兵 , 程飚 , 盛志勇 . 创面愈合与瘢痕形成的分子学研究 [J]. 中国临床康复 , 2002, 6(4): 464-466.

[153] Dustan HP. Does keloid pathogenesis hold the key to understanding black/white differences in hypertension severity[J]. Hypertension, 1995, 26(6ptl): 858-862.

[154] 史鸿泰 . 消积排通汤治疗蟹足肿 [J]. 吉林中医药 ,1988(1): 5.

[155] 蔡景龙 , 张宗学 . 现代瘢痕治疗学 [M]. 北京 : 人民卫生出版社 , 1998: 221.

[156] 武水斗 , 伊书红 . 五灵脂丸治疗瘢痕疙瘩 54 例疗效观察 [J]. 北京中医药大学学报 , 2006, 13(4): 23-24.

[157] 刘建军 . 凉血四物汤治疗瘢痕疙瘩 [J]. 陕西中医学院学报 , 1996, 19(1): 6.

[158] 夏世平 . 水蛭活血汤治疗瘢痕挛缩 31 例 [J]. 中国骨伤 , 1997, 10(1): 20.

[159] 马春太 , 夏晓萍 , 车志刚 , 等 . 祛瘀效灵汤治疗瘢痕疙瘩 26 例临床观察 [J]. 新疆中医药 , 2001, 19(4): 22.

[160] 龚庆宣 . 刘涓子鬼遗方 [M]. 北京 : 人民卫生出版社 , 1986.

[161] 孙思邈 . 备急千金要方 [M]. 北京 : 人民卫生出版社 , 1982.

[162] 曹为 . 瘢痕疙瘩的中医论述及黑布药膏治疗临床体会 [J]. 中国中西医结合皮肤性病学杂志 , 2011, 10(5): 308-309.

[163] 刘谋升 . 复方艾叶煎浸洗法防治烧伤瘢痕增生及创面瘙痒症 56 例小结 [J]. 湖南中医杂志 , 1990, 6(5): 8.

[164] 张国华 . 乌倍膏治疗瘢痕疙瘩 50 例观察 [J]. 实用中医杂志 , 1995, 15(9): 573.

[165] 李毅 , 韩文彬 . 化痞散外用治疗瘢痕疙瘩 28 例 [J]. 中国中西医结合杂志 , 2001, 21(7) : 555.

[166] 伏圣祥 , 隋连金 , 刘广彩 , 等 . 瘢痕膏治疗瘢痕疙瘩 60 例疗效观察 [J]. 中国麻风皮肤病杂志 , 2002,18(3): 303-304.

[167] 阎俊 , 潘小玲 . 复方中药霜剂对增生性瘢痕的防治效果观察 [J]. 实用临床医学 , 2008, 9(6): 66-67.

[168] 周娜 , 吕静华 , 贾向春 . 中药离子导入治疗瘢痕的疗效观察与护理 [J]. 现代中西医结合杂志 , 2004, 13(23): 3207-3208.

[169] 李宇明 , 孙岭 , 陈东明 , 等 . 消疤醑治疗增生性瘢痕 68 例临床观察 [J]. 中医杂志 , 2003, 8: 603-604.

[170] 杨卫 . 丹参注射液治疗瘢痕疙瘩 40 例 [J]. 中医杂志 , 2002, 43(6): 448.

[171] 于游 , 贺光照 . 川芎嗪治疗瘢痕疙瘩的临床研究 [J]. 中国美容医学 , 2001, 10(3): 194.

[172] 庞金榜 , 李薇 , 王寅 . 王寅教授火针治疗瘢痕疙瘩 [J]. 中国美容医学 , 2011, 20(4): 396-397.

[173] 黄泽春 , 胡永才 , 彭丽 , 等 . 针灸、外敷中药膜联合瘢痕霜治疗增生性瘢痕[J]. 中国美容医学 ,

2006, 15(3): 324-325.

[174] 李慧，王红梅，彭丽，等．针灸结合中药治疗外伤后增生性瘢痕 42 例 [J]. 中国美容医学，2008, 17(5): 744.

[175] 赵瑞勤．瘢痕疙瘩治验 [J]. 新中医，1994(11): 42.

[176] 张淑英，何静．中药内服外敷治疗手术后瘢痕疙瘩 64 例 [J]. 中医外治杂志，2006, 15(3): 52-53.

[177] 陈发国，易传勋．中西医结合治疗瘢痕疙瘩的体会 [J]. 山东中医杂志，2003, 22(2): 104-105.

[178] 许瑞华．瘢痕软化液直流电离子导入法防止瘢痕的临床应用 [J]. 中华整形烧伤外科杂志，1993, 9(4): 316.

[179] 蔡惠君．中西医结合治疗皮肤瘢痕疙瘩疗效观察 [J]. 皮肤病与性病，1997, 19(4): 28-29.

[180] 赵亮，方方，王焱，等．手术后放疗加口服积雪苷治疗瘢痕疙瘩的临床研究 [J]. 中华皮肤科杂志，2003, 36(6): 342-344.

[181] 杨运为．中西医结合治疗烧伤后瘢痕增生 30 例 [J]. 中国中西医结合杂志，1995, 15(9): 573.

[182] 陈从柏，黄晓帆，李振刚，等．仙人掌泥外敷治疗增生性瘢痕 [J]. 中国美容医学，2000, 9(2): 103.

[183] 谷廷敏，杨杰，李兰青，等．维芎瘢痕霜治疗和预防增生瘢痕的临床体会 [J]. 现代中西医结合杂志，2001, 10(12): 1147.

[184] 何国，利天增，曾运泉．积雪苷加中药外洗剂治疗烧伤增生性瘢痕 [J]. 实用医学杂志，2000, 6(8): 690.

[185] 汤苏阳，蔡宝仁，徐获荣，等．苦参碱对增生性瘢痕成纤维细胞凋亡及相关调控蛋白表达的影响 [J]. 中华烧伤杂志，2002,18(10): 299-301.

[186] 汤苏阳，蔡宝仁，马永福，等. 苦参碱对人增生性瘢痕治疗作用的临床研究 [J]. 中国临床康复，2002, 6(14): 2066-2067.

[187] 叶红军，孙立群，阎秀欣，等. 丹参及细胞因子对成纤维细胞增殖和细胞凋亡的影响 [J]. 中国实验临床免疫学杂志，1997, 9(3): 25.

[188] 姜会庆，哈团柱，韦多，等. 丹参素对成纤维细胞生物学作用机制的研究 [J]. 中华烧伤杂志，2001, 17(1): 36-38.

[189] 王益民．丹参抑制瘢痕形成的机制研究 [J]. 山西医科大学学报，2001, 32(4): 302-303.

[190] 左强，张培华，罗少军，等. 丹参酮ⅡA 对瘢痕成纤维细胞增殖及凋亡的影响 [J]. 广东医学，2004, 25(6): 636-637.

[191] 商庆新，张涤生，关天祥，等．丹参和川芎嗪对瘢痕成纤维细胞 DNA 含量及细胞周期进程的影响 [J]. 中国修复重建外科杂志，1998, 12(6): 325-328.

[192] 郭海霞，吴延芳．川芎嗪和甘利欣对瘢痕成纤维细胞增殖和Ⅰ、Ⅲ型前胶原基因表达的影

响 [J]. 中国中西医结合皮肤性病学杂志 , 2002, 1(1) : 27-30.

[193] 刘策励 , 黎鳌 , 赵雄飞 , 等 . 辣椒素药膜防治增生性瘢痕的临床研究 [J]. 现代康复 , 2000, 4(7): 1032-1033.

[194] 黄慧伟 , 彭聿平 , 朱俐 , 等 . 雷公藤提取物对增生性瘢痕成纤维细胞的负性调节作用 [J]. 南通医学院学报 , 2002, 22(1) :13.

[195] 李万同 , 罗力生 , 柳大烈 . 汉防己甲素对增生性瘢痕中成纤维细胞增殖和活力的影响 [J]. 现代康复 , 2000, 4(1): 66-67.

[196] 朱文莉 , 陈根生 , 钟慈声 , 等 . 中草药贴膏防止瘢痕增殖试验与临床的观察 [J]. 现代康复 , 2000, 4(8) :1178.

第十三章　组织修复与再生医学学科建设与人才培养

随着社会经济的发展和人口老龄化的加速，人类疾病谱已发生显著的变化。其中，创面疾病发生率及其构成比改变是疾病谱变化的重要表现之一，呈现烧创伤创面明显减少，而各类慢性创面的发生率急剧增加态势。付小兵团队的流行病学资料表明：1998年我国创面疾病中烧创伤创面占创面疾病的67.48%，此时依靠传统的烧伤学科就能基本解决临床需求。而时隔十年之后，2008年的调查显示，烧创伤创面占创面疾病的比例仅占18%，其余的82%均为各类慢性创面，其中糖尿病合并下肢溃疡达35%，压疮占11%。调查数据也推算出了我国每年需要创面治疗的患者近一亿人次。同时，调查还发现，创面疾病给社会医疗资源带来诸多的负担，一是人力负担，一个复杂的创面患者往往需要2～3个人来护理，社会、家庭负担太大；二是压床负担，2008年慢性创面的平均住院日21天，而同期我国患者平均住院日为8.6天；三是费用负担，2008年慢性创面平均治疗费用12227元，而我国居民平均医疗费用4132元。这些数据表明，我们不仅面临着创面疾病治疗的重大医疗需求，而且创面疾病还给我们带来重大社会医疗负担。由此可见，各类慢性创面已成为影响人民生活健康的重要疾病之一，也是现代临床医生和科研工作者必须面对的重要课题之一。

在过去的几十年中，由于创面疾病以烧创伤为主，因此，传统的烧伤或整复外科承担了创面修复的主要任务。然而，在21世纪的今天，各类慢性创面成为创面疾病的主要构成部分。由于各类慢性创面发生的病因不同，仅仅依靠单一的烧伤或整复外科治疗已显得力不从心。因此，有必要建立创面修复专科并普及创面治疗工作以应对如此庞大的创面治疗需求。然而，近十年来我国慢性创面发生率的急剧增加及其所带来的巨大医疗需求，与我国已有创面治疗的学科、人才、理论以及技术等储备所能够提供的医疗服务相比较，显示出明显的"缺口"。具体表现在以下几个方面：

（1）在我国目前临床科室的设置中没有针对各类创面治疗的专业科室，使得创面疾病患者无法找到就医的去处。

（2）创面修复专科涉及多学科交叉，因此，没有一个专业科室理所当然地承担这一业务，使患者无序地辗转于各科之间，得不到系统的治疗。

（3）目前针对慢性创面尚缺乏统一的临床指南和规范。

（4）在我国医学本科教学中对于慢性创面诊疗的知识未能详尽阐述。

（5）在创面治疗领域尚缺乏创新性的理论和技术，因此，在专科治疗中常显得力不从心。

（6）创面疾病具有"小病房、大门诊"的特点，即相当一部分患者仅需要在门诊换药，只有当需要深度治疗或手术时才需要住院。在目前创面修复专科还不多的情况下，在基层医院全科医生对慢性创面诊疗手段不熟悉的情况下，很难满足居住在不同地域患者的需要。

为此，全国有不少单位纷纷成立创面修复专科，以顺应医疗市场的需求。但是，我们也深深地意识到创面修复专科的建立绝不是烧伤或整复外科等学科的华丽转身。需要在创面修复的理论机制上有新认识，在创面处理技术上有新手段，在临床指南和诊疗常规上有新规范，在就医模式和临床路径上有新突破，使创面修复专科具有丰富的内涵。

第一节　以创面修复创新理论指导临床实践

在我国掀起开展创面修复专科建设的热潮除了医疗市场巨大需求的驱动外，在过去的 20 余年中我们也有了一定的理论积累。其标志性事件是 1992 年国家自然基金重大项目以及 1999 年、2005 年、2011 年三项 "973" 项目的投入。通过这些重大项目的投入不仅锻炼了一支队伍，而且形成了创面修复的一系列理论认识，为我国创面修复专科的建设起到了支撑作用。

一、认识创面修复规律对创面治疗的借鉴意义

创面愈合是一个复杂而有序的生物学过程，主要包括炎症反应、细胞增殖 / 结缔组织形成、创面收缩和创面重塑几个阶段。愈合过程的各个阶段间不是独立的，而是相互交叉、相互重叠，并涉及多种炎症细胞、修复细胞、炎性介质、生长因子和细胞外基质等成分的共同参与。创面愈合过程就像一支交响乐队，在机体高度的有序性、完整性和网络性的调控指挥下演奏出创面修复的完美乐章。我们通过对创面修复这一复杂而有序的生物学机制的理解，归纳出创面修复机制具有三大特征，即创面愈合的区域性、时限性和序贯性，这对指导我们的创面治疗临床行为具有重要的参考价值。

（一）创面愈合的区域性特征

所谓区域性就是指创面形成后，大面积创面除外，机体所发生的一系列与修复有关的生物学事件通常多集聚于创面的局部，是一个区域性的生物学事件，而不是全身性的。因此，创面治疗应该注重局部的处理。创面清创、创面换药和充分引流、提供创面相对湿润和合适的环境等是创面处理

的重要手段。如果忽视创面的局部处理，试图通过全身治疗的手段促进创面修复往往不能获得理想的效果。临床上常见的现象是因为创面有感染而希望通过全身应用抗生素予以控制感染，而忽略创面局部的处理和引流。如下病例可以充分说明创面局部处理的重要性。

典型病例：男性 72 岁，患有糖尿病、高血压、房颤、完全性右束支传导阻滞和肾积水 10 余年。2 个月前摔倒导致左髌骨骨折，外院行一期开放复位和钢丝内固定，皮肤缝合，术后次日发生脑梗，送入 ICU 治疗 1 个月。随后左膝手术创面感染和骶尾部压疮形成，因有糖尿病转入内分泌科，治疗 1 个月，病情恶化，转入我科。入科时体检可见：神智淡漠，反应迟钝，瞳孔 3.2 mm，光反射弱，体温 39 ℃，心率 213 次 /min，心律不齐，第一心音强弱不等，可闻及舒张期奔马律。潮式呼吸，血压 40/20 mmHg，病情危重。局部检查可见：左膝伤口缝线处裂开，伤口处虽有引流管，但引流物黏稠稀少，发黄，恶臭，创周缘肉芽不新鲜，高出皮面，肿胀明显。实验室检查显示：白细胞计数 14.1×10^9/L，尿素氮 13.1 mmol/L，肌酐 147 μmol/L。血气分析：PaO_2 10.31 kPa，$PaCO_2$ 3.77 kPa，pH 7.47，血钠 137 mmol/L，血钾 3.3 mmol/L，血氯 102 mmol/L，血钙 2 mmol/L。根据转诊记录可见入科前的治疗重点主要为全身对症支持疗法，营养支持，纠正呼吸循环衰竭，降糖治疗，保护胃黏膜，降血脂等。全身使用四种抗生素（替考拉宁、头孢美唑、氨曲南、美罗培南）治疗。但创面局部仅做简单引流，效果不佳，创面持续恶化。虽有多次多学科会诊，但仅调整全身用药种类和剂量，忽视创面处理。

入科后结合病史、体检和实验室检查结果，排除坠积性肺炎、泌尿系感染、菌血症、败血症和全身不明原因的感染。诊断为全身性炎症反应综合征（SIRS）。而 SIRS 的发生可能与创面局部感染未能得到很好的控制存在密切的关系。即行局部扩创，发现关节腔已暴露，创面及关节腔恶臭，暗黄色黏稠脓液蓄积（创面细菌培养结果：粪肠球菌感染，药敏试验显示该菌对万古霉素、替考拉宁和呋喃妥因敏感），予以彻底清创，清除坏死组织，2% 过氧化氢、10% 磺胺米隆和 0.9% 生理盐水反复冲洗创面后，NPWT 技术进行持续负压冲洗吸引（见图 13-1A、图 13-1B）。术后次日，患者高体温下降，神智恢复。停止全身应用抗生素。术后第 3 天，患者神智完全清醒，体温降至正常，心率降至 80 次 /min，潮式呼吸消失，转为正常呼吸，血压维持正常（110/60 mmHg）。已能自主饮食。再次 2% 过氧化氢、10% 磺胺米隆和 0.9% 生理盐水反复冲洗处理创腔，清除创面残留坏死组织，继续 NPWT 持续负压冲洗吸引。术后第 6 天，患者病情继续好转，左膝伤口情况明显好转，肿胀消失，颜色恢复正常。创面暴露后肉芽组织生长良好、新鲜，引流液清亮。创面拭子菌培养阴性。血常规显示白细胞为 4.1×10^9/L，尿素氮 9.15 mmol/L，肌酐 132 μmol/L。其他化验结果正常，住院观察数天，病情无反复，患者出院，继续使用 NPWT 1 个月，采用具有促进创面生长的传统中医药 2 周后伤口愈合（见图 13-1C）。

本病例是一个比较极端的案例，全身应用 4 个抗生素试图控制感染，但效果不佳。而进入创面修复专科后，专科医生基于对创面修复具有区域性特征的理解，在彻底清创和充分引流的外科治疗原则下，有效逆转了患者的病情，修复了创面。创面修复生物学事件具有区域性特征这一理论认识不仅指导创面修复的临床实践，而且还对创面治疗需要清创充分引流的这一经典外科原则提供了进一步的理论支撑。

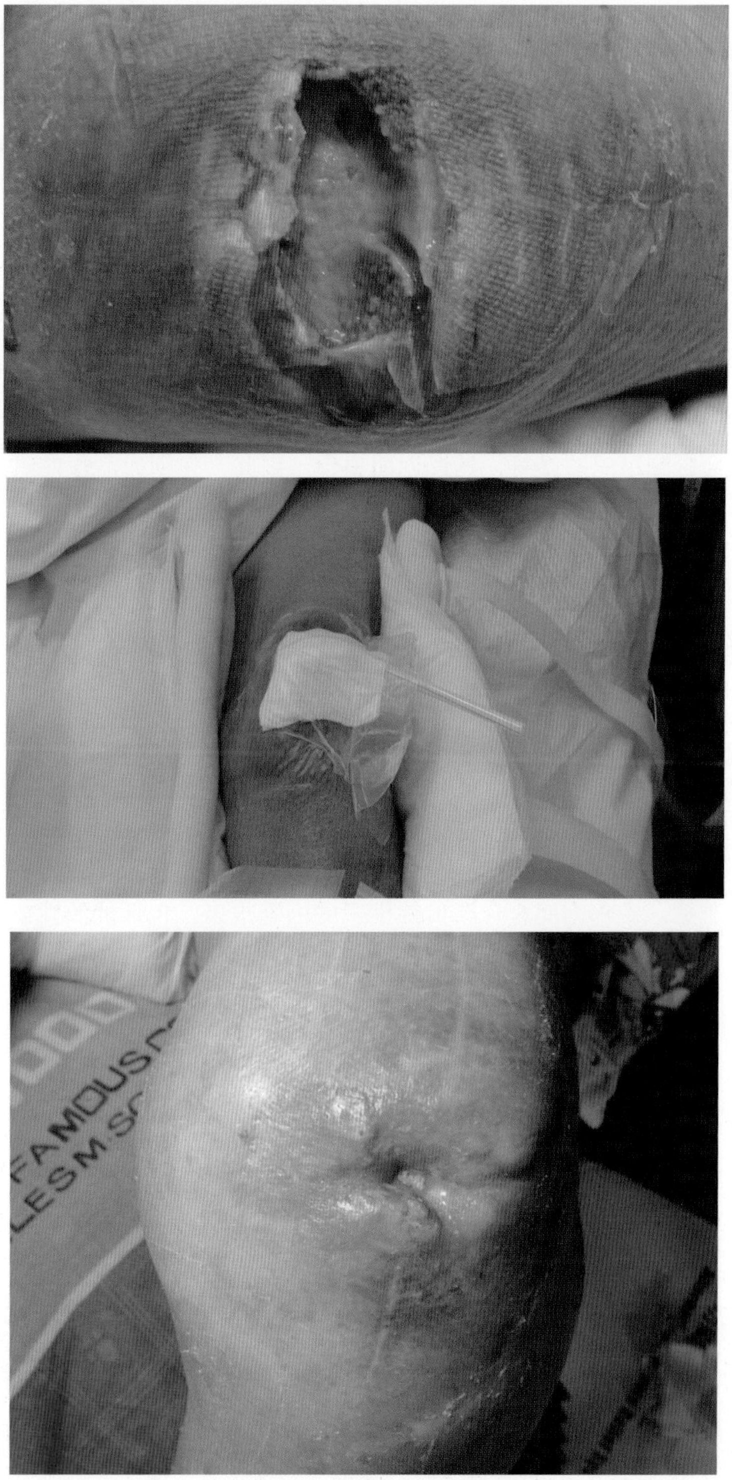

图 13-1 NPWT 技术进行持续负压冲洗吸引前后对比

注：A.扩创时所见创面；B.扩创后 NPWT 治疗；C.创面愈合后。

（二）创面愈合的时限性特征

所谓时限性是指创面修复主要分为 3 个阶段，即炎症阶段、组织细胞增殖阶段和组织重塑阶段，这 3 个阶段分别具有各自不同的细胞行为和组织生物学环境的特征，这 3 个阶段虽有部分重叠，但都有各自的行为"时间窗"，对于创面修复的干预有必要根据时相特点在有效的"时间窗"内采取适当的手段。以深度烧伤创面为例，在创面形成的早期促进坏死组织的脱落是重要环节，促进坏死组织脱落的手段很多，有药物的也有以手术方式清除坏死组织的。而中期则是以提供适宜组织细胞生长修复的手段为主，如给予创面相对湿润的环境以及促生长的药物等。基于这一种规律我们可以想象，如果早期不积极地去除坏死组织，而一味地给予促组织细胞生长的手段，其效果可能是事倍功半的。同时由于在早期没有积极地去除坏死组织，错过了坏死组织脱落的"时间窗"，可使愈合进程推迟。相反，如果在组织细胞修复阶段，仍然在继续使用促坏死脱落的手段，而不积极跟进促愈合的方法，同样会影响组织的修复，延迟创面愈合。因此，在创面治疗的过程中如何把握创面愈合过程的时限特征，在有效的"时间窗"内采取适当的手段以利于创面修复，这不仅仅是一种技术，更是一种"艺术"，需要长期的临床积累。

（三）创面修复的网络序贯性特征

所谓创面修复的网络序贯性是指在整个创面修复的过程中有许多不同的细胞、因子和基质成分等参与，在创面愈合的不同阶段，各种不同的细胞、因子和基质成分彼此消长、相互调控，由此形成了愈合过程的网络性和序贯性。这一网络性和序贯性的特点告诉我们，创面修复是机体的天然防御机制，创面愈合的过程是一环紧扣一环的，愈合过程中任何一个环节出现障碍或缺失就会导致创面愈合的延迟甚至难愈。影响创面愈合序贯性推进的因素很多，包括外源性或内源性的，多种原因导致免疫功能低下者可使创面修复的炎症反应环节出现异常，影响创面的修复；多种原因导致的营养不良者可使创面修复的增殖环节受到抑制，影响肉芽的形成以及与修复相关成分的合成等。因此，在创面治疗过程中我们必须要给予良好的愈合环境，这种良好的愈合环境包括物理的、化学的、生物学的，以保证创面愈合过程在高度有序的调控下顺利推进，不受外源性或内源性不利因素的干扰。同时，创面修复这一网络性和序贯性的特征还提示我们，在创面修复的不同阶段具有不同的生物学事件，因此，创面治疗不是靠一种药物或一种手段能够"包打天下"的。

二、以新理论诠释糖尿病难愈创面临床治疗的常见问题

糖尿病合并创面难愈在慢性创面中占有相当的比例，是临床治疗的重要对象之一。传统的观点认为，糖尿病足部难愈性溃疡的形成可分为血管性、神经性或血管神经混合性。然而，我们也清晰地认识到，糖尿病的主要病理生理特征是血糖升高。这就引发了我们一系列的思考：为什么糖尿病难愈创面的主要病理机制是神经血管病变，而不是血糖升高？是否可认为血管神经病变是高血糖所致的病理结果而不是始动原因？是否高血糖可以直接影响糖尿病创面的愈合过程？或者是否皮肤组织在糖尿病高糖环境下本身就会遭到损害？针对这些问题，我们课题组开展了历时 15 年的系列研究，

并通过分析归纳形成了一些糖尿病合并创面难愈的理论认识，对临床实践有借鉴意义。

（一）糖尿病皮肤的特征——皮肤组织"隐性损害（underlying disorder）"现象

在临床实践中通过与糖尿病难愈创面患者接触，形成一种印象，那就是糖尿病患者皮肤的菲薄现象。那么，这一皮肤菲薄现象的组织学特征是什么？其病理生理学特征是什么？与糖尿病患者易于形成溃疡或溃疡形成后难以愈合有什么关系？

1. 糖尿病皮肤的组织学异常

基于糖尿病皮肤的菲薄现象，我们在组织学水平上观察到糖尿病动物模型的表皮、真皮厚度均明显变薄；糖尿病皮肤角质形成细胞层次欠清晰；部分表皮缺乏复层排列；棘细胞数量明显减少。糖尿病真皮层胶原纤细，排列紊乱，部分胶原可见变性、断裂，胶原变性区域可见慢性炎性细胞局灶性浸润（图 13-2 和图 13-3）。在年龄和取材部位相仿、糖尿病病程长短相近的人皮肤组织 HE 染色切片上观察到类似结果。

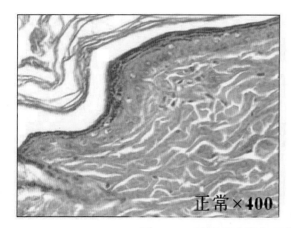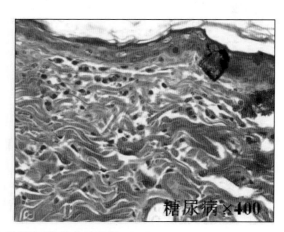

图 13-2 糖尿病皮肤与正常皮肤组织学观察的比较（HE）

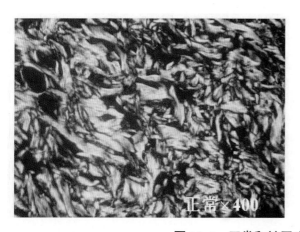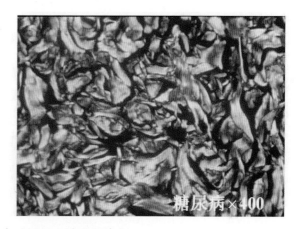

图 13-3 正常和糖尿病皮肤组织天狼星红染色

天狼星红染色是针对胶原的特殊染色。Ⅰ型胶原纤维光谱峰值 550 nm，用 550 nm 的滤光片时Ⅰ型胶原纤维呈黄红色。Ⅲ型胶原纤维光谱峰值 700 nm，用 700 nm 的滤光片时Ⅲ型胶原纤维呈绿色。

2. 糖尿病皮肤中的糖代谢异常

持续病理性高血糖是糖尿病的基本病理生理特征，动物实验发现，糖尿病皮肤组织中的糖含量随血糖升高而增加，且与血糖水平呈正相关（$r=0.58$，$P<0.01$）。同时，在一组将糖尿病大鼠和正常大鼠经背部浅Ⅱ度烫伤后的双盲研究发现，凡是在伤后 14 天未能愈合的大鼠皮肤组织糖含量明显增高 [（14.24 ± 2.96）mmol/g 和（4.50 ± 0.47）mmol/g，$P<0.01$]。这些现象提示，糖尿病大鼠创面难愈与血糖升高和局部组织高浓度的糖含量有不可分割的联系。在糖尿病大鼠皮肤组织糖含量增加的同时，与糖代谢相关的糖基化终末产物 AGEs 大量沉积于血管基底膜周围、真皮基质和细胞中，且蓄积程度随糖尿病病程延长而明显加剧（图 13-4）。这种现象提示，糖尿病创面难愈与糖尿病代谢变化存在关联，而局部高糖和 AGEs 蓄积是糖尿病皮肤环境生化改变的重要特征。

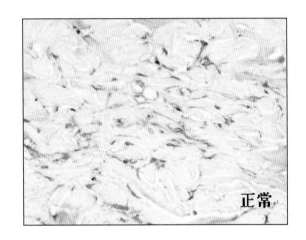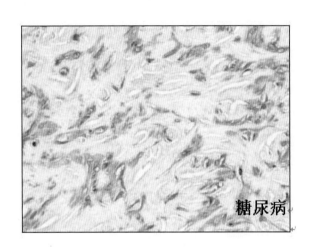

图 13-4　糖尿病和正常皮肤组织中 AGEs 含量的免疫组化（×400）

3. 糖尿病皮肤组织细胞生物学行为改变

组织修复细胞，主要包括表皮角质形成细胞、成纤维细胞和血管内皮细胞，通过发挥其增殖、凋亡、分泌等功能，在维持皮肤组织代谢及创伤修复过程中起着极为重要的作用。免疫组织化学检测糖尿病患者皮肤中凋亡细胞的数量显著增加，相关的增殖凋亡调控蛋白检测结果显示：与正常皮肤相比，糖尿病患者皮肤组织中 Bcl-2 表达降低 [（2.140 ± 0.545）pg/g 蛋白和（3.067 ± 0.711）pg/g 蛋白，$P<0.05$]，Bax 表达水平无差异，p53 表达显著增高 [（6.153 ± 1.004）pg/g 蛋白和（4.496 ± 1.271）pg/g 蛋白，$P<0.05$]。动物实验也观察到表皮角质形成细胞的细胞活力 [（1.03 ± 0.126）和（1.42 ± 0.055），$P<0.01$] 和黏附能力 [（0.66 ± 0.017）和（0.85 ± 0.008），$P<0.05$] 下降，凋亡细胞比例增加 [（7.57 ± 0.55）% 和（4.57 ± 0.37）%，$P<0.05$]；细胞增殖受抑并呈现细胞周期 S 期滞留现象，并伴有相关的细胞周期调控因子 cdk4 蛋白和 Ki67 表达减少 [（13.29 ± 1.76）和（47.51 ± 7.27），$P<0.01$] 和 MPF 活性 [（34.317 ± 2.295）和（43.203 ± 2.669），$P<0.01$] 降低；真皮细胞则呈现细胞周期进入障碍。体外研究还证实，高糖和高 AGEs 环境可使成纤维细胞和血管内皮细胞增殖抑制、凋亡增加。

4. 生长因子的异常表达及糖基化效应

生长因子是由多种细胞分泌的重要介质。生长因子通过与相应受体结合，促进细胞增殖、趋化、合成，参与维持皮肤组织代谢及调控创面修复的各个阶段。大量的文献报道在糖尿病皮肤中生长因子呈现异常表达。一般认为，糖尿病皮肤中具有促愈作用的生长因子往往表达下调，但许多的实验研究也提供了相左的证据。在糖尿病大鼠模型上，单位面积表皮层中 EGF 的含量明显高于正常［（39.26±0.44）pg/cm^2 和（37.57±0.71）pg/cm^2，$P<0.05$］，FGF-2 的表达也未降低，其受体 FGFR 的表达甚至多于正常皮肤，但部分组织修复细胞却呈现对生长因子的低反应性。应用免疫荧光双标记技术可观察到 FGF-2 与 AGEs 在同一部位共表达（图 13-5），从而有理由推测：高糖环境可能诱发生长因子蛋白质的糖基化改变，导致糖尿病皮肤中具有正常功能活性的生长因子的缺乏。

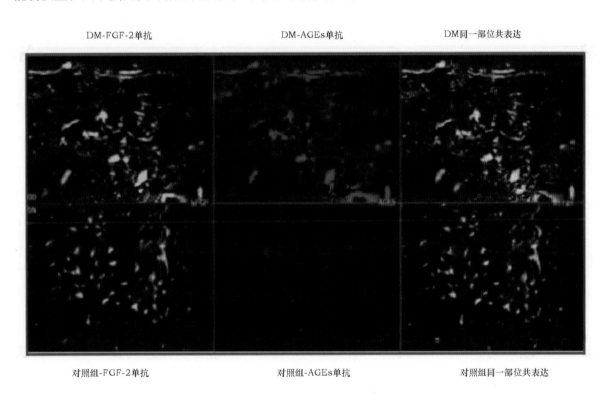

图 13-5 FGF-2 糖基化：大鼠皮肤中 AGEs-FGF-2 免疫双标记

5. 组织损害及亚临床炎症状态

炎性细胞通常在创面形成后进入创缘周边发挥作用，但在无创伤糖尿病皮肤中，可观察到胶原变性区域的炎性细胞局灶性浸润，髓过氧化物酶（myeloperoxidase，MPO）含量的增高提示糖尿病皮肤组织中中性粒细胞数量明显增多，间接反映细胞膜氧化受损程度的丙二醛（malonaldehyde，MDA）含量明显较正常增高，基质金属蛋白酶 aMMP-2 水平以及基质金属蛋白酶与其抑制物（aMMP-2/TIMP-2）比值明显高于正常，结合 Vimentin 抗原的阳性表达，反映了在糖尿病病理状态下，皮肤组织存在着组织损害和亚临床炎症状态，表现为过量的炎症细胞浸润和一定程度的组织受损。

糖尿病皮肤组织的上述特征显示糖尿病皮肤组织在未受到外源性创伤的情况下已经存在着组织

学和细胞生物学改变。我们将这一现象称之为糖尿病皮肤的"隐性损害"。这一系列的糖尿病皮肤组织行为表现涉及了与创面愈合相关的各个环节，意味着糖尿病皮肤具有不同于正常的创伤起点，从而必将对创伤后的愈合进程产生影响。"隐性损害"有可能是糖尿病皮肤容易形成自发性溃疡或溃疡形成后难以愈合的重要原因之一。值得注意的是，这一系列病理生理现象和分子生物学改变包含了细胞、细胞外基质、生长因子等多个要素，这些要素具有各自的行为特征，同时彼此之间相互关联，因此，有理由推测，这一系列的生物学行为异常可能具有共同的始动机制。

（二）糖尿病创面愈合特征

糖尿病深Ⅱ度烫伤大鼠成模后坏死组织脱落延迟，创面感染加重，肉芽形成不良，伤后各时相点上皮化明显延迟，呈现典型的难愈创面特征。

成纤维细胞是主要的修复细胞之一。成纤维细胞活化成熟后分泌胶原、纤维连接蛋白等细胞外基质，以填充组织缺损，并为角质形成细胞的迁移提供支架。活化的成纤维细胞还通过分泌TGF-β、FGF等生长因子，参与创面愈合的调控作用。糖尿病皮肤创面局部成纤维细胞的数量明显减少，胶原沉积亦显著减少。电镜观察发现，伤后14天，源自创面的大鼠成纤维细胞线粒体肿胀或空泡变性，粗面内质网扩张，部分可见散在核糖体，染色质边集，出现许多称为气穴现象（cavitations）的空泡结构，呈现典型的凋亡征象，周围可见大量老化的纤维细胞。

血管内皮细胞参与炎症反应的启动和发生，其趋化、活化、迁移、增殖和分化等功能对新生血管的形成具有重要作用，同时血管内皮细胞通过分泌生长因子、细胞外基质和蛋白酶参与创面愈合的调控。通过对糖尿病大鼠的观察发现，和正常相比，创伤后新生基质中血管内皮细胞的数量并未明显减少，单个血管内皮细胞的功能是活跃的，表现出明显的增殖倾向；但皮肤组织内具有有效血运的新生血管密度却显著降低。进一步的实验显示，在正常创伤愈合中，伤口信号刺激创面局部组织分泌Ang-2和VEGF，刺激创面中残余血管的内皮细胞以芽生方式，迁移、增生，随后Ang-2开始消退，在Ang-1作用下，管腔形成、血管成熟，保持稳定，而糖尿病大鼠烫伤后Ang-2呈持续高水平表达。这些现象提示：糖尿病创面愈合过程中存在着新生血管化障碍，表现为具有功能性的新生血管数量的减少，其发生机制不仅依赖于血管内皮细胞的增殖，同时，新生血管的装配障碍是导致血管重构受抑的重要环节。

创面愈合的一个重要标志是创面的再上皮化。再上皮化过程中表皮角质形成细胞的增殖活动是创面愈合最重要的修复行为之一。糖尿病大鼠伤后各时相点再上皮化均显著延迟，皮肤组织中表皮角质形成细胞伤后早期亦呈现组织学上的增殖趋势，但其时相及表达强度不同于正常组织。在伤后14天，伴随创面明显上皮化延迟，表皮角质形成细胞出现S期滞留，细胞周期正性调控因子cyclinD1和cdk4的表达及MPF活性显著降低，表现为细胞有丝分裂障碍的增殖异常。表明糖尿病病理条件下，表皮角质形成细胞的细胞周期调控因子的表达和活性降低是导致创伤后再上皮化延迟、创面难愈的机制之一。

糖尿病创面愈合过程中生长因子的表达呈现不同程度的改变。其中，VEGF、FGF-2是参与血管化调控的主要生长因子，通过刺激血管内皮细胞的增殖、迁移、细胞间相互黏附等活动，形成新生血管；同时，通过刺激胶原酶的分泌，对细胞外基质进行部分降解，有利于毛细血管向创面延伸。对糖尿病大鼠Ⅱ度烫伤创面 FGF-2 和 VEGF 水平的检测发现，VEGF 水平显著高于正常烫伤大鼠，FGF-2 水平亦不低于正常组；随着糖尿病病程的进展，FGF-2 和 VEGF 的表达水平亦发生变动。同时，创面原位检测证实 FGF-2 与糖基化蛋白存在同一部位的共表达现象。由此可见，生长因子的表达水平在糖尿病创面愈合过程中并非呈现恒定的上调或下调，在糖尿病创面难愈机制中，生长因子不仅存在量的变化，同时，可能存在的生长因子糖基化导致的有正常功能活性的生长因子不足可能是生长因子不能有效发挥生物学功能的重要事件。我们发现通过外源性生长因子 FGF-2 的局部应用，由于外源性生长因子未被糖基化，则可促进糖尿病创面组织胶原新生，修复细胞功能改善以及 FGF-2 mRNA 表达回升，佐证了这一推论。

炎症反应是创面愈合中的重要阶段。正常皮肤创伤后早期急性炎症细胞在炎症介质的趋化下聚集到创缘行使其使命，在组织学形成一条相对清晰的炎症反应带，而糖尿病皮肤创伤后多量炎症细胞呈弥散性浸润，并在创面愈合过程中持续存在，同时，创面中 MDA、MPO 含量持续升高，伴有动态变化的 MMP2/TIMP2 比例失衡，提示炎症反应活跃，创面氧自由基损害程度较高。这些现象表明糖尿病创面愈合进程中存在着炎症反应异常。

糖尿病皮肤组织特征及其愈合特征的探索，初步揭示了糖尿病创面难愈的规律，即组织细胞、细胞外基质、生长因子等愈合要素通过各自的行为异常，在愈合的各个阶段相互作用，相互影响，构成糖尿病创面愈合"失控"的网络。有一个值得注意的现象是，无论在无创伤皮肤组织中，或是在创面修复过程中，糖尿病皮肤中始终伴随着高糖环境的存在，AGEs 的蓄积，或是相关的糖基化效应。由此提出了这样一个课题，即糖代谢紊乱的产物在糖尿病创面愈合"失控"的网络中占据着怎样的地位？

（三）糖尿病代谢紊乱与愈合要素的关系

糖尿病是由多种原因造成的胰岛素绝对或相对不足以及不同程度的胰岛素抵抗使体内糖、脂和蛋白代谢紊乱，以持续高血糖为基本生化特征的一组代谢性疾病。持久的病理性高血糖，引发多元醇代谢通路、二酯酰甘油－蛋白激酶 C 途径（DAG-PKC 途径）和非酶促糖基化反应等异常代谢途径的激活，导致细胞赖以生存的内环境紊乱，引起细胞、组织和器官的功能与结构发生病理性改变，是引起糖尿病并发症发生发展的重要因素。其中，长期高血糖引发的非酶促糖基化反应是主要的代谢重构活动之一，其生化结局是局部高糖及糖基化终末产物（AGEs）蓄积。AGEs 具有广泛的生物学活性，通过直接作用和受体途径引起组织、细胞功能的紊乱，已被证实参与了糖尿病并发症的发生、发展的诸多环节。糖尿病皮肤组织中由于存在大量长半衰期的组织成分，因而成为糖基化的好发部位；同时，长期的高糖环境使得参与创面愈合的组织细胞易于表达糖基化产物受体（RAGE），从而为糖基化产物发挥病理效应构建了途径。国内外的众多研究已证实，糖尿病皮肤组织中糖含量增高、AGEs 蓄积，AGEs 含量随糖尿病病程延长而升高，即短病程糖尿病以皮肤组织糖含量升高为主，而长病程糖尿病则同时伴有皮肤组织糖含量增高和 AGEs 大量蓄积。

实验显示，AGE-BSA 干预下角质形成细胞呈典型多角形，胞质中可见较多褐色斑点沉积，细胞核分裂与正常组相比有所减少；细胞活力下降；AGEs 通过在转录和翻译水平下调 cyclinD1，同时上调 p21 的表达，延迟细胞进入 G1/S 期过渡；通过下调 MPF 活性，导致细胞进入 G2/M 期障碍；AGEs 干预下角质形成细胞凋亡比例增加，细胞对 EGF 的利用率减低。常规培养的内皮细胞和成纤维细胞贴壁能力强，细胞活力较好，高糖干预后，细胞生长速度加快，细胞体积变大，代谢旺盛。AGE-BSA 干预 48 h 后，内皮细胞数目减少，部分细胞膜完整，胞质出现发泡现象。AGE-BSA 干预下内皮细胞和成纤维细胞体积变小，细胞膜皱缩，分裂象减少，细胞贴壁能力减弱，成纤维细胞和内皮细胞增殖受到抑制，细胞凋亡增加。

通过建立糖基化细胞外基质模型，以更加模拟糖尿病体内环境的方式，进一步证实了成纤维细胞分泌的细胞外基质糖基化后可抑制成纤维细胞的黏附和增殖，并导致凋亡细胞增多。糖尿病皮肤组织中 AGEs 的受体 RAGE 表达增高，糖基化细胞外基质经 RAGE 介导上调人成纤维细胞 p53 和 p21 基因表达，影响细胞周期的有序运行，并通过调控 Bcl-2 家族蛋白的表达促进细胞凋亡。

高糖和 AGEs 影响修复细胞行为的差异性研究显示，单纯高糖 48 h 培养对角质形成细胞、内皮细胞和成纤维细胞等组织修复细胞有促进增殖的作用，只有经 5 天培养后才出现对细胞增殖的抑制作用；而 AGEs 则在 48 h 就可出现对修复细胞增殖的抑制作用。高糖、AGEs 对修复细胞的生物学行为的不利影响均呈时效和量效关系，且 AGEs 的损害作用大于高糖。此外，研究还发现成纤维细胞对高糖和 AGEs 损害的耐受性大于内皮细胞，内皮细胞的耐受性大于角质形成细胞，表明糖尿病病理损害对不同的组织修复细胞具有程度不同的病理效应。

体外实验还证实，随着高糖、AGEs 浓度的升高，中性粒细胞的凋亡率随之下降，中性粒细胞弹性蛋白酶和活性氧释放增加。

糖尿病患者体内长期存在病理性高血糖，终末产物 AGEs 的形成过程伴随了多种活性中间代谢物的蓄积。高糖在开放的有氧环境中可自发氧化形成 AGEs，此过程中可产生 GO 和 H_2O_2，AGEs 可使中性粒细胞活性氧释放增加，呈现剂量依赖关系；GO 促进蛋白的糖基化改变，又对修复细胞产生毒性影响；活性氧的产生既加速 AGEs 的形成，影响修复细胞的活力，又促进细胞 ROS、MDA 的产生，从而在氧化应激和 AGEs 之间形成一个不依赖高糖环境的恶性循环，彼此之间相互影响互为因果，产生一系列的连锁反应和放大效应。

这一系列的实验研究提示，局部高糖和 AGEs 蓄积作为皮肤组织细胞、细胞外基质和生长因子改变的重要环境介质，存在着对修复细胞生物学行为的损害作用和差异性效应。局部高糖和 AGEs 蓄积作为糖尿病代谢重构的直接产物，通过改变皮肤微环境，始动性地介导了糖尿病皮肤的生物学异常。这些表象上不同的生物学异常由于本质上具有代谢异常的共同始动因素，因而是整体的、相互关联的一组综合征，即糖尿病皮肤"隐性损害"。同时，局部代谢产物蓄积作为重要的环境刺激原之一，在创伤修复的全过程中，充当着糖尿病创面愈合"失控"网络的"开关"。这一系列概念的提出和证实，为最终了解糖尿病创面愈合"失控"的本质提供了有力的依据。

（四）糖尿病创面难愈的本质

糖尿病合并创面难愈是基于糖尿病代谢障碍为基础的、由代谢异常后续事件所介导的病理演变过程。相对于糖尿病皮肤血管、神经病变而言，局部组织中代谢产物的蓄积，是这一病程发生发展的上游事件。糖尿病代谢紊乱所致皮肤组织中糖含量增高和代谢产物蓄积引起的皮肤微环境改变，即"微环境污染"，是导致糖尿病创面难愈的始动因素之一。"微环境污染"使得无创伤糖尿病皮肤发生一系列以组织学、细胞功能学改变为特征的"隐性损害"，并在创伤后持续地影响着创面愈合的各个环节，最终导致创面愈合延迟或不愈。因此，对于糖尿病合并创面难愈的防治，无疑应将着眼点放在"微环境污染"的起始环节，即通过对创面愈合相关的上游环节的干预，以终止其后续效应的发生或发展，从而为有效、可行的预防和治疗策略提供手段，取得对糖尿病合并难愈创面的较理想的预防和治疗效果。

三、聚焦创面修复关键问题，探索创面治疗新的切入点

创面修复是一个既古老又现代的医学问题。说它古老，因为创面修复行为是机体的本能，甚至早于人类，大猩猩用舌头舔伤口就是一个佐证；说它现代，是因为人类对创面愈合的认识自20世纪80年代末到90年代初才从组织学和细胞功能学水平上升到对生长因子的认识，才逐渐认识到创面愈合过程是由一个复杂的网络在调控。随着各项相关技术的发展，人类对创面修复机制的认识有了长足的进展：生长因子加速创面修复的调控作用、炎症细胞尤其是巨噬细胞在创面愈合中的作用和地位、各种修复细胞在创面修复中的角色、细胞外基质的成分和结构的作用，甚至干细胞以及创面微环境对创面修复影响等问题正在逐渐被深入认识，创面愈合机制的神秘面纱正在逐渐被揭开。

（一）创面修复过程可由被动向主动转换

在20世纪80年代之前，传统的观点认为，创面修复是机体的自然保护手段，有着内在自发的调控机制，存在自我的网络调控的序贯性，我们无法左右或加速创面愈合的进程，临床医生所能做的就是保护创面环境，不让创面向不利于愈合的方向发展，那时，医生只能被动地等待创面的自然愈合。但自20世纪80年代起，随着人们对生长因子认识的深入，从理论上意识到生长因子可以加速创面的愈合过程。20世纪90年代初，在全国第三届烧伤学术会议上有一项研究报道了将哮喘患者胸导管引流出的淋巴液应用于烧伤创面能明显加速创面的愈合。当时，我们意识到淋巴液中可能富含生长因子，淋巴液促进创面愈合的作用可能与生长因子有关，但当时缺乏生长因子的常规检测手段，若干年后生长因子检测的ELISA方法得到普及，我们检测到了淋巴液中富含各类不同浓度的细胞因子和生长因子，并且明确了这些生长因子与创面修复加速的关系。之后，多种商品化的生长因子如EGF、FGF等相继面世，广泛应用于临床，生长因子促进创面修复的作用被普遍接受。从那时起，临床医生对于创面的治疗已经不再是被动地等待其自然愈合，而是可以通过生长因子的干预，主动促进创面修复。随着对创面修复机制研究的逐渐深入，我们总结出创面修复过程具有区域性、时限性

和网络序贯性特点。创面愈合的三个特性告诉我们，以主动的方式调控和加速创面的完美修复绝不是靠一种手段包打天下的，创面愈合治疗的完美境界应该是时相性、选择性或组合性地应用多种细胞成分、因子或细胞外基质，保护创面环境，促进创面修复。然而，就目前我们对创面修复机制的了解以及已具备的促愈手段离这一完美境界还很远，还有许多科学问题需要探索。

（二）努力探索巨噬细胞作为创面修复重要"调控"细胞行为机制

人们对巨噬细胞在创面修复中作用的研究和认识经历 3 个阶段。

第 1 阶段：20 世纪 70 年代中期，Leibovich 等给豚鼠全身使用氢化可的松和皮下局部使用抗巨噬细胞血清去除血循环及切割伤创面部位的巨噬细胞，发现创面纤维化程度增加，创面中纤维蛋白、中性粒细胞和红细胞碎片清除时间延长；对照组创面成纤维细胞伤后第 3 天出现，第 5 天达到顶峰，而实验组第 5 天创面才出现成纤维细胞，而且增殖能力弱于对照组。这个经典的实验第一次证实了巨噬细胞在创面愈合中不仅仅是一个清除病原微生物的免疫细胞，而且参与创面修复。

第 2 阶段：20 世纪 80 年代至 90 年代初期，学者们确认了巨噬细胞促成纤维细胞增殖、胶原沉积和血管化的作用，并通过原位杂交和细胞分离技术确认了巨噬细胞在创面愈合过程中可分泌多种细胞因子和炎症介质。证实了创面如果没有巨噬细胞就无法顺利愈合。

第 3 阶段：20 世纪 90 年代末至今，研究者注意到经 IL-4 处理后的巨噬细胞和经 IFN-γ 处理后的有明显的差异，IL-4 处理后的巨噬细胞并未表现出强大的抗病原微生物能力，反而表现为炎症因子如 IL-1、IL-8 和 TNF-α 分泌减少，介导内吞胞饮作用的甘露糖受体表达明显增强。Gordon 等将既往的抗病原微生物的高炎症状态的巨噬细胞称之为经典型活化的巨噬细胞（classical activated macrophage，caM 或 M1 型），而将 IL-4 和 IL-13 处理后表现为低炎症状态的巨噬细胞称之为替代性活化的巨噬细胞（alternative activated macrophage，aaM 或 M2 型），第一次定义了与以往大相迥异的巨噬细胞活化方式。此后关于 caM 和 aaM 型巨噬细胞活化在创面修复中的差异性作用逐渐受到重视，学者们已经在体外实验中初步证实经典型的巨噬细胞和替代性活化的巨噬细胞可能对创面修复有着不同的作用。这提示不同活化类型的巨噬细胞可能对创面修复的转归有重要的影响。

近年来巨噬细胞活化的体内实验也逐渐开展，证实了巨噬细胞不同活化方式在正常创面愈合过程中有一定的消长规律性，呈现出在创面形成早期 M1 和 M2 活化标记均升高，但以 M1 为主，而后期则以 M2 标记占主导，活化的 M1 和 M2 彼此消长的规律，提示它们分别主导了愈合过程的不同阶段。

在临床研究方面，以色列学者通过 ABO 和 Rh 血型配型，从全血里分离出单核/巨噬细胞悬液，经低渗液刺激后局部注射或外敷治疗难愈创面，自 1995 年起，经此方法治愈的患者已超过 1000 例，其中 90% 的病例仅单次使用巨噬细胞悬液即有效。进一步提示了巨噬细胞是创面愈合的关键细胞。有研究将巨噬细胞活化脂肽（MALP-2）外用于小鼠背部全层切割伤模型，可提高创面巨噬细胞数量，并促进创面愈合。研究提示了创面巨噬细胞的浸润是可以通过外界手段干预的。而最近 Miao 的研究发现，在糖尿病大鼠创面巨噬细胞的浸润出现"慢进慢出"现象，与炎症阶段和增殖阶段不同步，同时可见 M1 数量表达不足而 M2 数量表达过度，呈现巨噬细胞浸润的时相异常和 M1 及 M2 表达比率的异常。这些异常可能与糖尿病创面微环境改变有关。从上述研究可以发现，巨噬细胞确实在创面修复中具有重要作用，扮演了"指挥者"的角色，然而，从后两项的研究我们也能看出，巨噬细胞的浸润以及 M1 和 M2 表达的彼此消长可为外界的干预或内环境的改变所调控，所谓创面修复的"指挥者"可能充其量是一个创面修复的重要"执行者"，而并非是创面修复行为的"始作俑者"。但是研究如何改善创面环境，探索和创造有利于巨噬细胞的浸润以及 M1 和 M2 有序表达的条件，仍不失为促进创面愈合的重要切入点。

（三）重视真皮模板在创面修复中的作用

在创面修复研究的文献中，相当一部分研究聚焦于细胞、因子或细胞外基质成分，认为这些成分都参与了创面修复的网络调控，是研究的重要方向。然而，临床实践中的一些现象使我们对这一问题有了更深入的思考。如同样一个切口伤，以整形外科的技能来缝合，瘢痕形成不明显，但如果用普外科的大三角针来缝合，就会形成明显的瘢痕。为什么同样一个伤口本应该激发同样"强度"的创面愈合反应，却因为缝合的技能不同而导致了不同的愈合结果？那么，我们之前讲的创面修复网络性序贯性反应是否有可能就只是一个"多米诺骨牌阵"？推倒这一"骨牌阵"的原始动力是什么？同样，深度创面植刃厚皮要长疤，植全厚皮就不长疤，给予脱细胞真皮基质和刃厚皮的复合移植也不长疤，为什么同样深度的伤口、同样创面愈合反应给予不同厚度真皮基质的回植，其愈合的转归大不相同？刘英开等的研究发现真皮组织的缺损程度可影响创面愈合过程。真皮组织的三维结构对修复细胞的功能趋向具有"模板样"的引导作用，不仅可诱导修复细胞的长入，而且可改善创面皮肤组织的力学状态，调节修复细胞的功能，促进组织重塑；并且真皮组织的结构对成分具有"允许作用"，在非生理结构下，细胞外基质成分可对成纤维细胞功能产生异常的影响作用，一旦细胞外基质的结构和机械性质恢复到生理状态，则细胞外基质成分对细胞功能的异常影响将消失。组织结构是引导细胞功能趋向的"模板"，合适的三维结构可促进细胞生理周期的完成，有利于细胞生物学行为的恢复，而真皮组织的完整性、连续性是组织结构充分发挥"模板作用"的必要前提。创伤引起的真皮组织完整性、连续性的破坏以致真皮"模板作用"的缺失可能是影响修复细胞功能、导致瘢痕形成的重要机制之一，由此提出了瘢痕形成的"模板缺损学说"。姜育智等通过分子自组装和微打印等技术构建了不同角度细胞黏附点的细胞培养体系，通过实验发现，同样的细胞在不同角度细胞黏附点的培养条件下表现出不同的细胞功能。并通过几何学以及微积分的方法推算出：任何不规制的形态都可以用多个不同直径的圆弧来拟合，细胞黏附在不同圆弧的基质表面与水平面会形成不同的角度。由此推断，细胞在不同角度上的黏附等同于在不同形态三维结构的基质上黏附。因此，姜育智等推算出同样的细胞在不同角度细胞黏附点的培养条件下表现出不同细胞功能的结论，间接证明了细胞外基质三维结构的形态可以影响修复细胞的功能，影响创面愈合的结局。这一系列的研究结果提示我们创面愈合的过程绝不是单纯的细胞对细胞、细胞对因子的生物化学事件，创面局部组织的细胞外基质的三维结构这一物理因素在创面修复中的作用和地位不可忽视。

（四）创面微环境对干细胞的影响值得思考

早有研究认为，无论何种创面，只要有毛囊的残存，其中的细胞就会在伤后出现暴发性增长，毛囊之所以能成为创面修复细胞不断增殖分化的源头，其主要原因是存在于毛囊中的表皮干细胞，同时在表皮基底部也发现了类似的干细胞。这些细胞依照自己所在的不同解剖层次，分化为相应的组织细胞，修复缺损，再生皮肤。近年来，干细胞具有高度的自我更新能力和多向分化潜能的特质已受到高度重视。用干细胞治疗各类创面尤其是难愈创面已成为热点课题，相关的基础和临床研究正在不断地深入。然而，在不断深入的研究中，许多研究者发现，干细胞除了可以改善创面局部的环境，促进创面修复外，它本身亦容易受到所处皮肤组织微环境的影响。这个微环境中的各种细胞因子、炎症介质、基质活性成分、空间结构、生物化学信号、生物力学等多种因素，都可直接影响干细胞的分化方向及其增殖活性，即所谓"干细胞龛"的生物学效应。

以糖尿病合并难愈创面为例，晚期糖基化终末产物（advanced glycation end products，AGEs）在皮肤组织内的蓄积是造成糖尿病创面难愈的主要原因之一。AGEs 严重蓄积的糖尿病皮肤可出现外观菲薄；表皮层次欠清晰，真皮组织胶原纤细疏松；胶原合成与分解动态失衡。AGEs 还可通过对细胞凋亡相关因子 Bcl-2、Bax、p53 等以及细胞周期相关因子 cdk4、Ki67、促有丝分裂因子等的影响，导致创面局部细胞凋亡增加，增殖受抑。同时还使局部组织内生长因子糖基化、炎性细胞功能受损、局部异常炎症浸润，形成了糖尿病皮肤的"微环境污染"。由此可见，AGEs 局部蓄积造成了不利于创面愈合的不良组织环境，那么，干细胞是否也可受到这一局部环境的影响呢？通过对糖尿病创面中表皮干细胞的特异性标志物角蛋白 19 和 β1 整合素免疫组化染色发现，其阳性表达明显低于正常。糖尿病患者创面皮肤中表皮干细胞比正常人皮肤数量少、增殖分化能力滞后。由此可见，糖尿病创面微环境使得创面修复的主力军干细胞处于"低迷"状态，抑制了创面修复的主要动力，值得重视。近年来，富集骨髓间充质干细胞或脂肪干细胞应用于难愈创面已成为趋势，但是，糖尿病患者骨髓或脂肪组织所富集的干细胞是否也会因为糖尿病微环境而影响创面愈合的能力，值得进一步研究，相关的实验正在进行中。研究发现，P 物质作为干细胞增效剂，以提高干细胞的增殖率与动员率，靠干细胞本身的功能增强以克服不利环境因素；Shen 等采用了可降解材料与骨髓间充质干细胞、脂肪间充质干细胞一起制备生物支架，靠材料本身的形状改变移植处的细胞龛环境，可引导干细胞定向修复。由此可见，外界因素或环境因素可有效改善干细胞在糖尿病环境中的"低迷"状态，这为提高糖尿病合并难愈创面治疗手段的有效性找到了突破点，值得深入探索。

（陆树良）

第二节　跨学科技术提升创面愈合治疗水平

一、以 APP 手段，提高创面病史记录的准确性

慢性创面属外科学范畴，外科专科情况的病史撰写要求对创面的特征进行描述。但是，任何创面的判断都是以形态学为特征的，无论是现有的评价系统或分类标准，还是外科专科病史的描述都是文字性的，通常在患者复诊时，接诊的医生往往无法根据首次或前次就诊时的病史文字描述想象或还原出首诊当时或前次就诊时的创面详细特征。因此，难以准确判断治疗的有效性或系统回顾创面演变的进程。为此，上海瑞金医院通过软件编写创立了"基于手机的创面信息采集系统"。该系统通过手机对创面进行拍照记录下创面的形态学特征，然后通过下拉式菜单点击输入患者基本情况和创面的诊治方案，即可以短信的方式上传到数据库，而通过数据库又可将信息发送到电子病历和居民健康档案。患者复诊时医生可以通过手机调出数据库的以往图像和文字资料，直观地回顾病史或进行病程演进的观察，使得各类创面的诊断性描述标准化、系统化成为可能。而且，该系统还有利于多中心、大样本的流行病学调查，值得推广。

二、改良传统方法扩大创面治疗的适用范围

清创、扩创、换药或植皮等传统方法是创面修复的基本技术手段，随着现代科技的发展，各类用于创面治疗的手段相继应运而生，对创面修复的疗效有了极大的提升。负压封闭持续引流是近年来使用较多的临床技术。尽管临床使用该方法取得了较为一致的正面效果，但仍有一定负面报道。众所周知，创面愈合是一个复杂的生物学过程，不同的阶段有不同的特征，也需要不同的临床干预，才能有利于创面的完美愈合。上海第九人民医院谢挺、肖玉瑞等在"负压封闭持续引流"技术的基础上辅以间歇性冲洗，取得了良好的效果，扩大了负压封闭持续引流技术应用的适应证。

负压封闭持续引流已成为创面治疗的常用技术手段，一次治疗周期 3 ~ 7 天，如果对这一技术的操作不熟练可发生贴膜漏气，因此，接受负压治疗的患者常住院观察。最近，已有学者提出在负压仪上添加压力感应装置和信号发射装置，一旦漏气，该负压仪可发送信号至值班医生或护士的手机上，值班医生或护士即刻就能获知是哪一台负压仪报警。这一技术改良使得负压封闭持续引流的居家治疗成为可能。一旦发现哪位患者的负压治疗的贴膜漏气即可召回患者进行处理。目前这一技术的样机已经研制成功，有望在近年内获得市场推广。

三、在内镜支持下开展窦道创面的处理

窦道创面的外科处理原则是冲洗加引流条填塞换药或行窦道切除术等。一例肝脏手术后窦道形成两年余，经引流条填塞换药和两次窦道切除术未愈，窦道长约 18 cm、直径约 5 mm，由外院转至

我科。我们课题组打破传统，在内窥镜的支持下进行窦道创面处理，这种在内镜直视下的创面处理较传统方法而言减少了引流条填塞换药的"盲目性"；窦道创面的内部通常呈"树枝状"，往往有很多分叉，对于此类窦道创面应用外科窦道切除术常难以彻底切除。而内窥镜支持下的窦道创面处理技术则可克服上述传统方法的不足，方便地进入各个窦腔，清晰直观地观察到窦腔的形态学特征。结果发现，在该病例的近腹膜处使用的可吸收缝线未被"吸收"而成为"异物"，致使窦道经久不愈（见图 13-6）。后经去除"异物"后窦道创面很快愈合。由此可见，创面的形式是多样化的，我们的传统手段是有限的，这就要求我们勇于创新，改良传统方法，吸纳跨学科技术提升创面治疗水平。

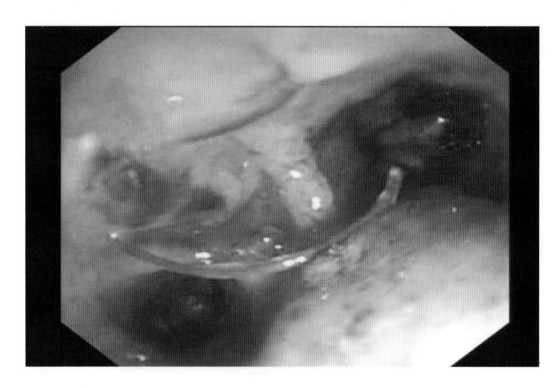

图 13-6　窦道经久不愈病例

在内镜插入窦道 12 cm 处可见两年余未被吸收的"可吸收"缝线以及三个窦道分叉口。

四、以新理念完善传统诊断体系

创面修复机制的研究在我国已有 20 余年的积累。以糖尿病合并创面难愈为例，提出了有别于传统病理生理机制的糖尿病皮肤微环境污染学说。该学说认为：糖尿病合并创面难愈是基于糖尿病代谢障碍为基础的，由代谢异常后续事件所介导的病理演变过程。糖尿病代谢紊乱所致皮肤组织中糖含量增高和糖基化终末产物局部蓄积引起的皮肤微环境改变，即"微环境污染"，是导致糖尿病创面难愈的始动因素之一。"微环境污染"使得无创伤糖尿病皮肤发生一系列以组织学、细胞功能学改变为特征的隐性损害，并在创伤后持续地影响着创面愈合的各个环节，包括糖尿病皮肤在未受到外源性损伤前就已经发生了组织学和细胞功能学的改变，称为糖尿病皮肤的"隐性损害"。此外，还存在生长因子及其受体被糖基化、过度炎症反应所致的组织进行性损害、血管形成障碍以及有髓和无髓神经纤维的受损，最终导致创面愈合延迟或不愈。据此，我们能否将糖尿病的血管神经病变看成是继高糖和糖基化终末产物局部蓄积后的病理结局，并非糖尿病创面难愈的始动环节。而高糖和糖基化终末产物局部蓄积又是糖尿病皮肤 "隐性损害" 的又一个上游事件。由此推断：糖尿病创面难愈的病理分型除血管病变、神经病变以外，还应纳入皮肤 "隐性损害" 的病理标准。这一推断有待于多中心大样本临床试验后确立。

（陆树良）

第三节　建立创面治疗新的就医模式

创面疾病治疗具有 "小病房、大门诊" 的特点，即相当一部分患者仅需要在门诊换药，只有当需要深度治疗或手术时才需要住院。在目前创面修复专科还不多的情况下，很难满足居住在不同地域患者的需要。创面患者最适合的换药地点应该在他们的家门口，在社区卫生服务中心。为此，在上海市各级政府的支持下，上海第九人民医院与全国基层医疗示范单位上海市长宁区周家桥社区卫生服务中心建立了创面修复专科与社区医疗的双向联动机制，即区域内的创面患者仅需要在社区卫生服务中心的门诊换药，只有当需要深度治疗或手术时才转诊至上海第九人民医院的创面修复专科，当手术后病情稳定，再将患者转回社区卫生中心住院治疗或居家治疗。这种单病种纵向医疗资源的整合使患者就医得到了方便，减少了医疗负担，国家在基层医疗的投入得到了利用，丰富了社区医疗的内涵，创面修复专科所在的三级甲等综合性医院的管理指标得到了保障，创面修复专科的平均住院天数为 14 天，药占比仅 14%。但在这华丽表面的背后存在一个亟待解决的问题，那就是基层医疗的全科医生通常对创面处理缺乏经验，需要培训和提高。创面修复专科曾派专家每周定期坐诊，但我们深刻地意识到这仅是权宜之计，因为，在上海有 232 家社区卫生服务中心，有限的创面修复科专家面对如此庞大的社区需求显得明显的力不从心。4G 通信技术的诞生为我们带来了解决方案，在上海市经济与信息技术委员会和中国移动的支持下，借助基于 4G 技术的高清视频系统建立了创面修复科与社区卫生服务中心的连接。该系统能够使专科医生通过高清视频清晰地看到远在社区卫生中心就诊患者的创面情况，能直接通过对话指导全科医生处理创面。该系统不仅解决了专科医生奔波于医院与社区卫生中心的苦恼，同时，对其他社区卫生中心与专科医院建立双向联动机制具有可复制性。2011 年 4 月在上海召开的第一届中欧创面修复学术会议上，该系统被各国专家一致认可，认为这是一个 "Top class" 的技术和具有创新性的创面修复就医模式。政府部门、医疗主管部门以及创面修复专家一致认为，这种基于4G高清视频的创面修复专科与社区医疗的单病种纵向医疗资源整合，解决了慢性创面患者就医难的问题，符合医改的要求，具有很好的示范效应。

（陆树良）

第四节　挑战历史遗留"烂脚病"患者治疗

一、背景

在浙江金华、丽水、衢州等地有一批疑似与抗战期间细菌武器致伤有关的"烂脚病"患者，患者数量多达数百名。患者创面溃烂经久不愈几十年。由于在病例中无法找到与细菌战有关的直接临床证据，我们将这批患者称为历史遗留"烂脚病"患者。

由著名社会活动家王选发起对历史遗留"烂脚病"患者开展诊治的呼吁，2014年9月中国工程院院士、中国医生协会创伤外科医生分会名誉会长、解放军总医院生命科学院院长付小兵教授，中国医生协会创伤外科医生分会会长、上海交通大学医学院附属瑞金医院上海市烧伤研究所所长、上海市创面修复研究中心主任陆树良教授积极响应，以中国医生协会创伤外科医生分会的名义带动上海市创面修复研究中心和全国创面修复专科联盟及其相关专家联合组成志愿者医疗团队，应对历史遗留"烂脚病"患者的治疗难题。

二、患者特点

通过两次赴金华现场考察，发现了这批患者有以下几个特点：

（1）患者创面疾病缠身几十年，曾多方治疗未能痊愈，对治疗丧失信心。

（2）患者经济条件有限，难以承受治疗费用。

（3）患者均为老年患者（70～90岁），具有不同程度的老年性疾病，治疗风险大。

（4）相当一部分患者依靠常规换药治疗治愈的可能性不大，但是依靠现代技术，通过合理的手术治疗是可以治愈的。

三、治疗计划

针对以上情况，医疗志愿者团队经认真讨论形成如下3个阶段的计划：

1.计划第一阶段

上海中西医结合医院免费收治3位患者，上海交通大学医学院附属第九人民医院通过王正国创伤医学基金会资助免费收治9例患者。

第一阶段的计划目的是通过治疗这批历史遗留"烂脚病"患者，总结出一些治疗经验，为进一步更广泛地开展历史遗留"烂脚病"患者治疗工作打下基础。同时也为了证明在目前我国的医疗状况下使用现有的医疗技术手段，这些长期的难愈性"烂脚病"是可以被治愈的，从而增强历史遗留"烂脚病"患者治愈创面的信心。但是治疗这批伴有不同程度老年疾病的患者具有一定的医疗风险是我们必须面对的，我们面对的另一个难题是如何将有限的慈善捐款惠及更多的患者。这就要求我们摸索一套安全、经济、有效的治疗方法。

临床发现，这批患者创面纤维板厚而致密，有的甚至有明显的钙化组织（图13-7），必须予以切除，以形成具有良好血供的创面床，否则植皮难以成活；老年患者皮肤菲薄，供皮区若处理不当容易形成新的创面，课题组依靠几十年烧伤外科的经验，选择头皮这一"天然皮库"作为供皮区。由此形成了应对这批历史遗留"烂脚病"患者的治疗方案。通过实践摸索证明，彻底切（削）除纤维板后行持续负压引流5～7天，然后实行患者自体头皮取皮，小皮片移植覆盖修复创面的方案安全有效，所有患者均通过一次植皮治愈创面，平均治疗费用在2万元以下；同时，也证实了应用中西医结合的方法治愈这类长期难愈合创面也具有相当的优势。

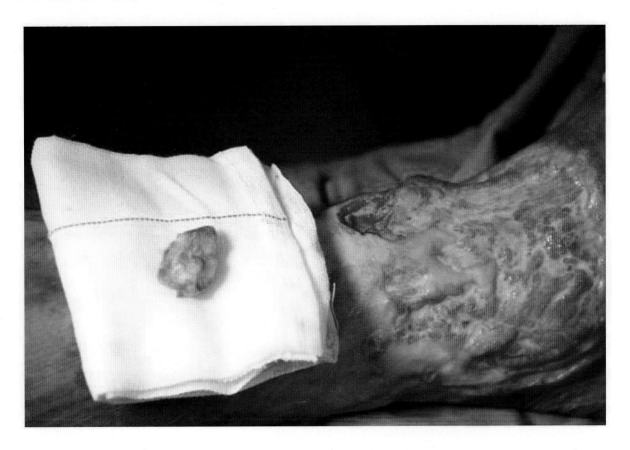

图 13-7　创面可见厚而致密的纤维组织，以及摘除的钙化组织

通过第一阶段的努力，在上海接受免费治疗的 12 名患者除一名患者因家庭原因要求提前出院和一名皮肤病患者不属创面治疗范畴，其他 10 名患者均痊愈出院。

2. 计划第二阶段

上海交通大学医学院附属瑞金医院派送两位研究生赴"烂脚病"患者比较集中的金华市婺城区第一人民医院与婺城区第一人民医院的当地医生一起治疗患者，并配合使用智能远程可视眼镜，通过患者创面信息的实时传输，在远端（上海）专家的实时指导下开展创面治疗工作。

第二阶段的计划目的在于探索两位年资低、经验不丰富的青年医生在智能远程可视眼镜的支持下，通过远端专家实时指导，能否开展创面治疗的可行性。如果这一方法可行，那么，当地基层医院的医生同样也能够在智能远程可视眼镜的支持下，通过远端专家实时指导，治愈历史遗留"烂脚病"患者创面。

通过 2 个月的实践表明，专家端专家在电脑上或者智能手机上能够清晰地看到创面情况和基层端医务人员对创面处理的操作并可实时进行视频通话指导。期间，共接纳创面换药近 300 人次，为 2 例患者开展了 4 台手术，患者痊愈出院。实践表明，对于创面治疗经验不丰富的基层医生，在远程专家的指导下完全能够开展创面治疗工作。这为更广泛地就地开展历史遗留"烂脚病"患者创面治疗提供了可行性。

3. 计划第三阶段

在阶段二工作的基础上，由中国医生协会创伤外科医生分会副会长、浙江大学附二院韩春茂教授协调，构建了基于智能远程可视系统的金华市中心医院烧伤科与金华市婺城区第一人民医院双向联动的治疗模式，使患者能够在婺城区第一人民医院就近做基本治疗，需要手术时转入金华市中心医院。

金华市中心医院在仇旭光主任的带领下已顺利开展工作，手术治愈患者 9 例。这一模式如能在浙江各地推广将能惠及更多的历史遗留"烂脚病"患者。

通过对三个阶段的计划执行，我们总结认为，相当一部分历史遗留"烂脚病"患者是可以治愈的；依靠可视信息化技术，在远程专家的指导下基层医院完全能够开展创面治疗工作；金华市中心医院与婺城区第一人民医院的双向联动机制是解决偏远乡村患者就医路途遥远困难的有效模式，具有示范作用。继后，浙江衢州化工职工医院以张元海院长领衔的治疗团队也加入了这一志愿者行列。截至本章收稿时，已治愈患者 34 名。

目前，腾讯公募基金和王正国创伤医学基金会正通过社会为历史遗留"烂脚病"患者募集用于治疗的慈善捐款，中国医生协会创伤外科医生分会也正在进一步会同上海市创面修复研究中心以及全国创面修复联盟的相关专家继续支持历史遗留"烂脚病"患者治疗工作，继续推广基层医院与大医院双向联动模式，使更多的慢性创面患者得到有效治疗。

综上所述，创面修复专科是一个因疾病谱改变而应运而生的新兴学科，涉及多学科的交叉，许多诊疗技术和方法有待进一步完善，创新空间很大。因此，面对如今纷纷建立的创面修复科，我们必须强调：要重视创面修复专科的内涵建设。

（陆树良）

第五节　创面治疗中心建设的理论与实践

创面治疗的历史也是外科学发展的历史，从史前开始人类就已经对相关创面进行治疗，同时人类文明的发展也不断促使创面治疗发展。在历史长河中，人类创面治疗主要分三个阶段：原始创面治疗、经验创面治疗和科学创面治疗。随着工业革命的不断推进，科学创面治疗已经成为创面治疗的主体，各种源自实际和理论结合的新技术不断用于创面治疗，而与此同时，创面治疗中心作为创面治疗的"载体"开始建立并逐步发展。现代社会，随着经济的发展、老龄化的加重和人们生活习惯的改变，疾病谱较以前有很大变化，各种慢性创面增多，情况复杂，治疗困难。既往创面治疗中心的规模已经无法满足患者的需求，而其模式也需要更快更新和完善，以适应现代社会创面的诊疗。国外发达国家在 20 世纪末就开始建立多学科合作模式的创面治疗中心，在 21 世纪初其创面治疗中心的规模得到了井喷式的发展。以美国为例，它的创面治疗中心的数量由 2003 年的不足 500 家迅速发展到 2006 年的 1500 家以上。中国创面治疗中心的发展起步于 21 世纪初，目前正在迅速发展中，由于国情不同，中国的创面治疗中心发展有其自身的特色。

一、中国创面治疗中心的前身

中国创面治疗中心的前身来自于较大型医院的换药室。中国换药室往往隶属于医院门诊部或护理部，也有些隶属于不同临床科室，如烧伤科、普外科、整形科等。20 世纪 50 年代，中国开始了大炼钢铁，出现了较多烧伤患者，烧伤科应运而生，并受到高度重视。由于大多数烧伤科医生直接处理烧伤患者的创面，在烧伤科门诊往往都有自己独立的换药室，这也是中国早期大部分创面治疗中心的雏形。

早期换药室的主要特点是病种单一；条件简陋，设备、敷料少；人员配备少；烧伤科换药室创面治疗相对复杂。

1. 病种比较单一

这和当时的疾病谱有关，当时的换药患者主要是急性的皮肤创伤、烧烫伤及手术患者，而慢性创面则比较少，主要是下肢静脉曲张性溃疡。值得提出的是由于当时农业和工业机械化较少，很多工作需要人力劳动，因此导致的异物刺入伤比较多。此外不同科室往往有自己门诊隶属的换药室，如烧伤科换药室的患者仅仅只有烧烫伤患者，这也是病种单一的一个原因。

2. 条件简陋，设备、敷料少

首先，早期换药室患者相对较少，医院相对重视也较少；其次，早期患者创面情况简单，病种单一，所需处置简单，故早期换药室的条件简单甚至简陋。除了一些换药的基本设备，比如换药盘、镊子、剪刀等，没有别的设备。而换药的材料也很少，没有新型敷料，主要包括纱布、绷带、凡士林纱布等敷料和自行配备的外用消毒和消炎类药物。其中常用的消毒药物和现在不同，主要使用碘酒和酒精消毒，无法有效防止或减轻患者疼痛。而当时抗生素外用的管理不严，很多换药室都使用静脉药物外敷，如庆大霉素、克林霉素、氯霉素等。

3. 人员配备少，专业技术能力弱

一般早期换药室都由门诊安排 2 ~ 4 名资历较深的护士担任换药工作，而这些护士大部分来自外科系统或烧伤科。虽然这些护士平时有接触换药的工作，但并没有接受过相关正规的培训，都是通过跟着前辈学习后开始工作并逐渐熟悉，而其伤口理论知识更是薄弱。早期换药室没有专门的医生或伤口治疗师等，如需要医生负责，往往都是隶属科室的门诊医生帮忙，而需要医生帮忙的创面也比较少见。

4. 烧伤科换药室创面治疗相对复杂

早期中国没有太多的动力性交通工具，车祸等导致的复杂创面少；慢性疾病少，故其导致的慢性溃疡也很少见。所以大部分医院处理的创面都较为简单。其中烧烫伤创面是所见创面中相对复杂的，而这部分患者换药都在烧伤科直属的换药室，这也导致在各种换药室中，隶属烧伤科的换药室其换药水平相对较高，创面处置能力也较强。这也是后来中国创面治疗中心很大一部分隶属烧伤科的原因之一。

二、中国创面治疗中心的发展

中国经济的迅猛发展开始于 20 世纪 80 年代，改革开放的热潮让中国的经济开始活跃并迅速发展，人民生活水平更是不断提高，其生活习惯也逐渐改变，体力劳动减少，此外人口老龄化问题也开始凸显。和大多数发达国家一样，慢性疾病逐渐开始成为主要问题，当然因此导致的慢性溃疡也开始受到重视，专家开始撰写相关诊疗规范和建议以促进相关诊疗的发展，其中付小兵院士发起、组织相关专家如韩春茂教授等编写的《慢性伤口诊疗的指导意见》，是中国伤口诊疗的第一篇指导性的文献。急慢性创面患者的增多，创面特别是慢性创面诊疗的复杂和困难，促使中国开始建立规范且有一定规模的创面治疗中心，以满足患者需求。同时在相关专家如付小兵院士等的努力推动下，中国创面治疗中心开始了新的起步。

（一）中国创面治疗中心的起步

和别的国家和地区一样，疾病谱改变、患者需求增多是创面治疗中心起步的根本原因。而中国创面治疗中心的起步有其自己的特点，其主要特点是隶属科室特殊，中国最开始建立创面治疗中心的科室是烧伤科或烧伤整形科。这和历史发展有关，20世纪50年代烧伤科兴起，但随着科学技术的发展，大规模的烧烫伤事故迅速减少，这也导致烧伤科患者减少，为了学科的发展，烧伤科医生以自身创面治疗经验丰富的优势开始寻找出口。同时慢性创面和复杂创面的增多让大部分内外科医生措手不及，他们也开始寻求创面治疗水平相对较高的烧伤科医生的帮助。于是，烧伤科开始介入除烧烫伤以外的各种创面的治疗。

如上，有前瞻性的一些烧伤科，在分析了国外创面治疗的情况后，根据国内情况，开始建立独立的创面治疗中心，同时借鉴国外的发展经验，逐步规范化，开创了国内在创面治疗中心治疗创面的先河，并发展成为了国内这一领域的领头羊。其中，国内最早建立的以医生为主体的创面治疗中心——浙江大学医学院附属第二医院伤口治疗中心成立于2004年，它也是起步于烧伤科换药室。

此外中国创面治疗中心也有一部分隶属于其他科室，如内分泌科创面治疗中心，这些创面治疗中心主要诊疗糖尿病足或和糖尿病相关的创面，发展较早的如北京解放军306医院的糖尿病足中心，这个中心还配备了自己的外科医生，有独立的手术室，可以进行独立的糖尿病足创面修复手术。另外有些医院根据自身收诊患者的情况也建立了一些单病种创面治疗中心，比如压疮创面治疗中心等。

当然中国创面治疗中心也有一部分是隶属于护理部门的创面护理中心，起步也较早，发展也不错，特别是2001年第一所护理人员伤口治疗学校在广州建立后，中国伤口护理水平进入了一个新阶段。值得一提的是，中国目前已有护理伤口治疗师学校5所，这些学校培训规范，培训周期1～3个月，目前已经培训了近千名专业伤口治疗护师和造口师。但由于护理人员知识范围不同，发展可能相对局限。

2015年姜玉峰等在付小兵院士的指示下开展了中国创面诊疗中心和中国伤口护理中心的调查，调查中显示，大部分的伤口诊疗中心的前身为烧伤科，而大部分伤口护理中心的前身为门诊换药室（见图13-8）。

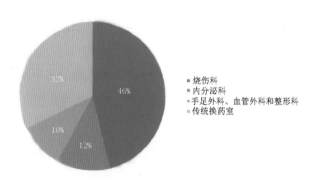

图 13-8　创面诊疗中心和伤口护理中心的前身

（二）中国创面治疗中心的发展

从 21 世纪初，顺应社会发展的需求，创面治疗中心开始了发展的步伐。而很多专家更是为了促进它的发展做了很多工作，他们的努力也引起了更多医护人员和机构对创面治疗中心的重视。早期，付小兵院士等几位中华医学会创伤学分会组织修复专业委员会（组）的主要成员，就开始讨论在中国全面建立创面治疗中心的可能，2005 年他们提出建设规范化和具有示范意义的创面治疗中心的设想。2009 年付小兵院士等在《中华烧伤杂志》上发表名为《创面治疗中心的建设势在必行》的文章，文中阐述创面治疗不仅是一切创伤治疗的基础，而且也是防止后期并发症以及促进创伤患者早日康复的关键，而有一定规模和特色的创面治疗中心，则是促进创面治疗新技术发展和惠及创伤患者的保障。进一步呼吁通过建立具有示范意义的创面治疗中心，带动全国创面治疗中心的建立。

与此同时，迅速增多的各种急慢性创面尤其是慢性创面患者和极度缺乏的相关医疗资源形成鲜明的矛盾，这个矛盾引发的越来越多的问题开始成了各家医院的负担。慢性疾病和人口老龄化是慢性溃疡增多的两个重要原因，最新的流行病学调查显示，我国住院患者中慢性创面的发生率显著升高，其中糖尿病创面、创伤后慢性创面、压力性溃疡分列慢性创面的前 3 位。2014 年末人口普查结果显示，中国大陆总人口 136782 万人，而 60 岁及以上人口达 2.1 亿，占总人口的 15.5%，比 2000 年人口普查上升 5.17%，其中 65 岁及以上人口占 10.1%，比 2000 年人口普查上升 3.14%。国际上通常认为当一个国家 60 岁以上的人口占总人口数的 10% 以上，或 65 岁以上人口占总人口的 7% 以上，就意味着这个国家已处于老龄化状态。而我国早已进入了人口老龄化社会行列，并获得了两个世界第一：老龄化人口数量第一和老龄化速度第一。创面疾病带来的医疗需求和我国医疗资源缺乏的现状矛盾日益突出，具体表现在如下几个方面：

（1）大部分医院包括有规模的综合性大医院很少有针对创面治疗的专业科室，创面患者往往无法找到合适的就诊科室，创面患者就诊困难已经成为一个现实问题。

（2）创面治疗的患者往往有各种基础疾病，需要多学科综合性的治疗，这也导致创面患者往往需要辗转于各个科室之间，却无法得到一个较为系统综合的治疗。此外创面患者往往行动不便，给患者就诊带来许多不便，甚至导致了患者产生不满意的情绪。

（3）创面治疗的诊疗内容缺乏新知识和新技术的灌输，更缺乏一个规范的诊疗路径指导医生进行诊疗，这也导致目前创面诊疗效果参差不齐。

（4）创面治疗专业人员极度缺乏，目前创面诊疗的医生大部分来源于其他不同科室对创面治疗有兴趣的医生，而专业的创面治疗医生极少。值得提出的是近几年在付小兵院士、陆树良教授、韩春茂教授、许樟荣教授、谢挺教授等专家的推动下，国内开始开展各种创面治疗医生的培训班，同时国内也已经成立了伤口愈合联盟，意在将相关的伤口诊疗培训进一步规范化和常态化。此外，国内逐渐开办的护理人员的伤口治疗和造口师培训班培训了部分护理人员，为其转变为伤口专科护师起到了很大作用。

（5）有些地方慢性创面患者无法在门诊进行治疗而只能入院，这部分患者住院时间长，医疗资源消耗大，给各家医院的管理指标带来了不小的影响。而其实创面疾病治疗具有"小病房、大门诊"的特点，即除了部分需要住院进行手术治疗外，相当一部分患者仅需一定时间在门诊诊疗和换药，这个特点导致我们的患者需要较大的门诊来满足其诊疗。如上的矛盾引起了越来越多人的重视，从而也成了一个促使中国创面治疗中心建设的推动力。

患者的增多和专科部门的缺乏之间的矛盾加剧，从而促使中国创面治疗中心的建设发展加速。2006—2010 年的 5 年间近 20 家医院建立了具有示范意义的创面治疗中心并逐渐完善。如期所愿，这些创面治疗中心在全国起了很好的带头和示范作用，同时也成了中国创面治疗中心的模板。这些创面治疗中心都已经成为各地区的示范中心，当然在其各自的发展空间它们都有各自的特点。它们有的是根据需要新建的综合性专业治疗中心，如上海交通大学医学院附属第九人民医院建立的创面修复科和社区医疗联动模式；有的是以专科医生为中心，规范诊疗的多学科合作模式，如浙江大学医学院附属第二医院的伤口诊疗中心。同时在许多专家的推动下，各种创面治疗的培训项目、会议和组织相继开展，而以上的各家具有示范作用的创面治疗中心也已经成为各培训项目的基地，从而为中国的创面治疗中心的稳固建设发展提供了强大支持。

随着创面治疗中心示范基地的建立，全国伤口中心尤其是创面诊疗中心发展迅速，2010 年后更以每年 10 余个的趋势增长（图 13-9）。

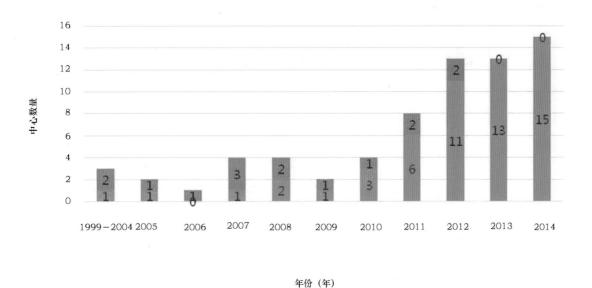

图 13-9　中国创面诊疗中心和伤口护理中心建立时间图

（三）中国创面治疗中心的模式

中国创面治疗中心由于各个地区、各个医院、各个隶属科室的不同都有其各自特点，但就其总体结构、管理和规范上看都有其一些共同的特点和模式。具体如下。

1. 团队新兴

各个中心往往有一个核心带头人，他往往也是学科带头人，在学科带头人的带领下争取各种可能争取的力量和资源，吸收创面治疗相关的医护人员，而这些人员往往都是新兴力量，对创面治疗有着很大的热情，这对学科建设有很大的推动作用。

2. 医生为中心，知识构架优势明显

越来越多的人已经意识到创面治疗绝非简单的包扎，护理人员的知识构架已经无法承担所有的创面治疗。由各个地区和医院的学科带头人建立的创面治疗中心开始以医生为中心，这些医生不仅有着对创面治疗的热情，更有着创面治疗相关的各种知识构架。此外他们更主动吸收国外发达国家的经验，取其精华，借鉴其成功的案例，再根据自身的特点，建立了各种创面治疗中心的规范化诊疗。这样的推动作用无疑是巨大的。

3. 多学科合作，诊疗规范

示范性的创面治疗中心，都重视多学科合作，比如在糖尿病足诊疗方面，很多创面中心都建立了一个多学科合作构架，以创面治疗中心的专科医生为核心，同时有内分泌科、骨科、血管外科、放射科、心内科、营养科等的医生通过会诊等方式介入患者的系统性诊疗。同时各种诊疗规范也受到大家的重视，如浙江大学医学院附属第二医院的伤口诊疗中心更建立了各种慢性创面的门诊诊疗路径，其糖尿病足门诊诊疗路径得到了全院的推广。

4. 积极使用新技术、新方法、新材料

虽然中国对创面治疗相关的新型敷料或设备还很少有医疗保险，但是各个创面治疗中心对各种新敷料的应用已经受到了越来越多患者的欢迎。我们可以在大部分的创面治疗中心找到各种类型的高级敷料，如水胶体、水凝胶、泡沫敷料、藻酸盐敷料、银离子敷料等。此外各类新技术的应用也在全面展开，如负压封闭引流技术，中国目前已经有 10 余家国产的封闭式负压引流材料。

5. 一个地区一个示范

虽然创面治疗中心建立发展迅速，但目前一个地区有一个可以成为示范的创面治疗中心，这个示范的中心往往将会成为该地区各个创面治疗机构的核心。而这个示范中心的所属医院往往也是该地区的综合性大医院，故其设备也相对较新较全，一般的示范点都有踝肱指数测定、血管多普勒、震动阈值检查的设备，有些甚至有配备经皮氧分压测定仪、足底压力测定仪、激光多普勒、超声清创仪、红光治疗仪等。这些示范点也已经开始成为该地区创面治疗人员的培训基地，开始起越来越大的作用。

（四）创面治疗培训项目和成效、相关会议和组织

1. 创面诊疗培训项目

一个学科的人员培训是学科发展的核心，而相对于别的学科，创面治疗的人员极度缺乏，可以说创面治疗人员的培训在 21 世纪前是完全空白的。值得高兴的是，在付小兵院士的推动下，这一个空白很快就被填补上来。2010 年世界糖尿病基金会（WDF）与中华医学会创伤学分会组织修复专

业委员会（组）联合在中国开展针对医生和护士的糖尿病足及相关慢性创面教育项目。项目专家组囊括了全国创面诊疗的顶尖专家，目前主要成员有：付小兵院士、陆树良教授、韩春茂教授、许樟荣教授、胡大海教授和谢挺教授。专家们对项目培训非常重视，每期培训都会亲临授课。该项目正式启动了中国创面治疗培训，培训了数千名医护人员，建立了几十个培训基地。培训项目初期主要集中在东部；每期学员数增加，有的甚至达到 250 人以上，培训需求很大。为了进一步促进该项目的发展，满足培训需求，培训基地将向中国西部地区扩展，并增加培训专家组成员，定期完善扩充培训教材。此项目为中国创面治疗提供了第一批专业创面治疗医护人员。此外，糖尿病足培训相对较早，由许樟荣教授发起建立的糖尿病足培训早在 2005 年就开办，该培训项目全面规范，培训内容包括理论和实践，每期培训还会邀请国内外的相关专家，国外专家如美国糖尿病足协会前任主席 Robert Frykberg、澳大利亚悉尼大学阿尔弗雷德王子医院糖尿病中心 Dennis Yue、香港骨科专家 Wing Cheung Wong 等都曾受邀为学员进行授课和现场演示，国内包括付小兵院士、孙永华教授、韩春茂教授、严励教授、冉兴无教授等也多次受邀，受到了学员的普遍欢迎和认可。当然在全国相关培训的带动下，近年来各地区也有不少相关内容的培训，如护理相关的造口师培训、各类场面修复论坛等。虽然目前相对于创面治疗人员的极度缺乏，几项培训远远无法满足，但是相信这些项目马上会带动更多更全面的培训项目。另外，指南制定方面，2014 年在中华医学会创伤学分会和中华医学会组织修复与再生分会的组织下，付小兵院士、韩春茂教授和陆树良教授作为总执笔人会同 8 位指南编写专家和 11 位指南编写工作支持小组成员，经过 1 年多努力完成了基于中国文献的第一本《中国创面诊疗指南》。

2. 相关会议

国内相关会议很多，目前有规模有影响的会议主要有以下几个。

（1）中华医学会创伤学分会组织修复学组的会议：学组开办多次相关的会议，都受到了相关专家的重视，并起着创面诊疗的领航作用。如中华医学会创伤学分会组织修复学组高峰论坛，第一届于 2010 年在上海召开，论坛邀请了中国工程院院士王正国、付小兵、邱蔚六、戴克戎和法国国家医学科学院外籍院士韩忠朝教授、美国波士顿大学周来生教授、中华医学会创伤学分会主任委员蒋建新教授等国内知名专家，上海市科委、上海市教委、上海市卫生局等有关方面的领导，上海交通大学医学院及附属第九人民医院的党政领导以及组织修复学组委员、研究生代表等 180 人出席了本次论坛。会议围绕"再生医学"平台建设的主题展开研讨。

（2）中国医生协会创伤外科医生学组相关会议：该协会下分多个学组，其中包括创面治疗医生分会，每年的相关会议汇集了全国的创面治疗专家。该分会的第一任主任委员是陆树良教授，在陆教授的推动和带领下，由中国医生协会批准的中国创面修复学科建设的"1239"三年行动计划，目前正在如火如荼的进行中。

（3）国际糖尿病足论坛：该会议由许樟荣教授发起，始于 2005 年，每年一届，论坛邀请国内外著名的来自糖尿病、内分泌、血管外科、糖尿病足病、骨科、烧伤科等不同领域的专家，围绕糖尿病足及其相关疾病进行学术报告和交流临床经验。论坛的举办得到了国际糖尿病足工作组、美国糖尿病学会足病学组、北京大学糖尿病中心、美国世界健康基金会北京办事处、澳大利亚悉尼大学阿尔弗雷德王子医院糖尿病中心、中南大学湘雅三医院等学术团体与医疗机构的大力支持。论坛已经连续成功举办七届，它以高质量、高密度的学术交流内容开启了国内糖尿病足学术交流的先河，并通过有效的宣传提高社会各界对糖尿病足的关注和重视，每年来自全国的近千位医生都会到场。

（4）中欧创面修复学术会议：由中华医学会创伤学分会组织修复专业委员会（组）及欧洲创面技术学会共同举办，每四年一次，第一届会议于2011年由上海交通大学医学院附属第九人民医院承办，确立"创面修复的转化实践"为主题，旨在交流和分享创面修复领域基础和临床研究的最新进展和科研成果，促进该学科领域的国际交流与合作，从而推动创伤修复从基础到临床的转化性研究。为表彰在组织修复与创面愈合学科发展、基础研究、临床转化实践及国际合作等领域做出杰出贡献的学者和医护人员，中欧创面修复联盟设立了"中欧创面修复联盟奖"（Sino-Euro Wound Healing Award，SEWHA）。其中包括三个奖项：中欧创面修复终身成就奖、中欧创面修复杰出贡献奖、中欧创面修复国际合作奖。

（5）全国烧伤年会及全国烧伤救治专题研讨会：由于创面治疗的大部分医生来自烧伤科，所以目前在烧伤相关会议上每年都会有大量的关于创面治疗的报道，同时相关委员会也会讨论创面治疗方面的问题。

3. 相关组织

目前全国性的创面治疗的组织主要是中华医学会创伤学分会组织修复专业委员会（组），以及其下的全国创面修复专科联盟，而各省市自治区的相关组织在全国创面修复专科联盟建立后陆续开始建立。

（1）2011年12月26日中华医学会创伤学分会在上海举行特别会议，主任委员付小兵院士宣布"全国创面修复专科联盟"正式成立。副主任委员陆树良教授宣读了联盟章程及首批联盟会员名单，包括：解放军第306医院全军糖尿病诊治中心（许樟荣），浙江大学医学院附属第二医院伤口治疗中心（韩春茂）等共22个单位。王正国院士为学术委员会主任，付小兵院士、陆树良教授为学术委员会副主任，各参与单位负责人为学术委员会委员；付小兵院士、陆树良教授为联盟主任，第一届执行主任为韩春茂教授。

（2）此外在全国组织建立的带动下，各个地方也开始建立相关组织。2011年在浙江省医学会烧伤外科学分会年会上，由韩春茂教授正式宣读浙江省医学会文件，成立了浙江省伤口愈合学组，这也是全国首个地方性的创面治疗相关学术组织。

（3）紧接着2012年1月5日，"上海市创面修复研究中心"启动仪式在上海交通大学医学院附属瑞金医院举行，由陆树良教授宣布正式成立。该组织也受到了上海市卫生局重视和支持。上海市卫生局科教处张勘处长代表上海市卫生局宣布"上海市创面修复研究中心"学术委员会和执行机构任命：学术委员会主任王正国院士，学术委员会副主任付小兵院士、朱正纲教授、张志愿教授，学术委员会委员陆树良教授、夏照帆教授、谢挺博士；"上海市创面修复研究中心"名誉主任付小兵院士，中心主任陆树良教授，副主任谢挺博士，主任助理王志勇博士；中心各基地负责人：中心研究基地主任姜育智博士，瑞金医院临床基地主任陆树良教授（兼）、姜育智博士，上海市第九人民医院临床基地主任陆树良教授（兼）、谢挺博士，新华医院临床基地主任许海洲教授，东方医院（血管外科）临床基地主任张强教授，龙华医院临床基地主任阙华发教授，上海市中西医结合医院临床基地主任曹烨民教授。"上海市创面修复研究中心"启动仪式标志着这一创面修复多中心研究平台正式运行。

（4）2018年初中国医促会创面修复与再生医学分会成立，陆树良教授为主任委员，这也是创面诊疗领域的另一大组织。此外，近期在付小兵院士的推动下，各个相关领域的有识之士也在组建相关分支组织，如中国保肢协会等，这将进一步促进创面诊疗的专科化发展。

（五）中国创面治疗中心建设的局限

当然，创面治疗中心建设在中国也有很多局限，涉及体制、观念、学科代码、收费等。这些问题的解决需要政府主管部门和医院的通力合作。主要如下：

1. 医保局限

目前中国的医保对创面治疗的很多相关检查和治疗还没有纳入范围，比如踝肱指数的检查。各种新型敷料、新技术如负压引流技术、干细胞治疗等往往也不在医保范围内。但鼓舞人心的是医保机构也已经开始重视伤口诊疗，并开始将部分伤口相关的诊疗项目和敷料在部分地区、部分医院纳入医保范围，相信不久的将来，伤口治疗的大部分内容都可以纳入医保范围。

2. 观念

虽然人们的生活水平大幅度提高，但很多观念仍然没有改变，比如患者的观念，有很多患者害怕让别人看到自己破溃的皮肤所以没有就诊！又比如医生，很多医生往往喜欢从事"经典"的行业，对于创面治疗没有什么概念。此外管理者的概念更需要去改变，目前部分医院管理者对创面治疗已经有一定的概念，较患者满意度而言相关经济收益较低，往往更会影响他们对中心建设的支持力度，至于政府部门的管理者目前对创面治疗中心的关注仍然很少。

3. 学科代码

中国目前仍然没有专门的创面治疗的学科代码，这就代表着目前很多创面治疗都无法单独成科，这给我们的诊疗无疑带来了很大的困难。

4. 收费

创面治疗日益复杂，然而目前的收费制度仍然停留在数十年甚至几十年前，这对一个学科的建设无疑也是起反作用的。

5. 其他

此外，中国很多学科都没有国外完善，比如中国没有专门的足病师和矫形师，相关的减压鞋垫、鞋子或者支具都没有专业的人员进行配备。

总之，创面治疗中心的建设仍然有很多局限，都需要我们更多的重视和关心，更需要我们的努力去改变和改善。

三、中国创面治疗中心建设的展望

中国的创面治疗中心建立发展较快，这和社会经济科技的发展紧密相关，同时对其他国家的经验的借鉴也起了一定作用。在付小兵院士等相关专家的推动和努力下，目前我国的伤口治疗中心发展形势喜人。同时中国的伤口治疗专家团队在国际舞台上也已经开始受到注目，以付小兵院士为首的中国伤口愈合联盟，在申请 2020 年国际伤口愈合联盟会议（WUWHS）举办资格时，向全球介绍了中国的创面诊疗学科，虽未成功，但中国创面诊疗学科开始在国际舞台上大放异彩。2018 年 3 月，在第一届亚洲创面处理学年会上，陆树良教授从会议主办方手中接过了会议旗帜，宣布第二届亚洲创面处理学年会将于 2019 年 5 月在上海举办。展望未来，我们的前景是无限的。为了加强发展，我们更需要付出努力。首先，要以新理论、新技术武装自己，其中信息时代的我们应该采用更先进的电子处理模式，以更好地评估创面，记录数据，方便做更多有效、大规模的临床研究，促进学科发展；其次，我们需要以创新理念为指导，促进学科发展；最后，创面中心的建设需要各方面人士的支持和关注，相信不久的将来政府部门将会给予更大的支持，而医保也可以纳入更多的项目。我们也将更好地为患者服务！伤口愈合——让思想飞吧！

（沈月宏　韩春茂）

参 考 文 献

[1] 陆树良, 向军, 廖镇江, 等. 应用人淋巴液促进烧伤创面愈合的研究 [J]. 上海第二医科大学学报, 1998, 18(3): 263.

[2] Leibovich SJ, Ross R. The role of the macrophage in wound repair: a study with hydrocortisone and antimacrophage serum[J]. Am J Pathol, 1975, 78: 71-100.

[3] Tsirogianni AK, Moutsopoulos NM, Moutsopoulos HM. Wound healing: immunological aspects[J]. Injury, 2006, 37 (Suppl): 5-12.

[4] Broughton G, Janis JE, Attinger CE. The basic science of wound healing[J]. Plast Reconstr Surg, 2006, 117: 12-34.

[5] Sunderkotter C, Beil W, Roth J, et al. Cellular events associated with inflammatory angiogenesis in the mouse cornea[J]. Am J Pathol, 1991, 138(4): 931-939.

[6] Hopkinson-Woolley J, Hughes D, Gordon S, et al. Macrophage recruitment during limb development and wound healing in the embryonic and foetal mouse[J]. J Cell Sci, 1994, 107 (Pt 5): 1159-1167.

[7] Stein M, Keshav S, Harris N, et al. Interleukin 4 potently enhances murine macrophage mannose receptor activity: a marker of alternative immunologic macrophage activation[J]. J Exp Med, 1992, 176(1): 287-292.

[8] Gordon S. Alternative activation of macrophages[J]. Nat Rev Immunol, 2003, 3(1): 23-35.

[9] Henderson B, Henderson S. Unfolding the relationship between secreted molecular chaperones and macrophage activation states[J]. Cell Stress Chaperones, 2009, 14(4): 329-341.

[10] Mantovani A, Sica A, Sozzani S, et al. The chemokine system in diverse forms of macrophage activation and polarization[J]. Trends Immunol, 2004, 25(12): 677-686.

[11] Zuloff-Shani A, Kachel E, Frenkel O, et al. Macrophage suspensions prepared from a blood unit for treatment of refractory human ulcers[J]. Transfus Apher Sci, 2004, 30: 163-167.

[12] Frenkel O, Shani E, Ben-Bassat I, et al. Activated macrophages for treating skin ulceration: gene expression in human monocytes after hypo-osmotic shock[J]. Clin Exp Immunol, 2002, 128: 59-66.

[13] Deiters U, Barsig J, Tawil B, et al. The macrophage-activating lipopeptide-2 accelerates wound

healing in diabetic mice[J]. Exp Dermatol, 2004, 13: 731-739.

[14] Deiters U, Gumenscheimer M, Galanos C, et al. Toll-like receptor 2- and 6-mediated stimulation by macrophage-activating lipopeptide 2 induces lipopolysaccharide (LPS) cross tolerance in mice, which results in protection from tumor necrosis factor alpha but in only partial protection from lethal LPS doses[J]. Infect Immun, 2003, 71: 4456-4462.

[15] Miao M, Niu Y, Xie T, et al. Diabetes-impaired wound healing and altered macrophage activation: a possible pathophysiologic correlation[J]. Wound Rep Reg, 2012, 20: 203-213.

[16] 刘英开, 王西樵, 韦俊, 等. 组织张力对组织胶原排列结构的影响 [J]. 中华创伤杂志, 2009, 25(9): 779-782.

[17] Liu YK, Jiang YZ, Wang XQ, et al. Initiating scar formation – the dermal "template effect" theory in regenerative medicine in China[M]. Sanders S, Ed. Washington DC: Science AAAS, 2012, 56-57.

[18] 姜育智, 丁桂甫, 陆树良. 真皮组织微观化重建的探索性研究 [J]. 中华烧伤杂志, 2009, 25(5): 343-351.

[19] Jiang YZ, Lu SL. Three-dimensional insights into dermal tissue as a cue for cellular behavior[J]. Burns, 2014, 40: 191-199.

[20] Chen FM, Wu LA, Zhang M, et al. Homing of endogenous stem/progenitor cells for in situ tissue regeneration: Promises, strategies and translational perspectives[J]. Biomaterials, 2011, 32: 3189-3209.

[21] 胡大海. 加快创面处理领域的干细胞研究 [J]. 中华烧伤杂志, 2010, 26(4): 247-250.

[22] 陆树良, 谢挺, 牛轶雯. 创面难愈机制研究 —— 糖尿病皮肤的 "微环境污染 "[J]. 中华烧伤杂志, 2008, 24(1): 3-5.

[23] 李永涛, 王喜梅, 乔晓俊, 等. 糖尿病创面表皮干细胞增殖分化相关蛋白的研究 [J]. 中国美容医学, 2010, 19(8): 1171-1172.

[24] Kant V, Gopal A, Kumar D, et al. Topically applied substance P enhanced healing of open excision wound in rats[J]. Eur J Pharmacol, 2013, 715: 345-353.

[25] 朱飞滨, 刘德伍, 张红艳, 等. P 物质与表皮干细胞联用对糖尿病大鼠创面愈合与神经再生的影响 [J]. 中华烧伤杂志, 2012, 28(1): 25-31.

[26] Shen T, Pan ZG, Zhou X, et al. Accelerated healing of diabetic wound using artificial dermis constructed with adipose stem cells and poly(L-glutamic acid)/chitosan scaffold[J]. Chin Med J, 2013, 126(8): 1498-1503.

[27] 谢挺, 葛敏, 陆树良. 创面修复科与社区医疗联动机制的探索 [J]. 中华烧伤杂志, 2011, 27(1): 43-44.

[28] Ting X, Minjie W, Hu L, et al. Appilication of telemedicine system with 4G and high-resolution video in diagnosis and treatment of wounds between wound healing department and community health care center in China[J]. Int J Low Extrem Wounds, 2011, 10(3): 167-168.

[29] Forrest RD. Early history of wound treatment[J]. J R Soc Med, 1982, 75(3): 198-205.

[30] 韩春茂, 陈国贤. 伤口治疗中心的运作 [J]. 中华烧伤杂志, 2007, 23(4): 302-303.

[31] 韩春茂, 孙华凤, 付小兵, 等. 慢性伤口诊疗的指导意见 [J]. 中华烧伤杂志, 2010, 26(5): 390-402.

[32] 沈月宏, 韩春茂, 陈国贤, 等. 伤口诊疗中心建设模式探讨 [J]. 中华烧伤杂志, 2011, 27(1): 45-48.

[33] 许樟荣. 多学科合作、专业化处治, 预防为主加强糖尿病足病防治 [J]. 中华糖尿病杂志, 2013, 5(6): 321-323.

[34] 王庆梅, 唐艳光. 伤口护理理论与技术进展 [J]. 中华烧伤杂志, 2012, 28(2): 142-144.

[35] Jiang YF, Xia L, Jia LJ, et al. Survey of wound-healing centers and wound care units in China[J]. Intern J Lower Extremity Wounds, 2016, 15(3): 274-279.

[36] 付小兵, 陆树良, 蒋建新, 等. 创面治疗中心的建设势在必行 [J]. 中华烧伤杂志, 2009, 2(9): 769-770.

[37] Jiang Y, Huang S, Fu X, et al. Epidemiology of chronic cutaneous wounds in China[J]. Wound Repair Reg, 2011, 19(2): 181-188.

[38] 陆树良. 加强创面修复专科的内涵建设 [J]. 中华烧伤杂志, 2012, 28(1): 1-2.

[39] 付小兵. 创面治疗中心建设的实践 [J]. 中华烧伤杂志, 2011, 27(1): 8-9.

[40] Frykberg R, Zgonis T. 糖尿病足临床操作指南 [M]. 陈炯, 胡行, 韩春茂, 译. 天津: 天津科学技术出版社, 2009.

[41] 刘毅. 伤口治疗中心建立与烧伤整形学科发展 [J]. 中华烧伤杂志, 2011, 27(1): 40-42.

[42] 韩春茂. 面对伤口愈合: 让思想飞 [J]. 中华烧伤杂志, 2012, 28(1): 3-4.

第十四章 再生医学中存在的问题与展望

第一节 概 述

人类疾病中还有很多疾病或损伤没有寻到根治或修复如初的好办法。因此，人们期待着新一轮医学技术发展带来突破。基于干细胞的修复与再生能力的再生医学，有望成为继药物治疗、手术治疗后的第3种疾病或损伤治疗手段。再生医学主要研究对人体已经发生病变或遭受严重损害的组织、器官，采用修复、替换或再造的医疗策略，治疗传统医疗手段无法治愈的疾患，如创伤、心血管病、糖尿病、阿尔茨海默病、衰老等。一方面，中国是世界上人口最多的国家，疾患者基数大；另一方面，中国快速的经济发展和现代化建设使得各种损伤和事故不断发生，估计中国每年需要通过修复和再生手段治疗的疾患者数在1亿人次左右，成为最迫切需要救治的国家。但目前无论是体表还是内脏的组织器官修复，仍然停留在瘢痕愈合的替代性修复层面上，与人们所希望的"再生出一个完整的受损器官"差距甚远。如果把人体比作一台机器，机器发生故障或长期磨损后可以更换零件。组成人体这台机器的零件若能随时替代将实现人们长久以来追逐的梦想。当前通过遗体捐献获得的器官移植不仅有伦理以及机体免疫排斥等诸多方面没有解决的难题，甚至在某些部位无法应用。总之，目前的医疗技术和手段难以满足临床救治的需要。

20世纪90年代以来，随着细胞生物学、分子生物学、免疫学以及遗传学等基础学科迅猛发展，以及干细胞和组织工程技术的出现，使得现代再生医学通过使用活性因子、基因治疗、干细胞移植、组织工程以及细胞重编程等手段，支持身体的自我修复能力，在替代或再生细胞、组织或器官，帮助完成由任何原因导致的受损器官功能（包括先天性缺陷、疾病、创伤和衰老等疾病）恢复方面显示出良好前景，并超越传统移植和取代疗法。干细胞在再生医学中的地位尤为突出，随着对干细胞内部运作机制不断深入的了解，经干细胞工程技术制备的干细胞及衍生的治疗性细胞不断发现，干细胞医疗技术被寄予厚望。*Science*、*Nature* 将之评为21世纪生物科学领域最具发展前景的技术，是攻克各种传统医学无法解决的重大疾病的全新医疗手段。2012年，美国 *Popular Science* 评选出自

1988 年以来的 2500 项"最佳创新"，在 25 大创新中生物医药领域占据 5 席，干细胞医疗技术名列其中。

在过去的 20 年里，再生医学领域一直保持不断增长的势头。美国、日本、新加坡及欧洲相关国家已先后投入超过上千亿美元进行相关研究。全球的再生医学市场在 2011 年约为 598 亿美元的规模。预期将以 8.4% 的年复合成长率（CAGR）成长，在 2016 年达到 897 亿美元。未来 5 年，中国的干细胞与再生医学相关领域的市场规模将达 60 亿元。2013 年 4 月，美国加州大学旧金山分校的研究人员在 *Sci Transl Med* 杂志"Perspective"栏目发表有关细胞治疗前景概述的文章。认为未来细胞治疗将成为"医学第三大支柱"，会像现在用工程蛋白质、抗体或更小的化学物质制成的药品一样，普遍用于治疗患者。再生医学研究正成为 21 世纪国际生命科学研究中最具发展潜力的方向之一。

第二节　中国再生医学领域的重要进展

中国科学家们在多能干细胞、组织工程、基因治疗和活性分子方面，获得诸多令人惊叹的成果。他们将有潜力的治疗技术从实验室快速推至临床，进行疑难疾病治疗，极大改善患者的健康和生活质量。在组织修复与再生医学相关领域先后出版多部再生医学专著（表 14-1）。2015 年 03 月出版的《中国学科发展战略·再生医学》，是由中国科学院组织数百位院士专家联合研究的系列成果，涉及自然科学各学科领域，是目前规模最大的学科发展战略研究项目。其包含再生医学发展现状与趋势、再生医学技术领域及重点发展战略两个部分。对再生医学发展现状、特点和趋势进行了重点阐述，对再生医学发展形势与需求进行了具体分析，并根据我国再生医学现有布局和基础提出发展建议。

表 14-1　中国出版的有关再生医学的专著

时间	专著	作者	出版社
2008.03	《再生医学：原理与实践》	付小兵、王正国、吴祖泽	上海科学技术出版社
2010.05	《再生医学——理论与技术》	裴雪涛	科学出版社
2012.03	《再生医学》	丁斐	人民卫生出版社
2013.08	《再生医学：基础与临床》	付小兵、王正国、吴祖泽	人民卫生出版社
2016.10	《再生医学：转化与应用》	付小兵、王正国、吴祖泽	人民卫生出版社

由于中国在再生医学方面所取得的突出成就，21 世纪开始，国外学者，以及重要的学术刊物和媒体开始关注中国的再生医学发展情况。2002 年，*Nature* 发表关注中国再生医学，尤其是干细胞研究的报道，介绍了北医李凌松、湘雅的卢光琇以及上二医盛惠珍教授，主要是干细胞的获得与建立治疗性克隆胚胎提取干细胞的研究成果。2002 年国外一些著名媒体逐渐关注中国再生医学，美国的 *The Wall Street Journal* 和英国 *New Scientist*、*The Times* 纷纷报道中国在人类克隆研究方面的成果。同年 11 月，*J Appl Behav Anal* 报道中国再生医学的发展状况。2009 年 *Nature* 及其子刊 *Nature Reviews Molecular Cell Biology* 刊登有关中国再生医学相关政策的文章，*Cell* 的主要子刊 *Cell Stem Cell*，以及 *N Engl J Med* 和再生医学专业杂志 *Regen Med* 均从不同角度介绍了中国在再生医学和干细胞研究领域取得的重要进展，或解读中国干细胞相关政策。总体印象是中国政府大量科研资金投入再生医学领域，使中国在再生医学（包括以干细胞、组织工程基础与临床研究为标志）方面取得巨大进步。进入 21 世纪，中国政府对再生医学研究领域投资力度加大，且积极地招募在海外受过训练的高水平科学家，寻求实现其成为该领域世界领先者的雄心。中国在国际学术期刊上发表的相关论文数量位居世界第五，仅次于美国、德国、日本和英国的贡献。其中一些研究成果处于世界领先地位。但在监管、治理和管理的临床预期等方面面临挑战，必须加以解决，以确保科学的质量和可持续发展。2012 年 11 月，*Science* 发表的 "China's Push in Tissue Engineering" 从多方面介绍了近年来中国在组织工程学领域的发展情况，包括中国政府对于该学科领域的大力支持，并介绍南通大学顾晓松、上海交大曹谊林等在中国再生医学的组织工程学方面做出的突出贡献。2012 年，*Science* 以增刊的形式较为全面介绍中国再生医学的发展情况，特别是中国在创伤、组织修复的再生医学，以及胚胎发育的基础等几方面取得的一些进展。*Science* 主刊还给予了积极的评价。经 ISI Web of Science 数据库统计，2000—2015 年，全球再生医学相关发表的文章数量持续增长，中国已超过英国，位居第二。在引用频次上，美国每个项目平均引用次数 32.2，排名第一。中国每个项目的平均引用次数逐年递增。

干细胞与再生医学的研究水平是衡量一个国家生命科学与医学发展水平的重要指标，世界大部分发达国家已经将该领域研究列为国家重大科技发展方向。中国科学院实施的战略性先导科技专项，分为"前瞻战略科技专项"和"基础与交叉前沿方向布局"两类，干细胞与再生医学研究属于前者。主要在细胞谱系的建立与发育调控、功能性细胞获得的关键技术、人工组织器官构建、干细胞应用策略 4 个方面进行综合研究。2015 年，科学技术部将"干细胞研究与转化研究"设立为科技改革后首批重点研发计划的试点专项，计划"十三五"期间（2015—2020 年）在干细胞基础与转化方面持续加强投入与布局，整体提升我国在干细胞及其转化应用领域的核心竞争力，加快科研成果的应用，作为中国 21 世纪新的经济增长点来培育。2017 年，国家科技部、教育部、中国科学院、国家自然科学基金委员会联合发布《"十三五"国家基础研究专项规划》，明确我国干细胞和转化研究将作为核心竞争力的项目，以我国多发重大疾病为需求作牵引的方向。

一、干细胞

（一）概况

1956 年，华盛顿大学医学院的 Thomas 成功地为一名白血病患者做了世界首例骨髓移植。20 世纪 60 年代，医学界进一步拓展了骨髓移植病例，采用放射疗法和化学疗法克服患者移植后的异体排斥反应，提高了白血病的治疗效果。20 世纪 70 年代，骨髓移植已成为全世界治疗血液病包括白血病、再生障碍性贫血以及放射病的重要的临床技术。1990 年，Thomas 获诺贝尔医学奖。造血干细胞移植是最早且最成熟的干细胞治疗技术，目前至少有几十种疾病可以应用造血干细胞移植技术来治疗。20 世纪 90 年代后期，*Nature* 先后发表了利用成体动物细胞核克隆绵羊"Dolly"和克隆鼠的报道，使发育生物学理论有了革命性的突破。特别是 1998 年 11 月，美国的 Thomson 和 Shamblott 分别在 *Science* 和 *Proc Natl Acad Sci USA* 发表文章，成功建立了人体胚胎干细胞系，并使人类胚胎干细胞在体外生长和增殖。此项进展使科学家们看到在体外培育所需的组织细胞取代患者体内的坏损细胞组织的干细胞生物工程曙光，随即带动了世界范围内的干细胞研究热潮。截至 2014 年 7 月，SCI 收录的干细胞领域论文总量已达 28 万篇。伴随国际上干细胞基础研究领域的新成果层出不穷，甚至在某些方面还取得了重大突破，吸引了科技界、产业界和政府机构关注，并成为研究、开发和产业化热点。但因受观念等因素限制，如美国、欧洲等国家的文化环境与道德观念反对并阻碍着胚胎干细胞研究。中国禁止生殖性克隆、使用受精超过 14 天的人类胚胎、人类与非人类配子（在受精过程中结合的细胞）融合或把研究胚胎植入人类或动物子宫。但在很多方面有别于欧美，20 世纪末、21 世纪初一批华人科学家返回中国，中国干细胞研究逐渐呈现繁荣景象。中国政府在干细胞研究方面投入大量经费，并集中在北京、上海等几个主要实验室。因此，中国在胚胎干细胞，以及某些干细胞研究领域与世界同步。

（二）中国干细胞研究体系的构建与发展

20 世纪 80 年代后，中国学者开始关注干细胞领域。目前，中国学者在国内先后出版干细胞领域的相关专著 20 余部（表 14-2）。

表 14-2　我国在干细胞领域出版的专著

时间	专著	作者	出版社
1988.01	《造血干细胞移植基础》	吴祖泽	人民卫生出版社
2000.04	《干细胞和发育生物学》	叶鑫生	军事医学科学出版社
2000.09	《外周血干细胞移植》	裴雪涛，达万明	人民卫生出版社
2000.11	《造血干细胞理论与移植技术》	韩忠朝	河南科学技术出版社

时间	专著	作者	出版社
2003.07	《干细胞生物学》	裴雪涛	科学出版社
2005.03	《干细胞理论与技术》	王建华	科学出版社
2005.05	《干细胞生物学》	胡火珍	四川大学出版社
2006.05	《干细胞原理、技术与临床》	赵春华	化学工业出版社
2006.07	《神经干细胞基础及应用》	朱晓峰	科学出版社
2006.12	《神经干细胞》	徐如祥	军事医学科学出版社
2007.03	《造血干细胞生物学及其研究方法》	王亚平	科学出版社
2007.07	《干细胞衰老与疾病》	王亚平	科学出版社
2008.02	《干细胞基础与临床》	余跃	中国科学技术大学出版社
2010.01	《骨髓间充质干细胞临床研究进展》	王彤	人民卫生出版社
2010.07	《干细胞应用新技术》	杨晓凤，张素芬，郭子宽	军事医学科学出版社
2011.08	《干细胞临床应用——基础、伦理与原则》	金坤林	科学出版社
2011.12	《人类胚胎干细胞研究的法律规制》	肇旭	上海人民出版社
2012.04	《间充质干细胞基础与临床》	韩忠朝	科学出版社
2012.06	《干细胞科技与产业发展报告》	代涛，池慧，付小兵，裴雪涛，周琪，李德福，兰宝石	科学出版社
2012.10	《干细胞临床研究与应用》	谷涌泉，韩忠朝，付小兵	人民卫生出版社
2012.10	《干细胞技术在心血管疾病中的应用》	马依彤	人民卫生出版社
2014.06	《实用造血干细胞移植》	黄晓军	人民卫生出版社
2014.07	《干细胞临床进展》	韩忠朝	天津科技翻译出版公司
2016.01	《围产期干细胞》	韩忠朝	科学出版社

2001年，中国科学院成立干细胞生物学重点实验室。随后逐步构建中国干细胞研究的网络，包括中科院上海生科院、广州生物医药与健康研究院、生物物理所、动物所、遗传发育所、昆明动物所等机构。整合了包括生命科学、材料、化学、生物力学等17个研究所在内的核心研究力量，期望在干细胞自我更新和定向分化、干细胞免疫调控和肿瘤干细胞，以及干细胞临床应用三大研究方向产生突破。①中科院上海生科院——中科院干细胞生物学重点实验室：主要与上海交通大学医学院健康科学研究所、上海新华医院、常州市第一人民医院、苏州大学附属第三医院合作，建立生物医学转化研究基地。在胚胎干细胞自我更新和定向分化领域发展。建立了人胚胎干细胞系并实现无滋养层培养，实现人胚胎干细胞向神经细胞的定向诱导分化；发现胚胎干细胞重要转录因子的修饰方式；发现胚胎发育早期神经干细胞维持新机制等。②中科院广州生物医药与健康研究院——华南干细胞与再生医学研究所：主要与香港大学合作筹建"粤港干细胞及再生医学研究中心"，在干细胞多能性维持、分化机制、神经干细胞研究、干细胞化学生物学、干细胞研究技术平台、体细胞的重编程研究及利用、动物克隆技术与转基因技术相结合研制与培育和干细胞治疗相关的细胞、组织、器官和动物产品方面取得成果。③中科院生物物理所：对人胚胎干细胞心肌分化治疗心肌梗死的研究，以及人多能干细胞、神经干细胞的研究。中科院动物所——干细胞与再生医学研究中心：与法国国立农艺研究中心合作，主要在干细胞医药学应用转化领域发展，重点研究全能干细胞向神经系各类群细胞的分化机制、人类干细胞生物学的独特性以及干细胞医药学应用的系统化评估等科学问题。中科院遗传与发育生物学研究所：主要与南京大学医学院附属鼓楼医院合作成立"南京市干细胞与生物材料研究中心"，关注干细胞三维培养与自我更新调控网络的研究，以及干细胞与生物医用材料的研究，组织再生与创伤修复产品的研发以及转化方面。④中科院昆明动物所：主要与云南省合作成立动物生殖生物学重点实验室，建立灵长类干细胞（灵长类为主）资源库，并利用灵长类疾病动物模型开展干细胞基础研究、药理药效学和临床前安全评价，推动我国干细胞先导专项实施及临床干细胞治疗。

国内主要知名大学、研究院所也先后成立或与国外协作成立干细胞研究所/中心（表14-3）。

表 14-3　国内主要知名院所成立干细胞研究机构的情况

时间	干细胞研究机构名称	组成
2001.01	北京大学干细胞研究中心	北京大学
2013.07	北京大学口腔干细胞研究与再生中心	
2001.02	协和干细胞基因工程有限公司	中国医学科学院协和医科大学血液学研究所
2002.01	中南大学生殖与干细胞工程研究所	中南大学（湖南医科大学）
2004	国家发改委批准人类干细胞国家工程研究中心	
2005	卫生部批准人类干细胞与生殖工程重点实验室	

时间	干细胞研究机构名称	组成
2003.01	中山大学干细胞与组织工程研究中心	中山大学
2008.10	Med-X-仁济临床干细胞研究中心	上海交通大学医学院 Med-X 研究院与仁济医院
2011.03	清华大学干细胞与再生医学研究中心	清华大学
2012.01	浙江大学干细胞与发育生物学研究中心	浙江大学
2012.04	中美再生与转化医学研究中心	美国维克森林大学再生医学研究所和南通大学神经再生重点实验室
2012.06	中美干细胞研究中心	同济大学与美国加州再生医学研究院（CIRM）
2012.12	华南干细胞与再生医学研究中心	军事医学科学院和广东省科技厅

（三）中国干细胞库的建立

现代干细胞库的建立对干细胞基础研究与临床转化十分关键。2007 年，中国科技部牵头开始布局和成立覆盖中国北方、南方和华东地区的 4 个干细胞资源库。依托这四个技术优势互补的干细胞资源库，建立起 3 ~ 4 项干细胞关键技术的平台。旨在建立一个服务于全国干细胞研究领域的统一标准化资源共享平台，以带动我国干细胞研究和技术发展。2002 年 12 月 25 日，中国造血干细胞捐献者资料库网络系统正式建立运行。

在亚洲，日本京都大学的干细胞研究先驱、2012 年的诺贝尔医学奖获得者山中伸弥（Yamanaka）将日本带入开创性生物医学技术的最前沿，他们计划通过建立用于治疗的干细胞库从而开启一个全新的领域。该干细胞库将储存几十个诱导性多能干细胞（iPSC）系。

（四）中国干细胞研究基础研究

2007 年之前，中国干细胞的研究基础方面主要集中在骨髓和胚胎干细胞。2009 年，牛津期刊（*Oxford Journals*）的 *Science and Public Policy* 指出，中国是生物经济的新加入者，在干细胞基础科学研究方面正逐步走向全球前列。正如所预测的那样，2008 年 12 月，北京大学邓宏魁教授的实验室在 *Cell Stem Cell* 上报道首次建立恒河猴 iPSC 系。2009 年 4 月，上海交大吴际教授等人在国际上首次分离出生殖干细胞，并培养得到能长期自我更新的生殖干细胞株。7 月，*Nature* 在其网站上公布：中国科学家在世界上首次利用 iPSC 培育出小鼠，世界上第一次证明了 iPSC 的全能性。这一成果入选 *The Times* 评选的"2009 年全球十大生物医学进展"，认为该项研究"标志着干细胞研究取得一个重要进步"。*Nature* 报道称，中国科学家"为克隆成年哺乳动物开辟了一条全新道路"，并指出"该方法比传统克隆方法更高效、更安全，会引起人们对治疗性克隆的兴趣"。2010 年初，中科院广州生物医药与健康研究院裴端卿带领的研究小组通过添加维生素 C 使 iPSC 诱导效率提高 10 倍。推测是维生素 C

促进相关基因表达，加速推动体细胞进入重编程状态。2012 年 2 月，*Proc Natl Acad Sci USA* 发表中国科学院动物研究所、广州生物医药与健康研究院、上海血液学研究所、解放军总医院、第二炮兵总医院等多家合作的最新研究成果：干细胞因子受体 c-Kit 的新功能及转化医学意义上的应用。同年 9 月，中科院动物研究所与东北农业大学的研究人员在 *Nature* 上发表文章，成功建立了来自孤雄囊胚单倍体胚胎细胞系，获得了胚胎干细胞研究的突破性成果。2013 年 7 月，邓宏魁教授和赵扬博士带领的研究团队在 *Science* 再次发文，用小分子化合物诱导体细胞重编程为多潜能干细胞开辟了一条全新的实现体细胞重编程的途径，给未来应用再生医学治疗重大疾病带来了可能。2013 年 *Cell* 推出一期 "Spotlight on China"，重点介绍了近年来中国免疫学研究的飞速发展，特别是对干细胞用于临床治疗中涉及的免疫学研究成果给予高度评价。

截至 2013 年，SCI 数据库收录的我国干细胞研究论文量达 3 779 篇，连续 4 年位居世界第 2 位。2013 年我国干细胞专利数量达 300 余件，位居世界第 3 位。美国的专利数量远远超越其他国家，排名第 1 位，欧洲专利申请数量排名第 2 位，其他依次是中国、澳大利亚、韩国和日本等国家。国内浙江大学干细胞专利申请量位居第一，达到 137 项，其次是协和干细胞基因工程有限公司，专利申请量达到 94 项，中国人民解放军军事医学科学院野战输血研究所、第二军医大学等机构干细胞专利申请量也较为突出。中国干细胞基础研究在 iPS 和胚胎干细胞、肿瘤干细胞与干细胞分化潜能等方面研究和世界主流方向一致；但在成体干细胞研究如神经干细胞、造血干细胞等方面，基础研究的工作还不够全面；在一些新兴领域如干细胞的调控网络、干细胞自我更新及分化机制还有相当多的基础工作要做。

（五）中国干细胞临床应用方面

干细胞的临床应用性研究是各个国家希望将基础医学尽快转化的关键。中国干细胞治疗实践可追溯到 20 世纪 60 年代的骨髓移植，就是移植骨髓干细胞。2009 年 3 月中国继英国、美国之后第三个宣布干细胞治疗作为三类医疗技术合法化。

目前干细胞技术应用仍然主要是造血干细胞，主要是用于治疗急性心衰、肝衰和下肢缺血方面。但已开始对其他干细胞的临床应用进行研究。所做的探索性工作包括：2006 年，复旦大学的朱剑虹及其研究团队，就在 *N Engl J Med* 上发表一篇论文，记录了上海华山医院救助一名被筷子插入大脑的妇女。由于筷子从眼部插入大脑，导致这名妇女前额下皮层受损。取出筷子后，朱剑虹决定对筷子上附着的大脑组织进行培育，以期找到修复生命体损耗的干细胞。朱剑虹所在团队决定继续试验，提取中间干细胞，对受损组织修复，因细胞来自患者本身，可避免来自患者免疫系统的攻击。这种利用和调动自我修复的能力的研究是当今干细胞领域所关注的重点。2009 年，付小兵团队利用自体骨髓间充质干细胞再生皮肤汗腺获得成功，到目前为止已完成 30 余例，随访 4 年以上，被国际同行誉为 "里程碑式的研究"。2013 年，中国武警医院的医生移植脐带间充质干细胞治疗脑外伤后遗症患者，40 例脑外伤后遗症被随机分配到干细胞治疗组或对照组。干细胞治疗组的患者接受了干细胞移植。6 个月后，评估组对所有使用干细胞移植患者和没有接受任何治疗的对照组患者进行运动功能

（fugl-meyer assessments，FMA）和功能独立性评测（functional independence measures，FIM）检测，干细胞移植组的 FMA 和 FIM 分数（上肢、下肢运动）优于对照组（$P<0.05$）。证实脐带间充质干细胞移植能够改善脑外伤后遗症患者的神经功能。但这一结果尚需多中心大样本前瞻性随机临床试验。在临床关注的很多领域如心脏病等方面还都有赖于进一步深入和标准化。经国家食品药品监督管理局网站查询（检索日期：2013-08-01），目前批准进行临床研究的干细胞相关产品如下（见表14-4）。

（六）与国外干细胞研究的比较

在干细胞研究领域，美国保持着绝对领先的地位。从最初的骨髓移植算起，干细胞研究在美已进行了 30 多年。在干细胞相关研究政策上，中美双方也存在明显的差距（见图14-1）。美国在干细胞研究政策上起步早，自 1998 年就开始实施严格管理。中国这方面起步较晚，中国科技部与卫生部在 2003 年 12 月才开始制定干细胞相关的法规政策。但到目前为止，中国仍在不断完善各种政策，并希望有切实的执行力。欧洲各国之间干细胞研究管理法规差异很大。如英国和瑞典相对自由，允许使用最新采集的人类胚胎干细胞，而其他国家相对更严格。2007 年在欧洲联盟（欧盟）虽然宣布将继续资助人体胚胎干细胞研究，但出台禁止克隆人类和破坏人类胚胎的规定对欧盟和全球范围内的再生医学的发展具有重要意义。特别是，针对干细胞（包括人类胚胎干细胞系）研究面临的道德伦理质疑。

表 14-4　国家食品药品监督管理局批准进行临床研究的干细胞相关产品

受理号	药品名称	药品类型	日期	申报单位	状态
X0400586	骨髓间充质干细胞	注射用生物制品	2004-02-09	中国科学院基础医学研究所	批准临床试验研究
CSL20020071	注射用重组人体干细胞因子	注射用生物制品	2003-05-09	中国人民解放军第二军医大学	批准临床试验研究
X0408234	间充质干细胞心肌梗死注射液	注射用生物制品	2005-01-05	北京源和发生物技术有限公司	批准临床试验研究
X0407487	自体骨髓间充质干细胞注射液	注射用生物制品	2004-12-11	中国人民解放军军事医学科学院野战输血研究所	批准临床试验研究
CSL01037	重组干细胞因子注射液	注射用生物制品	2001-09-17	中国人民解放军军事医学科学院生物工程研究所	批准临床试验研究
X0404120	脐带血巨核系祖细胞注射液	注射用生物制品	2004-07-29	中国人民解放军军事医学科学院野战输血研究所	批准临床试验研究
X0404119	脐带血红系祖细胞注射液	注射用生物制品	2004-08-01	中国人民解放军军事医学科学院野战输血研究所	批准临床试验研究

在建立干细胞库方面，美国在该领域起步早，远远超过中国。1993 年，美国纽约血液中心科研人员建立起第一个由联邦政府资助的现代脐带血造血干细胞库；美国联邦政府把脐带血造血干细胞

库的开发利用计划正式列入1996年第17版本美国血库协会工作手册,以使其规范化、制度化、法律化,确保了脐带血造血干细胞库建立及应用这一全新事业的健康发展与壮大。2004年,美国政府计划建立胚胎干细胞库。2006年,建立首家婴儿牙齿库。2008年,建立美国国家干细胞库。

据统计,2009年全球有100多个重要干细胞中心,美国和加拿大有50个先进中心。2004年,美国哈佛大学投资数百万美元建设的一个干细胞研究中心是全美最重要的干细胞科研基地。2008年,斯坦福大学医学院拟建立全美最大的干细胞研究中心。英国大约有20个,欧洲其他地区大约25个,亚太地区约30个,主要集中在日本和韩国。

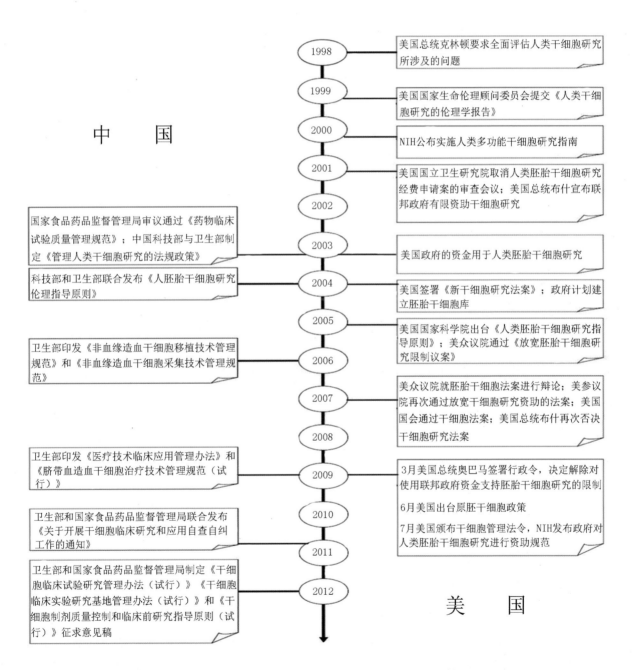

图 14-1 中国与美国政府相关机构的干细胞研究政策对比

除了制定相关政策为干细胞产业的发展铺平道路，许多国家的政府和科研机构也纷纷投入巨资，或是通过政策倾向，对干细胞产业予以支持。从政府和民间的投资情况来看，2002年4月，美国国家卫生研究所决定拨款350万美元，资助4所机构进行人类胚胎干细胞研究。这是美国总统布什宣布允许有限支持人类胚胎干细胞研究以来，美政府向该领域投入的首笔大额经费。2005年10月，美国食品和药品监督管理局（FDA）也已批准将神经干细胞移植入人体大脑。2006年哈佛大学宣布正式启动通过克隆人类胚胎提取干细胞的研究项目，并投巨资建立美国最大的干细胞研究中心。2008年5月，美国加利福尼亚州政府、大学和科研机构投资8.31亿美元在加利福尼亚州建立12个干细胞研究中心。2008年6月，加拿大投资1亿美元促进加拿大癌症干细胞联盟和加利福尼亚州再生医学研究所合作开展癌症干细胞的研究。2008年10月，斯坦福大学世界最大的干细胞研究大楼破土动工。2008年12月，美国加利福尼亚州再生医学研究所投资2.1亿美元开展10～12种治疗方法的人体临床试验。2009年6月，美国干细胞委员会用1万美元来补偿那些为干细胞研究捐献卵子的妇女。2009年7月，美国华盛顿由13个公司/科研机构共同组成了再生药物联盟，推进干细胞药物的研究。2009年8月，美国纽约计划投资2040万美元，用来引进干细胞科研人员，并建立一个多机构和干细胞科研中心。2009年11月，美国国家心肺血液研究所计划未来7年投资1.7亿美元，支持18个研究小组，开发具有潜力的干细胞和前体细胞相关工具和疗法。2010年6月，美国加利福尼亚州再生医学研究所投资2500万美元用于干细胞治疗免疫排斥研究。2010年10月，美国加利福尼亚州再生医学研究所对干细胞研究提供了新一轮资助，共约7200万美元，意在推动实验性干细胞疗法进入临床。2011年，美国国立卫生院（NIH）将投入3.58亿美元支持成体干细胞研究。2011年11月，美国加利福尼亚州再生医学研究所拨款3800万美元资助年轻科学家干细胞基础研究。2011年11月，干细胞澳大利亚正式成立，由墨尔本大学等8家研究机构组成，首次获得澳大利亚政府2100万澳元的支持，重点进行多发性硬化症、糖尿病、脑卒中和心脏病的研究治疗等。

2009年，法国科学家首次成功地利用人类干细胞制造出了一块完整的表皮，该成果可缩短重度烧伤患者等待皮肤移植手术的时间，减小感染的概率，从而挽救患者生命。科学家希望这种干细胞疗法未来可成为重度烧伤患者和遗传性皮肤病患者的替代疗法。2010年10月，英国首例干细胞人体试验获得批准。近来，韩国已批准3例干细胞治疗药物。2012年5月，加拿大卫生部批准了Osiris公司生产的（Prochymal）干细胞药物上市销售。该药成为世界上第一款经发达国家批准的用于治疗异体抗宿主病的非处方间充质干细胞药物。这是全世界干细胞药物领域的突破，对临床级干细胞治疗产业发展具有非同寻常的社会意义和不可估量的经济效益。另外，澳大利亚治疗用品管理局（TGA）批准Mesoblast公司生产和供应自体间充质前体细胞（MPC）产品在澳大利亚上市，该产品主要应用于受损组织的修复和再生。2013年，日本厚生劳动省的审查委员会批准了利用iPSCs开展视网膜再生的临床研究。

美国不仅在基础研究方面解禁了胚胎干细胞，在临床上，2009年，美国食品和药品监督管理局（FDA）批准加州一家生物技术公司开展世界上首例基于人胚胎干细胞的临床试验，是医学史上的一个里程碑。随后，FDA批准另一家公司（Advanced Cell Technology）开展人胚胎干细胞的临床试验。未来几年，世界范围内将会有更多的基于人胚胎干细胞的临床试验。

从专利角度来看，第一件干细胞相关专利申请出现于1980年，1993—2000年，专利年申请数量缓慢增长，2000年后呈现快速增长趋势。干细胞技术主要集中在人类、动物或植物的细胞培养或维持，利用基因工程手段改造的细胞系及其应用等方面。主要应用于细胞或组织培养、哺乳动物细胞转化株和细胞治疗等方面。申请干细胞相关专利较多的机构包括：加州大学、麻省总医院公司和日本科学技术振兴机构等。前10名机构中，有8家美国机构和2家日本机构，而且科研院所占到50%。表明干细胞尚属一门新兴学科，其技术成熟度还不高，专利申请还不是以企业为绝对主体。从国别来看，接受干细胞相关专利申请的主要国家/地区/组织为：世界知识产权组织、美国、欧专局、日本、澳大利亚、中国等；而作为专利优先权国家申请了较多专利的国家有：美国、日本、中国等。各国/地区对干细胞的政策偏向可分为坚决禁止胚胎干细胞研究型，对干细胞研究进行了严格限制型以及积极制定相关法规和伦理准则推进干细胞的研究型。根据专利申请情况，对美国、加拿大、英国、德国、日本、韩国和中国在干细胞研究监管和专利政策方面进行分析发现，有较为积极、宽松的政策，包括专利申请政策（这样就能募集私人资金）或政府经费支持政策（包括地方政府）；规范而精细的管理，能促使干细胞研究快速发展，这对于我国制定相关的政策法规很有借鉴意义。2007年，美国专利和商标局否决了人类胚胎干细胞基础专利。2008年，欧洲专利局（EPO）否决了美国威斯康星大学研究人员James Thomson开发的技术相关专利，即培养来自植入前胚胎的灵长类胚胎干细胞。2011年9月，英国药品监管部门批准一家生物科技企业开展人类胚胎干细胞试验，欧洲首次批准人类胚胎干细胞临床试验。但2011年，欧盟法院宣布仍然禁止干细胞研究进入专利申请程序。我国的干细胞技术相关专利申请数也呈大幅上升态势，专利申请比例从2011年的14.35%提高到了2015年的26.12%。

中国干细胞治疗实践可追溯到20世纪60年代的骨髓移植，就是移植骨髓干细胞。2009年3月我国成为继英国、美国之后第三个宣布干细胞治疗作为三类医疗技术合法化的国家。在美国，FDA批准胚胎干细胞的临床试验后，中国SFDA也将逐步地敞开对使用人类胚胎干细胞临床试验的限制。干细胞临床研究也随之进入蓬勃发展阶段，尤其是骨髓、外周血干细胞治疗失代偿期肝硬化；运用自体骨髓干细胞、自体外周血干细胞治疗糖尿病足患者；采用异基因脐带血有核细胞治疗自身免疫性疾病，如溃疡性结肠炎、系统性红斑狼疮等等，均取得了不错的疗效，这些临床治疗研究都走在国际的前列。由于相应的监管法规在细则上的缺位，在利益驱动下，干细胞市场乱象丛生。2009—2010年，*N Engl J Med*和*Nature*均报道中国干细胞治疗领域的混乱现象，他们对中国干细胞治疗的安全性表示忧虑，希望有更强硬的强制执行措施来保护患者。如果这些不成熟、不安全的干细胞治疗方式肆意泛滥，不仅会给人们带来健康的隐忧，也可能让公众错误地理解干细胞疗法。2011年12月16日，国家卫生部发布《关于开展干细胞临床研究和应用自查自纠工作的通知》。通知中明确规定，"停止未经卫生部和国家食品药品监督管理局批准的干细胞临床研究和应用活动。2012年7月1日前，暂不受理任何申报项目"。由于此通知采取的是一刀切措施，干细胞临床研究也因干细胞治疗乱局受到了殃及，目前这种冻结状态仍未解禁。但这一规定似乎收效甚微，一些机构对规定置若罔闻。2012 年 6 月，由中国医学科学院医学信息研究所主持编写《干细胞科技与产业发展报告》，分别为管理篇、科技篇和产业篇，主要跟踪分析国际干细胞领域研发策略，深入介绍干细胞科技研究进展，展望全球干细胞产业发展方向。在此基础上，提出对我国干细胞研究的建议，为我国干细胞领域政策制定及干细胞科研方向与产业发展提供参考依据和信息支持。国家干细胞临床研究领导小组正在研究制定一整套全新的干细胞管理制度，干细胞临床应用研究将比照发达国家一类新药进行管理。2015 年 3 月 30 日，由国家卫生计生委与国家食品药品监管总局共同组织制定的《干细胞临床研究管理办法（试行）》《干细胞制剂质量控制及临床前研究指导原则（试行）》等文件在国家卫生计生委科技教育司的官方网站上公布。这一在中国干细胞产业发展史上具有里程碑意义的《管理办法》甫一出台便引发了医院及业内公司的强烈关注。2016 年 5 月 30 日，国家卫计委官网发布公告，对首批通过备案的干细胞临床研究机构进行公示。首批通过备案的医院共有 30 家，其中北京有 6 家医院、上海有 4 家，广东与天津各有 3 家医院，江苏与贵州各有 2 家医院通过备案，河北、辽宁、吉林、江西、浙江、湖北、湖南、四川、山东、河南各有 1 家医院。

按照《干细胞临床研究管理办法（试行）》要求，国家干细胞临床研究专家委员会对各地报送的干细胞临床研究机构备案材料进行了审核，根据专家委员会意见，形成了干细胞临床研究机构首批通过备案的建议名单。

从干细胞领域开展临床试验的研究阶段来看，大部分临床试验都集中在临床 I 期和 II 期阶段，即研究干细胞相关药物在人体内的代谢特征和药物的疗效，同时对药物的安全性进行评估。从开展临床研究的国家（地区）来看，美国和欧洲是干细胞相关临床试验开展较多的国家和地区，加拿大和澳大利亚开展的临床研究也比较多，而亚洲地区开展的临床研究则相对较少。这从一个侧面反映出亚洲国家干细胞产品研发进度相对落后。与国际上在干细胞领域领先的国家相比，中国开展干细胞临床研究的数量明显偏少，中国干细胞科研成果向临床的转化进度还有待提高。从研发阶段的分布上来看，中国与国际干细胞疗法的临床转化进程基本一致，都处于对药物疗效和安全性等特征的研究中。此外，从这些临床研究所使用的干细胞类型和治疗疾病类型上，使用的干细胞主要集中在造血干细胞和间充质干细胞，治疗疾病类型则主要集中在血液疾病、血管疾病和糖尿病。

随着干细胞及再生医学行业的迅速发展，其产业化和市场化也突飞猛进，目前全国范围内已经形成了数十家不同规模的干细胞研发（或）销售公司，从事干细胞产品开发、干细胞库的建立、细胞储藏（主要是脐带血造血干细胞和不同组织来源的成体干细胞）和相关附属品的销售。此外，除了在北京、上海、广州等地建立干细胞库，对基础研究和临床转化所需的重要干细胞资源进行储备。在深圳又建立了我国首个国家基因库，有效保护、开发和利用我国珍贵的遗传资源，提高我国生命科学研究水平，促进我国生物产业发展，维护国家生物信息安全，这是我国设立的第一个国家级基因库，将打破国外对基因战略资源的垄断，具有重要的战略意义。

中国与美国及欧洲在干细胞治疗领域的差距主要表现在：尚未建立统一的质检标准与质检受理单位，无法大规模使用；干细胞临床研究与应用的审批规程和监管规定没有形成，长效机制有待完善。总之，在干细胞研究这一竞争异常激烈的前沿阵地上，中国政府正在努力完善各种规章制度，中国的科学家正在以不懈的努力缩短与美、日之间的差距。无论是干细胞的基础研究还是临床应用方面，中国所取得的成绩有目共睹。

二、组织工程

（一）概况

自 20 世纪 80 年代提出组织工程概念以来，已在基础研究与临床应用方面均取得了很多成就，已从结构组织的构建进入实质器官的构建。

（二）中国组织工程研究体系的构建与发展历程

中国组织工程研究起步稍晚。1994 年，上海市科委将组织工程研究作为重点资助方向，该重大研究项目的立项标志着中国组织工程研究正式起步。1997 年，组织工程课题在国家自然科学基金正式立项。同年，上海成立我国第一个组织工程实验室——上海组织工程研究重点实验室。1998 年，国家"973"重点基础研究计划正式将"组织工程的基本科学问题"研究课题立项，上海第二医科大学、四川大学华西医学院、天津大学、中国科学院力学研究所与中国科学院化学研究所为项目共同发起单位，这表明国家已将组织工程的研究列为高新技术领域的重点发展项目。1999 年，中国第一届全国组织工程学术会议在上海召开。2001 年，上海组织工程研究与开发中心暨国家"863"计划生物领域组织工程研发基地在上海漕河泾高科技园内成立，这是中国第一个也是目前唯一的国家级的组织工程研发基地。而 2001 年、2002 年国家"863"高技术研究发展计划对组织工程的应用研究与产品开发进行了持续资助，标志着国家已正式将组织工程作为生物领域的国家性产业发展方向。目前，组织工程研究在全国大专院校、科研机构和中国科学院所属的研究所均进行了不同程度的开展，建立了一批各具特色的组织工程实验室，研究范围涉及临床医学、细胞生物学、分子生物学、高分子生物材料以及相关领域，正在逐渐缩短与国外的差距，在某些项目研究上已经达到或超过了世界先进水平，形成了一支高水平的专业组织工程科研队伍。2013 年 3 月 26 日，我国组织工程医疗器械产品分技术委员会秘书处收到国际标准化组织（ISO）国际部的通知，中国作为国际标准化组织 / 外科植入物和矫形器械标准化技术委员会 / 组织工程医疗产品分技术委员会（ISO/TC150/SC7）的积极成员国（P 成员）已经完成注册，同时获得了 ISO/TC150/SC7 标准化活动的国际投票权。付小兵院士为中国该委员会主席。国际组织工程医疗产品分技术委员会成立于 2007 年，有 12 个成员国，中国是第 13 个，也是亚洲发展中国家第一个成员国。这标志着中国组织工程领域的标准化工作将正式走向国际舞台，参与国际相关领域的标准化活动，中国不再只是该领域国际标准的无条件执行者，而是参与规则制定的一员。从组织工程再发展到再生医学，标志是国际组织工程学会与再生医学学会合并组成一个统一的学术组织。自 2002 年起，中国再生医学的学者们共出版组织工程的专著 8 部（见

表 14-5 ）。

表 14-5 中国出版的组织工程专著

时间	专著	作者	出版社
2002.09	《组织工程》	杨志明	化学工业出版社
2003.05	《医学组织工程技术与临床应用》	鄂征	北京出版社
2004.06	《组织工程学原理与技术》	金岩	第四军医大学出版社
2004.12	《组织工程学：理论与实践》	曹谊林	上海科技出版社
2005.06	《组织工程：基础与临床》	杨志明	四川科学技术出版社
2006.05	《组织工程学实验技术》	裴国献，魏宽海，金丹	人民军医出版社
2008.01	《组织工程学》	曹谊林	科学出版社
2009.05	《皮肤组织工程学》	伍津津，朱堂友	人民军医出版社
2011.03	《干细胞组织工程技术：基础理论与临床应用》	王佃亮	科学出版社
2014.10	《组织工程与再生医学》	金岩	人民卫生出版社

1997 年，上海第二医科大学第九人民医院首先建成上海市组织工程研究重点实验室后，国内一大批院校成立组织工程研究中心 / 所，如中山大学干细胞与组织工程研究中心（2003.01）、中国医学科学院组织工程中心（2003.12）、第四军医大学组织工程中心（2003.12）、北京大学生物医用材料与组织工程研究中心（2007.03）、浙江大学成立浙江省组织工程与再生医学技术重点实验室（2011）。另外，中国科学院化学所、军事医学科学院基础医学研究所、天津大学高分子研究所、华西医科大学、清华大学等单位也都成立了组织工程研究重点实验室。2012 年 6 月，第四军医大学、上海交通大学、浙江大学等国内组织工程与再生医学领域具有代表性的 39 家高校、科研院所、行业企业等机构联合组建了"组织工程与再生医学协同创新中心"。

中国国家食品药品监督管理局发布了《关于发布组织工程医疗产品研究及申报相关要求的通告》（国食药监械〔2007〕762 号）。卫生部 2009 年 11 月出台的《组织工程化组织移植治疗技术管理规范（试行）》中对组织工程化技术生产环境提出要求。2009 年 11 月，卫生部出台《细胞移植和组织工程化组织移植三类医疗新技术管理规范》。

（三）中国组织工程的研究情况

2007 年，中国国家食品药品监督管理局（SFDA）批准由西安第四军医大学研究人员开发的中国首个组织工程学产品 ActivSkin。这使得中国成为世界上继美国之后第二个持有人工皮肤技术的国家。并继续开发的组织工程脱细胞真皮（重组人脱细胞真皮基质）、组织工程皮肤系列产品：含脂肪层组织工程皮肤、含色素组织工程皮肤、含微血管组织工程皮肤、含毛囊组织工程皮肤及组织工程真皮。

2010 年，清华大学组织工程学专家崔福斋开发出骨修复支架也获得 SFDA 批准。这一材料目前已在 3 万患者身上使用，并正推广到世界其他地方。第三军医大学采用复方壳聚糖和动物源性材料（异种脱细胞真皮支架、基因转染猪皮、猪胚胎皮肤前体组织）构建组织工程皮肤。中国自主研发的全球首个生物工程角膜"艾欣瞳"临床试验于 2015 年 4 月取得成功，总有效率达到 94.44%，获得了国家食品药品监督管理总局颁发的医疗器械注册证书。这意味着，中国成为世界上第一个也是唯一一个完成临床试验的高科技生物工程角膜产品的国家。组织工程（上海）国家工程研究中心初步建成表皮细胞库、皮肤成纤维细胞库，解决了产品的种子细胞来源问题，正在开展种子细胞与壳聚糖 – 明胶薄膜材料体外构建含汗腺的组织工程皮肤。另外还有：组织工程肌腱、组织工程的（软）骨、组织工程神经管等产品（见表 14-6）。十多年来，我国在组织工程与再生医学研究领域取得了以组织工程"人造皮肤"产业化、个体化组织工程软骨临床应用为代表的一系列标志性成果，涌现出一批从事组织工程与再生医学的高科技企业，初步形成了产学研联合创新的态势。

表 14-6 目前国内的主要组织工程生产企业及产品

公司	时间	产品名称	构成	应用情况	进展情况
北京桀亚莱福生物技术有限公司	2006	J-1 型脱细胞异体真皮	异体皮肤经特殊的理化处理，将组织中引起宿主免疫排斥反应的所有细胞清除，同时完整地保存与原有组织结构相同的细胞外基质	拔牙创面充填、整形与充填、各类疝的修复	国食药监械（准）字 2000 第 346027 号和 2006 第 3460430 号
北京清源伟业生物组织工程科技有限公司	2007	脱细胞异体真皮基质医用组织补片	同种异体的皮肤组织经脱细胞处理而成的细胞外基质	各种原因引起的口腔黏膜及软组织缺损的修复；牙种植术中创面封闭；疝修复；尿道修复	国食药监械（准）字 2007 第 3461290 号
重庆宗申军辉生物技术有限公司	2007	人造皮肤 - 基因转染猪皮	巴马小型猪的鲜活皮肤组织为基本材料，通过基因转染技术导进人源 CTLA4Ig 基因	烧伤及其他创伤所致创面的治疗性覆盖，以促进创面愈合，预防微生物感染	国食药监械（准）字 2007 第 3461287 号
启东市东方医学研究所有限公司	2010	东慈真皮基质	猪皮为原料，经病毒灭活与脱细胞等工艺制备而成，是猪真皮的细胞外基质	浅Ⅱ度烧（烫）伤创面、供皮区创面、深度烧伤切（削）痂创面、肉芽创面等创面的覆盖治疗	国食药监械（准）字 2010 第 3641111 号
陕西艾尔肤组织工程有限公司	2007	组织工程皮肤	双层人工皮肤替代物：表皮层由人表皮细胞构成，真皮层是人成纤维细胞和牛胶原蛋白	深Ⅱ度烧伤创面；不超过 20 cm² 的Ⅲ度烧伤创面	国食药监械（准）字 2007 第 3461110 号（更）

续表

公司	时间	产品名称	构成	应用情况	进展情况
烟台正海生物技术有限公司	2007	海奥口腔修复膜	牛脱细胞	口腔软组织缺损、口腔肿瘤切除	国食药监械（准）字2007第3630062号
	2009	皮肤修复膜	牛的皮肤组织经一系列处理后制备的异种脱细胞真皮基质，主要成分为胶原蛋白	各种原因引起的真皮层缺损的创面修复	国食药监械（准）字2009第3460425号
	2009	人工硬脑（脊）膜补片	异种脱细胞真皮基质主要成分是胶原蛋白	外伤、肿瘤和血管性疾病等原因引起的硬脑（脊）膜的修复	国食药监械（准）字2009第3460602号
广东冠昊生物科技股份有限公司	2009	无菌生物护创膜	猪的内脏膜，经除抗原等一系列生化处理及病毒灭活而制成。基本成分是以膜形态存在的胶原蛋白，保持生物膜的基本结构，有柔韧性及透气性	皮肤烧、烫伤以及创伤、皮肤缺损所致深浅创面治疗	国食药监械（准）字2009第3640426号
	2011	B型硬脑（脊）膜补片产品	猪的膜材组织经环氧化学试剂交联处理和生化改造制成	部分硬脑（脊）膜或有硬脑（脊）膜张力性缺损的修补手术，起到修补、固定、减张和隔离的作用	国食药监械（准）字2011第3461355号
北京大清生物技术有限公司	2011	同种异体骨修复材料	健康人类骨组织选择、低温贮存、解冻、加工成型、结晶浸泡、脱细胞、冷冻干燥、真空包装、辐照、灭菌包装	脊柱损伤、脊柱退变性等疾病以及其他临床所需要的骨缺损的填充、融合、修补、辅助加固及非负重骨的重建	国食药监械（准）字2011第3460627号（更）

（四）中国组织工程研究与国外的比较

组织工程概念是 1987 年美国国家科学基金会正式提出的，早在 1988 年，美国就以基金的形式资助了组织工程的系列研究课题。因此，美国在组织工程领域同样处于绝对的世界领先地位。1995年筹建组织工程学会，2001 年，正式成立组织工程学会，并逐渐形成全球性的学术组织。美国集中了相当数量的研究机构（包括 NASA、DOE、NIH）、大学（包括 MIT、HMS、GIT、UCSD 等）、公司（如 Sandoz、Organogenesis、AdvancedTissue 等）。据统计，1995—2002 年，美国在组织工程领域累计投入 45 亿美元，产业的综合规模年扩增率为 11%。目前已经形成价值 60 亿美元的组织工程产业，并以每年 25% 的速度递增。

美国 FDA 已批准组织工程化皮肤及软骨等近 10 个产品上市，中国也批准了组织工程皮肤上市，组织工程产品的产业已开始形成。江苏某细胞组织工程有限公司生产的无菌聚合生物载体创面覆盖物也已用于临床治疗烧烫伤。然而，组织工程医疗产品技术领域均存在着标准滞后问题，限制了该类产品的临床应用和产业化发展。中国在组织工程领域的技术水平已基本与国际接轨，在软骨再生等技术领域处于国际领先水平。成为 ISO/TC150/SC7 的成员国，不仅使我国赢得了在该领域国际标准化活动中的话语权和实质性地参与国际标准制修订工作的机遇，也将促进我国组织工程医疗器械产业发展，使公众早日用上高科技的组织工程医疗器械产品。组织工程骨已在美国、德国、意大利、中国进入临床试用；组织工程软骨已在美国、新加坡、澳大利亚、德国进入临床试验或试用；组织工程肌腱在我国已有临床成功应用的报道。此外，组织工程口腔黏膜、膀胱、人工肝、人工肾、人工心脏瓣膜、心肌补片、血管、神经、尿道、睾丸、甲状腺等均有基础研究或临床试用，显示了组织工程化植入物在组织器官再生修复中的重要作用。美国有关皮肤、骨等组织工程产品列表如下（见表 14-7 ）。

表 14-7　美国 FDA 批准的皮肤和骨的组织工程产品情况

公司	时间（年份）	产品名称	构成	应用情况
Genzyme Tissue Repair	1981	EpicelTM	自体细胞体外培养形成的人工表皮，作为永久性皮肤替代物	中、重度烧伤患者的创面
Bertek Pharmaceuticals	1989	Biobrane	外层为硅膜，内层为部分埋入其中的尼龙纤维网，网孔中充满交联的胶原，不可降解性	供皮区创面和浅度烧伤创面
LifeCell, Biohorizons	1996	Alloderm	去除表皮和细胞，留下真皮层细胞外基质和完整的基底膜复合体的脱细胞真皮基质	修复和替代损伤和缺损的真皮组织、烧伤创面，以及牙周及整形修复
加州 Lajolla 先进组织科学公司，英国 Smith & Nephew	1997	TransCyte（Dermagraft-TC）	聚乳酸为支架材料，其中培养新生儿包皮分离的成纤维细胞形成活性人工真皮	防止创面水分丢失和环境中细菌侵入，用于Ⅱ度和Ⅲ度烧伤
Genzyme Surgical Products	1997	Carticel	自体同源的软骨组织物植入患者体内	软骨缺陷修复
Organogenesis	1998	Apligraf（Graftskin）	牛肌腱胶原提取的胶原蛋白为支架材料，培养成纤维细胞，具有双层结构。再接种角质形成细胞融合成片	静脉性溃疡和糖尿病性溃疡
英国 Smith & Nephew, 美国 Advanced Tissue Science	2001	Dermagraft	成纤维细胞接种于可吸收聚乳酸纤维网上培养	治疗糖尿病性足部溃疡
Ortec International Inc	2001	OrCel	双层胶原基质构成，上层胶原凝胶，下层交联的多空隙的牛胶原海绵。将角质形成细胞和成纤维细胞分别接种上、下两层培养形成的人工皮肤	烧伤供区创面，减轻瘢痕形成、营养不良型大疱性表皮松解症

续表

公司	时间（年份）	产品名称	构成	应用情况
Integra LifeSciences	2002	Integra	下层牛胶原和氨基多糖多孔膜，上层有机硅橡胶膜，异种来源永久性真皮替代物	用于治疗Ⅲ度或更重的烧伤以及烧伤瘢痕
Wright Medical Co.	2002	Graftjacket Regeneraative Tissue Matrix	异体来源，去除表皮，保留基底膜，保留真皮弹性蛋白、胶原和多糖骨架	修复皮肤、跟腱、韧带和骨膜
Tulsa Dental Co.	2006	PerioDerm	无细胞的人皮肤胶原基质	腮腺切除、下睑重建、腭裂修补、前庭成形、乳腺切除修补
Obagi	2000	Cymetra Hans Biomed	无细胞的异体真皮微粒	各类组织细胞再生提供支架
Davol	2006	CollaMend FM Implant	猪表皮脱细胞	软组织修复
TEI Bioscience	2002	TissueMend	胎牛真皮基质	各类疝的修复、胸壁的修复、尿道重建、骨盆底重建
	2006	DurepairDura Regeneration Matrix	脱细胞牛皮基质产品	硬脑膜修复中代替自体脑膜
	2007	SurgiMend Collagen Matrix	脱细胞牛皮基质产品	整形重建、肌皮瓣修复和疝的修复
	2008	PriMatrix Dermal Repair Scaffold	脱细胞牛皮基质产品	局部全层皮肤缺损、糖尿病溃疡和Ⅱ度、Ⅲ度烧伤
Tissue Science Laboratories	2006	Zimmer Collagen Repair Patch	脱细胞猪真皮基质	整形重建、肌皮瓣修复和疝的修复

三、生长因子

（一）概况

生理情况下的组织修复与再生均与内源性生物活性因子的促再生作用有关。如血管再生与 VEGF、PDGF、bFGF 等有关；BMP 与骨再生有关；bFGF、EGF 等与上皮再生有关；NGF、睫状神经营养因子等与神经再生有关。内源性生长因子通过特定通路激活或"唤醒"组织细胞 / 干细胞，发挥组织再生修复作用。然而内源性生物活性因子量有限，受体内微环境影响，其发挥再生修复作用并不完善，在一些情况下，需补充外源性生物活性因子。目前已批准用于临床的有 bFGF、NGF、BMP 等，显示出良好的临床效果。外源性生物活性因子存在的问题是临床应用种类较少，量效关系受个体差异影响明显，同时体内微环境因素对其效应发挥有较大影响，体内外维持活性的时间较短，体内作用常是多因子有序作用，而目前还难以做到多因子有序补充。目前如何调控生物活性因子促进组织再生，避免过度再生，尚未找到有效方法，有待深入研究。

（二）中国生长因子研究的发展状况

1991年，付小兵主编出版了国内第一部系统论述生长因子与创伤修复的学术专著（见表14-8）。1998年他又在 *Lancet* 上发表生长因子加速创面修复的临床文章。该团队早期的主要研究方向就是生长因子等一系列活性分子对组织器官修复再生的影响。

表 14-8　中国学者在生长因子方面出版的专著

时间（年份）	名称	作者	出版社
1991	《生长因子与创伤修复》	付小兵	人民军医出版社
1992	《多肽生长因子基础与临床》	周廷冲	中国科学技术出版社
1994	《细胞生长因子基础与临床》	祁岩超	河南科学技术出版社
2003	《多肽生长因子与脊髓损伤》	王延华、冯忠堂	新疆科技卫生出版社
2007	《成纤维细胞生长因子基础与应用研究》	李校堃、龚守良	吉林大学出版社

（三）中国生长因子研究的基础与临床

20世纪90年代中期，有学者报道某些成年组织干细胞可分化成为在发育上无关的其他系列的细胞类型，亦即成年组织干细胞具有"可塑性"（plasticity）、"横向分化"抑或"跨系分化"（transdifferentiation）潜能。2002年前后，国际学术界对成年干细胞的认识出现分歧。2002年4月，*Nature* 与 *Science* 上连续刊发了一系列针对成年组织干细胞"可塑性"理论的质疑性文章，其中，核心问题是：自然界真的存在成年组织干细胞的"可塑性"吗？此后一段时间有关各种成年组织干细胞"可塑性"研究的报道在 *Nature*、*Science* 及 *Cell* 上频频出现，尤其在2000年前后，这种报道达到了高潮。在组织修复与再生领域，付小兵教授先后在 *Lancet* 和 *J Cell Mol Med* 发表文章，阐述生长因子在活体实验中对表皮干细胞参与皮肤缺损后组织修复所发挥的作用。尤其他发现，活体条件下，生长因子对细胞有显著的去分化作用，这一创新性的理论立刻引起国内外学者的争议。但这一开创性的思维对后来成体细胞利用活性因子重编程为成体干细胞具有重要的意义。中国国家食品药品监督管理局批准的生长因子产品如下（见表14-9）。

表 14-9 中国 SFDA 批准用于组织修复的外用生长因子产品

公司	时间	产品	功效	批准情况
珠海亿胜生物制药有限公司	1998	外用重组牛碱性成纤维细胞生长因子	促进烧烫伤、创伤、难愈性疮疡、复发性口腔溃疡、慢性宫颈炎、整形美容等领域创面愈合，减少瘢痕形成	国药准字 S10980077
	1999	重组牛碱性成纤维细胞生长因子滴眼液	各种原因引起的角膜上皮缺损和点状角膜病变、轻中度干眼症、大泡性角膜病变、角膜擦伤、轻中度化学烧伤、角膜手术及术后愈合不良	国药准字 S19991022
	2005	重组牛碱性成纤维细胞生长因子眼用凝胶	各种原因引起的角膜上皮缺损和点状角膜病变、角膜擦伤、轻中度烧伤及术后愈合不良	国药准字 S20050100
北京双鹭药业股份有限公司	2002	外用重组人碱性成纤维细胞生长因子	促进创面愈合，可用于慢性创面（包括慢性肉芽创面、溃疡和褥疮等）和新鲜创面修复	国药准字 S20020025
桂林华诺威基因药业有限公司	2002	重组人表皮生长因子凝胶	皮肤烧烫伤创面（浅Ⅱ度至深Ⅱ度烧烫伤创面）、残余创面、供皮区创面及慢性溃疡创面的治疗	国药准字 S20020111
南海朗肽制药有限公司	2004	外用重组人碱性成纤维细胞生长因子	促进烧烫伤、创伤、难愈性疮疡、慢性宫颈炎、整形美容等创面愈合，减少瘢痕形成	国药准字 S20040052
上海万兴生物制药有限公司	2006	外用冻干重组人酸性成纤维细胞生长因子	促进烧烫伤、创伤、难愈性疮疡、慢性宫颈炎、整形美容等创面愈合，减少瘢痕形成	国药准字 S20060102
武汉海特生物制药股份有限公司	2006	注射用鼠神经生长因子	周围神经疾病、创伤（周围神经损伤、颅脑外伤、脊髓损伤）、脑血管意外（脑出血、脑梗死）、变性疾病（AD、PD）	国药准字 S20060051

2004 年，暨南大学生物技术研究开发中心研发，辽宁绿谷药械有限公司的产品创必复［国食药监械（准）字 2004 第 3640131 号］。经过特殊工艺处理，对胶原蛋白和成纤维细胞生长因子（FGF）进行表面修饰和改性，在发挥胶原蛋白缓释、可吸收作用的同时，FGF 以胶原蛋白为载体，与其特有的受体结合，在受损组织周围维持理想浓度、活性，并与正常细胞分化相匹配，从而达到独特的治疗效果，使其生物功效得到最大限度发挥，克服了单独使用的不良作用及缺点。适用于糖尿病性溃疡、放射性溃疡、褥疮、瘘窦、黏膜溃疡和糜烂。但目前对该领域的研究面不够广，也不够深入，是今后的重要研究方向之一。

（四）中国生长因子研究与国外的对比

对于生长因子在临床的应用方面，美国较为慎重，目前仅有1998年被FDA批准的Chiron公司的基因重组人类血小板衍生生长因子用于糖尿病晚期肢端溃疡的清创愈合与修复、重度烧伤、皮肤病患、骨骼与牙齿缺损，以及2004年批准的Amgen公司的重组人角质形成细胞生长因子Palifermin治疗放化疗导致的严重口腔黏膜炎。远远少于我国已批准生产的生长因子产品数量。

四、其他——基因治疗、治疗性克隆和异种器官移植

目前，基因治疗在神经细胞、心血管、胰岛细胞再生方面具有重要前景。2012年 *FASEB J* 报道，PDGF和VEGF按一定比例导入小鼠肌肉中能够促进新生血管形成。我国自主研发的重组人肝细胞生长因子（HGF）是第一个进入临床试验阶段的治疗心血管疾病的基因治疗产品，目前正在进行Ⅱ期临床试验。另外，我国还有pcD2/hVEGF121基因治疗肢体动脉梗塞病已获得SFDA批准进行特殊临床试验，是继美国之后第二个开展此类研究的国家。加强基因治疗的临床试验的研究，重点推动几个已进入Ⅱ、Ⅲ期临床试验的重点产品的临床试验研究，加快基因治疗的临床转化和产业化。重点可能在加强基因治疗的靶向性研究技术、临床给药关键技术，开展具有自主产权、创新性强、临床应用前景好的产品，为我国基因治疗的可持续发展储备项目。

"治疗性克隆"研究领域一直被列为国家级重点基础研究项目。按照国家战略规划分为上、中、下游三块，上海市转基因研究中心成国祥博士负责上游研究，上海第二医科大学盛惠珍教授和曹谊林教授分别主持中、下游的研究工作。其整体目标是，将患者的体细胞移植到去核的卵母细胞内，经过一定的处理使其发育到囊胚，再利用囊胚建立胚胎干细胞，在体外诱导分化成特定的组织或器官，如皮肤、软骨、心脏、肝脏、肾脏、膀胱等，再将这些组织或器官移植到患者身上。

随着同种异体器官移植免疫排斥反应难题的解决，一些重要脏器的移植挽救了许多患者的生命，但因为捐献体系不健全、供体来源有限，同种异体器官移植无法广泛开展。除了前面所提及的组织工程和干细胞技术外，异种器官移植的可行性正逐渐被认可。运用基因敲除、敲入和体细胞克隆技术将供体为动物的器官进行改造，克服异种排斥反应正成为解决同种异体器官移植短缺问题的主要手段。目前，动物器官移植的问题主要有克服超急性/急性排斥反应，无特定病原动物的培育等。农科院畜牧所潘登课题组已建立起国内第一批GT-KO（GGTA1基因双拷贝缺失的纯合子）的纯系五指山小型猪。SFDA已批准了几种通过不同方式处理免疫原性降低的猪皮辅料，这种异体皮肤用于烧伤创面的覆盖获得很好的效果。除此之外，α-半乳糖苷酶处理的猪心瓣膜、心包膜、韧带等也已申请专利。2010年，Kobayashi将大鼠的iPS细胞植入Pdx1敲除的小鼠胚胎的囊胚腔中，这些胚胎发育形成的小鼠体内长出几乎完全来自大鼠细胞的正常胰腺，用以挽救本来出生后致死的小鼠，使其健康存活。同样的策略如果将来能在大动物体内实现，将可能获得可供人体移植的功能性细胞，以及各类人源化器官。这样就解决异种器官的免疫排斥反应，且获得功能完善的器官。

第三节 中国再生医学的国家发展战略

一、国家再生医学的发展战略

2006 年，国务院发布的《国家中长期科学和技术发展规划纲要（2006—2020 年）》中，将干细胞列入 5 项生物技术之一，作为未来 15 年我国前沿技术的重点研究领域。与此同时，各地方政府也将干细胞研究作为科技发展重点，积极予以支持。政府相关部门和学术界对再生医学的发展给予了密切关注和大力支持。比如中国科学院《中国至 2050 年人口健康科技发展路线图》和中国工程院《中国工程科技中长期发展战略研究》等科技规划中，都把再生医学列为重大研究方向。最近，相关部门又进一步加强了对干细胞治疗的管理。学术界先后于 2005 年和 2010 年召开了 2 次"再生医学"香山科学会议，充分讨论再生医学在中国发展的理念、范围、重点突破方向，以及需要解决的关键科学问题等，为中国再生医学今后的发展打下了良好的基础并提供了相关保证。香山科学会议还就"干细胞生物学与克隆""基因治疗研究与开发的战略""生物医用材料与组织工程"召开过会议。足以表明，我国对再生医学研究的重视。

二、中国有关再生医学研究的政策

从政策法规上看，中国正逐步加强对干细胞研究和临床应用的管理力度。自 2003 年 12 月中国科技部和卫生部联合制定第一部《人胚胎干细胞研究伦理指导原则》至 2013 年科技部、卫生部、国家食品药品监督管理局多家部门颁布多个法规与规定。如 2006 年的《非血缘造血干细胞移植技术管理规范》和《非血缘造血干细胞采集技术管理规范》，2009 年的《脐带血造血干细胞治疗技术管理规范（试行）》和《组织工程化组织移植治疗技术管理规范（试行）》。2011 年 10 月 25 日成立第一届国家干细胞研究指导协调委员会。旨在对中国干细胞研究进行总体设计、科学规划，推动建立多部门联动协调机制，强化国家战略目标和提出不同阶段的实施计划，尽快从整体提升中国干细胞与再生医学原始创新能力和国际竞争力。2011 年 12 月发布《关于开展干细胞临床研究和应用自查自纠工作的通知》，要求从事干细胞临床研究和应用的医疗机构及研制单位，应按照 2003 年 6 月 4 日经国家食品药品监督管理局局务会审议通过《药物临床试验质量管理规范》和 2009 年卫医政发的 18 号文件《医疗技术临床应用管理办法》的要求开展工作。2013 年 3 月卫生部和国家食品药品监督管理局干细胞临床研究和应用规范整顿工作领导小组组织制定《干细胞临床试验研究管理办法（试行）》《干细胞临床试验研究基地管理办法（试行）》和《干细胞制剂质量控制和临床前研究指导原则（试行）》。

三、中国再生医学方面的资金投入情况

中国政府对干细胞技术非常重视，在政策上给予了大力支持。从对再生医学中干细胞和组织工

程受资助的情况来看，1999 年国家科技部批准了有关组织工程的国家重点基础研究发展规划项目（"973"项目）；而在干细胞项目方面，2001 年启动了 2 项"973"项目资助干细胞研究，2006 年有 2 项，2007 年和 2009 年连续分别启动了 5 项和 2 项干细胞研究项目，2010 年 9 项，2011 年 8 项，2012 年 9 项。在"973"计划中，干细胞领域是立项最多的一个。从"863"项目来看，2005 年启动了 13 项应用性研究项目，2006 年启动 7 项应用性研究项目。2011 年底，"863"计划生物和医药技术领域又专门设立"干细胞治疗技术临床转化及应用研究"主题项目。对应用性研究支持强度的提高，表明国家正在加速推动干细胞从基础研究进入临床前和临床研究。另外，国家自然科学基金作为支持自由探索性研究的重要机制，对具有高风险的干细胞研究也给予了高度关注。以下是 2000 年以后，国家自然基金每年对再生医学方面的投入情况（见图 14-2）。无论是资金数量，还是项目数量都呈逐年上升的趋势。

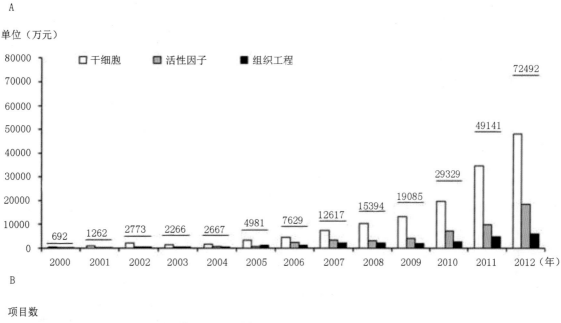

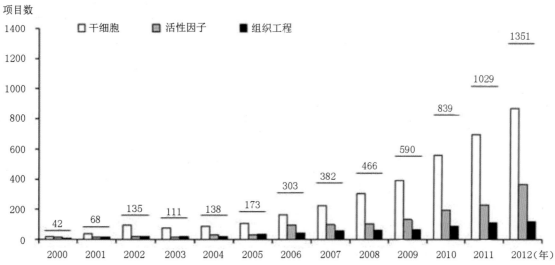

图 14-2　2000—2012 年国家自然基金委员会在再生医学方面投入情况

注：A—资金数量；B—项目数量。

军事医学中面对许多组织缺损和肢体残缺的救治。再生医学在军事医学中也占有十分重要的地位。2008 年 3 月美国国防部（US Department of Defense，DOD）宣布未来 5 年将在快速发展的再生医学领域筹资 2.5 亿美元组成军队再生医学研究所（Armed Forces Institute of Regenerative Medicine，AFIRM），主要集中研发严重手指损伤后再生长、粉碎性骨折再生、面部残疾的重建以及与严重烧伤创面覆盖相匹配的皮肤。中国军队方面的研究基金对再生医学领域也有极大投入。

在基础科学领域的"973"计划中，中国已经资助了许多与干细胞研究相关的项目，例如在"人口健康"领域支持了"干细胞研究、基础科学和临床应用""人类胚胎生殖细胞的分化和成人干细胞的可塑性""组织工程基础问题的科学研究"等课题，在"综合和前沿科学"领域支持了"非人类灵长类动物体细胞核转移和治疗性克隆机制"等与克隆有关的课题。在"863"计划中则启动了组织器官工程的重大专项，涵盖了所有支撑的关键技术，十余项临床试验许可已经获得中国食品药品监督管理局的批准。从承担项目的机构来看，主要有中国科学院生命科学研究机构（主要包括上海生命科学研究院、北京动物研究所、昆明动物研究所、广州生物医药与健康研究院）、中国医学科学院、军事医学科学院、中国人民解放军军医大学、北京大学、复旦大学、上海交通大学、南开大学等。

四、中国再生医学的成果

2012 年，中国在 6 年前获准进入临床试验的三个干细胞药物之一"间充质干细胞心肌梗死注射液"完成了 I 期临床试验。"间充质干细胞心肌梗死注射液"是河北省干细胞应用工程技术研究中心研发的干细胞药物。在此之前，SFDA 还批准过两个干细胞药物进入临床试验，分别为"骨髓原始间充质干细胞"和"自体骨髓间充质干细胞注射液"。除此之外，中国近 6 年来并没有新的干细胞药物获批进入临床试验。而 2012 年，国外已有三个干细胞新药被批准生产进入市场。从干细胞药物来看，中国的干细胞产业已经落后于其他干细胞研究强国。一些业内的专家表示，中国干细胞研究水平并不落后于其他国家，产业政策的不完善导致了干细胞药物的发展略显滞后。

除了拥有超强科研实力的美国，中国与其他国家在干细胞研究领域的科研成果相差并不太大。2009 年，*Med Sci Monit* 发表文章认为，中国医药正在国际生物医学研究方面做出越来越多的贡献。ISI Web of Knowledge 的检索显示，中国论文无论是数量还是质量都明显上升，且其中一些已发表在国际影响力较高的杂志上。2012 年 6 月 20 日 *Nature* 增刊发布了《2012 全球自然出版指数》，对全球 100 个国家 2012 年在科学研究产出方面排名，全球最优秀的 200 大研究机构前 20 名，美国占据 12 席，另外，有德国（3，19）、法国（5）、英国（8，14）、日本（9）、瑞士（10）、中国（12）。文章称，中国高质量的科研产出正在迅速提升，具备跻身世界前五大科学强国的实力。2011 年，中国在干细胞领域发表的文献超过德国、日本和英国，列第二位。2012 年更为明显。而在组织工程方面则在 2000 年就已经超过德国、日本和英国。2008 年后更是与这些国家拉开差距（见图 14-3）。

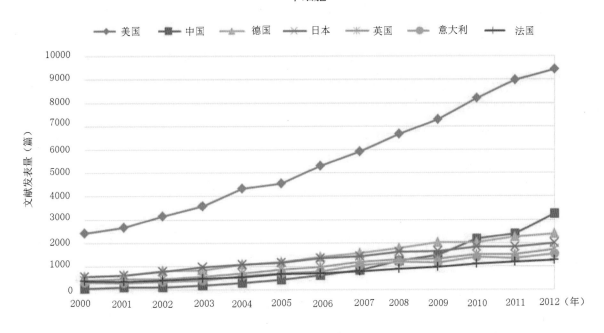

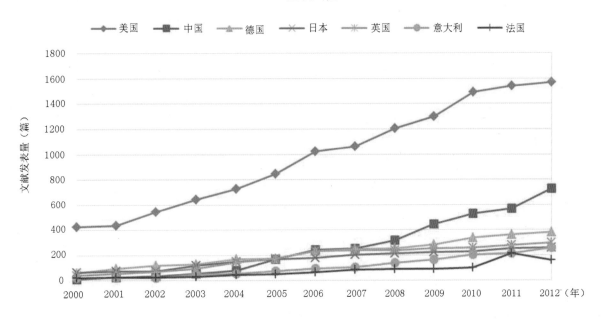

图 14-3　ISI Web of Knowledge 检索再生医学发表文献排名前几位国家的情况

注：A—干细胞；B—组织工程。

专利申请方面看，截至 2010 年 3 月，中国干细胞相关发明专利申请量和作为专利优先权国家的专利数量分别位居世界第 6 位和第 3 位。另外，中国没有一家研究机构的论文或专利产出居世界前 20 位，缺乏新产品，产业也不具规模。中国在干细胞研究方面申请了一批专利，在某些技术上虽跻身世界前列，在干细胞临床治疗方面也取得了一定疗效，但因基础研究相对薄弱，原始创新性成果较少。另外，中国干细胞产业化还缺乏制度保障，临床研究方法以及疗效评判标准尚存在不规范和不够严谨的情况，以及产业化后劲不足等问题，大大限制了产业化的发展。在干细胞治疗市场，中国亟须制定适合干细胞技术特点的标准、法规和管理办法，以引导其健康发展。

2005 年 5 月，在德国莱比锡召开的第 2 届世界再生医学大会上，中国"863"计划"组织器官工程"重大专项总体专家组组长、军事医学科学院输血医学研究所所长裴雪涛教授获得了大会"最佳科学贡献奖"。2008 年，因中国工程院院士付小兵教授在生长因子对创面修复与再生方面的成就获得世界创面愈合联盟颁发的"终身成就奖"。这些都表明中国在国际再生医学领域占有一席之地。

五、我国再生医学的产业化情况

2004 年，我国第一个国家级干细胞产业化基地正式启用。2005 年，天津的国家干细胞工程产品产业化基地通过验收。2006 年，青岛大学中美干细胞与再生医学中心揭牌。2007 年，天津细胞产品国家工程研究中心启用间充质干细胞（MSC）库。2011 年 12 月，国内首个干细胞生命科技产业化基地院士工作站在内蒙古启动。"十二五"期间，内蒙古将创建和发展干细胞产业，建设国内领先、与国际接轨的干细胞产、学、研综合开发基地。赛业（广州）生物科技有限公司和杭州百通生物技术有限公司等专门从事干细胞产品的开发和销售。2009 年 11 月，深圳北科生物科技有限公司与日本横滨 Biomaster 公司就其技术投资达成协议。根据协议，这项投资带来的资金将帮助 Biomaster 推进发展以干细胞为基础的毛发再生、脊髓修复和器官再生疗法。另外 NeoStem 于 2009 年 6 月 15 日也公布了与上海企业达成有关加强生物医疗合作的独家协议，这项协议的目的是利用 NeoStem 的专有技术在中国上海市和江苏、浙江、福建、安徽、江西等省创建一个干细胞采集和治疗中心网络，助推中国干细胞产业快速发展。2006 年 5 月 18 日，中国科学院动物研究所、中国科学院遗传与发育生物学研究所和天津市中心妇产医院共同成立干细胞与再生医学研究中心。该中心以国家需求为导向，集成中国科学院在干细胞和再生医学方面研究的力量，与天津的力量形成优势互补，在中国科学院先进生物技术创新基地的框架下，促进学科交叉，面向科学前沿，面向市场需求，吸引全球一流人才，开辟一条科研与产业化结合的新途径，坚持自主创新，促进我国的干细胞与再生医学研究的发展。2010 年 1 月，北科生物干细胞库和干细胞制备实验室分别成功通过 ISO9001 质量管理体系认证，并获得由中国质量认证中心（CQC）颁发的资格证书，成为中国率先通过 ISO9001 质量管理体系认证的综合性干细胞库。2012 年 11 月，中国科学院北京生命科学研究院与京蒙干细胞战略合作签约仪式在京隆重举行，中国科学院北京生命科学研究院与北京京蒙高科干细胞技术有限公司联合建立"中国科学院北京生命科学研究院转化医学研究中心"，同时，北京京蒙高科干细胞科技有限公司正式成为中国科学院北京生命科学研究院的"干细胞转化医学研究基地"，标志着中国干细胞的研究与应用已在产业转化战略竞争中加快推进步伐。中源协和的产业链当中干细胞基因工程是主要特色，他们同英国细胞治疗有限公司（简称"CTL"）签署合作意向书，拟在"自体中胚层基质细胞治疗心脏衰竭技术开发和商业化"领域进行技术开发和商业化合作。目前，中源协和是我国证券市场中唯一真正将干细胞作为其主要业务的生物医药公司。

干细胞产业集群发展能够推动区域产业整体研发和产业化竞争优势的提升，加速技术创新和技术扩散的进度。目前，我国已经建立起多家产业化基地，包括国家干细胞产业化华东基地、国家干细胞产业化天津基地、青岛干细胞产业化基地、无锡国际干细胞联合研究中心、泰州国家生物产业基地干细胞产业化项目基地等。2010 年年底，国家干细胞与再生医学产业技术创新战略联盟成立，由国内 27 家干细胞与再生医学领域的一流科研院所、知名三甲医院、多家 211 工程重点高校、行业龙头企业等作为发起单位和理事成员单位，目的是促进干细胞与再生医学技术创新、成果转化和产业发展。大部分产业化基地的相关业务涵盖干细胞存储、抗体和诊断试剂研发生产、干细胞基础应用研究以及干细胞临床移植和治疗等业务，促进了干细胞相关技术及基因工程药物科研成果向实际生产力转化，逐步推动形成新的干细胞研究和产业新格局。

在美国 http://www.clinicaltrials.gov/ 网站注册的干细胞治疗的临床实验的情况（见图 14-4A），而对活性因子方面的临床研究注册情况（见图 14-4B）。检索显示，2005 年之前，中国在该网站注册的项目是 0。自 2005 年开始，中国的学者越来越注意在这方面的问题，在该网站注册的项目逐年递增，至 2012 年已达 138 项，而截至我们检索的时间（2013 年 8 月 20 日），2013 年即达 28 项，虽然与欧美发达国家相比还有很大的差距，但已经有了实质性的进步。

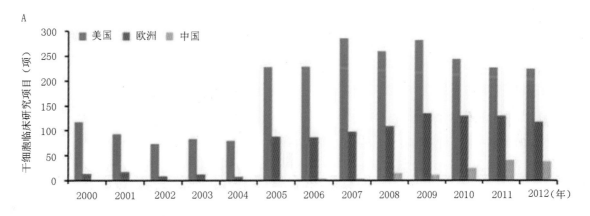

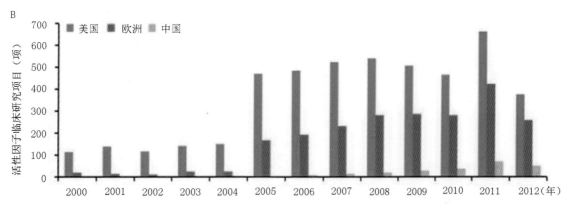

图 14-4　www.clinicaltrials.gov/ 网站注册的中国、美国与欧洲干细胞和活性因子临床研究情况

注：A—干细胞；B—活性因子。

从研发阶段的分布上来看，中国与国际干细胞疗法的临床转化进程基本一致，都处于对药物疗效和安全性等特征的研究中。此外，从这些临床研究所使用的干细胞类型和治疗疾病类型上，使用的干细胞主要集中在造血干细胞和间充质干细胞，治疗疾病类型则主要集中在血液疾病、血管疾病和糖尿病。

六、中国与其他国家进行再生医学研究方面的合作情况

目前，中国与世界干细胞研究较为先进的国家均有合作，包括 2005 年 11 月 4 日中国科学院动物研究所与法国国立农艺研究中心（INRA）共同组成的中法胚胎干细胞生物学联合实验室建立。2007 年 11 月，由中国科技部与澳大利亚教育、科学与培训部联合资助，北京大学干细胞研究中心与澳大利亚莫纳士大学（Monash University）干细胞研究所共同组建的"中澳国家干细胞科学卓越研究中心"。2009 年 3 月科技部与加拿大卫生研究院（CIHR）签署了谅解备忘录，确定建立中加卫生健康研究合作计划，以支持两国的科研机构在共同的优先研究领域开展合作，加强卫生健康和医学研究能力建设，促进互利的研究伙伴关系。2009 年中加卫生健康研究合作计划主要支持的 10 个项目中第一个就是基础和应用研究领域（包括临床和人口健康研究）的合作；第 10 项是纳米药物，干细胞生物学和组织工程。2013 年 4 月，中加两国的合作进一步深入。中国科技部与加拿大安大略省政府经济发展及创新部（Ministry of Economic Development and Innovation，MEDI）在干细胞方面进行合作。2009 年 4 月 10 日，爱丁堡大学的苏格兰再生医学中心（SCRM）与北京大学干细胞研究中心（PKUSCRC），签署了干细胞研究合作协议。协议为期 5 年，在此期间 SCRM 和 PKUSCRC 同意通过在干细胞研究和再生医学方面共享资源、合办项目与活动来开展合作。2009 年 10 月，中美将共同出资支持两国干细胞合作研究，科技部与美国加州签署干细胞联合研究谅解备忘录。加州再生医学研究所（California Institute for Regenerative Medicine，CIRM）管理委员会主席罗伯特·克莱因说，中国在干细胞研究方面取得了重大成绩，并承诺与加州一起同德国、英国、加拿大、澳大利亚、西班牙和日本 6 个国家成为合作伙伴，加快关键干细胞研究，以减轻患者和家属的痛苦。2009 年，中国国家自然科学基金委员会还通过其官方网站公布了"国家自然科学基金委员会与德国科学基金会合作研究项目（干细胞生物学的分子原理）"。同年，由北京大学、中国科学院、英国著名的罗斯林研究所等 7 所国内外知名机构共同参与建立国际干细胞联合研究中心（INCOSC）。2012 年 1 月，英国医学研究理事会（Medical Research Council，MRC）与中国国家自然科学基金委员会共同资助合作干细胞研究项目。英医学研究理事会出资 40 万英镑，中国国家自然科学基金委员会出资 360 万元人民币。2012 年 4 月，由南通大学神经再生重点实验室和美国维克森林大学再生医学研究所共同组建中美再生与转化医学研究中心。同年 5 月，来自德国、美国、加拿大、西班牙和荷兰的 6 所再生医学领域世界著名综合性再生医学科研机构签约成立"再生医学联盟"（Regenerative Medicine Coalition，RMC），共同推进细胞层面再生医学治疗手段的研发创新。发起成立联盟的 6 个再生医学中心是联盟的核心成员，但联盟是一个开放的网络，欢迎各国高水平的科研机构参与合作（见表 14-

10）。甚至一些国外大型医药企业，如 GE 公司、赛诺菲 – 安万特（Sanofi–Aventis）公司也都在中国投入资金进行干细胞相关的研究，并有相关成果产生。

表 14-10　中国与各国再生医学的合作情况

国家	时间	合作对象与内容
中国 - 法国	2005.11	中国科学院动物研究所与法国国立农艺研究中心（INRA）开始合作
	2007.09	中国科学院动物研究所与法国国立农艺研究中心（INRA）共同组成中法胚胎干细胞生物学联合实验室
中国 - 澳洲	2007.11	中国科技部与澳大利亚教育、科学与培训部联合资助，北京大学干细胞研究中心与澳大利亚莫纳士大学（Monash University）干细胞研究所共同组建的"中澳国家干细胞科学卓越研究中心"
中国 - 加拿大	2007	两国政府签署科技合作协议
	2009	科技部与加拿大卫生研究院签署谅解备忘录
	2013.04	科技部与加拿大安大略省政府经济发展及创新部进行合作
中国 - 英国	2005.10	中国国家自然科学基金委员会与英国医学研究委员会签署合作备忘录
	2009.04	爱丁堡大学的苏格兰再生医学中心（SCRM）与北京大学干细胞研究中心（PKUSCRC）联合成立国家级国际联合研究中心，签署了为期 5 年的干细胞研究合作协议
	2009	博雅干细胞集团与北京大学、中国科学院、英国著名的罗斯林研究所等共同成立国际干细胞联合研究中心（INCOSC）
	2012.01	英国医学研究委员会（Medical Research Council，MRC）与中国国家自然科学基金委员会合作共同资助合作干细胞研究项目
中国 - 美国	2009.10	加州再生医学研究所（CIRM）和中国科学技术部（MOST）研究人员干细胞研究的合作
中国 - 德国	2009	中国国家自然科学基金委员会与德国科学基金会合作设立干细胞生物学的分子原理研究项目

第四节　存在的问题与展望

再生医学的核心和终极目标是修复或再生各种组织和器官，解决因疾病、创伤、衰老或遗传因素造成的组织器官缺损和功能障碍。从理论上讲，干细胞可以用于各种疾病的治疗，但是它的应用却受到社会伦理学的制约。虽然干细胞的研究已经做了大量的工作，但干细胞的研究中还有许多问题亟待解决。

一、中国的再生医学需要加大力度的几个方面

（一）完善的制度、法规、技术规范、指南

干细胞研究和应用的健康发展还有诸多工作要完善和改进。首先应该解决的就是制度、法规的建立与完善。可以讲，我国目前还没有真正有效地建立成体干细胞临床应用研究的管理体系，监管的细则不够明确，干细胞研究的标准、临床试验标准、实施干细胞治疗的医院和医务人员资质标准、相关仪器设施的标准都尚待明确。应参照国际干细胞研究学会的《干细胞临床转化指南》实施，严格地应用伦理规范和法律条文约束干细胞的应用和临床研究。重视对知识产权保护，使干细胞再生医学的研究健康有序发展。尽早制定干细胞临床应用的标准和规范。结合我国目前的发展现状，制定干细胞的长期发展规划，加强顶层设计，完善目前已成立的干细胞研究网络或中心，使整个行业的发展清晰、有效、科学、规范，推动干细胞应用领域有效协调发展。中科院于2011年启动"干细胞与再生医学研究"战略性先导科技专项。干细胞专项从重大理论突破、关键核心技术及干细胞临床应用3个方面出发，集中攻克干细胞调控、干细胞治疗核心机制、干细胞应用体系等重大科学问题和核心关键技术，纵向连接干细胞基础理论研究和临床转化应用，为干细胞和再生医学的研究与发展起到引领及示范作用。

（二）重视干细胞研究人才的培养及储备

中国已成为再生医学研究竞赛中的重要一员。但存在的问题也比较突出，与国际先进水平相比，我国干细胞与再生医学的研究无论是规模还是整体水平仍有差距。原创性的东西还不多，特别是一些创新的理念和能够引领潮流的研究方向还不多，在组织再生领域（包括干细胞、组织工程等）中国还缺乏在世界范围内具有影响力的科学家。一些项目需要多学科专家的配合，如来自分子学、细胞学、发育生物学、免疫学、组织培育和临床医学等领域的专家。例如，根据需要调集核心骨干组建跨项目的攻关团队，集中力量开展"生物人工肝"等重要目标任务的联合攻关。

（三）合理分配资源，关键领域突破

中国在科技方面的研发开支额度已经从1996年的59亿美元增长到了今天的440亿美元。干细胞研究、组织工程和基因疗法是获得优先资助的关键领域，在很大程度上集中于中国主要中心城市的大学、医院和研究机构，特别是北京和上海。但中国研发预算只有5.2%分配给了基础研究，相比之下日本、韩国和美国的比例是13%到19%。今后一段时间中国会利用有限的经费将再生医学的研究集中在干细胞诱导分化与多种损伤组织同步修复与再生，组织工程大器官的构建，组织工程产品从基础研究走向规模化应用。以诱导性多能干细胞和人类胚胎干细胞的获得与细胞重编程机理研究为代表的一大批研究已崭露头角，取得多项突破性成果，如利用诱导性多能干细胞技术首次获得非胚胎来源的健康动物，推动了该技术的建立、普及与应用，完善了发育生物学理论。该系列成果

获得 2014 年度国家自然科学奖二等奖。另外，制备引导子宫壁组织损伤再生的胶原生物材料，在开展动物实验的基础上，研究人员与南京鼓楼医院合作进行了 13 例自体骨髓干细胞复合生物材料修复重度宫腔粘连患者的临床治疗研究，其中 7 例怀孕，3 例健康婴儿出生（2014/7/17，2014/10/31，2014/11/2）。该成果引起了巨大的社会反响，为子宫内膜粘连和瘢痕化造成的不孕不育患者带来了希望。项目负责人戴建武研究员荣获 2014 年中央电视台"十大科技人物"。再者，开展修复脊髓损伤的大动物（狗）实验 168 例，通过 9 个月的长期观察，结果表明该生物材料能够有效促进脊髓横断损伤狗的运动行为和电生理功能的恢复，促进神经纤维再生。目前已和中国武警脑科医院（天津）、苏州大学附属第一医院（苏州）、解放军总医院第一附属医院（北京）等单位合作，完成临床试验 5 例，后续临床评估工作正在进行中。将为目前临床上无法治愈的瘫痪患者提供可能的治疗方案。

（四）广泛的国际合作

虽然现在我国多地区多单位与多国家、地区和多研究机构有了广泛合作，但还不够。应继续加强，特别是与国外知名大学、研究中心、重点实验室的合作要深入、切实。应该在国家层面上建立规划、系统、开放的研究团队既可避免资源的浪费，也可集中优势攻克难关。目前中国正寻求与国际组织的合作机会，中国有丰富的人类胚胎干细胞来源，有政策上的支持，唯一缺乏的是研究专家，因此需要加强合作提高干细胞研究水平。

（五）投入的多元化

干细胞技术正以其巨大的市场潜力吸引着各国科学家、企业家，面对干细胞产业显露的巨大商机，鼓励药物研发公司参与再生医学的转化医学研究，集成从事基础研究人员、医生、医药开发人员共同参与研究，促进干细胞技术的转化。

二、组织工程支架材料研究中需要关注的问题

组织工程支架材料的研究重点主要是通过表面仿生技术增强合成支架材料对细胞的黏附性；采用物理或化学方法提高天然支架材料的力学性能和渗透性。今后支架材料的研究方向主要是进一步深入研究合成支架材料的表面改性，提高其引导细胞行为的功能，促进材料对细胞的黏附；进一步提高天然支架材料微观渗透性和生物活性，促使毛细血管的长入。制备结构仿生支架材料及高活性复合支架材料，推动其在实际生产中应用是今后皮肤组织工程发展的重点。

干细胞相关研究的重大突破及其在组织工程领域的广泛应用，已基本解决了种子细胞来源这一瓶颈问题，各种新型可降解生物支架材料不断涌现，各式功能独特的生物反应器也相继研制成功，各类组织的体内外构建技术与缺损修复实验也基本完成。这些进展使生物材料研究及组织构建技术日渐成熟，已有多种组织工程化组织进入了临床前期研究阶段。尽管如此，我们仍必须时刻清醒地认识到，组织工程要真正应用于临床创伤缺损的修复还有很长的路要走，许许多多更为复杂的问题还有待我们去逐一攻克。如干细胞的研究与应用，目前只是初步解决了个别几种组织的细胞来源，而且许多研究停滞于体外诱导分化阶段，尚未用于组织构建，其他绝大多数组织的种子细胞来源仍

在探索之中，远没有真正解决。生物材料研究目前也无法真正满足各类组织构建的不同要求。组织构建方面，生物反应器的研制刚刚起步，要最终用于组织工程产品开发还需要一定时间，而且从总体上讲，目前的多数研究仍局限于单一组织构建与缺损修复，复合组织以及器官的构建还只是处于探索阶段。另外，组织工程化组织临床应用中的稳定性如何？有没有其他可能潜在的危险？临床应用的中远期结果如何？这些都尚属未知，组织工程化组织的临床应用标准也有待进一步建立与健全。这些问题都是组织工程技术临床推广与产业化发展所面临的巨大挑战。

三、与产业化密切结合，加强新技术新产品的转化应用

由于基因工程技术与创伤医学的紧密结合，使得用于创伤修复与组织再生的基因工程药物研究与发展成为可能，并使其成为近年来创烧伤医学进展最为迅速和临床应用取得显著成效的领域之一。20世纪90年代以来，我们国家几家基因制药企业和创伤修复基础与临床的科研单位紧密结合，生产出了以表皮细胞生长因子（EGF）、碱性成纤维细胞生长因子（bFGF）、酸性成纤维细胞生长因子（aFGF）以及转化生长因子（TGF）等几种用于该领域的基因工程新药，这些药物有的已经通过国家食品药品监督管理局批准上市应用于患者治疗，有的还正在进行临床前和临床研究。初步的统计结果表明，以EGF和bFGF为代表的基因工程药物不仅显著加速了浅Ⅱ度、深Ⅱ度烧伤、供皮区等急性创面的愈合时间，显著提高了其愈合质量。而且对过去采用常规方法而难以愈合的放射性溃疡、糖尿病溃疡、下肢静脉曲张性溃疡以及褥疮等有显著的促愈合作用。此外，生长因子内基因工程新药的开发，还为组织工程等领域的研究提供了条件。目前为止，国内已有近10家基因工程药物公司在从事有关该领域药物的生产。从目前国内外基础研究与临床应用来看，建议今后用于创伤修复和组织再生的基因工程药物的研发应注意以下几点：进一步重视和深入研究基因工程药物对创伤修复和组织再生的作用机制，特别是进一步查明它们对创面愈合可能涉及的多基因机制和网络调控机制。客观评价基因工程药物对创伤修复和组织再生的短期和长期效应，有必要密切关注和监测其可能的不良反应。进一步合理开发和拓宽基因工程药物在创伤修复和组织再生领域的应用范围，包括体表创面由解剖修复到功能修复、严重内脏损伤的主动修复、中枢和外周神经损伤主动修复以及退行性疾病受损组织的再生与修复等，要特别关注不同剂型、剂量以及应用方式对修复结局的影响，以最大限度发挥这些药物对创伤的治疗作用。密切关注国际该领域的最新研究动态，特别是中国加入WHO后国际同类基因工程药物研究对国内相关企业生产可能带来的影响，并采取相应的措施。强调国内从事该领域研发的基因药业公司之间在研发和市场开发之间充分沟通，实现强强联合，参与国际竞争。

四、基础研究的发展和新技术的出现将为再生医学带来新曙光

（一）对创伤修复与组织再生机制的深入研究

组织工程与干细胞的研究热使人们对一些特殊的生物学现象又产生了浓厚的兴趣，即一个受精卵从着床开始到38周后形成功能齐全的新生儿，是什么机制在指示着一群胚胎干细胞向不同胚层的

组织细胞乃至器官增殖与分化？在怀孕的 38 周中，各种细胞的增殖与分化速度是正常细胞乃至肿瘤细胞的几倍或数十倍，但在这种高度增殖与分化的组织内为什么极少有肿瘤形成？是什么因素在控制或监视着这一生物学过程？从生物学过程来讲，创伤修复与肿瘤形成，均是细胞增殖与分化以及血管生成的结果，只不过前者是可控而后者是失控。过去有人认为，肿瘤之所以形成是一些基因突变，进而导致原癌基因，如 c-Fos、c-Jun 等过度表达及作用的结果。但许多研究结果又提示，在胚胎发育的不同阶段以及一些重要器官组织中的原癌基因或其蛋白也呈高表达或其活性上调，而这些组织没有肿瘤形成。反之，在这种细胞高速增殖期间，创伤的愈合却是无瘢痕。因此，在这些原癌基因高度表达的胚胎组织无瘢痕、无癌症与肿瘤发生的现象也提示在控制细胞增殖与分化，细胞正常增殖、分化与细胞增殖分化失控（如癌细胞的无控性生长）以及胚胎发育与出生后的修复等方面可能存在着相似而又不同的调控机制。对这种调控机制的认识可能为我们找到调控创面愈合的开关。

　　一个有趣的现象是近来对抑癌基因 p53 的认识，它经历了肿瘤抗原、原癌基因、抑癌基因等三个阶段。但现在看来，它不仅是一个对癌症发生有抑制作用的基因，而且也是一个参与发育以及衰老调控的基因。甚至有学者提出，由于 p53 高表达抑制了癌细胞的生长，其结果却导致了衰老的发生，衰老是抑癌的结果。与此同时，p53 介导的衰老又能在其他原癌基因的诱导下发生逆转。因此，把发育、生长、修复以及衰老这些生物学过程联系起来加以思考和研究，可能为人们的创伤修复与组织再生研究找到新思路。最近，在研究汗腺发育的一些生物学特征时，我们发现一些有趣的现象，即在胚龄 16 周时，初级表皮嵴基底层细胞受某种因素影响，在多个部位紧密排列，呈灶状聚集，形成小丘状（基板形成）。至 18 ~ 20 周，这些灶性聚集细胞形成圆柱形细胞索，开始向皮肤深层切入。至 24 周，细胞索末端部形成蟠状，呈成熟汗腺特征。由于汗腺导管部细胞与分泌部细胞均能表达 β1 整合素、角蛋白 19（K19）与 K8，且细胞灶性聚集时间晚于胚胎表皮干细胞出现时间。因此，可以认定表皮干细胞是汗腺发生的源泉。人们感兴趣的是在由表皮干细胞发生汗腺的过程中是什么机制在指导着部分表皮干细胞（而不是全部）发生汗腺而其他不发生？是什么因素在诱导汗腺细胞向皮肤深层"切入"，而非横向生长？虽然我们目前已研究了 EGF、MMP2、MMP7、LN 以及 Fn 对此的作用，但其基本生物学问题仍不甚清楚，可以说对这些基本问题的缺乏了解是阻滞人们在大面积烧创伤后重建汗腺，进行创面功能性修复的主要原因。

　　创伤修复和组织再生与遗传学因素有关的认识正在逐渐被人们所接受。这种认识首先来源于自然界的一些奇特的生物学现象。低等动物，如蝾螈或蚯蚓等受损的组织可以完全再生，蜥蜴切除的尾巴可以重新生长，而人类却不能。再如动物受创后一般为无瘢痕愈合而人类主要为瘢痕愈合。同为人类，不同种族之间发生瘢痕的概率差别很大。同一个机体，胚胎期一般为无瘢痕愈合而出生后一般为瘢痕愈合。这些现象强烈提示着种族与遗传学因素对修复结局有重要的影响。以胚胎期无瘢痕愈合为例，以往人们主要认为与胚胎所处的环境，特别是损伤后无炎症反应有关。但最近我们从免疫组化、原位杂交以及 PCR 研究结果发现，无论是在大鼠还是人，其胚胎期皮肤组织 bFGF、EGF、TGF-β 3 种异构体（β1、2、3）以及 PDGF 等生长因子的基因、蛋白及其受体均为低表达或无表达，而在胚胎晚期和出生后，它们的含量或活性则开始上调、增加。这一结果使我们想到真正与瘢痕发生密切相关的主要生长因子等在胚胎组织的沉默或关闭可能是无瘢痕愈合的一个重要原因。但问题是什么机制在决定这些因子的关闭与激活过程目前尚不清楚。因此，从原始与低等动物受创后可以完全再生，鼠、猪等受创后的不完全再生以及人类的瘢痕修复这些生物学现象提示，从比较生物学角度来研究修复有可能为我们找到解决问题的关键。人类基因组工作框架图的完成为我们用于创伤修复的比较生物学研究提供了可能。研究发现，人类基因组由 311647 亿个碱基对组成，共有 3 万 ~ 315 万个基因，比线虫仅多 1 万个，比果蝇多 2 万个。地球上人与人之间共享有 99.99% 相同的基因密码，人和黑猩猩在基因序列上的差别仅 1% ~ 2.3%，而人类蛋白质中 61% 与果蝇同源，43% 与线虫同源，46% 与酵母同源，并且在人类 17 号染色体上的全部基因几乎都可以在小鼠 11 号染色体上找到。因此，如果我们充分利用人类基因组学的研究成果和基因技术，比较不同修复结局动物之间的差异基因，将有可能为我们设想中的"修复基因"找到根据。近年来开始寻找的"修复基因"或"修复相关基因"正逐渐出现良好开端。通过基因敲除小鼠，人们发现敲除了 Smad3 小鼠的愈合时间可缩短一半，提出 Smad3 是否是修复基因？瑞士科学家宣称他们发现的一种称之为"PPAR-β"的基因在皮肤伤口愈合中起关键作用，并认为是一种修复基因。国外通过 4000 点的基因芯片研究皮肤损伤后基因反应的差异，发现损伤 30 min，有 124 条基因表达增加（占 3%），涉及转录后及转导基因。损伤 1 h，4000 个基因中有 46 条增加，但有 264 条表达下降，其中因子信号抑制基因、rho Hp1 和 BB1 基因可能与早期损伤有关。国内报道的通过芯片技术检测出的正常与瘢痕组织相差的 120 余条基因，其中涉及凋亡、细胞骨架以及信号转导基因等。从这些结果可以看出，决定修复结局的"修复基因"或"修复相关基因"可能并非单一一种基因，而可能是在内外环境作用下多基因共同参与的结果。因此，《科学》杂志高级编辑 Barbara 认为，现代科学研究的挑战是停止一次只考虑一个基因的习惯，应把它集合成一个复杂的系统来考虑，思考这么少的基因如何能生成一个果蝇或一个人。现在的研究是进一步调查 DNA 的功能、基因表达的调节、蛋白质的相互作用、信号、环境的影响以及其他导致生物体复杂的机制等。基因测序完成后，人们更应关注后基因时代，即蛋白组学的研究。

（二）3D 生物打印技术对再生医学的影响

被誉为"第 3 次工业革命的重要标志之一"的 3D 打印，正发展成为医学工程中的一项热门研究技术，其相关研究在国内外掀起了一波新的发展热潮。生物 3D 打印是 3D 打印技术的一个分支，是目前 3D 打印技术研究的最前沿领域，也是 3D 打印技术中最具活力和发展前景的方向。2010 年，3D 生物打印机被 *The Times* 评为 2010 年 50 项最佳发明之一。生物打印技术利用计算机设计打印出模型后，将特殊的"生物墨水"注入模型之中并进行培养，从而生成具有一定生理功能的器官。利用这一技术还可诱导干细胞生成骨或软骨组织。利用人类细胞，尤其是患者本身的细胞打印器官可以减少发生排斥反应的概率。如果这种新的技术的安全性和有效性得到验证，那么最快在 3 年内即可在人类中实施这种生物工程移植。美国康州的 OPM（Oxford Performance Materials）公司也报道，利用 3D 打印头骨植入物——特殊聚醚酮（PEKK）材料于 2013 年 2 月 18 日获得美国食品和药品监督管理局（FDA）的批准。中国生物材料 3D 打印机研发团队负责人、杭州电子科技大学教授徐铭恩自主研发出第一台国内生物材料 3D 打印机。目前这台打印机已成功打印出较小比例的人类耳朵软骨组织、肝脏单元等。这台生物材料 3D 打印机具有打印生物材料种类多、对细胞损伤率低、打印精度较高和操作方便等特点。和国际同类打印机相比，它不仅实现了无菌条件下的生物材料和细胞 3D 打印，而且新型的温控单元和打印喷头设计，能够支持从 -5 ~ 260 ℃的多种生物材料打印。打印的细胞存活率高达 90%。目前打印出来的活细胞最长存活时间为 4 个月。我国"千人计划"国家特聘专家康裕建，以重建创伤信号系统与修复心血管功能为重点突破目标，解决再生医学中关键理论与技术问题，实现再生医学在临床的应用。其所带领的团队利用 Rollovesseller 3D 打印平台，以含种子细胞、生长因子和营养成分等组成的 "生物墨汁"，结合其他材料层层打印出产品，经打印后培育处理，形成有生理功能的组织结构；并发明生物打印的核心技术生物砖的专利，即一种新型的、精准的、具有仿生功能的干细胞培养体系。国内生物 3D 打印技术发展迅速，已在细胞、器官、医疗植入体等多个应用领域发展。

3D 打印技术存在局限，目前生物打印还无法生成整个器官。研究显示，很难真正实现一边生成支架结构一边打印细胞。打印过程损伤细胞膜，细胞生存率不稳定（40% ~ 95%）。另外，提升 3D 打印分辨率方面十分重要；在制造生物构架时缺乏机械强度和整体性，提升运用高黏度生物材料的能力是问题之一；对于包含多种细胞的组织、器官及其结构微环境更好地理解也是成功实现 3D 生物打印的关键。

（三）纳米智能材料的开发对再生医学的影响

纳米技术是 21 世纪的 10 大关键高新技术之一。国内外医学界一直重视纳米生物科技研究，透过改进物料特质及提升功能，创制出不少新一代的智能材料，并将其应用在再生医学领域。智能的生物学材料在可降解材料上进行分子修饰，引起细胞整合素的相互作用，诱导细胞的增殖、分化，以及细胞外基质的合成与组装，从而启动机体的再生系统。如新型的智能生物材料，通过其独特的电活性或导电性，可智能地发挥传递细胞信号和控制生长因子或药物释放的功能，从而定向诱导组织器官的再生修复。

总之，多学科、多领域融合与协作，将会对再生医学的发展产生极大的推动作用。2012 年 5 月 Science《中国再生医学》增刊的序言中，中国工程院院士及中国人民解放军总医院基础医学研究所所长付小兵对在未来 10 年的展望中提到，中国的再生医学有望在下列领域取得实质性的进展：利用诱导干细胞进行同步修复和损伤后多种组织类型再生，通过组织工程学重建大型器官，以及组织工程产品的大规模临床应用。这些成果将为改善卫生保健，构建一个健康的社会带来希望。

（程飚　付小兵）

参 考 文 献

[1] Fischbach MA, Bluestone JA, Lim WA. Cell-based therapeutics: the next pillar of medicine[J]. Sci Transl Med, 2013, 5(179): 179.

[2] Dennis C. Stem cells rise in the East[J]. Nature, 2002, 419(6905): 334-336.

[3] Dennis C. Chinese fusion method promises fresh route to human stem cells[J]. Nature, 2003, 424(6950): 711.

[4] Jin X, Zheng L, Zheng RH, et al. China's policies on stem cell research: an opportunity for international collaborations[J]. Nat Rev Mol Cell Biol, 2009, 10(4): 286.

[5] Yuan W, Sipp D, Wang ZZ, et al. Stem cell science on the rise in China[J]. Cell Stem Cell, 2012, 10(1): 12-15.

[6] Murray F, Spar D. Bit player or powerhouse? China and stem-cell research[J]. N Engl J Med, 2006, 355(12): 1191-1194.

[7] Salter B, Cooper M, Dickins A. China and the global stem cell bioeconomy: an emerging political strategy[J]? Regen Med, 2006, 1(5): 671-683.

[8] McMahon DS, Thorsteinsdttir H, Singer PA, et al. Cultivating regenerative medicine innovation in China[J]. Regen Med, 2010, 5(1): 35-44.

[9] Hvistendahl M. China's Push in Tissue Engineering[J]. Science, 2012, 338(6109): 900-902.

[10] Thomson JA, Itskovitz-Eldor J, Shapiro SS, et al. Embryonic stem cell lines derived from human blastocysts[J]. Science, 1998, 282(5391): 1145-1147.

[11] Shamboltt MJ, Axel MJ, Wang S, et al. Derivation of pluripotent stem cells from cultured human primordial germ cell[J]. Proc Natl Acad Sci USA, 1998, 95 (23): 13726-13731.

[12] Liao L, Li L, Zhao RC. Stem cell research in China[J]. Philos Trans R Soc Lond B Biol Sci, 2007, 362(1482): 1107-1112.

[13] Brian Salter, Ren-Zong Qiu. Bioethical governance and basic stem cell science: China and the global biomedicine economy[J]. Oxford Journals Social Sciences Science and Public Policy, 2009, 36(1): 47-59.

[14] Liu H, Zhu F, Yong J, et al. Generation of induced pluripotent stem cells from adult rhesus monkey fibroblasts[J]. Cell Stem Cell, 2008, 3(6): 587-590.

[15] Zou K, Yuan Z, Yang Z, et al. Production of offspring from a germline stem cell line derived from neonatal ovaries[J]. Nat Cell Biol, 2009, 11(5): 631-636.

[16] Li W, Shuai L, Wan H, et al. Androgenetic haploid embryonic stem cells produce live transgenic mice[J]. Nature, 2012, 490(7420): 407-411.

[17] Esteban MA, Wang T, Qin B, et al. Vitamin C enhances the generation of mouse and human induced pluripotent stem cells[J]. Cell Stem Cell, 2010, 6(1): 71-79.

[18] Fang HT, Zhang B, Pan XF, et al. Bortezomib interferes with C-KIT processing and transforms the t(8,21)-generated fusion proteins into tumor-suppressing fragments in leukemia cells[J]. Proc Natl Acad Sci USA, 2012, 109(7): 2521-2526.

[19] Li W, Shuai L, Wan H, et al. Androgenetic haploid embryonic stem cells produce live transgenic mice[J]. Nature, 2012, 490(7420): 407-411.

[20] Hou P, Li Y, Zhang X, et al. Pluripotent stem cells induced from mouse somatic cells by small-molecule compounds[J]. Science, 2013, 341(6146): 651-654.

[21] Yang H, Shi L, Wang BA, et al. Generation of genetically modified mice by oocyte injection of androgenetic haploid embryonic stem cells[J]. Cell, 2012, 149(3): 605-617.

[22] 徐萍, 王玥, 熊燕, 等. 干细胞研究国际发展态势分析 [J]. 科学观察, 2011, 6(2): 2.

[23] Zhu J, Zhou L, Xing WF. Tracking neural stem cells in patients with brain trauma[J]. N Engl J Med, 2006, 355(22): 2376-2378.

[24] Wang S, Cheng H, Dai G, et al. Umbilical Cord Mesenchymal Stem Cell Transplantation Significantly Improves Neurological Function in Patients with Sequelae of Traumatic Brain Injury[J]. Brain Res, 2013, 8993(13): 1080-1089.

[25] Vogel G. Embryonic stem cells not so stealthy after all[J]. Science, 2002, 297: 175-177.

[26] Guenou H, Nissan X, Larcher F, et al. Human embryonic stem-cell derivatives for full reconstruction of the pluristratified epidermis: a preclinical study[J]. Lancet, 2009, 374(9703): 1745-1753.

[27] Cyranoski D. Stem-cell therapy faces more scrutiny in China[J]. Nature, 2009, 459(7244): 146-1467.

[28] [No authors listed]. Stem-cell laws in China fall short[J]. Nature, 2010, 467(7316): 633.

[29] Cyranoski D. China's stem-cell rules go unheeded[J]. Nature, 2012, 484(7393): 149-150.

[30] Fu X, Shen Z, Chen Y, et al. Randomised placebo-controlled trial of use of topical recombinant bovine basic fibroblast growth factor for second-degree burns[J]. Lancet, 1998, 352(9141): 1661-1664.

[31] Stocum DL. Development. A tail of transdifferentiation[J]. Science, 2002, 298(5600): 1901-1903.

[32] Theise ND, Wilmut I. Cell plasticity: flexible arrangement[J]. Nature, 2003, 425(6953): 2.

[33] Vogel G. Stem cell research. Studies cast doubt on plasticity of adult cell[J]. Science, 2002, 295(5562): 1989-1991.

[34] Holden C, Vogel G. Stem cells. Plasticity: time for a reappraisal[J]. Science, 2002, 296(5576): 2126-2129.

[35] Hawley RG, Sobieski DA. Somatic stem cell plasticity: to be or not to be[J]. Stem Cells, 2002, 20(3): 195-197.

[36] Fu X, Sun X, Li X, et al. Dedifferentiation of epidermal cells to stem cells in vivo[J]. Lancet, 2001, 358(9287): 1067-1068.

[37] Zhang C, Fu X, Chen P, et al. Dedifferentiation derived cells exhibit phenotypic and functional characteristics of epidermal stem cells[J]. J Cell Mol Med, 2010, 14(5): 1135-1145.

[38] Banfi A, von Degenfeld G, Gianni-Barrera R, et al. Therapeutic angiogenesis due to balanced single-vector delivery of VEGF and PDGF-BB[J]. FASEB J, 2012, 26(6): 2486-2497.

[39] Kobayashi T, Yamaguchi T, Hamanaka S, et al. Generation of rat pancreas in mouse by interspecific blastocyst injection of pluripotent stem cells[J]. Cell, 2010, 142(5): 787-799.

[40] Chen KX, Lin QS, Wu JR. Science and Technology on Public Health in China: A Roadmap to 2050[M]. China Science Press, the front page, 2009.

[41] Makris GC, Spanos A, Rafailidis PI, et al. Increasing contribution of China in modern biomedical research. Statistical data from ISI Web of Knowledge[J]. Med Sci Monit, 2009, 15(12): 15-21.

[42] 傅俊英. 干细胞领域研究、开发及市场的全球态势分析 [J]. 中国生物工程杂志, 2011, 31(9): 132-139.

[43] Ali-Khan SE, Ray M, McMahon DS, et al. Sino-Canadian collaborations in stem cell research: a scientometric analysis[J]. PLoS One, 2013, 8(2): e57176.

[44] Cao N, Liu Z, Chen Z, et al. Ascorbic acid enhances the cardiac differentiation of induced pluripotent stem cells through promoting the proliferation of cardiac progenitor cells[J]. Cell Res, 2012, 22(1): 219-236.

[45] McMahon DS, Thorsteinsdttir H, Singer PA, et al. Cultivating regenerative medicine innovation in China[J]. Regen Med, 2010, 5(1): 35-44.

[46] Zhang C, Chen Y, Fu X. Sweat gland regeneration after burn injury: is stem cell therapy a new hope[J]. Cytotherapy, 2015, 17(5): 526-535.

[47] 付小兵, 程飚. 创伤修复和组织再生几个重要领域研究的进展与展望 [J]. 中华创伤杂志, 2005, 21(1): 40-44.

[48] 付小兵. 中国的再生医学研究 : 需求与转化应用 [J]. 解放军医学杂志, 2012, 37(3): 169-171.

[49] 付小兵 . 再生医学研究中需要重视的几个问题 [J]. 中华实验外科杂志 , 2006, 23(3): 262-263.

[50] 付小兵 . 对组织再生和再生医学发展的再思考 [J]. 中华烧伤杂志 , 2011, 27(1): 1-2.

[51] Cheng B, Lu SL, Fu XB. Regenerative medicine in China: main progress in different fields[J]. Mil Med Res, 2016, 19(3): 24.

[52] Cheng B, Lu S, Fu XB. Regenerative medicine in China: demands, capacity, and regulation[J]. Burns Trauma, 2016, 4: 24.

[53] Cheng B, Fu XB. Dynamic microenvironment and multiple damaged tissue regeneration in a de novo and synchronized manner[J]. Sci China Life Sci, 2016, 59(12): 1-3.

[54] 付小兵 , 杨思明 . 中国的再生医学与烧伤救治 [J]. 中华烧伤杂志 , 2013, 29(2): 102-104.

[55] 付小兵 . 成体干细胞与再生医学 [J]. 中华损伤与修复杂志电子版 , 2007, 2(1): 49-50.

[56] 付小兵 . 组织再生 : 梦想、希望和挑战 [J]. 中国工程科学 , 2009, 11(10): 122-128.

[57] 付小兵 . 组织修复与再生的新挑战 : 实现多种组织在损伤部位的同步修复与再生 [J]. 中华烧伤杂志 , 2016, 32(1): 6-10.

[58] 付小兵 . 成体干细胞与再生医学 : 几个重要领域的进展与展望 [J]. 中华医学杂志 , 2007, 87(17): 1153-1155.

[59] 袁宝珠 . 干细胞的 "法规 – 监管 – 指导原则" 体系 [J]. 生命科学 , 2016(8): 949-957.

[60] 周琪 , 任小波 , 杨旭 , 等 . 面向未来的新一轮医疗技术革命 : 干细胞与再生医学研究战略性先导科技专项进展 [J]. 中国科学院院刊 , 2015(2).

[61] 周琪 . 中国及中国科学院干细胞与再生医学研究概述 [J]. 生命科学 , 2016(8): 833-838.

[62] 王立宾 , 祝贺 , 郝捷 , 等 . 干细胞与再生医学研究进展 [J]. 生物工程学报 , 2015, 31(6): 871-879.

[63] 吴祖泽 . 再生医学研究与转化应用 [J]. 领导科学论坛 , 2016(22): 87-96.

[64] 王加强 , 周琪 . 干细胞与再生医学 [J]. 中国科学 : 生命科学 , 2016, 42(7): 818-821.

[65] 中国科学院 . 中国学科发展战略 , 再生医学 [M]. 北京 : 科学出版社 , 2015.

后　记

我的创伤和组织修复与再生医学之路

付小兵

我从事创伤和组织修复与再生医学研究并不是一开始就确定的，而是在人生发展中不断摸索、调整、凝练而形成的，是一个循环往复式和不断聚焦的过程。

一、大学和研究生期间初步确定把战创伤救治作为事业发展方向

在大学期间，我对未来专业的选择并没有明确的认识，只是想好好学习，未来做一个合格的军医而已。1983年大学毕业以前，同学们开始准备报考研究生，这个时候就需要考虑选择什么专业了。当时，我对营养学比较感兴趣，觉得营养在人的生长发育中起重要作用，并且和日常生活密切相关，所以在1983年毕业前的研究生考试中，我选择了报考第三军医大学军事预防医学系营养学专家杨家驹教授的研究生。选择营养学的另一个影响因素是1982—1983年我在天津254医院进行毕业实习时，曾经去位于天津马场道的军事医学科学院第四研究所（俗称四所）参观，通过情报室主任冯敏教授认识了该研究所著名营养学专家顾景范教授，受此影响，所以最初选择了营养专业。当然，由于种种原因当年没有考上研究生，所以就和营养学失之交臂了，失去了在这个重要领域发展的机会。

对创伤的最早认识来自于小时候"文革"中看见因武斗造成的伤员，而最紧迫和直观的体验则来自于1979年3月在重庆参与的对云南前线后送伤员的转运工作。1978年10月在重庆第三军医大学我开始了大学生活，1979年3月，我们这些"文革"后军队的第一批正规大学生还在学习一些医学的基础课程，如解剖、生物等，还没有直接接触到相关的医学知识。春节前后，隐隐约约听说云南边境可能要发生一些事情，但没有确切的消息。记得初春的一天，我们全体学员突然接到紧急通知，要求到学校的大操场集合，方知是云南前线发生了自卫反击作战（指1979年2月17日至1979年3月16日发生在中国与越南边境的中国人民解放军对越南的自卫反击战斗），有部分伤员需要转运到后方医院治疗，我们这一批学员需要参加将伤员从重庆梨树湾火车站转运至第三军医大学三个附属医院的工作。由于缺乏对战伤救治基本知识的了解，从那个时候开始，我们在大操场紧急学习了战伤救治四大技术，即止血、包扎、固定和后送（当时战创伤救治四大技术里面还没有包括通气这一

基本技术）。我记得课程是由西南医院骨科著名专家吴先道教授讲授的。他讲课通俗易懂，针对性强，使我们这些刚刚入学，还没有基本医学知识的年轻人初步了解了这些基本知识，在后来战伤伤员的转运中得到了应用，圆满完成了任务，受到时任国家副主席乌兰夫来重庆视察时的亲切慰问。这虽然是一次短暂的转运伤员的军事医学行动，但它却使我对战伤有了一个初步的认识和了解。

大学毕业留校后，我没有选择报考研究生时的营养学，而是希望到一个与军事医学更加密切相关的单位去工作，这样我去了第三军医大学附属大坪医院。在专业选择时，当时既可以选择临床，也可以选择研究。我当时考虑我的兴趣在外科学，特别是与战创伤救治密切相关的野战外科学，这里面既有基础，也有临床，并且当时的野战外科研究所名气比较大，所以我就选择了在这个研究所继续学习和工作。1984 年，作为 1979 年中越边境战事的延续，我国在云南老山前线开始了边境保卫战，俗称老山战役（主要是指 1984 年 4 月 28 日至 1993 年 4 月 1 日发生在中国与越南边境老山地区的系列战役，主要部分是在 1984 年至 1988 年之间）。当时我已经在野战外科研究所工作了 2 年，主要跟随刘荫秋教授学习创伤弹道学（火器伤）发生机制与救治研究。同时也考上了本院副院长刘廷杰教授创伤急救的研究生，由大坪医院胸外科著名专家蒋耀光教授带教。1986 年研究生基础课完成以后，刘荫秋教授和蒋耀光教授等告诉我们几位研究生，作为学习战伤的研究生，应当去前线了解战伤发生基本规律和参加战伤救治，而现在云南老山前线就是一个很好的锻炼机会。就这样，在 1986—1988 年期间，我曾先后 4 次去云南老山前线参加战伤调查和战伤救治以及战创伤救治新产品的试用工作，经受了战争的严峻考验并获得了宝贵的第一手战伤救治资料，使我受益至今。

在老山前线真正的收获是见证了实际发生的战伤。记得 1987 年夏天的一天，我们正在 ×× 军 ×× 师医院用帐篷搭成的办公室讨论病例，突然战地医院小广播响起了急促的通知，一批伤员已经送到医院，通知相关医生快速到急救室参与抢救。我随大家跑步来到急救室，只见 3 名伤员躺在担架上，其中一名战士已经没有了呼吸，另一名战士的右下肢被严重炸伤，损伤形如扫帚样，已处于昏迷状态，第三名战士也是下肢炸伤，但伤情比较轻，能够回答问题。通过了解，原来他们是侦察兵，出去执行任务时踩上了越军埋设的地雷，而导致这 3 名战士伤亡的居然是一颗非常小的地雷。为什么一颗小的地雷能导致如此严重伤亡？后来了解到，现代战争对人体杀伤的观念已经发生了重大改变，过去那种对人体致死的观念已经逐步演变成对人致残而不致死，这样的结果是给社会、家庭和个人带来的危害远比致死更为严重。研究表明，一个伤残者给社会和家庭带来的损失远远高于死亡者，因为伤残者后期给家庭造成的创伤，给社会救济带来的负担以及对个人身心造成的危害远远超过一个阵亡者。因此，各种致伤武器都向小型化和非致死化发展。所以在那个时候各种小型地雷便孕育而生。这些地雷对人致伤是局部性的，如战士的脚踩上地雷以后往往是下肢毁损性的创伤，如果不伤及生命器官，这些伤员生命常常可以保留，但却造成终身的残疾。这一次这 3 名侦察兵晚上出去执行侦察任务，就是因为不小心踩上了越军埋设在草丛中非常隐蔽的地雷而致伤。经过紧急手术，那位右下肢严重炸伤伤员的生命虽然保住了，但下肢却被高位截肢。令人记忆犹新的是当这个小战士苏醒后发现自己失去右下肢时那种悲痛欲绝的场景。作为军医，看见战士的痛苦和大家的同情与无助的表情至今令人难忘。另一件记忆犹新的事件是关于一个战士的救治。1987年仲夏的一天，同样是一阵急促的小广播在野战医院上空响起，11个战士因受伤被送到野战医院紧急救治，我奔跑到手术室前面一看，11个伤员摆在简易的手术室外面，其中10位已经死亡，而另一位幸存者竟然是我认识的一位前线某连队的战士，他因为去麻栗坡办事，完成后搭返回前线的顺风车，不幸在返回的路上在一个悬崖处因躲避越军炮击而遇上翻车事故。整个东风卡车掉在几十米深的悬崖下面，这个战士因为坐在车尾，翻车时他跳了出来，被挂在树上幸免于难。当时检查这个战士的血压非常低，老是上不来，由于该战士没有明显的外伤，现场分类和救治的军医始终找不出原因，我看了以后初步判断是内出血，可能是肝脏或者脾脏的损伤。当时我叫经治医生腹腔穿刺看看是不是有出血，第一次他穿刺部位比较高，没有看见有出血，我考虑再把位置降低一点，结果一穿就发现了有活动性出血，为此急需开腹手术。这个战士为O型血，当时野战医院没有库存的O型血（实际上就根本没有库存的血液），因此，野战医院广播室又再次响起寻找输血者的声音。由于我在现场，同时又是O型血，这样我提出由我来给这个战士献血。当时在场的医院院长张明银坚决反对，他说你是来参战锻炼的，是研究生，是客人，不应该献血。同时他说如果出了什么问题他们难以向第三军医大学交代。我说虽然我是兄弟单位派来参战和学习的，但是到了前线就是一样的战士，一样的医务工作者，没有什么区分是客人还是主人的，加上当时已经找不到血源了，我为这个战士献血是理所当然的。经过一番争执，院长同意了我的请求。但在这个时候我自己也提出了一个小小的请求，就是希望把整个输液的针头和胶皮管再严格地消毒一下。因为当时所用的抽血设备不是现在的一次性用品，而是旧式的可重复使用的吊瓶和胶皮输液管等。当时在麻栗坡前线甲肝和乙肝非常流行，稍不注意就可能因为输血或输液染上乙肝。经过简单的准备以后，护士开始为我扎针，我躺在一个南方老百姓常用的躺椅上，能明显地感觉到自己的血液通过胶皮管流到了吊瓶里面。整个献血过程安静而短暂，自己感觉有一些紧张，但意识非常清楚。后来，又来了一个医助参与献血。我们两个人各献了300 mL，血液虽然不多，但对于那个战士却是救命的。输血完成以后医院要给一点献血费，我拒绝了，并说明这是无偿献血。当然，也得到一点小小的待遇，即把吃饭的地方由干部灶改为病号灶，同时得到了医院的3盒生脉饮作为献血的奖励。战后这个战士还曾经来北京看过我，据他的同事开玩笑说自从他输了研究生的血液以后变得聪明起来。当然这只是参战同事们的一个美好愿望而已，我作为军人，只是做了自己应该做的事。后来在谈到这次输血事情的时候，常常有人问我当时在现场自己是不是有什么豪言壮语，我说完全没有，仅仅是出于一种良心和责任，是一种自然而然发生的事情。

经过参与这两次具体而印象深刻的战伤救治，不仅使我对现代战争战伤救治从书本到实践有了具体的认识，而且使我在为军队服务的思想上得到了升华。为此，我暗下决心，一定要研制出新的治疗方法来挽救这些伤员的生命，使他们能够减少截肢，减少并发症，减少死亡，重返社会。

1984年我军重新占领老山以后，大规模的战斗逐渐减少，主要任务是守备和小规模的摩擦，所以伤员救治的任务并不多。在前后4次赴云南老山前线参加战伤救治和战伤调查活动中，我的另外一个具体任务是进行防地雷鞋的试用工作。如前面已经提及，云南老山前线的地雷伤已经成为主要的致伤种类，防治地雷伤是当务之急。因此，研制一种能够防护这种地雷损伤的装具便是紧迫的需求。前期野战外科研究所的专家们研究了采用泡沫分散爆炸力的 I 型防地雷鞋，后来又根据防护原理进行了不断的改进，形成了新系列的防地雷鞋。当时我的一大任务是去云南老山前线，深入到一线作战部队，特别是阵地前，向战士们讲解这些防雷鞋的防护原理、使用方法并指导他们应用。为此，我在老山前线又生活了一段时间，与战士们同吃同住在前线的帐篷中，手把手教一线连队战士使用防地雷鞋（见图 1）。虽然前线有危险并且条件十分艰苦，但是这些活动能够挽救损伤的肢体，保住战士的生命，自己也感到十分的快乐。

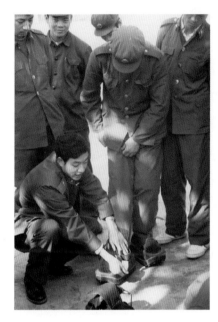
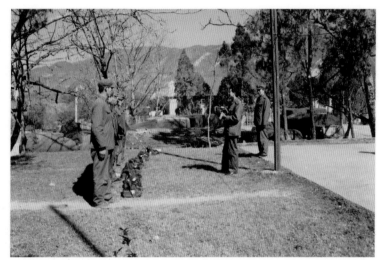

图 1　1987 年付小兵在云南老山前线教战士们使用防地雷鞋

在第三军医大学研究生学习阶段值得回忆与战创伤救治和创面治疗密切相关的另外一件事情是关于滤色清创眼镜原理的发现和产品的研制。如前面已经提及，由于现代致伤武器对局部组织损伤的严重性和复杂性，使得外科医生在清创时常常很难准确判断出组织损伤的程度和范围，从而使清创变得不够准确，发生困难。如果清创太多，可能切除一些正常的组织，从而影响后期组织修复和功能重建，特别是在面部和手等功能部位。如果清创不彻底，就有可能遗留坏死组织和其他异物，导致感染和并发症发生。由于采用传统染色法或者肉眼观察的"4C"法都存在较大的局限，所以如何准确判定组织损伤范围和程度成为当时十分紧迫和重大的需求。这一方面是我们研究的课题，同时也是云南老山前线挽救战士生命的要求。为此我们在大量研究的基础上决定从光学角度来寻找一种简单易行而又比较准确地帮助外科医生判断组织损伤程度和范围的方法。通过参考文献和我们自己的研究，我发现了不同活力的组织对光的反射在 600 nm 以上存在显著差异这一现象，也就是说有活力的组织对 600 nm 以上的光有反射，而受损或失去活力的组织对这部分光的反射比较弱或无反射，损伤越重反射越弱。根据这一发现，我想到能否通过一种滤色的方法，增加正常和受损组织对光反射的差异，并且使我们肉眼能够非常明确地观察到这种反射差异，从而据此确定正常与失活组织界线，这就是判断正常和失活组织界线的理论根据。根据这一大胆设想，我认为这条途径是可行的，关键是要找到能增大这种光反射差异的滤色镜片。1987年底，我偶然听说在四川华蓥山的深处有一个内迁以制造大炮炮镜为主的兵工厂，他们可能有各种不同颜色的光学镜片，也许在他们那里可以找到我所需要的材料。虽然已近元旦和春节，大家都处于节日气氛之中，工作和生产基本上处于停顿状态，但是我还是决定先写一封信给那个厂的工程师，请他帮助。幸运的是，这位工程师很快给我回信告知他们工厂可能有，但需要去库房寻找，同时他过了春节以后很快就要出差。于是我和他约好春节放假前我到他们厂去做这种眼镜。该厂位于四川东部华蓥山深处的华蓥镇，是以前华蓥山游击队战斗的地方，交通十分不便。由于打听道路错误，我费了一整天，走了两次弯路，才在下午5点左右到达广安县（现在的广安市）前锋镇，因为据别人讲工厂在前锋镇。但是到了前锋镇一打听，这个厂是在离前锋镇还有10余千米的华蓥镇，之所以大家说这个工厂在前锋镇而不在实际所在地华蓥镇，据说是为了保密。当时我一听就蒙了，因为四川的冬季不仅十分寒冷，而且雾还特别大，天黑得特别早，下午5点的时候天色已经非常黯淡了。由于工厂离前锋镇还有10余千米，我人生地不熟，既没有去华蓥镇的班车，又回不了重庆。正在茫然之际，在我身边一个40多岁农民打扮的人告诉我他的家就住在华蓥镇，知道华光厂的位置，问我是否跟他一起走山路去。没有办法，同时我看这个人还比较朴实就决定跟他一起走。但是为防万一，我手拿一根树棍，跟在他身后2~3 m的距离一起向华蓥镇进发。沿途记得穿过了好几个山冈、坟地和田野，不时有小动物从小道上匆匆穿过，耳边也不时响起一些不知名的动物的嚎叫，总之叫人提心吊胆，整个身心处于高度紧张状态。好在这一路什么意外也没有发生，也感谢那位好心质朴的农民大哥，使我最后在晚上10点多艰难地到达了华光厂。虽然是四川的隆冬季节，由于走山路以及高度紧张，待我到了华光厂招待所住下以后，已是浑身湿透了，像水淋了一样。由于紧张和劳累，第二天就出现了重感冒，但我还是坚持去工厂找到了适合做滤色清创眼镜的光学玻璃，并简单加工了两副带回重庆。这项研究使我以第一完成人获得了1990年度的国家技术发明奖。

二、选择新的领域把创伤和创面治疗提升到一个新的高度

在老山参战的岁月，战斗虽然残酷，环境虽然艰苦，但却是我思想升华和主攻方向确定的地方。虽然经受了战争的考验，见识了真正的战伤救治，但接下来如何确定我在战伤救治的主攻方向是我开始思考的主要问题。在我进入这一领域以前，前辈们在战伤休克、感染、火器伤、冲击伤和多脏器损伤并发症防治等领域已经进行了大量卓有成效的工作，在创面愈合方面虽然也有专家在研究，但通过比较，我认为我需要选择这样一个领域，即这个领域既要有需要解决的重大科学问题，同时又和临床紧密结合，看得见摸得着，同时与前辈们已经非常成功的专业不要有太多的重复，并且我自己在这方面也要有一定的基础，因此开展创伤修复与组织再生研究就是一个最好的选择。为此，在研究生毕业以后，我基本上就把创伤修复作为我战创伤研究的主攻方向了。

　　研究领域确定了，接下来是如何选择具体的攻关方向。创伤修复是一个非常古老的问题，如何把这一既古老又十分基本的问题做出新意，这是我在 20 世纪 90 年代前后思考的主要问题。一条是走前人的路，从大体和细胞水平研究创面，这个方面研究比较多，资料也比较多；而另一条道路是超越前人，从分子和基因水平为战创伤研究和治疗提供新的方向，这个方面刚刚开始，缺乏基础和资料，具有比较大的难度和挑战性。之所以提出从分子和基因水平研究战创伤修复和创面治疗，一个重要的原因是 1986 年度的诺贝尔生理学或医学奖颁发给了著名生物化学家 S. Cohen 和发育生物学家 Levi-Montalcini，以表彰他们在神经生长因子和表皮细胞生长因子领域的开拓性工作。诺贝尔奖评审委员会在授予这两位科学家诺贝尔奖时评价到：这项研究（指生长因子研究），为基础科学研究开辟了一个具有广泛重要性的新领域。由于这项研究，人们对许多疾病都将产生新的认识，包括发育异常、老年性痴呆中的退行性改变、伤口愈合延缓以及肿瘤等。受这一重大成果启发，我认为从分子和基因水平，特别是以生长因子为代表的分子水平开展创伤修复研究，一定能够获得新的发展和突破。为此，我把自己的专业确定为战创伤修复与再生，具体攻关方向确立为生长因子与创伤修复研究。1991 年在出国前我完成了国内第一本（实际上也是国际上第一本）全面描述生长因子与创伤修复的专著《生长因子与创伤修复》（见图 2），对我国早期从分子与基因水平开展创伤修复和组织再生研究具有一定的指导作用。那个时候这本书还主要停留在理论阶段，自己实践的东西比较少。1993 年底回国后，由于我在国外留学时积累了大量资料，同时又抓住了国内开始有条件通过基因工程方法生产生长因子的有利时机，便开始对生长因子调控创伤修复理论及其转化应用进行系统和深入的研究。

　　系统研究生长因子与创伤修复的起步是和当时的珠海东大生物工程公司合作开始的，代表性人物有林剑教授和李校堃博士等。在 20 世纪 90 年代初，由于从牛的大脑提取生长因子十分困难，不仅量少，而且费时费力。为此，从基因工程表达生长因子是一条新的途径。当时林剑教授和他的学生李校堃博士主要在进行基因工程重组牛碱性成纤维细胞生长因子（bFGF）的生产，而我则从生长因子调控创面愈合机制和临床应用等开展研究。当时面临的困难一方面是缺乏经费，另一方面是对该领域基础知识缺乏了解。经费方面解决的办法是通过与珠海东大生物工程公司合作。珠海东大生物工程公司可以通过基因工程重组方法获得牛的 bFGF，但是他们不了解 bFGF 是如何调控创面修复的，根据新药评审要求，需要进行药效学研究。为此，我借助为他们提供评价 bFGF 有效性之机，获得了大约 3 万元人民币经费开展科学研究，这就是我们当时开展生长因子与创伤修复和组织再生研究的第一桶金。尽管现在看来评价一个国家一类新药的药效学仅仅只有 3 万（现在可能几十万都难以完成），但当时对我们来讲，却是一笔非常大的经费了。有了经费，在实验上需要解决的另一个技术问题是如何建立一个有效的评价模型。传统的切割伤和烧伤模型不是面积太小，就是面积较大，影响因素较多，难以用于创面愈合评价。由于生长因子微量，作用机制与传统治疗方法有所不同，为此，需要建立一个适宜评价生长因子促进创面愈合的模型。通过计算，我设计了一个直径 1.8 cm，总面积为 2.54 cm^2 的圆形全层皮肤切除模型，并在工厂加工了相关模具用以制造这种创面。这个创面如果不加以特殊治疗，靠创面自身在 2 周左右可以自行愈合，如果加以治疗因素，愈合时间可以提前 4 天左右，这样整个模型可完全重现创面愈合的全过程。这个模型的建立对评价生长因子与创面愈合非常有用，可用于大鼠和猪等动物。后来，这个模型成为评价多种药物与创面治疗的经典模型而受到业内的高度评价。

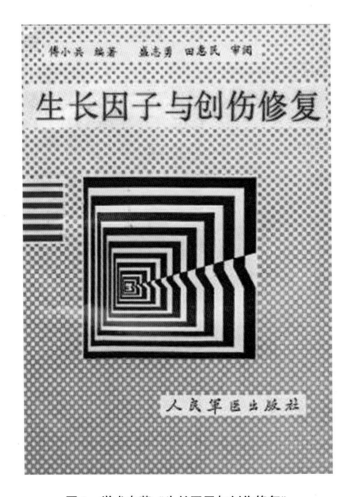

图 2　学术专著《生长因子与创伤修复》

付小兵编的国际上第一本比较全面论述生长因子与创伤修复和组织再生的学术专著《生长因子与创伤修复》于 1991 年由人民军医出版社正式出版发行，对我国早期从分子与基因水平开展创伤修复和组织再生研究具有一定指导作用。

虽然当时社会上并没有明确提出产学研结合和转化口号，也没有相关领导机构和单位来组织这种行动，我们仅仅依靠专家和厂家自己，就实际上形成了一个基础与临床、科研与生产紧密结合的产学研与转化联盟。由于目的明确，分工合理，合作路径正确，我们很快就将国际上第一个重组牛的碱性成纤维细胞生长因子开发成用于创面治疗的基因工程国家一类新药，这个过程大约用了 6 年时间，经费估计不会很多，因为当时国家基金的钱非常少，同时厂家的投入也不是很大，这和国外研发一个一类新药需要 10 年，需要大约 10 亿美元的传说差别很大，这不能不说是一个奇迹。据统计，从 1998 年该一类新药正式应用于临床到 2014 年，该药在国内 2000 余家三级甲等医院应用，治疗患者 500 余万人。临床应用证明，采用生长因子治疗的急性创面（如Ⅱ度烧伤创面和供皮区等）的平均愈合时间比传统治疗方法缩短 2 ~ 4 天，慢性难愈合创面治愈率提高 10% 左右，并且没有观察到明显不良反应和并发症发生。目前，该药已经成为国家治疗创伤和烧伤的基本药物，并且经过深层次的开发还应用于眼科、耳鼻咽喉科和妇产科等多个领域。这一创新成果对加速我国创伤、烧伤和各种慢性难愈合创面的愈合速度和提高愈合质量起到了很大的作用。在这一创新研究中，我们在以国际著名医学杂志 Lancet 为代表的国际杂志发表论文 50 余篇，获得了 2 项国家科技进步奖，这可以说是我们早期进行转化医学实践的典型事例。在这里需要特别提及的是我们在 Lancet 杂志发表 bFGF 治疗烧伤创面的多中心治疗结果所引发的一系列有趣的事情。1998 年在完成 bFGF 的多中心临床研究以后，当时应该是完成了 1000 多例病例研究，如何使国际上了解中国在这一领域的成果？我们打算把部分结果写成英文，投稿给 Lancet 杂志。当时只知道 Lancet 是国际上最古老和最有名的医学杂志之一，但还没有现在由于它的高 SCI 影响因子而对它看重，也没有考虑我们的研究成果是不是够在这个一流杂志发表的标准。无知便无畏，于是我代表我们多中心临床研究团队，把研究结果写成英文，投稿给 Lancet。当时没有网络投稿，而是按照要求提供邮寄稿件方式。邮寄投稿以后也没有太当成一回事，没有抱太大的希望。大约过了 3 个星期，我们收到了编辑部的回信，告知通过专家评议，认为稿件有发表价值，但是需要进一步在统计方面回答几个问题。杂志的正面反馈使我们信心倍增，很快完成了统计方面的内容补充，同时，按照要求又提交了部分其他资料。很快，这篇中国人利用生长因子治疗烧伤的多中心临床研究结果以论文形式发表在 Lancet 杂志。这个结果发表以后，当时国内并没有引起太大的反响，相反是国际上的呼声比较大。一方面，Lancet 杂志在论文发表的同一期在 Talking Points（讨论焦点）栏目，称之为"这是一个愈合的时刻"。1998 年 11 月 20 日，英国广播公司（BBC）科技栏目以"牛的激素治疗烧伤"为题，称"中国科学家研究发现重组牛的碱性成纤维细胞生长因子能够减少愈合时间和提高愈合质量"进行高度评价，并配发了相关照片（见图 3）。对于国际上的高度评价，当时由于通讯不畅，早期我们并不知道，过了一段时间，国家自然科学基金委在总结当年工作亮点时提及了我们的工作，这才使得国内反响大了起来。BBC 有关我们工作的采访并不是在现场进行的，而是事先通过传真让我们确定一个电话号码和打电话方便的时间，由 BBC 的记者 Geraldine Fitzgerald 从英国打过来进行的电话采访。这一过程令我十分感动，因为大家知道，在 20 世纪 90 年代，中国人打电话还是十分不便的，打国际长途电话则更难。外国记者想到了这一点，通过给我们提供方便进行采访，虽然事情不大，但也反映出发达国家的人文关怀。不知是应该高兴还是焦虑，1998 年我们在 Lancet 发表的论文，目前仍然是我国创伤、烧伤、急救和危重病领域在国际顶级杂志发表的最高影响因子的论文。当然，我希望我国创伤烧伤医学领域有更多的高水平成果能够发表在国际顶级杂志，以彰显我国在这一领域的国际影响和地位。

ARTICLES

Randomised placebo-controlled trial of use of topical recombinant bovine basic fibroblast growth factor for second-degree burns

Xiaobing Fu, Zuyao Shen, Yulin Chen, Junhe Xie, Zhenrong Guo, Mingliang Zhang, Zhiyong Sheng

Summary

Background Wound healing is a dynamic process that could be accelerated by growth factors. We investigated the effect of recombinant bovine basic fibroblast growth factor (rbFGF) on burn healing in a randomised placebo-controlled trial.

Methods We recruited 600 patients with superficial or deep second-degree burns. Patients received 150 AU/cm² daily topical rbFGF (n=300) or placebo (n=300) plus vehicle. We assessed healing by photography, punch-biopsy, and clinical examination.

Findings All patients treated with rbFGF had faster granulation tissue formation and epidermal regeneration than those in the placebo group. Superficial and deep second-degree burns treated with rbFGF healed in a mean of 9·9 (SD 2·5) days and 17·0 (4·6) days, respectively, compared with 12·4 (2·7) and 21·2 (4·9) days (p=0·0008 and p=0·0003, respectively). No adverse effects were seen locally or systemically with rbFGF.

Interpretation rbFGF effectively decreased healing time and improved healing quality. Clinical benefits would be shorter hospital stays and the patient's skin quickly becoming available for harvesting and grafting.

Lancet 1998; **352**: 1661–64

Introduction

Wound healing is a dynamic process involving complex mechanisms that manifest in various stages: from blood clotting to inflammation, cellular proliferation, formation of new blood vessels, and reconstruction of extracellular matrices. Healing of skin wounds has three general biological stages: inflammation, proliferation and repair, and remodelling. The interaction of growth factors and some of tissue-repair cells, such as fibroblasts, epithelial cells and endothelial cells, have a key role. Wound healing can be accelerated by the action of growth factors, because of the biological characteristics of wound healing and function of growth factors.

Epidermal growth factor stimulates keratinocyte division in vitro and epidermal regeneration in vivo, and the residual epithelial cells in wound sites proliferate in an integrated way to regenerate intact epidermis. Fibroblast growth factors stimulate proliferation and differentiation of neuroectodermal and mesodermal tissues (eg, endothelial cells and fibroblasts), and have a key part in regeneration of granulation tissues. Based on this knowledge and our pilot study of patients with burns, we did a prospective, randomised, double-blind multicentre trial to assess the effect of topical recombinant bovine basic fibroblast growth factor (rbFGF) on the healing of burns.

Methods

Patients

We enrolled 600 patients with burns in 32 hospitals across China between Jan 1, 1996, and June 1, 1996. We obtained informed consent, and the protocol was approved by the Institutional Review Boards of National Drug Administration and the scientific committees of each hospital. The study was supervised by the Advisory Committee of Growth Factor Clinical Trials. The doctors involved in data collection were visiting doctors experienced in burn management who worked to the protocol.

Methods

According to the trial profile, we used random numbers to assign the 600 patients rbFGF treatment or placebo (figure 1, table 1) in each hospital's burns unit. The randomisation codes remained in the burns units during the trial and were not available to the

600 patients registered or eligible

600 patients randomised

300 received rbFGF

300 received placebo

6 lost to follow-up

300 completed trial

294 completed trial

Figure 1: Trial profile

Wound Healing Unit, 304th Hospital, Trauma Center of Postgraduate Medical College, Beijing 100037, PR China (X Fu MD, Z Guo MD, Z Sheng MD); Burn Unit, Jishuitan Hospital, Beijing (Z Shen MD, M Zhang MD); Burn Unit, Chanhai Hospital, Shanghai (Y Chen MD); and Zhongshan Medical University, Guangzhou (J Xie MD)

Correspondence to: Xiaobing Fu

THE LANCET • Vol 352 • November 21, 1998 1661

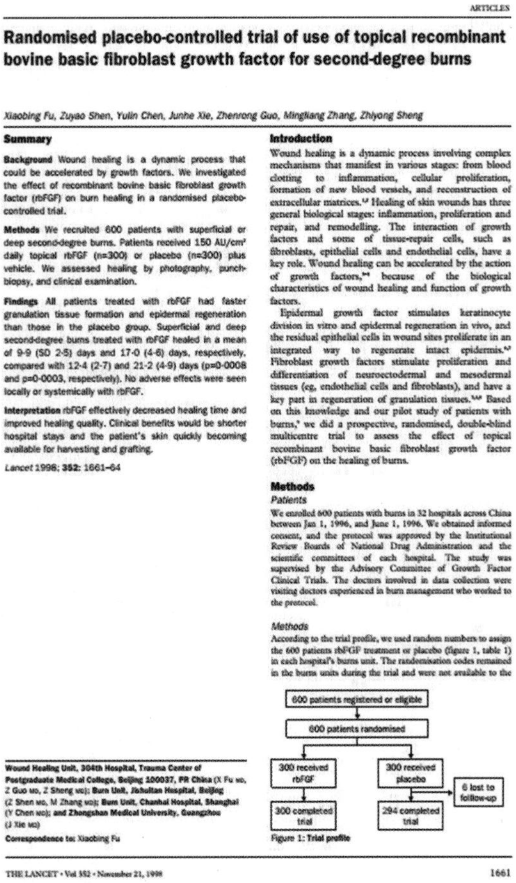

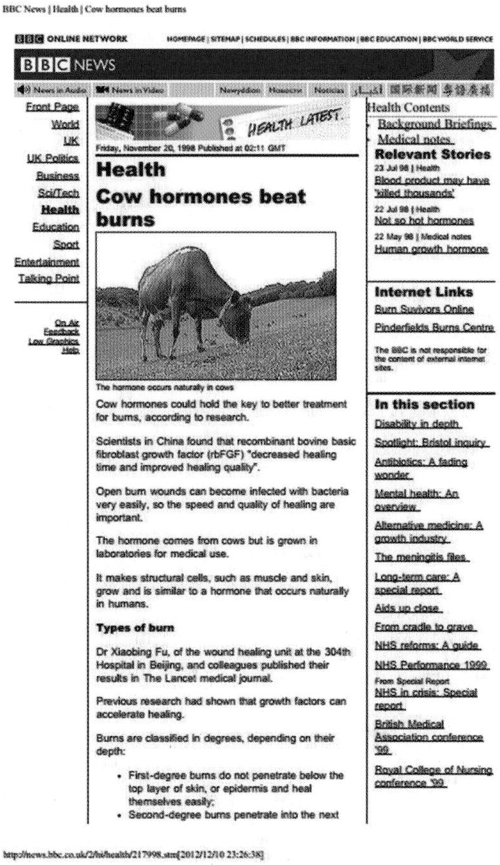
BBC News | Health | Cow hormones beat burns

BBC ONLINE NETWORK HOMEPAGE | SITEMAP | SCHEDULES | BBC INFORMATION | BBC EDUCATION | BBC WORLD SERVICE

BBC NEWS

News in Audio | News in Video | Newyddion | Новости | Noticias | 国际新闻

Front Page
World
UK
UK Politics
Business
Sci/Tech
Health
Education
Sport
Entertainment
Talking Point

On Air
Feedback
Low Graphics
Help

HEALTH LATEST.

Friday, November 20, 1998 Published at 02:11 GMT

Health

Cow hormones beat burns

The hormone occurs naturally in cows

Cow hormones could hold the key to better treatment for burns, according to research.

Scientists in China found that recombinant bovine basic fibroblast growth factor (rbFGF) "decreased healing time and improved healing quality".

Open burn wounds can become infected with bacteria very easily, so the speed and quality of healing are important.

The hormone comes from cows but is grown in laboratories for medical use.

It makes structural cells, such as muscle and skin, grow and is similar to a hormone that occurs naturally in humans.

Types of burn

Dr Xiaobing Fu, of the wound healing unit at the 304th Hospital in Beijing, and colleagues published their results in The Lancet medical journal.

Previous research had shown that growth factors can accelerate healing.

Burns are classified in degrees, depending on their depth:

- First-degree burns do not penetrate below the top layer of skin, or epidermis and heal themselves easily;
- Second-degree burns penetrate into the next

Health Contents
- Background Briefings
- Medical notes

Relevant Stories

23 Jul 98 | Health
Blood product may have 'killed thousands'

22 Jul 98 | Health
Not so hot hormones

22 May 98 | Medical notes
Human growth hormone

Internet Links

Burn Suvivors Online

Pinderfields Burns Centre

The BBC is not responsible for the content of external internet sites.

In this section

Disability in depth
Spotlight: Bristol inquiry
Antibiotics: A fading wonder
Mental health: An overview
Alternative medicine: A growth industry
The meningitis files
Long-term care: A special report
Aids up close
From cradle to grave
NHS reforms: A guide
NHS Performance 1999
From Special Report
NHS in crisis: Special report
British Medical Association conference '99
Royal College of Nursing conference '99

http://news.bbc.co.uk/2/hi/health/217998.stm[2012/12/10 23:26:38]

图 3 1998 年在 *Lancet* 发表的有关 bFGF 治疗烧伤的论文和 BBC 关于这这一成果的相关评价

在这一创新过程中，有几位曾经指导或与我合作过的前辈和同事应当特别提及，前辈专家包括黎鳌院士、盛志勇院士、程天民院士、王正国院士等。我们一起合作开展生长因子基础和临床应用研究的著名专家，如沈祖尧教授、张明良教授、葛绳德教授、陈玉林教授、郭振荣教授、李佛保教授等。还有我实验室同甘共苦的同事王亚平老师与孙同柱老师等都有非常大的贡献。

在国内系统开展生长因子与创伤修复研究时，需要提及的是我早期在国外留学期间对生长因子多种功能的系统认识和深入研究。20 世纪 80 年代末 90 年代初是我们这一代大学生出国留学的黄金时节，我的部分同学开始以不同形式往国外走，有的联系去进修，有的干脆办理了转业去国外长期学习和生活。本来我最早联系的是去美国马里兰州立大学急救医学系学习高压氧与创伤治疗，但是由于 1989 年春夏之交的政治风波，我们军人不能够去北美留学了。为此，我紧急联系欧洲国家。1991 年我最先收到来自西班牙马德里大学拉蒙·卡哈医学中心（Hospital Ramon Y Cajal）佩德罗·谷依瓦斯·桑切斯（Pedro Cuevas Sanchez）教授的邀请，去西班牙留学，之后又收到了牛津大学 Churchill 医院皮肤科和创面愈合研究所 G.W.Cherry 博士的邀请。为了加快出国，我先选择了西班牙马德里大学。我当时从杂志得知，西班牙马德里大学拉蒙·卡哈医学中心的佩德罗·谷依瓦斯·桑切斯教授在国际上研究生长因子非常有名，在《科学》（*Science*）杂志发表了相关的研究成果。到

了医院以后还进一步得知这个医院之所以以拉蒙·卡哈（Ramon Y Cajal）命名，是因为这位先生是第一位获得诺贝尔生理学或医学奖的西班牙人，听一些国内神经生物学专家讲，他对神经生物学的贡献影响至今（现代神经科学之父 Santiago Ramon Y Cajal，1852—1934，这位西班牙病理学家、组织学家、神经学家是 1906 年的诺贝尔生理学或医学奖得主，他对大脑微观结构的研究具有开创性创新，在 Golgi 染色法的基础上创造了还原硝酸银染色法，从而能够观察到神经的细微结构，常被人称为现代神经科学之父）。留学中值得提及与生长因子研究相关的记忆有以下几点：

一是刚到国外时的眼花缭乱和语言障碍。我刚到马德里时，虽然有非常粗浅的西班牙语基础，在大学也学过一些英文，但总的来讲，口头交流还是非常不流畅的。记得刚到实验室时，我的教授佩德罗·谷依瓦斯拿出一篇他刚刚发表在 Science 杂志的论文让我看一下，由于他有关 Science 的发音与我所学的 Science 的发音差别很大，所以我听了几遍也不知道他讲的是什么杂志，同时由于时差和初到国外时的紧张，连这篇文章上他的名字也没搞清楚，结果搞得老师很不高兴。到实验室的第三天，该医院创伤科主任巴布罗教授来找我，说他们听说我是中国从事创伤医学的专家，希望我利用午餐时间去他们科里讲讲中国的创伤医学。如前面我已经讲到，由于在中国学的是中国式英语（可以看文献，但听和说却存在一定的困难），还没有在国外和外国人真正地交流过学术，同时，加之刚到国外各种环境不熟、时差和紧张以及远离祖国的忧愁等，使我感觉难以接受这个邀请。但又是盛情难却，同时考虑到中国人的面子，所以我还是答应了巴布罗的邀请。接下来应该怎么样完成这个艰巨的任务呢？我思考了两天，总觉得应该采用一种非常规的，能够出奇制胜的方法去完成这个任务。由于决心已定和确定了一个特殊的方法，在接下来的几天里我下班后就在拉蒙·卡哈的雕像（为了纪念这位伟大的西班牙科学家，医院在医院前面的草坪上给他安放了一个特别大的大理石雕像）边的草地上进行着精心的准备。亮相的时候到了，我沉着地到了创伤科，他们所谓的会议室实际上就是一间比较大的医生办公室，里面坐了 20 来位刚下手术或看完门诊的医生和护士。我的讲演方法是这样的，准备了几张幻灯（出国时带了几十张以前做的幻灯），在刚开始的几分钟内，我用经过反复默记和背诵的英语进行报告，显得非常流利。几分钟后，主持会议的巴布罗教授对我说，付博士你能否讲慢一点，你的英文讲得太好了，我们都跟不上了。到了这时，我一颗紧张的心才放了下来，最后又慢慢地把这个课讲完。这次活动在这个科乃至整个医院里面产生了较好的影响，为我完成后期的学业打下了良好的基础。我这种出奇制胜的非常规的方法就是利用英语对中国人和西班牙人来讲都是外语这一特点，根据我平时的观察，大部分西班牙专家讲英语也是不流利的。因此，如果我在讲演的一开始把英语讲得流利一点，首先从心理上就可以压过他们，从而掌握住整个学术活动的主动权。现在看来，我的这一笨拙的办法果然收到了良好的效果。

二是佩德罗·谷依瓦斯教授的敬业精神、科学的方法和团队的合作。佩德罗·谷依瓦斯教授严格来讲是一位组织病理学家，但是他研究的领域却涉及分子生物学、发育学、神经、血管、大脑等多个领域，主线是以生长因子的生理学功能为切入点。我记得在他的团队里除他以外，还有两位著名的西班牙国家（皇家）科学院从事生物化学和脑科学研究的科学家格依尔盟·卡耶果（Gimenez-

Gallego Guillermo）和马尔丁林·穆里奥（Ricardo Martinez Murillo）。此外，还有另一位来自于附近拉巴斯医院的神经外科医生费尔南多。教授的夫人强达尔（Marie Chantal Bourdier）是一位法国人，英语听说读写比教授强。每当一个研究课题完成以后，通常报告成果的程序是佩德罗·谷依瓦斯教授坐在计算机旁的沙发上口述研究论文，教授夫人用打字机记录，之后整理成文章。整理成的文章通常在一个星期以后送给格依尔盟·卡耶果和马尔丁林·穆里奥等专家提意见，之后反馈给佩德罗·谷依瓦斯。进一步修改后送给医院聘请的一位爱尔兰籍的女专家进行英文加工，最后用特快专递（当时还没有网络投稿）发送给杂志。在这个过程中，佩德罗·谷依瓦斯教授对组织学照片精益求精的态度使我难忘。无论是电镜还是光镜，同一张照片他一般要洗 20 张左右，通过反复比较（包括位置、清晰度、曝光强度、反差等），最后选出需要的 2～3 张提交给杂志社，这个过程我随他经历过多次，总的感觉是到了十分苛求的程度。在他的团队中讨论问题是一个十分激烈的过程。通常是由一位教授做东（一般是这位教授有一篇论文在发表以前需要听取意见，或是要申请一个重大课题需要听取建议），一般是利用下午 3 点以后，几位专家集中到一个教授的办公室进行争论，常常是面红耳赤，各不相让。但讨论完之后进行晚餐时又重归于好。这种团队式的工作方式对我后期的学科建设和人才培养产生了较大的影响，有些方法受用至今。

　　三是有关生长因子研究本身。佩德罗·谷依瓦斯教授是组织病理学家，在我去他实验室之前，他一直从事生长因子非促分裂激素样活性研究。生长因子通常有两方面的效应，一方面，通过促分裂作用影响细胞的增殖与分化，对组织修复和再生等产生作用。另一方面，部分生长因子还有像激素一样的活性，能够调节体内内分泌和代谢等。当时，佩德罗·谷依瓦斯教授研究的是生长因子对血压的调节作用，并不研究生长因子与创面修复。我去了以后，根据需要开展了生长因子减轻缺血再灌注内脏损伤的研究，并且取得了明显进展。研究表明，在严重创伤失血性休克条件下，给予一定量生长因子，可以明显降低缺血再灌注导致的肝脏、肾脏和肠道的损伤。这项研究，对进一步拓展我进行的生长因子与创伤修复研究范围（从体表到内脏，从皮肤到全身）产生了重要作用。在马德里期间，我在生长因子与内脏损伤修复领域的研究结果一共在国际杂志上发表了 3 篇论文，参加了在马德里召开的国际危重病医学大会并进行学术报告等，学术收获比较丰富。由于在马德里的这些研究，使我获得了 1993 年 8 月在阿姆斯特丹召开的第一届欧洲组织修复学会（ETRS）和美国创伤愈合学会（WHS）联合学术会议的奖学金以及 1994 年 3 月在日本东京举行的第 94 届日本外科学会青年外科医生旅行奖等，受到日本外科学会会长三岛好雄教授的邀请去东京参加会议。回国以后，我提出了促进严重创伤缺血性内脏损伤主动修复的概念，自己除了在该领域进行更深入的研究以外，还带动了相关单位深入研究生长因子非促分裂激素样活性在调节内分泌和代谢，如糖尿病治疗方面的研究。

　　生长因子与创伤修复基础研究和临床转化应用取得的初步成果，极大地鼓舞了我们在组织修复和再生领域进行进一步深入研究的积极性和热情，表明我们在最初有关创面治疗突破点的选择是正确的，这里面得益于正确的判定和毫不犹豫地开展实践，以及在遇到困难时的坚持。后来同行专家评价到，虽然 1991 年我们出版的是一本非常小的书（指《生长因子与创伤修复》，共 146 千字），但是它对启蒙和推动我国采用基因工程生长因子类产品治疗创伤和烧伤起到了巨大的推动作用。可以自豪地说，生长因子早期是几个专家仅仅针对创伤治疗的研发，仅仅是几个人的行动，但后来却发展成为一个学科，一个大的产业，我和我的团队在这一过程中起到了一定作用。

三、把生长因子创新与干细胞研究紧密结合实现理论上的突破

在生长因子研究取得突破性进展和实现转化与临床应用之后，如何解释生长因子治疗给创面愈合带来的显著效果，特别是显著提高愈合速度，在理论上我们还没有获得突破。因为临床专家和基础研究工作者常常提出的问题是，为什么采用微量生长因子能够如此显著地提高愈合速度和质量？完全回答这些专家提出的问题来自于在 2000 年左右我们的另一个重要发现，也是我们把生长因子与干细胞研究密切结合在理论上的重大创新，这个创新也是一个偶然发现所引发的巨大争议及其艰难的求证过程。

2000 年我们在与相关基因制药公司合作研究生长因子促进皮肤创面愈合机制时，根据当时新药评审的规定，需要对部分愈合的创面采取标本进行组织学评价，从组织学角度观察这些创面的愈合情况。2000 年 6 月的一天下午，我们在解放军三零四医院（现为解放军总医院第一附属医院）创伤外科研究室一间由厕所改成的病理实验间里，观察部分采用生长因子治疗愈合的皮肤溃疡创面的组织切片。当用显微镜观察部分组织切片的表皮干细胞标志染色时，我们发现在不应该出现表皮干细胞的地方出现了表皮干细胞染色阳性的细胞。当时我们觉得这种现象难以用常规的知识来解释，因为经典的观点认为，表皮干细胞位于表皮基底层，为 0 ~ 10%。而我们的发现却是在表皮基底层上面的棘细胞层出现了表皮干细胞染色阳性的细胞团，当时我们称之为"干细胞岛"。为什么在这种不应该出现干细胞染色阳性的地方出现了干细胞标志染色阳性的细胞？当时我们提出了 3 种可能的解释：一是创面愈合过程中可能部分存在于表皮基底层的表皮干细胞向上迁移到棘细胞层，故在棘细胞层里面观察到有表皮干细胞染色阳性的细胞；二是由于皮肤标本包埋和切片的误差，造成切到了另一个表皮角的表皮干细胞；三是我大胆的设想可能是由于在创面愈合过程当中部分已经分化的表皮细胞在创面微环境，特别是在生长因子刺激下发生了去分化，由表皮细胞转变为表皮干细胞。由于我们在进一步的研究中基本上排除了前两种可能，为此我初步认为这种在表皮棘细胞层出现的表皮干细胞染色阳性的细胞是来源于表皮细胞通过去分化途径转变而来的表皮干细胞，即已经分化的细胞在生长因子等作用下返祖为干细胞。

该项研究 2001 年以《表皮细胞去分化为干细胞的在体研究》（*Dedifferentiation of epidermal cells to stem cells in vivo*）发表在国际著名医学杂志《柳叶刀》（*Lancet*，2001，358: 1067-1068）（见图 4）。论文发表后在国内外引起了比较大的反响，约 85% 的学者并不认同这种现象和发现，当时人们普遍的疑问是"老的细胞怎么能够变年轻呢？"有人甚至认为是伪科学而加以反对。

relatively poor antimalarial activity of trimethoprim (table). *DHFR* alleles with the Asn-108 mutation were more resistant to both trimethoprim and pyrimethamine than those without. Specifically, GS (Ile-51, Arg-59) was less resistant to trimethoprim than the Dd2 (Asn-108, Ile-51, Arg-59). This triple mutant was highly prevalent in pre-treatment samples in the Ugandan study, and we found no explanation for selection of Dd2 by trimethoprim.

Our results indicate that cross-resistance develops between trimethoprim and pyrimethamine in *P falciparum*. We did not find a molecular basis for the selection of GS, the allele lacking a mutation at position 108. The effect of trimethoprim-sulfamethoxazole prophylaxis on sulfadoxine-pyrimethamine efficacy should be tested in clinical studies in Africa. Such testing should expedite implementation of a potentially life-saving intervention for people with AIDS, while minimising the risk of treatment failure with sulfadoxine-pyrimethamine in patients with falciparum malaria who are receiving trimethoprim-sulfamethoxazole. Until these studies are done, we recommend using alternative therapies for treating malaria in people taking trimethoprim-sulfamethoxazole.

1 Anglaret X, Chene G, Attia A, et al. Early chemoprophylaxis with trimethoprim-sulphamethoxazole for HIV-1-infected adults in Abidjan, Cote d'Ivoire: a randomised trial. Cotrimo-CI Study Group. *Lancet* 1999; 353: 1463–68.

2 Wiktor SZ, Sassan-Morokro M, Grant AD, et al. Efficacy of trimethoprim-sulphamethoxazole prophylaxis to decrease morbidity and mortality in HIV-1-infected patients with tuberculosis in Abidjan, Cote d'Ivoire: a randomised controlled trial. *Lancet* 1999; 353: 1469–75.

3 Jelinek T, Kilian AH, Curtis J, et al. *Plasmodium falciparum*: selection of serine 108 of dihydrofolate reductase during treatment of uncomplicated malaria with co-trimoxazole in Ugandan children. *Am J Trop Med Hyg* 1999; 61: 125–30.

4 Milhous WK, Weatherly NF, Bowdre JH, Desjardins RE. In vitro activities of and mechanisms of resistance to antifol antimalarial drugs. *Antimicrob Agents Chemother* 1985; 27: 525–30.

5 Cortese JF, Plowe CV. Antifolate resistance due to new and known *Plasmodium falciparum* dihydrofolate reductase mutants expressed in yeast. *Mol Biochem Parasitol* 1998; 94: 205–14.

Malaria Section, Center for Vaccine Development, University of Maryland School of Medicine, Baltimore MD 21201, USA
(J Iyer MSc, J F Cortese BS, J G Kublin MD, C V Plowe MD); and
Department of Experimental Therapeutics, Walter Reed Army Institute of Research, Washington DC USA (W K Milhous PhD)

Correspondence to: Dr Christopher Plowe
(email: cplowe@medicine.umaryland.edu)

Dedifferentiation of epidermal cells to stem cells in vivo

Xiaobing Fu, Xiaoqing Sun, Xiaokun Li, Zhiyong Sheng

The effects of growth factors on wound healing have been studied extensively; however epidermal regeneration is not fully understood. We treated eight patients with leg ulcers with recombinant human epidermal growth factor (rhEGF) and compared biopsies of regenerating epidermis with those of controls who did not receive rhEGF. We used immunohistochemistry to identify cells expressing keratin 19 and β1 integrin in regenerated epidermis from patients and controls. Patients treated with rhEGF had stem cells in the spinous and granular layers of regenerated epidermis. Histological analysis showed that these stem cells had reverted from differentiated to undifferentiated stem cells. Our findings provide evidence for epidermal cell reversion.

Lancet 2001; **358:** 1067–68

Cutaneous epidermal stem cells are regarded as the key source for development of epidermal and skin appendages. In normal epidermis, these stem cells form a single layer in the basement membrane. Stem cells consist of 1–10% of the basal layer in vivo and can be identified by their most important features—slow progress through the cell cycle and high proliferative potential.[1,2] We studied biopsy samples from eight patients with traumatic leg ulcers who had been treated with topical rhEGF (150 IU cm^{-2}/day) for 7 days. Seven patients with leg ulcers not treated with rhEGF were used as controls. Patients were 21–40 years old and had had leg ulcers for more than 1 year. We obtained written informed consent from patients and controls, and the protocol was approved by the institutional review board of the national drug administration and the ethics committee of 304th Hospital, Beijing.

We stained the biopsy samples with streptavidin-peroxidase, for β1 integrin and keratin 19, which are thought to be markers of stem cells.[3] In control biopsies, β1 integrin and keratin 19 was scant—in a single layer of cells in the basement membrane only (figure). However, in samples from patients treated with rhEGF, there were more cells expressing β1 integrin and keratin 19, especially in the rete ridge (the projection from the epidermis which extends into the dermis). Control samples had one layer of cells that expressed keratin 19 and β1 integrin, whereas treatment samples had two or more. In the treatment samples, groups of cells positive for β1 integrin and keratin 19—ie, epidermal stem-cell islands—could be seen in the spinous and granular layers between the basal layer and the stratum corneum (figure).

We investigated whether stem-cell islands are a unique and specific phenomenon in wounds treated with rhEGF. First, we stained samples for keratin 14 and keratin 10 to distinguish basal cells from terminally differentiated epidermal cells of the cornified layer. Cells that were strongly positive for β1 integrin and keratin 19 were also weakly positive for keratin 14, but negative for keratin 10, which showed that they were undifferentiated stem cells. Second, we looked for these stem-cell islands in normal skin. We studied biopsy samples of normal skin from near the wound area from patients and controls post-treatment. The results showed that, although cells expressing β1 integrin and keratin 19 could be found in hair follicle bulbs and some basal cells (figure), there were no cell islands positive for β1 integrin and keratin 19 in the spinous and granular layers. Third, we looked for similar stem-cell islands in the epidermis at different stages of development. Skin samples from three children (age 10 years) and three adults (age 50 years) were taken for examination after obtaining written informed consent. Although the number of stem cells in the basal layer of the children's skin was more than in the adults' skin, we found no similar stem-cell islands in the epidermis. Finally, to exclude sampling error, we sectioned the biopsy samples in different planes, and obtained the same results.

We found that stem-cell islands are a specific occurrence in wounds treated with rhEGF. Where do these stem-cell islands come from? The cellular cycle of regeneration of mature epidermis can be divided into five stages: 1) epidermal stem cells; 2) early epidermal progenitors; 3) progenitors; 4) committed progenitors, and 5) differentiated epidermal cells.[1,2] Thus, epidermal stem cells forming the epidermal basal layer regularly undergo mitosis, differentiation, and upward migration to replace terminally differentiated keratinised cells. We do not know whether proliferative transient amplifying cells—and even terminally differentiated cells—are able to revert to undifferentiated cells. Ferraris and colleagues[4] have proven that late transient amplifying cells located in the centre of the adult cornea are able to revert to stem cells. In-vitro studies have shown that

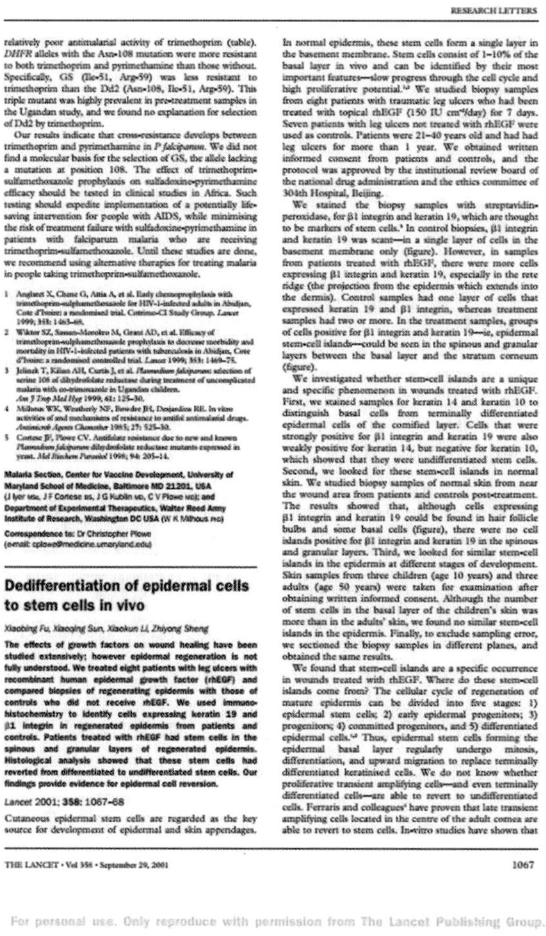

图 4　2001 年发表在 *Lancet* 有关表皮细胞去分化现象的发现，在国内外引起了较大反响

由于这种现象的发现确属偶然，证据相对缺乏，所以当时难以说服大家。面对质疑，我们没有过多地去申辩或解释，当时只有一条道路可走，那就是通过自己的研究，拿出客观的证据去证明这一发现。为此，我们开展了长达 3 年的相关确证工作。首先需要做的是在体外细胞水平和动物实验中确证这一发现是客观存在的。早期由于方法学问题没有完全解决，我们始终没有找到确证这一发现可靠性的细胞和动物模型。2002 年初冬的一天，在一次学术会议之后，一位曾经对表皮细胞去分化持怀疑态度，甚至反对的老专家在闲聊中谈到，在烧伤治疗中有一种超薄植皮方法，这种植入创面的超薄皮片几乎不含有表皮基底层的表皮干细胞，但为什么这种超薄皮片能够在移植创面存活并且能够增殖和分化，进而对创面产生愈合作用呢？这一闲聊中提出的问题却给了我巨大的启发，马上使我想到了解决问题的方法。这种方法就是我们建立的再现表皮细胞去分化的动物模型。具体是应用去除了表皮基底层干细胞的包皮，将其移植于裸鼠创面，分别在移植前和移植后通过组织学和流式细胞术检查移植包皮中的表皮干细胞情况。结果我们惊奇地发现，将去除了表皮干细胞的包皮片移植于裸鼠创面，这些包皮片不但能够存活，而且在存活的包皮片中又出现了表皮干细胞染色阳

性的细胞。这一简单的实验不仅在动物体内再现了表皮细胞在创面这一特定条件下确实具有返祖为表皮干细胞的生物学现象，而且为我们进一步开展相关机制研究提供了基础。在这一成功的基础上，我们又分别在人体皮肤、动物皮肤等证明了这一去分化现象存在的普遍性，还分别在体外细胞培养条件下通过生长因子和紫外线刺激等方法在细胞水平再现了这一过程。与此同时，我们还基本上搞清楚了基础医学专家所关心的三个方面的问题，一是通过什么信号诱发这些细胞发生去分化转变为干细胞的？二是这些通过去分化来源的表皮干细胞是否和正常表皮干细胞具有一致或相似的细胞生物学特性？三是这些通过去分化来源的表皮干细胞是否具有和正常表皮干细胞一样的生物学功能？

2006 年，随着国际著名杂志 *Cell*、*Nature* 和 *Science* 等报告通过转染 Oct-4、Sox2、Klf4 以及 c-Myc 等 4 个基因诱导皮肤细胞转变为诱导性多能干细胞（iPS）后，这一结果为我们表皮细胞去分化为表皮干细胞研究提供了相关证据。到这个阶段为止，有关表皮细胞通过去分化途径转变为表皮干细胞的争议就没有了，而更多的是获得国内外同行的肯定和赞扬，特别是 2007 年 *BioScience* 杂志主编 T.M Beardsley 教授撰写专题评述，对我们有关表皮细胞去分化的研究进行高度评价（T.M Beardsley 教授的原始评价为：利用"去分化"来制造干细胞正逐步成为研究的重点。几年前，哺乳动物细胞分化过程的逆转还被视为是不可能的，而如今，在机体的多个系统中，人们已经观察到已分化细胞可以通过去分化过程形成干细胞，之后又通过重新程序化产生其他功能细胞。虽然才刚刚起步，但可以断言，深入了解"去分化"过程的机制具有重要的科学意义，而"去分化"过程用于疾病的治疗也将成为可能）。此外，他特别提到过去人们认为有关细胞去分化是不可能的，最近 *Cell*、*Nature* 和 *Science* 发表的相关研究证明了这一现象存在的可能性，我们团队对细胞去分化的研究给予了精彩的总结，细胞去分化用于疾病治疗将成为可能等。

有关是否存在表皮细胞去分化以及这一生物学现象的发生机制等关键科学问题初步解决以后，基础科学家和临床医学专家又提出了一个新的问题，即学术界虽然已经认可这一原创性发现，但是对这一发现在临床治疗的意义人们还不了解，特别是对我们所从事的创伤和烧伤能不能产生治疗作用呢？这就引出了我在该领域学术活动中的第二个创新性工作，即将去分化的原创性理论应用于汗腺再生研究。

人们知道，经过几代人的努力，我国烧伤救治的成功率已高达 98% 以上（还有的单位报告更高），但令人遗憾的是许多救活的患者皮肤创面都是瘢痕修复，没有皮肤附件，特别是缺乏汗腺，这给许多救活的患者后期的生活和工作带来严重影响，难以回归社会。由于出汗占人体体温散热调节的 25% 左右，因此解决汗腺再生是创烧伤领域需要攻克的又一个难题。根据这一临床治疗中提出的重大需求，能不能通过细胞去分化的理论来指导汗腺再生的临床治疗呢？对此我们又开展了新一轮的从基础理论发现到汗腺再生的转化性应用研究，并通过 10 个步骤实现了这一创新和转化的目标。

第一步，首先从发育学和临床实践中搞清楚了在人出生以后的皮肤没有汗腺发育的过程。第二步，确证了骨髓间充质干细胞作为汗腺再生种子细胞具有可行性。第三步，确证了可以通过体外共培养方法诱导骨髓间充质干细胞转变为汗腺样细胞并建立了关键的诱导技术和方法。第四步，确证了在体外共培养和诱导条件下骨髓间充质干细胞转变为汗腺样细胞的安全性和有效性。第五步,从电生理的角度进一步确证了骨髓间充质干细胞转变为汗腺样细胞后这些细胞已经具有汗腺细胞相似的电生理学特性。第六步,初步搞清了骨髓间充质干细胞转变为汗腺样细胞可能涉及的信号通路,主要包括 ERK 通路、EDA/EDAR 通路和 NF-κB 通路。其中 EDA/EDAR、NF-κB 和 Wnt/β-catenin 信号通路的相互作用非常重要。第七步,将经过诱导的骨髓间充质干细胞移植于裸鼠脚掌创面,观察到可以长出汗腺样结构并且具有一定的发汗功能。第八步,在体外细胞学实验和动物实验取得成功的基础上,通过相关部门审批并经伦理委员会批准和知情同意,开展了国际上第一例利用自体骨髓间充质干细胞再生汗腺的临床研究。第九步,移植汗腺再生成功后,进一步确证了这些发汗试验阳性的部位具有再生的汗腺样结构,以及所发的汗液在生化成分上与正常皮肤所发的汗液具有一致性。第十步,获得相关部门的批准后开展多中心的临床试验,在一定范围证明这一创新治疗技术的可行性。2016 年,我们对 2007 年开展的国际上第一例再生汗腺病例进行随访,发现这些再生汗腺的部位仍然具有稳定的发汗功能,患者没有不适与其他不良反应,由此证明这一技术方法是完全安全和有效的。

人体汗腺再生的成功,不仅从理论上进一步证明以前我们首先发现和报告的有关细胞去分化发现的正确性,而且真正实现了这一创新理论向临床治疗性应用的转化。现在,细胞去分化已经被证明是组织修复与再生的细胞学基础,占哺乳动物再生能力的 70% 左右,而深入研究去分化的机制和作用,有可能实现我们提出的新的目标和挑战,即在损伤部位实现多种损伤组织的同步修复与完美再生目标。汗腺再生相关研究在国际杂志发表以后,被国际重要同行以"里程牌式的研究"进行高度评价。

四、把基础理论成果转化为临床应用以推动我国创面治疗学科向更高层次发展并形成创新的治疗体系

客观来讲,2000 年以前我们科学研究的指导思想还是以研究为主,以发文章为主,关注转化和临床应用,特别是从学科的角度来关注创伤修复和组织再生还比较少。促使我们认识转变,从单纯的科学研究转变为关注学科建设和从整体上推进我国创面治疗创新体系的发展还是 2000 年以后的事,这种转变得益于以下几个方面的因素。一是 1999 年,在国家设立的重点研发计划("973"计划)项目中,把创伤医学列为重要研究内容之一,依靠这一重点研发计划和以后连续设立的 2 个创伤和组织修复与再生"973"项目,我国科学家,包括我们团队系统研究了创面愈合基本规律,特别是研究了糖尿病足、放射性难愈合创面等的发生机制,获得了许多有关组织修复和再生新的认识,而这些认识需要转化为创新治疗技术和方法,应用于临床造福患者;二是从 20 世纪 90 年代开始,我们比较关注中国人体表创面流行病学变化特征和寻找其变化规律,而这些变化规律显示创面防控已经成为国家重大需求,而建立新的创面治疗学科体系有可能对从整体上提升我国创面防治水平产生重要影响;三是通过相关调查,我们明显感觉到我国目前的创面治疗体系难以适应创面治疗的巨大需求,新的创新治疗学科体系必须尽快建立。基于这些基础和认识,我们从 2000 年以后,开始把科学目标

和研究重点放在创面治疗新技术的研发、快速转化应用和中国创面治疗创新体系建设等方面，取得了显著成绩。

1. 流行病学的发现为我们创面防控指明了重点

20世纪90年代，随着中国工农业生产快速发展和人民生活水平的逐步改善，我认识到这些变化可能会影响到体表创面流行病学新特征的改变。为此，1998年我牵头开展了第一次有关中国人体表慢性难愈合创面的流行病学调查研究。该项研究调查了全国15家医院的3万余例外科住院患者。结果发现，20世纪90年代，中国人体表慢性难愈合创面发生的主要病因学是创伤烧伤和感染形成的创面，占67.5%，而由糖尿病导致的糖尿病足创面仅仅为4.9%。因此，在这个时候，创面防控的重点是创伤烧伤等，而这些创面由创伤和烧伤科医生进行处理基本上可以完成。时隔10年后的2008年，我又牵头进行了第二次规模更大的有关中国人体表慢性难愈合创面的流行病学调查研究，我们在全国有代表性的17个三级甲等医院共调查了148万余例住院患者，发现了2513个以体表慢性难愈合创面为病因的住院患者。统计发现，由创伤烧伤和感染等导致的创面仅仅为22.8%（1998年高达67.5%），而由糖尿病导致的糖尿病足创面则高达33.3%以上（1998年仅仅为4.9%），并且患者有中年人和老年人两个发病高峰。这一创面流行病学变化新特征提示，由于中国人口老年化和糖尿病发生率的迅速增加，糖尿病足创面防控已经成为中国人体表慢性难愈合创面防控的主要任务。而与此对应的是，中国有关创面治疗和防控的体系应当改变，以此适应这些流行病学新的变化。为此，我组织专家，通过院士渠道，将中国人体表慢性难愈合创面流行病学变化的监控作为工程院院士咨询项目进行系统跟踪，定期研究。同时，把已经有的研究结果通过中国工程院院士建议等高端智库形式，由工程院上报给国家卫生和计划生育委员会，为他们决策提供参考。根据我们的研究，工程院已经于2014年通过文件形式告诉国家卫生和计划生育委员会，应当高度重视院士建议并开展相关工作（见图5）。

2. 创面治疗专科建设是提高创面治愈率的根本

在中国传统的医疗体系中，并没有治疗创面的专科，以前各种创面分散在不同的科室进行治疗，如烧伤科、骨科、血管外科、糖尿病内分泌科以及门诊等。研究发现，20世纪90年代我国体表慢性难愈合创面的治愈率仅仅60%左右，这就是说有近40%创面患者在出院时其创面并没有治愈，主要的原因一是创面种类繁多，发生机制复杂，治疗难度大；二是患者长期住院，压床时间太长，医院难以承受；三是患者长期住院，大部分先进的创面治疗产品由于处于自费状态，患者难以支付相关治疗费用等。在思考我国体表慢性难愈合创面的治愈率为何比较低和如何进一步提高治愈率等相关问题时，我认识到对复杂难愈合创面开展专科治疗应该是一条有效的途径，而建立创面治疗专科也是我的好朋友，丹麦哥本哈根大学医学院的Finn教授于1996年曾经提倡的事情。记得20世纪末，我与上海瑞金医院的陆树良教授在上海衡山路上的一个咖啡馆里讨论了这个问题，一致认为对复杂难愈合创面开展专科治疗是解决这个难题的有效途径。同时，我们还深入讨论了具体医院哪一些科室可以承担开展体表慢性难愈合创面专科治疗任务等具体问题。当时以及后来根据创面流行病学变化和国家对创伤、烧伤防控的重视与逐步加强相关防控措施，我们在不同场合曾反复强调开展创面专科治疗的重要性以及建议烧伤科可以把体表慢性难愈合创面治疗也作为一个主要领域。当时有一些烧伤专家对此提出了异议，认为我们提出烧伤科也应该重视慢性难愈合创面治疗是在把烧伤科引入歧途等。对此，我们没有过多去申辩，而是希望以事实说话。后来的实践证明，我们早期的预测完全正确，现在，中国医院的烧伤科除个别以外，大多数烧伤科门诊的 50% 以上患者和住院患者的 30% ~ 50% 都是各种体表慢性难愈合创面患者，有的科室甚至高达 90% 以上的患者都是其他创面患者，而非烧伤患者。事实是最好的教材，前几年一位曾经提出异议的老专家非常诚恳地告诉我们，他当时没有看得这么远，当时的想法是错误的，你们年轻人的想法和做法是正确的。老专家认识的转变也反映了我国创面治疗模式正在发生着显著变化。2014 年我们曾对 69 家三级甲等医院建立的创面治疗中心（专科）进行调查，结果使我们欣喜地发现，69 个创面治疗中心（专科）中， 46% 是由以前的烧伤科扩展功能而来，这从另一个方面进一步证实了我们在 20 世纪末有关中国创面治疗专科建设设想的正确性。

中国工程院文件

中工发〔2013〕140 号

中国工程院关于报送
《"中国人群体表慢性难愈合创面
发生规律和早期防控研究"咨询报告》的函

国家卫生和计划生育委员会:

以糖尿病足为代表的体表慢性难愈合创面具有病情复杂、治疗困难、严重占用医疗和社会资源等特点，给患者、家庭及社会在心理及经济等方面造成了巨大负担。

2011年，中国工程院启动了"中国人群体表慢性难愈合创面发生规律和早期防控研究"咨询项目，成立了由医药卫生学部付小兵、王正国院士担任组长的项目组。项目组对全国具有地域代表性的15个省、市的22家医院中2007－2008年度1488201个住院患者中2513例体表慢性难愈合创面患者，采用临床流行病学多中心、横断性、回顾调查方法，进行人口学、病因学、卫生经济学、

-1-

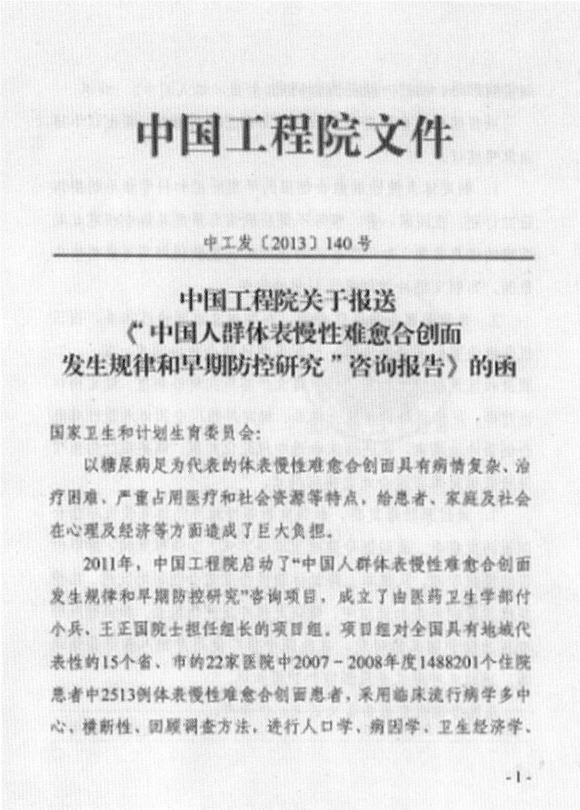

图 5　由中国工程院提交的公函

中国工程院根据付小兵院士和王正国院士等专家有关中国人体表慢性难愈合创面发生新特征的研究结果向国家卫计委提交的重视该领域研究的公函。

3. 开展双向联动和创面治疗师培训可有效降低创面患者住院时间和费用

建立了创面治疗专科，使各种体表慢性难愈合创面患者能够在一个相对固定的专业化科室进行

专科治疗，接下来的问题是如何降低患者的住院时间和医疗费用。根据我们 2008 年开展的中国人体表慢性难愈合创面流行病学调查显示，患者的平均住院日高达 47 天，治愈率仅仅为 54% 左右。因此，如果再按照传统治疗模式，患者平均住院日和治疗费用均难以下降。根据体表创面治疗具有大门诊小病房，以及可以在社区乃至家庭治疗的特征，我们考虑应该把创面治疗患者流动起来，该住院治疗就住院治疗，可以在社区或家庭治疗则把患者转至这些地方，实行大医院创面治疗中心（专科）和社区卫生中心创面治疗点的双向联动，即深度治疗在医院专科，康复治疗在社区、家庭的理念。在这一思想指导下，上海陆树良教授和谢挺博士开展了相关实践。他们以上海交通大学附属第九人民医院新建立的创面治疗专科为中心，和周围 6 个社区卫生中心的创面治疗点开展双向联动。患者需要深度治疗，如进行血管成形术、皮瓣转移术或植皮手术等，就在九院的创面治疗专科进行。深度治疗后如果仅仅是后续康复治疗，患者就转入相应社区卫生中心或家庭进行后续治疗。根据九院报告的初步结果，其创面治愈率从以往的 60% 上升至 94%，患者每一次治疗费用从过去的 150 元下降至 30 ~ 40 元，许多患者在家门口换药，节省了大量时间，社会效益和经济效益十分显著。

专科培训是提升医生和护士创面治疗水平的有效途径。以往人们认为，凡是外科医生都能够治疗创面，这实际上是一个很大的误区。外科医生的确可以实施手术，这实际上只是具备开展创面治疗的基础。由于各种创面发生机制的复杂性、难治性以及种类的多样性，其治疗难度已经远远超出人们的想象。曾经有一位烧伤科的老主任，在治疗烧伤方面非常有名。随着年龄增大，她不再担任烧伤科负责人，但强烈的事业心和责任感，使她重新组建了一个专门治疗各种难愈合创面的专科病房，希望利用烧伤创面治疗的技术优势治疗慢性难愈合创面。1 年以后她告诉我们，治疗体表慢性难愈合创面比她想象的要复杂得多。以前她当烧伤科主任治疗非烧伤性慢性难愈合创面，治疗好了是烧伤科医生有本事，如果治疗不好，还可以推卸责任，说我们是烧伤科，是治疗烧伤的，糖尿病足创面不是我们本身的主治范围等。但现在不一样了，成立了治疗慢性创面的专科，再治不好就没有退路了。她告诉我们，一个糖尿病足创面由于涉及内分泌代谢、神经、血管、皮肤、感染等，涉及的学术技术问题远远超过一个中小面积烧伤的治疗，因此，如果不通过系统治疗的培训，治疗难度非常大。根据预测和相关需求，从 2010 年开始，我们利用世界糖尿病基金会（World Diabetes Foundation，WDF）和康乐保健康之路基金会（AtH）给我提供的约 55 万美元专项基金，我们团队在国内系统开展了以糖尿病足及其相关慢性难愈合创面防控为重要内容的知识普及和技术培训工作，至 2015 年项目完成为止，共完成 60 期培训，培训范围遍及全国 20 个省市自治区，在 42 家医院建立创面治疗或培训中心，共计培训学员 9229 人次。此外，在项目执行期间，国内创面治疗中心建设得到长足发展，累计超过 4900 名糖尿病足创面患者从中受益，估计有超过 1200 名糖尿病足创面患者避免截肢。之后，中国医生协会创伤外科医生分会在其重点工作行动计划中，也把创面治疗医生培训作为行业学会的重要内容来开展，并建立了相应的"1239"行动计划。总之，创面治疗医生或创面治疗师培训工作的开展，极大地提升了我国创面治疗医生和创面治疗师的专业化水平，其直接结果是惠及了患者，服务于疾病治疗。

4. 通过香山科学会议将再生医学发展提升至国家战略高度

如何把单纯的学术与技术研究上升为国家意志和国家战略是我们在 21 世纪初考虑的主要内容之一。2004 年，随着王正国院士牵头的第一个国家创伤和组织修复"973"项目的完成，可以说我们在创伤修复和组织再生领域积累了一定的基础，包括新的发现、新的认识和团队建设与基地建立等，但是这些工作总体来讲还比较分散，认识不统一，缺乏系统性和建设性，整个再生医学还没有引起同行的高度重视，也没有真正上升为国家层面的重大行动。为此，2004 年我向王正国院士和吴祖泽院士建议，可否召开一次有关再生医学的香山科学会议，以香山科学会议为平台，团结国内同行，聚焦科学问题，共商我国再生医学发展之大计。两位老师高瞻远瞩，同意了我的建议，为此，我着手进行申请并获得成功。2005 年 10 月 11—15 日，第一届以组织修复和再生为主题的再生医学香山科学会议（第 264 次）在北京香山饭店召开。参加会议代表中，包括两院院士 7 人、国家杰出青年基金获得者和长江学者 10 余人。会议重点讨论了我国再生医学发展方向、研究重点以及统一了相关概念等。如针对以往对再生医学的不同认识（组织工程专家认为组织工程是再生医学，而干细胞专家则认为干细胞是再生医学等），本次会议通过讨论，明确了干细胞是组织再生的基础，而组织工程则是实现再生的手段之一等基本概念。会后出版了《再生医学：原理与实践》大型学术专著。之后，我又制订了通过香山科学会议推动中国再生医学发展的三部曲，即每 5 年召开一次以再生医学为主题的香山科学会议，每次会议有其讨论的重点和解决的关键科学问题、技术难题和管理问题等，每次会议后均出版一部再生医学专著，2010 年 10 月 20—22 日，第二届再生医学香山科学会议（第384 次）在北京举行，这次会议的主题是"组织再生中的转化医学问题——基础研究与临床应用的激烈碰撞"。参加会议的两院院士和国家杰出青年基金获得者与长江学者 20 余位。会议重点检阅了自 2005 年第一次再生医学香山科学会议以来我国在这一领域的重要进展，特别强调基础向临床应用的转化。会后出版了《再生医学：基础与临床》大型学术专著。2015 年 10 月 14—15 日，以解决新的科学问题与成果转化应用的瓶颈难题为主要内容的第三次再生医学香山科学会议（第 543 次）在北京召开，参加会议的院士有 7 人，国家杰出青年基金获得者和长江学者 20 余人。会议重点讨论了再生医学成果向临床转化的瓶颈和管理体制与机制问题。会后出版了《再生医学：转化与应用》专著一部。再生医学香山科学会议的召开，在一定程度上影响了相关部门对组织修复和再生医学的重视。根据统计，中国工程院和中国科学院在"十二五"为国家制定的战略规划中，都把再生医学列为重要研究方向，工程院和科学院为此还制订了发展路线图。可喜的是，2015 年，国家自然科学基金委在杭州召开了以"创伤修复与再生医学"为主题的第 131 次双清论坛，重点从国家自然科学基金的角度讨论了如何解决组织再生的基础科学问题。会议决定向国家自然科学基金委提出将组织再生列为国家自然科学基金重大研究计划的建议，获得基金委医学部同意，上报基金委立项。2017 年，在我担任中国生物材料学会理事长之后，深感生物材料研发在解决损伤组织完美修复与再生中的重要性，故又于 2017 年 10 月申请召开了一次以"生物材料与组织再生"为主题的香山科学会议（第 507次），邀请了 3 位美国工程院院士和一批国内著名专家参加，在业内产生了较大反响。因此，可以认为，通过国内外专家的共同努力，我国对再生医学的认识已经上升至国家战略高度，现在已经不是搞不搞的问题，而是如何搞好的问题。

5. 国际学术交流从默默无闻到"向东方看"

我国有组织有规模地开展创伤修复和组织再生研究起源于 20 世纪 90 年代末期，应该说是以国家"973"创伤和组织修复与再生项目为启航标志。尽管在之前烧伤医学领域有一个国家自然科学基金重大项目，开展烧伤创面修复研究，但是它的影响力、经费投入和参加研究涉及的单位和专家都比较有限。

20 世纪 90 年代早期，我国缺乏有组织的与国际创伤修复学术组织和团体的交流，主要以个人为主。1993 年我在西班牙马德里大学留学一段时间以后，因为研究生长因子与缺血再灌注损伤治疗取得一点成绩，当年 8 月获得了参加第一届欧洲组织修复学会（ETRS）和美国创面愈合学会（WHS）联合学术会议的邀请和资助，去阿姆斯特丹参加会议。这是我第一次正式以提交论文方式被邀请参加高层次的国际学术活动。记得我乘欧洲大陆之间开行的列车从马德里出发，经过法国和比利时等国家，到达阿姆斯特丹时已经是接近傍晚。虽然我在欧洲已经生活了近 2 年时间，但从一个国家到另一个国家旅行还是第一次，不免有些彷徨和不安，在火车站还受到了警察的盘问，主要是检查有没有"白粉"，警察的行动把我吓了一跳，所以时刻提醒在国外旅行时更加小心。第一次正式参加高层次学术会议的情况记忆犹新。会场里看不见中国人，连亚洲面孔的人都非常少，仅有的几位听讲话，不是来自日本就是韩国，心里倍感孤独和寂寞。由于基础比较差，缺乏与外国专家交流，开会时一般坐在最后一排，也不提问，不参加讨论。记得第一天上午会议结束后，我拿了一个三明治和一瓶可乐，独自一人坐在会场大厅的一个角落午餐。这时看见一个长相与中国人类似，但又有点像日本人的青年人在我面前走来走去，几个来回后，他小心地问道："你是中国人吗？"我一听马上回答道："是呀，请问你是？"他马上回答道："我叫贾赤宇，来自牛津，在国内是西京医院的。"这是我在阿姆斯特丹参加国际会议上见到的第一个中国人，非常高兴，感到没有那么孤独和寂寞了。后来又陆续见到了两个中国人，一个是来自牛津大学 Churchill 医院的何楚发，另一位是来自加拿大的张黎明（音）。之所以说早期不能够确定贾赤宇是中国人还是日本人，一方面是他的长相，另一方面是之后的一件小事，外国人也把他看成是日本人，这使我们开怀大笑。会议后我们四个人相邀去阿姆斯特丹市里转一转，路过一家商店时，一个荷兰人对贾赤宇喊道："日本人快进来。"贾赤宇听见后撒腿就跑，我们几个人哈哈大笑，问贾赤宇跑什么呢？贾赤宇回答是害怕被抓进去了。这虽然是一个小的插曲，但也反映出我们早期出国时对国外不了解和知识的缺乏等。

在这次会议期间，我们 4 个人聚在一起讨论了一些对各自人生发展的看法，可以说在这个时候形成对我后来发展（也可以说是对我国组织修复和再生医学发展）具有一定影响的思考和决定。一是面对国内外在该领域强烈的反差，我表示学成后一定要归国，在自己的国家为我国的组织修复和再生医学事业做一点贡献，当时这不是口号，而是一个留学生发自内心的行动；二是回国后组织中国自己的组织修复学术组织，参与国际间的交流活动；三是要写几本有关组织修复和再生的学术专著；四是希望在组织修复和再生领域的研究有一些真正的发现和创新，能够真正在学术上参与国际竞争而不是永远作为会议的旁观者；五是我们的研究能够真正对患者的治疗产生作用等。会后我们 4 个人返回了各自留学的国家，我于 1993 年底完成学业后按时回到了祖国，开始了真正意义上在组织修复和再生医学领域的创业工作。贾赤宇 1994 年也完成学业回国，在烧伤治疗和组织修复再生领域发展的非常好。回国早期，我们一同参与了中华医学会创伤学分会组织修复和再生学组（专业委员会，对外称中国组织修复学会，Chinese Tissue Repair Society，CTRS）的组建工作，之后又一同赴意大利和德国等参加了多次本领域的国际学术会议。后来听说何楚发在牛津进行了一段时间研究后去了美国，张黎明回加拿大后再也没有联系。总之，在阿姆斯特丹参加的这次国际学术会议可以说对我回国有目标的创业产生了非常大的影响，相关场景至今难忘。

回国创业的难度超出想象，与留学归国前的踌躇满志和美好愿望相差甚远。条件太差或是没有条件，这一点是客观存在的，也是可以理解和认可的。最难以理解的是得不到各方面的理解和支持，从内心深处产生的失落感非常强。怎么办？一是继续出国留学，因为我的签证还处在有效期，同时我的导师在我回国前已经给我办理了工作许可；二是留下来，坚持下去，完成自己在阿姆斯特丹定下的梦想。最终，我选择了留下来，坚持下去。

为了实现初心与梦想，我开始了艰苦的创业工作。一是没有条件和没有经费，我就与军事医学科学院王德文教授和中国兵器工业 208 研究所马玉媛研究员级高工开展合作，一方面，帮助他们完成一些实验任务，主要是评价轻武器致伤的生物效应等，同时也利用他们的动物模型和实验条件开展一些自己的工作。另一方面，承接相关药物公司委托我们进行的新药疗效评价任务，以此来开展自己的研究和获得少量科研经费，这方面与前面提及的同暨南大学林剑教授和李校堃博士的合作是最好的范例。这些合作性的研究为我回国早期事业起步起到了非常重要的作用。特别是我们与珠海东大生物工程公司合作研发的重组牛碱性成纤维细胞生长因子（bFGF）治疗烧伤创面的多中心临床研究结果在 *Lancet* 杂志发表，极大地鼓舞了我们在该领域开展基础与临床相结合、科研与生产相结合的信心和决心。该项成果的发表，被英国广播公司（BBC）评价为是中国人"把牛的激素变成了治疗烧伤的药物"。正是因为我们在生长因子领域的开拓性工作，使得国际同行开始关注中国在以生长因子为代表的新时期创面修复研究工作。二是出版学术专著事宜。1995 年我开始组织专家编写《创伤修复基础》一书，之所以取名创伤修复基础，一方面，是我们自己在组织修复与再生领域的工作不多，写书的许多内容来自于国外文献；另一方面，部分专家对组织修复与再生的许多基础知识不太了解，需要一本这方面的专著。在大家的努力下，很快这本专著由人民军医出版社出版，对普及该领域基本知识和宣传创伤修复与组织再生工作的重要性等起到了较好作用。之后我们又相继出版了《现代创伤修复学》和《再生医学：原理与实践》《中华创伤医学》《生物治疗中的转化医学》以及《中华战创伤学》（11 个分册，共 1600 余万字）等 20 余部在本领域具有一定影响的学术专著。三是组建中华医学会创伤学分会组织修复和再生学组（专业委员会）。1993 年我留学回国后，按照回国前在阿姆斯特丹制定的计划，我提议并征得陈璧教授和贾赤宇教授支持，向中华医学会创伤学分会建议成立一个组织修复和再生学组。1995 年我们提出建议，黎鳌院士当时是创伤学会的主任委员，由于我对他了解不多，所以就委托陈璧教授给他汇报。没想到过了几天陈璧教授就传回话来，说黎鳌院士完全同意建立学组并希望尽快成立。为了学组顺利成立，他自己愿意先兼任学组组长以推进这项工作。这件事使我们非常感动，一位大专家对于一帮年轻人提出的建议如此重视和支持，体现了他对学科发展方向的把握和前瞻的思考。学组很快成立了，并且在 1996 年就与欧洲组织修复学会（ETRS）在北京和西安召开了首届中欧组织修复学会联合学术会议，以后又相继参与了多次国际学术交流活动。1999 年 4 月在南京召开全国创伤学术大会时，黎鳌院士正式把学组组长位置给了我。没有想到的是 1999 年 8 月当我们正式以中华医学会创伤学分会组织修复学组 [对外称中国组织修复学会（Chinese Tissue Repair Society，CTRS）] 的名义赴法国波尔多参加欧洲组织修复学术会议时，得到了黎鳌院士不幸逝世的消息，我们赴欧洲参加会议的 10 余位中国代表都感到十分悲痛。可以告慰前辈的是，在大家的共同努力下，经过 20 余年的发展，中华医学会创伤学分会组织修复与再生学组（专业委员会）被王正国院士评价为 "是中华医学会创伤学分会近 10 个学组中发展最好的学组之一"。学组在国内取得的成绩大家有目共睹，我只说一下学组在推动国际学术交流方面的贡献。学组领衔和有组织的国际学术交流人数从 20 世纪 90 年代中期的寥寥数人增加到 2016 年度的近 80 人；国际学术交流层次从以往仅仅是参加会议的听众到参加重要国际学术会议的承办或协办或作为会议主席；国际交流从过去单纯的学术会议交流发展到今天的学会之间的多方位合作等。2012 年，国际著名同行专家 Mani 教授以"向东方看"高度评价了我国在这一领域取得的巨大成绩。2012 年 *Science* 杂志还以增刊形式全面反映了中国在这一领域的主要进展，在国内外产生了很好的反响。

6. 创伤修复整体成果的提升满足了国家在这一领域的重大需求，获得国家科技进步奖一等奖

基础研究的积累、临床治疗的需求、团队整体实力的提升以及国际影响的日益扩大，使我们考虑如何真正把创面治疗纳入国家战略，整体提升它在我国生物医学领域的地位和作用，这是我们在进入 21 世纪第二个十年考虑的重点。2012 年我们将在前 20 余年有关体表慢性难愈合创面的相关研究进行了总结和凝练，同时将前期合作单位上海交通大学附属瑞金医院有关糖尿病足难愈合创面相关机制研究、解放军三〇六医院有关糖尿病足临床治疗的研究成果等进行整合，于 2013 年申报北京市科学技术一等奖获得成功。在此基础上，进一步将在创伤"973"项目研发中我们共同参与相关研究团队的成果进行整合，包括第三军医大学程天民院士有关放射性创面难愈合的基础与临床研究、深圳普门科技有限公司有关红光治疗创面等成果进行整合，以"中国人体表难愈合创面发生新特征与防治的创新理论与关键措施研究"申报 2015 年度国家科学技术进步奖一等奖获得成功，成为 2015 年度国家医药卫生临床医学唯一的国家一等奖，可以说在学术上登上了又一个新的高峰。2016 年初我作为获奖者代表在人民大会堂受到中共中央总书记、国家主席、中央军委主席习近平同志的亲切接见（见图 6、7）。

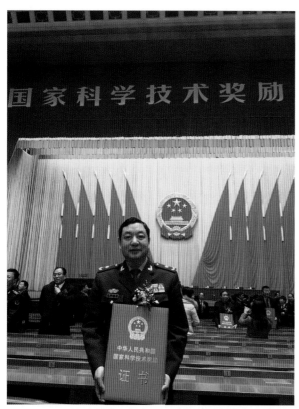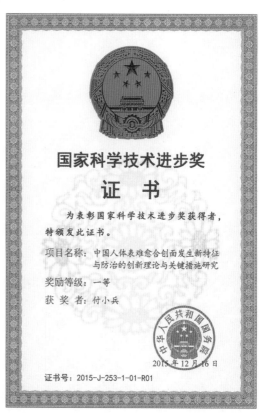

图6　付小兵院士在人民大会堂参加颁奖大会和获得的 2015 年度国家科技进步一等奖证书

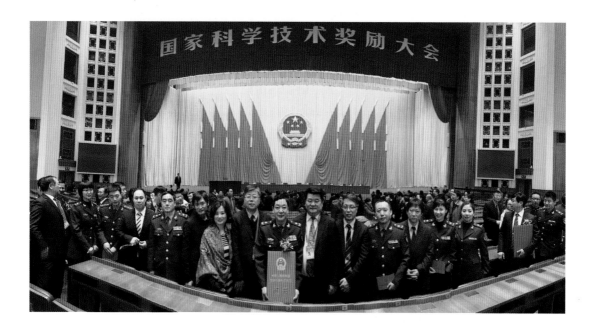

图7　团队主要成员在人民大会堂参加颁奖大会后的合影

（左起：孙晓艳、李训、肖健、冉新泽、马奎、王晓玲、李校堃、付小兵、陆树良、吕国忠、姜玉峰、谢挺、黄沙、张娣）

该项国家一等奖成果在以下 4 个方面具有重要创新：

（1）发现并在国际上首次报告了中国人体表慢性难愈合创面的主要病因已由 10 年前以创伤、感染为主转变为以糖尿病足为主，以及我国糖尿病足具有小截肢率高和 I 期愈合率低等 2 个流行病学新特征。

（2）首次阐明了糖尿病皮肤高糖和糖基化产物（AGEs）等毒性物质蓄积造成创面"隐性损害"、生长因子糖基化与创面炎症异常导致创面免疫紊乱以及放射性创面以细胞损害为关键环节诸因素网络失调等 3 个特殊机制，为建立关键的防治措施提供了创新理论。

（3）创建了包括采用光子技术减轻创面"隐性损害"、彻底切除纤维板、扩大清创以减轻创面进行性损害以及在国际上首次采用"4G"技术在不同层级医疗机构同步开展复杂创面治疗等 4 种关键技术，显著提高了治愈率。典型单位慢性难愈合创面总体治愈率从 60% 上升至 94% 左右，糖尿病足总截肢率为 7.2%，大截肢率 4.0%，显著低于欧洲等国家的类似研究（见图 8、9、10）。

（4）创建了示范性的创面治疗专科并开展了大医院创面治疗专科和社区医疗机构单病种双向联动与转诊治疗复杂难治性创面的新模式，倡导建立了 50 余个创面治疗专科（中心），成果在全国 1300 余家单位推广应用，治疗患者 14 万余人，被国际同行以"向东方看"进行高度评价，取得了显著的社会效益和经济效益。

五、把战创伤和组织修复与再生医学领域的创新和转化应用进行到底

时间一晃 30 年过去了，从我把战创伤和创伤修复与组织再生作为专业的主攻方向到现在，30 年时间弹指一挥间。我也从一个意气风发的青年逐步变成了鬓现白发的中年人。回首过去，虽然我没有取得惊天动地的重大发现和成果，但是，可以问心无愧地说我在战创伤和组织修复与再生医学领域完成了我应该做的工作，在 30 年的专业生涯中，形成了 3 个主要研究领域，即战创伤医学、组织修复和再生医学以及生物治疗学，其中战创伤医学是主线，组织修复和再生是重点，而生物治疗（包括生长因子、干细胞、组织工程等）是手段。而从组织修复与再生发展的目标来看，主要经历了速度型（20 世纪 90 年代）、质量型（21 世纪初）以及完美型（现在至未来）三个阶段。这些系列工作现在看起来对我国战创伤防治、组织修复和再生以及疾病的生物治疗等都起到了一定作用。青春无悔，岁月砺人，和老一代科学家相比，我的创伤和组织修复与再生医学研究是一条相对平缓之路，在人生上既没有经历过丧权辱国、寄人篱下的屈辱，也没有颠沛流离、无家可归的痛苦。生在新中国，长在红旗下，既赶上了改革开放的大潮，又恰逢科教兴国的春天。因此，个人成长与国家发展相结合，事业的选择与国家需求相统一，创新研究与快速转化相依存，这应该是一个正确的人生选择。

片段的回忆写到这个时候好像应该继续，但这种无尽的叙事性和学术性的回忆不一定能给读者带来帮助。所以，适时转入其他的命题可能将对这本专著后记的学术价值起到一定的提升作用。总结 30 余年的成长经历，我个人认为有以下几点体会可供大家参考。

（1）一个人的成长是多种因素影响的结果，个人的天资、家庭的影响、受教育的程度、领路人

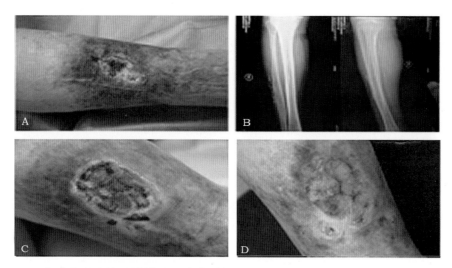

图 8 采用本成果创建的关键技术，治愈了长达 68 年由于弹片伤导致的慢性难愈合创面

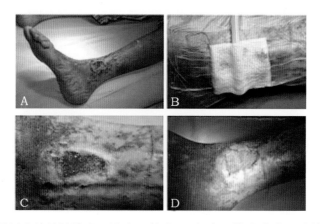

图 9 采用本成果创建的关键技术，治愈了长达 28 年由于静脉疾病导致的慢性难愈合创面

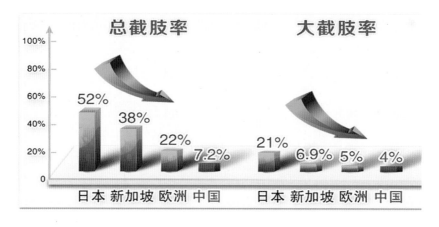

图 10 与欧洲等先进国家相比，本成果中糖尿病足的总截肢率和大截肢率显著降低

的素质、所处的环境等，都是不可忽略的因素，但归根到底还是自己对人生的把握和对各方面的协调。

（2）人的成长并不是一帆风顺的，同样是一个由肯定、否定、再肯定和再否定这样一个不断往复的螺旋式上升过程，只有认识到这种规律，在遇到困难时才会坚持不懈，勇往直前，而在取得成绩时却能仍然保持清醒的头脑，不骄不躁，唯有这样才有可能达到希望的目标。

（3）清醒地认识到个人和团队的作用，正确看待自己的成绩，科学评价别人的贡献，始终保持一种谦虚与低调的姿态，这对自己的发展十分重要。

（4）和谐的工作和生活环境与快乐的心情对激发人的创造性和工作的主动性十分重要，这种环境包括家庭、同事、朋友、领导等，应当主动和积极地去营造这种良好环境和氛围。

（5）围绕国家需求，不断有创新的认识以引领学科发展。近年来，针对国家对创伤防控的重大需求，我提出"把创伤、烧伤、修复、创面等整合成一个以伤为中心的大学科"的观念。针对烧伤病人总体下降的良好势态，我提出了"战时治烧伤、平时治创面"的烧伤学科转型发展的理念。针对南中国海对外开放与军事斗争需求，提出了"构建覆盖海南本岛与南中国海严重战创伤与重大灾难事故紧急医学救援体系"的建议。以上思考、建议等均得到了相关部门重视与采纳。

从 2012 年开始，1992 年度诺贝尔生理学或医学奖获得者、诺贝尔奖评审委员会前主席、瑞典 Karolinska 医学院前院长 Bengt Samuelsson 教授经常来中国访问，我有机会与他面对面就生物治疗与再生医学等进行交流（见图 11）。他说对于一个科学工作者来讲，从事的研究一是要有真正的创新，二是这些创新一定要有实实在在的应用。我理解这两者归纳起来的关系就是，没有创新的研究是瞎做，而没有转化应用的研究是白做。在回首我的创伤和组织修复与再生医学之路时，我可以自豪地说，既没有瞎做，又没有白做。

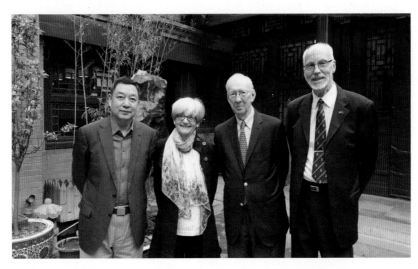

图 11　2016 年 4 月 Bengt Samuelsson 院士（右 2）访问中国时与付小兵院士合影

右 1 为瑞典的杨森教授，2015 年他获得了中华人民共和国国际科学技术合作奖。右 3 为 Bengt Samuelsson 院士夫人，瑞典著名内分泌医生。

人们常常问我创伤和组织修复与再生新的目标是什么这样的问题。我认为新的目标就是要实现多种损伤组织在损伤部位（原位）的同步修复与再生，即使损伤组织恢复到损伤以前的解剖结构和功能状态，就像低等动物蝾螈等能够生长出一个与损伤前完全一样的肢体一样，是一个完美的修复与再生。这个目标是没有溃疡发生，没有瘢痕形成，是修复速度与质量的统一，是功能重建与心理康复的统一，是心灵美与外在美的统一。

《将"创伤和意外伤害防控宣传日"纳入全国法定宣传日以及对部分特殊行业人员进行强制性初级创伤急救知识培训》的建议

1. 创伤与意外伤害

创伤主要是指由各种机械性致伤因子造成的人体组织连续性破坏和功能障碍的损害；意外伤害则是指由无意识的、意料之外的突发事件造成的人体组织的损害。他们虽然在致伤因素上稍有不同，但二者又有着密不可分的内在联系，如：机体的创伤多由意外伤害引起；意外伤害也常导致人体组织器官及精神或心理的创伤。一些严重的损伤，如道路交通伤（车祸伤）、坠落伤、切割伤、挤压伤、撞击伤、暴震伤，以及自然灾害导致的损伤等等，既是严重创伤，又是意外伤害。二者均是当前突出的全球性公共卫生问题，而且它们在预防、急救措施方面多有相似性。

2. 我国创伤和意外伤害的现状

目前，创伤和意外伤害已成为我国居民的主要死因之一。根据世界卫生组织 2009 年年度报告中指，全球每年有 600 余万人死于各种意外伤害。我国近十年的统计资料表明，在成年人群中，意外伤害导致的严重创伤死亡率仅次于呼吸系统疾病、恶性肿瘤以及脑血管疾病，位居第 4 位。在各种意外伤害导致的严重创伤中又以道路交通伤（车祸伤）的危害最为突出。2010 年全球每年仅因道路交通伤就夺去近 134 万人的生命（中国，65225 人，2010 年），并导致全球 5000 万人（中国，275125 人，2010 年）受伤，其已成为青壮年人群的三大死因之一（15～29 岁年龄组人群的首要死亡原因），且居整个人群的第 9 位死因。如不采取积极的行动，到 2020 年道路交通车祸预计将在全球每年造成约 240 万人死亡，且将居整体人群的第 5 位死因，远高于肺部肿瘤、消化道肿瘤、糖尿病及高血压性心脏病。在我国，道路交通伤直接导致的财产损失在 2010 年就高达 9.3 亿元；在全球，道路交通伤造成的经济后果目前估计占世界各国国民生产总值的 1%～3%，总计高达 5000 多亿美元。造成这一状况的部分原因为道路的机动化程度迅速提高，而与此同时道路安全战略并无相应改进。为应对日益严峻的形势，联合国大会通过了第 58/289 号决议和 A/RES/64/255 号决议以期通过在全球的各国家、地区开展联合行动，稳定并随后降低预计的全球道路交通死亡率。

除成人外，在意外伤害人群分布中，儿童受累亦非常严重。因意外伤害引起的儿童严重创伤是导致全球儿童非自然死亡和残疾的主要原因。全世界每天平均有 2000 多名儿童死于意外伤害引起的严重创伤，数以千万计儿童因意外创伤需要求医问诊，其中部分留下终生残疾。随着我国改革的深入，经济的快速发展，人民生活水平和公共卫生水平及医疗服务水平的大幅提高，营养不良和感染性疾病造成的儿童死亡已得到了有效控制，而意外伤害导致的严重创伤现成为 0～14 岁儿童死亡的首要原因。儿童死亡监测研究表明，无论城市还是农村，1～4 岁组意外创伤死亡均为第 1 位死因。并且据估算，大约有 10% 的 14 岁以下儿童在一年中遭遇过需要治疗的意外伤害，其中又有约 0.5% 的儿童死亡、4% 的儿童致残。据此推算，我国每年大约有 1000 万儿童受到各种形式的意外伤害，约 10 万儿童因意外伤害引起的严重创伤而死亡，约 40 万儿童因意外伤害引起的创伤而成为残疾儿童。最突出的实例就是近期频发的校车事故，导致多名花季儿童因严重道路交通创伤而不幸夭折。

有关烧伤的发生率目前尚无精确的统计，但据以往权威专家估计，我国每年发生烧伤 500 万～1000 万人，据国家安监总局的统计显示，仅 2010 年全国因火灾就导致了 1108 人死亡。虽然我国烧伤救治的成功率已处于世界前列，但严重烧伤后造成的残疾仍然是导致患者难以回归社会、生活和工作质量下降以及社会救治负担加重的重要原因。

在自然灾害和重大工矿事故造成的创伤方面，2010 年，全国因各类自然灾害死亡人数为 7844 人，因矿难死亡人数为 2433 人，因其他的工伤事故死亡人数为 10616 人。2008 年四川汶川特大地震给人们留下的伤痛仍然记忆犹新。据统计，汶川地震共造成 69134 人遇难，374061 人受伤，失踪 17681 人，累计受灾人数 46162165 万人，造成的直接经济损失 8451 亿元人民币。根据震后进行的部分调查研究发现，部分伤员死亡和后期的残疾，主要是由于早期救治不当或错误所致。

创伤和意外伤害不仅直接威胁了我国广大人民群众的生命健康，影响了社会家庭的稳定，造成社会生产力的巨大损失，更是直接加剧了社会医疗费用的总支出和社会医疗资源的紧张。据统计，2010 年，因创伤和中毒等意外伤害造成的住院治疗居我国城市医院住院患者的第 3 位，居县级医院住院患者的第 2 位。因此，加强创伤和意外伤害的防控，既是国家发展的重大战略需求，也是应对疾病谱变化的重要措施之一，也是我们建设和谐社会，提高全体国民的幸福指数的当务之急，应当引起全社会的高度重视并积极采取措施加以应对。

因此，创伤和意外伤害对我国人民以及全人类的危害都是巨大的，所导致的生命和财产损失也是惨痛的。痛定思痛，我们在应对各种创伤和意外伤害时，除了坚持"预防为主"以外，还应该加强对各类创伤和意外伤害的急救工作。关于创伤和意外伤害的救治主要分为院前急救、院中急救及康复治疗三个环节，而其中"重中之重"是院前急救环节。例如，根据 WHO 的资料，20% 的道路交通伤因没有及时现场救治而死亡，约 2/3 道路交通伤死亡发生于伤后 25 min 内。我国的研究也提示 60% 道路交通伤患者的死亡发生在到达医院前。各类创伤和意外伤害的救治都特别强调时效性和现场性，"白金十分钟""黄金 1 小时""急救要从现场开始"等观念已广为接受。故而，我们应该积极行动起来，采取多方面的综合措施来改善创伤和意外伤害的现场急救处置，也给我们各级行政主管部门提出了课题：如何加强创伤和意外伤害急救综合体系的建设。

目前，部分欧美国家已在此方面进行了有益的探索。首先，基于各种创伤和意外伤害救治强调时效性和现场性，他们特别强调面向公众的初级创伤急救知识和技能的培训。公众可通过参加一些培训班现场教学或通过报纸、杂志、专门手册、互联网等多种形式自学了解各种创伤和意外伤害急救知识。例如法国的创伤急救知识普及率为其总人口的40%。在德国规定每个驾驶员在获取驾照时都必须参加"4×2"（培训4次，每次2小时）的急救培训，如此，德国有高达66%的人群参加过急救培训。在美国，公众急救意识极强，基本急救技术普及率达89.95%，接受过初级创伤急救培训的人数就超过7000万人，相当于全美总人口的1/3。部分国家还将创伤急救技能的培训纳入到国民基本教育中。如德国政府规定，10岁以下儿童要参加8小时的创伤急救课程学习，10～16岁青少年要接受1.5天的课程学习；在日本，高中的保健课就有急救普及教育，包括心肺复苏、止血包扎等内容。

其次，强调特殊从业人员的创伤急救的培训。如德国要求消防员每年必须参加30学时的创伤急救培训，意大利的外勤警察必须经过初级创伤急救技能培训。美国的安全执行部门，如消防队、警察等需要进行至少20小时的初级创伤急救培训，并取得急救员合格证。而对特警要求更高，需参加超过50小时的培训，并取得战地急救员证书，以便使这些可能最早到达意外伤害现场的人员具备初级的创伤急救能力。美国部分州要求校车司机及客车司机接受基本创伤生命支持培训。

最后，通过法律来规范对创伤和意外伤害的救治。例如，通过法律明确开展急救知识的宣传教育所需的专项经费的来源及保障经费的使用。再如，通过法律来规范对各类创伤急救机构的人员构成、分级和分类管理以及认证。还如，保护在救治现场紧急情况下为伤者实施急救且不图任何回报的个人或群体。如在美国，20世纪80年代末，绝大多数州政府都通过了《好撒马利亚人法（Good Samaritan Law，也称善行法）》，旨在通过法律确立对公众急救行为损害后果的责任豁免，以保护那些在紧急情况下为伤者实施急救且不图任何回报的个人或群体，主要是指位于创伤急救第一层次的非职业急救人员（公众或第一反应人）。后来，该法案还扩展到适用于职业急救人员，比如医生、消防员等，他们也不因善良且无偿的救助行为承担民事责任。该法鼓励人们在紧急状态下彼此相互救护，并要求这些善良的人们在提供救护时要遵循常识，依照自己的能力、培训的水平，运用合理的技术，尽最大努力挽救生命，减少伤残发生。

在应对各种创伤和意外伤害防治方面，我国同样也在积极行动，加大宣传教育，强化各种管理措施，以及发展新的救援系统与治疗技术，如统一相关急救电话号码，完善规划并大力投资建设各级院前急救系统以及创伤急救中心，提高各类急救系统的培训及响应能力，以红十字会为主开展各种相关的宣教与培训等。通过对湖北省创伤数据库资料的分析研究显示，随着政府出台的多项地方性法规，如禁鞭区内严禁随意燃放烟花爆竹，强化建筑施工安全措施管理监督，开展扫黄打非禁枪等活动，以及交管部门严格执行道路交通安全法，严禁酒驾，安全带及儿童专用座椅强制使用后，烧伤患者、建筑安全事故所致的意外伤害患者和枪弹伤患者及车祸伤患者与往年同期相比有明显下降的趋势，这说明改变公众安全意识与制定并严格执行相应法规发挥了明显的预防或减少创伤和意外伤害的效应。

但总的来讲，我国公众对创伤和意外伤害重要性和危害性的认识尚不足，相关的宣传教育尚未普及，对急救知识和手段了解较少，对创伤和意外伤害的防控还没有上升到国家的战略层面来统一加以考虑。比如，由于中国现阶段的实际状况，全国很多地方对道路交通伤的急救反应时间较长，专业的急救人员很难快速及时到达现场。而在现场的其他未受伤人员或最早到现场的警察、消防员、路政人员、路过的司机等却因缺乏基本的创伤急救知识和能力，只能单纯地等待专业救护人员的到来，延误创伤急救开始的时间，最终影响了创伤急救的后期效果，使伤者生的希望在等待中泯灭。另外，由于近年来参与意外伤害现场施救的部分人员被认定为肇事者，同时，随着人们的法律意识增强，对参与道路交通伤急救时遭遇的相关法律问题的担心（如"南京彭宇事件"的不良影响），让许多人裹足不前，这也是直接导致前一阶段"佛山小悦悦"惨剧发生的原因之一。

有鉴于此，由我国医学界的两院院士发起，并由中华医学会创伤学分会牵头，征得中华医学会灾难医学分会、中华医学会急诊医学分会等专业委员会相关专家的积极响应，决定提出如下建议：

一、建议设立"全国创伤和意外伤害防控宣传日"

建议设立"全国创伤和意外伤害防控宣传日"，并将之纳入全国法定宣传日行列，以提升全民意外伤害防控意识和急救技能。建议规定在全国每一年某一固定时间（如建议可以考虑每年的7月23日，因为甬温线特别重大铁路交通事故是国务院定性的既有技术原因，也有人为因素造成的，可以预防的特别重大铁路交通事故，在全世界影响巨大，在全国人民心中记忆犹新，或者汶川地震5·12），组织全国从事创烧伤、危重病、急救以及医学管理的医务工作者、交通警察和红十字会工作人员，就创伤和意外伤害防控的重要性、早期防控和现场急救的基本知识等向广大公众进行宣传和讲解，其目的是在广大公众心中树立创伤和意外伤害是可以预防的意识，引导广大公众对创伤和意外伤害危害性的高度重视并积极行动起来进行防控工作。与此同时，也是向他们传授初级急救（不借助工具为伤员提供一些最基本的救护）的基本知识，如判断伤者的基本状况、呼救、将伤者置于正确的体位，或帮助伤者脱离致伤环境等等，以在全社会范围内提升我国应对创伤和意外伤害的防控能力。

二、建议设立创伤和意外伤害防控专项基金

通过一些系列活动，促进相关政府部门的重视，建议设立专项资金，为该项工作的长久开展提供坚实的物质保障。要构建综合的创伤和意外伤害预防体系，强有力的物质保障基础是不可或缺的。美、日、韩等国都将此类经费纳入国家预算体系，建立意外伤害应对基金，不仅为应对突发性的、大规模的、群体的意外伤害事件提供稳定的处置资金保障，还为各种相应的教育培训提供可靠的资金保障，以增强广大公众的应急自救的能力。

三、建议对特殊行业从业人员强制性参加初级创伤急救培训

对部分特殊行业，特别是军人、人民警察、消防员、保安员、路政人员、导游、司机等，在上岗前或取得职业合格证前强制性进行"初级创伤急救知识培训"。将之作为其职业培训的重要内容

之一，使他们在事故现场能借助简单的工具为伤者提供基本的救护，如徒手心肺复苏、通气、包扎、止血、简单固定、正确搬运等，为专业急救人员的后续治疗赢得时间，在挽救生命的同时减少后期并发症和残疾的发生。

四、建议开展创伤和意外伤害的监测、数据收集和政策研究

通过此活动，进一步推动我国在创伤和意外伤害预防方面的科学研究工作，完善监测制度，扩大数据收集，进一步深入地研究意外伤害的流行特征，如不同的年龄、性别、人群的意外伤害特点等等，以指导政府决策，并科学制定针对性的预防和控制措施。全面研究国内外相关政策、法规，为建设有中国特色的创伤和意外伤害防控体系打下坚实的理论基础。

五、建议制定相应法律法规

建议制定关于创伤和意外伤害防控的相应法律法规，以规范各级急救机构对各类创伤和意外伤害的处置；规范各个行业和部门的规章制度或者条例，采取相应的措施，避免意外伤害的发生。通过法律来强化对公众的基本创伤急救知识的培训；通过法律来保护在各种事故和灾害现场，在紧急情况下为伤者实施紧急救援（包括医学救援和其他意在保护伤员生命所采取的必要措施等）且不图任何回报的个人或群体，保护他们不因善良且无偿的救助行为承担民事责任。

对于以上建议涉及的专业问题，比如培训、专业教材编写以及相关咨询等等，中华医学会创伤学分会和其他的兄弟学会以及该领域的所有专家，为了国家的利益将为此提供全力协助。

参 考 文 献

[1] 2011 中国卫生统计提要 . 中华人民共和国卫生部，2011.

[2] 2010 年全国安全生产控制指标实施情况表 . 国家安全生产监督管理总局，2011.

[3] 2011—2020 年道路安全行动十年 . 世界卫生组织，2011.

[4] 2011—2020 年道路安全行动十年全球计划 . 联合国大会，2011.

[5] Country Guidelines for the Conduct of Road Safety Management Capacity Reviews and the Specification of Lead Agency Reforms, Investment Strategies and Safe System Projects. The World Bank Global Road Safety Facility, 2009.

[6] Global Status Report On Road Safety. World Health Organization, 2009.

[7] Prehospital trauma care systems. World Health Organization, 2005.

[8] 白祥军，恩巴，汤曼力，等 . 创伤住院患者流行病学调查 [J]. 创伤外科杂志，2006.

注：该建议于 2012 年 2 月 20 日以《中国工程院院士建议》第 4 期（总第 229 期）上报国家相关部门。同时，通过全国人大代表提交给全国人大法制工作委员会作为立法建议。

有关建立"创面治疗专科"和推广"创面治疗专科与社区医疗机构单病种双向联动机制"以解决慢性难愈合创面患者住院难与住院贵以及提高治愈率的建议

随着我国社会经济的不断发展和人民生活水平的日益提高，由创伤和各种疾病导致的创面也不断增多，各种创面的存在已经成为严重危害人民身心健康、降低其生活和工作质量，以及增加社会医疗保障负担的重要原因。

相关资料表明，在欧美等发达国家，糖尿病足、褥疮以及下肢静脉疾病引起的慢性难愈合创面是中老年人群面临的重要危害之一，其单个病种，如糖尿病足，治疗的开支平均高达 3 万美元左右。在我国，据最近完成的一项有关中国住院患者多中心慢性难愈合创面流行病学调查的资料显示，与 10 年前相比，中国因慢性难愈合创面而住院的患者，其病因学、患者人群和发病年龄等主要指标均发生了显著的变化。由创烧伤导致的慢性难愈合创面由 10 年前的 86% 下降至目前的 32% 左右，而糖尿病足的发生率则由 10 年前的不足 5% 上升至 36% 左右。与此同时，因慢性难愈合创面治疗所花费的医疗资源也明显增加。因此，慢性难愈合创面的防控已经成为近年来国内乃至国际创面治疗的一个难点，是我国疾病谱变化的一个新的趋势，应当给予关注和积极应对。

根据我们调查，在我国目前医院科室的设置中，尚没有专门针对糖尿病足等慢性难愈合创面治疗的专科，这类患者的治疗主要分散在内分泌科、糖尿病科、烧伤科、骨科以及门诊等。由于这类创面发生机制十分复杂，涉及糖尿病、心血管疾病、代谢性疾病、衰老以及创伤等多个学科，因此，由单一学科来应对这种复杂的创面常常力不从心，由此使得这类疾病未能得到最好的专科治疗，是其病程迁延和长期难愈的重要原因之一。因此，建立由多学科组成的创面治疗专科，采用多种手段联合治疗是创面治疗发展的重要方向。另外，由于创面多属"慢病"，其治疗表现为"小病房，大门诊"的特点，即绝大多数患者平时只需要在门诊换药，只有在需要深度治疗或手术时才需要住院。同时，由于慢性难愈合创面患者往往行动不便，特别是涉及下肢或老龄患者人群更是这样。因此，仅仅在大型综合性医院设立创面修复专科还无法满足创面疾病患者日常就医的需求，而患者换药最方便的地方应该是在"家门口"，也就是社区卫生中心。因此，在有条件的医院建立创面治疗专科和在社区建立相应的创面治疗机构，以应对日益增长的创面治疗需求变化便显得十分重要。

针对这种疾病谱改变对创面治疗的重大需求，中华医学会创伤学分会在20世纪90年代末就关注到这一变化，开始在不同层面积极倡导在有条件的医院建立专门针对创面的创面治疗专科，并且在浙江大学第二医院、上海交通大学瑞金医院和第九人民医院等单位开展了创面治疗专科建立的试点等工作。2010年，在上海市政府各级领导及相关部门的大力支持下，在中华医学会创伤学分会前任主任委员王正国院士和现任主任委员付小兵院士的积极推动下，由瑞金医院上海市烧伤研究所所长陆树良教授带领谢挺博士，在上海第九人民医院率先创建了一个独立于其他学科的创面治疗专科，并构建了一种由大医院创面治疗专科与社区医疗机构双向联动来防治各种慢性难愈合创面的创新模式。这一模式是在社区卫生服务中心设立创面修复联合医疗点，在平时各种慢性难愈合创面的患者可在社区就近接受门诊治疗，而社区的全科医生则接受来自上海第九人民医院创面治疗专科专职医生的学术指导。当患者需要进一步手术或出现疑难复杂等情况时，则转入上海第九人民医院创面治疗专科接受手术或深度治疗。当患者在上海第九人民医院专科治疗完成后，又及时转回社区医疗机构进行进一步的康复治疗。

针对社区医护人员虽然受过正规的全科医学培训，但对创面发生机制和系统的治疗仍然存在着认识不够深入和缺乏系统了解、面对相对复杂创面诊断和处理能力仍显不足等问题，他们在上海市经济与信息化委员会的统一协调下，通过中国移动通信集团上海有限公司、上海贝尔股份有限公司等共同投入，建设了一个"基于TD-LTE（4G）网络技术的远程高清视频创面诊疗示范系统"。该系统于2011年4月7日在上海建成并投入使用。这一系统连接上海第九人民医院浦东分院创面治疗科和上海市长宁区周家桥社区卫生服务中心创面修复联合医疗点。依靠这一系统在实时对话中图像、声音同步传输流畅，视频图像极为清晰等特点，社区医生可以随时通过这一系统向第九人民医院的创面治疗专科医生汇报患者病情、传输创面相关图像，而上海第九人民医院创面治疗专科的医生通过这一高清视频系统，可以随时有效地指导社区医生对创面的诊疗，适时提出转诊建议。该系统解决了由于地域差别和时空间隔给两地医生会诊带来的难题。

通过一年的实践，这种大医院创面治疗专科的建立以及与社区医疗机构的双向联动机制，使许多慢性难愈合创面的患者在家门口就享受到了既便利又高质量的诊疗服务，一方面不用跨地域长途跋涉去大医院排队候诊以及长时间等床治疗，另一方面相关的诊疗费用也明显下降（基层医院通常清创＋换药费用为24～30元，而三甲医院清创＋换药费用则为40～160元）。与此同时，对大医院而言，一方面积累了部分固定的病源，同时也解决了这部分慢性难愈合创面患者以往长期住院和压床的难题，使医院提高了床位周转率和使用率，社会效益和经济效益明显提高（由于收住入院的患者都是手术患者，而手术完毕后就转回社区医疗机构，因此，平均住院天数为14天，药占比16%，其住院时间比采用双向联动前明显缩短）。该系统建成8个月时间内，通过视频指导了社区医疗机构对125例复杂创面的治疗，治愈率达94.4%。作为国际上第一条4G远程创面诊疗系统，依托国家重大工程的4G技术，其应用迅速受到了国际同行的关注。该系统在"第一届中欧创面修复学术会议"上向来自国内外的专家展示，立即受到欧洲 SCI 杂志邀请，向国际上介绍了这一国际领先的创面疾病远程医疗系统。

基于"创面治疗专科以及它与社区医疗机构单病种双向联动"这一创新模式在解决慢性难愈合创面患者住院难与住院贵等方面发挥的积极作用，我们建议如下：

（1）针对各种创面正在成为一种严重危害我国人民身心健康的重要疾病这一现实，建议卫生部门研究在有条件的医院建立专门针对创面治疗的"创面治疗专科"，探索把各种创面的治疗作为一个专科来加以管理的可行性和可能性。

（2）请卫生部等相关医疗行政管理部门重视并专题研究这种大医院创面治疗专科与社区医疗机构单病种双向联动创新模式对各种创面治疗的作用和意义。紧紧围绕国家医改政策，论证它在解决医疗资源整合以及解决各种慢性创面患者就医难和就医贵中的作用。

注：该建议 2012 年 4 月 6 日以《中国工程院院士建议》第 5 期（总第 230 期）上报国家相关部门。

关于进一步加大力度促进干细胞与再生医学技术与产品的产业化及其转化应用的建议

以干细胞为代表的再生医学为最终解决部分慢性难治性疾病治疗、老龄化与抗衰老、组织修复和再生以及肿瘤预防与治疗等带来了新的希望，其基础研究、临床转化应用和关键技术建立与产品研发等已经成为各国研究的重点、热点和难点。中国科学院"科技发展新态势与面向 2020 年的战略选择"与中国工程院制定的"中国工程科技中长期发展战略研究"等规划中，都把干细胞与再生医学作为重点与优先发展领域。同时，国家"973""863"、部门行业基金以及研发企业等也进行了大量的投入。由此可见该领域的兴衰对于我国社会经济发展和人民身心健康的重要意义和发展前景。

总体来讲，我国在干细胞与再生医学的技术应用领域起步较早，发展迅速，尤其在 2007 年前后，我国的间充质干细胞应用研究和产业化水平曾一度与美国一道位居世界前列。但令人遗憾的是，自彼时起，由于种种原因，变废为宝的干细胞库技术、临床用干细胞制品研发和应用等被国家有关行政管理部门制定了一些限制性的措施。干细胞技术的发展步伐自此放缓，产业乱象开始丛生。尽管这样，国内部分拥有先进技术和严谨态度的科技人员仍严守职业道德，一方面坚持维护前期的工作成果，另一方面又在苦苦等待行政审批放开。特别是 2012 年国家开始干细胞临床应用治理整顿工作后，该领域广大科技工作者认为通过整顿，我国干细胞研发与应用的春天即将来临。为此，前国家卫生部和现在的国家卫生与计划生育委员会组织的干细胞治疗整顿专家委员会全体专家（至少包括 6 名以上的两院院士），花大力制订了干细胞临床试验研究指南和干细胞研究基地指南等具有权威性的指导性文件，但令人遗憾的是这些凝聚了广大负责任的权威专家心血的指导性文件至今没有公布。这令广大科技工作者十分失望，更影响该领域从业人员的信心与热情。更为可怕的是部分投机人士肆无忌惮地在社会上宣传虚假的干细胞治疗效果，使用毫无质量保证的甚至冒牌的干细胞制品，为急于求医的患者进行各种"干细胞治疗"，引发了国内外学术界和公众质疑，甚至在今年引起了《焦点访谈》的关注和报道。

反观国外干细胞行业，在我国干细胞技术及应用处于冬眠的五六年时间内，美国的干细胞研究及应用呈现爆发式增长，科研成果的数量已迅速超过中国，日本、韩国也紧随美国之后，日渐缩小与我国的差距，大有后发先至的态势。最新数据显示，截至 2014 年 9 月 18 日，在最具临床应用前景的间充质干细胞和其他组织干细胞技术领域的科技论文中，中国紧随美国，位居第二，其中骨髓、脐带和胎盘源间充质干细胞的研究为全球第一。值得一提的是，中国学者虽然在国际认可的干细胞临床登记网站的登记数高于美国，但因为是在美国国家卫生研究院的临床试验注册登记网站上登记的，尚没有得到中国食品药品监督管理总局或国家卫生与计划生育委员会的认可，由此也不会得到国内行政管理部门的认可。另一方面，全球已至少有 7 种（美、韩各 3 种，澳大利亚 1 种）干细胞药物获批上市，用于临床治疗。日本已于近日在国际上首次成功实施了诱导多能干细胞治疗视网膜病的临床试验，美军也已把干细胞药物或相关制品作为军队战创伤救治储备。而我国虽然从 2005 年起就陆续有一些单位申报了干细胞药品临床试验，但由于审批大门关闭，至今未有一种干细胞药品上市。这种状况鲜明地体现国内在管理与评审制度上的制约，部分是由于行政不作为的行为给我国快速发展的干细胞科技成果产业化带来的巨大的阻力。

存在这种产业化与转化应用滞后的原因是多方面的。一是研发企业需要进一步加大创新力度，真正研发和建立起具有自主知识产权的关键技术和拳头产品；二是政府和相关部门、企业要进一步加大投资力度，以保证干细胞产品研发、技术转化和临床应用有充足的资金保障；三是政府和相关管理部门要改革现行审批与监管模式，建立起创新的符合行业特点的审批与监管制度；四是要进一步建立和完善相关的法规体系，以利于这个特殊行业健康有序的发展。李克强总理在新一届政府的大小会议上曾不止一次地指出，要将政府权力"瘦身"，给市场让出空间，激发市场活力和创新热情，而政府自身则做好市场秩序的"裁判员"和改革创新的"守护神"。本届政府的施政方针让我们深为振奋，预感到干细胞产业的春天即将来临。因此，除需要解决前面提及的制约干细胞与再生医学发展的部分关键环节与制约因素外，我们仅就干细胞与再生医学产品或技术审批中的相关问题提出如下建议：

1. 转变管理观念，针对行业特点创新行政管理模式

行政管理部门要积极支持科技创新，设立独立的细胞产品审评部门和建立具有权威性的专家委员会对产品的质量评估把关；立即启动建立针对干细胞技术特点而不同于现有生物制品新药的注册、审评、临床评价的特别政策法规，切实发挥支持我国干细胞发展的作用；开辟干细胞新药绿色通道、罕见病孤儿药特许通道，建立有别于化学药和常规生物制品的审评体系。

2. 制定市场规则，分类分级管理干细胞技术和产品

区别对待干细胞作为一种个体化治疗技术或药品（产品）的特殊性，分阶段进行相应的管理。对干细胞产业的各个组成部分，给予不同的政策法规和行政审批制度。对于不直接涉及公众健康的产业上游、中游部分如干细胞库、非临床干细胞产品等，彻底取消行政审批，让市场发挥优胜劣汰的作用；对直接与公众健康相关的产业中下游部分如干细胞药物、干细胞临床治疗技术等，则由政府主导制订行业标准，由药品监督管理部门通过技术标准对其安全性和有效性进行严格控制。

3.统一技术标准，积极鼓励规范的临床试验和应用

只要干细胞及相关产品能够在GTP条件下进行标准化生产，并能够按统一标准验收，就应当允许并鼓励研发企业按照药物的标准进行注册申报临床试验，推动其市场化进程。只有大量有效的干细胞药物被批准上市，方能真正降低干细胞治疗的成本，遏制目前的行业乱象。

4.采取先行试点，逐步有序推进干细胞应用的方法

一定要改变过去那种"一管就死，一放就乱"的方法，干细胞及相关产品的应用可首先在一些条件较好的地区或单位试行，取得一定经验后，再制定全国性的行业标准推广应用。

回首21世纪过去的14年，干细胞生物技术产业所引领的大规模创新正快步前来，这将是改变整个行业格局和人类生活的重大事件。如果我们害怕风险而裹足不前，必将在激烈的科技竞争中落于他人之后。我们强烈呼吁政府相关部门进一步重视这一行业广大科技人员的呼吁，并下决心改变这种不利于干细胞与再生医学产业化发展的状况，使我国的干细胞与再生医学技术和产品尽快产业化，驱动健康产业创新发展。

注：该建议2014年11月3日以《中国工程院院士建议》第33期（总第305期）上报国家领导人和相关部门，对推动2015年我国启动干细胞临床研究项目备案和干细胞临床研究基地建设具有一定作用。

附件 4

关于构建覆盖海南本岛及南中国海区域性的
严重战创伤与重大灾难事故紧急
医学救援体系的建议

习近平总书记于 2018 年 4 月 13 日在庆祝海南建省办经济特区 30 周年大会上专门强调："要推进军地共商、科技共兴、设施共建、后勤共保，加强推进南海资源开发服务保障基地和海上救援基地建设，坚决守好祖国南大门。"

中共中央、国务院于 2018 年 4 月 14 日发布的《关于支持海南全面深化改革开放的指导意见》也专门指出："要实施南海保障工程，建立完善的救援保障体系""推进军民融合深度发展，将海南打造成为军民融合发展示范基地，打造南海军民融合精品工程，提升海南在国家战略格局中的地位和作用"。

习近平总书记的讲话和中共中央国务院的指导意见都把在海南建设海上救援基地放在重要位置。海上救援的关键是救人，而救人的关键是具备完善、高效、快速和一体化的医学救援体系。为此，构建覆盖海南本岛及南中国海区域性的严重战创伤与重大灾难事故紧急医学救援体系，是历史赋予海南国家战略层面的特殊使命，必须尽快落实。

一、重大意义

海南省是我国最大的经济特区，是"海洋强国"和"一带一路"等国家倡议的重要支点，是国家航天、深海和军事斗争领域的重要基地。由于地理位置特殊，海南省是一个台风、水灾、地震等不同类型自然灾害频发的岛屿省份。而南中国海中国领海海域面积 200 多万平方千米，是国家边防、海疆及军事要区，也是中国的经济命脉，其航运通道是全球最繁忙的航路之一。每年有 4 万多艘各国船只需通过南中国海区域，占全球贸易总量的 60% ~ 70%。正因如此，南中国海将是未来军事斗争（冲突）的最前沿。据统计，南中国海区域的突发事件时有发生，仅 2001—2009 年间，共发生船舶碰撞事件 136 起。特别是 2001 年 4 月 1 日，英雄飞行员王伟在南中国海因维护我国主权和领土安全与美国海军飞机发生碰撞而坠毁后的大规模医学救援行动仍让人记忆犹新。2013 年以来的 4 次强台风，每次仅海南全省受灾人口就超过 200 万。然而，由于海南本岛，特别是南中国海广大区域长期缺乏完善高效的医学救援体系，救援能力脆弱，在突发性、群体性的严重战创伤和重大灾难事故发生时，救援效果难以满足国家重大需求。因此，建立统一、高效、完整、可靠的覆盖海南本岛及南中国海区域的严重战创伤和重大灾难事故紧急医学救援体系势在必行，这也是落实习近平总书记有关"加强推进南海资源开发服务保障基地和海上救援基地建设，坚决守好祖国南大门"重要指示的具体体现。

二、目前现状和问题

（一）管理条块分割，缺乏统一和军地协调高效的救援领导体系

由于管理体系不同，军地之间，乃至地方不同部门之间的救治体系基本上缺乏有效联系，各行其是，没有形成统一有效的指挥与领导体系，以致在出现突发性、群体性严重战创伤和重大灾难事故时常常各自为政，有时显得救援能力不足，有时又出现救援力量浪费，难以形成救援合力。特别是近年来，南中国海局势变幻莫测，统筹海洋开发和推进海上维权等任务更加艰巨。军方拥有先进的技术和设备，可在突发重大灾难时提供相应救治，但军队存在调度敏感及资源有限等问题，其可调动的医疗资源并不多。当地医疗卫生机构尽管拥有较强的专业队伍，拥有齐全且先进的设备，但由于水平参差不齐，缺乏规范化培训等原因，其响应能力尚不能满足重大灾难性事故紧急医学救援的需求。

（二）救治能力有限，不能满足重大和多样性灾难事故紧急救援需要

随着海南建设自贸区及自由港政策的出台，必将有更多的贸易往来出现，旅游和经济发展将使创伤和重大灾难性事故这种"发达社会病"的发生率大为提高。与此同时，据报告海南岛拟建 P4 实验室，同时具有航天发射、核潜艇与航母基地等许多军事设施，涉及核、化、生等多个领域，如果发生重大灾难事故可能具有多样性与巨大的危害性。而海南现有的创伤救治中心尽管已拥有比较完善的"院前－院内－手术室－ICU－康复"系统，但这种系统主要是针对城市疾病和小批量创伤而设立的，不能够应对大批量、复杂性和多样性的重大灾难事故，更难以应对南中国海 200 多万平方千米中国领海海域的紧急医学救援需求。

（三）缺少系统培训，公众参与早期紧急医学救援的意识和能力较低

严重创伤与重大灾难事故早期有效的救治与生命维系对于在事故现场的"第一目击者"具有较高的要求。但在海南（也包括我国其他地区）对于公众急救医学知识的普及与基本技术的培训仍然缺乏，公众对急救医学知识的知晓率比较低，掌握初级救援技术的人员也非常少。特别是在海南本岛和南中国海广大区域，频繁的航运与规模化的渔民出海打鱼，一旦发生重大创伤和灾难性事故，其早期的自救互救对减少早期死亡有重大影响。为此，对公众进行早期（特别是现场）伤员的初级紧急医学救援知识普及与基本技能培训十分重要。

三、有关建议

（一）加强军民融合，建立一体化战创伤和重大灾难事故紧急医学救援指挥体系

建立由海南省政府统一领导，与国家卫生健康委员会、国务院应急管理办公室、应急管理部和军队相关部门统一协调的一体化救援指挥体系。明确责任主体，在管理上实行一体化指挥，在救援力量调动上实行军地协同，在救援现场技术处理上实行首席专家负责制。目前，可借助海南省初步建立的创伤急救医学体系，通过海南医学院与当地高校和军队医疗系统合作，并与国家刚立项批建的南海海上紧急医学救援基地和正在建设中的创伤医学院士工作站结合，建立"军警民融合"一体化的覆盖海南本岛及南中国海区域性的严重战创伤与重大灾难事故紧急医学救援指挥体系。

（二）以创伤为牵引，建立应对多样化重大灾难事故的紧急医学救援技术体系

由于海南地域的特殊性和可能发生重大灾难事故的多样性，建议以严重创伤和重大灾难事故的急救医学救援技术体系为基础，构建能够应对多样化灾难事故的综合救援体系。该救援体系平时以严重战创伤和一般灾难事故的紧急医学救援为主，在特殊重大灾难事故（如核、化、生、毒物泄露等）发生时，该救援体系同时具备早期处理多样化灾难事故的紧急医学救援能力。与此同时，该救援技术体系适度兼顾扩展至其他突发重大公共卫生事件的紧急医学救援。做到平战结合、平急结合，以满足多样化灾难事故紧急医学救援的需要，做到优势互补，起到 1+1>2 的效果。

（三）创新救治模式，构建一体化与全覆盖的紧急医学救援网络响应体系

建立涵盖海上、空中、陆地的立体化战创伤和重大灾难事故紧急医学救援网络体系，建立多维救护技术标准，在"网格化"和"同心圆"理论的基础上，设立救援"点"布局（医疗船、近岸基地医院、基地中心医院），链接快速"线"反应（直升机、急救快艇、救护车），运行应急"面"机制（在地域上建立以海南岛北部为核心，东、南、西和三沙为重点）的新模式，使战创伤和重大灾难事故的紧急医学救援体系真正覆盖海南本岛及南中国海区域。组建基于"互联网＋救援"的沿海救援协助组作为整个战创伤和重大灾难事故紧急医学救援的神经系统，将军方、警方和地方高度融合，以"60分钟"为平战时创伤损伤控制的绝对确保标准，建立一个完整、高效、实用、先进的网络体系。

（四）实现技术突破，构建满足陆海空全程医学救援的技术与大型装备体系

通过引进、集成、协同、创新，加强陆海空全程医学救援多种技术与装备研发，特别是用于近海、远洋和深海广大区域重大灾难性事故紧急医学救援系列装备研发，包括近海医疗救护快艇、远海医院船、舰船载远程医疗设备及系统以及直升机和固定翼医疗救护飞机及其装备等。开放低空紧急医学救援和构建突发事件快速预警与响应系统，实现陆地、空中、海上救治技术与装备协同，舰船之间以及舰船与岸基医院间的信息互通和数据共享，并与应急救援指挥平台实现互通及实时更新，将远程医学救援的前端延伸至现场，将优质技术向一线救治前移，实现一体化和陆海空全域快速响应。

（五）加强基础研究，构建成果快速转化以保证可持续发展的创新研发体系

加强具有海南及南中国海区域特色的战创伤救治基础与应用研究，提高战创伤与重大灾难事故紧急医学救援能力，实现产学研一体化。主要涉及紧急医学救援勤务研究；热带地区战创伤流行病学调查；南中国海区域环境致病因素研究（如开展"落水与低温""海水浸泡与创面修复"等）；海上"搜、捞、救"的规律性研究；热带地区及南中国海海域"四高"条件下（高温、高湿、高盐和高日照辐射）战创伤的病理学、病理生理学、免疫学等发生特点与变化规律研究；南中国海海域特性指标的检测（如菌群分布和氧含量研究等）；热带地区及南中国海海域战创伤急救药物（如南药和黎药等）、医用救援材料（如3D打印创伤救治材料）和医疗器械的研究；创伤数据信息登记系统及互联网＋救援体系应用研究等。

（六）加强知识培训，构建以专业救治为主和公众积极参与的救援技术培训体系

针对突发事件发生的不同模式与需求，分层次对不同类别救援力量开展培训。对公众开展广泛性和基础性的战创伤和重大灾难事故早期紧急医学救援知识普及和初级救治技能培训（在发达国家，创伤医学救援知识普及与基本救治技术培训普及率可达60%～80%），强化"白金十分钟、黄金一小时"的救援理念，使初级创伤救治培训覆盖本区域广大民众，尤其是海上渔民和船员等特殊群体。建议在海南省开展公民在获得驾驶证时需要同时获得初级急救医学培训合格证才能驾车上路的试点。与此同时，依托国家卫生健康委员会"大规模伤员救治专项能力培训"等专业培训项目，对医生、护士、红十字人员、军人、警察、导游等可能在一线参加救治的人员和国家紧急医学救援队等专业救援力量，开展经常性的专业急救医学训练与实战化演习，争取不断提升严重战创伤和重大灾难事故伤者的早期抢救成功率，使其预后得到改善。

注：此建议已经作为国家高端智库－中国工程院院士建议2018年第43期（总第498期）上报国家相关部门。